HIV

基于靶标的抗艾滋病药物研究

主 编 刘新泳 展 鹏

编 者（以姓氏笔画为序）

丁 笑　于 钊　于明艳　王 珺　王学顺　方增军　孔秀杰

艾 炜　左晓芳　卢雪怡　田 野　刘 娜　刘 涛　刘昕皓

刘新泳　许昊然　孙 林　孙卓森　孙崧凯　李文馨　李震宇

杨佳沛　邹今幂　汪 昭　张 健　张 涛　张 硕　张 衡

张凌子　张继燕　陈文敏　陈绪旺　武高禅　林永强　罗 玮

周忠霞　孟 青　封 达　赵 彤　赵法宝　郝 霞　荆兰兰

俞 霁　贾海永　贾瑞芳　高 萍　展 鹏　黄伯世　曹 原

康东伟　程锡强　霍志鹏　鞠 翰

人民卫生出版社

图书在版编目（CIP）数据

基于靶标的抗艾滋病药物研究 / 刘新泳，展鹏主编
. —北京：人民卫生出版社，2020
ISBN 978－7－117－27959－8

Ⅰ.①基…　Ⅱ.①刘…②展…　Ⅲ.①获得性免疫缺
陷综合征－药物疗法－研究　Ⅳ.① R512.910.5

中国版本图书馆 CIP 数据核字（2019）第 033140 号

人卫智网　www.ipmph.com	医学教育、学术、考试、健康，购书智慧智能综合服务平台	
人卫官网　www.pmph.com	人卫官方资讯发布平台	

基于靶标的抗艾滋病药物研究

主　　编：刘新泳　展　鹏

出版发行：人民卫生出版社（中继线 010-59780011）

地　　址：北京市朝阳区潘家园南里 19 号

邮　　编：100021

E - mail：pmph @ pmph.com

购书热线：010-59787592　010-59787584　010-65264830

印　　刷：三河市宏达印刷有限公司（胜利）

经　　销：新华书店

开　　本：889×1194　1/16　　印张：37　　插页：4

字　　数：1391 千字

版　　次：2020 年 2 月第 1 版　2020 年 2 月第 1 版第 1 次印刷

标准书号：ISBN 978-7-117-27959-8

定　　价：120.00 元

打击盗版举报电话：010-59787491　E-mail：WQ @ pmph.com

质量问题联系电话：010-59787234　E-mail：zhiliang @ pmph.com

序 言

近年来，随着对 HIV-1 感染的分子机制和病毒复制周期的分子生物学研究的持续深入，以及发现新药的新策略与新技术的不断应用，基于靶标的抗艾滋病药物研究取得了长足的进展。迄今美国 FDA 批准上市的抗艾滋病小分子化学实体药物已接近 30 个。临床上以多种药物联合应用为特征的高效抗逆转录病毒疗法（highly active anti-retroviral therapy, HAART，俗称"鸡尾酒疗法"），使艾滋病患者的死亡率明显下降，生存质量和预后均得到了显著的改善。然而，由于 HIV 病毒遗传的异质性和基因组的高度变异性，病毒对这些药物极易产生耐药性。此外，由于 HAART 本身复杂的药物代谢动力学性质，药物之间的相互作用常常引起严重的毒副作用与并发症。这就迫使药物化学家必须针对已有靶点不断地开发新型、高效、抗耐药性的药物，同时通过发现和确证药物新靶标，不断拓展抗艾滋病药物研发的新思路。

山东大学药学院刘新泳教授二十多年来一直从事抗艾滋病药物研究，先后得到国家自然科学基金委国际合作重大、重点项目及面上项目，科技部重大新药创制专项课题，山东省重点研发计划等课题资助，在基于靶标结构的抗艾滋病药物研究领域开展了系统的研究，发现了多个结构新颖的 HIV-1 非核苷类抑制剂候选药物，这些候选药物对 HIV-1 野生株和多种临床常见突变株均表现出很强的活性，目前正在与企业合作开展临床前的研究。其在 *Journal of Medicinal Chemistry* 等药物化学相关期刊上发表论文 200 余篇，2014—2018 年连续五年入选汤森路透社"中国高被引学者"称号，在该领域有较高的学术影响。

早在 2006 年，刘教授根据多年来从事抗艾滋病药物研发的经验与心得，通过参阅国内外的大量文献，在国内较早地出版了《抗艾滋病药物研究》（人民卫生出版社，2006）一书，出版以来得到了从事病毒药物研究领域科研人员的一致好评。为更好地反映该领域的最新前沿进展，他又组织课题组的人员，编著了《基于靶标的抗艾滋病药物研究》。相对于《抗艾滋病药物研究》，该书内容更加系统，无论是从广度还是深度上均有大幅的更新。涉及的靶标不仅涵盖了 HIV-1 生命周期的各个环节，而且对于病毒生命周期相关的药物作用新靶标，如宿主蛋白、蛋白 - 蛋白相互作用、核酸 - 蛋白相互作用等药物化学中的热点靶标也进行了深入的分析。此外，该书还系统地总结了抗艾滋病药物先导化合物发现及优化的药物化学策略、药物的筛选方法、HIV 细胞潜伏库的激活与清除等药物研发新策略，以及计算机辅助药物设计在该领域的应用等。

该书内容丰富广泛，具有新颖性，从药物研究个例升华到理论，有望为抗艾滋病药物研发提供理论指导。因此，本书不仅是一本抗艾滋病药物研究领域的专著，同时也是药物化学研究中重要的参考资料。

特向从事药物化学及相关专业工作者推荐此书！

陈凯先 院士

中国科学院上海药物研究所

2019 年 3 月 20 日

前　言

　　获得性免疫缺陷综合征（艾滋病，AIDS）已经成为严重威胁人类生命健康的传染病之一，人类免疫缺陷病毒 1 型（HIV-1）为艾滋病的主要病原体。自 1981 年 6 月美国疾病预防控制中心首次披露艾滋病以来，艾滋病在世界范围内迅速蔓延。世界卫生组织 2017 年 7 月统计的数据显示，全球的 HIV 携带者人数接近 3 700 万，其中 2017 年新增感染人数约 180 万，死于艾滋病的人数约 90 万。我国 1986 年首次检测出 HIV 感染者，之后随着我国对外开放和经济发展，90 年代后我国的艾滋病流行进入快速增长期。原国家卫生计生委疾病预防控制局官方数据显示，截至 2017 年 9 月 30 日，全国报告现存活 HIV 感染者 /AIDS 病人 746 644 例，报告死亡 229 578 例。2016 年新增 HIV 感染人数为 54 360 人，死亡人数为 14 091 人。艾滋病的快速传播不仅严重威胁到我国公民的生命健康，也影响了我国经济的健康发展和社会的安全稳定。

　　自发现艾滋病以来，国际社会为防治艾滋病做出了不懈努力，并取得了令人瞩目的进展，但艾滋病在全球范围内的传播仍未得到有效控制。控制与消灭艾滋病的手段，除了通过行政立法及宣传普及来解除人们的认识误区、消除不利社会因素外，最根本的问题还是对预防和治疗性疫苗及化学治疗药物的研发。虽然目前高效抗逆转录病毒治疗（HAART）的普遍实施，使艾滋病的发病率和死亡率大大降低，患者的生存时间和生活质量也有了明显的改观，但是药物耐药性问题、严重不良反应和长期服用药物的高昂费用，迫使人们不断研发新的抗艾滋病药物和新的临床治疗方案，尤其是针对新的作用靶点和新的作用机制的药物研发成为目前抗艾滋病研究领域的当务之急。

　　随着对 HIV-1 研究的日益深入，HIV-1 生命周期的诸多环节的分子生物学机制逐渐明晰，除了对传统的 HIV-1 逆转录酶抑制剂、HIV-1 蛋白酶抑制剂和新的 HIV-1 融合抑制剂进行研究外，在 HIV-1 生命周期的诸多环节发挥重要作用的蛋白也已成为有效的抗艾滋病药物研究的靶点。此外，随着基于药物靶点的结构生物学的快速发展，目前已经获得许多作用机制不同、结构多样的新型药物先导化合物，从而为新型抗艾滋病药物的研发提供了新的思路，也为今后 HAART 提供了更宽的药物选择与组合的可能。同时，化学和生物学的最新研究成果在抗艾滋病药物研究中的应用，如计算机辅助药物设计与虚拟筛选、组合化学与高通量筛选等技术，也为抗艾滋病药物的研究提供了广阔的空间。此外，针对艾滋病疫苗及活性天然产物研究也是抗艾滋病药物非常热门的领域，目前也有了长足的研究进展。这些都为征服"世纪瘟疫"——艾滋病带来了新的希望。

　　我们在科技部国际合作重点项目（2003DF000033）、国家自然科学基金（30371686）和山东省自然科学基金（Y2003C11）的资助下，根据多年来在抗 HIV-1 药物研究中获得的经验和心得，参阅了大量国内外最新的研究资料和信息，全面、系统地阐述了近几年来国内外抗艾滋病药物领域的研究进展，并于 2006 年 12 月出版了《抗艾滋病药物研究》一书。该书自出版以来，一直受到抗艾滋病药物研究领域及相关学科研究人员的青睐。在此期间，抗艾滋病药物研究领域取得了更加瞩目的进展，许多新进展内容需要补充更新，修订《抗艾滋病药物研究》一书刻不容缓。

　　在过去的十年间，我们课题组在国家级及省部级课题的资助下（国家自然科学基金重点国际合作研究项目，项目号：81420108027；国家自然基金委员会重大国际合作项目，项目号：30910103908；国家自然科学基金面上项目，项目号：81273354、81573347；山东省自然科学基金，项目号：ZR2009CM016；山东省科技发展计划项目，项目号：2014GSF118012 等），在基于靶标的抗艾滋病药物研究领域开展了系统的研究，积累了丰富的经验，取得了一系列新成果。在此背景下，我们在《抗艾滋病药物研究》编写的基础上，通过广泛阅读文献，结合我们的科研实践，完成了《基于靶标的抗艾滋病药物研究》的编写。

　　本书沿袭了《抗艾滋病药物研究》的结构框架，并增加了相应的新内容，力求反映该领域最新科研进展，力争做到广度与深度并重。本书章节安排合理，层次分明，第 1 ~ 第 3 章介绍了艾滋病及其流行现状、HIV-1 的分子生物学与药物作用靶点以及艾滋病的临床药物治疗的相关知识，使读者对艾滋病的病原学、分子生物学、药物靶标和诊断治疗有初步的认识；第4~第10章按照HIV-1生命周期的各个环节，依次综述了各种靶点HIV-1抑制剂的研究进展，详细介绍了HIV-1侵入抑制剂、作用于HIV-1逆转录过程的抑制剂、靶向HIV-1核输入过程的抑制剂（新加内容）、靶向HIV-1整合过程的抑制剂、靶向HIV-1转录过程的抑制剂、蛋白酶抑制剂、靶向HIV-1颗粒组装、出芽释放与成熟过程的抑制剂（新加内容）；第11章重点讨论了基于靶点的其他类抑制剂，相比于《抗艾滋病药物研究》，本章内容信息量更大，层次感更强，分别涵盖了靶向HIV-1辅助蛋白的抑制剂（Nef、Vpr、Vif、Vpu、Vpx、基质蛋白）、HIV-1核壳体蛋白NCp7锌指受体抑制剂、HIV-1衣壳蛋白抑制剂、靶向宿主因子的HIV抑制剂、靶向蛋白－蛋白相互作用的HIV抑制剂、靶向RNA－蛋白质相互作用，以及基于RNA干扰抗HIV感染的作用靶点研究；第12章重点讨论了多种天然产物的抗HIV活性成分，如多糖、蛋白质和肽类、生物碱、香豆素、黄酮、木脂素、酚酸类、醌类、萜类和鞣质等的作用机制和研究现状；第13章详细介绍了基于靶点的HIV-1抑制剂的细胞和生物化学筛选方法，此外该章节还总结了HIV-1抑制剂的体内药效学研究方法，为抗艾滋病新药研究提供了参考。HIV-1的潜伏感染细胞（静息记忆性 CD4$^+$T 细胞）所构成的潜伏储库的存在是HIV-1不能被彻底清除的主要障碍，当前基于潜伏感染的抗艾滋病治疗是本领域的前沿和极具挑战性的关键问题。鉴于此，该书新增了相关章节，在第14章中详细论述了HIV细胞储库的激活清除策略。第15章详细介绍了HIV/AIDS疫苗的研究进展，叙述了各国艾滋病疫苗的研究进展和现状。在第16章中，系统总结了抗HIV活性先导化合物发现及优化的药物化学策略，为抗艾滋病药物领域的研究课题提供思路；在第17章中通过精选案例，分析了计算机辅助药物设计在HIV-1药物研究中的应用，这两章是《抗艾滋病药物研究》所没有的。

本书适合于从事艾滋病预防、临床治疗，尤其是艾滋病药物研究人员阅读，也可供高等院校免疫预防、生物、临床药学、药学等专业的师生阅读。希望本书的出版能为防治艾滋病的艰巨工程继续起到添砖加瓦的作用，这也是我们完成本书的初衷和动力。

由于本书涉及范围广泛，大部分内容根据文献资料加以取舍。为了进一步提高本书的质量，望广大读者和同行不吝赐教，以便在重版时得以更正。

刘新泳 展 鹏

2019年9月

山东大学趵突泉校区

目 录

第 4 章　HIV-1 侵入过程及其抑制剂

第 5 章　HIV-1 逆转录酶及其抑制剂

第9章　HIV-1蛋白酶及其抑制剂

第10章　基于HIV-1颗粒组装、出芽释放与成熟过程的抑制剂研究进展

第11章　基于靶点的其他类抑制剂

第 15 章　HIV/AIDS 疫苗的研究进展

第 16 章　抗 HIV 活性先导化合物发现及优化的药物化学策略

第 17 章　计算机辅助药物设计在抗 HIV-1 药物研究中的应用

第1章

艾滋病及其流行现状

自 1981 年首例艾滋病被发现至今，全球死于这种被称为"世纪瘟疫"病魔的人已逾 3 500 万[1]。在一些国家，艾滋病成为威胁民众健康的"四大杀手"之一。它的蔓延不仅威胁着人类的生命安全，也带来严重的社会问题，更关系到全球经济的健康发展和国际安全及稳定。加深对艾滋病有关知识的了解刻不容缓。本章将对艾滋病及其有关知识进行简要介绍。

第1节　艾滋病简介

艾滋病亦称获得性免疫缺陷综合征（acquired immunodeficiency syndrome，AIDS），是由艾滋病的病原体即人类免疫缺陷病毒（human immunodeficiency virus，HIV）感染引起的以 T 细胞免疫功能缺陷为主的一系列综合征。

1　艾滋病的定义

1981 年 6 月 5 日，在《疾病与死亡周报》上，美国疾病预防控制中心（Center for Disease Control and Prevention，CDC）首次披露，在洛杉矶已发现 5 名男性同性恋者患有肺孢子菌肺炎。不久，纽约和旧金山又被发现 26 名男性同性恋或静脉吸毒者患有卡波西肉瘤。同年 8 月底，全美累计发现 70 余例肺孢子菌肺炎和卡波西肉瘤病例。由于当时对引起肺孢子菌肺炎和卡波西肉瘤的病因一无所知，故美国 CDC 的专家将这两种免疫缺陷疾病初步定名为获得性免疫缺陷综合征，中文音译成艾滋病[2]。

1982 年，美国 CDC 将艾滋病定义为"对该病表现无已知原因的抵抗力减弱的人中所发生的一种至少在中等程度上显示具有基于细胞免疫缺陷基础并可得到可靠诊断的病例"。按此规定，60 岁以下的患者出现肺孢子菌肺炎、卡波西肉瘤或其他机会性感染，发病前又无已知的免疫缺陷病因或任何宿主免疫障碍，即可初步诊断为艾滋病。

1987 年，美国 CDC 将 HIV 脑病和 HIV 消瘦综合征作为艾滋病的标志症状，并增加 HIV 感染的实验室证据作为预防性诊断标志。同时，取消对已获得 HIV 感染实验室证据的病例需排除其他免疫缺陷病因的要求。儿童艾滋病的定义增加多次复发性严重细菌繁殖和淋巴间质性肺炎

（LIP）或肺部淋巴组织增生作为新的标志性症状。

1993 年，美国 CDC 在艾滋病的定义中又增加了 3 种标志性症状：肺结核、细菌性肺炎（12 个月内发作 2 次）和（妇女）浸润性宫颈癌，另外增加 CD4 细胞计数（cell count）低于 200/μl 作为补充定义。

随着医学及病毒学的不断发展，目前艾滋病的定义为由人类免疫缺陷病毒感染引起的以 T 细胞免疫功能缺陷为主的一系列综合征。

2　艾滋病病毒的命名

1980 年，美国国立卫生研究院（National Institutes of Health，NIH）的 Gallo 研究小组从一名成人 T 淋巴细胞白血病患者体内分离出人嗜 T 淋巴细胞病毒 I 型（HTLV- I）。

1982 年，人嗜 T 淋巴细胞病毒 II 型（HTLV- II）从毛细胞白血病（hairy cell leukemia，HCL）患者体内被分离出来。

1983 年 2 月，Gallo 提出人嗜 T 淋巴细胞病毒可能就是艾滋病病原体的假说。同年 5 月，Montagnier 小组从男性淋巴结病患者体内发现一种不同于人嗜 T 淋巴细胞病毒的新病毒——淋巴结病相关病毒（lymphadenopathy associated virus，LAV）。

1984 年 5 月，Gallo 研究小组从艾滋病患者体内分离出与人嗜 T 淋巴细胞病毒 I 型和 II 型类似的新逆转录病毒，并将这一新病毒命名为人嗜 T 淋巴细胞病毒 III 型（HTLV-III）。同年，Levy 小组从不同高危人群的艾滋病患者体内

分离出艾滋病相关逆转录病毒（antiretroviral，ARV）。

1985年，通过大量实验，位于美国新英格兰灵长类研究中心的Essex小组在短尾猴中发现了猴嗜T淋巴细胞病毒Ⅲ型（SIV-Ⅲ）。从来自塞内加尔的某些艾滋病患者体内分离出的新逆转录病毒与人嗜T淋巴细胞病毒Ⅲ型同源性较小、抗原性明显不同、致病性较弱，被命名为人嗜T淋巴细胞病毒Ⅳ型（HTLV-Ⅳ）。研究表明：淋巴结病相关病毒、人嗜T淋巴细胞病毒Ⅲ型和艾滋病相关逆转录病毒为同一病毒，人嗜T淋巴细胞病毒Ⅳ型则为另一种病毒。

1985年4月，国际艾滋病专题会议建议将这两种人类艾滋病病毒分别命名为淋巴结病相关病毒（或人嗜T淋巴细胞病毒Ⅲ型）和淋巴结病相关病毒Ⅱ型（或人嗜T淋巴细胞病毒Ⅳ型）。

1986年9月，国际病毒分离委员会（the International Committee on Taxonomy of Vincses，ICTC）将艾滋病病毒的正式名称定为人类免疫缺陷病毒（HIV），艾滋病相关逆转录病毒、淋巴结病相关病毒和人嗜T淋巴细胞病毒Ⅲ型称

为人类免疫缺陷病毒Ⅰ型（HIV-1），淋巴结病相关病毒Ⅱ型或人嗜T淋巴细胞病毒Ⅳ型则称为人类免疫缺陷病毒Ⅱ型（HIV-2）。猴嗜T淋巴细胞病毒Ⅲ型相应更名为猴免疫缺陷病毒（SIV）。这一命名一直沿用至今[3]。

3　HIV的分类及分布

从病毒"大家族"分类来说，HIV是逆转录病毒科、慢病毒属、灵长类慢病毒组中的一个病毒种。

3.1　表型分类

早期的HIV表型分类主要是以HIV在细胞宿主范围、生长动力学和致病性能力上的差异为依据。然而，研究表明，HIV之所以能够感染细胞，不仅需借助于易感细胞表面的CD4受体，还需要CCR5和CXCR4等趋化因子辅助受体的协助。因此，根据HIV所利用的辅助受体不同，可以将HIV分为X4株、R5株和X4R5株等。R5株通常只利用CCR5受体，X4株常常利用CXCR4受体，而X4R5株主要是通过CXCR4和CCR5受体感染细胞。具体可参见表1-1。

表1-1　HIV表型新旧分类对照

趋化因子	新分类法	旧分类法		
		在MT-2细胞中的细胞致病性	在PBMC中的复制速率	细胞嗜性
CXCR4	X4	合胞体诱导	快复制高滴度	T细胞、T细胞系适应株或双嗜性
CCR5、CCR3/CCR2b	R5、R3/R2b	非合胞体诱导	满复制高滴度	巨噬细胞嗜性或双嗜性
CXCR4、CCR5/CCR3	X4R5、X4R5R3/X4R3	合胞体诱导	快复制高滴度	T细胞嗜性或双嗜性

3.2　基因型分类

根据基因差异，HIV有两个亚型[4]：HIV-1和HIV-2，这两种亚型的病毒氨基酸序列具有一定相似度，两者同源性为40%~60%。目前全球主要流行的亚型是HIV-1，而此类病毒被分为3组[5]：M、N和O亚型组。其中M亚型组为优势毒株，其绝大部分流行于世界各地。它包括11个亚型，分别用英文字母A~K表示，其中，B亚型组和C亚型组是主要的流行株。今年又发现许多亚型之间的重组型。而O亚型组和N亚型组却很少见。HIV-2则有用A~F表示的6组，主要流行在非洲西部地区和西欧地区，北美有少量报告，它的传染性和致病性均较低，感染导致的病程较长，病症较轻。

3.3　HIV分布状况

及时发现并鉴定HIV的各种亚型对分析流行趋势、做出准确诊断、开发新药物、研制有效疫苗和检测试剂具有十分重要的战略意义。

目前，HIV-1在世界各地的分布如下：欧美主要为B亚型；非洲有A、C、D和E亚型；印度则为A、C和

E亚型；泰国为B亚型，泰国北部主要是经性传播的E亚型。

HIV-1亚型在我国流行的种类及其所占的比例不断变化：1996—1999年的首次HIV分子流行病学调查在全国30个省、市、自治区进行，共发现A、B、B′、C、D、E和F 7种类型的HIV-1基因亚型[6]，其中有3个主要亚型B′（占47.5%）、C（占34.3%）和E（占9.6%）。2001—2003年的第二次全国HIV分子流行病学调查，共发现A、B、B′、C、CRF-BC（CRF07-BC、CRF08-BC）、CRF01-AE和CRF02-AG 8种类型的HIV-1基因亚型[7]，其中CRF-BC亚型占50.20%、B′亚型占29.11%、CRF01-AE亚型占15.54%。由此不难看出，我国的HIV-1亚型分布随时间推移发生了新的变化：主要流行毒株由单一亚型变为重组型，这可能成为我国HIV-1亚型的进化趋势。同时HIV-1感染中各亚型所占的比例改变，说明了HIV-1各亚型的传播能力可能不同[8]，2006—2007年第三次全国HIV分子流行病学调查显示，CRF07-BC亚型逐渐成为我国主要的流行株之一[9]，我国HIV-1流行株的分布见表1-2。

表 1-2 我国已经发现的 HIV-1 流行株及其地域分布 *

流行株	主要分布地域
B′	遍布全国各省市（占全国流行亚型总比例的 47.5%）
C、B′/C 重组株	云南、新疆、四川和西北地区（占全国流行亚型总比例的 34.1%）
E	东南沿海和西南边境（占全国流行亚型总比例的 9.6%）
A、B、D、F 和 C	散布于我国有劳务输出的不同省份

注：* 引自全国分子流行病学调查资料。

4 HIV 的实验室检查

HIV 感染的实验室检查方法可以分为两类：一是抗体的测定；二是病毒及其组分的测定。

4.1 HIV 抗体检测

HIV 抗体的检测分为初筛试验和确认试验[2]。初筛试验包括酶联免疫吸附试验（ELISA）、斑点杂交试验、凝聚试验等；确认试验包括免疫荧光法、免疫印迹法（WB）和放射免疫沉淀试验（radioimmunoprecipitation assay, RIPA）。初筛试验主要用 ELISA，而确认试验的主要方法有 WB 和 RIPA。ELISA 是将 HIV 抗原包被在固相材料上，与被测血清进行反应，最后用酶标的抗人 IgG 进行显色反应。WB能分别检测出针对多种 HIV 蛋白的抗体，敏感性和特异性均较 ELISA 强。RIPA 是用放射性核素标记 HIV 蛋白检测抗 HIV 抗体，其敏感性和特异性最高。

4.2 测定病毒及其组分

1. 测定病毒抗原 在 HIV 感染的特定时期，血清中会出现 p24 抗原，故检测 p24 可以判断是否感染了 HIV。常用的方法是夹心 ELISA（三明治）法。

2. 测定病毒核酸 HIV 核酸检测有定性和定量两类。定性检测通常使用 PCR 或 RT-PCR 技术，这种检测用于HIV 感染的辅助诊断；定量检测方法有逆转录 PCR 实验（RT-PCR）、核酸序列扩增实验（NASBA）、分支 DNA 杂交实验（bDNA），它们用来监测 HIV 感染者的病程进展和抗病毒治疗效果。

5 艾滋病的临床表现及诊断

5.1 艾滋病的临床表现

由 HIV 感染发展到艾滋病（AIDS），临床表现分为急性期、无症状期和发病期[10-11]。

1. 急性期 临床症状为非特异性。感染者在感染 HIV后的 1~6 周后，可表现出类似传染性单核细胞增多症——急性发热、多汗、肌肉痛、恶心、腹泻、淋巴结肿大、皮疹、肝脾肿大等。上述临床表现在 2~4 周内不经特殊治疗也可自行消失。因为机体内细胞毒性淋巴细胞（cytotoxic lymphocyte，CTL）的出现对病毒的复制形成抑制，HIV 抗体逐渐转阳。从感染到血清转阳的这段时间称为"窗口期"。随着机体免疫应答的产生，感染者血浆病毒载量明显下降，CD4+ 细胞数量明显上升（仍低于感染前水平），而后会呈进行性减少。急性期，病毒的变异不是很大，主要是亲巨噬细胞的 R5 毒株。病毒可在巨噬细胞中呈低度增殖而不引起细胞病变，并扩散到全身各脏器组织中去，成为日后难以清除的储藏库。

2. 无症状期 HIV 感染者随着急性感染症状的消退，转入了无症状感染期。这种状态可持续 2~5 年，也有超过 15 年以上，少数患者有"持续性全身性淋巴结病"。此期间，在没有治疗的情况下，CD4+ T 细胞每年平均下降 5×10^6/L，病毒载量每毫升血浆平均增加 3 000~5 000 拷贝。此时体内的病毒株较为混杂，既有 R5 毒株，又有 X4 毒株，其核苷酸序列也具有多样性，特别是包膜蛋白 gp120。这说明病毒在不断进化突破机体的免疫能力的同时正破坏着机体的免疫系统。

3. 发病期 / 艾滋病期 当 CD4+ T 细胞下降到每毫升 500~600 个时，CTL 也开始下降，到后期 B 细胞的功能也会受到影响，抗 HIV 抗体效价下降，机体免疫系统崩溃。此时患者体内的病毒大量增加，抗感染能力显著下降，一些对常人无明显致病性的病毒（如带状疱疹、单纯疱疹、巨噬细胞）、细菌（如结核杆菌、鸟型结核杆菌）、真菌（如念株菌、隐球菌、肺孢子菌）等可造成致死性感染，出现无菌性脑膜炎、肌肉萎缩、运动失调及 AIDS 痴呆综合征等神经系统疾病，甚至引发卡波西肉瘤、恶性淋巴瘤等恶性肿瘤。在这期间，血液中的 HIV 通常是 X4 毒株。这可能是该类病毒在突破免疫系统阻遏后取得了复制优势所致。

5.2 艾滋病的诊断标准

艾滋病的诊断标准为《艾滋病和艾滋病病毒诊断标准》（中华人民共和国卫生行业标准，WS 293—2019）。

1. 范围 本标准规定了艾滋病和艾滋病毒感染的诊断依据、诊断原则、诊断和临床分析。本标准适用于全国各级各类医疗卫生机构及其工作人员对艾滋病和艾滋病毒感染的诊断。

2. 诊断原则 HIV/AIDS 的诊断原则是以实验室检测为依据，结合临床表现和参考流行病学资料综合进行。HIV 抗体和病原学检测是确诊 HIV 感染的依据；流行病学史是诊断急性期和婴幼儿 HIV 感染的重要参考；CD4+ 淋巴细胞检测和临床表现是 HIV 感染分期诊断的主要依据；AIDS 的指征性疾病是 AIDS 诊断的重要依据。

3. 诊断

（1）HIV 感染

1）成人、青少年及 18 个月龄以上儿童

符合下列一项者即可诊断：

①HIV 抗体筛查试验有反应和 HIV 抗体确证试验阳性。

②HIV 抗体筛查试验有反应和核酸。

③HIV 抗体筛查试验有反应和核酸定量试验 >5 000 CPs/ml。

④有流行病学史或艾滋病相关临床表现，两次 HIV 核酸检测均为阳性。

⑤HIV 分离试验阳性。

2）18 个月龄及以上儿童

符合下列一项者即可诊断：

①为 HIV 感染母亲所生和两次 HIV 核酸检测均为阳性（第二次检测需在出生 4 周后采样进行）。

②有医源性暴露史，HIV 分离试验结果阳性或两次 HIV 核酸检测均为阳性。

③为 HIV 感染母亲所生和 HIV 分离试验阳性。

（2）AIDS

1）成人及 15 岁（含 15 岁）以上青年

符合下列一项者即可诊断：

①HIV 感染和 CD4$^+$T 淋巴细胞计数 <200/mm^3。

②HIV 感染和伴有至少一种成人 AIDS 指征性疾病。

2）15 岁以下儿童

符合下列一项者即可诊断：

①HIV 感染和 CD4$^+$T 淋巴细胞百分比 <25%（<12 月龄），或 <20%（12~36 月龄），或 <15%（37~60 月龄），或 CD4$^+$T 淋巴细胞计数 <200/mm^3（5~14 岁）。

②HIV 感染和伴有至少一种儿童 AIDS 指征性疾病。

（许昊然　邹今幂　张　硕　刘新泳）

第 2 节　HIV 的起源和进化

自 1981 年艾滋病首次被正式报道以来，根据 2017 年年底世界卫生组织（WHO）公布的统计数字，全球的艾滋病感染者已经达到 3 690 万[1]。艾滋病作为一种致命性传染病，疫情蔓延和扩散之迅速、死亡率之高令人震惊。本节将介绍艾滋病病毒的起源以及是如何通过基因的快速变异而进化发展的。

1 HIV 的起源

关于 HIV 的起源目前有很多种假说，但多数艾滋病研究领域的专家支持以 HIV 和 SIV 的系统演化关系为基础的所谓动物传播[2]（zoonotic transmission）的 HIV 起源假说：即 HIV 是由猴免疫缺陷病毒（SIV）经跨物种传播而传染给人类的。其中，HIV-1 可能源于黑猩猩的 SIVcpz，HIV-2 可能源于乌黑白脸猴的 SIVsm 或短尾猴的 SIVstm。但 SIV 不会引起天然宿主类似于人类艾滋病的症状，只有发生跨物种传播后才会引起新物种的免疫缺陷症状的产生[12]。

HIV-1 和 SIVcpz 具有相似的其他慢病毒不具有的 *vpu* 调控基因。从系统树分析可知，HIV-1 的 M、N 和 O 组与中西非黑猩猩亚种 SIVcpz（P.t.t.）的 SIVcpz Gab1、SIVcpz Gab2 和从非洲进口到美国的黑猩猩 SIVcpz US 的亲缘关系较近，US 株与 Gab1、Gab2 株的离散程度仅为 9%~13%。同时还发现，HIV-1N 组的 YBF30 毒株是 HIV-1M 群毒株（*gag*、*pol* 和 *vif* 的 5′ 端）与 SIVcpz US（*vif* 的 3′ 端、*env*、*nef*）通过基因重组产生的嵌合病毒。另外，在 SIVcpz 的基因序列上发现 gp120 蛋白 V3 环区存在一个保守序列 GPGMTFYN，而 YB30 毒株的这个部位也有非常接近的序列 GPAMTFYN，这提示了 YB30 新近才从 SIVcpz 演化而来[13]。此外，中西非黑猩猩亚种 SIVcpz（P.t.t.）的栖息地正是 HIV-1 M、N、O 组群的流行区或始发区，且当地盛行屠宰和食用黑猩猩[14]。因此，以上证据支持 HIV-1 可能起源于 SIVcpz（尤其是中西非分离株）的观点。

HIV-2 起源假说则得到了病毒基因组的相似性、分类学上的亲缘关系、在天然宿主中的流行程度、地理分布的一致性和传入的可能途径等多个方面的证实[2]（表 1-3）。

表 1-3　HIV-2 起源于 SIVsm 的某些证据

特征	证据
基因组	HIV-2 与 SIVsm 具有相同的基因组成，两者均编码一种其他灵长类慢病毒所没有的附属蛋白——Vpx
亲缘关系	SIVsm 与 HIV-2 毒株在进化树上的位置非常接近，不能根据它们的物种来源将其分成不同的分支，两者在进化关系与地理分布上出现一定的相关性
天然感染	乌黑白脸猴在西非国家广泛分布，在野外被 SIVsm 感染的频率很高，有些群落高达 22%
地理分布	乌黑白脸猴的栖居地与 HIV-2 多样化地区（塞拉利昂和利比里亚）相吻合，并邻近 HIV-2 流行地区（塞内加尔、几内亚 - 比绍、赤道几内亚和佛得角）
传入途径	乌黑白脸猴常被猎食或圈养，人与感染动物接触的机会十分频繁

从灵长类慢病毒的进化趋势来看，同一物种的病毒成员间的相似程度远高于另一物种的病毒；同时，不同的 SIV 分离株可形成若干宿主特异性支系，说明其感染宿主已有相当长的时间了[15]。在这漫长的过程中，病毒已随宿主的趋异产生相应的分歧，即发生了宿主依赖性进化。非洲绿猴属 4 个种都有 SIVagm 感染，SIVagm 分离株却有差异；中西非黑猩猩亚种 SIVcpz（P.t.t.）株与东非亚种 SIVcpz（P.t.s.）株虽相对集中，但 SIVcpz（P.t.t.）的 5 个毒株的分支与 SIVcpz（P.t.s.）株的分支相隔较远；L'Hoest 的 SIVhoest 和光尾猴的 SIVsun 在进化树上的位置比其他 SIV 更为靠近，这些都是支持 SIV 的宿主依赖性进化的证据。

有证据表明：野生灵长类动物中的撕咬与捕食可能是 SIV 跨物种传播的重要方式，而皮肤或黏膜直接暴露于感染动物血液（狩猎、屠宰、生食）是 SIVcpz 与 SIMsm 传入人群的可能途径[16]。

2 HIV-1 的分子进化

2.1 HIV-1 的基因变异和多样性

基因的变异是 HIV-1 的主要特征。研究显示逆转录酶（RT）将病毒 RNA 逆转录为 cDNA 的过程中表现出非常高的易错倾向。由 RT 导致的核苷酸替换约为每个基因组每复制一代产生一个突变。同时，插入、缺失、重复、替换也可扩大 HIV 基因变异的程度。此外，病毒群在宿主体内的快速更替和宿主环境的压力也是导致病毒基因变异的重要原因。这些原因使得同一个体内的病毒的基因变异（即宿主内变异）呈现出类似性，而宿主之间的变异呈现出高的趋异性[17]。

HIV 的高突变率和高复制效率导致 HIV-1 进化的速率高，在感染人群中呈高度的累积多样性[18]。这种突变是自然淘汰的结果，只有发生有利或无害突变的毒株才保留下来并繁衍下去成为彼此之间有少许基因差异的病毒群——准种[17]。因此，病毒在不同地区、不同人群，经过不同的演化过程而逐渐分化成了不同的基因亚型。

另外，亚型之间的重组也是造成 HIV 基因多样性的原因之一。当两种或多种来源的不同毒株感染了同一个体后，在该宿主体内就可能发生亚型重组。到目前为止，全球发现的重组病毒株（CRFs）有 14 种在传播流行并形成了不同的支系。

2.2 分子钟

HIV-1 的进化史是一部基因变异史。根据 HIV-1 的基因序列分析和同源程度比较，可以估算病毒的流行时间和进化率并对 HIV 分子钟进行矫正。Leitner 对 HIV-1 的 env V3 和 gag p17 基因序列进行线性回归分析，其结果表明样本间的分歧时间与同义替换（synonymous substitution）核苷酸距离和非同义替换（nonsynonymous substitution）核苷酸距离明显相关[19]，V3 和 p17 的核苷酸替换率分别为每年 $(6.7 \pm 2.1) \times 10^{-3}$/位点和每年 $(2.7 \pm 0.5) \times 10^{-3}$/位点，因

此强有力地支持了分子钟的存在，即 HIV-1 的进化是按既定模式进行的。然而，有研究者认为 HIV-1 的有效群体（即产生病毒的细胞群体）很小，随机因素对 HIV-1 的进化有重要的作用，因而支持 HIV-1 的进化模式为随机进化模型（stochastic evolutionary model）而非既定进化模型（deterministic evolutionary model）。

2.3 群体动力学

体内 HIV 分子多态性的产生是随机过程还是既定过程，目前有两种截然相反的观点：当 HIV 有效群体很小（10^3）时，基因漂流在 HIV 进化中起决定作用，即以随机进化为主；当 HIV 的有效群体很大（$10^8 \sim 10^{10}$）时，自然选择使 HIV 处于一种动力学稳态，即以既定进化为主。

事实上，HIV 的有效群体经常处于波动状态，且 HIV 感染时的接种量、传播途径和致病性的差异以及感染后的药物治疗或免疫选择等，均可导致这种波动，即所谓的"基因瓶颈"（genetic bottleneck）效应。从这种意义上来说，变异累积的模式也将随之改变。然而，Rouzine 等认为无论在什么条件下这两种模式都不能单独解释 HIV-1 的进化过程。有人提出一种综合模型：将病毒群体划分为最小有效群体、中等有效群体和最大有效群体，三者分别通过随机、随机与选择、选择模式影响 HIV 的进化。

3 选择压力下的 HIV 进化

HIV-1 在体内的演化受到两种压力的制约[20]：一是人体的免疫压力——正向选择压力，病毒为逃避免疫压力而产生有利于病毒进化的变异；另一种压力为负向压力，病毒为维护本身的正常功能而保持不利于进化的基因不变。HIV 在人体内的进化就是这两种压力综合作用的结果。确定 HIV 准种群体是否受到选择压力影响可以分析无氨基酸替换的同义突变（Ks）和有氨基酸替换的非同义突变（Ka）及 Ks/Ka 比值。当 Ks/Ka 比值小于 1 时，表明存在着正向选择；反之，则为无选择作用的中性（或随机）进化。

3.1 免疫压力下的进化

由上述可知，在稳定的环境下，"最适"毒株占有绝对优势，而突变株仅占有很小的份额，整个病毒群体的遗传组成较均一，病毒基因的多样性小。然而，宿主的免疫监视能力随时可以打破这种稳定性：若免疫压力足够强大以致中和所有变异株，则病毒基因的多样性降至最低；若免疫反应只针对优势株而非所有的变异株，则只会出现病毒载量的下降而非多样性的减小。有研究表明，免疫选择作用只针对优势毒株。

随着病毒小群体的不断突变，病毒基因的多样性将继续扩大，直至超越细胞应答能力的关键表位而最终突破宿主的免疫屏障。

3.2 药物压力下的进化

抗逆转录病毒药物的联合用药（鸡尾酒疗法）可以有

效地控制 HIV 的复制。然而在药物治疗中，被选择的毒株靶基因发生突变，导致药物敏感性降低和耐药毒株的出现。随着耐药毒株逐渐取代敏感性毒株。体内病毒的多样性也将随之降低。

为了了解抗逆转录病毒药物的治疗基因序列的变异与药物压力的关系，Ibanez 等对 4 个 HIV 感染者用蛋白酶抑制剂茚地那韦（IDV）进行为期 12 周的单药治疗，分析了 pro 基因与 env 基因 C2/V3 区的进化模式。结果表明，治疗后 pro 基因氨基酸序列在第 46 和第 82 位点出现了对 IDV 耐药的碱基突变，同时，在第 10、32、63、71 和 90 位氨基酸也有与 IDV 耐药有关的碱基替换，尽管替换模式不尽相同。两个基因的 Ks/Ka 值分析表明：经药物治疗后，pro 基因的 Ks/Ka 值明显降低，IDV 对该基因存在着强烈的正向选择作用；相反，在 env 基因中，Ks/Ka 值增高，说明 IDV 对它不构成选择压力。

值得注意的是，对经药物治疗后产生的大抗性群体进行选择和扩增，不会引起与抗性无关基因的显著变化，即非相关基因具有随机进化的特性。

（许昊然　邹今幂　刘新泳）

第3节　HIV/AIDS 流行现状

1 全球 HIV/AIDS 流行概况

在 2017 年联合国艾滋病规划署发表的报告中，新的统计数字显示[1]，截至 2017 年年底，全球的 HIV 感染者约 3 690 万（3 110 万~4 390 万）人，其中妇女约 1 820 万（1 560 万~2 140 万）。2017 年新增感染者约为 180 万（140 万~240 万）人，死于艾滋病的人数约为 90 万（70 万~130 万），平均每天新增 2 500 名感染者（表 1-4）。

报告指出，艾滋病病毒感染者的人数不断增加，在很大程度上是因为全球范围内有越来越多的人正在接受抗病毒治疗，因此延长了寿命，提高了生活质量。截至 2017 年年底，共有 2 170 万人得到治疗。尽管新增艾滋病病毒感染者人数有所下降，但 2017 年全年的新增感染者数量和艾滋病相关死亡人数仍然超出我们的预期范围。2017 年，约有 180 万新增艾滋病病毒感染者，90 万人死于艾滋病机会性感染。联合国艾滋病联合规划署专家指出，艾滋病在全球的蔓延趋势并未减缓，控制疫情蔓延、加强患者治疗等工作只取得了有限的进展。

表 1-4　世界各地的 HIV/AIDS 统计数据和特征*

地区	存活的感染人数 / 万	2017 年新感染人数 / 万	2017 年新感染人数比例（每一千个正常人）/%	2017 年死亡感染人数 / 万
非洲	2 570	120	1.22	67
美洲	340	16	0.16	5.6
东南亚	350	16	0.08	13
欧洲	230	16	0.18	3.7
东地中海	35	3.7	0.06	1.6
西太平洋	150	10	0.01	3.3

注：*来自《2017 年全球艾滋病流行报告》。

2 世界各地区 HIV/AIDS 流行现状[21-22]

2.1 撒哈拉属非洲地区

在全球疫情最重的非洲西属撒哈拉地区[23]，2017 年 HIV 感染者人数达到 2 570 万（其中新增 120 万），其中妇女约 1 300 万（占该地区成人感染者总数的 51%），怀孕的妇女约有 103 万，死于艾滋病者约 67 万。这表明，全球将近 2/3 的 HIV 感染者生活在撒哈拉非洲地区，全球 3/4 以上的女性感染者也在该地区。整个地区的 HIV 新感染率在 90 年代末达到了高峰，有些国家现在正呈减少趋势，如肯尼亚、津巴布韦以及布基纳法索等。

撒哈拉属非洲地区的艾滋病疫情总体趋于稳定，但仍是全球 HIV 感染最严重的地区。①非洲南部：目前世界上 HIV 感染最严重的地区。该地区 HIV 流行的规模和趋势存在较大差异。这一地区 HIV 感染者占总人口的 35%。根据 2017 年的数据显示，该地区有 7 个国家的感染率较高，分别是博茨瓦纳、莱索托、莫桑比克、纳米比亚、南非、赞比亚和津巴布韦。其中莱索托是全球新感染艾滋病最严重的国家之一，在 2017 年其国内新感染艾滋病者达到总人口的 6.8‰。而性传播是这个地区的主要传播途径。其中该地区的女性相比于男性有更高的风险成为艾滋病感染者，主要因为女性的社会、法律和经济地位较低，女性无法拒绝性伙伴的性要求，也容易受到性侵犯和性暴力。但最新数据表明，津巴布韦的感染率有明显降低，感染较为严重的南非地区流行趋势也逐渐平缓，只有莫桑比克的感染率仍呈上升趋势。引起津巴布韦和南非两国流行趋势减缓的主要原因是由于无保护性行为的减少和年轻孕妇感染率的降低。②非洲东部：大部分国家的 HIV 感染率已呈稳定或下降的趋势，其中最明显的国家是肯尼亚，下降的原因在很大程度上得益于性行为习惯的改变。除此之外，多年前 HIV 感染者的死亡也是一个很重要的因素。③非洲西部和中部：流行趋势较低。从总体来看成人的感染率仍趋平稳，近年来越来越多的国家及城市在呈下降趋势，如科特迪瓦、马里和布基纳法索等。造成这种趋势的原因主要是性行为习惯的改变。而作为该地区 AIDS 流行最严重的两个国家尼日利亚和多哥，也分别出现停止上升和逐渐减缓的趋势。

因此，非洲疫情的性质是多样性的，不论是规模还是发展的速度，没有统一的非洲疫情。HIV 感染在撒哈拉非洲正在沦为地方性流行[24]。

2.2 亚洲

截至 2016 年，亚洲的艾滋病感染者有 510 万[25]，仅次于撒哈拉以南的非洲，2015 年新增艾滋病感染者 30 万。在泰国、柬埔寨和缅甸等国，艾滋病患者已占总人口的 1% 以上，其他的亚洲国家都小于这个比例。亚洲大约一半的艾滋病感染者都在印度，目前其艾滋病患者人数已超过南非，居世界第一位；在 10 年前几乎没有艾滋病例的印度尼西亚，艾滋病患者人数也在迅速增加。

亚洲幅员辽阔，因而 HIV 在这个地区的流行情况（流行的性质、速度和严重程度）也与其他地区不同[26]。亚洲国家的艾滋病流行率虽然普遍比较低，但该地区有全球 60% 的人口，预防与控制艾滋病的压力仍然很大。亚洲国家中，艾滋病主要传播途径不尽相同，总体上，艾滋病感染者主要集中在一些重点人群，如注射毒品人员、性工作者及其嫖客，另外，男同性恋之间的艾滋病传播风险也比较高。

尽管亚洲各国的 HIV 感染水平低于其他大陆（最明显的是非洲），但由于亚洲人口基数太大，即使 HIV 流行率低也意味着 HIV 感染者的大量存在和 HIV 暴发的潜在的巨大威胁。

2.3 大洋洲

报告估计，2015 年年底大洋洲大约有 6.5 万人感染 HIV，其中，新增的感染者约为 0.45 万，大约 0.14 万感染者死于艾滋病相关疾病。该地区成人 HIV 感染率为 0.3%，且主要来源于巴布亚新几内亚。

2015 年大约有 3.9 万名巴布亚新几内亚人感染 HIV，感染率为 0.8%。严重的性别歧视、频繁的性暴力、随意的性接触以及安全套的不正确使用等都是造成该地区 HIV 流

行的因素。同时，澳大利亚的 HIV 流行趋势也没有减缓，估计有 2.6 万 HIV 感染者，危险性行为的复苏使新感染者持续增加。而新西兰的成人 HIV 感染率仍保持在 0.2% 以下。

尽管 HIV 感染率在大洋洲其他地区仍然很低，但若 HIV 感染者数量达到一定程度时，性传播足够引起 HIV 的大暴发[27]。

2.4 东欧和中亚

HIV 感染人数在东欧和中亚仍在持续快速增长[28]，截至 2015 年年底共有 150 万 HIV 感染者。其中，2015 年新增感染者 19 万，死亡 4.7 万，该地区新增感染数量较 2000 年增加了 30%，而艾滋病相关死亡数量翻了 3 倍多。

该地区的 HIV 感染者主要来自两个国家：俄罗斯和乌克兰。俄罗斯是欧洲最大的 HIV 流行区，2015 年俄罗斯有 74.2 万 HIV 感染者。自 2006 年起俄罗斯 HIV 感染人数每年均以约 10% 的速度增加，大多数感染者年龄为 25~44 岁。在 2014 年，登记新增 HIV 感染人数为 92 613 人，同比增加 12%，传播速度比欧洲快 1.5 倍；而据 2015 年统计，乌克兰有 22 万 HIV 感染者，感染率为 0.9%。另外在阿塞拜疆、格鲁吉亚、哈萨克斯坦、吉尔吉斯斯坦、摩尔多瓦共和国、塔吉克斯坦和乌兹别克斯坦等国家，每年 HIV 新感染者人数仍在上升。其中乌兹别克斯坦是目前中亚地区 AIDS 流行最严重的国家。在东欧和中亚，AIDS 传播近 2/3 是由于注射毒品引起的，而有 1/3 以上是由无保护的异性性交导致的。

2.5 加勒比海地区和拉丁美洲[29]

加勒比海和拉丁美洲地区仍为非洲之后全球第 2 位疫情严重的地区。报告显示，2015 年年底该地区的 HIV 感染者共有 200 万，2015 年新增感染者为 10 万人，15 岁以下的儿童感染者 2 100 人，妇女约占成人感染者的 51%。

美洲国家中妇女 HIV 流行率最高的就在加勒比海地区。最新资料显示，海地城市地区的 HIV 感染水平已有所下降，而其邻国多米尼加共和国的 HIV 疫情稳定。海地是该地区 HIV 感染最严重的国家，共有 13 万感染者，2015 年海地成人 HIV 感染率为 2.1%。巴哈马群岛的 HIV 感染率也达到了 3.2%。

该地区 AIDS 传播的主要原因是性交易的泛滥[30]，其中男同性恋间的不安全性行为也是该地区 AIDS 流行的又一原因，约占 AIDS 传播的 12%，但由于该地区本身对这种行为的歧视导致这方面数据鲜有报道。而注射毒品引起的 AIDS 传播在该地区并不明显。

2.6 北美、西欧和中欧

2015 年，北美、西欧和中欧大约有 240 万 HIV 感染者，其中，新增感染者 9.1 万人，死亡人数近 140 万。美国目前的 HIV 感染者有 120 万，美国作为全球 HIV 感染最严重的国家之一，其 AIDS 传播的主要途径为男子同性性交[31]，约占总体的 53%，异性性交占 32%，注射毒品只占 18%。AIDS 的流行也主要集中在非洲裔美国人中。加

拿大在 20 世纪 90 年代后期出现 AIDS 传播的高峰，主要与 AIDS 患者生命的延长有关。

在西欧，大部分 HIV 感染者是在来自于有严重疫情的，特别是亚撒哈拉非洲国家。有迹象表明，男性同性性行为正在引起 HIV 传播的增加。静脉注射毒品引起的感染虽然在减少，但仍然是 HIV 在意大利、葡萄牙和西班牙等国家流行的主要原因。而异性间传播感染 HIV 已翻倍增长。尤为令人忧虑地是，很多感染者对自身状况并不知情。

2.7 北非和中东

在北非和中东，成人的 HIV 感染率一直没有超过 0.1%（苏丹除外）。然而，有确切数据显示 HIV 的流行在某些国家开始上升，如阿尔及利亚、伊朗、比利亚和摩洛哥。2015 年，这个地区总的 HIV 感染人数为 23 万，新增感染者 2.1 万，死亡人数为 1.2 万。

苏丹是受 HIV 影响最重的国家。2015 年苏丹 HIV 感染人数为 5.4 万，成人 HIV 感染率为 0.6%，其流行主要集中在南部地区。

在北非及中东地区，HIV 传播的主要途径是没有保护措施的性行为[32]，男性同性恋间不安全性行为和静脉注射毒品等[33]。

3 艾滋病在全球妇女与儿童中的流行情况

截至 2017 年，HIV 感染者中妇女约占 49%，全球女性 HIV 新感染者的增长率与男性相似，整体男女感染比例也一直保持稳定[1]。撒哈拉以南非洲的 HIV 感染成人中女性占 61%，加勒比海地区的女性 HIV 感染者占总体感染的 43%，东欧和中亚地区的女性 HIV 感染者占总体的 26%，而拉丁美洲、亚洲和东欧地区的女性 HIV 感染率也正在缓慢地增长。

2001—2007 年全球儿童感染 HIV 的人数从 150 万增至 250 万[34]，到 2015 年又降至 180 万；同时，儿童中 HIV 新感染的人数由 2001 年的 46 万降至 2015 年的 15 万，保持持续降低态势；而死亡人数呈现先增加后降低的趋势，

2007 年 AIDS 儿童约有 33 万人死亡，到 2015 年死亡人数为 11 万，其中 90% 生活在撒哈拉以南的非洲。

4 中国 HIV/AIDS 的流行形势

自 1985 年 7 月中国第 1 例艾滋病被报道以来，中国的 HIV 感染率及发病率呈迅速上升趋势，目前感染者数量已位居亚洲第 2 位，世界第 12 位。艾滋病的蔓延在中国是一个"巨大的危险"[35]。

2015 年的最新评估显示[36]，目前我国估计存活的艾滋病病毒感染者和艾滋病病人总数约占总人口的 0.06%，即每 1 万人中可能有 6 人感染了艾滋病病毒。截至 2015 年 10 月底，全国报告存活的艾滋病病毒感染者和病人共计 57.5 万例，死亡 17.7 万人。2015 年，新增 HIV 感染者约 9.7 万人。

目前，我国现阶段 HIV/AIDS 的流行具有以下 4 个特征：第一，全国艾滋病疫情依然呈低流行态势，但部分地区疫情严重。第二，经性途径传播为主，男男同性传播比例上升明显。第三，感染人群多样化（男男性行为人群艾滋病感染人数迅速增加；青年学生感染者逐年增多；50 岁及以上老年感染者增加较快；流动女性性工作者 HIV 感染率较高）。第四，检测人次数和感染者及病人数同步上升[37]。总体特点为全国低流行与局部地区和特定人群中的高流行并存。

随着时代变迁，不同传播途径导致感染的比例亦会变化。2005 年之前，我国 HIV 新发病例一直以注射毒品和经血传播途径为主。近年来，注射毒品和经血传播途径导致的 HIV 传播得到显著控制，但性传播比例却快速上升。2009 年，过半新发病例由性接触引起，到 2014 年年初，性传播病例达到新发病例总数的 92.2%，其中异性传播占 66.4%，同性传播比例也从 2006 年的 2.5% 上升至 25.8%。同时，60 岁以上的老年病例和 15~24 岁的青年感染者也明显上升，而在青年学生感染者中，超过 80% 是由男男同性性行为导致。历年的传播途径构成比如图 1-1 所示。

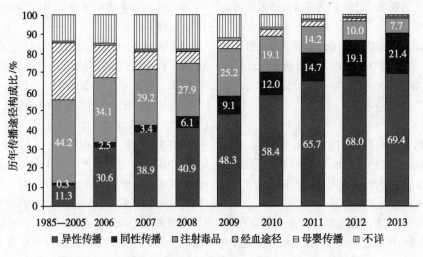

图 1-1　历年新发现艾滋病病毒感染者和病人传播途径构成

4.1 艾滋病在中国的流行过程

我国艾滋病的流行主要经历了 3 个发展阶段：

第 1 阶段（1985—1988 年）：称为传入期，其特点是艾滋病感染者主要是传入性，多数为散发，全国的 19 例 HIV 感染者主要分布在沿海各大城市，多为访华的外籍公民或海外华人，4 年报告病例为 22 例。

第 2 阶段（1989—1994 年）：称为扩散期或局部流行期，特点是艾滋病感染者主要集中在我国西南边境的吸毒人群，其次为各省出国旅游、务工及探亲回国的人群和劳工，同时在其他地区的性病患者和暗娼也发现部分感染者，6 年报告病例 1 221 例。

第 3 阶段（1994 年至今）：称为快速增长期或广泛流行期，此期特点是 HIV 传播途径复杂化。HIV 感染人群不再仅仅局限于吸毒人群，经性传播的感染者人数也有逐年上升的趋势，同时西南部部分地区在不规范或非法的采供血人员中也发现了大量的感染者[38-39]。

4.2 中国艾滋病的流行趋势及特点

4.2.1 中国艾滋病流行趋势分析

首先，HIV 感染区域不断扩大。早期 HIV 感染地区主要集中在贩毒通道（主要是中国与种植鸦片的缅甸、泰国和老挝接壤的南部边境以及西北部新疆地区）和非法采供血活动所及的农村地区（河南地区最为严重）。然而，随着流动人口的不断增加，HIV 感染已向广大城乡散播。这些流动人口主要包括处于性最活跃阶段的中青年人群。他们中的 HIV 感染者是造成病毒快速传播的重要原因。

其次，艾滋病的传播途径复杂化。HIV 的传播途径仍以静脉注射毒品传播为主，但经性接触传播的比例正在逐年增长，并通过多种途径由高危人群向一般人群扩散。高危人群是指具有高危感染行为的人群如男性同性恋者、静脉注射毒品成瘾者、暗娼以及与 HIV 感染者或 AIDS 病人经常有性接触或血液接触机会的人。

最后，艾滋病疫情发展迅速，发病高峰和死亡高峰在即，传播流行的危险因素广泛存在。研究表明，在疫情得到有效控制的最佳演化情景下，2022 年我国内地艾滋病疫情扩散达到峰值点，预计感染 HIV 的人数将达到 140.4 万人，全国人群感染率将达到 0.102%[40]。

4.2.2 中国大陆艾滋病的流行特点

从全国 HIV/AIDS 的流行趋势看，主要呈现以下特征[41]：①艾滋病疫情地区差异大，感染范围广。全国呈低流行，局部地区呈高流行。②疫情继续呈上升趋势，艾滋病发病率和死亡人数持续增加。③传播途径和方式发生改变。传播途径仍以注射吸毒传播为主，其与性传播、血液传播等途径并存。④艾滋病由高危人群向一般人群扩散的趋势仍在继续。⑤女性 HIV 感染者比例增加。据统计，1998 年、2000 年、2002 年、2004 年我国妇女艾滋病感染患者占所有感染者的比例分别为 15.4%、19.4%、25.4% 和 39.0%。⑥存在艾滋病进一步蔓延的危险。艾滋病在吸毒人群和暗娼、嫖客人群之间的传播加剧，感染者的流动也是艾滋病疫情扩大的重要原因。此外，大量的人口流动、乱性行为的增加以及城市增长的性并发病也是促进艾滋病蔓延的重要因素。

4.2.3 中国港台地区 HIV 感染情况

截至 2017 年 8 月，据统计我国香港地区累计报告 HIV 感染者 7 982 例，艾滋病患者 2 335 例；截至 2017 年 8 月，我国台湾地区累计报告 HIV 感染者约 3 万例，2016 年新增 3 294 例。

（许昊然　邹今幂　张　硕　刘新泳）

第 4 节　艾滋病的传播途径

1　传染源

目前，艾滋病唯一的传播源是 HIV 感染者和 AIDS 病人。从检测方面的证据来看，HIV 感染者和 AIDS 病人的各种体液均有传染性，其血液、精液、唾液、宫颈分泌物、脑脊液、眼泪、乳汁、尿液和炎症溃疡渗出液中均可分离出 HIV；从流行病学的证据来看，HIV 主要是通过精液、宫颈分泌物和血液，以及破损的皮肤或完整的黏膜传播，而其他体液病毒载量较低[42]。

艾滋病是一种慢性隐匿性传染病，具有较长的潜伏期，个体水平新发感染的诊断非常困难，传染性最强的是临床无症状而血清 HIV 抗体阳性的感染者，其 HIV 分离率最高。无症状的感染者是艾滋病流行难以控制的重要原因。而病毒阳性而抗体阴性的 HIV 感染者，也是危险的传播者，这种现象，在早期和晚期病人中比较多见。传染性的强弱与感染者体内的病毒载量和病毒复制的活跃程度有关。据估计，目前仅有 51% 的艾滋病病毒携带者知晓其感染状况。

2　传播途径

按传播方式不同，HIV 的传播途径主要为：性传播、母婴垂直传播、血液传播；按传染源不同，其传播途径可以分为：生殖液传播和血液传播；按传播方向不同，其传播途径又可分为：水平传播（人群传播）和垂直传播（母婴传播）。

2.1　性接触传播

在世界范围内，性接触是艾滋病最主要的传播途径，即异性性接触、同性性接触和双性性接触。大约 75% 的

HIV 感染是通过性接触传播的，其中，异性性接触传播占 70% 以上，男性同性恋性接触传播占 5%~10%。

　　HIV 存在于感染者的精液及阴道分泌物中，通过性交（包括阴道性交、肛交和口交）的方式在同性或异性间传播。肛交是最危险的性接触传播途径。在同性恋的肛交活动中，"被动者"比"主动者"感染 HIV 的危险性要大。目前，男性同性性行为者中艾滋病病毒感染呈上升趋势，2015 年全国男性同性恋人群艾滋病感染率平均达 8%。HIV 的传播与许多因素有关，如性伴数、性伴的感染情况、是否患有梅毒等其他性病以及生殖器官是否有损害、性交的方式、性交的角色、性交发生的时间、性交时是否采用了保护性措施以及性伴侣是否吸毒等。

　　到 2014 年，我国性传播病例达到新发病例总数的 92.2%，其中异性传播占 66.4%，同性传播比例也从 2006 年的 2.5% 上升至 25.8%。性传播成为我国艾滋病发病最主要的传播方式。

2.2　血液及血液制品传播

　　HIV 可通过输血、不规范采血、使用 HIV 感染的血液制品以及医疗器械等传播，如公用受污染的针头、注射器和其他注射毒品的设备，接受不安全注射、输血、接生和穿孔等。

　　①静脉注射：静脉注射毒品者共用注射器或注射器不洁是传播 AIDS 的重要途径，单次暴露的传染概率为 0.67%。②输血或血液制品感染：经输注 HIV 阳性献血者的血液及输用未经杀灭病毒的血液制品都会使受血者感染。这种血液传播 HIV 的可能性为 95%，因此对献血员检测 HIV 至关重要。③献血员感染：指不规范献血，主要原因是献血过程消毒不严格，特别是单采血浆后血细胞混合回输，造成献血员感染。④医源性感染：主要是指医疗器具消毒不严格、防护不严格，造成接受医疗服务者和医护人员感染 HIV，如医护人员暴露于感染者 / 患者的体液而致感染 HIV，或不慎被 HIV 污染的器械如针头损伤皮肤或黏膜而直接接触到含有 HIV 的体液。单次暴露的传播概率为 0.3%~0.5%。

　　2005 年之前，我国 AIDS 新发病例一直以注射毒品和经血途径为主。近年来，注射毒品和经血途径导致的 HIV 传播得到显著控制。

2.3　母婴传播

　　感染 HIV 的母亲通过妊娠、分娩或产后哺乳将 HIV 传染给下一代。目前，绝大多数的儿童 HIV 感染者和 AIDS 病人是经母婴传播而感染的。研究表明，感染 HIV 的孕妇如果未接受治疗，其婴儿受感染的比例高达 45%。已经证实一些因素可以增加新生儿感染的危险性：母亲方面的因素为病程进展较快、血浆病毒载量高、频繁注射毒品或吸烟等；产科方面的因素有胎膜早破（超过 4 小时）、绒毛膜炎症、乳腺疾病、产程过长、阴道分娩、产科的辅助操作（如使用产钳）等；新生儿方面的因素有母乳喂养、早产、出生体重低等。在世界不同地区，母婴传播的发生率差异

很大，在发达国家 HIV 母婴垂直传播发生率为 14%~33%，而在发展中国家发生率高达 40%~50%。2014 年，在我国艾滋病新发感染病例中归因于母婴传播的比例从 1.6% 下降至 1.1%。经过我国相关部门的努力已经使携带艾滋病病毒女性的母婴传播率，从未接受任何干预措施的 34.8% 下降到 2014 年的 6.1%，下降幅度超过 80%，仅 2014 年一年，就避免了约 1 340 名新生儿感染艾滋病[43]。2015 年 6 月，古巴成为世界上首个被世界卫生组织认证已消除艾滋病病毒和梅毒母婴传播的国家。

　　HIV 不会通过空气、一般性社交（如握手、拥抱、共舞等）和公共设施（马桶圈、电话机、餐炊具、卧具、游泳池或公共浴池等）等传播。蚊虫叮咬也不会传播艾滋病。

3　全球 HIV/AIDS 传播途径变化趋势

　　近年来 HIV/AIDS 的传播途径包括不安全性行为、注射吸毒、不洁注射和输血、母婴垂直传播等。全球平均每天有 6 000 人感染艾滋病，其中男同性恋间不安全性行为逐渐成主要传播途径。直接血液暴露包括共用注射毒品用具，这是传播 HIV 病毒最直接的方式。HIV/AIDS 在不同地区或国家的流行特点不同，就全球而言，根据 2014 年 WHO 报告异性间不安全性行为是 HIV 传播的最主要方式。在撒哈拉以南的非洲和加勒比海国家，主要为异性性接触传播，男女感染 HIV 的概率相等；印度 HIV 感染途径主要是性接触传播；美国、加拿大和西欧主要则是通过男性同性恋间不安全性行为和静脉注射毒品传播；在东欧和中亚，HIV 的传播方式主要是静脉注射毒品；印度、泰国和越南的 HIV 传播途径也主要是静脉注射毒品；在柬埔寨和缅甸，人们感染 HIV 的途径主要是性接触。

4　中国 HIV/AIDS 传播途径分布情况

　　2015 年 1~10 月新报告 9.7 万病例，在性传播、血液传播和母婴传播 3 种主要的艾滋病病毒传播途径中，异性性接触传播占 66.6%，男性同性性行为传播已经占到了 27.2%，男性同性性行为传播的比例上升明显，而且该人群是目前各类人群中艾滋病感染率最高的人群，2015 年全国男性同性恋人群艾滋病感染率平均达 8%。

　　中国疾病预防控制中心统计显示，2015 年我国 HIV 传播方式主要为异性性传播 76 492 例（66.25%）；同性性传播 32 617 例（28.25%）；注射毒品传播 4 675 例（4.0%）；母婴传播 697 例（0.6%）；性接触加注射毒品传播 336 例（0.3%）；既往输血及使用血制品传播 27 例（0.02%）；既往采血浆传播 22 例（0.02%）；传播途径不详 599 例（0.5%）（图 1-2）。

　　数据显示，截至 2014 年 10 月 31 日（图 1-3），累计报告艾滋病病毒感染者及病人（含死亡）超过 1 万例的省份有 15 个，分别是安徽、上海、湖北、浙江、江苏、北

京、湖南、贵州、重庆、新疆、广东、河南、广西、四川、云南。其中云南病例最多，超过 10 万例，该省累计现存活艾滋病病毒感染者和病人 79 915 例，另有死亡23 316 例。另据 2014 年 10 月艾滋病学术交流大会上公布

的数据，全国现存活艾滋病病毒感染者和病人超过 1 万例的省份有 12 个。从地域上看，中国西南重点省份感染比较多，云南、广西、四川 3 个省份的感染者和病人占全国的 45%。

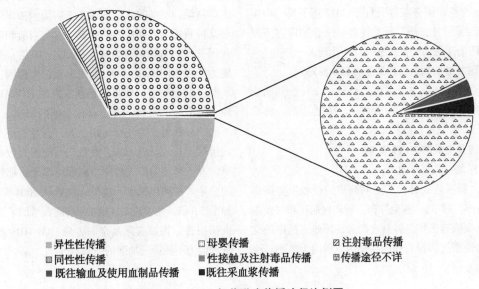

传播途径

图例：
■ 异性性传播　　　□ 母婴传播　　　▨ 注射毒品传播
▤ 同性性传播　　　■ 性接触及注射毒品传播　　　□ 传播途径不详
■ 既往输血及使用血制品传播　　　■ 既往采血浆传播

图 1-2　2015 年艾滋病传播途径比例图

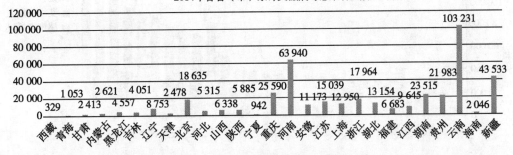

2014年各省（市）累计艾滋病毒感染者及病人（含死亡）

图 1-3　2014 年中国大陆艾滋病病人各省分布图

在全国 31 个省会城市中，新报告的感染者，男男同性恋占的比例，全国平均为 51%。在北方城市，像北京、哈尔滨、长春，男男同性恋占将近 80% 或更高。在中小城市，异性传播占 65% 左右，同性传播占

32%~33%。在农村地区，异性传播占 75%。在贵州、广西等农村地区，异性传播占 90%。据此可知，传播途径在各地域分布不均衡。

（许昊然　邹今冪　刘新泳）

第 5 节　艾滋病的预防与控制

迄今为止，尚无有效的药物和疫苗可完全治愈 HIV感染[44-45]，但可以预防。开展宣传教育来预防 HIV 感染是艾滋病最有效的控制措施。国家主席习近平指出做好艾滋病防治工作，关系人民生命健康、关系社会和谐稳定，是党和政府义不容辞的责任。各级党委和政府要坚持以人为本、以民为本，以对人民高度负责的精神，切实把艾滋病

防治工作抓紧抓好。

1　中国艾滋病预防控制的政策策略

为遏制艾滋病疫情快速上升势头，扭转艾滋病防治工作的被动局面，我国政府于 2003 年开始实施艾滋病防治"四免一关怀"政策[46]。

为进一步做好艾滋病防治工作，有效遏制艾滋病的蔓延，针对当前和今后一段时期我国艾滋病疫情及防治工作需要，国务院于2010年下发《国务院关于进一步加强艾滋病防治工作的通知》。

为切实维护广大人民群众的身体健康，落实《国务院关于进一步加强艾滋病防治工作的通知》精神，结合深化医药卫生体制改革，国务院办公厅于2012年下发《中国遏制与防治艾滋病"十二五"行动计划》及于2017年下发《中国遏制与防治艾滋病"十三五"行动计划》。

1.1 中国艾滋病防治工作原则和基本策略

工作原则：政府主导、多部门合作、全社会共同参与。基本策略：预防为主、防治结合、依法防治、科学防治。

1.2 中国艾滋病防治政策策略

1.2.1 "四免一关怀"政策

2003年，我国政府针对艾滋病防治的严峻形势提出了"四免一关怀"政策，"四免"即：对农村居民和城镇未参加基本医疗保险等医疗保障制度的经济困难人员中的艾滋病病人提供免费抗病毒药物；在全国范围内为自愿接受艾滋病咨询检测的人员提供免费咨询和匿名初筛检测；为感染艾滋病病毒的孕妇提供免费母婴阻断药物及婴儿检测试剂；对艾滋病病人的孤儿免收上学费用。"一关怀"是指对艾滋病病毒感染者和患者提供救治关怀，将生活困难的艾滋病病人纳入政府救助范围，按照国家有关规定给予必要的生活救济；积极扶持有生产能力的艾滋病病人开展生产活动，增加收入；加强艾滋病防治知识的宣传，避免对艾滋病感染者和病人的歧视。这是当前和今后一段时期我国艾滋病防治的有力政策措施。"四免一关怀"政策实施的十多年间（图1-4），全国由于扩大检测、更多地发现了艾滋病感染者，使得每年新发现的HIV/AIDS病例数呈现"上升"的现象。对于这种数据的解读，要非常谨慎。不能简单地解读为疫情呈现上升，而是要更多地根据艾滋病潜伏期长、发现困难，以及全国检测人数各年变化等背景情况，解读为扩大检测措施后更多地将那些没有被发现的感染者检测出来了。检测人次数从2004年到2013年增加了5.6倍，而发现HIV/AIDS病例数增加了1.9倍。因此，疫情报告数增加实际是全国各地HIV/AIDS患者的诊断和发现能力不断得到加强的结果[47]。

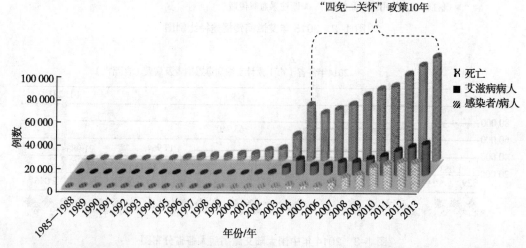

图1-4 1985—2013年全国每年新报告艾滋病感染者/病人数以及感染者/病人死亡数情况

1.2.2 《艾滋病防治条例》

2006年1月18日国务院第122次常务会议通过《艾滋病防治条例》，自2006年3月1日起施行。《艾滋病防治条例》规定了各级政府防治艾滋病的责任，并明确了艾滋病感染者和艾滋病病人的权利和义务。条例规定，县级以上人民政府应当向农村艾滋病病人和城镇经济困难的艾滋病病人免费提供抗艾滋病病毒治疗药品，向感染艾滋病病毒的孕产妇免费提供预防艾滋病母婴传播的治疗和咨询；艾滋病病毒感染者和艾滋病病人应当采取必要的防护措施，防止感染他人，不得以任何方式故意传播艾滋病。

1.2.3 《国务院关于进一步加强艾滋病防治工作的通知》

2011年02月16日国务院办公厅发布《国务院关于进一步加强艾滋病防治工作的通知》（国发〔2010〕48号）针对当前和今后一段时期我国艾滋病疫情及防治工作需要提出具体要求。《通知》分为认识艾滋病防治工作、落实艾滋病防治政策、做好救治关怀工作和强化保障措施四部分。

1.2.4 《中国遏制与防治艾滋病"十三五"行动计划》

2017年1月19日国务院办公厅印发《中国遏制与防治艾滋病"十三五"行动计划》（国办发〔2017〕8号），为落实《"健康中国2030"规划纲要》和深化医药卫生体制改革部署，进一步推进艾滋病防治工作，切实维护广大人民群众身体健康，制定本行动计划。行动计划提出六项防治措施，包括提高宣传教育针对性，增强公众艾滋病防治意识；提高综合干预实效性，有效控制性传播和注射吸毒传播；提高检测咨询可及性和随访服务规范性，最大限度发现感染者和减少传播；全面落实核酸检测和预防母婴传播工作，持续减少输血传播和母婴传播；全面落实救治救助政策，挽救感者和病人生命并提高生活质量；全面落实培育引导措施，激发社会组织参与活力。

1.2.5　其他有关政策性文件

其他预防和控制艾滋病的有关政策性文件有：① 1998 年国务院印发了《中国预防与控制艾滋病中长期规划 (1998—2010 年)》(国发〔1998〕38 号)；②《国务院防治艾滋病工作委员会办公室关于印发〈全国艾滋病防治宣传教育工作指导方案 (2004—2008 年)〉的通知》(国艾办发〔2004〕4 号)；③《中区中央宣传部　卫生部关于印发〈艾滋病防治工作宣传提纲〉的通知》(中宣发〔2004〕17 号)；④《卫生部　财政部关于印发艾滋病抗病毒治疗和自愿咨询检测的办法的通知》(卫生疾控发〔2004〕107 号)；⑤《卫生部　国家中医药管理局关于印发〈关于艾滋病抗病毒治疗管理工作的意见〉的通知》(卫医发〔2004〕106 号)；⑥中华人民共和国劳动和社会保障部《关于落实艾滋病抗病毒治疗政策的通知》(劳社部发〔2004〕17 号)；⑦民政部《关于加强对生活困难的艾滋病患者、患者家属和患者遗孤救助工作的通知》(民函〔2004〕111 号)；⑧卫生部办公厅《关于在各级疾病预防控制中心 (卫生防疫站) 建立高危人群干预工作队的通知》(卫办疾控发〔2004〕129 号)；⑨卫生部、国家计生委、国家食品药品监督管理局、工商总局、广电总局、质检总局联合下发《关于预防艾滋病推广使用安全套 (避孕套) 实施意见》(卫疾控发〔2004〕248 号)；⑩卫生部《关于印发〈医务人员艾滋病病毒职业暴露防护工作指导原则 (试行)〉的通知》(卫医发〔2004〕108 号)；⑪卫生部《关于加强对在职卫生人员进行艾滋病等重点传染病防治知识培训的通知》(卫科教发〔2004〕131 号)；⑫司法部与卫生部联合下发了《全国劳教场所艾滋病预防与控制实施办法 (试行)》(司发通〔2004〕155 号)；⑬国务院办公厅《国务院关于切实加强艾滋病防治工作的通知》(国发〔2004〕7 号)；⑭《国家卫生计生委　人力资源社会保障部安全监管总局　全国总工会关于印发〈职业病分类和目录〉的通知》(国卫疾控发〔2013〕48 号) 将"艾滋病 (限于医疗卫生人员及人民警察)"纳入"职业性传染病"类别。并且为规范职业暴露感染艾滋病病毒的处理程序、为艾滋病职业暴露诊断提供依据，国家还制定了《职业暴露感染艾滋病病毒处理程序规定》。

2　中国艾滋病的预防控制工作

我国 HIV/AIDS 的监测工作经历了 3 个阶段。①被动监测阶段 (1986—1994 年)：由各级医院和防疫站对发现的 HIV 感染者和 AIDS 病人依法上报；②主动监测阶段 (1995—1999 年)：由防疫系统对吸毒、卖淫、性病患者等

高危人群和长途卡车司机等脆弱人群中设立监测哨点，进行主动的血清学监测，掌握各地区高危人群 HIV 感染率的变化趋势；③综合监测阶段 (2000 年至今)：采用 WHO/UNAIDS 第二代监测思路，在监测 HIV 血清抗体的同时，还了解高危人群中相关高危行为的变迁情况，如静脉吸毒率、注射器共用率、安全套使用率等。国家级 HIV 监测哨点由 2003 年的 194 个，到 2007 年年底的 393 个，建立省级监测哨点 458 多个，重点人群基本覆盖。2009 年开始对国家级艾滋病哨点和综合监测点进行调整和整合，建立全国艾滋病哨点监测系统。

2.1　艾滋病预防控制的工作重点

2015 年，国家制定了以下几方面的策略：一是坚持预防为主，进一步加强艾滋病预防控制工作；二是改进医疗服务，进一步维护艾滋病患者就医权益；三是做好制度衔接，进一步提高感染者关怀救助水平；四是创新社会管理，进一步动员社会组织参与防治工作；五是落实防护措施，进一步保障相关人员职业健康；六是加强体系建设，进一步提高艾滋病防治工作能力。

2.2　艾滋病防治工作进展

2012 年卫生部报告我国艾滋病防治工作取得五大进展：一是扩大检测工作覆盖面，发现了更多的感染者和病人；二是扩大综合干预覆盖面，减少了艾滋病的新发感染；三是扩大抗病毒治疗覆盖面，降低了艾滋病病死率；四是扩大宣传教育覆盖面，普及艾滋病防治知识；五是加大经费投入，动员社会力量广泛参与。

截至 2015 年年底，我国艾滋病防治已取得显著成效，但任务依然艰巨。为贯彻十八届五中全会关于共享发展的要求，针对艾滋病流行的新特征，在 2017 年完成制定了《中国遏制与防治艾滋病"十三五"行动计划》。进一步加大投入力度，保障防治经费，重点支持疫情严重地区、中西部贫困地区的防治工作，完善对定点防治医院的补偿机制。发挥防艾基金引导作用，积极支持社会组织参与。加快艾滋病防治药物研发、审批和生产供应，调整免费抗病毒治疗药品目录，认真落实医疗保障、社会救助等关怀帮扶政策，减轻感染者和病人负担，最大限度地发现感染者并减少传播，将我国艾滋病疫情持续控制在低流行水平，为全面建成小康社会作出新贡献。

2.3　防治行动

目前，全国艾滋疫情整体保持低流行态势，青年成为艾滋病防治工作的重点。政府充分认识到艾滋病防治工作的严峻形势和加强各级政府政治承诺的重要性：2014 年，国家卫生计生委启动了第三轮艾滋病综合防治示范工作，覆盖全国 31 个省和新疆生产建设兵团共 3 亿多人，示范区将全面落实各项防治政策。2014 年 11 月，国务院总理李克强去北京佑安医院看望 AIDS 病人、防艾志愿者和医务人员。2015 年 12 月 1 日，中共中央政治局委员、国务院副总理、国务院防治艾滋病工作委员会主任刘延东到北

京市石景山区疾病预防控制中心，考察艾滋病防治工作。2015 年 12 月 5 日，国家主席习近平夫人彭丽媛在约翰内斯堡出席"中非携手迈向没有艾滋病的未来"中非艾滋病防控倡导活动，同南非、加纳等 10 个非洲国家元首夫人发布《携手迈向没有艾滋病的未来》联合倡议并致辞。2018 年 9 月 4 日，国家主席习近平夫人彭丽媛在钓鱼台国宾馆出席"中非携手抗艾共享美好未来"主题会议并发表致辞，与 37 位非洲国家元首、政府首脑夫人共同发布《中非艾滋病防控主题会议联合倡议》。

2.4　推广行为干预，实施综合防治

中国艾滋病流行趋势之一即艾滋病通过多种途径从高危人群向一般人群传播，因而行为干预工作尤显重要：①原卫生部等下发了《预防艾滋病推广使用安全套实施意见》，明确了在高危场所（娱乐场所、暗娼人群等）推广使用安全套的策略、方法和部门责任；②各级疾病控制预防机构成立了"高危人群干预队"，组织、开展对娱乐场所、吸毒人群、男性同性恋等高危人群的预防干预工作；③原卫生部、公安部、原国家食品药品监督管理局成立美沙酮维持治疗国家工作组，启动了 34 个美沙酮门诊和 50 个清洁针具交换项目点的工作，干预范围逐步扩大；④工作场所和流动人口的艾滋病预防工作起步等。

2.5　开展艾滋病防治知识宣传教育

动员全国积极参与和关心艾滋病防治工作是艾滋病防治工作的重要组成部分：①国卫办疾控发《为进一步加强学校艾滋病防控工作，保障学生身体健康，关于建立疫情通报制度进一步加强学校艾滋病防控工作的通知》；②原卫生部分别与妇联、共青团中央合作，在艾滋病综合防治示范区联合开展了针对妇女和青少年的"面对面"防治艾滋病宣教活动；③原卫生部与劳动和社会保障部、全国总工会等共同开展中国职工红丝带健康教育活动；④铁路、民航和交通部门在大中城市的地铁、机场、火车站等场所设置艾滋病公益广告；⑤原卫生部与农业部等 9 部委联合开展全国健康促进项目等。

2.6　加大防治专项经费投入力度

各级政府和国际社会对中国艾滋病防治的投入明显增加，有力地促进了艾滋病防治工作的开展：①中央财政对艾滋病防治的投入显著增加，2004—2013 年，全国中央财政专项经费从 6.9 亿元增至 26.4 亿元，来自地方政府的艾滋病防治经费也有较大的增加；②政府艾滋病专项经费投入重点放在艾滋病流行的重点省份和地区，不同地区各有侧重，在疫情严重的云南省，历年中央财政专项经费占总经费的比例，最低为 2007 年，达 64.8%（11 410 万元 /16 437 万元），最高为 2013 年，达 99.7%（34 860 万元 /34 980 万元）；③不同方面投入经费不同，2013 年经费比例为抗病毒治疗（含药物）占 39%（10.3 亿元），预防母婴传播占 33.7%（8.9 亿元），高危人群干预占 6.7%（1.76 亿元），监测检测占 5.9%（1.55 亿元），宣传教育和重点人

群干预占 3.6%（0.95 亿元）[48]。

3　国外艾滋病预防控制的成功经验

经过几十年的防治实践，国际上已取得了一些成功的艾滋病防治经验。

3.1　政府重视、多部门参与、全社会动员

艾滋病的预防控制工作，是公益事业，只有政府充分认识到艾滋病的严重性，并在这项工作中发挥有力的领导作用才能做好。同时，它也是一个综合性的社会问题，涉及卫生、教育、司法、法制、旅游、外事、服务、民政、财政、科技、交通、文化等方面，涉及每个公民的切身利益。因而，艾滋病的预防控制工作必须做到政府重视、多部门参与、全社会动员、紧密合作才能逐步深入地开展。例如英国早在 1986 年就成立了由副首相任主任委员，卫生、外交、财政、教育、内务、国防、劳动等部门部长为成员的艾滋病内阁委员会，使得英国艾滋病疫情得到了有效的控制。

3.2　改进性病医疗服务

艾滋病防治涉及多种疾病，其中，最先得到控制的应该是性病。性病的流行是艾滋病流行的潜在危险因素[49]。因而，性病的防治有利于为艾滋病的防治创造条件。玻利维亚对 508 名妓女的调查显示淋病、梅毒和尖锐湿疣的感染率分别为 25.8%、14.9% 和 5.7%，通过采取治疗、咨询教育、提供低价避孕套等干预措施后，淋病、梅毒和尖锐湿疣的发病率降至 9.9%、8.7% 和 1.3%。我国预防与控制艾滋病中长期规划里，也为性病制定了专门的控制目标。

3.3　关爱 HIV 感染者和病人及其家属

对艾滋病病毒感染者和病人及其家属的歧视目前还是比较普遍的现象。为此，联合国特别联大《关于艾滋问题的承诺宣传》中指出：保护艾滋病病毒感染者和病人的一切人权和基本自由，消除一切形式的歧视。澳大利亚、新南威尔士州等制定相应的法规反对对艾滋病病毒感染者和病人的歧视。做好艾滋病的防治工作，不歧视艾滋病病毒感染者和病人及其家属，再就业、入学等方面一视同仁，这样才能减少他们的心理压力，防止因社会仇视心理的产生而引发更多艾滋病患者的出现[50]。

3.4　高危人群的干预和控制

3.4.1　控制性接触传播的艾滋病病毒感染

为了减少性接触传播艾滋病的危险性，WHO 推荐的预防措施为：①开展健康教育，提高人群对艾滋病性传播的知晓率；②提倡安全性行为，每次发生性行为时都正确使用男用或女用安全套；③改善医疗条件，积极治疗性病患者。其中，避孕套的推广是最主要的干预措施。

3.4.2　减少吸毒者中的艾滋病病毒感染

静脉吸毒者共用针具是艾滋病的一个主要传播方式。对吸毒者采取的干预措施主要是：①铲除毒品，杜绝吸毒

现象的发生，对吸毒成瘾者进行戒毒；②进行禁毒宣传教育，并协助吸毒者在戒毒过程中采用安全吸毒方式，再逐渐过渡到多元化维持疗法。例如美国戒毒主要采用多元化维持疗法：海洛因维持疗法、鸦片维持疗法、美沙酮维持疗法。澳大利亚的经验证明，开展针具消毒和针具交换活动能有效地阻断艾滋病在静脉吸毒人群中的传播。国外被实践证明的一些艾滋病预防控制的成功经验在我国有关地区已逐步进行试点，艾滋病的预防工作有望取得更大的成绩。

4　联合国在防治艾滋病中的作用

4.1　战略方针

2011 年，世界卫生组织成员国通过了《2011—2015 年全球卫生部门艾滋病毒／艾滋病战略》。这项战略概述了世界卫生组织和各国 5 年的 4 个战略行动方向：①改善艾滋病毒预防、诊断、治疗和关爱结果；②通过应对艾滋病毒，促进实现更广泛的卫生成果；③建立强大和可持续的卫生系统；④解决不平等问题并促进人权。

2015 年 11 月 30 日世界卫生组织在世界艾滋病日强调，将抗逆转录病毒疗法扩大到所有艾滋病病毒携带者是在一代人时间内遏制艾滋病流行的关键所在。

4.2　国际目标

国际社会决心在 2030 年之前终结艾滋病疫情这一公共卫生威胁，这是 2015 年 9 月在联合国大会上通过的《2030 年可持续发展议程》中的宏伟目标，面向已制定的 2020 年的中期目标。战略草案介绍了卫生部门为实现这些目标需付诸的努力，概述了各国和世界卫生组织分别应承担的工作。如果得以实施，各国和世界卫生组织的这些快速通道行动将加快和增强艾滋病毒应对措施，使"终结艾滋病"成为现实[1]。

（许昊然　邹今幂　张　硕　刘新泳）

■ 参考文献 ■

[1] World Health Organization.WHO HIV update：global epidemic and progress in scale up and policy uptake［EB/OL］.［2018-09-30］.http://www.who.int/hiv/data/en/

[2] 曾庆平.人类艾滋病[M].北京：人民卫生出版社，2001

[3] 翁心华.传染病学[M].上海：复旦大学出版社，2009

[4] 中国疾病预防控制中心.艾滋病临床治疗与护理培训教材[M].北京：北京大学医学出版社，2003

[5] ROBERTSON D L，ANDERSON J P，BRADAC J A，et al.HIV1 Nomenclature proposal a reference guide to HIV1 classification［J］.Los Alamos National Laboratory Los Alamos Nm，2000，288（5463）：55-57

[6] 邵一鸣，苏玲，邢辉.全国范围艾滋病毒分子流行病学研究[J].医学研究杂志，2000（11）：19-20

[7] 金艳涛，郭今军，姜枫.中国 HIV-1 基因亚型分布文献分析[J].卫生研究，2011，40（5）：645-648

[8] 刘建芳，严延生，林勋.福建省 HIV-1 流行毒株基因分型与流行特征分析[J].中国人兽共患病学报，2006，22（7）：601-605

[9] 程华，钟平.艾滋病病毒亚型及其影响[J].中国病毒学杂志，2011（2）：147-153

[10] 王滨有.病毒与健康[M].北京：化学工业出版社，2004

[11] 常俊标.艾滋病的分子生物学及治疗[M].北京：科学出版社，2001

[12] HAHN B H，SHAW G M，DE COCK K M，et al.AIDS as a zoonosis：scientific and public health implications.［J］.Science，2000，287（5453）：607-614

[13] GAO F，BAILES E，ROBERTSON D L，et al.Origin of HIV-1 in the chimpanzee Pan troglodytes troglodytes.［J］.Nature，1999，397（6718）：436-441

[14] 关琪，伊广旭，王素芬.HIV 起源与分子进化[J].沈阳医学院学报，2005，7（1）：58-59

[15] 张田勘.全球追踪艾滋病毒的起源[J].科学画报，2003（9）：18-19

[16] 武久盾.HIV 感染：HIV 的起源与多态性获得机制[J].日本医学介绍，2001，22（8）：369-371

[17] 梁浩，邵一鸣.HIV-1 基因变异和分子进化及其相互关系[J].国际病毒学杂志，2003，10（6）：161-165

[18] MALIM M H，EMERMAN M.HIV-1 sequence variation：drift，shift，and attenuation［J］.Cell，2001，104（4）：469-472

[19] ZHANG L，DIAZ R S，HO D D，et al.Host-specific driving force in human immunodeficiency virus type 1 evolution in vivo［J］.Journal of Virology，1997，71（3）：2555-2561

[20] OVERBAUGH J.Selection forces and constraints on retroviral sequence variation［J］.Science，2001，292（5519）：1106-1109

[21] 李文军，蒋雪梅，刘新泳.全球艾滋病最新流行状况[J].中华传染病杂志，2009，27（8）：506-508

[22] SAETERDAL I.AIDS by the numbers 2015［J］.Geneva Switzerland Unaids，2016

[23] ORGANIZATION W H.Global health sector response to HIV，2000-2015：focus on innovations in Africa：progress report［J］.2015

[24] IRWIN A，MILLEN J，FALLOWS D.Global AIDS：myths and facts［J］.Health & Place，2005，11：195

［25］UNAIDS.United Nations Development Programme.Leaving no one behind in the Asia–Pacific HIV response［R/OL］.［2017–10–03］.http://www.asia–pacific.undp

［26］赵二江,崔丹,梁淑英.艾滋病的流行现状与预防措施［J］.现代预防医学,2012,39(7):1597–1599

［27］陈曦.艾滋病抗病毒治疗时代扩大检测的策略［J］.中华预防医学杂志,2018,52(12):1210–1214

［28］NEWELL M L,COOVADIA H,CORTINA–BORJA M,et al.Mortality of infected and uninfected infants born to HIV–infected mothers in Africa:a pooled analysis.［J］.Lancet,2004,364(9441):1236–1243

［29］UNAIDS.Global AIDS Update［J］.2016.http://www.unaids.org

［30］翁乃群.艾滋病传播的社会文化动力［J］.社会学研究,2003(5):84–94

［31］王曙光,高云,张胜康.男男性关系人群行为改变多样化策略的成功实践［J］.中国艾滋病性病,2005,11(2):109–112

［32］陈瑞琴.预防和控制艾滋病病毒职业暴露后感染［J］.医药论坛杂志,2008,29(11):28–29

［33］MUMTAZ G R,RIEDNER G,ABU–RADDAD L J.The emerging face of the HIV epidemic in the Middle East and North Africa［J］.Current Opinion in Hiv & Aids,2014,9(2):183–191

［34］史灵梅,肖武.全球艾滋病的流行现状及发展趋势［J］.旅行医学科学,2008,14(4):1–4

［35］戴志澄.全球/中国HIV/AIDS流行状况及预防与控制策略［J］.中国学校卫生,2005,26(1):84–88

［36］中华人民共和国卫生部,UNAIDS,WHO.中国艾滋病防治工作进展(2015)［R］.［2016–02–01］.www.China aids.org.cn

［37］中华人民共和国卫生部,UNAIDS,WHO.中国艾滋病防治工作进展(2013)［R］.［2013–11–11］.www.China aids.org.cn

［38］陆林,贾曼红,张小波.1989—2003年云南省艾滋病流行态势分析［J］.中华预防医学杂志,2004,38(5):309–312

［39］马冠生,刘爱玲,胡小琪.云南、四川艾滋病感染者及患者的营养知识、态度及需求调查分析［J］.中国健康教育,2003,19(11):831–834

［40］陈东,刘剑,刘德海.我国艾滋病疫情发展趋势预测和防控措施分析［J］.中国公共卫生管理,2013(1):3–7

［41］卫生部新闻办公室.卫生部介绍中国艾滋病疫情现状［J］.首都公共卫生,2009,4(4):1–1

［42］汪宁.艾滋病［J］.预防医学论坛,2004,10(5):636–642

［43］中华人民共和国卫生计生委员会.中国预防艾滋病、梅毒以及乙肝母婴传播工作进展报告［R］.2015

［44］唐晓荣,梁红丽.预防干预在控制艾滋病流行中的作用［J］.中国当代医药,2017,24(36):143–145

［45］加沙尔·哈孜泰.艾滋病流行形势和预防控制［J］.临床医药文献电子杂志,2017,4(8):1449–1450

［46］郝阳,崔岩,孙新华.“四免一关怀”政策实施十年来中国艾滋病疫情变化及特征分析［J］.中华疾病控制杂志,2014,18(5):369–374

［47］林鹏.艾滋病预防与控制［M］.广州:广东科技出版社,2004.139–146

［48］吴迪,刘惠,薛珲.中央财政艾滋病防治专项经费对艾滋病防治常态化的促进作用［J］.中华预防医学杂志,2014(11):931–933

［49］郭燕,刘轶,周宁.中国青年学生人群艾滋病相关知信行研究进展［J］.职业与健康,2018,34(5):714–720

［50］谷家仪,范小艳,曾颖.专业心理咨询技能在艾滋病患者中应用现状研究［J］.中国护理管理,2018(3):411–415

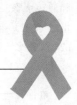

第2章

HIV-1 的分子生物学与药物作用靶点

1981年，HIV在美国首次被发现。它是一种感染人类免疫系统细胞的慢病毒（lentivirus），属逆转录病毒的一种。HIV通过破坏人体的T淋巴细胞，进而阻断细胞免疫和体液免疫过程，导致免疫系统瘫痪，从而致使各种疾病在人体内蔓延，最终导致艾滋病。由于HIV的变异极其迅速，难以生产特异性疫苗，至今无有效的治疗方法，对人类健康造成极大威胁。

据WHO统计，截至2017年年底，全球的HIV感染者约3 690万（3 110万~4 390万）人，其中妇女约1 820万（1 560万~2 140万）。2017年新增感染者约为180万（140万~240万）人，死于艾滋病的人数约为90万（70万~130万），平均每天新增25 00名感染者。自1987年WHO宣布HIV大流行以来，HIV感染已经导致3 900万人死亡，目前HIV仍然是全球最大的公共卫生挑战之一，因此急需深入研究HIV的功能，以开发出可以有效对抗这种疾病的新疗法。

为阻止病毒大量复制对免疫系统造成损害，HIV感染者需要每天甚至终身采用抗逆转录疗法（ART）。虽然服用ART已被证明能有效抑制艾滋病发作，但这类药物价格昂贵、耗时耗力且副作用严重，因此人们急需找到更好的能够治愈HIV感染的方法。

随着对HIV-1分子生物学研究的日益深入，HIV-1的生物学特征、生命周期以及致病机制逐渐被阐明。HIV-1的生命周期包括侵入、逆转录、整合、成熟等诸多环节，是一个由宿主细胞和病毒编码蛋白之间相互作用和高度调节的过程，其中的每个环节都可作为有效的药物靶点来阻断病毒复制。目前，随着HIV-1生命周期各个环节的生物学过程不断被探明，相继涌现出许多新的药物作用靶点。本章将详细介绍HIV的分子生物学性质，探讨病毒的复制周期及调控机制，并归纳目前基于HIV-1生命周期的各类作用靶点的研究及其所对应的HIV-1抑制剂。

第1节　HIV-1 的生物学特征

1　HIV-1 病毒粒子的结构特征

HIV属于逆转录病毒科，为慢病毒亚科成员。慢病毒因其基因组结构复杂，且在表现出临床症状前的潜伏期长而区别于其他逆转录病毒。

HIV-1在电子显微镜下为直径100~120nm的球形颗粒，类似于20面体结构，电镜下的HIV-1形态见图2-1。病毒粒外层是由细胞的胞质膜和嵌于其中的病毒糖蛋白组成的脂质双层质膜，由12个五边形和20个六边形组成，在六边形各角上伸出72个刺突，直径约15nm，长约9nm，每个刺突由3~4个外膜糖蛋白gp120和跨膜蛋白gp41多聚体构成。紧贴质膜内侧的是一层不规则的基质蛋白（matrix protein, p17），中心是病毒的棒状（截头圆锥状）核心部分，

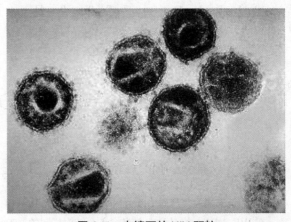

图2-1　电镜下的 HIV 颗粒

直径约 40nm，由病毒基因组的 2 条相同的单股正链 RNA 和逆转录酶、核糖核酸酶 H、整合酶、蛋白酶以及核衣壳蛋白（NC）组成，核心外为病毒衣壳，由衣壳蛋白（CA）p24 构成[1-2]。HIV 的形态结构见图 2-2。

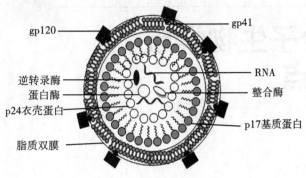

图 2-2　HIV 的基本结构

2　HIV 基因组结构及功能

2009 年美国北卡罗来纳大学的研究人员利用 SHAPE 技术，首次破译出完整的 HIV 基因组结构[3]。HIV 基因组长约 9.7kb，由 2 条相同的单股正链 RNA 组成，每条单链含有 9 749 个核苷酸，单链外面包有 p9 和 p7 2 种蛋白。2 条 RNA 在 5′ 端由氢键相连并与衣壳蛋白结合，以核蛋白的形式存在于衣壳蛋白内，具有 5′ 端帽子结构 m7G5pppp5GmpNp 和 3′ 端 polyA 尾，同时还具有低分子量 RNA，作为 DNA 合成的引物[4]。HIV-1 除具有逆转录病毒的 3 个基本结构基因，即 gag（组特异性抗原基因）、pol（聚合酶基因）、env（外膜蛋白基因）以及基因组两端的长末端重复序列（LTR）外，还有 2 个调节基因，即 tat（反式激活因子）和 rev（毒粒蛋白表达调节子）以及 4 个辅助基因，即 nef（负调控因子）、vpr（病毒 r 蛋白）、vif（毒粒感染性因子）和 vpu（HIV-1）或 vpx（HIV-2）（病毒 u 蛋白或 x 蛋白），它们的作用是在转录、翻译、装配等各个环节对病毒的生长和繁殖起调节作用[5]。HIV 基因组结构见图 2-3。

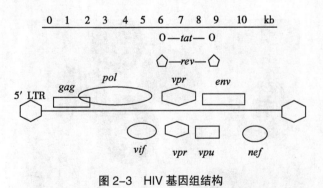

图 2-3　HIV 基因组结构

2.1　长末端重复序列（long terminal repeat，LTR）

在 HIV-1 RNA 的 5′ 和 3′ 端各含 1 个结构相同的 LTR，LTR 不编码病毒产物，包含顺式调控病毒基因表达的 DNA

序列，每个 LTR 约 636 个碱基对（base pair，bp），各由 U3、R 和 U5 共 3 个序列区构成，其中 U3 和 R 区包含 4 个功能区域，依次为调节区（modulatory）、增强子单位（E）、核心启动子单位（promoter）、Tat 反应原件（TAR），其结构如 ER-2-1 所示。① U3 区含有 453 个核苷酸残基，存在许多在病毒基因的转录调节方面起重要作用的序列。负调控区（NRE）位于 U3 区 5′ 端的 185～350nt 处，某些转录因子与之结合后能抑制基因起始转录，目前已经证明能和 NRE 结合的转录因子已经有 50 多个。活化 T 细胞核因子 NFAT 可以与 DNA 结合于启动子区域，通过与邻近的其他转录因子相互协调以调控基因表达。转录调控因子 C/EBP 结合在 LTR 上激活 HIV-1 转录。此外，C/EBP 还能抑制宿主细胞蛋白 APOBEC3G，增强 RNA 在细胞质中的逆转录[6-7]。U3 区还包含 2 个对病毒 RNA 转录有正效应的调节区，一个是 2 个 κ 增强子类似区和核因子 κB（nuclear factor κB，NF-κB）的结合；另一个是转录因子 Sp1，位于 NF-κB 的 3′ 下端，属于 Sp 蛋白家族。HIV Sp1 在体外转录系统及传染中，对 LTR 引导 RNA 合成起重要作用。U3 区还有一段 DNA 序列，称为 TATAbox，是 HIV 的启动子序列，与 RNA 转录密切相关。② R 区含有 98 个核苷酸残基，重复出现于病毒 RNA 的 5′ 和 3′ 端，该区域含有 RNA 转录起始位点。在 R 区内有一个重要的正向调节序列即反式激活效应原件（TAR），TAR 区是 Tat 蛋白作用的靶序列。HIV-1 通过编码反式激活因子 Tat 和 TAR 结合，使其基因表达得到显著提升。③ U5 区含有 84 个核苷酸残基，这段基因相对稳定，较少变异，有研究认为 U5 区可调节 gag 基因的表达，同时 U5 区包含有 AP-1、AP-3 等多个转录因子的结合位点，这些下游结合位点在 HIV-1 转录过程中主要起正调节作用[2, 8-11]。

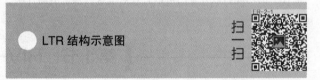

● LTR 结构示意图

扫一扫

2.2　HIV-1 的结构基因（structural genes）

2.2.1　组特异性抗原（group specific antigen，gag）基因

从 HIV RNA 的 5′ 端开始，第 1 个基因即是 gag 基因，长约 1 536 个核苷酸，编码病毒的核心蛋白，由未拼接的病毒 mRNA 表达，起初翻译为一个分子量约 55kD 的前体蛋白（Pr55Gag），分子呈放射状排列，其 N 末端与膜相连，C 末端朝向颗粒内部。在病毒成熟过程中，病毒蛋白酶将 Pr55Gag 裂解为一系列新的病毒蛋白和间隔肽（space peptide，SP）。这些新蛋白分别称为基质蛋白（matrix，MA，p17）、衣壳蛋白（capsid，CA，p24）、SP1、核衣壳蛋白（nucleocapsid，NC）、SP2 和 p6。这些蛋白质重排产生成熟感染性病毒颗粒。MA 依然与病毒内膜相连接（基质层），NC 为病毒 RNA 基因组包壳（核衣壳层），CA

装配成圆锥形衣壳环绕着核衣壳和相关酶，如逆转录酶（reverse transcriptase，RT）、整合酶（integrase，IN）和蛋白酶（protease，PR）等。衣壳及其内容物构成圆锥形的核，当感染新细胞时释放进入靶细胞细胞质，引发新一轮病毒复制周期[2, 12-15]。

2.2.2　聚合酶（polymerase，*pol*）基因

pol 基因长约 3 045 个核苷酸，编码病毒复制所需的酶类，由未拼接的病毒 mRNA 表达。*pol* 最初编码合成一个 160kD 的 Gag-Pol 前体蛋白（Pr160$^{Gag-Pol}$），Pr160$^{Gag-Pol}$ 被蛋白酶切割成不同的功能蛋白，从 N 端到 C 端分别产生分子量为 10kD 的蛋白酶（PR，p10）、逆转录酶（RT，p66/p51）以及分子量为 32kD 的整合酶（IN，p32）。PR 是由 2 条单链组成的二聚体，参与 Gag 和 Pol 的多种蛋白的水解与合成[6, 13]。紧接 PR 的 C 端是 RT，由 p66 和 p51 2 个亚单位构成的异源二聚体，其 N 端序列完全一致，具有 DNA 聚合酶活性，而 C 端由于病毒蛋白酶的不对称切割，使 p51 亚单位 C 端缺少部分氨基酸序列而不具有核糖核酸酶 H（RNase H）的功能，p66 亚单位 C 端的 RNase H 功能域未被切除而具有 RNase H 活性。HIV-1 复制时，首先在 RT N 端的 DNA 聚合酶功能区的作用下，以 RNA 为模板合成互补的 DNA，表现出逆转录酶活性，然后在 p51 的协助下，p66 C 端的 RNase H 功能区降解 RNA/DNA 双链中的 RNA 链，表现为 RNA 酶 H 活性，最后以此单链 DNA 为模板，由 P66 亚单位合成互补 DNA 而成双链 DNA，表现出 DNA 聚合酶功能。IN 能将逆转录成的双链 DNA 整合入宿主细胞染色体中[16-18]。

2.2.3　外膜蛋白（envelope，*env*）基因

env 基因长约 2 589 个核苷酸，编码病毒粒子外膜糖蛋白，由单一拼接的 mRNA 表达，首先在粗面内质网合成一个分子量为 88kD 的前体蛋白，在向高尔基体转运的过程中被糖基化，转变为分子量约为 160kD（gp160）的包膜糖蛋白前体。gp160 含有 845~870 个氨基酸残基，被细胞蛋白酶切割为 2 个非共价相连的亚基——外膜糖蛋白（surface glycoprotein，SU）gp120 和跨膜糖蛋白（transmembrane glycoprotein，TM）gp41[17, 19]。

gp120 的相对分子质量为 120kD，含 480 个氨基酸残基，有 24 个糖基化位点并高度糖基化，有较高的亲水性[20-21]。gp120 暴露于病毒体外膜之外，是一个球状组织，包括 25 个 β 螺旋、5 个 α 螺旋和 10 个环状结构，由可变区（V1~V5）和稳定区（C1~C5）组成，可变区位于 gp120 表面，稳定区构成 gp120 的核心部位。gp120 核心的外观为心形卵长椭圆，肽链折叠形成一个内部区、一个外部区和连接两区的搭桥片层（bridging sheet），内部区包括 N 末端和 C 末端。gp120 的 C 末端紧接一段富含精氨酸的疏水区，在此裂解形成 gp41，插在类脂双分子层内。gp41 含 350 个氨基酸残基，有 4~6 个糖基化位点。gp41 由 3 个功能区构成，即细胞外区、跨膜区和细胞内区，细胞外区与 gp120 的内部区相连，跨膜区能促使病毒体穿入宿主细胞。gp120 与 gp41 以 gp120-gp41 三聚体形式存在于细胞表面，3 个 gp120-gp41 单体通过分子间疏水力形成超螺旋结构，每个病毒颗粒含有大约 50 个这样的三聚体[22-23]。

当 HIV 感染宿主细胞时，gp120 首先与细胞表面的 CD4 分子结合，导致空间构象发生改变，暴露出位于 V3 区的协同受体结合位点（CRbs）并与细胞的协同受体结合，使 gp41 的构象发生变化，露出其疏水的 N 末端肽序列并插入宿主细胞膜，从而启动病毒膜与细胞膜的融合。

2.3　HIV-1 的调节基因（regulatory genes）

2.3.1　*tat* 基因

tat 基因由 2 个外显子构成，编码 HIV 复制和基因表达所必需的反式激活蛋白（trans-activitor，Tat）。Tat 是由经 2 次或 3 次拼接的 mRNA 翻译的碱性蛋白，其分子大小因 HIV-1 各亚型的区别而有所不同，从 86~130 个氨基酸残基不等，存在于细胞核中[24]。根据氨基酸构成和保守区域的分布，Tat 序列可分为 6 个结构域：①酸性结构域，由 N 末端的 2~11 位酸性氨基酸残基组成；②富半胱氨酸结构域，由 22~37 位氨基酸残基组成，富含半胱氨酸残基，它们可与锌结合而介导 Tat 的聚合；③核心结构域，由 37~48 位氨基酸残基组成；④碱性结构域，由 48~57 位氨基酸残基组成，富含碱性氨基酸残基，是十分重要的功能区，含有 Tat 的核定位信号，并能特异性地与 TAR RNA 的凸起域相互作用，是 Tat 与 TAR 相互作用进行反式激活所必需的；⑤富谷氨酰胺结构域；⑥右侧结构域，处于 C 末端氨基酸区段，可影响 Tat 与反式激活应答序列相互作用的专一性。Tat 是病毒的调节蛋白之一，能够增强病毒复制的起始，促进 mRNA 的转录和翻译。Tat 与 HIV RNA 5′ 端 LTR 上的 TAR 结合后能够极大地提高 HIV 基因的转录水平，具有转录延伸因子的作用，能促进并稳定 mRNA 转录的延长[14, 25-27]。此外，Tat 蛋白能诱导 I-κB 降解，NF-κB 便进入核内结合于增强子的 κB 位点，发挥其非 TAR RNA 依赖性的转录激活作用[28-29]。

2.3.2　*rev* 基因

rev 基因由 2 个外显子组成，分别编码含 25 个氨基酸残基和 91 个氨基酸残基的肽段，由完全拼接的 mRNA 进行表达，2 个肽段结合形成 19kD（p19）的病毒颗粒蛋白表达调节因子（regulator of expression of virion protein，Rev）。Rev 蛋白是一种带正电荷的磷酸化蛋白质，由 116 个氨基酸残基组成，在细胞质中合成[17]。Rev 蛋白的中部包含 2 个重要的功能结构域，一个是富含精氨酸残基的碱性结构域（34~50 位氨基酸），由 TRQARRNRRRWRERQR 组成，可促进 Rev 与病毒表面 mRNA 上的 Rev 反应子（Rev responsive element，RRE）相互作用，并介导 Rev 单体间的聚合，协助 Rev 蛋白由细胞质进入核内聚集于核仁，因此称为核定位信号（nuclear localization signal，NLS）；另一个结构域是富含亮氨酸残基的结构域（73~83 位氨基酸），

由 LQLPPLERLTL 组成，其功能是促使未剪接的 mRNA 或 1 次剪接的 mRNA（env、vif、vpr、vpu）从细胞核转运入细胞质，形成繁殖子病毒所需的全长病毒 mRNA，因此称为核内输出信号（nuclear export signal，NES）。Rev 蛋白是 HIV 复制非常重要的一个反式激活因子，促进 HIV 的基因转录由早期向晚期转变，即由调节蛋白基因的转录向结构蛋白基因的转录进行转变。因此，Rev 蛋白对 HIV 的调节基因 tat、rev 和辅助基因 nef 的表达产生负调控作用。同时，Rev 蛋白对 HIV-1 mRNA 剪接的抑制也是一种负反馈机制，而对病毒结构基因 gag、pol 和 env 和辅助基因 vpu、vpr、vif 的表达产生正调控作用[16, 30-32]。

2.4　HIV-1 的辅助基因（accessory genes）

2.4.1　nef 基因

nef 基因位于 HIV-1 RNA 的 3′ 端，与 3′ 端 LTR 部分重叠，由单一外显子构成，编码约含 210 个氨基酸残基的 Nef 蛋白。Nef 蛋白的分子量为 27kD，有 6 个 α 螺旋、1 个 β 折叠和 5 个 β 型反平行的单链，存在于宿主细胞膜内面的胞质内，是病毒增殖的早期基因产物。Nef 蛋白整体上可分为 4 个结构单位：长度易变的 N 末端豆蔻酰化膜锚着点，包含 1~56 位的氨基酸；脯氨酸富集区（PxxP）茎环结合位点，包含 57~80 位的氨基酸；核心区域是 81~206 位的氨基酸；包含在核心区内部的 C 末端，包含 148~180 位的氨基酸。蛋白水解实验显示，Nef 蛋白的 N 末端区域存在膜锚着点（membrane anchor region）结构；C 端较近的中心区域存在完整的折叠，C 末端高度保守的 Cys 可以作为酰基化的位点，使 Nef 蛋白与细胞膜稳定结合。Nef 蛋白是 HIV-1 复制过程中的负调节因子（negative regulation factor，Nef），既具有正调节效应又具有负调节效应，能增强或减弱病毒复制，既能激活 T 细胞，增加病毒感染，又能对 CD4 受体产生负调节，降低细胞表面的 CD4 细胞数目，防止宿主细胞的超感染，延长细胞的生命周期，促进病毒复制。Nef 蛋白不仅可以下调宿主细胞膜表面的受体，包括 CD4、CD28、MHC 等，还能与信号蛋白如 Src 族激酶、PAK2 等结合发挥其多种功能[33]。此外，Nef 蛋白还参与病毒和细胞转录的负调控，通过抑制 HIV-1 LTR 的功能，干扰病毒的基因转录，以及提高靶细胞的激活状态，是一种多功能的蛋白[14, 33-37]。

2.4.2　vif 基因

vif 基因的 5′ 端与 pol 基因的 3′ 端重叠 53~86 个核苷酸，终止于 env 基因起始区之前。在病毒复制循环的晚期，vif 能转录为 5.0kb 的单剪接 mRNA，继而翻译合成 Vif 蛋白，也称为病毒传染因子（viral infectivity factor，Vif）。Vif 蛋白含有 192 个氨基酸残基，分子量为 23kD，存在于感染细胞的胞质中和膜的组成成分上。它含有几个重要的功能域：N 端富含色氨酸延伸区域、保守的锌结合疏水的 HCCH 区域、下游区的 SOCS-box 区域和多聚化区域等，vif 基因缺失突变株比野生型病毒的感染性低 1 000 倍左右，而且 vif

基因缺失突变株在有些 T 淋巴细胞系中不能起始感染。vif 基因的作用可能集中在病毒感染的早期，如控制病毒脱衣壳、融合以及反转录过程[9, 17]。而 HIV-1 Vif 蛋白的主要功能是调节病毒侵入、组装、出芽、成熟等过程，同时还能够特异性地与体内的抗病毒因子 APOBEC3G 相互作用，增强病毒的感染性[38]。

2.4.3　vpr 基因

vpr 基因的 5′ 端与 vif 基因的 3′ 端重叠，高度保守，由 291 个核苷酸组成，包含 1 个长开放读码框（ORF）和 2 个短 ORFs，不含内含子。长 ORF 编码由 96 个氨基酸残基组成的全长病毒蛋白 R（viral protein R，Vpr），分子量为 14kD，结构包括 3 个 α 螺旋和与其紧邻的柔韧 N 末端、C 末端。由 1 次拼接的 mRNA 翻译并通过结合 P55GAG 前体蛋白羧基端的 P6 区而被包装进 HIV 病毒核衣壳。全长的 Vpr 蛋白可反式作用于 HIV-1 LTR 结构中的启动子以及异源基因的启动子，从而激活病毒和细胞基因表达，同时与诱导细胞凋亡、影响细胞内基因的转录和 pre-mRNA 的剪接有关。Vpr 蛋白还能介导 HIV-1 整合前复合物（preintegration complex，PICs）向细胞核转运。此外，Vpr 蛋白还通过激活 ATR-Chk1 介导的检查点通路干扰细胞周期调节因子与 MEK2-ERK 通路以及干扰 DNA 修复，激活 ATR 通路等机制来使细胞停留在 G_2 期从而阻止感染细胞的分裂增殖[39-44]。

2.4.4　vpu 基因

vpu 基因为 HIV-1 所特有，位于 tat 或 rev 基因第一个外显子 3′ 端的下游，并且其 3′ 端有 50~80 个核苷酸与 env 基因的 5′ 端重叠。vpu 基因编码病毒蛋白 U（viral protein U，Vpu），分子量为 16kD，含有 81 个氨基酸残基，由编码 env 基因的 Rev 依赖的双顺反子 mRNA 翻译合成。Vpu 蛋白是一种双亲性膜整合蛋白，位于细胞膜内，由 N 端跨膜区和 C 端细胞质尾部组成。大量疏水性残基构成的 α 螺旋结构使得 Vpu 蛋白具有选择性阳离子通道活性。Vpu 蛋白具有 2 种主要的生物学功能，一是促进 HIV-1 病毒颗粒的出芽释放从而增强病毒颗粒的传染力；二是其细胞质尾部能与 CD4 分子相互作用导致内质网中的 CD4 分子快速降解，使 CD4 与 gp160 结合复合物减少，使 gp160 重新转运到感染细胞上，释放出更多的病毒颗粒。与此同时，Vpu 蛋白还参与拮抗宿主抗病毒因子骨髓基质细胞抗原 2（BST-2），具有抑制 NF-κB 信号通路、降解 NK 细胞表面的 NTB-A 蛋白和抑制 TASK-1 钾离子通道等生物学功能[45-46]。

2.4.5　vpx 基因

vpx 基因只存在于 HIV-2 和 SIV 的基因组中，HIV-1 中无此基因。vpx 基因位于 pol 和 env 基因之间，并有部分序列与 vif 基因的 5′ 端重叠，编码分子量为 14~16kD 的 Vpx 蛋白，由单剪接 mRNA 翻译合成，含有 98 个氨基酸残基。Vpx 蛋白主要与细胞膜的内表面结合，但在成熟的病毒粒子中，Vpx 蛋白被组装进核衣壳中。近年来，随着对 Vpx 蛋白研究的深入，Vpx 蛋白的诸多重要生理功能被挖掘出来，主要包括通过与 HIV-2/SIV p6 蛋白的结合实现包装进入病毒颗粒，突破巨噬细胞内的免疫防线，有效增加 HIV/SIV 逆转录产物 cDNA 在巨噬细胞内的聚集以及除帮助自身病毒复制外，还能协助 HIV-1 以及其他逆转录病毒在巨噬细胞内的复制等。此外，最新研究发现 HIV-2/SIV 的 Vpx 蛋白还参与 CRL4 E3 复合物的形成，介导 SAMHD1 蛋白酶体途径降解，从而促进病毒感染[5, 47-54]。HIV-1 各基因及其编码蛋白的功能总结于表 2-1 中。

表 2-1　HIV-1 基因及其编码蛋白

基因	编码蛋白	mRNA	定位	功能
gag	衣壳蛋白 p24	9.3kb	胞质膜和病毒体	构成病毒衣壳
	基质蛋白 p17			Gag 前体的膜定位、病毒颗粒的稳定、脱壳核、核内转运
	核衣壳蛋白 p9、p7			构成病毒核衣壳
pol	蛋白酶 p10	9.3kb	病毒体	特异性地水解 Gag-Pol
	逆转录酶 p51/p66			将病毒 RNA 逆转录为 cDNA
	整合酶 p32			将病毒 cDNA 整合到细胞染色体
env	外膜蛋白 gp120 跨膜蛋白 gp41	4kb	胞质膜和病毒外膜	病毒外膜糖蛋白，结合 CD4 受体和协同受体 CCR5、CXCR4
tat	p14	1.7~2kb	主要在核仁和细胞核内	病毒转录反式激活因子，与病毒基因转录起始和延伸有关
rev	p19	1.7~2kb	主要在核仁和核内，在核与胞质之间穿梭	转录后调节蛋白，结合 RRE 和细胞因子，参与 mRNA 的核外转移、翻译
nef	p27	1.7~2kb	胞质膜和胞质	负调节因子，降低细胞表面的 CD4 受体表达，增强病毒粒子的感染和复制
vif	p23	5kb	病毒体和细胞膜表面	促进病毒颗粒的成熟并增强感染性
vpr	p15	4.5kb	病毒体和细胞仁	抑制细胞分裂，使感染细胞停留在细胞分裂 G_2 期
vpu	p16	4kb	膜整合蛋白	促进病毒颗粒的成熟和释放，降解细胞内的 gp160-CD4 复合体

3　HIV 的物理化学特性

HIV 对环境中的理化因素抵抗力不强，对热、干燥敏感。在室温下的液体环境中 HIV 可存活 15 天以上，煮沸可迅速使其灭活，被 HIV 污染的物品至少 3 天内具有传染性。液体中的 HIV 于 56℃加热 30 分钟即可破坏其酶系，80℃加热 30 分钟则检测不出 HIV，但是 HIV 在 20% 胎牛血清中在 -70℃时可保存感染力至少达 3 个月以上。干燥状态下外界蛋白质对 HIV 有显著的保护作用，真空冷冻干燥的血制品 68℃加热 72 小时才能保证所含的 HIV 被灭活。HIV 在 35% 山梨醇或 50% 胎牛血清中 -70℃冷冻 3 个月仍保持活性，不加稳定剂时病毒在 -70℃冷冻很快失去活性。HIV 不耐酸但耐碱，pH 为 6 时病毒滴度大幅下降，

pH 为 2 时能完全灭活病毒；但 pH 高至 9 时，病毒滴度下降甚微。HIV 对消毒剂和去污剂等化学因素很敏感，常用消毒剂如 50%~70% 乙醇、5% 苯酚、2% 甲醛、0.1% 家用漂白粉、2% 甲醛、0.5% 甲酚皂、0.25% 丙内酯、0.3%H_2O_2、0.2% 次氯酸钠以及 0.2% Triton X-100 等皆可灭活病毒，消毒效果受温度、消毒剂浓度、作用时间、病毒株别、有无其他蛋白质及杂质等因素的影响。标本中的 HIV 经丙酮或甲醛固定以后也可被灭活。植物外源凝集素可以通过非共价键作用结合糖蛋白而使 HIV 灭活，琥珀酰伴刀豆球蛋白、扁豆凝集素、麦芽凝集素及植物血凝素 P 均可完全灭活 HIV[17, 35]。HIV 对紫外线、γ 射线有较强的抵抗力。

（霍志鹏　左晓芳　展　鹏　刘新泳）

第2节 HIV-1 的生命周期

HIV-1 的生命周期分为多个环节，如图 2-4（见文末彩图）所示，可分为早期和晚期 2 个阶段。早期阶段包括 HIV-1 吸附靶细胞和融合、基因组 RNA 的逆转录和整合；晚期阶段包括 mRNA 转录和早期合成、晚期合成、毒粒的装配和出芽释放等几个环节。HIV-1 的调节基因和辅助基因编码相应的蛋白，对 HIV-1 复制的整个过程均发挥调节作用。因此，HIV-1 的复制过程除了受自身基因编码的酶类的影响外，还受自身的调节蛋白和多种宿主细胞的调节蛋白的影响。

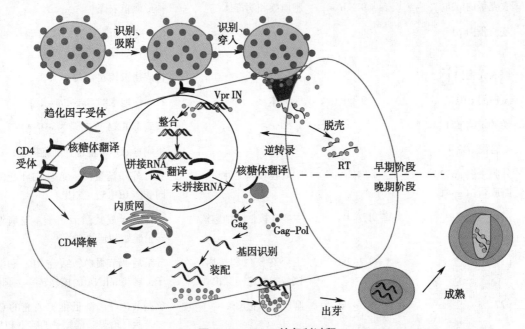

图 2-4 HIV-1 的复制过程

1 HIV-1 感染细胞的受体

HIV-1 的靶细胞为 $CD4^+$ 细胞，即细胞表面带有 CD4 分子的细胞。研究发现，HIV-1 主要感染 T 辅助淋巴细胞（T_H 或 T4）和巨噬细胞，因为 T 辅助淋巴细胞和巨噬细胞表面都有一种 CD4 糖蛋白。此外，皮肤和黏膜、淋巴结中的朗格汉斯（Langerhans）细胞、树突细胞等表面也有 CD4 存在，也易受到 HIV-1 的攻击。1986 年发现 CD4 分子是 HIV-1 感染细胞的主要受体。CD4 属于免疫球蛋白超家族，主要存在于 T 辅助淋巴细胞和巨噬细胞表面，由 433 个氨基酸组成，分子量为 55kD，胞外区共有 4 个 Ig 样结构域（D1~D4），其中 D1~D2 区是 HIV-1 外膜糖蛋白 gp120 的主要结合区域。

随后的大量研究发现 CD4 分子与 gp120 的结合并不足以介导 HIV-1 侵入细胞。HIV-1 通过 CD4 分子能附在细胞表面，但不能与细胞膜融合，还需要一种或几种协同受体（co-receptor）的帮助才能侵入宿主细胞。到 1996 年 4 月，中国旅美学者冯愈博士等对血细胞中的多种蛋白质进行分离，发现一种能与 CD4 共同促进病毒融合的物质即嗜 T 细胞 HIV-1 的协同受体，称为 CXCR4。此后不久，比利时

的 Samaon 等也分离出一种嗜巨噬细胞 HIV-1 的协同受体，称为 CCR5。研究表明，CXCR4 和 CCR5 都是 HIV-1 的协同受体，只有当细胞同时表达 CD4 和 CXCR4 或 CCR5 时，HIV-1 才能进入细胞[55-57]。

协同受体属于鸟嘌呤核苷酸结合蛋白（G 蛋白）偶联 7 跨膜受体家族，是趋化因子的受体。根据其配体可分为 CXC 和 CCR 受体，几乎所有的 HIV-1 病毒株都是利用 CCR5 或 CXCR4 受体侵入细胞的。CXCR4 由 352 个氨基酸组成，包含 1 个胞外 N 末端区域和 3 个胞外环（ECLs），N 末端和第二胞外环上各有 1 个 N- 糖基化位点，是嗜 T 细胞性 HIV-1 株的主要受体。CCR5 由 325 个氨基酸组成，在第三胞外环上有 1 个 N- 糖基化位点，是嗜巨噬细胞性 HIV-1 的主要受体。CCR5 和 CXCR4 的 N 末端和第二胞外区（EC Ⅱ）对于它们与 gp120 的结合起重要作用。

2 HIV-1 的复制周期

2.1 HIV-1 的吸附（binding）、融合（fusion）和穿入（penetration）

HIV-1 进入细胞起始于 gp120 与 CD4 分子的结合。CD4 胞外的 D1 和 D2 结构域参与和 gp120 的相互作用，该

相互作用主要发生在 22 个 CD4 氨基酸残基和 26 个 gp120 氨基酸残基之间。gp120 与 CD4 结合后，gp120 的构象发生变化，暴露出与协同受体的结合位点（CRbs），继而与协同受体的胞外 N 末端结合，使 gp41 的重复序列 HR1 和 HR2 发生相互作用，引起 gp41 的胞外区蛋白构象的变化，暴露出其疏水的 N 末端肽序列并插入宿主细胞，构象变化形成的发夹环状结构使病毒和细胞膜能够紧密结合，继而病毒膜与细胞膜融合，HIV-1 侵入宿主细胞[9, 58-59]。

2.2 逆转录（reverse transcription）和整合（integration）

HIV-1 进入细胞后在细胞质内迅速脱去糖蛋白外壳，将病毒基因组 RNA 暴露于细胞质中，在此发生逆转录过程。病毒的逆转录酶以病毒 RNA 为模板，合成与其互补的第 1 条 DNA 链，形成 RNA-DNA 杂交体，再由 RNase H 降解病毒 RNA。随后，在细胞中的 DNA 聚合酶作用下，以新合成的 DNA 为模板合成第 2 条互补 DNA 链，形成双链 DNA，即前病毒（provirus），并将 HIV 的遗传信息转移至这个双链 DNA 上，结束逆转录过程。某些携带病毒信息的双链 DNA 被运至细胞核内，在病毒整合酶的作用下与宿主细胞 DNA 发生整合，至此完成了整合过程。

2.3 mRNA 转录和早期合成

病毒基因完成整合后，即开始转录。HIV 转录从基因组 5' 端 LTR 开始，在许多结合于病毒 LTR 上的细胞和病毒因子的作用下，以整合病毒 DNA 为模板，合成一条长链 mRNA，经多次剪接变成小的 mRNA。其中一段长约 2.0kb 的 mRNA 翻译成调节蛋白 Tat、Rev 和辅助蛋白 Nef。Tat 蛋白是一个重要的正调节反式激活因子，它能反式激活 LTR 基因表达，大大促进病毒转录，并能保证转录的延续。同时 Tat 蛋白还能形成正反馈环，导致 Rev 蛋白聚集到一定阈值后激活所有编码病毒结构蛋白 mRNA 的表达。Rev 蛋白是负调节因子，能抑制早期的调节性 mRNA 的表达而激活晚期结构 mRNA 的表达，即能促使已被剪接或未被剪接的编码 HIV-1 结构蛋白的 mRNA 转运到细胞质内，以用于晚期合成。

2.4 晚期合成和病毒颗粒释放

Rev 蛋白启动晚期合成，即在 Rev 的作用下，全长的 HIV-1 mRNA 进入细胞质翻译合成相应的酶和病毒结构蛋白，供装配（assembly）病毒颗粒。新合成的病毒蛋白首先要经过剪接修饰才能成为活性蛋白或酶，这些过程包括蛋白水解、糖基化、烷基化和磷酸化等。HIV-1 RNA 修饰后的病毒蛋白与病毒基因组 RNA、逆转录酶、RNase H、整合酶及蛋白酶一起在浆膜上装配成病毒的主要结构，蛋白酶介导病毒蛋白的最终成熟。病毒颗粒的释放是以出芽分泌的方式最终实现，主要利用 HIV-1 p6 蛋白的 PTAP 基序这把 "钥匙" 去打开其中一把称为 "ESCRT-1" 的锁，而其 "锁钥" 则涉及 Tsg101、MVB12、VPS37C 和 TBK1 等多种蛋白质，与此同时还需利用宿主细胞 MVB 系统蛋白质转运的功能，将病毒颗粒运送至细胞外。至此，HIV-1 完成了一个生命周期[60-65]。

3　HIV-1 复制的调控

HIV-1 感染的分子生物学机制相当复杂，HIV-1 与宿主细胞之间存在多组蛋白质的相互作用和复杂的蛋白质构象变化以及精密复杂的自身调控机制。HIV-1 本身含有许多调节基因和辅助基因，这些基因编码相应的蛋白，它们在病毒 RNA 的转录、转录后加工、蛋白质翻译、毒粒的装配以及从细胞膜释放的各个过程中发挥作用。如 HIV-1 LTR 启动转录；Tat 是正调节因子，能激发病毒转录的起始并保持转录延续；Rev 是反式激活因子，启动晚期合成，促进病毒颗粒的合成，并抑制所有调节蛋白包括其自身的合成；Nef 能负调节细胞表面的 CD4 受体等。此外，这些过程除了受自身调节蛋白的影响外，还受多种宿主细胞的调节蛋白的影响，外源性抗原、分裂素或某些淋巴因子能激活宿主细胞，促使 HIV-1 DNA 整合或表达合成新病毒。例如中国科学院上海巴斯德研究所的王建华课题组利用基因组学筛选并发现了可在细胞核 / 质间穿梭的宿主蛋白 Naf1（HIV-1 Nef-associated factor 1）通过与另一个宿主因子 CRM1（chromosome region maintenance 1）的相互作用，促进 HIV-1 未剪切 *gag* mRNA 的出核。这一研究结果在揭示宿主因子 Naf1 调控 HIV-1 复制机制的同时，也为后续抗病毒药物设计和基因治疗提供了潜在的宿主靶点[66]。

（霍志鹏　展　鹏　刘新泳）

第 3 节　HIV-1 的致病机制

关于 HIV-1 感染的发病机制我们已做了大量研究，但迄今仍未完全阐明其确切的发病机制。目前主要有以下几种观点：HIV-1 直接或间接损伤 $CD4^+T$（T4）淋巴细胞、HIV-1 诱发的自身免疫病、抗原提呈细胞功能受抑、HIV-1 诱导细胞程序性死亡以及 HIV-1 导致 $CD8^+$ 细胞丧失抗病毒活性等。较多专家认为 HIV-1 损伤 $CD4^+T$ 淋巴细胞，使 $CD4^+T$ 淋巴细胞耗竭，免疫系统严重紊乱而导致艾滋病（AIDS）。受感染的细胞凋亡引起更多的 $CD4^+T$ 细胞感染等。

1　HIV-1 对淋巴组织的损伤

AIDS 的主要病变之一是 HIV 对淋巴组织的损伤。1995 年 David Ho 等研究发现，HIV-1 感染者体内的 HIV 以极快的速度大量地产生，又以极快的速度被清除。$CD4^+$

淋巴细胞被 HIV-1 感染 36 小时后释放出新一代病毒颗粒，使宿主细胞死亡。这些病毒颗粒在人体血浆内的半衰期只有 6 小时，也就是说平均每 6 小时人体内的 HIV-1 就死亡一半，然后在易感的 CD4$^+$细胞发生新一轮的感染。David Ho 认为血浆中 99% 的病毒来自于最新感染的细胞而不是长期慢性感染或静止感染的细胞。人体每天可能会产生大于 10 亿的新病毒颗粒，超过 2 亿的 CD4$^+$细胞被杀死，因此，人体每天必须产生 2 亿个 CD4$^+$细胞去保持 CD4$^+$细胞的数量，如果人体代偿 CD4$^+$细胞的能力耗竭，CD4$^+$细胞缺乏，便会发生免疫功能缺陷[1]。T 淋巴细胞和 B 淋巴细胞都会受到损伤，以 T 淋巴细胞受损为主。

1.1　T 淋巴细胞

T 淋巴细胞分为 T 辅助淋巴细胞（CD4$^+$T，T4）和 T 抑制淋巴细胞（CD8$^+$T，T8）2 种类型，均与 HIV 感染密切相关。正常人的 T4 细胞约占总 T 淋巴细胞的 65%，T8 细胞约占 35%。人体感染 HIV 后，免疫系统受到损伤，主要表现为 T4 细胞绝对数量减少，T8 相对数量增多，T4 胞和 T8 细胞比例失调（正常人 T4/T8 比例为 1.75~2.1，而艾滋病患者中其比例 <1.0）。因此，T4 淋巴细胞计数和它所占总的 T 淋巴细胞的百分比作为直接测定免疫功能的方法，是表征 HIV 感染患者免疫系统损害状况最明确的指标[2]。凡 T4 淋巴细胞 <200/mm³ 或 T4 淋巴细胞的百分比 <14% 的 HIV 感染者可诊断患有艾滋病。

1.1.1　T4 淋巴细胞

T4 淋巴细胞是 HIV 感染的主要靶细胞，它表面的 CD4 分子与 HIV-1 外膜糖蛋白 gp120 具有高度亲和力，两者的结合是 HIV-1 感染宿主细胞的第一步。T4 淋巴细胞是调节整个免疫系统的枢纽细胞，它产生的 I 型细胞因子（IL-2、IFN-γ 等）和 II 型细胞因子（IL-4、IL-10 等）能分别增强细胞免疫和体液免疫。

许多研究者认为，HIV-1 侵入人体感染 T4 细胞后，在其中复制繁殖，最终使之破坏，T4 细胞减少或耗竭是导致整个免疫系统发生严重功能障碍的最直接原因。在 HIV 感染初期，患者血液中 T4 细胞的数量迅速下降，随着病情的不断发展，T4 细胞的数量不断下降，以至于 T4 细胞耗竭，最终发展为 AIDS。正常人 T4 细胞总数大于 1×10^9/L，而在 HIV-1 感染后 T4 细胞减少，晚期常低于 0.2×10^9/L，容易发生各种机会性感染。

研究者们对于 HIV-1 损伤 T4 细胞的途径仍存在争论，目前主要有以下几种解释：

1.1.1.1　病毒的直接损伤作用

HIV 对 T4 细胞的直接损伤主要包括以下几个方面：①病毒在细胞内复制增生，产生大量的病毒 RNA，严重干扰细胞自身的 RNA 转录及蛋白质合成；②大量的病毒颗粒出芽释放到细胞外，造成细胞膜通透性增强和大量的钙内流，严重破坏细胞，从而导致细胞死亡；③HIV-1 导致 T 细胞感染，感染细胞中积聚大量未整合的病毒 DNA 或大量无功能的病毒 RNA 引起细胞病变；④HIV-1 能抑制细胞膜磷脂的合成，因而使细胞膜的功能受损而导致细胞病变；⑤HIV-1 感染也可诱导 T4 细胞凋亡，使其数量减少。

1.1.1.2　病毒的间接损伤作用

HIV 对 T4 细胞的间接损伤主要包括：①在 HIV 感染急性期，表达于感染细胞质膜表面的 Env 与 CD4 分子及共受体的相互作用触发细胞与细胞的融合，形成合胞体，后者在 HIV 基因组编码的胞膜糖蛋白复合体（gp120-gp41）诱导下凋亡[3]；②机体能通过识别受感染细胞表面的 gp120 进行免疫清除，病毒感染细胞释放的可溶性 gp120 与未感染的 T4 细胞结合后，T4 细胞可因其表面结合游离的 gp120 而受到自身免疫清除；③细胞毒性 T 细胞（CTL）对已感染 HIV-1 的 T4 细胞有杀伤作用，使受感染的细胞死亡。④跨膜蛋白 gp41 能抑制有丝分裂原和抗原刺激淋巴细胞的增殖反应，从而减少 T4 细胞的增殖；⑤HIV-1 可以感染骨髓干细胞，从而减少 T4 细胞的产生[5]。

另外目前有研究表明，处于静止期的 CD4$^+$细胞通过凋亡的方式对病毒体作出反应从而释放出前炎症因子，后者募集大量健康的 CD4$^+$T 细胞到感染区域，为 HIV 感染提供新的细胞资源，最后死亡，形成恶性循环。这可能是旁观者细胞死亡的原因，因此抑制细胞凋亡可能避免大量未有效感染 HIV 的细胞死亡，这对 HIV 的临床治疗提供了新的方向[4]。

1.1.1.3　CD4$^+$T 细胞功能障碍

HIV 感染除了使 CD4$^+$T 细胞数量减少外，也降低 T4 细胞的免疫反应功能，造成细胞免疫缺陷。主要表现为：①HIV 干扰 CD4$^+$T 细胞的正常增殖与分化，使其再生能力减弱。②CD4$^+$T 细胞对记忆抗原、同种异体抗原和促有丝分裂原刺激的增生反应受到抑制，迟发型皮肤过敏反应无反应性。③CD4$^+$T 细胞的信号转导途径被改变，使受感染的 CD4$^+$T 细胞对 TCR-CD3 的交联刺激不能引起增殖，导致 T4 细胞丧失功能。④CD4$^+$T 细胞分泌细胞因子的功能降低，进而影响其他免疫细胞（如 NK 细胞）的功能。AIDS 患者的 NK 细胞功能明显减弱，在特异性抗原的刺激下不能释放细胞毒性因子，杀伤病毒感染细胞、肿瘤细胞或异体细胞的能力减弱，对机体的免疫监视功能减弱，这也可能是 AIDS 患者容易发生机会性感染和肿瘤的因素。⑤已感染 HIV 的 CD4$^+$T 细胞通过细胞凋亡方式吸引未感染的 CD4$^+$T 细胞，造成更大面积的感染。

1.1.2　T8 淋巴细胞

T8 淋巴细胞对 HIV 有特异性的细胞溶解能力，它分泌的抗病毒因子是保护性免疫机制的主要组成部分。在 HIV 感染初期，T8 淋巴细胞具有抑制病毒复制和传播的作用，随后当 T8 淋巴细胞功能受损时 HIV 感染者的病情发展。在 HIV 感染早期，T8 淋巴细胞的数量往往高于正常，这可能是由于体内的抗 HIV 细胞毒性 T 细胞增生的结果。但在患者继发机会性感染和 T4 细胞显著减少的情况下，T8 细胞也往往明显减少，T 细胞再生不良可能是其原因之一。

在 HIV 感染的发展期，HIV-1 特异性的细胞毒性 T 淋巴细胞（CTL）数量进行性减少，T8 淋巴细胞对 HIV 特异性的细胞溶解活力丧失，这可能与 CTL 减少有部分关系。在疾病的晚期，T8 细胞的克隆形成能力降低，导致抗 HIV CTL 的最终消亡。

1.2　B 淋巴细胞

B 淋巴细胞是体液免疫的功能细胞。体液免疫损伤也是 AIDS 患者的致命弱点，这种体液免疫功能异常导致 AIDS 患者对各种感染的抵抗力进一步降低。HIV 感染后，可通过多克隆抗体激活 B 淋巴细胞，使外周血液中的 B 淋巴细胞数量增加。B 细胞异常主要表现在：①大部分 AIDS 患者体内缺乏静止期 B 淋巴细胞，血液中产生大量的 IgG、IgA 和 IgD，说明体内的多克隆 B 细胞被非特异性地激活；②B 细胞在收到新抗原刺激后不能产生特异性抗体，因此 HIV 感染进展时，化脓性感染增加，对流感 A 病毒疫苗和乙肝疫苗的抗体反应降低，同时对刀豆蛋白刺激的增生反应也降低，说明 B 细胞已发生功能障碍；③AIDS 患者常伴发恶性淋巴瘤，主要为 B 细胞型，这可能是因为成熟的 B 细胞消耗过多，未成熟的 B 细胞代偿性增多，而幼稚的 B 细胞易于恶变[6-8]。

1.3　自然杀伤细胞

自然杀伤细胞（natural killer cell，NK）是发现较晚的一类淋巴细胞，由骨髓干细胞分化而来，主要分布于脾脏和血液中，是机体重要的免疫细胞，具有非特异性的天然杀伤靶细胞的能力，不仅与抗肿瘤、抗病毒感染和免疫调节有关，而且在某些情况下也参与超敏反应和自身免疫病的发生。研究发现 NK 细胞介导的 ADCC 水平与 HIV 载量呈负相关，且在感染前期和"精英控制者"中的 ADCC 反应水平远高于感染晚期，这表明 NK 细胞介导的 ADCC 作用在免疫系统对 HIV 的感染清除中起着重要作用[9]。NK 细胞表达 CD4 分子，在体外能对识别 CXCR4 和 CCR5 的 HIV 病毒株形成产出性感染。NK 细胞的数量在 HIV 感染后能够保持不变，但其杀伤细胞群减少、功能不明群增多，且 ADCC 明显低于正常，尽管可以和靶细胞结合，但却不能有效地杀伤靶细胞。研究发现 NK 细胞功能缺陷是由于 HIV-1 Tat 通过封阻功能性苯基烷基胺类敏感性 L 型钙离子通道，从而抑制 NK 细胞的细胞毒功能，这种功能对负责细胞毒功能的丝氨酸酯酶的释放十分重要[13-14]。此外，研究发现 gp120 也可以抑制 NK 细胞的细胞毒活性。

2　HIV-1 对非淋巴细胞的损伤

T4 细胞是 HIV 攻击的主要靶细胞，但其他表面有 CD4 分子的细胞也可以受到 HIV 的攻击，主要包括单核巨噬细胞、神经系统细胞、树突状细胞等。

2.1　单核巨噬细胞

单核巨噬细胞具有处理抗原、分泌细胞因子、吞噬和杀伤病原微生物等作用，它的表面也带有 CD4 分子，并带有 CCR5 受体，因此也易受 HIV 的侵袭，但其感染率远远低于 T4 淋巴细胞，HIV 感染者中有 1/100 000~1/1 000 的单核巨噬细胞被感染。HIV-1 gp120 通过与 CD4、CCR5 分子结合感染单核巨噬细胞，然后在巨噬细胞内复制并储存于胞质中。体外实验发现 HIV 感染巨噬细胞后，并不导致这些被感染细胞的严重病变，而是在巨噬细胞内潜伏下来，继续繁殖复制，使细胞的正常功能受到损伤。这些功能受损的单核巨噬细胞处理抗原的能力降低，对病原体的灭活能力下降，尤其对某些细胞内寄生的病原体的杀伤能力下降，因而当一定数量的单核巨噬细胞功能受损时，就会导致机体抗 HIV 感染和其他病原体感染的能力降低。

被 HIV 感染的单核巨噬细胞是一个巨大的病毒传染源，在 HIV 感染中起播散作用。HIV-1 感染介导的炎症反应引起血脑屏障（BBB）通透性增大，后者使得被感染的单核巨噬细胞携带 HIV-1 进入并损害中枢神经系统，即特洛伊木马机制[10]。它们释放的毒性因子能刺激神经胶质细胞增生；它们还可释放大量的 gp120，通过和神经递质竞争受体而抑制神经细胞的生长。

2.2　神经系统细胞

HIV-1 具有嗜神经性，可侵犯神经系统，感染脑、脊髓和周围神经细胞，引起脑组织的破坏，或者继发条件性感染而致各种中枢神经系统的病变。中枢神经系统中的单核巨噬细胞是 HIV 的重要贮存细胞，可产生病毒并不断侵犯其他 T 淋巴细胞，使得中枢神经系统的症状与各种条件性感染引起的症状并存。HIV 对神经胶质细胞造成直接损伤并能引起神经元细胞的损伤和凋亡[10]，或通过与包膜蛋白反应的抗体造成间接损伤。较常见的神经障碍是亚急性脑炎（艾滋病脑病或痴呆综合征）[7, 13-14]。

2.3　树突状细胞

树突状细胞（dendritic cells，DCs）是人体中最有效的抗原提呈细胞，无论在体内还是体外均能被 HIV-1 感染。体外实验显示，树突状细胞对 HIV 中等程度易感，这可能与树突状细胞表达 CD4、CXCR4 及 CCR5 的水平低有关。DCs 特有的功能是在外周组织摄取抗原并运输至淋巴器官，通过对抗原加工处理，将抗原肽提呈给 T 细胞，参与免疫致病机制。较严重的 HIV-1 感染者体内恶 DCs 数量下降并且丧失其主要的免疫功能，这可能是病毒感染的直接影响（如主要组织相容性复合物分子的下调），也可能是间接影响（如 DCs 处于一种细胞因子环境，此环境不能有助于细血免疫反应产生）。因此，有些研究者认为 DCs 的激活状态、激活信号的类型以及细胞因子环境决定 DCs 所诱导的 T 辅助淋巴细胞的极化[15-17]。

（刘昕皓　郝　霞　刘新泳）

第 4 节 抗 HIV-1 药物研究的作用靶点

如前所述，HIV-1 的复制周期包括吸附、融合、HIV-RNA 逆转录、HIV-DNA 复制和与宿主细胞 DNA 整合、HIV-RNA 转录、HIV 装配和释放过程。HIV-1 侵入细胞的过程可简单归纳为当 HIV-1 感染细胞时，HIV-1 首先通过其表面的糖蛋白 gp120 与细胞膜受体 CD4 紧密结合，导致 gp120 的构象发生改变，并继而与细胞膜上的协同受体 CXCR4 或 CCR5 结合，诱导 HIV-1 gp41 的构型改变，暴露出其融合肽并与细胞膜相互作用，使病毒膜与细胞膜融合，从而侵入细胞。HIV 进入宿主细胞后，首先 2 条 RNA 在病毒逆转录酶的作用下，以病毒 RNA 为模板，逆转录为单链 HIV 前病毒 DNA，再以病毒 DNA 为模板，在 DNA 多聚酶的作用下复制 DNA，这些 DNA 部分存留在细胞质内进行低水平复制。部分在病毒整合酶的作用下，与宿主细胞核的染色质的 DNA 整合在一起，成为前病毒，使感染进入潜伏期，经过 2~10 天的潜伏性感染阶段，当受染细胞

被激活，前病毒 DNA 在转录酶的作用下转录成病毒 RNA，RNA 再翻译成病毒蛋白，经 HIV-1 蛋白酶水解成为病毒的结构蛋白和功能性酶。病毒 RNA、结构蛋白和酶在细胞质膜上进行组装，然后转运至细胞膜，蛋白酶介导病毒颗粒的成熟，最终病毒颗粒以出芽的方式释放到细胞外，随着血液循环到达身体各处，继续感染其他宿主细胞，重复其复制周期。大量的 CD4$^+$T 淋巴细胞被 HIV-1 攻击后，细胞功能损害和大量破坏是 AIDS 患者免疫功能缺陷的原因。

根据 HIV-1 的复制周期，阻断病毒复制周期的任何一个环节，就可以实现抗病毒的目的。目前，随着对 HIV-1 分子生物学的深入研究，HIV-1 复制周期的各个阶段的生物学过程不断被探明，新的药物干预靶点不断被发现[1-2]。根据 HIV-1 复制周期的先后顺序，目前对 HIV-1 抑制剂研究的作用靶点可以分为以下几类（图 2-5）。

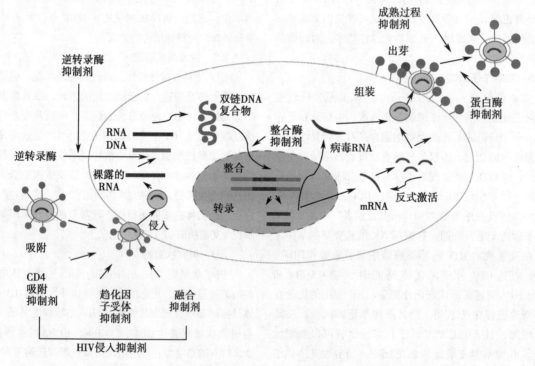

图 2-5 HIV-1 生命复制周期中抗 HIV 药物研究的主要靶点示意图

1 HIV-1 侵入抑制剂

HIV-1 侵入宿主细胞是一个多步过程，起始于 HIV-1 与宿主细胞 CD4 受体的相互作用。HIV-1 与细胞表面的 CD4 分子结合后，HIV-1 包膜糖蛋白复合物 gp120-gp41 中 gp120 的构象发生改变，暴露出趋化因子受体（即协同受体）结合位点，进而与宿主细胞膜上的协同受体结合，这

是 HIV-1 侵入宿主细胞的第二步。阻断 gp120 与协同受体的结合即可有效地阻断 HIV-1 侵入细胞，从而抑制 HIV-1 感染。HIV-1 gp120 与 CD4 分子、协同受体结合后进一步变构，使 gp41 解离下来并诱导病毒膜和靶细胞膜的融合，HIV-1 侵入宿主细胞。

综上所述，HIV-1 侵入细胞主要有以下 4 个环节：

HIV-1 吸附宿主细胞膜；gp120 与 CD4 受体结合；gp120 与协同受体结合；gp41 介导膜融合[3-12]。

针对这一过程设计的药物可以有效地阻断 HIV-1 侵入细胞，从而抑制病毒感染。根据 HIV-1 侵入细胞的生化机制，阻止 HIV-1 侵入过程的抑制剂主要有病毒 gp120 吸附抑制剂、协同受体抑制剂（CXCR4 拮抗剂及 CCR5 拮抗剂）、膜融合抑制剂。以 HIV gp41 为靶点阻断病毒和细胞膜的融合，能在感染的最初阶段抑制病毒传播。融合抑制剂恩夫韦肽即 T-20，已于 2003 年 3 月经美国 FDA 批准上市。第 4 章将详细介绍 HIV-1 侵入细胞的机制以及各个环节相应抑制剂的研发现状。

2　HIV-1 逆转录酶抑制剂

在 HIV 的复制周期中，逆转录酶（reverse transcriptase，RT）依靠其 RNA/DNA 依赖的 DNA 聚合酶活性和核糖核酸酶氢（RNase H）活性，将原病毒 RNA 逆转录成双链 DNA，再经整合酶作用，将病毒 DNA 整合到宿主细胞的染色体中。由于 RT 在 HIV-1 生命周期中的重要作用，它一直是抗 HIV/AIDS 药物研发中优选的研究靶点。

已报道的以 HIV-1 RT 为靶点的抑制剂主要分为①核苷（酸）类逆转录酶抑制剂（nucleoside/nucleotide reverse transcriptase inhibitors，NRTIs/NtRTIs）：NRTIs/NtRTIs 进入体内首先经过三磷酸化而形成与核苷酸结构类似的活性底物，模仿 HIV-1 逆转录酶的天然底物脱氧核苷酸的结构，竞争性地结合到逆转录酶的聚合酶催化位点，进而掺入新合成的 DNA 链中。由于其不具有 3′- 羟基末端，无法和下一个核苷酸连接，因此作为病毒 DNA 链终止剂（DNA chain terminators），导致 DNA 链合成终止[13]。②非核苷类逆转录酶抑制剂（non-nucleoside reverse transcriptase inhibitors，NNRTIs）：是与核苷无关，化学结构完全不同于底物的化合物，通过非竞争性特异性结合的方式，NNRTIs 进入与 DNA 聚合酶催化位点空间上非常相近（约 10Å）的疏水结合腔袋（NNRTIs binding pocket，NNIBP）中，结合了 NNRTIs 的 RT 的 β 片层发生重排，进而破坏组成聚合酶活性中心的功能性氨基酸的活性构象（主要是 Y183-M184-D185-D186 基序），干扰逆转录酶、DNA 和核苷三磷酸（dNTPs）三元复合物的生成，最终抑制双链 DNA 的合成[14-23]。③核糖核酸酶 H 抑制剂（RNase H inhibitors）：该类抑制剂作为底物竞争性地结合于 RNase H 活性位点，阻碍 RNase H 与金属离子结合，从而抑制 RNase H 对 RNA 的水解作用；或作用于非底物结合位点，通过变构调节作用发挥抑制 RNase H 的活性[24-27]。④其他新作用机制的 HIV 逆转录酶抑制剂[28-30]：例如核苷酸竞争性逆转录酶抑制剂（nucleotide-competing reverse transcriptase inhibitors，NcRTIs），这是一类作用机制独特的逆转录酶抑制剂，通过与核苷酸底物竞争性地与逆转录酶结合从而发挥抑制作用。此外，研究表明，逆转录酶 p66 和 p51 二聚化对于逆

转录酶完全发挥功能是必需的。因此，可以通过阻断蛋白间的相互作用来抑制逆转录酶二聚化，所以逆转录酶二聚化抑制剂成为研究抗艾滋病药物的一个新靶点。

3　病毒的核输入过程及其抑制剂

HIV-1 与其他病毒一样，具有高度的寄生性，完全依赖宿主细胞的能量和代谢系统获取所需的物质和能量，同时利用细胞的各种生命活动来完成病毒自身的复制周期。HIV-1 复制周期中的整合、转录过程均是在细胞核内完成的，这就要求病毒能够利用某种机制将其遗传物质和这 2 个过程中所必需的功能蛋白穿过核膜屏障，运送到细胞核内。这包括在整合前将整合酶、由逆转录而来的 cDNA 等由细胞质中转运至细胞核，而在整合后期则需要运入病毒调控蛋白（Tat 和 Rev）以刺激转录、调节剪接及次基因组 RNA 和基因组 RNA 的核输出等。HIV-1 的整合前复合体（pre-integration complex，PIC）通过细胞核膜上的核孔蛋白复合物（nuclear pore complexes，NPC）进入细胞核的过程是 HIV-1 核输入的最重要的环节。由于核输入在 HIV-1 的生命周期中发挥如此重要的作用，这使它成为抗病毒治疗中的一个极具吸引力的潜在靶点[31-32]。

4　HIV-1 整合酶及其抑制剂

HIV-1 复制周期中的整合过程是将 HIV-1 DNA 整合入宿主 DNA 的过程。在整合过程中，HIV-1 整合酶（integrase，IN）起着重要作用，它参与并催化整个整合反应，是 HIV-1 复制过程及稳定感染的必不可少的酶。抑制整合酶的活性可阻断 HIV-1 复制。另外，在人类细胞中无整合酶的同工酶，通过 DNA 重组可以获得足量用于研究的整合酶，能快速而敏感地测定其抑制活性；X 射线单晶衍射和 NMR 测定整合酶的三维结构可用于合理药物设计，所以它被认为是设计抗艾滋病药物的一个理想靶点。

到目前为止，已有 3 个 HIV 整合酶抑制剂由美国 FDA 批准上市，分别是 raltegravir（RAL）、elvitegravir（EVG）和 dolutegravir（DTG）。它们均作用于整合过程中的病毒 DNA 链转移过程，已成为 HIV-1 的高效抗逆转录治疗（HAART）的重要组成部分，极大地延长了 HIV 患者的寿命并提高患者的生活质量。然而由于 HIV 基因组结构具有广泛、快速变异及高度遗传异质性特征，因此 HIV-1 IN 不可避免地对其抑制剂产生严重的耐药性，加之药物长期应用带来的毒副作用，使得对高效低毒且不易产生耐药的新型 HIV-1 IN 抑制剂的研发刻不容缓[33]。

同时，HIV 也会劫持一些宿主蛋白参与合成其整合前病毒，这些辅助病毒复制过程的宿主细胞蛋白称为宿主细胞辅因子（host-cell cofactor）。细胞辅助因子在整合酶发挥生物功能期间也起到关键作用，如防止整合酶降解、辅助前病毒 DNA 的合成、协助前病毒 DNA 的整合等。

蛋白 - 蛋白相互作用具有高度的专一性，且这种专一性一旦受到破坏将影响生物学功能的发挥。LEDGF/p75 作为第一个被发现和确证的整合酶宿主细胞辅助因子，其在体内与 HIV-1 整合酶相结合，对 HIV 复制和感染有重要作用。对 IN-LEDGF/p75 相互作用的研究较为深入，已成为抗 HIV 药物研究的理想靶点。随着 LEDGF/p75 与整合酶复合物三维晶体结构的解析和可成药靶点的确定，将会大大促进基于结构的合理药物设计[34]。

5　HIV-1 转录过程及其抑制剂

在 HIV-1 感染的靶细胞（CD4+ T 细胞和单核细胞 / 巨噬细胞）中，通过逆转录合成的 HIV-1 前病毒 DNA 需要被整合入宿主 DNA 来进行复制。整合以后，前病毒可能保持潜伏或立即转录为病毒 mRNA。在包括核因子 κB（NF-κB）在内的细胞因子的激活下，前病毒 DNA 开始转录。病毒转录的表达通过 2 个调节蛋白质 Tat（trans-activator of transcription）、Rev（regulator of virion protein expression）和其他一些已知和未知的宿主细胞因子来完成。在没有反式激活因子（trans-activator of transcription，Tat）的情况下，整合的病毒 DNA 转录不完全，只有短的转录体生成。胞质中的 Tat 转导进入细胞核，与病毒新生 RNA 的反式激活应答区（trans-activator response region，TAR）相互作用，反式激活病毒 RNA 的转录，使转录得以持续进行下去，生成全长的 RNA。病毒颗粒蛋白表达调节因子（regulator of virion protein expression，Rev）与病毒 mRNA 的 Rev 应答元件（rev response element，RRE）相互作用，加速 mRNA 向核外转运。如果 Rev 缺乏或者不能进入细胞核，未剪接和部分剪接的 mRNA 将在核内完全降解，导致 HIV-1 的复制被阻断。除了细胞因子外，Tat 和 Rev 调节蛋白质功能的抑制将会阻止病毒复制。前病毒 DNA 的转录是唯一可以使病毒基因组的拷贝数急剧增加的步骤，而对病毒转录的抑制可以使潜伏病毒难以激活。因此，干预 HIV-1 转录过程被认为是通过化学治疗来抑制 HIV-1 复制的有效靶点[35-36]。

HIV-1 转录过程主要包括通过细胞转录因子对 HIV-1 长末端的激活和结合过程；HIV-1 转录的反式激活过程；HIV-1 基因组表达，翻译成病毒蛋白的过程。针对 HIV-1 转录不同过程的各靶点抑制剂主要有下列几类：

5.1　HIV-1 转录信号转导因子抑制剂

以细胞信号转导因子——细胞核因子 NF-κB 为靶点，阻止 HIV-1 基因表达的激活和启动，从而抑制病毒转录，因为 NF-κB 是 HIV-1 基因表达的最强有力的诱导物[37-38]。

5.2　HIV-1 反式激活因子 Tat 蛋白与反式激活效应区 TAR RNA 相互作用抑制剂

反式激活因子（Tat）蛋白与反式激活效应区（TAR）RNA 相互作用，反式激活 HIV-1 基因转录。针对转录的反式激活过程中的 Tat-TAR 相互作用是目前设计抗 HIV-1 转录抑制剂的主要靶点，包括 Tat 蛋白抑制剂及 TAR RNA 抑制剂[39]。

5.3　反式激活过程相关细胞因子抑制剂

包括①以细胞周期因子 T1（CycT1）为靶点的抑制剂：细胞周期因子 T1（CycT1）在 HIV-1 Tat-TAR 相互作用中起关键作用，抑制 CycT1 阻止 HIV-1 的反式激活过程；②以 CDK9 为靶点的抑制剂：CycT1 依赖性激酶 9（CycT1-dependent kinase 9，CDK9）是 Tat 与 TAR 相互作用进行反式激活所必需的，因此以 CDK9 为靶点的抑制剂可有效地抑制 HIV-1 的反式激活过程；③以 P-TEFb 为靶点的抑制剂：Tat 募集正转录延伸因子复合物 b（positive-transcription elongation factor complex b，P-TEFb）到新生病毒 TAR RNA，生成 Tat-P-TEFb-TAR 三元复合物，也是 Tat 与 TAR 相互作用进行反式激活所必需的，作用于 P-TEFb 以阻断 Tat 与 P-TEFb 间的相互作用，进而抑制反式激活[40]。最近研究显示，宿主细胞蛋白磷酸酶 1（protein phosphatase 1，PP1）参与 HIV-1 转录，脱磷酸化 CDK9 或 RNAP Ⅱ CTD 以增强 Tat 诱导的转录[41]。

5.4　病毒调节蛋白 Rev 抑制剂[42-44]

HIV-1 基因表达需要有病毒调节蛋白 Rev（regulator of virion protein expression）对病毒 mRNA 的细胞核输出的控制。抑制 Rev 蛋白，使未剪接和部分剪接的 mRNA 在核内完全降解，病毒增殖所需的各种蛋白质就不能顺利合成，导致 HIV-1 复制被阻断。

Rev 蛋白抑制剂包括直接靶向 Rev 蛋白的抑制剂、以外运子 CRM1 为靶点的抑制剂及 Rev 应答元件（rev response element，RRE）抑制剂。

6　HIV-1 蛋白酶及其抑制剂

HIV 编码的天冬氨酰蛋白酶（protease，PR）是 HIV 基因组复制的关键酶之一，多聚蛋白 p55 和 p60 是在病毒结构蛋白基因 gag、gag-pol 的作用下合成的，gag 和 pol 产物在成熟的病毒自身片段和已经被感染细胞的复制酶 [蛋白酶、逆转录酶、核糖核酸酶 H（RNase H）和整合酶] 的作用下形成易感染的病毒颗粒，因此 HIV 蛋白酶可作为抗 HIV 的药物靶点。HIV-1 蛋白酶抑制剂（HIV-1 protease inhibitors，HIV-1 PIs）可以使被感染的细胞只产生不成熟的、不具有感染性的病毒颗粒，导致病毒不能正常装配，从而达到抑制 HIV 复制的目的。目前，HIV-1 蛋白酶抑制剂已成为艾滋病联合用药治疗方案的重要组成部分。HIV-1 蛋白酶抑制剂从化学结构上大体可分为 2 类：一类是模拟 HIV-1 蛋白酶底物类，即类肽类蛋白酶抑制剂；另一类为非肽类蛋白酶抑制剂[45-46]。

7　基于 HIV-1 颗粒组装、出芽释放与成熟过程的抑制剂

HIV-1 进入人体复制产生大量病毒蛋白和自身 RNA，

这是病毒组装的准备阶段。新合成的病毒蛋白和自身 RNA 在宿主细胞的胞质区域进行蛋白与基因的互相结合，并在宿主细胞的内膜表面附着形成待出芽的病毒前体。随后病毒前体与各种释放因子在细胞膜上的生物膜脂筏（lipid rafts）聚集引起细胞膜的弯曲变形，最终释放出新的病毒颗粒。目前，对于 HIV-1 颗粒的研究主要通过化学和结构分析的方法进行，其组装、出芽释放与成熟过程的研究在近 10 年非常活跃，期间各种生物分子间的相互作用机制也逐渐明晰[47-48]。

对 HIV-1 组装、出芽释放和成熟过程的深入研究表明，HIV-1 复制的晚期阶段是个多步骤的生化过程，需要诸多相关因子的参与，其中某些步骤或因子可以作为抗病毒药物研究的新靶点[49-50]。例如亲环素 A（cyclophilin A，Cyp A）是近期发现的促进病毒颗粒脱壳的细胞质成分[51]。基于这些靶点的相关抑制剂的研究也取得了一些新进展。

8　基于靶点的其他类抑制剂

随着人们对 HIV-1 的深入研究，发现并确证了一些抗艾滋病药物作用的新靶点。例如 HIV-1 辅助蛋白（Nef、Vpr、Vif、Vpu、Vpx 等）在病毒复制中的多种功能和独特的作用机制使它们已经成为新的抗病毒治疗及药物设计的靶点[52-56]。此外，HIV-1 基质蛋白（matrix protein，MA）不仅是一种结构性蛋白，而且在 HIV 生命周期的多个关键环节发挥重要的调节作用，尤其是 N 末端的核定位信号区（nuclear localization signal，NLS）在整合前复合体（preintegration complex，PIC）的核运输中发挥的关键作用以及 NLS 的高度保守性，使 MA 已经成为艾滋病药物研究的非常有吸引力的新靶点[57]。

HIV-1 的核壳体蛋白 7（nucleocapsid protein 7，NCp7）在病毒的逆转录过程与整合过程都起到重要作用，且 NCp7 具有高度的保守性，因此针对于此靶点设计合成的药物不易由于 NCp7 发生基因突变而产生耐药性。以 HIV-1 核壳体蛋白 NCp7 锌指受体为靶点，通过使 NCp7 锌指结构中排出 Zn^{2+}，干预病毒的逆转录以及整合阶段。近年来 NCp7 已经成为抗病毒药物研究中备受关注的新作用靶点之一[58-59]。

衣壳蛋白在 HIV-1 病毒颗粒装配和成熟过程中发挥着至关重要的作用，它的稳定性直接影响 HIV-1 的感染能力。近年来对衣壳蛋白结构和作用机制的阐明为人类寻找艾滋病治疗的新途径带来了希望[60-62]。

近年来，随着对病毒和宿主细胞之间相互作用的深入认识，越来越多的与 HIV 复制有关的宿主细胞因子得到广泛研究。因为只有 15 个病毒蛋白，HIV-1 基因组编码时，必须借助宿主细胞的功能来进行复制。HIV-1 复制周期的每个环节都高度依赖宿主蛋白的表达。这种以宿主细胞因子为靶点的抗病毒药物作用机制不是直接作用于病毒，而是通过调节宿主细胞内部的生化过程来发挥作用，较其他抑制剂具有广谱抗病毒的优势。因此，这种基于宿主细胞机制的抗病毒研究已经成为抗病毒药物研究的新方向[63]。

蛋白 - 蛋白相互作用（protein-protein interaction，PPI）在 HIV-1 的生命周期中起着重要作用，为抗病毒药物的研究提供了一个新的方向。然而，基于 PPI 的小分子药物研发面临着作用界面较大、结合口袋较浅等问题，使得基于 PPI 的药物开发极具挑战。近年来，PPI "热区"概念的提出，为基于 PPI 的小分子抑制剂的开发带来了新的思路。拟肽设计、片段筛选等药物发现策略的综合应用，丰富了 PPI 抑制剂开发的技术手段[64]。

HIV RNA 与核衣壳蛋白的相互作用在 HIV 复制的逆转录、装配等多个步骤中具有十分重要的作用，相比于其他抗病毒靶点，RNA- 蛋白质相互作用具有抗耐药性、泛基因型等优点，相比于极易发生耐药突变的各类酶具有得天独厚的优势，遗憾的是针对该过程的抑制剂鲜有报道，这与针对该靶点的生物学研究的欠缺是分不开的。因此，深入研究 RNA 与蛋白质相互作用的机制，解析两者相互作用的结构，开发出新型抗耐药的 HIV 药物，对于未来 HIV 的治疗具有十分重要的意义。

RNA 干扰（RNA interference，RNAi）是生物体内普遍存在的特异性基因沉默机制。RNA 干扰在基因研究、临床治疗中具备高效、稳定、简单、特异等优势和潜力，有许多研究者在 AIDS 的治疗和预防中尝试应用该技术，且已获得阶段性的进展，使其有望成为一种具有良好抗 HIV 疗效的新方法，将给艾滋病的治疗带来新的曙光[65]。

（刘昕皓　展　鹏　刘新泳）

■ 参考文献 ■

［1］SIERRA S，KUPFER B，KAISER R.Basics of the virology of HIV-1 and its replication［J］.Journal of Clinical Virology，2005，34（4）：233-244

［2］WANG W K，CHEN M Y，CHUANG C Y，et al.Molecular biology of human immunodeficiency virus type 1［J］.Journal of Microbiology，Immunology，and Infection，2000，33（3）：131-140

［3］WATTS J M，DANG K K，GORELICK R J，et al.Architecture and secondary structure of an entire HIV-1 RNA genome［J］.Nature，2009，460（7256）：711-716

［4］赵敏周 . 艾滋病诊疗新技术（精）［M］. 北京：人民军医出版社，2005

［5］余勇，肖庚富，李敏，等 . 人类免疫缺陷病毒 -1 进入细胞的分子机制及相关药物的研究［J］. 生物化学与生物物理进展，2003，30（1）：13-18

［6］ KILARESKI E M,SHAH S,NONNEMACHER M R,et al.Regulation of HIV-1 transcription in cells of the monocyte-macrophage lineage［J］.Retrovirology,2009,6(1):1-24

［7］ 万春生,何婷玉.HIV-1 LTR 区结构和功能的研究进展[J].中外健康文摘,2010,7(33):15-16

［8］ JOSHI S,JOSHI R L.Molecular biology of human immunodeficiency virus type-1［J］.Transfusion Science,1996,17(3):351-378

［9］ 陈勤.HIV-1 感染机体的分子生物学基础[J].现代医院,2004(4):7-9

［10］ 金宁一.HIV 基因结构及其疫苗研究[J].中国病毒学,1997(4):285-294

［11］ 郭文涛.以 HIV-1 启动子为靶点的药物筛选系统的构建与应用[D].郑州:郑州大学,2010

［12］ 姜岩,刘新泳.结构蛋白 Gag 及其相关基因(蛋白)在 HIV-1 晚期复制的作用及其抑制剂[J].药学学报,2010(2):205-214

［13］ GANSER-PORNILLOS B K,YEAGER M,SUNDQUIST W I.The structural biology of HIV assembly［J］.Current Opinion in Structural Biology,2008,18(2):203-217

［14］ PROVITERA P,EL-MAGHRABI R,SCARLATA S.The effect of HIV-1 Gag myristoylation on membrane binding［J］.Biophysical Chemistry,2006,119(1):23-32

［15］ 利维.艾滋病病毒与艾滋病的发病机制[M].北京:科学出版社,2000

［16］ TURNER B G,SUMMERS M F.Structural biology of HIV［J］.Journal of Molecular Biology,1999,285(1):1-32

［17］ 王洪军,王继群,胡玲美.HIV 的基因结构与功能及致病机理[J].中国细胞生物学学报,2002,24(6):334-338

［18］ TAN J J,KONG R,WANG C X,et al.Molecular dynamics simulation on the complexes of N-terminal region of HIV-1 gp41 and its C-peptide inhibitors［J］.Journal of Molecular Structure(Theochem),2004,682(1-3):9-15

［19］ SHERMAN M P,GREENE W C.Slipping through the door:HIV entry into the nucleus［J］.Microbes&Infection,2002,4(4):67-73

［20］ WEI X,DECKER J M,WANG S,et al.Antibody neutralization and escape by HIV-1［J］.Nature,2003,422(6929):307-312

［21］ 董万强,姚能,徐庆刚.亚洲主要流行 HIV-1 Gp120 及其 5 个高变区多态性分析[J].生物学杂志,2013,30(1):9-13

［22］ 常俊标.艾滋病的分子生物学及治疗[M].北京:科学出版社,2001

［23］ COOLEY L A,LEWIN S R.HIV-1 cell entry and advances in viral entry inhibitor therapy［J］.Journal of clinical virology the official publication of the pan American society for clinical virology,2003,26(2):121-132

［24］ 崔凡,刘维达.HIV-1 转录调控机制的研究进展[J].国际皮肤性病学杂志,2003,29(2):123-126

［25］ 徐小元.HIV 基因结构及遗传信息传递研究[J].中国艾滋病性病,2001,7(4):241-243

［26］ 傅继华,于国防.艾滋病预防与控制[J].济南:山东科学技术出版社,1999:10

［27］ LANDAU N R.HIV Recent advances in AIDS research:genetics,molecular biology and immunology［J］.Current Opinion in Immunology,1999,11(4):449-450

［28］ 邵锴,吴广谋,朱平,等.HIV-Tat 蛋白及其相关药物研究进展[J].中国实验诊断学,2008,12(4):563-565

［29］ BRIGATI C,GIACCA M,NOONAN D M,et al.HIV Tat,its TARgets and the control of viral gene expression［J］.FEMS Microbiology Letters,2003,220(1):57-65

［30］ 张梦华.HIV-1 病毒学及分子生物学基本特征研究进展[J].国际病毒学杂志,2000(6):175-179

［31］ 曹原,刘新泳.Rev 蛋白:抗 HIV-1 感染的新靶点[J].生命的化学,2006,26(4):294-297

［32］ HOPE T J.The Ins and Outs of HIV Rev［J］.Archives of Biochemistry & Biophysics,1999,365(2):186-191

［33］ AIKEN C.Mechanistic independence of nef and cyclophilin A enhancement of human immunodeficiency virus type 1 infectivity［J］.Virology,1998,248(1):139-147

［34］ FACKLER O T,Baur A S.Live and let die:Nef functions beyond HIV replication［J］.Immunity,2002,16(4):493-497

［35］ 刘勇,贺顺章.HIV 发病机制的细胞学基础[J].国际病毒学杂志,2004,11(5):138-141

［36］ KAMCHAISATIAN W,HARAGUCHI S,GOOD R A,et al.HIV1 nef decreases CXCR4 expression on $CD4^+$ T-lymphocytes［J］.Journal of Allergy & Clinical Immunology,2004,113(2):S124

［37］ 王松奇,刘新泳.HIV-1 Nef 蛋白的功能及其相关抑制策略研究进展[J].中国药学杂志,2007,42(18):1361-1364

［38］ 李震宇,刘新泳.HIV-1 辅助蛋白 Vif 的结构与功能[J].生命的化学,2008,28(6):691-695

［39］ ANDREA E,THOMAS S,DIETER W.Solution structure of human immunodeficiency virus type 1 Vpr(13-33) peptide in micelles［J］.European Journal of Biochemistry,2001,268(2):389-395

［40］ 赵文然,钟照华.Vpr 蛋白及 HIV 感染性心肌病研究进展[J].国际病毒学杂志,2008,15(4):121-124

［41］ ANDERSEN J L,ROUZIC E L,PLANELLES V.HIV-1 Vpr:Mechanisms of G2 arrest and apoptosis［J］.Experimental & Molecular Pathology,2008,85(1):2-10

［42］ LAI M,ZIMMERMAN E S,PLANELLES V,et al.Activation of the ATR pathway by human immunodeficiency virus type 1 Vpr involves its direct binding to chromatin in vivo［J］.Journal of Virology,2005,79(24):15443-15451

［43］丁佩佩,郑煜煌,谌资,等.HIV Vpr 蛋白与细胞凋亡的关系及其作用[J].国际流行病学传染病学杂志,2006,33(6):379-382

［44］展鹏,刘新泳.病毒蛋白 R 在 HIV-1 生命周期中的作用[J].生命的化学,2006,26(5):399-402

［45］BOUR S,STREBEL K.The HIV-1 Vpu protein:a multifunctional enhancer of viral particle release［J］.Microbes&Infection,2003,5(11):1029-1039

［46］王松奇,刘新泳.HIV-1 辅助调节蛋白 Vpu 的结构与功能[J].生命的化学,2007,27(1):33-36

［47］DAS S R,JAMEEL S.Biology of the HIV Nef protein［J］.Indian Journal of Medical Research,2005,121(4):315-332

［48］刘德纯.艾滋病临床病理学[M].合肥:安徽科学技术出版社,2002

［49］YU X F,YU Q C,ESSEX M,et al.The vpx gene of simian immunodeficiency virus facilitates efficient viral replication in fresh lymphocytes and macrophage［J］.Journal of Virology,1991,65(9):5088-5091

［50］SELIG L,PAGES J C,TANCHOU V,et al.Interaction with the p6 domain of the Gag precursor mediates incorporation into virions of Vpr and Vpx proteins from primate lentiviruses［J］.Journal of Virology,1999,73(1):592-600

［51］ACCOLA M A,BUKOVSKY A A,JONES M S,et al.A conserved dileucine-containing motif in p6(gag) governs the particle association of Vpx and Vpr of simian immunodeficiency viruses SIV(mac)and SIV(agm)［J］.Journal of Virology,1999,73(12):9992-9999

［52］MARCON L,MICHAELS F,HATTORI N,et al.Dispensable role of the human immunodeficiency virus type 2 Vpx protein in viral replication［J］.Journal of Virology,1991,65(7):3938-3942

［53］FUJITA M,OTSUKA M,MIYOSHI M,et al.Vpx is critical for reverse transcription of the human immunodeficiency virus type 2 genome in macrophages［J］.Journal of Virology,2008,82(15):7752-7756

［54］侯靖威,杜娟,赵可,等.病毒蛋白 Vpx 介导抗病毒因子 SAMHD1 降解的研究进展[J].病毒学报,2016,32(3):355-360

［55］张兴权.艾滋病病毒感染与艾滋病[M].北京:人民卫生出版社,1999

［56］曾庆平.人类艾滋病[M].北京:人民卫生出版社,2001

［57］GOTO T,NAKAI M,IKUTA K.The life-cycle of human immunodeficiency virus type 1［J］.Micron,1998,29(2-3):123-138

［58］林鹏.艾滋病预防与控制[M].广州:广东科技出版社,2004

［59］张浩圆,吴文言.HIV 进入抑制剂的研究进展[J].中国生物工程杂志,2011,31(5):113-120

［60］BUKRINSKAYA A G.HIV-1 assembly and maturation［J］.Archives of Virology,2004,149(6):1067-1082

［61］FREED E O.HIV-1 Gag proteins:diverse functions in the virus life cycle［J］.Virology,1998,251(1):1-15

［62］SCARLATA S,CARTER C.Role of HIV-1 Gag domains in viral assembly［J］.Biochimica Et Biophysica Acta,2003,1614(1):62-72

［63］ASANTE-APPIAH E,SKALKA A M.Molecular mechanisms in retrovirus DNA integration［J］.Antiviral Research,1997,36(3):139-156

［64］陈洪飞,刘新泳.TSG101 蛋白在 HIV-1 出芽过程中的作用及其抑制剂[J].药学学报,2008,43(12):1165-1170

［65］DA Q,YANG X,XU Y,et al.TANK-binding kinase 1 attenuates PTAP-dependent retroviral budding through targeting endosomal sorting complex required for transport-I［J］.Journal of Immunology,2011,186(5):3023-3030

［66］REN X X,WANG H B,LI C,et al.HIV-1 Nef-associated factor 1 enhances viral production by interacting with CRM1 to promote nuclear export of unspliced HIV-1 gag mRNA［J］.Journal of Biological Chemistry,2016,291(9):4580-4588

第3章

艾滋病的临床药物治疗

第1节 临床应用的抗艾滋病药物

截至目前，经美国 FDA 批准上市的用于抗 HIV 感染治疗的单一化学小分子药物共有 27 种，加上其复方药物制剂，共 39 种，主要类型为 HIV-1 核苷类逆转录酶抑制剂（NRTIs）、HIV-1 非核苷酸类逆转录酶抑制剂（NNRTIs）、HIV-1 蛋白酶抑制剂（PIs）、HIV-1 融合抑制剂（FIs）、HIV-1 小分子趋化因子受体 5 抑制剂（CRIs）和 HIV-1 整合酶抑制剂（INs）。

1 临床应用的 HIV-1 核苷类逆转录酶抑制剂（NRTIs）

目前临床应用的 HIV-1 核苷类逆转录酶抑制剂（NRTIs）共有 8 种（图 3-1），分别为齐多夫定（zidovudine，AZT）、去羟肌苷（didanosine，ddI）、扎西他滨（zalcitabine，ddC）、司他夫定（stavudine，D4T）、拉米夫定（lamivudine，3TC）、恩曲他滨（emtricitabine，FTC）、阿巴卡韦（abacavir，ABC）、富马酸替诺福韦酯（tenofovir disoproxil fumarate，TDF）[1]。NRTIs 均为 DNA 合成天然底物的衍生物，AZT 及 D4T 为脱氧胸苷的类似物，ddC、FTC 及 3TC 为脱氧胞苷的类似物，ddI 及 TDF 为脱氧腺苷的类似物，ABC 为脱氧鸟苷的类似物。它们均需在细胞内经不同的激酶逐步转化为活性三磷酸衍生物，才能发挥抑制 HIV-1 RT 的作用。NRTIs 均为 HIV-1 逆转录酶底物的竞争性抑制剂，抑制 RT 活性，阻碍前病毒 DNA 合成。由于在结构上缺乏 3'- 羟基，当它们结合到前病毒 DNA 链的 3' 末端时，不能再进行 5'-3' 磷酸二酯键的结合，终止病毒 DNA 链的延长，由此抑制 HIV-1 复制。它们与 HIV-1 RT 的亲和力远比与细胞内的正常 DNA 聚合酶的亲和力强，因此具有较高的选择性与治疗指数。

1.1 齐多夫定（叠氮胸苷，zidovudine，azidothymidine，AZT，ZDV；商品名为 Retrovir）

由英国葛兰素史克公司开发，于 1987 年 3 月获美国 FDA

批准的第一个治疗 HIV-1 感染的上市药物，并且是唯一一个被美国 FDA 批准用于预防 HIV-1 母婴传播的药物[2]。

AZT 口服吸收迅速，给药 0.5 小时后血药浓度可达 1.1~1.6mg/L，生物利用度为 52%~75%。AZT 的亲脂性高，口服后广泛分布于各组织中，其血浆蛋白结合率为 34%~38%。AZT 可透过血脑屏障，是双脱氧核苷类中最易进入脑脊液的药物，给药 4 小时后，脑脊液的药物浓度可达血药浓度的 50%~60%；AZT 在精液中的浓度高，且能通过胎盘，可使围生期的 HIV-1 母婴传播率降低 70%。AZT 在肝脏内代谢，代谢产物为无活性的葡糖醛酸结合体，其中约有 74% 由尿排出（14% 以原型由尿排出），药物消除半衰期约为 1 小时[3]。体外与其他抗 HIV-1 药物及干扰素有协同作用，与利巴韦林及司他夫定有拮抗作用。现已完全确认 AZT 作为一线用药治疗晚期 HIV-1 感染患者的疗效。本品能延长生存率长达 3 年，减少机会性感染，延缓艾滋病相关综合征（ARC）患者向艾滋病发展的进程。

AZT 的使用剂量为 200mg，每日 3 次；或 300mg，每日 2 次[4]。制剂有胶囊 100mg，糖浆剂 50mg/5ml，复方片剂（双汰芝）内含齐多夫定 300mg 和拉米夫定 150mg，静脉注射剂 200mg/20ml。AZT 的最主要的不良反应为骨髓抑制、贫血或粒细胞减少。应用大剂量（每日 1 500mg），用药 6~8 周后发生率为 16%~74%。用 AZT 治疗引起的非血液学方面的副作用一般为轻度且通常能自行消失。晚期 HIV-1 感染患者头痛、肌痛及失眠较常发生，而早期 HIV-1 感染患者呕吐、畏食、不适及虚弱常发生[5]。

1.2 去羟肌苷（2'，3'- 双脱氧肌苷，二脱氧胸苷，地达诺辛，didanosine，dideoxyinosine，ddI；商品名为 Videx）

由美国百时美施贵宝公司开发，于 1991 年 10 月获美国 FDA 批准上市，成为第二个被批准用来治疗 HIV-1 感染的药物，适用于那些对 AZT 耐药或无效的 HIV-1 感染者。

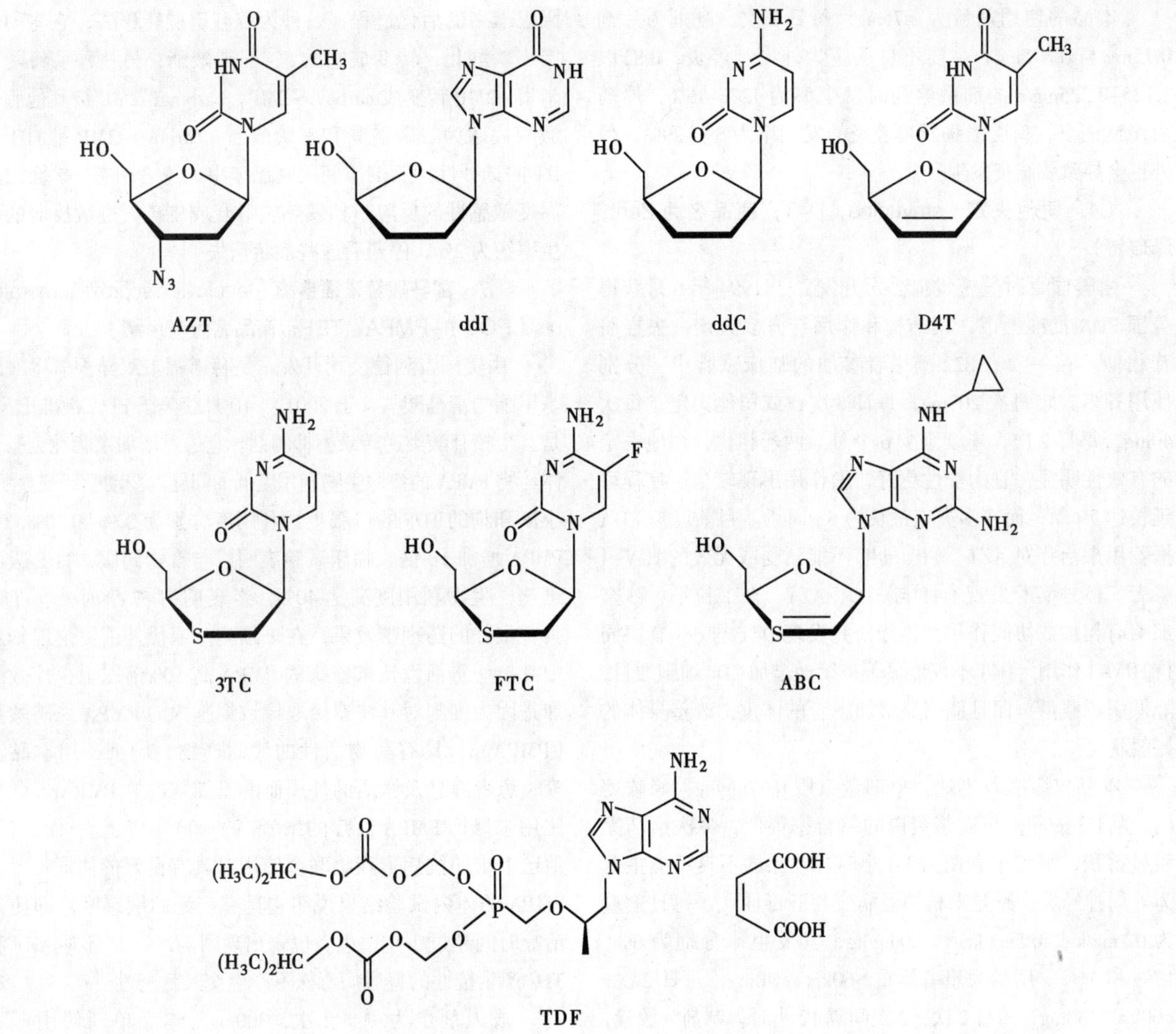

图 3-1 临床应用的 HIV-1 NRTIs 的化学结构

临床应用 ddI 能使患者的 CD4 细胞数增多，延长患者的生存时间，并减少条件致病菌感染的发生率。被认为是 HIV-1 感染的首选治疗药物，可与 AZT 等合用。

ddI 口服后的平均绝对生物利用度约为 37%，食物可减少其吸收达 50%，空腹口服时加缓冲剂或抗酸剂可使生物利用度达 20%~50%，与血浆蛋白的结合率 <5%。ddI 可通过胎盘，胎儿的血药浓度为母体中血药浓度的 14%~19%。ddI 对酸不稳定，迅速水解为次黄嘌呤而失活，且溶解度差，故在药物的口服制剂中加入缓冲剂或铝、镁等抗酸成分[6]。

ddI 的主要不良反应为胰腺炎、外周神经炎，妊娠期妇女禁用。ddI 的剂量 >12.5mg/（kg·d），胰腺炎的发生率为 72%；ddI 的剂量 <12.5mg/（kg·d），胰腺炎的发生率降为 9%，外周神经炎的发生率由 51% 降为 34%[1]。ddI 的使用剂量为成人体重 ≥ 60kg 者片剂 200mg、每日 2 次，粉剂 250mg、每日 2 次；体重 <60kg 者片剂 125mg、每日 2 次，粉剂 167mg、每日 2 次。制剂有缓冲片 25mg、50mg、100mg 和 150mg，缓冲粉剂（包）100mg、250mg 和 375mg。

1.3 扎西他滨（双脱氧胞苷，zalcitabine，ddC；商品名为 Hivid）

由瑞士罗氏公司开发，于 1992 年 6 月获美国 FDA 批准上市，具有很强的选择性抗 HIV-1 作用，其活性比 AZT 高 10 倍，但毒性也较 AZT 大，实际疗效并不理想。用 ddC 治疗 CD4 细胞数低于 200 个 /ml 或以常用剂量的 AZT 治疗不到 3 个月的 HIV-1 感染者，其 1 年内的死亡率明显高于 AZT 治疗组。

本品口服吸收迅速，生物利用度约为 86%。口服给药的剂量为 0.03mg/kg，其血药峰浓度为 20~40μg/L，与食物同服血药峰浓度下降 35%。与血浆蛋白的结合率 <4%，药物消除半衰期约为 1.2 小时。服药后 24 小时内 70% 以原型从尿排出，7% 自粪便排出。体外 ddC 与 AZT、司他夫定、沙奎那韦有协同抗 HIV-1 作用，用于治疗 AZT 耐药或无效的患者，也可与拉米夫定或 AZT、沙奎那韦、利托那韦以两药或三药联用。

本品的使用剂量为 0.75mg，每日 3 次。制剂为片剂 0.75mg 与 0.375mg。主要不良反应为外周神经炎，ddC 以 1.125~2.225mg/d 的剂量给药时发生率为 12%~46%，停药后慢慢恢复；口腔溃疡及口腔炎的发生率为 3%~29%；另外也会导致胰腺炎发生[7]。

1.4 司他夫定（stavudine, D4T；商品名为 Zerit, 泽瑞特）

由美国百时美施贵宝公司开发，于 1994 年 6 月获得美国 FDA 批准上市，其结构和作用与齐多夫定、去羟肌苷相似。在一项有 822 例患者参加的临床试验中，分别使用齐多夫定每次 200mg，每日 3 次；或司他夫定，每次 40mg，每日 2 次，连续至少 6 个月。两药相比，司他夫定的有效性明显，且耐受性更好，副作用出现较少，疗程可延长达 79 周；而齐多夫定最长为 53 周[8]。目前已被 FDA 推荐用来治疗对 AZT、ddI、ddC 不能耐受或无效的 HIV-1 患者。体外实验发现 D4T 与 3TC、AZT、奈韦拉平、沙奎那韦有相加或协同作用，临床研究发现 D4T 与 ddI 有协同抗 HIV-1 作用，D4T 不仅能显著持续地增加 CD4 细胞数目，降低病毒载量，而且能明显增加患者的体重，改善身体的一般状况。

本品口服吸收迅速，单剂量口服 0.67mg/kg，峰浓度 C_{max} 为 1.2μg/ml，与血浆蛋白的结合率很低，多次给药无明显蓄积，平均半衰期为 1.4 小时。本品的不良反应主要为外周神经炎、感觉末梢神经病变与肝毒性[9]。每日剂量为 0.1mg/kg、0.5mg/kg 和 2.0mg/kg，其发生率分别为 6%、17% 和 31%。用量为患者体重 >60kg 者 40mg，每日 2 次；<60kg 者 30mg，每日 2 次；2 次间隔 12 小时。制剂为胶囊，每粒含 15mg、20mg、30mg 或 40mg。

1.5 拉米夫定（lamivudine, 3TC；商品名为 Epivir）

由英国葛兰素史克公司开发，于 1995 年 11 月获得美国 FDA 批准上市。拉米夫定具有很强的抑制 HIV-1 逆转录酶的活性，单独用它治疗 HIV-1 感染者，可在 1 周内使病毒载量下降至 10%~1%。拉米夫定的细胞毒性低，口服迅速吸收，生物利用度为 86%，食物对其影响不大。口服 2mg/kg 时药物达峰时间为 1~1.5 小时，C_{max} 为 1.5μg/ml ± 0.57μg/ml，药 - 时曲线下面积 AUC 为 4.58mg/（L·h）。与血浆蛋白的结合率 <36%，$t_{1/2}$ 为 5~7 小时，可通过胎盘[10]。3TC 与 AZT、ddI、奈韦拉平、沙奎那韦、司他夫定和地拉韦定有协同抗 HIV-1 作用。3TC 多与 AZT 联合用药，耐受性良好。

肾功能不全、乙肝、糖尿病和胰腺炎患者慎用，妊娠期妇女禁用。使用剂量为 150mg，每日 2 次。制剂有片剂 150mg，口服液 10mg/ml。

1.6 阿巴卡韦（abacavir, ABC；商品名为 Ziagen）

由英国葛兰素史克公司开发，于 1998 年 12 月获美国 FDA 批准上市。阿巴卡韦显示出与 AZT 及其他已上市的 HIV-1 逆转录酶抑制剂最小的交叉耐药性。有 2 种酶参与

阿巴卡韦的活化过程：一种为腺苷磷酸转移酶，它将阿巴卡韦磷酸化，转变成它的 5'- 三磷酸酯；另一种酶将阿巴卡韦 -2MP 转变成 carbovir-2MP，carbovir-2MP 被其他胞内激酶代谢为二磷酸酯和三磷酸酯。carbovir-2MP 是 HIV-1 RT 的选择性抑制剂。使用阿巴卡韦的患者中有 3% 会出现高度敏感性的反应，如发热、呕吐或皮疹，过敏反应的发生率约为 3%，停药后这些症状消失[11]。

1.7 富马酸替诺福韦酯 [tenofovir disoproxil fumarate, bis（POC）-PMPA, TDF；商品名为 Viread]

由美国吉利德公司开发，是替诺福韦双异丙氧甲酸氧基甲酯的富马酸盐，于 2001 年 10 月获美国 FDA 批准上市，是首个核苷酸类逆转录酶抑制剂。它通过增加亲脂性克服母体药物 PMPA 的口服生物利用度低的问题。药动学研究显示，小鼠和狗的 TDF 的口服生物利用度分别为 20% 和 30%，比 PMPA 增加 10 倍。临床试验表明，与食物同服，TDF 吸收迅速，生物利用度高达 40%，半衰期为 17 小时[12]。TDF 具有很好的药理学效果，在 T 细胞及原代外周血淋巴细胞中其抗病毒活性比未修饰的 PMPA 高 100 倍以上，疗效增加是因为细胞对其快速摄取导致细胞内的 PMPA 二磷酸盐（PMPApp，具有药物活性的代谢产物）增加；用本品治疗，患者静息及激活的外周血淋巴细胞内的 PMPApp 含量比用未修饰 PMPA 治疗的患者高 1 000 倍以上。TDF 与其他已上市的抗病毒药物联合使用时具有良好的协同性[13]。PMPA 的体内试验结果说明它具有广泛的敏感度，即使是治疗时间超过 1 年，患者也未出现耐药性，并且对 AZT 和 3TC 产生抗性的普通病毒株不产生交叉耐药性。

成人剂量为一日 1 次，300mg。本品单剂使用即可成功阻断母婴传播，对乙型肝炎病毒也具抑制作用，尤其适用于合并乙型肝炎者。在临床试验中，本品最常见的副作用是轻至中度的胃肠道症状，包括腹泻、恶心、呕吐和腹胀。

1.8 恩曲他滨（emtricitabine, FTC, coviracil；商品名为 Emtriva）

由美国吉利德公司研发，于 2003 年 7 月获 FDA 批准上市。恩曲他滨属于 2'，3'- 二脱氧核苷类的 L- 对映体，是 3TC 的 5- 氟类似物，与 3TC 有相似的作用模型。该药物与其他抗逆转录病毒药物联合用药，用于治疗成人 HIV-1 感染。本品口服后被磷酸化为具有细胞活性的 5'- 三磷酸盐，5'- 三磷酸盐通过进入病毒 DNA 主链，与主链结合，导致链终止，从而抑制 HIV-1 逆转录酶。降低患者体内的 HIV-1 载量，同时可提高患者体内的 T 细胞数量，通过上述途径减少患者继发感染以及患肿瘤的危险性，改善 AIDS 患者的生活质量。体外研究已经显示，在抑制 HIV-1 复制方面，FTC 的效价是 3TC 的 4~10 倍。FTC 与 AZT、D4T、ddI 和 ABC 中的任一个联合应用时，FTC 在抑制 HIV 复制时会产生协同效应。此外，FTC 可避免产生与 AZT、D4T、ddI 和 ddC 有关的线粒体毒性。

本品适用于 18 岁以上的患者，对抗逆转录病毒药物耐药者也有效。推荐剂量为成人一日 200mg。不良反应有头痛、腹泻、恶心、呕吐、皮疹、乳酸性酸中毒、肝大和肝脏脂肪堆积等[14]。

除此之外，美国吉利德公司还研发了一类新型的核苷类逆转录酶抑制剂——富马酸替诺福韦艾拉酚胺（tenofovir alafenamide fumarate，TAF）。在临床试验中，该药已被证明在低于吉利德公司已上市药物 TDF 的 1/10 剂量时就具有非常高的抗病毒效果，同时可改善肾功能和骨骼方面的参数。目前，TAF 仅作为复方制剂成分用于治疗 HIV-1 感染。

2　临床应用的 HIV-1 非核苷类逆转录酶抑制剂（NNRTIs）

HIV-1 NNRTIs 是一类在化学结构上差异较大，但作用机制相似的化合物。它们不需要经过体内磷酸化，不直接掺入新生的病毒 DNA 链，而是结合于 HIV-1 RT 催化活性位点的 p66 疏水区上的一个非底物结合的变构部位（NNIBP），形成一种蝴蝶状或 U 形的构型，这一构型正好嵌入 RT 上变构部位的袋状结构中，使酶蛋白构象改变，导致酶失活，抑制病毒复制[15]。NNRTIs 对 RT 的抑制为非竞争性抑制，该类药物只作用于 HIV-1 RT，不抑制细胞 DNA 聚合酶，故细胞毒性很小，同时具有高效、安全和耐受性的特点，在极低的浓度也能抑制 HIV-1 复制，对 AZT 耐药株也有效。缺点在于易使 HIV-1 RT 产生突变，形成抗性，因而限制了 NNRTIs 抗病毒潜力的发挥，故通常不单独使用。

截至 2019 年 1 月，被美国 FDA 批准上市的 HIV-1 NNRTIs 有 6 个：奈韦拉平（nevirapine）、地拉韦定（delavirdine）、依法韦仑（efavirenz）、依曲韦林（etravirine）、利匹韦林（rilpivrine）和多拉韦林（doravirine），化学结构如图 3-2 所示。

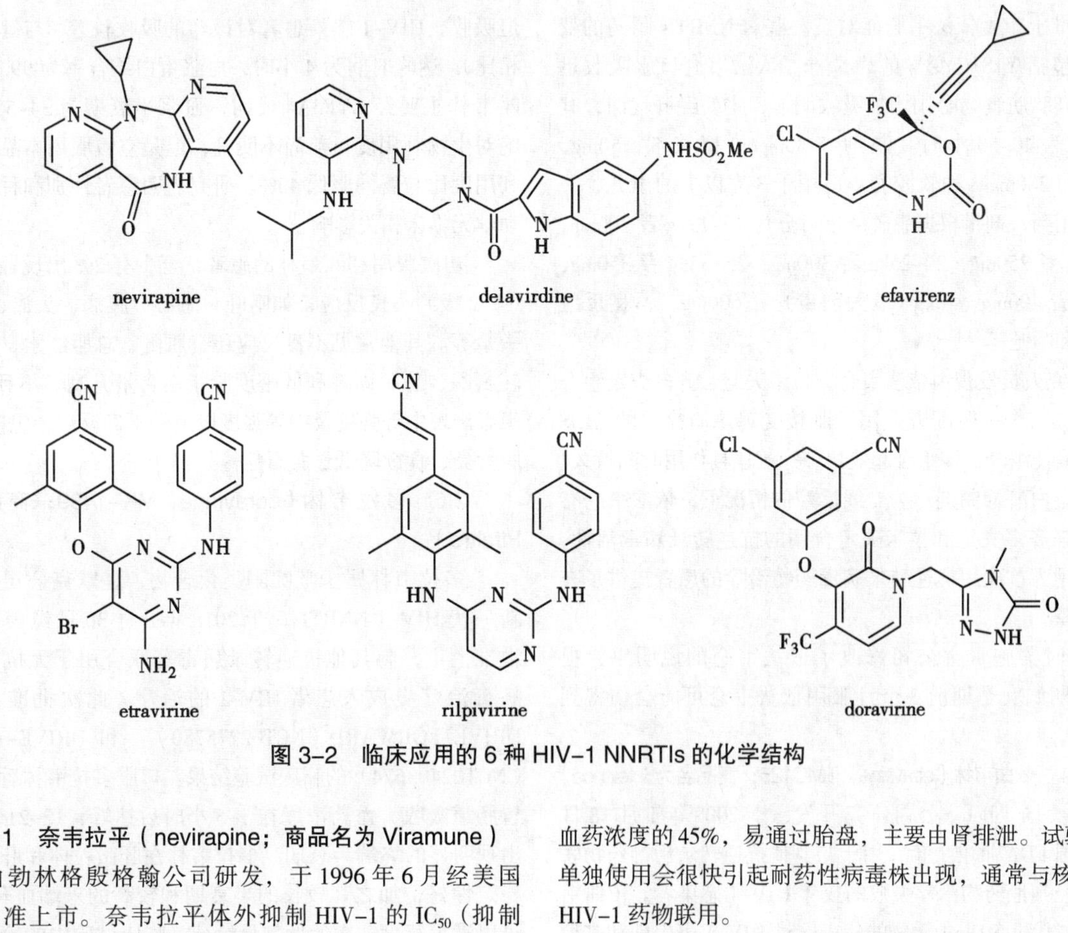

nevirapine

delavirdine

efavirenz

etravirine

rilpivirine

doravirine

图 3-2　临床应用的 6 种 HIV-1 NNRTIs 的化学结构

2.1　奈韦拉平（nevirapine；商品名为 Viramune）

由勃林格殷格翰公司研发，于 1996 年 6 月经美国 FDA 批准上市。奈韦拉平体外抑制 HIV-1 的 IC_{50}（抑制 50% 的病毒复制浓度）为 10~100nmol/L，细胞毒性低，体外与 AZT、ddI、D4C、3TC 有协同抗 HIV 作用，与非核苷类逆转录酶抑制剂有交叉耐药性，口服的生物利用度 >90%，半衰期为 25~30 小时。单剂量口服 200mg，达峰时间为 4 小时，C_{max} 为 2μg/ml ± 0.14μg/ml，并随剂量增加而上升，与血浆蛋白的结合率为 60%，脑脊液浓度可达血药浓度的 45%，易通过胎盘，主要由肾排泄。试验证明，单独使用会很快引起耐药性病毒株出现，通常与核苷类抗 HIV-1 药物联用。

奈韦拉平的主要不良反应为皮疹。推荐剂量为 200mg/d×2 周，然后 200mg、2 次/d，制剂为片剂，200mg/ 片[16]。

2004 年 FDA 和勃林格殷格翰公司通知医务人员在奈韦拉平的警告中添加新的安全信息：奈韦拉平有可能产生严重的、危及生命的肝脏毒性，包括急性重型、胆汁淤积性肝炎、肝坏死和肝衰竭，出现这些毒性反应时常常伴有皮疹。妇女和 CD4 细胞计数较高的患者较易出现肝脏毒性反应。

2.2　地拉韦定（delaviridine；商品名为 Rescriptor）

由辉瑞公司研制，于 1997 年 4 月经美国 FDA 批准上市。口服的生物利用度为 85%±25%。口服 400mg，每日 2 次，C_{max} 为 35μmol/L±20μmol/L，达峰时间为 1 小时，AUC 为 180μmol/（L·h）±100μmol/（L·h），与血浆蛋白的结合率高达 98%，脑脊液中的浓度相当于未与血浆蛋白结合部分的 20%，51% 由肾排泄，48% 由粪便排出。与食物同服，对吸收的影响较大。与 AZT、ddI、ddC、3TC、干扰素及蛋白酶抑制剂有相加或协同抗 HIV-1 作用，与非核苷逆转录酶抑制剂有交叉耐药性[1]。

主要不良反应为皮疹，其他如头痛、疲乏、腹泻、转氨酶升高等。通常与核苷类抗 HIV-1 药物联用，用量为 400mg，每日 3 次。制剂为片剂，100mg/片[17]。

2.3　依法韦仑（efavirenz；商品名为 Sustiva）

由百时美施贵宝公司研发，于 1998 年 9 月获得美国 FDA 批准上市。依法韦仑能对抗一些对 NNRTIs 耐药的变异株，包括 Y181C 变异的病毒株。依法韦仑口服吸收迅速，与高脂肪食物合用增加吸收明显，主要经肝代谢，其半衰期为 40~55 小时。制剂有 30mg/ml 糖浆剂，50mg、100mg 和 200mg 3 种软胶囊。适用于 3 岁以上的患儿，一日 1 次用药，剂量根据患者体重可分为 10~15kg 者 200mg，15~20kg 者 250mg，20~25kg 者 300mg，25~33kg 者 350mg，33~40g 者 400mg，40kg（最大剂量）者 600mg。不良反应有恶心和呕吐等[1]。

研究人员发现由依法韦仑、拉米夫定、齐多夫定组合而成的"三合一"配方是用于刚接受鸡尾酒疗法的 AIDS 患者的最佳组合，该组合起效快、疗效佳且作用时间持久。在保留蛋白酶抑制剂作为二线治疗的情况下，依法韦仑有助于增强齐多夫定和拉米夫定合用的抗逆转录病毒活性，这种合用为首次用抗逆转录病毒药物治疗的患者提供了有效的选择。

百时美施贵宝公司修改了依法韦仑的说明书，提示妊娠期妇女孕期前 3 个月服用依法韦仑可能会伤害到胎儿。

2.4　依曲韦林（etravirine，TMC125；商品名为 Intelence）

由美国 Tibotec 公司研究开发，于 2008 年 1 月 18 日获得美国 FDA 批准上市，用于与其他抗逆转录病毒药物联合治疗经其他药物治疗失败的成年 HIV-1 感染者。依曲韦林是第二代抗 HIV-1 药物的代表，对 HIV-1 野生株和多种耐药突变病毒株均有极强的抑制作用，EC_{50} 值均在 nmol/L 水平。该药的推荐剂量为每日 400mg，每日 2 次，在空腹条件下服用其 AUC 将下降 50%，所以推荐在饭后服用，口服后达峰时间为 2.5~4 小时，绝对生物利用度目前尚不清楚。依曲韦林主要是由肝脏中的 CYP3A4 和 CYP2C 代谢，最主要的代谢途径是甲羟基化，其次是与葡糖醛酸的结合

作用。血浆蛋白结合率为 99.9%，半衰期为 41 小时，排泄形式为粪便[1]。

依曲韦林的常见不良反应为皮疹、腹泻和恶心，包括 Stevens-Johnson 综合征、中毒性表皮坏死松解症、多形红斑等，之后会转变成单一的皮疹并有可能伴随着器官衰竭。这就要求医务人员在用药期间应密切观察患者的临床表现，一旦出现超敏反应，应立即停止治疗。其他常见不良反应还有头痛、疲劳和高血压，极少数（<2%）患者出现心脏和精神方面的异常[1]。

2.5　利匹韦林（rilpivrine，TMC278；商品名为 Edurant）

由美国 Tibotec 公司研发，是和依曲韦林具有相同结构骨架的抗 HIV-1 药物，于 2011 年 5 月 20 日经美国 FDA 批准上市，和其他抗逆转录病毒药物联合用于对从未进行过抗逆转录病毒治疗的 HIV-1 感染成年患者的首次治疗。利匹韦林的临床治疗效果高于同类型药物依曲韦林，尤其对于多种耐药突变病毒株有极强的抑制作用。利匹韦林的推荐剂量为每次 25mg，每日 1 次，餐后口服，主要经胃肠道吸收，HIV-1 感染患者对该药的吸收较差（与健康成人相比），达峰时间为 4 小时，血浆蛋白结合率为 99.7%。利匹韦林主要经 CYP3A4 代谢，血浆半衰期为 34~55 小时，绝对生物利用度目前尚不明确，但是空腹服用本品的生物利用度比与餐同服低 40%。研究表明患者性别和种族对药动学无临床相关影响[18]。

初次服用利匹韦林的患者，至少有 2% 出现轻、中度（≤ 2 级）不良反应，如呕吐、恶心、腹痛、头痛、皮疹、头晕等。其他常见不良反应还有肌酐、总胆红素、丙氨酸转氨酶、总胆固醇和低密度脂蛋白含量升高。不到 2% 的患者出现中等强度及中等强度以上的不良反应，包括腹泻、胆囊炎、食欲降低、胆石症等[1]。

2.6　多拉韦林（doravirine，MK-1439；商品名为 Pifeltro）

多拉韦林属于吡啶酮类化合物，是默克公司开发的新一代 HIV-1 NNRTIs，于 2018 年 8 月 30 日经美国 FDA 批准上市，与其他抗逆转录病毒药联合用于无抗逆转录病毒治疗史成人患者 HIV-1 的治疗。此次批准是依据 DRIVE-FORWARD（NCT02275780）和 DRIVE-AHEAD（NCT02403674）的临床试验结果。口服多拉韦林后主要经胃肠道吸收，血药浓度在 1~5 小时后达峰，12~21 小时后出现明显的终端半衰期。多拉韦林在肝微粒体和肝细胞中稳定性好，加之其较长的半衰期和较高的末端血药浓度，可以满足每日一次的低剂量给药，临床试验中的给药剂量多为 25~200mg，其中以 100mg 为宜。多拉韦林作为细胞色素 P450 酶的底物，主要经 CYP3A4 代谢，其中大部分经消化道排泄，仅有约 6% 经肾脏排出体外。多拉韦林在健康个体与艾滋病患者体内的药代动力学性质基本一致。实验组药物相关不良事件总发生率较低，除了头疼，并没有皮疹和中枢神经系统（CNS）毒性的发生[19]。

3 临床应用的 HIV-1 蛋白酶抑制剂（PIs）

目前已应用于临床的 HIV-1 PIs 有 10 个，分别为沙奎那韦（saquinavir）、利托那韦（ritonavir）、茚地那韦（indinavir）、奈非那韦（nelfinavir）、安普那韦（amprenavir）、洛匹那韦（lopinavir）、阿扎那韦（atazanavir）、福赛普那韦（fosamprenavir）、替拉那韦（tipranavir）和地瑞那韦（darunavir），化学结构见图 3-3。其中多数药物是通过以 HIV 蛋白酶切割 HIV-1 前体蛋白质上的活性位点序列为模板设计开发的[20]。虽然基于底物的药物设计在开发潜在的体外能抑制病毒复制的药物方面取得了很大的成功，但是大多数该类 HIV-1 PIs 的体内吸收很差，生物利用度均不高，这是因为它们的亲脂性高和水溶性差；另外食物对沙奎那韦、奈非那韦、依地那韦吸收的影响较大，利托那韦和奈非那韦对细胞色素 P450 的抑制较强等。目前仅有替拉那韦是非肽类 HIV 蛋白酶抑制剂，对其他拟肽类蛋白酶抑制剂的耐药性 HIV 病毒株表现出较好的抑制活性。

3.1 沙奎那韦（saqninavir）

沙奎那韦硬胶囊（Invirase）是由罗氏制药研发的，于 1995 年 12 月被 FDA 批准上市，是第一个上市的 HIV-1 蛋白酶抑制剂药物，在病毒复制循环的晚期起作用。在急性感染的淋巴样干细胞中已显示出对野生型 HIV-1 以及对齐多夫定耐药的 HIV-1 毒株有强大的抗病毒活性，对慢性感染细胞也具有抗病毒活性。沙奎那韦硬胶囊口服的生物利用度仅有 4%，达峰时间为 3~4 小时，C_{max} 为 35.5~127μg/L，88% 随粪便排出[21]。为提高生物利用度，罗氏制药于 1997 年研制了沙奎那韦软胶囊（Fortovase），生物利用度提高 3 倍，食物可提其吸收度，比硬胶囊提高 6 倍。沙奎那韦的半衰期为 2 小时。研究结果显示，长期使用能完全治愈 HIV 感染，但临床发现在用药的患者中出现极少的对该药敏感性降低的 HIV 变种，为避免耐药性、减少毒副作用，临床上尝试两药或三药联用来提高疗效，如沙奎那韦与扎西他滨、沙奎那韦与齐多夫定以及拉米夫定等。

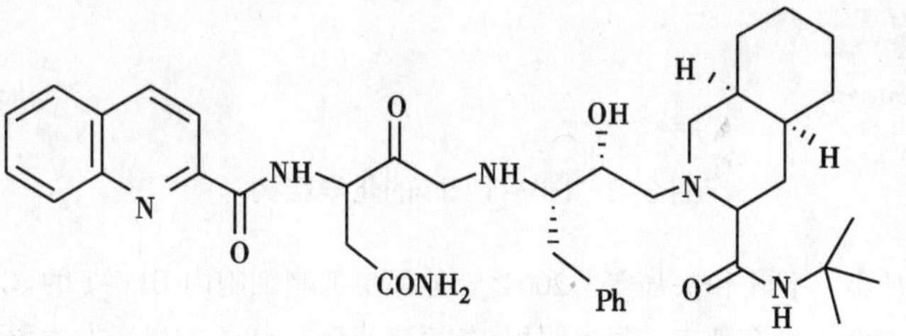

saquinavir

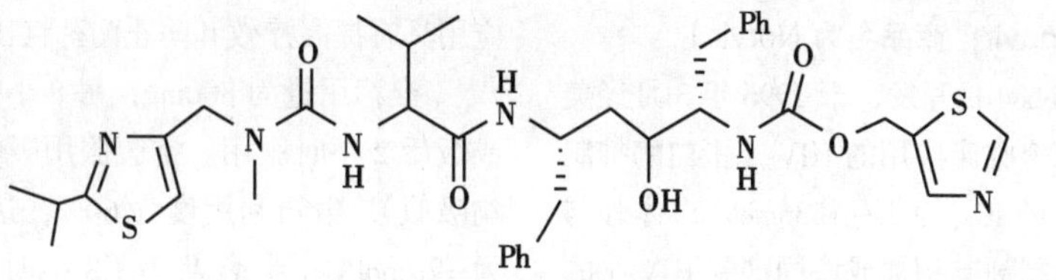

ritonavir

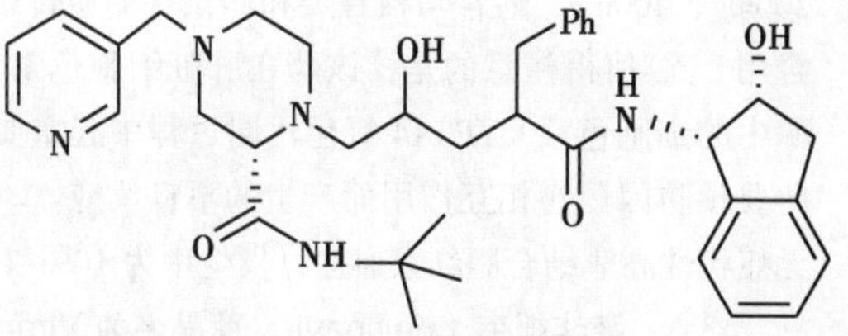

indinavir

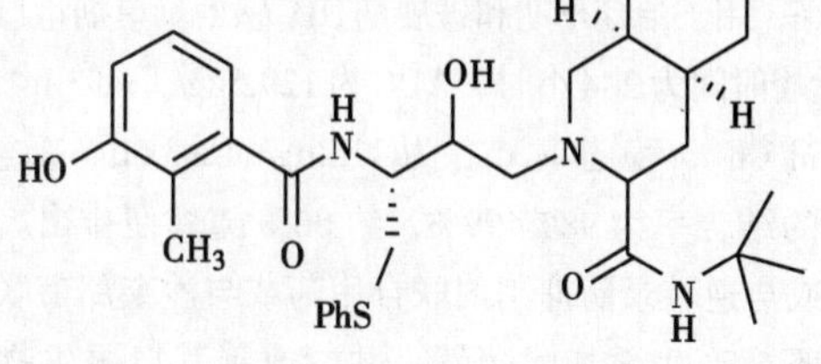

nelfinavir

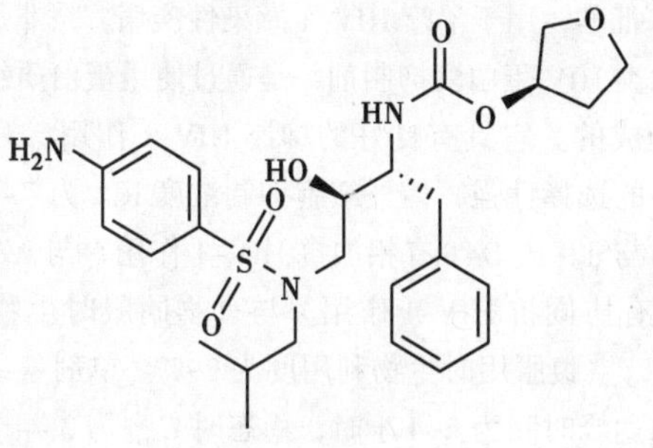

amprenavir

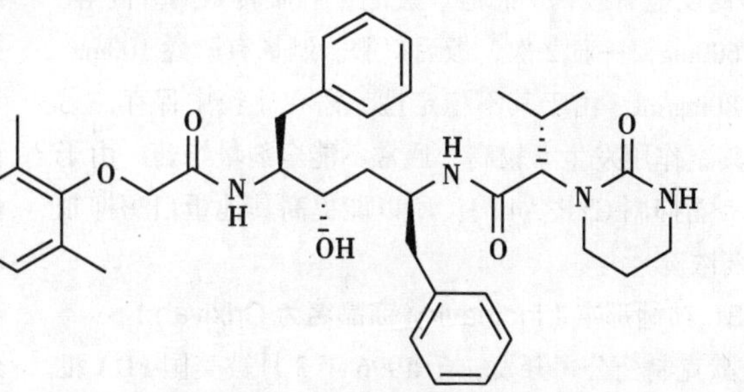

lopinavir

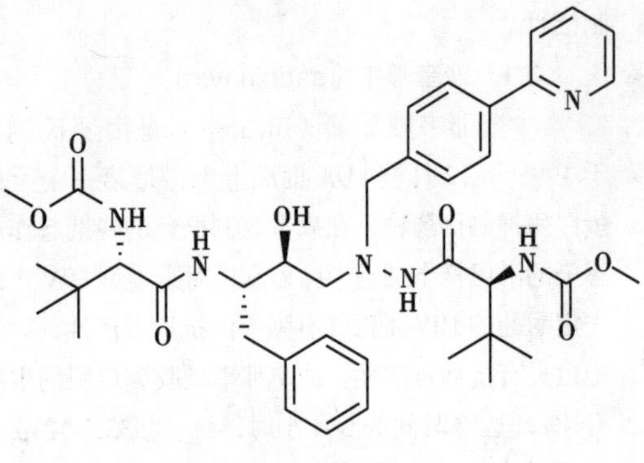

atazanavir

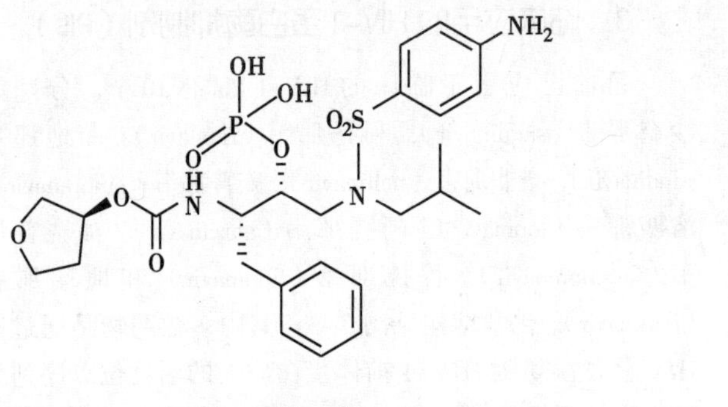

fosamprenavir

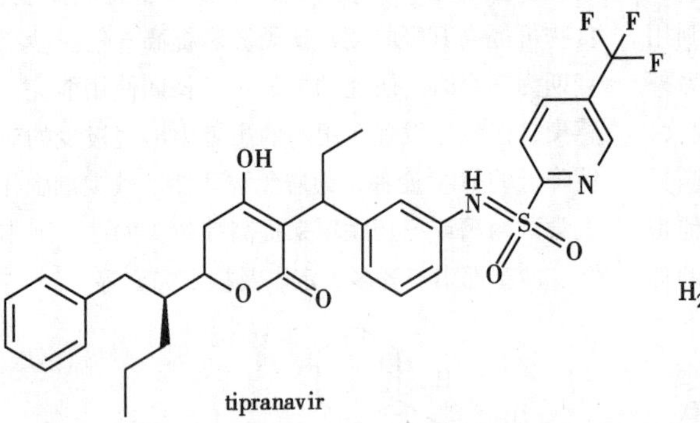

tipranavir

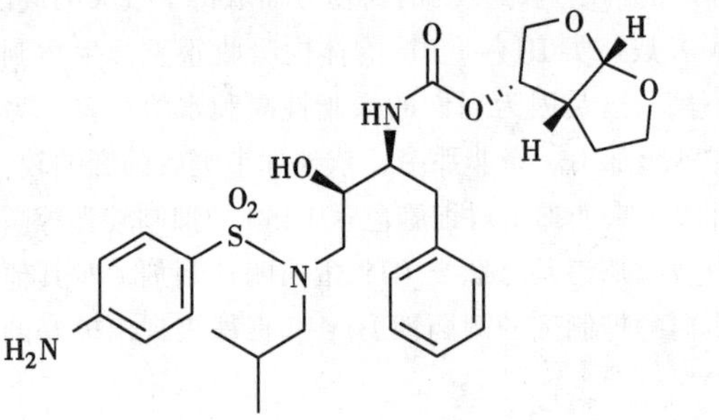

darunavir

图 3–3　HIV–1 PIs 的化学结构

主要不良反应为腹泻、恶心、呕吐和头痛等。2004 年将硬胶囊改为片剂，每片含 500mg 沙奎那韦，每次服用 1 片，同时在 2 小时内服用 100mg 利托那韦，一日 2 次[1]。

3.2　利托那韦（ritonavir；商品名为 Norvir）

由雅培制药公司（Abbott）开发，于 1996 年 3 月经美国 FDA 批准上市，是第二个临床应用的 HIV–1 蛋白酶抑制剂药物。体外抑制 HIV–1 的 IC_{50} 为 3.8~153nmol/L，体外与 AZT、ddI 及其他蛋白酶抑制剂有相加或协同抑制 HIV–1 的作用。口服的生物利用度良好，>60%。患者对利托那韦的耐受性良好，用于治疗早期和进展期 HIV 感染。单剂量口服 600mg，达峰时间为 2~4 小时，AUC 为 129.5μg/（ml · h）± 47.1μg/（ml · h），稳态时 C_{max} 为 11.2μg/ml ± 3.6μg/ml，与血浆蛋白的结合率为 98%~99%，约 86% 随粪便排出。可单独服用或与逆转录酶抑制剂联合用药或与沙奎那韦联合用药，且不会产生叠加耐药性，并能改善其口服生物利用度。

不良反应有腹泻、恶心、疲乏、肝脏转氨酶升高等。用量为 600mg，一日 2 次，饭后口服。制剂有胶囊 100mg，口服液 80mg/ml。由于其不稳定性，需在冰箱中保存。另外由于其副作用发生率较高，通常不能全剂量给药。由于利托那韦能抑制 CYP3A4 酶，所以能提高其他蛋白酶抑制剂的血药浓度[22]。

3.3　茚地那韦（indinavir；商品名为 Crixivan）

由默克制药公司开发，于 1996 年 3 月被美国 FDA 批准上市，是第三个临床应用的 HIV 蛋白酶抑制剂药物。茚地那韦抑制细胞内 HIV–1 的 IC_{50} 为 25~100nmol/L，单独应用该药会有 50% 的患者发生耐药性。但是该药与核苷类抑制剂有协同作用，能与 NRTIs 或 NNRTIs 联用，并且联合应用具有提高疗效和防止耐药性出现的双重功效。

推荐用量为 800mg，每 8 小时服药 1 次，饭前 1 小时或饭后 2 小时服用。空腹服用吸收迅速（高脂肪性饮食影响吸收），生物利用度为 60%，达峰时间为 0.8 小时。C_{max} 为 12μmol/L，半衰期为 1.8 小时，与血浆蛋白的结合率为 60%，很难通过血脑屏障，肾排泄 <20%。制剂为胶囊 200mg、400mg，通常与核苷类和非核苷类逆转录酶抑制剂合用[23]。值得注意的是，该药在肝脏细胞色素 P450 异构酶中的细胞色素 CYP3A4 氧化代谢过程中起重要作用，因此要预防因药物相互作用而产生的不良反应。不良反应为无症状性高非结合胆红素血症，发生率为 10%~15%。

3.4　奈非那韦（nelfinavir；商品名为 Viracept）

由辉瑞制药公司研发，于 1997 年 3 月 14 日被美国 FDA 批准，用于治疗 HIV–1 感染性疾病。奈非那韦为一种拟肽类 HIV 蛋白酶抑制剂，是通过使用蛋白质结构技术设计合成的。它具有良好的抑制 HIV–1 作用，对 HIV–1 蛋白酶的选择性强，体外细胞抑制浓度 IC_{95} 为 7~196nmol/L。体外与 ddI 或 D4T 有相加抗 HIV–1 作用，与 AZT、3TC 和 ddC 有协同抗 HIV–1 作用。与食物同服时生物利用度为 43%，空腹服用时生物利用度为 29%。单剂量或多剂量给药的达峰时间为 2~4 小时，稳态时 C_{max} 为 3~4μg/ml，与血浆蛋白的结合率 >98%，半衰期为 3.5~5 小时，87% 随粪便排出。即使血药浓度达到 4 000ng/ml（ED₉₅ 的 100 倍）也没有出现明显的不良反应。在临床上可以单独使用，与其他抗 HIV-1 药物联合使用时效果更佳。

推荐用量为成人 750mg，每日分 3 次服用，与食物同服。制剂有片剂 250mg/ 片，口服粉剂 50mg/g[24]。2004 年美国 FDA 批准 625mg 的剂量，一日 2 片，分 2 次服用。不良反应偶有腹泻、乏力、注意力不集中等。

3.5　安普那韦（amprenavir；商品名为 Agenerase）

由英国葛兰素史克公司开发，于 1999 年 4 月被美国 FDA 批准上市，是较好的拟肽类 HIV-1 PIs。安普那韦吸收速度快，可与食物同服，但高脂饮食可降低本品的吸收，$t_{1/2}$ 为 7~10.6 小时，经肝脏 CYP3A4 酶代谢，中度肝功能不全患者的血清浓度能增加 2 倍。对其他 PIs 耐药的病毒株对本品敏感，而对安普那韦耐药的病毒株却对其他 PIs 敏感，利托那韦还可增加安普那韦的血药浓度，因此安普那韦可与其他 PIs 联合应用。安普那韦抑制 CYP3A4 酶活性，能增加经该酶代谢的药物的血药浓度，利福平可诱导 CYP3A4 活性，使该药的血药浓度降低，因此安普那韦不能与 CYP3A4 诱导剂或抑制剂联合使用。安普那韦的口服剂量为 600mg，每日 2 次。其磷酸酯前药福赛普那韦（fosamprenavir）于 2003 年上市，使得安普那韦的应用目前越来越少[25]。

3.6　洛匹那韦（lopinavir）

洛匹那韦由雅培制药公司（Abbott）开发，是对 HIV-1 蛋白酶具有高度特异性的蛋白酶抑制剂[26]。洛匹那韦联合利托那韦能够改善其药动学特性，主要是通过抑制洛匹那韦在人体内的代谢，提高血浆药物浓度，增强其抗病毒作用。

洛匹那韦联合低剂量利托那韦的复合片剂（克力芝）于 2000 年经美国 FDA 批准上市，其疗效可靠、副作用少、受食物影响较小，目前作为抗 HIV-1 的一线或二线治疗药物，实现了良好的病毒学抑制和免疫学应答。每片含洛匹那韦 200mg 和利托那韦 50mg。本品的推荐剂量为每日 2 粒，分 2 次服用。对于成年患者，出于对患者管理的考虑，需要按每日 1 次的方式服药时，本品的给药剂量可以为 800/200mg（4 片），可以与食物同服或不与食物同服。腹泻、恶心和虚弱是接受洛匹那韦 / 利托那韦治疗方案的患者最常见的不良反应。另外，其还会导致总胆固醇、甘油三酯和肝脏转氨酶水平升高。

3.7　阿扎那韦（atazanavir；商品名为 Reyataz）

由百时美施贵宝公司研发，于 2003 年 6 月被 FDA 批准上市，是第一种仅需一日 1 次用药的治疗艾滋病的蛋白酶抑制剂。本品的主要优点是服用期间不影响正常饮食。与利托那韦或奈非那韦相比，阿扎那韦不易产生耐药性，体外的 EC₅₀ 为 2~5nmol/L，口服吸收的血药浓度高，具有良好的抗 HIV-1 作用，可降低患者血液内的 HIV-1 载量，并提高 CD4⁺T 细胞水平。血浆半衰期为 6 小时，通过肝脏

细胞色素 CYP3A4 代谢[27]。

常有一些副反应伴随此药产生，如胆红素水平轻度增加、个别患者出现黄疸等，但这些症状可以逆转并不会引起肝脏毒性。每日用药量为 400mg/ 片，一日 1 次；也可与利托那韦合用，300mg/ 片 +100mg 利托那韦[28]。

阿扎那韦在体内的药物相互作用很大，与替诺福韦联用可显著降低其血药浓度（降低 25%），但能同时增加替诺福韦的血药浓度（增加 25%）。另外与 H₂ 受体拮抗剂和 H⁺ 质子泵阻滞剂联用，药物相互作用也很大[1]。

3.8　福赛普那韦（fosamprenavir；商品名为 Lexiva）

由葛兰素史克公司开发，于 2003 年 10 月获 FDA 批准上市。本品是将安普那韦修饰为磷酸酯的高水溶性前药，从而改善 HIV-1 蛋白酶抑制剂安普那韦的生物利用度，减少药物不良反应，口服后在胃壁上皮细胞磷酸酯酶的作用下转化为安普那韦。经临床证实，本品与利托那韦联用时，对于抑制 HIV-1 复制和提高 T 细胞水平效果更好。

本品为 700mg 的片剂，常用给药方案有 3 种：一日 2 次，每次 2 片（方案 1）；或一日 1 次，每次 2 片加利托那韦一日 1 次，每次 200mg（方案 2）；或一日 2 次，每次 1 片加利托那韦一日 2 次，每次 200mg（方案 3）。据现有的临床报道，方案 3 的效果最好。本品不受饮食限制，不良反应主要有恶心、呕吐、腹痛、腹泻、头痛和皮疹[1]。

3.9　替拉那韦（tipranavir；商品名为 Aptivus）

由勃林格殷格翰制药公司研制，于 2005 年 6 月获美国 FDA 批准上市，是第一个非肽类 HIV-1 蛋白酶抑制剂。该药物的耐受性良好，对耐药性 HIV-1 病毒株具有抑制活性。替拉那韦在给药剂量为 900mg 时其稳态峰浓度可达 1.2mmol/L ± 0.6mmol/L。本品必须与利托那韦联用以提高其治疗的血药浓度，否则本品不足以抑制 HIV-1 复制。联合用药可降低患者血液内的 HIV-1 载量，并提高 CD4⁺T 细胞水平。替拉那韦通过肝脏细胞色素 CYP3A4 代谢。FDA 批准替拉那韦 250mg 软胶囊上市，用药量为 500mg 且需与利托那韦 200mg 联合用药，一日 2 次。

主要不良反应为腹泻、恶心、呕吐，但是这些不良反应可通过调节给药剂量进行控制[29]。

3.10　地瑞那韦（darunavir；商品名为 Prezista）

由美国 Tibotec 公司研发，是于 2006 年 6 月 23 日被美国 FDA 批准上市的一种非肽类 HIV-1 蛋白酶抑制剂，也是全球第二个上市的非肽类蛋白酶抑制剂，并于 2007 年 3 月在欧盟的 27 个成员国上市。地瑞那韦为口服片剂，可以选择性地抑制感染细胞内 HIV-1 编码的多聚蛋白的卵裂，因此可以阻止成熟的病毒细胞颗粒的生成，适用于感染了艾滋病病毒但服用现有抗逆转录病毒药物未见疗效的成年人[30]。

单剂量口服 600mg 地瑞那韦，绝对生物利用度为 37%；同时给予 100mg 利托那韦，绝对生物利用率可以提高到 82%，因此临床应用中常与利托那韦合用。合用时地

瑞那韦的达峰时间为2.5~4小时。餐后服用地瑞那韦,C_{max}和AUC均提高30%以上,临床应用中建议餐后服用地瑞那韦/利托那韦。地瑞那韦的血浆蛋白结合率为95%,其中主要与血浆α_1-酸性糖蛋白(AAG)结合,主要经肝脏CYP3A4酶代谢,可以产生至少3种活性代谢产物。地瑞那韦最常发生(>10%)的治疗相关不良反应为腹泻、恶心、头痛和鼻咽炎[1]。

4 临床应用的HIV-1融合抑制剂(FIs)

恩夫韦肽(enfuvirtide,T-20;商品名为Fuzeon)

由瑞士罗氏公司和美国Trimeris公司共同研制,又名T-20,于2003年3月13日被FDA批准上市。恩夫韦肽是第一个获准上市的HIV-1融合抑制剂,它是由HIV-1的gp41蛋白的融合多肽下游的C末端重复序列直接衍生的C肽,由36个氨基酸残基组成,分子式为$C_{204}H_{301}N_{51}O_{64}$,氨基酸结构序列如下:CH₃CO-Tyr-Thr-Ser-Leu-Ile-His-Ser-Leu-Ile-Glu-Glu-Ser-Gln-Asn-Gln-Gln-Glu-Lys-Asn-Glu-Gln-Glu-Leu-Leu-Glu-Leu-Asp-Lys-Trp-Ala-Ser-Leu-Trp-Asn-Trp-Phe-NH₂。与现已上市的抗HIV药物不同,恩夫韦肽的作用机制主要是通过抑制病毒进入人体的免疫细胞,抑制HIV-1 gp41,阻断六股α螺旋束核心结构的形成,阻止融合肽与细胞膜相互作用,干扰HIV-1病毒包膜与靶细胞膜的融合,从而抑制HIV-1感染。恩夫韦肽在HIV-1进入细胞之前将其杀伤,可以阻止病毒在体内传播,降低病毒载量,比其他药物能更明显地降低病毒的播散速度。当HIV-1对其他所有疗法产生抗药性时,该药物仍可达到抑制HIV-1的作用,为艾滋病患者提供了又一道生命防线[1]。

恩夫韦肽在CD4⁺细胞内抑制HIV-1实验株及各种基因型(A-G)临床分离株的IC_{50}为4~280nmol/L(18~1260ng/ml),对R5(HIV-1辅助受体为CCR5毒株)、X4(HIV-1辅助受体为CXCR4毒株)及双嗜性毒株(R5/X4)具有同样的抑制活性,对HIV-2无抑制活性。体外细胞培养实验中,T-20与AZT、3TC、奈非那韦、茚地那韦及依法韦仑有相加或协同抗HIV-1作用。体外可诱导T-20耐药突变株,基因型突变在gp41 36~38残基的突变株对T-20的敏感性下降5~684倍;临床也分离到T-20耐药突变株,突变在gp41的36~45残基,对T-20的敏感性下降4~422倍。T-20与NRTIs、NNRTIs及PIs无交叉耐药性。

恩夫韦肽90mg单剂皮下注射,C_{max}为4.59μg/ml±1.5μg/ml,AUC为55.8mg/(ml·h)±12.1μg/(ml·h),$t_{1/2}$为3.8小时±0.6小时,Cl为24.8ml/(h·kg)±4.1ml/(h·kg)。单剂静脉注射的绝对生物利用度为84.3%±15.5%。T-20 90mg一日2次皮下注射,稳态时的C_{max}为5.0μg/ml±1.7μg/ml,Cl为30.6ml/(h·kg)±10.6ml/(h·kg)。90mg静脉注射,稳态时的V_d为5.5L±1.1L,与血浆蛋白的结合率为92%。用于HAART的组成药物,90mg,一日2次皮下注射(上

臂、前大腿或腹部),每次注射须在新的部位。对6~16岁的患者,T-20的剂量为2mg/kg,最大剂量为90mg,一日2次皮下注射[23]。

最常见的不良反应为局部注射部位反应(98.3%),3%的患者因局部注射反应而停药,包括局部疼痛、不适、红斑、硬结、瘙痒、瘀斑、结节或囊肿。其他不良反应有腹泻(26.8%)、恶心(20.1%)、疲乏(16.1%)、外周神经病、食欲下降及嗜酸细胞增多(与超敏无关),≤1%的患者对T-20超敏感。应用T-20的患者患细菌性肺炎的发生率(4.68/100患者每年)较对照组(0.61/100患者每年)高,需密切关注肺炎的症状、体征及有关危险因素。每年高达2万美元的费用支出也阻碍了本品在临床的推广。

5 临床应用的HIV-1小分子趋化因子受体5抑制剂

马拉维若(maraviroc;商品名为Selzentry)

由辉瑞公司研发的靶向小分子趋化因子受体5(CCR5)的第一个抗HIV药物,于2007年8月6日获美国FDA批准上市,化学结构见图3-4。马拉维若对R5型HIV-1毒株具有较强的抗病毒活性,90%的抑制浓度IC_{90}为20nmol/L,临床用于联合其他抗反转录病毒药物用以治疗曾接受过治疗的成人R5型HIV-1感染者。本品为口服片剂,每片150mg或300mg。研究表明,马拉维若具有良好的药代动力学特性,300mg单剂量口服后,血药浓度达峰时间为0.5~4小时,在治疗剂量范围内口服给药其吸收不与剂量成正比。马拉维若100mg和300mg口服给药的绝对生物利用度分别为23%和33%,主要由肝脏细胞色素P450系统CYP3A4酶代谢,肝脏损害将对其代谢产生影响[31]。

马拉维若最常见的不良反应为咳嗽、发热、皮疹、上呼吸道感染、肌肉症状等。此外,可能会损坏肝功能,具有潜在的诱发心血管病的风险,引发直立性低血压、免疫系统重建并发症等[32]。

6 临床应用的HIV-1整合酶抑制剂(INs)

整合酶是HIV-1复制周期必需的基本酶之一,其主要功能是催化经逆转录产生的病毒cDNA共价插入宿主细胞的基因组DNA中。整合酶抑制剂以整合酶作为药物靶点,通过抑制该酶的活性,有效地抑制HIV在宿主细胞内复制,从而治疗HIV感染。目前已经有3种整合酶抑制剂药物被批准上市,分别为雷特格韦(raltegravir)、多替格韦(dolutegravir)和埃替格韦(elvitegravir),其化学结构见图3-4。

6.1 雷特格韦(raltegravir;商品名为Isentress)

由美国默克公司开发,于2007年10月12日获美国FDA批准上市,是第一个被批准用于治疗HIV-1感染的整合酶抑制剂。临床上雷特格韦可用于预防、治疗HIV-1感

染，延缓艾滋病的发病。雷特格韦对于初治和接受过治疗的患者都具有良好的安全性和较高的疗效，对于不能接受其他药物治疗的患者也能抑制其 HIV-1 复制。本品推荐剂量为一日 2 次，每次 400mg，空腹或随餐服用均可。口服后吸收迅速，半衰期为 7~12 小时，多次给药后，2 日可达稳态血药浓度。^{14}C 示踪研究显示，健康志愿者单次口服

200mg 后，32% 由尿中排泄，51% 由粪便排泄，24 小时内基本无遗留，尿中主要有原型药物（9%）和其葡萄糖苷酸形式（23%）[1]。

常见不良反应：与其他抗 HIV-1 药物联合使用可能出现腹泻、头痛及恶心等不良反应，在中度感染患者可出现免疫重建综合征，症状和体征为条件致病菌感染[33]。

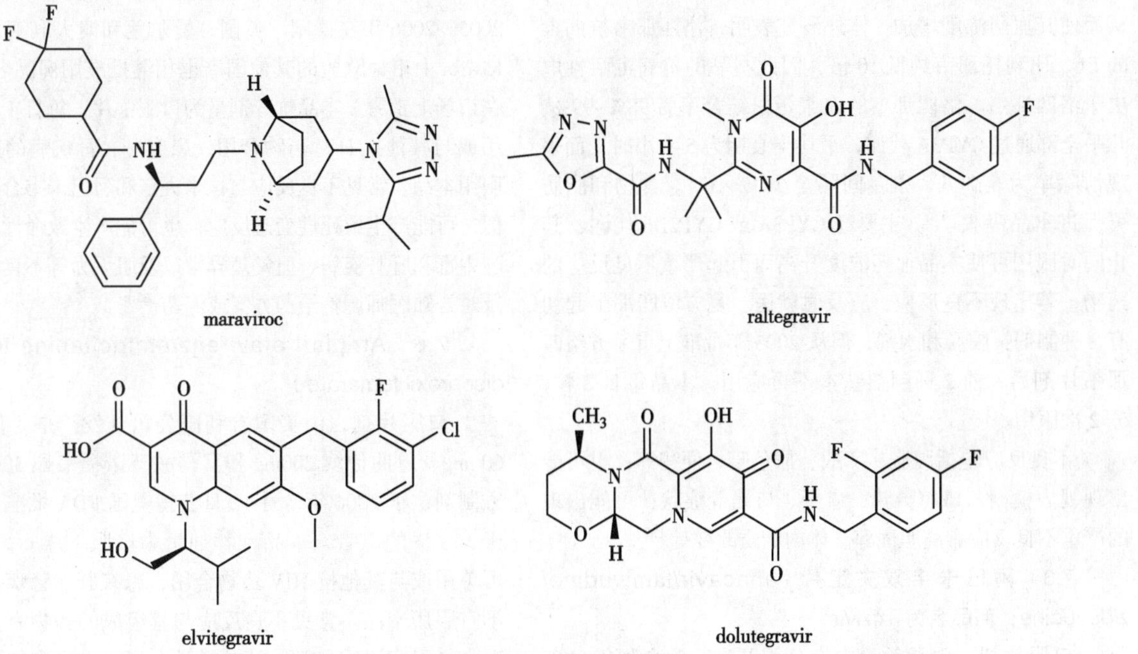

图 3-4　马拉维若和整合酶抑制剂的化学结构

6.2　多替格韦（dolutegravir；商品名为 Tivicay）

由葛兰素史克公司研发，是第二代整合酶抑制剂，于 2013 年 8 月 12 日被美国 FDA 批准上市，用于 HIV 感染患者初次治疗或有治疗经验（包括接受过其他整合酶抑制剂药物治疗）的成人患者，同时也适用于 >12 周岁、体重 >40kg 的初次治疗或没有治疗经验（没有接受过其他整合酶抑制剂药物治疗）的未成年人患者。本品口服后容易吸收，血药浓度在 2~3 小时可以达峰值，平均半衰期为 11~16 小时，单剂量连用 5 日可达稳态血药浓度，血浆蛋白结合率 ≥ 98.9%，其结合不依赖药物浓度。多替格韦的服用不受饮食影响，饭后服用，达峰时间和 AUC 水平有适度增加，不影响临床治疗效果。多替格韦主要由 UGT1A1 代谢，部分经 CYP3A4 代谢，其代谢物经粪便和尿排出体外[1]。

常见不良反应是失眠和头痛，发生率为 2%~3%；其他不良反应包括腹泻、恶心、呕吐、腹痛等，发生率均 <2%。多替格韦可致患者的某些实验室化验指标值升高[1]。

6.3　埃替格韦（elvitegravir；商品名为 Vitekta）

由吉利德公司研制，开始时作为四联复方制剂 Stribild（elvitegravir/emtricitabine/tenofovir disoproxil fumarate/

cobicistat）的组分于 2012 年 8 月 27 日获美国 FDA 批准上市。2014 年 9 月 24 日，埃替格韦作为单一药物被 FDA 批准上市，是第三个上市的整合酶抑制剂药物。埃替格韦口服一日 1 次，85mg 或 150mg，须与增效剂利托那韦联用，治疗接受过其他抗病毒药物治疗的成年患者。本品的血浆蛋白结合率很高（98%~99%），主要经 CYP3A 诱导的氧化代谢，生物利用度有限，血浆半衰期为 8.7~13.7 小时，易与雷特格韦产生交叉耐药性[34]。

7　临床应用的抗 HIV-1 复方制剂

7.1　双汰芝（齐多拉米双夫定片，lamivudine/zidovudine；商品名为 Combivir）

口服片剂，由葛兰素史克公司开发，为含拉米夫定 150mg 和齐多夫定 300mg 的复方制剂，于 1997 年 9 月 26 日获美国 FDA 批准上市，商品名为 Combivir。本品的推荐人群为 12 岁以上的儿童和成人，口服 1 片，每日 1 次，可与其他抗逆转录病毒药合用[35]。

主要毒副作用同拉米夫定和齐多夫定，有骨髓抑制和肝、肾毒性等。与食物同服，可减轻胃部不适。另外，双汰芝可用于职业暴露人员在发生 HIV/AIDS 职业暴露后的预防性用药，一日 2 次，持续服用 1 个月[36]。

7.2　复方洛匹那韦（lopinavir/ritonavir；商品名为 Kaletra）

口服片剂，由美国雅培公司研制，是由洛匹那韦 200mg 和利托那韦 50mg（质量比为 4∶1）组成的复方制剂，于 2000 年 9 月 15 日经美国 FDA 批准作为处方药用于治疗 HIV-1 感染。洛匹那韦是 HIV-1 蛋白酶抑制剂，通过抑制 HIV-1 复制或生长而减慢 AIDS 的发展，从而降低血中的 HIV-1 浓度。利托那韦能抑制 CYP3A 对洛匹那韦的代谢，从而使其血药浓度增加。体外研究表明，洛匹那韦抗病毒的 EC_{50} 比托那韦约低 10 倍，因此本品的抗病毒活性取决于洛匹那韦。洛匹那韦的血浆蛋白结合率为 98%~99%，几乎全部通过 CYP3A 代谢，平均半衰期为 5~6 小时，而表观清除率为 6~7L/h，剂量间隔至少 12 小时。食物和脂肪可促进本品吸收[37]。主要经 CYP3A 或 CYP2D6 代谢，禁止同时服用可使本品血药浓度升高而引起严重不良反应的药物，若出现不良反应，应及时就医。复方洛匹那韦起初有 2 种制剂：胶囊和水剂，但从 2005 年批准上市复方洛匹那韦片剂后，前 2 种制剂基本不再应用。本品每日 2 粒，分 2 次服用。

不良反应包括腹胀、寒战、尿色暗、便秘等；也可能出现视力模糊、口腔异味、口干、口渴等症状；可能出现的严重不良反应有高胆固醇、体内脂质改变等[35]。

7.3　阿巴卡韦双夫定片（abacavir/lamivudine/zidovudine；商品名为 Trizivir）

口服片剂，由葛兰素史克公司开发，为含阿巴卡韦 300mg、拉米夫定 150mg 和齐多夫定 300mg 的复方制剂，于 2000 年 11 月 15 日获得美国 FDA 批准上市。Trizivir 是首个单一片剂内含 3 种抗病毒药的复方制剂，标志着给药方案剂量组合的重大发展。

服用 Trizivir 一日 2 次，可早、晚各服 1 片，无须顾忌进食和饮水。Trizivir 适用于单独或与其他抗逆转录病毒药联合使用治疗 HIV-1 感染。由于 Trizivir 是固定剂量的片剂，不可用于体重 <40kg 的成人、青少年或需调整剂量的患者（肾功能损伤患者或因不良反应剂量受限的患者）。FDA 警告医师和患者注意 Trizivir（因含阿巴卡韦成分）可能带来的严重甚至是致命性的过敏反应。过敏症状通常会表现为发热、皮疹、疲劳、胃肠道症状以及呼吸道症状（咽喉炎、呼吸困难和咳嗽等）。其他可能会发生的副作用包括乳酸性酸中毒、严重的肝脏问题、贫血症、中性粒细胞减少症、恶心、疲劳和肌病[23]。

7.4　特鲁瓦达（tenofovir disoproxil fumarate/emtricitabine；商品名为 Truvada）

口服片剂，由吉利德公司开发，是含富马酸替诺福韦酯 300mg 和恩曲他滨 200mg 的复方制剂[23]，于 2004 年 8 月 2 日获得美国 FDA 批准上市。成人推荐剂量为口服 1 片，每日 1 次，可单用或与其他抗逆转录病毒药合用，肾功能不全者应适当减少药量。常见不良反应与替诺福韦和恩曲他滨合并用药相似，能引起手指、脚趾和头部疼痛或刺痛感及眩晕、呕吐、腹痛、食欲下降等，严重的不良反应可能导致肾衰竭及胰腺炎，应及时告知医师调整给药方案或停药[35]。

7.5　阿巴卡韦拉米夫定片（lamivudine/abacavir；商品名为 Epzicom，Kivexa）

口服片剂，由葛兰素史克公司开发，是含拉米夫定 300mg 和阿巴卡韦 600mg 的复方制剂，于 2004 年 8 月 2 日获美国 FDA 批准上市，成为治疗 HIV-1 感染的处方药[38]。2005—2006 年在德国、英国、爱尔兰和澳大利亚以商品名 Kivexa 上市，欧盟的其他国家也相继批准用商品名 Epzicom 在市场上销售。本品推荐剂量为口服 1 片，每日 1 次，可单用或与其他抗 HIV 药物合用，患有肝、肾疾病的患者不宜服用本品。常见不良反应与拉米夫定和阿巴卡韦合并用药相似，可能产生致死性变态反应，也可能产生致命性的乳酸性酸中毒和肝脏疾病、血常规异常以及肌无力等不良反应，应及时告知医师调整给药方案或停药[35]。

7.6　Atripla（efavirenz/emtricitabine/tenofovir disoproxil fumarate）

口服片剂，由美国吉利德公司开发，是含依法韦仑 600mg、恩曲他滨 200mg 和富马酸替诺福韦酯 300mg 的复方制剂，于 2006 年 7 月 12 日获得美国 FDA 批准上市。对于 >18 岁的患者，本品推荐剂量为口服 1 片，每日 1 次，可单用或与其他抗 HIV 药物合用，患有肝、肾疾病的患者不宜服用本品。常见不良反应与其组成的药物有关，依法韦仑易引起思维异常、精神错乱、记忆丧失和幻觉，某些患者可能会出现严重的皮疹；恩曲他滨和替诺福韦可能导致致命性的乳酸性酸中毒和肝脏疾病、血常规异常以及肌无力等，应及时告知医师调整给药方案或停药[35]。

7.7　Complera（rilpivirine/emtricitabine/tenofovir disoproxil fumarate）

口服片剂，由美国吉利德公司开发，是含利匹韦林 25mg、恩曲他滨 200mg 和富马酸替诺福韦酯 300mg 的复方制剂，于 2011 年 8 月 10 日上市用于治疗无既往治疗史的成人 HIV-1 感染患者。生物等效性研究证实，每日 1 次服用 Complera 与每日同时分服利匹韦林、恩曲他滨和替诺福韦酯的各药的血药浓度均一致。Complera 治疗基线 HIV-1 RNA 水平 >10 万 copies/ml 患者时的病毒学失败率高于基线 HIV-1 RNA 水平较低的患者。Complera 治疗失败患者可能会发展为总治疗耐药性和对非核苷类抑制剂的交叉耐药性；使用 Complera 治疗的患者也可能发展对拉米夫定 / 恩曲他滨相关耐药性，临床用药时必须予以考虑[39-40]。

7.8　Stribild（elvitegravir/emtricitabine/tenofovir disoproxil fumarate/cobicistat）

口服片剂，由吉利德科学公司研制，是含埃替格韦 150mg、恩曲他滨 200mg、富马酸替诺福韦酯 300mg 和可比司他 150mg 的四联复方制剂，于 2012 年 8 月 27 日获美国 FDA 批准上市，用于未接受过抗逆转录病毒治疗的成年 HIV-1 感染患者的治疗。其用法为每日 1 次，每次 1 片。

该复方片剂由 2 种老药（恩曲他滨和替诺福韦酯）和 2 种新药（整合酶抑制剂埃替格韦和 CYP3A 抑制剂可比司他）组成。临床试验结果显示，Stribild 比复方制剂 Atripla 和 Truvada 更优，80%~90% 的受试者在试验结束时血浆中检测不到 HIV-1[41]。Stribild 比复方制剂 Atripla 对 HIV-1 的抑制率更高（90% vs 83%），且与药物相关的中枢神经系统副作用的发生率更低（17% vs 26%）[1]。

7.9 Triumeq（abacavir/dolutegravir/lamivudine）

口服片剂，由 ViiV Healthcare 公司研发，是含阿巴卡韦 600mg、多替格韦 50mg 及拉米夫定 300mg 的复方制剂，于 2014 年 8 月 22 日获美国 FDA 批准上市。Triumeq 是首款基于多替格韦的固定剂量复方药物，为患者提供了一种单一药片用药治疗方案选择。目前或既往对 Triumeq 中任何成分耐药的患者、对整合酶药物有相关耐药性或临床疑似 INSTI 耐药性的患者，不推荐单独服用 Triumeq。

在初始使用含有阿巴卡韦的药物治疗之前，要对所有 HIV 感染者的基因标志物 HLA-B*5701 等位基因是否存在进行筛查。本品的不良反应主要为失眠、头痛和疲劳等[42, 43]。

7.10 Evotaz（atazanavir/cobicistat）

口服片剂，由百时美施贵宝公司研发，是含阿扎那韦 300mg 和可比司他 150mg 的复方制剂，于 2015 年 1 月 29 日获得美国 FDA 批准上市，与其他抗逆转录病毒药物联合使用治疗 HIV-1 感染的成年患者。其中阿扎那韦为 HIV-1 蛋白酶抑制剂药物，可比司他是选择性的 CYP3A 抑制剂，可抑制 CYP3A 介导的药物代谢，增加 CYP3A 底物的暴露量。受试者为感染初治患者的随机、双盲、活性对照试验证明，随机分入阿扎那韦 / 可比司他组和阿扎那韦 / 利托那韦组，第 48 周时，阿扎那韦 / 可比司他组患者的 HIV-1 RNA<50 copies/ml

的比例为 85%，阿扎那韦 / 利托那韦组为 87%。本品每日 1 次服用，最常见的不良反应为黄疸和恶心[44, 45]。

7.11 Genvoya（elvitegravir/emtricitabine/cobicistat/tenofovir alafenamide）

口服片剂，由吉利德科学公司研制，是含埃替拉韦 150mg、恩曲他滨 200mg、可比司他 150mg 及替诺福韦艾拉酚胺富马酸（TAF）10mg 的四合一抗 HIV 复方制剂药物，于 2015 年 11 月 5 日获得美国 FDA 批准，同年 11 月 23 号获欧盟批准。适用人群为从未接受过治疗的 HIV-1 成人感染者、12 岁及 12 岁以上的体重 >35kg 的 HIV-1 青少年感染者。其用法为每日 1 次，每次 1 片。在临床试验中，Genvoya 的疗效可与 Stribild 相当，同时能改善肾脏和骨骼参数，安全性更高，减少患者的骨折风险，适用人群更广，主要不良反应为恶心[46, 47]。

7.12 Odefsey（emtricitabine/rilpivirine/tenofovir alafenamide）

口服片剂，由吉利德公司研制，是含恩曲他滨 200mg、利匹韦林 25mg 和替诺福韦艾拉酚胺富马酸 25mg 的三合一复方制剂，于 2016 年 3 月 1 日获美国 FDA 批准上市，2016 年 6 月 23 日获欧盟批准上市。Odefsey 主要适用于 12 岁以上且未接受过抗病毒治疗的 HIV-1 感染者，还可以作为稳定的抗病毒药物给出现 6 个月以上病毒抑制的感染者（病毒载量 <50 copies/ml）且没有出现过药物治疗失败的患者长期服用。

临床试验证实，TAF 进入细胞的效率明显高于 TDF，在低于 TDF 的 1/10 剂量时就具有非常高的抗病毒疗效，从而降低药物副作用，减轻肾损伤和骨质疏松。本品最常见的不良反应为乳酸性酸中毒和严重的肝脏问题。

（陈绪旺 荆兰兰 刘新泳）

第 2 节 艾滋病的高效抗逆转录病毒治疗

自 1981 年全世界首次报道艾滋病以来，全球几乎所有国家和地区都有 HIV-1 感染或艾滋病患者的报道。在全世界范围内，艾滋病已成为人类面临的灾难性疾病，艾滋病的预防和治疗已经成为人类共同的责任。然而，迄今为止，尚未发现能根治 HIV-1 感染的特效药物，因此目前强调对艾滋病患者的规范抗病毒治疗以及综合治疗。1996 年华裔美籍著名科学家何大一提出高效抗逆转录病毒治疗（highly active antiretroviral therapy，HAART），即联合应用作用于 HIV 复制各个阶段的药物，如二联或三联疗法，以最大限度地抑制病毒在细胞内的复制，使患者免疫功能的损伤降低到最低限度或使受损害的免疫功能逐渐得到恢复[48]。HAART 的应用是 AIDS 治疗史上的一个里程碑，HAART 能将患者体内的 HIV 载量控制到现有方法检测不到的水平（≤ 50 copies/ml），可以显著推迟 HIV 感染的进程，重建机体免疫功能，改善 AIDS 的预后，提高患者的

生存质量，降低母婴传播的危险性，降低 HIV 扩散给他人的风险。

1 HAART 治疗时机

HIV 感染后，经过播散，首先出现急性 HIV-1 综合征，随着 CD4 细胞的急剧下降，血浆 HIV-1 RNA 急剧升高，这个阶段一般持续 3~6 个月。伴随着细胞毒性 T 淋巴细胞应答的出现和血浆 HIV-1 RNA 大幅降低，临床症状消失，而后几年 CD4 细胞缓慢下降，进入临床潜伏期。在发展成为 AIDS 之前的 1.5~2 年中，CD4 细胞的降低速度更快，HIV-1 RNA 水平逐渐升高。病毒载量（VL）的高低决定 HIV-1 感染者进入 AIDS 期的速度，并与患者的预后有重要关系。研究显示，VL<10 000 copies/μl 时，生存期将 >10 年；VL 在 10 000~30 000 copies/μl 时，生存期为 7.5 年；VL>30 000 copies/μl 时，生存期为 4.4 年。因此，降低 VL 可以延缓 HIV

感染者进展为 AIDS 的速度，改善患者的预后[1]。

由于 AIDS 抗病毒药物的不良反应和耐药性问题，因此选择抗病毒治疗的时机就非常重要，目前对于何时开始治疗的问题争论较大。①若偏于早期治疗，其优势可能是较早地抑制病毒，帮助恢复免疫功能，并减少病毒传播。但是带来的弊端也很多，可能较早出现药物不良反应而影响生活质量，继而出现由药物引起的严重毒副作用，早期出现耐药性或限制以后的药物选择余地等。②若选择偏于晚期治疗，其优势是可能避免了因药物不良反应带来的对生活质量的影响，延迟药物出现耐药性的时间，保留更多的药物治疗的选择余地。但也有可能出现严重的不可恢复的免疫抑制，增加抗病毒的困难和增加传播的风险[1]。

1998 年美国健康与人类事业部（DHHS）的治疗指南提示 CD4 细胞在 500/μl 以下，VL 在 10 000（bDNA）或 20 000（RT-PCR）以上时开始抗病毒治疗。2001 年治疗指南开始修改，将开始抗病毒治疗的时间推迟到 CD4 细胞 <350/μl（<200/μl 必须抗病毒治疗）或 CD4 细胞 >350/μl，但 VL 必须 >30 000（bDNA）或 55 000（RT-PCR）时。2002 年指南再度修改，将 CD4 在 350/μl 以上的 VL 限制在 55 000 以上（无论是 bDNA 还是 RT-PCR）。2004 年的指南与 2003 年基本相同，没有大的改变[49-50]。尽管最佳抗病毒治疗时机目前尚待进一步研究，但有些认识已趋一致，目前认为（包括 2011 年版 DHHS 指南）以下情况建议尽早进行抗病毒治疗：进入 AIDS 期的患者；CD4+ T 淋巴细胞计数 <350/μl 的患者；合并乙型肝炎病毒感染、丙型肝炎病毒感染、HIV 相关性肾病、妊娠以及多种疾病状态的患者；免疫功能进行性恶化者[1]。

2 HAART 治疗方案的选择与治疗效果判定

2.1 HAART 治疗方案的选择

随着药物开发和耐药性的广泛出现，治疗方案也逐渐变化。截至目前，已经有 8 种 NRTIs、5 种 NNRTIs、10 种 PIs、1 种融合酶抑制剂、1 种 CCR5 抑制剂、3 种整合酶抑制剂和 12 种复方制剂共 40 种抗 HIV 药物被批准用于临床治疗。2011 年的指南将抗病毒方案分为首选方案、备选方案和可接受方案，治疗患者应该首选首选方案；应用可接受方案需谨慎，因为其疗效可能并不理想且不良反应较为显著。

首选方案：依法韦仑 / 替诺福韦 / 恩曲他滨；地瑞那韦 / 利托那韦 + 替诺福韦 / 恩曲他滨；阿扎那韦 / 利托那韦（ATV/r）+ 替诺福韦 / 恩曲他滨；雷特格韦 + 替诺福韦 / 恩曲他滨。对于妊娠期妇女的首选方案为齐多夫定 / 拉米夫定 + 洛匹那韦 / 利托那韦[51]。

备选方案：依法韦仑 + 阿巴卡韦 / 拉米夫定；利匹韦林 / 替诺福韦 / 恩曲他滨；利匹韦林 + 阿巴卡韦 / 拉米夫定；阿扎那韦 / 利托那韦 + 阿巴卡韦 / 拉米夫定；地瑞那韦 / 利

托那韦 + 阿巴卡韦 / 拉米夫定；福沙那韦 / 利托那韦 + 阿巴卡韦 / 拉米夫定或替诺福韦 / 恩曲他滨；洛匹那韦 / 利托那韦 + 阿巴卡韦 / 拉米夫定或替诺福韦 / 恩曲他滨；雷特格韦 + 阿巴卡韦 / 拉米夫定。在这些备选方案中，拉米夫定和恩曲他滨可以互换选用[51]。

可接受方案：依法韦仑 + 齐多夫定 / 拉米夫定；奈韦拉平 + 替诺福韦 / 恩曲他滨或齐多夫定 / 拉米夫定；奈韦拉平 + 阿巴卡韦 / 拉米夫定；利匹韦林 + 齐多夫定 / 拉米夫定；阿扎那韦 +（阿巴卡韦或齐多夫定）/ 拉米夫定；阿扎那韦 / 利托那韦 + 齐多夫定 / 拉米夫定；地瑞那韦 / 利托那韦 + 齐多夫定 / 拉米夫定；福沙那韦 / 利托那韦 + 齐多夫定 / 拉米夫定；洛匹那韦 / 利托那韦 + 齐多夫定 / 拉米夫定；雷特格韦 + 齐多夫定 / 拉米夫定；马拉维若 + 齐多夫定 / 拉米夫定；马拉维若 + 替诺福韦 / 恩曲他滨或阿巴卡韦 / 拉米夫定。上述备选方案中，拉米夫定和恩曲他滨可以互换选用[51]。

不宜使用的方案：单一药物的抗病毒治疗；仅用 2 种 NNRTIs 的抗病毒治疗；3 种 NRTIs 的联合抗病毒治疗[51]。

2.2 HAART 治疗效果判定

抗 HIV-1 治疗效果可以通过血浆中 HIV-1 RNA 水平的测定来评估，疗效良好者在 4~6 个月时达到以现有的测试手段未能检出的水平（低于 50 copies/ml）。如未能取得上述效果者，可能的原因包括未遵从医嘱用药、药效不佳或血中的药物浓度未达到要求的水平、病毒耐药以及目前尚未了解的其他因素。如患者已完全遵嘱用药仍未达到预期疗效，应改变治疗方案[52]。

3 我国 AIDS 抗病毒治疗现状

由于我国的 AIDS 治疗药物开发能力有限，因此药物来源将在一定程度上限制我国抗病毒治疗的开展。虽然选择余地较小，但相对而言也有好处。选择余地越多，滥用药物的可能性就越大，耐药性出现的时间就会越早。我国的抗病毒治疗虽然开展较晚，但可以根据国外现有的抗病毒治疗经验和教训来制定我国的抗病毒治疗策略。从目前国外的经验看，由于药物开发速度的限制和大面积耐药的出现，治疗方案的选择余地越来越小。因此，目前国外已经由以前趋向于早期治疗转而开始趋向于晚期治疗，这样不仅能延缓耐药性的产生，而且为以后的治疗保留了更多的选择余地。

自 2003 年起，我国为艾滋病感染者及患者实行"四免一关怀"政策，免费提供检测及抗艾滋病治疗，有效地控制了艾滋病的传播，减少了死亡人数。我国的抗病毒治疗由于缺乏自己的研究和相关数据，一直沿用国际方案，确定 CD4 在 350/μl 左右时开始抗病毒治疗，实践证明该治疗方案具有一定的可靠性，并能获得较好的疗效。由于我国的 AIDS 患者目前大多数都处于农村地区，相关监测设备缺乏，若制定过于偏早的治疗方案，会导致耐药性问题提前出现,可能为今后治疗方案的选择带来巨大困难。虽然国内没有可靠的数据证实偏于晚期治疗的可靠性,但专家仍建议 CD4 在 200/μl 左右进行治疗较为适宜。这样既节省了大量的医疗资源,同时又为患者保留了以后更多的治疗选择余地。

4 展望

近年来,由于世界各国对艾滋病防治工作重视程度的增加和抗 HIV-1 药物研发工作力度的加大,可供临床选择的药物以及可用于指导临床治疗的数据在不断增加,使艾滋病患者的生存质量和寿命明显增加。但是 HIV-1 耐药性问题、药物不良反应的发生和长期服用药物的费用问题,迫使人们不断研发新的抗艾滋病药物和新的临床治疗方案,尤其是具有新作用靶点和新作用机制药物的研发以及治疗应用的新组合的研究。

在我国,研发具有自主知识产权的抗 AIDS 药物成为当务之急,这样才能解决临床用药的限制性和保留性。由于我国目前的创新药物开发能力较差,同时开发一个药品不仅周期长,而且资金投入巨大,一般在几亿到几十亿美元,这是国内的制药企业无法承担的。传统中医学具有悠久的历史和独特的理论体系,长期的医学实践证明,祖国医学在治疗各种疑难杂症方面具有独到之处。因此,在 AIDS 治疗方面,传统中医药也一定能发挥其独特作用。多年来,国内学者在中医治疗 AIDS 方面进行不懈的探索,做了大量工作,并已取得了很大的成就。中西医结合治疗艾滋病不仅可以最大限度地减少西药的用量,节省大量的医疗费用;同时可以最大限度地减少药物不良反应,延缓可能由于大规模抗病毒治疗带来的药物抵抗,为艾滋病的 HAART 提供更多的选择空间。

(陈绪旺 荆兰兰 刘新泳)

第3节 HIV 职业暴露预防性用药治疗

HIV 职业暴露是指卫生保健人员在职业工作中与艾滋病病毒感染者的血液、组织或其他体液等接触而具有感染 HIV 的危险。随着我国 HIV 流行不断增加,大量的 HIV 感染者和艾滋病患者去医疗部门就医或从事其他活动,将导致越来越多的从事艾滋病防治工作的相关人群、个体职业的暴露危险性增加。截至目前,我国已出现了很多职业暴露的事例,并呈现逐年增加的趋势。尽管因职业暴露而感染 HIV 的概率较低[53],但一旦被感染,不仅对医务人员本人及家人的身心健康造成危害,还会造成社会对艾滋病的恐慌。因此,医务人员如何进行防护,暴露后预防如何快速展开和管理使暴露后感染 HIV 的风险降低到最小显得尤为重要[54]。

1 艾滋病职业暴露的危险度评估

1.1 暴露源的危险度评估

已确定的具有传染性的暴露源包括血液、体液、精液和阴道分泌物;脑脊液、关节液、胸腔积液、腹水、心包积液、羊水也具有传染性,但其引起感染的危险程度尚不明确;粪便、鼻分泌物、唾液、痰液、汗液、泪液、尿液及呕吐物通常认为不具有传染性。根据中华医学会 2015 年颁布的《艾滋病诊疗指南第三版》,HIV 暴露源的危险度分为 3 级[55]。①低传染性:病毒载量水平低、无症状或高 CD4 水平;②高传染性:病毒载量水平高、AIDS 晚期、原发性 HIV 感染、低 CD4 水平;③暴露源情况不明:暴露源所处的病程阶段不明、暴露源是否为 HIV 感染,以及污染的器械或物品所带的病毒含量不明。

1.2 暴露途径及其危险度

发生职业暴露的途径包括暴露源损伤皮肤(刺伤或割

伤等)和暴露源沾染不完整的皮肤或黏膜。

若暴露源为 HIV 感染者的血液,那么经皮肤损伤暴露感染 HIV 的危险性为 0.3%,经黏膜暴露为 0.09%,经不完整皮肤暴露的危险度尚不明确,一般认为比黏膜暴露低。

高危险度的暴露因素包括暴露量大、污染器械直接刺破血管、组织损伤深等。

1.3 暴露程度分级

根据中华医学会颁布的《艾滋病诊疗指南第三版》,HIV 暴露程度分为 3 级。①一级暴露:暴露源为体液或含有体液、血液的医疗器械、物品;暴露类型为暴露源沾染不完整的皮肤或黏膜,但暴露量小且暴露时间较短。②二级暴露:暴露源为体液或含有体液、血液的医疗器械、物品;暴露类型为暴露源沾染不完整的皮肤或黏膜,暴露量大且暴露时间较长;或暴露类型为暴露源刺伤或割伤皮肤,但损伤程度较轻,为表皮擦伤或针刺伤(非大型空心针或深部穿刺针)。③三级暴露:暴露源为体液或含有体液、血液的医疗器械、物品;暴露类型为暴露源刺伤或割伤皮肤,但损伤程度较重,为深部伤口或割伤物,有明显可视的血液。

2 艾滋病职业暴露的预防措施

包括:①进行有可能接触患者血液、体液的诊疗和护理工作时必须戴手套,操作完毕脱去手套后应立即洗手。②在诊疗、护理等操作过程中,有可能发生血液、体液飞溅时应当戴手套、具有防渗透性能的口罩、防护眼镜;有可能发生血液、体液大面积飞溅,污染操作者身体时,还应当穿戴具有防渗性能的隔离服。③手部皮肤存在破损时,在进行有可能接触患者血液、体液的诊疗和护理操作时必须戴双层手套。④使用后的锐器应当直接放入不能刺穿的利器盒内安全处置；抽血时建议使用真空采血器，并应用蝶形采血针；禁止对使用后的一次性针头复帽；禁止用手直接接触使用过的针头、刀片等锐器。

3 艾滋病职业暴露的应急措施

医务人员及从事防治艾滋病的工作人员发生艾滋病病毒职业暴露后，应当立即实施以下局部处理措施：①用肥皂液和流动的清水清洗被污染的皮肤；②污染眼部等黏膜时，应用大量等渗氯化钠溶液反复对黏膜进行冲洗；③存在伤口时，应轻柔挤压伤处，尽可能挤出损伤处的血液，再用肥皂液和流动的清水冲洗伤口；④受伤部位的伤口冲洗后，用75% 乙醇或者0.5% 碘伏对伤口局部进行消毒、包扎处理。

4 职业暴露后预防性抗逆转录病毒治疗

发生职业暴露后，应根据暴露级别和暴露源类型进行

评估，对发生艾滋病病毒职业暴露的工作人员，根据评估结果提出预防性用药方案，并由职业暴露人员所在单位负责实施。影响抗逆转录病毒药物预防性用药方案选择的因素有：①暴露类型以及暴露相关的 HIV 感染风险评估；②暴露源体内耐药性毒株存在的可能性；③安全性以及职业暴露者的依从性；④成本。

4.1 预防治疗的适应证

根据我国《艾滋病诊疗指南第三版》推荐，当 HIV 感染状态不明或暴露源不明时，一级暴露后通常不进行预防性用药。HIV 感染状态不明时，二级或三级暴露后通常不进行预防性用药；暴露源不明时，通常不进行预防性用药。如暴露源来源于 HIV 高危者则采取预防性用药；对于有可能暴露于 HIV 感染者时采取预防性用药。当暴露源为血液时，欧洲临床艾滋病学会认为存在以下情况时应进行预防性用药（表3–1）[56]：

表 3–1 欧洲临床艾滋病学会规定的需要进行预防性用药的情况

危险因素	暴露途径	暴露源患者状态
血液	皮下或肌肉接触暴露源患者静脉及肌内注射用过的针头以及血管内设备	HIV 阳性或血清状态不明但存在 HIV 危险因素
	被利器经皮损伤；接触黏膜或不完整皮肤 >15 分钟	HIV 阳性

4.2 暴露后的基本用药方案

目前美国疾病预防控制中心（CDC）推荐的职业暴露后的基本用药方案为两药联合方案，包括 AZT+3TC/FTC、TDF+3TC/FTC。由于 TDF 存在肾毒性以及使乙肝患者肝损伤恶化的风险，当患者存在用药禁忌时，优先推荐 AZT+3TC 方案[57]。

基本用药方案主要用于不太严重的职业暴露或在职业暴露情况不明时使用。尽管目前并没有研究表明联合用药比单药能更好地预防职业暴露后的 HIV 感染，但是由于 HIV 耐药性的普遍存在，仍然推荐使用联合用药方案。

4.3 暴露后的强化用药方案

暴露后的强化用药方案是指在基本用药方案的基础上，再增加一个抗逆转录病毒药物的用药方案。当职业暴露情况严重时，为达到有效预防 HIV 感染发生的目的，可以选择强化方案，3 种药物的联合使用具有更强大的抗病毒活性，并可防止因暴露源病毒对某一类药物耐药而发生的预防失败。根据 CDC 推荐，强化方案增加的药物主要是基于利托那韦的蛋白酶抑制剂[53]。含有整合酶抑制剂（如 RAL、dolutegravir、elvitegravir）的强化方案的耐受性及有效性仍需更多的临床数据支持[57]。NVP 由于存在严重不良反应的可能性，因此不推荐联合用于 HIV 职业暴露后的预防性用药方案。EFV 应用广泛，成本较低，尽管 CDC 备选强化方案推荐 EFV，但是由于它容易引起伴有焦虑的 HIV 阴性的职业暴露者神经精神方面的不良事件，因此不作为最佳备选方案。用药治疗方

案见表 3–2。

4.4 开始治疗的时间及疗程

在发生职业暴露后尽可能在最短的时间内（2 小时内）开始进行预防性用药，虽然最佳的用药时间尚不清楚，但时间最好不超过 24 小时，但即使超过 24 小时，也建议实施预防性用药。基本用药方案和强化用药方案的疗程均为连续服用 28 天，动物实验表明，治疗疗程低于 28 天显著影响疗效[53]。有研究显示，医务人员暴露 HIV 后，平均 4 小时开始进行齐多夫定（AZT）治疗，结果可使 HIV 感染

表 3–2 目前美国公共卫生署（US public health service）推荐的 HIV 职业暴露后的预防性用药方案[53]

治疗方案	常用药物组合
首选基本用药方案	AZT+3TC/FTC 首选组合
	TDF+3TC/FTC
备选基本用药方案	D4T+FTC*
	D4T+3TC
首选强化用药方案	基本方案 +LPV/r
备选强化用药方案	基本用药方案 + 下列任一药物（组合）：
	ATV
	fosamprenavir
	indinavir + ritonavir
	saquinavir + ritonavir
	EFV*

注：* 不推荐应用于妊娠期妇女。

的危险性减低 81%[58-59]，预防性用药的时间推迟至 24~36 小时之后将没有预防作用。动物实验显示，替诺福韦（tenofovir）在 24 小时内用药，治疗 28 天，对职业暴露后的保护率为 100%；48~72 小时内用药，经治疗 28 天，对职业暴露后的保护率为 50%。以上结果说明，预防性用药的时间推迟至 24 小时之后预防作用将变得很小。不能连续治疗或治疗时间短也将失去预防的意义[60]。尽管如此，美国 CDC 仍主张高危的职业暴露后 72 小时内进行二联或三联抗逆转录病毒治疗[61-62]。

5　职业暴露后的咨询与监测

5.1　暴露后的咨询

在发生职业暴露后，医疗卫生相关机构应提供对暴露者的随访和咨询，包括心理咨询。随访的内容包括对所服药物毒副作用的监测和处理、定期进行 HIV 抗体的检测、观察和记录 HIV 感染的早期症状等。

心理咨询也是预防工作中的重要内容，不少工作人员发生 HIV 职业暴露后非常紧张，心理压力很大。研究结果表明，有 35% 的职业暴露者经过预防性用药治疗，虽然他们最终没有感染 HIV，但是他们会出现一些其他临床症状，如焦虑、失眠、恐惧、意志消沉等神经系统症状，被称为职业暴露后强迫混乱（post-traumatic stress disorder，PTSD）综合征。大约 30% 的职业暴露者因此而放弃了原有的职业。针对被暴露者的特点和需求，应耐心进行咨询，帮助他们稳定情绪，给予心理和情感支持。提供职业暴露的相关知识，如危险度评估、预防性用药及 HIV 检测等，使职业暴露者积极配合医师检查与治疗，使他们重新树立对生活、工作的自信心。

5.2　HIV 感染的监测

事故发生后立即、4 周、8 周、12 周和 6 个月后检测 HIV 抗体。一般不推荐进行 HIV p24 抗原和 HIV RNA 测定[55]。

5.3　职业暴露后的登记与报告

各医疗单位应每半年将本单位发生 HIV 职业暴露的情况进行登记汇总，逐级上报至省级疾病预防控制中心，省级疾病预防控制中心汇总后上报中国疾病预防控制中心。

6　小结与展望

通过以上对艾滋病职业暴露的危险度评估、预防和应急措施以及预防性抗逆转录病毒治疗等方面的讨论，可以看出，联合用药能有效预防 HIV 职业暴露后的感染，但是数据表明，联合治疗方法并不是 100% 有效。只要我们认识了艾滋病的特点及职业暴露的危险性，严格执行安全操作规范及个人防护措施，HIV 职业暴露的预防是完全可以做到的。同时通过对这些问题的讨论，也给药物学家提出新的要求，即研发高效的 HIV 职业暴露预防性药物成为药物学家的当务之急。人们期待着像狂犬疫苗那样的预防性艾滋病疫苗的问世。据报道，许多国家都已加大了预防和治疗艾滋病疫苗的研究投入，目前已有多种艾滋病疫苗进入临床试验阶段，这无疑给职业暴露者带来福音。

另外，许多国家的立法机构正努力通过立法来解决艾滋病的职业暴露问题，例如要求对传染源进行检测，为职业暴露者提供可能感染的危险度评估，从而为暴露后有效治疗方案的选择提供重要依据。

（张凌子　刘新泳）

第 4 节　HIV 耐药性及其检测方法

高效抗逆转录药物治疗（HAART）的出现可以控制 HIV 感染的病程，延长患者的生命，这无疑是艾滋病治疗史上的一个重要的里程碑。但是 HIV 耐药性的出现，不仅成为 HAART 失败的最重要的原因之一，而且使未来的抗 HIV 治疗更加复杂。近些年来，随着分子生物学技术的快速发展，人们已经能从分子和基因水平检测 HIV 耐药性的发生并研究其发生机制。

1　耐药性及耐药性的产生

病毒的耐药性可以定义为在抑制剂存在的条件下，能够增强病毒复制能力的任何改变。一般来说，耐药性的产生是病毒的药物作用靶点上某些氨基酸发生变异的结果，导致病毒对某种药物的敏感性降低，药物的 IC_{50} 或 IC_{90} 上升几至几十倍以上[63]。

HIV 出现耐药性是其基因的高度变异性和药物选择压力共同作用的结果。首先，HIV 感染是以病毒的高度复制和更新为特征。很多未接受过治疗的患者，在淋巴组织中能产生的被病毒感染的细胞总数估计有 $10^7 \sim 10^8$ 个[64]。其次，由于 HIV 逆转录酶缺乏校读功能，病毒 RNA 逆转录到 DNA 有很大的碱基错配概率[65]。

由此产生的结果是，大量病毒的变种，包括那些与耐药有关的突变可同时存在于一个被感染的个体中，这些在一个 HIV 感染者体内存在的所有病毒变种的集合称为"病毒准种"。其中，适应性最强的病毒为优势种。耐药性不是全或无的现象，是逐渐发展的[66]。按照达尔文的选择学说，在抗病毒药物的选择压力下，敏感性毒株受到抑制，耐药性毒株趁机大量繁衍而成为优势种[67]。耐药性的出现和发展取决于"病毒准种"的大小、病毒序列之间差异的程度、治疗过程中病毒持续复制的程度、特定突变发生的难易程度以及突变对药物敏感性和病毒适应性影响的程度。总之 HIV 的耐药性是体内微环境和 HIV 遗传特性相互作用的结果，而抑制剂的存在加速了这种结果的出现。

随着高效抗逆转录病毒治疗（HARRT）中多种药物的联合使用，多重耐药株也开始出现，其产生的基因突变的情况也更为复杂。

2 HIV 耐药的分子机制

2.1 HIV RT 的耐药性机制

HIV-1 RT 是由 p66/p51 亚基组成的异二聚体酶[73]。p51 亚基没有催化活性，仅具有构象调节作用；p66 亚基由聚合酶活性域和 RNase H 活性域组成。其中，聚合酶活性域由手指（F）、手掌（P）、拇指（T）及链接（C）4 个亚结构域构成（ER-3-1），其功能是以单链的病毒 RNA 为模板将三磷酸脱氧核苷（dNTP）有序地连接起来合成双链 DNA。最近有研究表明，HIV-1 逆转录酶连接亚结构域的氨基酸突变会影响病毒株的耐药性[68-69]，尤其是 N348I 位点的氨基酸突变对核苷类逆转录酶抑制剂齐多夫定和非核苷类逆转录酶抑制剂奈韦拉平均产生耐药性[70-71]。RT 结构中一些不同的氨基酸残基在空间上互相接近，产生特定的功能。如 p66 亚基上的各亚结构域聚合酶活性位点（含有 Asp110、Asp185 和 Asp186 的部位）与引物的 3'-OH 末端在空间上接近，并能相互结合。在大多数 HIV-1 RT 晶体结构中，引物的 3' 端所处的位置称为 P 位点或启动位点，而 dNTP/NRTIs 的结合[72] 位点称为 N 位点[68-70]。NRTIs 及 NNRTIs 的结合位点均位于 p66 亚基上，NRTIs 是竞争性抑制剂，它的作用位点即聚合酶催化位点；NNRTIs 是非竞争性抑制剂，它的结合位点（NNRTIs binding pocket, NNIBP）位于 p66 亚基手掌亚结构域的 β6-β10-β9 片层及 β12-β13-β14 片层（ER-3-2，该片层含有引物沟 "the primer grip" 区域）之间，距离 RT DNA 聚合酶催化位点约 10Å。NNIBP 主要由 p66 亚基上的芳香性氨基酸（ER-3-2，Y181、Y188、F227、W229 及 Y232）组成，因此整体呈现疏水性[74]。但是它也含有一些亲水性的氨基酸残基，如 p66 亚基上的 K101、K103、S105、D192 和 E224，以及 p51 亚基 β7-β8 环上的 E138（位于 NNIBP 的边缘）。

HIV-1 RT 的三维结构图　扫一扫　ER-3-1

NNRTIs 与 NNIBP 的结合（以 TMC125 为例，PDB code: 3MEC）　扫一扫　ER-3-2

NNIBP 在未结合 NNRTIs 的 RT 中是不存在的，它需要 NNRTIs 的诱导产生。NNRTIs 一般经由以下 3 种"路径"接近 RT：p66/p51 异二聚体"接口处"的 K101、K103 和 V179 等氨基酸（多数情况）；P236 附近（DLV 类空间

体积较大的抑制剂）；聚合酶活性位点（化合物 CP-94，70753）。然后主要通过与 Tyr181 及 Tyr188 侧链之间的疏水作用，使氨基酸的构象发生变化，诱导 NNIBP 的产生[75]。

NNRTIs 与 NNIBP 结合引起的 RT 构象变化破坏 DNA 聚合酶催化位点的精确结合构象，尤其是 β2-β3 片层上高度保守的 Y183-M184-D185-D186 基序。此外，NNRTIs 的结合扭曲组成"引物沟"结构元件的活性构象，干扰引物 DNA 链的精确定位，进而抑制 DNA 的聚合反应[76-77]。

RT 中具有不同的氨基酸突变，是耐药性产生的结构基础[74]。对 NRTIs 的研究结果表明，逆转录酶（RT）基因的单点突变就可导致对逆转录酶抑制剂的较高程度的耐药性，若多个密码子发生改变往往引起高度的耐药性（表 3-3A），因此耐药性毒株的蔓延严重地影响 NRTIs/NtRTIs 的临床应用。在临床接受过 AZT 治疗的患者体内检测到的最常见的与耐药性有关的突变多是以下几种突变的组合：M41L、D67N、K70R、L210W、T215Y/F 和 K219Q[78-79]。这些突变也会导致对其他核苷类逆转录酶抑制剂，如 D4T、ddI 和 ABC 等产生交叉耐药性。HIV 感染者经 3TC 治疗后会迅速产生耐药性，M184V 点突变即可对 3TC 产生高度耐药性[11]，此点突变也会对 ABC、ddI 和 ddC 产生低度耐药性[80-83]。M184V 与 K65R、L74V 或 Y115F 等的组合可导致对 ABC 的耐药性[84-85]。M184V 突变还可在一定程度上恢复由于存在 T215Y 突变而对 AZT 的耐受性，即提高 T215Y 突变株对 AZT 的敏感性。因此在临床治疗中，3TC 和 AZT 常联合使用。

与 NNRTIs 耐药性相关的突变主要发生在密码子 98~108、179~190 和 225~236 共 3 个区域。K103N、V106A、Y181C、Y188H、G190A 和 P236L 等的单点突变就足以产生对 nevirapine、delavirdine 和其他 NNRTIs 的高度耐药性（表 3-3B）[86]。而新发现的一些 NNRTIs 如 efavirenz、capravirine 和 HBY097，受 Y181C 或 Y188H 单点突变的影响较小[87]，只有 ≥2 个突变同时发生时才会对这些抑制剂耐药，其耐药性出现的时间也较晚。对第一代 NNRTIs 耐药的变异株包括 L100I、K103N、V106A、E138K、Y188I/C 和 Y188H，这些变异都位于 NNIBP 的内部或周围（图 3-5，见文末彩图）[88]。例如：①与 NVP 耐药性有关的 Y181C、G190A 和 K103N 突变；②与 EFV 耐药性有关的 K103N 突变；③与 DLV 耐药性有关的 Y181C 和 K103N 突变。此外，其他突变如 T215Y/F、M41L、L210W、H208Y 和 V118I 等也会使 NNRTIs 产生耐药。其中，K103N、Y181C 和 G190A/S 是最为严重的变异株，能使绝大多数 NNRTIs 产生严重耐药。另外，NNRTIs 之间也普遍存在交叉耐药性。

总之，对 RT 中耐药突变之间复杂关系的深入理解，还需要进一步的临床试验和体外研究。

2.1.1 对 NRTIs 及 NtRTIs 耐药的机制

NRTIs/NtRTIs 的结构中没有 3'-羟基，新融入的核苷酸不能和它结合，病毒的 DNA 链就不能延伸，合成终

止，它们都是作为 RT 的竞争性抑制剂或链终止剂发挥抗 HIV 作用的。目前，NRTIs/NtRTIs 产生耐药性的原因主要是通过影响 RT 与 NRTIs/NtRTIs 的结合以及 ATP 介导的对 NRTIs 的切除作用。

2.1.1.1 影响 RT 与 NRTIs/NtRTIs 的结合

逆转录酶单个或一组变异可以导致耐药性，主要是使 NRTIs 与 DNA 链末端结合的能力下降。它们主要包括 M184V、K65R、L74V、Q151M、Y115F 和 V75T[89-92]。

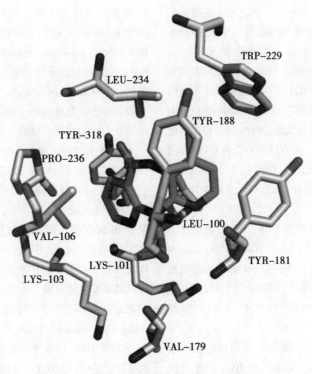

图 3-5　NNIBP 中的易突变氨基酸残基（图中抑制剂为 nevirapine）

表 3-3A　对各种 NRTIs 产生不同水平的耐药性的氨基酸变异[21]

	AZT	D4T	TDF	ABC	ddI	3TC	FTC
184	−1	−1	−1	3	3	5	5
65	−1	3	5	5	5	5	5
74	−1	0	−1	2	5	0	0
151	5	5	1	5	5	1	1
75	?	5	0	0	5	0	0
AZT-R	5	5	2	2	2	1	1
44/118	5	5	2	2	2	2	2
69	5	5	5	5	5	5	5
67	5	5	5	5	5	5	5

表 3-3B　对各种 NNRTIs 产生不同水平的耐药性的氨基酸变异[21]

	NVP	DLV	EFV	TMC120	TMC125
Y181C	5	5	5	3	1
Y188L	5	4	5	4	1
G190A	5	−1	5	1	1
P236L	−1	5	?	?	?
K103N	5	5	5	1	1
V106A	5	5	3	1	1
Y318	4	5	4	?	?

注：? 代表耐药性数据不充分；−1 表示该变异增强药物的敏感性；0 表示无耐药性；0~5 耐药性逐渐增强。

2.1.1.1.1　M184V/I

HIV-1 RT 184 位甲硫氨酸的突变（M184V、M184I）导致对 3TC[93] 和 FTC 的高水平耐药性，对 abacavir、ddI 和 ddC 也产生低水平的耐药性（表 3-3）[90, 94]。184 位甲硫氨酸位于逆转录酶催化部位的中心，靠近催化性氨基酸 D185 和 D186。M184 是保守型 YMDD 基序（Y183-M184-D185-D186）的一部分。结构化学及生物化学研究表明，如果在 184 位存在含有 β- 支链的氨基酸，如缬氨酸、异亮氨酸及苏氨酸，β- 支链会和 3TCTP 的 β-L- 糖环产生空间位阻[95]，干扰 3TCTP 催化部位最适结合位点的结合，而这种空间相互作用不会阻止酶与天然 dNTPs 的结合，因此 3TC 对 RT$_{M184V}$ 高度耐药[96-97]。所有结构中含有 L- 糖环或伪糖环的 NRTIs 都存在类似的机制，糖环的大小使 3TC 和 FTC 对 M184 变异极其敏感。此外，M184V/I 变异株对开环药物 tenofovir 不产生耐药性[98-99]。

2.1.1.1.2　Q151M（或 151 复合变异、151 组突变）

除 tenofovir 和 3TC 外，其余所有 NRTIs 均对 Q151M 变异株产生了耐药（表 3-3）。其中，在 5% 的使用药物组合治疗的患者中可检测到这种变异。并且在 Q151M 变异株出现的同时还会伴随 A62V、V75I、F77L 和 F116Y 这 4 种变异株的产生[100]。

对 HIV-1 RT-DNA-dNTP（NRTIs）复合物的晶体结构研究揭示了 dNTP（或 NRTIs 三磷酸）与 HIV-1 RT 活性位点的相互作用模式：dNTP 的 3′-OH 与相邻的三磷酸核苷的 α- 磷酸基、Y115 的 NH 基团、Q151 的侧链酰胺以及 R72 的侧链胍基之间存在网状氢键。

如果新融入的核苷酸没有 3′-OH 或相关的氨基酸发生变异，那么这种网状氢键作用就会被破坏。然而这种网状氢键作用对于核苷酸的融合不是必需的，例如 ddNMPs 就能有效地被野生型的 HIV-1 RT 融合到 DNA 中。

dNTPs 和 NRTIs 三磷酸与 HIV-1 RT 之间存在的不同作用使 RT 对两者产生"识别"能力。Q151M 对 NRTIs 单磷酸的融合具有较大的作用，而对含有 3′-OH 的 dNMPs 的融合作用较小。

2.1.1.1.3　L74V

和 Q151 一样，74 位的疏水性氨基酸残基对于保持 dNTP 结合位点网状氢键的完整性也是非常重要的[29]。L74V 对 ddI 产生中等程度的耐药性，并对 ABC 产生低水平的耐药性（表 3-3A）。L74V 能选择性地降低核苷酸类似物的融合速率[100]。

2.1.1.1.4　V75T

V75T 对 D4T 产生低水平的耐药性（表 3-3A）。和氨基酸 74、151 和 65 不同，V75T 不参与形成 dNTP 结合位点，因而不直接影响 D4T 的结合，很可能是通过与附近的 L74 作用影响核苷酸结合位点的稳定性和完整性[101]。

2.1.1.1.5　K65R

K65R 变异的作用与 Q151M 和 L74V 类似：含有

K65R 变异的 RTs 能大大降低对 NRTIs 的融合效率。K65R 变异在 HIV-1 C 亚型病毒株中出现的概率更高[102]。在 RT-dNTP 复合物结构中，K65 能与新融入的 dNTP 的 γ- 磷酸基作用。然而在 RT-DNA-tenofovir- 二磷酸复合物中，γ- 磷酸基不与 K65 而与 K219 作用[103]。这种差异可能是由于 enofovir- 二磷酸中不存在 3′-OH。K65R 变异能降低 HIV 对 ddI、abacavir、tenofovir、3TC 和 ddC 的敏感性[100]。K65R 变异通过改变核苷酸结合时的电子云分布及 α- 磷酸基的裂解来影响 dNTP 结合[99]，产生 K65R 变异的 RTs 具有较低的持续合成 DNA 的能力[99]。

2.1.1.2　ATP 介导的对 NRTIs 的切除反应

AZT 的治疗应用中会出现一组特异性的变异如 M41L、D67N、K70R、T215Y/F 和 K219E/Q，统称为 AZT-R[104]。它们仅对 AZT 产生高度耐药性，而对其他 NRTIs 的耐药性水平很低（表 3-3A）[100]。这些变异株并不影响 AZTMP 融合到 DNA 中，而是通过促进 ATP 介导的切除作用将 AZTMP 从病毒 DNA 中选择性去除[105]。切除作用是病毒株对 AZT 产生耐药性的主要机制。现有研究表明，几种附加的氨基酸突变有助于 AZT 或其他 NRTIs 的切除作用，我们将这些氨基酸的突变称之为"切除增强突变（excision enhancing mutations，EEMs）"[106]。

由于 HIV-1 RT 本身没有独立的核酸外切酶活性，因此 ATP 介导的对 NRTIs 的切除作用是通过聚合反应的逆过程来实现的。对于 AZT，此过程需要的焦磷酸盐供体是 ATP 而非焦磷酸盐[107]。切除反应的产物是开启的引物以及从 ATP 和引物末端的 AZTMP（或其他 NRTIMP）得到的双核苷四磷酸（图 3-6）。该切除反应可持续进行，导致耐药性的产生[108]。

2.1.1.2.1　与 AZT-R 变异有关的耐药性机制

AZT-R 变异（M41L、D67N、K70R、L210W、T215Y/F 和 K219D/E）除了对 AZT 产生耐药性外，也能通过切除反应对 tenofovir 及 D4T 产生耐药性[100]。然而 AZT-R RT 仍然对 ddNTPs 保持敏感性。

与 AZT 耐药相关的变异远离 dNTP 结合位点（N 端），不影响 AZTTP 的结合及融入，而主要利于 ATP 的结合及恰当定位。其中 ATP 嘌呤环与 215Y/F 芳香环之间的作用非常关键[107]，有利于 ATP 的 γ- 磷酸基对引物末端的 AZTMP 磷酸基进行亲核攻击，ATP 与 AZTMP 通过 5′-5′ 键结合形成双核苷四磷酸类似物（图 3-6）。

当引物末端位于 N 端时，切除反应才能发生。如果双脱氧核苷终止的引物位于 P 端（启动位点，位于 RT-DNA-dNTP 三元复合物的引物末端）（图 3-7），此时 RT 会和 N 端新融入的 dNTP 形成稳定的三元复合物（dead-end complex），阻止切除反应的发生[105]。与此相反的是，被 AZTMP 终止的引物中的叠氮基与融入的 dNTP 之间存在立体位阻，使稳定的三元复合物难以形成，AZTMP 便能被有效地切除[107-109]。因此被 AZTMP 终止的引物优先存在于 N

端，利于切除反应的发生[107-108]（图 3-7）。

2.1.1.2.2　M184V 对切除反应的影响

M184V 变异除了与 3TC 耐药有关外，而且能增加病毒对 AZT 的敏感性[110]。M184V 变异并不影响 AZTTP 的融入，而是通过调整引物的构象使之不利于 ATP 介导的切除发生[30, 42]，因此使用 3TC 治疗可以使 AZT 复敏。但是两者联合使用除了产生 M184V 和 AZT-R 变异外，还会产生 H208Y、R211K 和 L214F 变异[111]，ATP 结合位点附近 208、211 和 214 位氨基酸的变异能改变 ATP 切除反应复合

物的几何位置，因此即使在 M184V 变异存在的情况下，含有这 3 种变异的 RT 也能有效地去除 AZTMP 终止的引物。

2.1.1.2.3　181 位变异（与 NNRTIs 耐药有关）对切除反应的影响

Y181C 或 Y181I 变异与 NNRTIs 耐药有关，它们可使 RT 对 AZT 更加敏感，作用方式类似于 M184V。发生 Y181 变异的 HIV-1 RTs 能降低切除反应的效率[112]，可能是由于 181 位的变异能影响核苷酸底物的结合及定位，进而干扰切除反应。

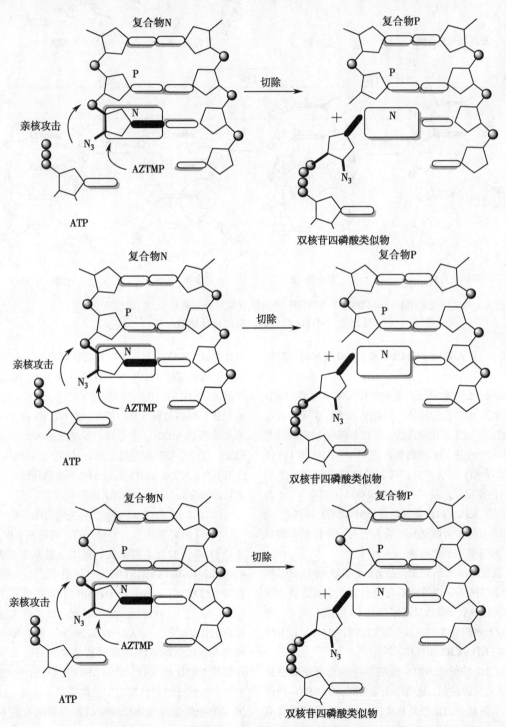

图 3-6　ATP 介导的 AZTMP 切除反应的机制及产物[108]

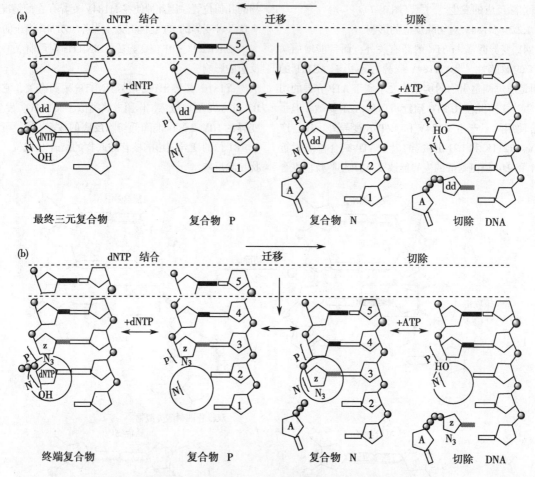

dd：ddNMP；z：AZTMP；N：核苷酸结合位点；P：启动位点。

图3-7 NRTIs导致的的链终止及切除反应[74]

2.1.1.2.4 与AZT-R、E44D/A和V118I变异有关的耐药性机制

被3TC终止的引物几乎不能被含有AZT-R变异的RTs切除[113]。除了AZT-R变异外，E44D/A和V118I变异也能使HIV-1 RTs对AZT产生耐药性，并在M184V缺失的情况下也能对3TC产生中等程度的耐药性[114, 115]。44和118位的氨基酸接近ATP结合口袋，两者的突变可影响ATP切除底物的结合及定位，使3TCMP能被有效地切除[116]。而Girouard等[116]发现V118I变异也能影响AZTTP的融合。

2.1.1.2.5 与手指域氨基酸插入突变（69位氨基酸插入组突变）相关的耐药性机制

69位氨基酸插入组突变包括RT手指域69位氨基酸的突变（例如T69S），以及随后此位点的2个或更多的氨基酸插入（SS、SA、SG或其他序列）。69位插入突变一般在含有与AZT耐药有关的变异（如T215Y、M41L、L210W和K70R）的HIV-1 RT中存在[100]。

大约在1%的使用NRTIs长期治疗的患者中观察到69位插入组突变的存在，这些组突变与所有的NRTIs耐药有关[100]。手指域中的这些氨基酸插入可以显著增强含有AZT-R变异的RTs的特异性切除反应。含有69插入突变

复合物及T215Y变异的RTs即使在高浓度的dNTPs存在时，也能有效地切除ddIMP和D4TMP（表3-3）。前已述及，由于融入dNTP后，RT会形成稳定的三元复合物，阻止引物末端从P端移动到N端，因此AZT-R HIV-1 RTs不能有效地切除多数NRTIs。手指域的氨基酸插入使三元复合物不稳定，促使引物末端更易于接近N端，切除反应更易发生。含有69插入突变的RT也对3TC产生耐药性，并非通过促进切除反应而是降低3TCMP的融合[113, 117]。

2.1.1.2.6 与Δ67组突变有关的切除反应

Δ67组突变是另一个对NRTIs耐药的HIV-1 RT，该复合物67位的氨基酸缺失，并由一组突变（M41L/T69G/K70R/L74I/K103N/T215Y/K219Q）组成。Δ67组突变可导致对AZTMP、tenofovir及D4TMP（程度较低）产生耐药性（表3-3）[118]，体外研究表明该耐药性的产生是由于切除反应的增强[119]。与AZT-R或69插入复合物相比，Δ67组突变在较低的ATP浓度时就能实现切除反应，这表明在使用NRTIs治疗时，含有Δ67变异复合物的病毒株在ATP浓度较低的静息细胞中也能很好地复制。这种在低浓度ATP条件下进行切除反应的能力被认为是手指亚基与ATP作用增强的结果。

2.1.1.2.7 与胸苷类似物耐药突变（TAMs）有关的耐药性机制

主要是被胸苷类似物 AZT 和 D4T 选择出来。T215Y 可以单独或与 M41L 和 L210W 联合出现，有时还包括 D67N，组成 TAMs-1；而一些耐药相关突变如 D67N、T215F 和 K219Q 可与 K70R 联合出现，组成 TAMs-2[88]。TAMs-1 和 TAMs-2 各自具有不同的耐药突变形式，这 2 种不同的突变形式的产生与其对病毒适应性的影响是相互关联的。使用竞争性适应性实验评估在含药和不含药的情况下 TAMs 的相对复制适应性，发现病毒适应性会对 TAMs 的进化方式产生影响，TAMs-1 比 TAMs-2 更常见，因为含有 TAMs-1 的病毒具有更好的适应性，并且 M41L/T215Y 和 M41L/L210W/T215Y 是使用 AZT 时具有最佳复制适应性的突变形式[120]。Hu 等发现携带 T215Y 的病毒比携带 T215F 的病毒具有更快的复制动力和更好的复制适应性[121]。

除 T215Y 和 T215F 外，T215C/D/S 也是 HIV-1 的 RT 区氨基酸第 215 位的多种突变形式，215C/D/S 与其野生型病毒相比，对 AZT 的敏感性一致，复制能力相当，并常常出现在未治疗的患者中[122]。研究表明，在没有药物选择的压力下，T215Y 这个突变可以恢复到中间突变形式如 T215D 和 T215S，T215D/S 具有传播性并且稳定，但在使用药物后又会很快产生耐药相关突变 T215Y[122]。

另外，研究发现 V75I 对 TAMs 具有拮抗作用。从作用机制来看，TAMs 是通过增强 ATP 介导的核苷类似物从 DNA 链的 3′ 末端移除而导致对 AZT 和 D4T 的耐药性，而 V75I 可以降低这一过程的效率。表型检测结果也显示，包含 M41L/A62V/T69SSS/K70R/V75I/T215Y 的重组病毒比包含 M41L/A62V/T69SSS/K70R/T215Y 的重组病毒对 AZT 和 D4T 的敏感性分别增加 18.3 倍和 1.5 倍[123]。

通过经验性的病毒学调查和临床数据分析显示，多种 NRTIs 联用对于抑制患者体内的 HIV-1 有协同效应。此外，通过有效建模方法、经验数据分析以及生化结构研究等途径有助于理解它们的协同关系及其分子基础[124-125]。

2.1.2 对 NNRTIs 耐药的机制

与 NRTIs 的耐药突变分布在逆转录酶的亚域部位不同，根据已上市的 4 种非核苷类逆转录酶抑制剂药物依曲韦林、奈韦拉平、地拉韦定、依法韦仑的突变检测发现，NNRTIs 的耐药突变全部分布在 RT p66 亚基上距催化位点约 10Å 的变构性非底物结合部位，又称 NNRTIs 结合口袋（NNIBP）或其周围[74, 126]。NNIBP 的一小部分由 p51 亚基组成，例如 p51 的 E138 能和某些 NNRTIs 产生相互作用力。未结合 NNRTIs 的 HIV-1 RT 中没有 NNIBP，结合口袋是通过 Y181 和 Y188 侧链的轮旋及 β12-β13-β14 片层的复位形成的[127-128]。在聚合反应中，不同 NNRTIs 的结合会诱导产生不同的 NNIBP 构象并使酶的构象发生变化，进而使 β12-β13-β14 片层远离 β9-β10 片层，p66 亚基上与引物凹槽相连的拇指亚域发生显著的运动。

与 NNRTIs 耐药有关的所有变异都位于 NNIBP 的内部或周围，常见的 NNRTIs 耐药突变包括 K103N、Y181C、L100I、V106A、Y188L 和 G190A。通过对大量 RT/NNRTIs 复合物的 X 射线衍射晶体结构研究发现 HIV-1 变异株对 NNRTIs 产生耐药性的分子机制包括以下 3 种：①氨基酸突变使 RT/NNRTIs 之间的关键疏水作用缺失或改变；②氨基酸突变产生对 RT/NNRTI 结合不利的空间位阻；③氨基酸变异引起的结合位点电荷分布及氢键作用的改变或缺失。

2.1.2.1 酶 / 抑制剂疏水作用的缺失或改变

通过对 Y188 和 Y181 突变的研究发现[129]，芳香 π-π 堆积作用对 NNRTIs 与 RT 的结合起着关键作用。当 Y181 或 Y188 变异成非芳香性的疏水性氨基酸（通常为 Y181C 和 Y188L）时，这种芳香 π-π 堆积作用力消失或减弱，进而导致对许多 NNRTIs 产生耐药性[130]。这种芳香作用在第一代 NNRTIs 与 RT 的结合中作用尤为突出，因此 Y188C 与 Y188L 突变会使第一代 NNRTIs 产生严重的耐药性。但是，这种与 Y181 和 Y188 的芳香性作用对于第二代 NNRTIs（如 UC-781 和 DAPY 系列）与 RT 的结合所起到的作用并不十分重要[131]，因此这些抑制剂的结合受到 Y181 和 Y188 突变的影响要小很多。而其他变异如 F227L 和 Y318F 会导致疏水作用的缺失或改变，进而降低 NNRTIs 的结合能力[132]。V106A 变异则会通过改变周围氨基酸的位置和构象，间接影响 HIV-1 RT 和 NNRTIs 的相互作用[133]。

2.1.2.2 空间位阻

NNIBP 中的 A98G、L100I、V108I、G190A/E、P225H、P236L 及 L234I 变异通过增加空间位阻直接或间接扰动周围的氨基酸来影响 NNRTIs 与 RT 的结合。这些氨基酸变异一般通过改变组成的原子数目及种类而非通过改变氨基酸侧链的体积来增加空间位阻，因此侧链体积较大的氨基酸一般不会通过这种方式产生耐药性。

2.1.2.2.1 G190A/S

G190A/S 变异出现在 HBY 097 的治疗应用中，它可对 nevirapine、efavirenz 等 NNRTIs 产生耐药性。RT 与 HBY 097 复合物的晶体结构研究[134]表明该抑制剂与 190 位的氨基酸接近。190 位的丙氨酸和丝氨酸侧链与 HBY097 之间存在空间位阻。G190A/S 变异也能对其他 NNRTIs 产生类似的空间位阻，如 nevirapine、efavirenz。然而其他 NNRTIs 包括 DAPY 系列化合物距离 190 位氨基酸较远，正因为如此，G190A/S 变异对于这些 NNRTIs 的结合没有明显的不利影响[135]。

HBY097 对 G190E 变异株的活性仅为野生型的 5%。当 G190 由甘氨酸突变为谷氨酸时，其体积增大，占据 NNRTIs 原有的结合位点，扰乱聚合酶催化位点的活性构象；此外，在疏水口袋中引入带电荷的氨基酸残基对抑制剂的结合也是有影响的。

2.1.2.2.2　L100I

大多数 NNRTIs 与 RT 复合物的晶体结构表明，NNRTIs 与 L100I 残基在空间上靠近。但是 L100 突变为异亮氨酸时会使 RT 和 NNRTIs 之间产生空间位阻，进而引起 NNRTIs 和 / 或 NNIBP 空间构象的改变，使两者不能保持原有的相互作用力。分子结构相对较大的 NNRTIs 如 DLV 在 NNIBP 中不能灵活地调整自身的构型来适应氨基酸突变引起的立体位阻造成的构象变化，因此极易对 L100I 变异株丧失活性。

NNIBP 作为变构性的结合口袋，它的形状及体积依赖与之结合的 NNRTIs 的体积和构型。通过对 HIV-1 RT 野生型、RT L100I 与 NVP、TNK-651 和 UC-781 晶体复合物结构的解析发现，NNIBP 中氨基酸侧链的位移和重新定向可使与之结合的 NNRTIs 重新调整结合构象[136]。对于 DAPY 类抑制剂如 TMC120 和 TMC125，由于它们的结构具有高度的柔性，因此它们可以灵活地调整自身的构象来适应不同变异株引起的 NNIBP 构象变化进而对其保持活性[135, 137]。故抑制剂的体积和柔性是新一代 NNRTIs 设计及结构修饰必须考虑的重要因素。

2.1.2.3　间接作用

2.1.2.3.1　K103N

K103N 变异对大多数 NNRTIs 都具有广泛的耐药性，是 NNRTIs 临床应用最常见的变异株。在未结合 NNRTIs 的 HIV-1 RT K103N 变异株中，Y188 的苯氧基和 N103 侧链之间存在氢键作用，而在野生型的 RT 中不存在此氢键作用。该氢键作用有助于稳定 K103N 变异株中的局部构象，使 NNRTIs 不易进入 NNIBP，导致 K103N 变异株对多种 NNRTIs 产生耐药性[138]。与野生型 HIV-1 RT 中的 K103 相比，DAPY 系列化合物 TMC125 更易与 N103 作用[135, 139-140]，并能抵消 N103-Y188 氢键导致的耐药性，因而 DAPY 系列化合物能有效地抑制 K103N 变异株。但是最近有研究表明，N103 和 Y188 之间形成的氢键可能并不会导致 K103N 变异株对多种 NNRTIs 产生耐药性。

2.1.2.3.2　V106A 及 V108I 远端的间接作用

V106A 及 V108I 是 NNIBP 中距离 NNRTIs 位置较远的变异，它们通过改变与 NNRTIs 直接作用的氨基酸的定位来间接影响 NNRTIs 的结合[57]。例如 V108I 变异通过影响 Y181、Y188 和 NNRTIs（如 UC-781）的相互作用导致耐药性的产生，由于 UC-781 的分子结构具有较高的柔性，能通过自身结构的灵活调整来适应 V108I 突变引起的 NNIBP 结构变化，因此与第一代 NNRTIs 相比，UC-781 能对 V108I 变异株保持较高的敏感性[141]。

综合上述分析，抗耐药性的 NNRTIs 一般具有以下特点：分子具有较高的柔韧性，在结合位点能灵活地调节自身的构象以保持与 NNIBP 的紧密结合，与保守型氨基酸特异性结合或与氨基酸主链之间存在多重氢键作用等。

2.1.3　与 RNase H 活性有关的耐药性

根据切除反应机制，在逆转录过程中，NRTIs 融合后使 DNA 合成暂停，待被切除后合成反应重新开始；倘若 NRTIs 未被切除，RNase H 通过降解 RNA 模板使模板与引物的解离、逆转录及复制停止（图 3-8）[142]。RNase H 活性对 NRTIs 耐药的影响一直未被深入研究。最近，Nikolenko 等[142]通过实验证明 HIV-1 RT 中，NRTIs 的切除、DNA 合成的终止及 RNase H 活性之间存在相互制约的平衡关系，如 AZT-R 变异株会增加 AZT、D4T 的切除速率，在 RNA 未被降解之前就重启 DNA 的合成及复制。

RNase H 域 D549N 和 H539N 的突变通过改变 RT 的结构降低 RNase H 的活性，从而降低降解 RNA 的速率，相对增加 NRTIs 切除反应的程度。研究表明，降低 RNase H 活性会增加 AZT、D4T 的耐药性，但对 3TC 不产生影响。

目前 HIV-1 RNase H 抑制剂有望作为抗逆转录治疗的组成部分，其将来的临床应用可能会增加某些 NRTIs 耐药，因此必须确定 RNase H 抑制剂是否对抗某些 NRTIs 的作用，以便于采取合理的联合疗法。

2.2　PR 的耐药性机制

HIV 蛋白酶的作用是将病毒的前体大蛋白切割成各种功能性蛋白。PR 是由 2 个相同的亚基构成的 C2 对称的同源二聚体。PR 的催化位点位于 2 个亚基的接触面，每个亚基都由 99 个氨基酸组成，其中 Asp-Thr-Gly 的保守序列是酶的催化活性所必需的。酶抑制剂的化学结构与被酶所识别并切割的病毒多肽的结构相似，与 HIV 蛋白酶的活性中心具有很强的亲和力，并具有高度特异性地抑制催化活性的作用。

PR 的耐药性也是氨基酸变异的结果，与 PR 的耐药性相关的氨基酸突变常发生在酶的底物结合区域或距底物结合区域较远的部位（图 3-9）[143]。这些氨基酸的变异改变酶和 PIs 接触位点的数目和自然特性，因而使它们之间的亲和力下降[144]。例如常见的 V82A 变异减小酶的氨基酸末端残基，该残基对于和大多数 PR 抑制剂结合的重要性比与天然的病毒蛋白底物更加重要。此外，在 nelfinavir（NFV）治疗失败的患者中会产生 D30N、N88D 及 L90M 变异，N88D 和 L90M 变异发生在距离底物结合区域较远的部位，但是它们影响 NFV 与 PR 结合的分子机制一直被探明。最近通过 NFV 野生型及变异 PR 的分子动力学模拟研究发现，88 位和 90 位的氨基酸直接和 NFV 作用。D30N 变异使 NFV 的间位酚羟基与 30 位的氨基酸之间的氢键消失。N88D 变异轻微改变活性位点的构象，从而诱导产生有利的疏水相互作用。L90M 变异会使 90 位氨基酸与 25 位氨基酸的相互作用发生改变，25 位氨基酸的轻微扰动会导致 84 位氨基酸侧链旋转，L90M 虽然距离 "flap region" 较远，但能显著改变 "flap region" 的构象，使底物结合区域发生扭曲。最终使抑制剂不能和结合区域结合，耐药性因此产生[145-146]。

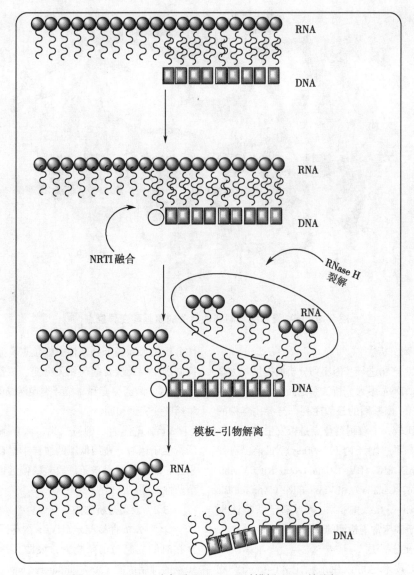

图 3-8　NRTIs 融合后 RNase H 对模板 RNA 的降解

与 PR 的耐药性有关的变异多为多点突变。一般只有当 >5 个（其中必须包括 10 和 90）密码子同时发生突变时，才会出现蛋白酶抑制剂的交叉耐药现象[145]，交叉耐药性的程度随突变的种类和数量而异。

2.3　对细胞融合抑制剂耐药的机制

HIV-1 进入靶细胞是一种复杂的过程，包括 HIV 外膜糖蛋白复合物（gp120-gp41）和细胞表面的受体相结合[147-148]。该步骤首先是复合物中的融合成分 gp41 和细胞膜相互作用，然后 gp41 的结构重新调整，病毒的膜和细胞膜相互紧密接触促进它们的融合。在此步骤中，gp41 的末端疏水区 -2（HR-2）折叠，接近疏水区 -1（HR-1），使分子有效地缩短。T-20（enfuvirtide）是来源于 HR-2 的含 36 个氨基酸的肽，与 HR-1 相结合使这个过程不稳定，从而阻碍 HIV-1 感染。对 T-20 耐药的病毒突变位点通常位于包含 HR-1 在内的 10 个氨基酸"区域"，在 gp41 中 HR-1 以外的部位发生氨基酸突变，甚至是 gp120

的氨基酸变异似乎也会引起病毒对 T-20 的敏感性发生改变[149-150]。

3　HIV-1 耐药性的检测方法

HIV 耐药性检测类似于细菌的药敏试验，即在体外用实验方法测定 HIV 对抗病毒药物的敏感性，耐药性检测已经逐渐成为帮助临床医师选择联合用药方案的重要工具。目前发展较为成熟并且国际上已应用于临床的耐药性检测方法可分为基因型分析和表型分析 2 种。

3.1　基因型分析方法

基因型分析是检测患者体内的病毒基因组是否存在耐药相关突变位点的一种检测方法。所有基因型分析的初始步骤都是相同的：经逆转录 - 聚合酶链反应（RT-PCR）技术扩增 HIV-1 的蛋白酶和逆转录酶基因序列。后续的检测手段存在差异，总的来说可分为 3 类：DNA 序列分析法、分子杂交分析法和干血斑技术。

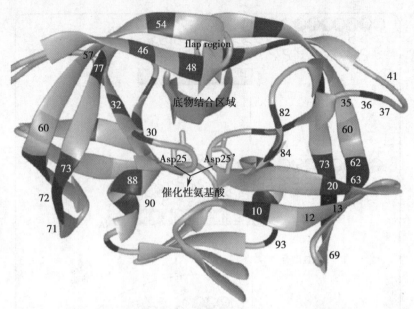

图 3-9 HIV 蛋白酶与耐药性有关的氨基酸变异位点[143]

3.1.1 DNA 序列分析法

直接对 RT-PCR 产物进行基因序列分析能提供较为全面的耐药突变信息。DNA 序列分析法是通过测定 RT-PCR 所扩增的蛋白酶和 RT 酶基因的核酸序列，与参比毒株的核酸共享序列进行比较，了解耐药位点是否发生变异。该实验要求有较多的核酸扩增产物（30~90ng）。目前已有商品化的试剂盒：TRuEGENE HIV-1 Geno typing Kit（Visible Genetics，Inc.Toronto，Canada）和 ViroSeq Kit（Applied Bio Systems，Inc.Foster City，CA，USA），两者都已获得美国 FDA 批准成为应用于临床常规检测的试剂盒[151]。

3.1.2 分子杂交分析法

核酸分子杂交技术也可以用来确定 RT-PCR 产物的基因突变情况。与直接测序相比具有耗时短、操作简便的优点，局限之处在于检测范围限于所设计的固相探针上的突变位点，因此只能提供部分突变信息，不能用来发现新出现的突变位点。常见的有线性探针技术（line probe assay），也有商品化的试剂盒 LiPA（Innogenetics，Ghent，Belgium）[152]。作为一种高通量的检测方法，基因芯片技术很快被用于 HIV-1 耐药性分析，Affymetrix 公司生产的基因芯片可以用来检测全部蛋白酶基因序列和逆转录酶基因的前 1 200 个碱基[153]。

3.1.3 干血斑技术

目前国内的耐药性检测标本主要来自 HIV 感染者或患者的血浆（PLA）或全血。但在样本采集、分离、保存和运输过程中不可避免地会遇到一些难题，如部分实验室条件欠完善的地区不能及时地将全血分离、冻存；受生物危险品运输限制，全血或血浆需专人冷链运输。为解决上述问题，Wu 的课题组采用 FDA 批准的 Schleicher&Schuell 903 号滤纸制备干血斑（dried blood spot，DBS）样本，通过提取病毒 RNA 和 nested RT-PCR 进行耐药性分析。耐药性分析结果除极个别其他突变位点有差异外，所有蛋白酶抑制剂主要及次要耐药相关突变、核苷类逆转录酶抑制剂（NRTIs）耐药突变和非核苷类逆转录酶抑制剂（NNRTIs）耐药突变完全相同。

干血斑作为一种易采集、保存条件低、生物危险性低、便于运输、费用低廉的血样本保存方法，可替代静脉采血，用于实验设备条件较差的偏远地区及难采血患者的耐药性监测。

3.2 表型分析方法

表型分析直接测定 HIV-1 在不同浓度的抗病毒药物存在时的复制与增殖能力，根据其剂量 - 反应曲线得到 50% 的抑制浓度（50% inhibitory concentration，IC_{50}），与标准参比毒株的 IC_{50} 相比以确定对药物的敏感性。目前耐药性的表型分析方法有以下几种：

3.2.1 传统的表型检测方法

该方法首先从患者体内分离病毒，与待检药物共同培养，然后测定不同药物浓度下外周血单个核细胞（PBMC）所产生的 p24 抗原量，据此得到 IC_{50}[154]。该法步骤复杂，对操作技术的要求高，整个过程至少需 6 周，病毒分离培养过程还有可能发生变异。

3.2.2 使用特殊细胞系的表型耐药性检测

HeLa CD4+ 细胞蚀斑减少法是最早用于检测 HIV-1 药物敏感性的方法，但它仅能检测具有诱导合胞体（SI）表型的 HIV-1 病毒株。Chesebro 等[155] 构建的 HeLa/CD4+ 细胞系因缺少 CCR5 辅助受体，仅适用于 T 细胞嗜性的 CXCR4HIV-1 的检测。在此基础上，Hachiya 等[156] 将表达 CCR5 的载体导入 HeLa/CD4+ 细胞内，构建成 MAGIC-5 细胞。由于其包含整合的 β- 半乳糖苷酶基因，因此可根据蓝斑形成单位的降低反映待测药物的抑制活性。Miyake 等建立了 MOCHA 报告 T 细胞系，其表面能稳定表达 CD4+、

CCR5、CXCR4，且携带有 LTR 驱动的分泌性碱性磷酸酶基因，可通过化学发光法检测培养上清液中的碱性磷酸酶活性来计算药物对病毒的抑制程度。

3.2.3　重组病毒培养法

随着分子生物学技术的发展及临床上对耐药性快速检测的需要，以重组病毒技术为基础的表型分析方法取代了上述病毒分离培养。将患者体内的 HIV-1 蛋白酶和逆转录酶基因序列进行 RT-PCR 扩增，扩增产物继而插入 pol 基因缺失型 HIV-1 载体以形成重组病毒，因此重组病毒保持了患者体内病毒对药物的敏感性，然后在不同药物及同一药物不同浓度下对重组病毒进行培养，即可测定出对药物的敏感性[157-158]。

3.2.4　快速耐药性表型检测法（非培养的表型检测）

这种方法无须进行病毒培养，而是利用快速、简单的生化方法来直接检测血浆中的药物对 RT 和蛋白酶活性的影响。如 Amp-RT assay 主要是通过 RT-PCR 和 ELISA 定量方法，检测在不加药物及药物存在下血浆中的 HIV-1 RT 活性，然后将样本株与野生毒株的 IC$_{50}$ 值进行比对，按所得的比值来作出耐药性判断。它主要用于评价 RT 酶活性及 NRTIs 相关的耐药突变[159]，其检测流程如图 3-10 所示。

此外，噬菌体法（bacteriophage lambda-based assay）和体外转录 - 翻译系统（in vitro transc-ription/translation system）这 2 种快速生化检测方法成功地被用于评价蛋白酶活性及区别野生型和耐药型蛋白酶[160-161]。

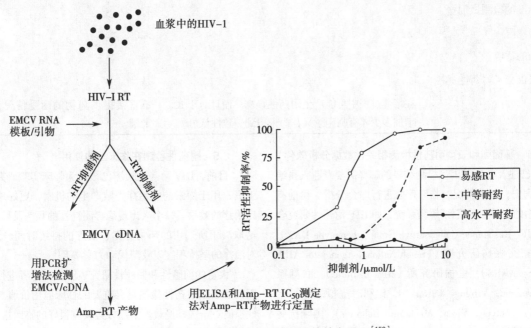

图 3-10　快速耐药性表型检测法的基本原理[159]

3.2.5　虚拟表型（virtual phenotype，vPT）

虚拟表型是在基因型分析的基础上（涵盖了所有已知的 HIV 变异区序列，包括全部蛋白酶和 1~1 497bp 的 RT），通过将感染者 HIV 的基因型与数据库的资料进行比对，从中找出基因型与感染者相似表型的分析情况，间接地推断感染者对各种抗病毒药物的敏感性（IC$_{50}$），只能测到一定浓度（>10%~30%）的变异株序列。虚拟表型分析与真正表型分析的比较研究表明，两者之间有很好的相关性（r^2>0.8）[162]。而且对最新临床试验 VIRA 3001 的标本进行回顾性调查，结果也表明"虚拟"表型分析与真正表型分析同样能够预测临床药物治疗的效果[163]。

3.3　基因型分析方法与表型检测方法的比较

从以上可以看出，基因型和表型分析方法提供了互为补充的病毒耐药性信息，但两者都具有其优缺点，主要表现在检测费用的高低、检测时间的长短和检测结果解释的复杂性等方面。2 种耐药性检测方法的比较见表 3-4。

此外，目前的耐药性检测方法还有一定的局限性。比如通常实验检测的原始材料都是来自于患者的血浆或者外周血淋巴血细胞，这些检测材料仅代表患者身体的一部分，身体的其他部位可能隐藏着不同于血浆或外周血淋巴细胞中的病毒耐药性特性的病毒变异株。因此，目前发表的文章中所提及的 HIV 的各种耐药性模式都是通过采集脑脊髓液、淋巴结和精液标本中的病毒核苷酸序列与各自的血浆病毒的核苷酸序列进行综合比较而得到的结果[164]。因此，血浆中不存在耐药性病毒株并不能证实或肯定患者体内不存在耐药性病毒株。

随着新的治疗药物的研发和临床应用，以及对抗病毒药物作用机制研究的逐步深入，HIV-1 耐药性的测定方法也会不断推陈出新，以适应实际临床需要。目前尚没有标准化的 HIV-1 耐药性表型检测系统，未来的检测系统会向着更易于操作、耗时更短和结果更稳定可靠的方向发展。

表 3-4　基因型和表型耐药分析方法的比较[164-166]

比较内容	表型分析	基因型分析
操作	复杂，需要培养大量的病毒，操作要求较高，难以实现自动化	简单，技术步骤少
耐药性结果	直接	间接
结果解释	可直接确定药物的耐受情况及耐受程度，且容易解释	部分变异位点与临床耐受的相关性无法完全确认，需要专家予以解释
所需时间	时间较长（几周）	时间较短（几天或几小时）
费用	费用较高，900 美元 / 次	费用与所检测的位点数有关，一般情况下较便宜
是否可用于临床	是	是
有无标准的检测试剂盒	无	有
病毒检测限	无	>20%
对新药的适应	快	慢
是否提供交叉耐药性资料	否	是
其他	在培养过程中可能产生耐药性毒株；而且对于 IC_{50} 增加多少才有临床意义，尚未得到一致性认可	不直接提供药物的耐受情况，无法定量

3.4　基因型和表型耐药性检测相关性数据分析软件

前已述及，对基因型检测结果的解释需要专业人员结合患者病史、用药情况、临床疗效进行综合分析。目前有一些常用的 HIV-1 基因型解释系统，如 HIV 耐药性研究合作组（HIV Resistance Collaborative Group, gemotype DAP）、法国国家艾滋病研究院（French National Agency for AIDS Research, ANRS）、里加研究所（Riga Institute）、回溯系统（Retrogram, Virology Networks）、比利时虚拟表型平台（Virtual Phenotype, Virco、Mechelin、Belgium）、国际抗病毒学会美国分会（International Antiviral Society–USA Panel）、HIV 耐药性欧洲指导小组（the Euro–Guidelines Group for HIV Resistance），以及美国卫生保健部（the US Department of Health and Human Services, DHHS）[167-168]。

Visible Genetics 和 Applied Biosystems 均提供相应的软件对测序结果进行解释，并且 Visible Genetics 每 6 个月对其软件进行升级。Tibotec-Vireo 公司开发了虚拟表型（virtual phenotype）分析系统，将耐药突变信息与数据库中的基因型和表型数据进行比对，计算出相应的 IC_{50}。已有研究表明，虚拟表型分析与基因型分析有良好的相关性[169]，与 Stanford HIV-SEQ 系统在 NNRTIs 和 PIs 上有良好的相关性，但在 NRTIs 上存在差异[170]。

Beerenwinkel N 等建立一种决定树（decision trees）分类方法，为解释 HIV-1 的耐药性变异和复杂性提供简便的模式，使之可以从基因型特征中预示表型耐药情况。对大多数抗 HIV 药物来说，决定树能够对耐药情况进行可靠的预测，除对 ZDV、ddI 和 D4T 的预测错误率为 25.4%~32.0% 外，对于其他药物的预测错误率为 9.6%~15.1%[171]。

3.5　耐药性检测在临床上的使用

目前，HIV 耐药性检测已被作为临床实验研究的首要工具，用于探索药物治疗失败产生的机制，更好地预测临床治疗的效果。每个人出现病毒耐药性的频率及程度不同，这取决于所选用的药物方案、治疗的持续时间、治疗史、对治疗的坚持程度以及药代动力学等[172]。

大量的前瞻性和回顾性研究表明，对患者进行病毒基因型和表型耐药性检测具有重要的临床应用价值。①耐药性检测对于选择挽救性治疗方案具有很好的临床指导意义；②进行抗逆转录病毒原发性耐受传播的监测；③耐药性资料在新药开发中的作用；④对于高危职业暴露的医护人员和高危行为者、有临床症状的 HIV-1 急性感染者和 HIV-1 血清阳性的妊娠期妇女等，在开始治疗之前，如果能够详细了解其传染源或自身体内的 HIV-1 耐药性情况，对临床医师选择最佳药物组合非常有帮助[173]。

正因为如此，国际几个著名的学术机构如国际艾滋病学会、欧洲 AIDS 临床学会等在其 AIDS 治疗指南当中推荐使用 HIV 耐药性检测[174-175]。主要包括以下情况：①治疗失败的患者；②急性感染或感染时间在 12 个月以内的患者，尤其是传染源（the source patient）正在接受抗病毒治疗的；③慢性感染患者开始抗病毒治疗前有条件进行该项检测的；④ HIV 抗体阳性的妊娠期妇女，尤其是血浆病毒载量高于检测下限值的，有条件允许时也应考虑耐药性检测。

当然围绕耐药性检测的临床应用还有一系列的问题需要解决。例如如何增强实验的灵敏性和结果的可靠性、如何正确地对结果进行解释、检测频率如何、周期多长等，这些都是今后耐药性检测研究的方向。

此外，HIV 耐药性检测可以帮助临床医师制定最佳的个体化联合治疗案，最大限度地、持久性地抑制病毒复制是预防耐药株产生和增加的根本途径。HIV 耐药性检测还可用于监测耐药株的传播情况，评价联合治疗方案的优劣，研究新的抗病毒药物。

4　结语

在我国，随着进口药的降价和抗病毒药物的国产化，越来越多的 AIDS 患者可以接受药物治疗。随着结构分子生物学、X 射线衍射晶体学及计算机技术的迅猛发展，从分子水平上认识抗 HIV 相关药物的作用模式及耐药性产生的机制已成为现实，这为设计新一代高效、抗耐药性的 HIV 药物提供了强有力的科学指导。虽然新型靶点及抑制剂不断涌现，但是耐药性问题仍是难以解决的科学难题。因此如何加强治疗的规范性，预防耐药株出现，是当前艾滋病治疗面临问题的重中之重。到目前为止，我国对 HIV 的耐药性尚缺乏系统的研究，也未建立起简便实用的耐药性检测方法，致使抗病毒药物的使用和临床治疗存在着很大的盲目性。因此应尽快开展我国 HIV 的耐药性研究，为抗病毒药物的合理使用，以及制定有效的抗病毒方案、选择挽救性治疗药物提供指导，最大限度地减少或延缓耐药性的产生是我国目前 AIDS 防治亟待解决的重大问题。

值得一提的是，最近有临床研究表明，针对 HIV-1 治疗产生的耐药性问题呈现下降趋势，人们越来越清楚地认识到通过优化治疗方案可降低耐药性的产生[176-180]。

（武高禅　康东伟　展　鹏　刘新泳）

第 5 节　抗艾滋病药物的不良反应

艾滋病的高效抗逆转录病毒治疗（HAART）可以明显减少艾滋病的发病率和死亡率[1]。但是，由于 HAART 是多种药物的组合用药，且需长期使用，每种药物的毒副作用都不尽相同，因此临床症状也表现出多样性；同时，在 HAART 开始的 8 个月内患者也会出现不顺从性，从而致使 HAART 失败（不能抑制 HIV 复制水平低于 50 copies/ml），约 25% 的患者为此会停止 HAART[1]。因此，HAART 的不良反应成为艾滋病治疗中的一个突出问题，严重限制了其在临床中的应用。

1　NRTIs 的毒副作用

1.1　乳酸性酸中毒、肝脂肪变性、高乳酸血症

乳酸性酸中毒主要与 AZT、ddI 和 D4T 治疗有关[1]，随后所有 NRTIs 都有报道。10%~20% 长期进行 NRTIs 治疗的患者会出现轻至中度的持续性乳酸升高，高乳酸血症降低机体对缺氧的耐受力，使线粒体易受损伤。当停用 NRTIs 时，高乳酸血症及其相关的症状逐渐缓解，缓解的平均时间为 62 天（7~176 天）。临床特征为感觉不适、恶心、呕吐、乏力和呼吸急促，严重的可出现肝衰竭、心律失常和死亡[181]。

乳酸性酸中毒的作用机制是正常糖酵解时，葡萄糖转化为酮酸转运到线粒体，在线粒体大多数酮酸转化为乙酰辅酶 A，参与三羧酸循环形成 NADH。通过氧化磷酸化作用，线粒体利用 NADH 产生三磷酸腺苷。由于 NRTIs 抑制细胞线粒体 DNA 聚合酶 γ，从而抑制 DNA 复制，线粒体氧化磷酸化功能障碍，使正常糖酵解时产生的丙酮酸及还原型 CoA 积聚，丙酮酸转化为乳酸增多；氧化过程受损也导致脂肪酸氧化减少，游离脂肪酸堆积，并代谢为甘油三酯，过剩的甘油三酯在肝内积聚，引起肝脏脂肪变性[1]。

现在治疗乳酸性酸中毒主要是通过支持治疗。一些报道表明，可以通过补充维生素 B_1 和维生素 B_2 来处理严重的乳酸性酸中毒患者。另外，需要开展正规的研究来确定预防、治疗这些副作用的有效药物[1]。

1.2　骨质疏松及骨坏死

骨质疏松及骨坏死包括骨髓和含矿物质组织及各种骨细胞的死亡。骨坏死只发生在少数 HIV 感染患者中，在 HAART 应用于临床以前，人们就报道了 HIV 感染者易出现骨质疏松症状，那时认为这可能是由于营养不良和慢性感染造成的细胞因子水平升高引起的[182]。应用 HAART 后出现新的病例，一些和高脂血症有关，另一些和以前认为的与骨坏死相关的危险因素有关，如胰腺炎、皮质激素治疗和高凝血状态等。

HIV 感染者骨质疏松及骨坏死的发病机制不明，最近研究发现其与抗逆转录相关的乳酸增多症有关，其磷酸盐可作为缓冲剂，使骨质疏松的危险性增加。有研究表明，PIs 可能是引起骨坏死的主要原因，它通过刺激破骨细胞活性或者抑制成骨细胞活性而抑制新骨形成。PIs 通过细胞色素 P450 酶系统进行代谢，在此过程中有 2 个介导维生素 D 活化的细胞色素 P450 混合功能氧化酶受到抑制，这可能是导致骨质疏松的原因。体外研究发现，IDV、RTV 和 NFV 在体外均可抑制 25- 羟基维生素 D 转化为 1，25- 二羟基维生素 D[50]。

骨质疏松及骨坏死尽管少见，但是一种严重的疾病，需要通过关节置换进行治疗。HIV 感染者在没有受到创伤的情况下如果出现持续的臀部、膝部或肩部疼痛，需要进行 MRI 检查来进行骨坏死的评价。适当运动，补充维生素及钙，必要时应用激素替代疗法及双膦酸盐类化合物治疗。

2 NNRTIs 的毒副作用

NNRTIs 是一类与核苷无关、化学结构完全不同的特异性抑制 HIV-1 逆转录酶的化合物。它们不是 HIV-1 逆转录酶底物的竞争性抑制剂，而是通过与酶活性点附近的 p66 疏水区结合而抑制逆转录酶。它们高度抑制 HIV-1，但不抑制 HIV-2 和其他逆转录病毒，不抑制其他 DNA 多聚酶，故其细胞毒性很小。但是由于 NNRTIs 结合位点的高度柔性，致使其结合口袋中的氨基酸极易产生突变，从而产生耐药性。

2.1 皮疹

皮疹是 NNRTIs 最常见的副作用，尤其是奈韦拉平，约有 16% 的服用此药物的患者在用药前 6 周内面部、躯干、四肢会出现轻到中度瘙痒的斑丘疹[183]。如果皮疹出现在治疗的前 2 周，应该每日服用 200mg 直到皮疹消失为止[184]。尽管多数皮疹是自限性的，如果出现严重的皮疹并伴有相应的症状应该永久停药。使用 NVP 的患者中严重皮疹［包括重症多形红斑（Stevens-Johnson 综合征）和中毒性表皮坏死松解症］的发生率约 6.5%，且大多发生在用药后的前 4 周。

2.2 引起转氨酶升高和肝毒性

NNRTIs 可以引起转氨酶升高和肝毒性。研究发现，奈韦拉平和依法韦仑的肝毒性发生率分别为 8.9% 和 10.8%[185]，这 2 种药物比地拉韦定更加容易引起转氨酶含量升高。CD4 细胞计数上升超过 50/μl 的患者最容易出现肝毒性，可能是这些患者服药的依从性较好或免疫重建导致的。

另外，使用 ABC 的患者在开始治疗的前 6 周，有 3%~5% 的患者出现高敏症状，包括不适、发热、伴有或不伴有皮疹等非特异性表现。随着治疗持续，症状加剧，停药后逐渐缓解[186]。

3 蛋白酶抑制剂的毒副作用

蛋白酶抑制剂（PIs）多数是拟肽类化合物，只有替拉那韦是非肽类 HIV-1 蛋白酶抑制剂，它们竞争性地抑制蛋白酶活性，使新产生的病毒不能组装和成熟。PIs 具有很强的抗 HIV-1 活性，多位点的变异才会产生耐药性。其主要的毒副作用有脂肪分布异常、血脂异常以及肝毒性、高血糖症等。

3.1 脂肪分布异常

脂肪分布异常是代谢综合征的一部分，主要临床症状是发生于面部、四肢和臀部的周围脂肪丢失，向心性肥胖，脂肪沉积于腹部、胸部和背部（水牛背）以及形成脂肪瘤等[187]。虽然 NRTIs，特别是 D4T 也能引起脂肪分布异常，但最容易引起脂肪分布异常的还是 PIs。进行抗病毒治疗超过 1 年后，大约 50% 的接受治疗的患者出现至少 1 项与脂肪分布异常有关的生理指标异常[182]。

脂肪分布异常的发病机制尚不十分清楚，目前推测它可能是由多种原因造成的，既有内分泌异常也有代谢异常。特别是对高危人群，脂肪分布异常影响患者的面部及体形特征，显示 HIV 阳性的身份，威胁到患者的隐私。此外，内脏和腹部脂肪沉积也增加糖耐量异常的风险。不能处理好脂肪代谢异常及其相关的危险性，往往会使患者不能坚持 HAART。

发生脂肪分布异常的诱因主要有以下几种：长期使用 PIs、年龄及 HIV-1 感染的晚期。目前尚无针对脂肪分布异常的特殊治疗，虽然停用 HAART 后可改善，但需患者权衡利弊作出抉择。

3.2 血脂异常

血脂异常的特征包括严重的高脂血症、高密度脂蛋白（HDL）降低和低密度脂蛋白（LDL）升高。研究表明，70% 的接受 HAART 的艾滋病患者可以出现不同程度的血脂异常，多在用药 3~12 个月内出现，并呈剂量相关性。接受 PIs 治疗后脂肪重分布（脂肪沉积或脂肪萎缩）的患者其血脂异常最明显。高甘油三酯、低高密度脂蛋白和高低密度脂蛋白的血脂异常模式特别容易导致动脉粥样硬化，与艾滋病患者存在的其他因素如胰岛素抵抗和血管炎症一起作用，增加艾滋病患者发生心血管疾病的风险。由于代谢紊乱综合征最近才被重视，而且患者的随访时间较短（4~5 年），所以心血管疾病的发生率很难评价[3]。对 HAART 方法的一项对比研究发现，在治疗的前 7 年中，急性心肌梗死的发生率每年相对增加 27%。

对血脂异常的病理机制了解不多。PIs 可能结合或干扰 LDL 受体相关蛋白和胞质视黄酸蛋白 1 型，这 2 种蛋白都可以调节脂肪的储存及释放。但 PIs 和这些蛋白的相互作用机制还未完全阐明，可能还有其他作用途径，如 PIs 干扰胆固醇代谢，直接抑制肝及脂肪细胞中的胆固醇调节成分结合蛋白（nSREBP）核型的分解，致使 nSREBP 在肝内积聚，使脂肪酸及胆固醇合成增加，血脂升高，并伴脂肪代谢不良，瘦蛋白表达减少，胰岛素抵抗[188]。

血脂异常的非药物治疗如低脂饮食、适当的体力活动、戒烟或减少酒精摄入等对高脂血症有益，但不足以纠正代谢异常；改变抗逆转录病毒治疗方案，应用 NNRTIs 中的奈韦拉平、依法韦仑代替 PIs 或 NRTIs，可使高脂血症改善[189]；3- 羟基 -3- 甲基戊二酸单酰辅酶 A（HMG-CoA）还原酶抑制剂（他汀类）是治疗 HAART 相关性高胆固醇血症的一线药物，疗效显著。但特别注意的是，辛伐他汀、洛伐他汀、阿托伐他汀等大多数他汀类药物均经 CYP3A4 代谢，能与其他许多药物包括 PIs 及 NNRIs 发生药物相互作用，使他汀类的血浆浓度升高，出现肝毒性或肌病，甚至骨骼肌纤维溶解等严重不良反应。氟伐他汀由 CYP2C9 酶代谢，普伐他汀不是通过 CYP 酶进行主要代谢，两者与其他药物发生相互作用的危险性极低，因此临床宜选用普伐他汀或氟伐他汀治疗 HAART 相关性高胆固醇血症[1]。贝特类是治疗 HAART 相关性高甘油三酯血症的一线药物，它主要由细胞色素 CYP4A 酶代谢，与 PIs 无明显的相互作用。但应避免与他汀类同时使用，以免产生骨骼肌毒性。

3.3 增加血友病患者的出血危险

PIs 用于临床后不久，就有报道血友病患者用这类药物后出血频率和严重程度增加。多数患者的出血发生在 PIs 治疗后的前几周，也可发生在 PIs 治疗后的几天到数月不等的时间内。出血不但更加频繁，而且还发生在一些少见的部位，例如手的小关节和手掌的软组织。多数 PIs 都可引起出血，以 RTV 最为明显。

PIs 引起血友病患者出血增加的发病机制不明。研究表明，患者的凝血指标正常，而且输入Ⅷ因子也不能有效止血[190]。因此，要密切监测应用 PIs 的血友病患者的出血倾向，一旦发生出血需立即停用 PIs。如果血友病患者需要接受手术治疗，可以在围手术期暂时停用 PIs。对于血友病患者，要尽可能选用不含 PIs 的 HAART 方案。

3.4 肝毒性

多数抗病毒药物可以引起转氨酶升高和肝毒性，而蛋白酶抑制剂是人们主要关注的对象。这类药物的肝毒性也因具体药物而有所差异。研究发现，接受利托那韦治疗的患者有 30% 出现肝毒性，而接受沙奎那韦、奈非那韦或茚地那韦治疗的患者只有 6%~7% 出现严重的肝毒性（指 GOT 或 GPT 高于 200U/L 者）[191]。合并 HCV 感染的患者接受 PIs 治疗后，肝毒性的总发病率为 12%。合并 HBV 或 HCV 感染的患者应用 PIs 后，肝脏转氨酶升高的危险性要分别比没有合并病毒性肝炎的患者高出 2.77 倍和 2.47 倍。

除了转氨酶升高外，应用 PIs 的患者的肝脏组织学也发生改变，经分析 HIV/HCV 合并感染的患者的肝穿刺活检标本，发现接受过 PIs 治疗的患者纤维化程度要比从未用过 PIs 的患者低，因此认为长期应用 PIs 可能减缓 HIV/HCV 合并感染者的肝纤维化的进展。当然，有关这方面的研究结论还需要进一步证实[1]。

3.5 高血糖症

以 PIs 为基础的抗逆转录疗法治疗 HIV-1 感染患者，有 1%~6% 发生糖尿病，临床表现类似于 2 型糖尿病[192]，更多的患者出现胰岛素抵抗而没有糖尿病。然而，胰岛素抵抗与 HIV 感染相关，即使未接受 PIs 治疗，也可能因 HIV-1 直接影响胰岛 B 细胞功能和胰岛素分泌[193]。

4 HIV-1 融合抑制剂 enfuvirtide（T-20）的毒副作用

enfuvirtide 的作用机制主要是抑制病毒进入人体的免疫细胞，干扰 HIV-1 病毒包膜与靶细胞膜的融合，从而抑制 HIV-1 感染。临床上与其他抗逆转录病毒药物联合用药，用于对其他抗逆转录病毒治疗疗效不佳或耐药的 HIV/AIDS 患者。

最常见的不良反应为局部注射部位反应（98.3%），3% 的患者因局部注射反应而停药，包括局部疼痛、不适、红斑、硬结、瘙痒、瘀斑、结节或囊肿；其他不良反应有腹泻（26.8%）、恶心（20.1%）、疲乏（16.1%）、外周神经病、食欲下降及嗜酸细胞增多（与超敏无关）；≤ 1% 的患者对 T-20 超敏。应用 T-20 的患者患细菌性肺炎的发生率（4.68/100 患者每年）较对照组（0.61/100 患者每年）高，需密切关注肺炎的症状、体征及有关危险因素。

5 接受 HAART 的检测

接受抗 HIV-1 治疗的患者，应该每 3 个月进行 1 次常规的实验室检查，主要包括血常规和电解质、肌苷、肝脏转氨酶、胆红素和淀粉酶。患者也应该定期检测血脂、血糖、脂肪累积、脂肪萎缩及脂肪分布的变化情况，以及胆固醇、低密度脂蛋白、高密度脂蛋白、甘油三酯、空腹血糖等[1]。

由 NNRTs 替换 PIs 或 3 种核苷类药物治疗，患者的脂肪代谢异常、脂肪重新分布和胰岛素抵抗方面都有明显改善。对于其他类药物耐药的患者不能停用 PIs，他们的脂肪代谢异常的治疗和其他患者一样，包括生活方式的改变及药物治疗[194]。糖尿病和胰岛素抵抗也应该给予相应的治疗[1]。

NRTIs 和其他药物的相互作用相对较少。临床常见的相互作用包括毒性增加，如骨髓抑制、神经病变或药物吸收障碍等。PIs 和 NNRTIs 都通过细胞色素 P450 系统代谢，可通过此系统进行诱导或抑制。给予相关的诱导剂或抑制剂可发生毒性作用使药物无效，RTV 是有效的细胞色素 P450 抑制剂，能抑制其他药物的体内代谢。

6 结语

HAART 在临床上的应用具有划时代的意义，在降低艾滋病的发病率和病死率等方面取得了很大的疗效。从此人们不再认为艾滋病是不治之症，而是一种慢性疾病。但由于治疗的副作用会影响多个器官系统，从而使患者不能耐受而治疗失败。为了增加患者的依从性，临床医师应该尽可能地防治副作用的发生，区分是自限性的还是会带来严重后果的副作用。

每种药物都有其短期或长期的相对独特的不良反应，如使用齐多夫定可抑制骨髓，造成贫血或白细胞减少；使用去羟肌苷要高度警惕胰腺炎，既往有胰腺炎病史、进展期患者、酒精中毒、使用引起胰腺炎的药物均可使发生率提高；司他夫定可引起外周神经炎，发生率为 15%~21%，既往有外周神经炎病史时发生率更高，表现为手足麻木、针刺感、疼痛等；茚地那韦的临床试验报道，约有 9.8% 的服用者患有肾结石[195]。另外，不同种类的药物之间亦可有相同的毒副作用，如目前认为脂肪重新分布与 PIs 关系密切，NRTIs 如 D4T 和脂肪代谢异常亦有关。因此，临床医师在治疗过程中应该综合考虑，谨慎诊断和用药。

高效抗逆转录病毒治疗由于其本身的局限性，如药物的毒副作用、停药后病毒反弹、耐药病毒株出现等诸多方面，促使人们寻求新的治疗方法实现优化治疗。为将抗病毒药物的毒副作用降到最低，人们将目光投向了中医药，经过大量的临床验证，中医药在降低抗病毒药物的毒副作用方面确实行之有效，显示出一定的优势。

（陈绪旺　刘新泳）

参考文献

[1] METZNER K J.Detection and significance of minority quasispecies of drug-resistant HIV-1 [J]. HIV Ther,2006,11(4):74-81

[2] HIRSCH M S.Azidothymidine [J].J Inf Dis,1998,157：427-430

[3] ACOSTA E P,PAGE L M,FLETCHER C V.Clinical pharmacokinetics of zidovudine.An update [J].Clin Pharmacokinet,1996,30(4):251-262

[4] HILTS A E,FISH D N.Dosage adjustment of antiretroviral agents in patients with organ dysfunction [J].Am J Health Syst Pharm,1998,55(23):2528-2533

[5] TUMEY L N,BOM D,HUCK B,et al.The identification and optimization of a N-hydroxy urea series of flap endonuclease 1 inhibitors [J].ChemInform,2005,36(20):277-281

[6] PERRY C M,NOBLE S.Didanosine:an updated review of its use in HIV infection [J].Drugs,1999,58(6):1099-1135

[7] DE B L,MICHEL D,MERTENS T,et al.Role of the human herpesvirus 6 u69-encoded kinase in the phosphorylation of ganciclovir [J].Mol Pharmacol,2002,62(3):714-721

[8] KATLAMA C,HAVLIR D V.Newer nucleosides:lamivudine and stavudine [J].AIDS,1996,10 Suppl A:S135-143

[9] HURST M,NOBLE S.Stavudine:an update of its use in the treatment of HIV infection [J].Drugs,1999,58(5):919-949

[10] PERRY C M,FAULDS D.Lamivudine:a review of its antiviral activity,pharmacokinetic properties and therapeutic efficacy in the management of HIV infection [J].Drugs,1997,53(4):657-680

[11] HEWITT R G.Abacavir hypersensitivity reaction [J].Clin Infect Dis,2002,34(8):1137-1142

[12] GALLANT J E,DERESINSKI S.Tenofovir disoproxil fumarate [J].Clin Infect Dis,2003,37(7):944-950

[13] YONG S L,YONG S L,LEE J Y,et al.6-Hydroxy-1,3-dioxin-4-ones as non-peptidic HIV protease inhibitors [J].Bioorg Med Chem Lett,2000,10(23):2625-2627

[14] SAAG M S.Emtricitabine,a new antiretroviral agent with activity against HIV and hepatitis B virus [J].Clin Infect Dis,2006,42(1):126-131

[15] MILLER V,STASZEWSKI S,BOUCHER C A,et al.Clinical experience with non-nucleoside reverse transcriptase inhibitors [J].AIDS,1997,11(Suppl A):S157-164

[16] POLLARD R B,ROBINSON P,DRANSFIELD K.Safety profile of nevirapine,a nonnucleoside reverse transcriptase inhibitor for the treatment of human immunodeficiency virus infection [J].Clin Ther,1998,20(6):1071-1092

[17] PARA M F,MEEHAN P,HOLDEN-WILTSE J,et al.ACTG 260:a randomized,phase I-II,dose-ranging trial of the anti-human immunodeficiency virus activity of delavirdine monotherapy. [J].Antimicrob Agents Chemother,1999,43(6):1373-1378

[18] 张羽钦,杜小莉.抗艾滋病新药——利匹韦林[J].中国药学杂志,2013,48(24):2169-2171

[19] ANDERSON M S,GILMARTIN J,CILISSEN C,et al.Safety,tolerability and pharmacokinetics of doravirine,a novel HIV non-nucleoside reverse transcriptase inhibitor,after single and multiple doses in healthy subjects [J].Antiviral Therapy,2015,20(4):397-405

[20] CLAVEL F,HANCE A J.HIV drug resistance [J].N Engl J Med,2004,350(10):1023-1035

[21] VELLA S,FLORIDIA M.Saquinavir.Clinical pharmacology and efficacy [J].Clin Pharmacokinet,1998,34(3):189-201

[22] COOPER C L,VAN HEESWIJK R P,GALLICANO K,et al.A review of low-dose ritonavir in protease inhibitor combination therapy [J].Clin Infect Dis,2003,36(12):1585-1592

[23] DE CLERCQ E.Antiviral drugs in current clinical use [J].J Clin Virol,2004,30(2):115-133

[24] JARVIS B,FAULDS D.Nelfinavir:a review of its therapeutic efficacy in HIV infection [J].Drugs,1998,56(1):147-167

[25] CHAPMAN T M,PLOSKER G L,PERRY C M.Fosamprenavir:a review of its use in the management of antiretroviral therapy-naive patients with HIV infection [J].Drugs,2004,64(18):2101-2124

[26] 胡聪.HIV感染者初期治疗使用洛匹那韦-利托那韦与奈非那韦的对比研究[J].国外医学(流行病学传染病学分册),2003(1):57-58

[27] HAVLIR D V,O'MARRO S D.Atazanavir:new option for treatment of HIV infection [J].Clin Infect Dis,2004,38(11):1599-1604

［28］ HANNA G J,HIRSCH M S.New drugs in development,AIDS Therapy［J］.Churchill Livingstone,Philadelphia,2003,263-272

［29］ CROOM K F,KEAM S J.Tipranavir:a ritonavir-boosted protease inhibitor［J］.Drugs,2005,65(12):1669-1677

［30］ 刘经红,程卯生.地瑞那韦(darunavir ethanolate)［J］.中国药物化学杂志,2007,17(4):264

［31］ 王珍燕,卢洪洲.抗 HIV 新药——CCR5 拮抗剂马拉韦罗［J］.中国艾滋病性病,2008,14(4):431-434

［32］ GEDDES A M.The history of smallpox［J］.ClinDermatol,2006,24(3):152-157

［33］ 李岩峰,白秋江,赵军.抗 HIV 感染新药:Raltegravir［J］.疑难病杂志,2008,7(5):304

［34］ DEEKS E D.Elvitegravir:a review of its use in adults with HIV-1 infection［J］.Drugs,2014,74(6):687-697

［35］ 抗艾滋病药物的复方制剂［J］.医药导报,2009,28(6):825-826

［36］ NARANG V S,DESAI A,PURANDARE S.Response to the comparison of generic zidovudine plus lamivudine (Cipla,Duovir) and the GlaxoSmithKline brand (Combivir) tablets［J］.J Acquir Immune Defic Syndr,2004,37(4):1540-1541

［37］ OLDFIELD V,PLOSKER G L.Lopinavir/ritonavir:a review of its use in the management of HIV infection［J］.Drugs,2006,66(9):1275-1299

［38］ ANDERSON A M,BARTLETT J A.Fixed dose combination abacavir/lamivudine in the treatment of HIV-1 infection［J］.Expert Rev Anti Infect Ther,2005,3(6):871-883

［39］ 马培奇.美 FDA 批准第二种"三合一"抗艾滋病毒药物制剂 Complera［J］.上海医药,2011,32(11):526

［40］ BERNARDINI C,MAGGIOLO F.Triple-combination rilpivirine,emtricitabine,and tenofovir (Complera/Eviplera) in the treatment of HIV infection［J］.Patient Prefer Adherence,2013,7:531-542

［41］ BREEZE S.Novel HIV-1 treatment Stribild gains regulatory approval［J］.Expert Rev Clin Pharmacol,2012,5(6):613

［42］ COMI L,MAGGIOLO F.Abacavir + dolutegravir + lamivudine for the treatment of HIV［J］.Expert Opin Pharmacother,2016,17(15):2097-2106

［43］ FERNANDEZ-MONTERO J V,BARREIRO P,LABARGA P,et al.Dolutegravir,abacavir and lamivudine as HIV therapy［J］.Expert Opin Pharmacother,2014,15(7):1051-1057

［44］ ANTUNES F.Atazanavir sulfate + cobicistat for the treatment of HIV infection［J］.Expert Rev Anti Infect Ther,2017,15(6):569-576

［45］ KLIBANOV O M,PHAN D,FERGUSON K.Drug updates and approvals:2015 in review［J］.Nurse Pract,2015,40(12):34-43

［46］ GREIG S,DEEKS E.Elvitegravir/Cobicistat/Emtricitabine/Tenofovir Alafenamide:A Review in HIV-1 Infection［J］.Drugs,2016,76(9):957-968

［47］ 马帅,温颖玲,周伟澄.2015 年美国 FDA 批准上市的新药简介［J］.中国医药工业杂志,2016,47(1):79-105

［48］ YENI P.Update on HAART in HIV［J］.J Hepatol,2006,44(1 Suppl):S100-103

［49］ MÁRQUEZ N,SANCHO R,BEDOYA L M,et al.Mesuol,a natural occurring 4-phenylcoumarin,inhibits HIV-1 replication by targeting the NF-kappaB pathway［J］.Antiviral Res,2005,66(2-3):137-145

［50］ SANCHO R,DE L V L,MACHO A,et al.Mechanisms of HIV-1 inhibition by the lipid mediator N-arachidonoyldopamine［J］.J Immunol,2005,175(6):3990-3999

［51］ 沈银忠,卢洪洲.2011 版艾滋病抗病毒治疗指南解读［J］.世界临床药物,2012,33(3):183-187

［52］ 潘荫华.艾滋病毒(HIV)感染者的诊断和治疗［J］.现代实用医学,2004,16(1):2-5

［53］ HENDERSON D K.Management of needlestick injuries:A house officer who has a needlestick［J］.JAMA,2012,307(1):75-84

［54］ 蔡琳,周锐峰,朱迎春,等.医务人员 HIV 职业暴露与防护［J］.预防医学情报杂志,2012(05):355-357

［55］ 中华医学会感染病学分会艾滋病学组.艾滋病诊疗指南(第三版)［J］.中华传染病杂志,2015(10):577-593

［56］ EACS.European AIDS Clinical Society guidelines Version 8.0［J］.October 2015:http://www.eacsociety.org/files/guidelines_8.0-english-revised_20160610.pdf

［57］ KAPLAN J E,DOMINGUEZ K,JOBAREH K,et al.Postexposure Prophylaxis Against Human Immunodeficiency Virus (HIV):New Guidelines From the WHO:A Perspective［J］.Clin Infect Dis,2015,60(Suppl 3):S196-199

［58］ 张运智,卢洪州.HIV 职业暴露后预防性用药研究进展［J］.中华临床医学荟萃杂志,2005,2:1-3

［59］ BUSCH M,LEE L L,SATTEN G A,et al.Time course of detection of viral and serologic markers preceding human immunodeficiency virus type 1 seroconversion:implications for screening of blood and tissue donors［J］.Transfusion,1995,35:91-97

［60］ 戴志澄.艾滋病防治从业人员培训教材［M］.北京:人民卫生出版社,2004:1

［61］ KLEMENT E.Guidelines on post-exposure prophylaxis for HIV and the use of co-trimoxazole prophylaxis for HIV-related infections among adults,adolescents and children:Recommendations for a public health approach［J］.Geneva,Switzerland:

WHO,2014

[62] FORD N,MAYER K H.World Health Organization Guidelines on Postexposure Prophylaxis for HIV:Recommendations for a Public Health Approach [J].Clinical Infectious Diseases,2015,60(Suppl 3):S161-164

[63] ANGARANO G,MONNO L.Genotype and phenotype resistance:an overview [J].J Biol Regul Homeost Agents,2000,14(1): 11-14

[64] HAASE A T.Population Biology of HIV-1 Infection:Viral and CD4$^+$ T Cell Demographics and Dynamics in Lymphatic Tissues [J].Immunology,1999,17(17):625-656

[65] MENÉNDEZARIAS L.Molecular basis of fidelity of DNA synthesis and nucleotide specificity of retroviral reverse transcriptases [J].Prog Nucleic Acid Res Mol Biol,2002,71(1):91-147

[66] METZNER K J.Detection and significance of minority quasispecies of drug-resistant HIV-1 [J].J HIV Ther,2007,11(4): 74-81

[67] HAVLIR D V,RICHMAN D D.Viral dynamics of HIV:implications for drug development and therapeutic strategies [J].Ann Intern Med,1996,124(11):984-994

[68] DELVIKS-FRANKENBERRY K A,NIKOLENKO G N,BARR R,et al.Mutations in human immunodeficiency virus type 1 RNase H primer grip enhance 3'-azido-3'-deoxythymidine resistance [J].J Virol,2007,81(13):6837-6845

[69] NIKOLENKO G N,DELVIKS-FRANKENBERRY K A,PALMER S,et al.Mutations in the connection domain of HIV-1 reverse transcriptase increase 3'-azido-3'-deoxythymidine resistance [J].Proc Natl Acad SciU S A,2007,104(1):317-322

[70] HACHIYA A,KODAMA E N,SARAFIANOS S G,et al.Amino Acid Mutation N348I in the Connection Subdomain of Human Immunodeficiency Virus Type 1 Reverse Transcriptase Confers Multiclass Resistance to Nucleoside and Nonnucleoside Reverse Transcriptase Inhibitors [J].J Virol,2008,82(7):3261-3270

[71] YAP S H,SHEEN C W,FAHEY J,et al.N348I in the connection domain of HIV-1 reverse transcriptase confers zidovudine and nevirapine resistance [J].PLoS Med,2007,4(12):81-96

[72] JOCHMANS D.Novel HIV-1 reverse transcriptase inhibitors [J].Virus Res,2008,134(1-2):171-185

[73] REN J,STAMMERS D K.Structural basis for drug resistance mechanisms for non-nucleoside inhibitors of HIV reverse transcriptase [J].Virus Res,2008,134(1-2):157-170

[74] SARAFIANOS S G,DAS K,HUGHES S H,et al.Taking aim at a moving target:designing drugs to inhibit drug-resistant HIV-1 reverse transcriptases [J].Curr Opin Struct Biol,2004,14(6):716-730

[75] DAS K,SARAFIANOS S G,JR A D C,et al.Crystal Structures of Clinically Relevant Lys103Asn/Tyr181Cys Double Mutant HIV-1 Reverse Transcriptase in Complexes with ATP and Non-nucleoside Inhibitor HBY 097 [J].J Mol Biol,2007,365(1): 77-89

[76] XIA Q,RADZIO J,ANDERSON K S,et al.Probing nonnucleoside inhibitor-induced active-site distortion in HIV-1 reverse transcriptase by transient kinetic analyses [J].Protein Sci,2007,16(8):1728-1737

[77] SLUIS-CREMER N,TACHEDJIAN G.Mechanisms of inhibition of HIV replication by non-nucleoside reverse transcriptase inhibitors [J].Virus Res,2008,134(1-2):147-156

[78] HOOKER D J,TACHEDJIAN G,SOLOMON A E,et al.An in vivo mutation from leucine to tryptophan at position 210 in human immunodeficiency virus type 1 reverse transcriptase contributes to high-level resistance to 3'-azido-3'-deoxythymidine [J].J Virol,1996,70(11):8010-8018

[79] LARDER B A,BLOOR S,KEMP S D,et al.A Family of Insertion Mutations between Codons 67 and 70 of Human Immunodeficiency Virus Type 1 Reverse Transcriptase Confer Multinucleoside Analog Resistance [J].Antimicrob Agents Chemother,1999,43(8):1961-1967

[80] TISDALE M,ALNADAF T,COUSENS D.Combination of mutations in human immunodeficiency virus type 1 reverse transcriptase required for resistance to the carbocyclic nucleoside 1592U89 [J].Antimicrob Agents Chemother,1997,41(5):1094-1098

[81] MILLER V,AIT-KHALED M,STONE C,et al.HIV-1 reverse transcriptase(RT)genotype and susceptibility to RT inhibitors during abacavir monotherapy and combination therapy [J].AIDS,2000,14(2):163-171

[82] PETROPOULOS C J,PARKIN N T,LIMOLI K L,et al.A Novel Phenotypic Drug Susceptibility Assay for Human Immunodeficiency Virus Type 1 [J].Antimicrob Agents Chemother,2000,44(44):920-928

[83] MILLER V,STÜRMER M,STASZEWSKI S,et al.The M184V mutation in HIV reverse transcriptase(RT)conferring lamivudine resistance does not result in broad cross-resistance to nucleoside analogue RT inhibitors [J].AIDS,1998,12(7): 705-712

[84] PALMER S,SHAFER R W,MERIGAN T C.Highly drug-resistant HIV-1 clinical isolates are cross-resistant to many antiretroviral compounds in current clinical development [J].AIDS,1999,13(6):661-667

［85］ SHAFER R W,WINTERS M A,PALMER S,et al.Multiple concurrent reverse transcriptase and protease mutations and multidrug resistance of HIV-1 isolates from heavily treated patients［J］.Ann Intern Med,1998,128(128):906-911

［86］ BALZARINI J.Suppression of resistance to drugs targeted to human immunodeficiency virus reverse transcriptase by combination therapy［J］.Biochem Pharmacol,1999,58(1):1-27

［87］ REN J,NICHOLS C,BIRD L E,et al.Binding of the second generation non-nucleoside inhibitor S-1153 to HIV-1 reverse transcriptase involves extensive main chain hydrogen bonding［J］.J Biol Chem,2000,275(19):14316-14320

［88］ DAS K,LEWI P J,HUGHES S H,et al.Crystallography and the design of anti-AIDS drugs:conformational flexibility and positional adaptability are important in the design of non-nucleoside HIV-1 reverse transcriptase inhibitors［J］.Prog Biophys Mol Biol,2005,88(88):209-231

［89］ SHAFER R W,JUNG D R,BETTS B J.Human immunodeficiency virus type 1 reverse transcriptase and protease mutation search engine for queries［J］.Nat Med,2000,6(11):1290-1292

［90］ RHEE S Y,GONZALES M J,KANTOR R,et al.Human immunodeficiency virus reverse transcriptase and protease sequence database［J］.Nucleic Acids Res,2000,31(1):298-303

［91］ TANTILLO C,DING J,JACOBO-MOLINA A,et al.Locations of Anti-AIDS Drug Binding Sites and Resistance Mutations in the Three-dimensional Structure of HIV-1 Reverse Transcriptase:Implications for Mechanisms of Drug Inhibition and Resistance［J］.J Mol Biol,1994,243(3):369-387

［92］ SARAFIANOS S G,DAS K,DING J,et al.Touching the heart of HIV-1 drug resistance:the fingers close down on the dNTP at the polymerase active site［J］.Chemistry & Biology,1999,6(5):137-146

［93］ SCHUURMAN R,NIJHUIS M,VAN L R,et al.Rapid changes in human immunodeficiency virus type 1 RNA load and appearance of drug-resistant virus populations in persons treated with lamivudine(3TC)［J］.J Infect Dis,1995,171(6):1411-1419

［94］ TURNER D,BRENNER B,WAINBERG M A.Relationships among various nucleoside resistance-conferring mutations in the reverse transcriptase of HIV-1［J］.Journal of Antimicrobial Chemotherapy,2004,53(1):53-57

［95］ CHONG Y,CHU C K.Molecular mechanism of dioxolane nucleosides against 3TC resistant M184V mutant HIV［J］.Antiviral Res,2004,63(1):7-13

［96］ SARAFIANOS S G,DAS K,CLARK A D,et al.Lamivudine(3TC) resistance in HIV-1 reverse transcriptase involves steric hindrance with beta-branched amino acids［J］.Proc Natl Acad Sci U S A,1999,96(18):10027-10032

［97］ GAO H Q,BOYER P L,SARAFIANOS S G,et al.The role of steric hindrance in 3TC resistance of human immunodeficiency virus type-1 reverse transcriptase［J］.J Mol Biol,2000,300(2):403-418

［98］ WHITE K L,MARGOT N A,WRIN T,et al.Molecular mechanisms of resistance to human immunodeficiency virus type 1 with reverse transcriptase mutations K65R and K65R+M184V and their effects on enzyme function and viral replication capacity［J］.Antimicrob Agents Chemother,2002,46(11):3437-3446

［99］ DEVAL J,WHITE K L,MILLER M D,et al.Mechanistic basis for reduced viral and enzymatic fitness of HIV-1 reverse transcriptase containing both K65R and M184V mutations［J］.J Biol Chem,2004,279(1):509-516

［100］ 姚勤伟,黄春,吴昊.HIV-1逆转录酶耐核苷类药物突变新进展[J].国际流行病学传染病学杂志,2004,31(6):343-345

［101］ LENNERSTRAND J,STAMMERS D K,LARDER B A.Biochemical Mechanism of Human Immunodeficiency Virus Type 1 Reverse Transcriptase Resistance to Stavudine［J］.Antimicrob Agents Chemother,2001,45(7):2144-2146

［102］ COUTSINOS D,INVERNIZZI C F,XU H,et al.Template Usage Is Responsible for the Preferential Acquisition of the K65R Reverse Transcriptase Mutation in Subtype C Variants of Human Immunodeficiency Virus Type 1［J］.J Virol,2009,83(4):2029-2033

［103］ TUSKE S,SARAFIANOS S G,JR C A,et al.Structures of HIV-1 RT-DNA complexes before and after incorporation of the anti-AIDS drug tenofovir［J］.中国生物学文摘,2004,11(2):51

［104］ LARDER B A,DARBY G,RICHMAN D D.HIV with reduced sensitivity to zidovudine(AZT) isolated during prolonged therapy［J］.Science,1989,243(4899):1731-1734

［105］ MEYER P R,MATSUURA S E,MIAN A M,et al.A mechanism of AZT resistance:an increase in nucleotide-dependent primer unblocking by mutant HIV-1 reverse transcriptase［J］.Mol Cell,1999,4(1):35-43

［106］ TU X,DAS K,HAN Q,et al.Structural basis of HIV-1 resistance to AZT by excision［J］.Nat Struct Mol Biol,2010,17(10):1202-1209

［107］ BOYER P L,SARAFIANOS S G,ARNOLD E,et al.Selective Excision of AZTMP by Drug-Resistant Human Immunodeficiency Virus Reverse Transcriptase［J］.J Virol,2001,75(10):4832-4842

［108］SARAFIANOS S G,JR C A,TUSKE S,et al.Trapping HIV-1 reverse transcriptase before and after translocation on DNA［J］. J Biol Chem,2003,278(18):16280-16288

［109］PETERR M,ADVIYEA M S,INGRID P,et al.Effects of specific zidovudine resistance mutations and substrate structure on nucleotide-dependent primer unblocking by human immunodeficiency virus type 1 reverse transcriptase［J］.Antimicrob Agents Chemother,2002,46(5):1540-1545

［110］BOYER P L,SARAFIANOS S G,ARNOLD E,et al.The M184V mutation reduces the selective excision of zidovudine 5'-monophosphate(AZTMP)by the reverse transcriptase of human immunodeficiency virus type 1［J］.J Virol,2002,76(7): 3248-3256

［111］STÜRMER M,STASZEWSKI S,DOERR H W,et al.Correlation of phenotypic zidovudine resistance with mutational patterns in the reverse transcriptase of human immunodeficiency virus type 1:interpretation of established mutations and characterization of new polymorphisms at codons 208,211,and 214［J］.Antimicrob Agents Chemother,2003,47(1):54-61

［112］SELMI B,DEVAL J,ALVAREZ K,et al.The Y181C substitution in 3'-azido-3'-deoxythymidine-resistant human immunodeficiency virus,type 1,reverse transcriptase suppresses the ATP-mediated repair of the 3'-azido-3'-deoxythymidine 5'-monophosphate-terminated primer［J］.J Biol Chem,2003,278(42):40464-40472

［113］BOYER P L,SARAFIANOS S G,ARNOLD E,et al.Nucleoside analog resistance caused by insertions in the fingers of human immunodeficiency virus type 1 reverse transcriptase involves ATP-mediated excision［J］.J Virol,2002,76(18):9143-9151

［114］MONTES B,SEGONDY M.Prevalence of the mutational pattern E44D/A and/or V118I in the reverse transcriptase(RT)gene of HIV-1 in relation to treatment with nucleoside analogue RT inhibitors［J］.J Med Virol,2002,66(3):299-303

［115］ROMANO L,VENTURI G,BLOOR S,et al.Broad Nucleoside-Analogue Resistance Implications for Human Immunodeficiency Virus Type 1 Reverse-Transcriptase Mutations at Codons 44 and 118［J］.J Infect Dis,2002,185(7): 898-904

［116］GIROUARD M,DIALLO K,MARCHAND B,et al.Mutations E44D and V118I in the reverse transcriptase of HIV-1 play distinct mechanistic roles in dual resistance to AZT and 3TC［J］.J Biol Chem,2003,278(36):34403-34410

［117］MEYER P R,LENNERSTRAND J,MATSUURA S E,et al.Effects of dipeptide insertions between codons 69 and 70 of human immunodeficiency virus type 1 reverse transcriptase on primer unblocking,deoxynucleoside triphosphate inhibition,and DNA chain elongation［J］.J Virol,2003,77(6):3871-3877

［118］IMAMICHI T,SINHA T,IMAMICHI H,et al.High-Level Resistance to 3'-Azido-3'-Deoxythimidine due to a Deletion in the Reverse Transcriptase Gene of,Human Immunodeficiency Virus Type 1［J］.J Virol,2000,74(2):1023-1028

［119］BOYER P L,IMAMICHI T,SARAFIANOS S G,et al.Effects of the Delta67 complex of mutations in human immunodeficiency virus type 1 reverse transcriptase on nucleoside analog excision［J］.J Virol,2004,78(18):9987-9997

［120］PAINTSIL E,MARGOLIS A,COLLINS J A,et al.The contribution of HIV fitness to the evolution pattern of reverse transcriptase inhibitor resistance［J］.Journal of Medical Virology,2006,78(4):425-430

［121］HU Z,GIGUEL F,HATANO H,et al.Fitness Comparison of Thymidine Analog Resistance Pathways in Human Immunodeficiency Virus Type 1［J］.J Virol,2006,80(14):7020-7027

［122］GARCÍA-LERMA J G,NIDTHA S,BLUMOFF K,et al.Increased ability for selection of zidovudine resistance in a distinct class of wild-type HIV-1 from drug-naive persons［J］.ProcNatl Acad Sci U S A,2001,98(24):13907-13912

［123］MATAMOROS T,NEVOT M,MARTÍNEZ M A,et al.Thymidine analogue resistance suppression by V75I of HIV-1 reverse transcriptase:effects of substituting valine 75 on stavudine excision and discrimination［J］.JBiol Chem,2009,284(47): 32792-32802

［124］JILEK B L,ZARR M,SAMPAH M E,et al.A quantitative basis for antiretroviral therapy for HIV-1 infection［J］.Nat Med, 2012,18(3):446-451

［125］MELIKIAN G L,RHEE S Y,TAYLOR A J,et al.Standardized comparison of the relative impacts of HIV-1 reverse transcriptase(RT)mutations on nucleoside RT inhibitor susceptibility［J］.Antimicrob Agents Chemother,2012,56(5): 2305-2313

［126］SARAFIANOS S G,MARCHAND B,DAS K,et al.Structure and function of HIV-1 reverse transcriptase:molecular mechanisms of polymerization and inhibition［J］.J Mol Biol,2009,385(3):693-713

［127］DING J,DAS K,AD C J,et al.Structure of unliganded HIV-1 reverse transcriptase at 2.7 Å resolution:implications of conformational changes for polymerization and inhibition mechanisms［J］.Structure,1996,4(4):853-860

［128］RODGERS D W,GAMBLIN S J,HARRIS B A,et al.The structure of unliganded reverse transcriptase from the human immunodeficiency virus type I［J］.Proc Natl Acad Sci U S A,1995,92(4):1222-1226

［129］LAI M T,MUNSHI V,LU M,et al.Mechanistic Study of Common Non-Nucleoside Reverse Transcriptase Inhibitor-Resistant

Mutations with K103N and Y181C Substitutions [J].Viruses,2016,8(10):1

[130] LORICERA J,CALVORÍO V,ORTIZSANJUÁN F,et al.Structural basis for the inhibitory efficacy of efavirenz(DMP-266), MSC194 and PNU142721 towards the HIV-1 RT K103N mutant [J].Eur J Biochem,2002,269(6):1670-1677

[131] REN J,MILTON J,WEAVER K L,et al.Structural basis for the resilience of efavirenz(DMP-266) to drug resistance mutations in HIV-1 reverse transcriptase [J].Structure,2000,8(10):1089-1094

[132] HARRIGAN P R,SALIM M,STAMMERS D K,et al.A Mutation in the 3′Region of the Human Immunodeficiency Virus Type 1 Reverse Transcriptase(Y318F)Associated with Nonnucleoside Reverse Transcriptase Inhibitor Resistance [J].J Virol, 2002,76(13):6836-6840

[133] REN J,NICHOLS C E,CHAMBERLAIN P P,et al.Crystal structures of HIV-1 reverse transcriptases mutated at codons 100, 106 and 108 and mechanisms of resistance to non-nucleoside inhibitors [J].J Mol Biol,2004,336(3):569-578

[134] HSIOU Y,DAS K,DING J,et al.Structures of Tyr188Leu mutant and wild-type HIV-1 reverse transcriptase complexed with the non-nucleoside inhibitor HBY 097:inhibitor flexibility is a useful design feature for reducing drug resistance [J].J Mol Biol,1998,284(2):313-323

[135] KALYAN D,ARTHUR D C,PAUL J L,et al.Roles of Conformational and Positional Adaptability in Structure-Based Design of TMC125-R165335(Etravirine) and Related Non-nucleoside Reverse Transcriptase Inhibitors That Are Highly Potent and Effective against Wild-Type and Drug-Resistant HIV-1 Variant [J].J Med Chem,2004,47(10):2550-2560

[136] HOPKINS A L,REN J,MILTON J,et al.Design of non-nucleoside inhibitors of HIV-1 reverse transcriptase with improved drug resistance properties.1 [J].J Med Chem,2004,47(24):5923-5936

[137] DAS K,CLARK A D,LEWI P J,et al.Roles of conformational and positional adaptability in structure-based design of TMC125-R165335(etravirine) and related non-nucleoside reverse transcriptase inhibitors that are highly potent and effective against wild-type and drug resistant HIV-1 variants [J].J Med Chem,2004,47(10):2550-2560

[138] YU H,DING J,DAS K,et al.The Lys103Asn mutation of HIV-1 RT:a novel mechanism of drug resistance 1 [J].J Mol Biol, 2001,309(2):437-445

[139] UDIERBLAGOVIĆ M,TIRADORIVES J,JORGENSEN W L.Validation of a model for the complex of HIV-1 reverse transcriptase with nonnucleoside inhibitor TMC125 [J].J Am Chem Soc,2003,125(20):6016-6017

[140] UDIER-BLAGOVIĆ M,WATKINS E K,TIRADO-RIVES J,et al.Activity predictions for efavirenz analogues with the K103N mutant of HIV reverse transcriptase [J].Bioorg Med Chem Lett,2003,13(13):3337-3340

[141] REN J,NICHOLS C E,CHAMBERLAIN P P,et al.Crystal Structures of HIV-1 Reverse Transcriptases Mutated at Codons 100,106 and 108 and Mechanisms of Resistance to Non-nucleoside Inhibitors [J].J Mol Biol,2004,336(3):569-578

[142] NIKOLENKO G N,PALMER S,MALDARELLI F,et al.Mechanism for nucleoside analog-mediated abrogation of HIV-1 replication:Balance between RNase H activity and nucleotide excision [J].Proc Natl Acad Scie U S A,2005,102(6):2093-2098

[143] HOFFMAN N G,SCHIFFER C A,SWANSTROM R.Covariation of amino acid positions in HIV-1 protease [J].Virol,2003, 314(2):536-548

[144] PRABU-JEYABALAN M,KING N M,NALIVAIKA E A,et al.Substrate envelope and drug resistance:crystal structure of RO1 in complex with wild-type human immunodeficiency virus type 1 protease [J].Antimicrobial Agents&Chemotherapy,2006,50(4):1518-1521

[145] ODE H,OTA M,NEYA S,et al.Resistant mechanism against nelfinavir of human immunodeficiency virus type 1 proteases [J].J Phys Chem B,2005,109(1):565-574

[146] ODE H,NEYA S,HATA M,et al.Computational Simulations of HIV-1 ProteasesMulti-drug Resistance Due to Nonactive Site Mutation L90M [J].J Am Chem Soc,2006,128(24):7887-7895

[147] KILBY J M,ERON J J.Novel therapies based on mechanisms of HIV-1 cell entry [J].N Engl J Med,2003,348(22):2228-2238

[148] WEI X,DECKER J M,LIU H,et al.Emergence of Resistant Human Immunodeficiency Virus Type 1 in Patients Receiving Fusion Inhibitor(T-20)Monotherapy [J].Antimicrob Agents Chemother,2002,46(6):1896-1905

[149] DERDEYN C A,DECKER J M,SFAKIANOS J N,et al.Sensitivity of Human Immunodeficiency Virus Type 1 to Fusion Inhibitors Targeted to the gp41 First Heptad Repeat Involves Distinct Regions of gp41 and Is Consistently Modulated by gp120 Interactions with the Coreceptor [J].J Virol,2001,75(18):8605-8614

[150] REEVES J D,GALLO S A,AHMAD N,et al.Sensitivity of HIV-1 to entry inhibitors correlates with envelope/coreceptor affinity,receptor density,and fusion kinetics [J].Proc Natl Acad Sci U S A,2002,99(25):16249-16254

[151] MAYER K H,HANNA G J,D'AQUILA R T.Clinical Use of Genotypic and Phenotypic Drug Resistance Testing to Monitor

Antiretroviral Chemotherapy [J].Clin Infect Dis,2001,32(5):774-782

[152] STUYVER L,WYSEUR A,ROMBOUT A,et al.Line probe assay for rapid detection of drug-selected mutations in the human immunodeficiency virus type 1 reverse transcriptase gene [J].Antimicrob Agents Chemother,1997,41(2):284-291

[153] KOZAL M J,SHAH N,SHEN N,et al.Extensive polymorphism observed in HIV-1 clade B protease gene using high-density oligonucleotide arrays [J].Nat Med,1996,2(7):753-759

[154] JAPOUR A J,MAYERS L D L,KURITZKES T D R,et al.Standardized Peripheral Blood Mononuclear Cell Culture Assay for Determination of Drug Susceptibilities of Clinical Human Immunodeficiency Virus Type 1 Isolates [J].Antimicrob Agents Chemother,1993,37(5):1095-1101

[155] CHESEBRO B,WEHRLY K,METCALF J,et al.Use of a new CD4-positive HeLa cell clone for direct quantitation of infectious human immunodeficiency virus from blood cells of AIDS patients [J].J Infect Dis,1991,163(1):64-70

[156] HACHIYA A,AIZAWAMATSUOKA S,TANAKA M,et al.Rapid and Simple Phenotypic Assay for Drug Susceptibility of Human Immunodeficiency Virus Type 1 Using CCR5-Expressing HeLa/CD4$^+$ Cell Clone 1-10(MAGIC-5) [J].Antimicrob Agents Chemother,2001,45(2):495-501

[157] HERTOGS K,DE BÉTHUNE M P,MILLER V,et al.A rapid method for simultaneous detection of phenotypic resistance to inhibitors of protease and reverse transcriptase in recombinant human immunodeficiency virus type 1 isolates from patients treated with antiretroviral drugs [J].Antimicrob Agents Chemother,1998,42(2):269-276

[158] PAPATHANASOPOULOS M A,VARDAS E,WALLIS C,et al.Characterization of HIV type 1 genetic diversity among South African participants enrolled in the AIDS Vaccine Integrated Project(AVIP)study [J].AIDS Res Hum Retroviruses,2010,26(6):705-709

[159] GARCÍA-LERMA J G,YAMAMOTO S,GÓMEZ-CANO M,et al.Measurement of human immunodeficiency virus type 1 plasma virus load based on reverse transcriptase(RT)activity:evidence of variabilities in levels of virion-associated RT [J].J Infec Dis,1998,177(5):1221-1229

[160] CABANA M,PARERA M,GUTIERREZ A,et al.A bacteriophage lambda-based genetic screen for characterization of the activity and phenotype of the human immunodeficiency virus type 1 protease [J].Antimicrob Agents Chemother,2000,44(5):1132-1139

[161] IGA M,MATSUDA Z,OKAYAMA A,et al.Rapid phenotypic assay for human immunodeficiency virus type 1 protease using in vitro translation [J].J Virol Methods,2002,106(1):25-37

[162] GRAHAM N P M,VERBIEST W.The virtual phenotype is an independent predictor of clinical response [J].Program and abstracts of the 8th Conference on Retroviruses and Opportunistic Infections,Chicago,2001

[163] LARDER B K S,HERTOGS K.Quantitative prediction of HIV-1 phenotypic drug resistance from genotypes:the virtual phenotype [J].Program and abstracts of the 40th Interseience Conference on Antimicrobial Agents and Chemotherapy,2000

[164] 吴守丽,严延生,蒋岩.HIV耐药性检测方法及其临床应用[J].中国艾滋病性病,2004,10(4):312-315

[165] 谢静,李太生.HIV-1耐药性产生机制及检测方法[J].中国艾滋病性病,2005,11(2):150-152

[166] 李珏,李敬云.HIV耐药性研究进展[J].中国艾滋病性病,2004,10(4):309-311

[167] HIRSCH M S,RICHMAN D D.Antiretroviral drug resistance testing in adult HIV-1 infection:recommendations of an International AIDS Society-USA Panel [J].JAMA,2000,283(18):2417-2426

[168] MILLER V,VANDAMME A M,LOVEDAY C,et al.The EuroGuidelines Group for HIV resistance.Clinical and laboratory guidelines for the use of HIV-1 drug resistance testing as part of treatment management:recommendations for the European setting [J].AIDS,2001,15(3):309-320

[169] GALLEGO O,MARTIN-CARBONERO L,AGUERO J,et al.Correlation between rules-based interpretation and virtual phenotype interpretation of HIV-1 genotypes for predicting drug resistance in HIV-infected individuals [J].J Virol Methods,2004,121(1):115-118

[170] PUCHHAMMER-STÖCKL E,STEININGER C,GERINGER E,et al.Comparison of virtual phenotype and HIV-SEQ program (Stanford)interpretation for predicting drug resistance of HIV strains [J].HIV Med,2002,3(3):200-206

[171] BEERENWINKEL N,SCHMIDT B,WALTER H,et al.Diversity and complexity of HIV-1 drug resistance:a bioinformatics approach to predicting phenotype from genotype [J].Proc Nat Acad Sci U S A,2002,99(12):8271-8276

[172] RICHARD P H C,COTÈ F.Clinical Utility of Testing HumanImmunodeficiency Virus for Drug Resistance [J].Clin Infect Dis,2000,30:6

[173] 徐军强.HIV-1耐药性研究的新进展[J].国际病毒学杂志,2001,8(5):158-160

[174] HIRSCH M S,BRUN-VÉZINET F,CLOTET B,et al.Antiretroviral Drug Resistance Testing in Adults Infected with Human Immunodeficiency Virus Type 1:2003 Recommendations of an International AIDS Society-USA Panel [J].Clin Infect Dis,

2003,12(1):46-47

[175] MURPHY R,GAZZARD B.European guidelines for the clinical management and treatment of HIV-infected adults in Europe [J].AIDS,2003,17(1):S3-26

[176] SILICIANO J D,SILICIANO R F.Recent trends in HIV-1 drug resistance [J].Curr Opin Virol,2013,3(5):487-494

[177] LUCA D,DUNN A,ZAZZI D,et al.Declining prevalence of HIV-1 drug resistance in antiretroviral treatment-exposed individuals in Western Europe [J].J Infect Dis,2013,207(8):1216-1220

[178] BONTELL I,HÄGGBLOM A,BRATT G,et al.Trends in antiretroviral therapy and prevalence of HIV drug resistance mutations in Sweden 1997-2011 [J].PLoS One,2013,8(3):e59337

[179] THEYS K,SNOECK J,VERCAUTEREN J,et al.Decreasing population selection rates of resistance mutation K65R over time in HIV-1 patients receiving combination therapy including tenofovir [J].J Antimicrob Chemother,2013,68(2):419-423

[180] VERCAUTEREN J,THEYS K,CARVALHO A P,et al.The demise of multidrug-resistant HIV-1 :the national time trend in Portugal [J].J Antimicrob Chemother,2013,68(4):911-914

[181] ANTONIOU T,WEISDORF T,GOUGH K.Symptomatic hyperlactatemia in an HIV-positive patient:a case report and discussion [J].CMAJ,2003,168(2):195-198

[182] TEBAS P,POWDERLY W G,CLAXTON S,et al.Accelerated bone mineral loss in HIV-infected patients receiving potent antiretroviral therapy [J].AIDS,2000,14(4):F63-67

[183] FAGOT J P,MOCKENHAUPT M,BOUWES-BAVINCK J N,et al.Nevirapine and the risk of Stevens-Johnson syndrome or toxic epidermal necrolysis [J].AIDS,2001,15(14):1843-1848

[184] DYBUL M,FAUCI A S,BARTLETT J G,et al.Guidelines for using antiretroviral agents among HIV-infected adults and adolescents [J].Ann Intern Med,2002,137(5 Pt 2):381-433

[185] WOOD R.Nevirapine toxicity—implications for management of South African patients [J].S Afr Med J,2005,95(4):253-257

[186] CLAY P G.The abacavir hypersensitivity reaction:a review [J].Clin Ther,2002,24(10):1502-1514

[187] 李在村,吴昊.高效抗逆转录病毒治疗的不良反应[J].国外医学·流行病学传染病学分册,2005,32(6):338-341

[188] 邓万俊.高效抗逆转录病毒疗法相关性代谢并发症研究进展[J].中国新药与临床杂志,2005,24(3):231-233

[189] VELASQUEZ E M,GLANCY D L.Cardiovascular disease in patients infected with the human immunodeficiency virus [J]. J La State Med Soc,2003,155(6):314-324

[190] WILDE J T,LEE C A,COLLINS P,et al.Increased bleeding associated with protease inhibitor therapy in HIV-positive patients with bleeding disorders [J].Br J Haematol,1999,107(3):556-559

[191] SULKOWSKI M S,THOMAS D L,CHAISSON R E,et al.Hepatotoxicity associated with antiretroviral therapy in adults infected with human immunodeficiency virus and the role of hepatitis C or B virus infection [J].JAMA,2000,283(1):74-80

[192] LEE E C,WALMSLEY S,FANTUS I G.New-onset diabetes mellitus associated with protease inhibitor therapy in an HIV-positive patient:case report and review [J].CMAJ,1999,161(2):161-164

[193] DUBE M P.Disorders of glucose metabolism in patients infected with human immunodeficiency virus [J].Clin Infect Dis,2000,31(6):1467-1475

[194] FUNG M A,FROHLICH J J.Common problems in the management of hypertriglyceridemia [J].CMAJ,2002,167(11):1261-1266

[195] 沈成利,吴昊.抗 HIV 治疗的副作用(二)——蛋白酶抑制剂[J].中国艾滋病性病,2005,11(4):314-316

第4章

HIV-1 侵入过程及其抑制剂

目前高效抗逆转录病毒治疗（HAART）中的常用药物根据其作用靶点可大致分为4类：逆转录酶抑制剂、蛋白酶抑制剂、整合酶抑制剂和侵入抑制剂。其中前2类药物占据主导地位，但它们易诱导HIV耐药突变，而且对人体有较大的毒副作用；后2类仅有5种化合物实体被批准[1]。尽管目前市场上只有恩夫韦地（T-20）、马拉维若（MVC）和艾博卫秦3种侵入抑制剂，但它们对耐受前2类抗HIV药物的病毒依然有效。并且，侵入抑制剂作用在HIV感染的早期阶段，能够有效阻止HIV与靶细胞的融合，被认为在艾滋病的防治上具有更好的应用前景[2]。开发新型阻止病毒侵入的抗HIV药物也成为当前抗艾滋病药物研究的热点。

近几年对HIV-1侵入抑制剂的研究取得了较大进展，一些以HIV-1侵入靶细胞的不同环节为靶点的候选药物正在进行临床前或临床研究。HIV-1侵入宿主细胞起始于HIV-1与宿主细胞CD4受体的相互作用：首先HIV-1包膜糖蛋白复合物gp120-gp41中的gp120与CD4分子和靶细胞膜上的协同受体（CCR5/CXCR4）先后结合，继而跨膜亚基gp41的构象发生改变，暴露出其疏水的N末端肽序列并插入宿主细胞膜，介导病毒膜与靶细胞膜的融合，HIV-1侵入宿主细胞（图4-1，见文末彩图）[3-4]。综上所述，HIV-1侵入细胞主要有以下4个环节：HIV-1吸附宿主细胞膜；gp120与CD4受体结合；gp120与协同受体结合；gp41介导膜融合。在此过程中，每一环节均有与其相应的抑制剂。因此，HIV-1侵入抑制剂可分为吸附抑制剂、协同受体抑制剂、膜融合抑制剂[5-6]。本章将详细介绍HIV-1侵入细胞的机制以及各个环节相应抑制剂的研发现状[7]。

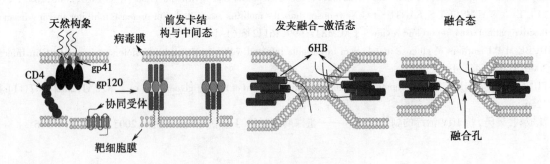

图 4-1　HIV-1 侵入细胞的过程[7]

第1节　HIV-1 gp120 与 CD4 结合作用机制及相关抑制剂

1　HIV-1 gp120 与 CD4 作用机制

1.1　HIV-1 gp120 的结构特征

gp120是HIV-1的表面糖蛋白，是在宿主细胞内质网中经折叠、聚合、糖基化再进入高尔基体内进行修饰并经蛋白酶水解而成的。其分子中约有25个 N- 糖基化位点，当糖基化位点变异时可显著改变病毒对中和抗体的敏感性[8]。用X射线晶体衍射法测定gp120的三级结构，发现gp120分子中有5个呈现高度变异的区域V1~V5和将其

相隔的 5 个相对保守的区域 C1~C5（图 4-2，见文末彩图）。可变区 V1~V4 每个区的底部都是通过分子内二硫键形成大的环状结构，暴露在分子表面，是 HIV-1 变异性高、容易逃避机体免疫监视的主要原因之一[9]。其中 V3 弯曲部分含有一些精氨酸和赖氨酸，构成一个正电荷富集的区域，也是辅助受体的结合位点。该区还含有各种细胞向性的主要决定簇，它们的细微变化就能影响 HIV-1 的 T 细胞系和巨噬细胞的向性[10]。保守区是 gp120 的核心部分，其中 C1~C2 区包含有 CD4 受体、趋化因子辅助受体的结合位点和中和抗原的表位。C4 区肽段的酸性很强，是 CD4 的结合位点（主要与 CD4 分子 N 端末梢的碱性片段结合）。

此外，gp120 中存在 2 个重要的结构：内部结构域（inner domain）和外部结构域（outer domain），内、外结构域之间通过 4 个反向平行的由 β 折叠构成的桥层连接在一起。其中外部结构域上的一些亚基相互连接，共同组成一个很大的 CD4 结合空腔，与 CD4 上 Phe43 结合的口袋位于该空腔的中央，即"Phe43 结合口袋"。组成 gp120 的 Phe43 结合口袋的氨基酸残基非常保守，因此该结合口袋被认为是小分子抑制剂结合的理想位点。gp120 大部分位于 HIV 病毒颗粒或易感染细胞的表面，在 HIV-1 侵入宿主细胞的过程中能与 CD4、辅助受体及 gp41 结合而发挥重要作用。部分 gp120 还以游离态的形式存在于被感染的细胞内，最后随细胞的裂解释放到体内以超抗原（superantigen，sAg）的形式发挥作用，加重 HIV 对于人体的危害[11]。

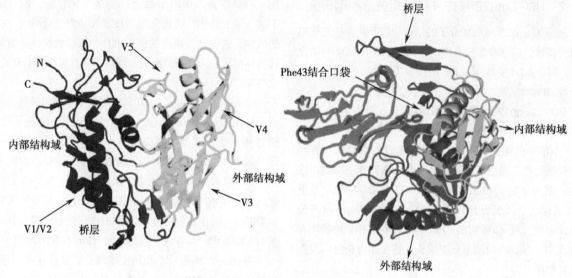

图 4-2　HIV-1 gp120 的核心结构及"Phe43 口袋"

1.2　CD4 分子的结构特征与功能

CD4 也称 T4 抗原，是免疫细胞表面的特定标志，主要位于 T 淋巴细胞（包括辅助性 T 细胞和诱导性细胞）、胸腺细胞、淋巴结树突网状细胞及巨噬细胞的表面；此外，一些 B 淋巴细胞、单核巨噬细胞、某些脑细胞及皮肤、黏膜的朗格汉斯细胞中也有少量的 CD4 分子。CD4 为单链跨膜糖蛋白，分子中共含有 458 个氨基酸残基[12]，相对分子质量为 55kD，其分子结构从 N-C 末端依次为先导序列（也称信号肽）、易变样区域（variable-like vegions，简称 V）、连接样区域、跨膜区和细胞浆区，整个多肽链中还含有 2 个 N- 糖基化位点。而按照 CD4 分子的功能又可将其分为三部分：细胞外结构域、跨膜区和细胞内结构域。细胞外结构域又分为 D1~D4，D1、D2 区内通过二硫键形成该区特有的椭圆形的环状结构，是 HIV-1 gp120 的结合部位[13]。D3 区结构中存在第一个糖基化位点，该位点的生物功能以及在 CD4 分子中的作用还有待于进一步的研究。其中 D1、D2 和 D4 区结构中参与形成二硫键的氨基酸残基都是保守型的，由于它们的存在和作用使细胞外结构域具有二级结构的特征，并且具备一定的生物功能。跨膜区富含生物功能所必需的疏水性氨基酸残基，是连接膜内外两侧结构域的桥梁，是外来物进入细胞的必经关口。细胞内结构域位于细胞质膜的胞质侧，该区的氨基酸残基组成具有较高的序列保守性，这也是 CD4 的功能所必需的。除此之外，CD4 分子还具有传递跨膜信息的功能，通过相关分子间的同种或异种亲和作用介导细胞间的识别，由此推测 CD4 分子与 HIV-1 gp120 之间依靠的就是这些亲和作用。

1.3　gp120 与 CD4 相互作用的分子机制

HIV-1 对细胞的进攻首先是借助表面糖蛋白 gp120 中的向性决定簇接近宿主细胞，在一个多价糖结合蛋白的介导下，HIV-1 gp120 的 C4 肽段和 CD4 分子的 D1、D2 区域在靶细胞表面特异性相互结合（该结合具有高度亲和性和保守性），继而诱导 gp120 的构象发生强烈改变。结合过程中 gp120 单体会发生旋转，整个三聚体的构象发生重排，使得 CD4 结合位点绕向三聚体的外周，利于与 CD4 的结合（图 4-3）[14]。gp120 的可变区（V1/V2）发生位移并在胞内外架起一条桥层，使得 V3 区暴露，与桥层及周围的氨

基酸残基形成与辅助受体的结合位点，然后在辅助受体的作用下诱导 gp41 的构象发生改变，并最终导致病毒包膜与

细胞膜的融合，病毒进入细胞[15]，完成 HIV-1 感染宿主细胞的第一步。

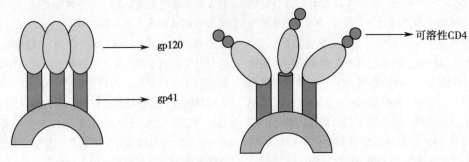

图 4-3　HIV-1 gp120 三聚体与 CD4 结合前后的"闭合"与"开放"口袋[16]

2　HIV-1 gp120 与 CD4 结合相关抑制剂研究

基于对 gp120 和 CD4 分子的结构功能及两者相互作用机制的理解，药物学家们分别以封闭 gp120 和 CD4 的结合位点，阻断 CD4 受体与 gp120 的接触为靶点，研制出一系列新型 HIV 抑制剂。

2.1　以 gp120 为靶点的抑制剂

2.1.1　可溶性 CD4 及其衍生物

可溶性 CD4（sCD4）对 HIV-1 实验室病毒株具有明显的抑制活性，但由于其对 HIV-1 临床病毒株的抑制活性很弱，阻碍了它的临床应用。PRO542（CD4-IgG2）是继 sCD4 抗体之后重新设计的重组蛋白，由 Progenics 制药公司设计研发。与 sCD4 相比，PRO542 对多种 HIV 毒株均有抑制作用，且在体内的半衰期较长，能在体内长时间发挥抗病毒作用[17]。

PRO542 是由 CD4 分子的 D1~D2 区和 IgG_2（HIV 的一种天然抗体）的保守区融合而成的重组蛋白[18]。蛋白内有 4 个 gp120 结合位点，能中和、抑制 CD4 分子与病毒的 gp120 结合，但对某些原代 HIV-1 毒株的抑制活性较差。PRO542 在临床试验中表现出良好的耐受性和药代动力学性质，未发现其诱导过敏反应及其他副作用，有较好的临床应用前景。

2.1.2　广谱中和抗体（broadly neutralizing antibodies，bnAbs）

在 HIV-1 的自然感染过程中，一般在感染后数月甚至 1~2 年后才会产生广谱中和抗体，相对比较滞后，因此不能有效地清除体内感染的病毒。加上 HIV-1 极易发生突变从而逃逸人体免疫系统的监控，导致通过疫苗诱导广谱中和抗体的产生十分困难，因此目前还没有疫苗能有效地预防和控制感染。

早在 20 世纪 90 年代，b12、2G12、2F5 和 4E10 这 4 种能够中和不同株系的广谱中和抗体就已经被分离出来，这些抗体也被称为第一代抗体。第一代抗体不仅对单一株型病毒的中和活性不高，而且对不同的毒株进行中和时也表现出很大的局限性。例如 b12 仅对 1/3 的株型有中和作

用，不够广谱；4E10 虽然能抑制 98% 的株型，但是活性不高。最近几年，通过采用新技术和新方法分离出一些新的抗体，这些被分离出的抗体也称为第二代抗体。与第一代抗体相比，这些新分离出来的抗体具有更高的中和活性，也更加广谱。

Doores 等[19-20]从 1 800 名志愿者中选择出最符合条件者，采用假病毒中和实验，从活的体外细胞中筛选抗体，最终从一个 A 亚型的感染者体内分离出 2 个广谱中和抗体 PG9 和 PG16。这 2 个单抗能在低于 1mg/L 的浓度下分别中和 162 种病毒株中的 127 株和 119 株。进一步研究发现，PG9 和 PG16 都是通过其重链部分延长的互补决定区（CDRH3）结合糖蛋白表位，CDRH3 区通过形成特殊的构象与 V1 和 V2 "loop 区"糖基化的 N156 和 N160 结合。

Walker L M 等[21]采用类似的方法从 4 种不同的 HIV-1 感染者体内分离出 4 组具有亲缘关系的抗体，分别是 PGT121-123、PGT125-131、PGT135-137 和 PGT141-145，它们具有和 PG9 和 PG16 类似的抗病毒谱及更高的活性。

Zhou 等[22-23]利用分子探针技术从 HIV 感染者的血清中分离出 2 个抗体——VRC01 和 VRC02，它们能够抑制 200 多种亚型 HIV 毒株中的 90%，是迄今为止分离得到的最广谱、最有效的中和抗体。

Corti 等[24]则从非 B 亚型感染者的记忆性 B 细胞中分离出一组抗体，其中最具代表性的是 HJ16，它能中和 92 株各种亚型 HIV 毒株中的 36%，同时对不易中和的病毒也具有作用。

Scheid 等[25]设计针对抗体区附近的保守区引物，分离得到 576 种抗体，其中 3BNC117、3BNC60、NIH45-46 的活性最强。McCoy 等[26]最近用唾菌体展示技术从免疫性的噬菌体抗体库中分离出 J3 抗体，能中和 96% 的 HIV-1 毒株。

2.1.3　其他大分子抑制剂

1997 年美国国立癌症研究所（NCI）在研究抗 HIV 天然物质时，分离得到一种具有抗病毒活性的蛋白，即

cyanovirin-N（CV-N），它是天然蛋白，由蓝细菌 *Nostoc ellipsosporum* 合成分泌[27]。通过化学方法测定，天然 CV-N 的一级结构由 101 个氨基酸残基组成（图 4-4），这些氨基酸残基可以分成 A、B 两部分，第一部分由 1~50 位的氨基酸残基组成，第二部分由 51~101 位的氨基酸残基组成，CV-N 的氨基酸序列表现出很强的重复结构，但是自然界中尚未发现与 CV-N 同源的蛋白质，同源性最高的不超过 20%[28]。分子内有 2 对二硫键，它们对蛋白的结构和抗病毒活性很重要，一旦被还原或烷基化，抗病毒活性随之消失[29]。核磁共振和晶体衍射研究表明，CV-N 通常是以单体或二聚体的形式存在，分子内有高度相似的 2 个结构域，

是对 HIV 包膜糖蛋白 gp120 的寡甘露糖具有不同亲和力的结合位点[30]。体外活性研究表明，CV-N 既能够阻止 HIV 感染正常细胞，也能够阻止 HIV 在细胞之间的转移，在较低的浓度（0.1~36.8nmol/L）下就能有效地抑制 HIV 不同毒株的复制，并且对蛋白酶和逆转录酶抑制剂的耐药株也同样起作用；高浓度（45~400nmol/L）对正常细胞无直接的毒副作用[34]，且有良好的耐受性。经研究证明 CV-N 与 gp120 之间存在较强的亲和力，通过空间位阻特异性地阻止或干扰 gp120 与 CD4 受体或 CXCR4 共受体的结合[31]，CV-N 通过与 gp120 高甘露糖寡糖之间的多价反应，不可逆性地阻止 HIV 进入宿主细胞。

(H₂N)Leu—Gly—Lys—Phe—Ser—Gln—Thr—Cys—Tyr—Asn—Ser—Ala—
—Ile—Gln—Gly—Ser—Val—Leu—Thr—Ser—Thr—Cys—Glu—Arg—Thr—Asn—Gly—Gly—Tyr—Asn—Thr—Ser—
—Ser—Ile—Asp—Leu—Asn—Ser—Val—Ile—Glu—Asn—Val-Asp—Gly—Ser—Leu—Lys—Trp—Gln—Pro—Ser—
—Asn—Phe—Ile—Glu—Thr—Cys—Arg—Asn—Thr—Gln—Leu—Ala—Gly—Ser—Ser—Glu—Leu—Ala—Ala—Glu—
—Cys—Lys—Thr—Arg—Ala—Gln—Gln—Phe—Val—Ser—Thr—Lys—Ile—Asn—Leu—Asp—Asp—His—Ile—Ala—
—Asn—Ile—Asp—Gly—Thr—Leu—Lys—Tyr—Glu(COOH)

图 4-4 CV-N 的氨基酸序列

2.1.4 BMS-378806 及其衍生物

4- 苯甲酰基 –1–［4– 甲氧基 –1H– 吡咯（2, 3-*b*）– 吡啶 –3– 基］含氧乙酰基 –2–（*R*）– 甲基哌嗪（1，BMS-378806）是百时美施贵宝公司在优化设计吲哚类似物的筛选实验中发现的[32]，相对分子质量为 406.5Da（图 4-5）。该化合物特异性地作用于 HIV-1，对 HIV-2、SIV 及其他病毒不起作用。经研究证明其作用机制是与 HIV-1 包膜蛋白 gp120 结合，导致其构象发生改变，从而阻止其与 CD4 受体结合[33]。抗耐药性变异病毒株的研究表明，其突变位点位于 CD4 与 gp120 的结合口袋中，这进一步证实了该化合物的作用靶点。体外活性实验结果表明，该化合物只特异性地抑制 R5、X4 和 R5/X4 病毒株引起的感染，同时对临床上的 B 亚型有较好的抑制活性（EC₅₀=40nmol/L），而对 A、C、D、E、F、G 和 O 亚型几乎没有活性[34]。动物实验表明，该化合物口服的生物利用度较高，安全性好，副作用小，且对已经耐受蛋白酶抑制剂、逆转录酶抑制剂的 HIV-1 耐药突变株具有显著的抑制作用[35]。但由于其药代动力学性质较差，例如半衰期较短，导致其在 I 期临床试验之后就没有得到进一步的发展[36]。

为了提高 BMS-378806 的活性，并探索该类化合物的构效关系，Meanwell 等[37]通过在吲哚环的不同位置引入简单的卤素、烷基和烷氧基，合成一系列吲哚环取代的化合物 2（图 4-5）。这些化合物的活性结果初步揭示了该类化合物的构效关系：①当在吲哚环的 C-4 和 C-7 位引入取代基时，活性增强；而在 C-5 和 C-6 位引入取代基时，活性下降。②对于双取代化合物，C-4 和 C-7 位双取代化合物的活性同样优于 C-5 和 C-6 位双取代化合物。③吲哚环氮原子的烷基化产物中，只有甲基取代的化合物有较强的

活性，取代基的体积越大，活性越低。之后，Meanwell 等[38]又通过修饰化合物的苯甲酰胺基团，得到代表性化合物 3（图 4-5）。为进一步探索该类化合物的构效关系，Wang 等[39]通过对该类化合物的哌嗪环进行结构修饰，得到化合物 4（图 4-5）。对该类化合物的构效关系分析表明：哌嗪环是抗病毒活性保持的必需基团。④哌嗪环 C-2 位的甲基取代，R 构型的同分异构体活性更高。⑤引入有可能形成氢键或者 π-π 相互作用的基团会减弱抗病毒活性。Yeung 等通过对吲哚环的 C-7 位进行修饰，合成一系列 C-7 位取代的化合物，代表性化合物为 5（图 4-5）。Lu 等[40]依据生物电子等排原理，将先导化合物的 α- 羰基酰胺替换为砜基，之后对 α- 羰基酰胺进行一系列修饰，得到代表性化合物 6（图 4-5）。之后，Lu 等[41]又将该类化合物的吲哚环或氮杂吲哚环替换为芳杂环，发现一类新型的侵入抑制剂，其中最具代表性的化合物为 7（图 4-5）。

2009 年，Wang 等[42]通过将先导化合物的吲哚环替换为氮杂吲哚环，合成一系列化合物，其中代表性化合物为 8（BMS-488043）（图 4-6）。与 BMS-378806 相比，BMS-488043 对实验室毒株和临床上的 40 种毒株均显示出 nmol/L 水平的抑制活性，同时 BMS-488043 具有较好的膜渗透性和代谢稳定性[43]。BMS-488043 在 IIa 期临床试验中显示出较强的体内活性，然而其口服生物利用度较低，药代动力学性质未达到预期标准，该化合物没有被进一步开发。Regueiro-Ren 等[44]对氮杂吲哚环的 C-7 位进行修饰，得到代表性化合物 9（BMS-585248）（图 4-6）。该化合物具有亚 pmol/L 水平的抗病毒活性，在人和小鼠的肝微粒体代谢实验中，该化合物展现出良好的代谢稳定性和安全性，但其药代动力学性质依然较差。前几类化合物在

临床试验中的失败促使该公司研发出新的抑制剂 10（BMS-626529）（图 4-6）。同前几类化合物相比，该化合物表现出更强的抗病毒活性，同时它具有更广泛的抗病毒谱，对除 A、E 亚型外的所有亚型都有抑制活性。但该化合物的膜渗透性和水溶性较差，口服生物利用度同样不高[45]。

为了改善该类化合物固有的低溶解度和膜渗透性，提高药物的口服生物利用度，该公司对上述代表性化合物进行前药修饰（图 4-6），其中最具代表性的前药为 10a

（BMS-663068）。BMS-663068 是 BMS-626529 的磷酸酯前药，同原药相比，BMS-663068 大幅提高了原药的水溶性和透膜性。活性实验结果表明，BMS-663068 可以被小肠中的碱性磷酸酶裂解，从而释放出原药 BMS-626529，在体内发挥作用[44]。近期的 IIb 期临床试验结果表明，该前药具有良好的耐受性，同蛋白酶抑制剂相比，该化合物的抗病毒活性更好，有望发展为新的抗艾滋病药物[46]。类似的例子还有化合物 11（图 4-6）的前药修饰。

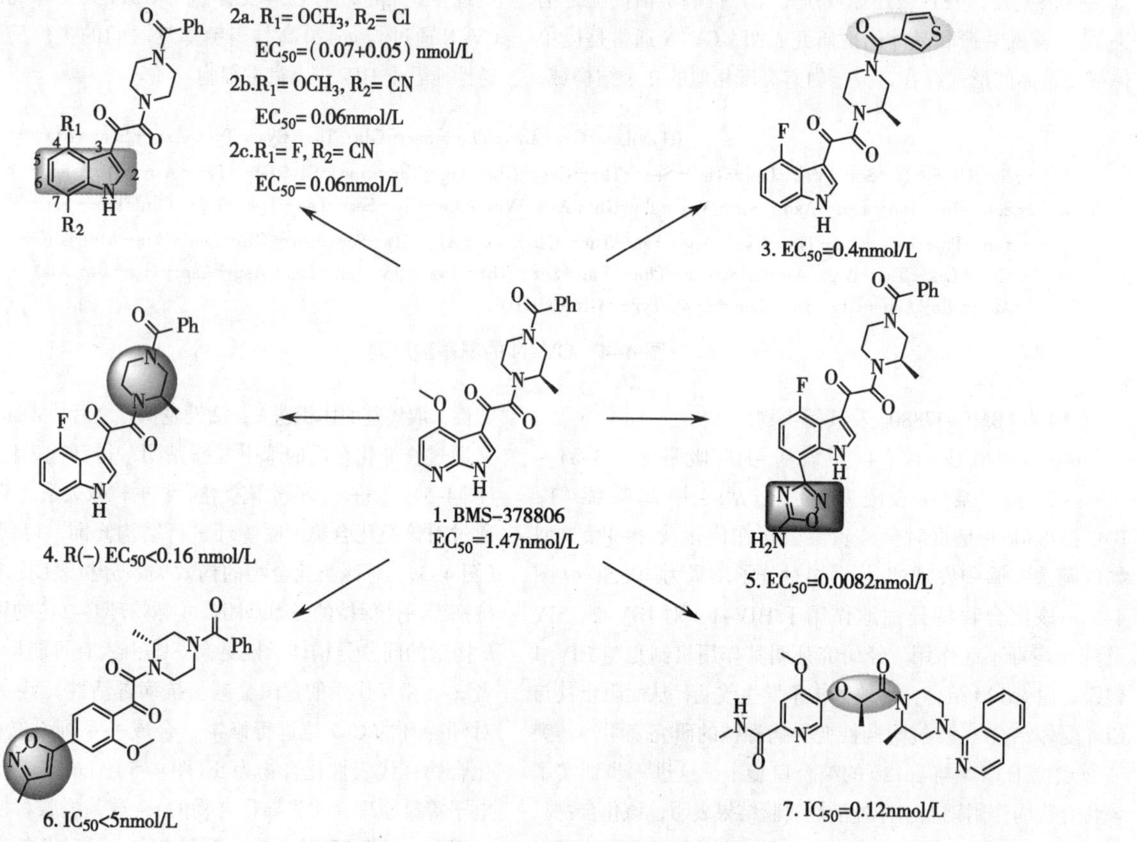

图 4-5　BMS-378806 及其衍生物

2.1.5　NBD-556 及其衍生物

NBD-556（12）、NBD-557（13）和 JRC-II-191（14）是通过数据库筛选发现的苯基草酰胺类 gp120-CD4 相互作用抑制剂（图 4-7），属于 CD4 模拟小分子（small-molecule CD4 mimics，SMCMs），功能与可溶性 CD4（sCD4）类似，结合到 gp120 上保守的 "Phe43 口袋"，与 gp120 作用形成不稳定的构象，进而转变为无功能的构象，阻止与 CD4 的结合。同时诱导 gp120 形成协同受体结合位点，从而促进其与 CCR5 之间的相互作用[47-48]。该类化合物中等程度地抑制 HIV 侵入 CD4 表达的靶细胞，可增强 CCR5 的结合及 CD4 非依赖型的病毒感染。SMCMs 结构上由三部分组成，即区域 Ⅰ：卤代苯环，模拟 CD4 β-折叠上的 Phe43 残基，插入 "Phe43 口袋"；区域 Ⅱ：草酰胺连接基团；区域 Ⅲ：与 gp120 蛋白界面残基形成广泛作用的脂肪或芳香环。例如 Asp368$_{\text{gp120}}$-Arg59$_{\text{CD4}}$ 之间的关键相互作用是抑制剂设计

的新位点[49]。对区域 Ⅲ 的结构优化是发现新一代 SMCMs 的重要途径，例如根据 gp120 单聚体与该类化合物复合物的晶体结构，化合物 15~19 哌啶环上的氮原子与 D368 残基相毗邻，但没有形成氢键或盐桥作用，活性有待提高（图 4-7）[50]。分子对接发现化合物 20~22 的胍基可与高度保守的 Asp368 形成多重氢键作用，该残基对于与 CD4 的结合至关重要[51]。

（+）-21 对 gp120 的亲和力达到 110nmol/L，抑制 HIV 毒株 clade B 和 clade C 的侵入（IC$_{50}$ 分别为 1.7μmol/L 和 14.0μmol/L），并不促进 CD4 非依赖型病毒的侵入。（R，R）-构型的化合物比（S，S）-异构体更利于结合。复合物的晶体结构表明，（+）-22 通过网状水桥作用与 gp120 中 "桥层" 的 Met426 相互作用，而（+）-23 的胍基直接与 Met426 的主链羰基形成氢键[52]。

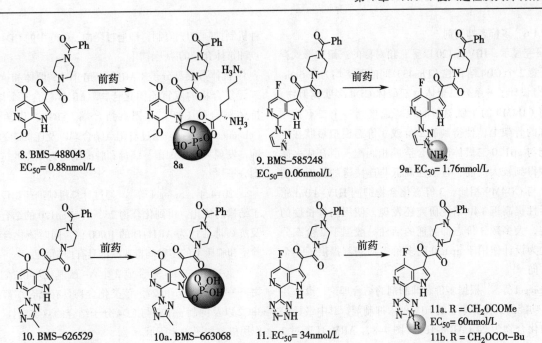

图 4-6 代表性的 BMS-378806 衍生物及其前药

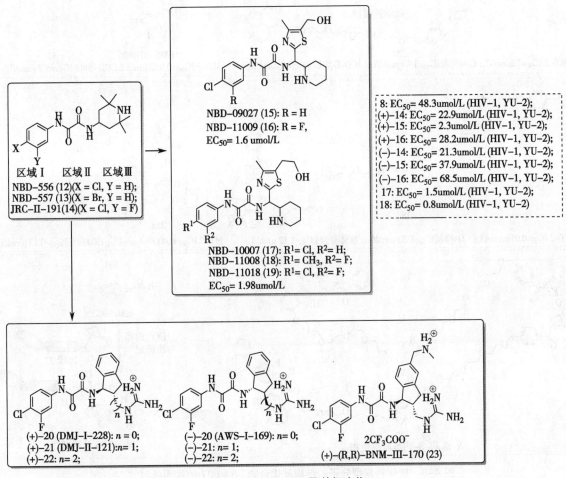

图 4-7 NBD-556 及其衍生物

2.1.6 多价态抑制剂

研究显示，HIV gp120 以呈三角对称的三聚体形式存在，任意 2 个 CD4 结合腔（Phe43）间的距离均为 3~6nm。Li 等[53] 设计了一系列二聚体及三聚体 CD4 多肽类似物，通过将 CD4M9 的半胱氨酸的巯基连接到一个二重或三重对称的骨架上，使得到的 2 价或 3 价态模拟短肽在空间上能与 gp120 三聚体的结合空腔相匹配。所合成多肽的活性得到较大提高，且活性高低与连接链的长度密切相关。与 CD4M9 相比，3 价态化合物抑制 HIV-1Bal 感染的活性提高近 140 倍。研究还发现，使用同等长度的连接链，大多数 3 价态抑制剂的活性一般强于 2 价态分子，这为设计作用于 gp120 的多价态抑制剂提供了一个新的方向[54]。

Spiegel 等[55] 根据多价态抑制剂的结合理论，设计并合成双功能的抗体募集型的 HIV 侵入抑制剂，其中最具代表性的化合物为 24（ARM-H）（图 4-8）。ARM-H 通过 2

种机制抑制 HIV 复制，即通过靶向 gp120 中的 CD4 结合位点和抗体介导的杀灭作用。

抗体募集型分子（ARMs）是介导病原体和抗体产生三元复合物的双官能团化合物。ARMs 包含 3 个结构域：抗体结合端（ABT）、靶点结合端（TBT）、化学连接链（chemical linker）。通过对靶点结合端以及连接链的结构修饰，发现大量以细菌、病毒和肿瘤细胞为靶点的抗体募集型分子[56]。

2014 年，Spiegel 等[57] 通过计算机辅助药物设计和基于结构的优化，得到化合物 25，其与 gp120 的结合能力以及抗病毒活性为 ARM-H 的 1 000 倍，同时该化合物对实验室和临床上的多种病毒亚型都具有抑制活性。

2013 年，Sato 等合成 2 个 N- 酰基 -β- 内酰胺衍生物——化合物 26 和 27。该类化合物具有结合缩醛酶抗体 38C2 以及抑制 gp120 与 CD4 分子结合的双重活性[58]，其作用机制如图 4-8 所示。

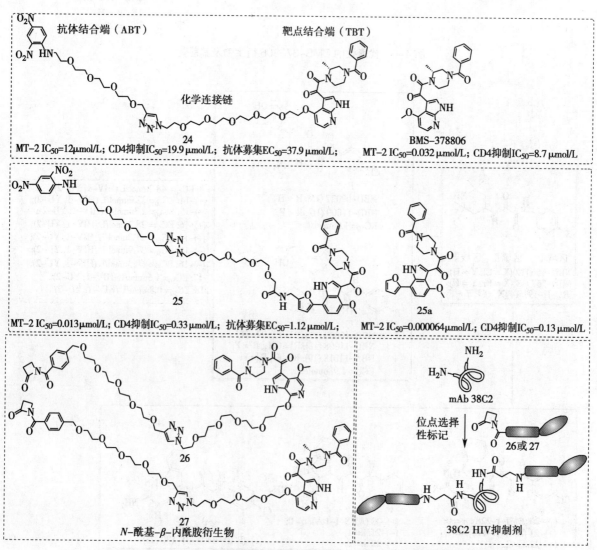

图 4-8 抗体募集型分子的结构及化合物 26 和 27 的作用机制[59]

2.1.7　三唑 – 肽类抑制剂

通过对肽类化合物 28 的结构修饰获得二茂铁三唑肽缀合物 UM15（29），可抑制 gp120-CD4 相互作用及 HIV-1 的多种亚型（A、B、C、D）（$EC_{50}=0.08\sim62.5\mu mol/L$）（图 4-9），且对 R5 和 X4 趋向性的毒株也有效。构效关系研究发现，其基本药效团是 Ile-triazole Pro-Trp，可同时靶向 gp120 双重位点[60]。位点 1 包括 gp120 的外部区域 2 个相邻的氨基酸残基（Thr257、Ser375），它们参与构成"Phe43 口袋"；位点 2 是 gp120 内部区域的一个疏水口袋（Ile109、Trp112、Phe210 以及 β20/21 螺旋上的 Met426）。通过对溶剂界面的基团环合得到六肽化合物 30（AAR029b），构象限制使分子始终保持活性构象，活性得到大幅提高。该化合物抑制 gp120-CD4 相互作用（$IC_{50}=30nmol/L$）及 HIV-1

假病毒（BaL.01 及 JR-FL）复制（$EC_{50}=200nmol/L$），无细胞毒性；且能耐受蛋白酶的水解[61]。分子模拟发现，色氨酸残基主要与 Thr257/Ser375 口袋相互作用，而芳基三唑与 gp120 内部区域的疏水口袋相互作用（Trp112 位于该口袋入口处）。同时占据这 2 个口袋可以抑制 gp120 与 CD4 及辅助受体的结合，使 gp120 处于不稳定的构象[62]。特别指出的是，该类化合物具有独特机制的杀病毒作用，可诱导 gp120 的脱落，使 p24 衣壳蛋白从病毒内腔释放出来，在与细胞融合之前就可使病毒失活。三唑 – 肽化合物可抑制细胞 – 细胞之间的感染以及新病毒的形成[60]。研究还发现，三唑肽缀合到金纳米颗粒上形成多价结合作用，显著提高与靶点的亲和力。

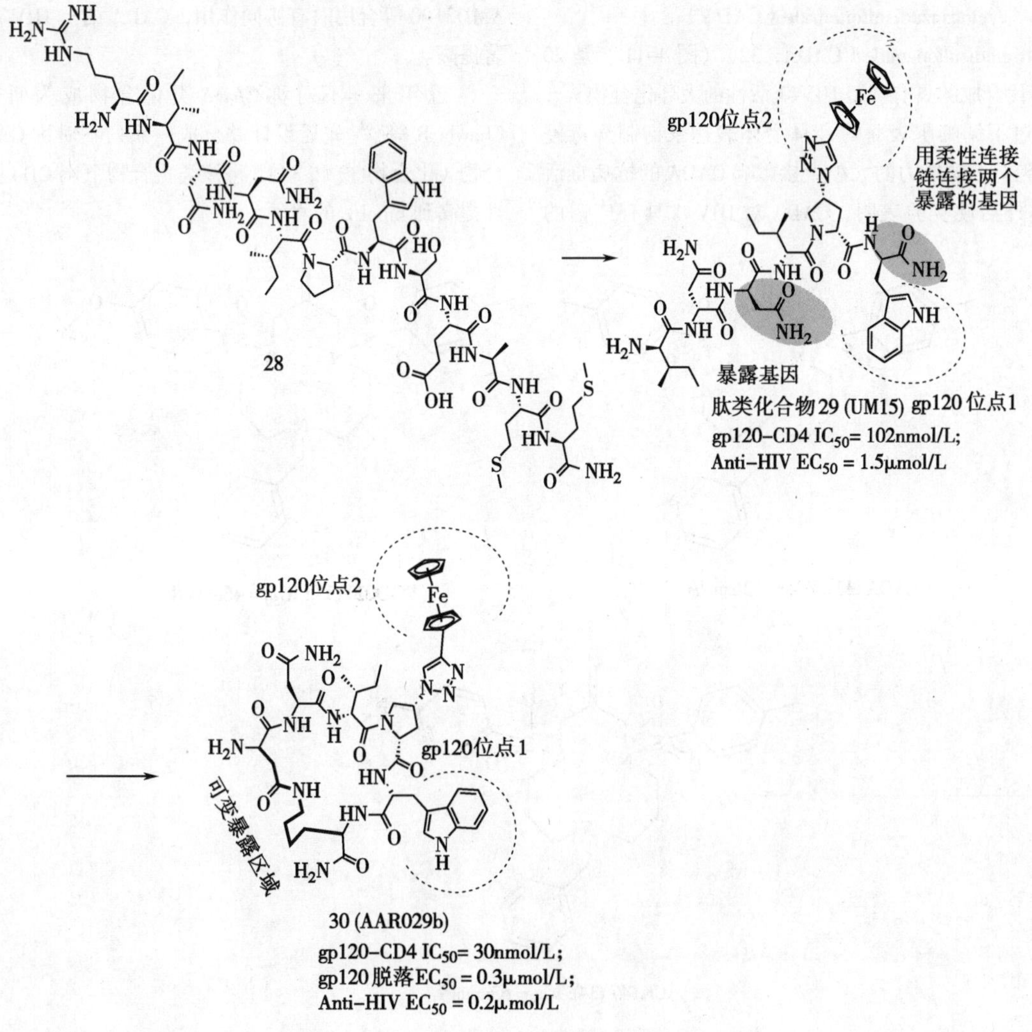

图 4-9　三唑 – 肽类化合物

2.1.8　其他小分子化合物

多聚阴离子物质分子中带有一定单位的负电荷，通过中和病毒包膜蛋白 gp120 V3 区的正电位点，影响 gp120 与 CD4 的结合部位，从而阻断 gp120 与 CD4 的结合。这类化合物包括海藻硫酸酯多糖（如 CRDS）、FP21399（一种双偶氮染料）、低聚核苷酸 zintevir[63]（AR177、T30177）等。

近年来研究发现，原本作为整合酶抑制剂的 31（L-菊苣酸）（L-chicoric acid）（图 4-10）以 gp120 作为靶点，通过阻断 gp120 的 V3 环与 CD4 的相互作用而阻止病毒侵入，从而发挥抗病毒活性[64]。

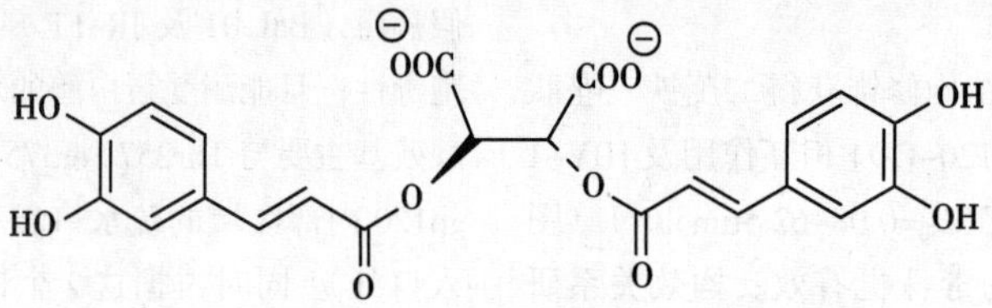

31

图 4-10 L- 菊苣酸的结构

2.2 以 CD4 受体为靶点的抑制剂

免疫细胞表面分子 CD4 是 HIV-1 感染靶细胞时的主要受体。基于对 CD4 分子的结构特征及其与病毒表面糖蛋白 gp120 的结合作用机制的理解，以 CD4 受体为靶点的药物研究将会成为预防 HIV 感染的最具吸引力的研究方向之一。

2.2.1 cyclotriazadisulfonamide（CADA）

cyclotriazadisulfonamide（CADA，32）（图 4-11）是 20 世纪 90 年代合成的具有抑制 HIV-1 活性的大环化合物[65]，主要是通过下调细胞表面的 CD4 受体表达来抑制病毒侵入宿主细胞，下调能力的大小直接影响 CADA 的抗病毒活性[66]。体外活性实验表明，CADA 对 HIV-1 具有广谱的抑制活性，其对不同亚型毒株的抑制活性达到 μmol/L 的水平[67]。研究发现 CADA 只选择性地作用于 CD4 细胞受体，进而抑制 gp120 与 CD4 受体的相互作用，与辅助受体（如 CXCR4、CCR5 受体）无关。另外当 CADA 与逆转录酶抑制剂（NRTIs 和 NNRTIs）、蛋白酶抑制剂（PIs）、整合酶抑制剂（IIs）、gp41 融合抑制剂 T-20、CXCR4 抑制剂 AMD3100 等合用时有协同作用，CADA 的抗 HIV-1 活性显著提高。

近年来，不对称 CADA 类化合物成为研究热点。Chawla R 等[68]先后设计并合成一系列不对称 CADA 类化合物（化合物 33 和 34），将该类化合物下调 CD4 受体的活性提高到 nmol/L 的水平。

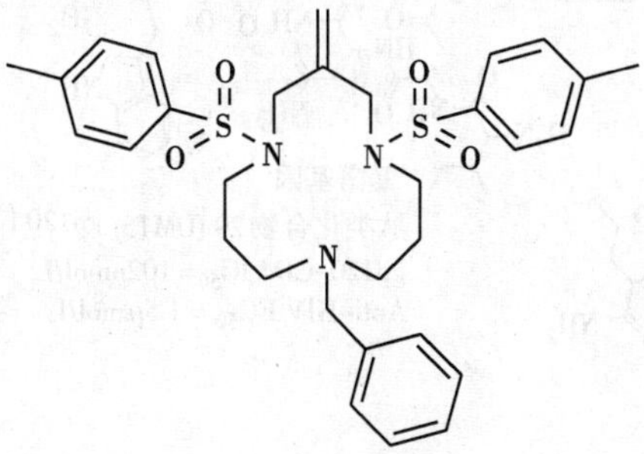

CADA (32): IC$_{50}$= 3.2μmol/L

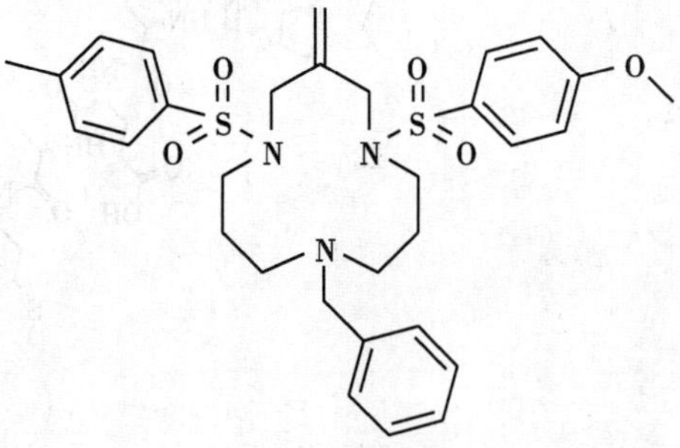

VGD020 (33): IC$_{50}$ = 46nmol/L

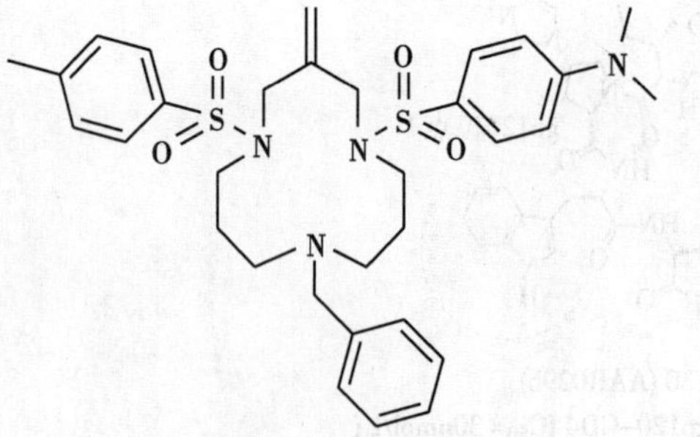

CK147 (34): IC$_{50}$= 63nmol/L

图 4-11 CADA 及其衍生物

2.2.2 35 聚 -4- 巯基 - 去氧脲嘧啶核苷酸

35 聚 -4- 巯 基 - 去 氧 脲 嘧 啶（35-mer of 4-thio-deoxyuridylate）（s^{4}dU$_{35}$）最初是以具有抗逆转录酶活性而被报道的[69]。最近研究发现，它还是一种潜在的新型 HIV-1 侵入抑制剂，不仅具有抗逆转录病毒作用，而且可以有效地抑制 HIV 感染。体外活性实验表明，s^{4}dU$_{35}$ 无细胞毒性，对一种或多种药物导致的耐药突变株有抑制作用（IC$_{50}$=0.8~25.4μmol/L）。经荧光共振能量转移实验证明，s^{4}dU$_{35}$ 只选择性地附着在 CD4 受体上，而不是在 CD48 上，以此阻断 gp120 与 CD4 的结合。用聚焦激光扫描显微镜

（CLSM）观察显示，该化合物不进入细胞内部，而是通过附着在细胞表面与硫氧还原蛋白结合发挥作用。

2.2.3　CD4 抗体

CD4 抗体 可分为 CD4 单克隆抗体（如 Leu3A、OK74A、TNX-355）和 CD4 独特性抗体 2 种类型，两者均能在体外阻断 gp120 与 CD4 的结合。但在体内使用时，因其可通过清除 CD4+ 细胞而造成机体的免疫抑制，使其临床应用受到限制。其中 TNX-355（ibalizumab）已在多种临床试验中表现出活性高、安全性和耐受性好等优点。在为期 9 周的 Ⅰb 期临床试验中，采用 TNX-355 的单一疗法可以瞬间减少患者体内的病毒载量[70]，目前已进入Ⅲ期临床试验阶段。另外，经 3- 氢基脱水乙酐修饰的 β- 乳球蛋白和相对分子质量为 5kD 的萘磺酸盐类多聚物也能与 CD4 结合，其作用机制与 CD4 单抗相同[71]。除此之外，与 HIV-1 gp120 具有共同序列的 8 肽能竞争性地与 CD4 受体结合，从而抑制病毒对宿主细胞的感染。

3　展望

目前，随着病毒基因组学、蛋白质组学、细胞生物学、分子生物学、药物化学和计算机辅助药物设计等生命相关学科的快速发展，人们对 HIV 侵入宿主细胞相关蛋白和受体的分子结构、空间构象、生化功能和作用机制有了更为清楚的认识。一方面，gp120 单晶结构的阐明及 "Phe43 结合口袋" 的发现极大地推动了以 gp120 为靶点的侵入抑制剂的研究；另一方面，对宿主细胞 CD4 分子的不断深入研究促进了以阻断 CD4 受体为靶点的抑制剂的迅猛发展。

近年来，多靶点及多价态结合的药物设计理念已全面应用于抗 HIV 药物设计。充分利用 HIV 蛋白的结构生物学信息，合理设计 HIV 多价态结合抑制剂已经取得了显著进展，基于多价态结合理论合成的抗体募集型分子（ARMs）显示出诱人的研究前景。将新策略和新理念运用于先导结构的发现和优化过程大大推动了抗艾滋病新药研发的历程，为抗艾滋病药物的研发提供了新的机遇。与此同时，合理设计具有较高活性、选择性及成药性俱佳的多靶点及多价态药物分子对于药物化学研究者仍然是一项新的挑战。这些研究方兴未艾，代表着未来新型抗病毒药物研发的发展方向。由于阻止病毒侵入细胞的抑制剂具有对抗目前所有的 HIV-1 耐药毒株的特点，所以对 HIV-1 侵入抑制剂的研究有望解决 HIV-1 耐药的难题。可以预计，作用于 HIV-1 gp120 与 CD4 受体的相关抑制剂将在艾滋病的防治中起到关键作用。

（丁　笑　罗　玮　展　鹏　刘新泳）

第 2 节　HIV-1 协同受体及其抑制剂

HIV-1 与细胞表面的 CD4 分子结合后，HIV-1 包膜糖蛋白复合物 gp120-gp41 中 gp120 的构象发生改变，暴露出趋化因子受体（即协同受体）结合位点，进而与宿主细胞膜上的协同受体结合，这是 HIV-1 侵入宿主细胞的第二步（图 4-12）[72]。阻断 gp120 与协同受体的结合即可有效地阻断 HIV-1 侵入细胞，从而抑制 HIV-1 感染。从 20 世纪 90 年代起，各国的学者就展开对协同受体抑制剂的研究，目前已取得很大的进展[73]。

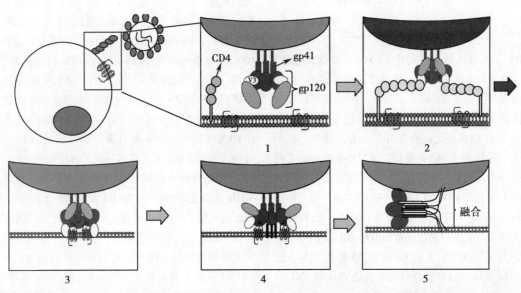

1. gp120 与 gp41 形成异源二聚体结构，位于 HIV-1 表面；2. gp120 与 CD4 V3 区结合，暴露出协同受体结合位点；
3. HIV-1 与协同受体结合；4. gp41 上的融合肽插入宿主细胞膜中；5. gp41 介导 HIV-1 与宿主细胞融合。

图 4-12　HIV-1 侵入宿主细胞的详细过程

1　趋化因子及其受体

1.1　趋化因子

趋化因子（chemokines）是一类富含碱性氨基酸序列的 8~12kD 的多肽类细胞因子，在人类免疫调节过程中发挥重要作用。趋化因子能够驱使效应白细胞如单核细胞、中性粒细胞、T 细胞、树突细胞、NK 细胞和嗜酸性粒细胞到达炎症位置，同时也能作用于二级淋巴器官促进抗体的生成和成熟；此外趋化因子还与生长调节、造血（干细胞靶向，增殖）、胚胎发育和血管生成有关。至今已发现人类趋化因子家族有 40 多个成员[74]。趋化因子氨基酸序列中含有高度保守的半胱氨酸序列，根据前 2 个半胱氨酸的位置和间隔可以将趋化因子分为 2 个大家族（CXC 和 CC 家族）和 2 个小家族（C 和 CX3C 家族）[75]。

1.2　趋化因子受体

趋化因子通过结合到细胞表面的趋化因子受体而发挥其生理功能。趋化因子受体属于 G 蛋白偶联受体超家族，分子由 340~370 个氨基酸残基组成，细胞膜将 7 个跨膜区分成细胞外自由的 N 末端、3 个细胞外环、3 个细胞内环和细胞内的 C 末端几部分。N 末端由于含有酸性酪氨酸残基在生理状态下呈负电性，这对配体的结合起着重要作用。另外，N 末端附近还存在多个糖基化位点。C 末端负责受体的活化，上面存在由丝氨酸残基（Ser）和苏氨酸残基（Thr）组成的磷酸化位点，对受体的调节和脱敏起着重要作用[75]。第二胞内环是与异三聚体 G 蛋白偶联的部位，有特征性的天冬氨酸－精氨酸－酪氨酸盒（DRY box）氨基酸序列[76]。趋化因子受体根据其所结合的趋化因子种类的不同，可分为 CXCR、CCR 和 CX3CR 受体。迄今已鉴定出 27 种趋化因子受体，其中包括 5 种 CXCRs（CXCR1~CXCR5）和 9 种 CCRs（CCR1~CCR9）。

2　HIV-1 协同受体 CXCR4 和 CCR5

在 HIV-1 入侵人体的过程中，CXCR4 和 CCR5 起着重要作用，几乎所有的 HIV-1 病毒株都是利用两者之一或同时利用两者侵入宿主细胞的。在确证 HIV-1 是导致艾滋病的病原体以后，人们发现 CD4 是 HIV-1 进入宿主细胞的受体，但是只有 CD4 不足以介导 HIV-1 进入细胞。直到 1996 年 4 月，中国旅美学者冯愈博士等对血细胞中的多种蛋白质进行分离，发现一种能与 CD4 共同促进病毒融合的物质，即嗜 T 细胞性 HIV-1 的受体——CXCR4，称之为协同受体（co-receptor）或第二受体。此后不久，比利时的 Samson M 等也分离出另一种嗜巨噬细胞性 HIV-1 的协同受体，即 CCR5。研究表明，CXCR4 和 CCR5 都是 HIV-1 侵入细胞的协同受体，只有当细胞同时表达 CD4 和 CXCR4 或 CCR5 时，HIV-1 才能进入细胞[77-78]。

2.1　CXCR4 受体的结构与表达

CXCR4 受体是第一个被发现的 HIV-1 协同受体，起初 CXCR4 因为能介导膜融合而被称为"融合素"。后来研究发现 CXCR4 只能够介导 T 细胞嗜性（T-tropic）HIV-1 感染，而对巨噬细胞嗜性（M-tropic）的病毒无效。

CXCR4 的结构如图 4-13 所示。CXCR4 由 352 个氨基酸残基组成，其结构分胞外区、跨膜区和胞内区。胞外区包含 1 个 N 末端区域和 3 个胞外环（extraceller loops，ECLs），以及 2 个用以维持构象的二硫键。其中，N 末端与第三胞外环之间形成一个二硫键，第一与第二胞外环之间形成另外一个二硫键，第二胞外环还带有强负电荷。此外，N 末端和第二胞外环上分别有 1 个 N- 糖基化位点，可能会形成或遮盖 Env 结合位点。对这 2 个糖基化位点诱变发现，糖基化位点突变对 CXCR4 受体的活性无太大影响，说明 N- 糖基化不是 CXCR4 受体活性所必需的。跨膜区含一些脯氨酸残基。胞内区包括 3 个胞内环和 C 末端，C 末端富含丝氨酸和苏氨酸，并有一保守的 G 蛋白结合区。CXCR4 的 N 末端与第二胞外环在与 gp120 的结合中起着重要作用[76, 79]。

鉴于 G 蛋白偶联受体（G-protein coupled receptor，GPCR）晶体结构的复杂性，CXCR4 与抑制剂复合物的晶体结构直到 2010 年才由我国科学家吴蓓丽等解析出来（图 4-14，见文末彩图）[80]。CXCR4 是一个同源二聚体的结构，通过第五和第六跨膜区连接在一起，呈现 GPCR 经典的七跨膜结构，与其他已解析的 GPCR 相似。CXCR4 胞外区 P27 与 C274 以及 C109 与 C186 之间形成 2 个二硫键，在与配体结合的过程中起重要作用，具有高度的保守性；胞内区整体上相对于胞外区更加保守；C 末端呈现伸展构象（extended conformation），参与 CXCR4 和配体的结合。从图 4-14 中可以看出，小分子 CXCR4 抑制剂的结合位点位于 Ⅰ、Ⅱ、Ⅲ 和Ⅶ之间形成的结合口袋，IT1t 位于口袋的伸出部位，只占据部分口袋，而 CVX15 则占据整个口袋。CXCR4 的晶体结构揭示了 CXCR4 与抑制剂的结合模式，为 CXCR4 抑制剂的合理药物设计提供了保障。最近，CXCR4 与趋化因子 vMIP- Ⅱ 的晶体结构被报道[81]。研究发现，该结合口袋是一个敞开的、带有负电性的口袋，同时研究将口袋进一步分为主要和次要 2 个亚口袋。IT1t 和 vMIP- Ⅱ 结合于次要亚口袋，与 D97 和 E288 形成氢键；而 CVX15 结合于主要亚口袋，与 IT1t 和 vMIP- Ⅱ 的交叉很少，为后续抑制剂的设计提供了理论依据。

功能性研究表明 CXCR4 广泛存在于人体各组织中，Northern 印迹分析表明 CXCR4 在大多数 T 细胞、所有的单核细胞和几乎所有的 B 细胞、人外周淋巴细胞中高度表达，在 NK 细胞上仅有微量表达，在中性粒细胞中则不表达，没有种属特异性，能与多种其他受体共表达。研究发现，CXCR4 在细胞表面的表达受多种调节因子的影响。如在成熟树突状细胞（dendritic cell，DC）培养物中分别加入 LPS、TNF-α、IL-β 时，DC 细胞表面的 CXCR4 表达显著增强；Th2 类细胞因子 IL-4 可在 16 小时内选择性地上调细胞表面的 CXCR4 表达以及 mRNA 水平；IL-1、TGF 可上调朗格汉斯细胞表面的 CXCR4 表达，而 IFN-α、IFN-β、IFN-γ 则下调朗格汉斯细胞表面的 CXCR4 表达。另外，研究发现 SDF-1 是 CXCR4 的内源性配体，可以与 CXCR4 结合，诱导受体的内化，从而下调 CXCR4 的数量，因此可以抑制 T 细胞嗜性 HIV-1 感染[82]。

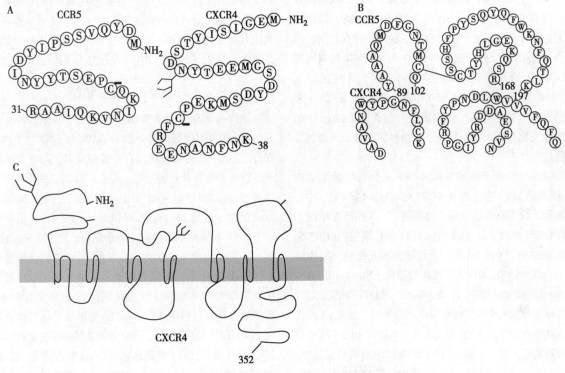

A. N 端区；B. 胞外区；C. 跨膜结构。

图 4-13　CXCR4 与 CCR5 的结构

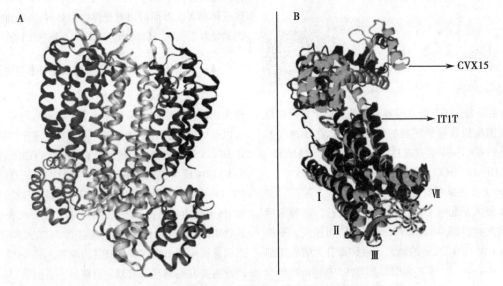

A. 同源二聚体结构的 CXCR4；B. CXCR4 上的小分子结合口袋以及与 IT1t 及
CVX15 的结合模式：IT1t（蓝色）、CVX15（黄色）。

图 4-14　CXCR4 的晶体结构及其与相应抑制剂的结合模式

2.2　CCR5 受体的结构与表达

CCR5 与 CXCR4 同属于 G 蛋白偶联受体（GPCR）超家族，结构上具有同源性。CCR5 在 CXCR4 之后被发现，它的结构如图 4-13 所示。CCR5 也包含 352 个氨基酸残基，

包括细胞外 N 末端、3 个胞外环（ECLs）、跨膜区（TM）和细胞内 C 末端几部分[83]。N 末端拥有多个硫化酪氨酸和酸性氨基酸，呈负电性，上面存在一个由 9 个氨基酸残基组成的结合位点，可以与 HIV-1 的包膜蛋白 gp120 结

合；第一与第二胞外环之间有二硫键相连，以维持蛋白质三级结构的稳定性；第三胞外环与N端的2个半胱氨酸组成CCR5特有的二硫键，有助于受体分子形成稳定的构象并与特异性配体结合；跨膜区呈α螺旋，该区的氨基酸残基具有很高的保守性。在HIV-1入侵宿主细胞的过程中，gp120主要与CCR5的N末端和第二胞外环相互作用，其中与N末端的相互作用是不可缺少的。其作用机制可能是在CD4的诱导下，gp120的V3环（位于可变区）与CCR5的胞外环间形成静电相互作用，驱动CCR5的N末端结合gp120的保守区，进而使另一包膜糖蛋白gp41的构象发生变化，驱动病毒膜与宿主细胞膜融合，从而诱导膜融合过程[84-85]。

CCR5与小分子抑制剂maraviroc复合物的晶体结构也已经被报道，通过对比CCR5与CXCR4结构上的不同，揭示了决定病毒嗜性的主要因素[86]。CCR5在结构上与CXCR4很相似，最主要的区别在于C末端，CCR5呈现α螺旋结构而CXCR4为一个伸展的混乱结构。晶体结构显示，CCR5同样为同源二聚体的结构（ER-4-1），其中maraviroc结合于由跨膜区Ⅰ、Ⅱ、Ⅲ、Ⅴ、Ⅵ和Ⅶ形成的口袋中，并位于口袋的底端。托品烷环上的N原子与E283形成盐桥，酰胺N原子与Y251形成氢键，三唑环上的N原子与Y37形成氢键，另外F原子与T195和T259形成双重氢键，苯环伸向由Y108、F109、F112、W248和Y251形成的疏水口袋中形成疏水相互作用。同样，三唑环、托品烷环和环己烷环也能与CCR5形成疏水相互作用（ER-4-1）。

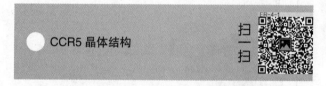

CCR5 晶体结构

CCR5主要表达于与免疫应答有关的原始单核巨噬细胞、静息T细胞以及单核细胞的细胞膜上，在小神经胶质细胞、早幼粒细胞中也有表达。β-趋化因子RANTES、MIP-1α和MIP-1β是CCR5的内源性配体[84]。

2.3 HIV-1的病毒嗜性

HIV-1侵入细胞时表现出特定的亲嗜性，这种亲嗜性与病毒的发病机制及疾病的发病进程密切相关。根据HIV-1感染不同CD4$^+$细胞的能力，将病毒分为嗜巨噬细胞性病毒（M-tropic）、嗜T细胞性病毒（T-tropic）和双重嗜性病毒（dual-tropic）。嗜巨噬细胞性HIV-1感染原代巨噬细胞和淋巴细胞，不感染CD4$^+$的转化细胞系，不诱导合胞体形成（not syncytia-inducing，NSI），主要利用CCR5受体侵入细胞，称为R5系病毒株；嗜T细胞性HIV-1感染淋巴细胞和CD4$^+$的转化细胞系，可诱导合胞体形成（syncytia-inducing，SI），主要利用CXCR4受体侵入细胞，称为X4系病毒株；双重嗜性HIV-1既可利用CCR5又可利用CXCR4侵入细胞，称为R5X4系病毒株。

在HIV-1感染无症状期和血清抗体刚刚转阳时分离到的病毒主要为嗜巨噬细胞性HIV-1，利用CCR5侵入细胞；在感染晚期主要为嗜T细胞性HIV-1，利用CXCR4侵入细胞。嗜T细胞性HIV-1的出现一般都会伴随着CD4$^+$细胞的急剧下降，也就意味着疾病进程的加快[87]。个别病毒株还可利用其他受体，如CCR3、CCR8、CX3CR1（V28）以及孤儿受体GPR1、GPR15（BOB）、STRL33（Bonzo）等[88]。

3 HIV-1与协同受体结合机制

HIV-1外膜蛋白基因env翻译为一个多肽前体gp160，gp160被宿主细胞蛋白酶分解为gp120和gp41共2种功能部分。gp120是构成包膜蛋白的外膜亚基，gp41是跨膜亚基，它们通过非共价键连接，以三聚体的形式存在于病毒体表面，gp120通过gp41固定在病毒膜上。gp120是一个球状组织，包括25个β螺旋和5个α螺旋。它由可变区（V1~V5）和稳定区（C1~C5）组成，可变区位于gp120表面，稳定区构成gp120的核心部位。gp120肽链折叠形成1个内部区、1个外部区和连接两区的桥连区。内部区包括N末端和C末端，并与gp41相连。gp120高度糖基化，糖类约占其总质量的50%。gp120与协同受体的结合位点（CRbs）位于V3可变区，该区的氨基酸顺序决定HIV-1是与CXCR4结合感染T细胞还是与CCR5结合感染巨噬细胞。V3区单氨基酸改变可以引起HIV-1嗜性的变化。未结合CD4$^+$细胞以前gp120的CRbs被V1和V2区覆盖；与CD4$^+$细胞结合后，gp120的构象发生变化，CRbs暴露出来并与协同受体靠近，继而与协同受体的胞外N末端结合，使gp41的构象发生变化，启动病毒膜与宿主细胞膜的融合[89-90]。

4 以协同受体为靶点的HIV-1抑制剂研究

HIV-1协同受体为抗HIV-1治疗提供新的作用靶点，作为病毒侵入细胞的第一步，抑制病毒与协同受体的结合可以有效地预防HIV-1感染。尽管存在多个协同受体，但是HIV-1侵入细胞主要借助于CCR5和CXCR4，因此CCR5和CXCR4成为抗艾滋病药物研究的重要靶点。以CCR5、CXCR4为靶向的抗病毒治疗在疾病的各个阶段都有作用，如R5系病毒株是传播最广泛的毒株，主要出现于疾病的无症状期，因此针对CCR5的抗病毒治疗宜在早期进行；而X4系病毒株主要出现在疾病发展的晚期，因此针对CXCR4的治疗主要在疾病晚期有效。目前研究者们采用的能够阻断CCR5和CXCR4的方案主要有3种。①方案1：对那些不能够产生足够趋化因子的CD8$^+$细胞人为地给予更多的趋化因子；②方案2：设计以协同受体为靶点阻止病毒侵入细胞的抗HIV药物；③方案3：将CCR5-Δ32者的干细胞移植入无CCR5-Δ32的HIV-1感染者体内，这些干细胞将产生对HIV-1免疫的免疫细胞，包括T淋巴细胞和巨噬细胞。

方案1可能会损害趋化因子及协同受体的正常功能；方案3虽颇有前景，但只对不诱导合胞体形成（NSI）的病毒株有效；方案 2 是学者们研究的热点，已取得了很大的进展。而 CCR5 抑制剂 maraviroc 的上市充分说明了协同受体作为抗艾滋病靶点的可行性，为协同受体抑制剂的开发提供了保证。

4.1　CCR5 抑制剂

研究发现，在一些特殊的群体中，他们的 2 个 CCR5 等位基因都发生 32 个碱基对缺失（即 CCR5-Δ32 纯合子个体），翻译产生一种截断的、无功能的 CCR5-Δ32 突变蛋白，这些人对 HIV 感染有很强的抵制作用，经常接触 HIV-1 也不会被传染，并且没有表现出明显的免疫缺陷[91]。只有 1 个等位基因发生缺失（CCR5-Δ32 杂合子个体）的人也不易被 HIV-1 感染或感染后的发病进程明显慢于正常个体[92]。同时，虽然缺失了 CCR5 等位基因，但是该人群的生命健康状况和正常人一样[93]。以上 2 个发现说明以 CCR5 为靶点设计的抑制剂可以有效地阻断 HIV-1 感染，同时不会对人体产生影响，因此 CCR5 是研制抗 HIV-1 药物的理想靶点之一[94]。

迄今已发现了多种具有抗病毒活性的 CCR5 抑制剂，包括以 CCR5 内源性配体及其衍生物为代表的大分子抑制剂如 RANTES、AOP-RANTES、MIP-1α 等和以 maraviroc 为代表的小分子 CCR5 抑制剂。

4.1.1　趋化因子及其衍生物

CD8 阳性 T 细胞释放的 β- 趋化因子 RANTES、MIP-1α 和 MIP-1β 是 CCR5 的内源性配体。它们与 CCR5 结合，阻断 gp120 与之结合，并诱导协同受体内摄到早期内含体（endosome），负调节受体表达，使细胞表面可结合 HIV-1 的协同受体分子数量减少，从而抑制 R5 系 HIV-1 侵入细胞。但是这些内源性趋化因子的口服生物利用度低、体内半衰期短，而且会引起不必要的炎症反应，不能作为理想的抗 HIV-1 药物，需要对它们进行改造及结构修饰[95-96]。

将 RANTES 的 N 末端截短或进行化学修饰得到衍生物 RANTES（968）、AOP-RANTES 和 PSC-RANTES[97]。与 RANTES 相比，这 3 种修饰后的分子具有较低的趋化性，抗嗜巨噬细胞性 HIV-1 的活性较强。构效关系研究发现，RANTES（968）由于氮末端变短以后其结合能力下降，导致其活性比 RANTES 弱。随后研究发现，在 RANTE 的末端连接氨基酸后可以使其由激动剂变为抑制剂，发现了 RANTE 的衍生物 AOP-RANTES[98]。AOP-RANTES 结合 CCR5 后使之内摄，并且不能重新循环回到细胞表面，而与 RANTES 结合的 CCR5 容易重新循环回到细胞表面，因此 AOP-RANTES 的抗病毒活性高于 RANTES。通过对 AOP-RANTES 的构效关系研究发现了化合物 PSC-RANTES，其活性比 AOP-RANTES 高 50 倍，但是 PSC-RANTES 具有 CCR5 激动作用，能激活体内的炎症因子，加上合成困难，限制了其应用[99]。此外，对 RANTES 的 N 末端修饰还得

到一些 RANTES 重组体类似物，包括 C1.C5-RANTES 和 L-RANTES，它们的抗病毒活性均强于 RANTES[100]。以上说明 RANTES 的 N 末端的改变对趋化性和抗病毒活性起着很重要的作用。

由于 RANTES 合成的复杂性，一系列短肽类 RANTES 片段被报道。RANTES aa 11~29 是通过将 N 环上（aa 11~16）片段和 β 链上（aa 27~29）片段组合到一起得到的衍生物[101]，该类衍生物具有潜在的抗病毒活性。Patel 等将肽类抑制剂的氨基酸顺序重新排列得到一类新的抑制剂，虽然此类抑制剂具有潜在活性，但是该类化合物的选择性较差，需要进一步修饰[102]。

MIP-1α 的衍生物主要包括 LD78-β 和 AOP-MIP-1α。将 MIP-1α 的氮末端修饰得到 AOP-MIP-1α，其抑制 HIV-1 侵入细胞的活性为 AOP-RANTES 的 10 倍。LD78-β 是 MIP-1α 的同源异构体，两者仅相差 3 个氨基酸残基，其抗 HIV-1 活性高于天然 MIP-1α。LD78-β 的抗病毒作用也是通过负调节 CCR5 在细胞表面的表达实现的。

4.1.2　小分子抑制剂

由于大分子类 CCR5 抑制剂合成的复杂性以及体内代谢的不稳定性，限制了其开发及应用，人们逐渐将目光转向小分子抑制剂。近年来，已有多种 CCR5 小分子抑制剂被报道，这些抑制剂能够结合于由跨膜区的一些关键氨基酸残基（E283、M287、Y108、Y251、W248、T195、F109、I198 及 W86）组成的疏水口袋之中，进而诱发 CCR5 第二胞外环（ECL2）区域的构象发生改变，阻止 gp120 与 CCR5 结合，导致 HIV-1 无法正常完成侵入过程，从而起到预防和控制病毒感染的作用[103-104]。

TAK-799（35）与 TAK-652（36）：TAK-799 是第一个被报道的非肽类小分子 CCR5 抑制剂，是对 Takeda 化合物库进行高通量筛选得到的先导化合物，具有季铵离子结构。TAK-799 与 CCR5 结合，诱导 CCR5 的构象发生变化，阻断 gp120 与 CCR5 结合，从而抑制 R5 系 HIV-1 病毒株复制。经诱变分析证明 TAK-799 在 CCR5 上的结合位点位于一个由跨膜螺旋 1、2、3 和 7 组成的口袋内[105]。TAK-799 虽然有较强的抗 HIV-1 活性，但是口服生物利用度低，并对注射部位有刺激性，这些缺陷限制了它的深入研发，但是为研发具有良好药动学性质的类似药物奠定了基础[106]。对 TAK-799 的优化得到化合物 TAK-652（又名 cenicriviroc），TAK-652 在 nmol/L 以下的浓度范围即可抑制 HIV-1 在 MOLT4/CCR5 细胞中的复制，并且口服生物利用度高，耐受性好。2008 年，Tobira 公司购买了该化合物的专利权，并对其进行临床研究。Ⅰ 和 Ⅱ 期临床试验表明该化合物可口服，耐受性好，不良反应较轻[107-108]。该化合物于 2011 年进入 Ⅱb 期临床研究阶段[108]，显示出良好的治疗效果和较低的不良反应，已于 2016 年进入 Ⅲ 期临床研究阶段[109]。

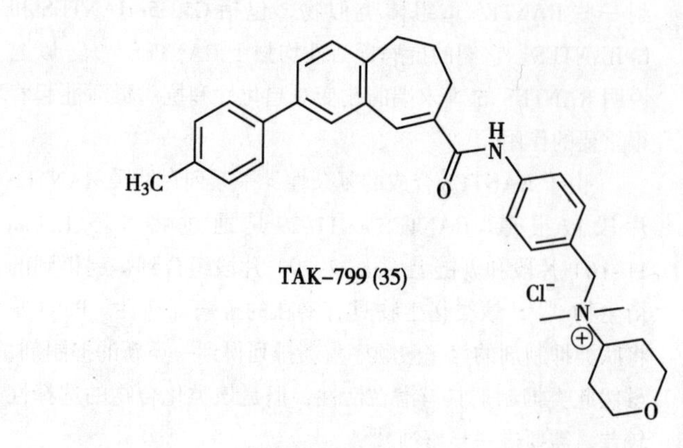

TAK-799 (35)

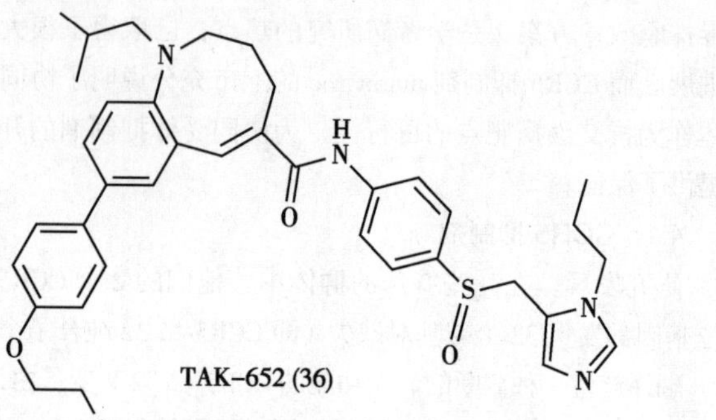

TAK-652 (36)

SCH-C（37）及衍生物：该类化合物是由 Schering-Plough 公司通过高通量筛选发现的一系列非肽类小分子 CCR5 抑制剂。SCH-C 能够选择性地与 CCR5 结合并且有效抑制多种 R5 系 HIV-1 病毒株，平均 IC_{50} 值为 2nmol/L，具有很高的生物利用度。SCH-C 的血清半衰期为 5~6 小时，能够满足每天给药 1~2 次，且可与逆转录酶抑制剂（包括齐夫多定和茚地那韦）联合用药[110]。但是 I 期临床研究发现，SCH-C 在高剂量量时会引起心脏 Q-Tc 间期延长导致心脏毒性，临床试验也因此被迫中断[111]。对 SCH-C 进一步进行结构修饰，将化合物的哌啶环用甲基哌嗪取代，得到第二代化合物 SCH-D（38，又名 vicriviroc）。SCH-D 的作用机制与 SCH-C 相同，比 SCH-C 有更强的体内外活性和更好的药物代谢分布，并且毒副作用较小，随后进入临

床研究。但是 II / III 期临床发现 SCH-D 的病毒学活性并不好，临床研究也随之中断[112-113]。

在 SCH-D 的结构基础上，Incyte 公司对其进一步优化，于 2005 年报道了化合物 INCB9471（39），INCB9471 在体外可抑制多种 R5 系 HIV-1 病毒株复制[114]。在 I 和 II 期临床研究中，INCB9471 能有效地降低受试者体内的病毒载量，但是由于各种原因其 IIb 期临床试验未能继续进行[115]。最近，一系列开环的 SCH-C 类似物被报道（化合物 40），虽然该类化合物的生物活性有所提高，但是其药代动力学性质较差，并且具有弱的 hERG 抑制活性。毫无疑问，要想成为一个好的临床候选药物，这类化合物还需要进一步修饰[116-117]。

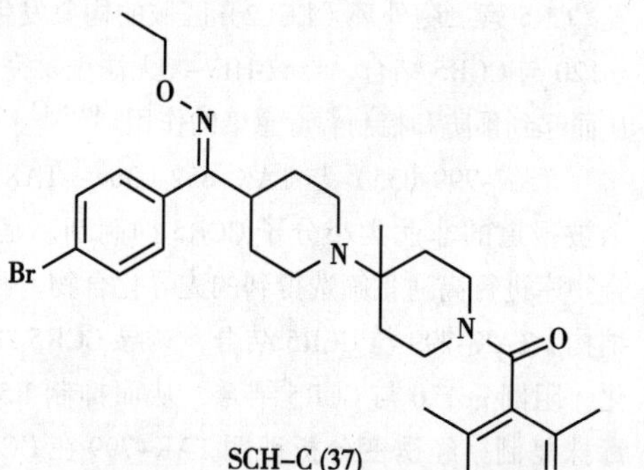

SCH-C (37)

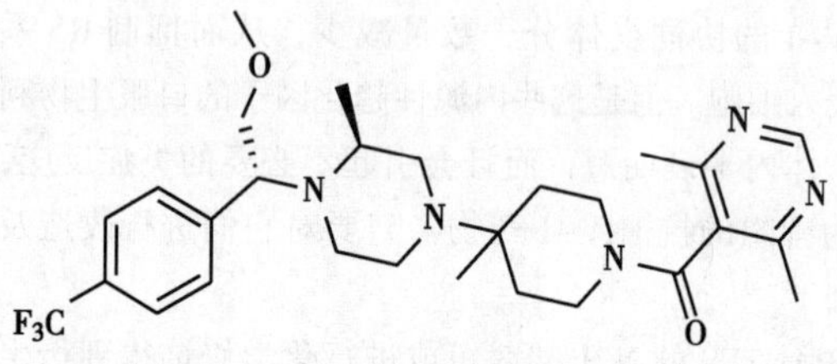

SCH-D (38)

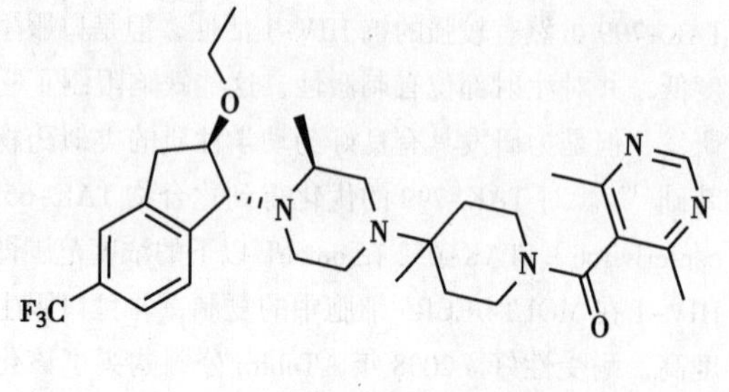

INCB9471 (39)

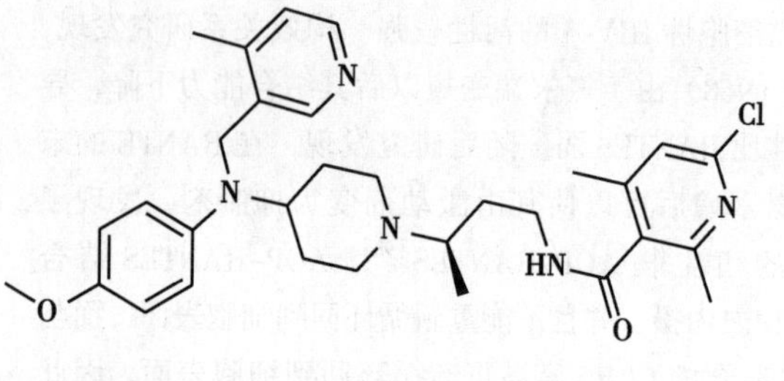

(40)

maraviroc（41）及类似物：由 Pfizer 公司通过高通量筛选方法获得的托品烷类化合物 maraviroc 是第一个上市的小分子 CCR5 抑制剂[83, 118]。该药能有效地抑制多种 R5 系 HIV-1 毒株，IC_{90} 为 2nmol/L。在临床治疗中，maraviroc 口

服给药（剂量为 300mg，每日 2 次）后 0.5~4 小时即可达到血药浓度峰值，可有效降低患者体内的病毒载量。本品还可与雷特格韦和依曲韦林联合应用药，增加临床 HAART 的药物选择性[119]。

不幸的是，maraviroc 的临床使用发现，病毒可以通过获取突变的 env 基因而产生耐药性，因此开发抗耐药性的侵入抑制剂已成为一个迫在眉睫的问题[120]。对 maraviroc 结构中托品环两侧的活性片段进行结构修饰，Pfizer 公司又发现一个极具成药性的化合物 PF-232798（42）[121]。该化合物

在体外能够较强地抑制 HIV-1~{Ba-L}~复制（IC~{90}~=2nmol/L），并且对 maraviroc 耐药的 HIV-1 毒株具有很好的活性。I 期临床研究表明 PF-232798 可口服给药，药物动力学性质较好，目前已进入 II 期临床试验[121]。

在体外能够较强地抑制 HIV-1$_{Ba-L}$复制（IC$_{90}$=2nmol/L），并且对 maraviroc 耐药的 HIV-1 毒株具有很好的活性。I 期临床研究表明 PF-232798 可口服给药，药物动力学性质较好，目前已进入 II 期临床试验[121]。

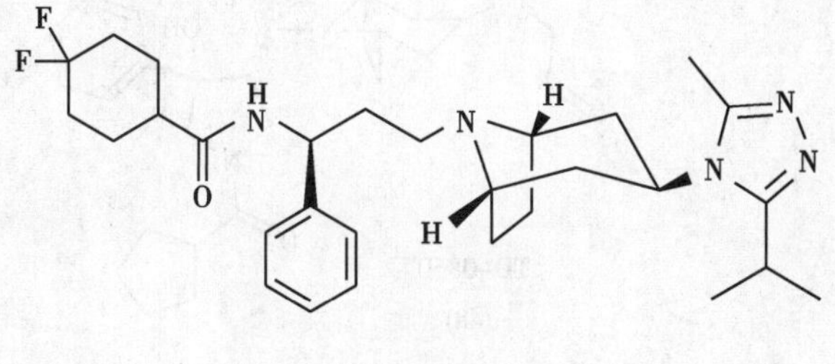

maraviroc (41)

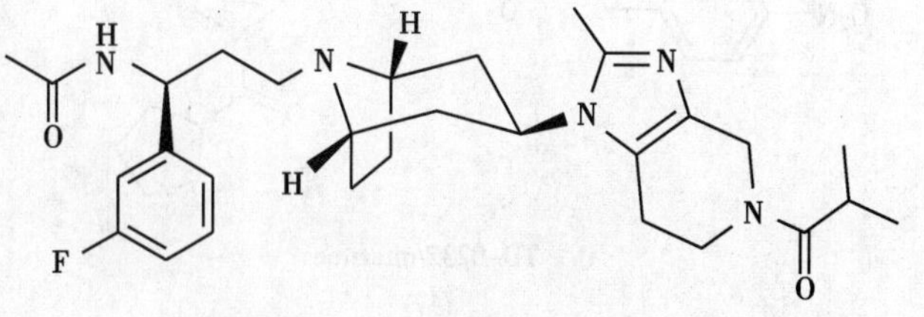

PF-232798 (42)

E913（43）与 AK602（44）：E913 和 AK602（又名 aplaviroc）属于螺环二酮哌啶类衍生物。E913 能特异性地阻断早期 R5 系 HIV-1 复制，也能阻断对多种药物有抵抗力的单核细胞 / 巨噬细胞嗜性 R5 系 HIV-1 复制，IC$_{50}$ 为 30~60nmol/L[122]。AK602 是一种变构 HIV-1 侵入抑制剂，可部分地与 CCR5 结合，阻断 gp120 与 CCR5 结合，抗

HIV-1 活性强于 E913，IC$_{50}$ 为 0.1~0.4nmol/L[123]。AK602 能阻断 hu-PBM-SCID 老鼠体内的 R5 系 HIV-1 复制，并且在啮齿动物体内有良好的口服生物利用度。但服用 AK602 的受试者出现了严重的肝脏不良反应，致使其临床研究中断[115]。

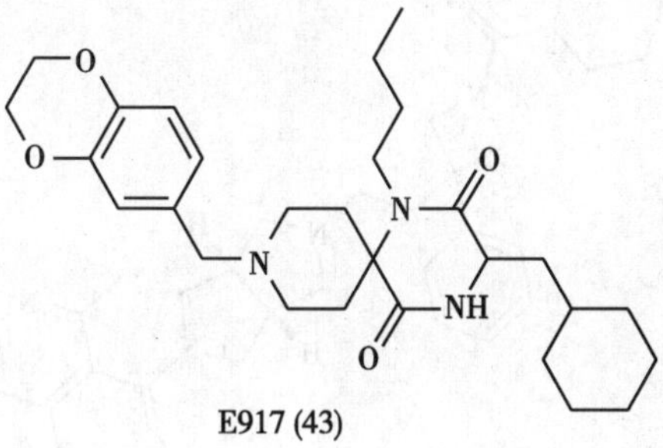

E917 (43)

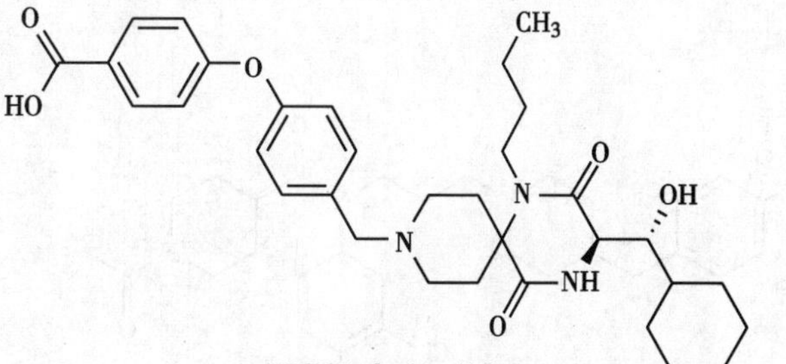

AK602/aplaviroc (44)

N-正丁基哌啶衍生物：*N*-正丁基哌啶类 CCR5 抑制剂是通过高通量筛选得到的一类具有较高活性和良好生物利用度的化合物。通过对该类化合物的构效关系研究，得到 2 类不同结构的化合物——链状 *N*-正丁基哌嗪（化合物 45）和 1，3，4-三取代吡咯烷类化合物（化合物 46）[124-125]。体内活性研究发现，链状 *N*-正丁基哌嗪的生物利用度较差，于是转向构象更加紧凑的吡咯烷类化合物。

1，3，4-三取代吡咯烷类化合物具有很强的抗 HIV-1 活性和良好的口服生物利用度，但是该类化合物的代谢稳定性较差。为改善该类化合物的代谢不稳定性，在吡咯烷的 3 位引入羟基得到化合物 TD-0232（47，又名 nifeviroc）及 TD-0680（48）。TD-0232 在 PBMC 细胞内具有显著的抗病毒活性、抗耐药性和良好的生物利用度，目前正处于临床研究阶段[126]。

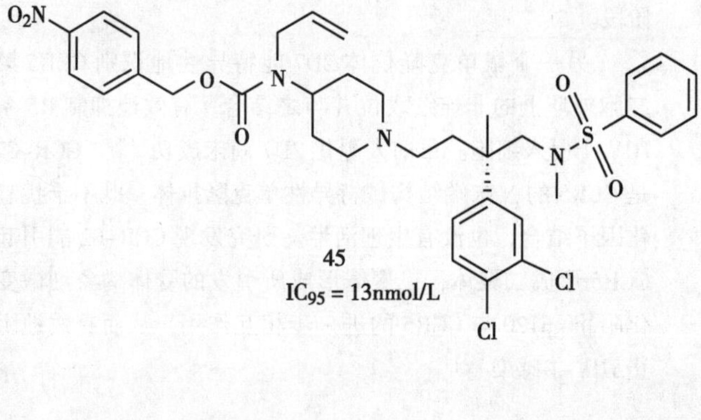

45
IC$_{95}$ = 13nmol/L

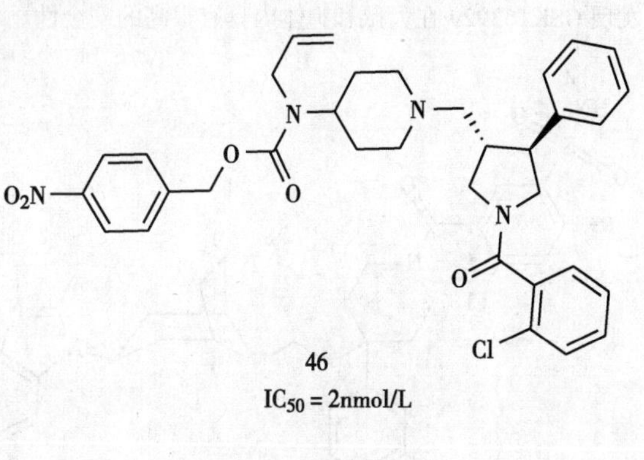

46
IC$_{50}$ = 2nmol/L

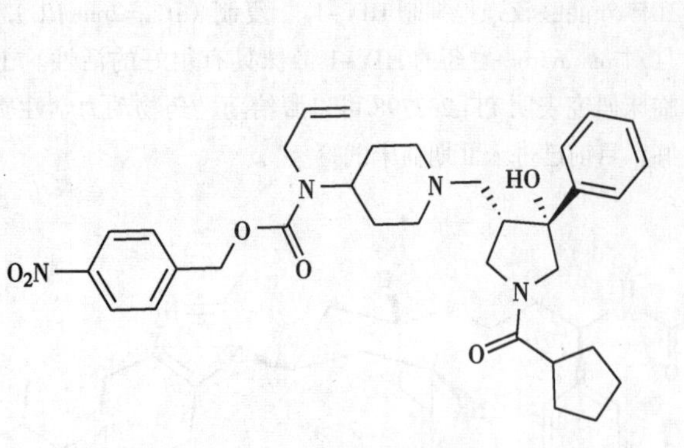

TD-0232/nifeviroc
(47)

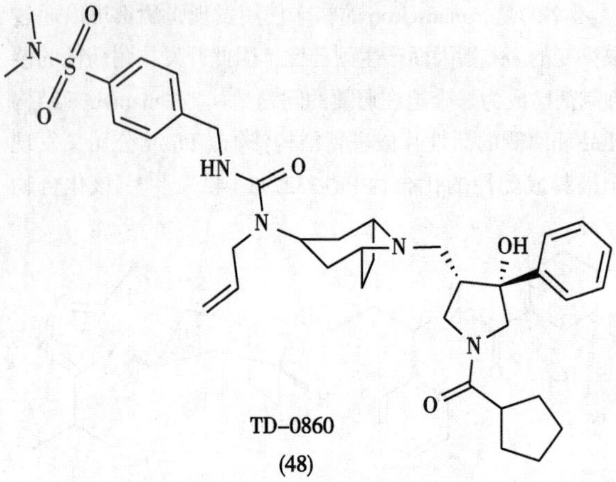

TD-0860
(48)

TAK-220（49）：TAK-220 在 nmol/L 浓度范围即可抑制 HIV-1 在外周血单核细胞（PBMCs）中的复制，并且与其他 CCR5 抑制剂不存在交叉耐药性现象。机制研究发现，TAK-220 特异性地抑制 RANTES 和 MIP-1α 的结合而不抑制 MIP-1β，TAK-220 通过与第二胞外环相互作用从而抑制病毒的入侵过程，表明其独特的作用机制[127]。体内药动学实验表明，TAK-220 的口服生物利用度高，与其他抗病毒药物之间呈现协同作用，目前该药物已经进入 I 期临床试验[128-129]。

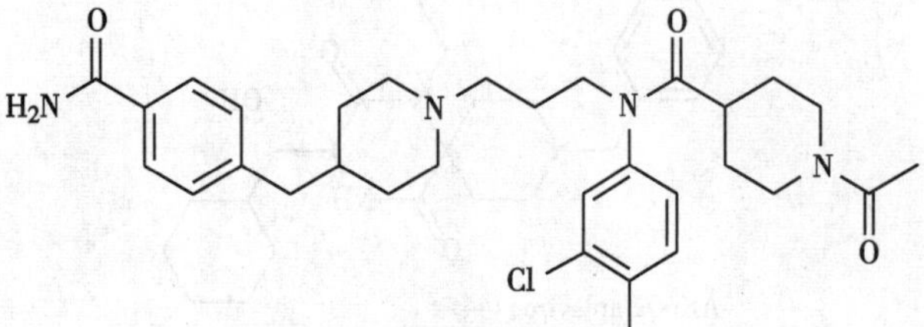

六氢吡咯并［3，4-c］吡咯类化合物：利用吡咯并［3，4-c］吡咯环空间上与托品烷环空间结构上的相似性，Roche 公司用六氢吡咯并［3，4-c］吡咯代替 maraviroc 的托品烷，报道了一类新型的 CCR5 抑制剂（化合物 51）[131]。该类化合物显示出较强的抑制 HIV-1 复制的活性（$IC_{50} \leq 1.2$ nmol/L）和良好的透膜性[132]。

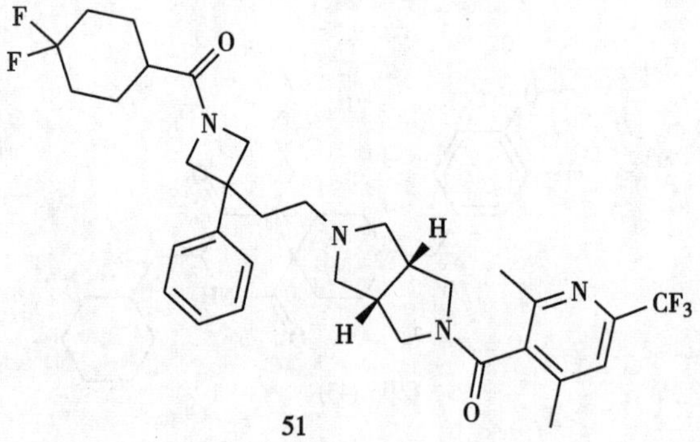

TAK220 (49)

51

GSK163929（50）：GSK163929 属于 4，4-二取代哌啶类化合物，是由 GSK 公司借助计算机辅助药物设计手段开发出来的具有较强的抗 HIV-1 活性（$pIC_{50}=7.80$）的新型 CCR5 抑制剂。GSK163929 抑制人体 hERG 通道的作用较轻，引发心律失常的可能性相对较低[83, 130]。临床前研究发现，GSK163929 具有良好的生物利用度，安全性评价发现 GSK163929 在大鼠和狗体内具有很高的安全性。

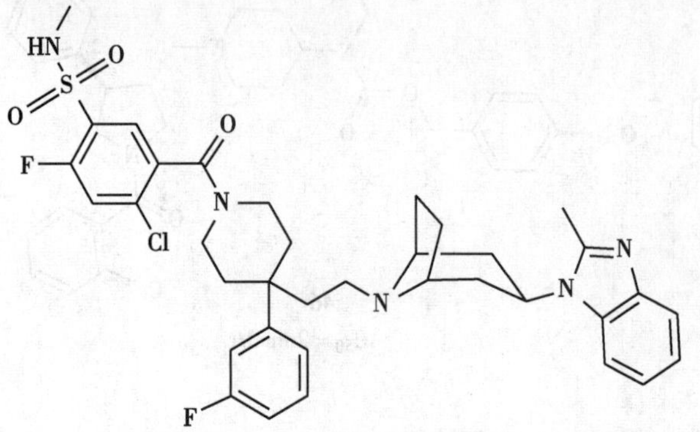

4.1.3　抗体

PRO140 是一种 CCR5 的鼠单克隆抗体，结合于 CCR5 上一个穿过多个胞外区的抗原决定簇，不影响 CCR5 协同受体的功能，可有效地抑制 R5 系 HIV-1 感染 CD4[+] 靶细胞（包括 T 细胞和巨噬细胞）[133]，但与 RANTES 竞争结合 CCR5 的能力很弱。PRO140 与病毒一起培养 31 周后未产生抗药的变异体病毒株，这使得它成为有前途的候选药物。目前，PRO140 已成功人源化，处于 I 期临床试验阶段。

另一个鼠单克隆抗体 2D7 能特异性地识别 CCR5 第二胞外环上的非连续表位并与之结合，有效地抑制 R5 系 HIV-1 侵入细胞。目前人源化 2D7 尚未成功[134]。CCR-02 是 CCR5 的 N 末端结构域特异性单克隆抗体，既不干扰趋化因子结合，也没有生理活性。研究发现 CCR-02 能引起 CCR5 形成二聚体，二聚体形成所引发的受体构象细微变化阻止 gp120 与 CCR5 的进一步相互作用，从而有效地阻止 HIV-1 感染[135]。

GSK163929 (50)

4.2 CXCR4 抑制剂

感染 R5 系 HIV-1 后，约有 50% 的 AIDS 患者在感染后期转变为 X4 嗜性，该变异会加快 AIDS 的发病进程[87]。因此，阻断 CXCR4 与 HIV-1 结合也是 AIDS 治疗的重要策略。目前，有多种 CXCR4 抑制剂处于临床或临床前研究，虽然 AMD3100 没有能够作为抗 HIV-1 药物上市，但是其 2008 年作为免疫促进剂成功获得 FDA 批准，用于恶性血液病的治疗[136]。而 AMD3100 的衍生物 AMD070 及类似物由于其良好的活性和体内药代动力学性质，是目前 CXCR4 抑制剂的研究热点[137]。

4.2.1 趋化因子及其衍生物

SDF-1 是 CXCR4 的内源性配体，它能与 CXCR4 的 N 端结合产生立体位阻而阻断 HIV-1 gp120 与 CXCR4 结合，下调 CXCR4 在细胞表面的表达。SDF-1 以单体形式存在，除 N 端的 1~8 位氨基酸残基和 C 端的 66~67 位氨基酸残基外，和其他 CC 或 CXC 类趋化因子类似。SDF-1 的三维结构如 ER-4-2 所示，为 3 条反向平行的 β 链呈现钥匙状排列。SDF-1 的 C 端对于维持其构象和生物活性发挥重要作用，N 端是 SDF-1 与 CXCR4 相互作用的主要结构基础。在 SDF-1 的 N 末端加上 1 个蛋氨酸残基得到 Met-SDF-1，能负调节 CXCR4 在细胞表面的表达，更有效地抑制嗜 T 细胞性 HIV-1 复制[96]。

● SDF-1 单体的结构（深蓝色为 N 端，红色为 C 端）

扫一扫

4.2.2 肽类 CXCR4 抑制剂

T22（52）与 T140（53）：T22［（Tyr5，12，Lys7）- 鲎肽 II］是从美洲鲎血细胞中分离出的鲎肽的衍生物，含有 18 个氨基酸残基，带强正电荷。它连接到 CXCR4 的 N 末端和带负电荷的第一和第二胞外环，能阻断 T 细胞嗜性 HIV-1 侵入宿主细胞。T22 还能竞争性地抑制 SDF-1α 与 CXCR4 结合，不引起 CXCR4 表面表达负调节[138-139]。T22 的抗 HIV-1 活性与其 N 末端和 C 末端的结构以及侧链的正电荷密切相关[140]。通过对 T22 的构效关系研究，将 T22 的结构进行简化得到化合物 T140[141]。T140 含有 14 个氨基酸残基，带有较少的正电荷，抗病毒活性比 T22 强且毒性更小，T140 被认为是多肽类 CXCR4 抑制剂的原型[142]。

FC-131（54）：对 T140 进行简化，进一步研究 T140 的构效关系，发现在 14 个氨基酸中有 4 个活性必需氨基酸（Arg2、Nal3、Tyr5 和 Arg14），这 4 个氨基酸呈反向平行排列，于是通过骨架跃迁用一个环状五肽的结构代替 T140 的 14 个氨基酸，同时保持关键氨基酸的空间结构不变，得到 FC-131[143]。将 FC-131 骨架氨基酸的氨基和羧基调换（retro-inverse）以后得到一类新的环状五肽化合物[144]。随后，人们开始对 FC-131 进行修饰，得到多种具有潜在活性的化合物。

ALX40-4C（55）：ALX40-4C 是第一个进入临床的肽类 CXCR4 抑制剂，最初用作 HIV-1 Tat-TAR 结合抑制剂[145]，后来证明其作用机制为通过与 CXCR4 的第二胞外环结合，从而阻断 HIV-1 的 gp120 与 CXCR4 结合，抑制 HIV-1 复制[146]。

H—Arg——Arg——Trp——Cys——Tyr——Arg——Lys——Cys——Tyr
　　　　　　　　　|S　　　　　　　　　|S　　Lys
　　　　　　　　　|S　　　　　　　　　|S　　Gly
H₂N—Arg——Cys——Lys——Arg——Tyr——Cys——Tyr

T22（52）

H—Arg——Arg——Nal——Cys——Tyr——Arg——Lys
　　　　　　　　　|S　　　　　　　D-Lys
　　　　　　　　　|S　　　　　　　Pro
HO—Arg——Cys——Cit——Arg——Tyr

T140（53）

FC-131（54）

Ac——(D-Arg)₉——NH₂

ALX40-4C（55）

4.2.3 拟肽类 CXCR4 抑制剂

Demmer 等[147]将 FC-131 上氨基酸的取代基由 Cα 变换到氨基酸的氨基上，通过后续结构修饰得到一类具有高活性的拟肽类化合物。通过对拟肽类化合物的构象研究发现，将氨基酸取代基的位置变换以后可以将其空间构象限制在活性形式，从而提高化合物的活性。

4.2.4 非肽类 CXCR4 抑制剂

螯合环类：最早报道的螯合环类化合物为双螯合环类化合物，代表性化合物为 AMD3100（56）。AMD3100 由于其氮原子的碱性，在生理条件下带正电荷，可与

CXCR4 第二胞外环的天冬氨酸残基结合，是一种高效、高度特异性的 CXCR4 协同受体抑制剂，不与其他任何 CXCR 或 CCR 受体相互作用。AMD3100 在 nmol/L 范围即可抑制 HIV-1 复制，且细胞毒性 >500μmol/L。临床试验结果表明，AMD3100 能显著降低病毒载量，但是不可口服，已经终止了其作为 HIV-1 药物的研究[148]。但是，由于 AMD3100 在干细胞动员方面的显著效果，其已于 2008 年上市，用于治疗非霍奇金淋巴瘤或多发性骨髓瘤。

为开发可口服的螯合环类化合物，对 AMD3100 展开进一步的修饰。将 AMD3100 的一个螯环用吡啶甲胺基取代，得到 AMD3465（57），其对 X4 系 HIV-1 的抑制活性与 AMD3100 相近[149]。而将 AMD3100 的一个螯合环去掉，同时用吡啶环取代苯环得到一类 R5/X4 双嗜性抑制剂 AMD3451（58）[150]。研究发现 AMD3465 与 AMD3451 都具有高度的选择性，不与其他受体结合。单螯合环类化合物的发现说明 2 个大环不是抗 HIV-1 活性的必需结构，为非螯合环类化合物的发现奠定了基础[137]。

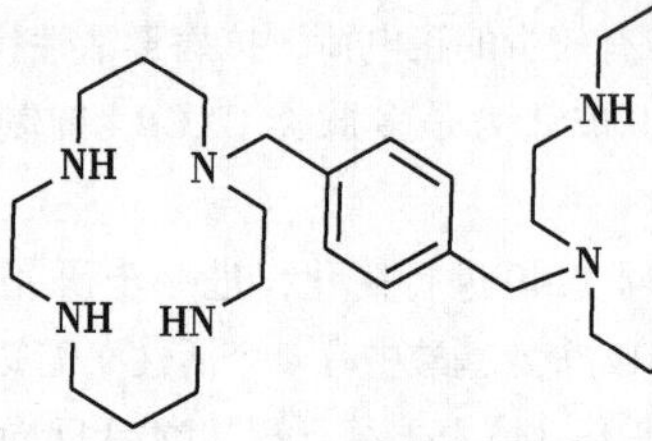

AMD3100 (56)

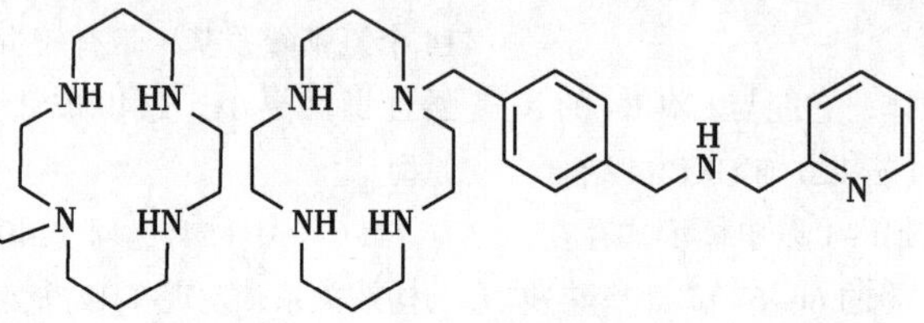

AMD3465 (57)
EC$_{50}$: 1~10nmol/L

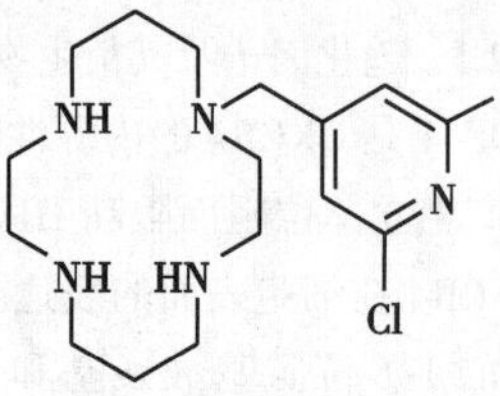

AMD3451 (58)
EC$_{50}$: 1.2~26.5μmol/L

AMD070（59）：将 AMD3465 的左侧环用四氢喹啉环取代后得到一类口服生物利用度高、生物活性好且特异性强的化合物 AMD070，该化合物已于 2007 年进入 II 期临床试验，但是直到现在没有任何进一步的消息[151]。由于

AMD070 具有良好的药代动力学性质，使其迅速成为研究的热点，近年来多种 AMD070 类似物如化合物 GSK812397（60）和化合物 61 被报道，均具有较高的活性和良好的口服生物利用度[152-153]。

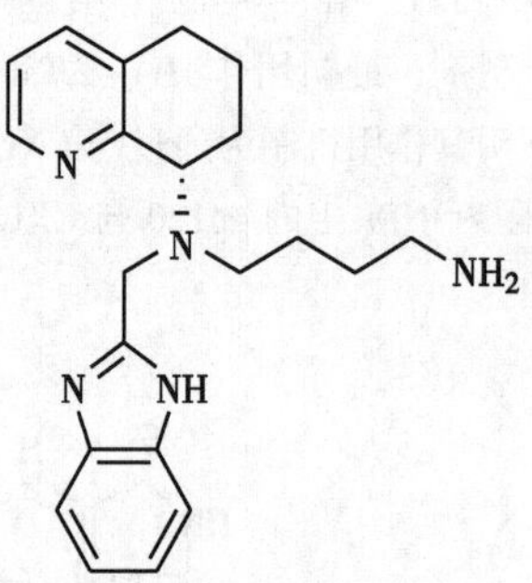

AMD070 (59)

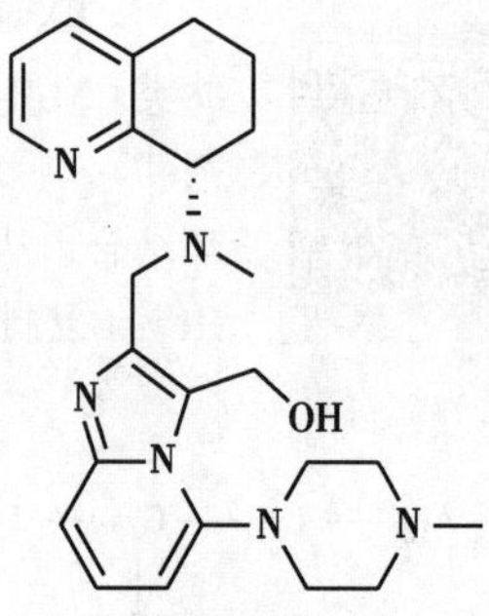

GSK812397 (60)
EC$_{50}$：4.6nmol/L (PBMCs)
EC$_{50}$：1.5nmol/L (HOS)

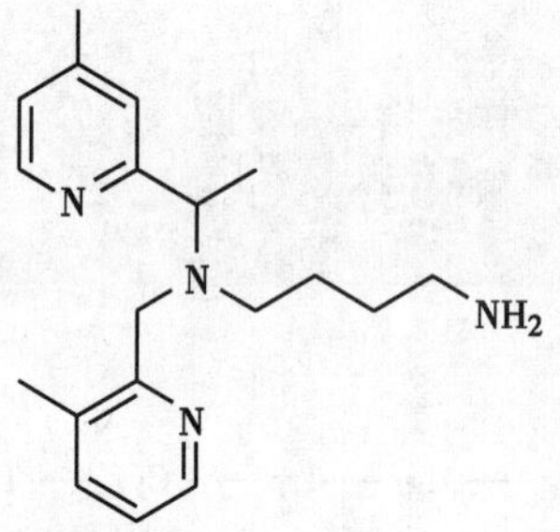

61
EC$_{50}$：0.3nmol/L

IT1t（62）：异硫脲类化合物是通过高通量筛选得到的一类新型的 CXCR4 抑制剂，具有良好的口服生物利用度、抗病毒活性和选择性。异硫脲类化合物不影响 CYP450 酶的活性，也不阻断 hERG 通道[154]。代表性化合物 IT1t 与 CXCR4 的晶体结构已经被解析，结果表明 IT1t 只能占据结

合口袋的一部分，通过与 CXCR4 形成盐桥键、极性相互作用以及 π-π 相互作用发挥拮抗活性。晶体结构的解析推动了作用机制的研究，为新型 CXCR4 抑制剂的发现提供了结构信息[155]。

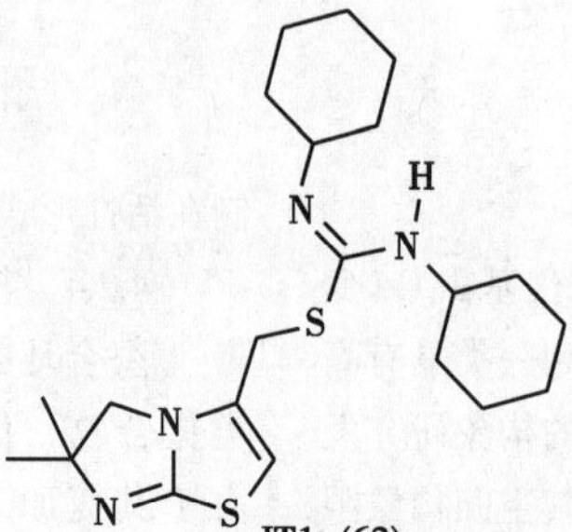

IT1t (62)

KRH-1636（63）和 KRH-3955（64）：KRH-1636 可结合到 CXCR4 的胞外区，阻断 HIV-1 与 CXCR4 受体结合，有效地抑制 MT-4 细胞和外周血单核细胞（PBMCs）中的 X4 系 HIV-1 复制。KRH-1636 能阻断 SDF-1α 与 CXCR4 结合，阻断随之发生的信号转导，也能阻断单克隆抗体与 CXCR4 结合，但是 KRH-1636 不会引起 CXCR4 表达的负调节[156]。虽然 KRH-1636 能在十二指肠吸收，

但是口服生物利用度极低，不能用于口服，对其修饰得到具有良好的口服生物利用度的化合物 KRH-3955[157]。KRH-3955 作用于第一、二、三胞外环，能高效地抑制 SDF-1 结合，阻断抗 CXCR4 单克隆抗体的结合。但是，研究发现 KRH-3955 能够引起长期的白细胞、中性粒细胞和淋巴细胞计数上升，所以 KRH-3955 的成药性还需要进一步的研究[158]。

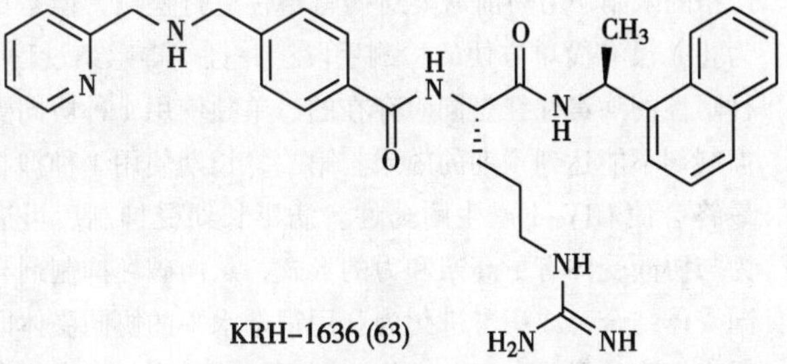

KRH-1636 (63)

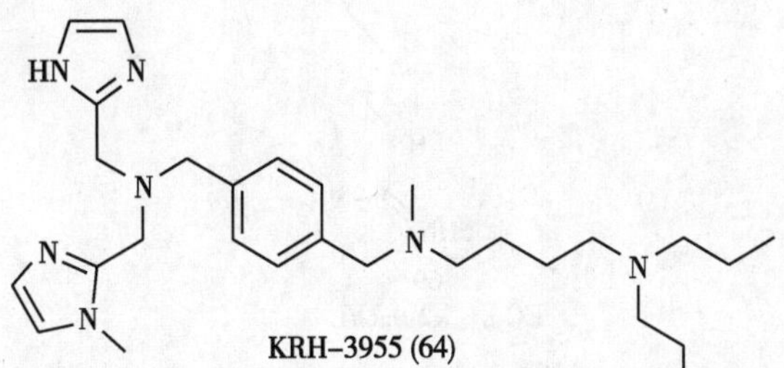

KRH-3955 (64)

嘌呤类：苯并嘧啶类 CXCR4 抑制剂 65 起初被用作造血干细胞动员剂，由于 CXCR4 在 HIV-1 的侵入过程中起着重要作用，于是测定了嘌呤类化合物的抗 HIV-1 活性[159]。结果发现该类化合物具有 nmol/L 水平的活性，接着对化合物进行修饰得到亚 nmol/L 水平活性的嘌呤类化

物 66[160]。选择性研究发现嘌呤类化合物对 CXCR4 具有高度的选择性，对 CXCR2、CCR2、CCR4 和 CCR5 的选择性 >600。通过对嘌呤类化合物的结合位点研究发现，该类化合物的作用位点与 SDF-1α 具有部分重合而与 AMD3100 完全不同，表明其具有不同的作用机制。

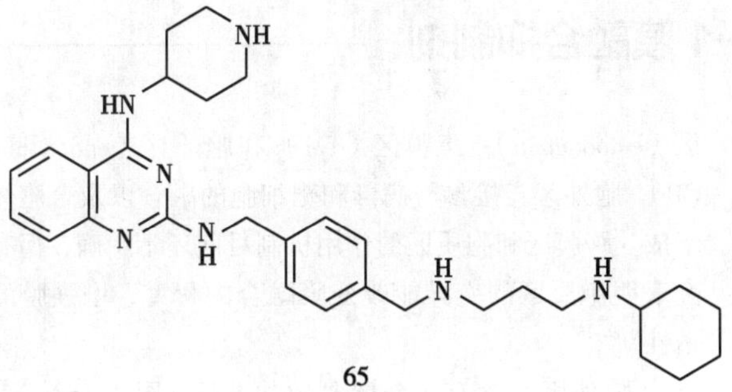

65
EC$_{50}$：68.4nmol/L

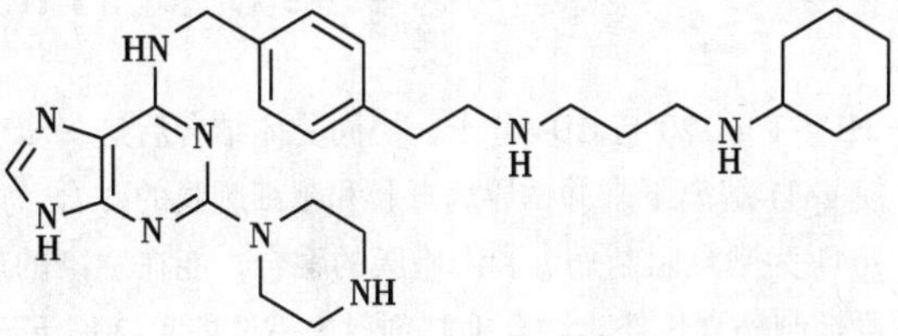

66
EC$_{50}$：0.5nmol/L

哌啶类：哌啶类化合物 67 是通过虚拟筛选和优化得到的一类化合物[161]。成药性评价发现哌啶基团是一个更好的成药性片段。相对于 AMD070，哌啶类化合物对 CYP450 酶系的抑制活性更小，并且对 hERG 通道的影响更小。哌啶类

化合物的另一个代表为化合物 68[162]，该化合物是通过基于受体的药物设计发现的。该类化合物的结构新颖，抗病毒活性高。分子模拟发现，哌啶类化合物与异硫脲类化合物在空间上具有高度的相似性，作用位点相同。

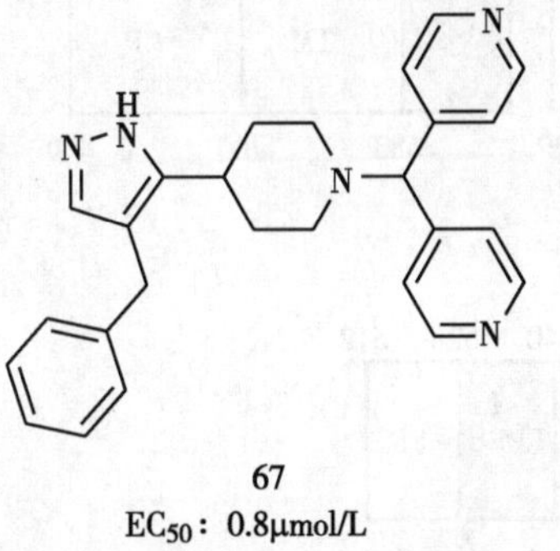

67
EC$_{50}$：0.8μmol/L

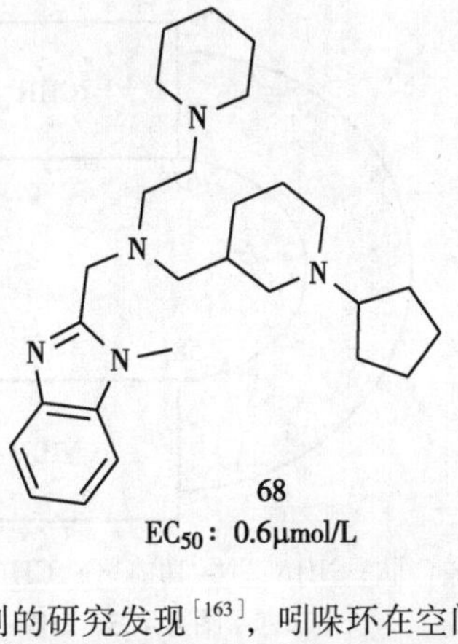

68
EC$_{50}$：0.6μmol/L

吲哚类：吲哚类化合物 69 是通过骨架跃迁得到的一类活性高、选择性好的化合物。通过对环肽类 CXCR4 抑制

剂的研究发现[163]，吲哚环在空间上可以模拟环肽类化合物的环状结构，用吲哚取代后周围取代基的空间位置不改

变。另外，吲哚环存在于很多药物中，具有生物活性和药代动力学性质稳定、易于合成等特点。

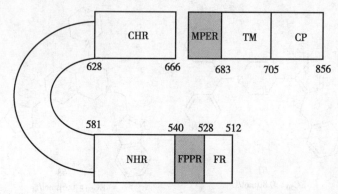

69
EC$_{50}$：1.2μmol/L

5 面临的问题与展望

HIV-1 利用协同受体侵入靶细胞的机制的阐明为研制抗 HIV-1 药物提供了新的靶点——CCR5 和 CXCR4。近几年来，协同受体抑制剂的研究取得了很大的进展，随着 maraviroc 的成功上市，验证了协同受体抑制剂的可行性，协同受体抑制剂的研发也愈发受到人们的重视。除 maraviroc 外，目前还有多个化合物处于临床研究中，如 TAK-652、TAK-220、PF-232798、TA-0230、INCB9471 及 AMD070 等。

虽然协同受体抑制剂具有多种优点，但是该类抑制剂的发展也面临着挑战，从活性先导化合物成为上市药物也受到多种因素的限制。第一，协同受体抑制剂对病毒嗜性具有严格的限制，用药前需要对病毒嗜性进行检测，但是目前为止并没有简单方便的检测手段；并且病毒感染过程中 2 种嗜性的病毒往往是同时存在的，单独使用 1 种协同受体抑制剂不能达到预期的效果。第二，长期使用 1 种抑制剂最终会使 HIV-1 产生耐药性。病毒长期受抑制后可进化为与协同受体有更高亲和力的形式，从而破坏抑制剂与协同受体结合，或病毒进化为利用很低水平的协同受体即能侵入细胞的形式。因此，将协同受体抑制剂与病毒生命周期其他环节的抑制剂如逆转录酶抑制剂、蛋白酶抑制剂和融合抑制剂联合应用，才能最大限度地抑制病毒复制。联合用药是当前及将来治疗 AIDS 的主要方向[164]。

（张　衡　展　鹏　刘新泳）

第 3 节　HIV-1 膜融合抑制剂

HIV-1 gp120 与 CD4 分子、协同受体结合后进一步变构，使 gp41 解离下来并诱导病毒膜和靶细胞膜的融合。以 HIV gp41 为靶点阻断病毒和细胞膜的融合，能在感染的最初阶段抑制病毒传播。融合抑制剂恩夫韦地即 T-20，已于 2003 年 3 月经美国 FDA 批准上市[165]。

1　HIV-1 gp41 的结构特征

HIV-1 质膜上有许多突起，它们由病毒的结构基因 env 编码的前体蛋白 gp160 修饰剪切后的产物——包膜蛋白 gp120 和跨膜蛋白 gp41 组成。gp41 含有 345 个氨基酸残基，相对分子质量为 41kD，可分为 3 部分——胞外区（ectodomain）、跨膜区（TM）和胞质区（endodomain，CP）。胞外区直接参与病毒和靶细胞的融合以及合胞体的形成。跨膜区和胞质区的作用机制目前还不明确，但有研究表明胞质区的变异能改变膜融合的程度、增强膜的通透性[166-167]。

胞外区又含有 4 个重要的功能区（图 4-15）：①位于 gp41 N 末端的融合肽（FP），含 16 个氨基酸残基，高度疏水且富含 Gly 序列；②位于融合多肽下游的 N- 功能区（N-heptad repeat、NHR、HR-1），含 51 个氨基酸残基；③位于 gp41 胞外区的 C- 功能区（C-heptad repeat、CHR、HR-2），含 44 个氨基酸残基；④近膜区（MEPR）[168]。

```
        ┌──────────┬──────┬──────┬──────┐
        │   CHR    │ MPER │  TM  │  CP  │
        └──────────┴──────┴──────┴──────┘
        628        666    683    705    856

        581        540    528    512
        ┌──────────┬──────┬──────┐
        │   NHR    │ FPPR │  FR  │
        └──────────┴──────┴──────┘
```

FP：N 端的融合肽；NHR：N- 功能区；CHR：C- 功能区；MPER：近膜区；TM：跨膜区[169]。

图 4-15　HIV-1 gp41 功能区示意图

1.1　FP

实验证实通过用亲水性氨基酸残基替换 FP 的某个或某些疏水性氨基酸残基后，合胞体的形成大大减少，这说明 HIV-1 FP 的疏水性和一级结构如 Phe8、Phe11、Leu9、Ala15 以及 Gly10、Gly13、Gly16 对融合肽功能的发挥起关键作用。此外，Gly 在 FP 形成 α 螺旋后位于螺旋的同一外侧形成甘氨酸条形特征性序列，有助于分子间的紧密和稳定，对 FP 功能的发挥也起重要作用[170]。FP 的二级结构为 α 螺旋、β 折叠、片层约各占 1/3 的插销（plug）结构，它使融合肽易于进入脂质膜但又难于被拔出。其中，Ala15-Gly16 片段非常重要，Corden 认为它是 α 螺旋结构的"帽子"，Chang 则推测它与暴露的 CHR 和被融合肽插入的脂膜之间的转化有关[171]。

1.2　NHR 和 CHR

NHR 与 CHR 由一定长度的 Cys-（X）$_{5\sim7}$-Cys 环状结构隔开，且 2 个 Cys 都位于二硫键上并朝向 gp120。研究证实，此环状结构上的某些残基与 gp120/gp41 复合物的稳定性有关[172]。整个环状结构的存在使得 CHR 能够反向平行地结合于 NHR 三聚体的疏水沟槽形成活性结构。NHR 和 CHR 都是含有亮氨酸拉链状的七残基疏水重复序列。CHR 的 3 个关键疏水残基 Trp628、Trp631 和 Ile635 在膜融合中有重要作用，若发生变异，CHR 和 NHR 的结合率将下降。另外，NHR 上也至少存在 3 个重要位点与 CHR 结合：一在 NHR C 端的袋状疏水区；二在 NHR 中间，因为除掉 NEQE（656~659）的 SJ-2176 的抗 HIV 活性将消失；除去 WNWF（670~673）的 DP-178 的活性也会消失，故第 3 个位点位于 NHR N 端。CHR 和 NHR 都以 α 螺旋结构存在，寡聚化形成 gp41 介导融合的功能性结构。

2　gp41 介导的融合机制

病毒从被感染的细胞中出胞时，gp41 被 gp120 覆盖，从而以 gp120/gp41 三聚体复合物的形式存在，此为 gp41 无融合活性的天然构象，每个 gp41 分子都被约束在这个高能结构中。Thordsen I 等通过设计与 gp41 结合的 5-helix 证实此天然构象暴露出 CHR 区，能促进病毒进入宿主细胞[173]。当 HIV 侵入靶细胞时，gp120 识别靶细胞上的 CD4 分子并与之结合，从而暴露出趋化因子（主要为 CCR5 和 CXCR4）的结合部位。gp120 与趋化因子的结合使得 gp120 进一步变构并从 gp41 上解离下来，gp41 上的疏水性融合肽向细胞膜推进并插入。此过程与流感病毒 HA2 的"弹性着陆"（spring-loaded）作用机制类似。

同时，gp120 与 gp41 的解离也释放了 NHR。三股 NHR 多肽 N-36 伸展出来形成三聚体螺旋结构（trimeric coiled-coil structure），而三股 CHR 多肽 C-34 以反向平行的方式包裹由 N-36 多肽构成的高度保守、疏水性氨基酸残基三聚体"凹槽"中，N36 和 C34 多肽都是 α 螺旋结构，形成具有融合活性的发卡结构——热力学稳定的六股 α 螺旋束核心结构（six-helix bundle）（图 4-16）。在形成发卡结构之前，可能有一个"前发卡"结构的中间态（"pre-hair pin" intermediate stage）存在数分钟。这种模式和"前发卡"的存在可从 3 个方面得到支持：①gp41 的结构变化过程（从无活性构象到融合活性构象）可用 X 射线晶体衍射分析；②在 gp120 与受体接触后，gp41 细胞外区核心上暴露出的抗原表位；③gp41 CHR 衍生肽对细胞融合及 HIV 侵入方面的作用不理想。在这个中间态中，CHR 和 NHR 还未形成复合物，且 NHR 三聚体暴露在外面。

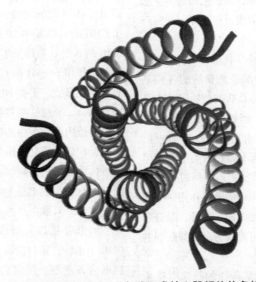

图 4-16　gp41 N36 和 C34 多肽组成的六股螺旋构象模型图

中间态转变到稳定的发卡状结构的过程给 HIV-1 和靶细胞膜的融合提供了外力，使得两者之间的距离缩短而进一步靠近，从而使包膜复合物连接在一起形成融合孔（fusion pore），允许病毒进入细胞内[174]（图 4-17），细胞膜和病毒包膜融合，形成稳定的封闭脂双层。这说明六聚体螺旋束起着稳定融合孔的作用[175]。

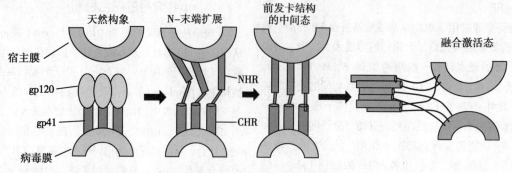

图 4-17　HIV-1 黏附融合过程

3　基于 HIV-1 膜融合过程的药物设计及活性筛选方法

相对于逆转录酶抑制剂和蛋白酶抑制剂，HIV-1 融合抑制剂能在病毒生命周期的更早阶段阻断病毒的侵入。与早先抗 HIV 药物的胞内作用模式相比，这种胞外作用模式所带来的毒副作用可能更小。更重要的是，HIV-1 融合抑制剂可能不受现有抗 HIV 药物耐药的影响，从而取得更好的特异性疗效[174]。

由上述融合机制可知，HIV-1 感染是从 gp120 与靶细胞上的 CD4 分子和趋化因子的结合而开始的，然后 gp41 与 gp120 解离并介导病毒膜与细胞膜的融合。在此过程中，gp41 发挥关键作用，是开发新型抗 HIV 药物的重要靶点，因为：① gp41 的序列比 gp120 的序列更为保守，以 gp41 为靶点的药物可能具有更广谱的抗病毒作用；② X 射线晶体衍射已确定 gp41 的核心结构，这有利于基于靶标结构的药物设计（structure-based drug design，SBDD）；③作用于 gp41 的化合物可阻止病毒进入靶细胞，保护靶细胞不受感染；④有望对现有的逆转录酶抑制剂或蛋白酶抑制剂耐药的变异株也起作用[176]。

gp41 介导的融合过程提供了许多干扰融合的机会：一是 gp41 NHR 区特别是 NHR 疏水口袋，此靶区的各残基高度保守，因此作用于 gp41 NHR 的 C 肽类似物以及小分子化合物的研究开发是新型抗 HIV 药物的研究热点；二是 gp41 CHR 区，虽然 CHR 比 NHR 有更多的遗传可变性，作用于 CHR 的融合抑制剂活性可能不如 C 肽类似物，但 CHR 仍不失为抗 HIV 药物开发的重要靶点。同时也应该看到融合活性的发卡结构在融合过程中的特殊作用，干扰它的形成也是开发融合抑制剂的重要方向。另外，融合肽在膜融合过程中起重要作用，这也可能成为融合抑制剂的靶点。

目前，以 gp41 为靶点的抗 HIV 药物的筛选方法主要有姜世勃等报道的夹心酶联免疫分析实验方法；Ferrer 等[177]使用化学基团替代 CHR 多肽内的靶穴结合片段的方法，通过检查这些杂交分子与靶穴的结合来筛选活性杂交分子；Eckert 等[178]采用的合成 gp41 靶穴镜像结构的方法，筛选能抑制 HIV 感染的 D- 氨基酸多肽；使用微热量仪器的等温滴定量热法；目前应用广泛的以 gp41 疏水口袋为靶点的基于 5- 螺旋或 α 螺旋的高通量筛选方法。

4　HIV-1 膜融合抑制剂

已经开发出的 gp41 六股螺旋的抑制剂有很多，分为以下几类：①肽类，包括 C 肽类（T-20 等）、N 肽类和其他肽类（5-helix 等）；②靶向 gp41 的小分子抑制剂，包括分子对接虚拟筛选得到的 ADS-J1 和 N- 取代吡咯衍生物 NB-2、NB-64 等；③天然产物，包括茶黄素和白桦酸类等；④单克隆抗体，包括 2F5、CL3 等。下面将对各类抑制剂进行详细叙述。

4.1　肽类

由上述 gp41 的融合介导机制可以看出，gp41 的功能区 NHR 和 CHR 发挥重要作用。实验证明，阻断 NHR 和 CHR 形成热力学稳定的六股 α 螺旋束核心结构能够有效地抑制病毒感染。衍生于 gp41 亚基的一些多肽具有阻断 HIV-1 与靶细胞融合的作用，这些多肽包括直接衍生于 CHR 的 C 肽如 T-20、疏水腔抑制物 D 肽；直接衍生于 NHR 的 N 肽；直接衍生于 N 末端融合区的多肽。N 肽和 C 肽分别作用于 gp41 的 CHR 和 NHR，阻断六股 α 螺旋束核心结构的形成，干扰 HIV-1 与靶细胞膜的融合，从而抑制 HIV 感染。虽然这些多肽的抗 HIV 活性很强，但其分子量大，易被内源性蛋白酶降解，且能导致机体产生抗体，从而降低疗效。因此，研制作用机制相似、分子量较小、不易被内源性蛋白酶降解，或能用基因工程手段生产的多肽类 HIV 融合抑制剂是今后抗 HIV 药物研究的重要方向。

4.1.1　C 肽类

C 肽是指以 gp41 NHR 三聚体（N-trimer）为靶标的 CHR 衍生物，是目前研究最多且最具有前景的肽类 HIV-1 膜融合抑制剂。研究表明，C 肽可能通过结合于 gp41 中间态暴露出的 NHR 来抑制 gp41 融合活性中心的形成，使 HIV-1 与细胞膜不能相互靠近，失去融合的前提条件。但此观点不能解释：① C 肽的抗 HIV 活性强于 N 肽；② C 肽介导的抗 HIV 活性不能完全被 N 肽堵塞；③ N 肽、C 肽形成的复合物也有潜在的抗 HIV 感染活性；④ C 肽能特异性地与 gp41 融合肽相互作用。由此可认为 C 肽介导的抗 HIV 感染具有多种作用机制[176]。

　　C34：C34 是模拟 gp41 上的 628~661 位氨基酸残基的 34 肽。它利用表面含有 Trp628、Trp631 和 Ile635 的氨基酸残基结合于 NHR 内的疏水槽，阻断具有融合活性的发卡结构的形成。HIV-1 中的这 3 个氨基酸残基高度保守，并对 Env 复合物的稳定性起关键作用。因此，病毒对含有这 3 个氨基酸残基的融合抑制剂很难产生耐药性[179]。但 C34 的水溶性差，临床应用受到限制，故对它进行结构改造，提高水溶性，为 C34 的进一步临床前研究奠定基础[180]。

　　T-20（70，又名 enfuvirtide、R-698、DP-178；商品名为 Fuzeon）：中文名为恩夫韦地，已于 2003 年 3 月 13 日在美国上市，是第一个被 FDA 批准的 HIV-1 膜融合抑制剂，标志着 gp41 作为抗 HIV 药物有效靶点的确认，这也使 C 肽及其衍生物成为近 20 年来 HIV-1 融合抑制剂的研究热点。T-20 是模拟 CHR 区域的 36 肽，由 HIV-1 gp41 亚基直接衍生合成，含 14 种不同的 L- 构型天然氨基酸，分子式为 $C_{204}H_{301}N_{51}O_{64}$，相对分子质量为 4 492 Da。它可结合于 gp41 与受体相互作用后暴露出的 NHR 三聚体的疏水槽，从而阻止六股 α 螺旋束核心结构的形成，抑制病毒膜和细胞膜的融合，使其抗 HIV 感染作用得以表达。

　　迄今为止的临床研究证实，本品在治疗成年和儿童 HIV-1 阳性患者时安全、有效。最常见的副作用是少数患者可能出现轻度或中度的注射部位皮肤副作用（注射区域疼痛、肿胀），但它极少造成治疗中断，其他副作用还有恶心、腹泻、头晕、头疼、疲劳等[181-182]，也不会对治疗造成严重影响。T-20 只对活化的中间体起抑制作用，与已活化的 gp41 和已形成的核心三聚体发夹结构无相互作用。由于 T-20 易被胃酸破坏，故推荐的治疗方法为皮下注射。

　　T-20 具有新的作用机制，它的作用不受其他药物的干扰，也不影响其他药物的功效，因此它可与 PIs 和 / 或 RTIs 联用，更有效地抑制 HIV 感染和复制，减少耐药病毒的出现，降低各种药物的使用剂量，减低毒性。

　　虽然 T-20 的上市开辟了多肽类药物控制 HIV-1 的新领域，但是 T-20 本身存在着一定程度的缺陷与不足。首先是耐药性问题，由于 T-20 完全衍生于天然序列 HR-2，对靶标突变的抵抗力低，容易产生耐药性。HR-1 的 36~45 位氨基酸残基是其结合的主要部位，单个残基的突变导致 T-20 的敏感度下降 5~10 倍，2 个残基的突变会导致 T-20 的敏感度下降 100 倍，目前临床上已经出现 T-20 抗药性毒株。此外，T-20 在体内的稳定性差、易被蛋白酶降解、生物利用度差、半衰期短，而且 T-20 的合成成本较高。因此，在保证生物活性的基础上如何解决耐药性、提高稳定性以及降低多肽类膜融合抑制剂的成本问题是研究新型 HIV-1 膜融合抑制剂的主要方向[183-184]。

70
T-20（I）

糖基化 T-20 和 rT-20：由于 T-20 可以很快地被肝脏和肾脏代谢掉，因此需要一天注射 2 次。为了解决该药物半衰期短的问题，Cheng 所在的课题组将唾液乳糖（SL）引入 T-20 上，使恩夫韦地糖基化，以期可以降低肝脏对药物的清除效率。实验证明，在老鼠模型中，糖基化恩夫韦地的半衰期较恩夫韦地得到很大的提高，$t_{1/2}$ 由 1.5 小时延长到 23.1 小时，并且糖基化的恩夫韦地抑制 HIV 复制的 EC_{50} 值保持较低水平（2nmol/L，恩夫韦地为 3nmol/L）。糖基化恩夫韦地的活性较高主要是因为它可以与 gp41 形成高亲和力的 α 螺旋。蛋白质糖基化是生物学上被广泛认可的改变蛋白质性状的一种途径，因此肽类或蛋白质类药物糖基化可能使药物的药效大大提高[185]。

目前，通过原核系统表达得到重组 T-20 的研究多有报道。Kosana 等将 T-20 与生长激素形成融合蛋白，在大肠埃希氏菌中以包含体形式表达，然后采用 Xa 因子切割 T-20 上游的疏水位点得到 rT-20，发现 rT-20 的生物活性与 T-20 相似。为了增加 T-20 的产率，引入基因聚合策略，5 个重复拷贝 T-20 多肽与组氨酸标签融合，在大肠埃希氏菌中进行表达，经过镍亲和层析纯化和溴化氰裂解得到单个重组 T-20，其生物活性与 T-20 相似。

T-1249：T-1249 是一个由 39 个 L- 氨基酸合成的多肽，是将 C 肽中抗 HIV 活性最强的 C34 和 T-20 结合起来，它的氨基端类似于 C34 的 N 端、羧基端类似于 T-20 的 C 端，但它并未跨越从 C34 的 N 端到 T-20 的 C 端的 4 个氨基酸残基，而是删掉其中的 7 个残基而得到的第二代 T-20 类融合抑制剂。它含有 CHR 的序列如 Trp631，这些序列使它能作用于 NHR C 端的高度保守的疏水口袋，此结合部位与 T-20 的结合部位部分重叠。T-1249 与 T-20 相比，在其 N 端增加与 N- 三聚体疏水口袋区的结合序列，活性也比 T-20 高出 1 个数量级。但是由于 NHR 的突变仍能产生耐药性，并且因制剂和经费的问题，T-1249 已于 2004 年停止了临床研究[186-187]。

T-1144 和 T-2635：T-1144 和 T-2635 是第三代 HIV-1 膜融合抑制剂。T-1144 是一个 38 肽，由天然 CHR 序列的 T-651 改造获得。T-1144、T-2635 与 T-20 的最大区别在于，它们的作用位点包括 NHR 的疏水口袋通过对 T-651 序列与 NHR 作用的非关键位点进行氨基酸残基的替换，引入能够稳定 α 螺旋结构的丙氨酸（Ala）以及由正负离子对相互作用形成的盐桥，进一步增强序列的 α 螺旋性及与 N 肽形成 6-HB 的稳定性，同时改善药代动力学性质。经合理设计得到的第三代 HIV-1 融合抑制剂有稳定的 α 螺旋结构，对 NHR 上的作用位点显示出极高的亲和力，使病毒株的耐药性降低。不同代的 C 肽融合抑制剂作用于不同的活性位点，与 NHR 或脂质膜的作用方式也不同，T-1144、T-2635 均被发现对恩夫韦地（T-20）耐药株有抑制活性。通过组合使用不同代的肽融合抑制剂能引起强烈的协同效应，如恩夫韦地和 T-1144 组合使用能提高 5~20

倍的抑制活性[188-189]。

SC35EK：SC35EK 是根据 C34 序列设计合成的一个 35 肽，在保留 C34 分子中的螺旋与靶点作用面的残基不变的基础上，在亲水面引入谷氨酸和赖氨酸残基以形成双盐桥。研究结果显示，SC35EK 在保持 C34 抗融合活性的同时，水溶性提高近 1 000 倍，且能够有效地抑制 T-20 耐药性毒株[180]。

西夫韦肽：西夫韦肽（sifuvirtide）由天津扶素生物技术有限公司自主研发，为我国首个获美国专利授权的抗艾滋病药物，其国际专利已进入欧洲、日本、俄罗斯等国家和地区[190]。该药是依据 gp41 的空间结构而设计合成的新一代膜融合抑制剂，含有 36 个氨基酸残基，其通过与 HIV-1 的 gp41 蛋白特异性结合，与 N36 形成非常稳定的 6-HB 结构，阻断病毒包膜与宿主细胞膜的融合，进而阻止病毒 RNA 进入宿主细胞，在细胞外发挥抗病毒作用。该药的效价比 T-20 高 20 倍，并对 T-20 耐药性病毒株具有显著的抑制作用，目前已进入Ⅲ期临床试验，有望成为第 2 个用于临床的 HIV-1 融合抑制剂[191]。

C 肽的联合用药：纽约血液中心发现了一种新的策略来提高恩夫韦地的药效和解决耐药性问题，就是将恩夫韦地和含有口袋绑定区域的其他 C 肽（T-1249 或 T-1144）联合使用，其中恩夫韦地与 T-1144 的联合使用使其功效提高 100 倍以上。恩夫韦地容易产生耐药性主要是其缺少一个 PBD 结构，导致其与 gp41 NHR 结合形成的 6-HB 并不能稳定存在，而与一个含有 PBD 结构的 C 肽联合使用则可以很好地克服这个问题。此外，Eva Karera 公司发现将恩夫韦地和西夫韦肽联合使用可以展现极强的抗 HIV 协同作用，包括对恩夫韦地产生耐药性的毒株[192-193]。

2DLT：由于到目前为止还没有有效的手段使病毒颗粒在远离宿主细胞的情况下就被灭活，为此研究者们设计了一种双官能团的肽 2DLT 来阻止病毒颗粒进入宿主细胞。2DLT 是由 CD4 的 D1D2 区域与 T-1144 用 1 个 35-mer 长度的片段连接起来的双官能团分子。研究者们假设 2DLT 可以与 CD4 的结合位点结合从而诱导 gp41 膜融合的中间体产生，这样 T-1144 就可以绑定这个中间肽，使 HIV 病毒颗粒在没有宿主细胞的情况下就失去活性。此外，即使病毒颗粒躲过 2DLT 的第一轮进攻，吸附到细胞，双功能团上的每个功能部分也能有效地抑制膜融合。实际上，实验结果证明 2DLT 对病毒的灭活比 D1D2 更有效，而 T-1144 单独存在的情况下对病毒颗粒不能产生灭活作用。2DLT 与已经上市的恩夫韦地相比主要有以下几个优点：第一，可以在远离宿主细胞的情况下就使病毒颗粒灭活，而 T-20 只在病毒接触宿主细胞的短短几分钟之内有效果；第二，2DLT 比之 T-20 更稳定而且半衰期更长；第三，由于重组蛋白的表达比肽的合成更加廉价，因此 2DLT 更加经济[194]。

艾博卫泰：Frontier 公司开发了一种 C34 的衍生物并

被命名为 FB006,它的变异体 FB006M 也被称为艾博卫泰,FB006 和 FB006M 的 IC_{50} 分别为 1.4nmol/L 和 1.9nmol/L,与 C34 相当,抑制活性较 T-20 有较大提高。值得注意的是,静脉注射后,艾博卫泰可以迅速地与血浆白蛋白结合,导致它的半衰期由体外测试的 1.67 小时提高到 25.8 小时,因此艾博卫泰被证明是安全有效的周定量给药抑制剂,目前艾博卫泰作为全球首个长效抗艾滋病药物已经在中国获批上市。

MT-C 肽:CP32 含有 32 个氨基酸残基(CP621-652),衍生于 CHR 序列,包含 HR 序列、PBD 和 QUEENMT 基序。Chong 的课题组在研究 CP32M 的机制时,发现在 626 和 627 位的 Met(M)和 Thr(T)以一种独特的类似于钩子的形状存在,称为 MT 钩状结构。将 CP32 中的 MT 钩状残基突变,发现它能显著破坏 NHR 和 CHR 之间的肽的相互作用,明显降低 CP32 的抗 HIV-1 活性,由此推测 MT 钩状结构可以稳定 NHR 与 CHR 在形成 6-HB 的过程中的相互作用。因此,目前在含有 PBD 的 C 肽的 N 端引入 MT 钩状结构是一种增强 C 肽抑制能力的有效而又经济的策略。例如将 MT 钩状结构连接到 C34、西夫韦肽、SC29EK 和 SC22EK,使这些 C 肽的抗 HIV-1 活性都得到很大提高[195-196]。

5P14-C37 缀合物:缀合型多肽 5P14-C37 由 CCR5 绑定蛋白 5P14-RANTES 和含有 PBD 区域的 C 肽 C37 两部分组成,该钳合多肽对 HIV-1 的 R5 螺旋病毒具有很强的抑制作用,其 IC_{50} 值为 0.004nmol/L,是 5P14-RANTES 和 C37 单独存在时的 100 多倍。此外缀合型多肽 5P14-C37 对 X4 螺旋病毒也具有很强的抑制作用,例如 HIV-1 ⅢB 毒

株,其 IC_{50} 值为 0.44nmol/L。此外,该嵌合蛋白可以完全实现重组合成,造价低廉[197]。

CHFI:CHFI 的全称为胆固醇共轭 HIV 融合抑制剂,是一种经胆固醇修饰的 C 肽,它展示出极强的抗 HIV 活性。例如未经修饰的 P32 的 IC_{50} 为 0.22nmol/L,而将 P32 在 33 位半胱氨酸与胆固醇通过硫醚键得到的共轭化合物的 IC_{50} 为 0.01nmol/L,并且 CHFI 对大多数对 T-20 已经产生耐药性的毒株都展现出很强的活性。此外,Ingallinella 等将 C34 利用胆固醇进行修饰后发现,C34 的活性也得到很大提高。研究表明,该类修饰使肽的活性提高的主要原因是 gp41 的核心绑定区域存在大量的胆固醇绑定蛋白——微镶蛋白 -1,因此胆固醇的引入使膜融合区域脂质富集,致使其与膜的亲和力增加[198-199]。

这些 C 肽的 HIV 抑制活性不受病毒株型别的限制,而且对抗 HIV 药物和中和抗体耐药的病毒株也有一定的抑制作用,这都说明 C 肽具有广谱抗 HIV 活性,临床应用前景广阔。有研究表明,C 肽需要一定的长度来维持其空间结构,阻断 NHR 和 CHR 的结合。在一定范围内,序列越长,抗 HIV 活性就越强。切除 C 肽上的酶切割部位对 C 肽进行结构修饰,增强其在体内的稳定性,有助于 C 肽类药物的开发。

4.1.2　N 肽类

N 肽是最早被发现具有抑制 HIV-1 融合活性的多肽,它们是衍生于 gp41 NHR 的序列。N 肽抑制病毒和靶细胞的融合机制是与 NHR 结合形成异源性三聚体螺旋束,干扰正常六聚体螺旋束的形成(图 4-18)[200]。

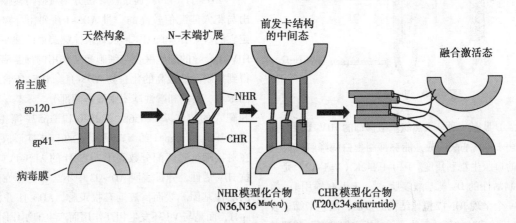

图 4-18　N 肽类抑制剂与 C 肽类抑制剂的作用机制

直接衍生于 gp41 NHR 的 DP-107、N51、N36 和 N34 等 N 肽也具有融合抑制活性,但其活性远低于 C 肽,一般差 3 个数量级左右。这可能是由于 N 肽的水溶性差;或 N 肽容易聚合,在缺少 C 肽存在的情况下不形成螺旋三聚体结构,CHR 很难与其作用。因此,要提高 N 肽的抑制活性就必须提高它们的水溶性,避免聚合。另外,NHR 螺旋单体转变为 NHR 螺旋三聚体的过程是动态平衡过程,这也为

研究融合抑制剂提供了新的思路。

IQN 多肽是一系列将一段可溶性的亮氨酸拉链序列与 N 肽结合,使得这种嵌合型 N 肽在溶液中形成一种可溶的、稳定的、N- 三聚体类似物,且分子能够维持稳定的三聚螺旋构象,较好地解决了 N 肽易聚集的难题,从而使抑制剂分子的抗病毒活性得到显著提高。其中活性较好的 IQN17 是一个嵌合的 N 肽衍生物,其 N 端的 29 个残基来源于具有

很强的螺旋性并能形成螺旋三聚体的 GCN4-PIQI′ 多肽，而 C 端的 17 个残基则取自于 gp41 的 NHR 区。与 N36 在缺少 C 肽的情况下聚合不同的是，IQN17 形成可溶性的三聚体卷曲螺旋结构，并呈现 gp41 的疏水口袋。IQN17 连接到 gp41 CHR 螺旋束，从而阻断 CHR 和 NHR 的结合，抑制 HIV-1 与靶细胞膜的融合[201]。该多肽的水溶性好，不发生聚集，可作为开发小分子融合抑制剂的先导化合物[202]。

4.1.3　其他肽类

5- 螺旋：5- 螺旋（5-helix）包含 220 个氨基酸残基（图 4-19），是采用蛋白质分子设计技术，以 CHR 为靶点的新蛋白。它由形成发卡结构核心的六聚体螺旋束中的五股构成，是一个由 3 个 N- 多肽和 2 个 C- 多肽构成的蛋白。该蛋白的溶解性好，不易聚集，能与 gp41 CHR 区结合，从而抑制 HIV 与靶细胞的融合。缺失的那股螺旋束暴露出的 gp41 羧基端的高亲和位点可能就是 5- 螺旋发挥抗 HIV 活性的关键因素。它的抗 HIV 活性接近 C 肽，远强于 N 肽，并能通过基因工程手段从细菌中大量获得，价格低廉，可作为开发新型抗 HIV 药物的先导化合物[203]。

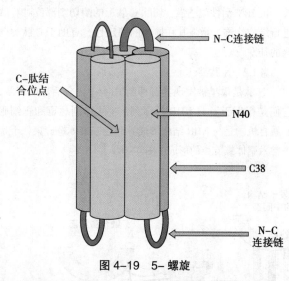

图 4-19　5- 螺旋

D 肽：D 肽是一种非天然氨基酸修饰的 HIV-1 融合抑制多肽，由 D- 氨基酸构成，能够抑制蛋白酶降解，并且具有较好的口服生物利用度。D10-PX-2K（X=1~12）是一系列有抑制活性的 D- 氨基酸多肽[178]。Eckert 等用 D- 氨基酸合成一个呈现 IQN17 镜像结构的多肽，用它来筛选表达 12 个氨基酸残基的环状短肽，并分析它们的氨基酸残基序列，然后用 D- 氨基酸合成这些环状短肽，测定其抑制 HIV 与靶细胞融合的活性，发现这些环肽能够特异性地结合 NHR 口袋区，阻断六股螺旋束的形成。虽然它们的抑制活性比天然的 C 肽要低得多，但能够抵抗蛋白酶的水解作用。

根据上述设计思路发现的 D 型环肽 PIE7 抑制剂即 D-PIE7 也具有较好的抑制 HIV-1 的活性，为第二代 D 肽，IQN17/PIE7 复合物的 X 射线晶体衍射研究结果同样证实了复合物与口袋区的作用。因此，用 D- 氨基酸合成这些活性多肽是多肽类药物的一个重要研究方向。为了提高 PIE 的抗病毒活性和耐药性，2010 年 Welch 等筛选得到第三代 D 肽，命名为 PIE12。PIE12 三聚体结合到口袋的亲和力较 PIE7 提高 100 000 倍，抗病毒株范围显著加宽，大大降低耐药性产生的概率，其 IC_{50} 值为 37nmol/L[204-205]。

VIRIP：VIRIP 是以 gp41 融合肽（FP）为靶点的抑制剂。融合肽是指 gp41 跨膜糖蛋白 N 端的高度疏水区域，在 HIV-1 包膜与宿主细胞膜的融合过程中起着十分关键的作用，是融合过程的起始部位。VIRIP 是从上万升血液透析液分离鉴定过程中的 100 多万个肽序列中发现的。VIRIP 由 20 个天然氨基酸残基组成，通过与 FP 特异性结合，阻断 FP 插入细胞膜，从而抑制膜的融合。另外有研究表明，FP 区的氨基酸序列高度保守，因此在一定程度上可以减小耐药株的产生概率。VIRIP 及其类似物的研发前景较好[206]。

4.2　小分子化合物

虽然多肽有很强的抗 HIV 活性，但易被蛋白酶水解、不能口服和费用昂贵等缺点使其临床应用受限[207-208]。因此，研究开发作用机制类似的小分子化合物是抗 HIV 研究的热点。而在 gp41 六股 α 螺旋束核心结构的 N- 三聚体表面存在一个由 NHR 区域 C 端的 17 个氨基酸残基和 CHR 区域 N 端的 3 个残基（Trp628、Trp631 和 Ile635）侧链构成的疏水口袋，这个疏水口袋是小分子化合物结合的主要位点[209]。

ADS-J1（71）：通过计算机分子对接与模拟技术筛选出与靶穴匹配值较高的一批 ADS-J 系列化合物，然后测定它们对 CHR 和 NHR 形成六聚体螺旋束的抑制活性和对 HIV-1 介导的细胞融合与细胞病变作用的抑制活性，最终得到抑制活性最高的化合物 ADS-J1。ADS-J1 含有疏水基团苯基、萘基和酸性基团磺酸基两部分。苯基、萘基可以和靶穴的疏水基 Leu568、Val570 和 Trp571 等相互作用，磺酸基则可与 gp41 的 N 端螺旋束的 Lys574 形成盐桥。而在对接筛选时匹配分数高于 ADS-J1 的 ADS-J3（72）却无抗 HIV 活性，分析表明 ADS-J3 中不含可与碱性基团作用的酸性基团。然而，最近有报道称，ADS-J1 并没有绑定 gp41，而是与 V3 发生相互作用而产生抑制作用。C 肽的 Asp632 也能与 Lys574 形成盐桥。由此可见，药物的疏水基团、酸性基团与 gp41 上的碱性基团的相互作用，特别是与 Lys574 盐桥的形成，对抗 HIV 活性作用非常重要。同时也可以推测处于 gp41 中的 CHR 和 NHR 上的高度保守的电性相反的 2 个基团（Asp632 和 Lys574）在 HIV-1 介导的膜融合和 C 肽介导的抗 HIV-1 感染中起重要作用[210]。目前正在对 ADS-J1 进行进一步的结构修饰，并以此为基础设计合成活性更强而毒副作用更小的小分子融合抑制剂[211-212]。

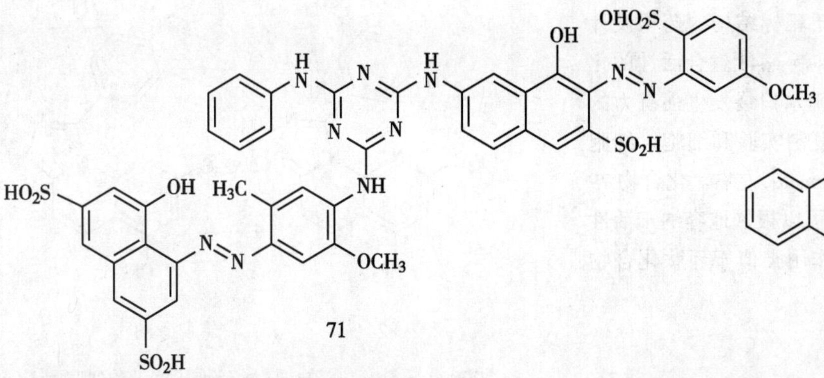

71

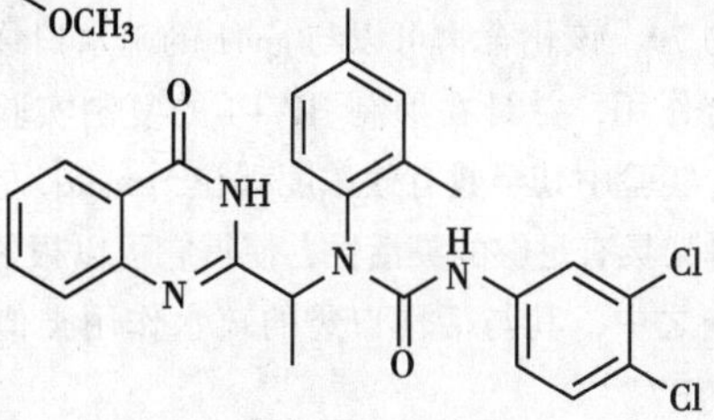

72

NB 系列：*N*- 取代吡咯衍生物 NB-2（73）和 NB-64（74）是通过高通量筛选发现的 HIV-1 膜融合抑制剂。研究分析 NB-2 和 NB-64 以 gp41 的疏水口袋为靶点，结构中的羧酸与 gp41 的疏水口袋区域可以形成盐桥和疏水作用，进而抑制病毒的膜融合过程，阻止 HIV-1 进入细胞[213]。

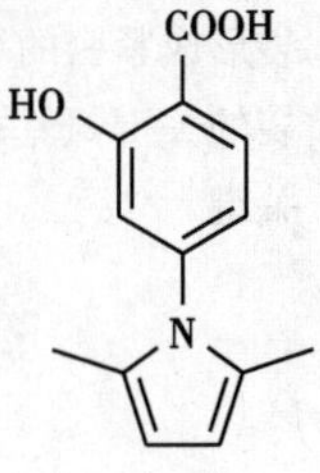

73

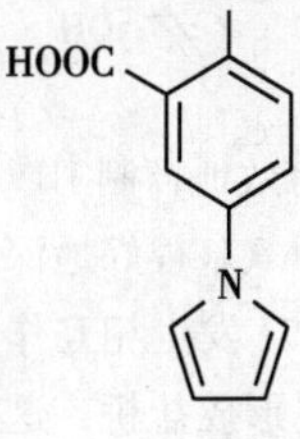

74

随后，研究者以 NB-2 和 NB-64 为苗头化合物进行结构优化，设计并合成多个新结构的吡咯衍生物，经生物活性测试发现 A-12（75）和 NB-293（76）同样具有 μmol/L 级别的 IC$_{50}$ 值。此外，NB-293 的结构相似物 77 也具有较好的抗 HIV-1 活性，同时发现该化合物可以有效地阻断 gp41 中 6- 螺旋的形成和 HIV-1 介导的细胞 - 细胞融合[214-215]。

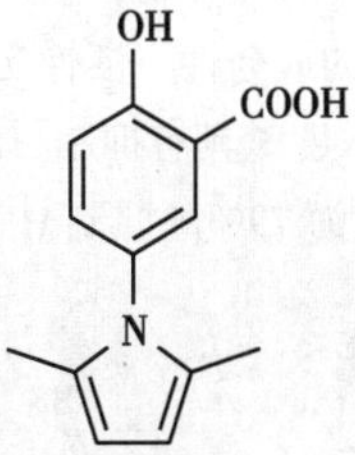

75

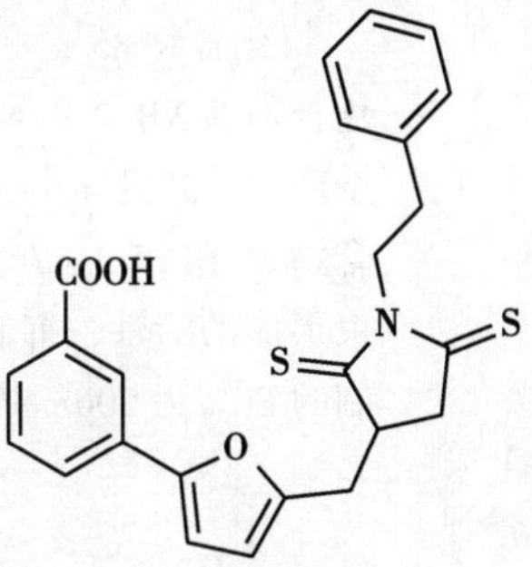

76

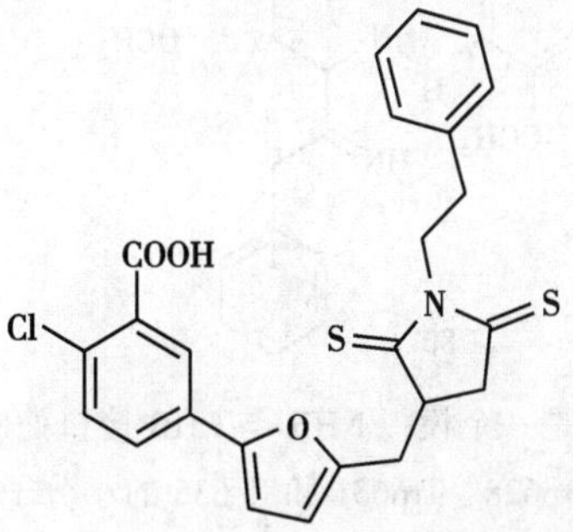

77

通过骨架延展策略，谢蓝课题组以 NB-2 为先导化合物，设计了一系列线性多芳香环骨架化合物，其中化合物 78 的抑制活性最好，在抑制 gp41 6-HB 合成和抑制 HIV-1 复制的实验（MT-2 细胞）中，该化合物的 IC$_{50}$ 和 EC$_{50}$ 分别达到 1.8μmol/L 和 0.3μmol/L。此外，值得注意的是，该化合物对 T-20 耐药性病毒株也具有很好的抑制活性，且芳香环上可实现多个取代位点的修饰，为该化合物的进一步优化提供了可能性[216]。

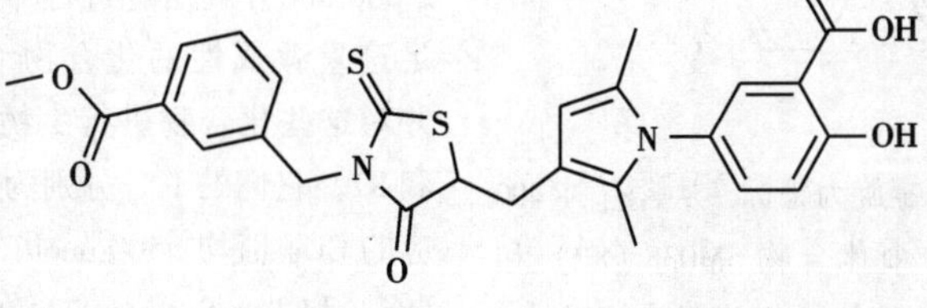

78

其他小分子化合物：运用基于靶标结构的药物设计方法，Zhou 的课题组发现了具有抑制 gp41 融合活性的化合物 79，该化合物可以与 gp41 的疏水口袋发生强有力的结合作用，并且在抑制 HIV-1 的复制实验和细胞－细胞融合实验中其半数有效浓度都在 1μmol/L 左右。化合物 79 的骨架具有足够的灵活性，使得它可以很好地容纳于活性口袋之中，其与活性口袋的疏水作用类似于环肽化合物 D-PIE7 [217]。

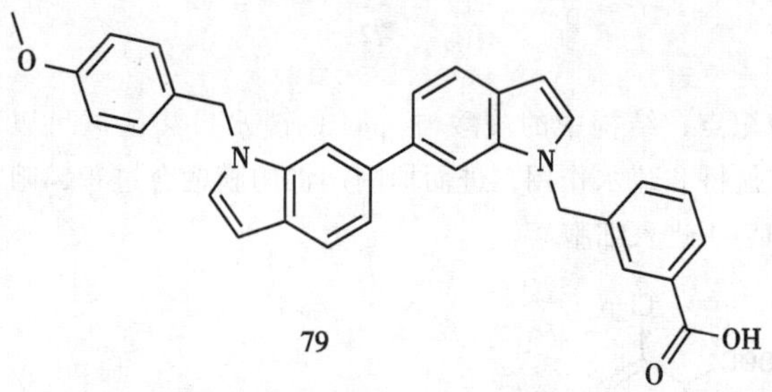

79

XTT 甲䐶（80）是一种代谢产物，可有效地抑制 HIV 进入宿主细胞的膜融合过程，其结构中的甲氧基很好地深入 gp41 的疏水口袋，其中一个苯环与 Trp571 发生相互作用，磺酸基团与 NHR 中的保守基团 Lys575 形成盐桥，这一假设与之前观察到的 NHR 与 CHR 的作用相符，猜测 Lys575 可能是一个关键的结合位点 [218-219]。

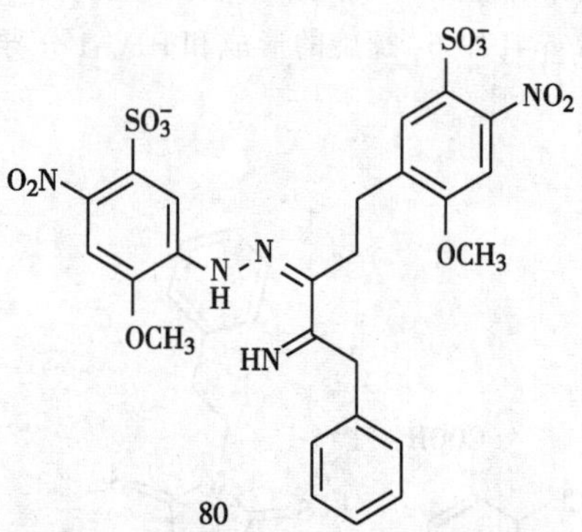

80

化合物 81 是一个模拟 NHR 与 CHR 接口处的 3 个关键氨基酸残基 Trp628、Trp631 和 Ile635 的小分子抑制剂，其半数抑制浓度达到 μmol/L 级别，以芳香环作为连接基团限制了分子的内部旋转，使化合物可以更好地与疏水口袋结合 [220]。

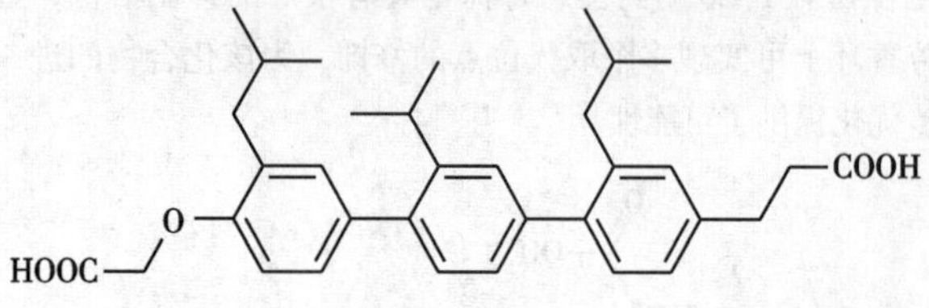

81

Harrison 的课题组通过以 5-螺旋为靶标，从含有 38 400 个化合物的数据库中筛选出 2 个化合物 5M038（82）和 5M041（83），在抑制 Env 介导的细胞－细胞融合实验中，它们的 IC$_{50}$ 值都在 10μmol/L 左右 [221]。

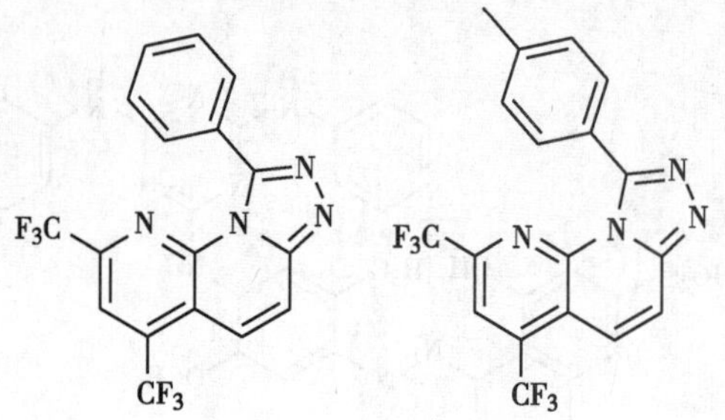

82   **83**

2009 年，Bin Liu 的课题组设计了一系列联苯化合物，其靶标为 gp41 的 N 端三聚体，通过抑制六聚体的形成来抑制病毒与细胞的融合。通过 HBF 测试法筛选发现化合物 84 具有最好的活性，IC$_{50}$ 为 31μmol/L。通过定向位点的肽的诱变实验也进一步证实化合物 84 与 gp41 的疏水口袋形成紧密的绑定，其中化合物的四氮唑官能团与活性口袋的关键氨基酸残基 Lys574 的作用是化合物保持活性的关键 [222]。

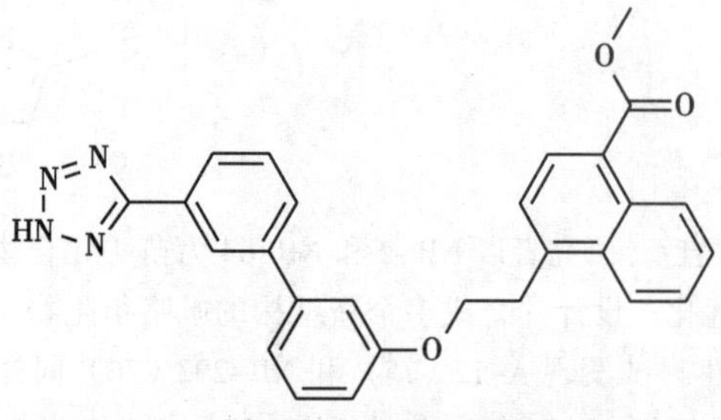

84

化合物 85 是一个含芳基取代的苯甲酸类化合物，该化合物以 NB-2 和 NB-64 为先导物，引入含羧基取代的芳杂环，提高目标化合物的成药性。活性实验结果表明，化合物 85 在 25μmol/L 的浓度时具有抑制 HIV gp41 六股螺旋束形成的活性，抑制率为 79%，抑制 HIV-1 SF33 病毒复制的 EC$_{50}$ 为 20μmol/L [223]。

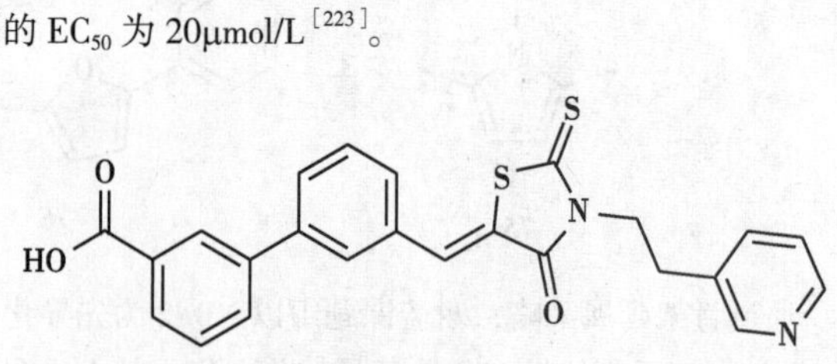

85

2015 年，William 的课题组通过同时运用足迹重叠策略（footprint overlap terms）和标准对接能量函数的打分对 2 800 000 个化合物进行筛选，得到 120 个具有较优能量和足迹重叠属性的化合物（footprint overlap characteristics），并对这些化合物进行生物活性测定，最终发现化合物 86 和 87，它们的 IC$_{50}$ 分别为 58.6μmol/L 和 56.7μmol/L，而相应的 CC$_{50}$ 值均 >500μmol/L。该研究体现了打分函数 FPS$_{Sum}$（86）和 TotalScore（87）在发现活性分子方面所显示的优越性。化合物 17 和 18 与上述小分子化合物不同，不结合

在 gp41 的疏水口袋，推测该类化合物与 NHR 三聚体中的两股发生结合，阻止 NHR 三聚体的形成，进而阻止六股螺

旋束的形成。这是当时首次报道的靶向 NHR 三聚体形成的小分子抑制剂[224]。

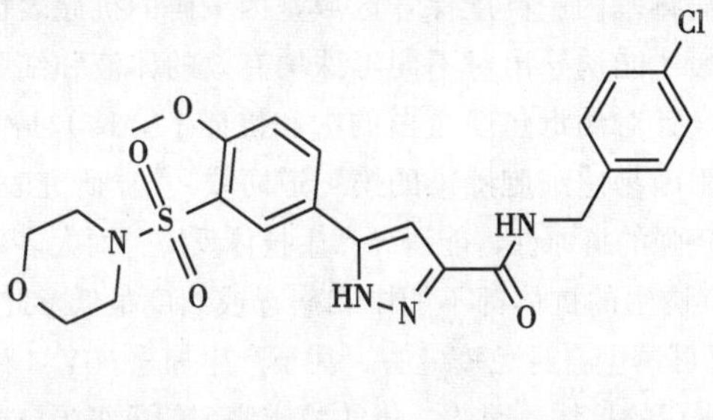

86

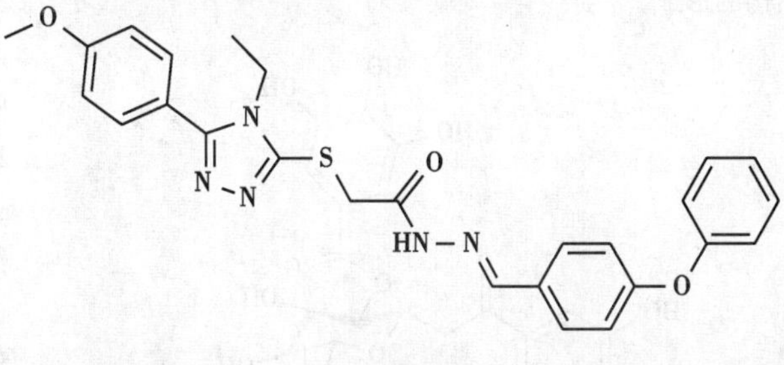

87

4.3　天然产物

众多天然产物具有抗 HIV 活性，部分化合物的作用靶点已明确。其中，作用靶点为 gp41 的白桦酸类和甘露糖特异性植物外源凝集素等作为化学治疗 HIV 感染的先导天然产物，具有重要的研究开发价值。

4.3.1　白桦酸类

白桦酸（图 4-20）是天然产物中广泛存在的五元环羽扇烷类三萜烯。它具有抗 HIV 活性，其作用机制可能是通过与病毒糖蛋白 gp41 的相互作用来阻断病毒和细胞融合过

程中的后融合阶段，从而抑制病毒和靶细胞膜的融合，抑制 HIV 感染。在白桦酸和二氢白桦酸的 3 位羟基上引入一个 3，3- 二甲基琥珀酰基团可显著提高其抗 HIV 活性。

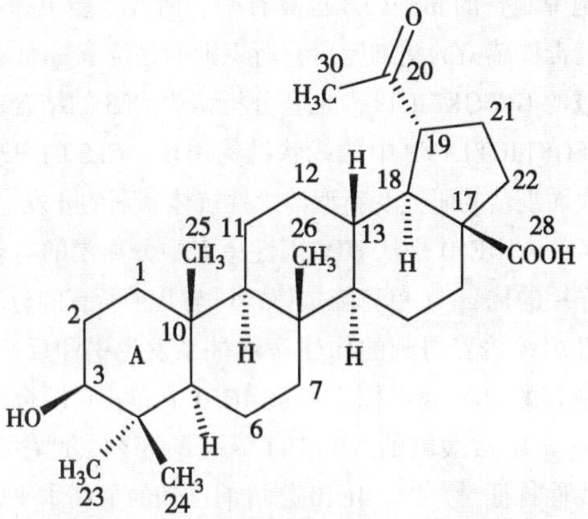

RPR10311（88）是最早报道的有较好的抗 HIV 活性的白桦酸类衍生物之一。实验表明，它能阻止 HIV 感染或未感染的细胞间合胞体的形成，其抗 HIV 活性是通过抑制膜融合过程的后融合阶段实现的。但 RPR10311 对于 gp41 的 Arg 22 Ala、Iso 84 Ser 突变的 HIV 毒株没有活性。目前，RPR10311 是唯一具有该特殊作用机制的非肽类小分子化合物，有望在此基础上继续开发出一系列机制新颖的 HIV 抑制剂。

白桦酸类衍生物的抗 HIV 构效关系研究表明：① 3 位上的 β- 羟基是决定活性的必需基团，将 3β- 羟基换成 3α- 羟基、3β- 甲氧基、3β- 氨基、酮基或 3 脱氧化的衍生物的活性都下降；② A 环上的修饰，如 2- 羟基化、2、3- 双酮基化和 2、3- 去氢化也将使衍生物的活性下降，因此 A 环不适合修饰；③ C-30 的修饰，如衍生物中引入 1 个羟基或羟基甲硫基，其活性不变，但 C-30 上不宜进行过多的改造；④ C-28 上的氨基也是活性必需基团，替换氨基将使活性显著下降。有报道称 RPR10311 的异构体 IC9564（89）有很强的抗 HIV-1 活性，诱导突变研究初步证实该化合物的作用靶点可能是 gp41[225]。

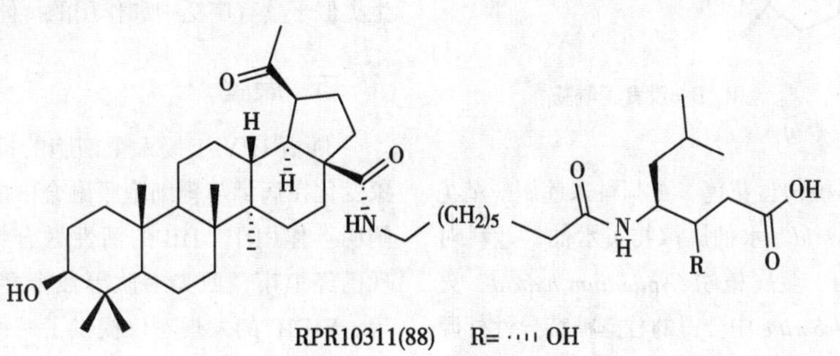

图 4-20　白桦酸的结构式及 C 原子标号

RPR10311（88）　R= ····OH
IC9564（89）　R= ◀ OH

4.3.2　没食子酰吡喃葡萄糖（TGGP，90）

来源于蛇菰科植物日本蛇菰 *Balanophora japonica Makino* 中的单体化合物没食子酰吡喃葡萄糖（TGGP）具有抑制 HIV 与靶细胞融合的活性，抑制 gp41 六股螺旋束结构的形成，并能抑制 HIV-1 包膜蛋白诱导的细胞融合作

用。TGGP 由吡喃葡萄糖和没食子酸基团构成，这两部分基团都不能单独抑制 gp41 六股螺旋束结构的形成，可能的原因是这两部分基团的分子量太小而不足以与 gp41 靶点形成紧密的结合，而 TGGP 将 2 个基团结合起来，分子的大小与 gp41 上靶穴的大小相当，通过没食子酸基团的苯环与

靶穴中保守的疏水残基结合,而酚羟基所带的弱碱性可能与靶穴中保守的正电荷残基结合,从而抑制 gp41 六股螺旋束结构的形成[226]。

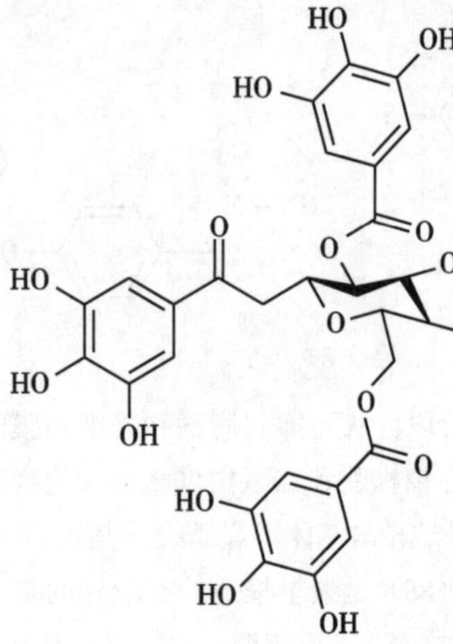

90

4.3.3 茶黄素

茶黄素是红茶中的主要多元酚类化合物。研究发现茶叶中特别是含有没食子酸酰基部分的多元酚类化合物可以通过多种机制来抑制 HIV-1 复制,而茶黄素的一系列含没食子酰基的衍生物可以作为膜融合抑制剂来抑制病毒复制。其中化合物 91 的抑制效果较好,分子对接表明化合物 91 可以绑定 gp41,与中央三聚体卷曲螺旋表面的疏水口袋结合,阻断融合核心结构 6- 螺旋的形成。因此,茶黄素可基于 gp41 结构进行进一步修饰[227]。

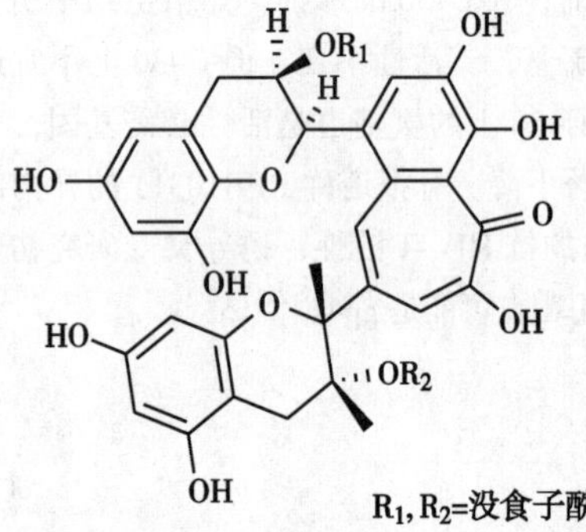

R₁, R₂=没食子酰基

91

此外,从雪花莲属植物雪花莲、石蒜科朱莲属(星花属)植物 *Hippeastrum hybrid*、水仙属植物黄水仙、兰科对叶兰属植物 *Listera ovata*、兰属植物 *Cymbidium hybrid*、火烧兰属植物 *Epipactis helleborine* 中分得的甘露糖特异性外源凝集素和从荨麻科荨麻属植物大荨麻中分得的 N- 乙酰葡萄糖胺特异性外源凝集素都显示抗 HIV-1 和 HIV-2 活性,其作用机制主要是干扰病毒细胞的融合过程。

4.4 抗 gp41 单克隆抗体

高效抗逆转录病毒治疗虽然遏制了艾滋病的进展,但仍不能从根本上清除病毒,使患者最终远离艾滋病的困扰。艾滋病疫苗是控制艾滋病的最经济、最根本办法,其中

HIV 基因疫苗的研究已是现在国际研究的热点。

包膜蛋白基因 *env* 是 HIV-1 中变异率最高的基因,只有选择病毒基因中高度保守区域基因编码的抗原表位作为靶位,才能诱导出对不同毒株均有效的体液和细胞免疫应答。针对病毒包膜蛋白的中和抗体(NAbs)是 HIV 暴露后阻断易感细胞感染的第一道防线[228]。研究表明,gp41 有较强的抗原性,能诱导产生抗体反应,而大多数接种 gp120 诱生的抗体都不能中和病毒或滴度很低。此外,gp120 还可诱生自身免疫应答,甚至产生加重 HIV-1 感染和疾病进程的抗体。因此,gp41 特定序列的重组蛋白或合成肽诱导产生的单克隆抗体(monoclonal antibody,mAb)对开发有效的 HIV 疫苗和药物具有重要意义。

2F5:Muster 等从 HIV 阳性患者中分离制备的 mAb2F5 能中和不同实验室和临床的 HIV-1 病毒株,它能特异性地识别 gp41 胞外区结构域的 C 末端序列 ELDKWA[229]。在 72% 的 HIV-1 中,此序列是保守的。有研究表明,四聚化的 ELDKWA 有很强的免疫原性。因此,ELDKWA 表位疫苗诱生的高水平的抗 HIV-1 中和抗体可能成为 HIV 基因疫苗研究的新策略。

CL3:Viveros 等从 HIV-1 血清阳性患者的外周单个核细胞中制备的 mAbCL3 也具有中和活性,能中和不同实验室病毒株感染的靶细胞。它所识别的是位于 gp41 免疫优势区域的 GCSGKLICTT,也有分析认为 CL3 的结合序列是 IWGCSGKLICTTAVP 中的线状结构模块。CL3 的发现将有助于表面疫苗的研究及新型治疗性抗体制剂的开发。

4E10:4E10 是从 HIV 阳性患者中分离出的有较广泛中和作用的抗 gp41 单克隆抗体,可与几乎所有的分离病毒株和经组织培养得到的构建病毒种系发生中和反应。2F5 不能中和的 HIV 病毒株也可被 4E10 中和。它结合的表面位点是 gp41 羧酸端的 NWFDIT 氨基酸序列,此序列有明显的线性特征[230-231]。4E10 是目前已知的最高水平的 HIV 抗体,若可以获得 4E10 抗原作为疫苗,就有希望诱导产生类似于具有广泛中和作用的抗体用于 HIV 感染的预防。

5 展望

随着 HIV-1 侵入靶细胞的机制日益明朗,gp41 的构象变化在病毒与靶细胞膜融合中所起的作用得到进一步的阐明。作用于 NHR 的活性融合抑制剂 T-20 和艾博卫泰现已经上市,西夫韦肽等数个多肽类制剂也已经进入临床。VIRIP 的发现不仅提供了一种天然的药物先导物,而且表明融合肽(FP)可能作为抗融合药物作用的新靶标。HIV 融合抑制剂能抑制 HIV 进入靶细胞的过程,在感染的最初环节抑制艾滋病的传播,对产生蛋白酶抑制剂、逆转录酶抑制剂耐药性的病毒感染者也有效。因此,融合抑制剂与蛋白酶抑制剂和 / 或逆转录酶抑制剂联用,能更有效地抑制 HIV 感染和复制,减少药物的使用剂量,减低毒性,为艾滋病的治疗提供更多的选择空间,给因长期药

物治疗而产生抗药性的患者带来新的治疗希望。以 HIV-1 gp41 介导的病毒和靶细胞膜融合机制为基础，结合先导化合物进行合理药物设计，改善水溶性，降低毒副作用，特别是小分子非肽类化合物的研究，是今后融合抑制剂的主要研究方向。

（鞠　翰　展　鹏　刘新泳）

■ 参考文献 ■

［1］程先超,刘新泳,徐文方.HIV-1 侵入细胞的机制及其相应环节抑制剂研究进展［J］.中国药学杂志,2005,40(3):161-165

［2］KAUSHIK-BASU N,BASU A,HARRIS D.Peptide inhibition of HIV-1:current status and future potential［J］.BioDrugs,2008,22(3):161-175

［3］MARSH K,SOROS V,COCHRANE A.Selective translational repression of HIV-1 RNA by Sam68DeltaC occurs by altering PABP1 binding to unspliced viral RNA［J］.Retrovirology,2008,5(1):1-19

［4］李珏,李敬云.HIV 耐药性研究进展［J］.中国艾滋病性病,2004,10(4):309-311

［5］CASTAGNA A,BISWAS P,BERETTA A,et al.The appealing story of HIV entry inhibitors:from discovery of biological mechanisms to drug development［J］.Drugs,2005,65(7):879-904

［6］DOMS R W,TRONO D.The plasma membrane as a combat zone in the HIV battlefield［J］.Genes & Development,2000,14(21):2677-2688

［7］LU L,YU F,CAI L F,et al.Development of Small-molecule HIV Entry Inhibitors Specifically Targeting gp120 or gp41［J］.Current Topics in Medicinal Chemistry,2016,16(10):1074-1090

［8］WEI X,DECKER J M,WANG S,et al.Antibody neutralization and escape by HIV-1［J］.Nature,2003,422(6929):307-312

［9］LEE J,LEE K,SHIN S.Theoretical studies of the response of a protein structure to cavity-creating mutations［J］.Biophysical Journal,2000,78(4):1665-1671

［10］MARTÍN-GARCÍA J,COCKLIN S,CHAIKEN I M,et al.Interaction with CD4 and antibodies to CD4-induced epitopes of the envelope gp120 from a microglial cell-adapted human immunodeficiency virus type 1 isolate［J］.Journal of Virology,2005,79(11):6703-6713

［11］KWONG P D,WYATT R,ROBINSON J,et al.Structure of an HIV gp120 envelope glycoprotein in complex with the CD4 receptor and a neutralizing human antibody［J］.Nature,1998,393(6686):648-659

［12］WANG J H,SMOLYAR A,TAN K,et al.Structure of a heterophilic adhesion complex between the human CD2 and CD58 (LFA-3) counter receptors［J］.Cell,1999,97(6):791-803

［13］HAGER-BRAUN C,TOMER K B.Characterization of the tertiary structure of soluble CD4 bound to glycosylated full-length HIV gp120 by chemical modification of arginine residues and mass spectrometric analysis［J］.Biochemistry,2002,41(6):1759-1766

［14］CHEN B,VOGAN E M,GONG H,et al.Structure of an unliganded simian immunodeficiency virus gp120 core［J］.Nature,2005,433(7028):834-841

［15］邵将,陶佩珍.HIV 融合抑制剂的研究［J］.中国艾滋病性病,2004,10(3):225-227

［16］MORI M,MANETTI F,BOTTA M.Targeting protein-protein and protein-nucleic acid interactions for anti-HIV therapy［J］.Current Pharmaceutical Design,2011,17(33):3713

［17］JACOBSON J M,LOWY I,FLETCHER C V,et al.Single-dose safety,pharmacology,and antiviral activity of the human immunodeficiency virus(HIV)type 1 entry inhibitor PRO 542 in HIV-infected adults［J］.Journal of Infectious Diseases,2000,182(1):326-329

［18］MITSUDA Y.Towards irreversible HIV inactivation:stable gp120 binding by nucleophilic antibodies［J］.Journal of Molecular Recognition,2010,19(5):423-431

［19］DOORES K J,BURTON D R.Variable loop glycan dependency of the broad and potent HIV-1-neutralizing antibodies PG9 and PG16［J］.Journal of Virology,2010,84(20):10510-10521

［20］WALKER L M,PHOGAT S K,CHAN-HUI P Y,et al.Broad and potent neutralizing antibodies from an African donor reveal a new HIV-1 vaccine target［J］.Science,2009,326(5950):285-289

［21］WALKER L M,HUBER M,DOORES K J,et al.Broad neutralization coverage of HIV by multiple highly potent antibodies［J］.Nature,2011,477(7365):466-470

［22］ZHOU T,GEORGIEV I,WU X,et al.Structural basis for broad and potent neutralization of HIV-1 by antibody VRC01［J］.Science,2010,329(5993):811-817

［23］WU X,YANG Z Y,LI Y,et al.Rational design of envelope identifies broadly neutralizing human monoclonal antibodies to HIV-1［J］.Science,2010,329(5993):856-861

[24] CORTI D,LANGEDIJK J P,HINZ A,et al.Analysis of memory B cell responses and isolation of novel monoclonal antibodies with neutralizing breadth from HIV-1-infected individuals [J].PLoS One,2010,5(1):e8805

[25] SCHEID J F,MOUQUET H,UEBERHEIDE B,et al.Sequence and structural convergence of broad and potent HIV antibodies that mimic CD4 binding [J].Science,2011,333(6049):1633-1637

[26] MCCOY L E,QUIGLEY A F,STROKAPPE N M,et al.Potent and broad neutralization of HIV-1 by a llama antibody elicited by immunization [J].The Journal of Experimental Medicine,2012,209(6):1091-1103

[27] DEY B,LERNER D L,LUSSO P,et al.Multiple antiviral activities of cyanovirin-N:blocking of human immunodeficiency virus type 1 gp120 interaction with CD4 and coreceptor and inhibition of diverse enveloped viruses [J].Journal of Virology,2000, 74(10):4562-4569

[28] KELLER S,SCHADT H S,ORTEL I,et al.Action of atrop Abyssomicin C as an Inhibitor of 4-Amino-4-deoxychorismate Synthase PabB [J].Angewandte Chemie International Edition,2007,46(43):8284-8286

[29] BOTOS I,O'KEEFE B R,SHENOY S R,et al.Structures of the complexes of a potent anti-HIV protein cyanovirin-N and high mannose oligosaccharides [J].Journal of Biological Chemistry,2002,277(37):34336-34342

[30] BOTOS I,WLODAWER A.Cyanovirin-N:a sugar-binding antiviral protein with a new twist [J].Cellular and Molecular Life Sciences CMLS,2003,60(2):277-287

[31] MORI T,BOYD M R.Cyanovirin-N,a potent human immunodeficiency virus-inactivating protein,blocks both CD4-dependent and CD4-independent binding of soluble gp120(sgp120) to target cells,inhibits sCD4-induced binding of sgp120 to cell-associated CXCR4,and dissociates bound sgp120 from target cells [J].Antimicrobial Agents and Chemotherapy,2001,45(3): 664-672

[32] LIU T,HUANG B,ZHAN P,et al.Discovery of small molecular inhibitors targeting HIV-1 gp120-CD4 interaction derived from BMS-378806 [J].European journal of medicinal chemistry,2014,86 :481-490

[33] GUO Q,HO H T,DICKER I,et al.Biochemical and genetic characterizations of a novel human immunodeficiency virus type 1 inhibitor that blocks gp120-CD4 interactions [J].Journal of Virology,2003,77(19):10528-10536

[34] ZHOU N,FAN L,HO H T,et al.Increased sensitivity of HIV variants selected by attachment inhibitors to broadly neutralizing antibodies [J].Virology,2010,402(2):256-261

[35] LIN P F,BLAIR W,WANG T,et al.A small molecule HIV-1 inhibitor that targets the HIV-1 envelope and inhibits CD4 receptor binding [J].Proceedings of the National Academy of Sciences,2003,100(19):11013-11018

[36] WANG T,ZHANG Z,WALLACE O B,et al.Discovery of 4-benzoyl-1- [(4-methoxy-1 H-pyrrolo [2,3-b]pyridin-3-yl) oxoacetyl]-2-(R)-methylpiperazine(BMS-378806):a novel HIV-1 attachment inhibitor that interferes with CD4-gp120 interactions [J].Journal of Medicinal Chemistry,2003,46(20):4236-4239

[37] MEANWELL N A,WALLACE O B,FANG H,et al.Inhibitors of HIV-1 attachment.Part 2 :An initial survey of indole substitution patterns [J].Bioorganic & Medicinal Chemistry Letters,2009,19(7):1977-1981

[38] MEANWELL N A,WALLACE O B,WANG H,et al.Inhibitors of HIV-1 attachment.Part 3 :A preliminary survey of the effect of structural variation of the benzamide moiety on antiviral activity [J].Bioorganic & Medicinal Chemistry Letters,2009, 19(17):5136-5139

[39] WANG T,KADOW J F,ZHANG Z,et al.Inhibitors of HIV-1 attachment.Part 4 :A study of the effect of piperazine substitution patterns on antiviral potency in the context of indole-based derivatives [J].Bioorganic & Medicinal Chemistry Letters,2009, 19(17):5140-5145

[40] LU R J,TUCKER J A,ZINEVITCH T,et al.Design and synthesis of human immunodeficiency virus entry inhibitors: sulfonamide as an isostere for the α-ketoamide group [J].Journal of Medicinal Chemistry,2007,50(26):6535-6544

[41] LU R J,TUCKER J A,PICKENS J,et al.Heterobiaryl human immunodeficiency virus entry inhibitors [J].Journal of Medicinal Chemistry,2009,52(14):4481-4487

[42] WANG T,YIN Z,ZHANG Z,et al.Inhibitors of Human Immunodeficiency Virus Type 1(HIV-1)Attachment.5.An Evolution from Indole to Azaindoles Leading to the Discovery of 1-(4-Benzoylpiperazin-1-yl)-2-(4,7-dimethoxy-1H-pyrrolo [2,3-c] pyridin-3-yl)ethane-1,2-dione(BMS-488043),a Drug Candidate That Demonstrates Antiviral Activity in HIV-1-Infected Subjects ∞ [J].J Med Chem,2009,52(23):7778-7787

[43] ZHOU N,NOWICKA-SANS B,ZHANG S,et al.In vivo patterns of resistance to the HIV attachment inhibitor BMS-488043[J]. Antimicrobial Agents and Chemotherapy,2011,55(2):729-737

[44] REGUEIRO-REN A,XUE Q M,SWIDORSKI J J,et al.Inhibitors of human immunodeficiency virus type 1(HIV-1) attachment.12.Structure-activity relationships associated with 4-fluoro-6-azaindole derivatives leading to the identification of 1-(4-benzoylpiperazin-1-yl)-2-(4-fluoro-7- [1,2,3]triazol-1-yl-1 H-pyrrolo [2,3-c]pyridin-3-yl)ethane-1,2-dione

(BMS-585248) [J].Journal of Medicinal Chemistry,2013,56(4):1656-1669

[45] LI Z,ZHOU N,SUN Y,et al.Activity of the HIV-1 attachment inhibitor BMS-626529,the active component of the prodrug BMS-663068,against CD4-independent viruses and HIV-1 envelopes resistant to other entry inhibitors [J].Antimicrobial Agents and Chemotherapy,2013,57(9):4172-4180

[46] LU L,YU F,CAI L,et al.Development of Small-molecule HIV Entry Inhibitors Specifically Targeting gp120 or gp41 [J]. Current Topics in Medicinal Chemistry,2016,16(10):1074-1090

[47] MADANI N,SCHÖN A,PRINCIOTTO A M,et al.Small-Molecule CD4 Mimics Interact with a Highly Conserved Pocket on HIV-1 gp120 [J].Structure,2008,16(11):1689

[48] ZHAO Q,MA L,JIANG S,et al.Identification of N-phenyl-N'-(2,2,6,6-tetramethyl-piperidin-4-yl)-oxalamides as a new class of HIV-1 entry inhibitors that prevent gp120 binding to CD4 [J].Virology,2005,339(2):213

[49] CURRELI F,CHOUDHURY S,PYATKIN I,et al.Design,Synthesis,and Antiviral Activity of Entry Inhibitors That Target the CD4-Binding Site of HIV-1 [J].J Med Chem,2013,55(10):4764-4775

[50] CURRELI F,KWON Y D,ZHANG H,et al.Binding mode characterization of NBD series CD4-mimetic HIV-1 entry inhibitors by X-ray structure and resistance study [J].Antimicrobial Agents & Chemotherapy,2014,58(9):5478

[51] MORACA F,ACHARYA K,MELILLO B,et al.Computational evaluation of HIV-1 gp120 conformations of soluble trimeric gp140 structures as targets for de novo docking of first-and second-generation small-molecule CD4 mimics [J].Journal of Chemical Information & Modeling,2016,56(10):2069-2079

[52] LALONDE J M,LEKHAC M,JONES D M,et al.Structure-Based Design and Synthesis of an HIV-1 Entry Inhibitor Exploiting X-ray and Thermodynamic Characterization [J].ACS Med Chem Lett,2013,4(3):338-343

[53] LI H,GUAN Y,SZCZEPANSKA A,et al.Synthesis and anti-HIV activity of trivalent CD4-mimetic miniproteins [J]. Bioorganic & Medicinal Chemistry,2007,15(12):4220-4228

[54] 展鹏,李潇,刘新泳.抗艾滋病药物设计新策略:多靶点及多价态结合配体[J].第十一届全国青年药学工作者最新科研成果交流会论文集,2012

[55] PARKER C G,DOMAOAL R A,ANDERSON K S,et al.An antibody-recruiting small molecule that targets HIV gp120 [J]. Journal of the American Chemical Society,2009,131(45):16392-16394

[56] ADAIR J R,HOWARD P W,HARTLEY J A,et al.Antibody-drug conjugates-a perfect synergy [J].Expert Opinion on Biological Therapy,2012,12(9):1191-1206

[57] PARKER C G,DAHLGREN M K,TAO R N,et al.Illuminating HIV gp120-ligand recognition through computationally-driven optimization of antibody-recruiting molecules [J].Chemical Science,2014,5(6):2311-2317

[58] SATO S,INOKUMA T,OTSUBO N,et al.Chemically programmed antibodies as HIV-1 attachment inhibitors [J].ACS Medicinal Chemistry Letters,2013,4(5):460-465

[59] ZHAN P,PANNECOUQUE C,DE CLERCQ E,et al.Anti-HIV Drug Discovery and Development:Current Innovations and Future Trends:Miniperspective [J].Journal of Medicinal Chemistry,2015,59(7):2849-2878

[60] CHAIKEN I,RASHAD A A.Peptide triazole inactivators of HIV-1:how do they work and what is their potential? [J].Future Medicinal Chemistry,2015,7(17):2305-2310

[61] RASHAD A A,KALYANA SUNDARAM R V,ANEJA R,et al.Macrocyclic Envelope Glycoprotein Antagonists that Irreversibly Inactivate HIV-1 before Host Cell Encounter [J].J Med Chem,2015,58(18):7603-7608

[62] ANEJA R,RASHAD A A,LI H,et al.Peptide Triazole Inactivators of HIV-1 Utilize a Conserved Two-Cavity Binding Site at the Junction of the Inner and Outer Domains of Env gp120 [J].J Med Chem,2015,58(9):3843

[63] CLERCQ E.New developments in anti-HIV chemotherapy [J].Current Medicinal Chemistry,2001,8(13):1543-1572

[64] 魏文青,王明霞.抗病毒药物的分子靶标[J].国外医学:药学分册,2001,28(5):266-270

[65] VERMEIRE K,ZHANG Y,PRINCEN K,et al.CADA inhibits human immunodeficiency virus and human herpesvirus 7 replication by down-modulation of the cellular CD4 receptor [J].Virology,2002,302(2):342-353

[66] DE CLERCQ E.New approaches toward anti-HIV chemotherapy [J].Journal of Medicinal Chemistry,2005,48(5):1297-1313

[67] DEMILLO V G,GOULINET-MATEO F,KIM J,et al.Unsymmetrical cyclotriazadisulfonamide(CADA) compounds as human CD4 receptor down-modulating agents [J].Journal of Medicinal Chemistry,2011,54(16):5712-5721

[68] CHAWLA R,VAN P V,PFLUG N C,et al.Tuning Side Arm Electronics in Unsymmetrical Cyclotriazadisulfonamide(CADA) Endoplasmic Reticulum(ER) Translocation Inhibitors to Improve their Human Cluster of Differentiation 4(CD4)Receptor Down-Modulating Potencies [J].Journal of Medicinal Chemistry,2016,59(6):2633-2647

[69] HORVÁTH A,TŐKÉS S,HARTMAN T,et al.Potent inhibition of HIV-1 entry by(s 4 dU)35 [J].Virology,2005,334(2):

214-223

[70] TOMA J,WEINHEIMER S P,STAWISKI E,et al.Loss of asparagine-linked glycosylation sites in variable region 5 of human immunodeficiency virus type 1 envelope is associated with resistance to CD4 antibody ibalizumab [J].Journal of Virology, 2011,85(8):3872-3880

[71] 徐志凯,姜世勃.针对HIV-1进入细胞过程的抑制剂研究进展[J].细胞与分子免疫学杂志,2001,17(5):401-401

[72] STEEN A,SCHWARTZ T W,ROSENKILDE M M.Targeting CXCR4 in HIV cell-entry inhibition [J].Mini Reviews in Medicinal Chemistry,2009,9(14):1605-1621

[73] MURAKAMI T,YAMAMOTO N.Role of CXCR4 in HIV infection and its potential as a therapeutic target [J].Future Microbiology,2010,5(7):1025-1039

[74] LEMOINE R C,WANNER J.Small molecule antagonists of the chemokine receptor CCR5 [J].Current Topics in Medicinal Chemistry,2010,10(13):1299-1338

[75] KHAN A,GREENMAN J,ARCHIBALD S J.Small molecule CXCR4 chemokine receptor antagonists:developing drug candidates [J].Current Medicinal Chemistry,2007,14(21):2257-2277

[76] PROUDFOOT A E,POWER C A,ROMMEL C,et al.Strategies for chemokine antagonists as therapeutics [J].Seminars in Immunology,2003,15(1):57-65

[77] FENG Y,BRODER C C,KENNEDY P E,et al.HIV-1 entry cofactor:functional cDNA cloning of a seven-transmembrane,G protein-coupled receptor [J].Science,1996,272(5263):872-877

[78] SAMSON M,LABBE O,MOLLEREAU C,et al.Molecular cloning and functional expression of a new human CC-chemokine receptor gene [J].Biochemistry,1996,35(11):3362-3367

[79] 洪梅.化学趋化因子受体在HIV感染中的作用及其在AIDS治疗中的应用价值[J].生命科学,2000,12(2):76-79

[80] WU B,CHIEN E Y,MOL C D,et al.Structures of the CXCR4 chemokine GPCR with small-molecule and cyclic peptide antagonists [J].Science,2010,330(6007):1066-1071

[81] QIN L,KUFAREVA I,HOLDEN L G,et al.Crystal structure of the chemokine receptor CXCR4 in complex with a viral chemokine [J].Science,2015,347(6226):1117-1122

[82] OBERLIN E,AMARA A,BACHELERIE F,et al.The CXC chemokine SDF-1 is the ligand for LESTR/fusin and prevents infection by T-cell-line-adapted HIV-1 [J].Nature,1996,382(6594):833-835

[83] 陈文文,刘新泳.小分子CCR5拮抗剂研究进展[J].中国医药工业杂志,2012,01:67-72

[84] BERSON J F,DOMS R W.Structure-function studies of the HIV-1 coreceptors [J].Seminars in Immunology,1998,10(3):237-248

[85] WU L,GERARD N P,WYATT R,et al.CD4-induced interaction of primary HIV-1 gp120 glycoproteins with the chemokine receptor CCR-5 [J].Nature,1996,384(6605):179-183

[86] TAN Q,ZHU Y,LI J,et al.Structure of the CCR5 chemokine receptor-HIV entry inhibitor maraviroc complex [J].Science, 2013,341(6152):1387-1390

[87] SCHUITEMAKER H,KOOT M,KOOTSTRA N A,et al.Biological phenotype of human immunodeficiency virus type 1 clones at different stages of infection:progression of disease is associated with a shift from monocytotropic to T-cell-tropic virus population [J].Journal of Virology,1992,66(3):1354-1360

[88] CLERCQ E D.New anti-HIV agents and targets [J].Medicinal Research Reviews,2002,22(6):531-565

[89] JIANG S,SIDDIQUI P,LIU S.Blocking viral entry:a complementary strategy for HIV therapy [J].Drug Discovery Today: Therapeutic Strategies,2004,1(4):497-503

[90] SHARON M,KESSLER N,LEVY R,et al.Alternative conformations of HIV-1 V3 loops mimic beta hairpins in chemokines, suggesting a mechanism for coreceptor selectivity [J].Structure,2003,11(2):225-236

[91] DEAN M,CARRINGTON M,WINKLER C,et al.Genetic restriction of HIV-1 infection and progression to AIDS by a deletion allele of the CKR5 structural gene.Hemophilia Growth and Development Study,Multicenter AIDS Cohort Study,Multicenter Hemophilia Cohort Study,San Francisco City Cohort,ALIVE Study [J].Science,1996,273(5283):1856-1862

[92] HUANG Y,PAXTON W A,WOLINSKY S M,et al.The role of a mutant CCR5 allele in HIV-1 transmission and disease progression [J].Nature Medicine,1996,2(11):1240-1243

[93] SAMSON M,LIBERT F,DORANZ B J,et al.Resistance to HIV-1 infection in caucasian individuals bearing mutant alleles of the CCR-5 chemokine receptor gene [J].Nature,1996,382(6593):722-725

[94] O'HARA B M,OLSON W C.HIV entry inhibitors in clinical development [J].Current Opinion in Pharmacology,2002,2(5): 523-528

[95] PIERSON T C,DOMS R W,POHLMANN S.Prospects of HIV-1 entry inhibitors as novel therapeutics [J].Reviews in Medical

Virology,2004,14(4):255-270

［96］ ZAITSEVA M,PEDEN K,GOLDING H.HIV coreceptors:role of structure,posttranslational modifications,and internalization in viral-cell fusion and as targets for entry inhibitors［J］.Biochimica et Biophysica Acta(BBA)-Biomembranes,2003, 1614(1):51-61

［97］ VON RECUM H A,POKORSKI J K.Peptide and protein-based inhibitors of HIV-1 co-receptors［J］.Experimental Biology and Medicine,2013,238(5):442-449

［98］ MACK M,LUCKOW B,NELSON P J,et al.Aminooxypentane-RANTES induces CCR5 internalization but inhibits recycling:a novel inhibitory mechanism of HIV infectivity［J］.Journal of Experimental Medicine,1998,187(8):1215-1224

［99］ HARTLEY O,GAERTNER H,WILKEN J,et al.Medicinal chemistry applied to a synthetic protein:development of highly potent HIV entry inhibitors［J］.Proceedings of the National Academy of Sciences,2004,101(47):16460-16465

［100］ LABRANCHE C C,GALASSO G,MOORE J P,et al.HIV fusion and its inhibition［J］.Antiviral Research,2001,50(2): 95-115

［101］ NARDESE V,LONGHI R,POLO S,et al.Structural determinants of CCR5 recognition and HIV-1 blockade in RANTES［J］. Nature Structural & Molecular Biology,2001,8(7):611-615

［102］ PATEL K,DIXIT V D,LEE J H,et al.The GHS-R blocker D-［Lys3］GHRP-6 serves as CCR5 chemokine receptor antagonist［J］.International Journal of Medical Sciences,2012,9(1):51-58

［103］ MAEDA K,DAS D,OGATA-AOKI H,et al.Structural and molecular interactions of CCR5 inhibitors with CCR5［J］.Journal of Biological Chemistry,2006,281(18):12688-12698

［104］ KONDRU R,ZHANG J,JI C,et al.Molecular interactions of CCR5 with major classes of small-molecule anti-HIV CCR5 antagonists［J］.Molecular Pharmacology,2008,73(3):789-800

［105］ DRAGIC T,TRKOLA A,THOMPSON D A,et al.A binding pocket for a small molecule inhibitor of HIV-1 entry within the transmembrane helices of CCR5［J］.Proceedings of the National Academy of Sciences,2000,97(10):5639-5644

［106］ DE CLERCQ E.HIV-chemotherapy and-prophylaxis:new drugs,leads and approaches［J］.International Journal of Biochemistry and Cell Biology,2004,36(9):1800-1822

［107］ BABA M,TAKASHIMA K,MIYAKE H,et al.TAK-652 inhibits CCR5-mediated human immunodeficiency virus type 1 infection in vitro and has favorable pharmacokinetics in humans［J］.Antimicrobial Agents and Chemotherapy,2005,49(11): 4584-4591

［108］ LALEZARI J,GATHE J,BRINSON C,et al.Safety,efficacy,and pharmacokinetics of TBR-652,a CCR5/CCR2 antagonist, in HIV-1-infected,treatment-experienced,CCR5 antagonist-naive subjects［J］.Journal of Acquired Immune Deficiency Syndromes,2011,57(2):118-125

［109］ THOMPSON M,SAAG M,DEJESUS E,et al.A 48-week randomized phase 2b study evaluating cenicriviroc versus efavirenz in treatment-naive HIV-infected adults with C-C chemokine receptor type 5-tropic virus［J］.AIDS,2016,30(6):869-878.

［110］ STRIZKI J M,XU S,WAGNER N E,et al.SCH-C(SCH 351125),an orally bioavailable,small molecule antagonist of the chemokine receptor CCR5,is a potent inhibitor of HIV-1 infection in vitro and in vivo［J］.Proceedings of the National Academy of Sciences,2001,98(22):12718-12723

［111］ ESTE J A.Sch-351125 and Sch-350634.Schering-Plough［J］.Current Opinion In Investigational Drugs,2002,3(3):379-383

［112］ TAGAT J R,MCCOMBIE S W,NAZARENO D,et al.Piperazine-based CCR5 antagonists as HIV-1 inhibitors.IV.Discovery of 1-［(4,6-dimethyl-5-pyrimidinyl) carbonyl］-4-［4-{2-methoxy-1(R)-4-(trifluoromethyl) phenyl}ethyl-3(S)-methyl-1-piperazinyl］-4-methylpiperidine(Sch-417690/Sch-D),a potent,highly selective,and orally bioavailable CCR5 antagonist ［J］.Journal of Medicinal Chemistry,2004,47(10):2405-2408

［113］ WILKIN T J,GULICK R M.CCR5 antagonism in HIV infection:current concepts and future opportunities［J］.Annual Review of Medicine,2012,63:81-93

［114］ XUE C B,CHEN L,CAO G,et al.Discovery of INCB9471,a Potent,Selective,and Orally Bioavailable CCR5 Antagonist with Potent Anti-HIV-1 Activity［J］.ACS Medicinal Chemistry Letters,2010,1(9):483-487

［115］ RYDER N S.Discontinued drugs in 2008:anti-infectives［J］.Expert Opinion on Investigational Drugs,2010,19(1):1-21

［116］ SKERLJ R,BRIDGER G,ZHOU Y,et al.Design and synthesis of pyridin-2-yloxymethylpiperidin-1-ylbutyl amide CCR5 antagonists that are potent inhibitors of M-tropic(R5)HIV-1 replication［J］.Bioorganic & Medicinal Chemistry Letters, 2011,21(8):2450-2455

［117］ SKERLJ R,BRIDGER G,ZHOU Y,et al.Design and synthesis of pyridin-2-ylmethylaminopiperidin-1-ylbutyl amide CCR5 antagonists that are potent inhibitors of M-tropic(R5)HIV-1 replication［J］.Bioorganic & Medicinal Chemistry Letters,

2011,21(23):6950-6954

[118] DORR P,WESTBY M,DOBBS S,et al.Maraviroc(UK-427,857),a potent,orally bioavailable,and selective small-molecule inhibitor of chemokine receptor CCR5 with broad-spectrum anti-human immunodeficiency virus type 1 activity[J]. Antimicrobial Agents and Chemotherapy,2005,49(11):4721-4732

[119] ABEL S,RUSSELL D,WHITLOCK L A,et al.Assessment of the absorption,metabolism and absolute bioavailability of maraviroc in healthy male subjects[J].British Journal of Clinical Pharmacology,2008,65 Suppl 1:60-67

[120] MENENDEZ-ARIAS L.Molecular basis of human immunodeficiency virus type 1 drug resistance:overview and recent developments[J].Antiviral Research,2013,98(1):93-120

[121] STUPPLE P A,BATCHELOR D V,CORLESS M,et al.An imidazopiperidine series of CCR5 antagonists for the treatment of HIV:the discovery of N-{(1S)-1-(3-fluorophenyl)-3-[(3-endo)-3-(5-isobutyryl-2-methyl-4,5,6,7-tetrahydro-1H-imidazo[4,5-c]pyridin-1-yl)-8-azabicyclo[3.2.1]oct-8-yl]propyl}acetamide(PF-232798)[J].Journal of Medicinal Chemistry,2011,54(1):67-77

[122] MAEDA K,YOSHIMURA K,SHIBAYAMA S,et al.Novel low molecular weight spirodiketopiperazine derivatives potently inhibit R5 HIV-1 infection through their antagonistic effects on CCR5[J].Journal of Biological Chemistry,2001,276(37):35194-35200

[123] MAEDA K,NAKATA H,KOH Y,et al.Spirodiketopiperazine-based CCR5 inhibitor which preserves CC-chemokine/CCR5 interactions and exerts potent activity against R5 human immunodeficiency virus type 1 in vitro[J].Journal of Virology,2004,78(16):8654-8662

[124] SHAH S K,CHEN N,GUTHIKONDA R N,et al.Synthesis and evaluation of CCR5 antagonists containing modified 4-piperidinyl-2-phenyl-1-(phenylsulfonylamino)-butane[J].Bioorganic & Medicinal Chemistry Letters,2005,15(4):977-982

[125] TIAN Y,ZHANG D,ZHAN P,et al.Medicinal chemistry of small molecule CCR5 antagonists for blocking HIV-1 entry:a review of structural evolution[J].Current Topics in Medicinal Chemistry,2014,14(13):1515-1538

[126] MA D,YU S,LI B,et al.Synthesis and biological evaluation of 1,3,3,4-tetrasubstituted pyrrolidine CCR5 receptor antagonists.Discovery of a potent and orally bioavailable anti-HIV agent[J].ChemMedChem,2007,2(2):187-193

[127] TAKASHIMA K,MIYAKE H,KANZAKI N,et al.Highly potent inhibition of human immunodeficiency virus type 1 replication by TAK-220,an orally bioavailable small-molecule CCR5 antagonist[J].Antimicrobial Agents and Chemotherapy,2005,49(8):3474-3482

[128] TREMBLAY C L,GIGUEL F,GUAN Y,et al.TAK-220,a novel small-molecule CCR5 antagonist,has favorable anti-human immunodeficiency virus interactions with other antiretrovirals in vitro[J].Antimicrobial Agents and Chemotherapy,2005,49(8):3483-3485

[129] VERE HODGE R A.Meeting report:26th International Conference on Antiviral Research[J].Antiviral Research,2013,100(1):276-285

[130] KAZMIERSKI W M,ANDERSON D L,AQUINO C,et al.Novel 4,4-disubstituted piperidine-based C-C chemokine receptor-5 inhibitors with high potency against human immunodeficiency virus-1 and an improved human ether-a-go-go related gene(hERG)profile[J].Journal of Medicinal Chemistry,2011,54(11):3756-3767

[131] ROTSTEIN D M,MELVILLE C R,PADILLA F,et al.Novel hexahydropyrrolo[3,4-c]pyrrole CCR5 antagonists[J].Bioorganic&Medicinal Chemistry Letters,2010,20(10):3116-3119

[132] LEMOINE R C,PETERSEN A C,SETTI L,et al.Evaluation of secondary amide replacements in a series of CCR5 antagonists as a means to increase intrinsic membrane permeability.Part 1:Optimization of gem-disubstituted azacycles[J].Bioorganic & Medicinal Chemistry Letters,2010,20(2):704-708

[133] 韩燕星,蒋建东.CCR5:抗HIV-1药物的新靶点[J].中国医学科学院学报,2003,05:635-639

[134] KHURANA S,KENNEDY M,KING L R,et al.Identification of a linear peptide recognized by monoclonal antibody 2D7 capable of generating CCR5-specific antibodies with human immunodeficiency virus-neutralizing activity[J].Journal of Virology,2005,79(11):6791-6800

[135] VILA-CORO A J,MELLADO M,MARTIN DE ANA A,et al.HIV-1 infection through the CCR5 receptor is blocked by receptor dimerization[J].Proceedings of the National Academy of Sciences,2000,97(7):3388-3393

[136] DE CLERCQ E.The AMD3100 story:the path to the discovery of a stem cell mobilizer(Mozobil)[J].Biochem Pharmacol,2009,77(11):1655-1664

[137] ZHANG H,KANG D,HUANG B,et al.Discovery of non-peptide small molecular CXCR4 antagonists as anti-HIV agents:Recent advances and future opportunities[J].European Journal of Medicinal Chemistry,2016,114:65-78

［138］ MURAKAMI T,NAKAJIMA T,KOYANAGI Y,et al.A small molecule CXCR4 inhibitor that blocks T cell line-tropic HIV-1 infection［J］.Journal of Experimental Medicine,1997,186(8):1389-1393

［139］ MURAKAMI T,ZHANG T Y,KOYANAGI Y,et al.Inhibitory mechanism of the CXCR4 antagonist T22 against human immunodeficiency virus type 1 infection［J］.Journal of Virology,1999,73(9):7489-7496

［140］ TAMAMURA H,IMAI M,ISHIHARA T,et al.Pharmacophore identification of a chemokine receptor(CXCR4)antagonist, T22(［Tyr5,12,Lys7］-polyphemusin II),which specifically blocks T cell-line-tropic HIV-1 infection［J］.Bioorganic & Medicinal Chemistry,1998,6(7):1033-1041

［141］ TAMAMURA H,XU Y,HATTORI T,et al.A low-molecular-weight inhibitor against the chemokine receptor CXCR4：a strong anti-HIV peptide T140［J］.Biochemical and Biophysical Research Communications,1998,253(3):877-882

［142］ VABENO J,HAUG B E,ROSENKILDE M M.Progress toward rationally designed small-molecule peptide and peptidomimetic CXCR4 antagonists［J］.Future Medicinal Chemistry,2015,7(10):1261-1283

［143］ FUJII N,OISHI S,HIRAMATSU K,et al.Molecular-size reduction of a potent CXCR4-chemokine antagonist using orthogonal combination of conformation-and sequence-based libraries［J］.Angewandte Chemie International Edition,2003,42(28): 3251-3253

［144］ TAMAMURA H,MIZUMOTO M,HIRAMATSU K,et al.Topochemical exploration of potent compounds using retro-enantiomer libraries of cyclic pentapeptides［J］.Organic&Biomolecular Chemistry,2004,2(8):1255-1257

［145］ SUMNER-SMITH M,ZHENG Y,ZHANG Y P,et al.Antiherpetic activities of N-alpha-acetyl-nona-D-arginine amide acetate［J］.Drugs Under Experimental and Clinical Research,1995,21(1):1-6

［146］ DORANZ B J,GROVIT-FERBAS K,SHARRON M P,et al.A small-molecule inhibitor directed against the chemokine receptor CXCR4 prevents its use as an HIV-1 coreceptor［J］.Journal of Experimental Medicine,1997,186(8):1395-1400

［147］ DEMMER O,FRANK A O,HAGN F,et al.A conformationally frozen peptoid boosts CXCR4 affinity and anti-HIV activity［J］.Angewandte Chemie International Edition,2012,51(32):8110-8113

［148］ HENDRIX C W,COLLIER A C,LEDERMAN M M,et al.Safety,pharmacokinetics,and antiviral activity of AMD3100,a selective CXCR4 receptor inhibitor,in HIV-1 infection［J］.Journal of Acquired Immune Deficiency Syndromes,2004,37(2): 1253-1262

［149］ HATSE S,PRINCEN K,DE CLERCQ E,et al.AMD3465,a monomacrocyclic CXCR4 antagonist and potent HIV entry inhibitor［J］.Biochemical Pharmacology,2005,70(5):752-761

［150］ PRINCEN K,HATSE S,VERMEIRE K,et al.Inhibition of human immunodeficiency virus replication by a dual CCR5/CXCR4 antagonist［J］.Journal of Virology,2004,78(23):12996-13006

［151］ SKERLJ R T,BRIDGER G J,KALLER A,et al.Discovery of novel small molecule orally bioavailable C-X-C chemokine receptor 4 antagonists that are potent inhibitors of T-tropic(X4)HIV-1 replication［J］.Journal of Medicinal Chemistry, 2010,53(8):3376-3388

［152］ JENKINSON S,THOMSON M,MCCOY D,et al.Blockade of X4-tropic HIV-1 cellular entry by GSK812397,a potent noncompetitive CXCR4 receptor antagonist［J］.Antimicrobial Agents and Chemotherapy,2010,54(2):817-824

［153］ SKERLJ R,BRIDGER G,MCEACHERN E,et al.Design of novel CXCR4 antagonists that are potent inhibitors of T-tropic (X4)HIV-1 replication［J］.Bioorganic & Medicinal Chemistry Letters,2011,21(5):1414-1418

［154］ THOMA G,STREIFF M B,KOVARIK J,et al.Orally bioavailable isothioureas block function of the chemokine receptor CXCR4 in vitro and in vivo［J］.Journal of Medicinal Chemistry,2008,51(24):7915-7920

［155］ WU B,CHIEN E Y,MOL C D,et al.Structures of the CXCR4 chemokine GPCR with small-molecule and cyclic peptide antagonists［J］.Science,2010,330(6007):1066-1071

［156］ ICHIYAMA K,YOKOYAMA-KUMAKURA S,TANAKA Y,et al.A duodenally absorbable CXC chemokine receptor 4 antagonist,KRH-1636,exhibits a potent and selective anti-HIV-1 activity［J］.Proceedings of the National Academy of Sciences,2003,100(7):4185-4190

［157］ MURAKAMI T,KUMAKURA S,YAMAZAKI T,et al.The novel CXCR4 antagonist KRH-3955 is an orally bioavailable and extremely potent inhibitor of human immunodeficiency virus type 1 infection:comparative studies with AMD3100［J］. Antimicrobial Agents and Chemotherapy,2009,53(7):2940-2948

［158］ NAKASONE T,KUMAKURA S,YAMAMOTO M,et al.Single oral administration of the novel CXCR4 antagonist,KRH-3955,induces an efficient and long-lasting increase of white blood cell count in normal macaques,and prevents CD4 depletion in SHIV-infected macaques:a preliminary study［J］.Medical Microbiology and Immunology,2013,202(2):175-182

［159］ WU C H,CHANG C P,SONG J S,et al.Discovery of novel stem cell mobilizers that target the CXCR4 receptor［J］. ChemMedChem,2012,7(2):209-212

［160］WU C H,WANG C J,CHANG C P,et al.Function-oriented development of CXCR4 antagonists as selective human immunodeficiency virus(HIV)-1 entry inhibitors ［J］.Journal of Medicinal Chemistry,2015,58(3):1452-1465

［161］COX B D,PROSSER A R,SUN Y,et al.Pyrazolo-Piperidines Exhibit Dual Inhibition of CCR5/CXCR4 HIV Entry and Reverse Transcriptase ［J］.ACS Medicinal Chemistry Letters,2015,6(7):753-757

［162］DAS D,MAEDA K,HAYASHI Y,et al.Insights into the mechanism of inhibition of CXCR4 : identification of Piperidinylethanamine analogs as anti-HIV-1 inhibitors ［J］.Antimicrobial Agents and Chemotherapy,2015,59(4):1895-1904

［163］UEDA S,KATO M,INUKI S,et al.Identification of novel non-peptide CXCR4 antagonists by ligand-based design approach ［J］.Bioorganic & Medicinal Chemistry Letters,2008,18(14):4124-4129

［164］BISCONE M J,PIERSON T C,DOMS R W.Opportunities and challenges in targeting HIV entry ［J］.Current Opinion in Pharmacology,2002,2(5):529-533

［165］史卫国,贾启燕,刘克良.HIV-1 融合抑制剂研究现状及发展趋势［J］.药学学报,2010(2):184-193

［166］邓利娟,刘新泳,徐文方.人类免疫缺陷病毒融合抑制剂的研究进展［J］.中国药学杂志,2006,41(18):1361-1365

［167］CHEN S S,LEE S F,WANG C T.Cellular membrane-binding ability of the C-terminal cytoplasmic domain of human immunodeficiency virus type 1 envelope transmembrane protein gp41 ［J］.Journal of Virology,2001,75(20):9925

［168］LIU S,ZHAO Q,JIANG S.Determination of the HIV-1 gp41 fusogenic core conformation modeled by synthetic peptides: applicable for identification of HIV-1 fusion inhibitors ［J］.Peptides,2003,24(9):1303

［169］NAIDER F,ANGLISTER J.Peptides in the treatment of AIDS ［J］.Current Opinion in Structural Biology,2009,19(4):473-482

［170］邱阳.HIV-1 进攻靶细胞的机制及相应环节抑制剂的研究进展［J］.生物物理学报,2002,18(1):11-18

［171］LANGHAM A,KAZNESSIS D Y.Simulation of the N-terminus of HIV-1 glycoprotein 41000 fusion peptide in micelles ［J］.Journal of Peptide Science An Official Publication of the European Peptide Society,2005,11(4):215-224

［172］BÄR S,ALIZON M.Role of the Ectodomain of the gp41 Transmembrane Envelope Protein of Human Immunodeficiency Virus Type 1 in Late Steps of the Membrane Fusion Process ［J］.Journal of Virology,2004,78(2):811

［173］THORDSEN I,POLZER S,SCHREIBER M.Infection of cells expressing CXCR4 mutants lacking N-glycosylation at the N-terminal extracellular domain is enhanced for R5X4-dualtropic human immunodeficiency virus type-1 ［J］.Bmc Infectious Diseases,2002,2(1):31

［174］GREENBERG M,CAMMACK N,SALGO M,et al.HIV fusion and its inhibition in antiretroviral therapy ［J］.Reviews in Medical Virology,2004,14(5):321-337

［175］MARKOSYAN R M,COHEN F S,MELIKYAN G B.HIV-1 envelope proteins complete their folding into six-helix bundles immediately after fusion pore formation ［J］.Molecular Biology of the Cell,2003,14(3):926

［176］JIANG S,DEBNATH A.Development of HIV entry inhibitors targeted to the coiled-coil regions of gp41 ［J］.Biochemical & Biophysical Research Communications,2000,269(3):641-646

［177］FERRER M,KAPOOR T M,STRASSMAIER T,et al.Selection of gp41-mediated HIV-1 cell entry inhibitors from biased combinatorial libraries of non-natural binding elements ［J］.Nature Structural Biology,1999,6(10):953

［178］ECKERT D M,MALASHKEVICH V N,HONG L H,et al.Inhibiting HIV-1 Entry:Discovery of D-Peptide Inhibitors that Target the gp41 Coiled-Coil Pocket ［J］.Cell,1999,99(1):103-115

［179］ARMAND-UGÓN M,GUTIÉRREZ A,CLOTET B,et al.HIV-1 resistance to the gp41-dependent fusion inhibitor C-34 ［J］.Antiviral Research,2003,59(2):137-142

［180］OTAKA A,NAKAMURA M,NAMEKI D,et al.Remodeling of gp41-C34 peptide leads to highly effective inhibitors of the fusion of HIV-1 with target cells ［J］.Angewandte Chemie,2002,41(16):2937

［181］郑马庆.HIV 融合抑制剂 Enfuvirtide ［J］.药学进展,2003,27(2):125-127

［182］FLETCHER C V.Enfuvirtide,a new drug for HIV infection ［J］.Lancet,2003,361(9369):1577-1578

［183］GREENBERG M L,CAMMACK N.Resistance to enfuvirtide,the first HIV fusion inhibitor ［J］.J Antimicrob Chemother,2004,54(2):333-340

［184］MELBY T,SISTA P,DEMASI R,et al.Characterization of envelope glycoprotein gp41 genotype and phenotypic susceptibility to enfuvirtide at baseline and on treatment in the phase Ⅲ clinical trials TORO-1 and TORO-2 ［J］.Aids Research & Human Retroviruses,2006,22(5):375-385

［185］CHENG S,CHANG X,WANG Y,et al.Glycosylated enfuvirtide:a long-lasting glycopeptide with potent anti-HIV activity ［J］.Journal of Medicinal Chemistry,2015,58(3):1372-1379

［186］MELBY T,DEMASI R,CAMMACK N,et al.Evolution of genotypic and phenotypic resistance during chronic treatment with the fusion inhibitor T-1249［J］.Aids Res Hum Retroviruses,2007,23(11):1366-1373

［187］ MARTINCARBONERO L.Discontinuation of the clinical development of fusion inhibitor T-1249［J］.Aids Reviews,2004,6 (1):61

［188］ DWYER J J,WILSON K L,DAVISON D K,et al.Design of helical,oligomeric HIV-1 fusion inhibitor peptides with potent activity against enfuvirtide-resistant virus［J］.Proceedings of the National Academy of Sciences of the United States of America,2007,104(31):12772-12777

［189］ 贾启燕,蔡利锋,刘克良.用作 HIV-1 融合抑制剂的多肽及其类似物[J].中国科学:化学,2013,43(8):984-994

［190］ HE Y,XIAO Y,SONG H,et al.Design and Evaluation of Sifuvirtide,a Novel HIV-1 Fusion Inhibitor［J］.Journal of Biological Chemistry,2008,283(17):11126-11134

［191］ LI L,BEN Y,YUAN S,et al.Efficacy,Stability,and Biosafety of Sifuvirtide Gel as a Microbicide Candidate against HIV-1［J］.PLoS One,2012,7(5):e37381

［192］ ZHANG D,LI W,JIANG S.Peptide fusion inhibitors targeting the HIV-1 gp41 :a patent review(2009-2014)［J］.Expert Opinion on Therapeutic Patents,2015,25(2):159-173

［193］ JIANG S,PAN C.Highly potent synergistic combinations of human immunodeficiency virus(HIV)fusion inhibitors［M］.US, 2011

［194］ JIANG S,PAN C,LU L,et al.Bifunctional molecules for inactivating HIV and blocking HIV entry［J］.2014

［195］ HE Y,CHENG J,LI J,et al.Identification of a Critical Motif for the Human Immunodeficiency Virus Type 1(HIV-1)gp41 Core Structure:Implications for Designing Novel Anti-HIV Fusion Inhibitors［J］.Journal of Virology,2008,82(13):6349- 6358

［196］ CHONG H,YAO X,QIU Z,et al.Structural insight of HIV-1 fusion inhibitor CP621-652 discovers the critical residues for viral entry and inhibition［J］.Journal of Biological Chemistry,2012

［197］ ZHAO B,MANKOWSKI M K,SNYDER B A,et al.Highly Potent Chimeric Inhibitors Targeting Two Steps of HIV Cell Entry ［J］.Journal of Biological Chemistry,2011,286(32):28370-28381

［198］ INGALLINELLA P,BIANCHI E,LADWA N A,et al.Addition of a cholesterol group to an HIV-1 peptide fusion inhibitor dramatically increases its antiviral potency［J］.Proceedings of the National Academy of Sciences of the United States of America,2009,106(14):5801

［199］ HUANG J H,LU L,LU H,et al.Identification of the HIV-1 gp41 core-binding motif in the scaffolding domain of caveolin-1［J］.Journal of Biological Chemistry,2007,282(9):6143-6152

［200］ CAI L,JIANG S.Development of peptide and small-molecule HIV-1 fusion inhibitors that target gp41［J］.ChemInform, 2010,5(11):1813-1824

［201］ COOLEY L A,LEWIN S R.HIV-1 cell entry and advances in viral entry inhibitor therapy［J］.Journal of Clinical Virology the Official Publication of the Pan American Society for Clinical Virology,2003,26(2):121

［202］ SIEBERT X,HUMMER G.Hydrophobicity maps of the N-peptide coiled coil of HIV-1 gp41［J］.Biochemistry,2002,41(9): 2956-2961

［203］ ROOT M J,KAY M S,KIM P S.Protein design of an HIV-1 entry inhibitor［J］.Science,2001,291(5505):884-888

［204］ WALMSLEY S,HENRY K,KATLAMA C,et al.Enfuvirtide(T-20)cross-reactive glycoprotein 41 antibody does not impair the efficacy or safety of enfuvirtide［J］.Journal of Infectious Diseases,2003,188(12):1827-1833

［205］ WELCH B D,FRANCIS J N,REDMAN J S,et al.Design of a potent D-peptide HIV-1 entry inhibitor with a strong barrier to resistance［J］.Journal of Virology,2010,84(21):11235-11244

［206］ MÜNCH J,STÄNDKER L,ADERMANN K,et al.Discovery and optimization of a natural HIV-1 entry inhibitor targeting the gp41 fusion peptide［J］.Cell,2007,129(2):263-275

［207］ HARDY H,SKOLNIK P R.Enfuvirtide,a new fusion inhibitor for therapy of human immunodeficiency virus infection［J］. Pharmacotherapy,2004,24(2):198-211

［208］ LALEZARI J P.Efficacy of Enfuvirtide in Patients Infected with Drug-Resistant HIV-1 in Europe and Australia［J］.N Engl J Med,2003,348(22):2186-2195

［209］ CHAN D C,CHUTKOWSKI C T,KIM P S.Evidence that a Prominent Cavity in the Coiled Coil of HIV Type 1 gp41 is an Attractive Drug Target［J］.Proceedings of the National Academy of Sciences of the United States of America,1998,95(26): 15613-15617

［210］ JIANG S,DEBNATH A.A salt bridge between an N-terminal coiled coil of gp41 and an antiviral agent targeted to the gp41 core is important for anti-HIV-1 activity［J］.Biochemical & Biophysical Research Communications,2000,270(1):153

［211］ GOCHIN M,CAI L.The role of amphiphilicity and negative charge in glycoprotein 41 interactions in the hydrophobic pocket〔J〕.Journal of Medicinal Chemistry,2009,52(14):4338

〔212〕WANG H T,QI Z,GUO A,et al.ADS-J1 inhibits human immunodeficiency virus type 1 entry by interacting with the gp41 pocket region and blocking fusion-active gp41 core formation〔J〕.Antimicrobial Agents & Chemotherapy,2009,53(12):4987

〔213〕JIANG S,LU H,LIU S,et al.N-Substituted Pyrrole Derivatives as Novel Human Immunodeficiency Virus Type 1 Entry Inhibitors That Interfere with the gp41 Six-Helix Bundle Formation and Block Virus Fusion〔J〕.Antimicrobial Agents & Chemotherapy,2004,48(11):4349-4359

〔214〕LIU K,LU H,HOU L,et al.Design,Synthesis,and Biological Evaluation of N-Carboxyphenylpyrrole Derivatives as Potent HIV Fusion Inhibitors Targeting gp41〔J〕.Journal of Medicinal Chemistry,2008,51(24):7843

〔215〕JIANG S,TALA S R,LU H,et al.Design,synthesis,and biological activity of a novel series of 2,5-disubstituted furans/pyrroles as HIV-1 fusion inhibitors targeting gp41〔J〕.Bioorganic & Medicinal Chemistry Letters,2011,21(22):6895-6898

〔216〕HE X Y,LU L,QIU J,et al.Small molecule fusion inhibitors:Design,synthesis and biological evaluation of(Z)-3-(5-(3-benzyl-4-oxo-2-thioxothiazolidinylidene)methyl)-N-(3-carboxy-4-hydroxy)phenyl-2,5-dimethylpyrroles and related derivatives targeting HIV-1 gp41〔J〕.Bioorganic & Medicinal Chemistry,2013,21(23):7539-7548

〔217〕ZHOU G,WU D,SNYDER B,et al.Development of indole compounds as small molecule fusion inhibitors targeting HIV-1 glycoprotein-41〔J〕.Journal of Medicinal Chemistry,2011,54(20):7220

〔218〕ZHAO Q,ERNST J T,HAMILTON A D,et al.XTT formazan widely used to detect cell viability inhibits HIV type 1 infection in vitro by targeting gp41〔J〕.Aids Research & Human Retroviruses,2002,18(14):989

〔219〕EWING T J,MAKINO S,SKILLMAN A G,et al.DOCK 4.0:search strategies for automated molecular docking of flexible molecule databases〔J〕.Journal of Computer-Aided Molecular Design,2001,15(5):411-428

〔220〕ERNST J T,KUTZKI O,DEBNATH A K,et al.Design of a protein surface antagonist based on alpha-helix mimicry:inhibition of gp41 assembly and viral fusion〔J〕.Angew Chem Int Ed Engl,2002,41(2):278-281

〔221〕FREY G,RITSVOLLOCH S,ZHANG X Q,et al.Small molecules that bind the inner core of gp41 and inhibit HIV envelope-mediated fusion〔J〕.Proceedings of the National Academy of Sciences of the United States of America,2006,103(38):13938-13943

〔222〕LIU B,JOSEPH R W,DORSEY B D,et al.Structure-based design of substituted biphenyl ethylene ethers as ligands binding in the hydrophobic pocket of gp41 and blocking the helical bundle formation〔J〕.Bioorganic & Medicinal Chemistry Letters,2009,19(19):5693-5697

〔223〕王海波,陈之朋,裴佳寅,等.以艾滋病病毒 gp41 为靶点的芳基苯甲酸类化合物的设计、合成及活性评价〔J〕.南方医科大学学报,2013,33(2):221-224

〔224〕ALLEN W J,YI H A,GOCHIN M,et al.Small molecule inhibitors of HIV gp41 N-heptad repeat trimer formation〔J〕.Bioorganic & Medicinal Chemistry Letters,2015,25(14):2853-2859

〔225〕CICHEWICZ R H,KOUZI S A.Chemistry,biological activity,and chemotherapeutic potential of betulinic acid for the prevention and treatment of cancer and HIV infection〔J〕.Medicinal Research Reviews,2004,24(1):90-114.

〔226〕孙魏,王洪涛,夏承来,等.三没食子酰吡喃葡糖作用于 gp41 抑制 HIV 与靶细胞的融合〔J〕.南方医科大学学报,2008,28(7):1127-1131

〔227〕LIU S,LU H,ZHAO Q,et al.Theaflavin derivatives in black tea and catechin derivatives in green tea inhibit HIV-1 entry by targeting gp41〔J〕.Biochimica Et Biophysica Acta General Subjects,2005,1723(1-3):270

〔228〕PARREN P W,MOORE J P,BURTON D R,et al.The neutralizing antibody response to HIV-1:viral evasion and escape from humoral immunity〔J〕.Aids,1999,13(Suppl A):S137

〔229〕郭海萍,富宁.HIV-1 包膜蛋白 gp41 单克隆抗体研究进展〔J〕.国际生物制品学杂志,2001,24(2):69-73

〔230〕STIEGLER G,KUNERT R,PURTSCHER M,et al.A potent cross-clade neutralizing human monoclonal antibody against a novel epitope on gp41 of human immunodeficiency virus type 1〔J〕.Aids Research&Human Retroviruses,2001,17(18):1757

〔231〕ZWICK M B,LABRIJN A F,WANG M,et al.Broadly neutralizing antibodies targeted to the membrane-proximal external region of human immunodeficiency virus type 1 glycoprotein gp41〔J〕.Journal of Virology,2001,75(22):10892-10905

HIV-1 逆转录酶及其抑制剂

在 HIV 的复制周期中，逆转录酶（reverse transcriptase，RT）依靠其 RNA/DNA 依赖的 DNA 聚合酶活性和核糖核酸酶氢（RNase H）活性，将原病毒 RNA 逆转录成双链 DNA，再经整合酶作用，将病毒 DNA 整合到宿主细胞的染色体中。由于 RT 在 HIV-1 的生命周期中的重要作用，一直是抗 HIV/AIDS 药物研发中的热门研究靶点。目前临床上治疗艾滋病的一线药物中绝大部分属于 HIV RT 抑制剂类，

其作为高效抗逆转录病毒治疗（HAART）的重要组成部分，在有效控制 HIV 感染的病程、延长患者的生命及改善患者的生存质量方面发挥了重要作用。然而由于 HIV 基因组结构具有广泛、快速变异及高度遗传异质性的特征，因此 HIV-1 RT 不可避免地对其抑制剂产生严重的耐药性，加之药物长期应用带来的毒副作用，使得研发高效、低毒且不易产生耐药性的新型 HIV-1 RT 抑制剂刻不容缓[1]。

第1节　HIV-1 逆转录酶的结构与功能

1　结构与功能

HIV-1 RT 是 HIV *pol* 基因产物，它是由 p66 及 p51 2 个亚基组成的异二聚体酶，其中 p66 含有 560 个氨基酸残基、p51 含有 440 个氨基酸残基[2]，p51 亚基来源于蛋白分解酶分解的 p66，p51 的多肽序列与 p66 的前 440 个氨基酸序列相同。p66 C 端为核糖核酸酶水解区（RNase H 区），大小约为 15kD，它能降解 RNA/DNA 杂合链中的 RNA，并能清除 tRNA 前体，利于双链 DNA 的合成。RNase H 是目前正在研究的新型药物靶点[3]。

p66 的 N 端为聚合酶结构域，它的形状类似于人的右手，分为手指、手掌、拇指和连接 4 个亚结构域（图 5-1A，见文末彩图）。其功能是以单链的病毒 RNA 为模板将三磷酸脱氧核苷（dNTP）有序地连接起来合成双链 DNA[4]。

RT 结构中一些不同的氨基酸残基在空间上互相接近，产生特定的功能。如 p66 的聚合酶活性位点（含有 Asp110、Asp185、Asp186 的部位）与引物的 3′-OH 末端在空间上接近（图 5-1B，见文末彩图），并能相互结合。与聚合酶活性位点毗邻的一些疏水性氨基酸形成变构性的口袋，则是 NNRTI（non-nucleoside RT inhibitor）的结合位点（NNRTI binding pocket，NNIBP）[5]。此外，手指域、手掌域中高度保守的氨基酸残基与拇指域中的 2 个螺旋共同构成一个与模板 – 引物结合有关的的凹槽（cleft），共同发挥夹

子（clamp）的功能，帮助模板 – 引物准确定位。其中手掌域中的 DNA "引物沟（primer grip）"结构（图 5-1B）与引物末端在聚合酶活性位点的准确结合及新核苷酸掺入后模板 – 引物的易位有关，模板 – 引物的准确结合与定位对于 RNase H 介导的 RNA/DNA 杂合链的裂解也有重要作用[6]。而 p51 没有模板 – 引物结合的凹槽，另外它的活性部位序列被埋藏于别的序列中，不能发挥催化活性，仅具有调节作用[2]。

2　HIV-1 RT 抑制剂的分类

RT 在 HIV-1 的复制周期中起着至关重要的作用，且为病毒所特有，人体内不存在其同源酶，是抗艾滋病药物研究的重要靶点之一。已报道的以 HIV-1 RT 为靶点的抑制剂主要分为①核苷（酸）类逆转录酶抑制剂（nucleoside/nucleotide reverse transcriptase inhibitors，NRTIs/NtRTIs）[9]：NRTIs/NtRTIs 进入体内首先经过三磷酸化而形成与核苷酸结构类似的活性底物，再竞争性地结合到逆转录酶的聚合酶催化位点，进而掺入新合成的 DNA 链中。由于其不具有 3′-OH 末端，无法和下一个核苷酸连接，因此导致 DNA 链合成终止。②非核苷类逆转录酶抑制剂（non-nucleoside reverse transcriptase inhibitors，NNRTIs）[10]：通过非竞争性特异性结合的方式，NNRTIs 进入与 DNA 聚合酶催化位点空间上非常相近（约 10Å）的疏水结合腔袋（NNRTIs binding pocket，NNIBP）中，结合了 NNRTIs 的 RT 的 β 片层发生重排，进而破坏组成聚合酶活性中心的功能性氨基酸的活性构象（主要是 Y183-M184-D185-D186 基序），干扰逆转录酶、DNA 和核苷三磷酸（dNTPs）三元复合物的生成，最终抑制双链 DNA 的合成。③核苷酸竞争性逆转录酶抑制剂（nucleotide-competing reverse transcriptase

inhibitors，NcRTIs）[11]：这是一类作用机制独特的逆转录酶抑制剂，通过与核苷酸底物竞争性地与逆转录酶结合从而发挥抑制作用。④核糖核酸酶 H 抑制剂（RNase H inhibitors）[12]：该类抑制剂作为底物竞争性地结合于 RNase H 活性位点，从而抑制 RNase H 对 RNA 的水解作用；或通过阻碍 RNase H 与金属离子结合而抑制其活性。

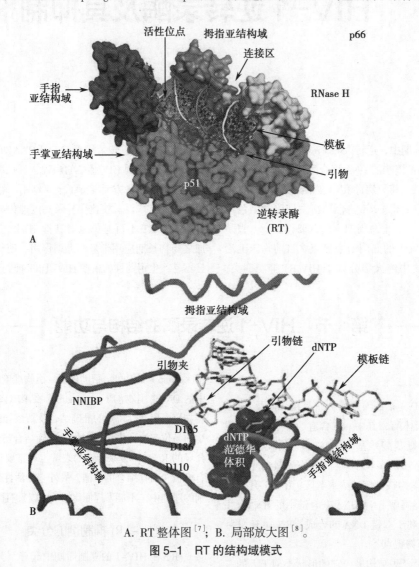

A. RT 整体图[7]；B. 局部放大图[8]。

图 5-1　RT 的结构域模式

（黄伯世　汪　昭　刘新泳）

第 2 节　核苷（酸）类 HIV-1 逆转录酶抑制剂

核苷（酸）类逆转录酶抑制剂作为特异性的逆转录酶（reverse transcriptase，RT）抑制剂，是临床最早应用的一类抗 HIV 药物，至今仍发挥着重要作用。目前美国 FDA 批准临床应用的 HIV-1 核苷类逆转录酶抑制剂（NRTIs）共有 7 种（图 5-2），分别为齐多夫定（zidovudine，AZT）、地达诺新（didanosina，ddI）、扎西他滨（zalcitabine，ddC）、司他夫定（stavudine，d4T）、拉米

夫定（lamivudine，3TC）、阿巴卡韦（abacavir，ABC）、恩曲他滨（emtricitabine，FTC）；核苷类逆转录酶抑制剂的复合制剂有 3 种：Combivir（AZT+3TC）、Epzicom（3TC+ABC）及 Trizivir（AZT+3TC+ABC）；目前上市的核苷酸类逆转录酶抑制剂（NtRTIs）有 2 种，分别是为替诺福韦双异丙氧甲酸氧基甲酯（tenofovir disoproxil fumarate），即 bis（POC）-PMPA（商品名为 Viread）和阿地福韦双异

丙氧甲酸氧基甲酯（adefovir disoproxil），即 bis（POC）-PMEA（商品名为 Hepsera 和 adefovir dipivoxil），它们属于无环核苷酸类似物。另外，还有新上市的核苷酸类与核苷类的复合制剂有 Truvada（Viread+FTC）和 Descovy（FTC+tenofovir alafenamide fumarate）；核苷（酸）类与非核苷类的"三合一"复合制剂 Complera（rilpivirine+FTC+Viread）、

Odefsey（FTC+rilpivirine hydrochloride+tenofovir alafenamide fumarate）以及 Atripla（efavirenz+FTC+Viread）；抗艾滋病药物增强剂、整合酶抑制剂、核苷酸类与核苷类的"四合一"复合制剂 Stribild（cobicistat+elvitegravir+FTC+Viread）、Genvoya（cobicistat+elvitegravir+FTC+tenofovir alafenamide fumarate）[13]。

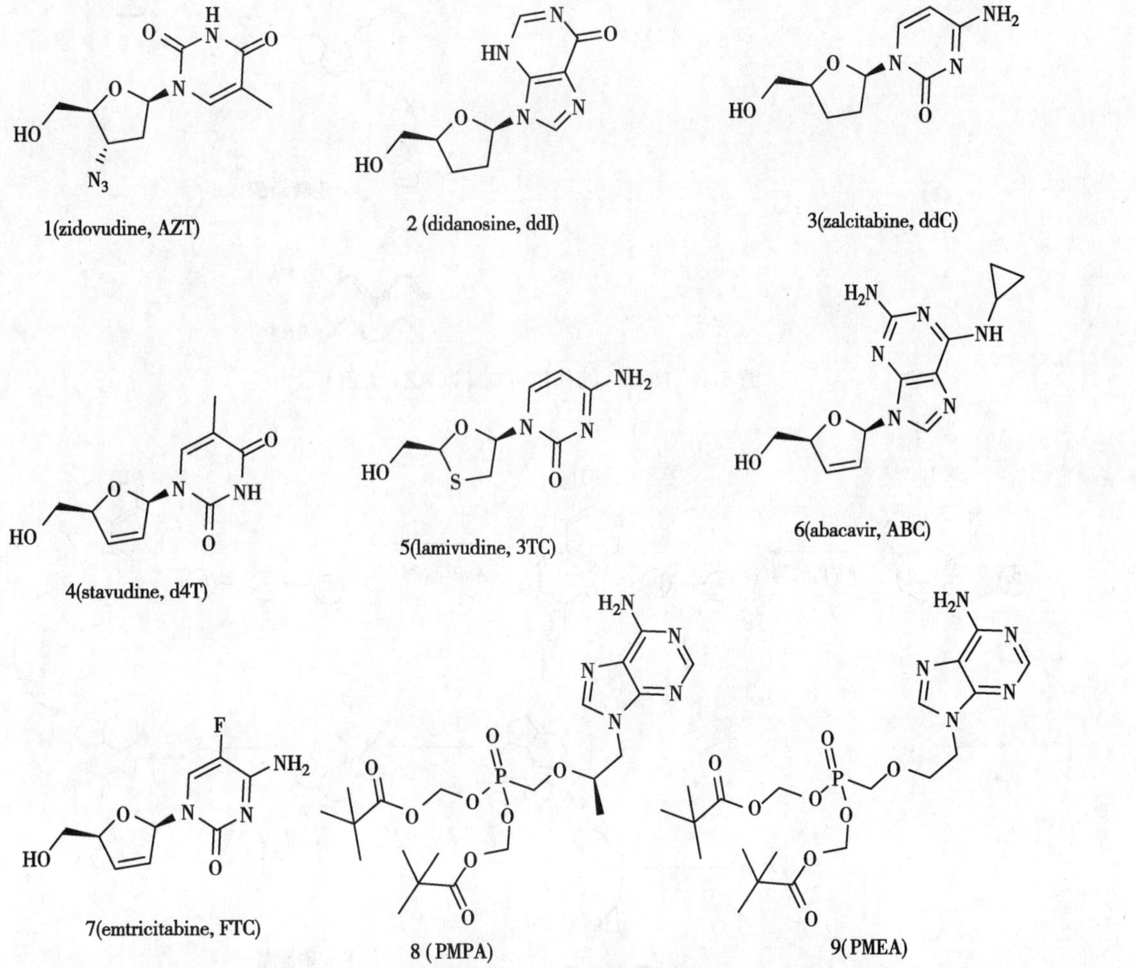

图 5-2　美国 FDA 批准临床应用的 HIV-1 核苷（酸）类逆转录酶抑制剂

1　核苷（酸）类逆转录酶抑制剂（NRTIs/NtRTIs）的作用机制

NRTIs 本身没有抗 HIV-1 活性，进入被感染的细胞后，必须在宿主酶（包括核苷激酶、核苷酸激酶、5'-核苷酸酶、核苷磷酸转移酶和其他活化酶）的作用下，经过多步磷酸化反应成为活性分子三磷酸化核苷（NRTI-ppp）后才有抗 HIV-1 活性[14]。它们与内源性 dNTP 竞争性地作用于 RT 的底物结合位点（图 5-3），由于 NRTIs 的结构与 dNTP 底物极为相似，RT 把 NRTIs 误作为底物将其融合到正在延长的 DNA 链中[15]。由于 NRTIs 结构中没有可与下一个 dNTP 进行 3'-5' 相连的 3'-OH，一旦融合到 DNA 链中，就会阻断链的延长，最终抑制 HIV-1 的复制[15]。因此，NRTIs/NtRTIs 是通过作为 RT 的竞争性抑制剂或链终止剂来发挥抗 HIV-1 作用的[16]。

一般认为，NRTIs 在细胞内的单磷酸化是其代谢途径的限速步骤。其较低的转化率严重降低了药物的生物利用率，阻碍药效的发挥。与 NRTIs 不同的是，NtRTIs 由于其本身含有磷酸基团（NRTI-p），越过了体内依赖胸苷激酶（thymidine kinase，TK）的初始磷酸化过程（图 5-4），后续的磷酸化过程不依赖核苷激酶，在胸苷激酶缺乏的条件下对病毒株仍有较好的抑制作用。但是，磷酸基的电离度太大，直接给药不易穿过血脑屏障和淋巴系统，且在未达到靶位前就极有可能被酶水解掉，因而常将 NtRTIs 做成某种前药的形式以增加药物的体内吸收，这是提高药物生物利用度的有效途径[15, 19]。

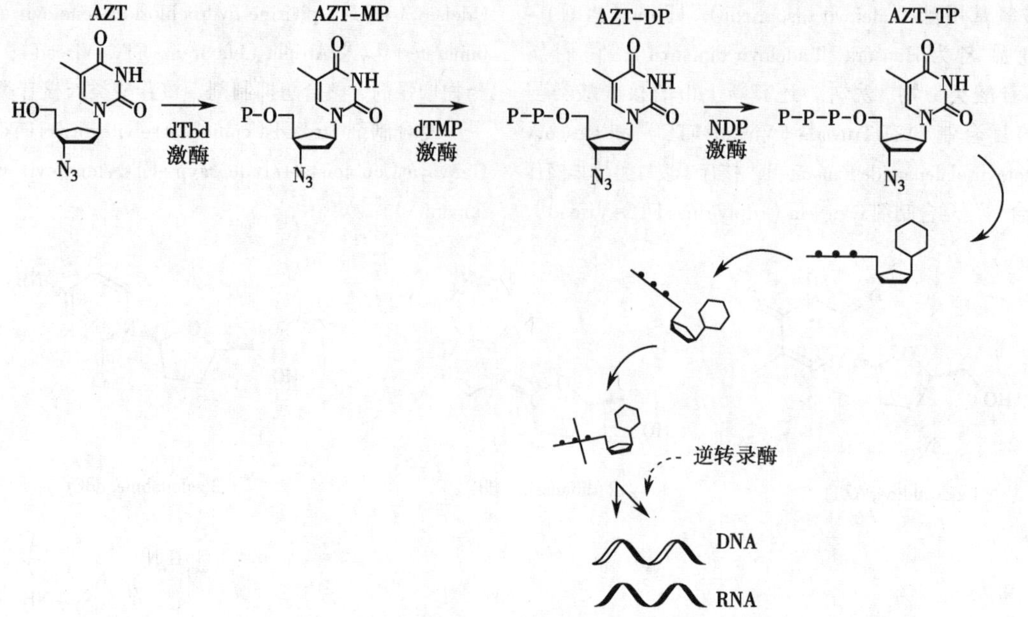

图 5-3　NRTIs 的作用机制（以 AZT 为例）[17]

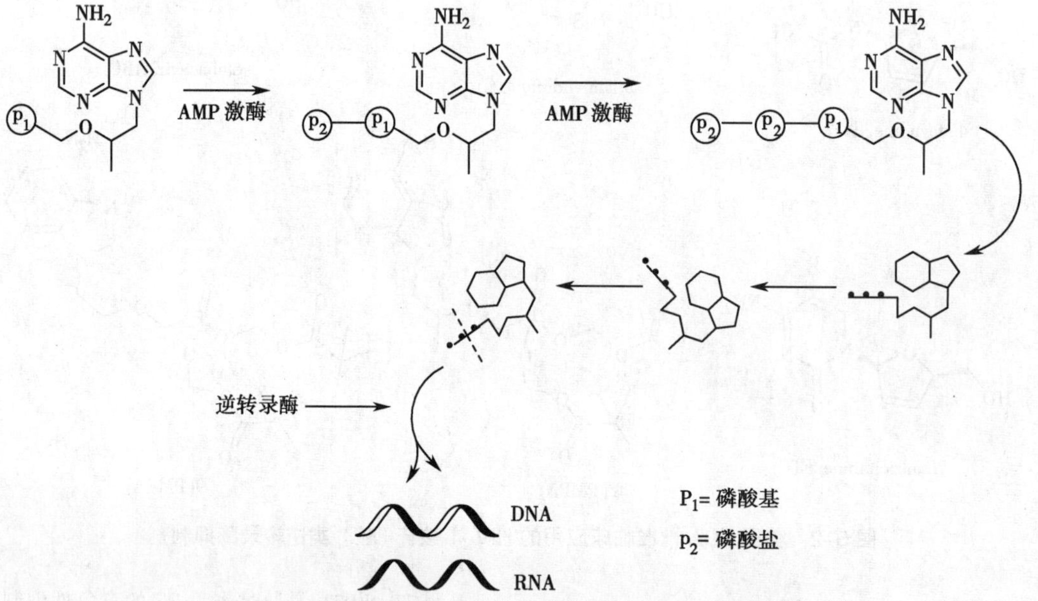

图 5-4　NtRTIs 的作用机制（以替诺福韦 PMPA 为例）[17-18]

P₁= 磷酸基

P₂= 磷酸盐

2　核苷（酸）类逆转录酶抑制剂的研究进展

NRTIs/NtRTIs 的应用可以有效地缓解症状，延长病程，对治疗 AIDS 有很好的效果。然而由于耐药毒株的出现以及药物的毒副作用[15]，NRTIs/NtRTIs 的疗效受到很大限制，因此研发高效、低毒、耐突变的新型 NRTIs/NtRTIs 仍然是目前的热点之一。目前已有多个化合物进入临床试验，如 SPD754 [（−）-dOTC]、amdoxovir（DADP）、F-ddA[20-21] 及 apricitabine[22] 等。

由于 NRTIs/NtRTIs 只有作为天然底物的类似物才能发挥酶的竞争性抑制作用和链终止作用，因此目前新型 NRTIs/NtRTIs 的研发思路通常是以上市的该类药物为先导化合物，通过生物电子等排及前药原理对天然核苷（酸）的碱基或糖基进行广泛的结构修饰，或者同时对碱基和糖基进行双重修饰，以获得高效、低毒、耐突变且具有良好的体内药代动力学性质的核苷类似物（nucleoside analogue）或核苷酸类似物（nucleotide analogue）[15]。

2.1　基于电子等排原理的糖基结构改造

目前在核糖部分的结构修饰主要包括在核糖 2′，3′ 位形成双键、引入卤素原子、在 4′ 位用碳、硫原子替换或形成杂环核苷等，但取代基不能过大，否则会丧失活性。

2.1.1　2′/3′- 氟代 -2′，3′- 不饱和核苷

2′，3′- 不饱和核苷的 C2′-C3′ 乙烯基团与逆转录酶 Tyr115 芳环的 π-π 相互作用，使 2′，3′- 不饱和核苷具有较强的抗病毒活性，因而许多临床应用的药物属于 2′，3′- 不饱和核苷。由于氟原子的体积小且具有强烈的电负性，能作为氢键供体参与氢键作用，因此在核苷的糖基上连接氟原子会影响整个核苷结构的电子分布，使其化学稳定性增加。大量氟取代的核苷类似物具有一定的抗病毒活性及良好的理化性质，因此嘧啶碱基的 5 位以及核苷糖基的 2′ 和 / 或 3′ 位氟代核苷系列化合物的安全性、有效性、化学稳定性及抗病毒活性被广泛研究。2′/3′ 氟取代使 C2′、C3′ 键的电子云密度降低，增加与 Tyr115 富电子芳环的 π-π 相互作用，因此 2′/3′ 氟代 -2′，3′- 不饱和核苷的研究备受关注。

2.1.1.1　D-2′- 氟代 -2′，3′- 不饱和核苷[23]

K Lee 等研究得到系列 D-2′- 氟代 -2′，3′- 不饱和核苷化合物（图 5-5），其中化合物 10~15 在 PBM 细胞中表现出较强的活性，EC_{50} 值分别为 4.3μmol/L、2.6μmol/L、3.0μmol/L、0.44μmol/L、1.0μmol/L 和 0.82μmol/L，IC_{50} 值基本 >100μmol/L，是具有进一步研发前景的 NRTIs。

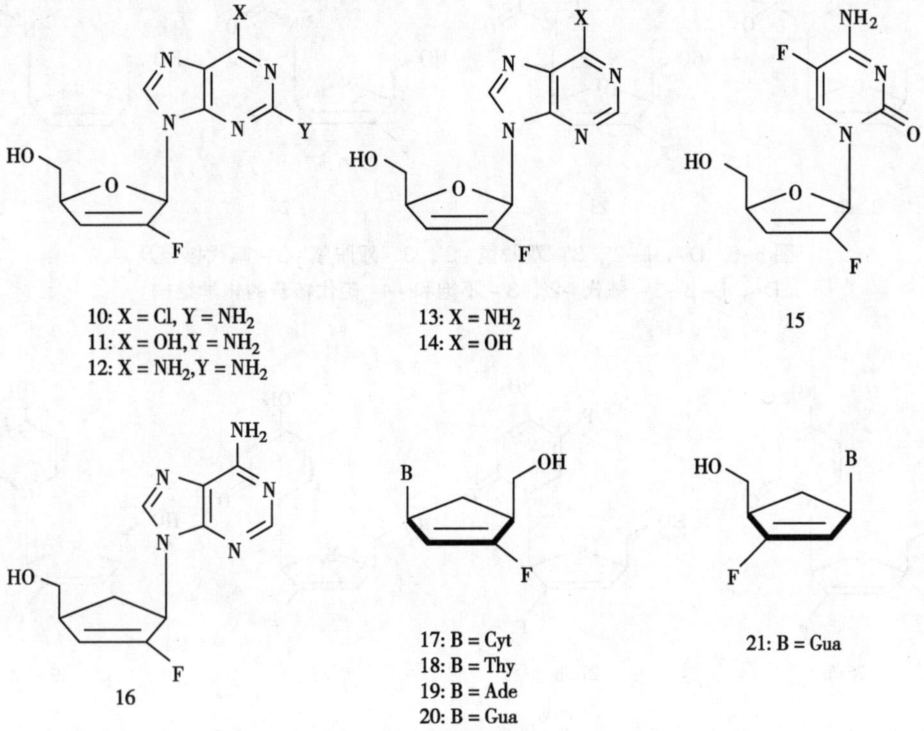

10: X = Cl, Y = NH₂
11: X = OH, Y = NH₂
12: X = NH₂, Y = NH₂

13: X = NH₂
14: X = OH

15

16

17: B = Cyt
18: B = Thy
19: B = Ade
20: B = Gua

21: B = Gua

图 5-5　D-2′- 氟代 -2′，3′- 不饱和核苷及 D-，L-2′，3′- 双脱氢 -2′，3′- 双脱氧 -2′（3′）- 氟代碳环核苷的化学结构

2.1.1.2　D-，L-2′，3′- 双脱氢 -2′，3′- 双脱氧 -2′（3′）- 氟代碳环核苷

碳环核苷中不存在天然的糖苷键，不能被相关酶类降解，化学稳定性较高。有几种碳环核苷类似物具有抗 HIV 及抗 HBV 活性，其中 carbovir 和 abacavir 对 HIV-1 有很高的活性及选择性，abacavir 已作为上市药物用于 HIV-1 感染的治疗。

L- 构型 2′- 氟代化合物 16 具有良好的抗 HIV-1 活性（EC_{50}=0.77μmol/L，IC_{50}>100μmol/L）。与 D- 异构体相比，16 具有额外的氢键作用力及较强的范德瓦耳斯力，因而抗病毒活性较高[24]。另外 L- 构型化合物 17~20 也有一定的抗 HIV-1 活性（EC_{50}=7.1μmol/L、6.4μmol/L、10.3μmol/L 和 20.7μmol/L，IC_{50} 全部 >100μmol/L）[25]。

D- 构型 3′- 氟代化合物 21 同样具有良好的抗 HIV-1 活性（EC_{50}=0.41μmol/L、EC_{90}=2.8μmol/L，IC_{50}>100μmol/L），然而其对 M184V 变异毒株产生交叉耐药性[25]（图 5-5）。

2.1.1.3　D-，L-2′，3′- 双脱氢 -2′，3′- 双脱氧 -3′- 氟代核苷

在 PBM 细胞中，L- 构型化合物 22b 和 23 的 EC_{50} 分别为 0.089μmol/L 和 0.018μmol/L，且无明显的细胞毒性[26]。在 D- 构型系列中，22a 的活性最强（EC_{50}=2.3μmol/L，IC_{50}>100μmol/L）[27]（图 5-6）（注：a 代表 D- 构型，b 代表 L- 构型）。

2.1.1.4　D-，L-β -3′- 氟代 -2′，3′- 不饱和 -4- 硫代核苷[16]

在核苷类化合物的降解过程中，核苷磷酸化酶将核苷的糖基水解后导致化合物失活，而根据电子等排原理得到的 4′- 硫代核苷对这种水解作用具有抵抗力。因此，4′- 硫代核苷将非常有开发前景。

在人 PBM 细胞中，D- 构型化合物无显著的抗 HIV-1

活性，但 L- 构型化合物 24（EC_{50}=0.13μmol/L，EC_{90}=1.7μmol/L）及 25（EC_{50}=0.031μmol/L，EC_{90}=0.35μmol/L）具有较好的活性且无显著的毒性。然而化合物 24 和 25 对 M184V 变异毒株产生严重的交叉耐药性（图 5-6）。

2.1.1.5　D-，L-2′，3′- 双脱氢 -2′，3′- 双脱氧 -2′- 氟代 -4′- 硫代核苷

在人 PBM 细胞中，在 D- 构型系列中，化合物 26a（EC_{50}=1.3μmol/L）、27a（EC_{50}=11.6μmol/L）、28（EC_{50}=92.3μmol/L）、29（EC_{50}>100μmol/L）、30a（EC_{50}=8.1μmol/L）、31（EC_{50}=43.6μmol/L）、32（EC_{50}=80.5μmol/L）以及 33（EC_{50}=1.2μmol/L）具有相对较弱的抗病毒活性，这是由于电负性较强的氧被硫取代后，削弱氟乙烯基与 Tyr115 芳环之间的 π-π 相互作用，因此活性不高。另外，31 具有较高的细胞毒性（在 PBM 中，IC_{50}=1.5μmol/L）[28]（图 5-7）。

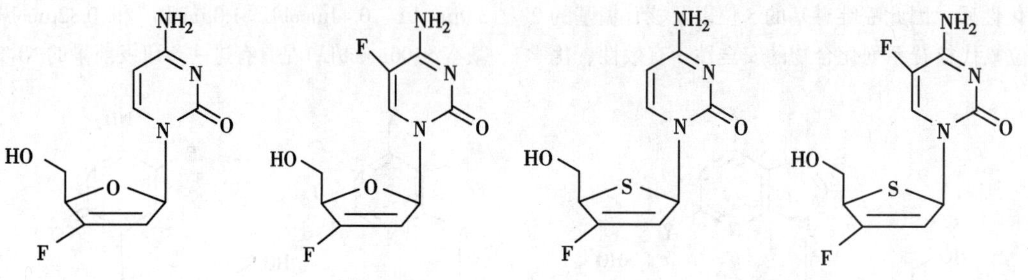

22a/b　23　24　25

图 5-6　D-，L-2′，3′- 双脱氢 -2′，3′- 双脱氧 -3′- 氟代核苷及 D-，L-β-3′- 氟代 -2′，3′- 不饱和 -4- 硫代核苷的化学结构

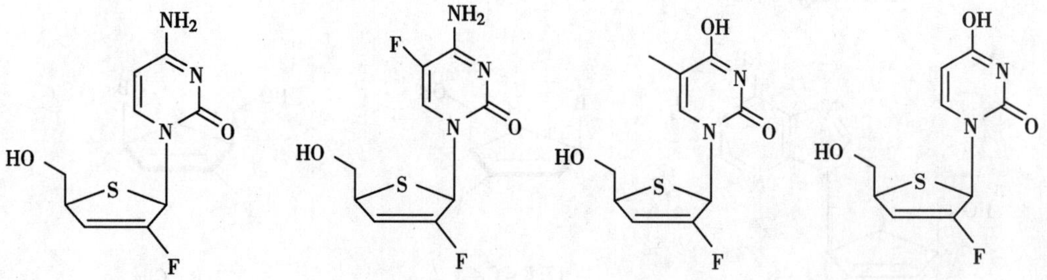

26a/b　27a/b　28　29

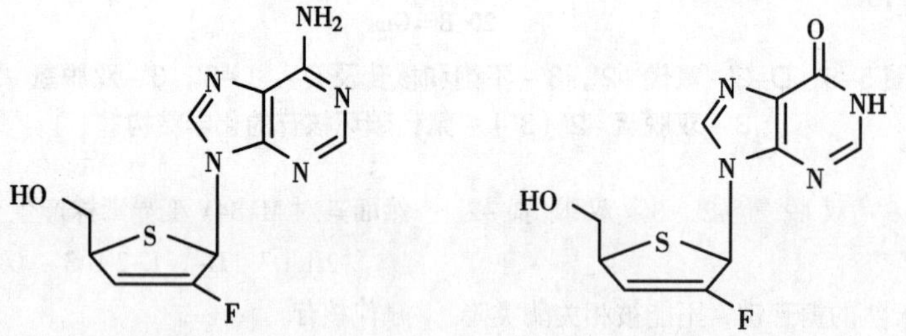

30a/b　31

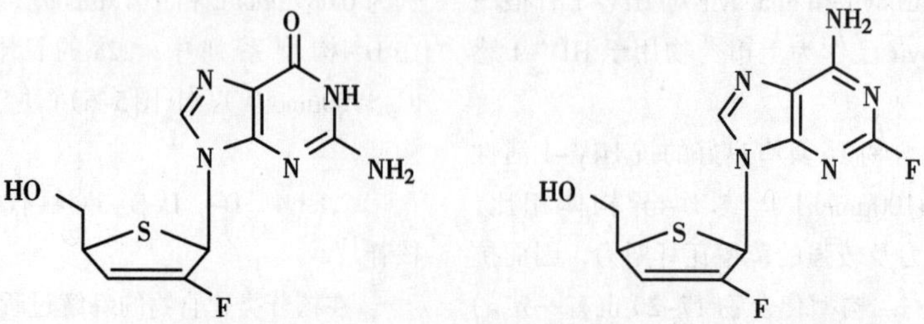

32　33

图 5-7　D-，L-2′，3′- 双脱氢 -2′，3′- 双脱氧 -2′- 氟代 -4′- 硫代核苷的化学结构

在 L- 系列核苷中，化合物 26b、27b 和 30b 具有良好的抗 HIV-1 活性（EC$_{50}$ 分别为 0.12μmol/L、0.15μmol/L 和 1.74μmol/L），且无显著的细胞毒性。但 26b 与 D- 构型化合物都对 HIV-1$_{M184V}$ 产生交叉耐药性，原因可能是范德华半径较大的 4′- 硫原子与变异株的 Val184 的侧链之间存在较大的空间位阻[29]（注：a 代表 D- 构型，b 代表 L- 构型）。

2.1.2　糖环中含有硫原子的核苷类化合物

3′ 位硫原子取代的化合物中，3TC 和 FTC 已作为上市药物用于 HIV-1 感染的治疗。

将 3TC 核糖中 O 和 S 的位置替换后，BioChem Pharma 发现 apricitabine（34）体外抗野生型 HIV-1 病毒株的活性较 3TC 和 FTC 更高[30]，且其体外抗核苷类逆转录酶抑制剂耐药株（如 L74V、Y115F、M184V、V75T 或 V75M、M41L、T215F 和 T215Y 等）的活性都很高[31]，可作为新型核苷类逆转录酶抑制剂。2013 年，Avexa Pharmaceuticals 公司宣布其已进入Ⅱb 期临床试验[22]（图 5-8）。

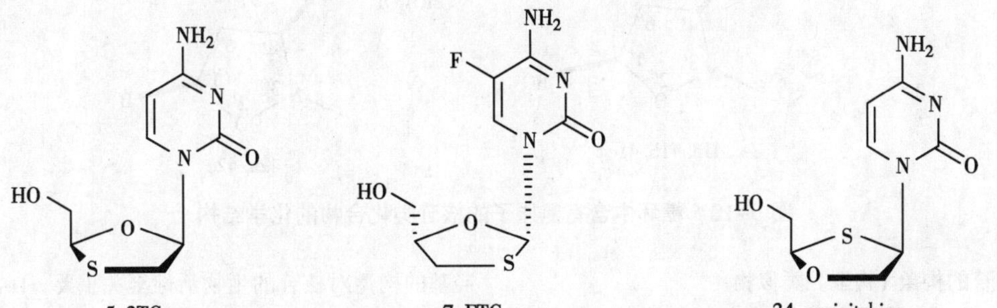

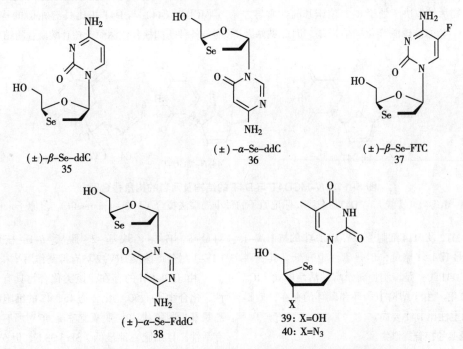

5, 3TC　　　　7, FTC　　　　34, apricitabine

图 5-8　糖环中含有硫原子的核苷类化合物的化学结构

2.1.3　糖环中含有硒原子的核苷类化合物

3′ 位硒原子取代的消旋化合物中，胞嘧啶及 5- 氟胞嘧啶类似物（35~38）具有抗 HIV 及抗 HBV 活性。对 Se-ddC 及 Se-FddC 消旋体通过手性柱分离的得到单体化合物，活性测试表明是（-）- 异构体是抗 HIV-1 的活性物质[32]。4′ 位硒原子取代的 AZT 类似物 39、40 在 MT4 细胞中的活性测试表明其不具备抗野生型 HIV-1 的活性[15]（图 5-9）。

2.1.4　糖环中含有氮原子的核苷类化合物

2′- 氧杂 -3′- 氮杂核苷酸类化合物 41a、41b、41c 和 42a、42c 以 AZT 为阳性对照的活性测试显示，其具有抗 HIV 和抗 HBV 活性，同时其细胞毒性较低[33]（图 5-10）。

（±）-β-Se-ddC
35

（±）-α-Se-ddC
36

（±）-β-Se-FTC
37

（±）-α-Se-FddC
38

39: X=OH
40: X=N$_3$

图 5-9　糖环中含有硒原子的核苷类化合物的化学结构

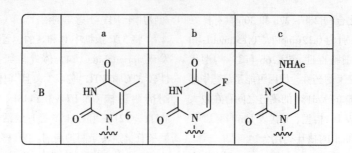

图 5-10　糖环中含有氮原子的核苷类化合物的化学结构

2.2 核苷的构象（构型）类似物

核糖或脱氧核糖在自然界中总是以 D- 构型存在，很长的一段时间内报道的核苷或核苷类药物大多是以 D- 构型为主，如 AZT、D4T 等。直到第一个被批准用于临床的 L- 构型核苷类抗病毒药物 3TC 的出现，L- 构型核苷类药物才引起人们的广泛关注。此后，人们合成了大量的非天然 L- 核苷及其类似物并进行了生物活性筛选，对其抗病毒活性进行了广泛的研究[34]。

研究发现，HIV-1 RT、线粒体脱氧鸟苷激酶（dCK）、细胞胸苷激酶（TK）以及细胞脱氧胞苷激酶（dCK）缺乏立体专一性。

核苷的生物活性取决于处于 C-1′ 位碱基的性质与方向，以及核苷 C-4′ 位被磷酸酯化的伯羟基，因此碱基及羟基的构型对核苷的生物活性至关重要。D- 构型和 L- 构型对映体构型的相似性，特别是 5′- 羟甲基方向的相似性，是 2 种构型的核苷可同时被核苷代谢酶所识别并具有好的生物活性的重要原因[35]。

从总体上看，L- 核苷与它们对应的 D- 核苷相比，不仅具有较高的抗病毒活性，而且具有较低的细胞毒性[36]。这提供了发现新型核苷类抗病毒药物的一个思路，即从天然核苷的构象（构型）类似物中开发新的核苷类抗 HIV-1 药物。

例如文献报道了糖环为二环［3.1.0］环己烷的 D4T 类似物[37]，2′，3′- 双脱氧核苷 D4T 结构中双键的存在使糖环以平面构象存在，整个分子呈高度刚性。而化合物 N-MCD4T（44）与 D4T 相比具有相似的构象（图 5-11），能与各种酶如核苷代谢酶及核苷酸聚合酶结合。

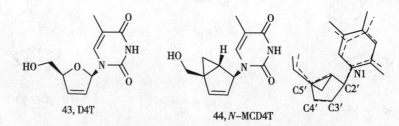

图 5-11　N-MCD4T 与 D4T 的结构及两者的构象叠合图

注：N-MCD4T（实线）与 D4T（虚线）标记原子的最小二乘法拟合（least-squares fit），氢原子未标出。

在 CEM、MT2 及 MT4 细胞中，N-MCD4T 的抗 HIV-1 和抗 HIV-2 活性比 D4T 略低，但是毒性也较低。其三磷酸形式（N-MCD4TTP）是抑制逆转录酶的活性形式，IC$_{50}$ 比 D4TTP 高 10 倍。由于结构中稠环和碳环的存在，使得 N-MCD4T 的稳定性比 D4T 要高。

2.3 非经典的核苷类似物

2.3.1 4′-C 取代核苷类似物

用乙基、羟乙基、乙烯基等对 2′- 脱氧 -β-D- 核苷的 4′ 位进行取代，发现 4′ 位用乙炔基取代后抗病毒活性相对最高。4′-C- 乙炔基 -2′- 脱氧 -β-D- 核苷（45~50）对 HIV-1 耐药毒株及 HIV-2 均有抑制作用[15]（图 5-12）。

由于 3′-OH 的存在，该类化合物具有一定的细胞毒性，化合物 49、50 比化合物 45、47 的细胞毒性低。4′-C- 乙炔基 -5- 氟代 -2′- 脱氧胞嘧啶 46 对所有 HIV 毒株都具有活性，且细胞毒性最低（SI>3 333），但 5 位其他卤素的取代则无活性。

此外 4′-C- 乙炔基 -β-D- 阿拉伯糖即化合物 52 也具有抗 HIV 活性[38]，尽管 4′-C- 取代 -2′- 脱氧（及阿拉伯糖）核苷类似物结构中存在 3′-OH，但与传统的链终止剂不同。由于 3′-OH 与邻位 4′- 取代基的空间位阻，3′-OH 的反应性明显降低，因此依然能作为逆转录酶抑制剂阻止 DNA 的合成。

在 4′- 取代核苷中，3′-OH 是被细胞激酶和 / 或多聚酶底物识别的关键因素。将 3′-OH 从 4′-C- 乙炔基 -2′- 脱氧胞苷中去除后得到化合物 51，51 对 HIV_LAI 完全没有活性，表明 3′-OH 是活性必需基团。但化合物 51 的 5′- 三磷酸盐（51-

TP）具有很好的抗 HIV 活性，并能绕过首次磷酸化。尤其是 45 的 5′- 三磷酸盐（45-TP）缺少 3′-OH，不能作为细胞多聚酶底物，因此该化合物有望开发成高效低毒的药物。

另外，化合物 D4T 有一定的细胞和线粒体毒性，对其 4′ 位用乙炔基取代得到化合物 54（4′-Ed4T），其抗野生型 HIV 的活性较 D4T 提高了 5~10 倍，且对大部分核苷类逆转录酶抑制剂耐药株具有一定的抗病毒活性[15]。

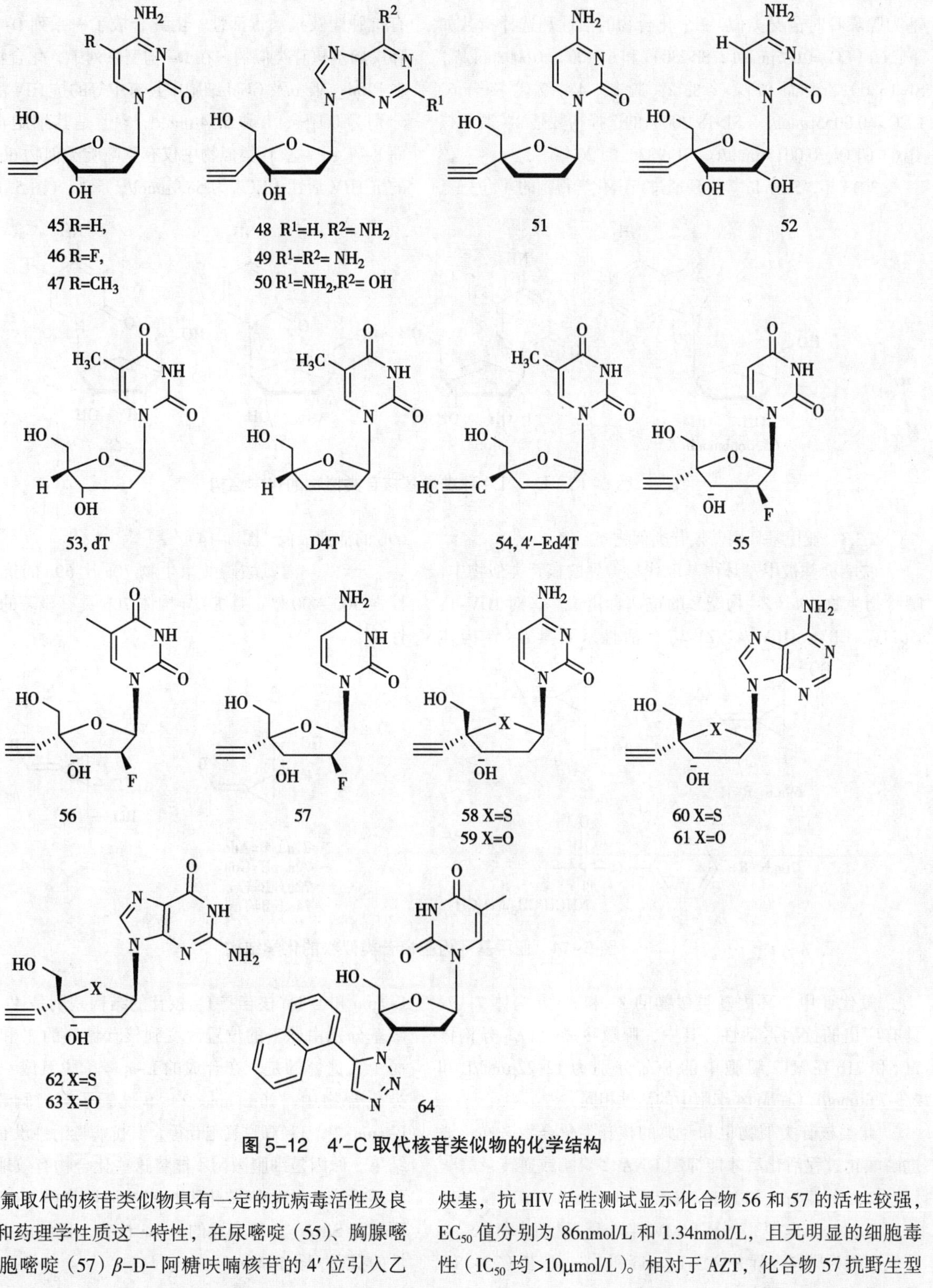

图 5-12　4′-C 取代核苷类似物的化学结构

基于氟取代的核苷类似物具有一定的抗病毒活性及良好的化学和药理学性质这一特性，在尿嘧啶（55）、胸腺嘧啶（56）、胞嘧啶（57）β-D- 阿糖呋喃核苷的 4′ 位引入乙

炔基，抗 HIV 活性测试显示化合物 56 和 57 的活性较强，EC_50 值分别为 86nmol/L 和 1.34nmol/L，且无明显的细胞毒性（IC_50 均 >10μmol/L）。相对于 AZT，化合物 57 抗野生型

HIV 的活性提高了 35 倍，并且对耐药株 NL4-3（K101E）和 RTMDR 也有纳摩尔级别的抗病毒活性（EC_{50} 分别为 1.52nmol/L 和 1.45nmol/L），具有进一步研究开发的前景[39]。

2011 年，Haraguchi 等还发现 4′ 位乙炔基取代的 2′- 脱氧 -4′- 硫代核苷较之相对应的 2′- 脱氧核苷的 T 淋巴细胞毒性更小。当碱基为胞嘧啶时，化合物 58 抑制 HIV 的活性（EC_{50}=0.011μmol/L）低于 59（EC_{50}=0.0048μmol/L），但化合物 58（SI=545）的选择指数高于 59（SI=458）；当碱基为腺嘌呤时情况类似，2 个化合物的活性和选择指数如下：60（EC_{50}=0.087μmol/L，SI>230）和 61（EC_{50}=0.0098μmol/L，SI=1630）；然而鸟嘌呤的 2′- 脱氧 -4′- 硫代核苷 62（EC_{50}=0.0055μmol/L，SI>18 200）的选择指数是 2′- 脱氧核苷 63（EC_{50}=0.0015μmol/L，SI=933）的 20 倍[40]。

2013 年，Sirivolu 等发现通过点击化学得到的 4′ 位三氮唑取代的 AZT 衍生物 64 具有亚 μmol/L 级别的抗 HIV-1 活性。在基于细胞病变效应（CPE）的抗病毒测定中，抗野生型 HIV 的 EC_{50} 为 0.067μmol/L、CC_{50} 为 61μmol/L。在 P4R5 细胞中，抗野生型 HIV 的 EC_{50} 为 1.0μmol/L，抗 AZT 耐药性 HIV 的 EC_{50} 为 9.1μmol/L，抑制 NNRTI 耐药性 HIV 的 EC_{50} 为 0.6μmol/L[41]。

2.3.2　D-、L- 环戊烯基核苷类似物

neplanocin A（NPA，65）是环戊烯基核苷类似物，具有抗肿瘤及抗病毒活性，由此合成了一系列 D-、L- 构型环戊烯基核苷类似物。在 D- 构型系列中，化合物 67 及 68 在 PBM、Vero 及 CEM 细胞中具有中等的抗 HIV 活性（EC_{50} 分别为 0.1μmol/L 和 5.34μmol/L），但是其细胞毒性过大；而 L-（+）- 核苷类似物中仅有胞嘧啶类似物 66 具有微弱的抗 HIV 活性（EC_{50} 为 58.9μmol/L）[42]（图 5-13）。

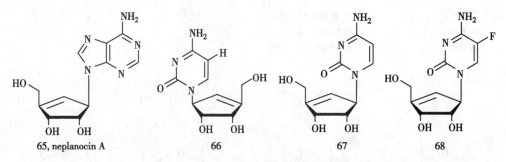

65, neplanocin A　　66　　67　　68

图 5-13　D-、L- 环戊烯基核苷类似物的化学结构

2.3.3　亚甲基环丙基核苷类似物

呋喃糖基被甲基环丙基取代后得到的核苷类似物中，嘌呤衍生物 69a（Z- 构型）的抗病毒谱最广，对 HIV-1、HCMV、EBV、HBV 及 VZV 均有活性，而其 E- 异构体 69b 的活性最低（图 5-14）。

苯基 - 丙氨酸磷酸衍生物 70a 比 69a 的抗 HIV-1 活性强 300~400 倍，且 E- 异构体 70b 具有显著的抗 HIV 活性[43]。

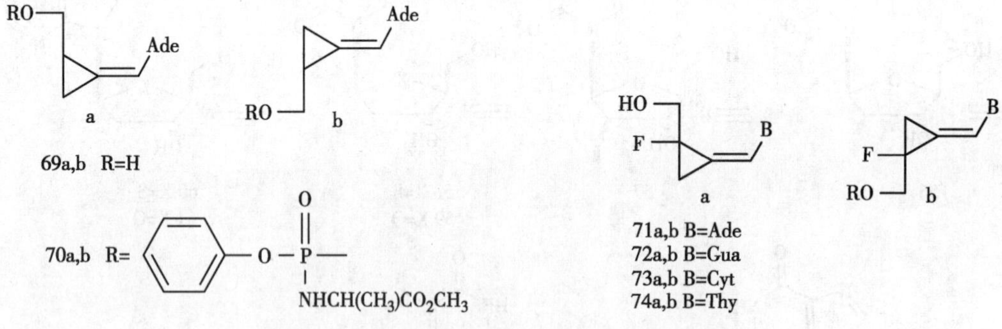

69a,b R=H

70a,b R=

71a,b B=Ade
72a,b B=Gua
73a,b B=Cyt
74a,b B=Thy

图 5-14　亚甲基环丙基核苷类似物的化学结构

氟代亚甲基环丙基类似物的 Z- 和 E- 异构体 71~74 具有广谱的抗病毒活性。其中，腺嘌呤 Z- 和 E- 异构体 71a 和 71b 在 MT2 细胞中的 EC_{50} 分别为 12~22μmol/L 和 2.3~7.6μmol/L（在 MT4 细胞中的活性相同）[44]。

此类核苷类似物也和经典的核苷类化合物一样，通过磷酸化过程活化后才能抑制 DNA 多聚酶或逆转录酶。

2.3.4　L-apio 和 L-iso 核苷

Jin 和 Silvia 等[15]分别以 D- 半乳糖（乳糖）和（S）-环氧丙醇为原料设计并合成 L-apio 和 L-iso 核苷（75~78）。

L-apio 和 L-iso 核苷与 L- 核苷的结构差别是 4′- 羟甲基和碱基分别由原来的位置改变到核苷糖环的 3′ 和 2′ 位。然而令人遗憾的是，在合成的 L-apio 单脱氧或双脱氧核苷类化合物中，如 L-apio-2′- 单脱氧尿苷、胸苷及胞苷、L-apio-2′, 3′- 双脱氧胞苷等，其抗病毒活性没有达到预期结果。原因是细胞激酶不能将这些化合物有效地活化，因而不能在生物体内转化为相应的活性物质 5′- 三磷酸酯。而对于 Silvia[45]等合成的 L-iso 核苷，目前尚无抗病毒活性的报道（图 5-15）。

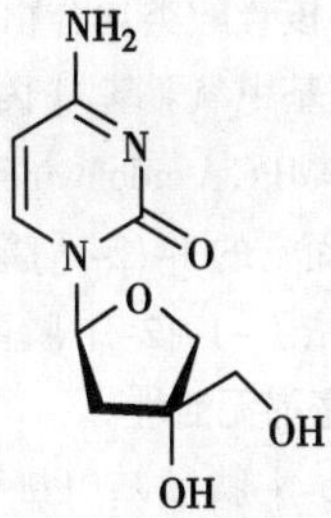

L-apio-dC
75

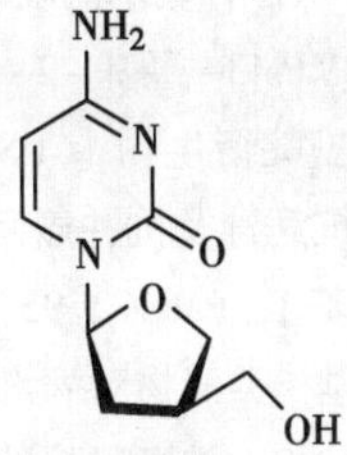

L-apio-ddC
76

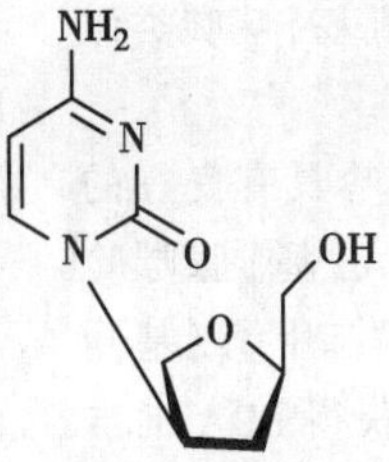

L-iso-ddC
77

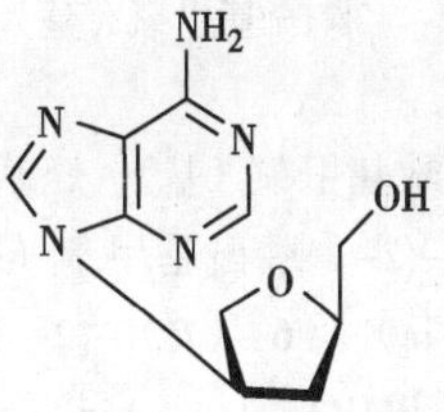

L-iso-ddA
78

图 5-15　L-apio 和 L-iso 核苷的化学结构

2.3.5　5′-硫代二脱氢吡喃核苷类似物[15]

4′-硫代呋喃核苷 79 具有抗 HIV 活性，Takahata 等在此基础上设计了 5′-硫代二脱氢吡喃核苷类似物，化合物 80 无抗 HIV 活性，化合物 81 的抗 HIV 活性较弱，化合物 82 及其异构体 84 则均显示出较好的活性。其中 82 在低于 10nmol/L 的浓度对 HIV 复制的抑制率在 65% 以下（图 5-16）。

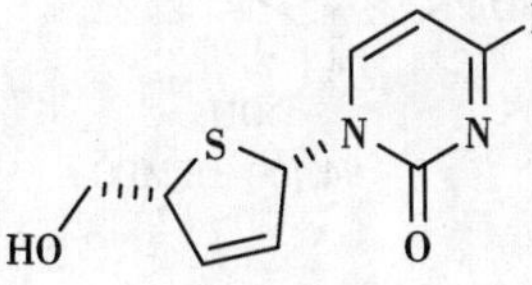

79

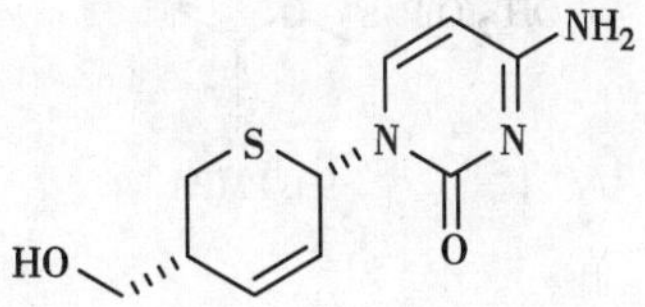

80

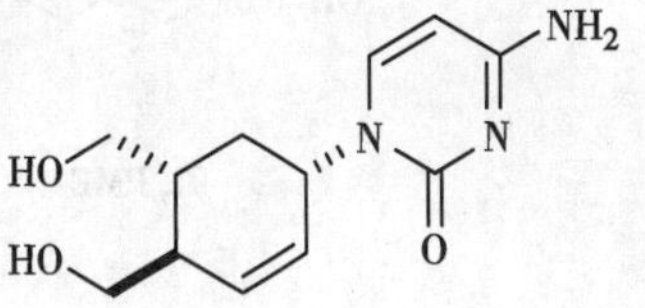

81

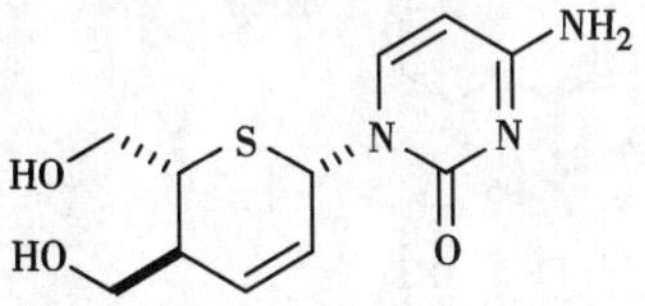

82

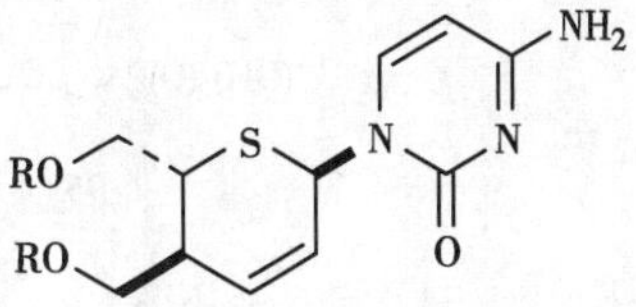

83 R=TBS
84 R=H

图 5-16　5′-硫代二脱氢吡喃核苷类似物的化学结构

2.3.6　构象限制型核糖核苷类似物[46]

构象限制是一种通过引入附加的基团来使化合物构象锁定的药物修饰策略。一些经过构象限制修饰的核苷也已经被嵌入寡核苷酸提高对酶促降解的抵抗能力，并与互补的 DNA 和 RNA 形成稳定的双链，增强与靶蛋白的识别与相互作用。自 1998 年 Wengel J 等发现构象限制型核酸（locked nucleic acid，LNA）家族后，桥接核糖核苷化合物开始被广泛研究[47]。随后 Morita K 等又发现了亚乙基桥接核酸（ethylene-bridged nucleic acids，ENA）家族，这些化合物都通过与 RNase H 的相互作用来抑制 HIV 的传代[48]。化合物 87（基于细胞病变效应的抗 HIV 检测中 $EC_{50}<1\mu mol/L$）[49]、88（EC_{50} 为 2.3~7.6μmol/L）[50] 均被报道具有抗 HIV 活性，相反 89~91 均被报道没有抗 HIV 活性（$EC_{50}>100\mu mol/L$）[51, 52]（图 5-17）。

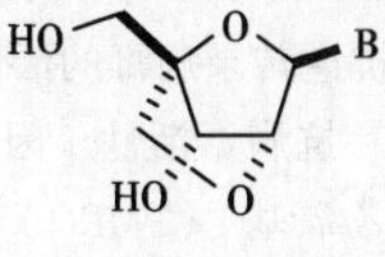

85 LNA

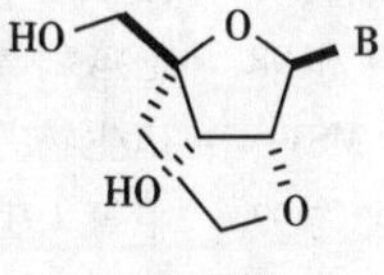

86 ENA

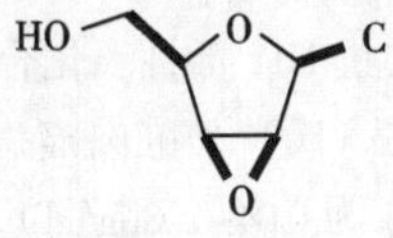

87

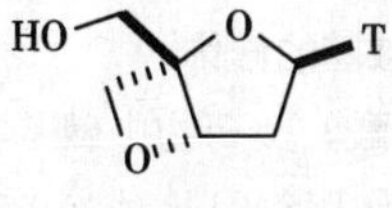

88

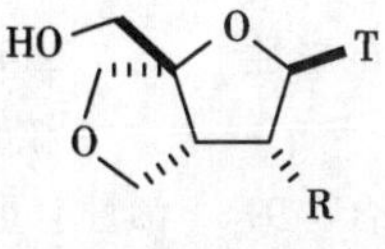

89 R=H
90 R=OH

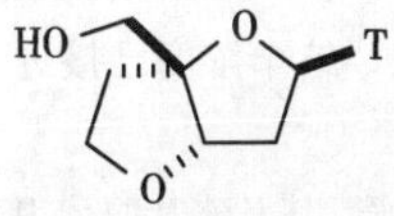

91

(T=胸腺嘧啶-1-基，C=胞嘧啶-1-基，B=嘧啶-1-基和嘌呤-9-基)

图 5-17　构象限制型核糖核苷类似物的化学结构

2.3.7 6-{2-［膦酰基甲氧（基）］烷氧基}嘧啶类似物[53]

6-{2-［膦酰基甲氧（基）］烃基}嘌呤具有良好的抗病毒作用。6-{2-［膦酰基甲氧（基）］乙基}腺嘌呤（PMEA，adefovir）及6-（R）-{2-［膦酰基甲氧（基）］丙基}腺嘌呤（PMPA，tenofovir）已经获得 FDA 批准成为抗艾滋病药物。嘌呤嘧啶环上的氨基是活性必需基团，2，6-二氨基嘌呤类化合物也具有抗病毒和抗肿瘤活性。

含有氨基的嘧啶开环核苷酸类化合物中，仅有结构与HPMPs{3-羟基-2-［膦酰基甲氧（基）］丙基}系列相关的胞嘧啶衍生物［（S）-HPMPC、cidofovir、vistide、94］具有抗病毒及抗肿瘤活性，而它的1-{2-［膦酰基甲氧（基）］乙基}（PMEC，95）或（R）-1-{2-［膦酰基甲氧（基）］丙基}类似物对病毒及肿瘤都无活性。

2-氨基嘧啶的 N^1-{2-［膦酰基甲氧（基）］乙基}衍生物 2，4-氨基嘧啶（96）及其衍生物由于结构中存在季铵盐，导致其丧失了抗病毒活性（图 5-18）。

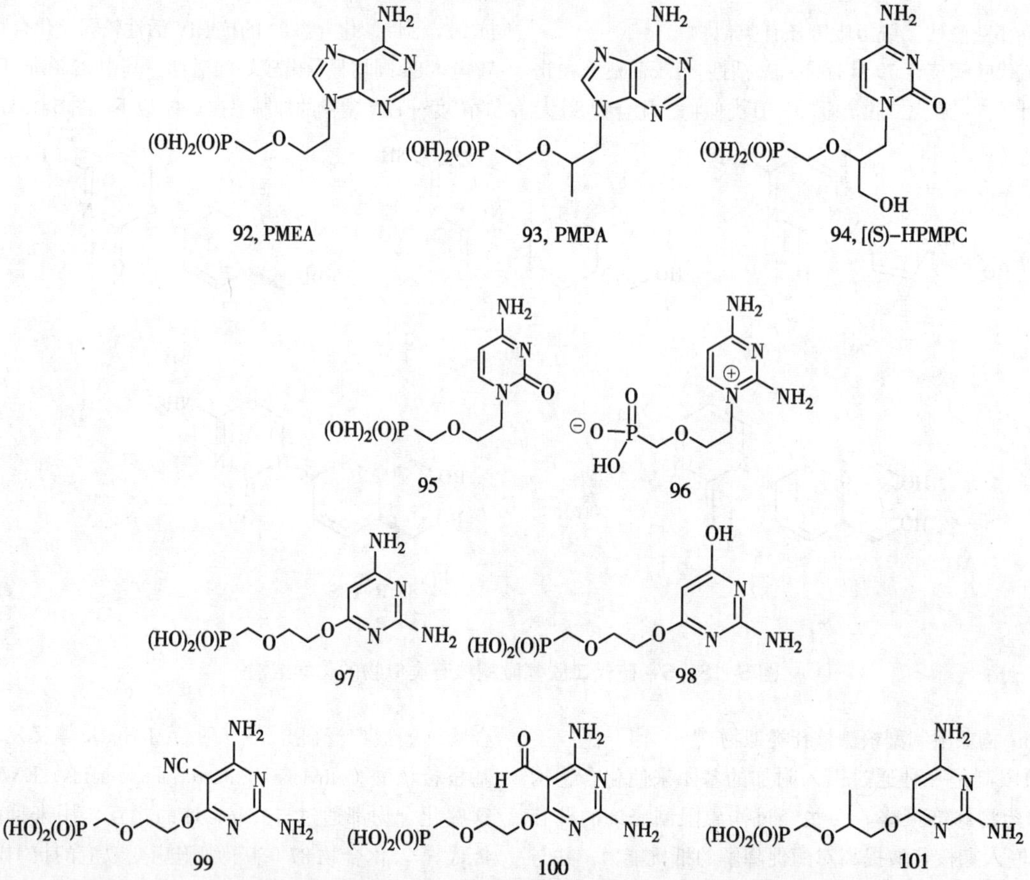

92, PMEA   93, PMPA   94, [(S)-HPMPC

95   96

97   98

99   100   101

图 5-18 6-{2-［膦酰基甲氧（基）］烷氧基}嘧啶类似物的化学结构

6-{2-［膦酰基甲氧（基）］乙氧基}（PMEO）嘧啶衍生物97和98具有较好的抗 HIV 活性。化合物97和98在 C3H/3T3 细胞中对莫洛尼（氏）小鼠肉瘤病毒（MSV）具有强烈的抑制作用（EC$_{50}$ 为 0.04~0.08μg/ml）。化合物97在 CEM 细胞中能有效抑制 HIV-1 和 HIV-2 的复制（EC$_{50}$= 0.4~0.8μg/ml）；而在此细胞系中，化合物98在 0.8μg/ml 的浓度时仍无抑制病毒的活性，这个浓度已接近于它的毒性阈值。

化合物97的5′位分别被氰基及醛基取代得到化合物99和100，它们有效抑制 HIV 的浓度为 0.0027~0.011μmol/ml，抑制 MSV 的浓度为 0.0095~0.021μmol/ml，其活性与 adefovir 及 tenofovir 接近。（R）- 和（S）6-{2-［膦酰基甲氧（基）］丙氧基}（PMPO）101 与97相比具有显著的抗水痘带状疱疹病毒和抗逆转录病毒的活性，而化合物101的（S）-衍生物并没有抗病毒活性。因此，可以从 6-{2-［膦酰基甲氧（基）］乙氧基}（PMEO）嘧啶和 6-{2-［膦酰基甲氧（基）］丙氧基}（PMPO）嘧啶的系列衍生物中开发出新型的抗病毒药物。

2.4 碱基的修饰

核苷（酸）类药物中碱基的结构对其抗病毒或抗肿瘤活性有重要作用，因此对核苷碱基部分的改造是开发新型核苷类药物的重要途径之一。生物体内的天然碱基包括腺嘌呤（adenine）、鸟嘌呤（guanine）、胞嘧啶（cytosine），以及仅在 DNA 存在的胸腺嘧啶（thymine）和仅在 RNA 存在的尿嘧啶（uracil）[15]，它们与 D- 核糖或 D- 脱氧核糖一起组成天然的（核糖）核苷和脱氧核糖核苷。碱基部分的改造是指对嘌呤环和嘧啶环的改造，包括添加取代基（如卤素、卤代乙烯基、苯基、炔基、低级烷基、低级醇等），及对嘧啶环和嘌呤环进行脱氮或成氮杂化合物等。碱基的改造随着细胞类型、病毒类型不同而表现不同活性，这些活性的差异与细胞中代谢转化为活性的三磷酸酯衍生物的难易有关[15]。

2.4.1　小分子取代的嘧啶碱基类核苷

因 HIV 耐药突变株的产生，开发新型核苷类药物愈发显得迫切，对原有药物进行结构改造修饰是常用的方法之一。很多 C-5 位炔基取代的嘧啶核苷都表现出一定的生物学活性[15]，如 netivudine（102）具有一定的抗水痘带状疱疹病毒（VZV）活性[54]。一系列 C-5 位羟基炔基和氨基炔基取代的 D4T（化合物 103~107）被合成，然而其抗 HIV 活性并未得到改善[55]。

逆转录病毒的突变率非常高，以至于病毒基因突变率的轻微增加即可使病毒超过传代的错误阈值，从而抑制病毒生长[56-57]。化学诱变剂已被用于轻微提高病毒突变率和降低病毒滴度[15]。1999 年，Loeb 等用 C-5 位羟基取代的化合物 5-OH-dC（108）作为 HIV-1 的化学诱变剂使得病毒致死率有所提高[58]。Koronis 公司在 2003 年发现了 C-5 位氮取代的化合物 KP-1212（109），该化合物可以有效抑制 HIV-1 的复制[15]。由此可见，C-5 位上的取代或替换使得碱基互变异构形成非优势构象，可以导致病毒复制的错配和诱变。当 C-5 位有羟甲基取代时，化合物 110c 和 111c 表现出一定的抗 HIV-1 活性[59]。也可以在 N-1 位上进行取代（化合物 112），但是并未表现出明显的抗 HIV-1 活性（图 5-19）。

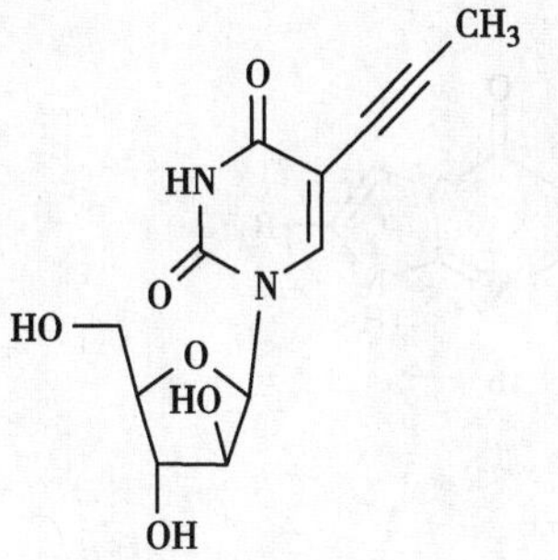

102, netivudine

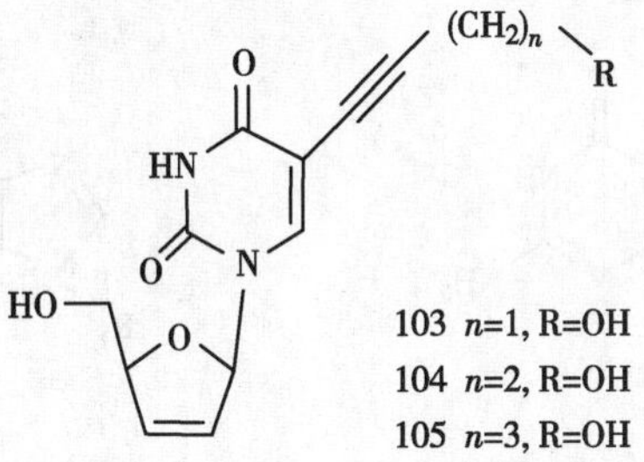

103 n=1, R=OH
104 n=2, R=OH
105 n=3, R=OH
106 n=4, R=OH
107 n=1, R=NH_2

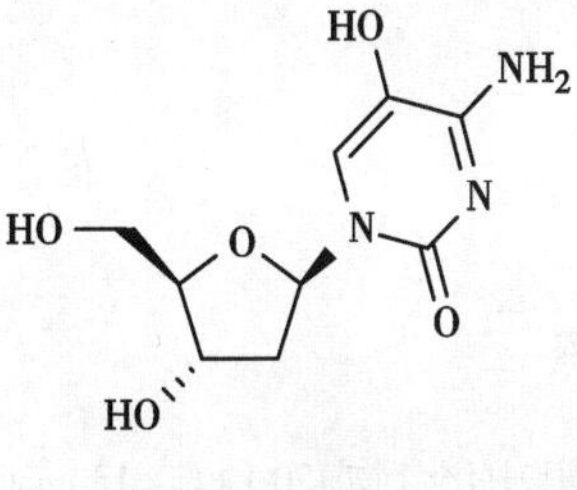

108　5-OH-dC

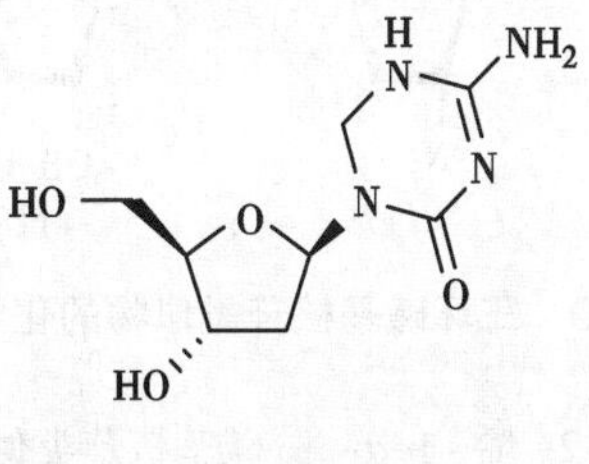

109 KP-1212

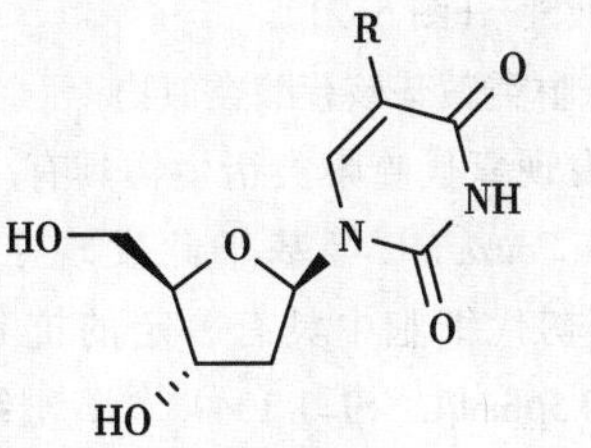

110a R=$CONH_2$
110b R=CH_2CONH_2
110c R=CH_2OH
110d R=OH

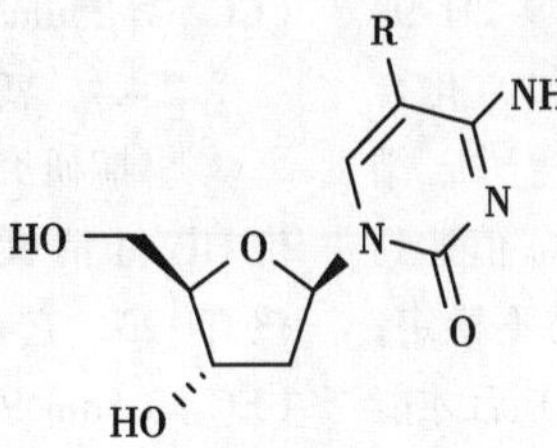

111a R=$CONH_2$
111b R=CH_2CONH_2
111c R=CH_2OH

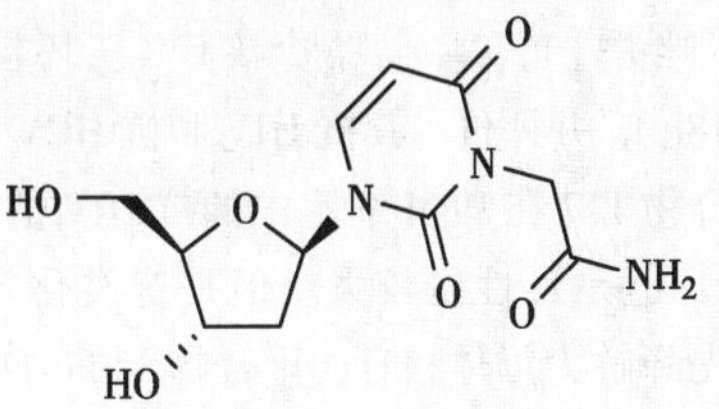

112

图 5-19　小分子取代的嘧啶碱基类核苷的化学结构

2.4.2 三环碱基核苷类似物

1985 年，Beauchamp 等报道了一类三环碱基核苷类似物（113）[60]，尽管它不显示抗病毒活性，但这一研究思路引起了人们的广泛关注。之后对大量三环核苷类化合物的研究中发现个别化合物显示出较好的抗 HIV 活性，如化合物

114 有一定的抗 HIV-1 活性（RT 抑制活性的 $IC_{50}=2.2\mu mol/L$，基于细胞病变效应的抗 HIV 检测中 $EC_{50}=0.6\mu mol/L$），但同时也有细胞毒性[15]。三环碱基核苷类似物能改善药物的溶解度、增加生物利用度，有良好的应用价值，因此三环碱基核苷类抗病毒化合物依然值得进一步研究（图 5-20）。

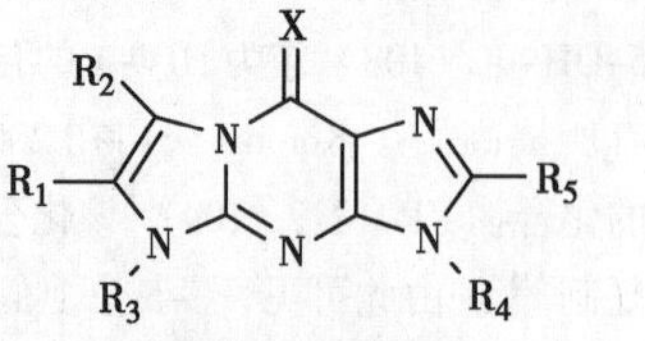

X=NH, O, S, Cl
R_1：烷基，取代芳基，取代杂环
R_2：烷基，取代芳基
R_3：烷基，取代芳基，取代杂环
R_4：$CH_2O(CH_2)_2OH$ 或 $CH_2OCH(CH_2OH)_2$
R_5：烷基，卤素

113

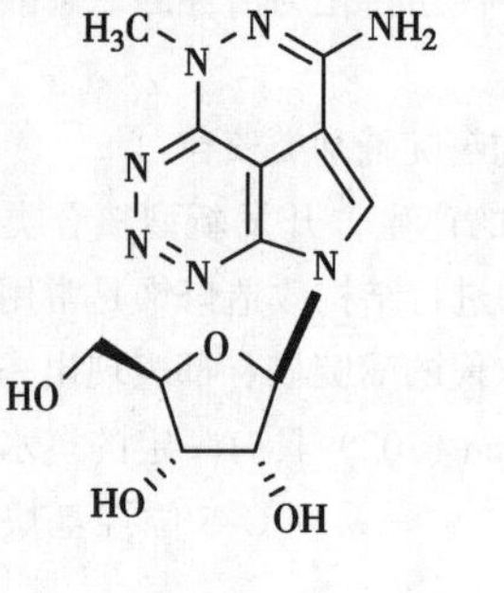

114

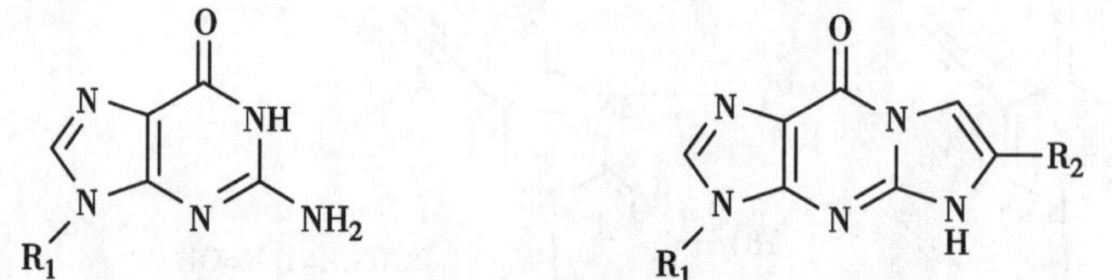

a

b

$R_1=$

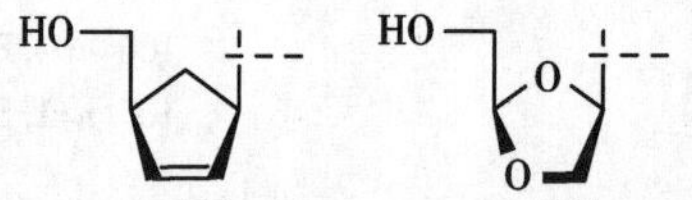

115　116 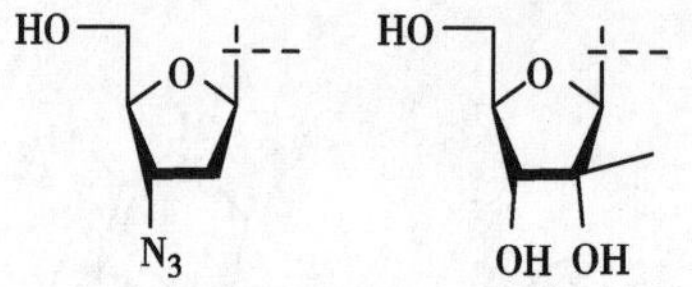　117　118

图 5-20　三环碱基核苷类似物的化学结构

Amblard F 等以 9-［4-α-（羟甲基）环戊 -2- 烯 -1-α- 基］鸟嘌呤（CBV）、（-）-β-D- 型（2R, 4R）-1, 3- 二氧戊环鸟苷（DXG）、叠氮 -3′-3′- 脱氧鸟苷（AZG）和 2′-C- 甲基鸟嘌呤为模板，合成了一系列 3, 9-2H-9- 氧 -5H- 咪唑并［1, 2-a］嘌呤核苷（三环核苷）（化合物 115b~118b），并评价了其抗 HIV 和抗 HCV 活性[15]。结果显示化合物 117 在 PBM 细胞中的抗 HIV 的 EC_{50} 值达到 $0.04\mu mol/L$，但是毒性也较大。但是这类化合物不稳定，需在体内先降解为母体核苷（化合物 115a~118a）后才能发挥抗病毒作用。

2.4.3 吡咯并嘧啶类碱基核苷类似物

应用生物电子等排及骨架跃迁等原理进行碱基的修饰改造极大地增加了碱基的多样性。常俊标等通过对化合物 119 进行脱甲基后发现了一系列 C-4 位取代的吡咯并嘧啶类

碱基核苷类似物，其中化合物 120（$EC_{50}=13\mu mol/L \pm 8\mu mol/L$）、121（$EC_{50}=0.5\mu mol/L \pm 0.3\mu mol/L$）与 122（$EC_{50}=5.4\mu mol/L \pm 0.3\mu mol/L$）具有一定的抗 HIV 活性，且细胞毒性均较低（$CC_{50} \geq 25\mu mol/L$）[61]（图 5-21）。

2.4.4 氧代喹啉类碱基核苷酸类似物

早期研究者发现氧代喹啉类衍生物具有一定的体外抗 HIV-1 活性，De Souza MC 等基于此发现了氧代喹啉核苷 123，它在人初代细胞中具有一定的抗 HIV-1 活性（$EC_{50}=1.5\mu mol/L \pm 0.5\mu mol/L$，SI 1 134）[62]。继续对氧代喹啉类碱基核苷进行衍生得到开链核苷和开链核苷酸（化合物 124a~d 和 125a~k），并对氧代喹啉环的 C-6、C-7 和 C-3 位进行取代得到一系列化合物，在 PBM 细胞中的抗 HIV-1 活性又以 125f（$EC_{50}=0.4\mu mol/L \pm 0.2\mu mol/L$，SI 6 240）和 125g（$EC_{50}=0.2\mu mol/L \pm 0.005\mu mol/L$，SI 14 675）为佳[63]（图 5-22）。

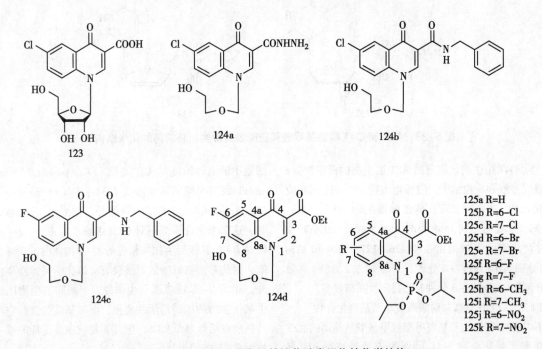

图 5-21　吡咯并嘧啶类碱基核苷类似物的化学结构

图 5-22　氧代喹啉类碱基核苷酸类似物的化学结构

2.5　基于前药原理的核苷类逆转录酶抑制剂

核苷前药是近年来核苷类药物结构修饰的一个重要方向，用以改善核苷类药物的药代动力学差的缺点，延长作用时间，降低毒副作用，提高抗病毒及抗肿瘤效价，扩大抗病毒谱。适宜的核苷酸前药必须满足 2 个条件：①有足够的亲脂性，使其能通过被动扩散进入细胞膜或通过血脑屏障；②能经历水解或酶解后释放核苷酸，同时降解的掩蔽基团无毒性。

2.5.1　单磷酸闭环核苷前药

前已述及，核苷类逆转录酶抑制剂转化为相应的三磷

酸核苷的限速步骤是在胸腺激酶的作用下初始磷酸化形成 5′- 单核苷酸。为了绕过这步活化过程，许多研究小组将重点放在单核苷酸的结构修饰上，研发了各种单磷酸闭环核苷前药。

2.5.1.1　AZT 和 D4T 磷酰基甲酸和亚磷酰乙酸类核苷前药[64]

在 HIV-1 的 MT4 细胞中，AZT 和 D4T 的酰胺衍生物都具有较高的抗 HIV 活性，尤其是 AZT 衍生物（130a~c）的活性更显著，EC_{50} 分别为 2nmol/L、0.24nmol/L 和 9nmol/L，而 D4T 衍生物的活性与毒性呈正相关（图 5-23）。

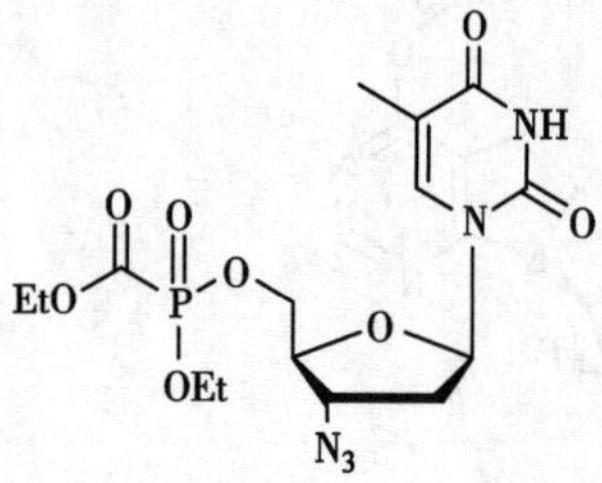

126

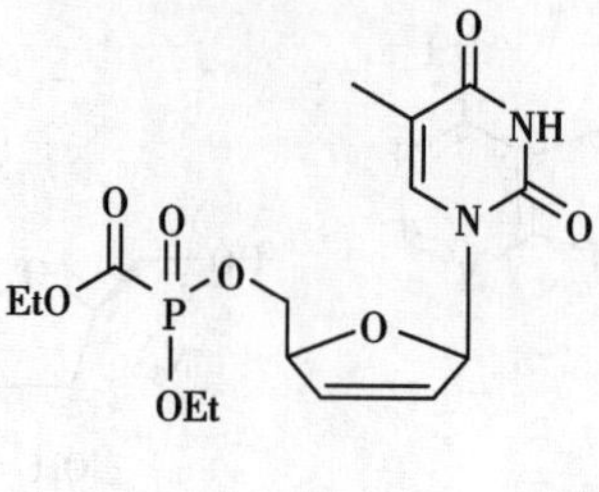

127

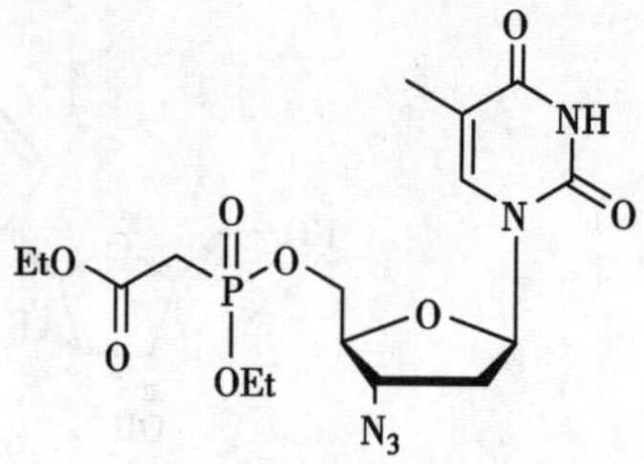

128a R=Et, 128b R=环己基

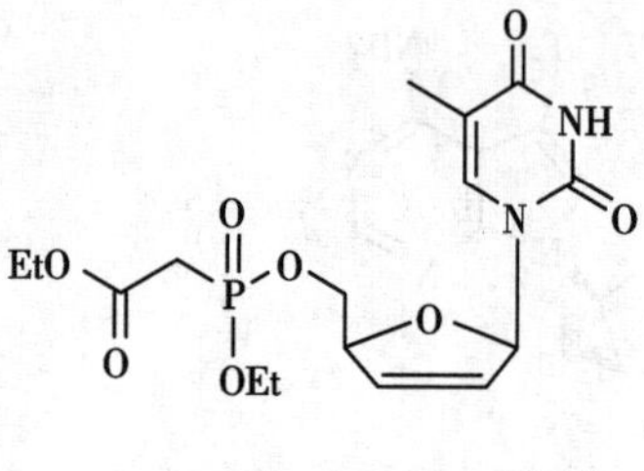

129a R=Et, 129b R=环己基

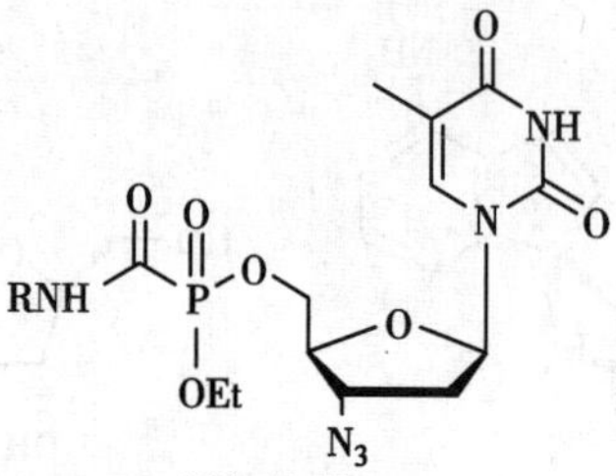

130a R=H
130b R=Me
130c R=$PhCH_2CH_2$

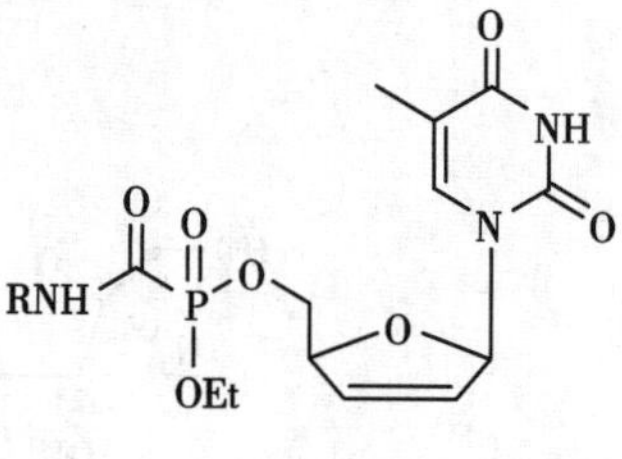

131a R=H
131b R=Me
131c R=$PhCH_2CH_2$

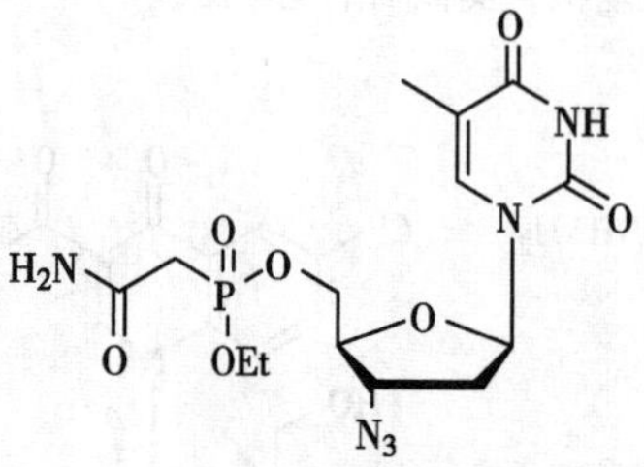

132

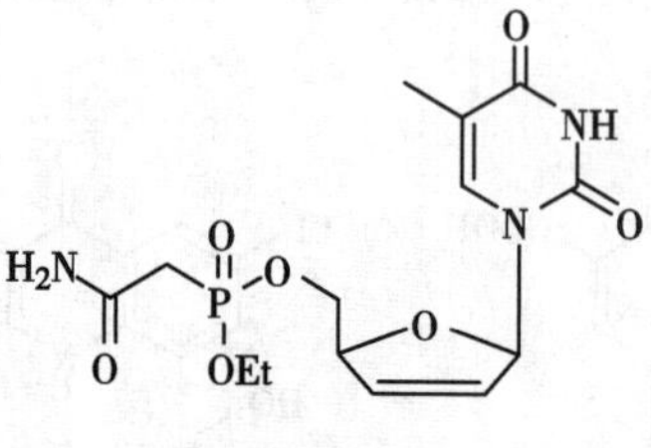

133

图 5-23　AZT 和 D4T 磷酰基甲酸和亚磷酰乙酸类核苷前药的化学结构

此外，D4T 衍生物比相应的 AZT 衍生物的稳定性好；而在磷酸缓冲液和人血清中，酰胺衍生物 130~133 比相应的酯类化合物 126~129 稳定。磷乙酸衍生物 128b、129a、132 和 133（半衰期分别为 >8 小时、>8 小时、>20 小时和 >24 小时）比磷酰甲酸酯衍生物 126、127、130a 和 131a（半衰期分别为 10 分钟 ±2 分钟、30 分钟 ±2 分钟、7 分钟 ±2 分钟和 21 分钟 ±3 分钟）的稳定性高出很多。

2.5.1.2　AZT 氨基酸 - 磷酸酰胺单酯系列化合物[15]

结构中含有脂肪族氨基酸甲酯或甲基酰胺基团的 AZT 磷酰胺单酯系列化合物（134~140）能有效地抑制 HIV 复制且无明显的细胞毒性。其中化合物 134a 和 135a 在 CEM 细胞中的活性浓度与 AZT 类似（EC_{50}<1nmol/L），均表现出 nmol/L 级别的抑制活性浓度（134a：EC_{50}=3.5nmol/L；135a：EC_{50}<1nmol/L）。与 AZT 不同的是，在浓度高达 100μmol/L 时，这 2 个化合物都不对 CEM 细胞产生毒性。*D*- 苯丙氨酸及 *D*- 色氨酸衍生物与相应的 *L*- 异构体的抗病毒活性等效，因此对于氨基酸的侧链没有立体化学特异性要求。此外，除了 *D*- 苯丙氨酸衍生物外，甲酰胺衍生物比相应的甲酯衍生物的抗病毒活性要强，而氨基酸侧链的空间体积与抗病毒活性呈负相关，但并不是抗病毒活性的唯一决定性因素（图 5-24）。

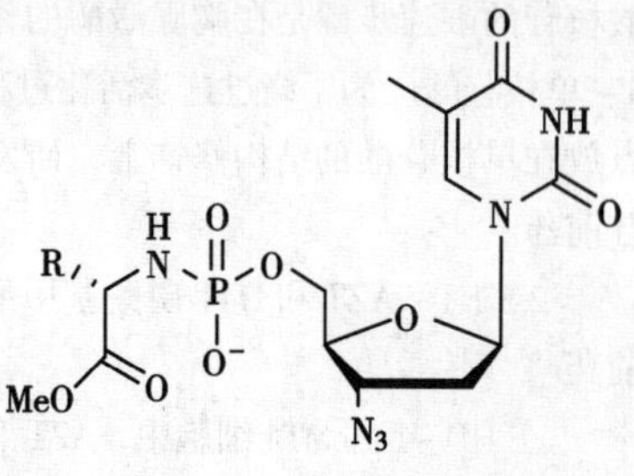

134a R=3- 吲哚 -CH_2-　137 R=$(CH_3)_2CH$-
135a R=$PhCH_2$-　138 R=$(CH_3)_2CHCH_2$-
136 R=CH_3-

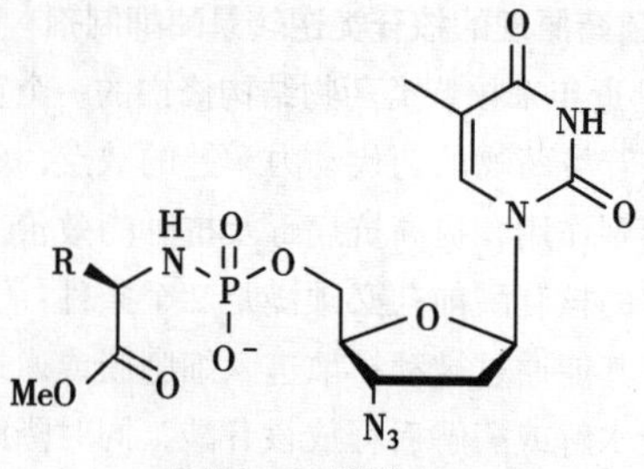

134b R=3- 吲哚 -CH_2-
135b R=$PhCH_2$-

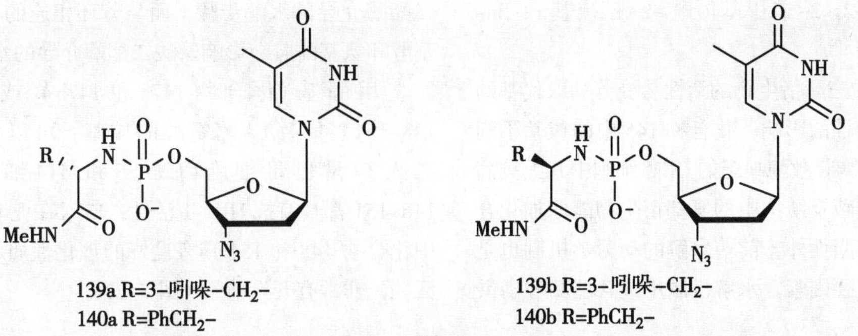

139a R=3-吲哚-CH₂-
140a R=PhCH₂-

139b R=3-吲哚-CH₂-
140b R=PhCH₂-

图 5-24 AZT 氨基酸 - 磷酸酰胺单酯系列化合物的化学结构

2.5.1.3 AZT 芳基氨基磷酸单酯系列前药

芳基取代基修饰的核苷酸通过其离子化、极化和亲脂性来影响此类前药（141a~f）的活性及口服生物利用度。Romanowska J 等采用此方法得到了一系列 AZT 和二脱氧尿苷（ddU）的芳氨基磷酸单酯前药，其中化合物 141d（EC$_{50}$=0.0024μmol/L）、141e（EC$_{50}$=0.0023μmol/L）和 141f（EC$_{50}$=0.0011μmol/L）均表现出较好的抗 HIV 活性[15]（图5-25）。

2.5.1.4 环水杨醇 -PMEA 及环氨基水杨醇前药

核苷酸药物磷酸基的电负性导致其生物利用度较低，可以将其做成环水杨醇前药，例如环水杨醇 -D4TMP（142）、环水杨醇 -PMEA（143）和环氨基水杨醇 -PMEA（144）。环水杨醇 -D4TMP（142）能够穿透细胞膜，在细胞内释放 D4TMP，从而提高生物学活性。环水杨醇核苷结构中有一个掩饰基团（邻羟苯甲醇），可以在特定的 pH 条件下释放母药。将环水杨醇 -D4TMP 及其衍生物的立体异构体分别合成，（S$_P$）- 和（R$_P$）-8d 双甲基取代的亲脂性

最高，所有（S$_P$）- 构型较（R$_P$）- 构型都具有更高的稳定性和抗病毒活性，且在 CEM/TK⁻ 细胞中（S$_P$）- 构型衍生物的抗 HIV-2 活性比 D4T 更强[15]。在 CEM/O 细胞中，环水杨醇 -PMEA 衍生物 143c、143d 的抗病毒活性比 PMEA 强（图 5-26）。

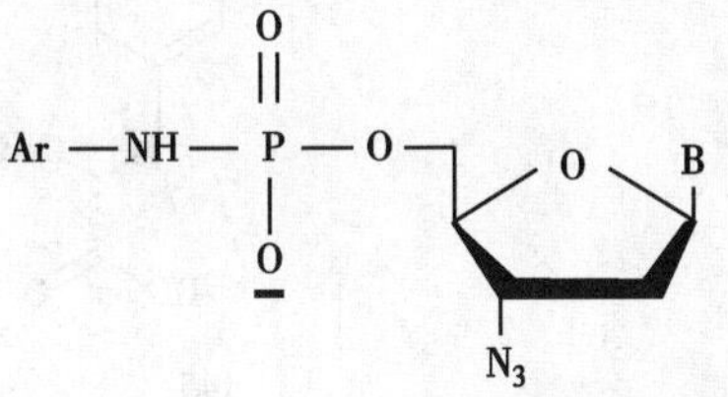

B = 胸腺嘧啶-1-基

141a Ar = phenyl
141b Ar = 4-甲氧基苯基
141c Ar = 4-氯苯基
141d Ar = 吡啶-2-基
141e Ar = 吡啶-3-基
141f Ar = 吡啶-4-基

图 5-25 AZT 芳基氨基磷酸单酯系列前药的化学结构

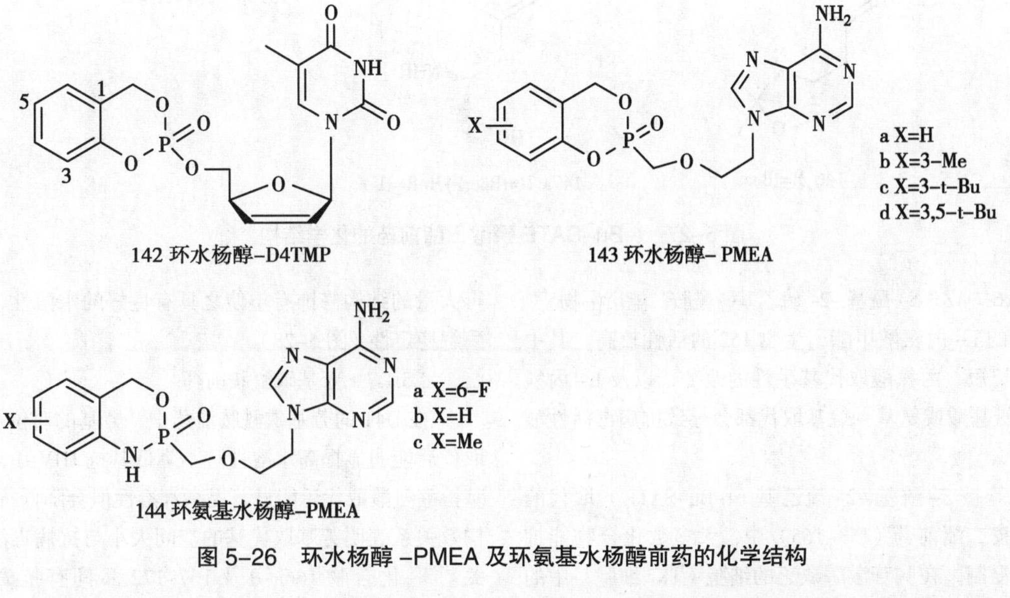

142 环水杨醇-D4TMP

143 环水杨醇- PMEA

a X=H
b X=3-Me
c X=3-t-Bu
d X=3,5-t-Bu

144 环氨基水杨醇-PMEA

a X=6-F
b X=H
c X=Me

图 5-26 环水杨醇 -PMEA 及环氨基水杨醇前药的化学结构

环氨基水杨醇水杨醇 -PMEA 衍生物（144）中氮原子较低的电负性使得磷原子的亲电性降低，因此其表现出优于环水杨醇 -PMEA 衍生物（143）的稳定性，然而其抗病毒活性却很差（EC$_{50}$=20~29μmol/L），但同时其毒性也很低[15]。

2.5.1.5 AZT-S-2，2- 二甲基丙酰 -2- 乙硫基（t-Bu-SATE）磷酸三酯前药[65]

t-Bu-SATE 磷酸三酯衍生物的活性易受芳基取代基的离子化、极化和亲脂性的影响。化合物 145 中的羧基不利于胞内被动扩散，在胸苷激酶缺乏的 CEM 细胞中几无抗病毒活性。阴离子的掩蔽及结构中的氨基衍生物能增加化合物的亲脂性。除了亲脂性外，前药水解的动力学机制也是抗病毒活性的一个重要因素。水解机制中包含酯酶和磷酸二酯酶介导的水解步骤，而与芳环相连的不同氨基酸、氨基醇和氨基酰胺会影响磷酸二酯酶介导的水解速率。

用醇基（化合物 147a 和 147b）或酰胺（化合物 148~151）代替 L- 酪氨酸的羧基，可以将阴离子掩蔽。在人 T4 淋巴母细胞 CEM-SS 和 MT4 细胞中，化合物 146~151 都具有抗 HIV-1 活性，EC$_{50}$ 在亚 μmol/L 级别。其中化合物 148 和 151 具有良好的理化性质和较强的抗病毒活性，非常有开发前景（图 5-27）。

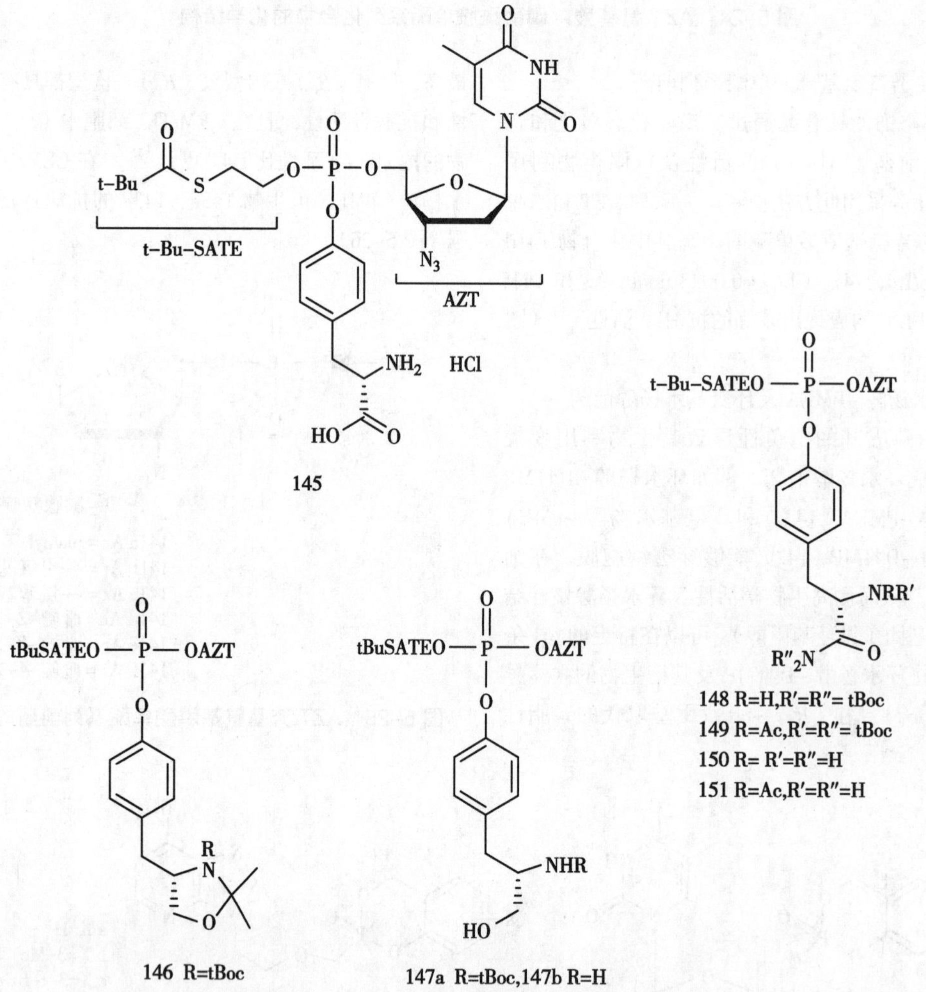

145

146 R=tBoc

147a R=tBoc,147b R=H

148 R=H,R'=R''= tBoc
149 R=Ac,R'=R''= tBoc
150 R= R'=R''=H
151 R=Ac,R'=R''=H

图 5-27 t-Bu-SATE 磷酸三酯前药的化学结构

2.5.1.6 AZT-S- 酰基 -2- 硫乙基磷酰胺二酯衍生物[66]

AZT 的 L- 丙氨酸甲酯衍生物 152 的活性较高。其中酰基链的长短、丙氨酸取代基手性的改变，以及 L- 丙氨酸被其他氨基酸或氨基 - 烷基取代都会导致抗病毒活性显著下降。

在芳基被 S- 酰基 -2- 硫乙基（t-Bu-SATE）取代的 AZT 磷酰胺二酯前药（153~165）中，大多数化合物能抑制 HIV-1 复制，在胸苷激酶缺乏的细胞（TK⁻ 细胞）中的 EC$_{50}$ 值为 μmol/L 水平。对结构中的酰胺基和 SATE 基团进行大量的结构修饰有望使之具有良好的水溶性、脂溶性及酶解稳定性（图 5-28）。

2.5.1.7 芳基磷酰胺前药[67]

在 D4T 的芳基磷酰胺前药中，芳基的对位被聚乙二醇取代后能明显提高水溶性且不降低其抗 HIV-1 活性，但芳基被酪氨酸取代后能显著提高水溶性但会降低抗病毒活性，构效关系表明芳基取代基的空间大小与抗病毒活性呈正相关[15]。化合物 166a~d 及 167~172 都具有抗 HIV-1 和抗 HIV-2 活性，并且在 TK⁻ 细胞中活性保持[67-68]（图 5-29）。

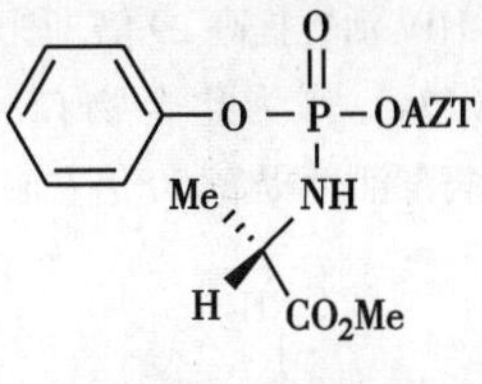

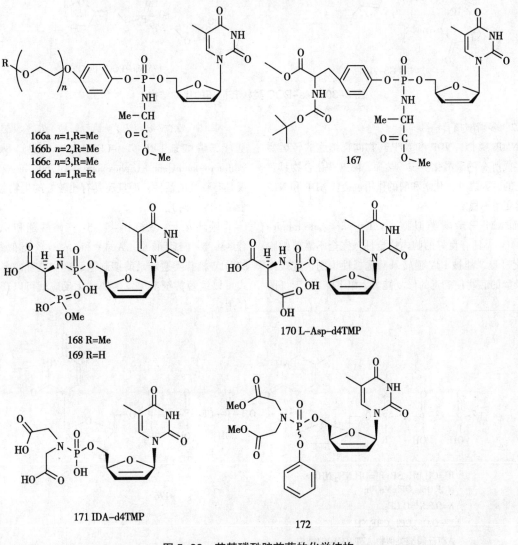

图 5-28 AZT-*S*-酰基-2-硫乙基磷酰胺二酯衍生物的化学结构

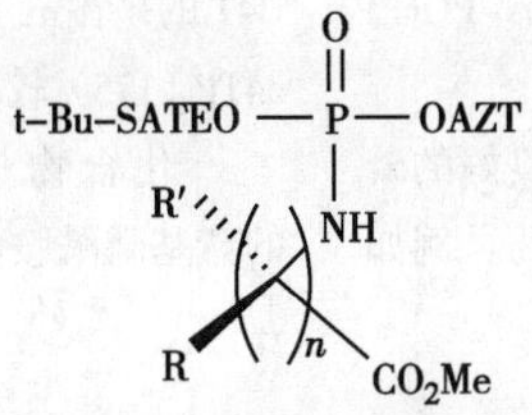

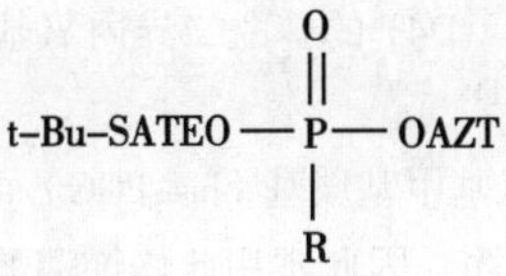

图 5-29 芳基磷酰胺前药的化学结构

2.5.1.8 D4T 的磷酰二异丙氧基甲基羰基（bis-POC）
类核苷前药[15]

异丙氧基甲基羰基（bis-POC）可以作为一个良好的磷
酸盐掩蔽基团，因此常用此修饰磷酸基团合成前药。例如

D4T 的磷酰二异丙氧基甲基羰基（bis-POC）前药 bis-POC-
d4TP（175）较 D4T 的抗 HIV 活性提高 29 倍（图 5-30）。

化合物 GS-9131（174）作为化合物 GS-9148（173）
的芳基磷酰胺前药，抗病毒活性提高 50 倍左右[15]。

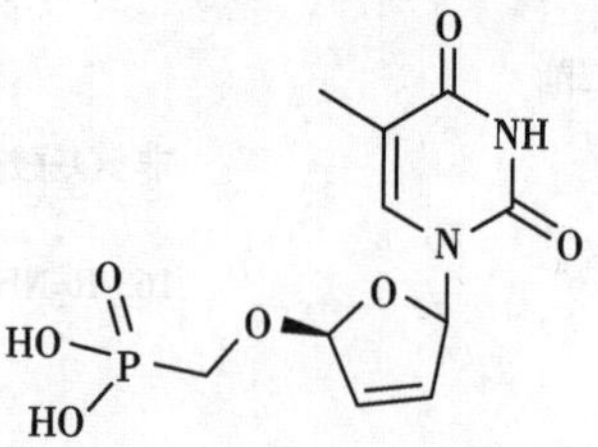

d4TP

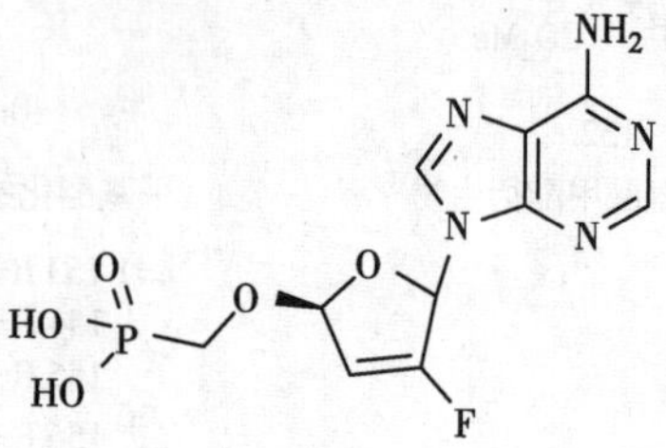

173 GS-9148

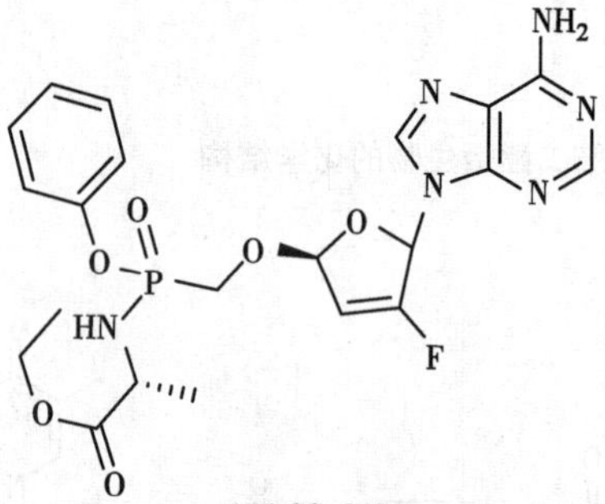

174 GS-9131

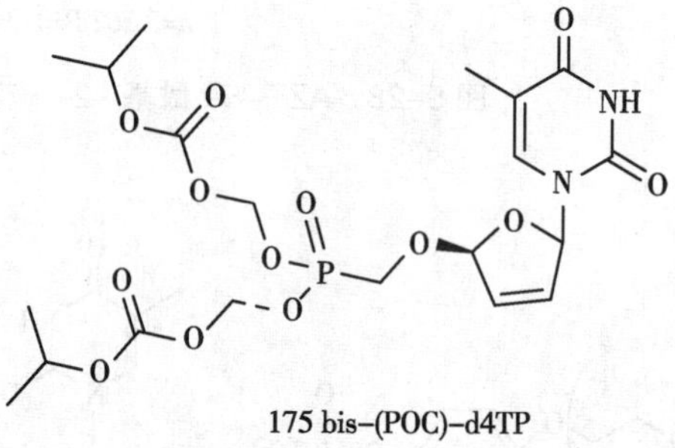

175 bis-(POC)-d4TP

图 5-30 bis-POC 类核苷前药的化学结构

2.5.2 多磷酸核苷前药

和 NMPs 类似，NDP 和 NTP 药物向靶细胞的转运要
绕过一些或所有的磷酸化步骤。然而，除这些化合物具有
较高极性的原因之外，化学和酶的作用也会使 NDP 和 NTP
的磷酸键变得不稳定。

然而 AZT 三磷酸类似物［AZT triphosphate mimics
（AZT P3Ms）］具有良好的胞内稳定性，完全不需要细胞
的磷酸化过程，能被 HIV 逆转录酶选择性识别，直接作
为逆转录酶的底物使病毒的修复能力大幅下降[18, 69]（图
5-31）。

其 中 AZT 5'-α-（R）$_p$- 硼 酸盐 -β, γ-（二 氟 亚 甲
基）三磷酸盐［RB-β, γ-CF$_2$TP: 5'-α-（R）$_p$-borano-β, γ-
（difluoro-methylene）triphosphate］（176）与 AZT 相比不
仅具有较高的活性，而且还具有比较好的生物稳定性（半
衰期 >48 小时）。

碳环 α, γ- 双核苷 -5, 5- 三磷酸酯和 α, δ- 双核
苷 -5, 5- 四磷酸酯（Ap4A 和 Gp4G）类似物是新型
的 HIV 核苷类逆转录酶抑制剂，这些核苷的多聚磷酸形
式可以缩短甚至不用发生磷酸化反应就可以产生抗病毒
作用。

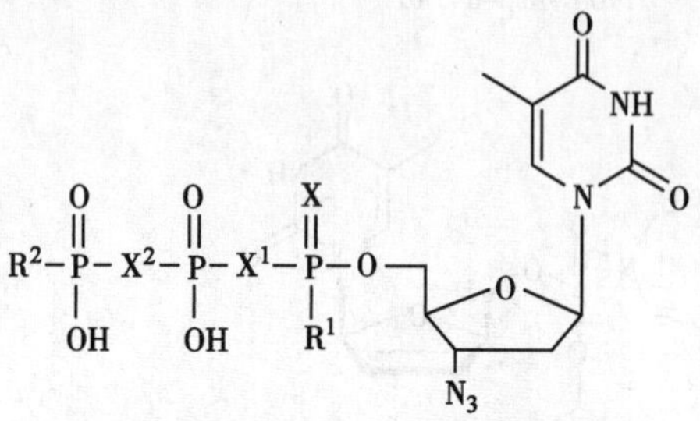

R^1=OH,BH$_3$,SH; R^2=OH,NH$_2$,NHMe,
N$_3$,F,OMe,OPh,Me,Ph;
X=O,S;X^1=O,CF$_2$;
X^2=O,CF$_2$,CCl$_2$,CHF,NH
AZT 三磷酸类似物(AZT P3Ms)的结构

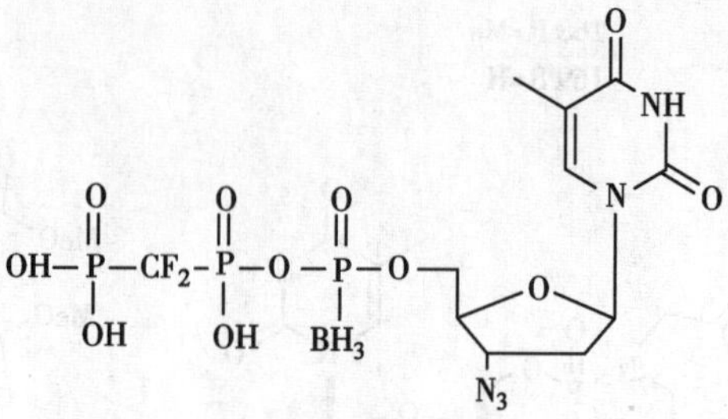

176

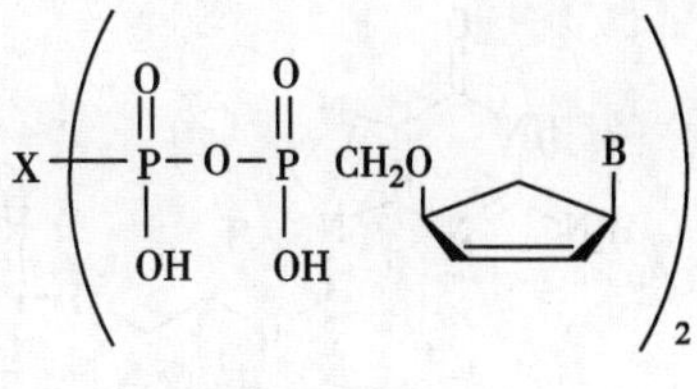

177a B=Gua,X=O
177b B=Gua,X=CF₂
177c B=Gua,X=CBr₂

178a B=Ade,X=O
178b B=Ade,X=CF₂
178c B=Ade,X=CBr₂

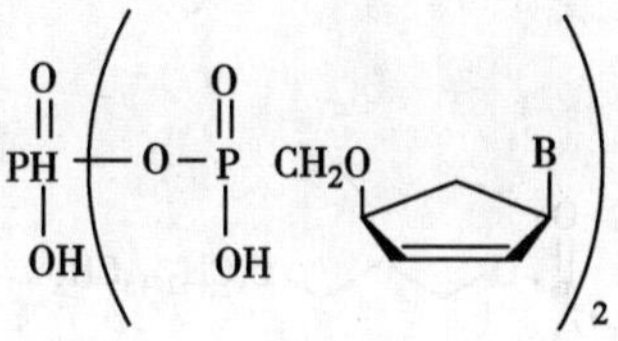

179 B=Gua
180 B=Ade

图 5-31　多磷酸核苷前药的化学结构

在被重组逆转录病毒感染的小鼠成纤维细胞中，双核苷衍生物 177b 的活性比 AZT 低 3 个数量级。在感染 HIV 的 MT4 细胞中，双腺苷四磷酸酯 178a 和 178c 的活性最强。此外，将此系列的化合物做成脂质体后会增加其抗病毒活性[70]。

2.5.3　开环核酸前药

20 世纪 80 年代 Holý 课题组发现了开环核苷酸前药，它对 DNA 病毒和逆转录病毒表现出较好的抗病毒活性。开环核苷酸前药的结构是一个核糖碱基连着带磷酸甲基的脂肪族短链，亚甲基桥连接着磷脂部分和化合物的剩余部分，这一结构可以有效地避免药物在体内被磷酸酶水解。另外，开环磷酸酯结构相较闭环核糖磷酸酯结构更灵活，可以更好地在锚定在逆转录酶的催化活性位点，作为链终止剂发挥药效，以提高生物利用度[71-72]。

PMEA、PMBA 等开环核苷酸在核苷侧链末端羟基引入磷酸基，使其在细胞中可绕过第一步磷酸化，直接被细胞激酶转化为双磷酸或三磷酸化合物，并且不依赖病毒胸苷激酶或病毒诱导的细胞脱氧鸟苷激酶的磷酸酸化，对缺乏胸苷激酶的病毒及变异病毒株仍有效。PMEA 和 PMPA 有较强的化学稳定性和抗 HIV、抗 HBV 活性，它们在细胞内发挥抗病毒作用，只需要 2 步活化过程。磷酸基是生命物质——核酸的组成部分，大量存在于人体内，其作为对人体无害的内源性物质，能够辅助药物提高水溶性并向细胞内转运，是一种优良的载体分子[73]。但磷酸基的电离度太大，直接给药不易穿过血脑屏障和淋巴系统，且在未达到靶位前就极有可能被酶水解掉，而核苷磷酸酯类的前药修饰很好地弥补了这一缺点[15]。现在已开发了各种具有磷酸盐掩蔽基团的前药，如 PMPA 前药、PMEA 前药（181~184）[74]，CMX157（185）[15]，阿昔洛韦氨基磷酸酯前药（186）[15]，S-[3-羟基-2-(膦)丙基]前药，二酰胺类前药等[15]，这些掩蔽基团可以改善核苷类药物的药代动力学性质及口服生物利用度、提高药物靶向性、降低毒副作用、延长作用时间、增强抗病毒作用，并扩大抗病毒谱[73]（图 5-32）。

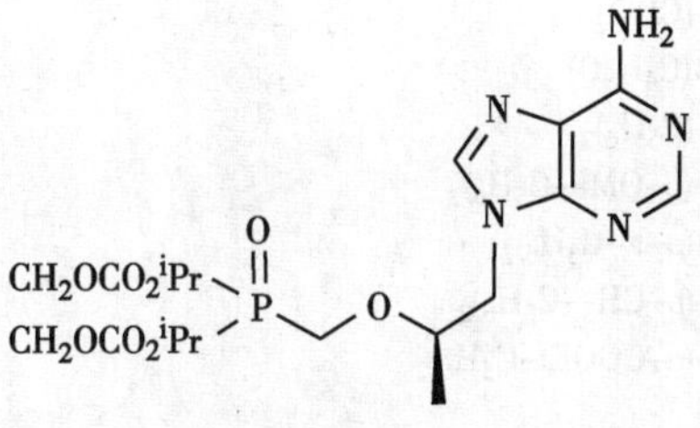

181 bis(POC)PMPA
PMPA 前药

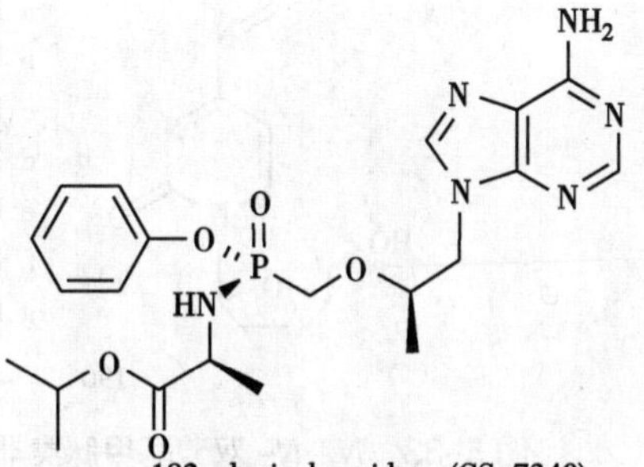

182 alaninyl amidate, (GS-7340)

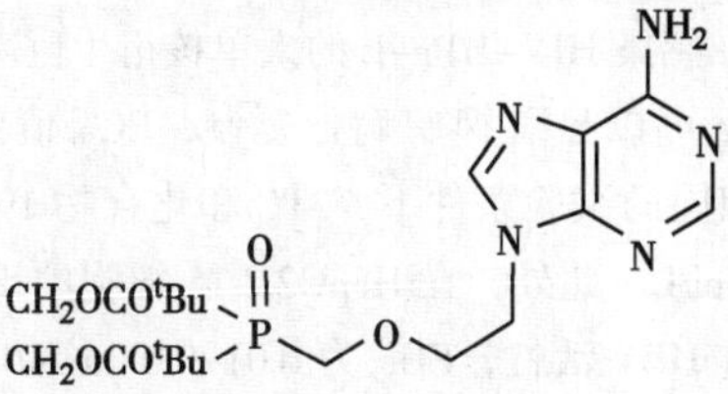

183 bio(POM)PMEA, (adefovir dipivoxil)
PMEA 前药

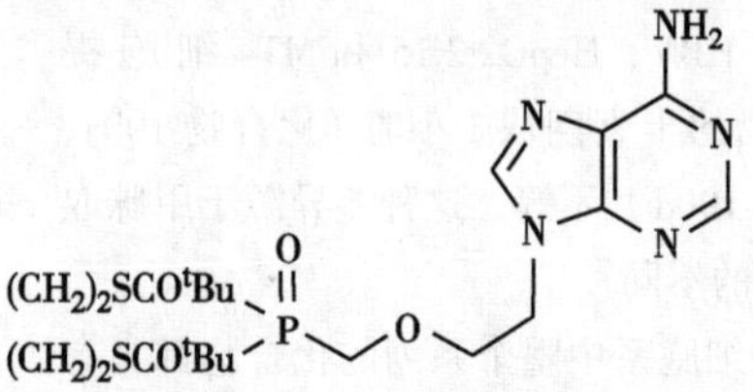

184 adefovir的bis(SATE) 前药

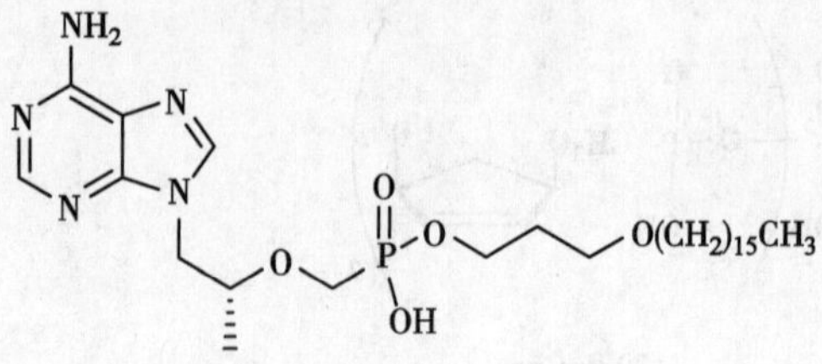

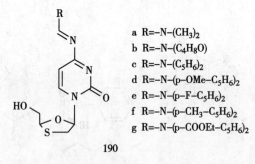

185 CMX157

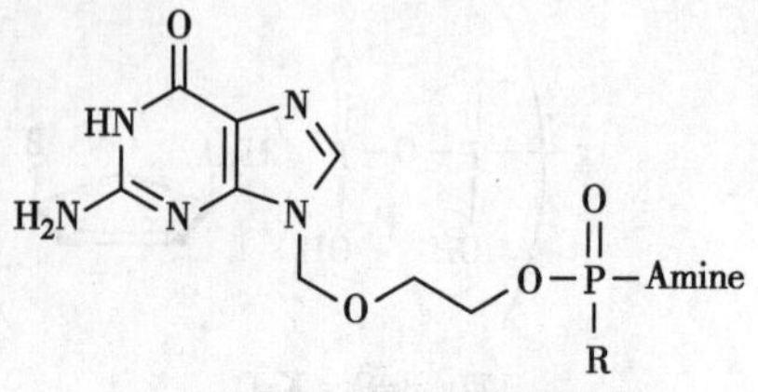

186 阿昔洛韦氨基磷酸酯前药

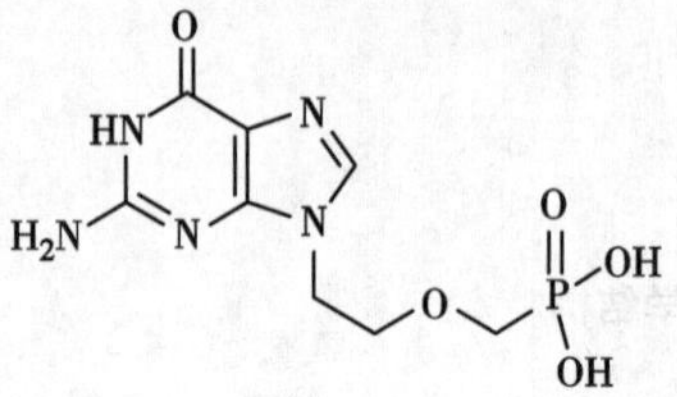

187 PMEG

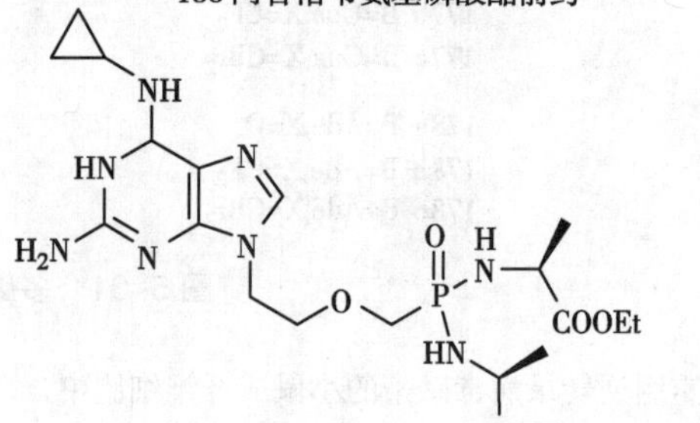

188 GS-9219

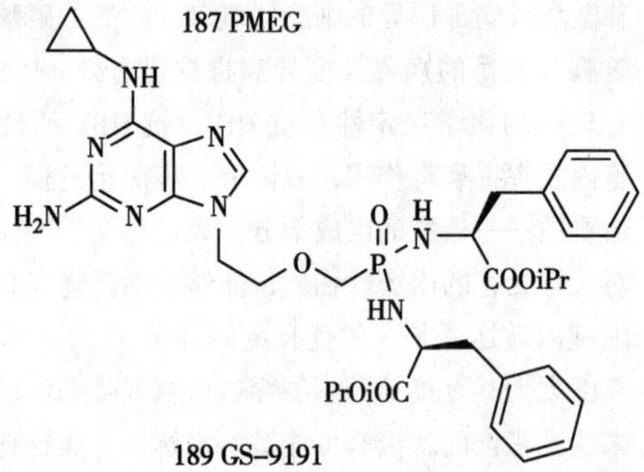

189 GS-9191

图 5-32 开环核苷酸前药的化学结构

2.5.4 非磷酸核苷前药

2.5.4.1 N, N-双芳基甲脒类非经典核苷类似物[15]

脒类结构一般作为核苷类化合物合成过程中的保护基，可以增强稳定性。此外，很多脒类核苷前药对 HIV、鸭乙肝病毒（DHBV）和巨细胞病毒均有活性，其中一些

化合物具有显著的抗 HIV 活性。

基于上述认识，合成了 4-N 位被各种甲脒侧链取代的 3TC 衍生物（190），化合物 190d 的亲脂性比 3TC 增加 75~90 倍，化合物 190c~g 比化合物 190a 和 190b 的亲脂性高 4~5 倍（图 5-33）。

190

a R=-N-(CH₃)₂
b R=-N-(C₄H₈O)
c R=-N-(C₅H₆)₂
d R=-N-(p-OMe-C₅H₆)₂
e R=-N-(p-F-C₅H₆)₂
f R=-N-(p-CH₃-C₅H₆)₂
g R=-N-(p-COOEt-C₅H₆)₂

图 5-33 N, N-双芳基甲脒类非经典核苷类似物的化学结构

在 DPBS 及 HIV、HBV、HepG2.2.15 和 MT4 细胞提取物中此类甲脒衍生物的半衰期从 1 小时（化合物 190a、190b）到 5 天（化合物 190d）不等，这种差异源于甲脒取代基的立体和电性效应的不同。

在 MT4 和 PBMCs 细胞系中整个系列的化合物都具有抗 HIV 活性，其中大多数活性比 3TC 强。化合物 190e 在 PBMC 中的活性比 3TC 高 1 个数量级，化合物 190g 在 MT4 细胞中的活性比 3TC 高 2 倍。

在感染 HIV-1/Ba-L 的人单核衍生巨噬细胞中，化合物 190c 可以显著抑制病毒复制，EC$_{50}$ 值约为 0.1nmol/L；而在相同的试验条件下，3TC 和化合物 190a 的 EC$_{50}$ 值约为 1nmol/L。此外，在 HepG2.2.15 细胞中该系列化合物都具有抗 HBV 活性，EC$_{50}$ 为 0.01~0.05μmol/L，无显著的细胞毒性。

2.5.4.2 2，6-二氨基嘌呤类核苷类似物

碱基上的羰基转化为氨基或小分子取代的氨基，从而保

护碱基上的羰基也是常用的前药设计策略之一。3′ 位氧取代的核苷类似物中，DAPD（191）作为 DXG（192）的前药用于 HIV 感染治疗，现已进入 Ⅱ 期临床试验阶段[75]（图 5-34）。

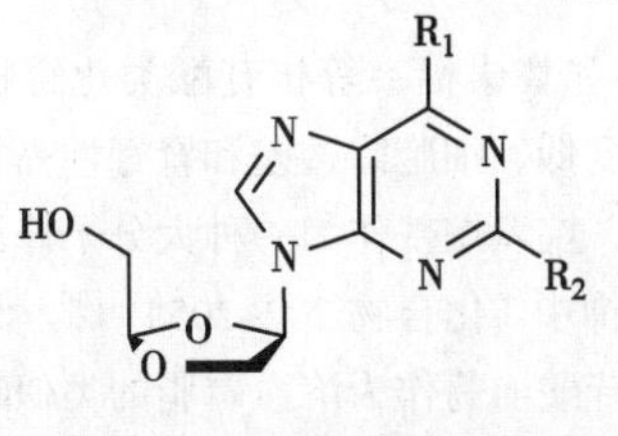

191 R$_1$= NH$_2$, R$_2$= NH$_2$ DAPD
192 R$_1$= OH, R$_2$= NH$_2$ DXG
193 R$_1$= NH$_2$, R$_2$= HN△

图 5-34　2，6- 二氨基嘌呤类核苷
类似物的化学结构

2.5.4.3　5′- 烃基 -O- 碳酸酯（酰酯）前药[15]

在 5′-O-AZT 系列前药中，AZT-5′- 烃基 -O-（4- 羟丁基）碳酸酯（194）在 MT4 及 PBM 细胞中的 EC$_{50}$ 分别为 0.5nmol/L 和 0.78nmol/L，比 AZT 的活性强 30~50 倍，且毒性较低，此化合物较强的活性与其特异性的分子内重排有关[15]。另外，AZT-5′- 烃基 -O- 氨甲酸酯类化合物（195a~e）在 MT4 细胞中的 EC$_{50}$ 为 3~40μmol/L、CC$_{50}$>6 000μmol/L，体外药代动力学表明此类前药的抗 HIV 活性与 AZT 的释放浓度相关（图 5-35）[76]。

D4T 的前药化合物 196b 的抗 HIV 活性比 D4T 强 4~9 倍，且提高了细胞摄入率[77]。FTC 的前药化合物 197a 的抗 HIV 多耐药株 B-NNRTI 和 B-K65R 的活性（IC$_{90}$=15.7~16.1nmol/L）比 FTC（IC$_{90}$=103~567nmol/L）强 6.6~35.2 倍[78]。

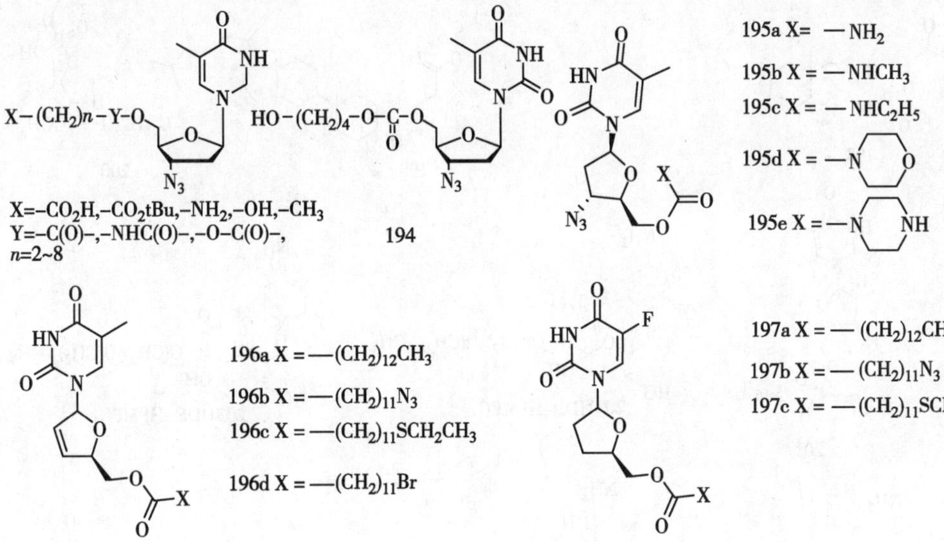

195a X= —NH$_2$
195b X = —NHCH$_3$
195c X = —NHC$_2$H$_5$
195d X = —N△O
195e X = —N△NH

X=-CO$_2$H,-CO$_2$tBu,-NH$_2$,-OH,-CH$_3$
Y=-C(O)-,-NHC(O)-,-O-C(O)-,
n=2~8
194

196a X = —(CH$_2$)$_{12}$CH$_3$
196b X = —(CH$_2$)$_{11}$N$_3$
196c X = —(CH$_2$)$_{11}$SCH$_2$CH$_3$
196d X = —(CH$_2$)$_{11}$Br

197a X = —(CH$_2$)$_{12}$CH$_3$
197b X = —(CH$_2$)$_{11}$N$_3$
197c X = —(CH$_2$)$_{11}$SCH$_2$CH$_3$

图 5-35　5′- 烃基 -O- 碳酸酯（酰酯）前药的化学结构

2.5.5　大分子载体前药

NRTIs 作为亲水性化合物，不能自由穿过细胞膜，尤其是不能穿过血脑屏障到达脑组织来抑制该组织中的病毒复制。通常的手段是给它们连接上亲脂性大分子运载体形成前药，这些亲脂性前药并无生理活性，在自由扩散及细胞膜定向主动转运系统的作用下透过生物屏障之后，经细胞酶系作用释放出活性分子及运载体残基，经磷酸化作用后产生抗病毒活性[15]（图 5-36）。

修饰基团连接在核苷分子的 5′- 羟基上，两者之间的化学键必须易于被细胞酶系降解，只有这样才能在胞内有效地释放出目标分子。5′ 位常常连接磷酸盐或碳磷酸盐化合物作为天然核苷的类似物[79]。

大分子载体前药可分为非特异性载体前药及靶向特性器官或组织的特异性载体前药。非特异性载体前药主要包括 AZT 的长链酯类衍生物、多不饱和脂肪酸及极性脂质（如溶血磷脂酰乙醇胺及鞘氨醇）衍生物、AZT 的胆固醇轭合物，此外还有 AZT 和 D4T 不饱和脂肪酸、5′- 维 A 酸酯及各种胺、醇（香叶醇、双棕榈丙三醇及双十六烷基丙三醇）衍生物等[45]。此种载体前药能有效地提高对膜的穿透性，增加药物的胞内浓度。

胆固醇缀合物一般有良好的水溶性，一些胆固醇 - 多胺酰胺缀合物已被证实具有抗菌活性，而甾体 - 多胺缀合物可以作为离子载体在细胞膜之间进行识别，对于富负电性的脂膜有很强的相互作用，这一性质可以很好地被用来制备前药。Jin Y 等[80]利用亲脂性的胆固醇分别与核苷类似物阿昔洛韦、地达诺新（ddI）、齐多夫定缀合形成一系列的新型自组装药物传递系统。其中，胆固醇 - 齐多夫定缀合物（CPNZ，198）表现出很好的体外抗 HIV 活性，在 MT4 细胞模型中 CPNZ 的 EC$_{50}$ 为 1nmol/L，是齐多夫定的 1/5。而胆固醇 - 地达诺新缀合物（199）在体内试验中表现出良好的缓释作用，在大鼠血浆中的半衰期达到 9 天[81]，而在肝脏匀浆中的半衰期为 5.9 天，但可能是由于其体内稳定性太高的原因，从而不易被降解，无法释放出活性药物地达诺新，因而导致该缀合物并没有表现出明显的体内抗 HIV 活性[15]。

对 AZT 醚类磷脂衍生物研究发现，AZT 1-O- 十六烷基 -2-O- 甲基 -sn- 甘油磷酸二酯（200）及 AZT 十六烷基磷酸二酯衍生物（201）具有抗 HIV-1、抗 HIV-2 及抗肿瘤增殖活性。化合物 200 的抗 HIV 活性约是 AZT 的 1/10，抗肿瘤活性约是其 10 倍；而化合物 201 的抗病毒及抗肿瘤活性都是化合物 200 的 1/10。化合 200 的烃链呈现紧凑的空间构象，即 2- 甲氧基甘油基与嘧啶环

的甲基在空间上接近；而化合物 201 的烃链与碱基之间没有如此紧凑的构象。2- 甲氧基甘油基疏水相互作用的存在使化合物 200 的烃基侧链稳定化，可能是活性较高的原因[82]。

阿德福韦和替诺福韦等核苷酸类化合物大都存在着口服生物利用度低、细胞渗透差和肾毒性高等缺陷。为了克服这些缺陷，烷氧烷基作为一种大分子修饰物应用在这些核苷酸的修饰中（化合物 202~205）[83]。与烷氧烷基缀合的大分子核苷酸前药作为溶血磷脂的类似物更易被胃肠道吸收，并延长其在血液中的半衰期。研究发现[15]，这

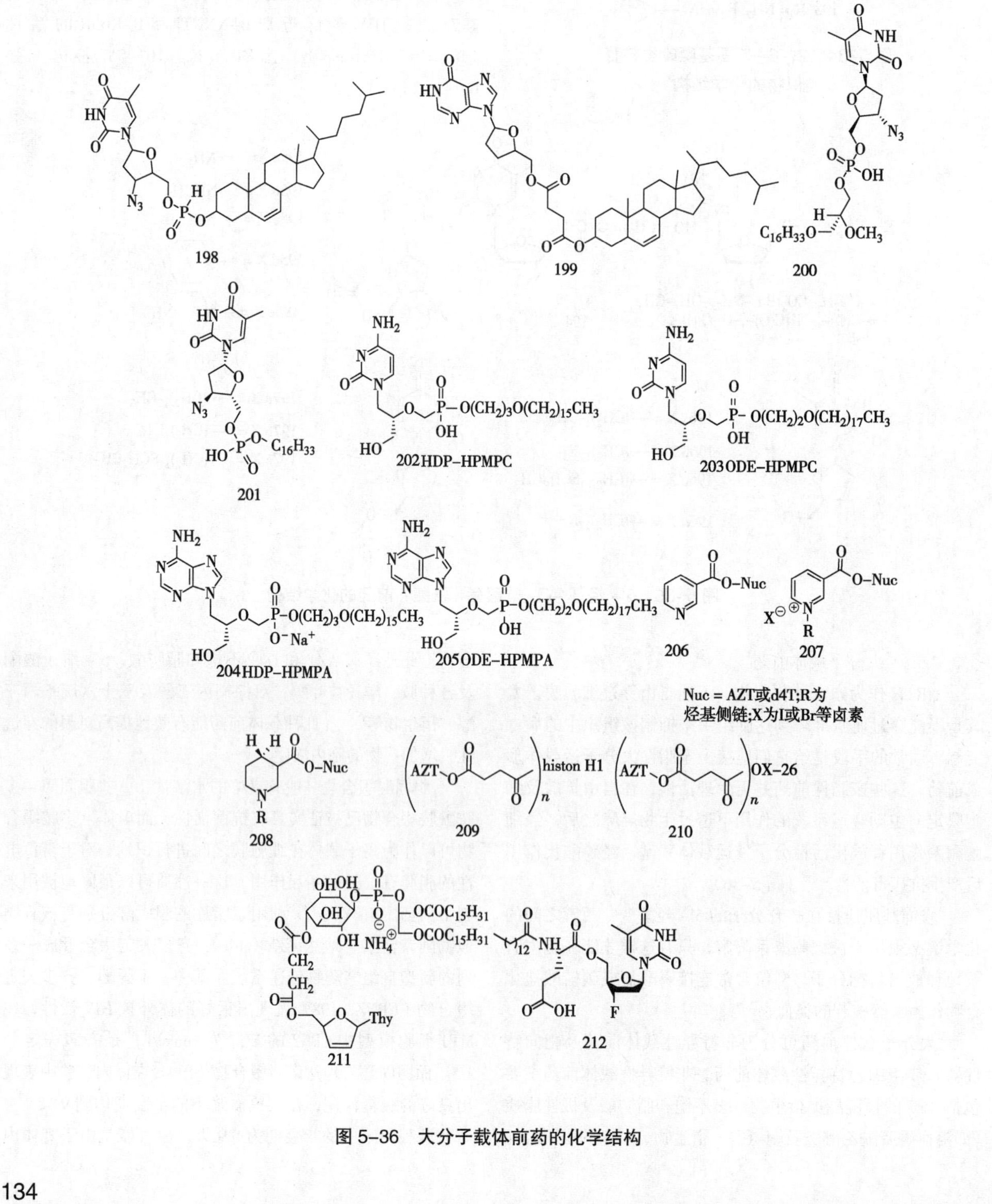

198　199　200

202 HDP-HPMPC　203 ODE-HPMPC

204 HDP-HPMPA　205 ODE-HPMPA　206　207

Nuc = AZT或d4T;R为
烃基侧链;X为I或Br等卤素

208　209　210

211　212

图 5-36　大分子载体前药的化学结构

种大分子前药不宜被传输系统识别因而减少其在肾小管中的蓄积，从而减低药物的肾毒性。由于修饰后的大分子前药更易透过细胞膜，烷氧烷基核苷酸类修饰物在体外抗病毒实验中也表现出比原药更强的活性。在这类新型的烷氧基烷基核苷酸前药中，十六烷基丙氧基（HDP）修饰的西多福韦（CDV，HPMPC）核苷酸前药（CMX001）和十六烷基丙氧基（HDP）修饰的泰诺福韦（TDF）核苷酸前药（CMX157）已进入临床研究。

HIV-1 在脑组织中的感染常伴随着严重精神发育不全的症状，例如记忆、运动功能及行为缺失等。由于脑组织部位的特殊性即血脑屏障的存在，核苷等极性水溶性分子难以到达脑组织，给 AIDS 的治疗带来很大的困难。

1，4- 二氢吡啶基团（中性亲脂性分子）与核苷类药物形成的轭合物（206~208）能透过血脑屏障到达脑组织。二氢吡啶在脑组织氧化还原系统如脱氢酶的作用下转化成吡啶，后者含有正电荷，不易透出血脑屏障，从而在脑组织中释放出母药后发挥抗病毒作用[84]。

提高极性药物向中枢神经系统转运效率的一种方法是与脑组织毛状上皮细胞作用的蛋白（比如阳离子组蛋白 H1 或抗转铁蛋白受体 OX-26 抗体的抗体）形成轭合物（209、210）[45]，OX-26 蛋白与脑组织的毛状上皮细胞结合，通过受体介导的转运穿过血脑屏障。阳离子蛋白使这种由吸收介导的易化转运透过血脑屏障的跨膜转移成为可能；阳离子蛋白——组蛋白 H1 含有 25% 的赖氨酸，在阳离子存在的条件下对药物具有较高的载量。

AZT 与 十 二 肽 Cys-Arg-Ile-Lys-Gln-Phe-Ile-Asn-Met-Trp-Gln-Glu 形成的轭合物能被 CD4 淋巴细胞识别，是一种定向药物转运系统[45]。磷酸肌醇在细胞膜中的含量较少，然而细胞膜中含有的载脂蛋白对含有肌醇的脂类也有亲和力，因此 NRTIs 与磷酸肌醇的轭合物也能穿过细胞膜，在靶细胞中富集。据此，Shastina 等[84]合成了 D4T 的磷脂酰肌醇轭合物（211），该轭合物可以有效地穿过细胞膜，在胞内酶的作用下水解释放 D4T，从而发挥抗病毒活性。

卵磷脂、甘油脂肪酸酯、聚乙烯、N- 肉桂酰 - 谷氨酸二正丁酰胺、N- 硬脂酰丙氨酸甲酯等常作为经皮肤给药的凝胶制剂轭合物。Parang 等[85]合成了 FLT 的 N- 豆蔻酰谷氨酸盐的有机凝胶轭合物（212），该轭合物在室温下可稳定存放，FLT 也可以在胞内酶的作用下从凝胶轭合物中释放，从而发挥抗 HIV 作用。

2.5.6　协同前药[45]

协同前药（双前药）是基于拼合原理的一种药物设计方法，是指将 2 种药物的结构拼合在一个化学实体分子内，或将两者的药效基团兼容于同一分子中，使兼容两者的性质、强化药理作用、减少各自的毒副作用，或者两者取长补短、发挥各自的药理作用，协同完成治疗过程。药物自身无活性，在体内代谢后代谢产物有药效，因而拼合原理

可认为是一种特殊的前药。

目前主要采用联合疗法治疗 HIV 感染，即在一个处方中同时使用各种 NRTIs（例如 AZT 和 D4T）或同时使用 NRTIs 和其他靶点的抑制剂，例如逆转录酶抑制剂与蛋白酶抑制剂联合使用或是逆转录酶抑制剂与整合酶抑制剂联合使用[86-87]。

此外，核苷类及非核苷类逆转录酶抑制剂与免疫活性物质（例如肽类和多糖）、影响病毒颗粒稳定性的物质（例如 bicyclame）、HIV 靶细胞受体的类似物（肽类）[88]等联合使用的情况也较常见。在联合疗法中，将 2 个药物骈合后可在生理介质中通过细胞酶类降解为 2 个活性成分。核苷类化合物最常见的修饰位点是 5′- 羟基，核苷与修饰基团之间的键必须易于被酶类水解，目前文献中已经报道了含有磷酸盐或碳磷酸盐基团的 NRTIs 衍生物。

2.5.6.1　核苷 - 核苷类轭合前药

NRTIs 由于亲水性和生物利用度较低，用亲脂性的脂肪酰酯链轭合 NRTIs 可以改善细胞的生物利用度。以 FLT 和 3TC 的双轭合前药为例，FLT 的十二酸（213）与十四酸（214）轭合的抗 HIV-1 活性的 EC_{50} 分别为 0.8~1.0nmol/L 和 3~4nmol/L，比相应的单体要高得多；3TC 的双轭合前药（219，220）的抗病毒活性（EC_{50}=3~60nmol/L）较相应的单体活性（EC_{50}=90~200nmol/L）提高 1.5~66 倍[15]（图 5-37）。

NRTIs 可直接与磷酸酯反应形成轭合前药，如 AZT 和 3TC 的单磷酸酯嵌合双前药（221），其抗病毒活性显著高于各自的单体，且无明显的细胞毒性[15]。D4T 的二、三磷酸酯轭合前药（222、223）也具有与其单体类似的抗病毒活性[89]。

NRTIs 还形成肽链缀合前药，如豆蔻酰 –Glu（3TC）–FLT（224）和豆蔻酰 –Glu（FTC）–FLT（225）轭合物的抗 HIV-1 活性的 EC_{50} 分别为 0.3~0.6μmol/L 和 0.1~0.4μmol/L；AZT、FLT 和 3TC 的三核苷轭合物（226）的抗 HIV 多药耐药株活性（EC_{50}=5.9nmol/L）和 NNRTIs 耐药株活性（EC_{50}=12.9nmol/L）与单体相比要高得多。

2.5.6.2　核苷 - 非核苷类轭合前药（D4T- 吡啶酮衍生物[90]、AZT-HEPT、AZT- 吡啶酮衍生物、ddC-HEPT[91]）

文献报道了一类抗 HIV 的新型双前药：以 SATE（S- 酰基 -2- 硫乙基）前药为基础，将核苷类逆转录酶抑制剂 D4T 的单磷酸盐与非核苷类逆转录酶抑制剂结合，并且以 SATE 和苯环作为掩饰基团。双前药 230 是将 D4T 的单磷酸盐与 NNRTIs MKC-442（227）结合（通过 MKC-442 N-3 位 p- 羟苯甲酰基），双前药 231 和 232 是 D4T 的单磷酸盐与新型 NNRTIs 228 和 229 N-1 位的稳定酚基结合。双前药 230、231 和 232 对 HIV-1 Y181C 变异株具有活性，并且对 HIV-2 也有活性（图 5-38）。

AZT-HEPT 轭合物（N-3 和 C-5）233a、234b 和 235 在 2~5μmol/L 时具有抗 HIV 活性，但是对 HIV-2 或 HIV-1$_{Y181C}$ 变异株没有活性。相反 ddC-HEPT 轭合物 235 在细胞

第5章 HIV-1逆转录酶及其抑制剂

培养基中对 HIV-1（野生型和 Y181C 变异株）和 HIV-2 具有等效的活性，EC_{50} 为 0.45μmol/L。研究发现这些双底物抑制剂并无协同作用，表明分子中的 2 个抑制剂没有同时与各自的靶点结合。AZT-HEPT 轭合物和 ddC-HEPT 轭合物 235 没有形成协同抑制逆转录酶的作用，其原因可能是 235 三磷酸化作用与 RT 的活性位点及 NNRTIs 的疏水性位点均不能很好地结合。此外，AZT-吡啶酮轭合物 236~239 均无抗 HIV-1 活性。

2.5.6.3 NRTIs-蛋白酶抑制剂双前药

HIV 蛋白酶抑制剂和核苷类逆转录酶抑制剂联合应用

时由于作用机制不同会产生协同抗病毒作用，并且可以降低药物服用剂量及副作用，是目前"鸡尾酒"疗法的重要组分（图 5-39）。

类肽化合物 KNI-413（240）属于 HIV-1 蛋白酶抑制剂，KNI-413 含有羟基，具有较好的抑酶活性，但是抗病毒活性较低。日本的研究人员合成了 KNI-413（及其同系物）与 AZT 的轭合物（前者的羧基与后者的 5'-羟基之间形成酯键）。其中，化合物 241j 的抗 HIV 活性比 AZT 高 46 倍，241f 的抗病毒活性比 AZT 高 6.6 倍，比其中的蛋白酶抑制剂的活性高 2.1 倍（表 5-1）。

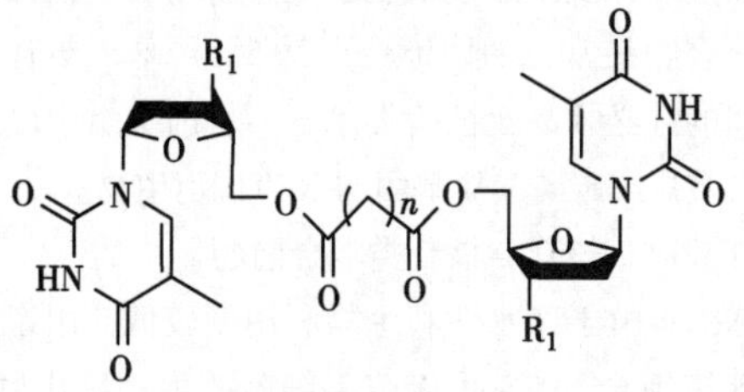

213 R₁= F, n= 10
214 R₁= F, n= 12
215 R₁= N₃, n= 10
216 R₁= N₃, n= 12

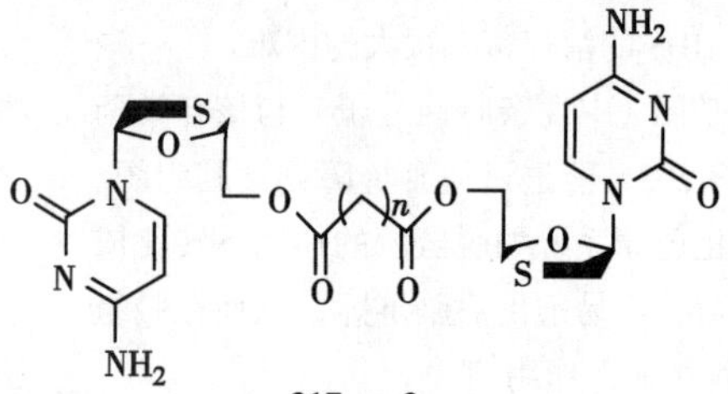

217 n= 2
218 n= 8
219 n= 10
220 n= 12

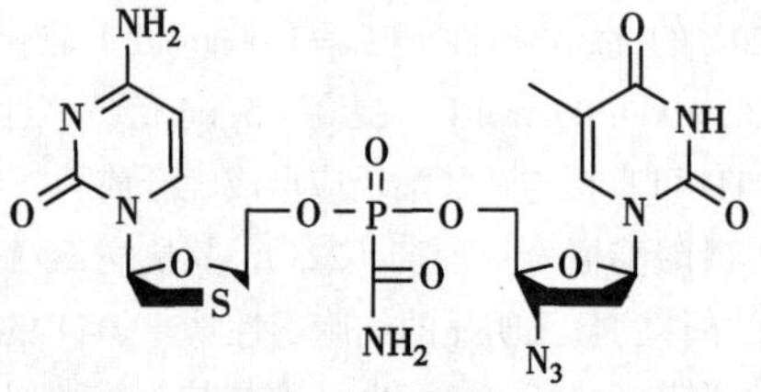

221

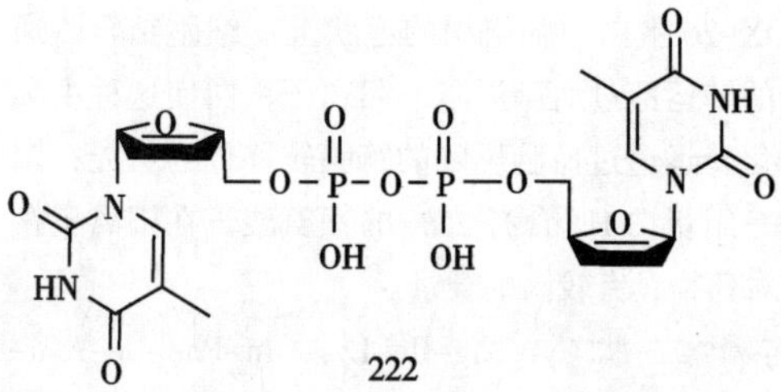

222

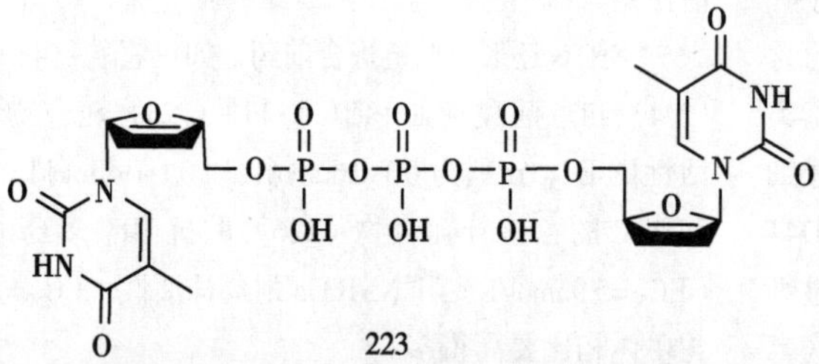

223

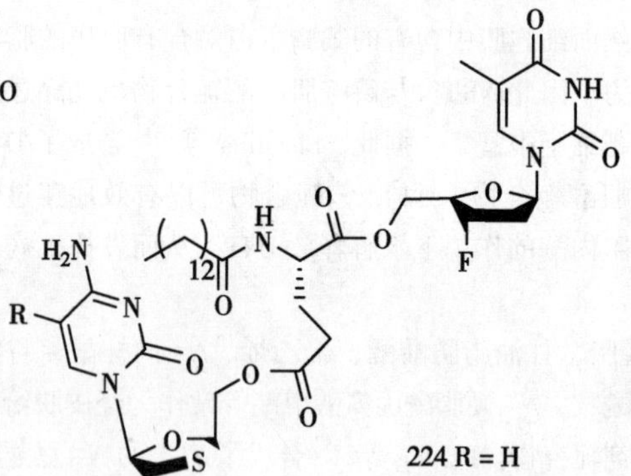

224 R = H
225 R = F

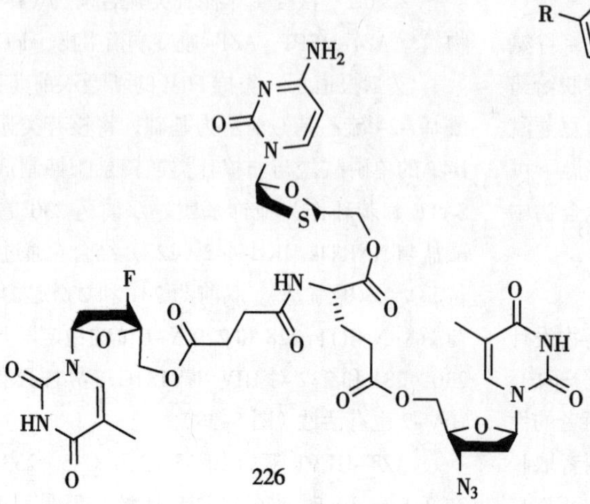

226

图 5-37 核苷-核苷类轭合前药的化学结构

136

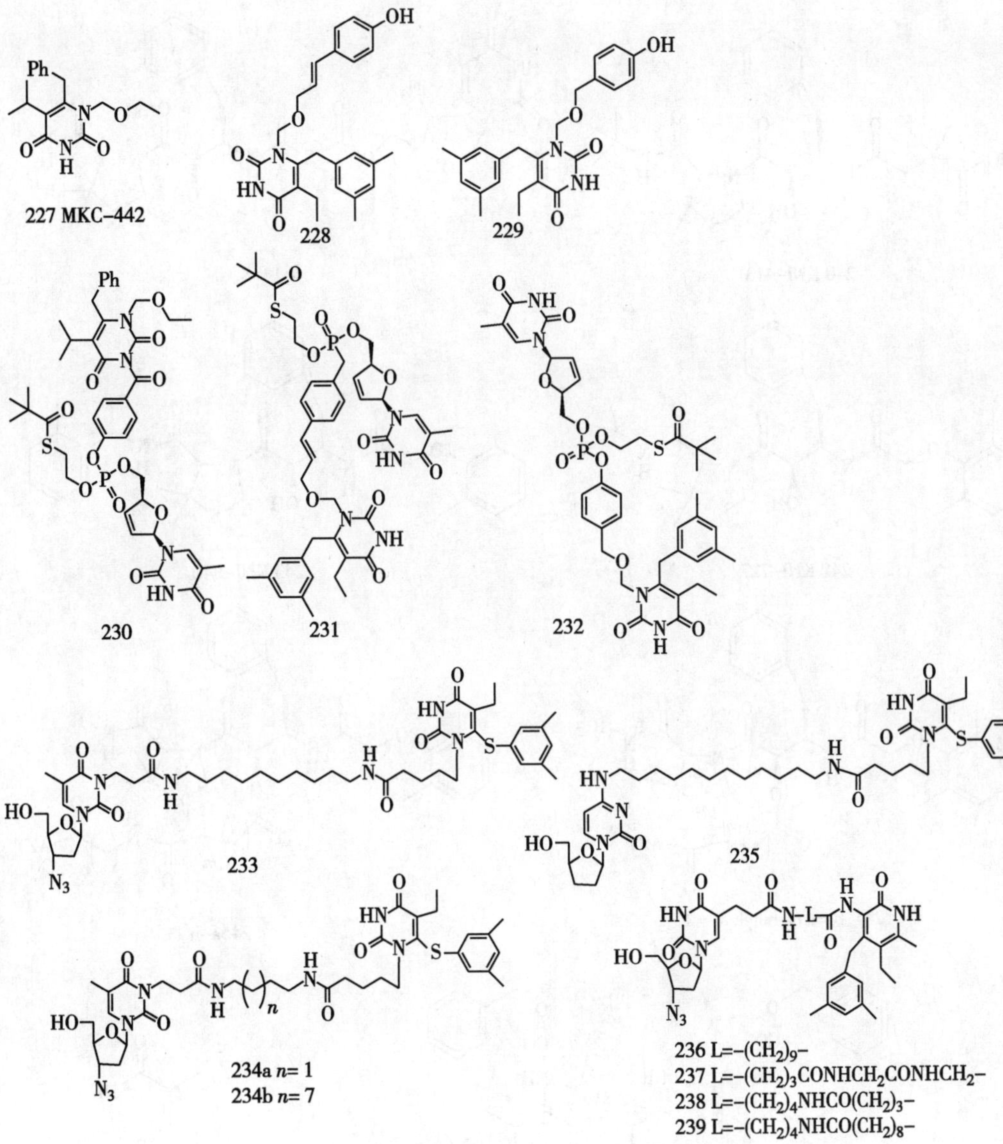

图 5-38　核苷 - 非核苷类轭合前药的化学结构

表 5-1　AZT 与含有羧基的 HIV 蛋白酶抑制剂（241a~k）的 5′-O- 轭合物[92-93]

化合物编号	X	R^1	R^2
a	$-CH_2CH_2-$	H	Bu^t
b	$-C(Me)_2CH_2-$	H	Bu^t
c	$-CH(Me)CH(Me)-$	H	Bu^t
d	$-CH_2CH_2CH_2-$	H	Bu^t
e	$-CH_2C(Me)_2CH_2-$	H	Bu^t
f	$-C(Me)_2CH_2-$	Me	Bu^t
g	$-CH(Me)CH(Me)$	Me	Bu^t
h	$-C(Me)_2CH_2-$	H	2-methylbenzyl
i	$-CH(Me)CH(Me)-$	H	2-methylbenzyl
j	$-C(Me)_2CH_2-$	Me	2-methylbenzyl
k	$-CH(Me)CH(Me)$	Me	2-methylbenzyl

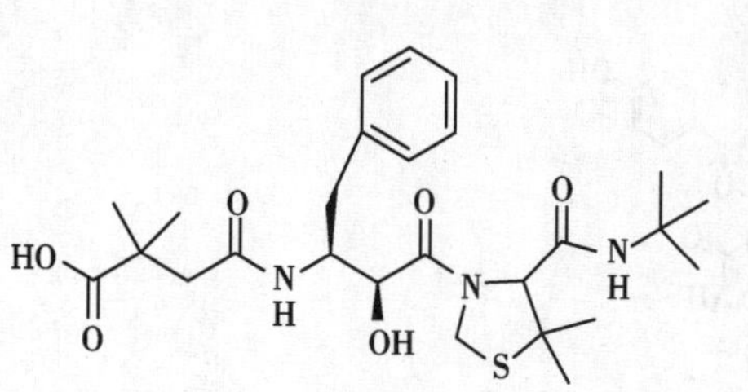

240 KNI-413

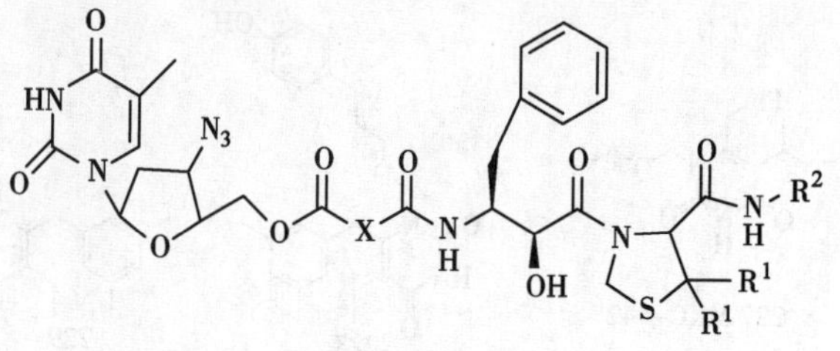

241a~k

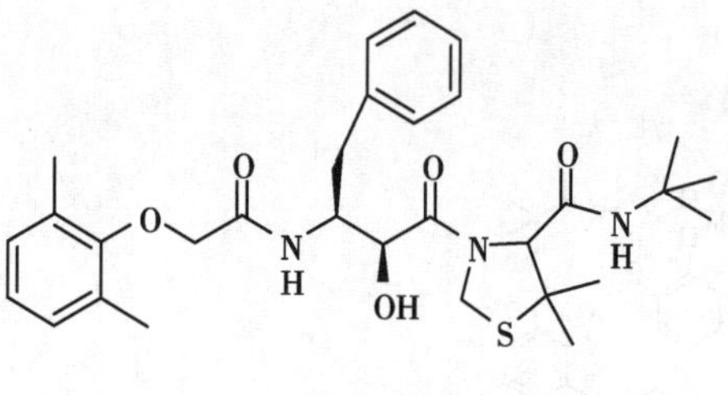

242 KNI-727

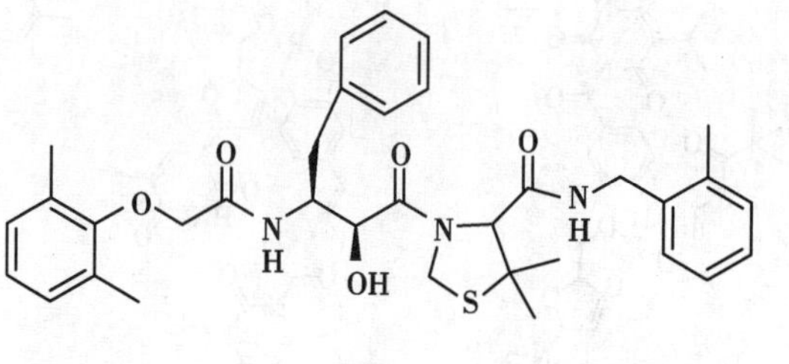

243 KNI-840

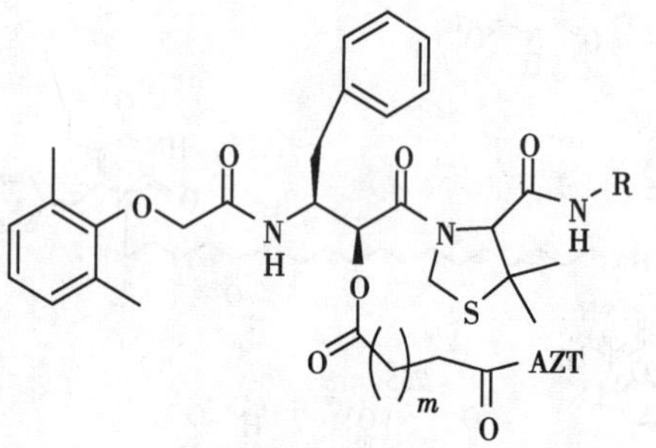

244　R =*tert*-butyl; *m* = 1

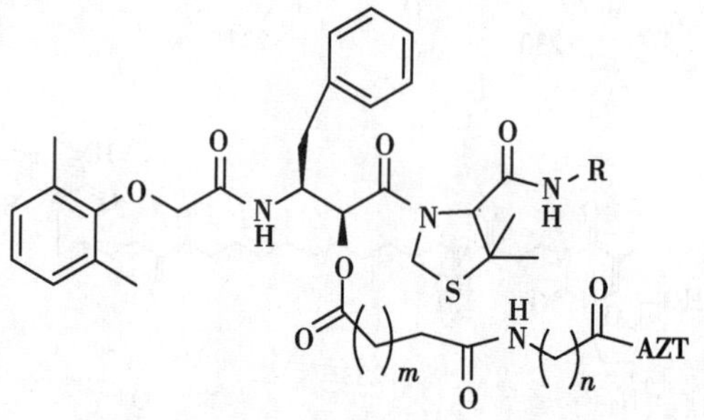

245a~h

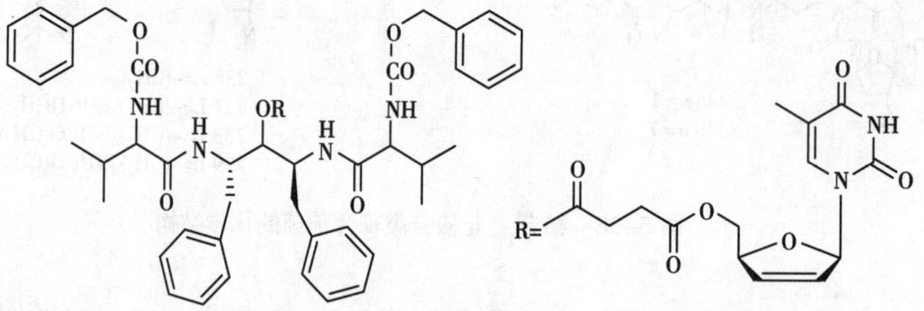

246

图 5-39　NRTIs- 蛋白酶抑制剂双前药的化学结构

　　基于上述研究，日本的研究人员接着合成了 AZT 与蛋白酶抑制剂 KNI-727（242）和 KNI-840（243）的羟基偶联化合物[94]。其中活性最强的是 245b，其抗 HIV 活性比 AZT 高 62 倍，比其中的蛋白酶抑制剂的活性高 920 倍（表 5-2）。

表 5-2　AZT 与不含有羧基的 HIV 蛋白酶抑制剂的 5′-*O*- 轭合物[95]

化合物 245a~h	*m*	*n*	R
a	1	1	*tert*-butyl
b	2	1	*tert*-butyl
c	1	2	*tert*-butyl
d	2	2	*tert*-butyl
e	1	1	2-methylbenzyl
f	2	1	2-methylbenzyl
g	1	2	2-methylbenzyl
h	2	2	2-methylbenzyl

此外，文献中报道了结构中含有蛋白酶抑制剂 A74704、D4T 及以琥珀酸为连接片段的双前药（246）[79]，化合物 246 对酯酶的水解作用较稳定，在兔肝酯酶的作用下水解率不到 20%。在 MT4 细胞培养实验中，毒性浓度的 246 对 HIV-1（ⅢB）仍无活性，原因可能是对水解酶过于稳定。

2.5.6.4　与多糖的双前药

多聚阴离子如硫酸葡聚糖能抑制 HIV 复制，以后又发现多种硫酸化多糖具有抗 HIV 活性，例如凝胶多糖（硫酸化的 β-1，3- 葡聚糖）（$EC_{50}=0.50\mu g/ml$），在体外浓度为 $3.3\mu g/ml$ 时能完全抑制 HIV 感染，并且具有较低的抗凝作用及细胞毒性。临床试验表明凝胶多糖能增加艾滋病患者血液中的 CD4 淋巴细胞数目。硫酸葡聚糖能在肝、肾、淋巴结及骨髓等器官或组织中蓄积，因此硫酸葡聚糖与 NRTIs 形成轭合物不但具有协同作用，而且能增加药物向淋巴组织的转运（淋巴组织靶向给药）。

据文献报道，硫酸化低聚糖烷基糖苷的 AZT 衍生物（247）具有较高的抗 HIV 活性，且几乎无抗凝血活性。此外，另一个多糖 carrageenans 的 AZT 及 D4T 衍生物也具有一定的抗 HIV 活性，机制是组织病毒与细胞表面的结合[96-97]（图 5-40）。

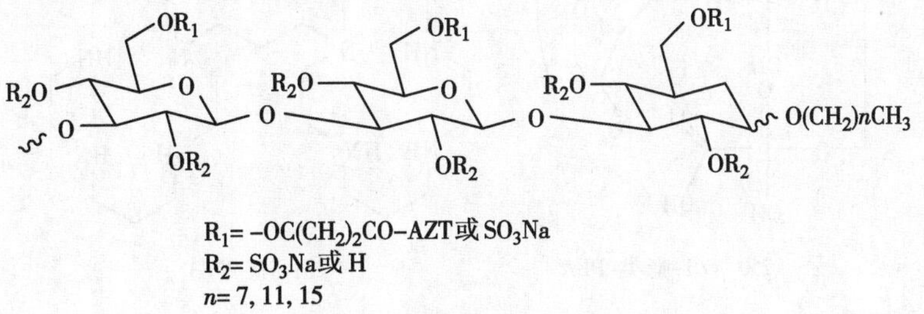

$$R_1= -OC(CH_2)_2CO-AZT\ 或\ SO_3Na$$
$$R_2= SO_3Na\ 或\ H$$
$$n= 7, 11, 15$$

247

图 5-40　与多糖的双前药的化学结构

κ- 角叉菜聚糖是一个已用于食品工业的生物聚合物，耐受性良好，安全性有保障。研究表明，该多聚载体自身有抗 HIV 活性，因而 κ- 角叉菜聚糖具有载体和抗 HIV 的双重作用。由于 κ- 角叉菜聚糖 –AZT 轭合物（κ-carrageenan–AZT conjugates）与 AZT 相比呈现优势明显的抗 HIV 活性，因此具有良好的治疗用途[98]。

2.5.6.5　与肽类的双前药

肽类物质能对病毒生命周期的某些特定环节产生影响，因此也具有一定的抗病毒活性。肽类物质对病毒的作用主要表现在：①肽链对病毒衣壳蛋白具有亲和力，故能妨碍病毒与细胞膜的融合；②肽类物质对靶细胞的特异性作用也能阻止病毒向细胞的渗透；③免疫活性肽能影响作为 HIV 感染靶点的淋巴细胞的功能。因此，NRTIs 与具有不同作用的肽类物质的拼合前药也是抗 HIV 药物研究的一个方向。通过氨基酸残基侧链或肽 C 端的羧基与核苷类药物的 5′- 羟基缩合成酯。若无自由羧基或羧基被保护，也可以通过肽类的其他官能团或合适的连接单元与核苷相连。

HIV-1 对宿主细胞的感染始于病毒衣壳糖蛋白 gp120 与 T 细胞表面 CD4 受体的结合。Uchiyama 等合成了 AZT 及其他 NRTIs 与 gp120 特异性肽（该肽类能抑制病毒糖蛋白 gp120 与 T 细胞表面 CD4 受体的结合）的拼合前药 248 和 249，初步的试验结果表明肽链较短的化合物 248 可抑制 HIV 复制（图 5-41）。

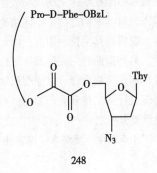

248

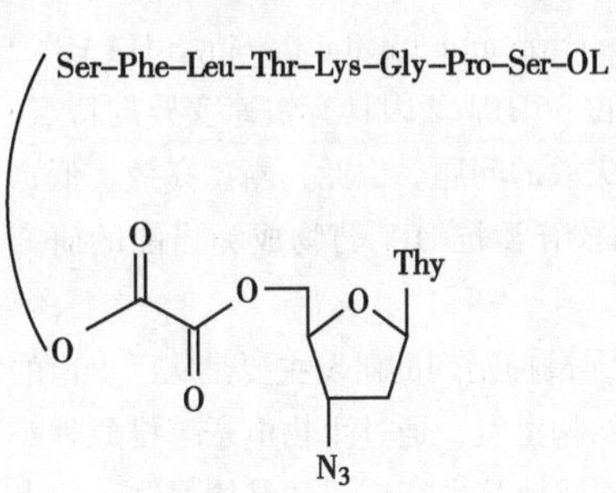

249

图 5-41　与肽类的双前药的化学结构

此外，研究表明中国鲎肽（tachyplesin）类似物具有抗 HIV 活性，肽序列 T131 及 T140 对 CXCR4 辅助受体产生拮抗作用，能阻断病毒与宿主细胞的融合。因此将核苷类药物与 T131、T140 拼合不仅能阻止病毒与细胞的融合，还能抑制病毒的复制。

2.5.6.6　与其他化合物的双前药

膦甲酸（PFA）是一类潜在的抗 HIV 逆转录酶的焦磷酸盐类似物[99]。H Schott 等[100]用脂溶性的十八甘油链接

第5章 HIV-1逆转录酶及其抑制剂

膦甲酸和齐多夫定,合成一种新型的双前药(化合物250)。该大分子双前药表现出良好的体外抗HIV病毒活性,EC$_{50}$为170~200nmol/L,IC$_{50}$为92.7~94.3μmol/L(图5-42)。

除此之外,文献还报道了D4T与免疫活性二肽胸腺原(thymogen)的拼合前药[101]、AZT和熊去氧胆酸(UDCA)的拼合前药[15]。双-1,4,8,11-四-吖环四

癸烷(bicyclame),如JM 2763(251)及JM 2987(252)能与病毒的衣壳融合,影响病毒的脱衣壳作用(例如去除衣壳蛋白)。此外,双-1,4,8,11-四-吖环四癸烷能与CXCR4趋化因子受体作用,阻止病毒与T细胞的结合[15]。因此,核苷-bicyclame双前药能选择性地针对CXCR4趋化因子受体,抑制HIV对细胞的感染。

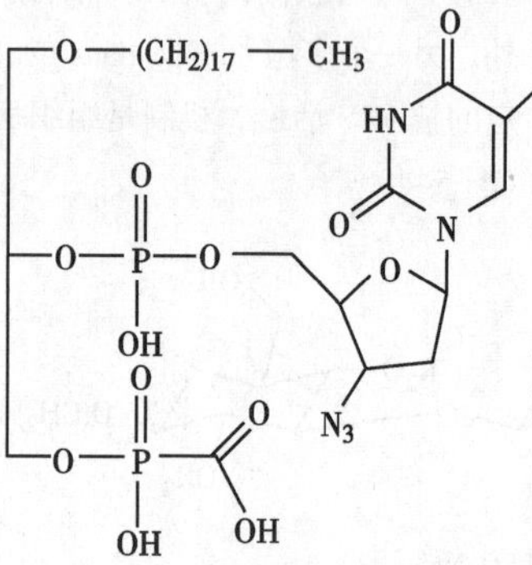

250 AZT-脂类-PFA 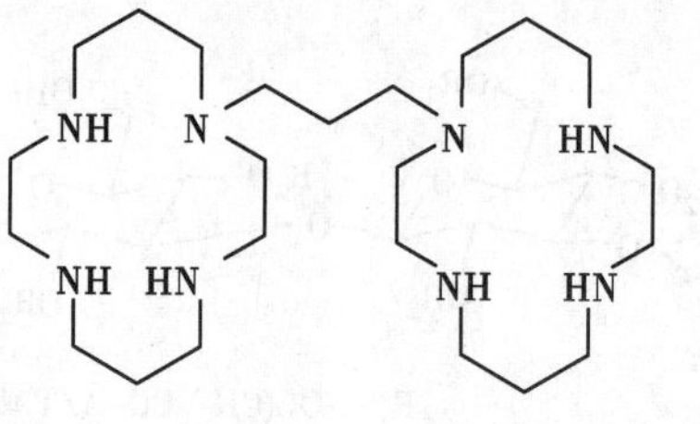　　251 JM 2763

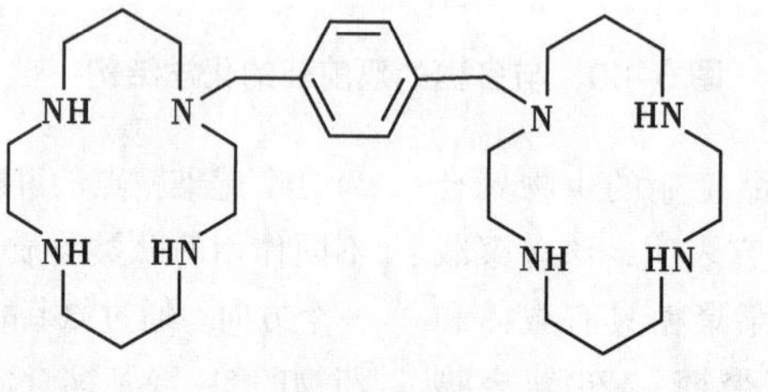

252 JM 2987

图5-42　与其他化合物的双前药的化学结构

3　结语

纵观核苷类抗HIV-1逆转录酶抑制剂的发展历程,在过去的30多年中,科学家们在核苷类药物的研究领域取得了很大的进展,许多新型的抗病毒药物被开发出来。核苷类药物已经成为目前临床上治疗艾滋病广泛应用的高效抗病毒疗法(highly active antiretroviral therapy,HAART)的基本组成部分。但由于HIV基因具有快速变异的特点,原有的药物不断面临失效的问题。因此,新型高效、低毒并且不产生耐受性的核苷类抗HIV药物成为当前的研究热点。

目前核苷类逆转录酶抑制剂的研发主要是从已上市的HIV-1核苷抑制剂的结构出发,通过生物电子等排原理对天然核苷(酸)的碱基或糖基进行广泛的结构修饰,或者

同时对碱基和糖基进行双重修饰;除此之外,核苷类药物的前药修饰也是结构修饰的一个重要方向,可用以改善核苷类药物的药代动力学差的缺点,延长作用时间,降低毒副作用,提高抗病毒及抗肿瘤效价,扩大抗病毒谱。单核苷酸前药替诺福韦双异丙氧甲酸氧基甲酯和阿地福韦双异丙氧甲酸氧基甲酯在临床上的成功应用,使单核苷酸的修饰更加深入,科学家们进行了不同结构的磷酸酯类、磷酰胺类修饰,以提高其生物利用度,增加抗病毒活性和减少毒副作用。另外借助酶-底物晶体复合物的结构生物学信息及计算机辅助药物设计可以探明药物与酶的精确作用模式,为合理设计新型核苷类药物提供有用的信息,也是药物研发的重要方向之一。

(卢雪怡　贾海永　康东伟　展　鹏　刘新泳)

第3节　HIV-1非核苷类逆转录酶抑制剂

HIV-1非核苷类逆转录酶抑制剂(NNRTIs)是一类与核苷的结构、作用机制迥异的特异性地抑制HIV-1 RT的化合物。该类抑制剂具有结构多样、高效低毒以及可

与其他药物协同作用等特性,而且与核苷(酸)类逆转录酶抑制剂相比,还具有许多独特的优点,比如它们特异性地结合到HIV-1 RT的变构口袋,不识别细胞或其他病

毒的 DNA 或 RNA 多聚酶，因此选择性高、细胞毒性较低；其活性形式不需细胞内的磷酸化，因而在静止和活化的细胞或不同的细胞系中都具有广泛的活性；而且它们亦可与细胞外（如血浆中）的逆转录酶结合，减少游离病毒颗粒的逆转录，从而降低病毒的传染性。因此，对 NNRTIs 的研究一直是发现新型抗艾滋病药物的有效途径和重要方向之一，目前已有 50 多类不同结构骨架的化合物被确定为 NNRTIs。其中，截至 2019 年 1 月，已被美国 FDA 批准上市的实体药物分子有 6 种，分别为奈韦拉平（nevirapine, NVP, Viramune®）、地拉韦定（delavirdine, DLV, Rescriptor®）、依法韦仑（efavirenz, EFV, Sustiva®, Stocrin®）、依曲韦林（etravirine, ETR, Intelence®）、利匹韦林（rilpivirine, RPV, Edurant®）和 2018 年新批准

上市的药物多拉韦林（doravirine, DOR, Pifeltro®）（图 5-43）。多拉韦林是一种新的非核苷逆转录酶抑制剂，临床试验表明其可与其他抗逆转录病毒药物联合使用。多拉韦林对 HIV-1 野生株、K103N 和 Y181C 单突变株以及 K103N/Y181C 双突变株均表现出较高的抑制活性，优于现有的非核苷类药物。药代动力学和安全性考察结果表明，其在人体内具有良好的药代动力学性质，能够满足每天一次给药，单剂量 1 200mg 以及连续 10 天每天给药 750mg，受试者都表现出良好的耐受性。试验过程中，治疗组药物相关不良事件总发生率较低，除了头疼，并没有皮疹和中枢神经系统（CNS）事件发生。这些结果都表明多拉韦林是一个具有广阔应用前景的新型非核苷类逆转录酶抑制剂。

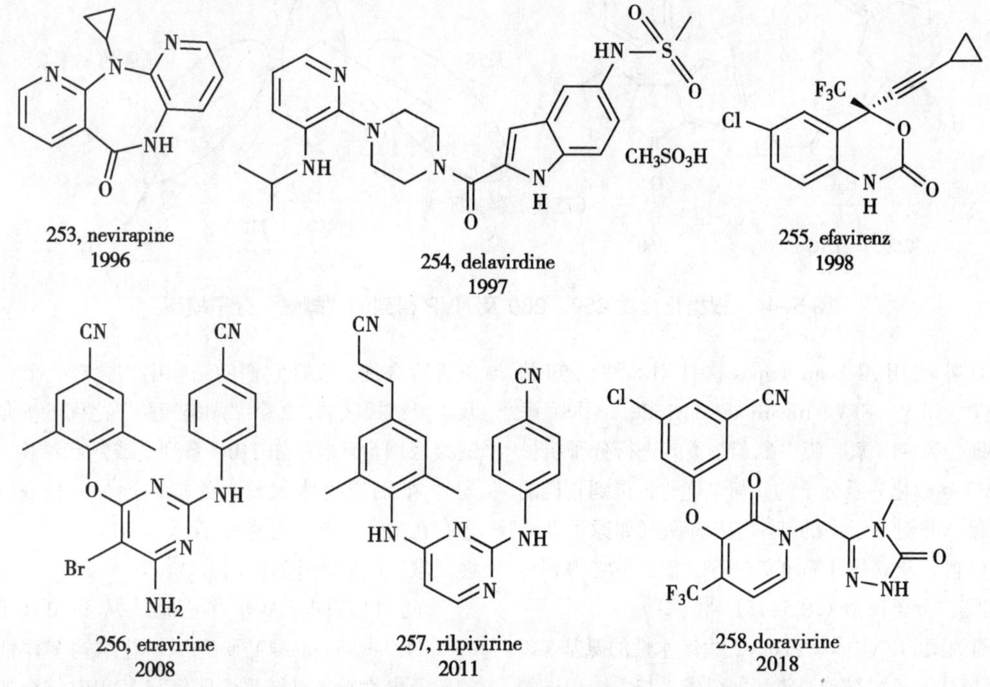

图 5-43　已批准上市的 NNRTIs 的化学结构

前已述及，NNRTIs 通过结合到 NNIBP 中发挥作用。NNIBP 原本并不存在，由 NNRTIs 诱导产生。NNIBP 形成的具体过程如下：RT 中没有 NNRTIs 结合时，组成 NNIBP 的氨基酸残基 Y181 和 Y188 "凹陷" 指向结合腔袋中心，此时 NNIBP 尚不存在；当 NNRTIs 与逆转录酶相互作用时，使氨基酸残基 W229 发生轻微扰动，导致其邻近的 Y181 和 Y188 侧链发生翻转，由原来朝向结合口袋中心变为指向催化活性位点。这种构象的变化诱导产生了一个空间体积为 620~720Å^3 的变构结合口袋，即 NNIBP。NNIBP 的体积与抑制剂分子的大小有关。NNIBP 主要由芳香性氨基酸残基组成，如 Y181、Y188、F227、W229 和 Y318 等，因此整体上呈疏水性。但也含有一些亲水性氨基酸残基，如 K101、K103 和 E138 等[102]。

通过 X 射线晶体衍射发现，NNIBP 的体积和形

状与 NNRTIs 结合之后诱导位于口袋开口处构象灵活的 P236 "发夹环"（Pro 236 hairpin loop）的移动及 β10 和 β11 片层的位移密切相关，不同的抑制剂诱导产生的 NNIBP 体积和形状不同，可分为 2 种类型① NVP 型结合口袋：主要由一些结构较小的 NNRTIs 如 9-Cl-TIBO、NVP 和 α-APA（α-anilinophenylacetamide）诱导产生。在这类 NNIBP 中的 P236 "发夹环" 移动约 5Å，从而与 K103 主链的 -NH 形成氢键，导致口袋关闭，可以较紧密地包裹住分子结构较小的 NNRTIs[103]。② BHAP 型结合口袋：主要由一些体积较大的 NNRTIs 如 BHAP 类 NNRTIs DLV 和 HEPT 类 NNRTIs TNK-651 结合诱导产生，口袋较为开阔。这类 NNIBP 中的 P236 "发夹环" 为 apo 构象，使口袋上方可与溶剂接触。同时 K103 与 P236 之间不再形成氢键，使得 K103 残基主链完全暴露出来，有利于抑制剂与 K101 或

者 K103 残基主链形成氢键，提高活性和抗耐药性。而且，P236 "发夹环"构象较为柔性，使得该区域可以容纳结构多样性基团和片段。体积较大的 NNRTIs 可以从此区域伸向溶剂暴露区，为分子中引入极性亲水性基团以与口袋之间形成新的相互作用力和 / 或提高水溶性提供了可能性。

1 NNRTIs 的三维结构特点及药效团模型研究进展

1.1 "蝴蝶"分子构型

早在 1993 年，Schäfer W 等通过 X（射）线衍射晶体分析法及半经验计算（semiempirical calculations）对 TIBO

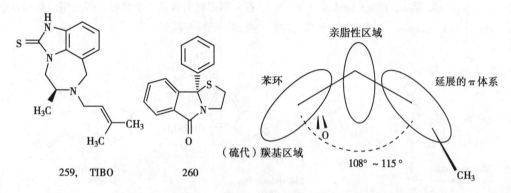

图 5-44 根据化合物 259、260 及 NVP 得到的"蝴蝶"分子模型

Sriram D 等使用 Alchemy Tripos 软件对 8 种已知的 NNRTIs（NVP、DLV、EFV、trovirdine、loviride、吲哚酰胺类、苯并噻二嗪 -1- 氧、硫甲酰苯胺类）进行分子机械计算（即 MM3 参数化）及分子的几何学优化，得到它们的最低能量构象。并对分子中的基本结构单元（如原子及非共用电子对位置）及立体和静电势进行分析，最终得到另一个 3D "蝴蝶"分子模型（图 5-45）[105]。

该 3D 药效团的"主体"（body）由亲水性的氨基（硫代）酰基、（硫代）乙酰胺或（硫）脲组成，与主体相连的是 2 个疏水性的"翅膀"（wings），主要由芳香基团组成，其中的 1 个芳香基团一般被卤素取代。因此，整个分子呈现出由 1 个亲水性"主体"和 2 个亲脂性"翅膀"组成的"蝴蝶"构型。

Wang J 等通过对 19 种 HIV-1 RT/NNRTIs 晶体复合物中抑制剂的构象进行叠合也得到了一个"蝴蝶"型分子构型[106]，如图 5-46 所示，X_1 代表五元或六元芳香环；X_2 代表芳香性或者脂肪族的五元或七元环；X_3 为含有 N、O、S 原子的亲水中心；d_1、d_2 和 d_3 分别代表 X_1-X_2、X_1-X_3 和 X_2-X_3 之间的距离。该药效团元素之间的距离有 2 种模式：模式 I，d_1、d_2 和 d_3 分别为 4.5~6.0Å、3.5~4.5Å 和 4.5~6.5Å；模式 II，d_1、d_2 和 d_3 分别为 2.4~2.8Å、3.5~4.5Å 和 4.0~5.5Å。

Ren J 等通过对 NVP、α-APA、9-Cl-TIBO、delavirdine（BHAP）、PETT-2、MKC-442、BM^+21.1326、UC-781、EFV 及 capravirine（S-1153）等抑制剂在 RT 中的空间构

（化合物 259）、化合物 260 及 NVP 的结构及电性特征进行分析，得到它们的三维结构的"蝴蝶"分子模型，如图 5-44 所示。它们的结构中均含有由 1 个芳环和 1 个延展的芳香体系组成的蝴蝶"翅膀"，这 2 个"翅膀"的中心距离为 4.5~5Å，两者之间的夹角大约为 110°。蝴蝶的"躯干"是由亲脂性区域组成的。此外，分子中还含有 1 个羰基或硫羰基，以及甲基等亲脂性基团[104]。

Schäfer W 等使用该模型合理地指导化合物 260 的进一步的结构修饰，得到了 2 个结构新颖的抑制剂。但是该三维药效团模型发现的时间较早，不能涵盖所有结构类型的 NNRTIs，具有一定的局限性。

象进行叠加，发现它们的结构中均含有 2 个"蝴蝶翅膀"及 1 个链接区域，2 个"蝴蝶翅膀"之间的夹角约为 120°，链接区域为环状（如 TIBO 系列）或链状结构（PETT-2 系列）。个别空间体积较大的抑制剂如 delavirdine（BHAP）还存在另外 1 个"翅膀"，深入 NNIBP 中 Pro 236 附近的柔性区域，产生额外的作用力[107]。

此外，Yadav A 等[108]通过从头 M.O. 计算法（ab initio M.O.calculations）研究了一些结构多样性 NNRTIs 的构象及电性特征。结果表明，与 NNIBP 结合的 NNRTIs 呈现相似的弯曲构象或"V"型构象，而且每个抑制剂中相应位置的氨基一般和 K101 形成氢键，分子的电子云分布恰好与疏水口袋的电性环境互补。

1.2 三维"点式"药效团模型（three-dimensional ligand-based pharmacophore model）

1.2.1 "三点"药效团模型

Yadav A 等根据蛋白质数据库中的 HIV-1 RT/NNRTIs 复合物的晶体结构，使用 Catalyst/HipHop、DISCO 和 GASP 等软件可分析 RT-NNRTIs 间的关键作用力，进而构建 NNRTIs 的药效团模型[109]。NNRTIs 与疏水口袋的关键相互作用如表 5-3 所示（PDB 代码 1klm 为例）。可以看出，大多数 NNRTIs 都具有典型的"三点"药效团模型（three-point pharmacophore model）：1 个疏水性中心（区域）、1 个氢键供体和 1 个氢键受体。疏水性中心和疏水口袋中的 Y181、Y188、F227 和 W229 等氨基酸残基之

间存在疏水相互作用；氢键供体和氢键受体直接或者通过水分子和 K101 或 K103 骨架的 –NH 和羰基之间形成氢键作用。Daszykowski M 的研究小组也构建了类似的药效团

模型[110]。无论最早发现的 TIBO 类 NNRTIs，还是新一代的 DAPY 类 NNRTIs 的结构都体现了"三点"药效团模型的特征（图 5-47）。

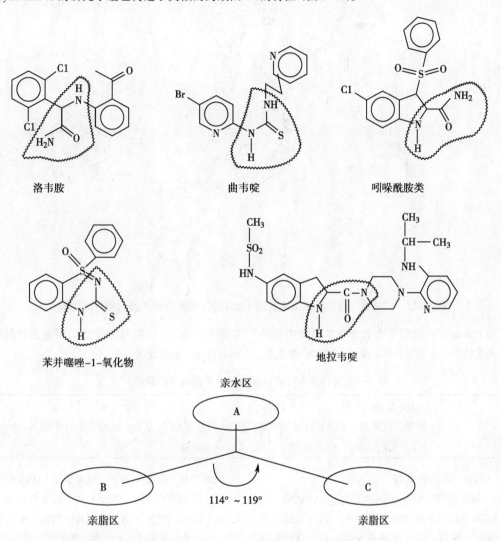

洛韦胺　　　　　曲韦啶　　　　　吲哚酰胺类

苯并噻唑-1-氧化物　　　　　地拉韦啶

图 5-45　NNRTIs 3D"蝴蝶"分子模型

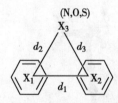

图 5-46　根据 19 种 RT/NNRTIs 晶体复合物得到的"蝴蝶"分子模型

表 5-3　HIV RT 与 NNRTI 间的关键作用（PDB 代码为 1klm 为例）[109]

NNRTIs 分子中的基团	缩写	与 NNIBP 中的关键作用力
NH[a]	D	作为 K103 或 K101 的氢键供体（donor）
C=O[a]	A	作为 K103 或 K101 的氢键受体（acceptor）
较大的疏水性区域	H	与 NNIBP 中 的 Y188、Y181、W229、F227、L100、L234、V106、Y318 等氨基酸存在疏水作用

注：[a] 多数 PDB 文件中 NNRTIs 与 K101 之间存在氢键（而 1ep4 中是 K103）。较大的疏水性区域由"蝴蝶"分子中的 2 个"翅膀"共同构成。

图 5-47　"三点"药效团模型示意图（以 TIBO 类及 DAPY 类 NNRTIs 为例）

Iwase 和 Hirono 等归纳了可作为 NNRTI 结构中的药效团元素（疏水性中心及氢键供体、受体）的原子或基团，如表 5-4 所示，为新型 NNRTIs 先导化合物的发现及结构修饰提供了重要依据。

表 5-4　可作为 NNRTIs 药效团元素的原子或基团[111]

氢键供体	O-H，S-H，N-H
氢键受体	羰基，硫羰基，砜基；O 原子（醚或酯）；吡啶中的 N 原子；五元芳杂环中的 N、O 原子
疏水性中心	脂肪环或芳香环；C-C 双键或三键；CF_3；脂肪链

1.2.2　"四点"药效团模型

中科院上海药物研究所的 Zhang Z 等通过 CATALYST 4.6 构建起 4，1- 苯并氮杂䓬类 NNRTIs 的 3D-"四点"药效团模型[112]，如图 5-48 所示，左侧的疏水性中心（HYP1）与 V106 之间产生烃基 –π 相互作用；氢键供体（HBD）与 K101 或 K103 主链的羰基氧原子、氢键受体（HBA）与 K101 主链的 –NH 分别存在氢键作用；另一个疏水性中心（HYP2）与 Y181、Y188、W229 等芳香性氨基酸残基产生疏水相互作用。研究人员通过基于该药效团模型的数据库搜寻，得到 2 个具有开发前景的新型先导化合物（其中一个为化合物 261）。

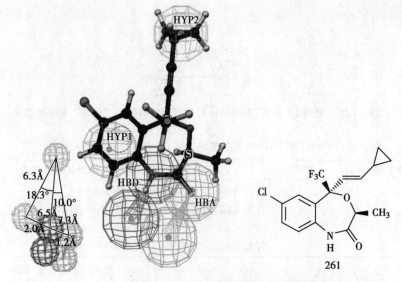

图 5-48　Zhang Z 等构建的"四点"药效团模型（以化合物 261 为例）

1.2.3 "五点"药效团模型

Barreca ML 的研究小组选择 NNRTIs 中的一些结构独特、研发前景较大且具有较高的分辨率的晶体复合物（1FK9、1RT1、1BQM、1RT4、1EET、1JLQ 和 1S6Q）进行研究。使用 Catalyst 9.0 软件计算（HipHop）得到了含有如下元素的"五点"药效团模型：氢键供体（hydrogen bond donor，HBD）；氢键受体（hydrogen bond acceptor，HBA）；3 个疏水性中心（hydrophobic regions 1~3，HY1~3）[113]。

图 5-49a 中，EFV 分子内酰胺中的羰基和氨基分别作为 HBA、HBD；3 个疏水性中心分别为环丙基（HY1）、稠合的苯环（HY2）及苯环上的氯原子（HY3）。图 5-49b 中，GCA-186 结构中的 3，5- 二甲基苯基位于药效团模型中的 HY1 区域。

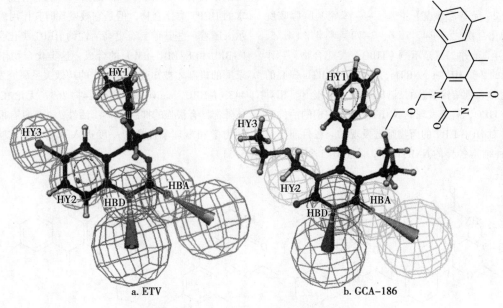

a. ETV   b. GCA-186

图 5-49 NNRTIs "五点"药效团模型

在该"五点"药效团模型中，HY3 代表 NNRTIs 中氯原子或甲氧基等官能团，它们与 V106、F227、L234 和 P236 的烷烃侧链存在疏水作用。HY2 区域一般由脂肪性或芳香性基团组成，与 L100、V106、Y318、L234 和 P236 侧链也产生疏水作用。NNRTIs 的这 3 个疏水性中心必须恰好满足 NNIBP 特定区域的立体和疏水性要求才能产生紧密的

结合。

以该"五点"药效团模型为依据，对符合该模型的 1，3- 二氢苯并咪唑类化合物（图 5-50，以化合物 262 为例）进行抗 HIV 活性测定，发现该类化合物普遍具有较高的抗病毒活性，这有力地证明了该药效团模型具有较强的预测能力[114]。

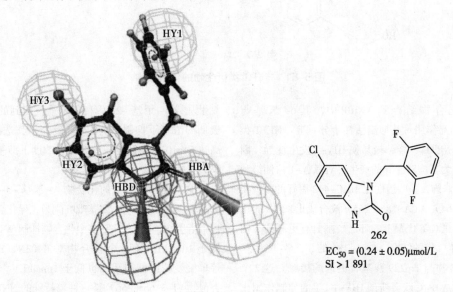

262

$EC_{50} = (0.24 \pm 0.05)\mu mol/L$

$SI > 1\ 891$

图 5-50 苯并咪唑类 NNRTI 的"五点"药效团模型（以化合物 262 为例）

无论是"四点"药效团还是"五点"药效团，这些模型都是在涵盖三点药效团的基础上，更多地体现RT活性配体分子的特异性。分子药效团模型全面地总结了结构骨架各异的NNRTIs中共同的药效团元素的相似的空间位置和作用力特征，因而对结构新颖的NNRTIs的设计及进一步优化具有重要的指导作用。

2　新型NNRTIs研究进展

1-［（2-羟基乙氧基）甲基］-6-苯硫基胸腺嘧啶（HEPT）类化合物[115]和4，5，6，7-四氢咪唑并［4，5，1-jk］［1，4］苯并二氮杂䓬酮（TIBO）类化合物[116]作为最早发现的2类HIV-1 NNRTIs，开创了NNRTIs研究的新时代，随后大量结构新颖的NNRTIs被相继报道。相对于HEPT和TIBO，后来发现的NNRTIs是在它们的活性确立之前通过对HIV-1 RT的药物筛选发现的。在目前已发现的50多种结构各异的NNRTIs中，除上述5个NNRTIs

被FDA批准用于临床治疗外，还有多种NNRTIs处于临床试验阶段，有望成为新的抗HIV-1药物[103]。以下综述了近年被广泛关注的新型NNRTIs的研究进展。

2.1　1-（2-羟乙氧甲基）-6-苯硫基胸腺嘧啶（HEPT）类衍生物

此类化合物最先是被用来抗HSV的，后发现具有很明显的抗HIV-1活性。它是第一类被用作HIV特异性抑制剂的化合物。TS-Ⅱ-25是第一个符合作为NNRTIs要求的HEPT类化合物，但是它被发现时其作用模式尚未揭示。随着一些其他具有更高活性的HEPT类化合物（例如E-BPU和E-EBU-dM）的合成，这类化合物作用于逆转录酶的机制才被知晓。进一步的构效关系研究发现MKC-442（I-EBU，emivirine）（化合物263）无论在体内还是体外都具有很强的抑制HIV-1活性，并且具有很好的药物动力学和毒理学性质，一度进入Ⅲ期临床试验[117]（图5-51）。

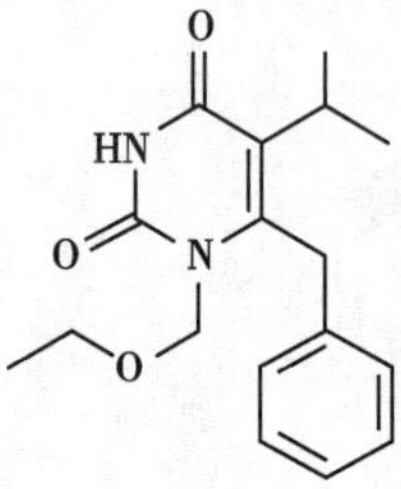

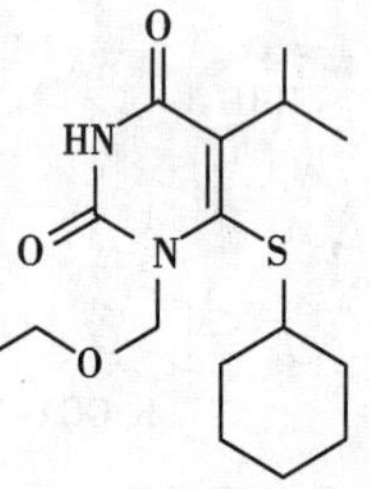

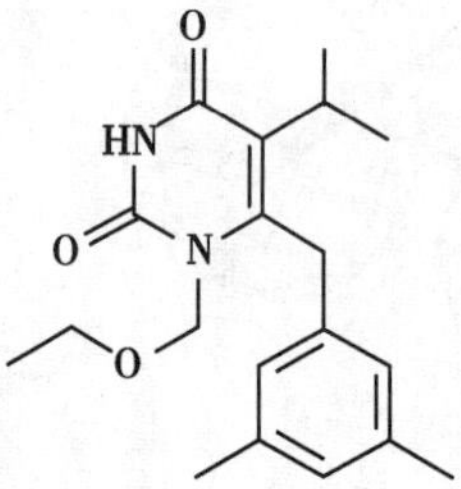

图5-51　HEPT类衍生物的化学结构

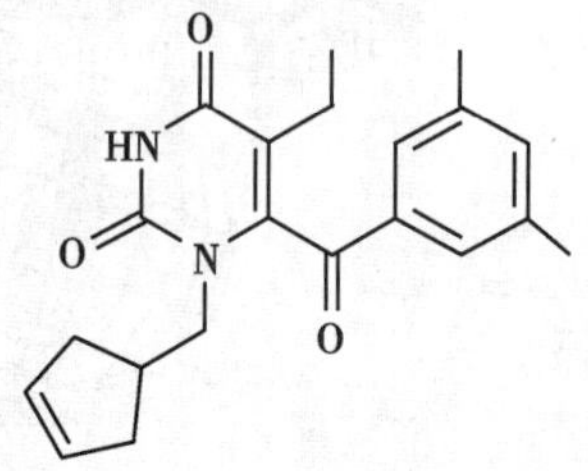

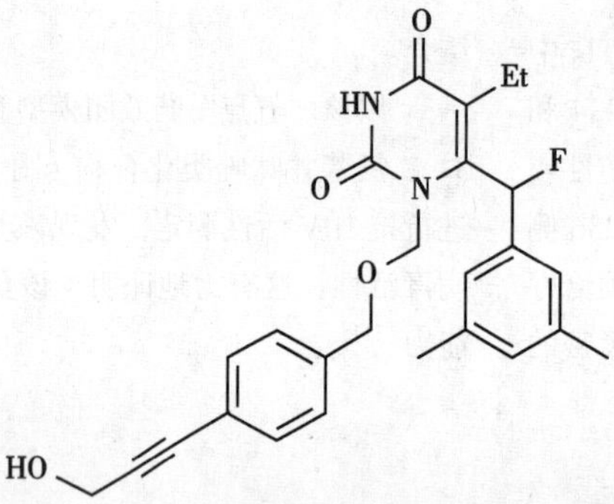

HEPT类化合物结合到NNIBP中，其6-苄基与Tyr181残基的相互作用对其抑制活性十分重要。HEPT类似物如同其他NNRTIs一样，极易使HIV-1发生变异，因而产生耐药性。为了应对变异的产生，对其N-1位侧链和C-6位进行结构修饰，一些活性比MKC-442更好的类似物如TNK-6123（264）、GCA-186（265）被合成出来[118]。化合物TNK-6123在C-6位置上的环己硫基具有更高的柔韧性以适应与变异口袋的结合。GCA-186的3'，5'-二甲基取代可以使化合物与Trp229残基有更近的接触。这2个化合物对K103N/Y181C双突变型HIV-1 RT的抑制作用比MKC-442强30倍。此外，将E-EBU-dM的N-1位用烯丙

氧甲基或3-甲基-2-丙烯氧基取代得到的化合物能够在极低的浓度下抑制WT HIV-1复制，其选择性系数（SI）高达5×10^6，并能在亚微摩尔浓度下抑制K103N/Y181C双突变株[70]。

以与HEPT类似的化合物4-苄基-3-二甲胺基吡啶酮和4-苯甲酰基-3-氨基吡啶酮为先导化合物合成出了上百个衍生物，其中有30多个化合物抑制WT HIV-1的EC_{50}低于1μmol/L，有8个化合物对K103N、Y181C和Y188L等单突变株的抑制活性也低于1μmol/L[119]。此外，HEPT类似物SJ-3366（266）是一种较特殊的NNRTI，它可以在约1nmol/L的浓度下抑制HIV-1复制，SI超过4×10^6，同

时还可抑制 HIV-2[120]。

2014 年，Loksha Y 等报道了一系列新型 HEPT 化合物[121]，其中含氟化合物 267 对 HIV-1 野生株的抑制活性达 6nmol/L，对 Y181C 和 K103N/Y181C 突变株的抑制活性分别为 0.04μmol/L 和 0.3μmol/L，并可以广泛地抑制临床分离得到的不同亚型的 HIV-1 病毒。同时，化合物 267 在严重感染的 MT4 细胞的长期实验中表现出对 HIV 的杀灭活性，可作为抗艾滋病外用候选药。

2.2　二氢-烷硫基-苄基-氧基嘧啶（DABO）类衍生物

DABO 类衍生物是一类与 HEPT 一样同属于嘧啶酮类的高效 NNRTIs，其结构中含 C-6 位取代苄基和 C-2 位烃（环烃）氧（硫或胺）基取代的嘧啶环，它的这一结构对其抗 HIV-1 活性十分重要。DABO 类衍生物自 1992 年发现以来就成为抗 HIV-1 研究热点，近年来还得到了一系列的高效抗 HIV 衍生物。根据 C2 位取代基的不同，DABO 类衍生物可以分为 3 代（图 5-52）。

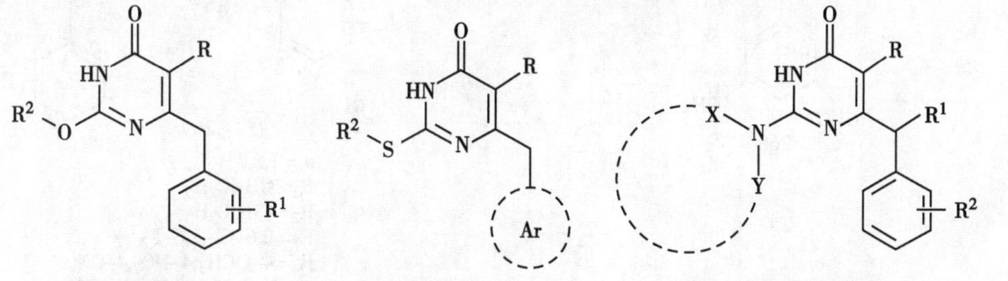

O-DABO

R = H，Me，Et
R¹ = H，3-Me，3,5-Me₂
R² = 烷基，环烷基

S-DABO

R = H，Me，Et，iPr，nPr
R¹ = CH₃，CO，CN
R² = 烷基，环烷基，ArCH₂，
ArCOCH₂，ArNHCOCH₂
Ar = 1-NaPh-，2-NaPh-，ph-，3-Me-Ph-，
2-NO₂-Ph-，2-Cl-Ph-，2-F-Ph-，
2,6-F₂-Ph-，2,6-Cl₂-Ph

N-DABO

X，Y = 烷基链，
（杂）环烷烃
R = R¹ = Me，Et
R² = 2,6-F₂，2,6-Cl₂，2-F

图 5-52　3 代 DABO 类衍生物的结构特征

第一代 DABO 是 C-2 位被烃氧基取代的化合物（*O*-DABO），对其先导化合物进行结构修饰，得到一系列衍生物，其中化合物 268 的抗 HIV-1 活性最好（EC₅₀=0.8μmol/L，CC₅₀>335μmol/L，SI>410）（图 5-53）。

第二代 DABO 为 *S*-DABO，为 C-2 位被烃硫基取代的化合物。*S*-DABO 无论在活性还是在选择性上都比第一代 *O*-DABO 强。针对该类化合物的结构修饰主要集中在 C-2 位和 C-6 位的结构改造上。

Manetti 等设计并合成一系列 C-2 位侧链为不同长度的芳基饱和烷基硫取代的 *S*-DABO 衍生物（化合物 269），抗病毒活性结果显示大部分衍生物具有 nmol/L 至亚 nmol/L 级别的活性。其中，化合物 270 是活性最好的抑制剂，对野生病毒株的抑制活性高达 25pmol/L。C-2 位苯环与硫原子之间有 2 个 C 原子，衍生物也表现出很高的病毒抑制作用，如抑制剂 271，对 WT HIV-1 的抑制活性为 0.2nmol/L；在 C-2 位侧链上引入芳基不饱和烷基硫，设计并合成化合物 272 和 273。部分衍生物（C-2 位引入苯丙烯基）具有显著的活性（272a：EC₅₀=0.2nmol/L；272b：EC₅₀=0.2nmol/L），但是 C-2 位引入苯丙炔基（化合物 273）则化合物的活性明显下降[122]。

刘新泳课题组延长 C-2 位侧链的长度，引入硫乙酰胺基团，设计了一系列的新型 *S*-DABO 衍生物。大多数衍生物对 HIV-1 具有中等程度的抑制作用，其中化合物 274a 是该系列活性最好的化合物（EC₅₀=0.19μmol/L）[123]。我们还运用 1 价铜离子催化的炔-叠氮环加成（CuAAC）点击化学反应对 *S*-DABO 的 2 位进行结构多样性修饰，代表性活性化合物为 274b，对 HIV-1 野生株的抑制活性达到 μmol/L 水平（EC₅₀=3.22μmol/L），结构特征为 2 位取代基末端含有磺酰胺基，可能与参与形成多重氢键有关[124]。

Maurizio Botta 等在 C-2 位侧链上引入环丙基，保持了侧链的最佳长度，同时增加了 2 个手性中心，而且亲脂性环丙基可以改善与 RT 氨基酸残基的疏水相互作用。在 C-6 位的亚甲基上引入取代基，其形成的手性中心与 C-2 位上的 2 个手性中心相互作用，从而提高化合物对 WT 和耐药毒株（尤以 K103N 最为明显）的抑制作用。其中，化合物 275 是活性最好的抑制剂，对 WT HIV-1 的抑制作用在 pmol/L 水平，对所有被测的耐药病毒株的抑制活性在 nmol/L 水平[125]。

Mai A 的课题组在经典的烷基/环烷基 *S*-DABO 的基础上，在 C-6 位 2-Cl-6-F 苄基取代对活性影响的系统性研究中得到的化合物 276 对 HIV-1 野生株的抑制活性达到 30pmol/L，对 K103N 和 Y181C 单突变株的抑制活性为亚 μmol/L 级别[126]。

刘新泳课题组在 C-6 位分别引入四氢喹啉亚甲基和金刚烷亚甲基，研究化合物对 HIV-1 的抑制活性。结果显示大部分化合物对野生株有中等强度的抑制活性，其中化合物 277 和 278 是系列中活性最好的 2 个抑制剂，EC₅₀ 值分别为 0.24μmol/L 和 0.10μmol/L[127]。

第三代 DABO 为 C–DABO 和 N–DABO。其中 C–DABO 的活性较差，而 N–DABO 则具有较好的活性。Mai A 的课题组发现一类高活性的 N–DABO 衍生物，对野生型病毒株和 Y181C 突变株具有亚 nmol/L 级别的抑制活性，对 K103N 和 Y188L 突变株有亚 μmol/L 到 nmol/L 级别的抑

制活性。其中化合物 279a 和 279b 对 Y181C 突变病毒株的 EC_{50} 值分别是 0.7nmol/L 和 0.6nmol/L[128]。分子对接显示该类化合物的柔性较强，可以借助化学键的旋转与骨架的平移适应突变的 NNIBP，提示化合物的柔性有助于扩大化合物的抗病毒谱[129]。

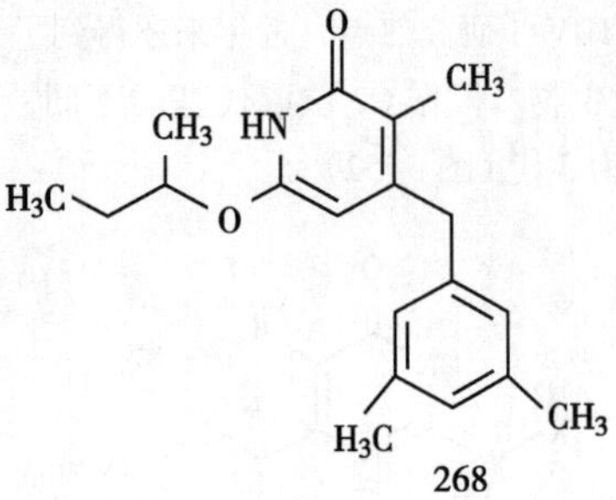

268

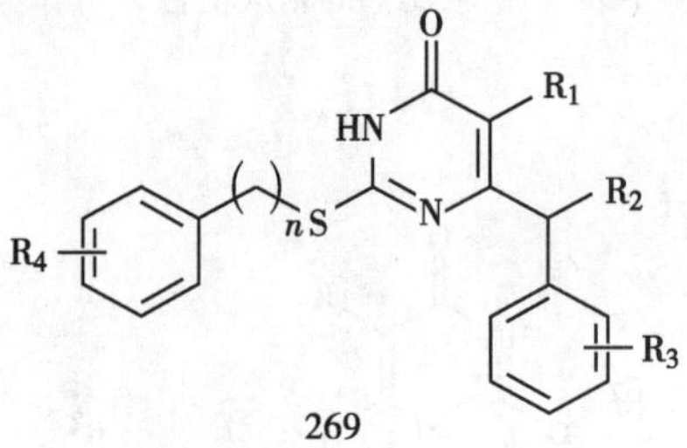

269

$n = 1,2,3$
$R_1 = CH_3, C_2H_5$
$R_2 = CH_3, C_2H_5$
$R_3 = 2,6-Cl_2, 2,6-F_2$
$R_4 = 4-OCH_3, 4-NO_2, 4-CN$

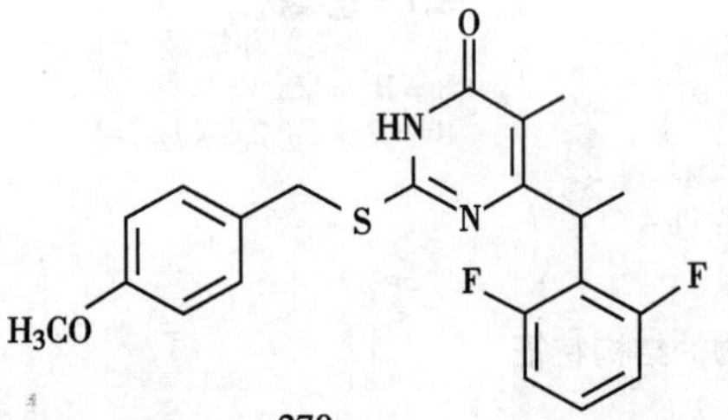

270

$EC_{50} = 25pmol/L$

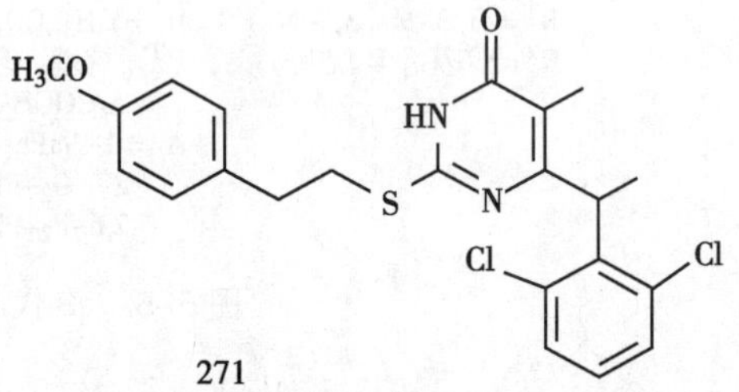

271

$EC_{50} = 0.2nmol/L$

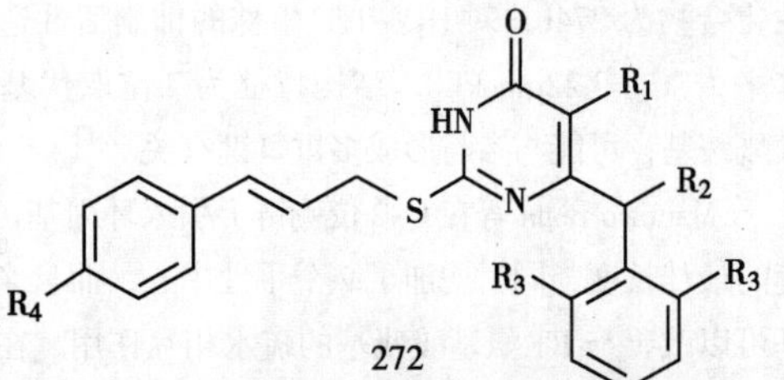

272

272a $R_1 = C_2H_5, R_2 = CH_3$,
$R_3 = 2,6-F_2, R_4 = 4-OCH_3, EC_{50} = 0.2nmol/L$
272b $R_1 = CH_3, R_2 = CH_3$,
$R_3 = 2,6-F_2, R_4 = 4-OCH_3, EC_{50} = 0.2nmol/L$

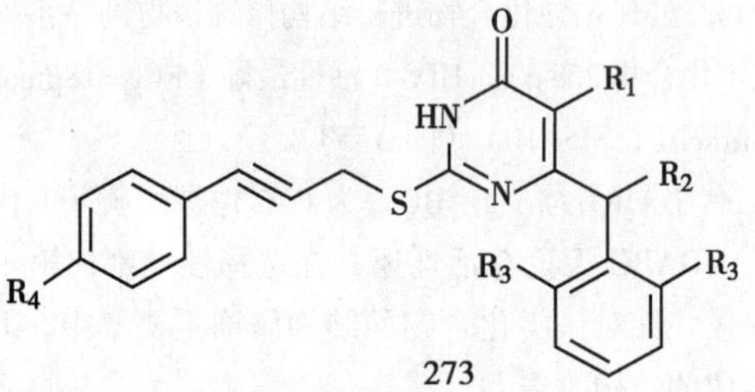

273

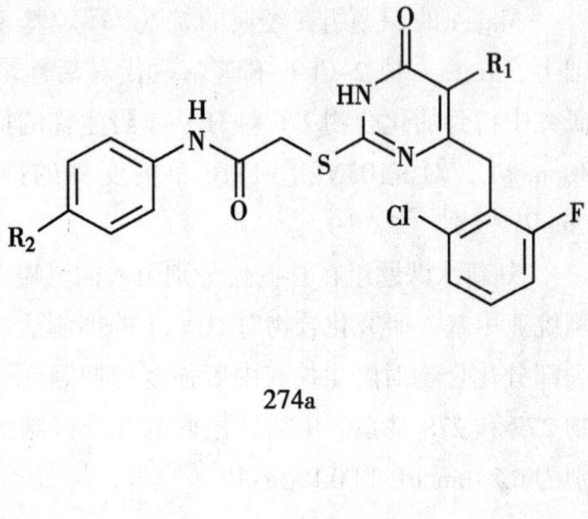

274a

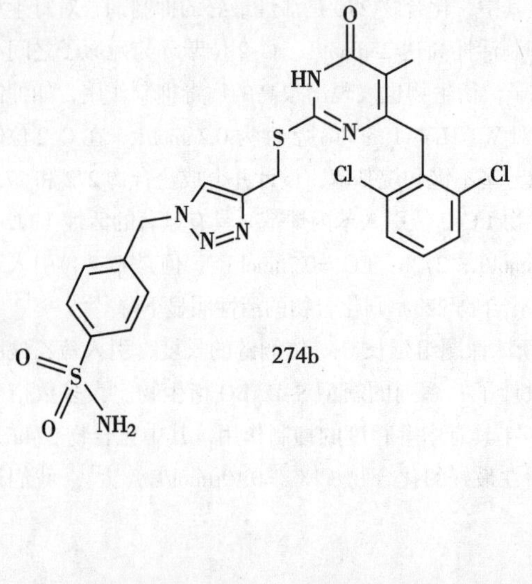

274b

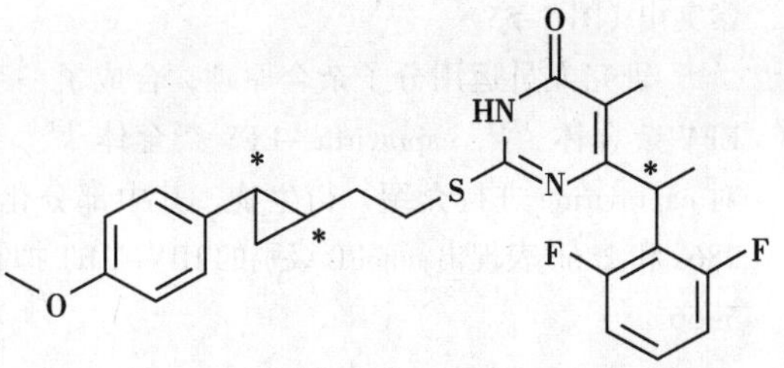

275

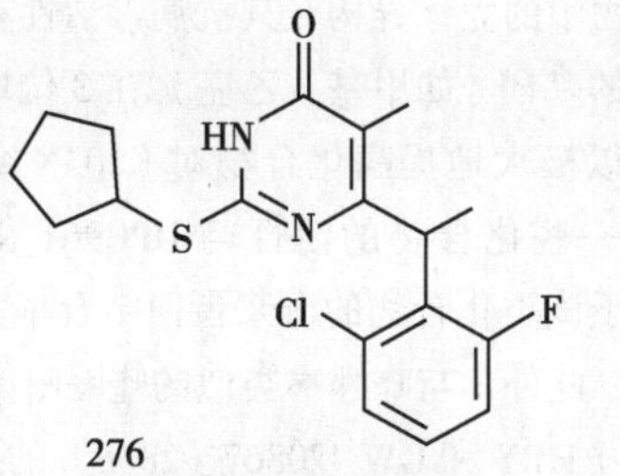

276

EC$_{50}$= 0.03nmol/L (WT)
0.093μmol/L (K103N)
0.23μmol/L (Y181C)

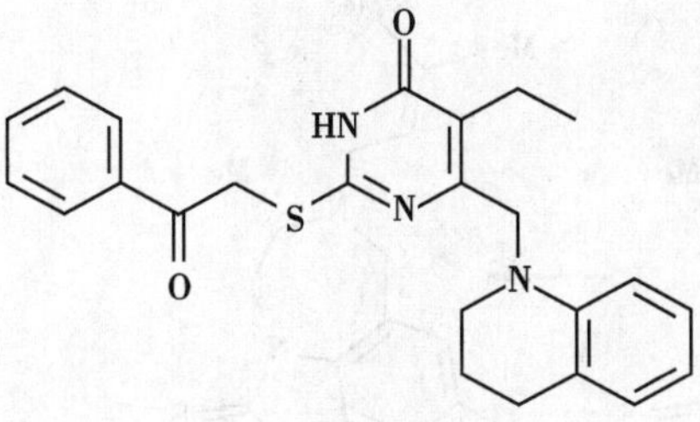

277

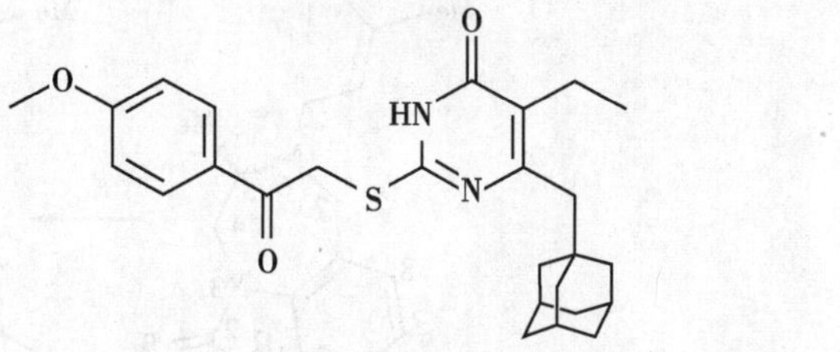

278

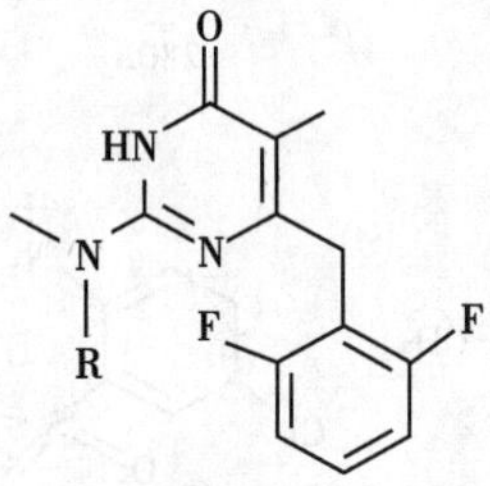

279
279a R$_1$= i-Pr EC$_{50}$= 0.7nmol/L
279b R$_1$= n-Pr EC$_{50}$= 0.6nmol/L

图 5-53　DABO 类衍生物的化学结构

2.3　4，5，6，7-四氢咪唑并 [4，5，1-jk][1，4] 苯并二氮䓬酮（TIBO）类衍生物

Pauwels R 等于 1990 年首次报道 TIBO 类化合物作为特异性的 HIV-1 复制抑制剂[130]。TIBO 类化合物的作用模式揭示逆转录酶的特异性变构结合位点可以作为抑制 HIV-1 复制的药物作用靶点，为以后的 NNRTIs 药物研发起到重要作用。TIBO 和 HEPT 衍生物虽在结构上属于不同类的化合物，但它们在结构上高度重叠：中央以（硫）脲为躯干，2 个疏水（芳香或脂肪）单位为两翼构成一个蝴蝶型的构型。RT/ 抑制剂复合物晶体结构证实了这一构型（图 5-54）。

对 TIBO 类先导化合物（280a）进行修饰改造可以提高其活性和抗耐药性[131]。例如化合物 9- 氯 -TIBO（R8215，280b）的活性较 280a 提高近 19 倍，但对 Y181C 突变株丧失敏感性[130]，后将氯原子由 9 位转移到 8 位上得到 8- 氯 -TIBO（tivirapine，280c），可以对一些变异株恢复敏感性。Henry J B 等对 TIBO 进行结构修饰得到的 1，3，4，5- 四氢 -2H-［1，4］苯并二氮䓬 -2- 酮（TBO）类似物也可以特异性地作用于 HIV-1，但活性大幅下降，

活性最好的是化合物 281（EC$_{50}$=1.6μmol/L）[132]。Roberto Di Santo 等向 TIBO 和 TBO 类衍生物环系中引入砜基，所得的大部分化合物丧失活性，部分化合物表现出亚 μmol/L 到 μmol/L 级别的抗病毒活性，仅有化合物 282 表现出 nmol/L 级别的抑制活性（EC$_{50}$=70nmol/L）[133]。

2.4　喹唑啉类衍生物

1998 年被美国 FDA 批准用于艾滋病临床治疗的 DMP266（EFV）对 Y181C 和 Y188C 变异株的抑制活性较好，但对 K103N 变异株的抑制活性降低，因而影响其临床治疗效果。对其母环进行改造，用喹唑啉环进行替代，还将乙炔基还原成乙烯基，得到一系列活性很好的化合物，其中 DPC961（283a）、DPC963、DPC082 和 DPC083（283b）4 个化合物不仅抗野生株活性较好，对 K103N 突变株的抑制活性也较 EFV 有一定的提升。DPC083（283b）是一种高效的 HIV-1 NNRTI，可以对存在单突变以及多突变（如 K103N/Y181C）的病毒株保持抑制活性，药代动力学性质良好，曾进入Ⅱ期临床试验。

与喹唑啉衍生物类似，对 EFV 的母核进行改造还得到 4，1- 苯并氮氧杂䓬酮类衍生物，其 3 位取代基的性质

以及化合物中的立体异构对其抗病毒活性有很大影响[134]。当使用小的基团（如甲基、乙基）在 3 位取代得到顺式产物时，可以极大地提高化合物对 K103N 突变株的抑制活性，其中一些化合物的活性与 DPC961 和 DPC083 相当。不过，由于该类化合物的血浆蛋白结合率太高，使其开发受到限制。此外，与喹唑啉类似的喹喔啉类衍生物中 HBY 097（284a）HBY 和 GW 420867（284b）的抗病毒活性也非常突出（图 5-55）。

研究人员运用分子杂合原理，合成了一系列 HBY-EFV 杂合体[135]、capravirine-EFV 杂合体[136]（后文将会对 capravirine 进行介绍）衍生物，其中部分化合物 285、286a 和 286b 表现出 nmol/L 级别的 HIV-1 RT 抑制活性（图 5-56）。

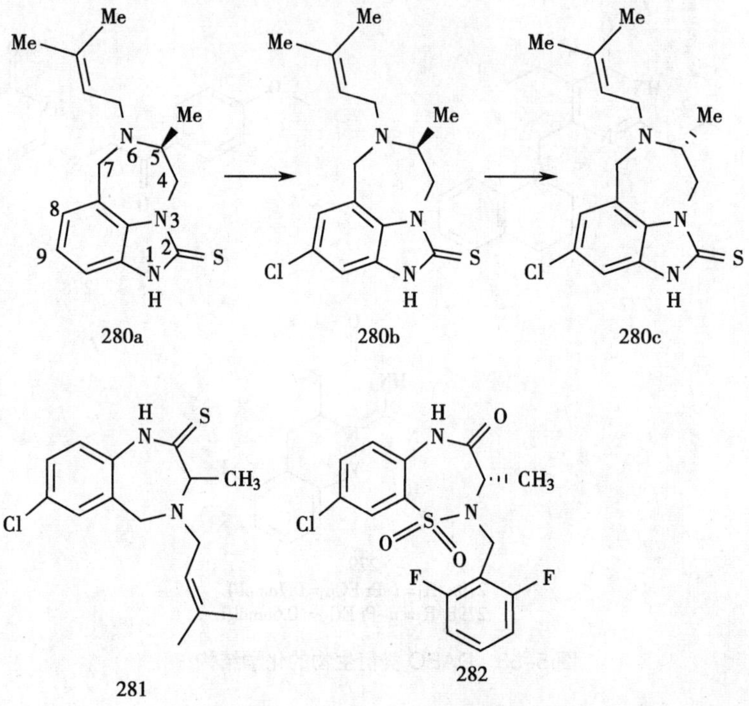

图 5-54 TIBO 类衍生物的化学结构

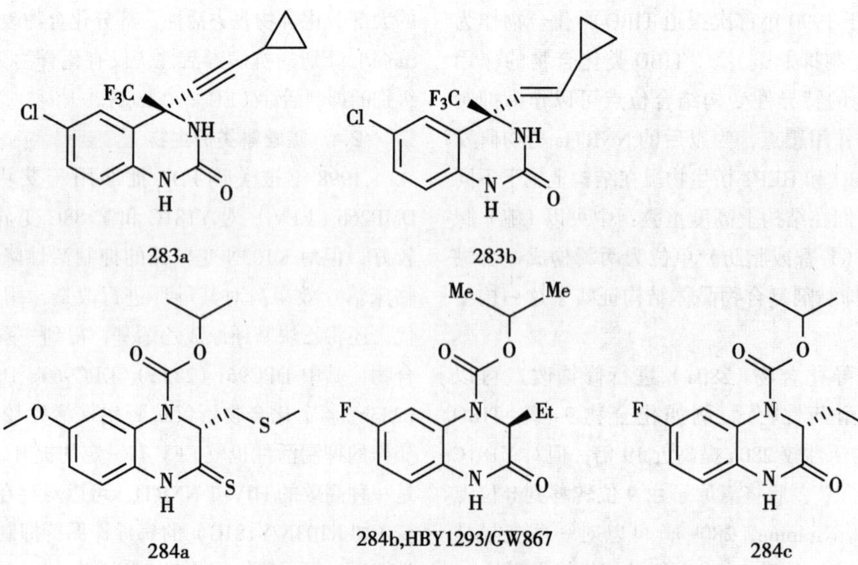

图 5-55 喹唑啉类衍生物的化学结构

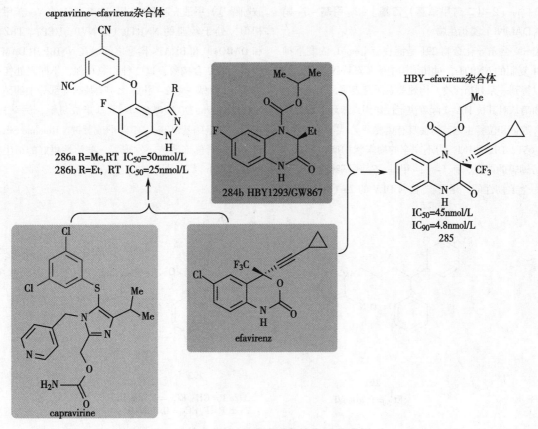

图 5-56　喹唑啉类衍生物的设计

2.5　1- 芳基 -1H，3H- 噻唑并 [3，4-a] 苯并咪唑（TBZ）类衍生物

1- 芳基 -1H，3H- 噻唑并 [3，4-a] 苯并咪唑（TBZ）类衍生物是一类高效的 NNRTIs，其中先导化合物 287 能够抑制 HIV-1 的多种变异株。对该类化合物的构效关系研究发现，C-1 位上的取代基在与 RT 的作用过程中起到非常重要的作用，特别是当 2，6- 二卤苯基取代时能极大地提高活性。在 C-3 位上有甲基时，其反式构型利于与 C-1 位苯基上的卤原子形成分子内氢键而呈蝴蝶型构象。此外，在 C-5 位上有甲基时，可以提高其活性。研究表明，除 C-1 位上的芳基外，对活性影响较大的还有稠合苯环以及噻唑环中的氮原子。根据 TBZ 类衍生物的这一结构特点进行改造得到 1- 苄基 -2- 芳基苯并咪唑似物和 2，3- 二芳基 -1，3- 噻唑烷 -4- 酮类似物[137]。其中，前者的活性不如 287 好；后者由于易形成蝴蝶型优势构象，因此其抗病毒（ⅢB）活性较 287 有较大的提高。2，3- 二芳基 -1，3- 噻唑烷 -4- 酮类似物的构效关系研究表明，C-2 位和 N-3 位的基团对其抗 HIV-1 活性起到极其重要的作用，当 C-2 位苯环的 2，6 位被卤素取代以及 N-3 位芳香环的间位被小分子的亲脂性基团（例如甲基）取代时能够增强活性[137]。该系列衍生物中活性最好的是化合物 288（$EC_{50}=0.017\mu mol/L$），其抑制活性是 287 的 20 倍[138]。鉴于 TBZ 的噻唑环易氧化，具有不稳定性，用噁唑环代替噻唑环得到代谢稳定的 1H，3H- 噁唑并 [3，4-a] 苯并咪唑（OBZ）类似物，但是抗病毒活性却有所减弱，其中化合物 289 的活性仅为 287 的 1/10（$EC_{50}=6.1\mu mol/L$）。

刘新泳课题组合成了一系列 TBZ 类似物——噻唑烷酮类 NNRTIs，主要结构特征是 C-2 位被萘环或苯环取代，N-3 位被苯环或苄基取代。其中，化合物 290 的抗病毒（ⅢB）活性最好，EC_{50} 值为 $1.49\mu mol/L$（图 5-57）。

| 287 | 288 | 289 | 290 |

图 5-57　TBZ 类衍生物的化学结构

2.6　1-［2-（二芳甲氧基）乙基］-2-甲基-5-硝基咪唑（DAMNI）类衍生物

DAMIN 类先导化合物 291 是能在亚 μmol/L 浓度下抑制 HIV-1 复制的 NNRTIs，对其结构中的苯环或咪唑环进行替换可以得到一系列衍生物。构效关系研究表明，咪唑环上的甲基和硝基对其抗 HIV-1 起着决定性作用，苯环上取代基的性质、数量和位置也对其活性具有重要意义[139]。DAMNIs 与 TNK-651、DLV 相似，为不完全的蝴蝶状构型，其二芳甲基模仿蝴蝶的两翼，而 1-（2-甲基-5-硝基咪唑）乙基则如同一个柔韧性的"尾巴"，这与 DLV 的 2-（5-甲硫酰胺吲哚基）甲酰哌嗪基团以及 TNK-651 的 N_1-苯甲氧甲基相似，处于经典的 NNRTIs（如 NVP、HEPT、TBZ、TIBO 和 DABOs）和 BHAPs 构型之间。在 NNIBP 中 DAMNI 有 2 种可能的结合构象，这 2 种构象相似，不同之处在于一种构型（a 构型）是 2-甲基-5-硝基咪唑部分中的硝基氧与 NNIBP 的 Phe227 残基的 α-氨基形成氢键，另一构型（b 构型）则是硝基氧与 Lys104 形成氢键。Romano Silvestri 等对 291 进行修饰改造，发现了一些活性更好的衍生物，如 292a、292b[140]（图 5-58）。

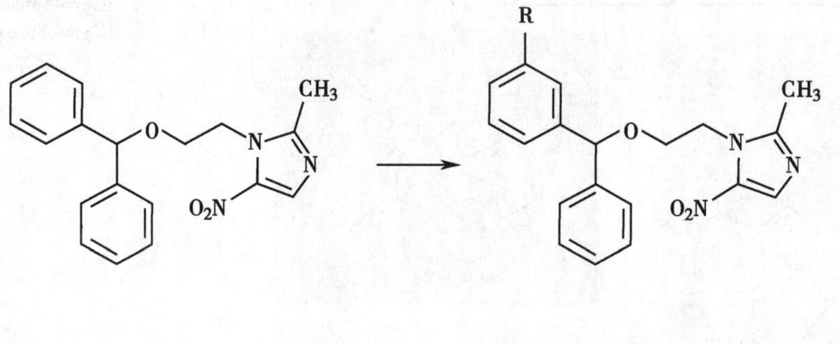

291
EC$_{50}$= 0.2μmol/L

292
292a R= CH$_3$, EC$_{50}$= 0.1μmol/L
292b R= F, EC$_{50}$= 0.1μmol/L

图 5-58　DAMNI 类衍生物的化学结构

2.7　BHAP 类似物

BHAP 类似物是一类哌嗪 1，4 位分别与杂环相连的化合物，其中 BHAP U-90152（DLV）于 1997 年被美国 FDA 批准用于抗 HIV-1 的临床治疗。DLV 通过与 NNIBP 中的 Lys103 残基主链的氢键作用以及与 Pro236 的疏水作用来实现 NNRTIs-RT 复合物稳定，这与其他 NNRTIs 不同。因此当 Pro236 发生突变时，HIV-1 RT 能对 DLV 产生抗性，但对其他 NNRTIs 仍会产生敏感性。对 BHAP 进行结构修饰，在吡啶环的 6 位用氨基取代得到的化合物可以与 NNIBP 中的 Val179 残基主链的氧原子形成氢键，因而对 L100I 和 Y181C 等突变株有较好的抑制活性。Baogen Wu 等对 DLV 的结构改造发现，取代吡咯酮类化合物 293a、293b 具有较好的抗 HIV-1 活性，并且对一些临床出现的对 DLV 耐药的病毒株具有较强的抑制作用[141]（图 5-59）。

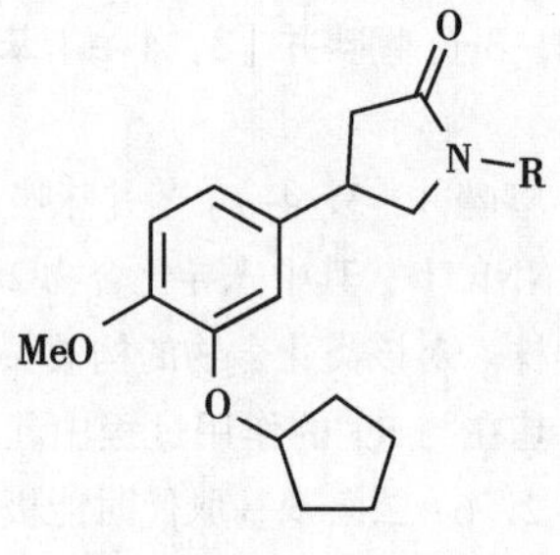

2.8　二芳基甲烯（ADAM）类衍生物

ADAM 类衍生物是一类结构新颖的 NNRTIs。该类化合物由 Cushman M 教授的研究小组于 1996 年首次报道，化合物 294a 对 HIV-1 野生株和多种突变株均具亚 μmol/L 到 μmol/L 级别的抑制活性[142]。随后该研究小组以 294a 为先导，对其进行广泛的结构修饰，许多化合物如 294b、294c 表现出较高的活性，与 AZT 等抗病毒药物联用对 HIV-1 耐药毒株具有协同抑制作用。由于 ADAM 类衍生物代谢的不稳定性，在血浆中易被酯酶水解成无活性的羧酸衍生物，半衰期极短，使其应用受到限制[143]。

293
293a R=3-氨基-5-氟-苯基，EC$_{50}$=80nmol/L
293b R=4-甲磺酰基-苯基，EC$_{50}$=40nmol/L

图 5-59　BHAP 类似物的化学结构

为了克服代谢不稳定的缺陷，该小组继续对 ADAM 类衍生物进行结构修饰，旨在提高化合物的血浆代谢稳定性，同时保持或提高其抗病毒活性。继而发现一系列代谢稳定性提高的衍生物，如 294d、294e、294f 和 294g 等[144]。

2016 年，Ayako Hoshi 等用苯并噁唑酮、甲氧基取代的苯并异噁唑、间/对位取代苯甲腈等生物电子等排体取代 ADAM 中的右翼芳环，并以 1，3，4-噁二唑、1，2，4-噁二唑和噁唑烷酮等基团取代末端烷基，得到一系列 ADAM 类衍生物。其中，化合物 294h 对 HIV-1$_{RF}$ 和 HIV-1 ⅢB 的抑制活性分别为 0.23μmol/L 和 0.54μmol/L[145]（图 5-60）。

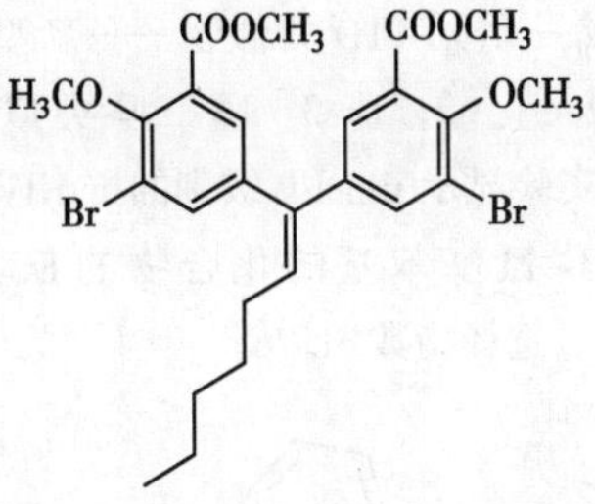

294a

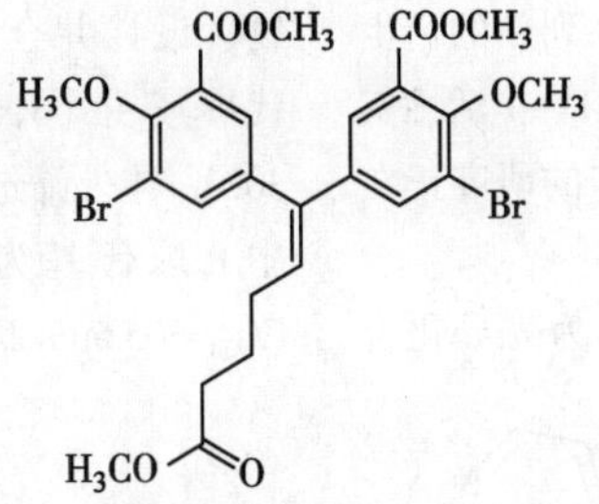

294b
RT(rCdG) IC$_{50}$= 0.3μmol/L
EC$_{50}$= 0.0013μmol/L (HIV-1$_{RF}$)
$t_{1/2}$= 6.2 min (大鼠血浆)

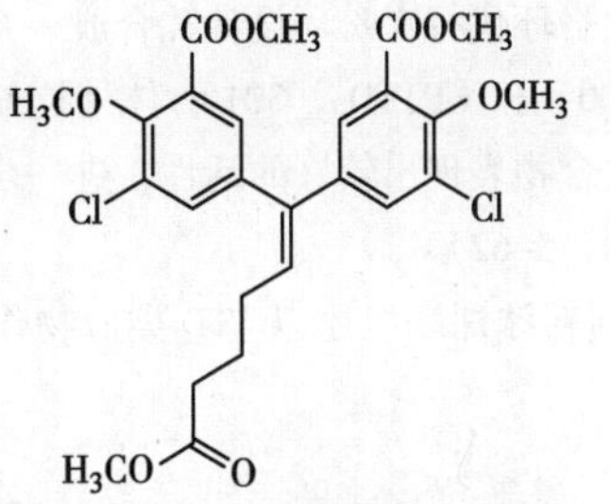

294c
EC$_{50}$= 0.6μmol/L (ⅢB)
$t_{1/2}$= 5.8min (大鼠血浆)

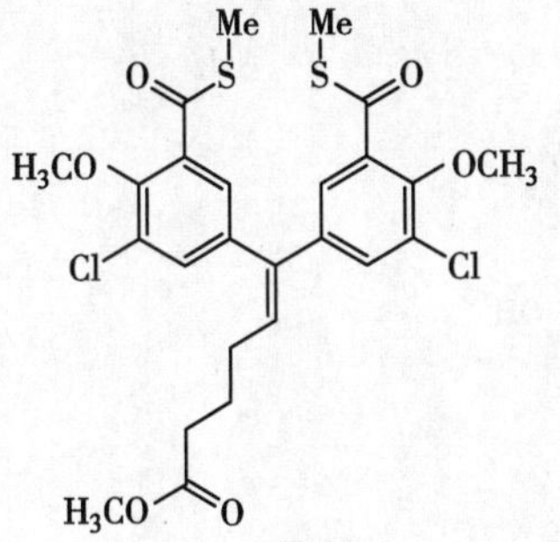

294d
EC$_{50}$= 1.8μmol/L (ⅢB)
$t_{1/2}$= 55.3min (大鼠血浆)

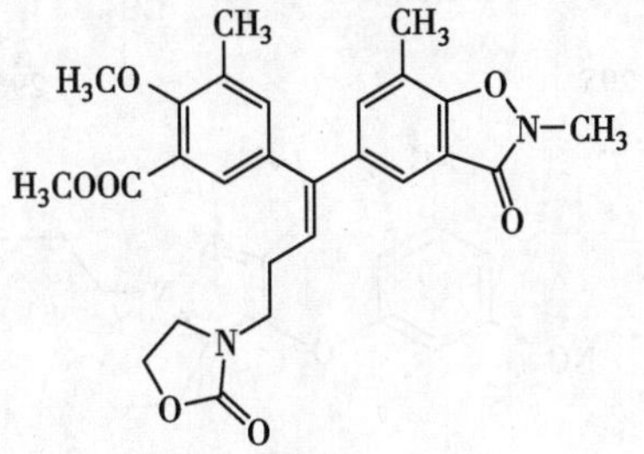

294e
RT IC$_{50}$= 9.86μmol/L
EC$_{50}$= 2.7μmol/L (HIV-1$_{RF}$)
$t_{1/2}$= 22.1min (大鼠血浆)

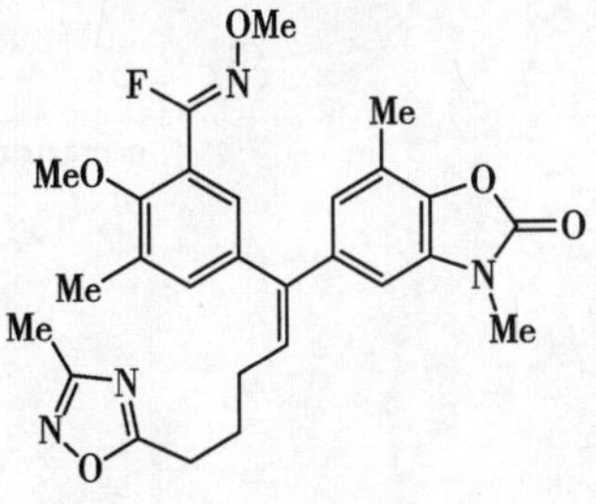

294f
RT IC$_{50}$= 0.67μmol/L
EC$_{50}$= 0.7μmol/L (HIV-1$_{RF}$)
EC$_{50}$= 0.24μmol/L (ⅢB)
$t_{1/2}$= 3641min (大鼠血浆)

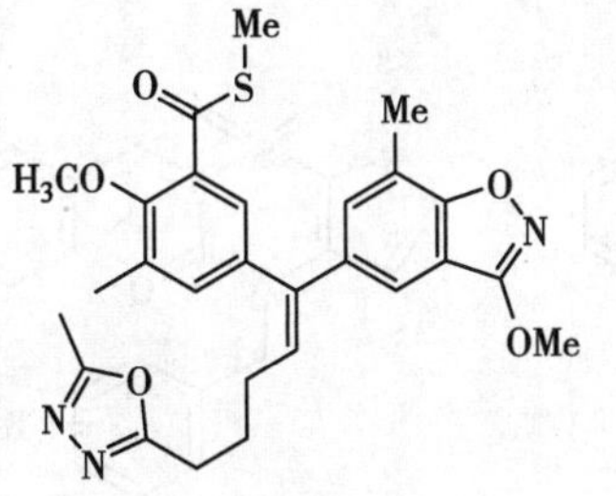

294g
RT IC$_{50}$= 0.47μmol/L
EC$_{50}$=0.05μmol/L(HIV-1$_{RF}$)
EC$_{50}$=0.14μmol/L(ⅢB)
$t_{1/2}$= 864min (大鼠血浆)

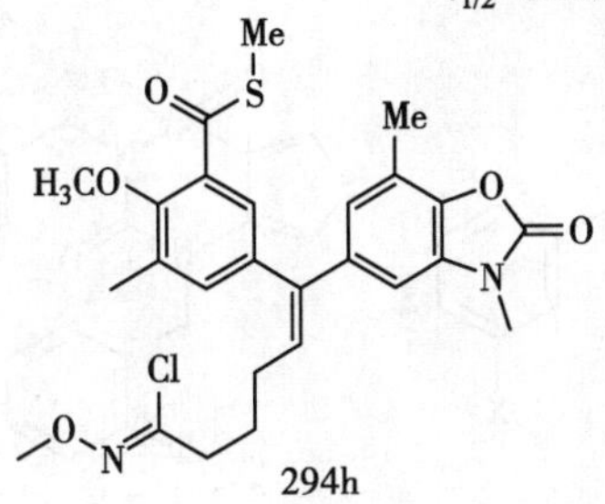

294h
RT IC$_{50}$= 3.4μmol/L
EC$_{50}$=0.23μmol/L(HIV-1$_{RF}$)
EC$_{50}$=0.54μmol/L(ⅢB)

图 5-60 ADAM 类衍生物的化学结构

2.9 capravirine 类似物

capravirine（AG1549/S-1153，295）具有较高的抗
HIV-1 活性（EC$_{50}$=0.001μmol/L），可以与 NNIBP 中的多
个氨基酸残基形成网状氢键[146]，对多种变异病毒株（包
括 K103N）都有很好的抑制作用[147]。该化合物曾作为候
选药物在美国进入了Ⅱ/Ⅲ期临床试验，但是它在狗的长
期毒性试验中却出现了血管炎副作用，为此美国 FDA 于
2001 年 1 月部分终止了该药的临床试验。由于 capravirine
对耐药毒株有独特的效果，研制该候选药物的 Agouron 制
药公司进行了更多的毒性试验，以进一步评价其安全性。

鉴于 capravirine 的毒性，Yasser M.Loksha 等对 capravirine
的结构进行化学改造，所得的系列衍生物表现出较好的活
性，如化合物 296，其 EC$_{50}$ 值为 0.31μmol/L[148]（图 5-61）。

研究人员还运用生物电子等排原理，将 capravirine 的

中心咪唑环替换成结构多样的吡咯、吡唑和 1，2，4- 三
唑等环系，得到不少新分子实体，对野生型和多种临床
常见的突变 HIV-1 RT 表现出较好的抑制活性。Charles
E.Mowbray 等合成的 capravirine 类似物——lersivirine（UK-
453，061，297）由于抗病毒活性突出，药代动力学性质良
好，一度进入Ⅱb 期临床试验[149]。

2.10 1，1，3- 三氧 -2H，4H- 噻吩并 [3，4-e] [1，2，4] 噻二嗪（TTD）类似物

TTD 类似物是一类新的 NNRTIs，其先导化合物
QM96521、QM96539、QM96639（298）可以有效地抑制
HIV-1（ⅢB）复制。对其 N-2、N-4 位进行结构修饰得
到一系列新分子实体，其中使用邻氯苄基取代得到的化合
物 QM96652（299）具有较高的活性（EC$_{50}$=0.1μmol/L，SI>
1 190）[150]。根据生物电子等排体原理，刘新泳课题组使

用吡唑环和吡咯环代替噻吩环设计并合成一系列新的衍生物（PTDs，300）和（PTTDs，301），体外抗 HIV-1 活性实验表明一些化合物表现出较好的活性，进一步的研究正在进行中[151]（图 5-62）。

另外，刘新泳课题组还以 TTD 类似物作为先导化合物，设计并合成一系列 TTD 类似物——新型 1，3- 二取代噻吩并［3，2-e］［2，1，3］噻二嗪类似物（TTDDs，302），体外筛选实验显示 μmol/L 级别的抗 HIV-1 活性，其中 R 取代基为 3- 氰基苯基的化合物的 EC_{50}=4.0μmol/L、CC_{50}>305.5μmol/L、选择指数 SI>76。

capravirine, 295

296

lersivirine (UK–453,061, 297)

图 5-61　capravirine 类似物的化学结构

QM96521 X=H
QM96639 X=F
QM96539 X=Cl
298

QM96652
299

PTDs
300

PTTDs
301

1,3–二取代–噻吩并[3,2–e⁺][2,1,3]噻二嗪–4–2,2–二氧化物
TTDDs
302

图 5-62　TTD 类似物的化学结构

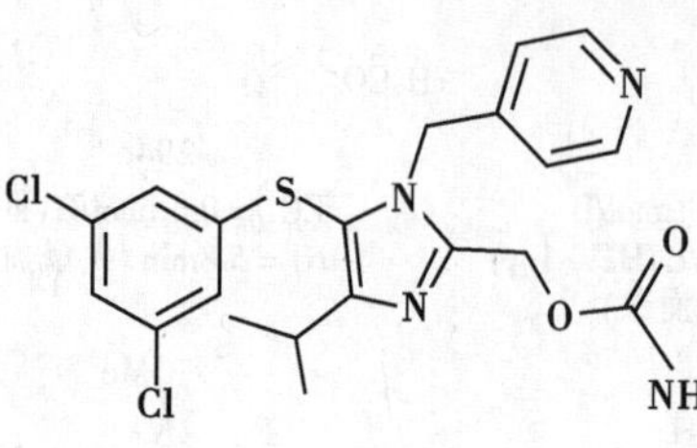

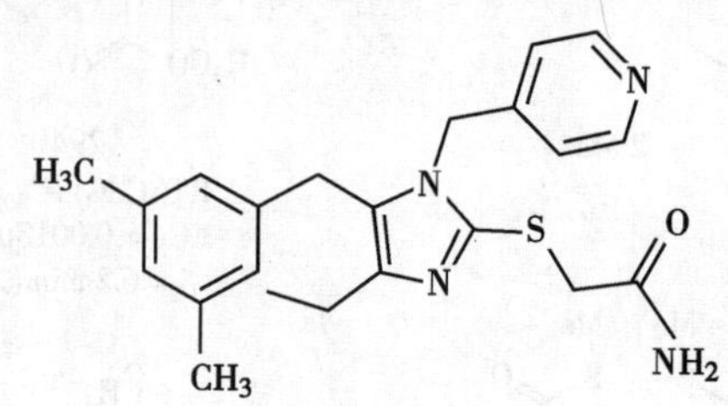

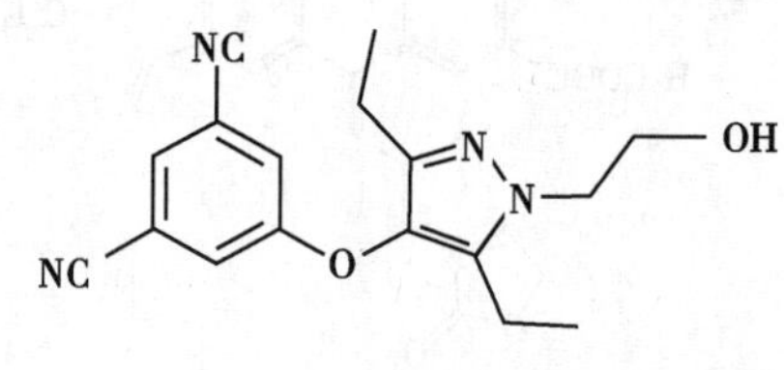

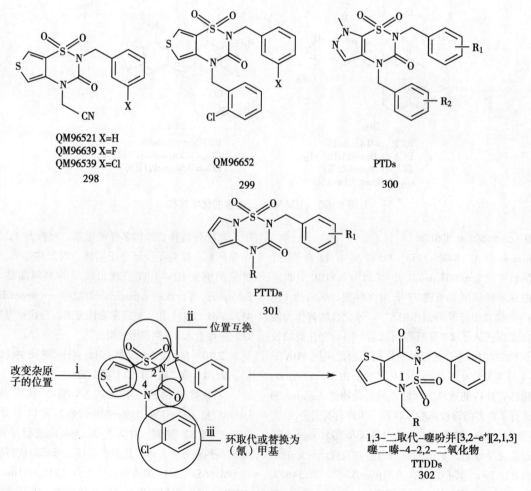

2.11 二苯酮（BP）类衍生物

1995 年，英国的 Glaxo 公司通过大规模高通量筛选（ultra high-throughputscreening，uHTS）发现化合物 303a 显示出较弱的 HIV-1 RT 抑制活性（$IC_{50}=10\mu g/ml$），是首次报道的 BP 类 HIV-1 RT 抑制剂，结构新颖，不同于其他类的 HIV 抑制剂[152]。随后，Glaxo 公司在该苗头化合物的基础上进行广泛的结构修饰，发现化合物 303b[152]。虽然化合物 303b 对 HIV 野生株有较强的抑制作用，但对包含 K103N/Y181C 双突变的 A17 毒株失去抑制作用，且容易诱导 HIV-1 耐药株的产生，以至于该公司一度放弃对 BP 类 NNRTIs 的研发。尽管如此，化合物 303a 和 303b 包含了该类化合物对保持抗 HIV-1 活性所必需的药效团元素，为进一步研究发现活性和抗耐药性更好的 NNRTIs 奠定了良好的基础。经过近 10 年的沉寂，Glaxo Smith Kline 公司（Glaxo 公司与 Smith Kline 公司合并而成）于 2004 年报道了一系列对 HIV-1 野生株和多种 NNRTIs 耐药株具有良好抑制作用的 BP 类化合物，如 GW4511、GW4751 和 GW3011 等，它们对野生型 HIV-1 和 20 种 HIV-1 突变株的抑制活性达到 nmol/L 甚至亚 nmol/L 级别[153]。随后，研究人员继续对该类化合物进行更深入的构效关系研究，发现化合物 GW678248 对 HIV 野生株（HxB2）抑制的 IC_{50} 值为 0.5nmol/L，对常见耐药株 K103N、Y181C 和 V106A 抑制的 IC_{50} 值分别为 1nmol/L、0.7nmol/L 和 3.4nmol/L。同时其在大鼠、狗和猕猴的静脉药代动力学研究中均表现出较低的清除率，进而被选作新一代 NNRTIs 候选药物（drug candidate）进入临床研究[154]（后受限于较低的生物利用度，GW678248 被转化成其 N- 丙酰基前药 GW695634 进行临床研究）。随后，陈芬儿院士课题组以及马晓东课题组以 BP 类 NNRTIs 为先导化合物，对羰基"linker"和中心苯环进行广泛修饰，发现一系列对 HIV-1 野生株和 K103N/Y181C 具有 nmol/L 和亚 μmol/L 级别的抑制活性的化合物，代表性化合物如 304、305、306 和 307，丰富了 BP 类 NNRTIs 的构效关系[155]（图 5-63）。

刘新泳课题组还以 DAPY 类 NNRTIs 和 BP 类 NNRTIs 为先导化合物，运用分子杂合手段和生物电子等排药物设计策略，设计并合成一系列的新型二芳基酮（DAK）类衍生物，部分化合物对 HIV-1 野生株表现出 μmol/L 级别的抑制活性[156]（图 5-64）。由二苯酮类 NNRTIs 的结构骨架进一步演化而成的二芳基醚类 NNRTIs（diarylethers）对 HIV-1 野生株和 K103N、Y181C 等突变株具有 nmol/L 级别的抑制活性，代表性化合物 MK-4965 已进入 II 期临床试验。总之，BP 类 NNRTIs 的发现与广泛的结构修饰为进一步研制高效的抗耐药性的新型 NNRTIs 提供了大量有效的信息。

2.12 "杂环 -NH- 取代苯"类衍生物

NNIBP 具有高度的柔韧性，使基于结构的全新 NNRTIs 先导物的发现具有很大的挑战性。近年来，随着计

算机技术突飞猛进的发展，在该领域取得了新的突破。耶鲁大学的 William L J 等[157] 根据目前上市的 NNRTIs 的结构特点，利用 BOMB 软件进行基于结构的全新药物设计，发现具有抗 HIV 活性的"Het-NH- 取代苯"类 NNRTIs 苗头化合物，其中 Het 为 2- 嘧啶、2- 噻唑杂环。然后通过蒙特卡罗（Monte Carlo）方法及自由能微扰技术来对先导化合物进行初步的结构优化，同时利用 QikProp 预测化合物的理化性质如溶解性和细胞穿透性等，最终他们得到活性有了极大提高的新型衍生物，其中嘧啶衍生物 308（$EC_{50}=10nmol/L$）对野生型 HIV-1 的活性是最初的噻唑衍生物 309a（$EC_{50}=300nmol/L$）的 30 倍（图 5-65）。

随后，该课题组对上述 2 个系列的化合物进行进一步的结构优化，依然保持"Het-NH- 取代苯"结构骨架不变，将杂环部分用其他的六元杂环及稠合环等生物电子等排体替换，并利用自由能微扰技术进行取代基的优化，系统研究了构效关系，得出如下结论[158]：① Het 的活性次序为 2- 嘧啶基 > 三嗪基 >2- 噻唑基 >2- 吡啶基 > 吡嗪基；②对于 2- 嘧啶基类系列，苯环上的氰基取代比氯取代活性较好（如 311 的活性优于 308）；③杂环中有 OMe、SMe、NHMe 取代时活性提高；④氰基取代的嘧啶类化合物活性好但毒性也较高；⑤苯环上不饱和基团异戊烯基是活性所必需的；⑥在稠合环系列中 312、313 的活性最好。

William L.Jorgensen 对这类新型 NNRTIs 的结构特点及结合模式进行了全面的总结，该类化合物均可用"Het-NH-34-Ph-U"这一基序来归纳，其中 Het 可以是五元、六元或稠合双杂环，34-Ph 代表 3、4 位取代的苯环，U 为不饱和基团，NH 和 U 为基本药效团。分子模拟研究发现，NH 可与 Lys101 的羰基形成氢键，而 U 与 Tyr181、Tyr188、Trp229 及 Phe227 等氨基酸残基的"π"腔之间形成相互作用[159]。

尽管上述的嘧啶系列类化合物对野生型 HIV-1 的活性较好，但对常见的 HIV-1 Tyr181Cys（Y181C）变异株无效，通过分子模拟发现，主要原因是异戊二烯基与 Tyr181 之间缺少有效的相互作用。为了增加该类化合物对变异型 HIV-1 的抑制活性，该课题组以化合物 308 和 311 为先导化合物，用 π 体系更大的苯环取代异戊二烯基得到化合物 314，遗憾的是它的活性（$EC_{50}=2.5\mu mol/L$）却降低了近 1 000 倍。通过分子模拟发现，若在 314 右侧的苯醚环的 3 或 5 位引入取代基可增强与 Tyr181 和 Tyr188 的相互作用，有望提高活性。基于此，引入氯原子和氰乙烯基得到对 Y181C 变异型有效的化合物 315 和 316，通过对接分析和分子模拟发现氰乙烯基可以更好地与 Y181C 变异区域周围的氨基酸形成 π-π 堆积作用，从而发挥高效的抗耐药性[160]。

2.13 儿茶酚二醚类衍生物

儿茶酚二醚类化合物是由耶鲁大学的 William L J 课题组

通过虚拟筛选发现，后借助于自由能微干扰（free energy perturbation，FEP）技术优化得到的一类新型 NNRTIs[161]。该类化合物具有良好的抗野生型 HIV-1 活性和水溶性，其代表性化合物为 317a 和 317b，EC$_{50}$ 值分别达到 55pmol/L 和 310pmol/L（WT），且 317b 的水溶性达到 510μg/ml。但是儿茶酚二醚中的氰乙烯基结构在药物中很少见，并且该

结构是一个弱的 Michael 受体，具有潜在的毒性。为降低化合物的潜在毒性，该课题组将氰乙烯基整合到稠合环结构中，得到化合物 317c 和 317d，其对野生型 HIV-1 的抑制活性均低于 1nmol/L[162]。目前，多个儿茶酚二醚类化合物与 RT 的共结晶复合物结构被解析，为该类化合物的继续优化提供指导（图 5-66）。

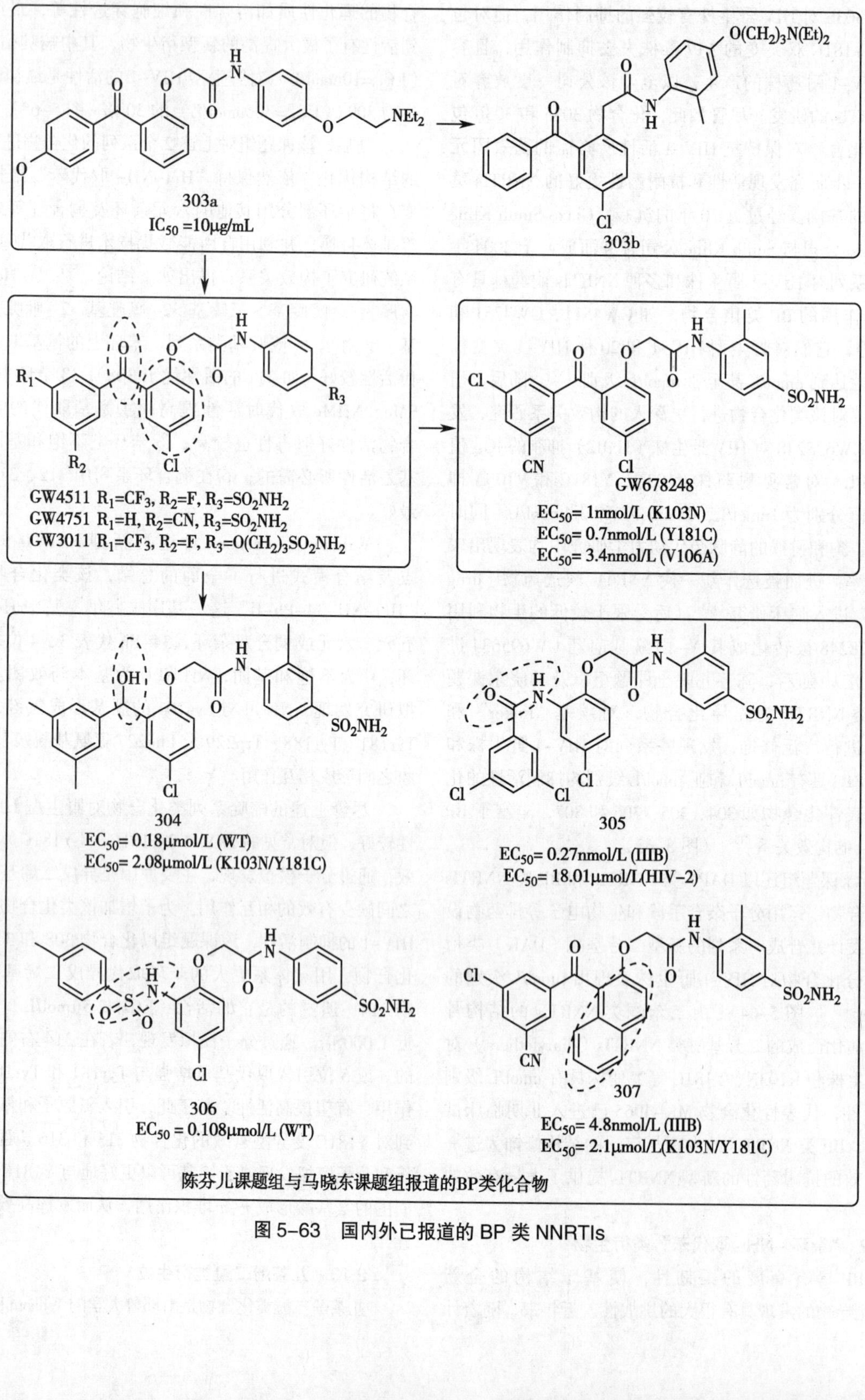

图 5-63　国内外已报道的 BP 类 NNRTIs

图 5-64　刘新泳课题组设计合成的 DAK 类 NNRTIs

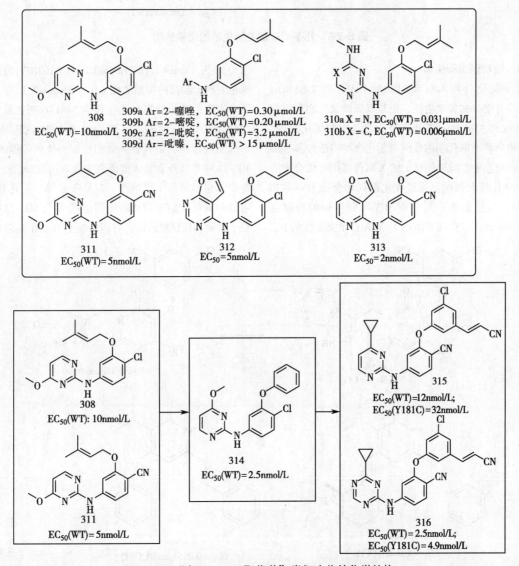

图 5-65　"杂环 -NH- 取代苯"类衍生物的化学结构

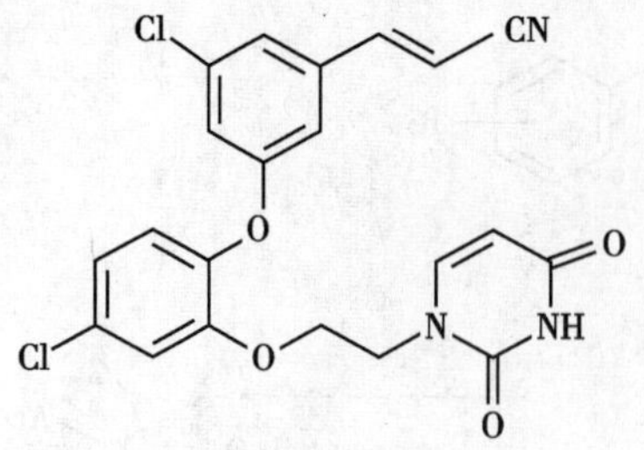

317a
EC$_{50}$= 55pmol/L(WT)

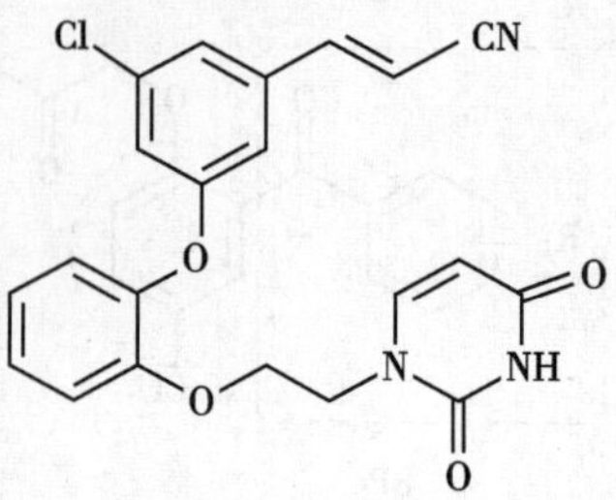

317b
EC$_{50}$= 0.31nmol/L(WT)
EC$_{50}$= 46nmol/L(Y181C)
S= 510ug/ml

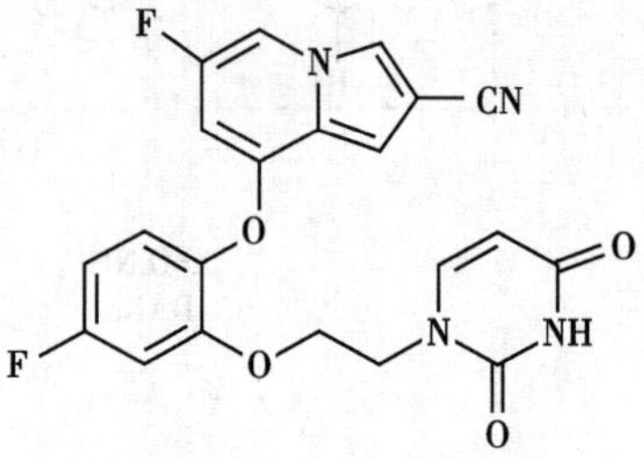

317c
EC$_{50}$= 0.40nmol/L(WT)

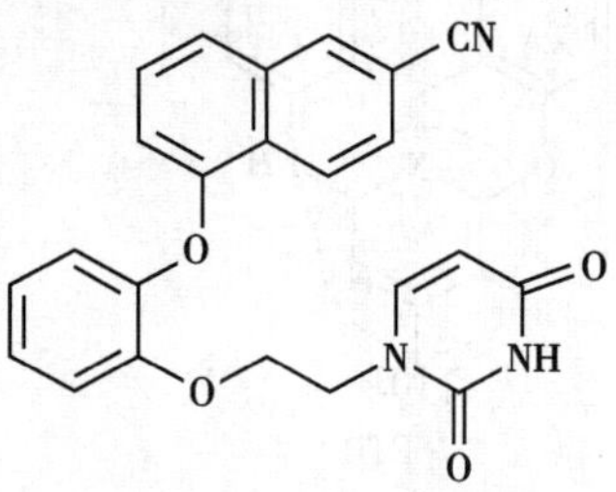

317d
EC$_{50}$= 0.53nmol/L(WT)

图 5-66　儿茶酚二醚类衍生物的化学结构

2.14　吡啶酮类衍生物

吡啶酮类化合物 318a 和 318b 对 HIV-1 野生株和耐药突变株都有很好的抑制活性，但是其低口服生物利用度阻碍了 318a 和 318b 的进一步开发。对其结构优化发现，右侧杂环和杂环上取代基的性质对于化合物的活性和水溶性有很大影响，中心吡啶酮环上的 X 取代基则对化合物的血浆清除率有较大影响。通过优化得到化合物 MK-1439（doravirine，多拉韦林）[163]，对 HIV-1 野生株的抑制活性的 IC$_{95}$=20nmol/L，抑制 K103N 和 Y181C 单突变株的 IC$_{95}$

值分别为 43nmol/L 和 27nmol/L，对 K103N/Y181C 双突变株也表现出较高的抑制活性（IC$_{95}$=55nmol/L）。结构生物学研究发现，该化合物与现有其他 NNRTIs 相比呈现出不同的结合模式，三唑酮环可与 K103 及 P236 氨基酸主链同时形成氢键作用，是具有高效的抗耐药性的关键因素之一。MK-1439 在体外和临床前研究中表现出很好的药代动力学性质，包括每日 1 次给药、容易吸收等，并具有毒性小、可以与其他抗病毒药物联用等优点[164]。MK-1439 目前正处于Ⅲ期临床试验阶段，有望最终上市（图 5-67）。

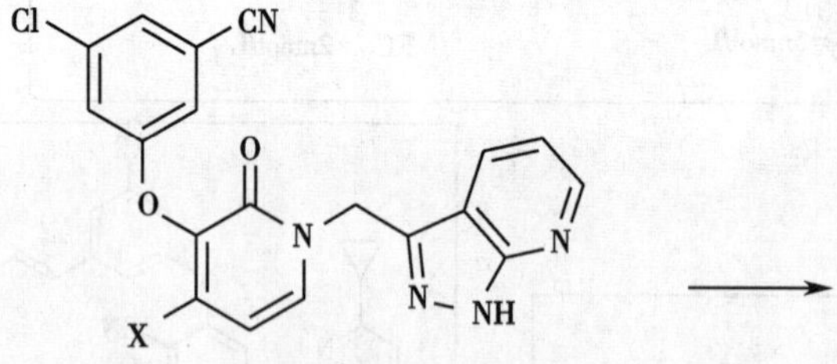

318a X = Cl
318b X = CF$_3$

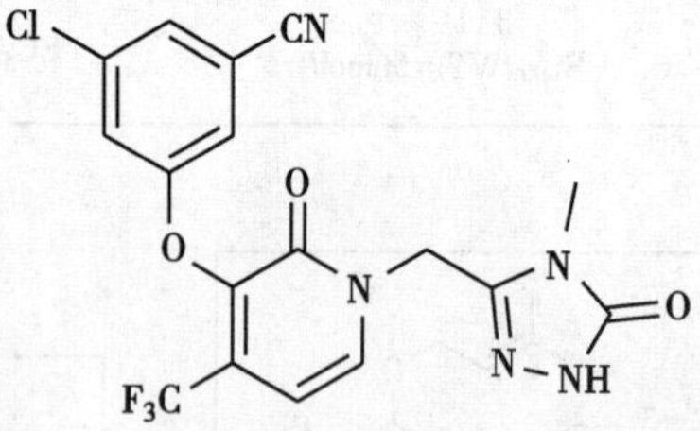

MK-1439 (doravirine)

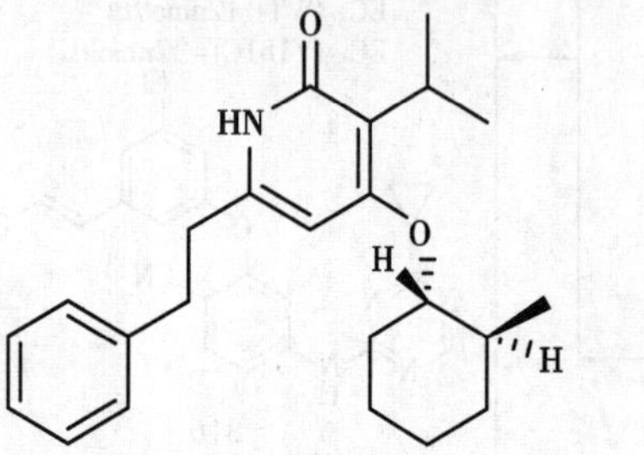

319a (trans)
EC$_{50}$= 4nmol/L (WT)

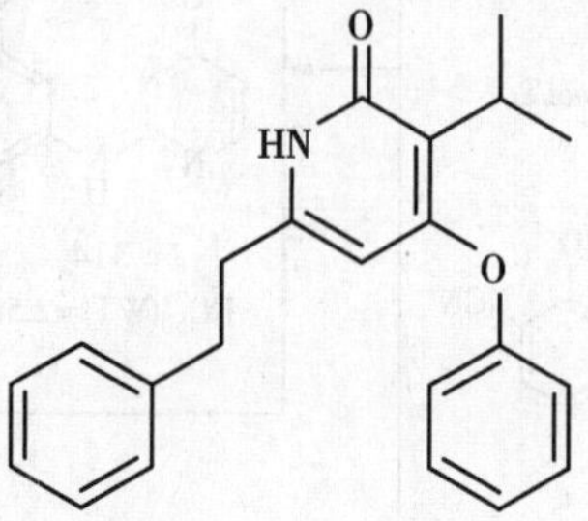

319b
EC$_{50}$= 0.0563μmol/L (WT)

图 5-67　吡啶酮类衍生物的化学结构

此外，另类取代模式的吡啶酮类化合物319a对HIV-1野生株的抑制活性为4nmol/L，对突变株也有很好的抑制活性。构效关系研究发现，C-3、C-4和C-6位的取代基对活性有很大影响[165]。C-3位用异丙基、N，N-二甲基、卤素取代，C-4引入芳基以便于与NNIBP中的Tyr188、Phe227和Trp229形成疏水作用，并用N、S、O等不同的原子作为linker进行结构多样性修饰，其中化合物319b对HIV-1野生株的抑制活性最好，EC$_{50}$值为56.3nmol/L[166]。

2.15　巯乙酰胺类衍生物

巯乙酰胺类化合物是新近报道的一类骨架新颖、结构简单的NNRTIs。该类抑制剂的先导化合物是Ester Muraglia的课题组对化合物库运用计算机高通量筛选而发现的具有三唑或四唑结构特征的分子。进一步的生物活性实验表明四唑类化合物320a对野生型HIV-1具有μmol/L级别的抑制作用，而320b对野生型及双变异型（K103N/Y181C）病毒株都显示出了中等程度的抑制活性。三唑类分子320c及320d对野生型HIV-1有nmol/L水平的抑制作用，对变异病毒株K103N以及K103N/Y181C保持亚μmol/L级别的活性。但在随后的成药性研究中发现2个四唑类分子的代谢稳定性差，在大鼠血浆中会被很快地降解成相对应的羧酸而最终导致较差的口服生物利用度[167]（图5-68）。

鉴于该类化合物结构骨架的新颖性以及突出的抗HIV-1活性，多个课题组对该类化合物进行广泛的结构修饰，设计并合成多个三唑及四唑类分子。进一步的抗HIV结果表明，合理的结构优化能够明显提高分子的抗HIV-1作用，特别是针对最严重的双变异病毒株也可达到nmol/L到pmol/L级别的抑制水平。同时，通过在适当的区域引入一些亲水性基团使得分子的理化性质也有所改善。特别是2个三唑类化合物VRX-480773（324）和RDEA806（325）在非常低的浓度即可以有效抑制对EFV及大多数NNRTIs产生耐药的HIV-1，并且具有较好的药代动力学性质，曾一度进入临床试验作为候选药物被进一步研究[168]。

刘新泳课题组对该类NNRTIs做了系统的修饰。近年来，设计并合成1，2，3-噻二唑、咪唑、1，2，3-硒二唑、哒嗪、吡嗪、三嗪、嘧啶、嘌呤和咪唑并［4，5-b］吡啶等多个系列的巯乙酰胺类NNRTIs衍生物。其中，1，2，3-噻二唑和三嗪巯乙酰胺类衍生物是最具潜力的2个系列，一些化合物表现出nmol/L水平的抗HIV活性，特别是326和327可以在较低的浓度很好地抑制HIV-1复制，具有进一步研究的价值[169]。

通过以上多个系列的研究可得到该类NNRTIs的较明确的构效关系。新合成分子的抑制病毒作用除了与芳杂环的种类有关外，还和巯乙酰胺链末端的苯环上取代基团的情况有关。在末端苯环的2位引入吸电子基团如硝基或除氟原子以外的卤素时活性最佳，然而在苯环的4位取代情况对活性有较小的规律性影响，说明该区域具有结构修饰的潜在可能性（图5-68）。

2.16　吲哚芳基砜（IAS）类衍生物

1993年，Merk实验室的Williams等首次报道吲哚芳基砜结构骨架（indolylarylsulfone，IAS）有很好抑制HIV-1逆转录酶的活性。其中，最早的先导化合物L-737、126（328）对WT RT的抑制作用可达到3nmol/L，同时对临床常见的变异病毒株K103N、Y181C的抑制作用也可达到亚μmol/L水平[170]。在后续的研究中，Merk的研究人员主要针对该化合物水溶性较差的缺点进行结构优化，用一些杂环代替酰胺基团来阻碍酰胺与砜基氧形成分子内氢键以提高化合物的水溶性。但是结果表明替换酰胺键后化合物的水溶性并没有得到明显改善，却意外地发现几个化合物（329a、329b和329c）对K103N突变株的抑制活性有所增强，提示该类化合物具有进一步结构优化的重要价值[171]（图5-69）。

最早对吲哚芳基砜类化合物进行构效关系研究的是Romano Silvestri教授，他主要针对各个药效基团进行了全面的研究：①通过在吲哚的3和/或5位引入卤素、甲酮基、甲（乙）酯基、异丙基及醇羟基等多样性基团来考察吲哚环上的取代基对化合物活性的影响；②砜基相连苯环采用不同位次、不同类型基团的双/单取代，包括卤素、硝基、氨基、甲基、异丙基；③在酰胺链上延伸不同长度的亲水短链、氨基酸以及芳环、芳杂环的结构；④对比S原子的不氧化、单氧化以及双氧化对化合物活性的影响。其中，最具突破性的是通过在苯环上引入3，5-二甲基使化合物330a对野生型、K103N和Y181C耐药的HIV-1具有良好的抑制活性。而在此基础上，对链的延伸也使化合物的活性有所提高。特别是该课题组新近报道的在酰胺链的末端引入一些芳香杂环使化合物330b对Y181C、Y188L及K103N单突变和K101Q/Y181C/G190A多突变耐药株均有良好的活性。以上构效关系研究以及具有较好活性的化合物的发现为该类NNRTIs的进一步研究奠定了基础[172]。

受到上述活性结果的鼓舞，包括Merk实验室在内的其他课题组对该类化合物又重新燃起了继续研究的热情，他们对结构的进一步优化的方向各有不同[173]。Merk课题组主要针对芳砜基团，又发现了含氮的五元脂肪环也可以代替六元芳环而化合物的活性不会降低，而通过在酰胺键末端引入杂环使抗突变株活性提高。国内的一些学者通过对砜基进行替换，也发现了一批活性较好的有自主专利知识产权的化合物。值得一提的是，在吲哚芳砜类化合物的结构基础上发现的吲哚芳基磷酸酯类化合物IDX899（fosdevirine）具有突出的抗野生型、多种突变型HIV-1的活性及良好的药代动力学性质，一度进入Ⅱb期临床试验，不过因其具有潜在诱导癫痫发作的风险而被迫终止临床研究[174]。

2017 年，刘新泳课题组运用骨架跃迁的药物设计原理，将优势的 N– 取代哌啶基团引入吲哚芳砜衍生物的 2 位上，期望哌啶上的氮原子可以与周围的氨基酸残基（Glu138）形成氢键作用。同时末端的取代基采用结构多样的基团，但基本都包括 1 个亲水性基团如亲水性短链和亲水性取代及取代的苄基等，以适应进入通道处蛋白 / 溶剂开口区的微环境。其中，化合物 333a、333b 对野生株和多种突变株的抑制活性达到 nmol/L 或亚 μmol/L 级别，具有进一步开发的前景[175]（图 5–69）。

2.17 二芳基嘧啶（DAPY）类衍生物

上市药物 etravirine 和 rilpivirine 属于二芳基嘧啶（DAPY）类衍生物，为新一代 NNRTIs 的突出代表。其结构特点是以嘧啶环为中心环，左、右两翼各连接 2 个芳环作为取代基。DAPY 类衍生物的发现源于对 NNRTIs 持之以

恒的研究。首先对 α–anilinophenylacetamide（α–APA）进行改造得到脂肪咪唑硫脲（ITU）类似物，虽然部分 ITU 类似物的抗 HIV–1 活性很高（如 R100943，IC_{50}=2.5nmol/L），但由于硫脲基易于水解和氧化而具有不稳定性，限制了其进一步的研究应用。对 ITU 进行修饰改造，用胍基代替硫脲基，意外发现了二芳基三嗪（DATA）类似物[176]。DATA 类似物可以很好地抑制野生型和 K103N、Y181C 等单突变株（如化合物 R106168），然而对双突变病毒株的作用效果不佳。在进一步的研究中，DATA 化合物中的三嗪环被氮原子位置不同的嘧啶环替代并且经过一系列的结构优化，发现了第一个真正意义上的 DAPY 类化合物 TMC120[177]。对 TMC120 的结构修饰最终发现 2 个 DAPY 类上市药物 TMC125（依曲韦林，etravirine）和 TMC278（利匹韦林，rilpivirine）[178]（图 5–70）。

320a
IC_{50} = 5nmol/L(WT, RT Pol)
IC_{50} = 15nmol/L(K103N, RT)

320b
IC_{50} = 5nmol/L(WT, RT Pol)
IC_{50} = 20nmol/L(K103N, RT)
IC_{50} = 849nmol/L(K103N/Y181C, RT)

320c
EC_{50} = 2.053nmol/L(WT)

320d
EC_{50} = 0.1nmol/L(WT)
EC_{50} = 1.3μmol/L(K103N/Y181C)

321a
IC_{50} = 3nmol/L(WT RT Pol)
IC_{50} = 3nmol/L(K103N)

321b
IC_{50}= 8nmol/L(WT, RT Pol)
IC_{50}= 94nmol/L(K103N/Y181C)

320a
IC_{50}= 5nmol/L(WT, RT Pol)
IC_{50}= 15nmol/L(K103N)

321c
IC_{50}=13nmol/L(WT, RT Pol)
IC_{50}=103nmol/L(K103N/Y181C)

322a
IC_{50}= 3nmol/L(WT RT Pol) IC_{50}= 27nmol/L(K103N/Y181C)

322b
IC_{50}= 7nmol/L(WT RT Pol)
IC_{50}= 23nmol/L(K103N/Y181C)

322c
IC_{50}= 7.9nmol/L(K103N/Y181C)
EC_{50}= 1.1nmol/L(WT)
EC_{50}= 8.1nmol/L(K103N/Y181C)

322d
IC_{50}=23nmol/LK103N/Y181C)
EC_{50}=1.6nmol/L(WT)
EC_{50}=13nmol/L(K103N/Y181C)

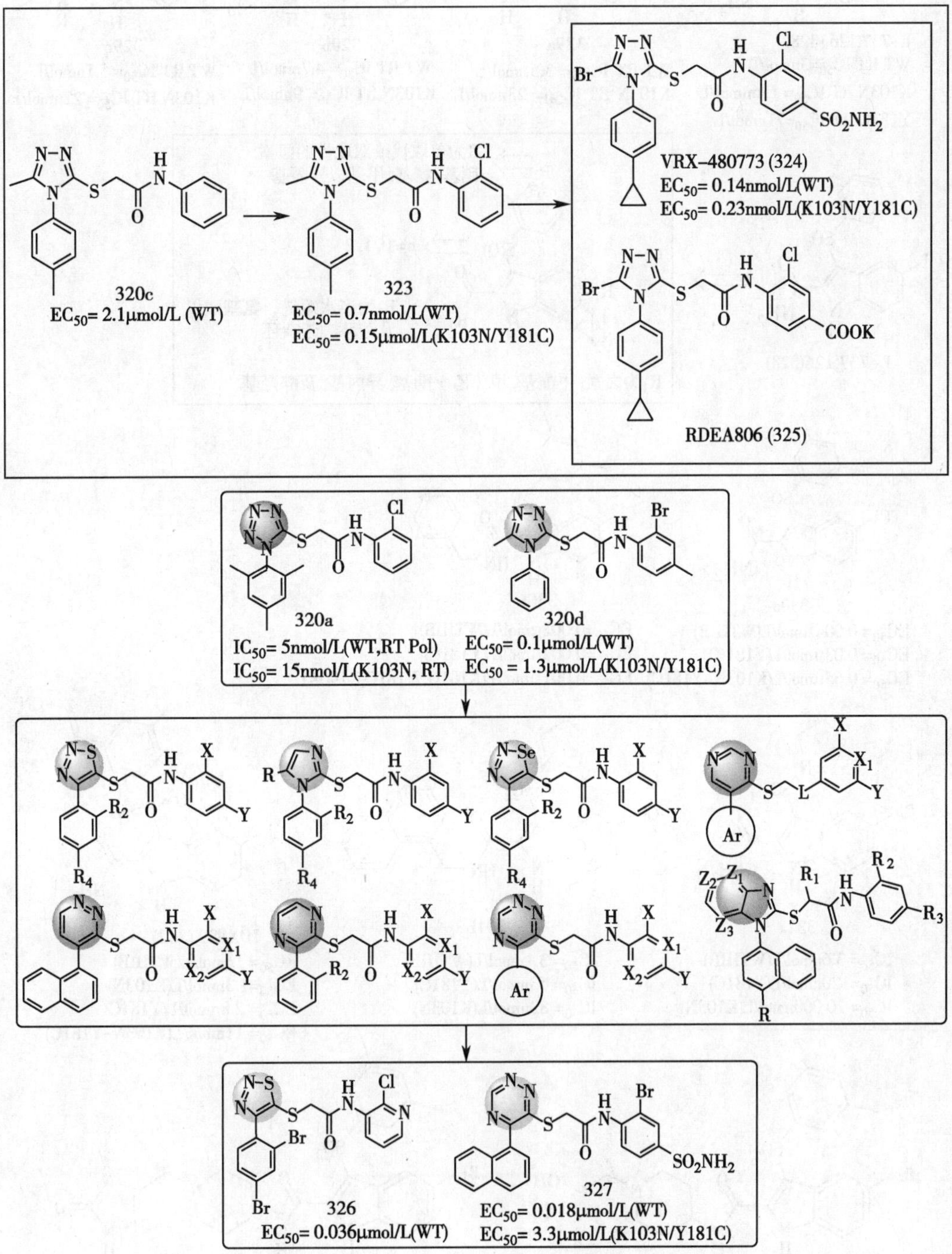

320c
EC$_{50}$= 2.1μmol/L (WT)

323
EC$_{50}$= 0.7nmol/L(WT)
EC$_{50}$= 0.15μmol/L(K103N/Y181C)

VRX-480773 (324)
EC$_{50}$= 0.14nmol/L(WT)
EC$_{50}$= 0.23nmol/L(K103N/Y181C)

RDEA806 (325)

320a
IC$_{50}$= 5nmol/L(WT,RT Pol)
IC$_{50}$= 15nmol/L(K103N, RT)

320d
EC$_{50}$= 0.1μmol/L(WT)
EC$_{50}$ = 1.3μmol/L(K103N/Y181C)

326
EC$_{50}$= 0.036μmol/L(WT)

327
EC$_{50}$= 0.018μmol/L(WT)
EC$_{50}$= 3.3μmol/L(K103N/Y181C)

图 5-68　巯乙酰胺类衍生物的设计及化学结构

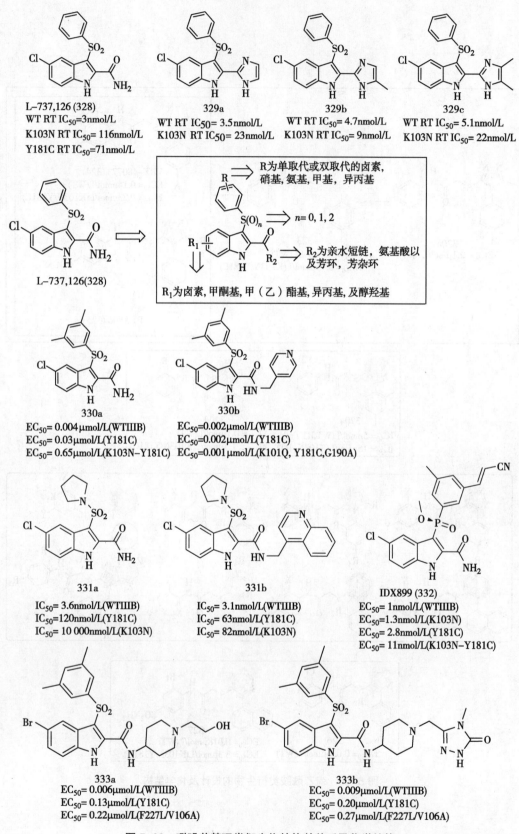

图 5-69　吲哚芳基砜类衍生物的构效关系及化学结构

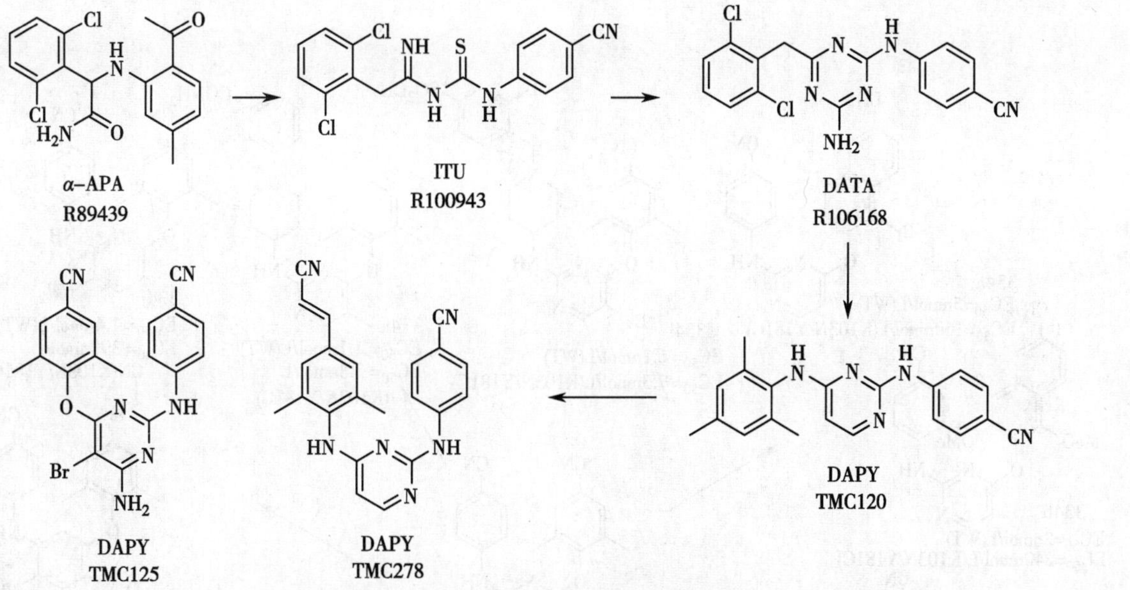

图 5-70 TMC125 和 TMC278 的发现过程

由于 DAPY 类 NNRTIs 具有抗耐药性高的显著优势，但同时也存在着药代动力学性质差、毒副作用严重等缺点，因而促使药物化学家们进一步对该类抑制剂展开更为广泛的结构优化。特别是随着 ETR 及 RPV 的临床常规化应用，一些耐变异毒株也随之出现，特别是 E138K 合并 M184I/V 的双变异株可显著地降低 ETR 及 RPV 的临床疗效。因此，通过对结构进行合理修饰而得到药代动力学性质良好并具有更广的抗耐药性的 DAPY 类衍生物依然十分必要。

目前，国内外的多个课题组正在从事针对 DAPY 类 NNRTIs 的不同药效团进行结构修饰的研究工作。陈芬儿院士课题组就先后报道了针对 DAPY 左翼和左侧连接链进行修饰的多个系列化合物。其中左翼为取代的萘环的衍生物，保持对 WT HIV-1 具有 nmol/L 级别的抑制作用的同时，对双突变病毒株也有较高的活性[179]。另一类左侧连接链为氰基、羟基取代的亚甲基或肟、腙类 DAPY 衍生物对野生型 HIV-1 的抑制活性较好而对突变型则几乎失去活性[180]。国内外的一些学者还针对中心嘧啶环做了大量的研究工作，采用稠和环作为中心环，多在 5，6 位骈入五元或六元环，由此发现多个分子对野生型以及 L100I 和 / 或 K103N 变异株的抑制活性都低于 10nmol/L[181]。谢蓝教授课题组也报道了两大类针对中心环修饰的衍生物，以氨基取代的吡啶或苯环代替嘧啶环，所得化合物的活性甚至好于上市药物 ETR，部分化合物的水溶性得到极大改善[182]。Heeres J 教授也报道多个针对嘧啶环修饰的活性不错的化合物。2016 年，Antwerp 大学的研究人员报道了一系列含氟的二芳基吡啶类衍生物，部分化合物对野生型毒株的活性与 RPV 相近，但是针对突变株的活性则显著下降[183]。此外，Roche 公司的研究人员采用多样性的 N- 取代的 4- 氨基哌啶作为分子的右翼，结果发现了多个分子对野生型 HIV-1 及多种突变株（Y188L、V106A、K103N/L100I 和 K103N/Y181C）的抑制活性均达到 nmol/L 水平，和上市药物 ETR 相当[184]（图 5-71）。

刘新泳课题组近年来对 DAPY 类 NNRTIs 也做了较为深入的研究[185]，对其的结构修饰主要包括 2 个方面，一方面是针对中心嘧啶环的替换和多样性修饰，另一方面是针对右翼引入优势的 N- 取代的哌啶氨结构。特别是新近来还率先提出第二可容纳区的概念，并通过在中心环引入适当的基团作用于这一结合位点来提高化合物的抗病毒活性。目前，已得到多个活性较好的化合物。如在中心三嗪环的 6 位进行修饰，得到的活性最好的化合物抗野生型 HIV-1 的 EC_{50} 值为 7.8nmol/L、抗双突变病毒株 K103N/Y181C 的 EC_{50} 值为 0.65μmol/L。再如在中心吡啶环的 5 位引入结构多样性的适宜基团，代表性化合物抗野生型 HIV-1 的 EC_{50} 值达到几十个 nmol/L、抗双突变病毒株 K103N/Y181C 达到亚 μmol/L 水平。此外，通过在中心芳杂环的 5，6 位骈入五元含氮杂环也发现了活性较为突出的化合物。在以上对中心环进行结构修饰的基础上，对活性较好的骨架的右臂进行进一步的结构优化，引入 N- 取代的哌啶氨结构以提高化合物与靶点的结合力，并借此改善分子的水溶性。经过进一步的优化，大部分化合物的抗病毒活性有所提高，N- 取代的哌啶三嗪类和 N- 取代的哌啶三唑并嘧啶类化合物抗野生型 HIV-1 的 EC_{50} 值分别提升为 2.0nmol/L 和 8.1nmol/L。

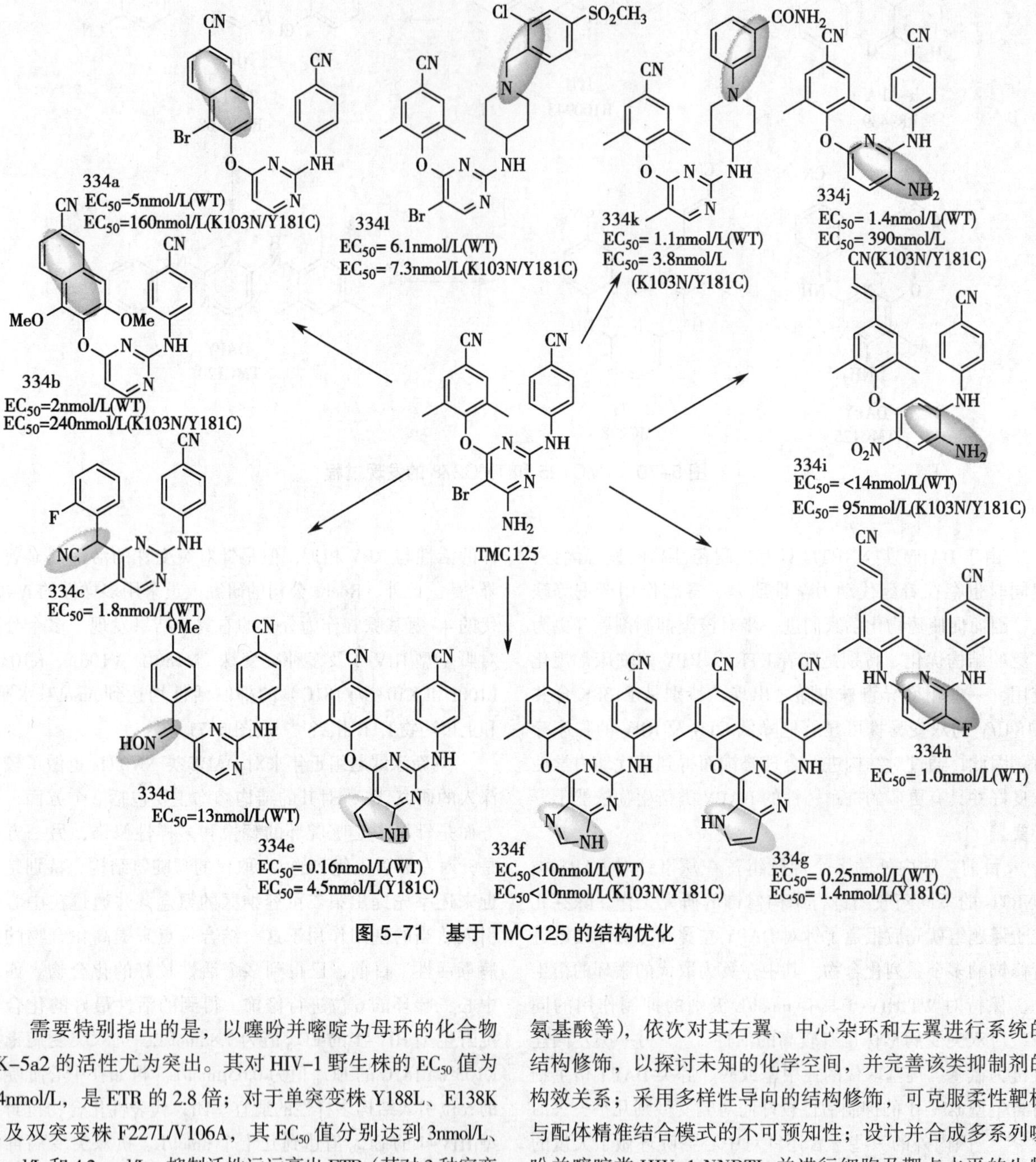

图 5-71　基于 TMC125 的结构优化

　　需要特别指出的是，以噻吩并嘧啶为母环的化合物 DK-5a2 的活性尤为突出。其对 HIV-1 野生株的 EC$_{50}$ 值为 1.4nmol/L，是 ETR 的 2.8 倍；对于单突变株 Y188L、E138K 以及双突变株 F227L/V106A，其 EC$_{50}$ 值分别达到 3nmol/L、3nmol/L 和 4.2nmol/L，抑制活性远远高出 ETR（其对 3 种突变株的 EC$_{50}$ 值分别为 20nmol/L、14nmol/L 和 29nmol/L）；对于双突变株 RES056（K103N/Y181C），其 EC$_{50}$ 值为 30nmol/L，抑制活性与依曲韦林相当（EC$_{50}$ 值为 17nmol/L）。化合物 DK-5a2 亦表现出极高的安全性，其对 HIV-1 野生株的选择指数高达 159 101，远远高于 ETR[186]。目前，正在对其进行系统的成药性评价，以作为候选药物进一步开发。此外，刘新泳课题组以 DK-5a2 为先导化合物，根据靶标三维空间的适配性要求，特别是蛋白溶剂界面柔性区域的结构特征，综合运用基于靶标结构的合理药物设计及抗耐药性药物设计策略（形成主链氢键、精准靶向保守型

氨基酸等），依次对其右翼、中心杂环和左翼进行系统的结构修饰，以探讨未知的化学空间，并完善该类抑制剂的构效关系；采用多样性导向的结构修饰，可克服柔性靶标与配体精准结合模式的不可预知性；设计并合成多系列噻吩并嘧啶类 HIV-1 NNRTIs 并进行细胞及靶点水平的生物活性测试以及早期成药性评价，最终发现多个对 HIV-1 野生株及临床常见的严重耐药株均有 nmol/L 水平的抑制活性的化合物。化合物 DK5-1 的活性尤为突出，较先导化合物 DK-5a2 和依曲韦林均有大幅提高。其中，抑制临床最常见的突变株 K103N 的活性（EC$_{50}$=0.908nmol/L）是 DK-5a2 的 3 倍，尤其是抑制临床严重的双突变株 RES056（EC$_{50}$=5.50nmol/L）的活性是 DK-5a2 的 6 倍、依曲韦林的 3 倍。对单突变株 L100I、Y181C、Y188L 和 E138K，DK5-1 的 EC$_{50}$ 值均 <5.5nmol/L，远优于上市药物依曲韦林。初步的药代动力学实验显示 DK5-1 在大鼠体内的达峰

时间为 1.7 小时，半衰期为 3.93 小时，并显示出良好的口服生物利用度（F=16.19%）。小鼠急性毒性实验表明，其 LD_{50}>2 000mg/kg，心脏毒性实验结果显示其抑制 hERG 钾离子通道的作用较低。目前正在对 DK5-1 进行后续的成药性和临床前评价（图 5-72）。最近，为解决此类 HIV 抑制剂普遍存在的耐药性问题，刘新泳课题组采用基于结构的骨架跃迁策略，以先前报道的 DK-5a2 为先导化合物，经过两轮结构修饰设计合成了多系列同时靶向 NNIBP "第

一开口区"和"第二开口区"的 DAPY 类衍生物，其中化合物 13c2 对多种 HIV 单突变株表现出 nmol/L 水平的抑制活性，且对于临床最常见的双突变株 F227L/V106A 和 K103N/Y181C 表现出与上市药物依曲韦林相当的活性。此外，化合物 13c2 显示出良好的药代动力学性质，口服生物利用度为 30.96%，半衰期为 11.1 小时，这些结果都表明 13c2 值得作为新型 NNRTIs 进一步研究以克服耐药性问题。

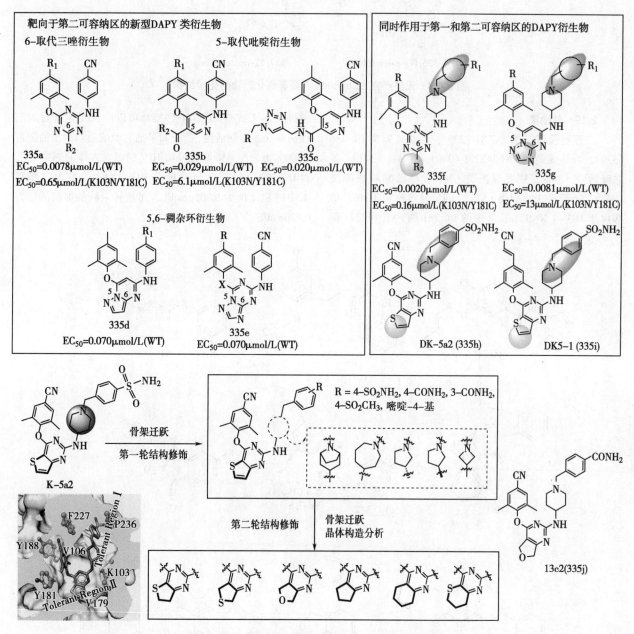

图 5-72　刘新泳课题组报道的 DAPY 类 NNRTIs

第 5 章 HIV-1 逆转录酶及其抑制剂

2.18 天然产物 calanolide A

许多天然产物具有 HIV-1 NNRTIs 的活性,将在另外的章节中详述。其中,(+)-calanolide A 是从热带植物中提取的化合物,它是唯一的天然产物类靶向逆转录酶的候选药物,已进入Ⅱ期临床[187]。(+)-calanolide A 在化学结构上属于四环香豆素类化合物,分子中含有 3 个手性中心。它在体内有很好的生物利用度,能有效地抑制耐药毒株的复制。它在体内的半衰期约为 20 小时,是一个有开发前景的先导化合物。其氧化产物 12-oxocalanolide 也具有较好的 HIV-1 抑制活性[188](图 5-73)。

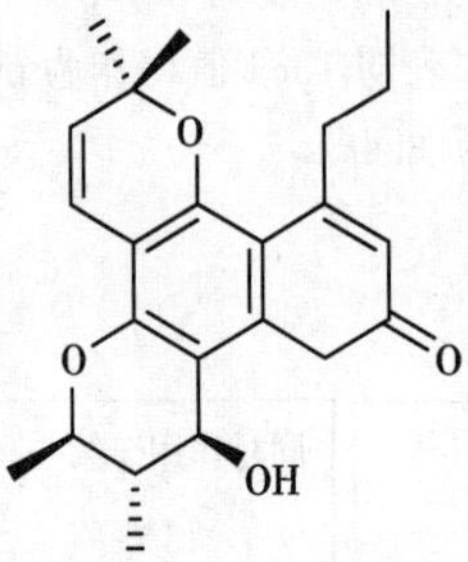

336, (+)-calanolide A 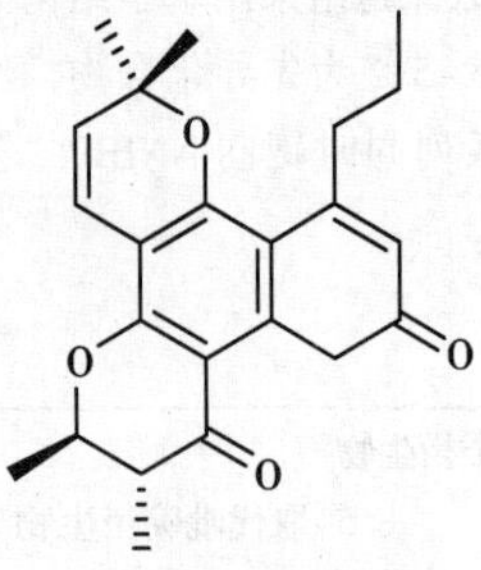   337, 12-oxocalanolide

图 5-73 天然产物 calanolide A 及其氧化产物的化学结构

2.19 其他类

二芳基硫酰胺类 UC781(338)、芳基硫脲类 HI-236(339)、芳基硫醚类 PNU142721(340)、BCH-1(341)、苯并咪唑类(342)、螺吲哚酮类(343)、环己酮羧酸酯类(344)、异苯并呋喃酮类(345)、四氢异喹啉类(346)等都属于 HIV-1 NNRTIs,其中的 UC 781 和 PNU 142721 都曾进入临床试验。UC781(338)可以使 AZT 逆转对耐药性病毒株的抑制活性[189],如果把它做成适当剂型的阴道杀微生物剂,可降低或预防 HIV 病毒对人体的感染[189]。PNU142721(340)有较高的抗 HIV-1 活性,在 MT4 细胞系中的 EC_{90} 值为 0.001μmol/L,对逆转录酶的抑制活性为 0.02μmol/L[190](图 5-74)。

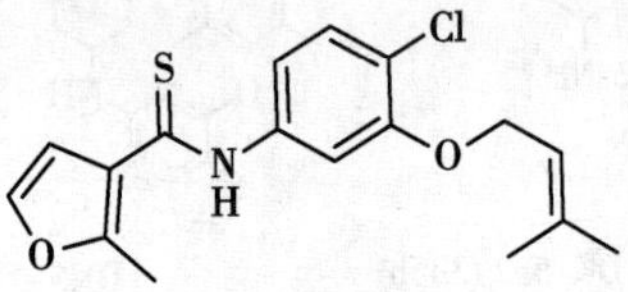

338 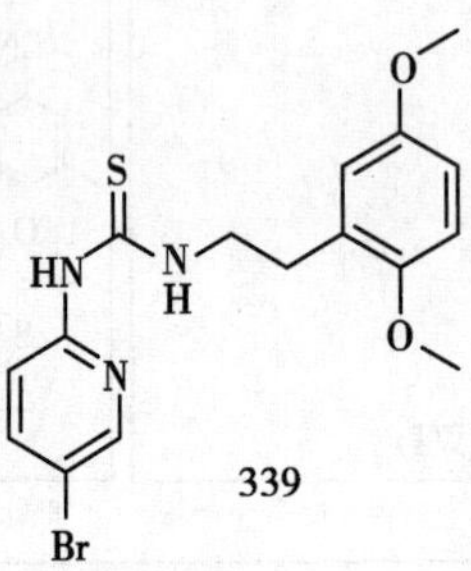   339 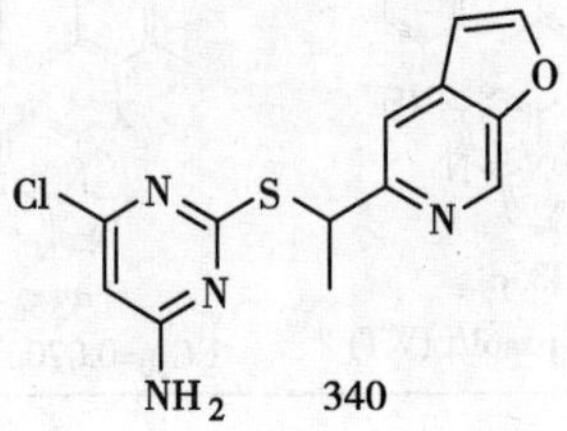   340

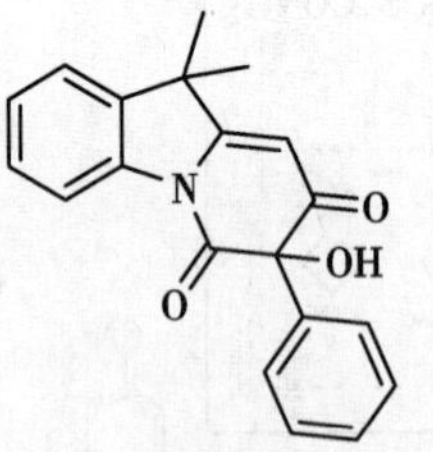

X = CH₂, SO₂
Y = O, S

341 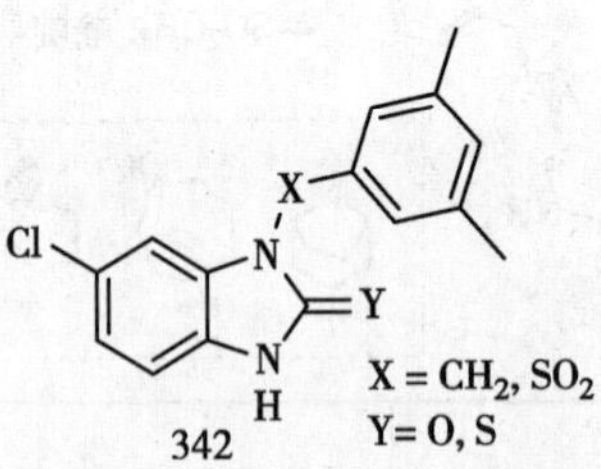   342 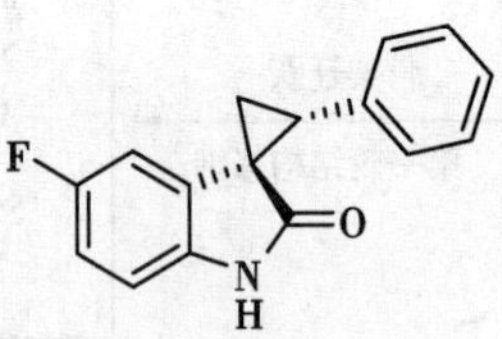   343

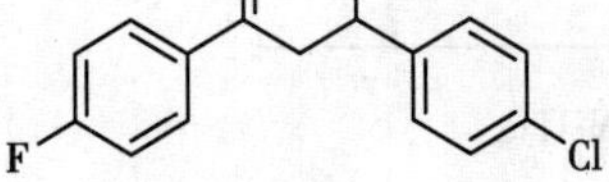

344 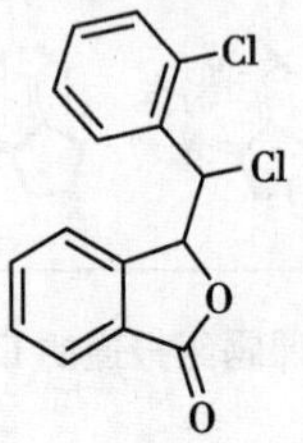   345 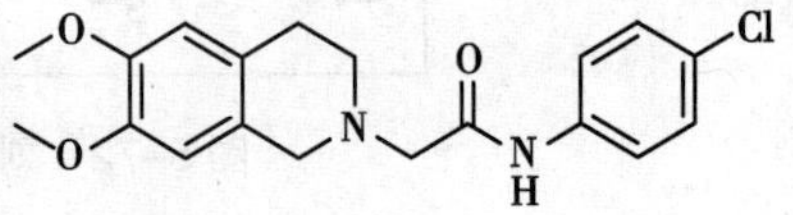   346

图 5-74 其他类 NNRTIs 的化学结构

3　HIV-1 NNRTIs 存在的问题

尽管 HIV-1 NNRTIs 的研究取得了令人瞩目的进展，也不断有候选药物发现和上市，但目前针对该类抑制剂的开发仍有一系列问题亟待解决。

3.1　药物毒副作用

虽然相较 NRTIs 类药物而言，NNRTIs 类药物不会干扰正常细胞的 DNA 合成，但还是在使用过程中出现不同程度的毒副作用。NVP 最严重的药物不良反应是史 – 约综合征（Stevens-Johnson 综合征），还可导致重症肝炎/肝衰竭和过敏反应；DLV 的副作用主要包括皮疹和肝脏氨基转移酶水平升高等（现已撤市）；皮疹和中枢神经系统损害是 EFV 的主要副作用；美国 FDA 曾于 2008 年将 ETR 列为"危险药品（dangerous drugs）"，以警示其严重甚至致命的皮肤过敏反应、超敏反应、器官功能障碍等毒副作用；最新的 RPV 亦有失眠、抑郁、皮疹以及急性呼吸窘迫综合征等副作用。发现毒副作用更小的 NNRTIs 类药物对于增加 HAART 疗法的选择性、提高患者的依从性具有重要意义。

3.2　耐药性问题

HIV-1 基因具有高度的变异性，在 NNRTIs 类药物的选择压力之下极易发生突变，导致耐药毒株产生，而且普遍具有交叉耐药性。对第一代 NNRTIs 耐药的突变毒株主要有 L100I、K103N、V106A/I/M、Y181I/C/H、Y188C/H/L 和 G190A/S 等，以及双突变 K103N/Y181C 或多突变毒株。这些突变氨基酸残基都位于 NNIBP 内部或周围。其中 K103N、Y181C、K103N/Y181C 能对绝大多数 NNRTIs 产生耐药性，严重限制了该类药物的临床使用[191]。

ETR 和 RPV 有较高的基因屏障，对第一代 NNRTIs 强烈耐药的 L101I、K103N、Y181C 和 K103N/Y181C 等单/双突变株都保持了 nmol/L 甚至亚 nmol/L 级别的抑制活性。但是，最新临床研究发现 E138K 突变毒株，尤其是同时伴有 M184I/V 的双突变毒株可对 ETR 和 RPV 产生非常严重的耐药性，无疑为 NNRTIs 类药物的应用蒙上了一层阴影[192]。因此，开发新型的高效抗耐药的 NNRTIs 类药物，依然是抗艾药物研究领域的主要任务之一。

3.3　水溶性较差

GW678248 属于新一代二苯甲酮类 HIV-1 NNRTIs，对第一代药物（如依法韦仑和奈韦拉平）耐药株具有很强的抑制活性，但是该化合物的溶解度较差（$0.18\mu g/ml$）[193]。作为最新一代 HIV-1 NNRTIs 类药物，ETR 和 RPV 属于同一结构类型（二芳基嘧啶类，DAPYs），水溶性极差：在 pH 7.0 时，ETR 的溶解度远远小于 $1\mu g/ml$，RPV 的溶解度也只有 $20 ng/ml$[194]。水溶性差往往导致生物利用度低、药代动力学性质不佳、制剂处方困难和口服剂量加大等问题。然而，长期大剂量服药会导致药物毒副作用加重，进一步限制了其临床应用。因此，在保持/提高活性和抗耐药性的基础上，提高水溶性以改善药代动力学性质也是新一代 NNRTIs 类药物研究需要着力解决的科学问题。

4　展望

NNRTIs 是一系列具有 2 或 3 个环，同时具有一定的柔韧性且结构各异的化合物。NNRTIs 的生物活性与其所呈的构象以及其亲脂性基团和富电子基团的位置密切相关。NNRTIs 与 RT 的氨基酸残基之间除芳环之间的疏水作用力外，还有静电作用、范德瓦耳斯力和氢键作用等。

结构不同的 NNRTIs 在 NNBIP 中可能具有类似的结合模式和分子构象，为新型 NNRTIs 的设计提供了重要指导。同时 NNRTIs 分子结构中普遍存在的优势结构片段往往在 NNBIP 中占据类似的空间位置，与周围的氨基酸产生相似的作用。因此，充分利用 NNRTIs 分子结构的多样性，归纳和提取优势结构片段，基于先导化合物在 NNBIP 中的结合模式，对这些优势结构进行有效组合和迁移的分子杂合策略，可以大大提高发现高质量的 NNRTIs 先导分子的概率。

NNRTIs 晶体结构的大量解析为我们提供了丰富的基团片段与周围氨基酸相互作用或者结合位点的相关信息，对传统生物电子等排体的药物设计策略提供了重要导向，也对可替换基团的选择提供了更加广阔的空间。计算化学和晶体学研究的发展提高了 NNRTIs 骨架跃迁的成功率，使其成为新型骨架的 NNRTIs 的拓展和开发的重要策略[195]。因此，将传统药物化学与生物结构学、计算化学以及多种药物设计策略紧密结合，是 NNRTIs 类药物研发的有效途径[196]。

（黄伯世　展　鹏　刘新泳）

第 4 节　HIV-1 RNase H 抑制剂

将基因组的单链 RNA（ssRNA）逆转录为双链 DNA（dsDNA）是 HIV-1 病毒复制周期中必不可少的过程，该过程分为以下 4 个步骤：①以 tRNA[Lys] 为引物、RNA 为模板生成负链 DNA；②第一次链转移；③以新生的 DNA 链为模板生成正链 DNA；④第二次链转移[197]。

整个逆转录过程由逆转录酶（RT）催化，在未成熟的 HIV-1 病毒粒子中 RT 以 p66/p66 同二聚体的形式存在，待病毒成熟后，在蛋白酶的水解作用下，其中一个亚基的氨基酸 Phe[440]-Tyr[441] 间发生断裂，由此产生具有活性的成熟的病毒 RT p66/p51 异二聚体形式。成熟的 RT 在逆转录过程中发挥了多种活性功能，包括依赖 RNA 的 DNA 多聚酶活性（RDDP）、依赖 DNA 的 DNA 多聚酶活性（DDDP）和核糖核酸酶 H 活性（RNase H）[198]（图 5-75）。

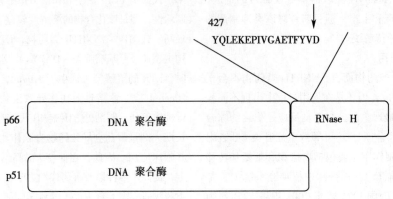

图 5-75 HIV-1 RT 的结构示意图[199]

1 RNase H 的结构

RNase H 存在于包括逆转录病毒在内的大多数有机体中，RNase H 属于核苷酸转移酶总科，这一总科还包括转座酶、HIV 整合酶、Holliday 连接体解离酶等[201]。在成熟的 HIV-1 中，RNase H 位于逆转录酶 p66 亚基的 C 末端，从氨基酸残基 Tyr^{427} 开始是 RNase H 的稳定催化区域（ER-5-1）。在 1990 年，用 X 射线首次确定了 HIV-1 RNase H 的蛋白质结构，随后陆续有其他相关方法来描述它的晶体结构。RNase H 的立体结构中含有 4 个 α 螺旋和 5 个 β 折叠片段，α 螺旋非对称地分布在 β 折叠的两侧。RNase H 的各种结构确证为深入研究 RNase H 的作用机制以及合理设计 RNase H 抑制剂奠定了基础[200, 202]。

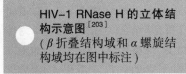

HIV-1 RNase H 的立体结构示意图[203]
（β 折叠结构域和 α 螺旋结构域均在图中标注）

扫一扫

HIV-1 RT-RNase H 的三级结构与所有已知有机体的 RNase H 相似，包括人类 RNase H1 等，尽管它们的一级序列有显著性差异。HIV-1 RT-RNase H 活性位点包括 4 个高度保守的起催化作用的氨基酸残基（D443、E478、D498 和 D549）以及 1 个至关重要的"His loop"氨基酸残基 H539[199]。具有催化活性的 DEDD 氨基酸残基螯合 2 个 2 价的镁离子对于 RNase H 功能的发挥是必需的[205-206]。

2 RNase H 在 HIV 逆转录过程中的功能及作用机制

2.1 RNase H 在 HIV 逆转录过程中的功能

在 HIV-1 中，逆转录酶发挥 2 种截然不同的活性[207]，一种是依赖多聚酶的活性，这种活性是与 DNA 的聚合作用伴随进行的，即其一直伴随 DNA 链的延长；另一种是非依赖多聚酶的 RNase H 活性，这种活性在无 DNA 聚合作用时发生水解作用。

在逆转录过程中，RNase H 主要在以下几个过程中发挥作用（图 5-76）：①在第一步合成负链 DNA 的过程中降解模板 RNA 中的 5′ 独特序列和末端重复序列；②在第一次链转移后基本同步降解大部分模板 RNA，仅留下不能降解的多聚嘌呤带序列，作为下一步合成的引物；③在正链 DNA 合成的过程中将正链上的多聚嘌呤带和负链上的 $tRNA^{Lys}$ 同步水解掉[208]。

RNase H 的功能几乎贯穿于逆转录的全过程，上述任何一步的 RNase H 活性受到抑制都将导致整个逆转录过程无法顺利进行。因而，HIV-1 RNase H 是抗艾滋病药物设计中的一个非常有前景的药物靶点。

2.2 RNase H 的金属离子协同水解机制

Klumpp 等[210]研究发现非依赖多聚酶的 RNase H 活性严格依赖 2 价金属离子的存在，而且不同的 2 价金属离子与 RNase H 结合会产生不同的催化活性，比较 Mg^{2+}、Mn^{2+}、Co^{2+} 等离子对 RNase H 活性的影响发现，与 Mg^{2+} 相比，Mn^{2+} 和 Co^{2+} 存在时 RNase H 的催化活性比较高[211]。晶体学研究发现金属离子结合到 RNase H 活性位点的 D443、E478、D498、D549 残基上，如果这些氨基酸残基不能结合 2 价金属离子，RNase H 则表现出极低的活性甚至丧失活性[212]。这些研究表明 RNase H 催化水解功能的发挥需要依赖双金属离子作用机制[213]。即结合水在金属离子 A 的作用下发生去质子化，形成 1 个 OH^- 来亲核进攻 RNA 链 5′- 易断裂的磷酸基团，导致磷酸二酯键断裂（图 5-77）；金属离子 B 与水解得到的离去基团相互作用以降低过渡态的活化能。这 2 个金属离子与 4 个催化氨基酸残基（D443、E478、D498 和 D549）相互协调，并将水解位置准确定位于催化活性位点[214]，其中任何一个催化氨基酸残基发生突变都会使 RNase H 的活性丧失。

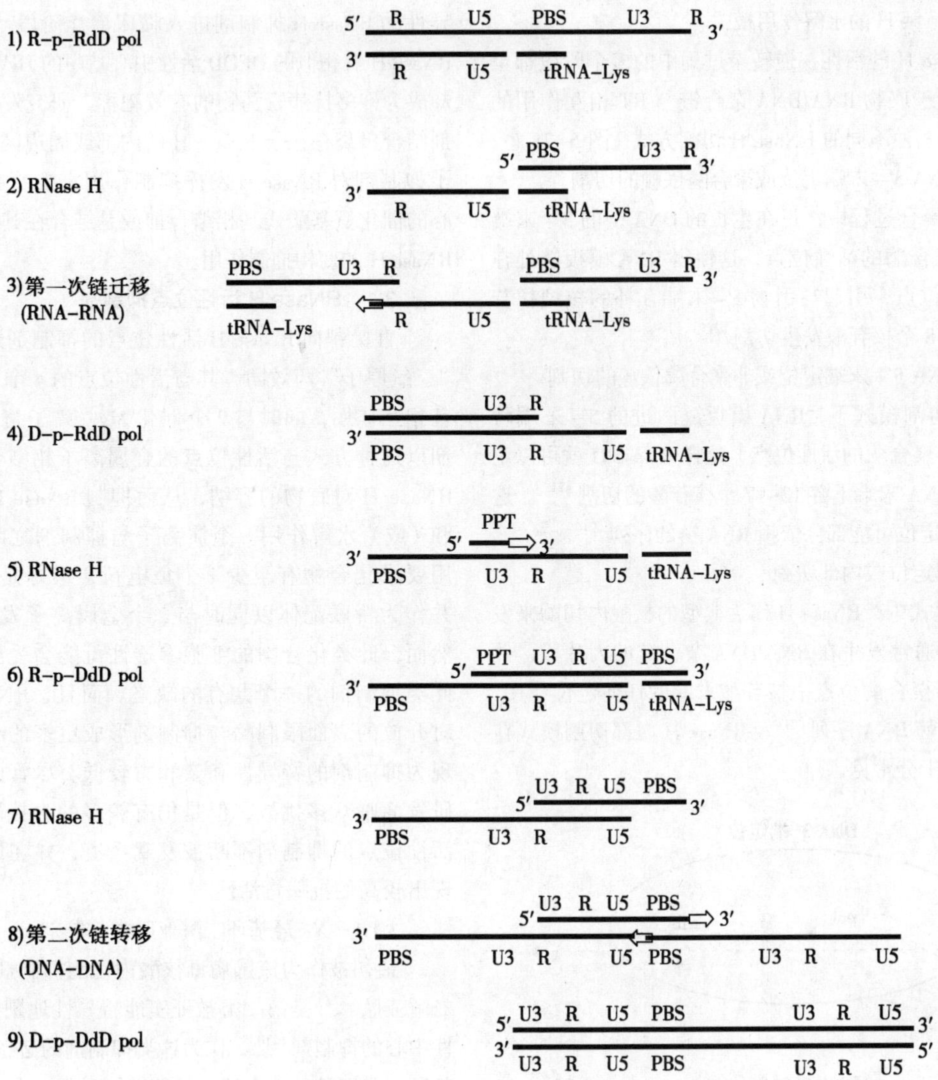

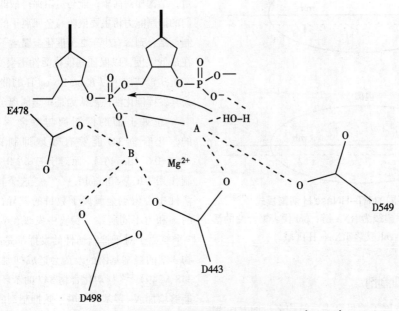

图 5-76　HIV-1 RT 催化的逆转录过程[209]

图 5-77　RNase H 的双金属离子协同水解机制[204, 215]

注：活性位点的金属离子分别标注为 A 和 B。

2.3 RNase H 的水解作用模式

RT-RNase H 的活性在逆转录过程中的多个阶段都至关重要，且基于底物 RNA/DNA 杂合链与 RT 相互作用的不同，有至少 3 种不同的 RNase H 切割方式（图 5-78）。

2.3.1 DNA 3′- 末端定位或聚合酶依赖的切割

在 DNA 聚合过程中，正在生长的 DNA 链的 3′- 末端定位于 RT- 聚合酶的活性位点，这使得 RNA 模板链处在 RNase H 活性位点，引起与引物 3′- 末端互补的核糖核苷酸下游的 17~18 个核苷酸发生切割[215]。

2.3.2 RNA 5′- 末端定位或非聚合酶依赖的切割

在这个切割模式下，RNA 模板链凹进的 5′- 末端将 DNA 链定位于聚合酶的活性位点，这样 RNase H 就可以定位并执行 5′-RNA 末端下游 13~17 个核苷酸的切割[215]。这种准确的切割定位可能部分依赖 RNA 链的序列[216]。

2.3.3 非定位或内部切割

在这个模式中，RNase H 作为典型的核酸内切酶来发挥作用，切割通常发生在 RNA/DNA 杂合链的大片段，并且不依赖 RT- 聚合酶位点中核苷酸末端的任何定位作用，但是却部分依赖 RNA 序列[217]。RNase H 内部切割模式在逆转录过程中十分常见。

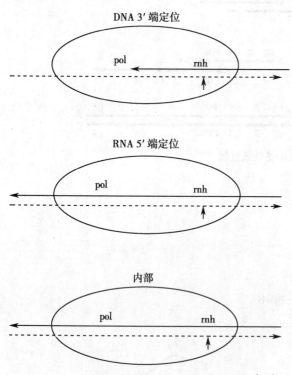

图 5-78 几种不同的 RT-RNase H 切割模式[218]
注：直线为 DNA 链，虚线为 RNA 链；pol 代表聚合酶的活性区域，rnh 代表 RNase H 区域。

3 RNase H 抑制剂

尽管目前已经发展了数目众多、结构多样的 RT- 聚合酶抑制剂成为上市药物[219]，但是至今未有高效且具特异性的 RNase H 抑制剂进入临床治疗阶段[220]。相反，与 RNase H 有相似的 DEDD 活性中心基序的 HIV-1 整合酶[221] 却成为许多抗病毒药物的有效靶标。研究发现潜在的抑制剂结合口袋存在于 RNase H 的内部或周边区域，表明小分子抑制剂对 RNase H 发挥抑制作用需要直接与酶活性中心的催化氨基酸残基相结合抑或是结合在其他位点发挥对 RNase H 的变构抑制作用。

3.1 RNase H 活性位点抑制剂

直接靶向 RNase H 活性位点的抑制剂通常需要具有"三氧原子"药效团，其与活性位点的 4 个保守氨基酸残基相互作用，同时与 2 个催化 Mg^{2+} 离子螯合[209]。抑制剂以这种方式与活性位点的金属离子相结合，将会阻碍 RNase H 对底物的容纳，从而抑制 RNase H 发挥其催化和（或）水解作用。金属离子与抑制剂之间发生相互作用要求化合物有至少 1 个负电荷，最好是位于氧原子，并作为桥联配体以同时与 2 个金属离子发生相互作用。然而，此类化合物的细胞渗透性可能会受到影响，这是此类抑制剂的一个共有的缺陷。而且，RNase H 区域相对开放的表面限制酶与抑制剂形成更多的相互作用，表现为抑制剂的特异性和亲和力较低。尽管此类抑制剂的研发面临众多挑战，但是仍有较多的直接靶向 RNase H 活性位点的抑制剂不断被发现报道，并在体外实验中表现出较高的抗病毒活性。

3.1.1 N- 羟基环二酰亚胺类抑制剂

最初被作为流感病毒核酸内切酶抑制剂的 N- 羟基环二酰亚胺[222] 是第一类被证实能特异性地靶向 RNase H 活性中心的抑制剂[210]，作为这类抑制剂的必备条件是 N- 羟基环二酰亚胺的 3 个氧原子能够同时与 2 个相距约 4Å 的金属离子发生相互作用。早期发现的化合物具有较低的分子量，结构相对简单，能与蛋白保持最低限度的作用，因此它们的抑制能力将主要依赖与金属离子的相互作用。此外，抑制剂结合到含有少于 2 个催化金属离子的酶的机会应该控制在最低限度，以保证其催化活性不会受到明显影响。因此，在抗病毒实验中以 E.coli RNase H 的催化功能作为对照，因为其发挥催化活性被认为是单金属离子催化机制[223]。

正如上面的抑制剂与双金属离子结合模型预测的，化合物 347 能够有效地抑制 HIV RNase H 的活性（IC_{50}=0.6~1μmol/L），而对于 E.coli RNase H 则完全没有抑制作用（IC_{50}>50μmol/L）[224]。这个特异性归因于 2 个酶活性中心位点金属离子数目的差异，但也不排除是底物的亲和力不同所致。实验中发现，N- 羟基环二酰亚胺的 3 个氧原子对于抑制活性的发挥都是必不可少的，对化合物 347 的羟基基团的改造会造成抑制活性的丧失（化合物 348、349）[209]。对化合物 347 的苯环进行选择性的氯取代能够增加 N- 羟基环二酰亚胺抑制剂的活性（化合物 350），原因可能是氯原子与 RNase H 活性位点周围的氨基酸残基发生潜在的相互作用（图 5-79）。

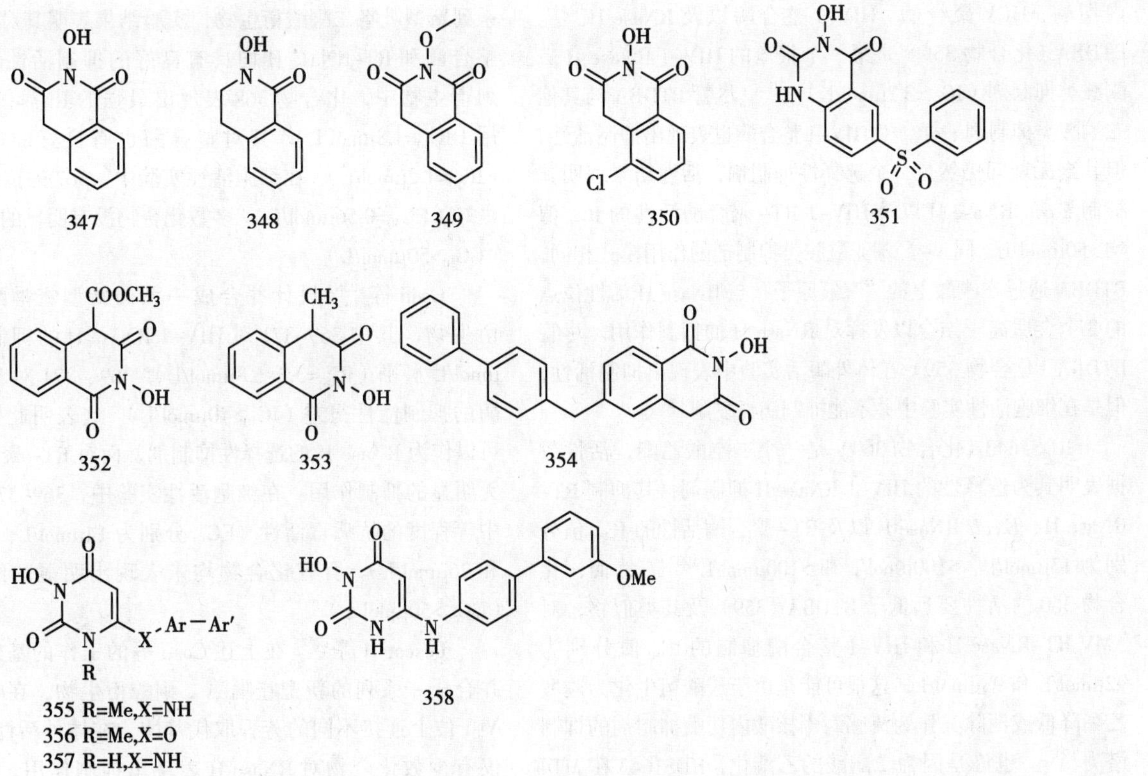

图 5-79　N- 羟基环二酰亚胺类抑制剂的化学结构

N- 羟基喹唑啉二酮（化合物 351）与 N- 羟基环二酰亚胺类抑制剂的"三氧原子"药效团的排列位置能够完全匹配，并且母环上氮原子的增加使得化合物 351 在水溶液中较前述化合物更加稳定[225]。化合物 351 与 Mn^{2+} 离子的配合作用模式与羟基酰胺类以及其他活性位点抑制剂相似，除此之外，化合物 351 末端的苯环可能与"His loop"上的氨基酸残基 H539 的咪唑侧链形成一个潜在的"π-π 堆积"作用力，这个相互作用可能增加抑制剂与金属离子的亲和力，并将灵活的"His loop"稳定在靠近活性位点的金属离子位置处。

为了评价化合物 347 的 4 位取代对活性的影响，Billamboz 等[227]合成了 347 的 2 个类似物，即 4 位含有吸电子基团甲酯基的化合物 351 和含有给电子基团甲基的化合物 353。实验表明，化合物 347 在 4 位的不同取代对酶抑制活性产生了不同的影响。化合物 352 和 353 的整合酶抑制活性与 347 相当，然而对于 RNase H 的抑制活性差别很大。含有甲基给电子基团的化合物 353 对 RNase H 的抑制活性明显降低，其 IC_{50} 为 38.8μmol/L；而引入了甲酯基吸电子基团的化合物 352 其抑制 RNase H 的活性则显著提高，其 IC_{50} 为 61nmol/L。在 MT4 细胞实验中，化合物 352 抗病毒活性的 EC_{50} 值为 13.44μmol/L，而化合物 353 未表现出抗病毒活性（EC_{50}>250μmol/L）。化合物 352 在酶活实验与细胞活性测试中数据差异较大，其原因可能是抑制剂具有较低的亲和力、低细胞渗透性或高蛋白结合率。

Vernekar 等[228]对化合物 347 的 6 位用苄基或联苯甲基等取代合成一系列衍生物，生化实验结果表明其对于 HIV-1 RT-RNase H 和聚合酶的抑制活性的 IC_{50} 值均低至亚 μmol/L 级别。该系列中，化合物 354 抑制 RNase H 的 IC_{50} 为 0.8μmol/L，且抗病毒活性在该系列中最强（EC_{50} 为 3.0μmol/L）。

Tang 等[229]合成了一系列的新型 3- 羟基嘧啶 -2，4- 二酮（HPD）类衍生物，对该系列的化合物进行生物活性测试，实验结果表明 N-1 位甲基取代的系列衍生物（化合物 355、356）能在低 μmol/L 浓度下抑制 RNase H 的活性，且对于 RT- 聚合酶的活性没有显著的抑制作用（IC_{50}=3.3~17μmol/L），但在较低的摩尔浓度下表现出明显的细胞毒性（CC_{50} 为 3.0~10μmol/L）。而 N-1 位不取代的系列衍生物（357）对于 RNase H 的抑制活性在亚 μmol/L 浓度下抑制 RT- 聚合酶的活性（IC_{50}=0.34~7.3μmol/L）。化合物 357 对于 HIV-1 整合酶的抑制活性很差，并且在细胞实验中没有表现出明显的毒性（CC_{50}>25μmol/L）。该系列衍生物中 RNase H 抑制活性最好的为化合物 358（IC_{50}=0.15μmol/L），其对 RT- 聚合酶的抑制活性相对较差，为 7.3μmol/L。尽管缺少化合物 357 的抗病毒实验数据，但其仍有希望作为新的 RNase H 抑制剂模板进行更深入的构效关系研究。

3.1.2　二酮酸类抑制剂

二酮酸类抑制剂同样具有特异性地靶向 RNase H 活性位点双金属离子的"三氧原子"药效团。这类化合物曾经作为多种核苷酸转移酶的抑制剂，例如流感病毒核酸内切酶、HCV 聚合酶、HIV-1 整合酶以及 RNase H[230]。BTDBA（化合物 359）是第一个报道的 HIV-1 RNase H 二酮酸类抑制剂（IC_{50}=3.2μmol/L）[231]。尽管 BTDBA 与其他二酮酸类抑制剂一样，对 HIV-1 整合酶也表现出抑制活性，但其毫无疑问仍然是一个选择性抑制剂，活性结果表明其抑制 E.coli RNase H 以及 HIV-1 RT- 聚合酶活性的 IC_{50} 值均>50μmol/L。同 N-羟基亚酰胺类抑制剂的作用模式相同，BTDBA 通过二酮酸上的"三氧原子"与 RNase H 活性位点的 2 个金属离子结合以发挥对 RNase H 的抑制作用。尽管 BTDBA（化合物 359）在体外酶活实验中表现出抑制活性，但是在细胞活性实验中并不能抑制病毒复制[203]。

RDS1643（化合物 360）是一个二酮酸乙酯，活性数据表明其为选择性的 HIV-1 RNase H 抑制剂，其抑制 RT-RNase H、E.coli RNase H 以及 RT- 聚合酶活性的 IC_{50} 值分别为 13μmol/L、>100μmol/L 和 >100μmol/L[232]。然而，化合物 360 的活性要远低于 BTDBA（359）及其类似物，对 AMV RT-RNase H 和 HIV-1 整合酶抑制的 IC_{50} 值分别为 92μmol/L 和 98μmol/L，这很可能是由于羧酸衍生化为羧酸乙酯降低或消除其作为流感病毒核酸内切酶抑制剂的抑制潜力[233]。也许是因为二酮酸的乙酯化，RDS1643 在 MT4 细胞活性实验中表现出抗病毒活性（EC_{50}=14μmol/L）。

化合物 361、362 在体内和 / 或体外实验中能够抑制流感病毒核酸内切酶和 HIV-1 整合酶的活性，然而对于 HIV-1 RNase H 的活性却无抑制作用[234]。这类对于 HIV-1 RNase H 无抑制活性的二酮酸类抑制剂，其"三氧原子"药效团之外的部分结构可能会与"His loop"上的 P537 和 / 或 A538 残基在空间上接近，形成新的作用。这表明"His loop"在决定抑制剂的活性及其特异性方面扮演了重要角色，为下一代 RNase H 活性位点抑制剂的设计提供了重要启示。

鉴于 RDS1643（化合物 360）抑制 HIV-1 RNase H 和 HIV-1 复制的优良活性，Costi 等[235] 对 RDS1643（化合物 360）进行了衍生化，设计并合成一系列的新型二酮酸衍生物。对该系列化合物进行 RNase H 和整合酶抑制活性实验，发现多数化合物都能够有效抑制 HIV-1 复制。其中化合物 363、364 和 366 表现出最好的 RT-RNase H 抑制活性，尽管 363、364 为脂类衍生物而 366 为羧酸形式，但是三者的 IC_{50} 值却十分接近，分别是 3μmol/L、3μmol/L 和 2.5μmol/L。化合物 366、363 和 364 对整合酶的活性均表现出强效的抑制作用，其 IC_{50} 值分别为 0.026μmol/L、32μmol/L 和 0.6μmol/L。在细胞活性实验中，366 抗病毒活性的 EC_{50} 值为 630nmol/L，而其脂类衍生物 365 的抗病毒活性却远高于 366（EC_{50}<200nmol/L）。实验表明羧酸类衍生物的细胞通透性较差，而对其进行酯化以后生物利用度明显提高。另外，酯类衍生物在细胞内也可能代谢成羧酸形式，因此酯类衍生物可以作为羧酸类抑制剂有效的前药形式做进一步的研究。

Cuzzucoli 等[220] 在 365 的结构基础上设计并合成一

系列新型吡咯二酮酸衍生物，实验结果表明其对于 HIV-1 整合酶和 RT-RNase H 均具有良好的抑制活性。在该系列衍生物中，化合物 368 表现出最强的 RNase H 抑制作用（IC_{50}=1.8μmol/L），其对整合酶也有良好的抑制活性（IC_{50}=1.2μmol/L）。在细胞活性实验中，367 的抗病毒活性最好（EC_{50}=0.56μmol/L）。多数化合物没有明显的毒性作用（CC_{50}>50μmol/L）。

Costi 等[236] 设计并合成一系列新型喹啉酮二酮酸衍生物，其中 369~371 对 HIV-1 RNase H 的抑制浓度在 μmol/L 水平（IC_{50}=3.3~6.8μmol/L），369、371 对 RT- 聚合酶的抑制活性很差（IC_{50}>40μmol/L）。这表明此类化合物可以作为 RNase H 的选择性抑制剂，而对 RT- 聚合酶活性无明显的抑制作用。在细胞活性实验中，369~371 表现出中等程度的抗病毒活性（EC_{50} 分别为 14μmol/L、17μmol/L 和 26μmol/L）。所有化合物均未表现出明显的细胞毒性（CC_{50}>50μmol/L）。

Pescatori 等[237] 在上述 Costi 等的工作的基础上设计并合成一系列的新型喹啉酮二酮酸衍生物，在喹啉环的 N-1 位上连接不同的芳香取代基团。在体外活性实验中，仅有少数化合物对 RNase H 表现出抑制作用，其中 374 的活性最好（IC_{50}=9.5μmol/L），也能有效地抑制整合酶的活性（IC_{50}=0.45μmol/L），然而 374 并未表现出抗病毒活性（EC_{50}>50μmol/L）。在该系列酯类衍生物中，化合物对 RNase H 的抑制活性降低顺序与苯环上的取代基的关系为 –NO$_2$>-OH>-Cl>-OCH$_3$>-F；而在羧酸衍生物中，化合物对 RNase H 的抑制活性降低顺序与苯环上的取代基的关系为 –Cl>-F>-OCH3 ≈ –OH ≈ –NO$_2$。在单取代苯环衍生物中，在 4 位取代的化合物对 RNase H 的抑制活性要相对更好。尽管酯类衍生物 372 和 373 未对 RNase H 表现出抑制活性，但是在细胞活性实验中其抗病毒活性最好（EC_{50}=0.58μmol/L；<0.2μmol/L），选择指数均 >50（>86.2、>250）（图 5-80）。

3.1.3 环庚三烯酚酮类抑制剂

运用免疫荧光实验[238] 对一组天然产物库进行筛选，发现 β-thujaplicinol（化合物 375）可以作为 HIV-1 RNase H 的高效选择性抑制剂（IC_{50}=0.21μmol/L）[239]。β-thujaplicinol 可从 Thuja plicata 中提取得到，是一种 α-羟基环庚三烯酚酮，它具有与羟基环二酰亚胺和二酮酸类抑制剂类似的"三氧原子"药效团。β-thujaplicinol 对 HIV-2 RNase H 也具有良好的抑制活性，但是对于 E.coli 和人 RNase H 以及 HIV-1 RT- 聚合酶则缺乏抑制力或抑制力较弱。尽管在酶活实验中表现出不错的抑制力和选择性，但是 β-thujaplicinol 在细胞实验中却未能表现出抗病毒活性。计算机模拟对接实验发现，化合物 375 能够准确结合到 RNase H 活性位点，并可能与 H539 形成潜在的相互作用（图 5-81）。

另一个典型的羟基环庚三烯酚酮类抑制剂为 manicol（化合物 376），其除了在环庚三烯酚酮环上有个较大体积的脂肪取代基外，结构上与 β-thujaplicinol 十分相似。

manicol 在酶活实验中对 HIV-1 RT-RNase H 表现出较高的抑制效力（IC$_{50}$=0.6μmol/L），然而在细胞实验中 manicol 同 β-thujaplicinol 一样也未能表现出抗病毒活性[240]。尽管 manicol 的脂肪取代基远离 RNase H 活性位点，但是仍有多个碳原子可能与"His loop"上 H539 的咪唑侧链形成潜在的相互作用。因此，对 manicol 脂肪族取代基上的 2- 烯丙基进行衍生化以增加蛋白 – 抑制剂之间的额外的相互作用可能提高抑制剂的活性。

后来在对 manicol 进行衍生化改造中发现有些衍生物在细胞实验中表现出抗病毒活性，其中最值得一提的是化合物 377（EC$_{50}$=11.5μmol/L）[240]，其抑制 RNase H 活性的 IC$_{50}$ 为 0.93μmol/L，可能是由于化合物增加的疏水性提高细胞的透膜性，从而具有抗病毒活性。化合物 378（IC$_{50}^{RNase H}$=1.2μmol/L，EC$_{50}$=7.4μmol/L）、379（IC$_{50}^{RNase H}$=1.3μmol/L，EC$_{50}$=14.5μmol/L）对于 HIV-1 RT E478Q 或 D549A 突变株的 DNA 聚合酶的活性均具有抑制作用。由于这 2 个突变株都能妨碍抑制剂与 RNase H 活性位点的 1 或 2 个金属离子结合，而羟基环庚三烯酚酮类抑制剂对 RNase H 活性位点的结合机制是金属离子依赖的，所以很有可能此类 manicol 衍生物抑制作用的发挥是抑制剂结合到 RT 的一个未知靶点的结果。

鉴于 β-thujaplicinol 和 manicol 在细胞活性实验中表现出较强的细胞毒性，这使其抗病毒活性的发挥受到限制。为了改善这一问题，Murelli 等[241] 设计并合成一系列新型 manicol 类衍生物（380~383），以期降低细胞毒性和提高抗病毒活性。化合物 380~383 在酶活实验中表现出良好的 RNase H 抑制活性，IC$_{50}$ 分别为 0.13μmol/L、0.16μmol/L、0.25μmol/L 和 0.29μmol/L。在细胞活性实验中也有很好的抗病毒潜力，EC$_{50}$ 分别为 2.2μmol/L、7.5μmol/L、5μmol/L 和 6.9μmol/L。它们的细胞毒性也是同系列中最低的。与 manicol 一样，这些化合物的抗病毒活性都要逊于其 RNase H 抑制活性。

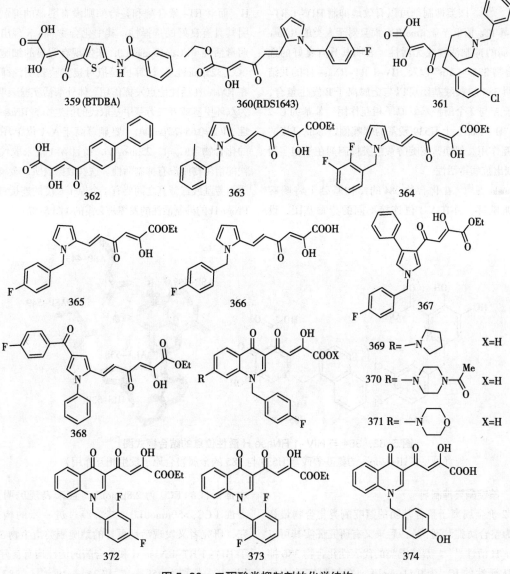

图 5-80　二酮酸类抑制剂的化学结构

173

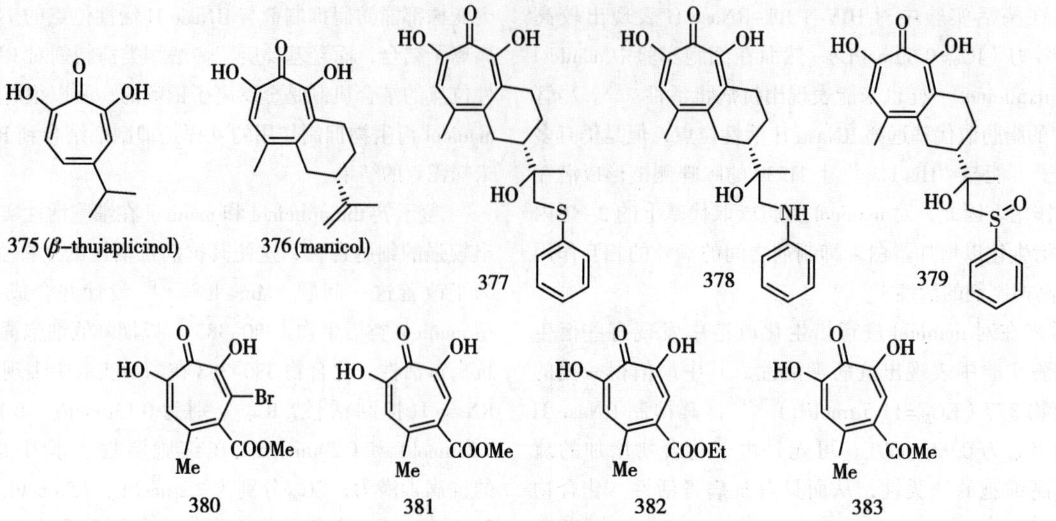

375 (β–thujaplicinol)　　376 (manicol)　　377　　378　　379

380　　381　　382　　383

图 5-81　环庚三烯酚酮类抑制剂的化学结构

3.1.4　嘧啶醇羧酸类抑制剂

嘧啶醇羧酸类抑制剂同样含有"三氧原子"的金属螯合药效团[225-226]。该类抑制剂可以有效地抑制 HIV-1 RT-RNase H，其 IC_{50} 值低至亚 μmol/L，而且对于人类的 RNase H1 只有微弱的抑制活性或无活性，表明其具有良好的选择性。化合物 384 与 Mn^{2+} 以及 HIV-1 RT-RNase H 的共结晶结构表明 384 的羧酸基团可以与金属离子 B 发生螯合，而金属离子 A 与 2 个酚羟基氧原子相互作用。苯基的 C-2 位可以与"His loop"上 H539 残基的咪唑侧链形成直接的"π-π"相互作用。然而，嘧啶醇羧酸类抑制剂在细胞实验中并未表现出抗病毒活性。

Kankanala 等[242] 在化合物 384 的结构基础上将嘧啶环替换为吡啶环，并在 N-1 位连接不同的芳香基团，设

计并合成一系列新型羟基吡啶酮羧酸类衍生物。生化实验表明多数化合物能够以低 μmol/L 浓度抑制 HIV RT-RNase H，而对 RT- 聚合酶和整合酶则没有明显的抑制作用，表明其具有良好的选择性。其中化合物 385 表现出不错的抗病毒活性（EC_{50}=10μmol/L），未发现有明显的细胞毒性作用（CC_{50}>25μmol/L）。计算机模拟对接实验表明，抑制剂结合在 RNase H 活性位点发挥作用。体外酶活实验表明，N-1 位为双环甲基或者二芳基甲基取代的衍生物的 RNase H 抑制活性（IC_{50}=0.65~7.7μmol/L）要显著高于 N-1 位单环甲基取代的化合物（IC_{50}=12~25μmol/L），而且 N-1 位未取代和苯基取代的衍生物则没有抑制活性。这些数据表明，金属螯合药效团与芳基或二芳基之间要有 1 个原子长度的连接链，这对于 RNase H 的抑制活性的发挥是必需的（图 5-82）。

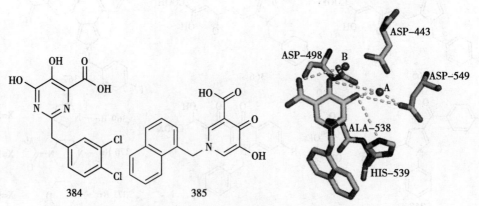

384　　385

图 5-82　384 与 HIV-1 RNase H 活性位点的结合模式图[242]
（可见"His loop"的氨基酸残基 H539 与 385 的金属螯合原子发生相互作用）

3.1.5　萘啶酮类抑制剂

含有 2 价金属离子螯合基团的萘啶酮类化合物最初被报道作为整合酶抑制剂[243]，后来又有研究证实其可以抑制 RNase H 活性[244]。萘啶酮类的代表性化合物 386 抑制 RNase H 活性的 IC_{50} 为 0.11μmol/L，在细胞实验中抗

病毒活性的 EC_{50} 为 2.8μmol/L，且未表现出明显的细胞毒性（CC_{50}>50μmol/L）[244]。经过进一步的构效关系研究，研究者又发现活性更好的萘啶酮类衍生物 387，其对于 HIV-1 RT-RNase H 和整合酶的活性均有良好的抑制作用，IC_{50} 分别为 45μmol/L 和 24μmol/L[245]。387 能够有效

地抑制 HIV-1 RDDP（RNA 依赖的 DNA 聚合酶活性），其 IC_{50} 为 24μmol/L。在细胞实验中 387 也表现出不错的抗病

毒活性（EC_{50}=0.19μmol/L），选择指数（SI）为 17[245]（图 5-83）。

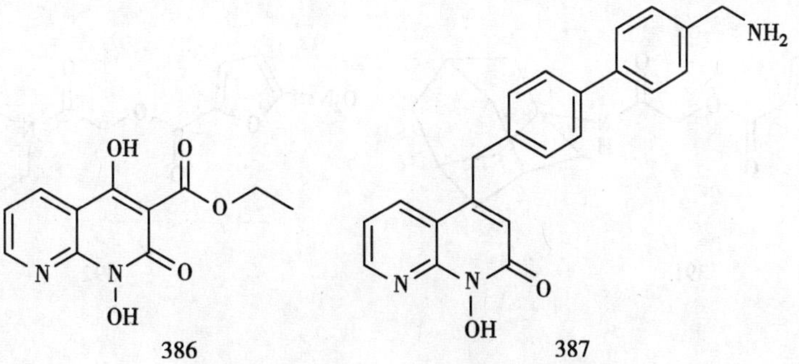

图 5-83　萘啶酮类抑制剂的化学结构

3.1.6　吡啶骈嘧啶酮类抑制剂

Velthuisen 等[246] 保留 387 的金属螯合药效团，设计并合成一系列新型吡啶并嘧啶酮类衍生物。化合物 388 在 HIV-1 RNase H 活性实验中表现出不错的抑制作用（IC_{50}=0.158μmol/L），而且其对于整合酶链转移仅有微弱的抑制活性（IC_{50}=3.16μmol/L），在细胞实验中没有表现出明显的细胞毒性作用（CC_{50}>39μmol/L）。为了考察引入芳香基团对于活性的影响，该课题组又设计并

合成联苯胺型衍生物 389 和联苯苄胺型衍生物 390。活性实验表明，389 对于 RNase H 的抑制活性显著提高（IC_{50}=0.032μmol/L），对于整合酶链转移有中等程度的抑制活性（IC_{50}=0.79μmol/L），然而其细胞毒性有所增加（CC_{50}=2.5μmol/L）。390 相较于 389，RNase H 抑制活性有了明显提升（IC_{50}=0.010μmol/L），整合酶链转移的抑制活性也有所增加（IC_{50}=0.63μmol/L），而细胞毒性则有所降低（CC_{50}=4.0μmol/L）（图 5-84）。

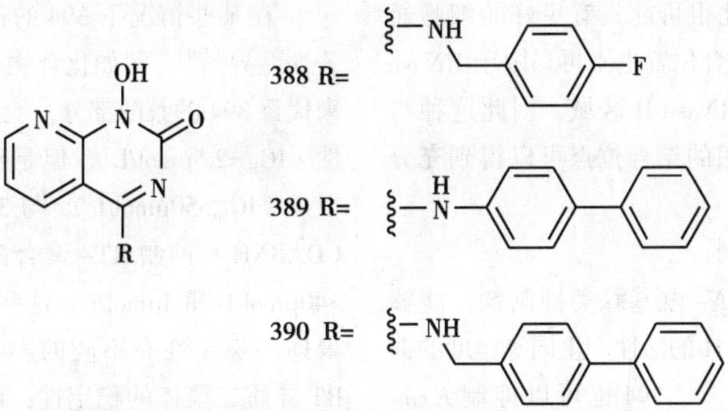

图 5-84　吡啶骈嘧啶酮类抑制剂的化学结构

3.1.7　硝基呋喃 -2- 羧酸氨甲酰基甲酯类衍生物

为了寻找新型的 HIV-1 RNase H 抑制剂，Fuji 等[247] 筛选了 20 000 个小分子化合物，发现含有 5- 硝基呋喃 -2- 羧酸氨甲酰基甲酯的一类化合物具有 RNase H 抑制活性。其中值得一提的是化合物 391 和 392，它们能够有效地抑制 HIV 和 MLV RT-RNase H 的活性，IC_{50} 为 3~30μmol/L，但是在体外实验中对细菌 RNase H 也表现出轻微的抑制活性。化合物 392 在 20~25μmol/L 的浓度下能够有效地抑制 HIV-1 病毒复制。另外 391、392 对于 HIV-1 IN 和 RT-RDDP 并未表现出明显的抑制活性，表明此类化合物为特异性的 RNase H 抑制剂。计算机模拟对接实验结果表明，391 和 392 均能够螯合 RNase H 活性位点内的 2 个 2 价金属镁离子，并且与 "His loop" 的 His539 发生潜在的相互作用，这对化合物发挥 RNase H 抑制活性至关重

要（图 5-85）。

构效关系研究表明，用其他取代基团来替代 5- 硝基呋喃会造成 RNase H 抑制活性的丧失，表明 5- 硝基呋喃对于抑制剂活性的发挥至关重要。氨甲酰基甲酯末端取代基团的体积不同也会对 RNase H 的活性产生不同的影响，大体积的取代基团能够使化合物的 RNase H 抑制活性得以保持，而小体积的取代基团则会使抑制剂丧失活性。基于早期工作中发现的先导化合物，Hiroshi 等[248] 设计并合成一系列的新型 5- 硝基呋喃 -2- 羧酸衍生物，并进行活性测试。活性数据表明，多数化合物的 RNase H 抑制活性比先导化合物有了明显提高，而且并未表现出明显的细胞毒性（CC_{50}>100μmol/L），其中化合物 393 的 RNase H 抑制活性相比其先导化合物提升了 18 倍（IC_{50}=0.9μmol/L）。

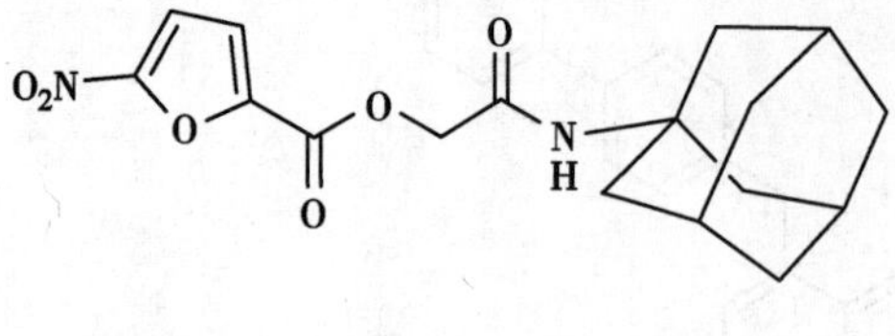

391

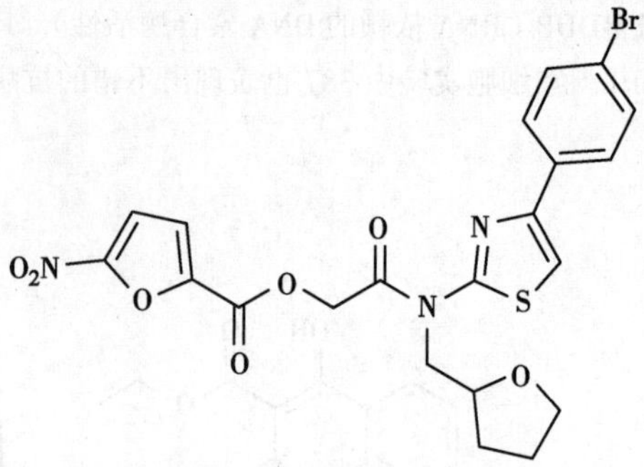

392

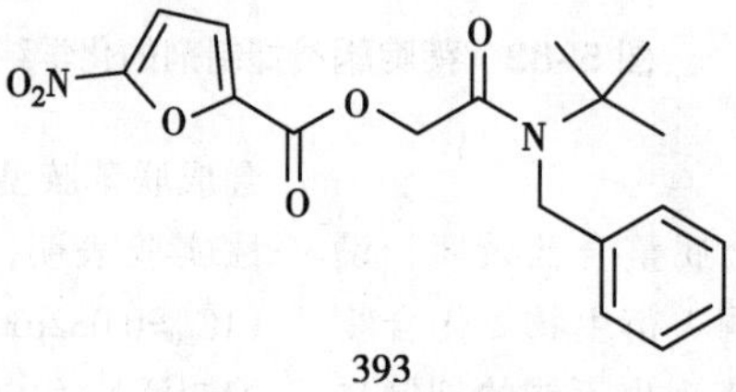

393

图 5-85　硝基呋喃 -2- 羧酸氨甲酰基甲酯类衍生物的化学结构

3.2　变构抑制剂

RNase H 变构抑制剂是除活性位点抑制剂之外的另一类重要的抑制剂。变构抑制剂不需要含有负电性的“三氧原子”金属螯合药效团，因此很可能具有更好的细胞通透性。另外，这类抑制剂的结合位置也不再局限于 RNase H 活性位点的表面，甚至是 RNase H 区域，因此这种与小分子形成高亲和力相互作用的结合位点可以得到充分利用。

3.2.1　*N*- 酰基腙类抑制剂

化合物 394（BBNH）是 *N*- 酰基腙类抑制剂，能够对 HIV-1 RT- 聚合酶和 RNase H 的活性产生同等程度的抑制作用（IC_{50}=0.8~15μmol/L）[249]。394 也可以抑制 *E.coli* 和 Moloney 鼠白血病病毒（Mo-MLV）RT-RNase H 的活性（IC_{50}=2.7μmol/L 和 0.8μmol/L），但是对于 HIV-2 RT-RNase H 的抑制活性很差（IC_{50}>50μmol/L）。394 在 MT4 细胞实验中表现出中等程度的抗病毒活性（IC_{50}=5μmol/L），其细胞毒性 >25μmol/L（图 5-86）。

在某些情况下 394 的衍生物的抑制活性与 394 有显著性差异[250]。例如化合物 395（BBSH）用一个苯酚基团来代替 394 的萘酚部分，能够抑制 HIV-1 RT- 聚合酶的活性（IC_{50}=2.5μmol/L），但是对于 RNase H 活性的抑制作用很差（IC_{50}>50μmol/L）。与 395 的活性数据恰好相反，396（DABNH）抑制 RT- 聚合酶和 RNase H 的 IC_{50} 值分别为 >40μmol/L 和 4μmol/L。这些化合物对于 HIV-1 RT 异质二聚体的稳定性有不同的影响，394、395 能够降低 HIV-1 RT 异质二聚体的稳定性，而 396 对其稳定性无影响[251]。由此可见，结构的微小改变就会严重影响 *N*- 酰基腙类抑制剂的活性。

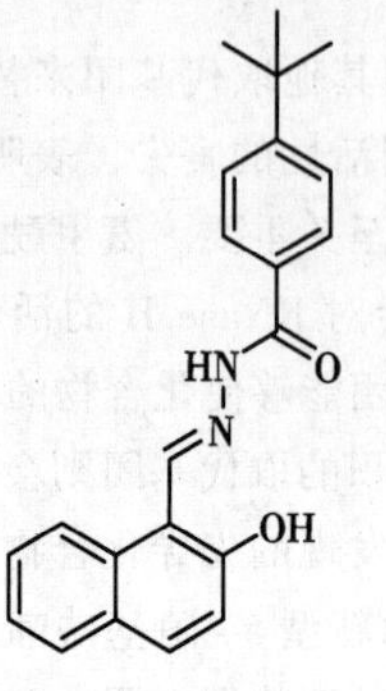

394(BBNH)

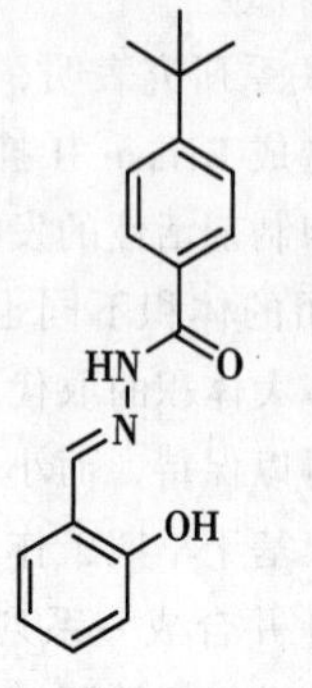

395(BBSH)

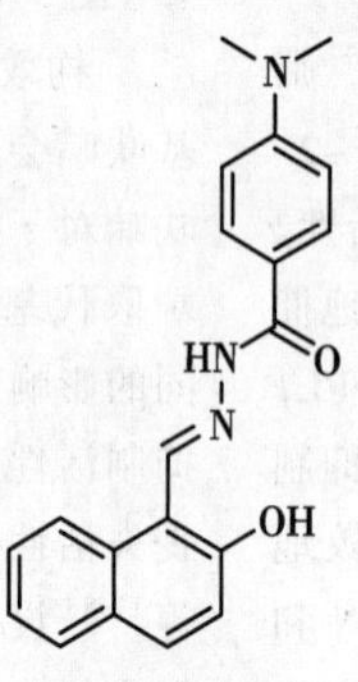

396(DABNH)

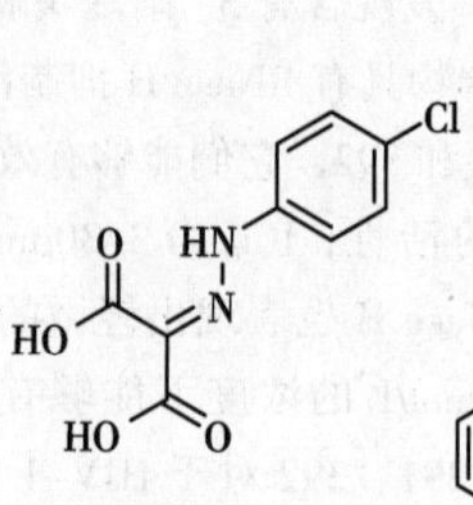

397(CPHM)

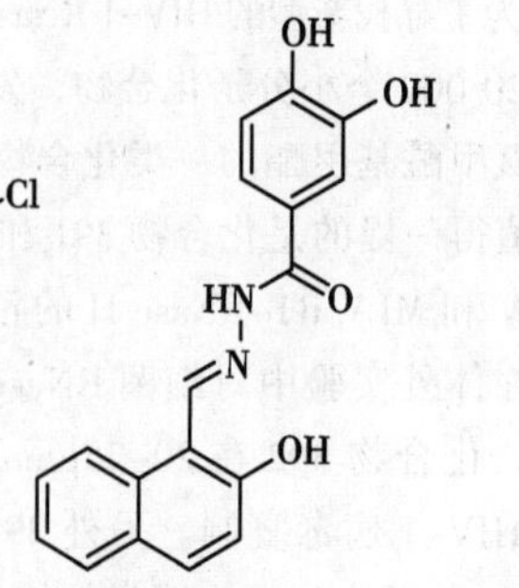

398(DHBNH)

图 5-86　硝基呋喃 -2- 羧酸氨甲酰基甲酯类衍生物的化学结构

化合物 397（CPHM）对于整合酶链转移、RT- 聚合酶，以及 RT-RNase H 抑制活性的 IC_{50} 值分别为 4.5μmol/L、2.3μmol/L 和 3.0μmol/L，但是却未能表现出抗病毒活性[252]。另外，397 对于 RT- 聚合酶活性位点 D185N 突变株的 RNase H 活性没有抑制作用，然而 397 对于 RT-RNase H 活性位点 D443N 突变株的聚合酶活性却仍然具有抑制作用[231]。

化合物 398（DHBNH）能够有效地抑制 HIV-1 RT-RNase H 的活性（$IC_{50}=0.5\mu mol/L$），而对于 RT- 聚合酶的抑制活性很差[253]。在细胞活性实验中，398 抗病毒活性的 EC_{50} 为 4.5μmol/L，$CC_{50}>100\mu mol/L$，其选择指数相对于 394 有了明显提高。计算机模拟对接实验结果表明，398 能够与 HIV-1 RT p66 亚基的 D186、Y188 和 W229 残基相互作用，距离 NNRTIs 结合口袋约 15Å，距离 RNase H 活性位点约 50Å，未观察到 398 与 RNase H 区域或者金属离子的相互作用。另外，398 对于孤立 RNase H 的催化功能仅有微弱的抑制作用[231]，更进一步验证了 398 的作用机制为变构作用。

3.2.2 插烯脲类抑制剂

插烯脲类 RNase H 抑制剂最初是通过对美国国家癌症研究所化合物库中约 230 000 种天然和合成的化合物进行高通量筛选得到的。体外酶活实验表明，化合物 399（NSC727447）和 400（NSC747448）能够有效地抑制 HIV-1 和 HIV-2 RNase H 的活性，其 IC_{50} 值分别为 2.0μmol/L 和 3.2μmol/L，但是在细胞实验中对于 HIV-1 复制仅有微弱的抑制活性[254]。399 和 400 对于人 RNase H1 有中等程度的抑制活性，其 IC_{50} 分别为 10.6μmol/L 和 29μmol/L。Yonetani-Theorell 分析表明，化合物 399 和 β-thujaplicinol 对于 HIV-1 RNase H 的抑制活性是相互排斥的，且只有插烯脲类抑制剂能够在底物存在下与 RT 结合。这些事实表明插烯脲类化合物与 RNase H 活性位点抑制剂有不同的作用机制，可能通过变构机制发挥抑制作用（图 5-87）。

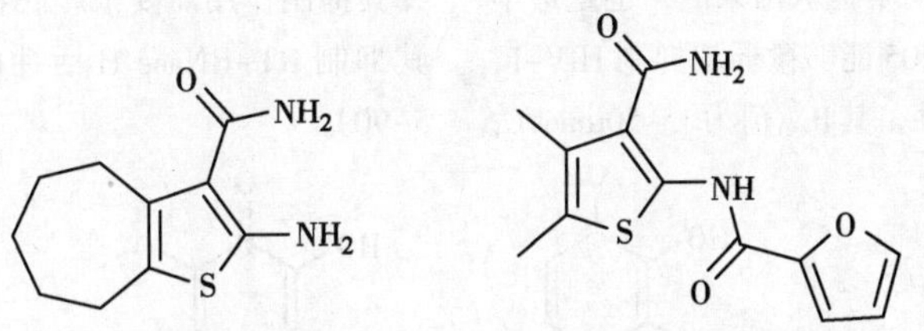

399(NSC727447)　　　　400(NSC747448)

图 5-87　插烯脲类抑制剂的化学结构

3.2.3 噻吩并嘧啶酮类抑制剂

对上述插烯脲类抑制剂及其环化后得到的噻吩并嘧啶酮类抑制剂进行构效关系分析得出，除化合物 399 和 400 共有的 2- 氨基噻吩 -3- 甲酰胺结构骨架外，其他取代基团对于抑制剂发挥 RNase H 活性的抑制作用同样重要[255]。例如移除或者改变 399 中环庚烷的环大小能显著削弱抑制活性，用 3- 甲基 -4- 乙基 - 氯苯基来替代 400 中的呋喃取代基团结果同样如此。化合物 401（NSC727665）的抑制活性优于其他先导化合物，抑制 HIV-1 RT-RNase H 活性的 IC_{50} 仅为 0.85μmol/L。研究表明化合物 401 中硝基为活性必需的，移除或者用甲氧基来替代硝基的衍生物则完全丧失活性。401 可能占据了 HIV RT 的 p66/p51 接界面，引起酶构象的改变，从而抑制 RNase H 的催化活性（图 5-88）。

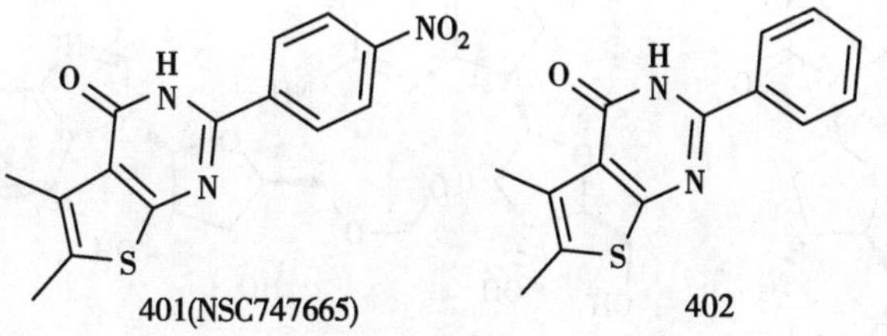

401(NSC747665)　　　　402

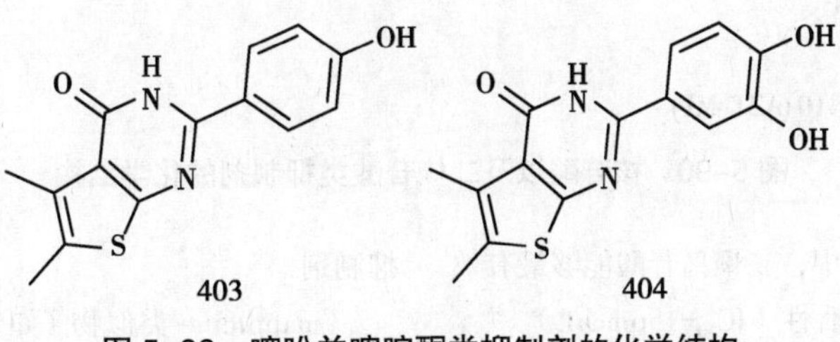

403　　　　404

图 5-88　噻吩并嘧啶酮类抑制剂的化学结构

Masaoka 等[256]首次探讨了噻吩并嘧啶酮类抑制剂 C-2 位的苯环上邻位与对位取代对化合物活性的影响。化合物 402 的 C-2 位上苯环未取代，其对于 RNase H 抑制活性的 IC_{50} 值相比 401 降低 15 倍（11.3μmol/L vs 0.85μmol/L）。总体来看，此类衍生物中苯环的对位取代的化合物（$IC_{50}=$ 0.79~1.6μmol/L）相对要比苯环的间位取代的化合物的 RNase H 抑制活性（>50μmol/L）好得多。正如 401 苯环上的硝基，苯环上有吸电子基团的取代基能够增加抑制剂的活性，如 $-CF_3$（$IC_{50}=1.3\mu mol/L$）、$-CO_2H$（$IC_{50}=1.6\mu mol/L$）；而苯环上的给电子基团则会降低抑制剂的活性，如 $-OCH_3$

（IC$_{50}$=9.1μmol/L）。然而也有例外，如化合物 403（-OH，IC$_{50}$=0.79μmol/L），尽管 -OH 为给电子基，但是可能因为 -OH 与 p66/p51 接界面的氨基酸残基形成氢键相互作用，因而活性有了很大提高。在化合物 403 苯环的 3′ 位增加 1 个 -OH 得到化合物 404，使其 RNase H 抑制活性提高 3 倍（IC$_{50}$=0.26μmol/L），推测可能是增加的 3′-OH 与周围氨基酸残基形成额外的相互作用增强抑制剂的结合能力。而当 404 的 3′-OH 被 -F 或 -OCH$_3$ 替换后，化合物的 RNase H 抑制活性大幅降低（IC$_{50}$>50μmol/L）。

3.3　作用机制尚不明确的 RNase H 抑制剂

3.3.1　醌类和萘醌类抑制剂

化合物 405（illimaquinone）是从红海植物海绵 Smenospongia sp. 的次级代谢产物中提取出来的，也是最早发现的 RNase H 抑制剂之一。405 能够微弱地抑制 HIV-1、HIV-2 以及 E.coli RNase H 的活性，其 IC$_{50}$ 值为 15~50μmol/L，

然而 405 对于 HIV-1、HIV-2 RT- 聚合酶的活性却没有抑制作用[257]。405 的衍生物 406（avarol F）和 407（avarol E）能够以同等的抑制效力发挥对 HIV-1 RT-RNase H 和聚合酶活性的抑制作用[258]（图 5-89）。

在萘醌类衍生物中，化合物 408 对于 HIV-1 RT-RNase H 有最好的抑制活性，其羟基化衍生物 409 的 RNase H 抑制活性有所降低，而聚合酶抑制活性有所升高[259]。目前仅有初步的构效关系研究，其作用机制也有待探讨。

3.3.2　核苷酸以及二核苷酸类抑制剂

核苷酸类衍生物 410（AZT-MP）能够微弱地抑制 HIV-1 RT-RNase H 的活性，然而其二、三磷酸盐衍生物对于 RNase H 则完全丧失抑制活性[260]。实验表明 410 发挥其抑制作用需要依赖底物以及催化金属离子[261]，然而其抑制 RT-RNase H 活性的作用机制仍然是未知的（图 5-90）。

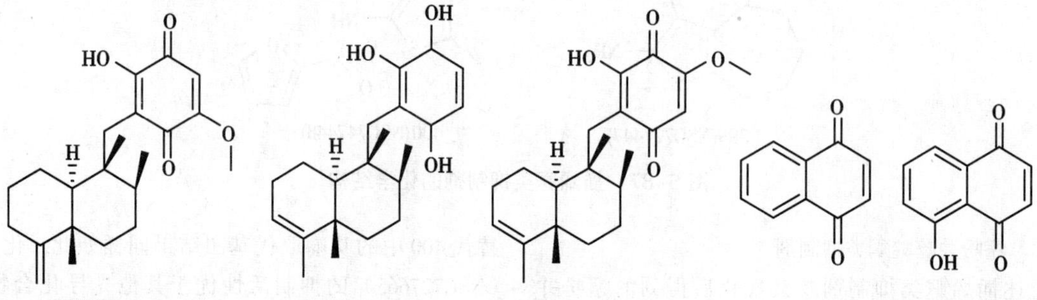

图 5-89　醌类和萘醌类抑制剂的化学结构

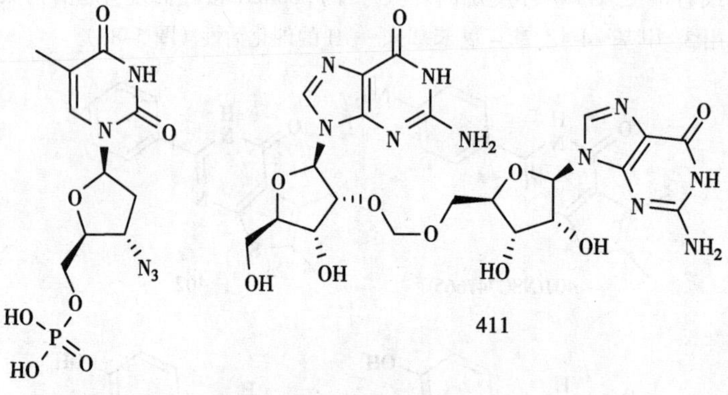

405(illimaquinone)　　406(avarol F)　　407(avarol E)　　408　　409

411

410 (AZT-MP)

图 5-90　核苷酸以及二核苷酸类抑制剂的化学结构

在未修饰的核苷酸二聚体中，二聚鸟苷酸能够最有效地抑制 HIV-1 RT-RNase H 的活性（IC$_{50}$=15μmol/L）[262]。而且此二核苷酸对于 RT- 聚合酶以及 E.coli RNase H 的活性未能表现出抑制作用，表明其对于 HIV-1 RT-RNase H 具有良好的选择性。将二聚鸟苷酸中的 5′-3′- 二酯链替换为 5′-2′- 缩醛（化合物 411），其对于 RT-RNase H 的抑制活性得到显著提高（IC$_{50}$=5μmol/L）。

3.3.3　mappicine 类似物、硫代氨基甲酸酯和三唑类

抑制剂

mappicine 类似物（如化合物 412~414）、硫代氨基甲酸酯类抑制剂（如化合物 415）和三唑类抑制剂（如化合物 416）被证明是 HIV-1 RNase H 的选择性抑制剂，其中某些化合物在细胞实验中还显示出了不错的抗病毒活性[263-264]。对于 mappicine 类似物，有报道称其抑制病毒复制的 EC$_{50}$ 为 2.1~10μmol/L。此外，NNRTIs 耐药突变株（如 K103N/Y181C 或 Y106A/Y181C）对 mappicine 类

似物仍然很敏感，表明这些 RNase H 抑制剂并未结合到 NNRTI 活性位点。由于这几类化合物并不包含 RNase H 活性位点抑制剂中与"三氧原子"类似的金属螯合药效

团，所以它们很有可能通过变构机制发挥抑制作用。然而，其实际的结合位点以及作用机制仍然需要持续的深入研究（图 5-91）。

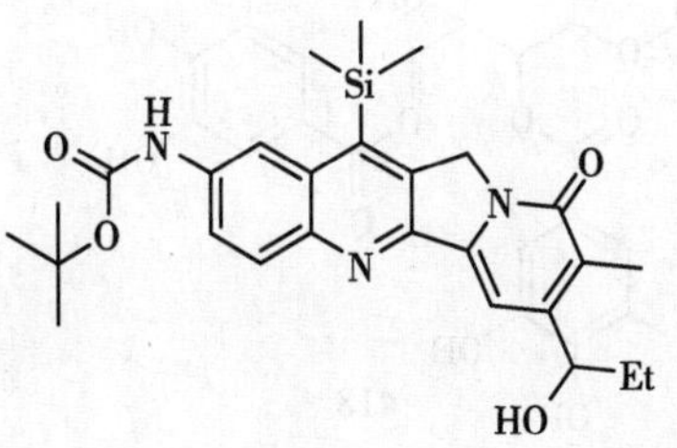

图 5-91　Mappicine 类似物、硫代氨基甲酸酯和三唑类抑制剂的化学结构

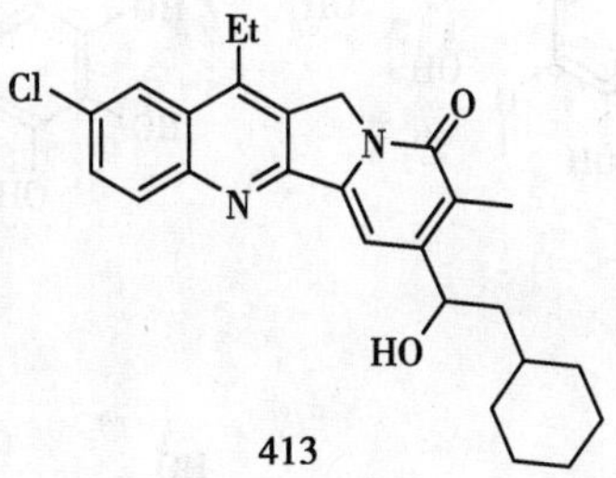

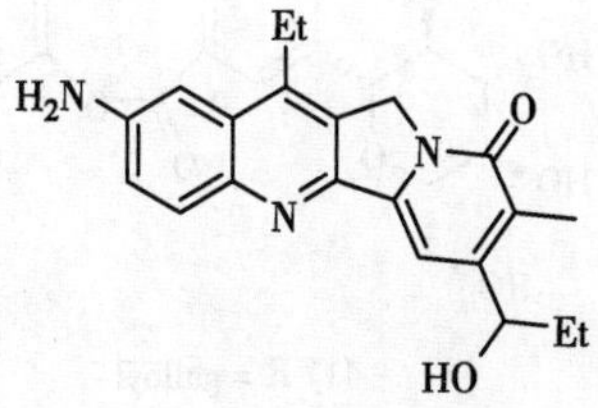

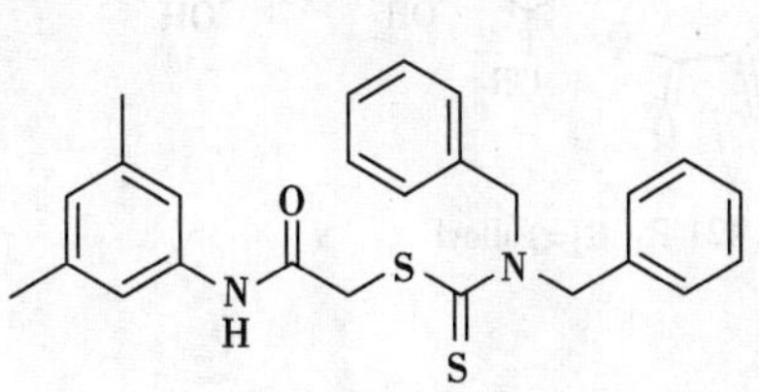

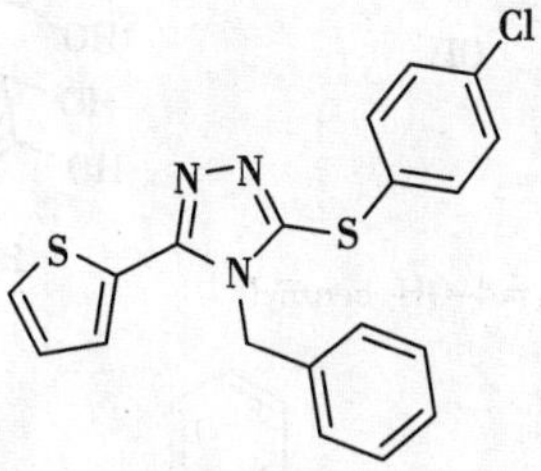

3.3.4　其他天然产物

从 *Ardisia japonica*（日本紫金牛）中提取得到一种新型的二聚内酯化合物 ardimerin digallate（化合物 417），在体外实验中其对 HIV-1 和 HIV-2 RNase H 均表现出不错的抑制活性，IC$_{50}$ 分别为 1.5μmol/L 和 1.1μmol/L，然而其他提取物由于分子结构中缺乏没食子酰基而导致抑制活性丧失，这表明没食子酰基对于 RNase 抑制活性的发挥至关重要[265]。1，3，4，5-tetragalloylapiitol（化合物 418）是从 *Hylodendron gabunensis*（非洲加蓬盘豆木）中提取得到的，其抑制 HIV-1 和 HIV-2 RNase H 的 IC$_{50}$ 值分别为 0.24μmol/L 和 0.13μmol/L。化合物 418 对于人 RNase H 的抑制作用比较微弱（IC$_{50}$=1.5μmol/L），并且在 10μmol/L 的浓度下也不会对 *E.coli* RNase H 产生抑制作用[266]（图 5-92）。

Hyemalosides（419~421）是从 *Eugenia hyemalis*（国外桃金娘科常绿灌木）中提取得到的 3 个没食子酰基熊果苷，体外实验中三者对于 HIV-1 RNase H 的抑制活性分别为 1.46μmol/L、>18μmol/L 和 1.19μmol/L，在细胞实验中均未表现出细胞毒性（CC$_{50}$>20μmol/L）[267]。

2011 年 Esposito 等[268] 报道了一系列 alizarine（化合物 422）及其蒽醌类衍生物，alizarine 衍生物 423 和 424 抑制 RT-RNase H 和聚合酶活性的 IC$_{50}$ 值约为约 10μmol/L。当作用于 RT K103N 突变株时，423 和 424 对于 RT-RNase H 和聚合酶的活性均表现出同等程度的抑制作用；然而当作用于 RT Y181C 突变株时，424 对于 RNase H 抑制活性的

IC$_{50}$ 为 22μmol/L，对于聚合酶的活性却丧失抑制作用。为了提高蒽醌类化合物抑制 RT-RNase H 活性的能力，该组研究人员合成一系列新型蒽醌类衍生物，分别在蒽醌的 1、2、3 和 4 位进行不同的取代，并测试它们对 RT-RNase H 的抑制活性，实验结果表明衍生物中含有 1~2 个侧链烷基或芳基时能够有效地抑制 RT-RNase H 的活性[269]。

Esposito 等发现 *Hypericum hircinum* L.（金丝桃科）的乙醇提取物可以对 HIV-1 RT-RNase H 产生良好的抑制作用。作为活性提取物的主要成分，425 和 426 能够同等程度地抑制 RT-RNase H 和聚合酶的活性，425 还能有效地抑制 efavirenz 耐受的 RT 突变株的活性[270]。

4　总结与展望

当前艾滋病的临床治疗中不断出现的多重耐药性、交叉耐药性和神经毒性等问题，为抗 HIV-1 抑制剂的研究带来新的挑战，也给艾滋病的药物治疗带来极大的压力。因此对于新型的高效抑制剂的需求将会更加强烈，对新靶点的研究将会更加重视。鉴于 RNase H 在 HIV-1 逆转录过程中扮演了至关重要的角色，越来越多的药物化学家认识到研发以 HIV-1 RNase H 为靶点的抑制剂对解决上述问题具有重要的意义。虽然从第一个选择性 RNase H 抑制剂的发现至今还没有药物上市或者进入临床试验阶段，但是近年来对于高效且特异性 RNase H 抑制剂的研究和发展已经取得了不错的成果。

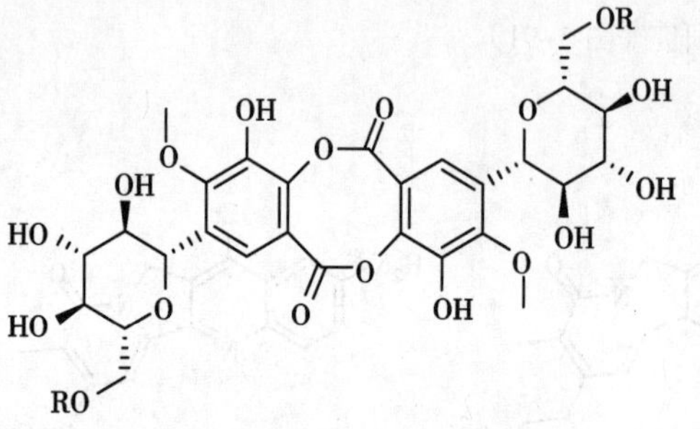

417 R = galloyl

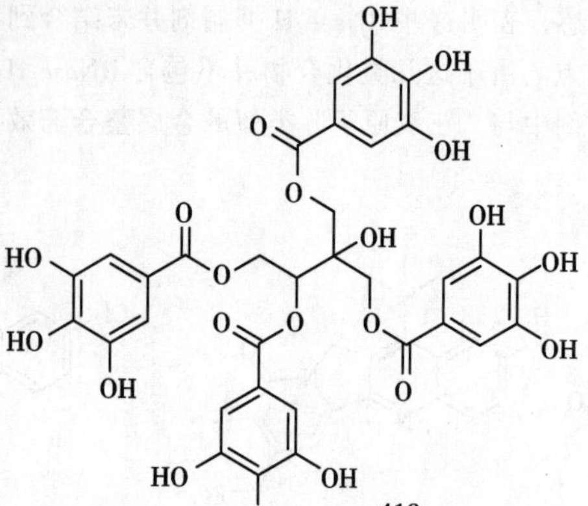

418

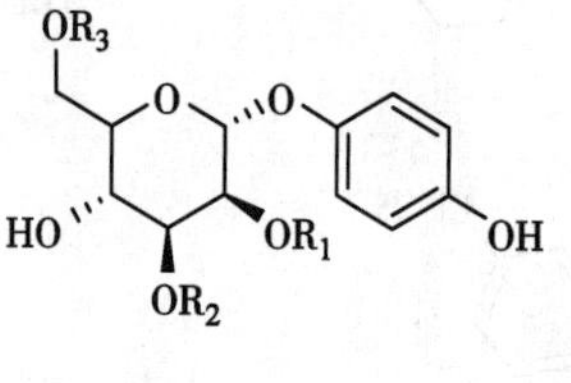

419 R₁,R₂,R₃ = galloyl
420 R₁ = galloyl, R₂ = H, R₃ = 4-OH-benzoyl

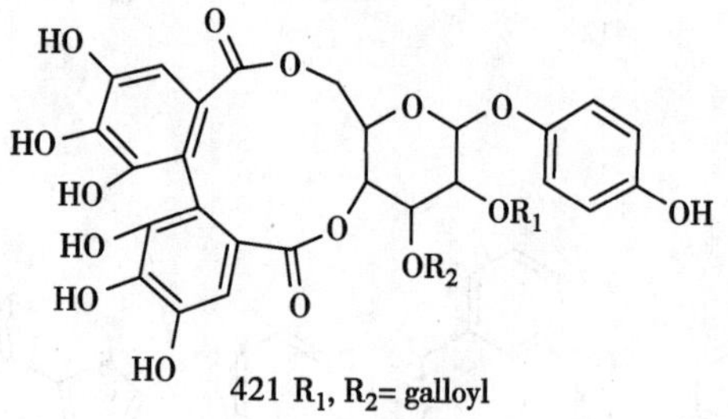

421 R₁, R₂= galloyl

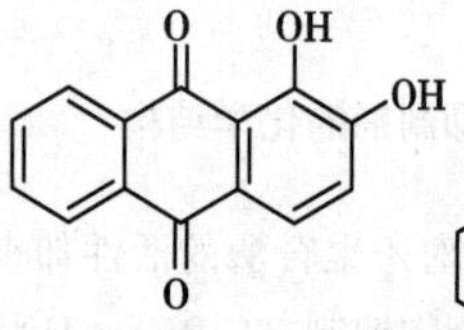

alizarine (422)

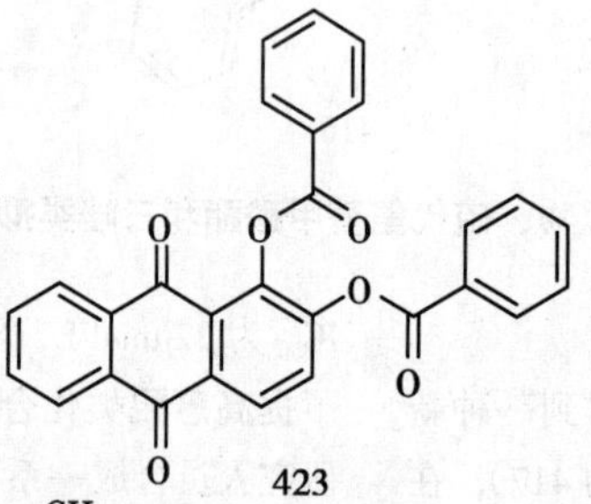

423

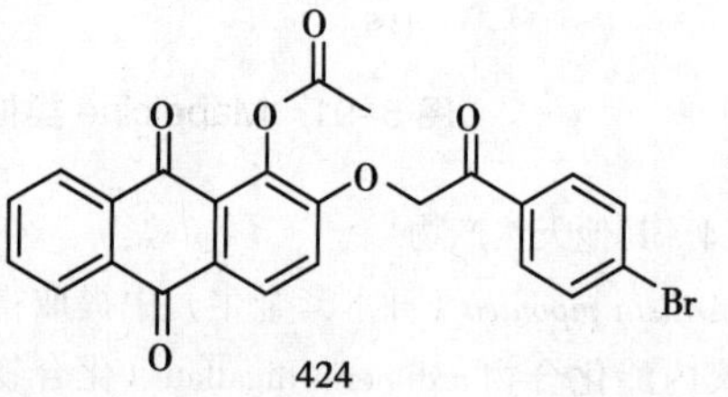

424

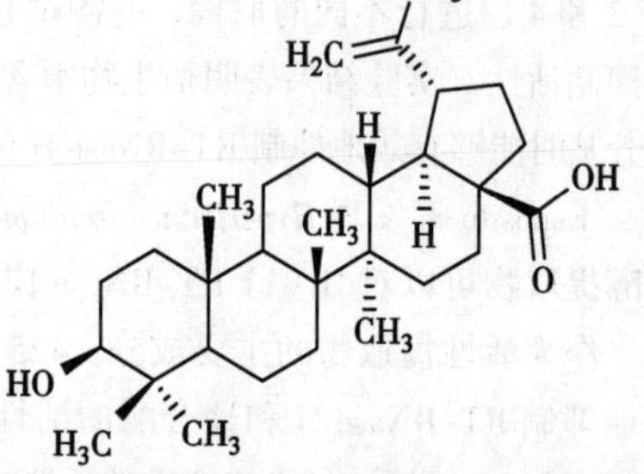

425

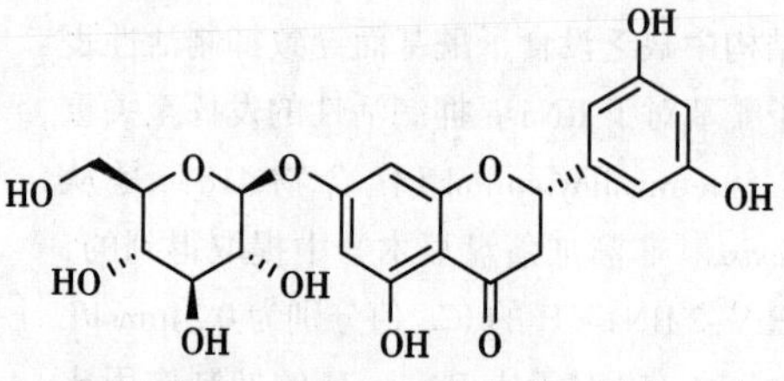

426

图 5-92 其他天然产物的化学结构

HIV-1 RT-RNase H 活性位点抑制剂已经发展到亚 μmol/L 的水平的 IC₅₀ 值，而且其中大多数化合物对于 RT-聚合酶和 *E.coli* RNase H 仅有微弱的抑制活性，表明其可以特异性地抑制 RNase H 的活性。众多 X 射线共结晶结构已经阐明这类抑制剂在 RNase H 活性中心的结合机制，并且在今后的化合物衍生化中对其次级作用位点"His loop"的结合模式也将会进行更深入的探索。RNase H 变构抑制剂因其不需要"三氧原子"金属整合药效团，以及理论上可以结合在 HIV-1 RT 表面的任意位置，因此有很大希望成为 HIV-1 治疗药物。近年来随着对天然产物提取、分离和鉴定的现代技术的发展和提高，有众多结构多样的能够有效抑制 RNase H 活性的天然产物成分得以发现。

作为重要的药物发现策略，高通量筛选越来越被广泛地用于快速检测数量巨大的化合物活性。值得一提的是，各种各样的计算机辅助技术也被广泛应用于新类型抑制剂的发现，例如利用分子对接、药效团模型、形状相似性搜索等进行的基于配体或受体的虚拟筛选技术[271]。另外，基于 2 种酶催化活性位点的结构相似性，双靶点抑制剂（RNase H/RT- 聚合酶或 RNase H/ 整合酶）也成为药物设计的前沿策略[201]，毫无疑问这将为 HIV 感染者提供一个美好的治疗前景。

（孙 林 展 鹏 刘新泳）

第 5 节　具有新作用机制的 HIV-1 逆转录酶抑制剂研究进展

1　HIV-1 逆转录酶聚合酶功能域的结构

HIV-1 逆转录酶（reverse transcriptase，RT）是一个由 p51 和 p66 亚基组成的异二聚体酶，是 HIV-1 *pol* 基因的产物。p51 和 p66 亚基的前 440 个氨基酸序列相同，但是在空间构象上却有显著性差异，表现为 p51 亚基的活性部位序列呈闭合构象而不具有催化功能，仅起构象调节作用。因此每个 p66/p51 异二聚体只有 1 个具有活性的聚合酶功能域，它位于 p66 亚基上的 N 末端部位，p66 亚基的 C 末端为 RNase H 活性部位（ER-5-2）[272]。

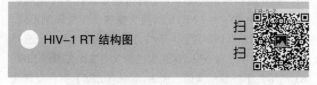

ER-5-2

● HIV-1 RT 结构图

扫一扫

从 20 世纪 90 年代起，已对聚合酶功能域的晶体结构进行了确证，从图 5-1 可以看出，它含有 5 个 β 折叠和 2 个 α 螺旋结构。多聚酶结构域的外形类似于人的右手，可分为手指、手掌、拇指和连接 4 个亚结构域，其中手掌亚结构域最为保守[273]。多聚酶的结构域中包含着 3 个保守的天冬氨酸残基——D110、D185 和 D186，研究表明如果上述 3 个天冬氨酸发生突变，多聚酶的活性将会显著降低，该处与引物的 3′-OH 末端在空间上接近，两者能相互结合。在大多数 HIV-1 RT 晶体结构中，引物的 3′ 端所处的位置称为 P 位点或启动位点；而 dNTP 的结合位点称为 N 位点。Rachelle 等证实，在聚合过程中 dNTP 和金属离子的连接位点在 D110、D185、D186 处，靠 Q151 和 Y115 残基识别

dNTP 的 3′-OH 和糖环，与引物端在 M184 残基处反应。多聚酶结构中的凹槽（cleft）区域能引导模板 - 引物的准确定位，手掌域中的 DNA "primer grip" 结构区域对引物末端与聚合酶活性位点的准确契合及后续聚合过程中模板 - 引物的易位有重要意义[274-275]。

2　HIV-1 逆转录酶聚合酶功能域的作用及金属离子作用机制

2.1　HIV-1 逆转录酶聚合酶功能域的作用

在 HIV-1 中多聚酶主要有 2 种功能：依赖 RNA 的 DNA 多聚酶活性（RDDP）和依赖 DNA 的 DNA 多聚酶活性（DDDP）。前者在复制的最初阶段以病毒自身的 RNA 链为模板催化底物生成 RNA/DNA 杂化双链，后者则是以新生的 DNA 链为模板催化底物生成双链 DNA，就此完成病毒基因由单链 RNA 转移到双链 DNA 的逆转录过程[276]。

多聚酶催化的脱氧核苷酸的聚合反应是逆转录过程中的至关重要的一步，此反应是有序、逐步进行的：首先酶与模板引物相结合；然后适当的底物结合到酶 - 模板引物复合物上，在此过程中酶的构象将发生变化；第三步是通过金属离子亲核进攻机制使单个（脱氧）核苷酸结合到延长的 DNA 链中，同时产生磷酸二酯键释放焦磷酸；最后酶从模板引物中分离出来或是沿着产物 DNA 易位到下一个新生成的 3 位末端（即从 N 位点易位到 P 位点，引物易位前后存在的 2 个动态中间体分别成为复合物 N、复合物 P），开始下一轮的催化反应（图 5-93）[276]。

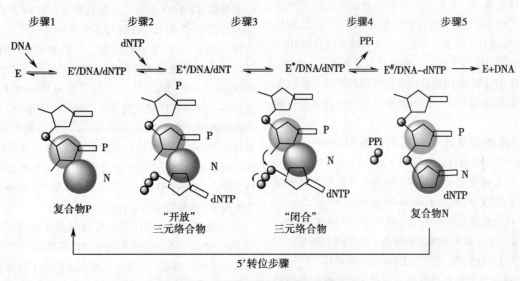

图 5-93　DNA 聚合反应机制图示

2.2 HIV-1 逆转录酶聚合酶功能域的金属离子作用机制

聚合酶功能域发挥催化作用时，金属离子的协作作用是必需的，其中 Mg^{2+} 对多聚酶发挥高效的催化活性是最有益的。有人提出，多聚酶发挥催化作用时需要有 2 个金属离子连接在其天冬氨酸残基上（图 5-94）[212]，2 个金属离子发挥协作作用时，一个激活引物 3′-OH 对底物核苷酸的 α-磷酸部位进行亲核攻击，另一个起稳定促进氧原子离去的负电荷及螯合 β- 和 γ- 磷酸基的双重作用[277]。这一作用机制为发现全新作用机制的 HIV-1 聚合酶功能域抑制剂奠定了理论基础。

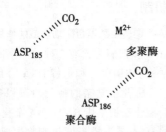

图 5-94 多聚酶活性位点处连接金属离子的天冬氨酸残基（M^{2+} 代表金属离子）[212]

3 其他新作用机制的 HIV-1 逆转录酶抑制剂

前已述及，目前临床应用的 HIV-1 逆转录酶抑制剂（RTIs）主要分为核苷（酸）类逆转录酶抑制剂（nucleoside/nucleotide reverse transcriptase inhibitor，NRTIs/NtRTIs）和非核苷类逆转录酶抑制剂（nonnucleoside reverse transcriptase inhibitors，NNRTIs）两大类。NRTIs/NtRTIs 的结构与核苷相似，为双脱氧核苷衍生物，可作为天然脱氧核酸的类似物竞争参与病毒 DNA 双链，由于其缺乏 3′-OH 而导致逆转录反应终止；NNRTIs 是结构多样性的杂环化合物，它们可结合在逆转录酶活性位点旁边的疏水区而引起其催化部位的结构破坏[277-278]，核糖核酸酶 H（RNase H）在逆转录过程中发挥降解模板链 RNA 的作用，成为目前抗艾滋病药物设计的重要靶标。此外，寻找全新作用机制的 HIV 逆转录酶抑制剂仍是当前抗艾滋病药物研究的重要任务，本节重点介绍这方面的研究进展。

3.1 核酸竞争性逆转录酶抑制剂（nucleotide-competing RT inhibitors，NcRTIs）

近几年文献报道了一类作用机制独特的核酸竞争性 HIV 逆转录酶抑制剂（nucleotide-competing RT inhibitors，NcRTIs），代表性化合物有吲哚吡啶酮类 CBL-4.0 和 CBL-4.1（INDOPY-1）、苯并呋喃并嘧啶类、4- 二甲氨基 -6- 乙烯基嘧啶类（DAPYs）[279]。NcRTIs 的结构不同于已知的 NRTIs，其通过可逆性地抑制进入逆转录酶活性位点的脱氧核苷三磷酸底物与酶结合发挥抑制作用[275]（图 5-95）。

3.1.1 吲哚吡啶酮类（indolopyridones，INDOPYs）

Valeant 和 Tibotec 两大公司为发现具有新颖作用机制及抗耐药性的 HIV-1 抑制剂，通过对化合物库进行高通量筛选得到吲哚吡啶酮类化合物（indolopyridones，INDOPYs）CBL-4.0（VRX-329747）和 CBL-4.1（INDOPY-1）[280-281]。这 2 个化合物具有较好的抗病毒活性，EC_{50} 值分别为 150~200nmol/L 和 20~30nmol/L，且细胞毒性极低（CC_{50}>100μmol/L）。体外抑酶实验表明 2 个化合物均作用于 HIV-1 复制的逆转录过程。INDOPYs 的结构不属于核苷类似物，且作用机制亦不同于传统的 NNRTIs，主要体现在以下 3 个方面：① INDOPYs 的抗病毒谱与 NNRTIs 和 NRTIs 不同。NNRTIs 特异性地作用于 HIV-1，而 INDOPY-1 对 HIV-1、HIV-2（EC_{50}=180nmol/L，HIV-2 ROD）和 SIV（EC_{50}=210nmol/L，SIV Mac251）均有活性[280]；NRTIs 属于广谱抗病毒抑制剂，而目前报道的 INDOPY-1 的抗病毒谱仅限于慢病毒属。② INDOPYs 对 NNRTIs 耐药突变株活性的影响不同。VRX-329747 和 INDOPY-1 活性几乎不会被 NNRTIs 选择性突变株影响，对 NNRTIs 代表性的双突变株 K103N/L100I RT 的活性下降仅约 4 倍，而 efavirenz（EFZ）对突变株几乎丧失活性。③ INDOPYs 对 NRTIs 耐药突变株活性的影响不同。INDOPY-1 的活性几乎不被嘧啶类似物耐药突变（TAMs，包括 M41L/L210W/T215Y 和 D67N/K70R/T215F/K219Q 突变）和其他 NRTIs 诱导的突变影响[282]；当发生 M184V 或 Y115F 单突变时，INDOPY-1 的活性只有 3~8 倍的下降，但两者发生双突变时 INDOPY-1 的活性下降 100 多倍；当发生 K65R 突变时，INDOPY-1 的活性 2~5 倍增强，而此突变能够引起除 AZT 以外的所有 NRTIs 的活性下降。

鉴于 INDOPYs 特殊的抗耐药性，为进一步探讨其对前病毒 DNA 合成的抑制机制，人们对 INDOPY-1 进行了一系列的体外机制研究。研究表明，INDOPY-1 能够结合并稳固 RT-DNA 模板二元复合物且对 DNA 聚合反应的抑制作用不受外来核苷酸种类的影响（不同于 NRTIs 的作用机制）。另一个有趣的是，当引物链 3′-OH 末端的最后一个核苷酸为嘧啶类核苷酸 T 和 C 时可以大大提高 INDOPY-1 的结合力[283-284]。与所有的 RNA 和 DNA 聚合酶相同，HIV-1 RT 催化逆转录过程同样经历易位过程，位点特异性足印法（site-specific footprinting）表明 HIV-1 RT 易位后 INDOPY-1 代替核苷酸与 RT 结合诱导形成一个稳固的失活复合物阻止核苷酸的结合，若要恢复合成则需要 INDOPY-1 与 RT 解离，即使最后发生解离，INDOPY-1 也在改变 RT 催化合成的动力学上发挥作用。

目前尚未得到 RT/INDOPY-1 的晶体结构，可能是由于 INDOPYs 仅特异性地作用于 RT/ 模板引物二元复合物形成的中间过渡态，这在一定程度上影响了对该类化合物作用机制的理解，并限制了对该类化合物的进一步合理修饰。

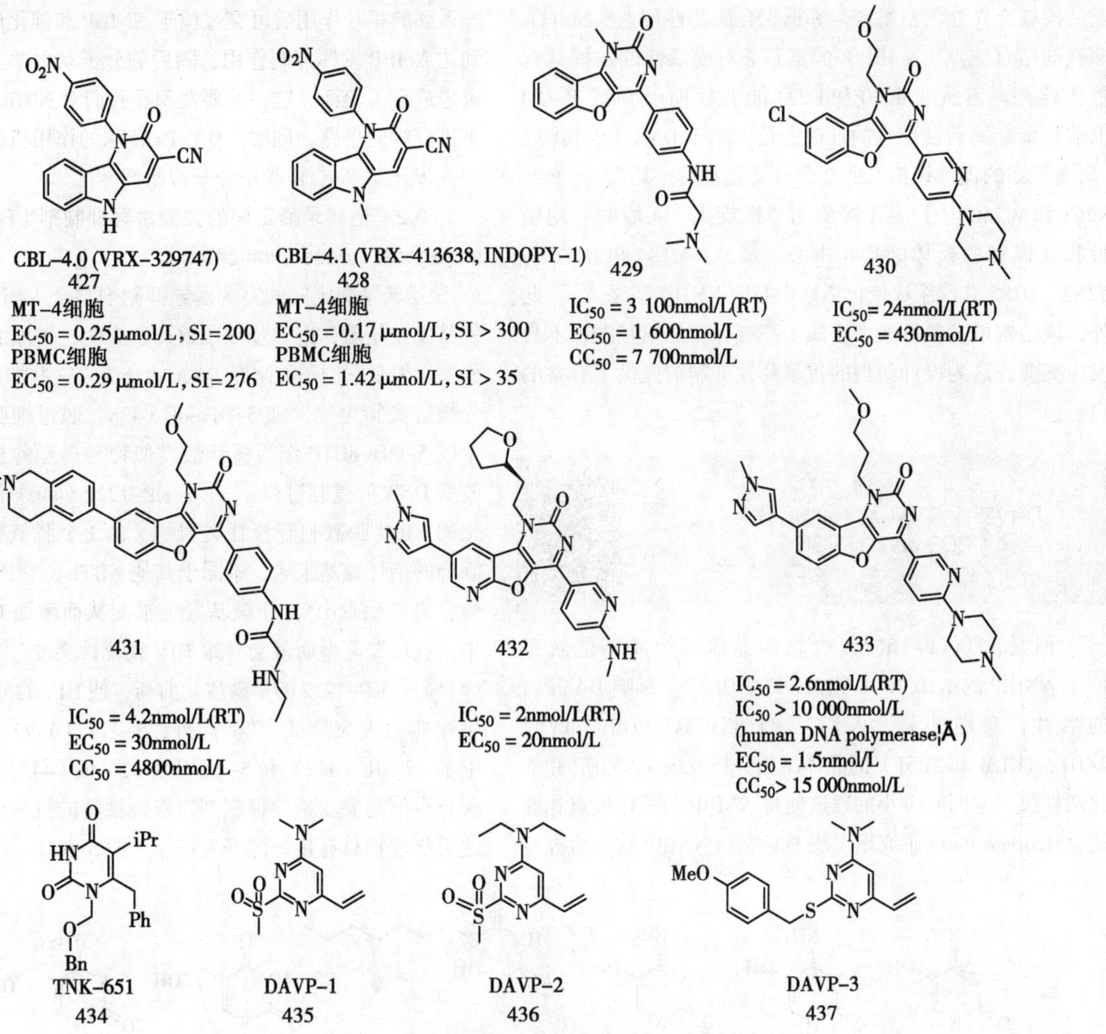

CBL-4.0 (VRX-329747)
427
MT-4细胞
EC$_{50}$ = 0.25μmol/L, SI = 200
PBMC细胞
EC$_{50}$ = 0.29μmol/L, SI = 276

CBL-4.1 (VRX-413638, INDOPY-1)
428
MT-4细胞
EC$_{50}$ = 0.17μmol/L, SI > 300
PBMC细胞
EC$_{50}$ = 1.42μmol/L, SI > 35

429
IC$_{50}$ = 3 100nmol/L(RT)
EC$_{50}$ = 1 600nmol/L
CC$_{50}$ = 7 700nmol/L

430
IC$_{50}$ = 24nmol/L(RT)
EC$_{50}$ = 430nmol/L

431
IC$_{50}$ = 4.2nmol/L(RT)
EC$_{50}$ = 30nmol/L
CC$_{50}$ = 4800nmol/L

432
IC$_{50}$ = 2nmol/L(RT)
EC$_{50}$ = 20nmol/L

433
IC$_{50}$ = 2.6nmol/L(RT)
IC$_{50}$ > 10 000nmol/L
(human DNA polymerase A)
EC$_{50}$ = 1.5nmol/L
CC$_{50}$ > 15 000nmol/L

TNK-651
434

DAVP-1
435

DAVP-2
436

DAVP-3
437

图 5-95　核酸竞争性逆转录酶抑制剂的化学结构

受 INDOPYs 发现的启发，Claudio F.Sturino 课题组通过对化合物的高通量筛选发现苯并呋喃并嘧啶类 NcRTIs，并通过大量的结构优化和构效关系探讨得到活性非常好的化合物 431~433。与 NNRTIs 相比，该类化合物表现出很好的脂溶性、水溶性和肝微粒体代谢稳定性，进一步修饰主要针对改善化合物的渗透性和药动学性质[275]。

3.1.2　4-二甲氨基-6-乙烯基嘧啶类（DAVPs）

不同于 INDOPYs，NcRTIs 家族的另一个成员 DAVPs（435~437）是由组合化学的方法得到的。由于 DAVPs 的结构与 HEPT 衍生物 TNK-651（434）类似，最初 DAVPs 被归为 NNRTIs，但随后的酶学研究揭示了 DAVP-1~3 与核苷酸底物的竞争性抑制机制。与特异性地作用于 RT/模版-引物二元复合物的 INDOPYs 相比，DAVPs 可以与 RT/模版-引物二元复合物和游离态的逆转录酶产生相互作用[275]（图 5-95）。

以上 DAVPs 的 3 个化合物中，DAVP-1 对野生型酶活性最好（K_i=8nmol/L），突变株的活性测试表明（图 5-96），L100I 或 V179D 突变几乎不会影响 DAVP-1 的活性（K_i=12nmol/L 和 15nmol/L），而该突变却极大地降低了 3 个

上市的 NNRTIs（efavirenz、nevirapine 和 delavirdine）的活性[216]，并会使 etravirine 的活性中度程度下降。K103N 和 Y181I 突变会使 DAVP-1 的活性大大下降（K_i=3.2μmol/L 和 39μmol/L）。不同于此，NcRTIs 家族的 INDOPYs 活性却几乎不会被上述突变所影响[285]。

	K103N	Y181I	L100I	V179D
DAVP-1	A	A	B	B
EFV	A	B	A	A
NVP	A	A	A	A
DLV	A	A	A	A
ETR	B	A	C	C

图 5-96　DAVP-1 与 NNRTIs 阳性药
对 4 种常见突变株的活性比较[275]
（A. 活性下降 >5 倍；B. 活性下降 <2 倍；
C. 介于 A 与 B 之间）

为阐明该类化合物独特的作用机制，目前已得到 DAVP-1 与逆转录酶复合物的晶体结构（ER-5-3）[286]。野生型 HIV-1 RT/DAVP-1 复合物的晶体结构显示，其作用靶点并非位于 NNIBP，而是位于 p66 亚基的拇指和手掌

亚结构域交界处的枢纽区，邻近聚合酶活性位点。NcRTIs 抑制剂结合位点（NcIBP）的氨基酸对酶活性的发挥具有重要作用。首先，M230 和 G231 能够辅助引物链 3′-OH 末端在聚合酶活性位点的准确定位，属于 DNA"引物沟"（高度保守的模体结构）的 2 个重要氨基酸；其次，G262、K263 和 W266 位于 α-H 螺旋的"螺旋夹"（帮助引物模板相互识别的模体结构）中心；最后，M184 和 D186 与 Y183、D185 共同组成催化活性中心的 YMDD 基序[275]。此外，该结构域的氨基酸大多属于高度保守的氨基酸，不易发生突变，这为设计新型的抗耐药性抑制剂提供了有益的启示。

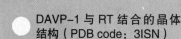

DAVP-1 与 RT 结合的晶体结构（PDB code：3ISN）

但是，DAVP-1/RT 复合物的晶体结构尚不能解释位于 NNIBP 的 K103N 和 Y181I 突变为何会影响 DAVP-1 的活性。有趣的是，人们从 RT/NNRTIs（PDB：1TV6、2ZD1、1KLM 和 2B5J）的晶体结构分析发现，NNIBP 和催化活性位点中间有个小的通道使得 NNIBP 与催化位点相连通，Maurizio Botta 研究组设想 DAVP 与 NNIBP 结合后经过

一系列的相互作用后可穿过位于 NNIBP 和催化位点的通道到达 NcIBP 发挥抑制作用，随后的分子动力学实验对这一设想进行了验证。这一重要发现让我们对 NNIBP 的修饰有了更广阔的思路，同时，DAVPs 特殊的作用机制促使人们进一步开发 NcRTIs 类小分子抑制剂[287]。

3.2　逆转录酶定向的突变诱导抑制剂（RT-directed mutagenic inducers inhibitors）

逆转录酶定向的突变诱导抑制剂整合入病毒 DNA 后，使其发生错配，进一步导致致死性突变，增加 HIV 突变的概率，但是它们不能阻断 DNA 的合成。这些抑制剂包括部分核苷类衍生物，如 5-OH-dC（438）通过细胞激酶催化生成 5-OH-dCTP 作为核苷酸类似物与鸟嘌呤核苷酸配对改变 DNA 的复制过程[59, 288]；KP-1212（440）属于非链终止的 NRTI 脱氧胞苷核苷类似物，由 1 个脱氧核糖和 1 个修饰的杂环碱基组成，不同于其他 NRTIs，它能够通过 RT 整合进入病毒 DNA 使碱基发生错配从而增加 HIV 的突变率，这种缺陷型病毒会导致 HIV 致死性突变[42]；KP-1461（441）是 KP-1212 的单磷酸化前药，使 HIV 的突变率增加，生存能力大大降低[289]。此外，5-AZC（439）[290]、5-羟甲基-2′-dU（442）和 5-羟甲基-2′-dC（443）[59] 也属于核苷类似物突变诱导抑制剂，新颖独特的抗病毒机制使得这类化合物具有良好的开发前景（图 5-97）。

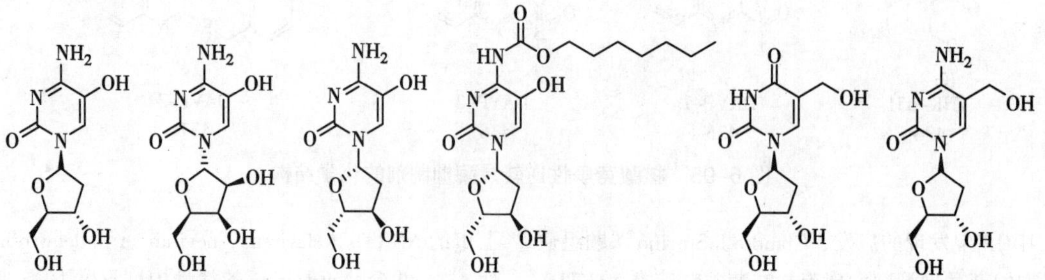

5-OH-dC(1)　5-azacytidine(2)　KP-1212(3)　KP-1461(4)
(5AZC)
438　　　439　　　440　　　441　　　442　　　443

图 5-97　逆转录酶定向的突变诱导抑制剂的化学结构

3.3　引物 / 模板 - 竞争性逆转录酶抑制剂（primer/ template-competing RT inhibitors）

引物 / 模板 - 竞争性逆转录酶抑制剂有 KM-1（444）[291]、SY-3E4（445）[292] 和 N-{2-[4-（胺基磺酰基）苯基] 乙基}-2-（2-噻吩）乙酰胺（NAPETA，446）[293]，该类抑制剂的作用机制不同于传统的 NNRTIs（图 5-98）。

KM-1 类化合物在结构上是高度对称的，KM-1 发挥抑制作用主要是通过替代酶上的 DNA，尽管酶-DNA-抑制剂三元复合物可以形成，但并不能产生催化作用。即 KM-1 的结合位点与模板引物的结合位点是重叠的，KM-1 竞争性地占据结合位点，模板引物就无法进入 DNA 多聚酶活性位点。DNA 结合到 KM-1-RT 复合物上的能力为其结合到自由酶上的能力的 1/140[294]。SY3E4 能够取代 RT 的

适配子，选择性地抑制 DNA 依赖的 DNA 聚合酶（DDDP），从而抑制野生型和突变型 HIV 的复制，但该类抑制剂对 RNA 依赖的 DNA 聚合酶（RDDP）的活性没有影响[295]。NAPETA 抑制剂可以同时抑制 DDDP 和 RDDP，其 IC_{50} 值分别为 1.2μmol/L 和 2.1μmol/L。此外，NAPETA 也可以通过干扰 RT-DNA 复合物的形成发挥抑制作用[293]。该类抑制剂的发展同样为发现新的抗 HIV 抑制剂提供了可能性。

3.4　易位缺陷型抑制剂（translocation-defective RT inhibitors，TDRTIs）

TDRTIs 属于在糖部分做修饰的 NRTIs 抑制剂，其主要通过阻止 RT 易位来发挥作用。EFdA 的活性最好，属于 4′ 位置取代且含 3′-羟基的核苷酸类似物，对突变株的活性更优于其他传统的 NRTIs。例如 EFdA 对 M184V 突变株的

EC$_{50}$ 为 8nmol/L，对其他突变株甚至更加灵敏[296]。EFdA 通过削弱 RT 从易位前核苷酸结合位点（N site）到易位后引物结合位点（P site）的过程发挥抑制作用（图 5-99）。此外，EFdA 单磷酸化产物（EFdA-monophosphate，

MP）容易作为底物被错误识别也会导致引物链延伸失败。研究表明，EFdA 的糖环构型与 4′- 乙炔基在活性发挥中具有重要作用。目前 EFdA 的研究处于 I 期临床试验阶段[297]。

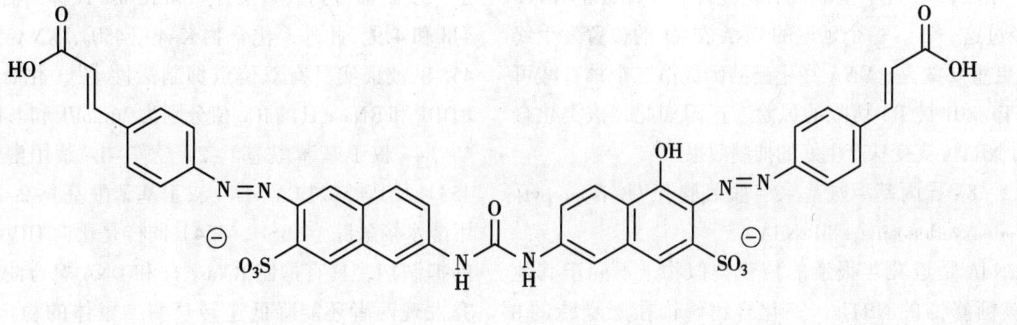

KM-1(444)

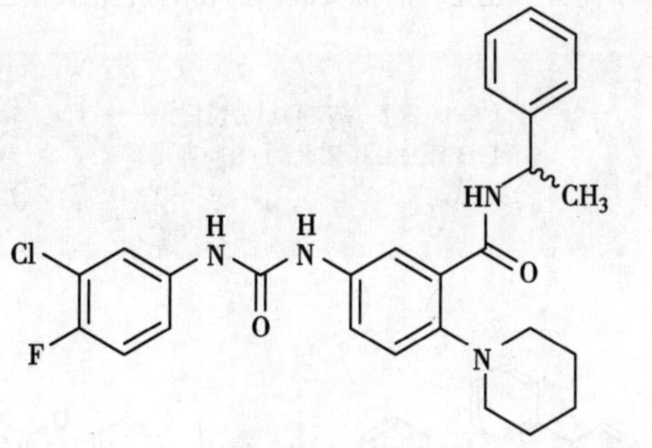

SY-3E-4(445)

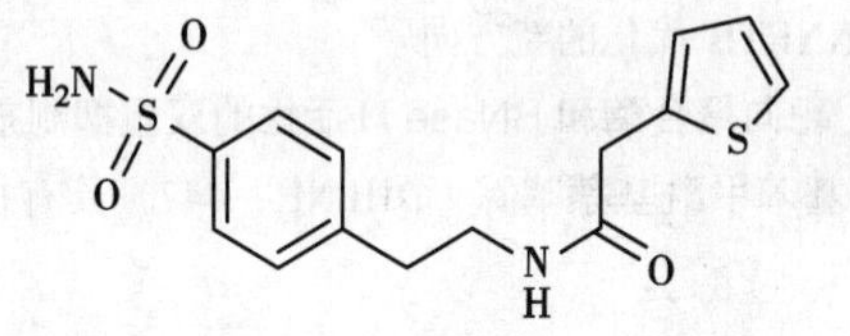

NAPETA(446)

图 5-98　引物 / 模板 - 竞争性逆转录酶抑制剂的化学结构

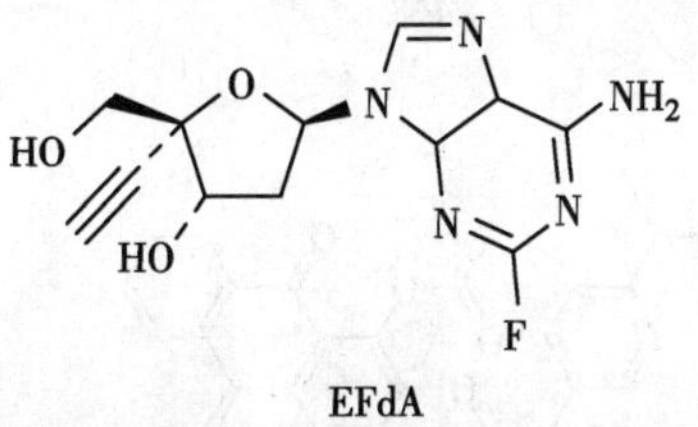

EFdA

图 5-99　易位缺陷型抑制剂的化学结构

3.5　链终止延迟型抑制剂（delayed chain terminators RT inhibitors，DCTRTIs）

DCTRTIs 在结构上属于 NRTIs，其 dNTPs 可作为底物参与 DNA 链的延长，进而由于立体位阻干扰 RNA/DNA 杂合及 RT 核苷酸结合槽，最终封锁 DNA 链的延伸。此外，还可以通过影响碱基配对阻止（+）链 DNA 的合成。主要包括以下 2 类化合物（图 5-100）：

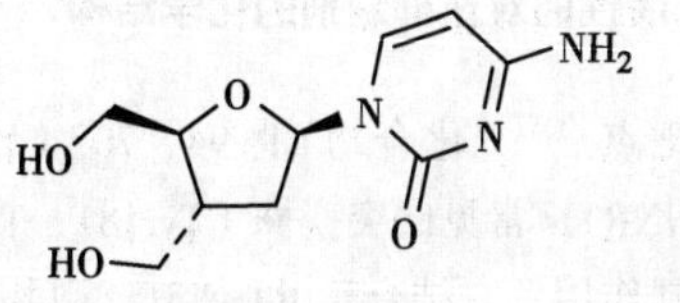

PPI-801

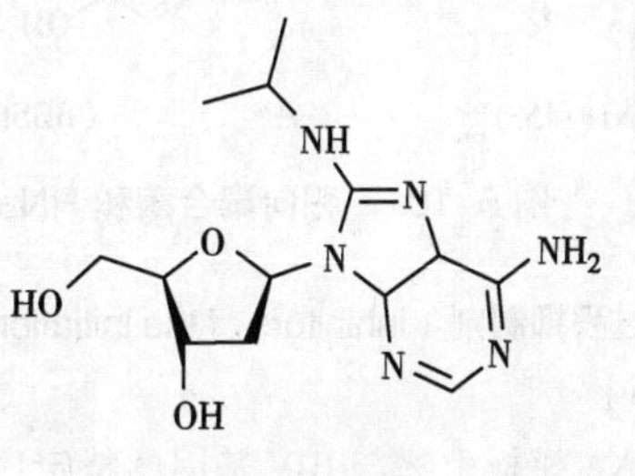

8iPrNdA

图 5-100　2 类链终止延迟型抑制剂的化学结构

3.5.1　2′，3′- 双脱氧 -3′C- 羟甲基胞嘧啶核苷（2′，3′-dideoxy-3′C-hydroxymethyl cytidine，PPI-801）

PPI-801 三磷酸腺苷可以作为 RT 的底物参与 DNA 链的延伸，但不像其他核苷类逆转录酶抑制剂作为直接的链终止剂。相反，3- 羟甲基取代后仍允许一个额外的 dNTP 结合，经过这一步，一个延迟的 DNA 在 +1 的位置发生终止[298]。更重要的是，DNA 终止链的倒数第二个核苷酸可以减少 PPI-801 被 RT 切除的风险，正因如此，该类化合物可以对 NRTIs 突变株产生好的抑制效果[296]。

3.5.2　8- 异丙基 - 氨基 -2′- 脱氧腺苷（8-isopropyl-amino-2′-deoxyadenosine，8iPrNdA）

8iPrNdA 是近几年报道的核苷类似物，不同于其他主要在核糖修饰的 NRTIs，该化合物修饰在腺嘌呤的 8 位，修饰后的化合物可能对拇指结构域 p66 亚基的 α-H 螺旋产生立体位阻，引起延迟性链终止。同 PPI-801 相似，8iPrNdA 结合后在 +1 位终止 DNA 链的合成，虽然 8iPrNdA 的活性不是特别高，但是在腺嘌呤的修饰而不是核糖部分可以作为 NNRTIs 优化的新方向[296]。

3.6　靶向聚合酶和 RNase H 活性的双重抑制剂

二羟基苯甲酰基萘基腙（DHBNH，447）具有抑制聚合酶和 RNase H 的活性，其结合位点距离 RNase H 活性位点 >50Å，与非核苷类逆转录酶抑制剂结合口袋（NNIBP）部分重叠。DHBNH 可以直接影响聚合酶引物沟和拇指结构的位置来发挥抑制 HIV-1 的活性（ER-5-4）[299]，对 DHBNH 进一步修饰得到兼具聚合酶和 RNase H 抑制活性的化合物 448 和 449。此外，化合物 K-49（450）、KNA-53（451）和 452 也被证实具有双位点抑制活性[300]，化合物 452 抑制 RDDP 和 RNase H 的 IC_{50} 值分别为 2μmol/L 和 1.4μmol/L[301]。N-（4- 叔丁基苯酰基）-2- 羟基 -1- 萘甲醛腙（BBNH，453）及其类似物 N-（4- 叔丁基苯酰基）-2- 羟基 -1- 萘甲醛水杨酰腙（BBSH，454）同样是靶向 HIV-1 逆转录酶的抑制剂，具有抑制 RNase H 和 DNA 聚合酶的活性，研究发现两者还能降低逆转录酶二聚体的稳定性[302]（图 5-101）。这种具有多种作用机制可以很好地降低抑制剂的耐药性，也是今后抗艾滋病药物的研究方向之一。

HIV-1 RT 与 DHBNH（PDB code：2I5J）的结合模式

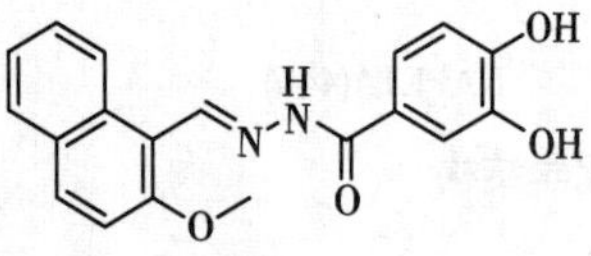

447 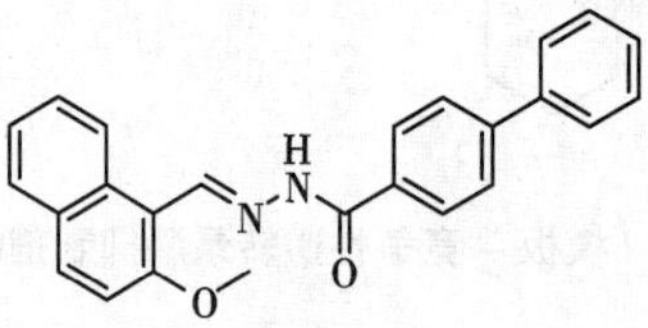　　448 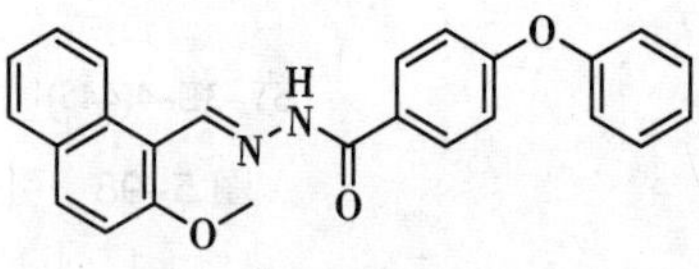　　449

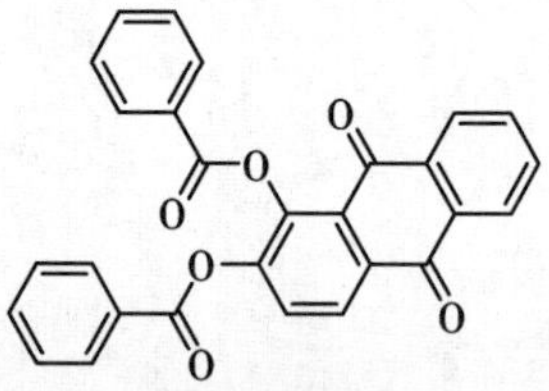

K-49（450） 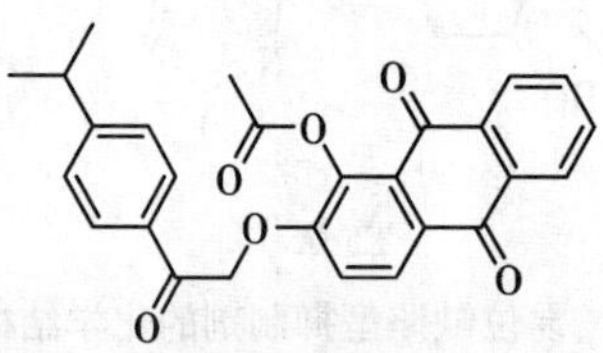　　KNA-53（451） 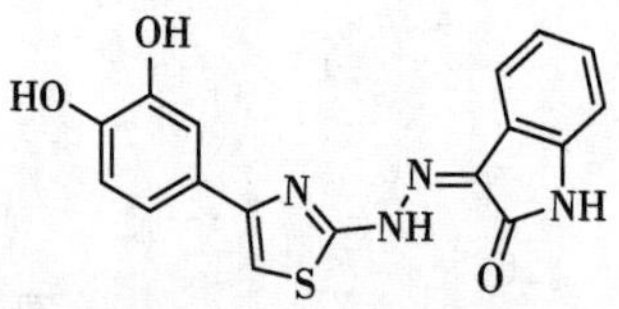　　452

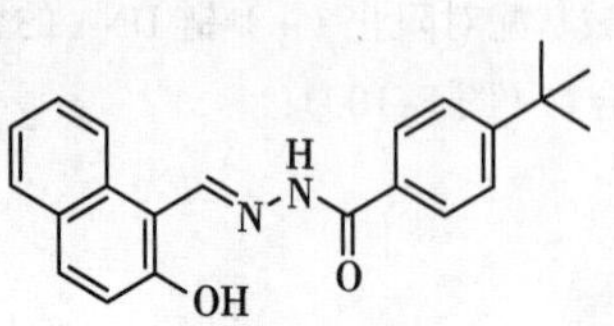

BBNH（453） 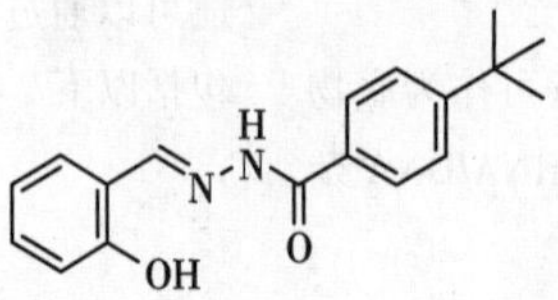　　BBSH（454）

图 5-101　靶向聚合酶和 RNase H 活性的双重抑制剂的化学结构

3.7　逆转录起始过程抑制剂（inhibitors of the initiation of reverse transcription）

逆转录起始于 tRNA 模板引物与 HIV 基因的特定序列结合。由于起始过程引物与模板都是 RNA，该过程是逆转录的限速步骤，因此该过程被提出作为新的潜在药物靶点[303]。化合物 CP-94，707（455）对野生型（RT）和 NNRTIs 常见的突变株（Tyr181、Try188 和 Lys103）都有抑制作用，它结合于 RT 使其"引物沟"（primer grip，辅助引物链 3′-OH 末端在聚合酶催化位点准确定位）发生扭曲，同时影响核苷酸进入速度而发挥抑制作用[8]。具有 RNase

H 抑制活性的 DHBNH 也通过抑制逆转录的起始阶段发挥作用[303]（图 5-102）。

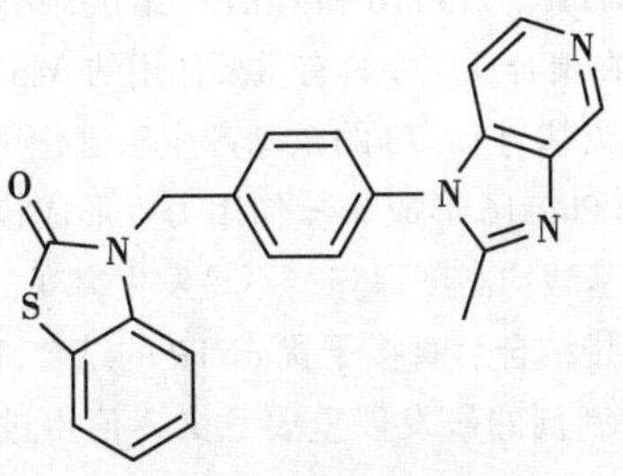

CP-94,707 (455)

图 5-102　逆转录起始过程抑制剂的化学结构

3.8　HIV-1 逆转录酶的二聚化抑制剂

HIV-1 逆转录酶的二聚体结构对于发挥功能是必需的，因此可以通过阻断蛋白间的相互作用来抑制逆转录酶，使 HIV-1 逆转录酶的二聚化成为研究抗艾滋病药物的一个新靶点[46]。而且，现在已经发现一些小分子和肽类化合物具有抑制逆转录酶二聚化的活性。由于 p66 和 p51 的结合部位发生变异会抑制酶的聚合，从而降低催化活性，因此这种抑制剂还具有很好的专一性和较低的耐药性[304-305]。

3.8.1　肽类抑制剂

通过研究逆转录酶的二聚化过程及其 X 射线衍射结构，发现 p66 和 p51 亚基的主要连接部分是在连接亚结构域中富含色氨酸的区域。之前文献报道 2 个亚基连接区域的 389~407 位氨基酸残基形成的多肽可以在体外抑制 HIV 逆转录酶[306]。

Depollier 等[307]设计了一个与第 395~404 位氨基酸残基相对应的十肽，它可以在体外和细胞内抑制逆转录酶的二聚化。这个十肽通过多肽载体转导到 HIV-1 感染的细胞中，表现出很高的抑制活性，而且没有毒副作用。它能够

与 p51 亚基优先结合，使手指结构域和连接结构域断裂，这 2 个结构域含有 2 个高度保守的苯丙氨酸（F61）和色氨酸残基（W24），最终使得二聚物的构象不稳定而导致二聚物裂解。

上述小分子肽以 2 个亚基的缔合过程为靶点，而逆转录酶二聚体的成熟过程也是一个肽类抑制剂的新靶点。Morris 等[301]合成了与 HIV-1 逆转录酶 p51 亚基的拇指结构域中的 284~300 位氨基酸残基相对应的小分子肽（Pep-A），其能够与逆转录酶二聚体结合，在不影响二聚体稳定性的前提下干扰逆转录酶的成熟过程。

这种小分子肽类抑制剂与逆转录酶连接结构域中的特定氨基酸序列相对应，而这些氨基酸残基对酶的二聚体的形成是必需的，因此这些小分子肽类能够抑制酶的二聚化，从而抑制酶的活性。肽类抑制剂由于毒副作用小，因此具有较高的研究价值。

3.8.2　非肽类抑制剂

3.8.2.1　TSAO-T 衍生物

TSAO-T（456）衍生物代表一类经典的 HIV-1 RT 抑制剂，其结构严格遵守蝴蝶型构象，能特异性地抑制 HIV-1 复制，对 HIV-2 无作用。在过去的几年中，人们合成了一系列新的 TSAO-T 类似物，其中 4-、5- 和 6- 取代嘧啶类似物在活性和选择性上比其未被取代的化合物高。在 4- 或 5- 取代的 1，2，3- 三唑 TSAO 类似物中，5 位被氨基或甲胺基或二甲胺基（457）取代的 1，2，3- 三唑 TSAO 类似物具有很好的抑制 HIV-1 的活性，然而其引起的耐药性却与 TSAO-T 相似。TSAO-T 与 HIV-1 RT 的结合模式类似于中国古代"龙"的形象，其晶体结构表明，TSAO-T 结合进入 NNIBP 后使口袋过度膨胀并与大部分氨基酸产生相互作用，引起 p51 亚基的 $\beta7-\beta8$ 环发生重排，重排后很可能影响 p66/p51 的二聚化过程而产生抑制作用（图 5-103 及 ER-5-5）[308]。

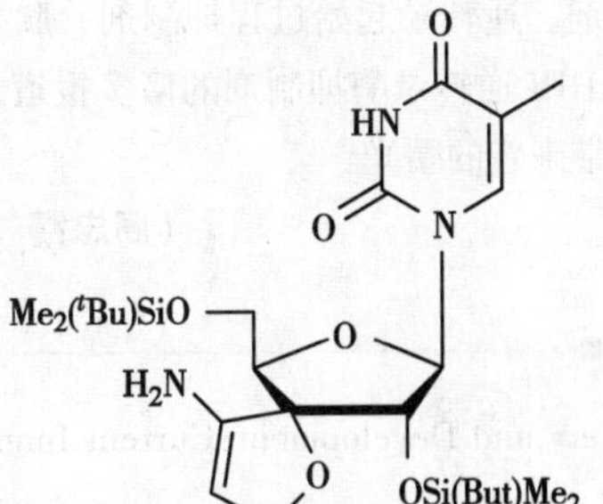

TSAO-T(456) 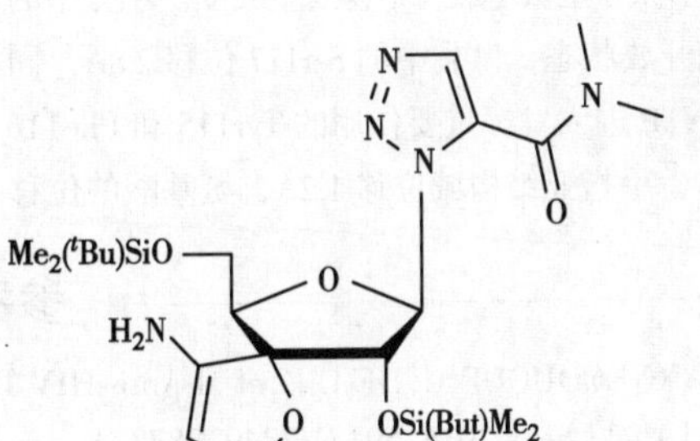　　　　　　　　457

图 5-103　TSAO-T 的化学结构

TSAO-T 的晶体结构　　　扫一扫

3.8.2.2　MAS0 衍生物

Maurizio Botta 等运用虚拟筛选的方法发现了对聚合酶和 RNase H 都有抑制作用的 MAS0，其对 p51 和 p66 亚基的聚合过程产生明显的抑制作用。计算机模拟显示，MAS0

的中心三元环与 Lys395 和 Glu399 产生极性相互作用；苯酚结构能够与 Trp402 和 Trp410 产生 π-π 堆积作用，同时与 Thr409 形成氢键作用（ER-5-6）；但体外实验表明该化合物对二聚化的抑制具有剂量依赖性。对 MASO 进一步优化筛选证实四氢嘧啶并［2, 1-f］嘌呤二酮可以作为新骨架来修饰开发得到具有新机制及优良抗耐药性的 HIV-1 RT 抑制剂[309-310]。

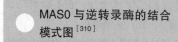

MASO 与逆转录酶的结合模式图[310]

此外，之前提到的对 RNase H 和 DNA 聚合酶具有双重抑制活性的 BBNH（453）和 BBSH（454）也能通过降低逆转录酶二聚体的稳定性发挥抑制作用[251]。

目前，二聚化抑制剂的研究正处于早期阶段，但前景非常广阔。如 TSAO-T、MASO 可以作为先导物，继续研究新的高效低毒的抗艾滋病药物。此外，HIV-1 整合酶和蛋白酶均为二聚体，抑制二聚体的形成也是抗艾滋研究的新靶点。因此，围绕 HIV-1 三大关键酶的二聚化过程，开发新的二聚化抑制剂将是今后抗 HIV-1 感染药物的研究方向之一。

3.9　其他类新作用机制的 HIV 逆转录酶抑制剂

除上面所述的几种靶向 HIV 逆转录酶聚合酶功能域的抑制剂外，仍有许多新的结合位点亟待开发，如"关节"位点（knuckles site）、核苷酸进入结合位点（incoming nucleotide binding site）、NNRTIs 相邻位点（NNRTIs sadjacent site）等[311]。

"关节"位点位于 p66 手指和手掌亚结构域的连接位点。"关节"位点位于聚合酶活性位点附近，该位点中的氨基酸大部分属于保守型氨基酸，不易发生突变。小分子的结合使口袋变成开放状态，口袋中的 Ser117 位移 2.8Å，同时在聚合过程 dNTP 进入发挥重要作用的 Tyr115 和 Phe116 也发生位移 3.2Å，手指亚结构域位移 1.2Å，氨基酸的位移

使 RT 的活性构象受到影响[311]。

核苷酸进入结合位点位于高度保守的聚合酶活性位点附近，由 Tyr115、Phe116 和 Gln151 组成，小分子抑制剂的哌嗪环与在聚合反应中具有重要作用的 Asp185 产生静电相互作用；羧基与 Lys73 的氨基产生氢键作用；芳环部分与 Tyr115 和 Phe116 形成 π-π 作用力。形成核苷酸进入结合位点的氨基酸均高度保守，不易发生突变，而且小分子抑制剂与口袋结合后直接干扰 dNTP 的结合，这些优点赋予该位点抑制剂的研发以重要意义，值得进一步深入探讨[311]。

NNRTIs 相邻位点位于 p66/p51 交界处，邻近 p51 亚基的 Glu138 并通过 β9 链与 NNIBP 相隔，此结合位点是由 Thr139（p51）、Pro140（p51）、Thr165、Leu168、Lys172 和 Ile180 形成的开放性通道型口袋，其中 Pro140、Ile180 和 Gln182 属于高度保守型氨基酸，小分子抑制剂通过与口袋周围的氨基酸形成氢键相互作用扭曲 YMDD 基序的结构发挥抑制作用。值得一提的是，在小分子 35 和 NNRTIs 类药物 rilpivirine 之间存在着一个水分子，与化合物 35 相距 4.1Å，与 rilpivirine 相距 3.7Å，可以用来设计包含 NNRTI 疏水口袋及相邻位点 2 个结合位点的双位点抑制剂，以达到提高亲和力及耐药性的目的[311]。

4　总结

HIV 逆转录酶在抗 HIV-1 病毒复制周期中具有重要作用，因此多年来一直是研究开发的热点。目前上市的逆转录酶抑制剂 NRTIs、NNRTIs 具有靶向聚合酶功能域、高效低毒等优点，但同时存在副作用大、易产生耐药性等问题。除了 NRTIs、NNRTIs 及 RNase H 抑制剂外，近几年还有核酸竞争性抑制剂、逆转录酶定向的突变诱导抑制剂、引物 / 模板 - 竞争性逆转录酶抑制剂、聚合酶 -RNase H 双重抑制剂、逆转录起始过程抑制剂、肽类抑制剂等新作用机制的 HIV 逆转录酶抑制剂的诸多报道，为抗艾滋病药物的研制带来新的曙光。

（周忠霞　展　鹏　刘新泳）

■ 参考文献 ■

［1］ZHAN P, PANNECOUQUE C, DE C E, et al.Anti-HIV Drug Discovery and Development: Current Innovations and Future Trends［J］.J Med Chem, 2016, 59(7): 2849-2878

［2］HUANG H, CHOPRA R, VERDINE G L, et al.Structure of a Covalently Trapped Catalytic Complex of HIV-1 Reverse Transcriptase: Implications for Drug Resistance［J］.Science, 1998, 282(5394): 1669-1675

［3］WANG Z, VINCE R.Synthesis of pyrimidine and quinolone conjugates as a scaffold for dual inhibitors of HIV reverse transcriptase and integrase［J］.Bioorg Med Chem Lett, 2008, 18(4): 1293-1296

［4］LONDON R E.HIV-1 Reverse Transcriptase: A Metamorphic Protein with Three Stable States［J］.Structure, 2018, 17.pii: S0969-2126(18)30454-4.

［5］GU S X, LU H H, LIU G Y, et al.Advances in diarylpyrimidines and related analogues as HIV-1 nonnucleoside reverse transcriptase inhibitors［J］.Eur J Med Chem, 2018, 158: 371-392

［6］DING J, DAS K, HSIOU Y, et al.Structure and functional implications of the polymerase active site region in a complex of HIV-1 RT with a double-stranded DNA template-primer and an antibody fab fragment at 2.8Å resolution1［J］.Journal of Molecular

Biology,1998,284(4):1095-1111

［7］ LI G,DE C E.HIV Genome-Wide Protein Associations:a Review of 30 Years of Research［J］.Microbiol Mol Biol Rev,2016,80(3):679-731

［8］ PATA J D,STIRTAN W G,Goldstein S W,et al.Structure of HIV-1 reverse transcriptase bound to an inhibitor active against mutant reverse transcriptases resistant to other nonnucleoside inhibitors［J］.Proc Natl Acad Sci U S A,2004,101(29):10548-10553

［9］ STRAY K M,PARK Y,BABUSIS D,et al.Tenofovir alafenamide(TAF)does not deplete mitochondrial DNA in human T-cell lines at intracellular concentrations exceeding clinically relevant drug exposures［J］.Antiviral Res,2017,140 :116-120

［10］ CHEN X W,ZHAN P,LI D Y,et al.Recent Advances in DAPYs and Related Analogues as HIV-1 NNRTIs［J］.Current Medicinal Chemistry,2011,18(3):359-376

［11］ RAJOTTE D,TREMBLAY S,PELLETIER A,et al.Identification and characterization of a novel HIV-1 nucleotide-competing reverse transcriptase inhibitor series［J］.Antimicrob Agents Chemother,2013,57(6):2712-2718

［12］ Xueshun W,Ping G,Luis M-A,et al.Update on Recent Developments in Small Molecular HIV-1 RNase H Inhibitors(2013-2016):Opportunities and Challenges［J］.Current Medicinal Chemistry,2017,24 :1-21

［13］ US.FDA Drugs Database［DB］.［2019.09］.http://www.drugfuture.com/fda

［14］ SÄBERG P,Koppel K,Bratt G,et al.The reverse transcriptase(RT)mutation V118I is associated with virologic failure on abacavir-based antiretroviral treatment(ART)in HIV-1 infection［J］.Scand J Infect Dis,2004,36(1):40-45

［15］ (a)MCCOLL D J,CHAPPEY C,PARKIN N T,et al.Prevalence,genotypic associations and phenotypic characterization of K65R,L74V and other HIV-1 RT resistance mutations in a commercial database.Antiviral therapy 2008,13(2),189-97 ;(b)EIANNAZ H,RECORDON-PINSON P,TAGAJDID R,et al.Drug resistance mutations in HIV type 1 isolates from patients failing antiretroviral therapy in Morocco.AIDS research and human retroviruses 2012,28(8),944-8 ;(c) METEER J D,SCHINAZI R F,MELLORS J W,et al.Molecular mechanism of HIV-1 resistance to 3'-azido-2',3'-dideoxyguanosine. Antiviral research 2014,101,62-7

［16］ DE C E.Antiviral drug discovery and development:where chemistry meets with biomedicine［J］.Antiviral Res,2005,67(2):56-75

［17］ DE C E.Antiviral drug discovery and development:where chemistry meets with biomedicine［J］.Antiviral Res,2005,67(2):56-75

［18］ DAS K,BALZARINI J,MILLER M T,et al.Conformational States of HIV-1 Reverse Transcriptase for Nucleotide Incorporation vs Pyrophosphorolysis—Binding of Foscarnet［J］.ACS Chem Biol,2016,11(8):2158

［19］ WAHNER C R,IYER V V,MCINTEE E J.ChemInform Abstract:Pronucleotides:Toward the in vivo Delivery of Antiviral and Anticancer Nucleotides［J］.Med Res Rev,2000,32(4):417-451

［20］ MENÉNDEZ-ARIAS L.Targeting HIV:antiretroviral therapy and development of drug resistance［J］.Trends in Pharmacological Sciences,2002,23(8):381-388

［21］ JOHNSON V A,BRUNVEZINET F,CLOTET B,et al.Update of the Drug Resistance Mutations in HIV-1［J］.Topics in HIV Medicine A Publication of the International Aids Society Usa,2009,17(5):119-125

［22］ CAHN P,WAINBERG M A.Resistance profile of the new nucleoside reverse transcriptase inhibitor apricitabine［J］.J Antimicrob Chemother,2010,65(2):213-217

［23］ LEE K,CHOI Y,GUMINA G,et al.Structure-activity relationships of 2'-fluoro-2',3'-unsaturated D-nucleosides as anti-HIV-1 agents［J］.J Med Chem,2002,45(6):1313-1320

［24］ WANG J,JIN Y,RAPP K L,et al.Synthesis,antiviral activity,and mechanism of drug resistance of D-and L-2',3'-didehydro-2',3'-dideoxy-2'-fluorocarbocyclic nucleosides［J］.J Med Chem,2005,48(11):3736-3748

［25］ WANG J N,JIN Y,RAPP K L,et al.D-and L-2',3'-didehydro-2',3'-dideoxy-3'-fluoro-carbocyclic nucleosides:synthesis, anti-HIV activity and mechanism of resistance［J］.J Med Chem,2007 :1828-1839

［26］ CHONG Y,GUMINA G,MATHEW J S,et al.L-2',3'-didehydro-2',3'-dideoxy-3'-fluoronucleosides:synthesis,anti-HIV activity,chemical and enzymatic stability,and mechanism of resistance［J］.J Med Chem,2003,46(15):3245-3256

［27］ ZHOU W,GUMINA G,CHONG Y,et al.Synthesis,structure-activity relationships,and drug resistance of beta-d-3'-fluoro-2',3'-unsaturated nucleosides as anti-HIV Agents［J］.J Med Chem,2004,47(13):3399-3408

［28］ CHONG Y,CHOO H,CHOI Y,et al.Stereoselective Synthesis and Antiviral Activity of d-2',3'-didehydro-2',3'-dideoxy-2'-fluoro-4'-thionucleosides［J］.J Med Chem,2002,45(22):4888-4898

［29］ CHOO H,CHONG Y,CHOI Y,et al.Synthesis,Anti-HIV Activity,and Molecular Mechanism of Drug Resistance of L-2',3'-didehydro-2',3'-dideoxy-2'-fluoro-4'-thionucleosides［J］.J Med Chem,2003,46(3):389-398

［30］ WAINBERG M A,CAHN P,BETHELL R C,et al.Apricitabine:a novel deoxycytidine analogue nucleoside reverse transcriptase inhibitor for the treatment of nucleoside-resistant HIV infection [J].Antivir Chem Chemother,2007,18(2): 61-70

[31] GU Z,ALLARD B,DE M J M,et al.In vitro antiretroviral activity and in vitro toxicity profile of SPD754,a new deoxycytidine nucleoside reverse transcriptase inhibitor for treatment of human immunodeficiency virus infection [J].Antimicrobial Agents & Chemotherapy,2006,50(2):625-631

[32] CHU C K,MA L,OLGEN S,et al.Synthesis and antiviral activity of oxaselenolane nucleosides [J].J Med Chem,2000,43(21): 3906-3912

[33] CHIACCHIO U,BALESTRIERI E,MACCHI B,et al.Synthesis of Phosphonated Carbocyclic 2'-Oxa-3'-aza-nucleosides: Novel Inhibitors of Reverse Transcriptase [J].J Med Chem,2005,48:1389-1394

[34] GUMINA G,CHONG Y,CHOO H,et al.L-nucleosides:antiviral activity and molecular mechanism [J].Curr Top Med Chem, 2002,2(10):1065-1086

[35] 董春红,常俊标.L-核苷类抗HIV、HBV活性化合物研究进展[J].化学进展,2005,17(5):916-923

[36] CHANG S,GRIESGRABER G W,SOUTHERN P J,et al.Amino acid phosphoramidate monoesters of 3'-azido-3'-deoxythymidine:relationship between antiviral potency and intracellular metabolism [J].J Med Chem,2001,44(2):223-231

[37] CHOI Y,GEORGE C,COMIN M J,et al.A conformationally locked analogue of the anti-HIV agent stavudine.An important correlation between pseudorotation and maximum amplitude [J].J Med Chem,2003,46(15):3292-3299

[38] OHRUI H,KOHGO S,KITANO K,et al.Syntheses of 4'-C-ethynyl-beta-D-arabino-and 4'-C-ethynyl-2'-deoxy-beta-D-ribo-pentofuranosylpyrimidines and-purines and evaluation of their anti-HIV activity [J].J Med Chem,2000,43(23):4516-4525

[39] WANG Q,LI Y,SONG C,et al.Synthesis and anti-HIV activity of 2'-deoxy-2'-fluoro-4'-C-ethynyl nucleoside analogs [J]. Bioorg Med Chem Lett,2010,20(14):4053-4056

[40] HARAGUCHI K,SHIMADA H,KEIGO K,et al.Synthesis of 4'-Ethynyl-2'-deoxy-4'-thioribonucleosides and Discovery of a Highly Potent and Less Toxic NRTI [J].ACS Med Chem Lett,2011,2(9):692-697

[41] SIRIVOLU V R,VERNEKAR S K,ILINA T,et al.Clicking 3'-azidothymidine into novel potent inhibitors of human immunodeficiency virus [J].J Med Chem,2013,56(21):8765-8780

[42] SONG G Y,PAUL V,CHOO H,et al.Enantiomeric synthesis of D-and L-cyclopentenyl nucleosides and their antiviral activity against HIV and West Nile virus [J].J Med Chem,2001,44(23):3985-3993

[43] WANG R F,HARADA S,HIROAKI M A,et al.Inhibition of Human Immunodeficiency Virus Reverse Transcriptase by Synadenol Triphosphate and Its E-Isomer [J].J Med Chem,2003,46(22):4799-4802

[44] ZHOU S,KERN E R,GULLEN E,et al.(Z)-and(E)-[2-Fluoro-2-(hydroxymethyl)cyclopropylidene]methylpurines and-pyrimidines,a New Class of Methylenecyclopropane Analogues of Nucleosides:Synthesis and Antiviral Activity [J].J Med Chem,2004,47(27):6964-6972

[45] IUV B,CHUDINOV M V.Ester derivatives of nucleoside inhibitors of reverse transcriptase:II.Molecular systems for combined therapy with 3'-azido-3'-deoxythymidine and 2',3'-didehydro-3'-deoxythymidine [J].Bioorganicheskaia Khimiia,2005,31 (5):451-465

[46] HATTON W,HUNAULT J,EGOROV M,et al.Synthesis and Biological Evaluation of 4'-C,3'-O-Propylene-Linked Bicyclic Nucleosides [J].European Journal of Organic Chemistry,2011,2011(36):7390-7399

[47] KAUR H,BABU B R,MAITI S.ChemInform Abstract:Perspectives on Chemistry and Therapeutic Applications of Locked Nucleic Acid(LNA) [J].ChemInform,2008,107(7):4672-4697

[48] MORITA K,HASEGAWA C M,TSUTSUMI S,et al.2'-O,4'-C-ethylene-bridged nucleic acids(ENA):highly nuclease-resistant and thermodynamically stable oligonucleotides for antisense drug [J].ChemInform,2002,33(13):73-76

[49] WEBB T R,MITSUYA H,BRODER S.1-(2,3-Anhydro-beta-D-lyxofuranosyl)cytosine derivatives as potential inhibitors of the human immunodeficiency virus [J].J Med Chem,1988,31(7):1475-1479

[50] O-YANG C,KURZ W,EUGUI E M,et al.ChemInform Abstract:4'-Substituted Nucleosides as Inhibitors of HIV:An Unusual Oxetane Derivative(I) [J].ChemInform,1992,23(33):286-286

[51] KIM M J,KIM H O,KIM H D,et al.Synthesis and biological evaluation of thymine nucleosides fused with 3',4'-tetrahydrofuran ring [J].ChemInform,2004,35(3):3499-3501

[52] SUGIMOTO I,SHUTO S,MORI S,et al.Nucleosides and nucleotides.183.Synthesis of 4'alpha-branched thymidines as a new type of antiviral agent [J].ChemInform,1999,9(23):385-388

[53] HOLÝ A,VOTRUBA I,MASOJÍDKOVÁ M,et al.6-[2-(Phosphonomethoxy)alkoxy]pyrimidines with antiviral activity [J]. J Med Chem,2002,45(9):1918-1929

[54] RAHIM S G,TREVIDI N,SELWAY J,et al.5-Alkynyl Pyrimidine Nucleosides as Potent Selective Inhibitors of Varicella-

Zoster Virus [J].Antivir Chem Chemother,1992,3(5):293-297

[55] CIUREA A,FOSSEY C,GAVRILIU D,et al.Synthesis of 5-alkynylated d4T analogues as potential HIV-1 reverse transcriptase inhibitors [J].J Enzyme Inhib Med Chem,2004,19(6):511-519

[56] HOLLAND J J,DOMINGO E,JC D L T,et al.Mutation frequencies at defined single codon sites in vesicular stomatitis virus and poliovirus can be increased only slightly by chemical mutagenesis [J].J Virol,1990,64(8):3960-3962

[57] PATHAK V K,TEMIN H M.Broad spectrum of in vivo forward mutations,hypermutations,and mutational hotspots in a retroviral shuttle vector after a single replication cycle:substitutions,frameshifts,and hypermutations [J].Proc Natl Acad Sci U S A,1990,87(16):6024-6028

[58] LOEB L A,ESSIGMANN J M,Kazazi F,et al.Lethal mutagenesis of HIV with mutagenic nucleoside analogs [J].Proceedings of the National Academy of Sciences,1999,96(4):1492-1497

[59] EL S Y,PAILLART J C,LAUMOND G,et al.5-Modified-2'-dU and 2'-dC as mutagenic anti HIV-1 proliferation agents:synthesis and activity [J].J Med Chem,2010,53(4):1534-1545

[60] BEAUCHAMP L M,DOLMATCH B L,Schaeffer H J,et al.Modifications on the heterocyclic base of acyclovir:syntheses and antiviral properties [J].J Med Chem,1985,28(8):982-987

[61] GUO X,LI Y,LE T,et al.Synthesis and anti-HIV-1 activity of 4-substituted-7-(2'-deoxy-2'-fluoro-4'-azido-β-d-ribofuranosyl)pyrrolo [2,3-d]pyrimidine analogues [J].Bioorg Med Chem Lett,2011,21(22):6770-6772

[62] SOUZA T M,CIRNE-SANTOS C C,RODRIGUES D Q,et al.The compound 6-chloro-1,4-dihydro-4-oxo-1-(beta-D-ribofuranosyl)quinoline-3-carboxylic acid inhibits HIV-1 replication by targeting the enzyme reverse transcriptase [J].Current HIV Research,2008,6(3):209-217

[63] FARO L V,ALMEIDA J M D,CIRNE-SANTOS C C,et al.Oxoquinoline acyclonucleoside phosphonate analogues as a new class of specific inhibitors of human immunodeficiency virus type 1 [J].Bioorg Med Chem Lett,2012,22(15):5055-5058

[64] SHIROKOVA E A,JASKO M V,KHANDAZHINSKAYA A L,et al.Uncharged AZT and D4T derivatives of phosphonoformic and phosphonoacetic acids as anti-HIV pronucleosides [J].J Med Chem,2004,47(14):3606-3614

[65] PEYROTTES S,COUSSOT G,LEFEBVRE I,et al.S-acyl-2-thioethyl aryl phosphotriester derivatives of AZT:synthesis, antiviral activity,and stability study [J].J Med Chem,2003,46(5):782-793

[66] EGRON D,IMBACH J L,GOSSELIN G,et al.S-acyl-2-thioethyl phosphoramidate diester derivatives as mononucleotide prodrugs[J].J Med Chem,2003,46(21):4564-4571

[67] SIDDIQUI A,MCGUIGAN C,BALLATORE C,et al.ChemInform Abstract:Enhancing the Aqueous Solubility of d4T-Based Phosphoramidate Prodrugs [J].Bioorg Med Chem Lett,2000,10(4):381-384

[68] YANG S,PANNECOUQUE C,LESCRINIER E,et al.Synthesis and in vitro enzymatic and antiviral evaluation of phosphoramidate d4T derivatives as chain terminators [J].Org Biomol Chem,2012,10(1):146-153

[69] WANG G,BOYLE N F,RAJAPPAN V,et al.Synthesis of AZT 5'-triphosphate mimics and their inhibitory effects on HIV-1 reverse transcriptase [J].J Med Chem,2004,47(27):6902-6913

[70] KHANDAZHINSKAYA A L,SHIROKOVA E A,SKOBLOV Y S,et al.Carbocyclic dinucleoside polyphosphonates:interaction with HIV reverse transcriptase and antiviral activity [J].J Med Chem,2002,45(6):1284-1291

[71] SHARON A,CHU C K.Understanding the molecular basis of HBV drug resistance by molecular modeling [J].Antiviral Res, 2008,80(3):339-353

[72] SARAFIANOS S G,DAS K,HUGHES S H,et al.Taking aim at a moving target:designing drugs to inhibit drug-resistant HIV-1 reverse transcriptases [J].Current Opinion in Structural Biology,2004,14(6):716-730

[73] WANG P,RACHAKONDA S,ZENNOU V,et al.Phosphoramidate prodrugs of (-)-β-D-(2R,4R)-dioxolane-thymine(DOT) as potent anti-HIV agents [J].Antivir Chem Chemother,2012,22(5):217-238

[74] BALLATORE C,MCGUIGAN C,CLERCQ E D,et al.Synthesis and evaluation of novel amidate prodrugs of PMEA and PMPA [J].Bioorg Med Chem Lett,2001,11(8):1053-1056

[75] CHO J H,BONDANA L,DETORIO M A,et al.Synthesis and antiviral evaluation of 2-amino-6-carbamoylpurine dioxolane nucleoside derivatives and their phosphoramidates prodrugs [J].Bioorg Med Chem,2014,22(23):6665-6671

[76] SOLYEV P N,SHIPITSIN A V,KARPENKO I L,et al.Synthesis and anti-HIV properties of new carbamate prodrugs of AZT[J]. Chem Biol Drug Des,2012,80(6):947-952

[77] AGARWAL H K,LOETHAN K,MANDAL D,et al.Synthesis and biological evaluation of fatty acyl ester derivatives of 2', 3'-didehydro-2',3'-dideoxythymidine [J].Bioorg Med Chem Lett,2011,21(7):1917-1921

[78] AGARWAL H K,CHHIKARA B S,BHAVARAJU S,et al.Emtricitabine prodrugs with improved anti-HIV activity and cellular uptake [J].Mol Pharm,2013,10(2):467-476

［79］ VAN C S,NAIR V.Synthesis of a nucleoside bioconjugate system as a potential anti-HIV agent［J］.Nucleosides & Nucleotides,1999,18(4-5):737-738

［80］ JIN Y,RUI X,PING A,et al.Self-assembled drug delivery systems 2.Cholesteryl derivatives of antiviral nucleoside analogues: synthesis,properties and the vesicle formation［J］.Int J Pharm,2008,350(1-2):330-337

［81］ JIN Y,AI P,XIN R,et al.Self-assembled drug delivery systems:Part 3.In vitro/in vivo studies of the self-assembled nanoparticulates of cholesteryl acyl didanosine［J］.Int J Pharm,2009,368(1-2):207-214

［82］ MAVROMOUSTAKOS T,CALOGEROPOULOU T M,KOLOCOURIS A,et al.Ether phospholipid-AZT conjugates possessing anti-HIV and antitumor cell activity.Synthesis,conformational analysis,and study of their thermal effects on membrane bilayers ［J］.J Med Chem,2001,44(11):1702-1709

［83］ HOSTETLER K Y.Alkoxyalkyl prodrugs of acyclic nucleoside phosphonates enhance oral antiviral activity and reduce toxicity: current state of the art.Antiviral Res 82:A84-A98［J］.Antiviral Res,2009,82(82):169-195

［84］ SHASTINA N S,TUCHNAIA O A,EĬNISMAN L I,et al.［Study of asymmetrically substituted myo-inositols.XXXIX.The synthesis of conjugate of 2′,3′-didehydro-3′-dehydroxythymidine with phosphatidylinositol:a new nucleoside phospholipid with potential anti-HIV activity］［J］.Bioorganicheskaia Khimiia,2003,29(3):296-302

［85］ CHHIKARA B S,TIWARI R,PARANG K.N-Myristoylglutamic Acid Derivative of 3′-Fluoro-3′-Deoxythymidine as an Organogel［J］.Tetrahedron Lett,2012,53(39):5335-5337

［86］ ROBBINS G K,DE G V,SHAFER R W,et al.Comparison of sequential three-drug regimens as initial therapy for HIV-1 infection［J］.New England Journal of Medicine,2004,349(24):2293-2303

［87］ TARRAGO-LITVAK L,ANDREOLA M L,FOURNIER M,et al.Inhibitors of HIV-1 reverse transcriptase and integrase: classical and emerging therapeutical approaches［J］.Curr Pharm Des,2002,8(8):595-614

［88］ TAMAMURA H,OMAGARI A,HIRAMATSU K,et al.Synthesis and evaluation of bifunctional anti-HIV agents based on specific CXCR4 antagonists-AZT conjugation［J］.Bioorg Med Chem,2001,9(8):2179-2187

［89］ YANG S,PANNECOUQUE C,HERDEWIJN P.Synthesis,and in vitro Enzymatic and Antiviral Evaluation of d4T Polyphosphate Derivatives as Chain Terminators［J］.Chem Biodivers,2012,10(10):146-153

［90］ PETERSEN L,JORGENSEN P T,NIELSEN C,et al.Synthesis and Evaluation of Double-Prodrugs against HIV.Conjugation of D4T with 6-Benzyl-1-(ethoxymethyl)-5-isopropyluracil(MKC-442,Emivirine)-Type Reverse Transcriptase Inhibitors via the SATE Prodrug Approach［J］.J Med Chem,2005,48(4):1211-1220

［91］ PONTIKIS R,DOLLÉ V,GUILLAUMEL J,et al.Synthesis and evaluation of "AZT-HEPT", "AZT-pyridinone",and "ddC-HEPT" conjugates as inhibitors of HIV reverse transcriptase［J］.J Med Chem,2000,43(10):1927-1939

［92］ KISO Y,MATSUMOTO H,MIZUMOTO S,et al.Small dipeptide-based HIV protease inhibitors containing the hydroxymethylcarbonyl isostere as an ideal transition-state mimic［J］.Biopolymers,1999,51(1):59-68

［93］ MATSUMOTO H,MATSUDA T,NAKATA S,et al.Synthesis and biological evaluation of prodrug-type anti-HIV agents:ester conjugates of carboxylic acid-containing dipeptide HIV protease inhibitors and a reverse transcriptase inhibitor［J］.Bioorg Med Chem,2001,9(2):417-430

［94］ MATSUMOTO H,KIMURA T,HAMAWAKI T,et al.Design,synthesis,and biological evaluation of anti-HIV double-drugs. conjugates of HIV protease inhibitors with a reverse transcriptase inhibitor through spontaneously cleavable linkers［J］.Bioorg Med Chem,2001,9(6):1589-1600

［95］ KIMURA T,MATSUMOTO H,MATSUDA T,et al.A new class of anti-HIV agents:Synthesis and activity of conjugates of HIV protease inhibitors with a reverse transcriptase inhibitor［J］.Bioorg Med Chem Lett,1999,9(6):803-806

［96］ YAMADA T,OGAMO A,SAITO T,et al.Preparation and anti-HIV activity of low-molecular-weight carrageenans and their derivatives［J］.Carbohydr Polym,1997,32(1):51-55

［97］ MJ C,CIANCIA M,MC N M,et al.Antiherpetic and Anticoagulant Properties of Carrageenans from the Red Seaweed Gigartina Skottsbergii and Their Cyclized Derivatives-Correlation Between Structure and Biological Activity［J］.Int J Biol Macromol, 1997,20(2):97-105

［98］ VLIEGHE P,CLERC T,PANNECOUQUE C,et al.Synthesis of new covalently bound kappa-carrageenan-AZT conjugates with improved anti-HIV activities［J］.J Med Chem,2002,45(6):1275-1283

［99］ YAO K,HOEST C F,SCHOTT T C,et al.Effect of(r)-9-［4-hydroxy-2-(hydroxymethyl)butyl］guanine(H2G)and AZT-lipid-PFA on human herpesvirus-6B infected cells［J］.Journal of Clinical Virology the Official Publication of the Pan American Society for Clinical Virology,2009,46(1):10-14

［100］ SCHOTT H,HAMPRECHT K,SCHOTT S,et al.Synthesis and in vitro activities of a new antiviral duplex drug linking Zidovudine(AZT)and Foscarnet(PFA)via an octadecylglycerol residue［J］.Bioorg Med Chem,2009,17(1):303-310

［101］MOROZOV V G,KHAVINSON V K.Natural and synthetic thymic peptides as therapeutics for immune dysfunction［J］. International Journal of Immunopharmacology,1997,19(9-10):501-505

［102］PARIS K A,HAQ O,FELTS A K,et al.Conformational Landscape of the Human Immunodeficiency Virus Type 1 Reverse Transcriptase Non-Nucleoside Inhibitor Binding Pocket:Lessons for Inhibitor Design from a Cluster Analysis of Many Crystal Structures［J］.J Med Chem,2009,52(20):6413-6420

［103］ZHAN P,CHEN X,LI D,et al.HIV-1 NNRTIs:structural diversity,pharmacophore similarity,and implications for drug design［J］.Med Res Rev,2013,33(Suppl 1):E1-72

［104］SCHAEFER W,FRIEBE W G,LEINERT H,et al.Non-nucleoside inhibitors of HIV-1 reverse transcriptase:molecular modeling and x-ray structure investigations［J］.J Med Chem,1993,36(6):726-732

［105］DHARMARAJAN S,TANUSHREE RATAN B,PERUMAl Y.Aminopyrimidinimino Isatin Analogues:Design and Synthesis of Novel Non-Nucleoside HIV-1 Reverse Transcriptase Inhibitors with Broad-Spectrum Anti-Microbial Properties［J］. Medicinal Chemistry,2005,1(3):277-285

［106］WANG J,KANG X,KUNTZ I D,et al.Hierarchical Database Screenings for HIV-1 Reverse Transcriptase Using a Pharmacophore Model,Rigid Docking,Solvation Docking,and MM-PB/SA［J］.J Med Chem,2005,48(7):2432-2444

［107］REN J,STAMMERS D K.Structural basis for drug resistance mechanisms for non-nucleoside inhibitors of HIV reverse transcriptase［J］.Virus Research,2008,134(1-2):157-170

［108］YADAV A,KUMAR SINGH S.Common binding mode for structurally and chemically diverse non-nucleosidic HIV-1 RT inhibitors［J］.Journal of Molecular Structure:THEOCHEM,2005,723(1-3):205-209

［109］PATEL Y,GILLET V J,BRAVI G,et al.A comparison of the pharmacophore identification programs:Catalyst,DISCO and GASP［J］.Journal of Computer-Aided Molecular Design,2002,16(8):653-681

［110］DASZYKOWSKI M,WALCZAK B,XU Q S,et al.Classification and Regression Trees Studies of HIV Reverse Transcriptase Inhibitors［J］.Journal of Chemical Information and Computer Sciences,2004,44(2):716-726

［111］IWASE K,HIRONO S.Estimation of active conformations of drugs by a new molecular superposing procedure［J］.Journal of Computer-Aided Molecular Design,1999,13(5):499-512

［112］ZHANG Z,ZHENG M,DU L,et al.Towards discovering dual functional inhibitors against both wild type and K103N mutant HIV-1 reverse transcriptases:molecular docking and QSAR studies on 4,1-benzoxazepinone analogues［J］.Journal of Computer-Aided Molecular Design,2006,20(5):281-293

［113］BARRECA M L,RAO A,DE L L,et al.Computational Strategies in Discovering Novel Non-nucleoside Inhibitors of HIV-1 RT［J］.J Med Chem,2005,48(9):3433-3437

［114］MONFORTE A M,RAO A,LOGOTETA P,et al.Novel N1-substituted 1,3-dihydro-2H-benzimidazol-2-ones as potent non-nucleoside reverse transcriptase inhibitors［J］.Bioorg Med Chem,2008,16(15):7429-7435

［115］XU W,ZHAO J,SUN J,et al.The HEPT Analogue WPR-6 Is Active against a Broad Spectrum of Nonnucleoside Reverse Transcriptase Drug-Resistant HIV-1 Strains of Different Serotypes［J］.Antimicrob Agents Chemother,2015,59(8):4882-4888

［116］MANDAL A S,ROY K.Predictive QSAR modeling of HIV reverse transcriptase inhibitor TIBO derivatives［J］.Eur J Med Chem,2009,44(4):1509-1524

［117］HOPKINS A L,REN J,ESNOUF R M,et al.Complexes of HIV-1 Reverse Transcriptase with Inhibitors of the HEPT Series Reveal Conformational Changes Relevant to the Design of Potent Non-Nucleoside Inhibitors［J］.J Med Chem,1996,39(8):1589-1600

［118］HOPKINS A L,REN J,TANAKA H,et al.Design of MKC-442(Emivirine)Analogues with Improved Activity Against Drug-Resistant HIV Mutants［J］.J Med Chem,1999,42(22):4500-4505

［119］BENJAHAD A,COURTÉ K,GUILLEMONT J,et al.4-Benzyl-and 4-Benzoyl-3-dimethylaminopyridin-2(1H)-ones,a New Family of Potent Anti-HIV Agents:Optimization and in Vitro Evaluation against Clinically Important HIV Mutant Strains［J］. J Med Chem,2004,47(22):5501-5514

［120］BUCKHEIT R W,WATSON K,FLIAKAS-BOLTZ V,et al.SJ-3366,a Unique and Highly Potent Nonnucleoside Reverse Transcriptase Inhibitor of Human Immunodeficiency Virus Type 1(HIV-1)That Also Inhibits HIV-2［J］.Antimicrob Agents Chemother,2001,45(2):393-400

［121］LOKSHA Y M,PEDERSEN E B,LODDO R,et al.Synthesis of Novel Fluoro Analogues of MKC442 as Microbicides［J］.J Med Chem,2014,57(12):5169-5178

［122］MUGNAINI C,ALONGI M,TOGNINELLI A,et al.Dihydro-alkylthio-benzyl-oxopyrimidines as Inhibitors of Reverse Transcriptase:Synthesis and Rationalization of the Biological Data on Both Wild-Type Enzyme and Relevant Clinical Mutants［J］.J Med Chem,2007,50(26):6580-6595

［123］YU M,LI Z,LIU S,et al.Synthesis and Biological Evaluation of 6-Substituted 5-Alkyl-2-(phenylaminocarbonylmethylthio) pyrimidin-4(3H)-ones as Potent HIV-1 NNRTIs［J］.Chem Med Chem,2011,6(5):826-833

［124］FANG Z,KANG D,ZHANG L,et al.Synthesis and Biological Evaluation of a Series of 2-((1-substituted-1H-1,2,3-triazol-4-yl)methylthio)-6-(naphthalen-1-ylmethyl)pyrimidin-4(3H)-one As Potential HIV-1 Inhibitors［J］.Chem Biol Drug Des,2015,86(4):614-618

［125］RADI M,MAGA G,ALONGI M,et al.Discovery of Chiral Cyclopropyl Dihydro-Alkylthio-Benzyl-Oxopyrimidine(S-DABO) Derivatives as Potent HIV-1 Reverse Transcriptase Inhibitors with High Activity Against Clinically Relevant Mutants［J］.J Med Chem,2009,52(3):840-851

［126］MAI A,ARTICO M,SBARDELLA G,et al.5-Alkyl-2-(alkylthio)-6-(2,6-dihalophenylmethyl)-3,4-dihydropyrimidin-4 (3H)-ones:Novel Potent and Selective Dihydro-alkoxy-benzyl-oxopyrimidine Derivatives［J］.J Med Chem,1999,42(4): 619-627

［127］LI W,HUANG B,KANG D,et al.Design,synthesis,and biological evaluation of novel 5-Alkyl-6-Adamantylmethylpyrimidin-4(3H)-ones as HIV-1 non-nucleoside reverse-transcriptase inhibitors［J］.Chem Biol Drug Des,2016,88(3):380-385

［128］MAI A,ARTICO M,ROTILI D,et al.Synthesis and Biological Properties of Novel 2-Aminopyrimidin-4(3H)-ones Highly Potent against HIV-1 Mutant Strains［J］.J Med Chem,2007,50(22):5412-5424

［129］RAGNO R,FRASCA S,MANETTI F,et al.HIV-Reverse Transcriptase Inhibition:Inclusion of Ligand-Induced Fit by Cross-Docking Studies［J］.J Med Chem,2005,48(1):200-212

［130］PAUWELS R,ANDRIES K,DESMYTER J,et al.Potent and selective inhibition of HIV-1 replication in vitro by a novel series of TIBO derivatives［J］.Nature,1990,343(6257):470-474

［131］HO W,KUKLA M J,BRESLIN H J,et al.Synthesis and Anti-HIV-1 Activity of 4,5,6,7-Tetrahydro-5-methylimidazo[4,5, 1-jk］［1,4］benzodiazepin-2(1H)-one(TIBO)Derivatives.4［J］.J Med Chem,1995,38(5):794-802

［132］BRESLIN H J,KUKLA M J,KROMIS T,et al.Synthesis and anti-HIV activity of 1,3,4,5-tetrahydro-2H-1, 4-benzodiazepin-2-one(TBO) derivatives.truncated 4,5,6,7-tetrahydro-5-methylimidazo［4,5,1-jk］［1,4］ benzodiazepin-2(1H)-ones(TIBO)analogues［J］.Bioorg Med Chem,1999,7(11):2427-2436

［133］DI SANTO R,COSTI R,ARTICO M,et al.Design,Synthesis,Biological Evaluation,and Molecular Modeling Studies of TIBO-Like Cyclic Sulfones as Non-Nucleoside HIV-1 Reverse Transcriptase Inhibitors［J］.Chem Med Chem,2006,1(1):82-95

［134］COCUZZA A J,CHIDESTER D R,CORDOVA B C,et al.4,1-Benzoxazepinone analogues of efavirenz(Sustiva™) as HIV-1 reverse transcriptase inhibitors［J］.Bioorg Med Chem Lett,2001,11(11):1389-1392

［135］CORBETT J W,KRESGE K J,PAN S,et al.Trifluoromethyl-containing 3-alkoxymethyl-and 3-aryloxymethyl-2-pyridinones are potent inhibitors of HIV-1 non-nucleoside reverse transcriptase［J］.Bioorg Med Chem Lett,2001,11(3):309-312

［136］JONES L H,ALLAN G,BARBA O,et al.Novel Indazole Non-Nucleoside Reverse Transcriptase Inhibitors Using Molecular Hybridization Based on Crystallographic Overlays［J］.J Med Chem,2009,52(4):1219-1223

［137］RAO A,CARBONE A,Chimirri A,et al.Synthesis and anti-HIV activity of 2,3-diaryl-1,3-thiazolidin-4-(thi)one derivatives［J］.IL Farmaco,2002,57(9):747-751

［138］RAO A,BALZARINI J,CARBONE A,et al.2-(2,6-Dihalophenyl)-3-(pyrimidin-2-yl)-1,3-thiazolidin-4-ones as non-nucleoside HIV-1 reverse transcriptase inhibitors［J］.Antiviral Res,2004,63(2):79-84

［139］SILVESTRI R,ARTICO M,MASSA S,et al.1-［2-(Diphenylmethoxy)ethyl］-2-methyl-5-nitroimidazole:a potent lead for the design of novel NNRTIs［J］.Bioorg Med Chem Lett,2000,10(3):253-256

［140］SILVESTRI R,ARTICO M,DE M G,et al.Synthesis,Biological Evaluation,and Binding Mode of Novel 1-［2-(Diarylmethoxy) ethyl］-2-methyl-5-nitroimidazoles Targeted at the HIV-1 Reverse Transcriptase［J］.J Med Chem,2002,45(8):1567-1576

［141］WU B,KUHEN K,NGOC N T,et al.Synthesis and evaluation of N-aryl pyrrolidinones as novel anti-HIV-1 agents.Part 1［J］. Bioorg Med Chem Lett,2006,16(13):3430-3433

［142］CUSHMAN M,GOLEBIEWSKI W M,GRAHAM L,et al.Synthesis and Biological Evaluation of Certain Alkenyldiarylmethanes as Anti-HIV-1 Agents Which Act as Non-Nucleoside Reverse Transcriptase Inhibitors［J］.J Med Chem,1996,39(16):3217-3227

［143］CASIMIRO-GARCIA A,MICKLATCHER M,TURPIN J A,et al.Novel Modifications in the Alkenyldiarylmethane(ADAM) Series of Non-Nucleoside Reverse Transcriptase Inhibitors［J］.J Med Chem,1999,42(23):4861-4874

［144］CULLEN M D,DENG B L,HARTMAN T L,et al.Synthesis and Biological Evaluation of Alkenyldiarylmethane HIV-1 Non-Nucleoside Reverse Transcriptase Inhibitors That Possess Increased Hydrolytic Stability［J］.J Med Chem,2007,50(20):4854-4867

［145］HOSHI A,SAKAMOTO T,TAKAYAMA J,et al.Systematic evaluation of methyl ester bioisosteres in the context of developing alkenyldiarylmethanes（ADAMs）as non-nucleoside reverse transcriptase inhibitors（NNRTIs）for anti-HIV-1 chemotherapy ［J］.Bioorg Med Chem,2016,24（13）:3006-3022

［146］ LI X,ZHAN P,CLERCQ E D,et al.The HIV-1 Non-Nucleoside Reverse Transcriptase Inhibitors（Part V ☆）:Capravirine and Its Analogues ［J］.Current Medicinal Chemistry,2012,19（36）:6138-6149

［147］ FUJIWARA T,SATO A,EL-FARRASH M,et al.S-1153 Inhibits Replication of Known Drug-Resistant Strains of Human Immunodeficiency Virus Type 1 ［J］.Antimicrob Agents Chemother,1998,42（6）:1340-1345

［148］ LOKSHA Y M,EL-BARBARY A A,EL-BADAWI M A,et al.Synthesis of 2-（aminocarbonylmethylthio）-1H-imidazoles as novel Capravirine analogues ［J］.Bioorg Med Chem,2005,13（13）:4209-4220

［149］ MOWBRAY C E,BURT C,CORBAU R,et al.Pyrazole NNRTIs 4 :Selection of UK-453,061（lersivirine）as a Development Candidate ［J］.Bioorg Med Chem Lett,2009,19（20）:5857-5860

［150］ ARRANZ M E,DÍZ J A,INGATE S T,et al.Synthesis and anti-HIV activity of 1,1,3-trioxo-2H,4H-thieno[3,4-e][1,2,4] thiadiazines（TTDs）:a new family of HIV-1 specific non-nucleoside reverse transcriptase inhibitors ［J］.Bioorg Med Chem, 1999,7（12）:2811-2822

［151］ CHEN W,ZHAN P,DE C E,et al.Design,synthesis and biological evaluation of N2,N4-disubstituted-1,1,3-trioxo-2H, 4H-pyrrolo［1,2-b］［1,2,4,6］thiatriazine derivatives as HIV-1 NNRTIs ［J］.Bioorg Med Chem,2013,21（22）:7091- 7100

［152］ WYATT P G,BETHELL RC FAU-CAMMACK N,CAMMACK N FAU-CHARON D,et al.Benzophenone derivatives:a novel series of potent and selective inhibitors of human immunodeficiency virus type 1 reverse transcriptase ［J］.J Med Chem, 1995,38（0022-2623（Print））:1657-1665

［153］ CHAN J H,FREEMAN G A,TIDWELL J H,et al.Novel Benzophenones as Non-nucleoside Reverse Transcriptase Inhibitors of HIV-1 ［J］.J Med Chem,2004,47（5）:1175-1182

［154］ REN J,CHAMBERLAIN P P,STAMP A,et al.Structural Basis for the Improved Drug Resistance Profile of New Generation Benzophenone Non-Nucleoside HIV-1 Reverse Transcriptase Inhibitors ［J］.J Med Chem,2008,51（16）:5000-5008

［155］ YANG S,PANNECOUQUE C,DAELEMANS D,et al.Molecular design,synthesis and biological evaluation of BP-O-DAPY and O-DAPY derivatives as non-nucleoside HIV-1 reverse transcriptase inhibitors ［J］.Eur J Med Chem,2013,65 :134-143

［156］ ZHANG L,GUO J,LIU X,et al.Design,Synthesis,and Biological Evaluation of Novel Benzoyl Diarylamine/ether Derivatives as Potential Anti-HIV-1 Agents ［J］.Chem Biol Drug Des,2015,86（3）:333-343

［157］ JORGENSEN W L,RUIZ-CARO J,TIRADO-RIVES J,et al.Computer-aided design of non-nucleoside inhibitors of HIV-1 reverse transcriptase ［J］.Bioorg Med Chem Lett,2006,16（3）:663-667

［158］ KIM J T,HAMILTON A D,BAILEY C M,et al.FEP-Guided Selection of Bicyclic Heterocycles in Lead Optimization for Non- Nucleoside Inhibitors of HIV-1 Reverse Transcriptase ［J］.J Am Chem Soc,2006,128（48）:15372-15373

［159］ JORGENSEN W L.Efficient Drug Lead Discovery and Optimization ［J］.Accounts of Chemical Research,2009,42（6）:724-733

［160］ JORGENSEN W L,BOLLINI M,THAKUR V V,et al.Efficient Discovery of Potent Anti-HIV Agents Targeting the Tyr181Cys Variant of HIV Reverse Transcriptase ［J］.J Am Chem Soc,2011,133（39）:15686-15696

［161］ BOLLINI M,DOMAOAL R A,THAKUR V V,et al.Computationally-Guided Optimization of a Docking Hit to Yield Catechol Diethers as Potent Anti-HIV Agents ［J］.J Med Chem,2011,54（24）:8582-8591

［162］ FREY K M,PULEO D E,SPASOV K A,et al.Structure-Based Evaluation of Non-nucleoside Inhibitors with Improved Potency and Solubility That Target HIV Reverse Transcriptase Variants ［J］.J Med Chem,2015,58（6）:2737-2745

［163］ CÔTÉ B,BURCH J D,ASANTE-APPIAH E,et al.Discovery of MK-1439,an orally bioavailable non-nucleoside reverse transcriptase inhibitor potent against a wide range of resistant mutant HIV viruses ［J］.Bioorg Med Chem Lett,2014,24（3）:917- 922

［164］ AI M T,FENG M,FALGUEYRET J P,et al.In Vitro Characterization of MK-1439,a Novel HIV-1 Nonnucleoside Reverse Transcriptase Inhibitor ［J］.Antimicrob Agents Chemother,2014,58（3）:1652-1663

［165］ LI A,OUYANG Y,WANG Z,et al.Novel Pyridinone Derivatives As Non-Nucleoside Reverse Transcriptase Inhibitors （NNRTIs）with High Potency against NNRTI-Resistant HIV-1 Strains ［J］.J Med Chem,2013,56（9）:3593-3608

［166］ CAO Y,ZHANG Y,WU S,et al.Synthesis and biological evaluation of pyridinone analogues as novel potent HIV-1 NNRTIs［J］. Bioorg Med Chem,2015,23（1）:149-159

［167］ GAGNON A,LANDRY S,COULOMBE R,et al.Investigation on the role of the tetrazole in the binding of thiotetrazolylacetanilides with HIV-1 wild type and K103N/Y181C double mutant reverse transcriptases ［J］.Bioorg Med Chem Lett,2009,19（4）:1199-1205

［168］ ZHAN P,CHEN X,LI X,et al.Arylazolylthioacetanilide.Part 8 :Design,synthesis and biological evaluation of novel 2-（2-（2,

4-dichlorophenyl)-2H-1,2,4-triazol-3-ylthio)-N-arylacetamides as potent HIV-1 inhibitors [J].Eur J Med Chem,2011, 46(10):5039-5045

[169] LI X,HUANG B,ZHOU Z,et al.Arylazolyl(azinyl)thioacetanilides:Part 19：Discovery of Novel Substituted Imidazo[4,5-b] pyridin-2-ylthioacetanilides as Potent HIV NNRTIs Via a Structure-based Bioisosterism Approach [J].Chem Biol Drug Des,2016,88(2):241-253

[170] WILLIAMS T M,CICCARONE T M,MACTOUGH S C,et al.5-Chloro-3-(phenylsulfonyl)indole-2-carboxamide:a novel, non-nucleoside inhibitor of HIV-1 reverse transcriptase [J].J Med Chem,1993,36(9):1291-1294

[171] ZHAO Z,WOLKENBERG S E,SANDERSON P E,et al.Novel indole-3-sulfonamides as potent HIV non-nucleoside reverse ranscriptase inhibitors(NNRTIs)[J].Bioorg Med Chem Lett,2008,18(2):554-559

[172] FAMIGLINI V,LA REGINA G,COLUCCIA A,et al.Indolylarylsulfones carrying a heterocyclic tail as very potent and broad spectrum HIV-1 non-nucleoside reverse transcriptase inhibitors [J].J Med Chem,2014,57(23):9945-9957

[173] SILVESTRI R,DE MARTINO G,LA REGINA G,et al.Novel Indolyl Aryl Sulfones Active against HIV-1 Carrying NNRTI Resistance Mutations:Synthesis and SAR Studies [J].J Med Chem,2003,46(12):2482-2493

[174] DOUSSON C,ALEXANDRE F R,AMADOR A,et al.Discovery of the Aryl-phospho-indole IDX899,a Highly Potent Anti-HIV Non-nucleoside Reverse Transcriptase Inhibitor [J].J Med Chem,2016,59(5):1891-1898

[175] LI X,GAO P,HUANG B,et al.Discovery of novel piperidine-substituted indolylarylsulfones as potent HIV NNRTIs via structure-guided scaffold morphing and fragment rearrangement [J].Eur J Med Chem,2017,126:190-201

[176] LUDOVICI D W,KAVASH R W,KUKLA M J,et al.Evolution of Anti-HIV Drug Candidates Part 2:Diaryltriazine(DATA) Analogues [J].Bioorg Med Chem Lett,2001,11(17):2229-2234

[177] CHEN X,ZHAN P,LI D,et al.Recent advances in DAPYs and related analogues as HIV-1 NNRTIs [J].Current Medicinal Chemistry,2011,18(3):359-376

[178] GUILLEMONT J,PASQUIER E,PALANDJIAN P,et al.Synthesis of Novel Diarylpyrimidine Analogues and Their Antiviral Activity against Human Immunodeficiency Virus Type 1 [J].J Med Chem,2005,48(6):2072-2079

[179] FENG X Q,LIANG Y H,ZENG Z S,et al.Structural Modifications of DAPY Analogues with Potent Anti-HIV-1 Activity [J]. Chem Med Chem,2009,4(2):219-224

[180] GU S X,HE Q Q,YANG S Q,et al.Synthesis and structure-activity relationship of novel diarylpyrimidines with hydromethyl linker(CH(OH)-DAPYs)as HIV-1 NNRTIs [J].Bioorg Med Chem,2011,19(17):5117-5124

[181] ZENG Z S,HE Q Q,LIANG Y H,et al.Hybrid diarylbenzopyrimidine non-nucleoside reverse transcriptase inhibitors as promising new leads for improved anti-HIV-1 chemotherapy [J].Bioorg Med Chem,2010,18(14):5039-5047

[182] QIN B,JIANG X,LU H,et al.Diarylaniline derivatives as a distinct class of HIV-1 non-nucleoside reverse transcriptase inhibitors [J].J Med Chem,2010,53(13):4906-4916

[183] SERGEYEV S,YADAV A K,FRANCK P,et al.2,6-Di(arylamino)-3-fluoropyridine Derivatives as HIV Non-Nucleoside Reverse Transcriptase Inhibitors [J].J Med Chem,2016,59(5):1854-1868

[184] KERTESZ D J,BROTHERTON-PLEISS C,YANG M,et al.Discovery of piperidin-4-yl-aminopyrimidines as HIV-1 reverse transcriptase inhibitors.N-Benzyl derivatives with broad potency against resistant mutant viruses [J].Bioorg Med Chem Lett, 2010,20(14):4215-4218

[185] KANG D,ZHANG H,WANG Z,et al.Identification of Dihydrofuro[3,4-d]pyrimidine Derivatives as Novel HIV-1 Non-nucleoside Reverse Transcriptase Inhibitors with Promising Antiviral Activities and Desirable Physicochemical Properties[J]. J Med Chem,2019,doi:10.1021/acs.jmedchem.8b01656

[186] KANG D,FANG Z,LI Z,et al.Design,Synthesis,and Evaluation of Thiophene[3,2-d]pyrimidine Derivatives as HIV-1 Non-nucleoside Reverse Transcriptase Inhibitors with Significantly Improved Drug Resistance Profiles [J].J Med Chem, 2016,59(17):7991-8007

[187] CREAGH T,RUCKLE J L,TOLBERT D T,et al.Safety and Pharmacokinetics of Single Doses of(+)-Calanolide A,a Novel, Naturally Occurring Nonnucleoside Reverse Transcriptase Inhibitor,in Healthy,Human Immunodeficiency Virus-Negative Human Subjects [J].Antimicrob Agents Chemother,2001,45(5):1379-1386

[188] ZE-QI X,BUCKHEIT R W,STUP T L,et al.In vitro anti-human immunodeficiency virus(HIV)activity of the chromanone derivative,12-oxocalanolide A,a novel NNRTI [J].Bioorg Med Chem Lett,1998,8(16):2179-2184

[189] BORKOW G,ARION D,WAINBERG M A,et al.The thiocarboxanilide nonnucleoside inhibitor UC781 restores antiviral activity of 3'-azido-3'-deoxythymidine(AZT)against AZT-resistant human immunodeficiency virus type 1 [J].Antimicrob Agents Chemother,1999,43(2):259-263

[190] LINDBERG J,SIGURÐSSON S,LÖWGREN S,et al.Structural basis for the inhibitory efficacy of efavirenz(DMP-266),MSC194

and PNU142721 towards the HIV-1 RT K103N mutant［J］.European Journal of Biochemistry,2002,269(6):1670-1677

［191］ZHAN P,LIU X.Novel HIV-1 non-nucleoside reverse transcriptase inhibitors:a patent review(2005-2010)［J］.Expert Opin Ther Pat,2011,21(5):717-796

［192］RIMSKY L,VINGERHOETS J,VAN EYGEN V,et al.Genotypic and Phenotypic Characterization of HIV-1 Isolates Obtained From Patients on Rilpivirine Therapy Experiencing Virologic Failure in the Phase 3 ECHO and THRIVE Studies:48-Week Analysis［J］.JAIDS Journal of Acquired Immune Deficiency Syndromes,2012,59(1):39-46

［193］FERRIS R G,HAZEN R J,ROBERTS G B,et al.Antiviral Activity of GW678248,a Novel Benzophenone Nonnucleoside Reverse Transcriptase Inhibitor［J］.Antimicrob Agents Chemother,2005,49(10):4046-4051

［194］HUANG B,LIANG X,LI C,et al.Fused heterocycles bearing bridgehead nitrogen as potent HIV-1 NNRTIs.Part 4:design, synthesis and biological evaluation of novel imidazo［1,2-a］pyrazines［J］.Eur J Med Chem,2015,93:330-337

［195］MARILYN B K S,RICHARD H S,William L J.Assault on Resistance:The Use of Computational Chemistry in the Development of Anti-HIV Drugs［J］.Curr Pharm Des,2006,12(15):1843-1856

［196］DE C B L.From 4,5,6,7-tetrahydro-5-methylimidazo［4,5,1-jk］(1,4)benzodiazepin-2(1H)-one(TIBO)to etravirine(TMC125): fifteen years of research on non-nucleoside inhibitors of HIV-1 reverse transcriptase［J］.J Med Chem,2005,48(6):1689-1696

［197］曾庆平.人类艾滋病［M］.北京:人民卫生出版社,2001

［198］WENDELER M,BEUTLER G B,GOTTE M,et al.HIV ribonuclease H:continuing the search for small molecule antagonists ［J］.HIV Therapy,2009,3(1):39-53

［199］PARI K,MUELLER G A,DEROSE E F,et al.Solution structure of the RNase H domain of the HIV-1 reverse transcriptase in the presence of magnesium［J］.Biochemistry,2003,42(3):639-650

［200］NOWOTNY M,GAIDAMAKOV S A,CROUCH R J,et al.Crystal structures of RNase H bound to an RNA/DNA hybrid: substrate specificity and metal-dependent catalysis［J］.Cell,2005,121(7):1005-1016

［201］ESPOSITO F,TRAMONTANO E.Past and future.Current drugs targeting HIV-1 integrase and reverse transcriptase-associated ribonuclease H activity:single and dual active site inhibitors［J］.Antiviral Chemistry & Chemotherapy,2014,23(4):129

［202］DAVIES J F I,HOSTOMSKA Z,HOSTOMSKY Z,et al.Crystal structure of the RNase H domain of HIV-1 reverse transcriptase［J］.Science,1991,252(5002):88-95

［203］SHAWREID C A,FEUSTON B,MUNSHI V,et al.Dissecting the Effects of DNA Polymerase and Ribonuclease H Inhibitor Combinations on HIV-1 Reverse-Transcriptase Activities［J］.Biochemistry,2005,44(5):1595-1606

［204］ILINA T,LABK,SARAFIANOS S,et al.Inhibitors of HIV-1 Reverse Transcriptase—Associated Ribonuclease H Activity［J］. Biology(Basel),2012,1(3):521-541

［205］NOWOTNY M,GAIDAMAKOV S A,GHIRLANDO R,et al.Structure of Human RNase H1 Complexed with an RNA/DNA Hybrid:Insight into HIV Reverse Transcription［J］.Molecular Cell,2007,28(2):264-276

［206］BEILHARTZ G L,GÖTTE M.HIV-1 Ribonuclease H:Structure,Catalytic Mechanism and Inhibitors［J］.Viruses,2010,2(4):900-926

［207］TRAMONTANO E.HIV-1 RNase H:recent progress in an exciting,yet little explored,drug target［J］.Mini Reviews in Medicinal Chemistry,2006,6(6):727-737

［208］KLARMANN G J,HAWKINS M E,LE G S.Uncovering the complexities of retroviral ribonuclease H reveals its potential as a therapeutic target［J］.Aids Reviews,2002,4(4):183

［209］KLUMPP K,MIRZADEGAN T.Recent progress in the design of small molecule inhibitors of HIV RNase H［J］.Current Pharmaceutical Design,2006,12(15):1909-1922

［210］KLUMPP K,HANG J Q,RAJENDRAN S,et al.Two-metal ion mechanism of RNA cleavage by HIV RNase H and mechanism-based design of selective HIV RNase H inhibitors［J］.Nucleic Acids Research,2003,31(23):6852

［211］CRISTOFARO J V,RAUSCH J W,LE G S,et al.Mutations in the ribonuclease H active site of HIV-RT reveal a role for this site in stabilizing enzyme-primer-template binding［J］.Biochemistry,2002,41(36):10968

［212］COWAN J A,OHYAMA T,HOWARD K,et al.Metal-ion stoichiometry of the HIV-1 RT ribonuclease H domain:evidence for two mutually exclusive sites leads to new mechanistic insights on metal-mediated hydrolysis in nucleic acid biochemistry［J］. Jbic Journal of Biological Inorganic Chemistry,2000,5(1):67-74

［213］HUANG H,CHOPRA R,VERDINE G L,et al.Structure of a Covalently Trapped Catalytic Complex of HIV-1 Reverse Transcriptase:Implications for Drug Resistance［J］.Science,1998,282(5394):1669-1675

［214］WANG X,GAO P,MENENDEZ-ARIAS L,et al..Update on Recent Developments in Small Molecular HIV-1 RNase H Inhibitors(2013-2016):Opportunities and Challenges［J］.Curr Med Chem,2018,25(14):1682-1702

［215］CHAMPOUX J J,SCHULTZ S J.Ribonuclease H:properties,substrate specificity and roles in retroviral reverse transcription ［J］.FEBS Journal,2009,276(6):1506

[216] DESTEFANO J J,MALLABER L M,FAY P J,et al..Determinants of the RNase H cleavage specificity of human immunodeficiency virus reverse transcriptase [J].Nucleic Acids Res,1993,21(18):4330-4338

[217] Kati W M,Johnson K A,Jerva L F,et al.Mechanism and fidelity of HIV reverse transcriptase [J].Journal of Biological Chemistry,1992,267(36):25988

[218] SCHULTZ S J,CHAMPOUX J J.RNase H Activity:Structure,Specificity,and Function in Reverse Transcription [J].Virus Research,2008,134(1-2):86-103

[219] DISTINTO S,ESPOSITO F,KIRCHMAIR J,et al.Identification of HIV-1 reverse transcriptase dual inhibitors by a combined shape-,2D-fingerprint-and pharmacophore-based virtual screening approach [J].European Journal of Medicinal Chemistry,2012,50(50):216

[220] CRUCITTI G C,MÉTIFIOT M,PESCATORI L,et al.Structure-Activity Relationship of Pyrrolyl Diketo Acid Derivatives as Dual Inhibitors of HIV-1 Integrase and Reverse Transcriptase Ribonuclease H Domain [J].Journal of Medicinal Chemistry,2015,58(4):1915-1928

[221] NOWOTNY M.Retroviral integrase superfamily:the structural perspective [J].Embo Reports,2009,10(2):144

[222] KEVIN E B P,PHILIPP E,JURG F,et al.Use of a Pharmacophore Model To Discover a New Class of Influenza Endonuclease Inhibitors [J].Journal of Medicinal Chemistry,2003,46(7):1153-1164

[223] TSUNAKA Y,TAKANO K,MATSUMURA H,et al.Identification of single Mn(2+) binding sites required for activation of the mutant proteins of E.coli RNase HI at Glu48 and/or Asp134 by X-ray crystallography [J].Journal of Molecular Biology,2005,345(5):1171

[224] HANG J Q,RAJENDRAN S,YANG Y,et al.Activity of the isolated HIV RNase H domain and specific inhibition by N-hydroxyimides [J].Biochemical&Biophysical Research Communications,2004,317(2):321-329

[225] KIRSCHBERG T A,BALAKRISHNAN M,SQUIRES N H,et al.RNase H active site inhibitors of human immunodeficiency virus type 1 reverse transcriptase:design,biochemical activity,and structural information [J].Journal of Medicinal Chemistry,2009,52(19):5781-5784

[226] LEGRICE S,GOTTE M.Human Immunodeficiency Virus Reverse Transcriptase [M].New York:Springer,2013

[227] BILLAMBOZ M,BAILLY F,LION C,et al.Magnesium chelating 2-hydroxyisoquinoline-1,3(2H,4H)-diones,as inhibitors of HIV-1 integrase and/or the HIV-1 reverse transcriptase ribonuclease H domain:discovery of a novel selective inhibitor of the ribonuclease H function [J].Journal of Medicinal Chemistry,2011,54(6):1812-1824

[228] VERNEKAR S K V,ZHENG L,EVA N,et al.Design,Synthesis,Biochemical,and Antiviral Evaluations of C6 Benzyl and C6 Biarylmethyl Substituted 2-Hydroxylisoquinoline-1,3-diones:Dual Inhibition against HIV Reverse Transcriptase-Associated RNase H and Polymerase with Antiviral Activities [J].Journal of Medicinal Chemistry,2015,58(2):651-664

[229] TANG J,LIU F,NAGY E,et al.3-Hydroxypyrimidine-2,4-diones as Selective Active Site Inhibitors of HIV Reverse Transcriptase-Associated RNase H:Design,Synthesis,and Biochemical Evaluations [J].Journal of Medicinal Chemistry,2016,59(6):2648-2659

[230] SHAW-REID C A,MUNSHI V,GRAHAM P,et al.Inhibition of HIV-1 ribonuclease H by a novel diketo acid,4- [5-(benzoylamino)thien-2-yl]-2,4-dioxobutanoic acid [J].Journal of Biological Chemistry,2003,278(5):2777-2780

[231] SHAW-REID C A,MUNSHI V,GRAHAM P,et al.Inhibition of HIV-1 ribonuclease H by a novel diketo acid,4- [5-(benzoylamino)thien-2-yl]-2,4-dioxobutanoic acid [J].Journal of Biological Chemistry,2003,278(5):2777-2780

[232] TRAMONTANO E,ESPOSITO F,BADAS R,et al.6-[1-(4-Fluorophenyl)methyl-1H-pyrrol-2-yl]-2,4-dioxo-5-hexenoic acid ethyl ester a novel diketo acid derivative which selectively inhibits the HIV-1 viral replication in cell culture and the ribonuclease H activity in vitro [J].Antiviral Research,2005,65(2):117-124

[233] CORONA A,DI L F S,THIERRY S,et al.Identification of highly conserved residues involved in inhibition of HIV-1 RNase H function by Diketo acid derivatives [J].Antimicrob Agents Chemother,2014,58(10):6101-6110

[234] TOMASSINI J,SELNICK H,DAVIES M E,et al.Inhibition of cap (m7GpppXm)-dependent endonuclease of influenza virus by 4-substituted 2,4-dioxobutanoic acid compounds [J].Antimicrobial Agents & Chemotherapy,1994,38(12):2827-2837

[235] COSTI R,MÉTIFIOT M,ESPOSITO F,et al.6-(1-Benzyl-1H-pyrrol-2-yl)-2,4-dioxo-5-hexenoic acids as dual inhibitors of recombinant HIV-1 integrase and ribonuclease H,synthesized by a parallel synthesis approach [J].Journal of Medicinal Chemistry,2013,56(21):8588-8598

[236] COSTI R,MÉTIFIOT M,CHUNG S,et al.Basic quinolinonyl diketo acid derivatives as inhibitors of HIV integrase and their activity against RNase H function of reverse transcriptase [J].Journal of Medicinal Chemistry,2014,58(11):4610-4623

[237] PESCATORI L,MÉTIFIOT M,CHUNG S,et al.N-Substituted Quinolinonyl Diketo Acid Derivatives as HIV Integrase Strand Transfer Inhibitors and Their Activity against RNase H Function of Reverse Transcriptase [J].Journal of Medicinal Chemistry,2015,58(11):4610-4623

[238] PARNIAK M A,MIN K L,BUDIHAS S R,et al.A fluorescence-based high-throughput screening assay for inhibitors of human

immunodeficiency virus-1 reverse transcriptase-associated ribonuclease H activity [J].Analytical Biochemistry,2003,322(1):33-39

[239] BUDIHAS S R,GORSHKOVA I,GAIDAMAKOV S,et al.Selective inhibition of HIV-1 reverse transcriptase-associated ribonuclease H activity by hydroxylated tropolones [J].Nucleic Acids Res,2005,33(4):1249-1256

[240] CHUNG S,HIMMEL D M,JIANG J K,et al.Synthesis,Activity,and Structural Analysis of Novel α-Hydroxytropolone Inhibitors of Human Immunodeficiency Virus Reverse Transcriptase-Associated Ribonuclease H [J].Journal of Medicinal Chemistry,2011,54(13):4462-4473

[241] MURELLI R P,D'ERASMO M P,HIRSCH D R,et al.Synthetic α-Hydroxytropolones as Inhibitors of HIV Reverse Transcriptase Ribonuclease H Activity [J].MedChemComm,2016,7(9):1783

[242] KANKANALA J,KIRBY K A,LIU F,et al.Design,Synthesis and Biological Evaluations of Hydroxypyridone Carboxylic Acids as Inhibitors of HIV Reverse Transcriptase-Associated RNase H [J].Journal of Medicinal Chemistry,2016,59(10):5051-5062

[243] HAZUDA D J,ANTHONY N J,GOMEZ R P,et al.A naphthyridine carboxamide provides evidence for discordant resistance between mechanistically identical inhibitors of HIV-1 integrase [J].Proceedings of the National Academy of Sciences of the United States of America,2004,101(31):11233-11238

[244] SU H P,YAN Y,PRASAD G S,et al.Structural basis for the inhibition of RNase H activity of HIV-1 reverse transcriptase by RNase H active site-directed inhibitors [J].Journal of Virology,2010,84(15):7625

[245] WILLIAMS P D,STAAS D D,VENKATRAMAN S,et al.Potent and selective HIV-1 ribonuclease H inhibitors based on a 1-hydroxy-1,8-naphthyridin-2(1 H)-one scaffold [J].Bioorganic & Medicinal Chemistry Letters,2010,20(22):6754-6757

[246] VELTHUISEN E J,JOHNS B A,GERONDELIS P,et al.Pyridopyrimidinone inhibitors of HIV-1 RNase H [J].European Journal of Medicinal Chemistry,2014,83(16):609-616

[247] FUJI H,URANO E,FUTAHASHI Y,et al.Derivatives of 5-Nitro-furan-2-carboxylic Acid Carbamoylmethyl Ester Inhibit RNase H Activity Associated with HIV-1 Reverse Transcriptase [J].Journal of Medicinal Chemistry,2009,52(5):1380-1387

[248] YANAGITA H,URANO E,MATSUMOTO K,et al.Structural and biochemical study on the inhibitory activity of derivatives of 5-nitro-furan-2-carboxylic acid for RNase H function of HIV-1 reverse transcriptase [J].Bioorganic and Medicinal Chemistry,2011,19(2):816-825

[249] BORKOW G,FLETCHER R S,BARNARD J,et al.Inhibition of the Ribonuclease H and DNA Polymerase Activities of HIV-1 Reverse Transcriptase by N-(4-tert-Butylbenzoyl)-2-hydroxy-1-naphthaldehyde Hydrazone [J].Biochemistry,1997,36(11):3179-3185

[250] ARION D,SLUIS-CREMER N,MIN K L,et al.Mutational analysis of Tyr-501 of HIV-1 reverse transcriptase.Effects on ribonuclease H activity and inhibition of this activity by N-acylhydrazones [J].Journal of Biological Chemistry,2002,277(2):1370-1374

[251] SLUIS-CREMER N,ARION D,PARNIAK M A.Destabilization of the HIV-1 reverse transcriptase dimer upon interaction with N-acyl hydrazone inhibitors [J].Molecular Pharmacology,2002,62(2):398-405

[252] GABBARA S,DAVIS W R,HUPE L,et al.Inhibitors of DNA strand transfer reactions catalyzed by HIV-1 reverse transcriptase [J].Biochemistry,1999,38(40):13070-13076

[253] HIMMEL D M,SARAFIANOS S G,DHARMASENA S,et al.HIV-1 reverse transcriptase structure with RNase H inhibitor dihydroxy benzoyl naphthyl hydrazone bound at a novel site [J].ACS Chemical Biology,2006,1(11):702-712

[254] WENDELER M,LEE H F,BERMINGHAM A,et al.Vinylogous ureas as a novel class of inhibitors of reverse transcriptase-associated ribonuclease H activity [J].ACS Chemical Biology,2008,3(10):635-644

[255] CHUNG S,WENDELER M,RAUSCH J W,et al.Structure-activity analysis of vinylogous urea inhibitors of human immunodeficiency virus-encoded ribonuclease H [J].Antimicrobial Agents & Chemotherapy,2010,54(9):3913

[256] MASAOKA T,CHUNG S,CABONI P,et al.Exploiting Drug-Resistant Enzymes as Tools to Identify Thienopyrimidinone Inhibitors of Human Immunodeficiency Virus Reverse Transcriptase-Associated Ribonuclease H [J].Journal of Medicinal Chemistry,2013,56(13):5436

[257] MIN B S,MIYASHIRO H,HATTORI M.Inhibitory effects of quinones on RNase H activity associated with HIV-1 reverse transcriptase [J].Phytotherapy Research,2010,16(S1):57-62

[258] LOYA S,HIZI A.The inhibition of human immunodeficiency virus type 1 reverse transcriptase by avarol and avarone derivatives [J].FEBS Letters,1990,269(1):131-134

[259] MIN B S,MIYASHIRO H,HATTORI M.Inhibitory effects of quinones on RNase H activity associated with HIV-1 reverse transcriptase [J].Phytotherapy Research,2010,16(S1):57-62

[260] TAN C K,CIVIL R,MIAN A M,et al.Inhibition of the RNase H activity of HIV reverse transcriptase by azidothymidylate [J].Biochemistry,1991,30(20):4831-4835

[261] ZHAN X,TAN C K,SCOTT W A,et al.Catalytically Distinct Conformations of the Ribonuclease H of HIV-1 Reverse Transcriptase by Substrate Cleavage Patterns and Inhibition by Azidothymidylate and N-Ethylmaleimide [J].Biochemistry,1994,33(6):1366-1372

［262］ALLEN S J W, KRAWCZYK S H, MCGEE L R, et al.Inhibition of HIV-1 RNase H Activity by Nucleotide Dimers and Monomers［J］.Antiviral Chemistry & Chemotherapy, 1996, 7(1):37-45

［263］CURRAN D P, PARNIAK M A, GABARDA A.Mappicine Analogs, Methods of Inhibiting Retroviral Reverse Transcriptase and Methods of Treating Retroviruses［M］.WO, 2003

［264］DI G M, OLSON M, PRASHAD A S, et al.Small molecule inhibitors of HIV RT Ribonuclease H［J］.Bioorganic & Medicinal Chemistry Letters, 2010, 20(1):398

［265］DAT N T, BAE K, WAMIRU A, et al.A dimeric lactone from Ardisia japonica with inhibitory activity for HIV-1 and HIV-2 ribonuclease H［J］.Journal of Natural Products, 2007, 70(5):839

［266］TAKADA K, BERMINGHAM A, O'KEEFE B R, et al.An HIV RNase H Inhibitory 1,3,4,5-Tetragalloylapiitol from the African Plant Hylodendron gabunensis［J］.Journal of Natural Products, 2007, 70(10):1647-1649

［267］BOKESCH H R, WAMIRU A, LE G S, et al.HIV-1 ribonuclease H inhibitory phenolic glycosides from Eugenia hyemalis［J］.Journal of Natural Products, 2008, 71(9):1634

［268］ESPOSITO F, KHARLAMOVA T, DISTINTO S, et al.Alizarine derivatives as new dual inhibitors of the HIV-1 reverse transcriptase(RT)-associated DNA polymerase and Ribonuclease H(RNase H) activities effective also on the RNase H activity of non-nucleoside resistant RTs［J］.FEBS Journal, 2011, 278(9):1444-1457

［269］ESPOSITO F, CORONA A, ZINZULA L, et al.New Anthraquinone Derivatives as Inhibitors of the HIV-1 Reverse Transcriptase-Associated Ribonuclease H Function［J］.Chemotherapy, 2012, 58(4):299-307

［270］ESPOSITO F, SANNA C, DEL V C, et al.Hypericum hircinum L.components as new single-molecule inhibitors of both HIV-1 reverse transcriptase-associated DNA polymerase and ribonuclease H activities［J］.Pathogens & Disease, 2013, 68(3):116

［271］POONGAVANAM V, KONGSTED J.Virtual screening models for prediction of HIV-1 RT associated RNase H inhibition［J］.PLoS One, 2013, 8(9):e73478

［272］LONDON R E.Structural Maturation of HIV-1 Reverse Transcriptase—A Metamorphic Solution to Genomic Instability［J］.Viruses, 2016, 8(10):260

［273］HUANG H, CHOPRA R, VERDINE G L, et al.Structure of a covalently trapped catalytic complex of HIV-1 reverse transcriptase:implications for drug resistance［J］.Science, 1998, 282(5394):1669-1675

［274］RIZZO R C, UDIER-BLAGOVIĆ M, WANG D P, et al.Prediction of Activity for Nonnucleoside Inhibitors with HIV-1 Reverse Transcriptase Based on Monte Carlo Simulations［J］.Journal of Medicinal Chemistry, 2002, 45(14):2970-2987

［275］MAGA G, RADI M, GERARD M A, et al.HIV-1 RT Inhibitors with a Novel Mechanism of Action:NNRTIs that Compete with the Nucleotide Substrate［J］.Viruses, 2010, 2(4):880-899

［276］SARAFIANOS S G, JR C A, TUSKE S, et al.Trapping HIV-1 reverse transcriptase before and after translocation on DNA［J］.Journal of Biological Chemistry, 2003, 278(18):16280-16288

［277］STEITZ T A.DNA polymerases:structural diversity and common mechanisms［J］.Journal of Biological Chemistry, 1999, 274(25):17395

［278］刘新泳.抗艾滋病药物研究［M］.北京:人民卫生出版社, 2006

［279］TREMBLAY M, BETHELL R C, CORDINGLEY M G, et al.Identification of benzofurano［3,2-d］pyrimidin-2-ones, a new series of HIV-1 nucleotide-competing reverse transcriptase inhibitors［J］.Bioorg Med Chem Lett, 2013, 23(9):2775-2780

［280］JOCHMANS D, DEVAL J, KESTELEYN B, et al.Indolopyridones inhibit human immunodeficiency virus reverse transcriptase with a novel mechanism of action［J］.Journal of Virology, 2006, 80(24):12283

［281］ZHANG Z, WALKER M, XU W, et al.Novel nonnucleoside inhibitors that select nucleoside inhibitor resistance mutations in human immunodeficiency virus type 1 reverse transcriptase［J］.Antimicrobial Agents & Chemotherapy, 2006, 50(8):2772

［282］LARDER B A, KEMP S D.Multiple mutations in HIV-1 reverse transcriptase confer high-level resistance to zidovudine(AZT)［J］.Science, 1989, 246(4934):1155-1158

［283］RAJOTTE D, TREMBLAY S, PELLETIER A, et al.Identification and Characterization of a Novel HIV-1 Nucleotide Competing RT Inhibitor Series［J］.Antimicrob Agents Chemother, 2013, 57(6):2712-2718

［284］MENÉNDEZARIAS L.Mutation Rates and Intrinsic Fidelity of Retroviral Reverse Transcriptases［J］.Viruses, 2009, 1(3):1137-1165

［285］BÉTHUNE M P D.Non-nucleoside reverse transcriptase inhibitors(NNRTIs), their discovery, development, and use in the treatment of HIV-1 infection:A review of the last 20 years(1989-2009)［J］.Antiviral Research, 2010, 85(1):75-90

［286］FREISZ S, BEC G, RADI M, et al.Crystal structure of HIV-1 reverse transcriptase bound to a non-nucleoside inhibitor with a novel mechanism of action［J］.Angewandte Chemie, 2010, 49(10):1805-1808

［287］BELLUCCI L, ANGELI L, TAFI A, et al.Unconventional plasticity of HIV-1 reverse transcriptase:how inhibitors could open a connection "gate" between allosteric and catalytic sites［J］.Journal of Chemical Information & Modeling, 2013, 53(12):3117-3122

［288］LOEB L A, ESSIGMANN J M, KAZAZI F, et al.Lethal mutagenesis of HIV with mutagenic nucleoside analogs［J］.

Proceedings of the National Academy of Sciences of the United States of America,1999,96(4):1492-1497

[289] HARRIS K S,BRABANT W,STYRCHAK S,et al.KP-1212/1461,a nucleoside designed for the treatment of HIV by viral mutagenesis [J].Antiviral Research,2005,67(1):1-9

[290] DAPP M J,CLOUSER C L,PATTERSON S,et al.5-Azacytidine Can Induce Lethal Mutagenesis in Human Immunodeficiency Virus Type 1 [J].Journal of Virology,2009,83(22):11950-11958

[291] WANG L Z,KENYON G L,JOHNSON K A.Novel mechanism of inhibition of HIV-1 reverse transcriptase by a new non-nucleoside analog,KM-1 [J].Journal of Biological Chemistry,2004,279(37):38424-38432

[292] SKILLMAN A G,MAURER K W,ROE D C,et al.A novel mechanism for inhibition of HIV-1 reverse transcriptase [J].Bioorganic Chemistry,2002,30(6):443-458

[293] HERSCHHORN A,OZ-GLEENBERG I,HIZI A.Mechanism of inhibition of HIV-1 reverse transcriptase by the novel broad-range DNA polymerase inhibitor N-{2-[4-(aminosulfonyl)phenyl]ethyl}-2-(2-thienyl)acetamide [J].Biochemistry,2008,47(1):490-502

[294] EL S Y,PAILLART J C,LAUMOND G,et al.5-Modified-2'-dU and 2'-dC as mutagenic anti HIV-1 proliferation agents:synthesis and activity [J]Journal of Medicinal Chemistry,2010,53(53):1534-1545

[295] YAMAZAKI S,TAN L,MAYER G,et al.Aptamer Displacement Identifies Alternative Small-Molecule Target Sites that Escape Viral Resistance [J].Chemistry&Biology,2007,14(7):804-812

[296] ESPOSITO F,CORONA A,TRAMONTANO E.HIV-1 Reverse Transcriptase Still Remains a New Drug Target:Structure, Function,Classical Inhibitors,and New Inhibitors with Innovative Mechanisms of Actions [J].Molecular Biology International,2012,2012(2012):586401

[297] SALIE Z L,KIRBY K A,MICHAILIDIS E,et al.Structural basis of HIV inhibition by translocation-defective RT inhibitor 4'-ethynyl-2-fluoro-2'-deoxyadenosine(EFdA)[J].Proceedings of the National Academy of Sciences of the United States of America,2016,113(33):9274-9279

[298] CIHLAR T,RAY A S.Nucleoside and nucleotide HIV reverse transcriptase inhibitors:25 years after zidovudine [J].Antiviral Research,2010,85(1):39-58

[299] KOVACIC P.Does structural commonality of metal complex formation by PAC-1(anticancer),DHBNH(anti-HIV),AHL (autoinducer),and UCS1025A(anticancer)denote mechanistic similarity? Signal transduction and medical aspects [J].J Recept Signal Transduct Res,2008,28(3):141-152

[300] ESPOSITO F,KHARLAMOVA T,DISTINTO S,et al.Alizarine derivatives as new dual inhibitors of the HIV-1 reverse transcriptase-associated DNA polymerase and RNase H activities effective also on the RNase H activity of non-nucleoside resistant reverse transcriptases [J].FEBS Journal,2011,278(9):1444-1457

[301] MORRIS M C,BERDUCOU C,MERY J,et al.The Thumb Domain of the P51-Subunit Is Essential for Activation of HIV Reverse Transcriptase†[J].Biochemistry,1999,38(46):15097-15103

[302] LUDOVICI D W,CORTE B L D,KUKLA M J,et al.Evolution of anti-HIV drug candidates.Part 3:diarylpyrimidine(DAPY) analogues [J].Bioorganic & Medicinal Chemistry Letters,2001,11(17):2235-2239

[303] ILINA T,PARNIAK M A.Inhibitors of HIV-I Reverse Transcriptase [J].Advances in Pharmacology,2008,56(1):121-154

[304] BALZARINI J,AUWERX J,RODRÍGUEZBARRIOS F,et al.The amino acid Asn136 in HIV-1 reverse transcriptase(RT) maintains efficient association of both RT subunits and enables the rational design of novel RT inhibitors [J].Molecular Pharmacology,2005,68(1):49-60

[305] 王岩,刘新泳.HIV-1 逆转录酶的二聚化及其抑制剂的研究进展[J].中国药学杂志,2009,44(4):241-244

[306] DIVITA G,RESTLE T,GOODY R S,et al.Inhibition of human immunodeficiency virus type 1 reverse transcriptase dimerization using synthetic peptides derived from the connection domain [J].Journal of Biological Chemistry,1994,269(18):13080

[307] DEPOLLIER J,HOURDOU M L,ALDRIAN-HERRADA G,et al.Insight into the mechanism of a peptide inhibitor of HIV reverse transcriptase dimerization [J].Biochemistry,2005,44(6):1909-1918

[308] DAS K,BAUMAN J D,RIM A S,et al.Crystal Structure of tert-Butyldimethylsilyl-spiroaminooxathioledioxide-thymine (TSAO-T)in Complex with HIV-1 Reverse Transcriptase(RT)Redefines the Elastic Limits of the Non-nucleoside Inhibitor-Binding Pocket [J].Journal of Medicinal Chemistry,2011,54(8):2727-2737

[309] TINTORI C,CORONA A,ESPOSITO F,et al.Inhibition of HIV-1 Reverse Transcriptase Dimerization by Small Molecules[J]. Chembiochem:A European Journal of Chemical Biology,2016,17(8):683-688

[310] GROHMANN D,CORRADI V,ELBASYOUNY M,et al.Small Molecule Inhibitors Targeting HIV-1 Reverse Transcriptase Dimerization [J].Chembiochem,2008,9(6):916-922

[311] KANG D,SONG Y,CHEN W,et al."Old Dogs with New Tricks":exploiting alternative mechanisms of action and new drug design strategies for clinically validated HIV targets [J].Molecular Biosystems,2014,10(8):1998-2022

第6章

病毒的核输入过程：抗HIV-1药物研究的新靶点

在创新药物的研究过程中，药物靶点理论的提出对整个研究过程有着很大的促进作用。药物作用的新靶点一旦被发现，往往会成为研发一系列新药的突破口。目前一般为人们所接受的药物靶点的概念是药物在体内的作用结合位点，包括酶、受体、离子通道、核酸以及基因位点等生物大分子。但是随着对这一理论的深入研究和认识，有人就提出可以将靶点外延到一些小分子物质甚至是特定的物理化学机制等[1]。鉴于药物分子最终起作用都是通过动态地激活或者抑制某一生命过程，而且这些过程往往同时有很多生物大分子、化学小分子和物理化学机制的参与，我们可以将药物靶点的定义由单一蛋白或受体等替换为整个信号转导链，或者将这些过程视为是一种广义上的药物靶点。HIV-1生命周期中的核输入过程就是这样一个极有希望的抗艾滋病药物研究的新靶点。

HIV-1与其他病毒一样，具有高度的寄生性，完全依赖宿主细胞的能量和代谢系统获取所需的物质和能量，同时利用细胞的各种生命活动来完成病毒自身的复制周期。HIV-1病毒复制周期中的整合、转录过程均是在细胞核内完成的。这就要求病毒能够利用某种机制将其遗传物质和这2个过程中所必需的功能蛋白穿过核膜屏障，运送到细胞核内。这包括在整合前将整合酶和由逆转录而来的cDNA等由细胞质中转运至细胞核，而在整合后期则需要运入病毒调控蛋白（Tat和Rev）以刺激转录、调节剪接及亚基因组RNA和基因组RNA的核输出等。核输入在HIV-1生命周期中发挥如此重要的作用，这使它成为抗病毒治疗中的一个极具吸引力的潜在靶点。本章将简要介绍目前对于HIV-1核输入过程的认识，并综述在此过程中针对病毒蛋白和细胞因子等抑制剂的最新进展。

第1节　核输入过程在HIV-1生命周期中的作用和机制

HIV-1的整合前复合体（pre-integration complex, PIC）通过细胞核膜上的核孔蛋白复合物（nuclear pore complexes, NPC）进入细胞核的过程是HIV-1核输入的重要的环节。这与γ逆转录病毒属只在有丝分裂核膜分解时进入细胞核的机制不同[2]，使HIV-1可以在细胞的非分裂期进入细胞核[3]，并具有感染终末分化细胞（如巨噬细胞）的能力。由于有丝分裂仅是细胞周期的一小部分，在分裂间期能够进入胞核对HIV-1复制更加有利，这或许可以解释在感染者体内HIV-1保持高复制率的原因[4]。最初的研究普遍认为HIV-1在间期（穿过核膜）和分裂期（绕过核膜）均能进入胞核，由此推测HIV感染细胞经过不同的途径，也存在不同的机制[5]。进一步研究证实HIV感染细胞过程都是必需的途径[6-7]，且2种感染均需要

TNPO3/TRN-SR2[8]和importin7[9]的参与。对病毒来说，保留2种复制机制是非常"不经济"的行为，而2机制均需要有效的核输入，这说明HIV-1核输入在分裂细胞中同样具有不容忽视的作用[10]。

HIV-1的PIC包含病毒的整合酶（integrase, IN）、基质蛋白（matrix protein, MA）、病毒蛋白R（viral protein R, Vpr）、三链的cDNA（由逆转录过程中产生）以及多种细胞辅助因子［如晶状体上皮细胞衍生生长因子（lens epithelium-derived growth factor/transcriptional co-activator p75, LEDGF/p75）、输入蛋白α（importin α，也称karyopherin α，或者Kap α）和转运蛋白SR2（TNPO3/TRN-SR2）等］。PIC进入细胞核后，与宿主的染色体进行结合，将病毒的遗传信息整合到宿主的DNA中。同时，长

末端重复序列 1 和 2 环（1c-LTR 和 2c-LTR，后者被认为是核输入的标记物[3]）在细胞核中形成，它们是病毒复制中常见的末端副产物[11]。伴随着 2c-LTR 数量的增加，PIC 的转导效率也相应增加。

由于 HIV-1 PIC 的有效直径（56nm）远远大于核孔直径（25nm），它从细胞质到细胞核的转运则需要细胞内核转运蛋白、输入蛋白的参与。它们与含有核定位信号（nuclear localization signal，NLS）的蛋白结合，并通过与 NPC 发生一系列复杂的相互作用将之转运入核。NLS 往往由一段短的碱性赖氨酸残基或者赖氨酸残基再加上一段间隔的两簇碱性氨基酸残基组成，在多种不同的病毒蛋白（如 IN、MA 和 Vpr）中都发现了 NLS 的存在。这些信号可以被细胞内的输入蛋白 α 酶识别，然后结合到核输入受体的亚单位输入蛋白 α 上。MA、Vpr、IN、cDNA 和 LEDGF/p75 都可以与不同的核输入受体结合。例如整合酶通过与 NPC 中的核孔蛋白 NUP153 的 C 末端序列相互作用，帮助 PIC 转运进入细胞核[12]。因此，这些细胞信号通路对 HIV-1 的复制和感染均起到关键作用[13]。

由于 HIV-1 PIC 含有多种能与输入蛋白发生相互作用的亲核蛋白，所以调控 HIV-1 核输入的潜在因素也非常多。事实上，当 PIC 中的任何一种甚至同时几种亲核蛋白的 NLS 无活性时，尽管病毒感染能力大大降低，但是并不能完全阻止 HIV-1 PIC 核输入的过程[14]。这说明 HIV-1 PIC 的核输入是几种亲核因素累积作用的结果，或者不同的因素在不同的条件下（如不同的细胞类型或不同的激活条件）发挥作用。值得注意的是，由于核输入在 HIV-1 感染分裂和非分裂细胞时均发挥重要作用，所以 NLS 的失活能够影响 2 种细胞中的病毒复制[5]。

除经典的依赖 NLS 的途径外，HIV 可能采用其他不依赖 NLS 的选择性核输入途径。通过分析 HeLa 细胞质的成分，确认有一种途径能促进纯化后的 HIV-1 PIC 输入经过可渗透化处理的细胞核的能力。意外的是，这种功能性成分在 tRNA 分子中含量丰富，大部分含有不完整的 3'CCA 尾[15]，并且人工合成的 tRNA 也能促进 PIC 的核输入。以 MLV gag 取代 HIV gag 能抑制 tRNA 与 PIC 结合，说明 tRNA 可能是通过 Gag 蛋白与 PIC 结合[8]。但是仍然不确定这一途径是否会对靶细胞的 HIV-1 核输入起作用。

核输入过程中的输入蛋白也受到广泛的关注，多种核输入受体包括输入蛋白 α、β、7 及 TNPO3/TRN-SR2 是 HIV-1 核输入系统的主要成分。例如 PIC 中的整合酶同时依赖输入蛋白 α 和 TNPO3 这 2 种途径[16, 17]。Fassati 等应用体外核输入模型，通过敲除输入蛋白 7 基因抑制病毒在巨噬细胞中的核输入和复制，确认输入蛋白 7 是 PIC 核输入的重要因素[18]。然而，Zielske 和 Stevenson 的研究[19]发现，敲除巨噬细胞中的输入蛋白 7 基因不影响 HIV 感染。Zaitseva 等[9]在最新的报道中则提出输入蛋白 7 基因失活影响 PIC 核输入的动力学，但不影响核内 PIC 最终的累积量。这与前已述及的 PIC 中 NLS 的情况相似，各种输入蛋白之间存在协同的关系，它们都可能加速 PIC 的核输入。

（田　野　展　鹏　刘新泳）

第 2 节　调节 HIV-1 核侵入过程的病毒蛋白与细胞辅助因子

1　整合酶（IN）

病毒基因组整合到宿主细胞中的过程是在整合酶（IN）的作用下发生的，研究发现 IN 还参与 PIC 的转运过程。Gallay 等[20]最早提出了 IN 在 HIV-1 核输入中的作用：IN 使 PIC 与细胞内的输入蛋白结合并转运入细胞核内。最新的报道[21]认为跨越 IN 核心区域的氨基酸残基 161~173 是一段非典型的 NLS。IN 具有很高的亲核性[22]，它的不同区域可以与不同的输入蛋白作用，包括核心区域与输入蛋白 α_1 结合[23]、C 末端区域（氨基酸残基 250~270，尤其是 211KELQKQITK 和 262RRKAK 区域）与输入蛋白 α_3 结合[17, 24]、C 末端的 2 个区域（235WKGPAKLLWKG 和 262RRKAK）与输入蛋白 7 结合[25]、催化核心区域（185FKRK）和 C 末端的区域（262RRK、266R 和 269K）及与 TNPO3/转运蛋白-SR2 作用[26]。研究显示带有整合酶 R263A/K264A 突变的复制缺陷型 HIV 病毒与 TRN-SR2 的结合能力和 PIC 核侵入的效率均下降一半[27]。这些 IN 与输入蛋白相互作用的区域可成为干预病毒复制的极具吸引力的靶点。

2　基质蛋白（MA）

定位于 Gag 前体 N 末端的病毒基质蛋白具有 132 个氨基酸残基（17kD），是研究发现的第一个与 HIV-1 核输入有关的蛋白[28]。MA 具有多种复杂的功能，在病毒复制的早期和晚期都具有重要的调节作用[29]。同时，它也是逆转录复合体和 PIC 的组成部分，并且与 DNA 直接结合[30]。MA 中存在 2 段简短的碱性 NLS［氨基酸残基 24~31（NLS-1）、110~114（NLS-2）］（图 6-1[31]），它们具有对 MA 和 PIC 的核定位起着重要作用的正电荷，能与输入蛋白［importin α/β（Kap60p/95p）］发生作用[32]。

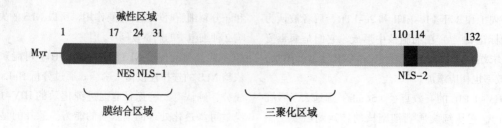

图 6-1 HIV-1 MA 示意图[31]

（NES，核输出信号）

研究发现，NLS-1 变异的（G²⁴KKKYKLKH）HIV-1 病毒株不能够形成 2c-LTR 环，因而对非分裂细胞的感染能力降低[33]。而当 2 个 NLS 都发生变异时，也会导致病毒在巨噬细胞和静止期的 T 淋巴细胞中的复制能力降低。进一步的研究发现，在 NLS-1 上的突变并没有对 PIC 的转运产生显著的影响，而是影响与宿主染色体结合后 MA 在病毒 DNA 的整合过程，从而抑制病毒的复制[14]。然而，MA 对 PIC 核输入的作用似乎不是必需的，可能只是调控过程中的一个因素。因为当病毒中的 MA 缺失时，虽然活性降低，但仍能够进行复制[34]。

3 病毒蛋白 R（Vpr）

Vpr 是由 96 个氨基酸残基组成的相对分子质量为 14kD 的高度保守性辅助蛋白。Vpr 在 HIV-1 的复制过程中起到多种重要的作用[35]。在病毒感染的早期，Vpr 参与调节 PIC 在巨噬细胞中的核输入，显著激活 HIV-1 的复制[36]。Lyonnais 等得到一系列 Vpr-DNA TEM 显微图像，发现 Vpr 在 PIC 中作为病毒 DNA 重要的结构蛋白发挥作用，与 DNA 中超过 500 对的碱基形成多个桥型架构，形成紧密的细丝状折叠，并且与 HIV-1 核衣壳蛋白（nucleocapside protein p7，NCp7）结合，有利于 DNA 的核输入[37]。Vpr 的 NLS 存在于氨基酸残基 17~74 之间的区域，靶向核膜，并通过输入蛋白 α（Impα）转运入细胞核，这一过程还受到 Impα 的转出受体（export receptor）CAS 的调控[38]。在巨噬细胞中病毒的核输入和复制过程中，也证实输入蛋白 α 与 Vpr N 末端的 α 螺旋区域存在相互作用[39]。研究发现 F72L 的突变使得 Vpr 在细胞核内的数量降低，原因是使微管（MT）依赖的 Vpr 核输入增强受到损害。进一步通过高分辨成像等方法，发现 Vpr 与动力蛋白轻链蛋白之间的相互作用。这些实验预示了 MTs/DYNLT1 驱动 Vpr 的核输入过程[40]，这些发现使得 Vpr 成为一个潜在的药物治疗靶点。但是，与 MA 的性质相似，Vpr 并不是病毒复制完全必需的，缺少 Vpr 的病毒活性降低，但仍然能在巨噬细胞中复制[23]。另外，在不同的细胞中，Vpr 对于 HIV 病毒的单循环感染也发挥不同的作用[41]。对于 Vpr 发挥作用的机制，则可能是介导 PIC 与 NPC 的对接或者是增强 PIC 核输入的动力学[42]。

4 病毒调控蛋白 Tat 和 Rev

除 PIC 核输入外，HIV 的高效复制也依赖调控蛋白 Tat 和 Rev 的核输入。Tat 和 Rev 具有含丰富精氨酸的 NLS（Tat 的 ⁴⁹RKKRRQRRR⁵⁷ 和 Rev 的 ³⁵RQARRNRRRRWR⁴⁶），与多数碱性 NLS 不同，它们与输入蛋白 β 作用，而不与输入蛋白 α 作用[43]。Tat 的碱性区域对于其核输入起到至关重要的作用[44]。另外有研究[45]发现，Rev 的核输入具有细胞特异性，可以通过输入蛋白 β 或转运蛋白介导。人体内的 HIC（human I-mfa domain-containing）蛋白能选择性地干扰 Rev 的 NLS 与输入蛋白 β 的作用并阻止 Rev 的核输入，却并不妨碍转运蛋白介导的 Rev 进入细胞核的过程，而另一种人工设计的肽段 M9M 却阻碍后者。可见靶向相关序列，抑制 HIV-1 调控蛋白和其他蛋白相互作用也是抑制病毒复制的一个突破口。

5 衣壳蛋白

HIV-1 核输入过程还受到衣壳蛋白 CA p24 的调控[10]，CA 突变能够改变参与 PIC 核输入的输入蛋白和核蛋白[46-47]。例如 N74 的突变能决定 HIV-1 利用 Nup153、Tnpo3 以及某种程度上 Nup358 的能力[48]。又如 V86M 突变则能够导致病毒对宿主限制性天然免疫分子 TRIM5α（tripartite motif protein 5α）抗性，从而加强病毒的核输入能力[49]。然而，CA 与输入蛋白或核蛋白的具体相互作用尚未见报道，这说明 CA 的作用可能只是表明 PIC 核输入需要脱去衣壳。未完全脱壳的 PIC 可能难于与输入蛋白和 / 或亲核蛋白产生相互作用，通过靶向 CA 的 C 末端截短的聚腺苷酸化因子 CPSF6-358 相互作用可能影响病毒脱壳，是间接抑制 HIV 核输入的一个途径。而且脱壳的程度也会影响病毒是否在核输入的过程中需要核孔蛋白 NUP153[50]。还有研究发现，野生型 CA 能保护 HIV-1 免于靶向逆转录和核输入的干扰素 α 诱导因子的进攻[51]，突变则会增强病毒的敏感性。

6 DNA 活瓣（DNA Flap）

与 HIV-1 核输入相关的另一个因素 HIV-1 DNA Flap 也受到了关注。较早的研究认为这一结构形成于 HIV-1 逆转录过程中，与 HIV-1 核输入有关。DNA Flap 的活性机制可能是参与促进 PIC 在核孔处脱壳[52]，另一个可能是它能够使 PIC 的 NLS 暴露出来。靶向 DNA Flap 的抑制剂可能通过影响脱壳或干扰 PIC 的有效构象而抑制 PIC 核输入。干扰 DNA Flap 的多聚嘌呤区域 - 中间终止序列（cPPT-CTS）能明显影响病毒 DNA 核输入过程的动力学。这一影响与细胞周期和是否是分裂细胞无关，也说明病毒 DNA 的核输入存在于 2 种不同的情况下[53]。然而，Burdick 等[54]通过使用荧光蛋白标记的宿主限制因子 APOBEC3F（A3F）和 APOBEC3G（A3G）作为工具标记 PICs，发现逆转录并非核输入所必需，也从而使 DNA Flap 对核输入的作用引发争议。

7　晶状体上皮细胞衍生生长因子（LEDGF/p75）

LEDGF/p75（也称为转录辅激活蛋白 p75）是属于干细胞瘤衍生生长因子家族的促存活蛋白，它在 HIV 的整合和复制过程中起多种作用[55]，并且是第一个被发现在 HIV 整合过程中起定位控制的细胞因子[56]。LEDGF/p75 是 PIC 中重要的功能性组件，从 PIC 的形成到基因特异性的 HIV-1 整合过程中一直发挥重要作用[57]。LEDGF/p75 作为一个连接因子使 IN 与核内宿主染色体发生相互作用，促进病毒 DNA 在目标位点的整合[58]。

LEDGF/p75 由 530 个氨基酸残基组成（图 6-2），在 N 末端区域存在 1 个 PWWP 序列（残基 1~92）和 1 个 NLS 序列（R[146]RGRKRKAEKQ）[56]。PWWP 序列可以与细胞内的染色体结合，介导蛋白 - 蛋白和 / 或蛋白 -DNA 相互作用[60]。紧接 NLS 的是 1 对 AT-hook DNA 结合域（氨基酸残基 178~197），它们赋予与 DNA 小沟中富含 AT 的区域优先结合的能力，并在结构上影响参与转录的各种蛋白能否接近这一区域[61]。LEDGF/p75 还包含 3 段相对极性较大的蛋白区域（即电荷区，CR）。在 C 末端包含 1 段整合酶结合区（IN-binding domain，IBD，氨基酸残基 347~429），是由 5 个 α 螺旋组成的紧密的右旋束形结构，正是这个结构介导染色体与整合酶的结合[58]。LEDGF/p75 的 PWWP 和 IBD 区对于 HIV-1 感染 LEDGF/p75 耗尽的细胞有重要作用[62]。通过晶体学和定向诱变的研究发现，整合酶 A 链的 Q^{168}、E^{170}、T^{174} 和 B 链的 T^{125}、W^{131} 以及 LEDGF/p75 的 I^{365}、D^{366}、F^{406} 和 V^{408} 是相互作用的结合位点[63]，这些发现阐释了 IN-LEDGF/p75 特异性相互作用的结构基础。LEDGF/p75-IN 的相互作用为慢病毒属所特有，并且这种结合形式可以保护病毒蛋白免于泛素蛋白修饰和蛋白酶体的降解[58]。细胞中的 LEDGF/p75 耗尽和 / 或过表达整合酶结合区域都会使病毒的复制受到阻碍。因此，LEDGF/p75-IN 的相互作用也是一个潜在的药物研究靶点。

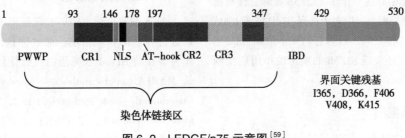

图 6-2　LEDGF/p75 示意图[59]

8　TNPO3/ 转运蛋白 -SR2

TNPO3/ 转运蛋白 -SR2（TRN-SR2）是一种 IN 辅助因子，其 N 末端区域（氨基酸残基 62~334）能与 IN 结合。研究显示该辅助因子也介导 HIV PIC 核输入过程，能增强 HIV 病毒的感染能力[8]。淋病球菌可以通过激活转运蛋白 -SR2 而使 CD4⁺ T 细胞更容易受到感染[64]。还有报道研究了 PIC 核输入过程中 IN 与核孔蛋白 Nup153 和核输入因子（TNPO3 和输入蛋白 7）的相互作用[65]。Logue EC 等进一步发现 TNPO3 在核输入中的功能区域为其羧基末端的"货物"结合区域（cargo-binding domain）[66]。但也有报道发现整合酶 W131A 和 Q168L 突变能一定程度上破坏与 TNPO3 结合，却并没有明显影响核输入过程[67]。

同时，TNPO3 也被认为介导剪切因子的核输入。De Iaco 等发现 TNPO 通过间接的方式增强 HIV-1 的感染性：将与 CA 接合的 CPSF6（cleavage and polyadenylation specificity factor 6）导向细胞质而不是细胞核，从而影响 CA 的稳定性[68]。Thomas 等得出类似的结论[69]：CPSF6 的过度表达增强 HIV-1 衣壳的稳定性，从而降低 HIV-1 核输入，抑制感染；而在没有 TNPO3 的细胞中，CPSF6 能够抑制 HIV-1 感染。Maertens 与 Tsirkone 等[70-71]进一步获得 TNPO3 的晶体结构、TNPO3 与 GTPase Ran 复合体以及与选择性剪切因子（ASF/SF2）复合体的晶体结构，显示 TRN-SR2 包含 20 个 HEAT 重复螺旋结构。其中前 9 个形成了一个"摇篮"式的结构与 Ran-GTP 结合，柔性的核转运蛋白 β 部分环抱着 RNA 识别区域和被转运"货物"分子的 RS 区域。TNPO3 中一些位于富含精氨酸螺旋上或周围的带电荷的残基能与"货物"分子磷酸化的 RS 区域结合，这些结合对于 ASF/SF2 的识别和核输入至关重要。TNPO3 中同一区域发生的突变能破坏它与 CPSF6 的相互作用并抑制 HIV-1 感染。另外有报道称[72]，HIV-1 PIC 核输入的驱动力有可能是 GDP 和与 GTP 结合状态的 Ran（一种 GTP 酶）

的浓度梯度。TRN-SR2 能够与 Ran 结合，由于 Ran-GTP 的作用，使进入细胞核的整合酶从与 TRN-SR2 的复合体上被释放出来。这些重要的相互作用为 HIV-1 抑制剂的开发提供了潜在的靶点。

9 核孔蛋白复合物

核孔蛋白复合物介导细胞质和细胞核之间大分子物质的运输，是核输入这一过程必不可少的关键结构基础，但是 HIV 如何利用它进行核输入的机制还不清楚[73]。Francesca 等研究了其中的 4 种重要的核孔蛋白：Nup358/RanBP2、Nup214/CAN、Nup98 和 Nup153。尽管它们中的任何一种缺失都会降低病毒的感染性，但只有位于核孔复合体核篮部位的 Nup153 直接参与核输入过程[73-74]，它的富含苯丙氨酸 - 甘氨酸（FG）的柔性碳末端与 CA 的 N 末端直接作用[75-76]。另外的报道则显示 Nup358/RanBP2 在 HIV DNA 的核输入中起到关键作用，但它对于病毒 mRNAs 和 Rev 的核转运则不是必需的[77]，在核输入前与 CA 无直接的相互作用[78]。Dharan 等[79]发现驱动蛋白 Kinesin-1motor（KIF5B）能将 Nup358 重新定位到细胞质中，在这一过程中 Nup358 直接作用于病毒衣壳，而 CA 中一个位于保守疏水口袋中的突变（N74D）和亲环蛋白 A 结合区域的突变（P90A）都能阻止这一作用。KIF5B 敲除会抑制核输入以及 HIV-1 的感染能力，但对于具有 N74D 或者 P90A 突变的病毒株却无这种效果，因为它们并不依赖 Nup358 来进行核输入。研究还发现 KIF5B 的重定位作用还受到 CPSF6 的影响。

10 宿主亲环蛋白

在 HIV-1 复制的早期，病毒逆转录生成 RNA 并将 RNA 输入细胞核的过程需要避开宿主的免疫系统。宿主因子亲环蛋白 A（cyclophilin A，CypA）就通过与 CA 的结合作用于这些步骤。研究发现，一些 CA 发生变异的 HIV-1、HIV-2 和 SIV 病毒株的感染性都受到 Cyp 的影响而降低。这些保守性突变在不同的病毒株中都存在，与病毒 cDNA 的核输入能力的降低有关。而且 CypA 的抗病毒活性还需要位于核内的核膜蛋白 SUN2 的参与[80]。

亲环蛋白 B（CypB）是另一种免疫亲和蛋白和分子伴侣，它主要存在于内质网上，被发现能与 HIV-1 的 Gag 蛋白结合。最新的研究显示，CypB 的过表达能增强病毒 DNA 的核侵入从而提高 HIV-1 的感染能力[81]。使用环孢素并不能抑制 CypB 的这种增强作用，而且依赖其 N 末端的包含内质网前导序列的部分。这段序列有可能就是 NLS 信号，并且对于这种蛋白的分泌起到关键作用。敲除 N 末端，导致 CypB 在内质网上错误定位，并使 HIV 的感染性降低。

11 干扰素及其诱导蛋白

Ⅰ型干扰素（IFN）能够抑制 HIV-1 复制，而且它也能诱导表达一系列抗 HIV-1 的基因产物。然而任何一种已知的抑制 HIV-1 整合前期的抗病毒蛋白都不是Ⅰ型干扰素诱导产生的。通过对比不同细胞系（它们对干扰素抑制 HIV-1 早期阶段的支持能力不同）的基因表达性质，Melissa 等发现了一种Ⅰ型干扰素诱导的抗 HIV-1 抑制剂黏性病毒耐药蛋白 2（myxovirus resistance-2，Mx2/MxB，属于动力蛋白样 GTP 酶）[82]。Mx2 能降低很多慢病毒的感染能力，减少 Mx2 的表达后，干扰素 α（IFN-α）的抗病毒能力也随之降低。进一步的实验结果表明，Mx2 通过抑制 HIV-1 的核输入或者使核内的病毒 DNA 分解而发挥作用，而且这种抑制是衣壳蛋白依赖性的。另有报道认为 Mx2 还至少干扰 HIV 感染中的核输入后的转运和 / 或整合[83]。

NLRX1 是一种 NOD 样受体蛋白，被发现具有负调节先天免疫的能力。NLRX1 缺乏会降低 HIV-1 DNA 在单核细胞中的核输入[84]。另外，实验发现它还能降低Ⅰ型干扰素和与 HIV-1 逆转录相关的细胞因子的表达。

12 微管结合蛋白

进入细胞以后，HIV-1 病毒利用微管和微丝向细胞核进行快速的物质传输。通过筛选，4 种细胞骨架成分作为潜在的 HIV-1 衣壳蛋白结合伴侣被发现，它们分别是 MAP1A（microtubule-associated protein 1A）、MAP1S（microtubule-associated protein 1S）、CKAP1（cytoskeleton associated protein 1）和 WIRE[85]。其中，敲除指示细胞以及人类原代巨噬细胞中的 MAP1A 或 MAP1S 导致衣壳蛋白在远离核膜的地方特征性的积累，很大程度地降低了 HIV-1 的感染性。研究显示 MAP1 通过它的轻链 LC2 与衣壳蛋白 p24 作用，使它们依附在微管系统并输送到核膜的位置进而进行有效的核输入。

总之，HIV-1 核输入是一个多因子影响的非常复杂的过程，依赖 PIC 成分或 HIV-1 蛋白与多种细胞核输入因子之间的相互作用（图 6-3，见文末彩图）[86]，干扰这些相互作用是抗病毒治疗的新途径。目前，作用于核输入过程的抗 HIV 药物研发主要基于 2 种途径：将功能蛋白发生结合的关键部分直接衍生而得到肽，或经进一步修饰提高它们的亲和力和理化性质，获得能用于干扰蛋白质 - 蛋白质相互作用的抗病毒药物[87]；基于蛋白质 - 蛋白质相互作用的具体结合模式进行合理药物设计或通过虚拟筛选发现小分子抑制剂，虽然基于结构的药物设计难度很高[88]，但是通过该途径已经发现了一些能够抑制核输入过程的小分子活性化合物，为新的抗 HIV 药物的研发带来希望。

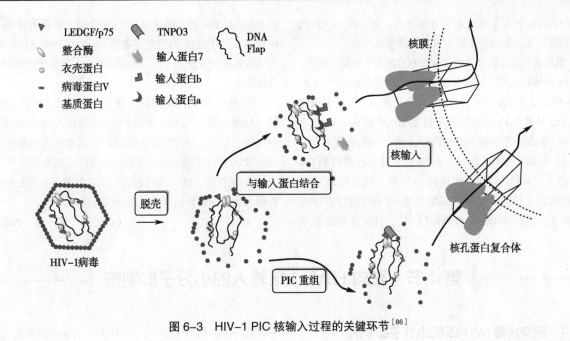

图 6-3　HIV-1 PIC 核输入过程的关键环节[86]

（田　野　展　鹏　刘新泳）

第 3 节　抑制核输入的多肽和类肽化合物

多肽通过 2 种机制抑制 NLS 依赖性核输入：与亲核蛋白的 NLS 区域结合并覆盖它，从而抑制其与输入蛋白作用；或者模拟 NLS 序列，与含有 NLS 的蛋白竞争输入蛋白上的可结合区域。利用这一原理，可有效地获得具有抑制核输入能力的多肽和类肽。迄今为止，所研究的多肽多数通过第 2 种机制抑制核输入。由于短肽的代谢稳定性低，尤其是线性肽易被细胞内的蛋白水解酶迅速降解，因此对肽链结构进行修饰如肽链环化可以防止肽的水解，增加代谢稳定性。肽链环化修饰包括侧链环化（side chain cyclization，SC）和主链环化（backbone cyclization，BC）。侧链环化是将侧链、氨基末端或羧基末端的官能团（如氨基、羧基、巯基）发生环化形成酰胺键或二硫键；主链环化是将 2 个主链酰胺键与人工合成的连接链发生共价结合，从而显著增强其代谢稳定性[89]。以下概述了此类多肽和类肽化合物抑制 HIV-1 PIC 和亲核蛋白核输入的作用。

HIV-1 MA 的 NLS（氨基酸残基 24~31、110~114）可以与输入蛋白 α 结合，对于 PIC 在巨噬细胞和休眠期中的 T 细胞中的核转运过程的顺利进行有重要作用，因此它也成为一个潜在的药物作用靶点。由 SV40 大 T 抗原 NLS 衍生出的多肽与 MA 的 NLS 十分相似，Gulizia[90] 和 Gallay[91] 等使用它作为输入蛋白 α-PIC 相互作用的竞争性抑制剂，证明了这种蛋白-蛋白相互作用在 HIV 基因组的核转运过程中的重要性。然而，要达到抗 HIV 的治疗效果，必须使用高浓度的 NLS 肽段，限制了其应用。Friedler 等从 HIV MA NLS 衍生出来一系列主链环状多肽，在体外

活性测试中，抑制 NLS-BSA 蛋白核转运的 IC_{50} 值达到了 35nmol/L[92]。这可能是因为它与输入蛋白 α 作用，生成无活性的复合物。但是目前还不知道这种人工合成的肽链是否能抑制 HIV 复制。有人通过分子模拟设计了 HIV-1 MA NLS 的类似物——2 个间苯二酚的 3-氨基丙醚通过 1 条二酰胺链连接起来的结构。在与输入蛋白 α 竞争性结合的测试中发现，含有 10 个原子的连接链的化合物活性最好，连接链较短的类似物则没有活性[93]。

模拟整合酶（integrase，IN）上与输入蛋白 α 发生作用的 NLS 序列的多肽可能具有抑制 HIV-1 感染的能力，对含 IN 氨基酸残基 161~173 的肽——NLS-IN 的研究证实了这一假设[94]。NLS-IN 肽通过破坏 IN-输入蛋白 α 复合体，能够抑制细胞核中 IN 的累积、病毒 cDNA 的整合并最终抑制细胞中的 HIV-1 复制。其他研究也证实了用特定的细胞渗透性肽破坏感染细胞中的 IN-输入蛋白 α 或者 IN-TNPO3 复合体都能阻止整合酶和病毒 cDNA 的核输入[16]。

细胞因子 LEDGF/p75 通过 IBD 与 IN 结合。对 LEDGF/p75 IBD 和 IN 催化核心区域二聚体复合物的晶体结构和溶液结构分析表明，IBD 氨基酸残基 361~370 可能与 IN-NLS（氨基酸残基 161~173）发生作用[95]。研究报道，NLS 发生突变的 LEDGF/p75 非亲核部分与 IN 相互作用，抑制 IN 的核输入[60]。Hayouka 等证实含有 LEDGF/p75 361~370 氨基酸残基的细胞渗透性肽能抑制 HIV-1 复制[96]，因此 LEDGF/p75 的 361~370 氨基酸残基可能通过与 IBD 竞争，继而抑制 IN 与 LEDGF/p75 的结合。有趣的

是，LEDGF/p75 衍生肽也能与 HIV-1 Rev 蛋白的 NLS 序列发生相互作用，但这并不抑制 Rev 的核输入[97]。

最近研究报道显示，HIV Rev 与 IN 也能发生相互作用[98]，抑制 IN 的核输入[99]。实验分别用包含 Rev 氨基酸残基 13~23 和 53~67 的 2 个 Rev 衍生肽与 Rev 竞争结合 IN[97-98]，结果发现由于 2 种肽与 IN 结合使 HIV 感染细胞中的 Rev-IN 复合体分解，从而阻断病毒 IN 的核输入，并抑制病毒复制。

IN 与 Rev 的相互作用表明 IN 衍生肽也可能阻断 Rev 的核输入。为确认与 Rev 作用的 IN 区域，经过对 IN 衍生肽库的筛选，得到含有 IN 氨基酸残基 66~80 和 118~128 的 2 种肽（分别称为 INr-1 和 INr-2）[100]。HIV 感染细胞中

的 INr 肽与 Rev 结合破坏 Rev-IN 复合体，并且阻止 Rev 的核输入[99]。ELISA 筛选测定表明 INr 肽与 Rev 蛋白的寡聚化区域发生相互作用[100]，因此阻断 Rev 寡聚化可抑制 Rev 的核输入。

另外，有研究发现输入蛋白 β 能与 Tat 中富含精氨酸（ARM）的序列相互作用，使 Tat 转移入受感染细胞的细胞核[65]。几个含有 Tat ARM 的 BC 肽能够通过抑制 Tat-NLS-BSA 聚合物输入渗透细胞的细胞核而发挥作用[101]。

综上所述，这一系列的研究成果为进一步开发 HIV-1 核输入肽类抑制剂提供了坚实的理论基础。

（田　野　展　鹏　刘新泳）

第 4 节　靶向 HIV-1 核输入的小分子抑制剂

1　靶向病毒 MA NLS 的小分子抑制剂

在小分子 HIV-1 核输入抑制剂的研究中，病毒 MA NLS 是一个重要的研究靶点，寻找能和 MA 碱性 NLS 上的正电荷的化合物是主要的研究目标。第一个作用于此靶点并能抑制 HIV-1 核输入及病毒复制的化合物是亚芳基二甲基酮衍生物 ITI-002（CNI-H0294）（图 6-4）[102]。研究发现，ITI-002 的嘧啶侧链首先与 HIV-1 RT 相互作用，使化合物能在 PIC 中得到集中[103]，并推动反应使酚环的羰基特异性地与 MA 第一个 NLS 上的赖氨酸残基形成希夫碱而结合[104]。因此，该类化合物具有低毒、高选择性的优点。与 RT 的作用对 ITI-002 的活性很关键，因为药物并不抑制含碱性 NLS 的模型底物的核输入，并且修饰后不能与 RT 结合的化合物也丧失了抑制 HIV-1 复制的能力[105]。ITI-002 能够抑制巨噬细胞、CD4+T 细胞以及体外培养淋巴组织中的 HIV-1 复制[102]。由于 MA 并非是介导 HIV-1 核输入的唯一因素，因此靶向 MA NLS 的化合物能有效抑制 HIV-1 复制出乎意料。一种解释是 ITI-002 可能抑制病毒整合后的生命活动，这些步骤依赖 MA 的碱性区域。其中一步是病毒装配，在此过程中 Gag 前体中的 MA 碱性区域是主要膜定位信号[105]。在体外测试中没有发现 ITI-002 与其他临床上的 RT 抑制剂和蛋白酶抑制剂存在拮抗作用[106]，但

是较低的生物利用度妨碍了对 ITI-002 的临床前研究。

由于 ITI-002 与 HIV-1 RT 的结合是通过它的嘧啶侧链完成的，并且病毒 cDNA 的逆转录过程没有受到影响，证明与 RT 的结合发生在酶活性位点以外，所以对侧链的修饰可能会使它同时具有对 RT 和核输入 2 个靶点的抑制作用[103]。基于这一思想，研究人员对 ITI-002 进行多种改造，并选中其中的 2 个衍生物 ITI-011 和 ITI-062（图 6-4）进行进一步的活性测试，在小鼠和大鼠实验中，其口服生物利用度分别达到 39% 和 45%。这使得用小分子化合物通过 MA NLS 靶向 HIV-1 核转运过程来进行药物设计的设想成为现实[107]。噁二唑类衍生物是应用计算机辅助药物设计（CADD）发现的靶向 MA NLS 的另一类化合物，该类化合物是基于 HIV-1 MA 的晶体结构从 25 万个化合物中虚拟筛选得到的[108]。经分子模拟发现，这些化合物与 MA 在 N 端 NLS 的凹槽结合，而凹槽是由酪氨酸残基（Y29）向内定位产生的。ITI-367（图 6-4）是此类化合物中的代表，能抑制巨噬细胞和 CD4+T 细胞中 PIC 与输入蛋白 α 的结合，进而抑制 PIC 核输入及 HIV 复制[108]。需要特别指出的是，ITI-367 在体外与核苷类逆转录酶抑制剂（齐多夫定、D4T）、非核苷类逆转录酶抑制剂（依法韦仑）或蛋白酶抑制剂（沙奎那韦、奈夫那韦）联合应用时能产生协同抑制作用。

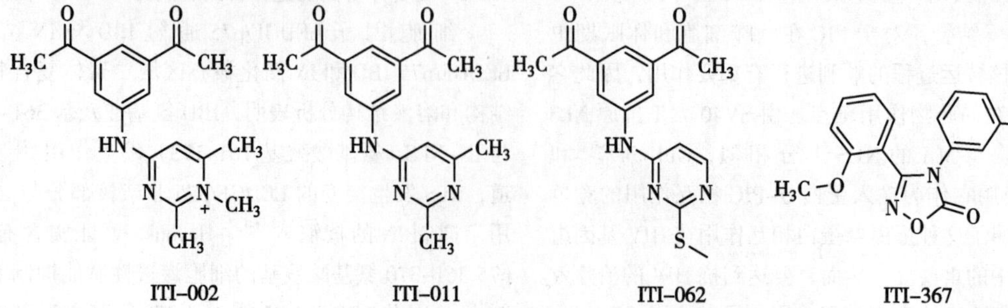

ITI-002　　　　　ITI-011　　　　　ITI-062　　　　　ITI-367

图 6-4　靶向病毒 MA NLS 的小分子抑制剂

2 靶向 IN-LEDGF/p75 相互作用的小分子抑制剂

IN-LEDGF/p75 相互作用是目前为止人们了解得较为清楚的病毒与宿主之间的相互作用之一。由于在病毒的复制和感染过程中至关重要，这一相互作用成为抗 HIV 药物设计和基因治疗的理想靶点，并且随着复合物晶体结构的精确解析，为更深入的合理药物设计提供合理的依据[109]。Belete 等发现了一系列靶向位于整合酶催化核心区域二聚体界面的 LEDGF/p75 结合口袋的抑制剂，它们被称为 LEDGINs（LEDGF/p75-IN interaction site inhibitors）[110]。作者通过其中的 2 个化合物（CX04328：EC$_{50}$=2.35μmol/L；CX05045：EC$_{50}$=0.76μmol/L）验证了 LEDGIN 发挥作用是通过干扰病毒的逆转录与核输入实现的。

苯甲酸衍生物 D77（图 6-5）是第一个被报道的靶向 IN-LEDGF/p75 相互作用的小分子 HIV 抑制剂[111]。通过位点定向诱导的分子对接分析和表面等离子共振（surface plasmon resonance，SPR）结合测定得到 D77 可能的结合模式，对进一步的修饰提供了有用的信息。

通过基于药效团的合理药物设计方法，另一类 IN-LEDGF/p75 相互作用抑制剂 CHIBA-3003 被发现，其活性在 μmol/L 数量级（图 6-5）。此外，通过分子对接的方法，讨论了可能的结合模式[112]。

多种有效的对 IN-LEDGF/p75 相互作用抑制剂进行生物化学评价的方法被建立，并且通过这些方法多个相关抑制剂被成功发现[113-114]。其中 Wagstaff KM 等发展出一种基于光激化学发光免疫分析（amplified luminescent proximity homogeneous linked immunosorbent assag，AlphaLISA）的高通量筛选核输入抑制剂的方法，主要针对整合酶与核转运蛋白 α/β 之间的相互作用，并运用这一方法成功地发现了多个 IN- 输入蛋白 α/β 相互作用抑制剂，其中的一个化合物米非司酮（mifepristone）被证实能有效地阻止受感染细胞中的整合酶的核输入。还发现了广谱的核转运蛋白 α/β 抑制剂，如伊维菌素（ivermectin）。作者进一步研究了 ivermectin 的作用方式，发现它对包括只由转运蛋白 β$_1$ 介导的等其他一些核输入途径没有影响，并且确定了 ivermectin 对 HIV-1 和登革热病毒都有很强的抗病毒活性[115]。

必须指出的是，LEDGF/p75 还起到连接染色质与其他细胞蛋白的作用[116]，但是有人提出细胞中存在其他蛋白质可以代替 LEDGF/p75 在与 PIC 的结合中发挥染色体圈合的作用，这有可能降低以 IN-LEDGF/p75 相互作用为靶点的效果。也有研究发现，一个含有香豆素结构的 IN 抑制剂的结合位点就在 IN 与 LEDGF/p75 发生相互作用的区域中[117]，这为基于结构的药物设计提供了思路：新设计的分子可以同时具有 2 种作用机制，分别抑制 IN 多聚体的形成和 IN 与 LEDGF/p75 的相互作用[32]。

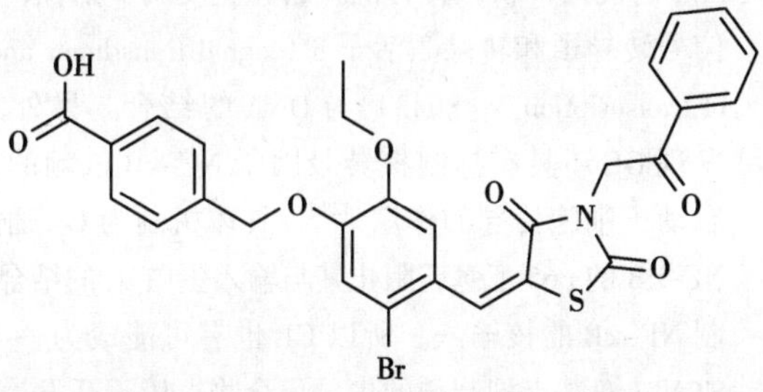

D77

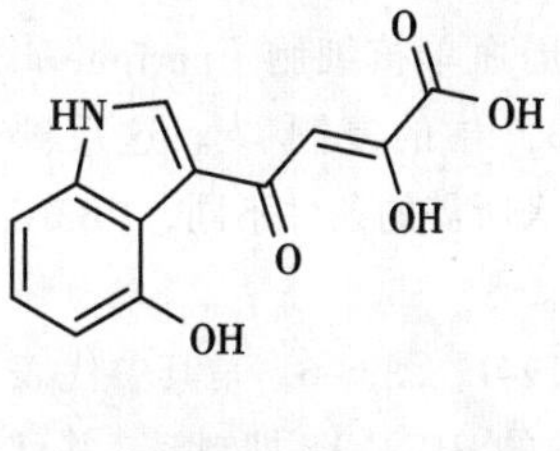

CHIBA-3003

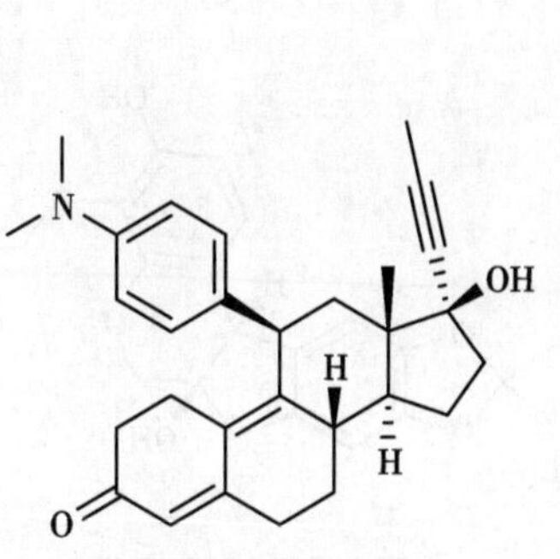

mifepristone

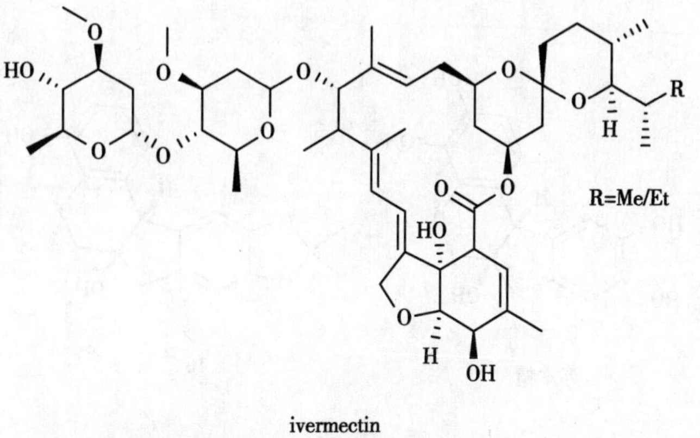

ivermectin

R=Me/Et

图 6-5 靶向 IN-LEDGF/p75 相互作用的小分子抑制剂

3 其他小分子抑制剂

研究发现 TLR2（Toll 样受体 2）的激活能够通过 T 细胞活化依赖和非依赖 2 种机制，显著增强 HIV 在静止期 CD4$^+$ T 细胞中的感染以及 HIV 的核输入[118]。实验发现多种化合物都能阻止 TLR2 对 HIV 感染及核输入的增强效应，其中包括 CypA、IkBa 抑制剂以及 PI3K 抑制剂。

作为一个与 PIC 核输入有关的 HIV-1 蛋白，Vpr 能与输入蛋白 α 结合[39]。输入蛋白 α 与 Vpr 的氨基酸残基 17~34 的相互作用对 Vpr 的核输入、巨噬细胞中 HIV-1 的复制是必不可少的[39]。研究发现苏木精（图 6-6）能够抑制这一相互作用[72]，它并不影响 Vpr 终止 G$_2$ 期细胞循环的能力，只是选择性且剂量依赖性地阻碍 Vpr 与输入蛋白 α 的结合，作用于 Vpr 的核输入。苏木精在 20~40μmol/L 的浓度下能有效抑制 HIV-1 PIC 核输入以及巨噬细胞中 HIV-1 的复制[119]。进一步的构效关系研究主要探讨结构中 2 个苯环上羟基取代的位置和个数，最终发现中间体化合物 16 具有最好的活性，其抗核输入活性比苏木精提高 2.5 倍，抗病毒活性也提高至少 2 倍[120]。为了提高这类化合物的稳定性，一个能在巨噬细胞中特异性地结合到 Vpr 的稳定的衍生物被设计合成出来[121]。有趣的是，它能非常强地作用于 Vpr C 末端 α 螺旋区域（αH3）的 54~74 氨基酸残基序列上。而这些残基在多种 HIV-1 病毒株中均具有很高的保守性，这说明这类化合物可能对多种突变株均能发挥作用。但是也有报道称，Vpr 抑制剂并不能影响 HIV-1 在外周血单核细胞（peripheral blood mononuclear cell，PBMC）中的复制[41]。这反映了不同类型细胞中的 PIC 核输入所需的条件不同，PBMC 核输入可能不需要 Vpr 的参与。

苯乙烯基喹啉（SQs，如 Fz41，图 6-6，是其中代表性的活性化合物）被发现是有效的 HIV-1 IN 抑制剂，并且能抑制 HIV-1 在细胞中的复制[122]，且能选择性地抑制 IN 与核输入相关胞内因子（如输入因子 7，是 HIV-1 IN 免疫共沉淀的胞内结合配体）的相互作用，这种抑制作用对其发挥抗病毒活性具有一定的贡献[123]。

Chen 等[124]筛选了 1 500 个合成化合物，发现苯甲酰胺类化合物 AH109 具有抗 HIV-1 的活性（EC$_{50}$ 为 0.7μmol/L）。进一步的机制研究发现，AH109 能特异性地破坏 HIV-1 逆转录过程和 cDNA 的核输入，由于作用机制不同，对临床常见的齐多夫定、拉米夫定、奈韦拉平和雷特格韦的耐药株都有抑制作用。

通过标记初期 DNA 并检测病毒整合酶，Peng 等定量地检测到功能性 RTC/PIC（逆转录复合体/整合前复合体）。他们发现病毒衣壳蛋白在巨噬细胞的细胞质和细胞核中的 PIC 中均存在，说明衣壳蛋白或衣壳蛋白样结构也有核输入的过程[125]。研究发现，靶向 CA 的化合物 PF74 显示了 2 种作用机制，在低浓度时能阻止 RTC/PIC 与 CPSF6 的相互作用和核输入，在高浓度时则抑制逆转录。Hulme 等的研究也证明了相似的问题[126]，他们对 PF74 与 BI2[127]2 个分子进行研究，发现它们的靶点都是 CA，但是对 HIV-1 的脱壳都没有影响，所以推断其可能作用于后续的步骤如核输入。通过超高分辨率结构光镜分析，他们发现细胞核内的 PIC 仍残留一部分 CA，而这些脱壳后还存在的 CA 应该就是 PF74 和 BI2 的作用靶点。

肉盘菌内酯（galiellalactone，GL）是真菌 *Galiella rufa* 的代谢产物，具有抗肿瘤和免疫调节活性，可以干扰信号转导子和转录激活子 3（signal transducer and activator of transcription 3，Stat3）与 DNA 的结合。另外，Perez 等发现 GL 还具有抑制核转录因子 NF-κB 依赖的 HIV-LTR 启动子细胞传导的作用[128]，具体机制为 GL 通过结合到 NF-κB 的 p65 亚基，阻止其与输入蛋白 α$_3$ 的结合，从而抑制 NF-κB 的核输入。所以 GL 也有可能成为一个 NF-κB/STAT3 双靶点抑制剂的先导化合物，用于开发治疗癌症和抗 HIV-1 的药物。

苏木精   16   稳定的苏木精衍生物

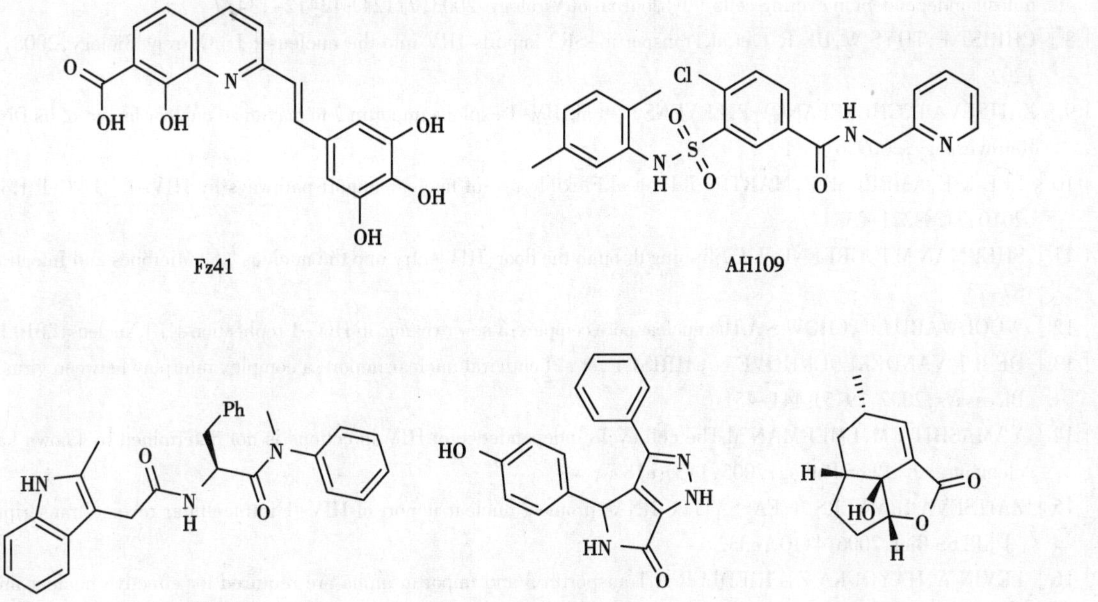

Fz41

AH109

PF74

BI2

GL

图 6-6　其他小分子核输入抑制剂

4　展望

目前高效抗逆转录病毒治疗（HAART）是对抗 AIDS 的主要手段，一般包括逆转录酶抑制剂、整合酶抑制剂和蛋白酶抑制剂的联合应用，能有效地降低感染者体内的 HIV 病毒数量，延长患者的生命，但长期服用药物的副作用以及耐药毒株的快速出现使得艾滋病的治疗形势越来越严峻，迫使人们继续寻找新型的抗 HIV 疗法和靶向新作用机制的抗病毒药物。

本文论述了 HIV-1 PIC 及其他关键因子（LEDGF/p75、转运蛋白 -SR2、核孔蛋白等）参与的核输入机制和过程，以及有抑制作用的多肽和小分子化合物的研究现状。随着对 HIV 病毒核输入过程分子机制越来越深入的研究，以及新型抑制剂的不断发现，使得病毒生命周期中的这一

过程成为抗 HIV 药物研究的潜在靶点。

需要特别指出的是，HIV-1 PIC 核输入是一个多因子参与、高度灵活的复杂过程，其中还涉及一些可相互替换的途径。因此多种不同机制的抑制剂的联合应用，或设计靶向核输入过程中单一途径的阶段会起到更好的抗病毒效果。同时，病毒蛋白和细胞因子都参与核输入过程，目标化合物的设计应更注重对病毒蛋白的特异性抑制，减少对细胞因子正常生理功能的影响，以降低其细胞毒性。另外，目前抗 HIV 治疗中的主要问题是耐药突变体的出现造成治疗的失败。由于病毒蛋白需要与非常保守的细胞核输入因子相互作用，变异的病毒对该类相互作用抑制剂产生耐药性的概率将会大大降低，这对于抗耐药性药物的研发具有重要意义[86]。

（田　野　展　鹏　刘新泳）

■ 参考文献 ■

［1］ IMMING P, SINNING C, MEYER A.Drugs, their targets and the nature and number of drug targets［J］.Nature Reviews Drug Discovery, 2006, 5（10）: 821-834

［2］ ROE T, REYNOLDS T C, YU G, et al.Integration of murine leukemia virus DNA depends on mitosis［J］.EMBO J, 1993, 12（5）: 2099-2108

［3］ BUKRINSKY M I, SHAROVA N, DEMPSEY M P, et al.Active nuclear import of human immunodeficiency virus type 1 preintegration complexes［J］.Proc Natl Acad Sci U S A, 1992, 89（14）: 6580-6584

［4］ WEI X, GHOSH S K, TAYLOR M E, et al.Viral dynamics in human immunodeficiency virus type 1 infection［J］.Nature, 1995, 373（6510）: 117-122

［5］ YAMASHITA M, EMERMAN M.Retroviral infection of non-dividing cells: old and new perspectives［J］.Virology, 2006, 344（1）: 88-93

［6］ IORDANSKIY S, BERRO R, ALTIERI M, et al.Intracytoplasmic maturation of the human immunodeficiency virus type 1 reverse transcription complexes determines their capacity to integrate into chromatin［J］.Retrovirology, 2006, 3（1）: 1

［7］ KATZ R A, GREGER, J G, BOIMEL P, et al.Human immunodeficiency virus type 1 DNA nuclear import and integration are mitosis independent in cycling cells［J］.Journal of Virology,2003,77(24):13412-13417

［8］ CHRIST F,THYS W,DE R J,et al.Transportin-SR2 imports HIV into the nucleus［J］.Current Biology,2008,18(16):1192-1202

［9］ ZAITSEVA L,CHEREPANOV P,LEYENS L,et al.HIV-1 exploits importin 7 to maximize nuclear import of its DNA genome［J］.Retrovirology,2009,6(1):1

［10］ LEE K E,AMBROSE Z,MARTIN T D,et al.Flexible use of nuclear import pathways by HIV-1［J］.Cell Host & Microbe,2010,7(3):221-233

［11］ SHERMAN M P,GREENE W C.Slipping through the door:HIV entry into the nucleus［J］.Microbes and Infection,2002,4(1):67-73

［12］ WOODWARD C L,CHOW S A.The nuclear pore complex:a new dynamic in HIV-1 replication［J］.Nucleus,2010.1(1):18-22

［13］ DE R J,VANDEKERCKHOVE L,CHRIST F,et al.Lentiviral nuclear import:a complex interplay between virus and host［J］.Bioessays,2007,29(5):441-451

［14］ YAMASHITA M,EMERMAN M.The cell cycle independence of HIV infections is not determined by known karyophilic viral elements［J］.PLoS Pathog,2005,1(3):e18

［15］ ZAITSEVA L,MYERS R,FASSATI A.tRNAs promote nuclear import of HIV-1 intracellular reverse transcription complexes［J］.PLoS Biol,2006,4(10):e332

［16］ LEVIN A,HAYOUKA Z,FRIEDLER A.Transportin 3 and importin alpha are required for effective nuclear import of HIV-1 integrase in virus-infected cells［J］.Nucleus,2010,1(5):422-431

［17］ AO Z J,DANAPPA J K,WANG B C,et al.Importin alpha3 interacts with HIV-1 integrase and contributes to HIV-1 nuclear import and replication［J］.Journal of Virology,2010,84(17):8650-8663

［18］ FASSATI A,GORLICH D,HARRISON I,et al.Nuclear import of HIV-1 intracellular reverse transcription complexes is mediated by importin 7［J］.The EMBO Journal,2003,22(14):3675-3685

［19］ ZIELSKE S P,STEVENSON M.Importin 7 may be dispensable for human immunodeficiency virus type 1 and simian immunodeficiency virus infection of primary macrophages［J］.Journal of Virology,2005,79(17):11541-11546

［20］ GALLAY P,HOPE T,CHIN D,et al.HIV-1 infection of nondividing cells through the recognition of integrase by the importin/karyopherin pathway［J］.Proceedings of the National Academy of Sciences,1997,94(18):9825-9830

［21］ BOUYAC-BERTOIA M,DVORIN J D,FOUCHIER R A,et al.HIV-1 infection requires a functional integrase NLS［J］.Molecular Cell,2001,7(5):1025-1035

［22］ DEPIENNE C,ROQUES P,CRÉMINON C.Cellular distribution and karyophilic properties of matrix,integrase,and Vpr proteins from the human and simian immunodeficiency viruses［J］.Experimental Cell Research,2000,260(2):387-395

［23］ HEINZINGER N K,BUKRINSKY M I,HAGGERTY S A,et al.The Vpr protein of human immunodeficiency virus type 1 influences nuclear localization of viral nucleic acids in nondividing host cells［J］.Proceedings of the National Academy of Sciences,1994,91(15):7311-7315

［24］ JAYAPPA K D,AO Z J,YANG M,et al.Identification of critical motifs within HIV-1 integrase required for importin alpha3 interaction and viral cDNA nuclear import［J］.J Mol Biol,2011,410(5):847-862

［25］ AO Z J,HUANG G Y,YAO H,et al.Interaction of human immunodeficiency virus type 1 integrase with cellular nuclear import receptor importin 7 and its impact on viral replication［J］.Journal of Biological Chemistry,2007,282(18):13456-13467

［26］ DE HOUWER S,DEMEULEMEESTER J,THYS W,et al.Identification of residues in the C-terminal domain of HIV-1 integrase that mediate binding to the transportin-SR2 protein［J］.J Biol Chem,2012,287(41):34059-34068

［27］ DE HOUWER S,DEMEULEMEESTER J,THYS W,et al.The HIV-1 integrase mutant R263A/K264A is 2-fold defective for TRN-SR2 binding and viral nuclear import［J］.J Biol Chem,2014,289(36):25351-25361

［28］ BUKRINSKY M I,HAGGERTY S,DEMPSEY M P,et al.A nuclear localization signal within HIV-1 matrix protein that governs infection of non-dividing cells［J］.Nature,1993,365(6447):666-669

［29］ FIORENTINI S,MARINI E,CARACCIOLO S,et al,Functions of the HIV-1 matrix protein p17［J］.The New Microbiologica,2006,29(1):1-10

［30］ CAI M L,HUANG Y,CRAIGIE R,et al.Structural basis of the association of HIV-1 matrix protein with DNA［J］.PLoS One,2010,5(12):e15675

［31］ ZHAN P,LIU X,DE C E.Blocking nuclear import of pre-integration complex:an emerging anti-HIV-1 drug discovery paradigm［J］.Curr Med Chem,2010,17(6):495-503

［32］ BUTTERFIELD-GERSON K L,SCHEIFELE L Z,RYAN E P,et al.Importin-β family members mediate alpharetrovirus Gag nuclear entry via interactions with matrix and nucleocapsid［J］.Journal of Virology,2006,80(4):1798-1806

［33］ MANNIOUI A,NELSON E,SCHIFFER C,et al.Human immunodeficiency virus type 1 KK 26-27 matrix mutants display impaired infectivity,circularization and integration but not nuclear import［J］.Virology,2005,339(1):21-30

［34］ REIL H,BUKOVSKY A A,GELDERBLOM H R,et al.Efficient HIV-1 replication can occur in the absence of the viral matrix protein［J］.The EMBO Journal,1998,17(9):2699-2708

［35］ THIEU K P,MORROW M P,SHEDLOCK D J,et al.HIV-1 Vpr:regulator of viral survival［J］.Current HIV Research,2009, 7(2):153-162

［36］ AIDA Y,MATSUDA G.Role of Vpr in HIV-1 nuclear import:therapeutic implications［J］.Current HIV Research,2009,7(2): 136-143

［37］ LYONNAIS S,GORELICK R J,Heniche-Boukhalfa,et al.A protein ballet around the viral genome orchestrated by HIV-1 reverse transcriptase leads to an architectural switch:from nucleocapsid-condensed RNA to Vpr-bridged DNA［J］.Virus Res,2013,171(2):287-303

［38］ TAKEDA E,MURAKAMI T,MATSUDA G,et al.Nuclear exportin receptor CAS regulates the NPI-1-mediated nuclear import of HIV-1 Vpr［J］.PLoS One,2011,6(11):e27815

［39］ NITAHARA-KASAHARA Y,KAMATA M,YAMAMOTO T,et al.Novel nuclear import of Vpr promoted by importin alpha is crucial for human immunodeficiency virus type 1 replication in macrophages［J］.Journal of Virology,2007,81(10):5284-5293

［40］ CALY L,KASSOUF VT,MOSELEY G W,et al.Fast track,dynein-dependent nuclear targeting of human immunodeficiency virus Vpr protein:impaired trafficking in a clinical isolate［J］.Biochem Biophys Res Commun,2016,470(3):735-740

［41］ DE S S,PLANELLES V,WU L.Differential effects of Vpr on single-cycle and spreading HIV-1 infections in CD4+ T-cells and dendritic cells［J］.PLoS One,2012,7(5):e35385

［42］ JAYAPPA K D,AO Z,YAO X.The HIV-1 passage from cytoplasm to nucleus:the process involving a complex exchange between the components of HIV-1 and cellular machinery to access nucleus and successful integration［J］.Int J Biochem Mol Biol,2012,3(1):70-85

［43］ TRUANT R,CULLEN B R.The arginine-rich domains present in human immunodeficiency virus type 1 Tat and Rev function as direct importin β-dependent nuclear localization signals［J］.Molecular and Cellular Biology,1999,19(2):1210-1217

［44］ DEBAISIEUX S,RAYNE F,YEZID H,et al.The ins and outs of HIV-1 Tat［J］.Traffic,2012,13(3):355-363

［45］ GU L L,TSUJI T,JARBOUI M A,et al.Intermolecular masking of the HIV-1 Rev NLS by the cellular protein HIC:novel insights into the regulation of Rev nuclear import［J］.Retrovirology,2011,8:17

［46］ YAMASHITA M,PEREZ O,HOPE T J,et al.Evidence for direct involvement of the capsid protein in HIV infection of nondividing cells［J］.PLoS Pathog,2007,3(10):e156

［47］ SHAH V B,AIKEN C.HIV Nuclear Entry:Clearing the Fog［J］.Viruses,2010,2(5):1190-1194

［48］ FASSATI A.Multiple roles of the capsid protein in the early steps of HIV-1 infection［J］.Virus Res,2012,170(1-2):15-24

［49］ VEILLETTE M,BICHEL K,PAWLICA P,et al.The V86M mutation in HIV-1 capsid confers resistance to TRIM5α by abrogation of cyclophilin A-dependent restriction and enhancement of viral nuclear import［J］.Retrovirology,2013,10:25

［50］ SCHALLER T,OCWIEJA K E,RASAIYAAH J,et al.HIV-1 capsid-cyclophilin interactions determine nuclear import pathway,integration targeting and replication efficiency［J］.PLoS Pathog,2011,7(12):e1002439

［51］ BULLI L,APOLONIA L,KUTZNER J,et al.Complex Interplay between HIV-1 Capsid and MX2-Independent Alpha Interferon-Induced Antiviral Factors［J］.J Virol,2016,90(16):7469-7480

［52］ ARHEL N J,SOUQUERE-BESSE S,MUNIER S,et al.HIV-1 DNA Flap formation promotes uncoating of the pre-integration complex at the nuclear pore［J］.The EMBO Journal,2007,26(12):3025-3037

［53］ RIVIERE L,DARLIX J L,CIMARELLI A.Analysis of the viral elements required in the nuclear import of HIV-1 DNA［J］.J Virol,2010,84(2):729-739

［54］ BURDICK R C,HU W S,PATHAK V K.Nuclear import of APOBEC3F-labeled HIV-1 preintegration complexes［J］.Proc Natl Acad Sci U S A,2013,110(49):E4780-4789

［55］ LLANO M,SAENZ D T,MEEHAN A,et al.An essential role for LEDGF/p75 in HIV integration［J］.Science,2006,314(5798): 461-464

［56］ MAERTENS G,CHEREPANOV P,DEBYSER Z,et al.Identification and characterization of a functional nuclear localization signal in the HIV-1 integrase interactor LEDGF/p75［J］.Journal of Biological Chemistry,2004,279(32):33421-33429

［57］ SHUN M C,RAGHAVENDRA N K,VANDEGRAAFF N,et al.LEDGF/p75 functions downstream from preintegration complex formation to effect gene-specific HIV-1 integration［J］.Genes & Development,2007,21(14):1767-1778

［58］ PLUYMERS W,BUSSCHOTS K,DE C E,et al.LEDGF/p75 is essential for nuclear and chromosomal targeting of HIV-1 integrase in human cells［J］.Journal of Biological Chemistry,2003,278(35):33528-33539

［59］ AL-MAWSAWI L Q,NEAMATI N.Blocking interactions between HIV-1 integrase and cellular cofactors：an emerging anti-retroviral strategy［J］.Trends in Pharmacological Sciences,2007,28(10):526-535

［60］ SHUN M C,BOTBOL Y,LI X,et al.Identification and characterization of PWWP domain residues critical for LEDGF/p75 chromatin binding and human immunodeficiency virus type 1 infectivity［J］.Journal of Virology,2008,82(23):11555-11567

［61］ TURLURE F,MAERTENS G,RAHMAN S,et al.A tripartite DNA-binding element,comprised of the nuclear localization signal and two AT-hook motifs,mediates the association of LEDGF/p75 with chromatin in vivo［J］.Nucleic Acids Research,2006,34(5):1653-1665

［62］ BOTBOL Y,RAGHAVENDRA N K,RAHMAN S,et al.Chromatinized templates reveal the requirement for the LEDGF/p75 PWWP domain during HIV-1 integration in vitro［J］.Nucleic Acids Research,2008,36(4):1237-1246

［63］ ZHAO Y,LI W,ZENG J,et al.Insights into the interactions between HIV-1 integrase and human LEDGF/p75 by molecular dynamics simulation and free energy calculation［J］.Proteins:Structure,Function,and Bioinformatics,2008,72(2):635-645

［64］ DING J,RAPISTA A,TELESHOVA N,et al.Neisseria gonorrhoeae enhances HIV-1 infection of primary resting CD4$^+$ T cells through TLR2 activation［J］.J Immunol,2010,184(6):2814-2824

［65］ WOODWARD C L,PRAKOBWANAKIT S,Mosessian S,et al.Integrase interacts with nucleoporin NUP153 to mediate the nuclear import of human immunodeficiency virus type 1［J］.Journal of Virology,2009,83(13):6522-6533

［66］ LOGUE E C,TAYLOR K T,GOFF P H,et al.The cargo-binding domain of transportin 3 is required for lentivirus nuclear import［J］.J Virol,2011,85(24):12950-12961

［67］ CRIBIER A,SÉGÉRAL E,DELELIS O,et al.Mutations affecting interaction of integrase with TNPO3 do not prevent HIV-1 cDNA nuclear import［J］.Retrovirology,2011,8:104

［68］ DE IACO A,SANTONI F,VANNIER A,et al.TNPO3 protects HIV-1 replication from CPSF6-mediated capsid stabilization in the host cell cytoplasm［J］.Retrovirology,2013,10:20

［69］ FRICKE T,VALLE-CASUSO J C,WHITE T E,et al.The ability of TNPO3-depleted cells to inhibit HIV-1 infection requires CPSF6［J］.Retrovirology,2013,10:46

［70］ MAERTENS G N,COOK N J,WANG W F,et al.Structural basis for nuclear import of splicing factors by human transportin 3 ［J］.Proc Natl Acad Sci U S A,2014,111(7):2728-2733

［71］ TSIRKONE V G,BEUTELS K G,DEMEULEMEESTER J,et al.Structure of transportin SR2,a karyopherin involved in human disease,in complex with Ran［J］.Acta Crystallogr F Struct Biol Commun,2014,70(Pt 6):723-729

［72］ TALTYNOV O,DEMEULEMEESTER J,CHRIST F,et al.Interaction of transportin-SR2 with Ras-related nuclear protein(Ran) GTPase［J］.J Biol Chem,2013,288(35):25603-25613

［73］ DI NUNZIO F,DANCKAERT A,FRICKE T,et al.Human nucleoporins promote HIV-1 docking at the nuclear pore,nuclear import and integration［J］.PLoS One,2012,7(9):e46037

［74］ DI N F,FRICKE T,MICCIO A,et al.Nup153 and Nup98 bind the HIV-1 core and contribute to the early steps of HIV-1 replication［J］.Virology,2013,440(1):8-18

［75］ LELEK M,CASARTELLI N,PELLIN D,et al.Chromatin organization at the nuclear pore favours HIV replication［J］.Nat Commun,2015,6:6483

［76］ MATREYEK K A,YÜCEL S S,LI X,et al.Nucleoporin NUP153 phenylalanine-glycine motifs engage a common binding pocket within the HIV-1 capsid protein to mediate lentiviral infectivity［J］.PLoS Pathog,2013,9(10):e1003693

［77］ ZHANG R,MEHLA R,CHAUHAN A.Perturbation of host nuclear membrane component RanBP2 impairs the nuclear import of human immunodeficiency virus-1 preintegration complex(DNA)［J］.PLoS One,2010,5(12):e15620

［78］ MEEHAN A M,SAENZ D T,GUEVERA R,et al.A cyclophilin homology domain-independent role for Nup358 in HIV-1 infection［J］.PLoS Pathog,2014,10(2):e1003969

［79］ DHARAN A,TALLEY S,TRIPATHI A,et al.KIF5B and Nup358 Cooperatively Mediate the Nuclear Import of HIV-1 during Infection［J］.PLoS Pathog,2016,12(6):e1005700

［80］ LAHAYE X,SATOH T,GENTILI M,et al.Nuclear Envelope Protein SUN2 Promotes Cyclophilin-A-Dependent Steps of HIV Replication［J］.Cell Rep,2016,15(4):879-892

［81］ DE B J,MADSON C J,BELSHAN M.Cyclophilin B enhances HIV-1 infection［J］.Virology,2016,489:282-291

［82］ KANE M,YADAV S S,BITZEGEIO J,et al.MX2 is an interferon-induced inhibitor of HIV-1 infection［J］.Nature,2013,502(7472):563-566

［83］ MATREYEK K A,WANG W F,SERRAO E,et al.Host and viral determinants for MxB restriction of HIV-1 infection［J］.Retrovirology,2014,11:90

［84］ GUO H,KÖNIG R,DENG M,et al.NLRX1 Sequesters STING to Negatively Regulate the Interferon Response,Thereby

Facilitating the Replication of HIV–1 and DNA Viruses［J］.Cell Host Microbe,2016,19(4):515–528

［85］FERNANDEZ J,PORTILHO D M,DANCKAERT A,et al.Microtubule–associated proteins 1(MAP1)promote human immunodeficiency virus type I(HIV–1)intracytoplasmic routing to the nucleus［J］.J Biol Chem,2015,290(8):4631–4646

［86］LEVIN A,LOYTER A,BUKRINSKY M.Strategies to inhibit viral protein nuclear import:HIV–1 as a target［J］.Biochimica et Biophysica Acta(BBA)–Molecular Cell Research,2011,1813(9):1646–1653

［87］LATHAM P W.Therapeutic peptides revisited［J］.Nature Biotechnology,1999,17(8):755–757

［88］WELLS J A,MCCLENDON C L.Reaching for high–hanging fruit in drug discovery at protein–protein interfaces［J］.Nature,2007,450(7172):1001–1009

［89］GAZAL S,GELERMAN G,ZIV O,et al.Human somatostatin receptor specificity of backbone–cyclic analogues containing novel sulfur building units［J］.Journal of Medicinal Chemistry,2002,45(8):1665–1671

［90］GULIZIA J,DEMPSEY M P,SHAROVA N,et al.Reduced nuclear import of human immunodeficiency virus type 1 preintegration complexes in the presence of a prototypic nuclear targeting signal［J］.Journal of Virology,1994,68(3):2021–2025

［91］GALLAY P,STITT V,MUNDY C,et al.Role of the karyopherin pathway in human immunodeficiency virus type 1 nuclear import［J］.Journal of Virology,1996,70(2):1027–1032

［92］HARITON–GAZAL E,FRIEDLER D,FRIEDLER A,et al.Inhibition of nuclear import by backbone cyclic peptidomimetics derived from the HIV–1 MA NLS sequence［J］.Biochimica et Biophysica Acta(BBA)–Protein Structure and Molecular Enzymology,2002,1594(2):234–242

［93］PARK S B,HO T H,REEDY B M,et al.Simple mimetics of a nuclear localization signal(NLS)［J］.Organic Letters,2003,5(14):2437–2440

［94］LEVIN A,ARMON–OMER A,ROSENBLUH J,et al.Inhibition of HIV–1 integrase nuclear import and replication by a peptide bearing integrase putative nuclear localization signal［J］.Retrovirology,2009,6(1):112

［95］CHEREPANOV P,AMBROSIO A L B,RAHMAN S,et al.Structural basis for the recognition between HIV–1 integrase and transcriptional coactivator p75［J］.Proceedings of the National Academy of Sciences of the United States of America,2005,102(48):17308–17313

［96］HAYOUKA Z,LEVIN A,MAES M,et al.Mechanism of action of the HIV–1 integrase inhibitory peptide LEDGF 361–370［J］.Biochemical and Biophysical Research Communications,2010,394(2):260–265

［97］LEVIN A,ROSENBLUH J,HAYOUKA Z,et al.Integration of HIV–1 DNA is regulated by interplay between viral rev and cellular LEDGF/p75 proteins［J］.Molecular Medicine,2010,16(1):34

［98］ROSENBLUH J,HAYOUKA Z,LOYA S,et al.Interaction between HIV–1 Rev and integrase proteins a basis for the development of anti–HIV peptides［J］.Journal of Biological Chemistry,2007,282(21):15743–15753

［99］LEVIN A,HAYOUKA Z,FRIEDLER A,et al.Nucleocytoplasmic shuttling of HIV–1 integrase is controlled by the viral Rev protein［J］.Nucleus,2010,1(2):190–201

［100］LEVIN A,HAYOUKA Z,HELFER M,et al.Peptides derived from HIV–1 integrase that bind Rev stimulate viral genome integration［J］.PLoS One,2009,4(1):e4155

［101］FRIEDLER A,FRIEDLER N W,LUEDTKE Y,et al.Development of a functional backbone cyclic mimetic of the HIV–1 Tat arginine–rich motif［J］.Journal of Biological Chemistry,2000,275(31):23783–23789

［102］HAFFAR O K,SMITHGALL M D,POPOV S,et al.CNI–H0294,a nuclear importation inhibitor of the human immunodeficiency virus type 1 genome,abrogates virus replication in infected activated peripheral blood mononuclear cells［J］.Antimicrobial Agents and Chemotherapy,1998,42(5):1133–1138

［103］POPOV S,DUBROVSKY L,LEE M A,et al.Critical role of reverse transcriptase in the inhibitory mechanism of CNI–H0294 on HIV–1 nuclear translocation［J］.Proceedings of the National Academy of Sciences,1996,93(21):11859–11864

［104］AL–ABED Y,DUBROVSKY L,RUZSICSKA B,et al.Inhibition of HIV–1 nuclear import via schiff base formation with arylene bis(methylketone)compounds［J］.Bioorganic & Medicinal Chemistry Letters,2002,12(21):3117–3119

［105］ONO A,FREED E O.Binding of human immunodeficiency virus type 1 Gag to membrane:role of the matrix amino terminus［J］.Journal of Virology,1999,73(5):4136–4144

［106］GLUSHAKOVA S,DUBROVSKY L,GRIVEL J C,et al.Small molecule inhibitor of HIV–1 nuclear import suppresses HIV–1 replication in human lymphoid tissue ex vivo:a potential addition to current anti–HIV drug repertoire［J］.Antiviral Research,2000,47(2):89–95

［107］HAFFAR O,BUKRINSKY M.Nuclear translocation as a novel target for anti–HIV drugs［J］.Expert Review of Anti–infective Therapy,2005,3(1):41–50

［108］HAFFAR O,DUBROVSKY L,LOWE R,et al.Oxadiazols:a new class of rationally designed anti–human immunodeficiency virus compounds targeting the nuclear localization signal of the viral matrix protein［J］.Journal of Virology,2005,79(20): 13028-13036

［109］DE C E.The next ten stories on antiviral drug discovery(part E):advents,advances,and adventures［J］.Medicinal Research Reviews,2011,31(1):118-160

［110］DESIMMIE B A,SCHRIJVERS R,DEMEULEMEESTER J,et al.LEDGINs inhibit late stage HIV-1 replication by modulating integrase multimerization in the virions［J］.Retrovirology,2013,10:57

［111］MAEDA K,NAKATA H,KOH Y,et al.Spirodiketopiperazine-based CCR5 inhibitor which preserves CC-chemokine/CCR5 interactions and exerts potent activity against R5 human immunodeficiency virus type 1 in vitro［J］.Journal of Virology, 2004,78(16):8654-8662

［112］DE L L,BARRECA M L,FERRO S,et al.Pharmacophore-Based Discovery of Small-Molecule Inhibitors of Protein-Protein Interactions between HIV-1 Integrase and Cellular Cofactor LEDGF/p75［J］.ChemMedChem,2009,4(8):1311-1316

［113］HOU Y,MCGUINNESS D E,PRONGAY A J,et al.Screening for Antiviral Inhibitors of the HIV Integrase-LEDGF/p75 Interaction Using the AlphaScreen™ Luminescent Proximity Assay［J］.Journal of Biomolecular Screening,2008,13(5):406-414

［114］WAGSTAFF K M,RAWLINSON S M,HEARPS A C,et al.An AlphaScreen®-based assay for high-throughput screening for specific inhibitors of nuclear import［J］.J Biomol Screen,2011,16(2):192-200

［115］WAGSTAFF K M,SIVAKUMARAN H,HEATONS M,et al.Ivermectin is a specific inhibitor of importin αβ-mediated nuclear import able to inhibit replication of HIV-1 and dengue virus［J］.Biochem J,2012,443(3):851-856

［116］MAERTENS G N,CHEREPANOV P,ENGELMAN A.Transcriptional co-activator p75 binds and tethers the Myc-interacting protein JPO2 to chromatin［J］.Journal of Cell Science,2006,119(12):2563-2571

［117］AL-MAWSAWI L Q,FIKKERT V,DAYAM R,et al.Discovery of a small-molecule HIV-1 integrase inhibitor-binding site ［J］.Proceedings of the National Academy of Sciences,2006,103(26):10080-10085

［118］DING J,CHANG T L.TLR2 activation enhances HIV nuclear import and infection through T cell activation-independent and-dependent pathways［J］.J Immunol,2012,188(3):992-1001

［119］SUZUKI T,YAMAMOTO N,NONAKA M,et al.Inhibition of human immunodeficiency virus type 1(HIV-1) nuclear import via Vpr-Importin α interactions as a novel HIV-1 therapy［J］.Biochemical and Biophysical Research Communications, 2009,380(4):838-843

［120］ISHII H,KOYAMA H,HAGIWARA K,et al.Synthesis and biological evaluation of deoxy-hematoxylin derivatives as a novel class of anti-HIV-1 agents［J］.Bioorg Med Chem Lett,2012,22(3):1469-1474

［121］HAGIWARA K,ISHII H,MURAKAMI T,et al.Synthesis of a Vpr-Binding Derivative for Use as a Novel HIV-1 Inhibitor［J］. PLoS One,2015,10(12):e0145573

［122］MEKOUAR K,MOUSCADET J F,DESMAELE D,et al.Styrylquinoline derivatives:a new class of potent HIV-1 integrase inhibitors that block HIV-1 replication in CEM cells［J］.Journal of Medicinal Chemistry,1998,41(15):2846-2857

［123］MOUSNIER A,LEH H,MOUSCADET J F,et al.Nuclear import of HIV-1 integrase is inhibited in vitro by styrylquinoline derivatives［J］.Molecular Pharmacology,2004,66(4):783-788

［124］CHEN L Y,AO Z J,JAYAPPA K D,et al.Characterization of antiviral activity of a benzamide derivative AH0109 against HIV-1 infection［J］.Antimicrob Agents Chemother,2013,57(8):3547-3554

［125］PENG K,MURANYI W,GLASS B,et al.Quantitative microscopy of functional HIV post-entry complexes reveals association of replication with the viral capsid［J］.Elife,2014,3:e04114

［126］HULME A E,KELLEY Z,FOLEY D,et al.Complementary Assays Reveal a Low Level of CA Associated with Viral Complexes in the Nuclei of HIV-1-Infected Cells［J］.J Virol,2015,89(10):5350-5361

［127］LAMORTE L,TITOLO S,LEMKE C T,et al.Discovery of novel small-molecule HIV-1 replication inhibitors that stabilize capsid complexes［J］.Antimicrob Agents Chemother,2013,57(10):4622-4631

［128］PEREZ M,SOLER-TORRONTERAS R,COLLADO J A,et al.The fungal metabolite galiellalactone interferes with the nuclear import of NF-kappaB and inhibits HIV-1 replication［J］.Chem Biol Interact,2014,214:69-76

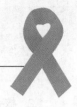

第7章

HIV-1 整合酶及其抑制剂

在 HIV-1 复制周期的整合阶段，病毒 DNA 整合入宿主 DNA。在该过程中，HIV-1 整合酶（integrase，IN）发挥着重要作用，它参与并催化整合反应，是 HIV-1 复制及稳定感染必不可少的酶，理论上，抑制整合酶的活性可阻断 HIV-1 复制。另外，在人类细胞中无整合酶的同工酶，通过 DNA 重组可以获得足量用于研究的整合酶，能快速而敏感地测定其抑制活性；X 射线晶体衍射和 NMR 测定整合酶的三维结构可用来进行合理的药物设计，所以它被认为是设计抗艾滋病药物的一个理想靶点。

到目前为止，已有 4 个 HIV-1 整合酶抑制剂由美国 FDA 批准上市，分别是 raltegravir（RAL）、elvitegravir（EVG）、dolutegravir（DTG）和 bictegravir（BIC）。它们均作用于整合过程中的病毒 DNA 链转移过程，已成为 HIV-1 的高效抗逆转录治疗（HAART）的重要组成部分，极大地延长了 HIV-1 患者的寿命并提高患者的生活质量。然而由于 HIV-1 基因组结构具有广泛、快速变异及高度遗传异质性特征，因此 HIV-1 IN 不可避免地对其抑制剂产生严重的耐药性，加之药物长期应用带来的毒副作用，使得对高效低毒且不易产生耐药的新型 HIV-1 IN 抑制剂的研发刻不容缓。

第1节　HIV-1 整合酶的结构与功能

1　HIV-1 整合酶的结构

单体 HIV-1 整合酶是一个 32kD，由病毒的 3′ 端 *pol* 基因编码的共含 288 个氨基酸残基的蛋白质。HIV-1 整合酶蛋白质折叠成 3 个结构域，分别称为 N 端结构域（N-terminal domain，NTD）、核心结构域（catalytic core domain，CCD）和 C 端结构域（C-terminal domain，CTD）（图 7-1）。与逆转录酶和蛋白酶不同，由于整合酶的溶解度差，很难得到整个酶的晶体结构，所以整合酶的 3 个结构域是独立研究的。直到 1994 年才得到了整合酶的第一个结构，而通过系统地改变疏水残基克服了溶解度问题之后，得到了更多相关的整合酶的三维结构[1]。根据连接区域对蛋白酶解作用的敏感性、功能研究以及各结构域经 X 射线衍射晶体学或 NMR 确认的结构，HIV-1 整合酶从结构学上可以分为 3 个独立的结构域[2]（图 7-1）。

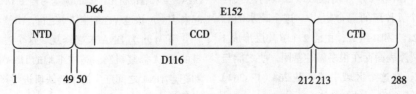

图 7-1　HIV-1 整合酶结构示意图[3-4]

1.1　N 端结构域

N 端区域是 3 个区域中最小的，由第 1~49 位氨基酸残基构成[5]，含有 1 个高度保守的 $H_{12}H_{16}C_{40}C_{43}$（HHCC）基序，可结合锌离子成锌指结构（zinc-finger）[6]（ER-7-1）。此结构有促进整合酶四聚化及增强催化活力的功能，对于酶与病毒形成稳定的复合物方面有很关键的作用。通常认为，锌指稳定单体的上半部分，而疏水的二聚物界面稳定单体的下半部分。NMR 研究发现，此结构域非常类似于一些反式作用因子的 DNA 结构域（如 Trp 抑制子）的螺旋-转折-螺旋（HTH）结构[7]。在 HHCC 基序中，组氨酸或半胱氨酸的点突变会导致与锌结合的丧失[6-7]。

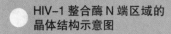

HIV-1 整合酶 N 端区域的
晶体结构示意图

扫
一
扫

1.2　核心结构域

核心结构域由第 50~212 位氨基酸残基组成，其中 Asp64、Asp116、Glu152 为酶的活性中心，形成 DDE 基序[8]。到目前为止，通过改变结晶条件和使用可溶的突变型 F185H 和 F185K 确定了几个 HIV-1 整合酶的核心区域结构（ER-7-2）。HIV-1 整合酶核心区域是 5 个 β 片层的混合物，而且 6 个 α 螺旋位于 β 片层旁边。前 2 个催化残基天冬氨酸 64（Asp64，位于第 1 个 β 片层）和天冬氨酸 116（Asp116，位于第 4 个 α 片层）与 1 个 Mg²⁺ 配位，第 3 个催化残基谷氨酸 152（Glu152）位于第 4 个 α 螺旋上。这 3 个 DDE 残基存在于蛋白质表面相当浅的活化位点上。考虑到整合酶的底物相对较大，这个特性允许底物更容易接近催化的残基，因此有利于催化反应的进行。DDE 基序的基本作用是与催化所必需的 2 价金属离子配位。对于产生催化活性的 HIV-1 整合酶结构，金属离子总是与 Asp64 和 Asp116 配位。在核心区域中有 1 个易弯曲的环，它位于残基 140~150 的区域（从第 5 个 β 片层末端开始，延伸到第 5 个 β 螺旋之前），这个区域在病毒 DNA 结合过程中是很重要的，并且已经被用于抑制剂的设计[9-11]。

HIV-1 整合酶核心区域的
晶体结构示意图

扫
一
扫

1.3　C 端区域

氨基酸序列定位显示，与其他 2 个整合酶区域比较，C 端区域（氨基酸残基 213~288）有更大的易变性[12]。起始的 C 端区域是可溶的，聚合的趋势导致产生了一个更小的变体，这个变体含有残基 220~270[12]。通过 NMR 确定了这个变体的结构（ER-7-3），C 端区域以二聚物形式存在，每个单体是 5 个 β 片层的混合物[13]。这个疏水的二聚物界面由 β 片层 2、3 和 4 组成，由前 2 个 β 片层形成 1 个马鞍形裂隙，此裂隙表面存在很多碱性基团，使之能与 DNA 非特异性结合。在这个区域中赖氨酸 264（Lys264）会变突成 Glu，降低了与 DNA 结合的能力。

HIV-1 整合酶 C 端区域的
晶体结构示意图

扫
一
扫

研究表明，IN 的活性形式在二聚体和四聚体之间处

于动态平衡状态[14]，二聚体的表面由每个单体 CCD 的 4 个 α 螺旋（α1，85~109；α3，123~133；α5，171~187；α6，188~208）和 1 个 β 片层（β3，248~252）组成。在 CCD 中，α1 和 α5′ 以及 α1′ 和 α5 的螺旋间通过疏水作用和静电相互作用有助于维持二聚体的稳定性[15]。目前，上述 3 个 IN 结构域已分别得到确认，但是由于 HIV-1 IN 的水溶性较低，并且容易聚合等特点阻碍了 IN 原子级分辨率的结构研究，迄今为止，还没有 HIV-1 IN 的全长晶体结构来阐明 3 个结构域的空间排布[14, 16]。现阶段 HIV-1 IN 研究所用的 NTD、CCD 以及 CTD 结构域之间的相关构象以及功能性 HIV-1 IN 的四聚体形式都主要是从与其同源的原型泡沫病毒（prototype foamy virus，PFV）的 IN 晶体结构研究中推测而来的[17]。

2　HIV-1 整合酶的功能

2.1　3′- 加工和链转移活性

HIV-1 IN 促进病毒前整合复合体（preintegration complex，PIC）进入核孔并催化病毒 DNA 在宿主细胞染色体 DNA 上的整合过程，这个整合过程主要有 4 个步骤（图 7-2）：3′- 加工、核转运、链转移以及 DNA 末端修复。

第 1 步为 3′- 加工过程。整合酶与胞质中病毒的双链 DNA 结合，形成一个稳定的核蛋白复合物（stable synaptic complex，SSC），经进一步在 3′- 末端各切下 2 个保守的二核苷酸 pGT，露出高度保守的 CA（Cyd-Ado）尾巴，裸露出具有反应活性的 3′-OH 末端[18-19]。该过程发生在宿主细胞质中，由整合酶二聚体完成[15]。

第 2 步为核转运过程。整合酶继续与 2 个 3′-OH 末端结合，形成 HIV-1 PIC。随后与宿主蛋白晶状体上皮源性生长因子（lens epithelial-derived growth factor，LEDGF）相结合，LEDGF 可帮助 PIC 转运至细胞核[17-18]。LEDGF 是 IN 的主要宿主辅助蛋白，可保护 IN 不受细胞内的蛋白酶降解。

第 3 步为链转移反应。经核转运过程并在宿主染色体适当的受体位点定位后，整合酶催化病毒 DNA CA 3′-OH 末端对宿主基因组 DNA 5′- 磷酸二酯键的亲核进攻，交错切割宿主细胞染色体 DNA，产生间隔 5 个碱基的交错切口，然后病毒 DNA 3′- 末端带自由羟基的碱基与宿主 DNA 的 5′- 端共价连接起来[19-20]。该过程在细胞核中进行，由整合酶四聚体完成。

第 4 步为 DNA 末端修复。这个过程依赖宿主细胞自身的 DNA 修复机制。宿主细胞的 DNA 修复酶将病毒 DNA 和靶点 DNA 之间产生的单链缺口进行修复，从而得到整合后的前病毒。

抑制整合过程中的任意步骤皆有可能抑制病毒的整合以及接下来的复制。此外，在体外重组整合酶抑制实验中还发现整合酶能催化"解离"（disintegration）反应[21]，它可以看作是整合反应的逆过程，即使病毒 DNA 与靶 DNA 分开，并将靶 DNA 重新连接起来。此反应只在体外存在，在体内则无此活性。

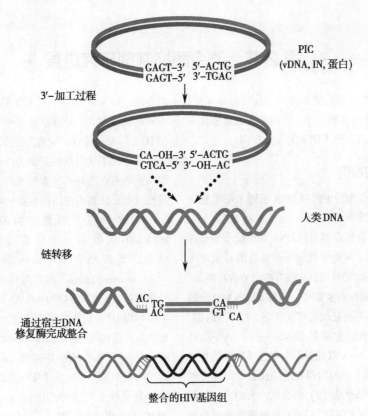

图 7-2　HIV-1 整合酶的整合过程示意图[18]

2.2　整合酶与底物病毒 DNA 之间的特异性作用

整合酶可以和病毒 DNA 特异性结合，也可以和其他非特异性 DNA 结合，但是却只对病毒 DNA 特异性地行使整合功能[22]。此特异性与整合酶的 Lys156、Lys159 和病毒的特异性序列及 2 价阳离子有关。整合酶与病毒 DNA 形成稳定的核蛋白复合物后，才能发挥 3'-加工和链转移活性[23]。此复合物的稳定依赖病毒 DNA 5'-末端保守的 2 个核苷酸 CA 和 2 价阳离子。病毒 DNA 的 LTR 末端的 6 个碱基对于稳定的复合物的形成很重要，被称作"整合信号序列"（ISS）。其中最重要的是 5'-末端的 2 个核苷酸 CA，若这 2 个核苷酸缺失或突变，则复合物的稳定性大大降低。此稳定性还需要 2 价阳离子（Mn^{2+}、Mg^{2+} 或 Ca^{2+}）的存在。整合酶活性位点附近的碱性基团 Lys156、Lys159 可以特异性地识别病毒 DNA 末端保守的双核苷酸 CA，从而使底物接近酶活性中心，因此对于特异性切割具有一定的意义。

3　整合酶抑制剂的作用模式

干扰整合酶的作用过程是治疗 HIV 感染的一种手段，理论上可以通过以下几种模式达到。

3.1　干扰核酸的定位

整合酶进入宿主细胞核之前，整合酶、病毒 DNA、病毒蛋白结合成前整合复合物的形式，整合复合物进入宿主细胞核才能整合到宿主染色体上[24]。如果抑制整合复合物的形成或将整个整合复合物限定在胞质中，这样宿主 DNA 和整合酶及病毒 DNA 被分开，从而使病毒 DNA 不能整合到宿主 DNA 上，中断整合酶的整合功能[25]。

3.2　干扰相互作用形成多聚体

研究发现整合酶都是以二聚体或多聚体形式发挥整合作用的，干扰整合酶的多聚化就可以干扰 IN 的活性[26]。

3.3　干扰蛋白-DNA 结合

研究发现可以通过药物插入（如一些螯合剂）而使 DNA 的结构发生变化，或通过化学修饰改变 DNA 表面而达到抑制整合酶-DNA 之间的相互作用。DNA 结合剂和拓扑异构酶抑制剂可以竞争性地干扰整合酶 C 末端区域与病毒 DNA LTR 两端的结合而终止整合酶的整合功能。另外用一些小分子与整合酶 C 末端区域特异性地结合也能抑制整合酶-DNA 之间的相互作用[27]。

3.4　干扰 3'-加工及链转移过程

干扰整合的每一步反应都可以有效地阻止整合过程，此类例子的相关报道很多。干扰整合过程需要有高度的特异性抑制剂，以避免干扰正常细胞 DNA、蛋白的连接，但由于宿主细胞没有对应物及对应过程，具有高选择性的抑制剂可以通过影响该酶催化核心区的结构、构象等来实现干扰酶的催化活性[28]。

（高　萍　展　鹏　刘新泳）

第 2 节 整合酶抑制剂研究进展

整合酶抑制剂按照作用机制及作用位点可分为 4 类：病毒 DNA 结合剂、C 末端区域配体、作用于蛋白质催化区域的化合物，以及作用机制尚不明确的天然产物。

1 病毒 DNA 结合剂

病毒 DNA 结合剂作用于 HIV-1 DNA 长链末端重复序列（LTRs）两端的特定序列（在 HIV-1 的 U3′ 和 U5′ 的 LTR 是富含 A·T 的序列），这些序列上的 DNA 双螺旋小沟是抑制整合过程的可能靶点，可竞争性地干扰整合酶 C 末端区域与病毒 DNA LTR 两端的结合而终止整合酶的整合功能。

在体外重组整合酶抑制实验中，有很多 DNA 结合剂具有整合酶抑制作用，早期发现的多柔比星（1）、溴乙锭、纺锤菌素（netropsin）和司他霉素（distamycin）属于非特异性结合剂，它们能在 DNA 双螺旋小沟中选择性地结合到富含 A·T 的 DNA 序列上，但均存在选择性差、毒性大的缺点。随着含噻唑环的寡聚肽（2）的合成，人们发现这是一类选择性地与富含 A·T 序列的 DNA 双螺旋凹槽键合的

化合物，这类化合物含 1~4 个噻唑，在 N 端和 C 端可连有不同的化学基团：C 端连接二甲胺丙基或乙二胺四乙酸（EDTA）的一部分，N 端连接胺基乙醇基或 EDTA 的一部分。部分此类化合物能抑制 HIV-1 整合酶的催化反应，抑制活性随着噻唑环的增多而提高，其 N 端和 C 端的各种电负性或电正性基团对活性也有一定的影响[29]。

后来研究发现整合酶的 C 末端区域是与病毒 DNA LTR 区域的一个聚嘌呤区（5′-GGAAGGG-3′）相结合，低聚核苷酸 - 插入剂轭合物（oligonucleotide-intercalatorconjugates）能特异性地靶向病毒 DNA LTR 区域的聚嘌呤，它们相互作用形成一个三联体结构而终止整合酶与病毒 DNA LTR 两端的结合。低聚核苷酸 - 插入剂轭合物是由模仿病毒 DNA LTR 末端聚嘌呤序列的一个七聚核苷酸与插入剂草酰吡啶并咔唑（oxalopyridocarbazole，OPC）通过一个 1, 5- 亚戊基连接而成的。嘧啶 -OPC 轭合物（3）的抑制活性（IC_{50}）为 100nmol/L，嘌呤 -OPC 轭合物（4）的 IC_{50} 为 50nmol/L[30]。

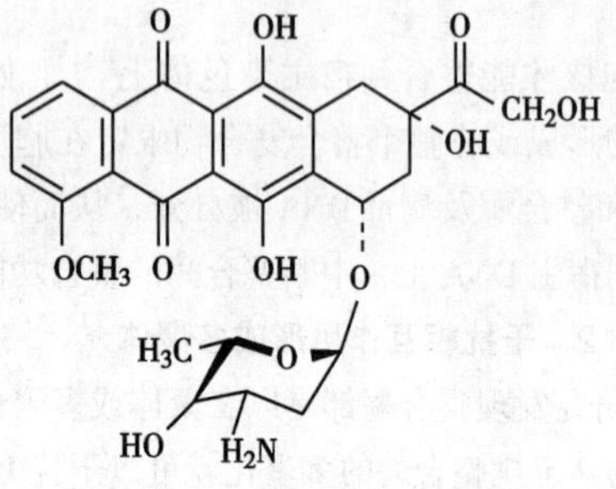

1

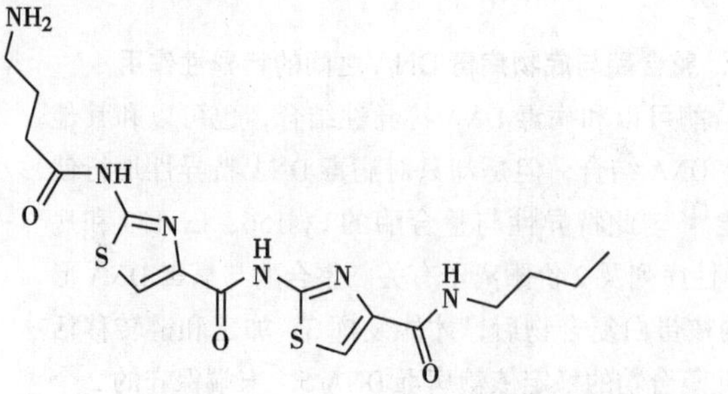

2

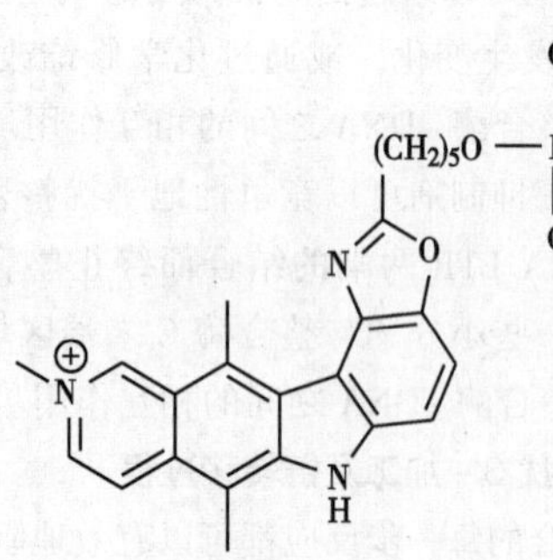

3 R=CCTTCCC — OH
4 R=GGGAAGG — OH

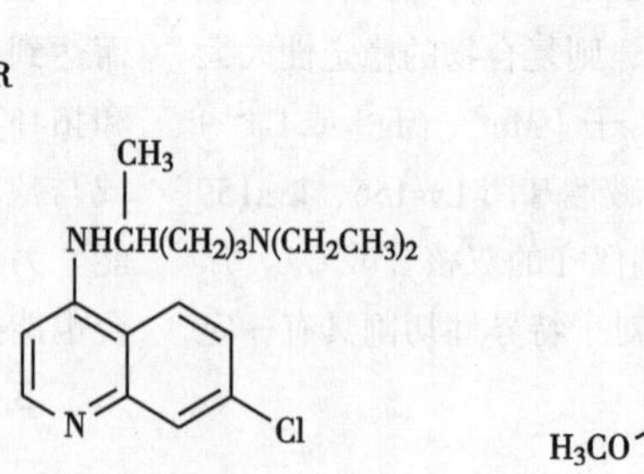

5

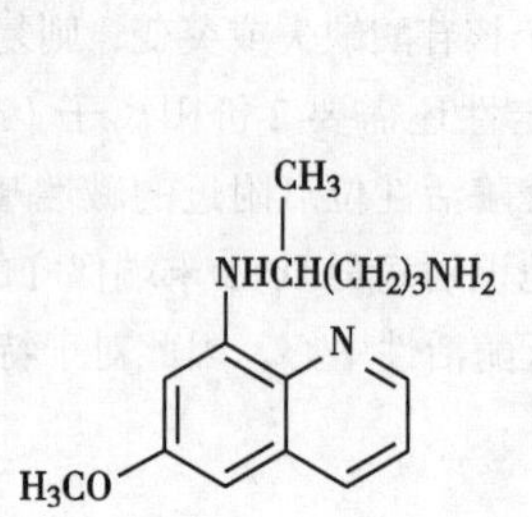

6

在对病毒 DNA 结合剂研究时发现，有些仅具有较弱的 DNA 结合能力的化合物却显示出很好的 HIV-1 整合酶抑制能力，例如抗疟疾化合物氯喹（5）和伯氨喹（6）。这说明它们的抑制能力并不仅仅取决于与 DNA 的结合能力，还有其他方面的因素。在对这 2 个化合物进行结构改造时发现，它们均有一个芳香杂环系统并且包含一个中间带烃

链的胺，无芳香杂环系统的长链烃胺无抑制活性，而多羟基化芳香族化合物对 HIV-1 整合酶具有很好的抑制作用。

2 整合酶 C 末端区域配体

由于在整合过程中是由 C 末端区域与 DNA 发生非特异性的结合，因此早期研究就设想用一些小分子与 C 末端

区域特异性结合而阻断其与 DNA 作用。这其中包含一些多聚阴离子药物如亚胺，并显示出一定的抑制活性。但近年来研究发现整合酶以二聚体或多聚体形式存在，而二聚体或多聚体的 C 端区域结构存在可变性，很难寻找到有效的抑制剂特异性地结合到这个部位。

3　作用于蛋白质催化区域的化合物

蛋白质催化区域被认为是整合酶催化的最主要的部位，也是目前整合酶抑制剂研究的重点，按抑制剂的类型我们将作用于蛋白质催化区域的化合物分为以下几类。

3.1　核苷酸类

核苷酸类（nucleotides）是整合酶抑制剂中的一大类，包括单核苷酸、二核苷酸、异核苷酸等小分子，研究显示 HIV-1 整合酶比逆转录酶能更好地与结构做过较大改动的核苷酸相结合。高度修饰的单、二、异核苷酸已经被合成并且在体外被验证具有抑制 HIV-1 整合酶的活性。为了提高它们的稳定性，合成了许多抑制整合酶作用更强的类

似物。

最初作为 HIV-1 整合酶抑制剂进行研究的是一些单核苷酸化合物，如齐多夫定单核苷酸（AZTMP 7）是有较好活性的核苷酸类 HIV-1 整合酶抑制剂，是第一类与整合酶分子相互作用的抑制剂。利用放射性元素标记 AZTMP 衍生物和蛋白水解谱图对 AZTMP 的结合模式进行分析，发现 AZTMP 能与整合酶中心区域的 α4 螺旋部分结合，其连接位点为高度保守的赖氨酸 156、159 及 160[31]。

在进行活性筛选时发现 AZTMP 可有效抑制 HIV-1 整合酶催化 3′- 加工作用和链转移反应，其 IC_{50} 分别为 100μmol/L 和 6μmol/L，而它的二磷酸和三磷酸化合物同样具有抑制 HIV-1 整合酶的作用，并且 IC_{50} 为 100~150μmol/L。而 ddTMP 和 TMP 在浓度达到 800μmol/L 时仍然没有抑制活性，构效分析发现叠氮基团必须处 3′ 位置才具有抑制活性，而且磷酸化是必需的。进一步研究又发现了几种具有更高的抑制活性的单核苷化合物 L-ddCMP（8）、吡哆醛磷酸盐（9）和异二脱氧核苷酸（10）[31]。

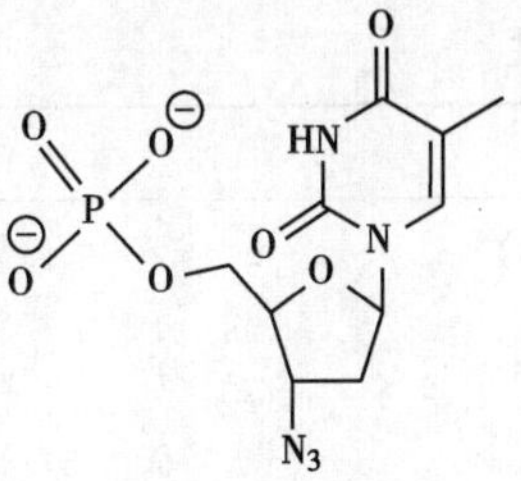

7 AZTMP 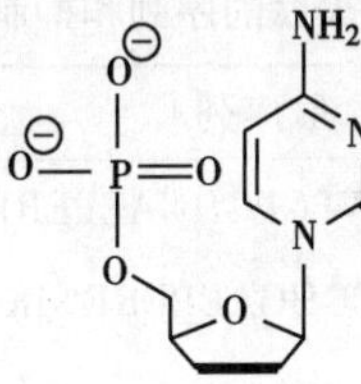　　　　8 L-ddCMP 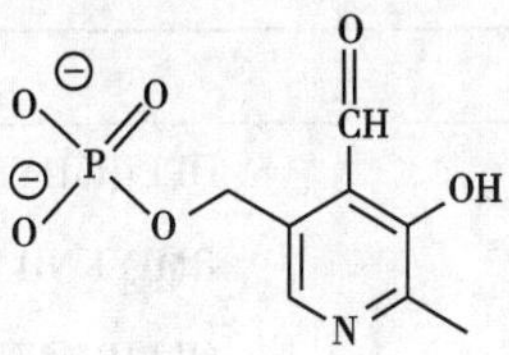　　　　9

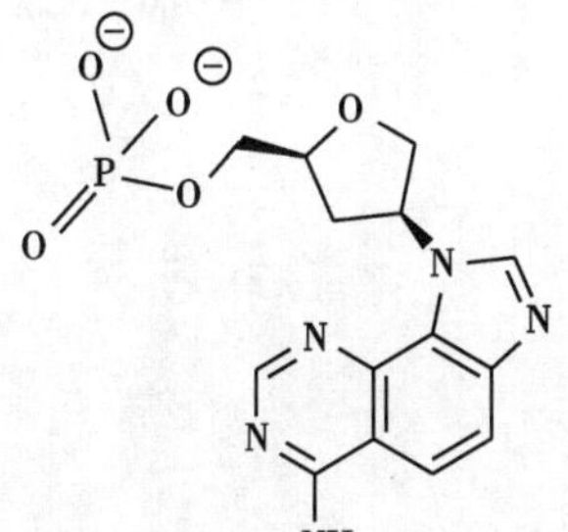

10 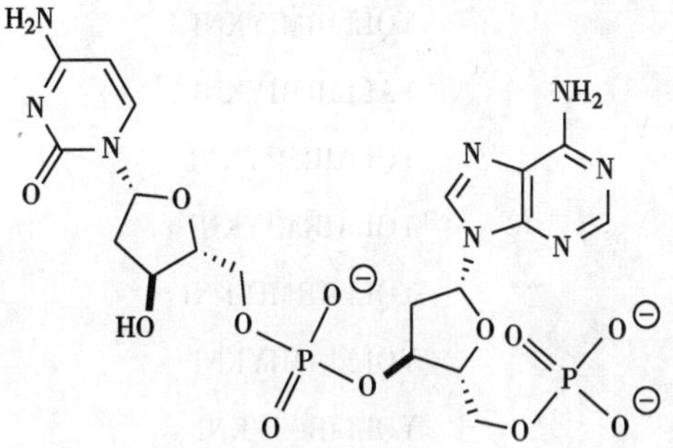　　　　11 PdApdC

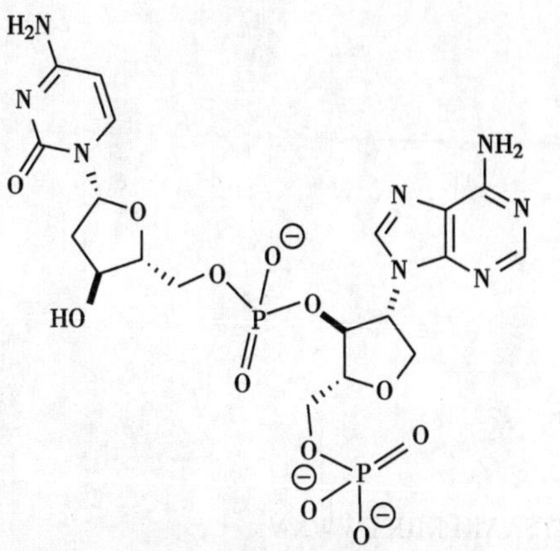

12 PlsodApdC 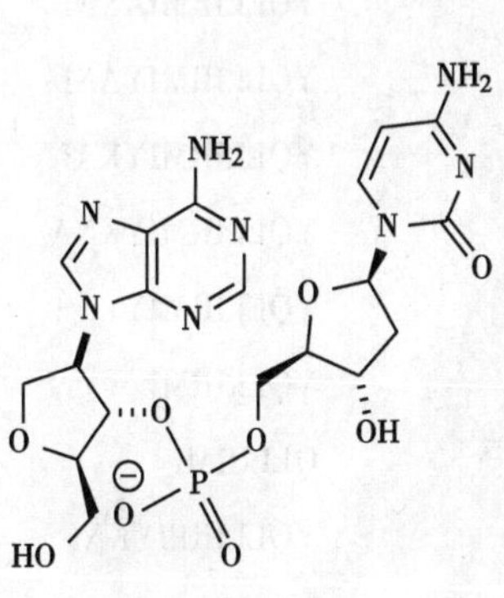　　　　13 IsodApdC

在发现单核苷酸化合物具较好的抑制活性后，考虑到二核苷酸可断裂为单核苷酸，其断裂残基均可为 HIV-1 整合酶提供重要的结合位点。因此设定了 3 种化合物 PdApdC（11）、（L-related isodeoxynucleoside）PIsodApdC（12）和 IsodApdC（13）进行活性实验，发现 11 和 12 具有非常强的抑制活性，IC$_{50}$ 值为 19μmol/L，而 13 的抑制活性较弱。这说明 11 和 12 在裂解后发生作用，异构化对它们的抑制活性影响不大。化合物 13 较弱的活性说明 5'-末端的磷酸基团对化合物的活性影响较大[32]。

3.2 肽类

化学家尝试应用多种方法来获得低分子量的具有抑制作用的肽类化合物。1995 年，Plasterk 小组通过组合肽库高通量筛选，发现了一个六肽先导化合物（HCKFWW），它抑制整合反应的 IC$_{50}$ 为 2μmol/L，且该肽对 HIV-1、HIV-2、FIV 及 MoNIV 的整合酶均有抑制作用。但这种线性多肽在人体内容易被蛋白酶降解，缺乏成药性，因此以其为先导化合物不断进行结构优化。对六肽类似物的结构活性研究中发现 His-Cys-Lys-Phe-Trp-Trp-NH$_2$（14）具有体外整合酶抑制活性。由于这种六肽容易被体内的蛋白酶迅速降解而失去活性，因此合成一个更稳定、具有更高活性的寡聚肽更具有实际意义。2002 年，de Soultrait 和 Roques 等利用双杂交系统对寡聚肽进行筛选，发现了一系列具有不同数量和种类的氨基酸残基的寡聚肽（肽序列和抑制活性见表 7-1）[33]。其中含 33 个氨基酸残基的肽 I33（QLLIRMIYKNILFYLVPGPGHGAEPERRNIKYL）能与 HIV-1 整合酶紧密结合，其在体外实验中，对 HIV-1 整合酶的 3'-加工和链转移过程都具有明显的抑制作用。进一步的研究将 I33 优化为含 12 个氨基酸残基的肽 EBR28（YWLLIRMIYKNI），相当于 I33 的 N 端，IC$_{50}$ 值达到 5μmol/L（3'-P）。EBR28 的核磁共振谱研究表明，其二级结构是一个 α 螺旋，亲水残基与疏水残基分居两侧。对这些先导化合物的优化与发展有 2 个作用：找到非常有效的抑制剂；有助于得到酶的结构和功能的信息。

表 7-1 寡聚肽的序列和抑制活性

肽	肽序列	IC$_{50}$/μmol/L
I33	QLLIRMIYKNILFYLVPGPGHGAEPERRNIKYL	9
I29	RMIYKNILFYLVPGPGHGAEPERRNIKYL	85
LCD278C	QLLIRMIYKNI	21
EBR26	LFYLVPGPGHG	>200
EBR24	AEPERRNIKYL	50
EBR28	YQLLIRMIYKNI	5
Q2A	YALLIRMIYKNI	8
L3A	YQLAIRMIYKNI	165
L4A	YQLAIRMIYKNI	14
I5A	YQLLARMIYKNI	45
R6A	YQLLIAMIYKNI	34
M7A	YQLLIRAIYKNI	70
18A	YQLLIRMAYKNI	35
Y9A	YQLLIRMIAKNI	40
K10A	YQLLIRMIYANI	11
N11A	YQLLIRMIYKAI	7
I12A	YQLLIRMIYKNA	11
LCE41	YQLLIRMIY	5
LCE40	YQLLIRMI	120
LCD278B	QLLIRMI	>200
Pro'EBR28	YQLLIRPIYKNI	>200
C35	LSRLDDRADALQAGASQFRTSAAKLKRKYWWKN	>200

在整合酶催化核心区域的晶体结构确证之前，研究者发现整合酶的 147~175 片段是一个高度螺旋结构，而这一片段所对应的肽 K159 具有抑制整合酶的活性。肽 K159 是从整合酶的 147~175 片段衍生而来的，含有 30 个氨基酸残基，与整合酶的 147~175 片段相比其内部结构中改变了 2 个氨基酸残基的侧链并在末端连接酪氨酸。随着整合酶晶体结构的确证，研究发现连接 α4 和 α5 螺旋的弯曲部分（166~170）包含一部分病毒复制所必需的核定位信号（NLS）。肽 K159 可能与 147~175 IN 片段结合形成一个双螺旋结构而影响病毒的核定位[34]。

美国学者利用不同的连接体将 His-Gly-Lys-Phe-Trp-Trp-NH₂ 在 Gly 处连接起来，合成一系列二聚合肽（15a~e），活性研究发现化合物 15e 对 3′- 加工和链转移的 IC₅₀ 值均在 5μmol/L 左右（表 7-2），表达出很强的整合酶抑制活性[35]，研究发现该二聚合肽可能是占据了整合酶低聚物中 2 个相邻的催化位点。二聚合肽中六肽的类型、连接体的长度及功能对二聚合肽的活性影响很大。

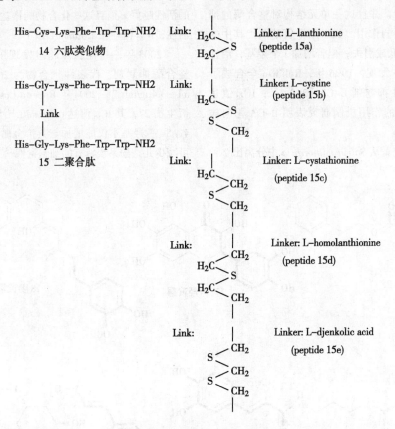

表 7-2　肽 14 和 15a~e 的体外 HIV-1 整合酶抑制活性实验结果

多肽（IC₅₀）/（μmol/L）					
14	15a	15b	15c	15d	15e
3′- 加工					
102 ± 220	67 ± 77	81 ± 110	77 ± 221	59 ± 77	5.3 ± 0.07
链转移					
90 ± 115	19 ± 66	58 ± 115	87 ± 223	63 ± 77	6.5 ± 11.9

2006 年，Neamati 的课题组报道了从 HIV-1 逆转录酶 HXB2 聚合酶序列中提取的一类具有 μmol/L 级别的整合酶抑制活性的多肽[36]，之后该课题组应用"序列步移"策略精确找到了整合酶发挥催化活性的关键。通过测试分解整合酶蛋白序列得到对整合酶催化抑制活性达到低 mmol/L 水平的 2 个肽段——NL6 和 NL9[37]，其分别取自于整合酶蛋白质的 α1 和 α3 螺旋。对这些肽段进行丙氨酸扫描精确地找出了关键的氨基酸残基，这些残基后来被证实对整合酶多聚化和至少 1 种整合酶蛋白 - 蛋白如 IN-LEDGF/p75 相互作用至关重要[20, 38]。使用荧光标记同系物的 4 种细胞系并进行细胞摄取实验证实了该类肽段的稳定性[39]。鉴于该类肽段的活性和膜通透性、稳定性等特性，这些肽段不仅可作为整合酶抑制剂的先导化合物，还可作为典型的整合酶多聚化或宿主辅助因子相互作用的生化荧光探针[39]。

3.3　多羟基芳香族化合物

多羟基芳香族化合物是早期被广泛研究的一类整合酶抑制剂，它们大多是从一些活性天然产物中提取出来或进行进一步结构修饰得到的系列类似物。它们抑制整合酶的机制与催化核心区域的金属螯合离子 Mg^{2+} 和 Mn^{2+} 有关。根据这类化合物的结构特征，可将它们分为咖啡酸类、儿茶酚类、苯乙烯基喹啉类和其他天然产物类。

3.3.1　咖啡酸类

这类化合物主要包括较早前研究的咖啡酸苯乙烯基酯（CAPE）（16）、六羟黄酮（黄酮类）（17）、姜黄素（18）、酪氨酸磷酸化抑制剂（19）和 3，4-DCQA（20）等。它们虽然是从不同的天然产物中提取出来的，但都含有咖啡酰单元结构，并且这一单元结构对整合酶的抑制活性起到至关重要的作用。如果用甲氧基取代其中的 1 个羟基，活性会降低或消失；但若增加 1 个羟基，活性则会增高。根据这一发现，1996 年，Robinso 全合成了 HIV-1 整合酶选择性抑制剂 L-CA（21）[40]，IC$_{50}$ 值达 13.7μmol/L，但最近的作用机制研究表明 L-CA 靶向病毒的侵入过程[41]。

2002 年美国研究者从 *Salvia miltiorrhiza* 中分离出 2 种高效低毒的整合酶抑制剂 $M_5$22（22）（lithospermic acid A）和 $M_5$32（23）（lithospermic acid B），它们的 IC$_{50}$ 值分别为 0.83μmol/L 和 0.48μmol/L[42]。2003 年，日本的研究者从具有整合酶抑制活性的锦紫苏（*Coleus parvifolius*）中分离出 11 种化合物，其中迷迭香酸（24）和迷迭香酸甲酯（25）具有较高的活性，IC$_{50}$ 值分别为 5.0μmol/L 和 3.1μmol/L[43]。研究发现它们的结构特征与 $M_5$22 和 $M_5$32 很相似，均含有 1 个咖啡酰单元骨架和 1~3 个儿茶酚基丙酸结构。通过对这些化合物的研究还发现儿茶酚基丙酸结构越多，化合物的活性越好，而且这些化合物的镁盐和钙盐都具有更高的活性，IC$_{50}$ 值均在 1.0μmol/L 以下。

2003 年，赵桂森课题组发现了咖啡酰胺萘磺胺类整合酶抑制剂，代表性化合物为 26，其 IC$_{50}$ 值为 4.5μg/ml ± 3.4μg/ml[44]。2004 年 Roberta Costi 等合成了姜黄素类衍生物 27，其 IC$_{50}$ 值达 0.3μmol/L[45]。构效研究发现，3，4，5- 三羟基不仅能增加与共价金属螯合的能力，而且还可减少儿茶酚系统特有的细胞毒性[45]。

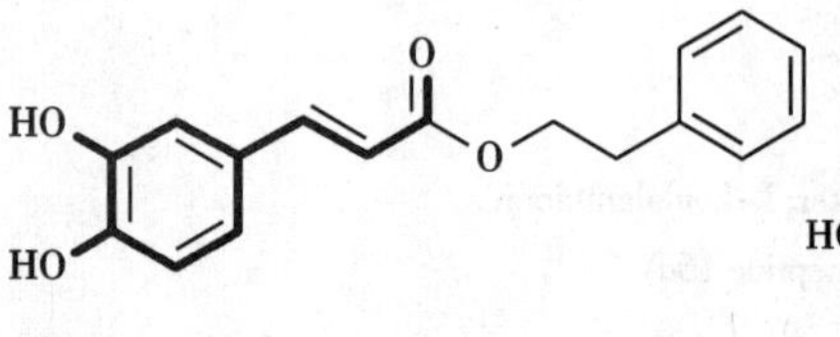

16 CAPE

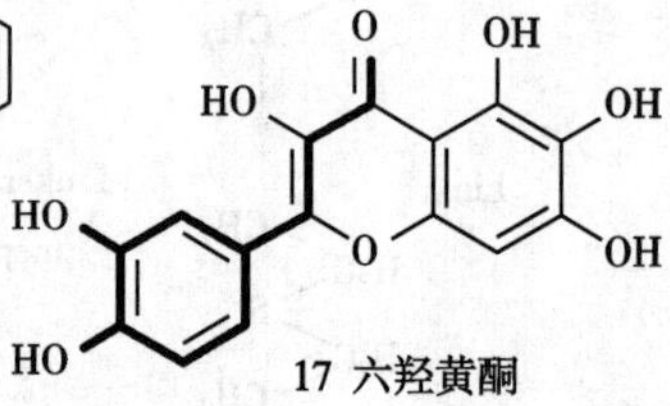

17 六羟黄酮

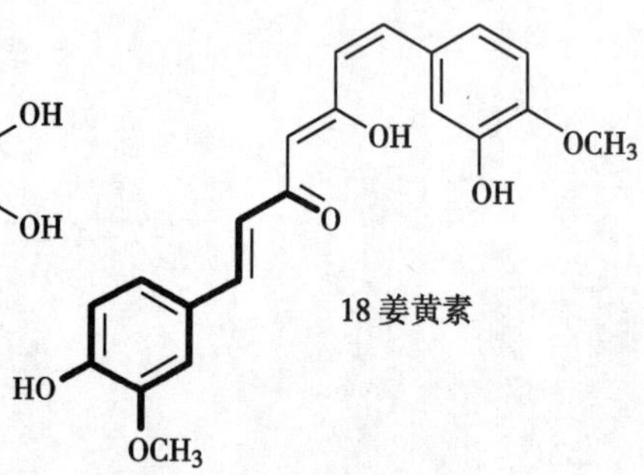

18 姜黄素

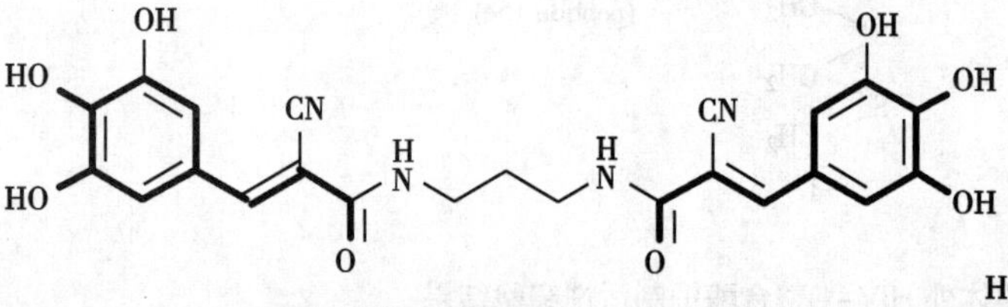

19 酪氨酸磷酸化抑制剂

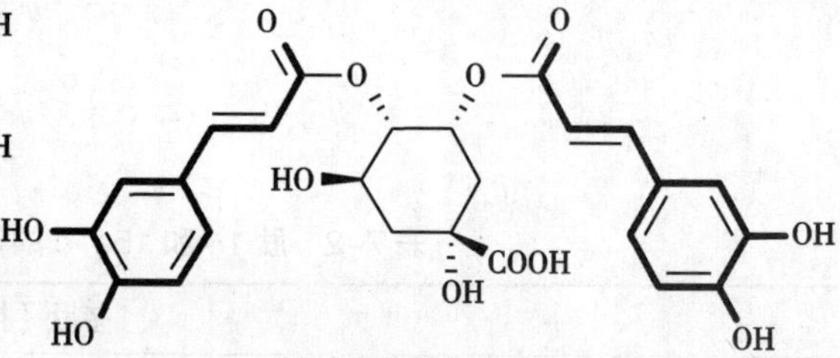

20 3,4-DCQA

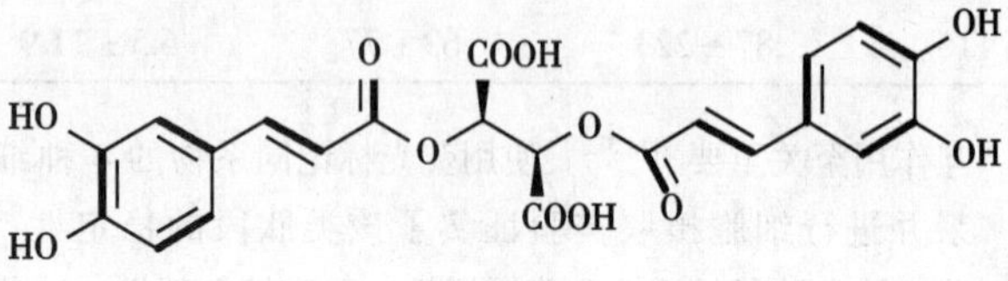

21 L-CA

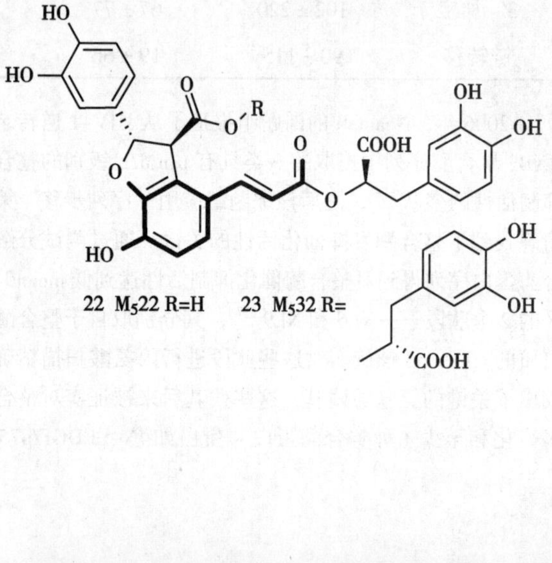

22 $M_5$22 R=H　23 $M_5$32 R=

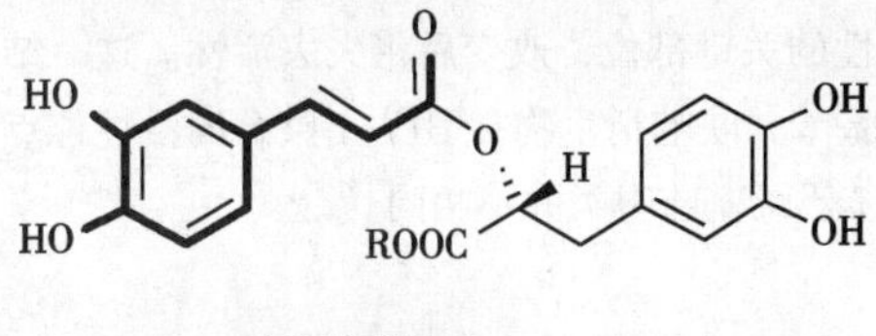

24 迷迭香酸 R=H
25 迷迭香甲基酯 R=CH₃

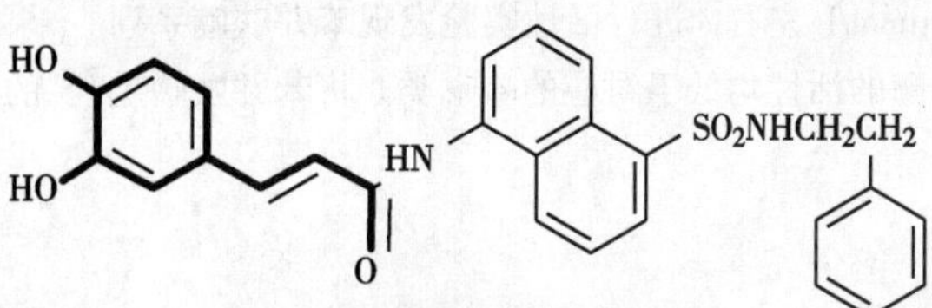

26 咖啡酰胺萘磺胺衍生物

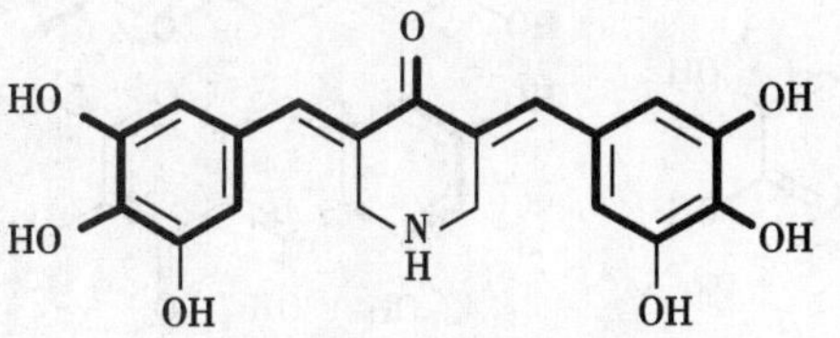

27 姜黄素衍生物

3.3.2 儿茶酚类

儿茶酚类化合物的结构特点是含有 2 个或 2 个以上的儿茶酚基团，在对 CAPE 进行构效关系研究时发现用儿茶酚基团取代咖啡酰得到二儿茶酚胺同样具有抑制活性，这一点可以从对 30 种在不同植物中提取的天然产物、半合成和全合成的木脂素类化合物的构效关系研究中得到证实。这些结构中的内酯部分是保持整合酶抑制活性的最关键的部位，而酚羟基的数目和排列对木脂内酯类化合物的活性影响很大。其中，具有 2 个儿茶酚结构的半合成木脂内酯 28 是最具活性的化合物，这一发现使许多研究者将儿茶酚基团运用到整合酶抑制剂的设计当中。2003 年韩国科学家将儿茶酚基团取代 L-CA 中的咖啡酰基团合成了一系列儿茶酚取代的 L-CA 类似物，活性实验结果显示它们均具有较好的抑制活性，其中儿茶酚取代吡咯二羧酸 29 和儿茶酚苹果酸酐 30 的 IC_{50} 值分别为 5.3μmol/L 和 3.8μmol/L，活性是 L-CA 的 3~4 倍[46]。

虽然这些化合物在体外整合酶抑制实验中表现出良好的活性，但在体内抗病毒实验时却因缺乏选择性和细胞毒性而受到限制。2004 年澳大利亚的研究者从桉树芽中提取分离出一种木脂素 31（globoidnan A），它含有 3 个儿茶酚单元，对整合酶的 IC_{50} 值达到 0.64μmol/L[47]并且没有细胞毒性，具有较好的研究前景。

其他含邻苯二酚结构的化合物如菌苣酸等也有较好的抗 HIV-1 活性，但目前为止还没有明确的关于这类分子的作用机制被报道。对相似结构化合物的构效关系分析表明，其抗 HIV-1 特性与邻苯二酚结构有关[48-49]，但并不清楚其是作为镁离子螯合序列还是仅仅通过与催化核心形成氢键来发挥效果的。此外，多羟基芳香化合物易发生氧化还原反应或与 DNA-1 底物发生相互作用。另有研究表明 L-菌苣酸及其衍生物可能是通过与病毒蛋白 gp120 发生作用，通过抑制病毒吸附来抑制 HIV-1 复制。

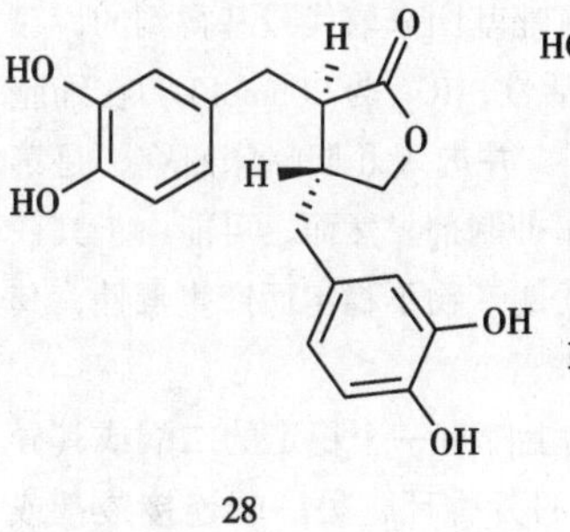

28 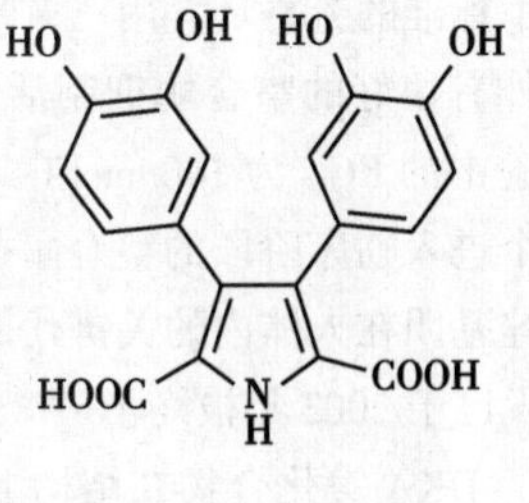   **29** 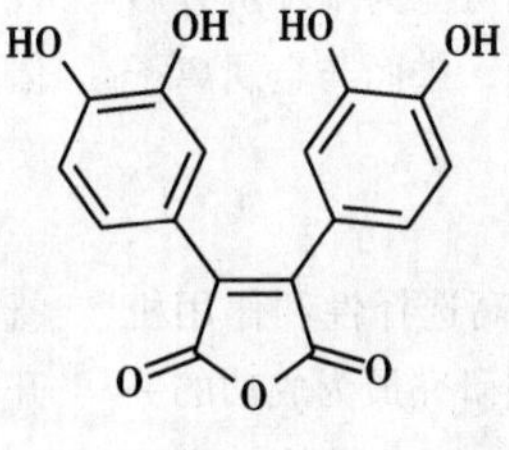   **30** 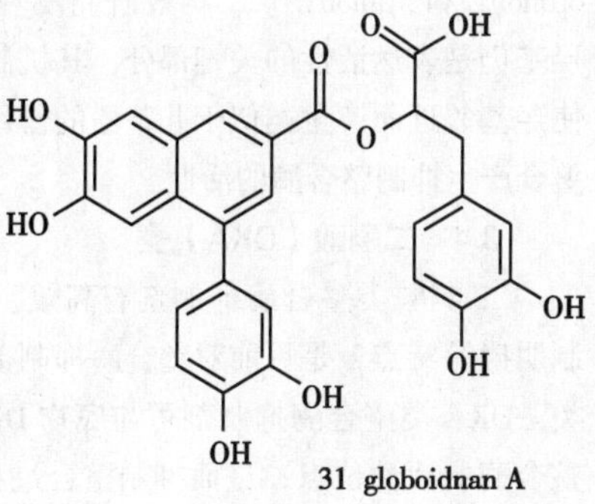   **31 globoidnan A**

3.3.3 苯乙烯基喹啉（SQL）类

SQL 类是另一类高效低毒的 HIV-1 整合酶抑制剂，它们结构上拥有一个共同的喹啉环，而且喹啉环上的 C_7 位羧基和 C_8 位羟基是保持活性的关键部位。如果这 2 个官能团缺失或羧基被酯化，化合物均会失去活性。侧链上的儿

茶酚基团被呋喃、噻吩和嘧啶等杂环取代，或苯环上连一些取代基对活性的影响不大。而如果在侧链的苯环上连接 3 个羟基合成三羟基苯乙烯基喹啉 32，将会显著增强其活性，IC_{50} 值达到 0.3μmol/L[50]。

由于苯乙烯基喹啉类在体外实验中取得很好的效果，

2003 年韩国药物化学研究中心对一系列苯乙烯基喹啉类的喹啉骨架进行修饰，合成苯并呋喃衍生物 33，IC₅₀ 值在 50μmol/L 左右，进行活性实验发现苯并呋喃系列物抑制整合酶的活性均低于对应的喹啉类。将苯并呋喃上

的羧基和羟基酯化或醚化对活性没有影响，而侧链上的儿茶酚基团是活性的关键部位，改变后将失去活性。这一结果表明苯乙烯基苯并呋喃衍生物在 HIV-1 整合酶活性位点的结合模式与苯乙烯基喹啉类并不相同[51]。

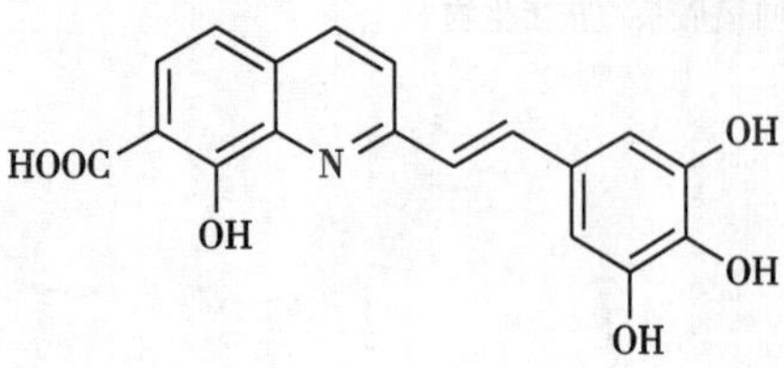

32

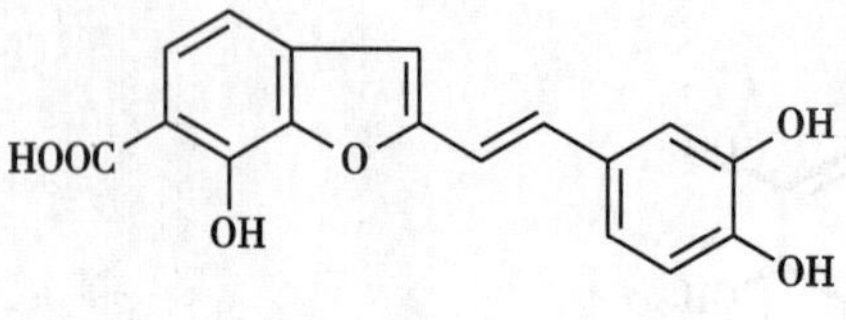

33

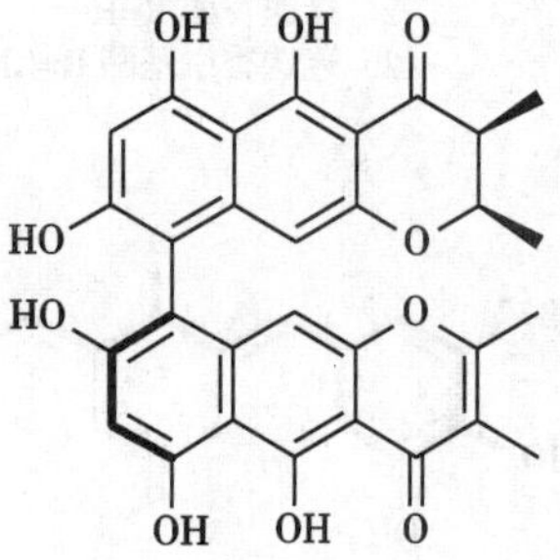

34　isochaetochromin D₁

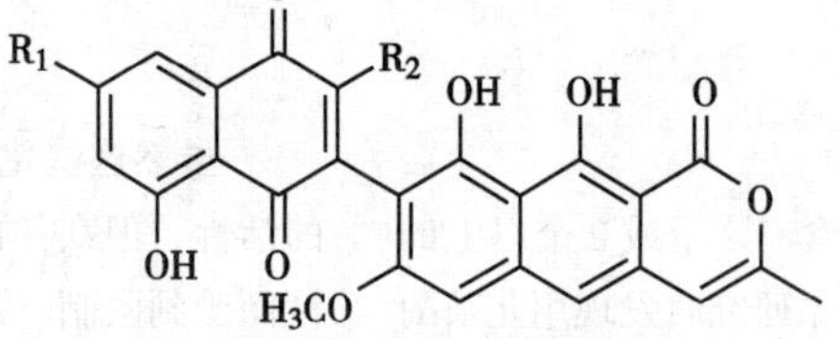

35　xanthoviridicatin E　R₁=Me R₂=OMe
36　xanthoviridicatin F　R₁=OMe R₂=Me

3.3.4　多羟基芳香族的天然产物

另外还有一些从有整合酶抑制活性的天然产物中提取分离出来的化合物，虽然结构特征不同于前 3 类，但同样具有多羟基芳环结构，因此我们将它们列于此。2003 年 Merck 公司从镰刀霉中分离出的 4 种二萘并吡喃酮化合物具有较好的整合酶抑制活性，其中化合物 34（isochaetochromin D₁）的 IC₅₀ 值为 4μmol/L[52]。同样是 Merck 公司分离出的 2 个全新的真菌代谢物 xanthoviridicatin E（35）和 xanthoviridicatin F（36），它们的 IC₅₀ 值分别为 6μmol/L 和 5μmol/L[53]。构效研究发现这些化合物中的酚羟基仍是表达活性的关键部分，其机制可能为苯环折叠后使羟基邻近而产生类似于儿茶酚的作用，进而与金属离子螯合产生抑制整合酶的活性。

3.4　二酮酸（DKA）类

二酮酸类整合酶抑制剂有高效、高选择性和作用机制明确等特点，是目前对整合酶抑制剂研究最为成功的一类。DKA 类整合酶抑制剂可与底物 DNA 竞争性地结合到整合酶的活性位点，进而抑制整合过程中的链转移（ST）反应[54]。整合酶抑制剂临床应用的第一个重大突破是 Merck 公司发现的以吡咯衍生物 37（L-708906）和 38（L-731988）[28]为代表的二酮酸类化合物，对链转移的 IC₅₀ 分别为 300nmol/L 和 133nmol/L[55]。该类化合物是 Merck 公司经过对流感核酸内切酶抑制剂的集中筛选发现的[28]。几乎与此同时，日本盐野义（Shionogi）制药公司经对苯甲酰丙酮酸的深入研究发现了 1-（5-氯吲哚 -3- 烷基）-3-

羟基 -3-（2H- 四唑 -5- 烷基）丙烯酮（5-CITEP）（39）及相关衍生物[56]，之后进行了该化合物与酶的共结晶，得到了第一个抑制剂与整合酶复合物的 X 射线晶体结构图，这为整合酶的作用机制以及抑制剂的合理设计提供了重要依据[57]。这类抑制剂的最大的结构特点是将一个二酮酸结构连接到一个芳环上。在随后的研究中，改造主要集中在芳基环和羧基的优化上，为了提高生物相容性和代谢稳定性，合成了大量结构多样的二酮酸生物电子等排体结构化合物[58]。值得注意的是，盐野义制药公司的另一类 DKA 生物电子等排体化合物 40（S-1360）就是用含氧的杂环取代了标准的芳香环，用三氮唑基团来取代羧基得到的，在体外有很好的整合酶抑制活性，IC₅₀ 为 20nmol/L，在细胞实验中的 EC₅₀ 为 140nmol/L，并进入 Ⅱ 期临床研究，是第一个进入临床阶段的整合酶抑制剂。然而，可能由于其三氮唑基团在人体内的关键代谢产物不稳定而产生毒性，其开发已于 2003 年被终止[59-60]。

DKA 类化合物在结构上都有一个稳定的二酮或其异构体形式，一端连接疏水的芳香环，另一端连接羧基或杂环。研究表明这一疏水性芳香环对保持化合物活性是必不可少的，因为它可能通过"π-π"体系与整合酶催化核心区的 Tyr143 侧链相互作用，也可能用它富电子体系的芳环与整合酶活性位点的阳离子相互作用[61]。而另一端连接的杂环须为羧基的电子等排体[62]。根据这一结构特点，研究者们为 DKA 类似物提出了一四点药效团模型[62-64]。

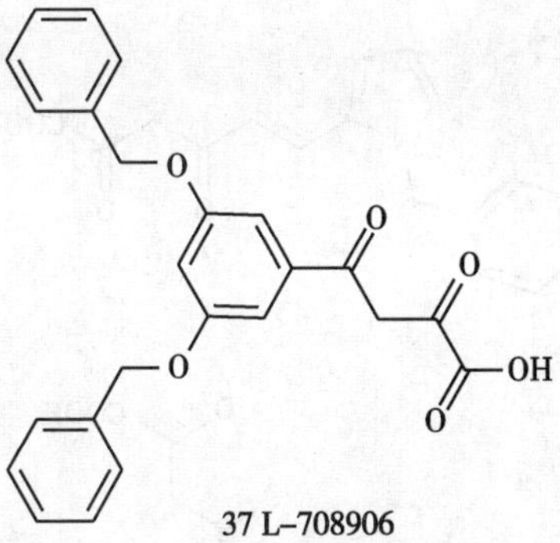

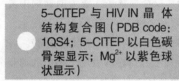

37 L-708906 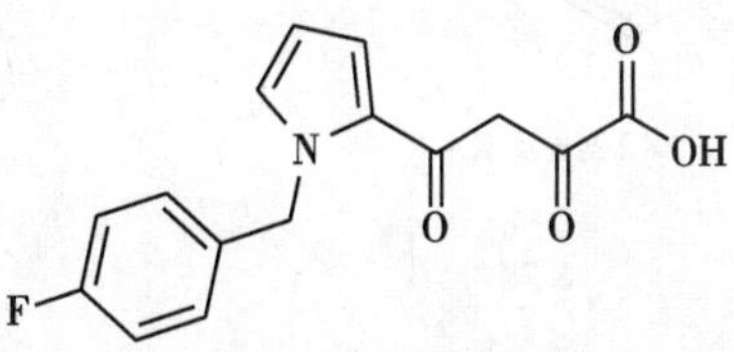   38 L-731988 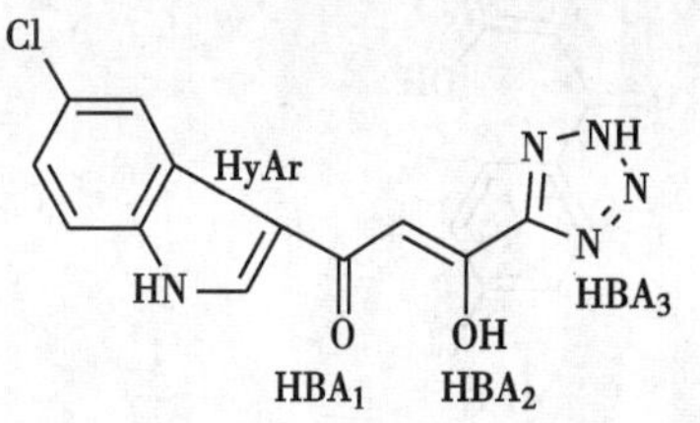   39 5-CIETP

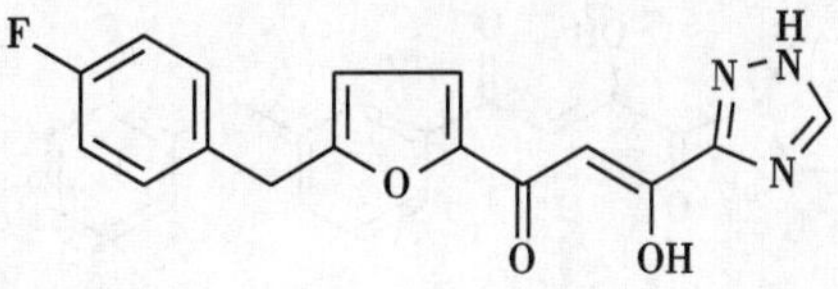

40 S-1360

以 5-CITEP（39）与 HIV-1 整合酶复合物的 X 射线衍射共晶为例（ER-7-4），DKA 类似物都必须具有 1 个疏水芳香环（HyAr）和 3 个氢键（HBA），并且这 4 点之间均保持特定的距离（表 7-3）才具备抑制整合酶的活性。

5-CITEP 与 HIV IN 晶体结构复合图（PDB code: 1QS4；5-CITEP 以白色碳骨架显示；Mg²⁺ 以紫色球状显示）

扫一扫

表 7-3　四点假设模型的三维数据

化合物	距离 /Å			
	HBA$_1$–HBA$_2$	HBA$_2$–HBA$_3$	HBA$_1$–HBA$_3$	HBA$_1$–HyAr
5-CITEP	2.70	2.99	5.38	3.71
3D 模型	2.5~3.0	2.5~3.2	5.0~5.6	3.5~4.2

2004 年意大利的研究者利用这一三维数据从化合物库中对 4 000 个化合物进行筛选，最后选中 10 个化合物进行活性筛选，其中有 7 个具有整合酶抑制活性，而且化合物 41 的 IC_{50} 值达到 0.9μmol/L[61]。这说明根据四点假设模型的三维数据进行化合物结构筛选可作为 DKA 类整合酶抑制剂发现的一个有效途径。

利用活性基团进行组合设计是目前 DKA 类抑制剂发现的另一有效途径。2003 年美国的研究者将叠氮引入 DKA 类化合物疏水性芳香环上的不同位置合成了一系列化合物，进行整合酶抑制实验和抗病毒活性实验发现，在空间构象上能形成末端叠氮的化合物有较好的抑制整合酶活性，如MK-DKA（42）。这可能与末端负电性基团更容易与催化活性中心的 2 价金属离子作用有关，但在抗病毒实验中活性却不理想。这类化合物在体内外活性差别的原因尚不明确，不过在更换取代基开发 DKA 家族整合酶抑制剂时叠氮基团将是一个不错的选择[65-66]。意大利的研究者 Roberta Costi 将咖啡酸类抑制剂中的芳乙烯基引入先导化合物 L-731988（38）中，合成了一系列 6- 芳基 -2, 4- 二酮 -5- 己烯基

酸衍生物。在活性实验中发现只有化合物 43 具有与 38 相当的抗病毒活性，EC_{50} 为 1.5μmol/L，但其抑制整合酶活性仅为 38 的 1/20（IC_{50}=7μmol/L）。其余化合物抑制整合酶的活性均远低于 38，这可能与增加双键改变 HyAr 与 HBA 间的距离有关。而 43 具有较好的抗病毒活性的具体作用机制尚未见报道[67]。

由于整合酶是以二聚体或多聚体形式存在，研究者们根据整合酶多聚体结构和活性部位中 2 价金属离子的空间距离合理设计了一系列二聚 DKA 类化合物，希望它们能与整合酶多聚体中的 2 个 2 价金属离子同时结合而提高 DKA 类化合物的抑制活性。2004 年龙亚秋等用氨基和苄氧基作为连接体合成 2 个系列的二聚 DKA 类化合物[68]，其中哌嗪连接 DKA 二聚体 44 和邻位苄氧连接 DKA 二聚体 45 抑制整合酶的 IC_{50} 值为 0.3μmol/L，均优于 DKA 单体化合物。但在抗病毒实验中这些二聚 DKA 的活性还有待于提高，其原因可能是二聚 DKA 在体内不稳定或细胞通透性较差[68]。尽管如此，这项研究为同时靶向 2 个 2 价金属离子的新一类 DKA 类抑制剂的研究开创了先河。

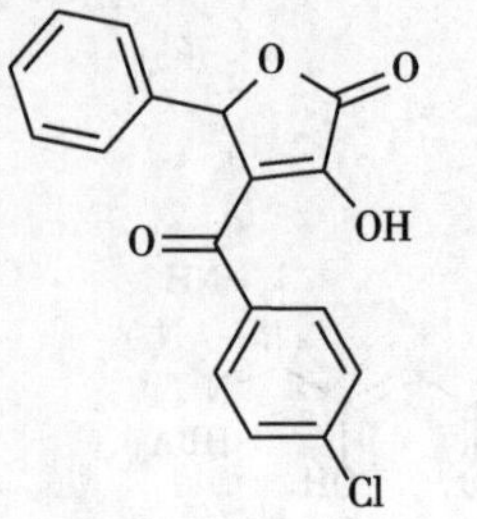

41

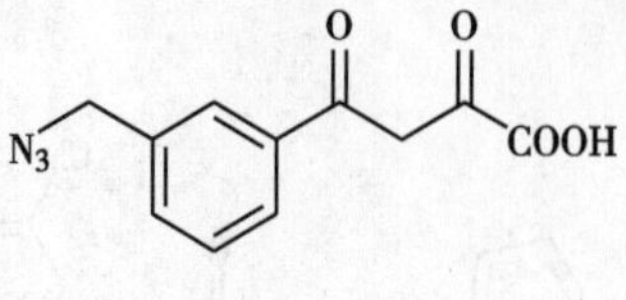

42 MK-DKA

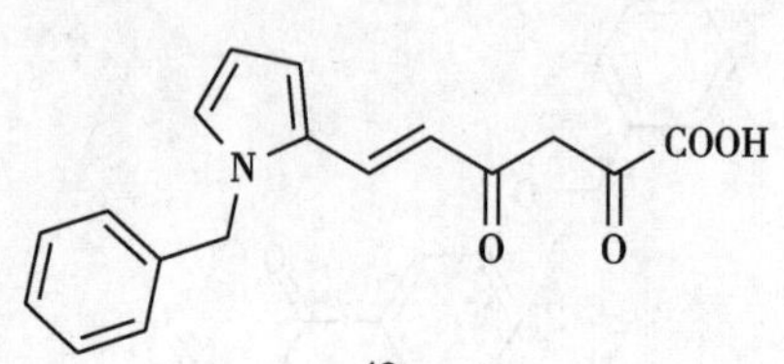

43

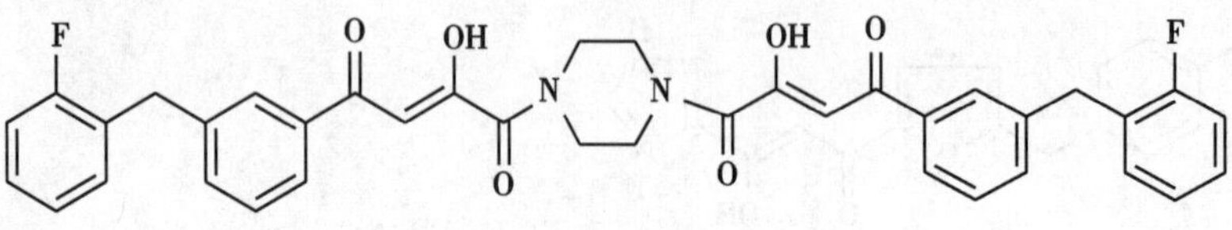

44

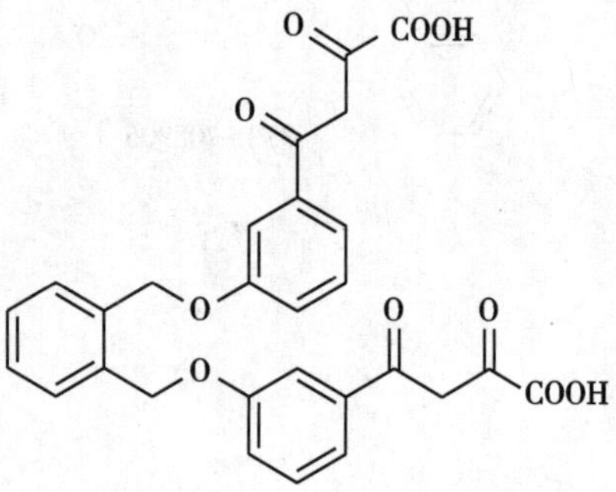

45

8-羟基喹啉可螯合 2 价金属离子，成为抑制剂中关键的药效基团。通过 8-羟基喹啉 -7-羧酸（46）片段组合的方法发现了苯乙烯喹啉类衍生物[69]，如化合物 47。该类化合物对整合酶的 3′-加工和链转移表现出相似的抑制活性，其结构特点是均含芳环 7 位羧基和芳环 8 位羟基。

其中儿茶酚结构的取代对活性的影响较小，而羧基是活性的关键基团。这些均证明该类化合物与 DKA 类化合物的作用机制相似——螯合活性位点的金属离子[70]。但苯乙烯类喹啉化合物对多种 HIV-1 RT 抑制剂耐药株和 DKA 抑制剂耐药株均有活性[71-72]。

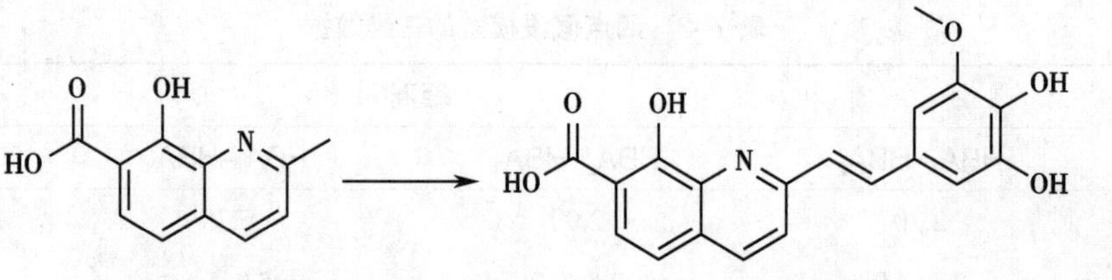

46 QBP

47 FA-41

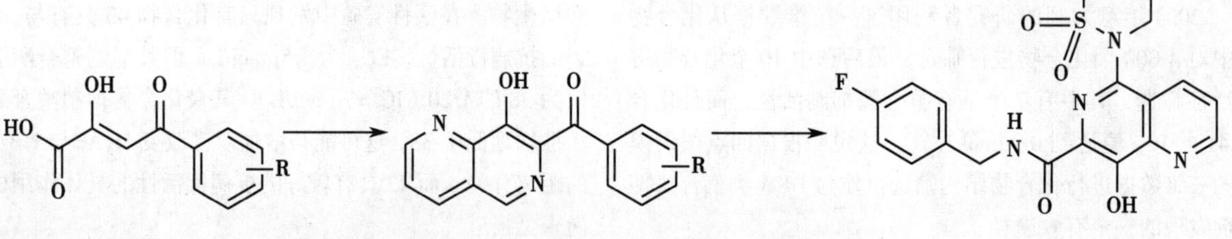

48 L-870810

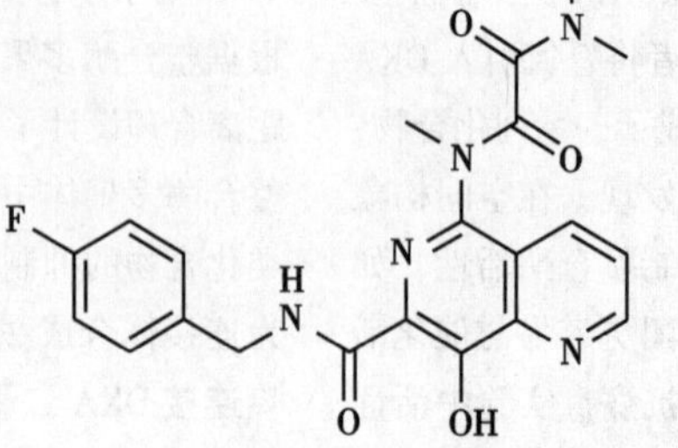

49 L-870812

由于二酮酸类化合物结构中的 1，3-二羰基对活性至关重要，但羧基的存在一般使化合物在体内的生物利用度不高，将羧基用三氮唑、四氮唑或含氧、硫、氮的杂环以及酯类、酰胺类结构取代，结果发现许多化合物具有较好的生物活性。Merck 公司的研究者通过对先导化合物的

优化发现了 8-羟基 -1，6-萘啶类和 8-羟基 -1，6-萘啶 -7-甲酰胺类化合物[73-75]。该系列中的 L-870810（48）和 L-870812（49）具有良好的活性，对链转移的 IC$_{50}$ 分别为 15nmol/L 和 40nmol/L[55]，其中 L-870810 成为第二个进入临床的整合酶抑制剂。虽然 L-870810 的结构看起来与

传统 DKA 类有所不同，但其 8- 羟基 -［1，6］- 二氮杂萘仍被看作 1，3- 二酮酸模块的生物等排体。DKA 类衍生物和萘啶甲酰胺类化合物均选择性地抑制链转移过程，说明两者具有相同的作用机制。但因长期毒性问题，L-870810 的临床评价已被终止。

双金属结合模型也被应用到其他类型的抑制剂的研发

中，如苄基 -8- 羟基喹啉（50）和苄基 -8- 羟基萘啶（51）[76]。这些分子与 L-870810 相比，显著特点是疏水的 4- 氟苄基的位置与金属螯合基团（如吡啶氮、羟基和羧基氧）的相对位置相反[76]。进一步的构效关系研究发现了萘啶酮类化合物 52（GSK364735）[76-77]，其 IC_{50} 为 8nmol/L、EC_{50} 为 5nmol/L[77]，但该抑制剂的临床研究因其毒性问题被迫终止[77]。

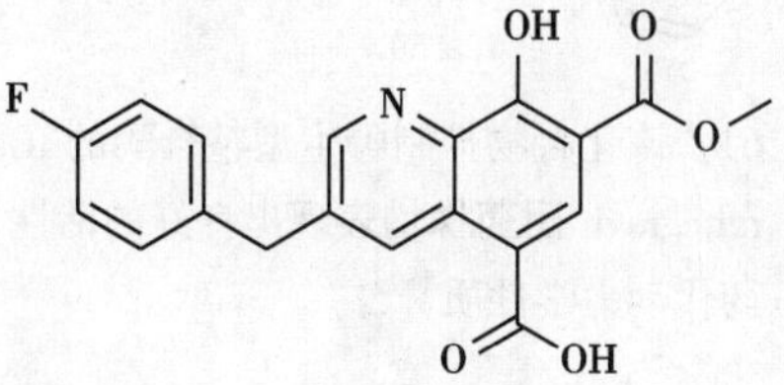

50

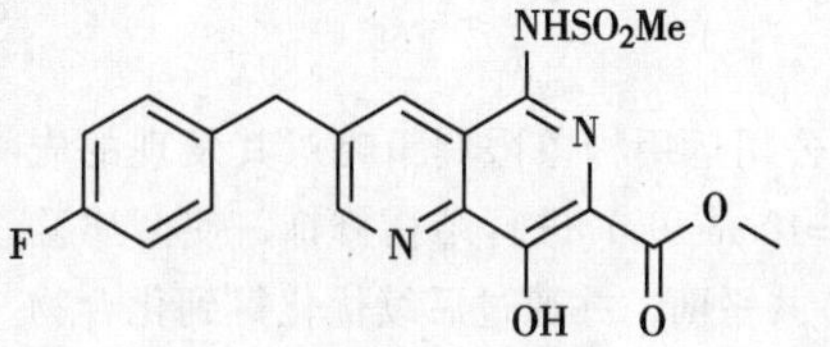

51

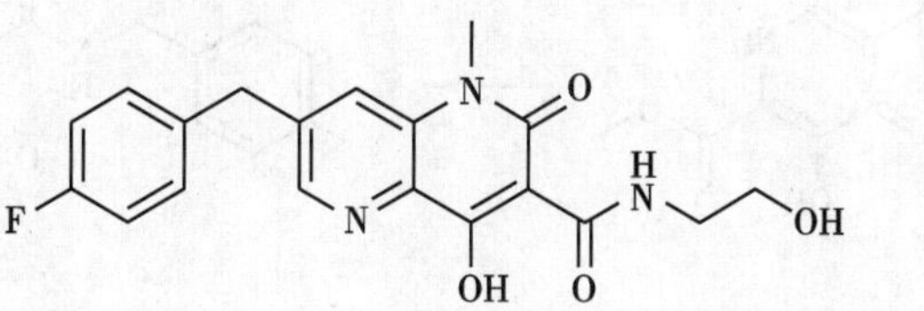

52 GSK364735

将二氮杂萘母核的化合物作为先导化合物进行优化，分别朝 2 个方向进行：左环向外扩环，得到具有三环结构的化合物[55]，如化合物 53、54 和 55，其中化合物 53 在细胞实验中对整合酶链转移的 IC_{50} 为 0.08μmol/L，而化合物 54 的 EC_{50} 为 0.089μmol/L，化合物 54 的活性优于化合物 53 是由于去掉了 6 位的羧基使其脂溶性提高更有利于透过细胞膜[78-80]，该类化合物通过将分子骨架限定在一个刚性的三环结构中提高了其与 2 个镁离子的亲和力。右环去环得到一个单环结构的化合物，进一步优化得到了嘧啶结构的化合物[55]，默克公司对这一类化合物的结构不断进行

优化，得到许多具有良好的生物活性的化合物。具有二羟基嘧啶结构的化合物 56 对链转移的 IC_{50} 为 0.05μmol/L，在人血清蛋白抗 HIV 细胞实验中的 CIC_{95}（抑制 95% 的细胞株传播 HIV-1 感染的浓度）为 78nmol/L，并且在鼠、狗、猴的临床前研究中表现出良好的药代动力学性质[81]。随后默克公司又发现具有 N- 甲基嘧啶结构的化合物 57 对链转移的 IC_{50} 为 0.06μmol/L，在人血清蛋白抗 HIV 细胞实验中的 CIC_{50} 为 65nmol/L，并且也在鼠、狗、猴 3 种物种的临床前研究中表现出良好的药代动力学性质，已经有希望成为进入临床研究的抗病毒药物[82]。

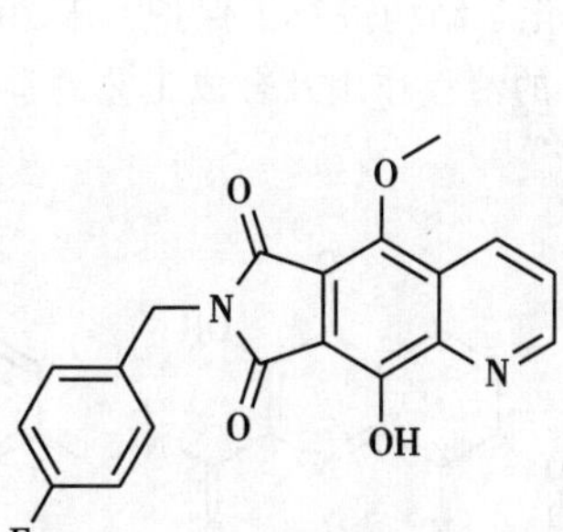

53

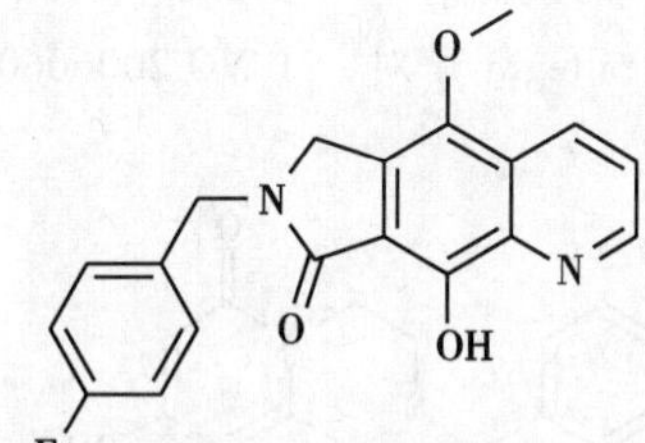

54

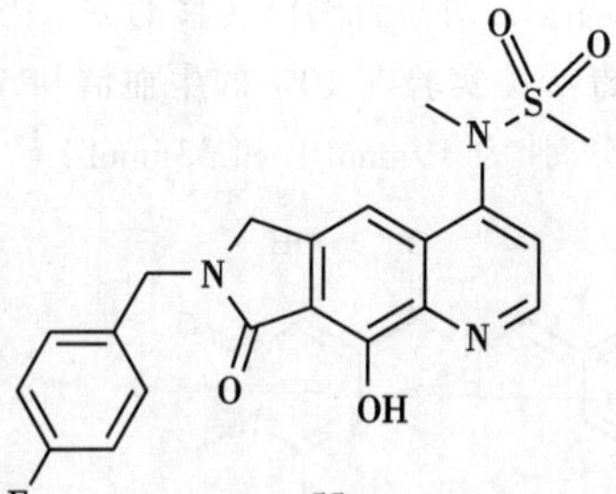

55

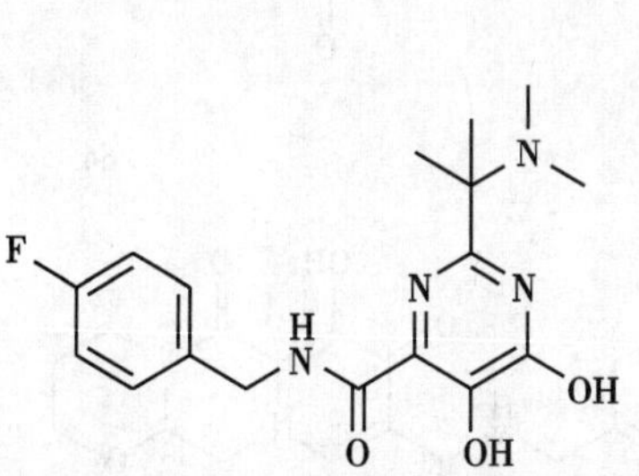

56

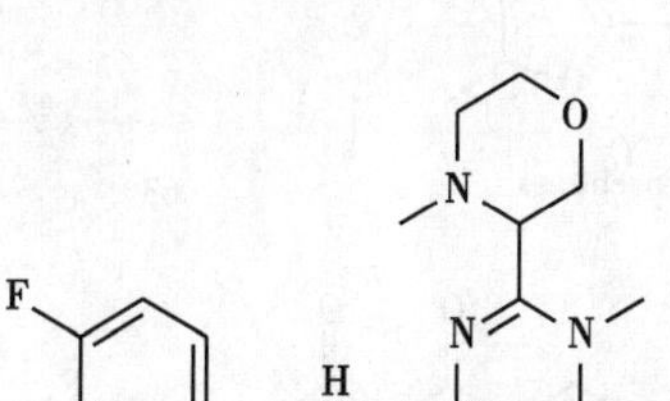

57

辉瑞公司研发了一类新型的氮杂吲哚异羟肟酸衍生物 58[83-84]，但该类化合物存在代谢稳定性问题[84]，对其骨

架进行进一步的结构修饰，将氮杂吲哚异羟肟酸基团限定到一个三环的羟基吡咯 - 萘啶酮结构中得到化合物 59[85]，

通过这种方式提高了其抗病毒活性和代谢稳定性[85-86]。

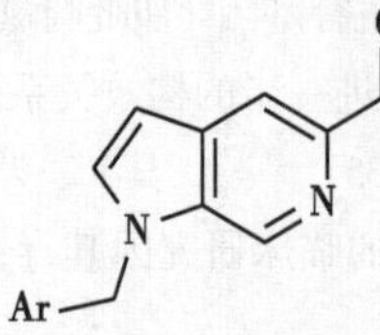

58

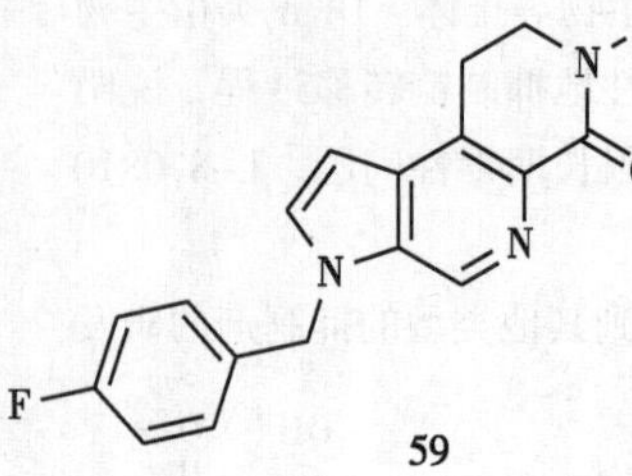

59

Shionogi 制药公司运用构象限制策略对其发现的先导化合物 60（IC$_{50}$=10nmol/L）进行结构修饰，使金属螯合氧原子可以保持共平面，并通过后续优化得到化合物

61，该化合物抑制野生型整合酶的 IC$_{50}$ 为 3.4nmol/L，并对 raltegravir 耐药株均表现出良好的活性，同时还具有良好的药代动力学性质[87]。

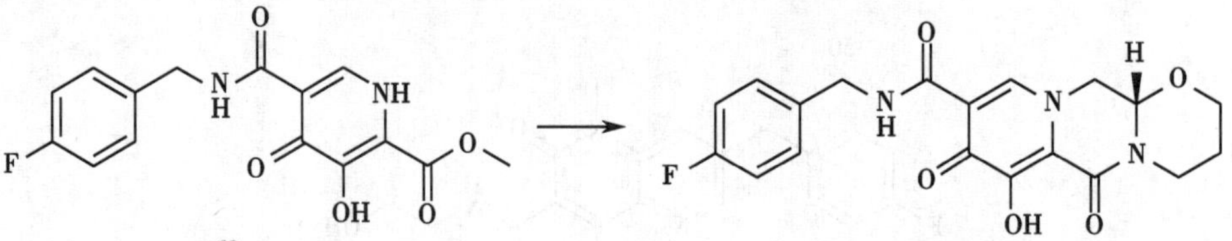

60

61

4，5- 二羟基嘧啶 -4- 甲酰胺类化合物 62（MK-0518,raltegravir, isentress）的上市是"金属螯合策略"的里程碑性事件[88-90]。作为具有全新作用机制的抗艾滋病新药，它能显著改善现有的 HIV-1 抑制剂治疗效果，并成为新的治疗手段和选择。虽然该分子中包含的是羟基 / 羰基而不是杂环氮原子，我们仍能看出它与 L-870810 萘啶药效团的相似性。对链转移过程的选择性抑制和结构中含螯合基序均说明该化合物的作用机制为金属螯合。在 RAL 存在的情况下，前整合复合体不能与人体 DNA 结合，没有成功整合的前病毒被正常的人体 DNA 修复机制修复，并在细胞中保持不活跃状态。raltegravir 对整合酶链转移的 IC$_{50}$ 为 2~7nmol/L，体外抗病毒活性实验在 10% 的牛血清和 50% 的人血清中的 IC$_{95}$ 分别为 19nmol/L 和 33nmol/L[91]。raltegravir 对

于初次治疗和接受过治疗的患者都具有良好的安全性和疗效，甚至对于一些不能接受其他药物治疗的患者也能抑制其病毒繁殖[55]。raltegravir 可通过口服、静脉注射、肌内注射等方式给药，口服给药剂量根据患者的年龄、性别、体重等因素的不同而不同，一般单次给药剂量为 100~600mg，每天 2 次[92]。临床研究发现，口服给药 24 小时后基本代谢完全，其中 32% 通过尿液代谢（9% 为原药，23% 为原药的葡糖醛酸结合物），51% 以原药的形式通过粪便代谢[93]。raltegravir 具有良好的安全性，增加给药剂量时没有发现相关的不良反应[94]。默克公司于 2003 年 5 月申请了该药及系列化合物的世界专利（WO 2003035077），对其化学结构进行了保护，于 2006 年 6 月申请了 raltegravir 的治疗作用及合成工艺的世界专利（WO 2006060712）[95]。

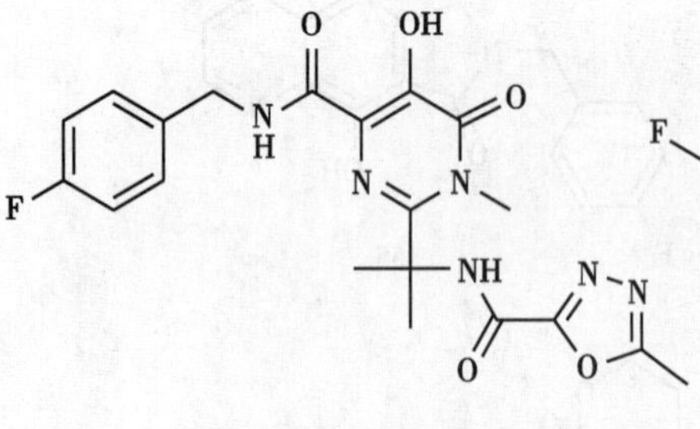

62 MK-0518, raltegravir, insebtress

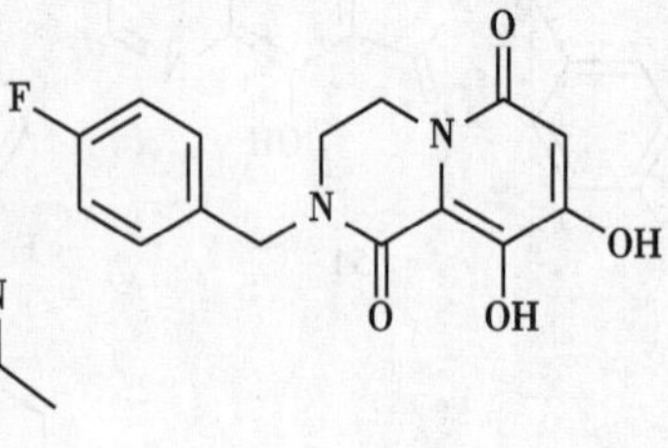

63

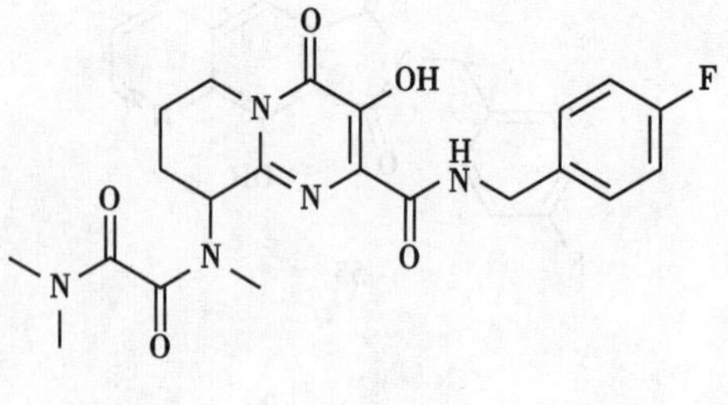

64

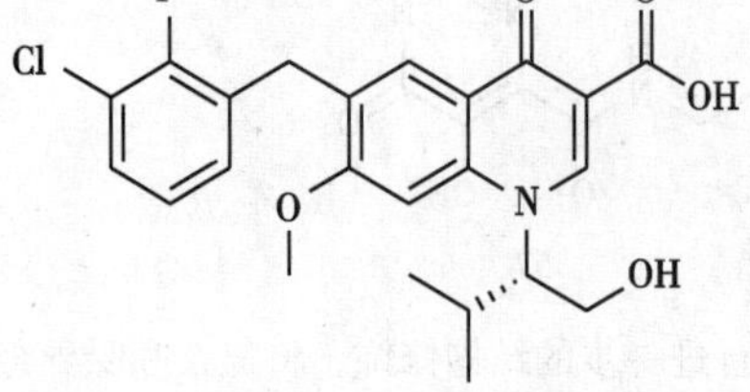

65 GS-9137, JTK303, elvitegravir

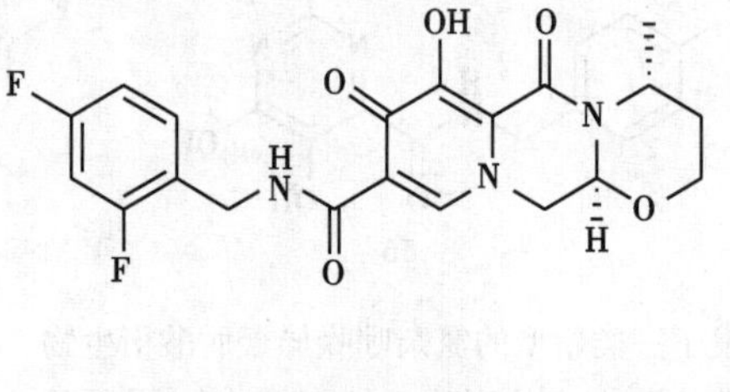

66 S/GSK-1349572, dolutegravir

为提高 RAL 与整合酶的亲和力并调整金属螯合基序的电性特征以提高结合能力，其骨架经多次优化[96-101]。对 raltegravir 的 N- 甲基嘧啶母核继续进行改造，得到了一些有良好活性的化合物。如具有二羟基吡啶并吡嗪结构的化合物 63，在细胞中抑制 HIV-1 复制的 IC_{95} 为 0.31μmol/L[102]。而化合物 64 的母核结构是由 N- 甲基嘧啶扩环得到的，其抑制链转移的 IC_{50} 为 12nmol/L，在 MT4 细胞中抑制 HIV-1 复制的 IC_{95} 为 13nmol/L[103]。

喹诺酮类药物莫西沙星与鲍氏不动杆菌拓扑异构酶 IV 的共结晶复合物证明镁离子介导药物与蛋白之间的相互作用，有力地证实了喹诺酮类化合物的抗生素活性也可能是基于镁离子螯合机制[104]。4- 喹诺酮 -3- 羧酸正是通过对喹诺酮类抗生素的修饰发现的，其中单酮酸基团可看作 DKA 片段的等排体[105]。elvitegravir（65，JTK303，GS-9137，EVG）包含有 2 个金属螯合基团，即 1 个 β- 酮和 1 个羧酸。近期进行的 elvitegravir 稠合环骨架修饰发现了一类十分有前景的含萘啶酮基团的抑制剂[106]。

EVG 最早由 Japan Tobacco Inc 研制，并于 2012 年由 Gilead 推出经 FDA 批准上市用于艾滋病的治疗[107]。EVG 的体外 IN 抑制活性为 7.2nmol/L，体外抗 HIV-1 实验的 EC_{50} 为 0.9nmol/L[55, 108]。在狗及大鼠实验中，EVG 的生物利用度为 30%，给药 0.5~1 小时后即可达到最大血药浓度。由 150mg EVG、150mg 抗艾滋病药物增强剂 cobicistat、200mg 恩曲他滨以及 300mg 替诺福韦酯延胡索酸盐组成的 Stribild 是一种用于治疗 HIV-1 感染的口服片剂，推荐剂量为一天 1 片，随食进药。EVG 主要由细胞色素 P450（CYP3A）酶进行代谢，EVG 出现的耐药株与 RAL 类似[109]。

RAL 和 EVG 均属于第一代 INSTIs，是高效的一线抗逆转录病毒治疗药物，但是由于其基因屏障较低、易产生耐药性并且存在交叉抗药问题，以及其活性的发挥还依赖其他药物的存在，从而限制了它们的使用。然而，RAL 的出现验证了整合酶可以作为有效的抗逆转录病毒治疗的靶点，同时 HIV-1 对第一代 INSTIs 耐药性的出现推动了学术界探索靶向 IN 抑制剂的进一步研究。

dolutegravir（66，S/GSK-1349572，DTG）（IC_{50}=1.7nmol/L）[110]是第一个 FDA 批准上市的第二代整合酶链转移抑制剂[111]，商品名为 Tivicay。DTG 于 2013 年 8 月上市，是第 3 个靶向整合酶链转移阶段的抑制剂。临床上为口服片剂，推荐单次服用剂量为 50mg，每天 1~2 次[112]。DTG 的临床耐受性较好，但是发生过非常低概率的 I 级不良反应[113-114]。另外，DTG 的基因屏障较高，不易产生耐药性，并且对 RAL 和 EVG 的 HIV-1 耐药株都表现出非常好的活性[110, 111, 115]。

对 1- 羟基 -2- 氧 -1，2- 二氢 -1，8- 萘啶 -3- 甲酰胺类整合酶抑制剂的结构修饰得到了化合物 67，该化合物对 HIV-1 整合酶表现出 nmol/L 级别的抑制活性（IC_{50}=1nmol/L），并对目前临床常见的耐药株表现出良好的抗耐药活性[116]。同时，该类化合物的细胞毒性较小，很多化合物的选择指数（CC_{50}/EC_{50}）均超过 10 000[116]。同年该课题组还发现了化合物 68，对 RAL- 耐药株 Y143R、N155H、G140S/Q148H、G118R 和 E138K/Q148K 等均表现出良好的活性，是一类非常具有前景的整合酶抑制剂[117]。

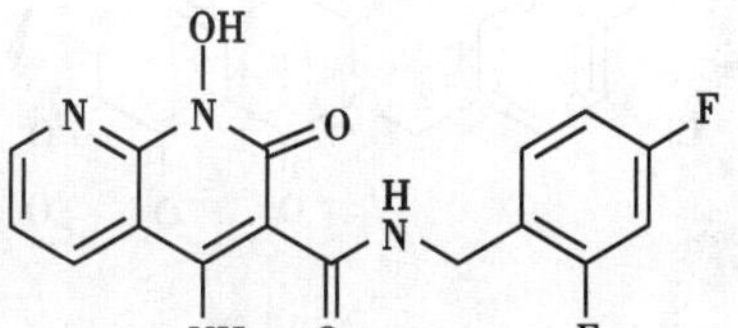

67

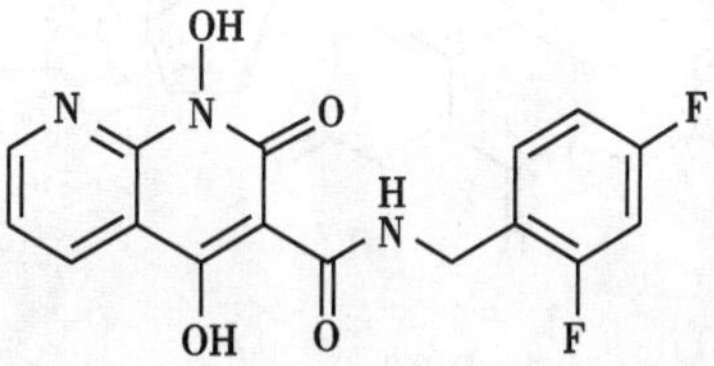

68

MK-2048（69）是从 10- 羟基 -7，8- 二氢吡嗪吡咯并吡嗪 -1，9- 二酮系列化合物的优化中得到的高效整合酶抑制剂。在 50% 的人血清中，化合物 69 表现出良好的抑制活性（EC_{95}<50nmol/L）[118]，且在细胞水平对 RAL- 和 EVG- 耐药的病毒株均有效，对同时包含 E138K、G140S 和 Q148R 中的至少 2 个突变的毒株其活性略有下降[119]。耐药选择实验中出现的新型的耐药突变株 G118R 与 E138K 相似，对化合物 69 表现出大致 8 倍的耐药[120]。G118R 可能导致催化三基序几何位置的改变，使得第二代 INSTIs

螯合催化活性中心的 2 价金属离子的能力降低[121]。同时 G118R 突变能通过空间位阻减少药物结合[122]。虽然化合物 69 表现出良好的抗耐药性质，由于其药代动力学的缺陷，进一步的临床研究被终止。

化合物 S/GSK-1265744（70）是已经过双盲随机安慰剂控制试验的另一个第二代 INSTI[123]。化合物 70 具有优越的短期疗效和较好的药代动力学性质，并在艾滋病患者中表现出良好的耐受性[110, 123]。目前该化合物正在被开发成为每周 1 次的悬浮制剂。

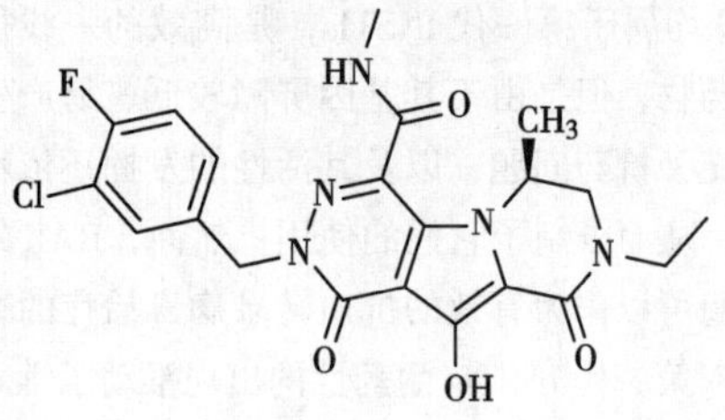

69 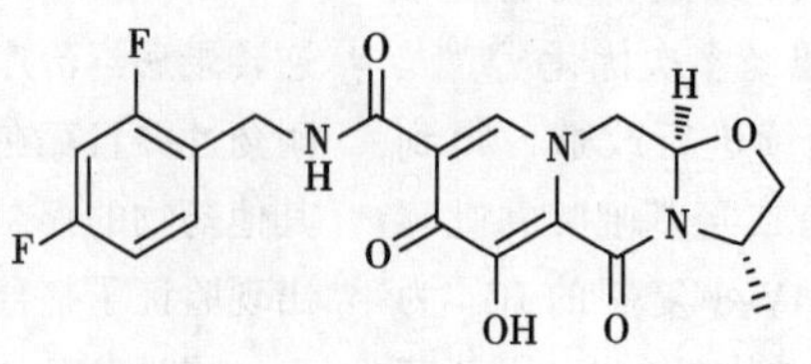　　　　　　　　　70 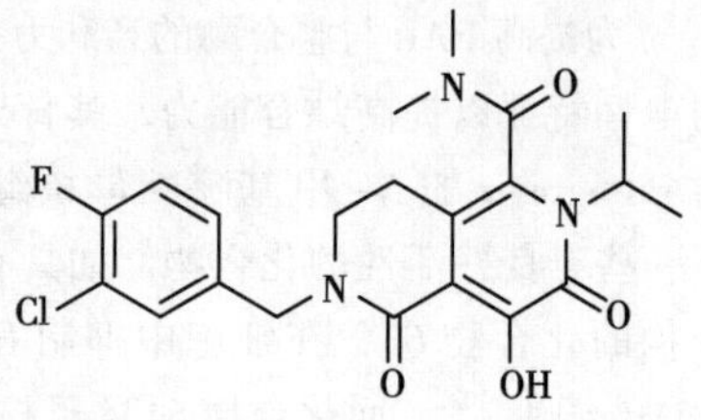　　　　　　　　　71

MK-0536（71）是默克公司开发的另一个高效的整合酶抑制剂，与 MK-2048 相似，两者较 DTG 的基因屏障更高，不易产生耐药性。该化合物是由 Raheem 的课题组发现的以 2- 吡啶酮为核心的新结构抑制剂[124]，它在病毒动力学分析实验中表现出很好的活性（IP 50% NHS=53nmol/L），并对 RAL 耐药株也保持有较高的活性。2015 年该课题组基于 MK-0536 的 2- 吡啶酮核心设计了一系列衍生物，其中化合物 72、74 表现出较 MK-0536 更为优越的活性和抗耐药性，但在进行非啮齿类动物安全性实验过程中发现其稳态血药浓度低于 10mg/kg，因此该课题组应用前药策略对 72 和 74 进行进一步改造，得到的前药（73、75）较母体药物的口服吸收用度有所提高，为对该类化合物进行进一步的评价奠定了基础[125]。

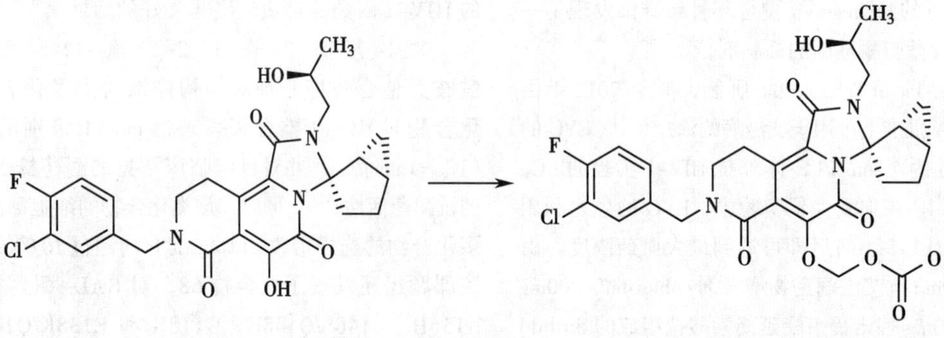

72 cLogP=2.15　　　　　　　　　73 cLogP=3.12

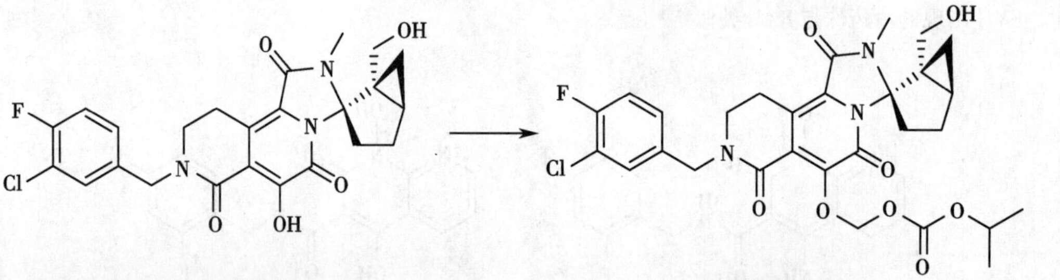

74 cLogP=0.8　　　　　　　　　75 cLogP=1.4

Biktarvy 由 Gilead Sciences 研发成功，可作为高效抗逆转录病毒疗法的重要组成部分用于治疗 HIV 感染，并于 2018 年 2 月 7 日经美国 FDA 首次批准上市[126]。Biktarvy 是一种复方片剂，每片含有 bictegravir（BIC，50mg）、emtricitabine（恩曲他滨，200mg）和 tenofovir alafenamide（替诺福韦艾拉酚胺富马酸盐，TAF，25mg）三种成分[127]。Biktarvy 的推荐剂量为一天 1 片，随食或不随食都可以。BIC 是整合酶链转移抑制剂（INSTIs），是该复方片剂的主要成分，恩曲他滨和 TAF 都是临床上有效的核苷（酸）类逆转录酶抑制剂。BIC 在基于均相时间分辨荧光共振能量转移（HTRF）的体外试验中抑制重组整合酶的链转移活性和 3'- 加工活性分别为 7.5nmol/L 和 241nmol/L[128]。在体外实验中，BIC 能够有效的抑制 RAL、EVG 耐受的单突变或双突变株，表明其耐药性与 DTG 相当，但优于 RAL 和 EVG。Biktarvy 最常见的不良反应有腹泻、恶心和呕吐等，一般发生率都大于或等于 5%。该药不可用于治疗有严重肾脏损伤、肝损伤以及患有乙型肝炎的患者。

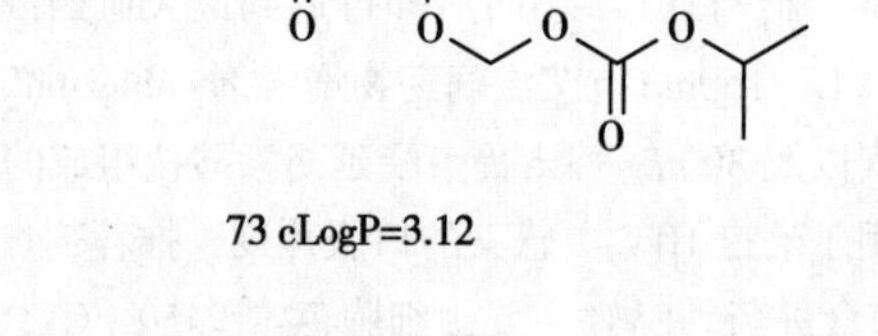

76 Bictegravir

INSTIs 虽然具有结构多样性，但是其多样性结构中存在一定的共性：①包含 1 个金属螯合基序，可以与关键的 2 价金属离子螯合；②包含 1 个疏水区域，可以与由 IN 和

DNA 3′- 末端 CA 二核苷酸形成的腔洞结合[129]。这些化合物结合在 IN 和含有 3′- 加工末端的病毒 DNA 交界处，金属整合基序（如二酮酸官能团）与活性部位的镁离子结合，疏水区域（如含有卤素的苄基基团）替代 3′- 末端的腺嘌呤并与倒数第 2 位的胞嘧啶产生堆积力。INSTIs 将攻击性的 3′- 腺苷酸从活性部位移走，有效地瓦解了复合体[130]。

虽然所有的整合酶抑制剂均被证实耐药性的存在，新型耐药株不断出现，如 G118R、R263K 和 S153Y 等，但第二代较第一代的抗耐药性已有明显改善，在 Q148 突变合并其他二级突变的治疗方案中需要加大其临床剂量[131]。总之，第二代抑制剂与第一代 INSTI 拥有相似的化学性质，结合在相同的催化位点，但其表现出了更好的耐药性[132-132]。INSTIs 的主要耐药途径为减少药物与 IN 的结合时间，已有实验证明降低解离速率可有效减少耐药性的产生[133]。因此，要成功设计第三代 INSTIs，研究者需将解离速率作为药物评价的重要指标[134]。

3.5 吡喃并二嘧啶（PDP）类

虽然 DKA 类抑制剂的研究取得了很大成功，但随着研究的深入发现 DKA 类抑制剂会导致 HIV-1 在 T66I、L74M 和 S230R 处发生变异，并且这些变异株对 DKA 类化合物产生耐药性，但在变异株耐药性实验中却发现另一类整合酶抑制剂类 PDP 类对这些变异株却仍保持很好的活性[135]，这使得 2002 年就由俄罗斯的研究者筛选出的另一类高效低毒的抑制剂——PDP 类受到更多的关注。PDP 类是一类 4- 取代苯基吡喃并二嘧啶类化合物，其中以化合物 V165（77）的活性最强，抗病毒活性的 EC_{50} 为 8.9μmol/L，抑制 HIV-1 整合酶的 IC_{50} 值为 0.3μmol/L[136]。PDP 类的抑制机制尚不明确，但通过对侵入抑制剂耐药株、逆转录酶抑制剂（RT）耐药株的活性实验、整合酶的活性实验和定量聚合酶链反应（PCR）发现它很可能作用于整合酶的蛋白质催化区域[136]。由于各类抑制剂的变异株普遍存在，对 HIV-1 感染者采用鸡尾酒疗法成为一大趋势，PDP 类将很有希望成为该疗法中的另一类整合酶抑制剂用于临床治疗。

3.6 巯基苯水杨酰肼（MSH）类和巯基苯磺酰胺（MBSA）类

在对 PDP 类进行构效关系研究时发现芳香环上的巯基对保持化合物的抗病毒活性很重要，根据这一发现研究者们合成了含巯基的 MSH（78），其具有很好的抑制整合酶的活性。研究表明 MSHs 可能与镁离子形成一个三倍体结合到整合酶活性部位的 Cys65 处[137]。但由于这些分子在体内缺乏稳定性、二聚化和代谢后产生毒性，因此优化这类结构进而增强它们在生理条件下的稳定性成为一个重要的研究方向。

由于磺胺类药物长期应用于临床，磺酰氨基具有较好的稳定性，因此许多研究者将磺酰氨基取代酰肼引入 MSH 类化合物中，合成了邻位巯基苯磺酰胺 MBSA 类化合物。MBSA 类化合物虽然仅在较高的浓度下才有抗病毒活性，但它们的细胞毒性很小，大多数化合物的治疗指数（$TI=CC_{50}/EC_{50}$）>3，具有一定的实用价值。

2004 年，波兰的研究者将苯环上的巯基和磺酰氨基环合，合成了一系列苯并 1，4，2- 噻二嗪衍生物。在活性实验中发现所有化合物表现出良好的抑制整合酶活性，IC_{50} 均 <100μmol/L，其中化合物 79 的 IC_{50} 达到 12μmol/L、抗病毒活性 EC_{50} 为 80.9μmol/L，选择指数为 3.5。

加州大学的研究者运用比较分子场分析（CoMFA）和比较分子相似指数分析（CoMSIA）对 66 个 MBSA 类化合物进行三维定量构效关系研究（3D-QSAR），优化 MBSA 类化合物的结构以提高抗病毒活性。其中化合物 80 表现出最好的活性，IC_{50} 为 4μmol/L。由 3D-QSAR 发现在 5 位和磺胺基上连一体积大的基团能增强活性，苯环 2 位连一负电基团对保留活性很重要，如连在 2 位的巯基能使化合物保持很高的活性，但这巯基并不是必不可少的，取代或失去巯基后的化合物仍具有一定的抑制活性[138]。目前，对 MBSA 类化合物的结构修饰仍在进行，以期在保持其低毒性的同时提高它们的抗病毒活性，进而发现一个高效低毒的抑制剂。

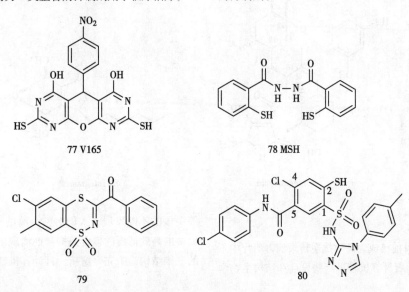

77 V165

78 MSH

79

80

3.7 硫氮硫扎平类整合酶抑制剂

硫氮硫扎平（thiazolothiazepine）类整合酶抑制剂是用三点药效基团从 NCI 三维结构数据库中挑选出了一类具有抗病毒活性的化合物（81、82）。与多羟基芳香族化合物相比，硫氮硫扎平类在体外与 Mg^{2+} 的作用分析中显示出很高的活性（体内的 Mg^{2+} 是整合酶的生理 2 价金属辅助因子）。在体外筛选抗病毒实验中筛选出其中包含 5 个原子 SC（O）CNC（O）的硫氮硫扎平类化合物具有抗 HIV-1 整合酶活性，它们对 3′- 加工过程和整合的 IC_{50} 分别是 110μmol/L 和 146μmol/L、40μmol/L 和 47μmol/L、92μmol/L 和 100μmol/L。药理实验发现硫氮硫扎平类是在 Mn^{2+} 或 Mg^{2+} 的协同作用下抑制整合酶的，该类整合酶抑制剂作用于病毒 DNA 整合进宿主 DNA 前的复合体（装配前整合酶–DNA 复合体），和该复合体结合并使其失活[139]。在随后的构效关系研究中发现：①具有 2 个羰基的化合物比具有 1 个羰基的化合物的活性好；②取代基的性质（供电子基、吸电子基）对整合酶的活性影响不大；③萘环结构比取代苯环结构显示出较强的抑制活性，这提示在整合酶活性部位的疏水性口袋，芳香环系比卤素更适合；④噻唑环系中硫的位点对抑制活性非常重要，当它被氧、碳取代后活性消失，进一步扩展噻唑环活性减弱。尽管硫氮硫扎平类抑制剂需要较高的药物浓度方能抑制病毒 DNA 整合过程，但它们仍可作为一类新的整合酶抑制剂先导化合物。

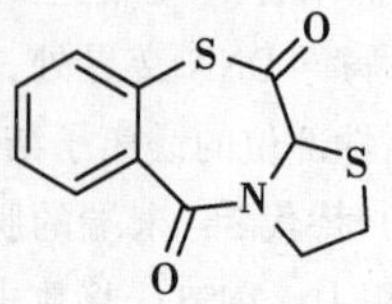

81

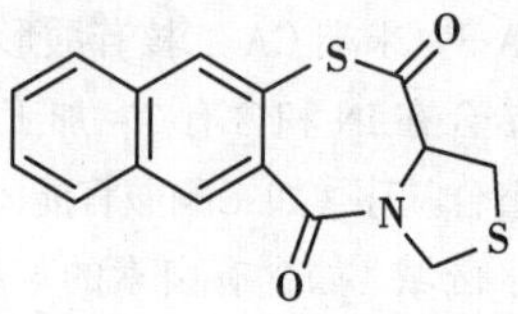

82

4 天然产物类整合酶抑制剂

对有活性的天然产物进行结构修饰一直是药物开发的有效手段。2003 年默克公司研究小组首先从镰刀霉中分离出一类 4，4- 二甲基麦角甾烷三萜类化合物（83），其 IC_{50} 为 9μmol/L[140]，在抗病毒活性实验中也展示了良好的活性，但由于这类化合物在同浓度水平下具有较高的毒性，目前已停止研究[141]。不久他们又从丝状霉的发酵物中分离出 cytosporic acid（84），其 IC_{50} 为 20μmol/L[142]；从 Actinoplanes sp. 中提取出 integramycin（85），其 IC_{50} 为 4μmol/L[143]。85 的结构比较复杂，但由于它具备较高的抑制活性，目前对 85 中 C_{16}~C_{35} 片段的合成工作已经完成，进一步的合成和结构修饰工作还在进行[144]。最近他们又从一种未被命名的菌丝体（MF6836）中分离出一个含有二环二羟基环氧内酯的化合物 integrasone（86），其 IC_{50} 为 41μmol/L[145]。

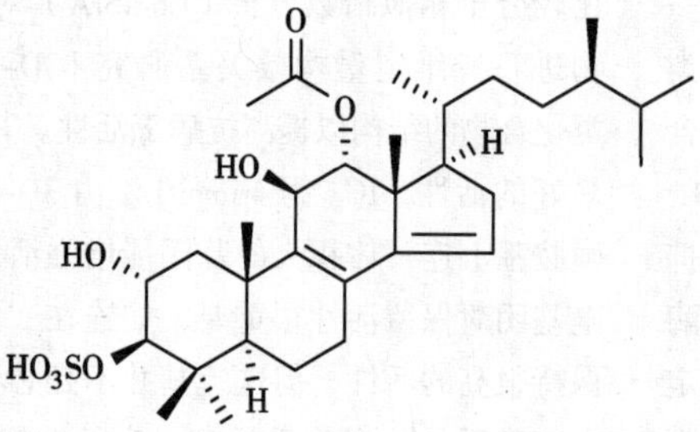

83

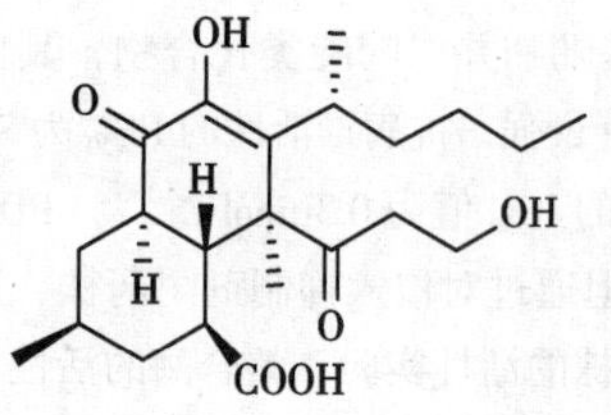

84 cytosporic acid

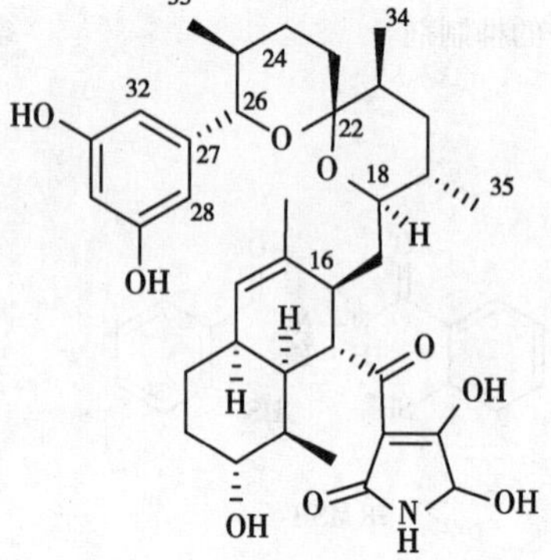

85 integramycin

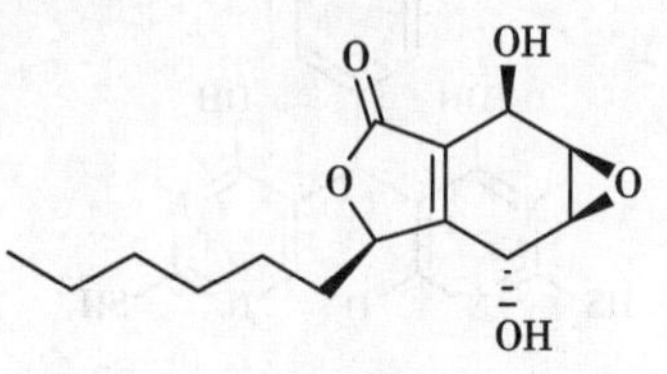

86 integrasone

5 结语

整合酶抑制剂目前已成为高效抗逆转录病毒治疗中不可或缺的一部分。随着计算机辅助药物设计和结构生物学

等手段的不断发展，人们对整合酶的了解也越来越深入，更多的高效低毒的整合酶抑制剂涌现出来。但由于整合酶的三维结构尚未完全解析，且计算机辅助药物设计在对金

属依赖性酶抑制剂作用模式预测中的不准确性等问题，使得整合酶抑制剂的设计仍面临一些挑战。相信随着对已上市 HIV-1 整合酶抑制剂临床结果的反馈信息的分析以及新结构抑制剂的不断发现，将有更多更好的抗艾滋病药物应用于临床。

（高　萍　展　鹏　刘新泳）

第 3 节　整合酶与宿主辅助因子相互作用及其抑制剂研究

病毒将 DNA 整合入宿主 DNA 是 HIV-1 生命周期中的关键步骤，整合酶在该过程中发挥着举足轻重的作用，它是 HIV 病毒 DNA 进行 3′- 加工及链转移过程的关键蛋白。同时，HIV 病毒也会劫持一些宿主蛋白参与合成其整合前病毒，这些辅助病毒复制过程的宿主细胞蛋白称为宿主细胞辅助因子（host-cell cofactor）[146]。细胞辅助因子在整合酶发挥生物功能期间也起到关键作用，如防止整合酶的降解、辅助前病毒 DNA 的合成、协助前病毒 DNA 的整合等[146]。细胞辅助因子的发现与确定主要通过以下几种方式：①体外重组盐剥离整合前复合物（salt-stripped preintegration complex-PICs）[147-48]；②酵母双杂交实验（yeast-two-hybrid assay）[149-150]；③免疫共沉淀（co-immunoprecipitation）[151-152] 实验。表 7-4 列出了目前报道的几个与整合过程相关的宿主辅助因子，包括人体蛋白 LEDGF/p75、INI1、HSP60 等，但仅有 LEDGF/p75 在整合过程中的作用研究得较为清楚。虽然目前对于整合酶辅助因子的研究还处于初级阶段，但是随着生物技术的发展和研究的深入，将会有越来越多的细胞辅助因子被发现，而将靶向整合酶 - 细胞辅助因子的调控分子开发成药物仍需科研工作者持续不懈的努力。

整合过程的主要宿主辅助因子——人晶状体上皮源性生长因子（lens epithelium-derived growth factor，LEDGF）在免疫共沉淀过表达整合酶的细胞核提取物中被发现，是 HIV-1 整合过程中首个被发现的细胞辅助因子。LEDGF 与已发现的转录协同激活因子 p75 为同一种蛋白，因此又被称为 LEDGF/p75。研究发现，LEDGF/p75 可以将整合酶链接到特定的 DNA 序列上，促进链转移反应和整合过程的完成[153]。同时，LEDGF/p75 对整合酶具有稳定作用，在 LEDGF/p75 缺陷的感染细胞中整合酶很快被降解，HIV-1 复制和感染被阻断。已有大量研究证明阻断 LEDGF/p75-IN 的相互作用可以有效抑制 HIV 复制和感染，并且 LEDGF/p75 敲除实验显示对人体免疫 T 细胞没有毒性。由于靶向蛋白 - 蛋白相互作用使药物不易产生抗药性，因此整合酶与 LEDGF/P75 的相互作用界面成为抗 HIV-1 药物设计的理想靶标。目前 LEDGF/p75 与整合酶的共结晶复合物的三维结构已被成功解析，人们相继通过高通量筛选也发现很多靶向 LEDGF/p75-IN 相互作用的抑制剂。

表 7-4　HIV-1 整合酶的细胞辅助因子

整合酶辅助因子	在 HIV 生命周期中的作用
人晶状体上皮源性生长因子（lens epithelium-derived growth factor，LEDGF/p75）	将 HIV 整合酶链接到宿主染色体，保护整合酶免于降解，与 HIV 整合的全基因模式谱密切相关
热休克蛋白 60（heat-shock protein，HSP60）	整合酶为 HSP60 的底物和分子伴侣之一，hHSP60 在体内促进整合酶的 3′- 加工、链转移并保护其免于热变性
组蛋白乙酰转移酶 p300（histone acetyltransferase）	对整合酶进行乙酰化修饰，增强其对宿主 DNA 的亲和性和链转移活性
整合酶相互作用分子 1（integrase interactor 1，INI1）	与 HIV-1 整合酶特异性结合介导病毒颗粒的生成，是逆转录复合物的组成成分，促进整合酶的链转移活性
运动神经元存活蛋白 1（survival motor neuron-interacting protein 1，SIP1/Gemin2）	参与转录、逆转录和随后 cDNA 的整合过程
人胚胎外胚层发育蛋白（human embryonic ectoderm development protein，EED）	与整合酶的 C 端结合，与 HIV-1 Nef 和 MA 蛋白相关

1　LEDGF/p75 的结构

LEDGF 属肝癌衍生生长因子（hepatoma-derived growth factor，HDGF）相关蛋白家族，将它加入晶状上皮细胞、成纤维细胞、角质化细胞的培养基中可促进细胞生长，延长细胞寿命。但它既不是一种生长因子也并不特异性地在晶状上皮细胞中表达，而是广泛存在于各种人体细胞中，在炎症发生时作为一种核自身抗原，并对细胞存活与凋亡起着调节作用。

LEDGF/p75 由 530 个氨基酸残基组成，根据其功能可以分为 2 个区域（图 7-3）[154-155]。

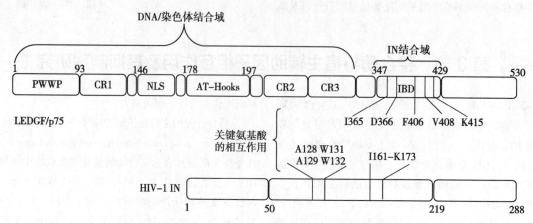

图 7-3　LEDGF/p75 及整合酶蛋白的区域组成[154]

1.1　N 端 DNA/ 染色体结合区

1.1.1　PWWP 区（aa1~93）

由"脯氨酸 - 色氨酸 - 脯氨酸 - 色氨酸"（Pro-Trp-Pro-Trp）保守序列构成，该区域是介导蛋白 - 蛋白和蛋白 -DNA 相互作用的主要结构[156-157]。

1.1.2　极性氨基酸区域（charged region CR1~3）

LEDGF/p75 PWWP-CR1 缩短重组蛋白足以与 DNA 结合，而单独的 PWWP 则不能缩短蛋白，表明 CR1 在 PWWP 与 DNA 结合时有潜在的作用[157]。CR2、CR3 区富含负电荷，可影响 AT- 钩基序（AT-hook motifs）功能的发挥。

1.1.3　核定位信号（nuclear-localizationsignal，NLS）（aa146~156）

参与 LEDGF/p75 对整合酶的链合作用，决定 LEDGF/p75 的核定向转运。

1.1.4　2 个 AT- 钩基序

AT- 钩基序的核心序列 RGRP 从细菌到哺乳动物保持高度的保守性，该区域易于和富含 AT 碱基的 DNA 小沟结合，辅助 PWWP 将 LEDGF/p75 链合在 DNA 的特定序列，同时能通过修饰 DNA 结构促进转录因子进入启动序列而发挥转录调节作用[158]。NLS 和 2 个 AT- 钩基序[158] 是 LEDGF/p75 结合 DNA/ 染色体的 3 个基本元件。

1.2　C 端整合酶结合区（integrase-binding domain，IBD）

LEDGF/p75 的 IBD 结构域由 2 个进化高度保守的紧密的 α 螺旋发卡结构组成。HIV-1 的整合酶由 3 个功能域构成：N 末端结构域（NTD）、核心区域（CCD）和 C 末端结构域（CTD）。使用荧光蛋白融合表达技术测定表明，整合酶与 LEDGF/p75 结合的结构为 CCD。整合酶与 LEDGF/p75 的完整晶体结构尚未测定，但 LEDGF/p75 整合酶结合位点 IBD 与 IN-CCD 二聚体的免疫共沉淀结晶复合物的三维结构已被解析：LEDGF/p75 的 IBD 由 4 个紧密的右手 α 螺旋（α-helices）束组成，螺旋之间的环（loop）深入约 280Å 与 IN-CCD 二聚体之间的凹槽契合（ER-7-5）[159-160]。LEDGF/p75 的 Ile365 与 Asp366 残基分别位于 IBD 螺旋 1、2 底部弯曲臂末端，伸入 CCD 二聚体表面的凹陷口袋中。Ile365 伸入由整合酶 Ala128、Trp132、Leu102 和 Met178 残基构成的疏水口袋中，而 Asp366 与整合酶 Glu170、His171 的酰胺键形成的二齿状氢键对 CCD-IBD 的结合至关重要[159-160]。用 Ala 取代 Ile365 或 Asp366，LEDGF/p75 蛋白对整合酶的结合力完全丧失，表明这 2 两个氨基酸残基是 LEDGF/p75 蛋白与整合酶结合所必需的[161]。2 分子 IN-CCD 形成的疏水性腔袋内部的氨基酸残基提供与 LEDGF/p75-IBD 结合的关键氢键作用，这为开发靶向 IN-LEDGF/p75 相互作用界面的小分子抑制剂提供了可能。

HIV-1 IN-CCD 与 LEDGF/p75-IBD 结合面的结构[162-163]（左：整合酶二聚体与 IBD 相互作用；右：HIV-1 整合酶 CCD 与 IBD 结合面模式图）

ER-7-5

扫一扫

2　LEDGF/p75 在 HIV-1 整合中的作用机制

LEDGF/p75 与 IN 的特异性结合已经通过对感染病毒蛋白的细胞提取物的免疫共沉淀实验和酵母双杂交筛选实验分别证实。IN 在没有其他病毒蛋白存在的情况下，依然能够聚集在细胞核与染色体结合。但当采用 RNAi 敲除 LEDGF/p75 之后，IN 失去与染色体的亲和力而重新分布在细胞质中，病毒的感染力大幅下降。这些研究表明宿主蛋白 LEDGF/p75 能将 IN 链合到宿主细胞染色体上，从而促进 IN 活性。Engelman 等[163] 提出了 LEDGF/p75 对 HIV-1

整合过程的作用机制模型（图 7-4）：LEDGF/p75 首先通过 NLS 和 AT- 钩基序结合到 DNA，或通过 PWWP 结构域和 AT- 钩基序与核小体的组蛋白或其他因子的蛋白 - 蛋白相互作用结合到染色体上，然后作为整合前复合物的受体与 IN 结合，在宿主 DNA/ 染色体与整合酶之间建立一种联系，增强整合前复合物与 DNA/ 染色体的亲和力，促进链转移过程，并使病毒 DNA 优先整合到富含 AT 序列的转录活跃单位（TUs）。当 LEDGF/p75 缺陷或减少时，HIV-1 对 TUs 序列的整合优先性丧失，而与不结合

LEDGF/p75 的 α-/β-/ δ- 逆转录病毒对启动序列和 CpG 岛的整合频率趋同。这时整合前复合物只能以一种缓慢低效的、不依赖细胞因子 LEDGF/p75 的补救途径与 DNA/ 染色体结合，这就使得整合前复合物处于非整合状态的时间延长，且复合物中的整合酶缺乏 LEDGF/p75 的稳定作用，因此整合酶被降解的概率增加，导致整合频率下降，HIV-1 复制受阻。Engelman 的链合（tethering）模型成功解释了 LEDGF/p75 对整合酶的保护作用和 HIV-1 对整合位点的选择性[163]。

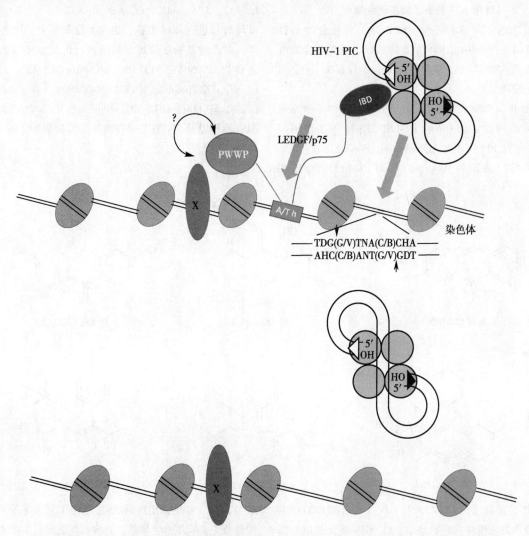

上：LEDGF/p75 存在下的 HIV 整合过程模型；下：敲除 LEDGF/p75 基因的 HIV 整合过程模型。

图 7-4　Engelman 关于 LEDGF/p75 链合机制的模型[163]

3　靶向 IN-LEDGF/p75 蛋白 - 蛋白相互作用的 HIV 抑制剂研究

由于蛋白结合复合物的特异性，以蛋白 - 蛋白相互作用（protein-protein interaction，PPI）为靶标较传统的以单个病毒蛋白为靶标的抑制剂专一性更高，而且不易产生抗药性。以病毒蛋白 - 宿主蛋白的相互作用界面为靶点时，

即便病毒蛋白发生突变，只有宿主蛋白同步发生有效突变才能导致耐药，因此大大增加了耐药性产生的壁垒。鉴于 LEDGF/p75 在 HIV-1 生命周期中的重要功能，阻断两者的相互作用，开发靶向 IN-LEDGF/p75 蛋白 - 蛋白相互作用的抑制剂已成为研制抗耐药性 HIV 药物的新热点和新思路。

目前，高通量筛选是发现 IN-LEDGF/p75 蛋白 - 蛋白相互作用抑制剂的主要手段，其筛选所采用的手段前沿、

方法多样，文献报道的筛选策略主要有：①基于荧光共振能量转移的高通量筛选（fluorescence resonance energy transfer，FRET）[164-165]；②基于2价镍离子包被的琼脂糖微球的筛选（based on Ni^{2+} coated magnetic agarose beads）[166]；③基于酵母双杂交技术的高通量筛选（yeast two-hybrid screen）[167]；④基于 IBD-IN CCD 共结晶三维结构的药效团模型（structure-based pharmacophores）虚拟筛选[168-169]；⑤基于片段的虚拟筛选（fragmentbased screen）[164, 170-171]。

3.1　2-（喹啉-3-基）乙酸类化合物

2-（喹啉-3-基）乙酸（LEDGF）类化合物是目前最有效的一类 IN-LEDGF/p75 抑制剂，该类化合物由比利时鲁汶大学以及加拿大 Boehringer Ingelheim 公司各自独立发现[172]。

2010 年，鲁汶大学的 Christ 研究小组报道了一系列基于靶标结构设计的 HIV-1 IN-LEDGF/p75 相互作用抑制剂[169]。在 PPI 实验（AlphaScreen，PerkinElmer）中，LEDGIN1（87）浓度为 $100\mu mol/L$ 时对 IN-LEDGF/p75 相互作用的抑制率达到 36%。它的衍生物 LEDGIN2（88）抑制 IN-LEDGF/p75 相互作用的 IC_{50} 为 $27.27\mu mol/L$。根据生物电子等排原理，用羧酸替换四唑并移除不稳定的二级酮亚胺，得到 LEDGIN3（89），其抑制 IN-LEDGF/p75 相互作用的 IC_{50} 为 $12.2\mu mol/L$，在 MTT/MT4 细胞活性实验中的 EC_{50} 为 $41.9\mu mol/L$，细胞毒性实验中的 $CC_{50}>150\mu mol/L$。在 LEDGIN3（89）乙酸基的 2 位引入疏水基团能够进一步填充结合口袋，化合物的活性可以提升到 $\mu mol/L$ 水平，如 CX05168（90）（$IC_{50}=1.37\mu mol/L$，$EC_{90}=5.36\mu mol/L$，$CC_{50}=59.8\mu mol/L$）。对 90 的中心母环进行进一步的改造，如在 4 位苯环上引入各种取代基，对乙酸基的 2 位疏水基团进行优化，并由此发现了化合物 CX05045（91）（$IC_{50}=0.58\mu mol/L$，$EC_{90}=1.86\mu mol/L$，$CC_{50}=72.2\mu mol/L$）和 CX14442（92）（$IC_{50}=0.046\mu mol/L$，$EC_{90}=0.114\mu mol/L$，$CC_{50}=96\mu mol/L$），其中 92 抑制整合酶链转移以及 3'-加工过程的 IC_{50} 值分别为 146nmol/L 和 727nmol/L[173]。

87 LEDGIN 1　　**88 LEDGIN 2**　　**89 LEDGIN3**

90 CX05168　　**91 CX05045**　　**92 CX14442**

根据目前报道的 LEDGIN 与 HIV-1 整合酶 CCD 的共结晶复合物的三维结构解析显示，LEDGIN 结合在 CCD 二聚体接合面的 LEDGF/p75 结合口袋[169, 174-177]。然而这类化合物的核心骨架部分暴露于溶剂可以容纳一定的结构修饰。2 位疏水基团（尤其是叔丁基或叔丁氧基）取代的乙酸，以及邻位苯基构成其关键药效团。乙酸基的重要性在于它能够模拟 LEDGF/p75 的 D366 残基与整合酶 D170H 和 H171 的酰胺以及 T174 的侧链羟基形成三重氢键。同时，苯环以及乙酸 2 位的叔丁基（或叔丁氧基）能够深入其中一个 CCD 的 α1 和 α3 螺旋与另一个 CCD 的 α5 螺旋形成疏水性的空腔，可以有效地作用于 CCD 二聚体的界面[169]。尽管目前已报道的仅是对于 2-（喹啉-3-基）乙酸类 LEDGINs 的作用机制研究，但可以推测具有不同的结构母核（如苯并噻唑和萘）的抑制剂仍然具有类似的作用机制。

HIV-1 整合酶与病毒 DNA 和 LEDGF/p75 的有序装配及其动力学对于病毒复制周期的完成是十分必要的。LEDGINs 干扰整合酶的装配通过 2 个相互补充的作用机制：①与 LEDGF/p75 直接竞争，阻断 PIC 与病毒染色质的链合[169, 174-175, 178-180]；②稳定整合酶二聚体，刺激不正常的多聚化以抑制复合物的装配[173-175, 180-183]。有研究证实，LEDGF/p75 缺乏时，LEDGIN 的活性在病毒复制的早期阶段得到提升，这表明 LEDGIN 在病毒复制早期通过与 LEDGF/p75 相互竞争整合酶的结合位点来发挥抑制作用。

病毒复制末期尤其是装配阶段发生于宿主细胞质和细胞膜，其 LEDGF/p75 的水平要比细胞核内低得多[184]，可能因为竞争水平的减少，LEDGIN 的活性在此阶段会比病毒复制的早期更高[176,185-186]。

　　Boehringer Ingelheim 公司通过对化合物库进行整合酶 3'- 加工活性抑制实验的高通量筛选[172]，得到以 BI-A（93）（$IC_{50}^{3'-P}$=9 000nmol/L）为代表的 2-（喹啉 -3- 基）乙酸类化合物，对其进行平行合成以及结构优化设计得到了活性更优的 BI-B（94）、BI-C（95）和 BI-D（96）。X 射线

三维晶体结构研究发现 BI-D（96）结合在 HIV-1 整合酶的 LEDGF/p75 结合位点上。BI-B（94）不仅抑制整合酶的 3'- 加工过程，还能抑制 IN-LEDGF/p75 相互作用（$IC_{50}^{3'-P}$=28nmol/L，$IC_{50}^{IN-LEDGF/p75}$=1.5μmol/L，EC_{50}=0.45μmol/L，CC_{50}>50μmol/L）。化合物 BI-C（95）（$IC_{50}^{3'-P}$=3nmol/L，EC_{50}=4.2~14nmol/L）则比 BI-D（96）显示出更高的活性。值得一提的是，BI-C（95）表现出了优秀的药代动力学参数及类药性特征。该类化合物中，BI-224436（97）曾进入 I 期临床试验[172]。

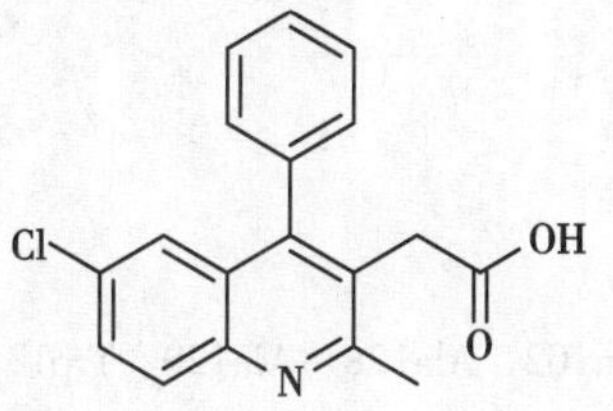

93 BI-A 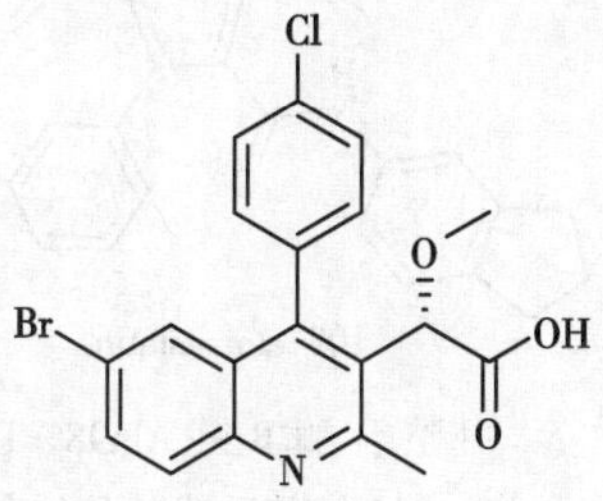　　94 BI-B/BI-1001 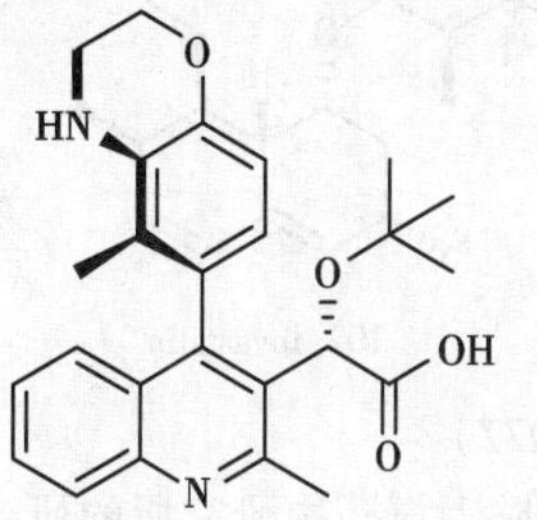　　95 BI-C 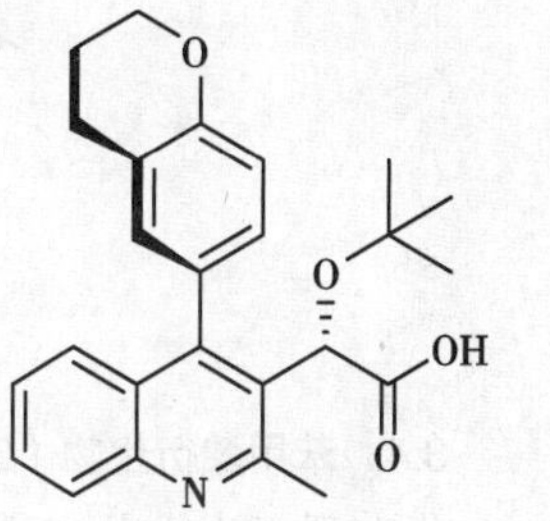　　96 BI-D

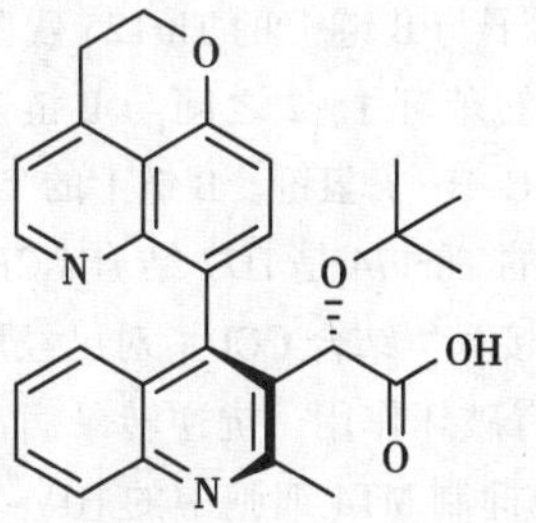

97 BI-224436 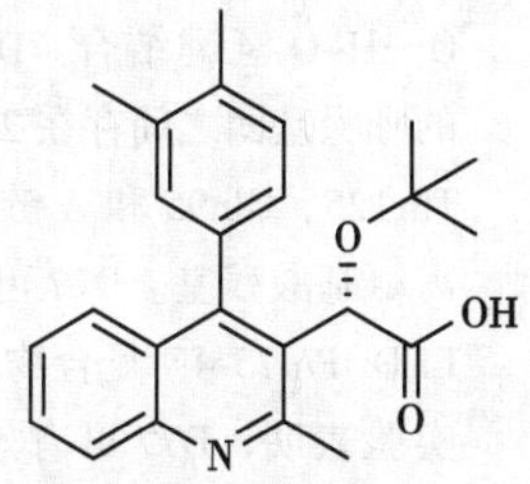　　98 GS-A 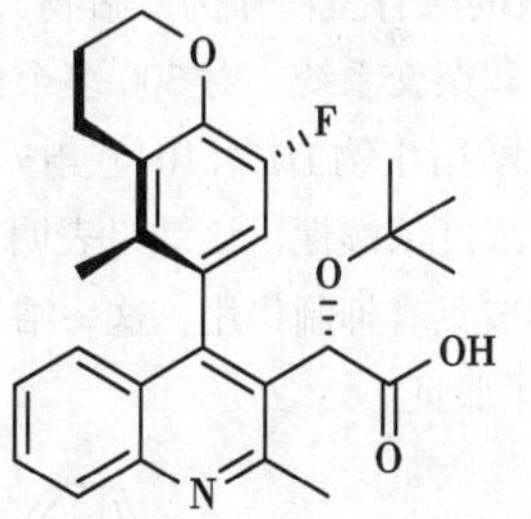　　99 GS-B 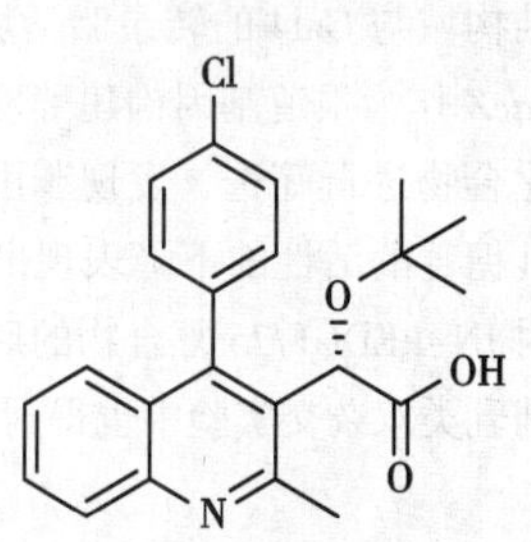　　100 GS-C

　　随后，Gilead Sciences 又陆续报道了一系列叔丁氧基 -（4- 苯基 - 喹啉）-3- 乙酸（tBPQA）类衍生物（98~100），并申请了专利[165]。其中化合物 99（GS-B）对 IN-LEDGF/p75 相互作用的抑制活性达到了 nmol/L 水平（IC_{50}=19nmol/L），对整合酶 3'- 加工和链转移的抑制活性分别为 151nmol/L 和 67nmol/L，而且在 MTT/MT4 细胞活实验中也表现出优秀的抗病毒活性（EC_{50}=18nmol/L）。GS-B（99）对 A128T 突变株的抑制活性是野生株的 5 倍，而 GS-A（98）对 A128T 突变株的活性低于野生株的 1/6。但 V126I 突变株对 GS-A 和 GS-B 均具有耐药性，对其的抑制活性弱于野生型的 1/9~1/5。IN CCD 二聚体与 GS-A 或 GS-B 的共结晶复合物的晶体结构表明 2 个化合物均结合在 IN 二聚体的 LEDGF 结合口袋中。GS-A 和 GS-B 的羧酸基团均能够与 Thr174 侧链上的氧原子形成氢键作用力，并且与 Glu170 和 His171 骨架上的氮原子分别形成氢键作用，叔丁基以及 4 位芳环与 Thr174 形成明显的相互作用。研究表明，tBPQAs 除了能够竞争性地与 IN CCD 结合外，通过抑制 IN-LEDGF 结合阻断 IN 链合到宿主染色体，还可以引起 IN 二聚体构象的改变，阻断 IN 与病毒 DNA 的

正确组装。因此，tBPQAs 具有竞争抑制和变构抑制的双重作用机制。

3.2　黄酮类衍生物

　　从天然产物黄酮化合物出发，Li 等[187]首次设计合成了一系列靶向整合酶催化位点以及 IN-LEDGF/p75 相互作用的新型抑制剂。他们以含有金属离子螯合基团的查尔酮为骨架，将疏水性的芳香基团设计改造成了一系列新型的黄酮衍生物。结果表明儿茶酚结构骨架对化合物的活性提高有利，其中代表性化合物 101 表现出了明显的抗病毒活性（EC_{50}=0.826μg/ml）以及较高的治疗指数（TI>242），对 IN-LEDGF/p75 具有微摩尔每升水平的抑制活性（IC_{50}=1.7μmol/L）。

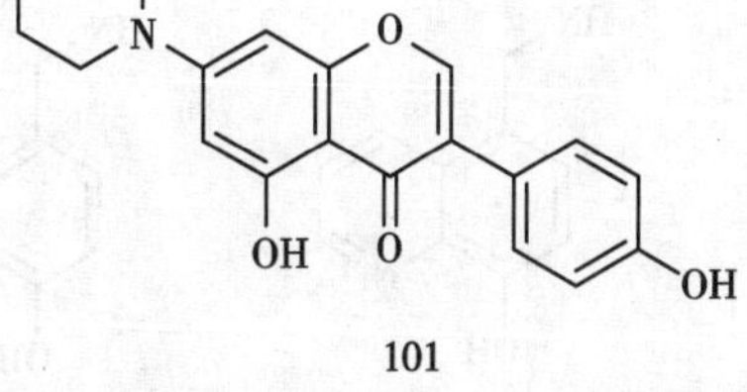

101

3.3 他汀类药物

Harrison 等[188]通过虚拟筛选发现他汀类药物——洛伐他汀（102）、阿托伐他汀（103）可以作为 IN-LEDGF/p75 蛋白-蛋白相互作用抑制剂，进一步拓展了他汀类药物的应用方向。其中洛伐他汀（102）对 IN-LEDGF/p75 相互作用表现出很好的抑制活性（IC$_{50}$=1.97 ± 0.45μmol/L）。

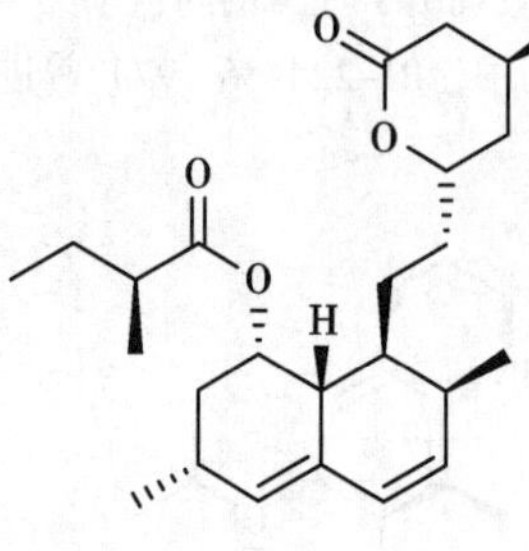

102 lovastatin

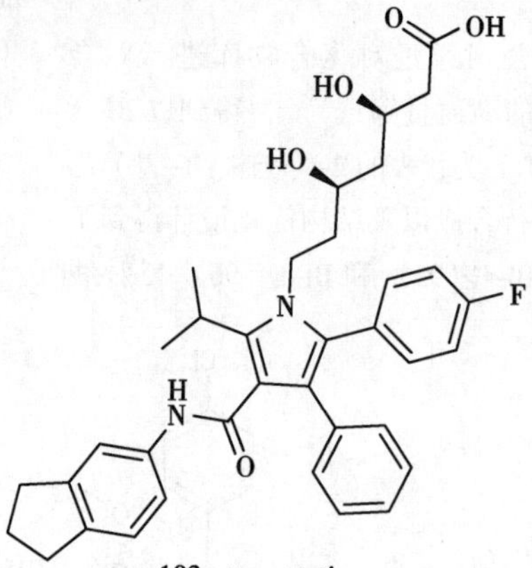

103 atorvastatin

3.4 苯甲酸衍生物（D77）

华东理工大学及中科院上海药物研究所的研究人员[189]将 HIV-1 整合酶与酵母转录激活因子 Gal4 的 DNA 结合域的融合蛋白作为"诱饵"，以 LEDGF/p75 蛋白 IBD 结构域与 Gal4 的转录激活域的融合蛋白作为"猎物"，以 LacZ 作为报道基因构建酵母双杂交系统，对 300 多个候选化合物进行筛选，发现苯甲酸衍生物 D77（104）与 α-半乳糖苷酶活性的下降表现出浓度依赖性，该结果表明 D77 对 IN-LEDGF/75 复合物的形成具有抑制作用，这一结论在哺乳类双杂交实验中也得到了验证。

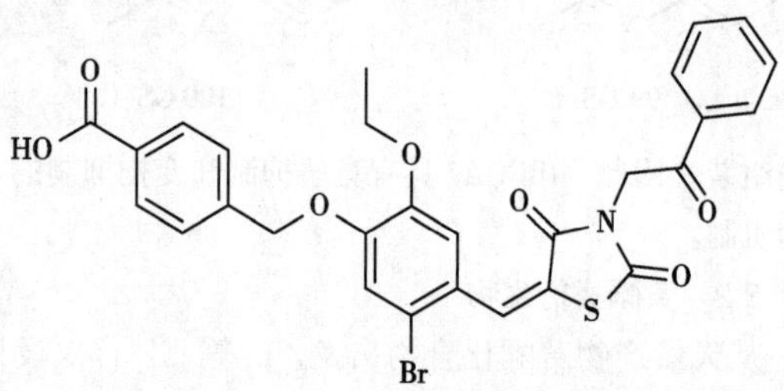

104 D77

通过表面等离子体共振技术测定分析和定点突变分析表明，D77 可以直接干扰整合酶 CCD 区结合 LEDGF/p75 蛋白 IBD 结构域，破坏整合酶的核定向分布。分子对接结果显示 D77 直接作用于整合酶 CCD 二聚体的表面，嵌入由整合酶 B 链 Ala98、Leu102、Ala128、Ala129、Trp131、Trp132 氨基酸残基和整合酶 A 链 Ala169、Met178 氨基酸残基构成的疏水口袋中。D77 羧酸上羟基的氧原子分别与 A 链上的 Thr174 残基和 B 链上的 Gln95 残基形成 O···H-O 和 O···H-N 氢键，羧基 O 原子与 B 链上的 Thr125 残基形成 O···H-O 氢键结合。D77 的苯环 1、2 之间与 B 链 Trp131 的吲哚基团之间存在 2 个 C-H···π 氢键。B 链上的 Trp131、Thr125、Gln95 和 A 链上的 Thr174 是 D77 结合 CCD 的必需氨基酸残基。D77 可直接竞争结合 CCD，对已经形成的 LEDGF/p75-IN 复合物也有破坏作用。抗逆转录病毒活性实验表明，D77 可有效地抑制 MT4 细胞中的 HIV-1 复制（IC$_{50}$ 约 40μmol/L）。

3.5 8-羟基喹啉类抑制剂

Serrao 等[190]首次报道了 8-羟基喹啉衍生物对 IN-LEDGF/p75 蛋白-蛋白相互作用具有 μmol/L 级别的抑制活性，但是此类化合物也具有明显的细胞毒性。对 8-羟基喹啉母环的 C-5 和 C-7 位进行多样化的修饰后活性得到提高。在 C-5 位的改造虽然较少，但是得到的化合物具有更高的活性及更低的细胞毒性。其中，化合物 105 和 106 在 MT4 细胞抗病毒实验中表现出了低 μmol/L 的活性（EC$_{50}$=15.41μmol/L 和 17.85μmol/L），对 IN-LEDGF/p75 相互作用的抑制活性的 IC$_{50}$ 分别为 3.3μmol/L 和 4.6μmol/L。

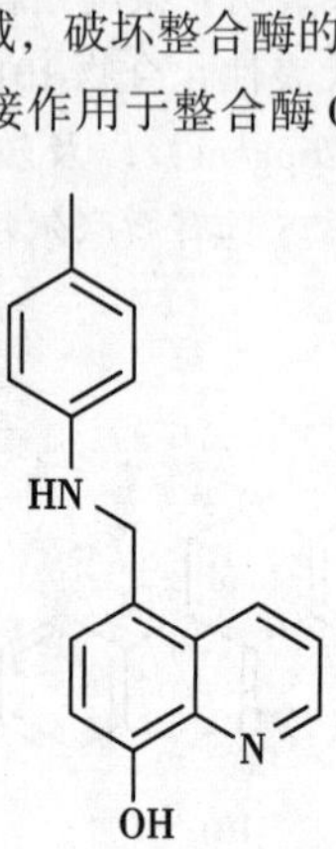

105

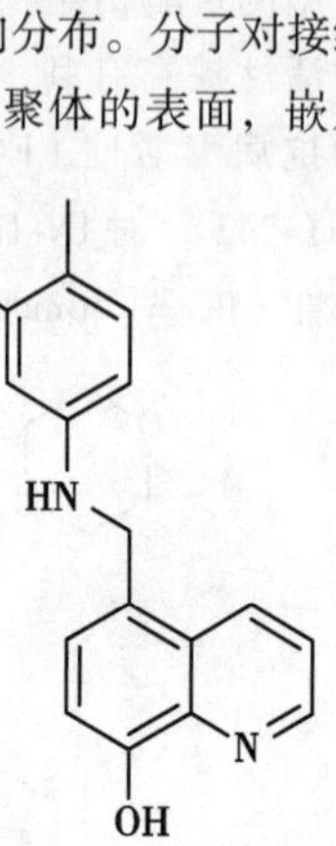

106

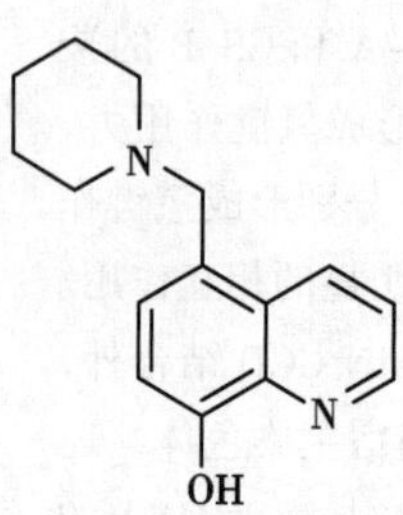

107

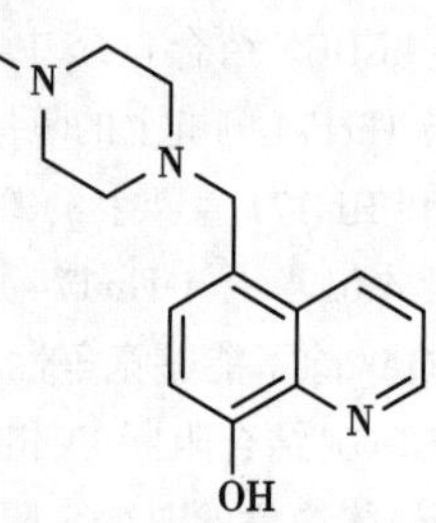

108

通过在 C-5 位引入哌啶、哌嗪等基团得到细胞水平抗病毒活性最好的化合物 107 和 108,对 IN-LEDGF/p75 相互作用表现出亚 μmol/L 水平的抑制活性（IC$_{50}$=0.48μmol/L、0.8μmol/L）,且在 MTT 实验中表现出了较低的细胞毒性（CC$_{50}$=9μmol/L、35μmol/L）。该类 8- 羟基喹啉类 IN-LEDGF/p75 相互作用抑制剂的分子量较小,可能通过进一步的多样性的取代修饰来提高其活性、选择性及成药性。

3.6 萘醌类抑制剂

胡国平等[191]对中国国家小分子化合物资源中心的化合物库进行虚拟筛选发现了 8 个天然产物类 IN-LEDGF/p75 相互作用抑制剂（IC$_{50}$=0.56~14.55μmol/L）。其中,对活性最高的化合物 NP-006923（109）的分子对接研究显示,NP-006923（109）深入与 LEDGF 结合相关的整合酶 CCD 域疏水口袋,其羧基与整合酶 A 链的 Glu170、His171 和 Thr174 形成氢键作用力。

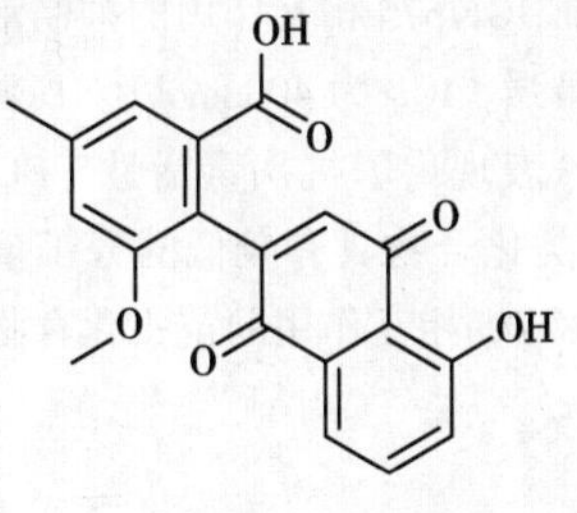

109 NP-006923

3.7 吲哚二酮酸衍生物及其 2 价镁离子配合物

Rogolino 等[192]发现吲哚二酮酸类整合酶抑制剂（110~112）及其 2 价镁离子配合物均能够以低 μmol/L 浓度抑制 IN-LEDGF/p75 相互作用,对整合酶活性也表现出了低

113

nmol/L 到低 μmol/L 水平的抑制,并在细胞实验中表现出较好的抗病毒活性。这是首次报道的金属二价镁离子配合物类 IN-LEDGF/p75 相互作用抑制剂,为利用金属配位化学设计新型 HIV 抑制剂研究拓展了一个崭新的方向。

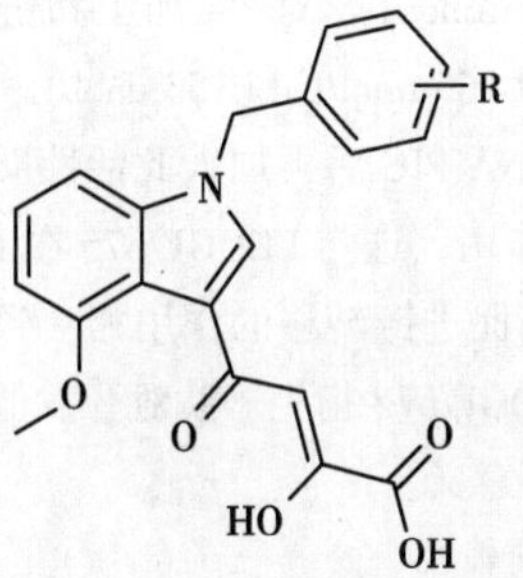

110 R=4-F
111 R=2-F
112 R=2,5-diF

3.8 2，3- 二羟基苯甲酰胺类抑制剂

Fan 等[193]对水杨酸和儿茶酚活性结构进行优化组合得到了 2,3- 二羟基苯甲酰胺类化合物 113,该化合物能有效抑制整合酶链转移过程（IC$_{50}$=35μmol/L）,然而对于 IN-LEDGF/p75 相互作用并未表现出明显的抑制作用（IC$_{50}$>100μmol/L）。对 113 进行进一步的结构优化,在苯环 C-5 位用 1- 哌啶磺酰基取代,同时甲酰胺部分与环己基甲基连接得到化合物 114。酶活实验表明 114 可以有效地抑制 IN-LEDGF/p75 相互作用（IC$_{50}$=8μmol/L）,其整合酶链转移的抑制活性也有了大幅提高,IC$_{50}$ 值达到 19μmol/L。分子对接实验结果表明,114 的中心苯环上的 1 个羟基与 Thr125 残基上的羰基氧原子形成很强的氢键作用力,环己基部分则与 Tyr99 和 Gln95 氨基酸残基形成疏水性相互作用,而哌啶基部分与 Trp132 和 Leu102 氨基酸残基同样形成疏水作用力。

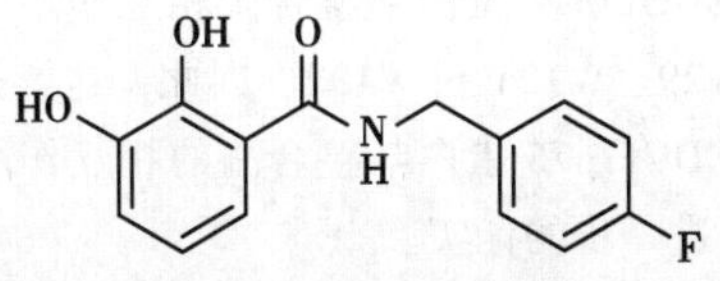

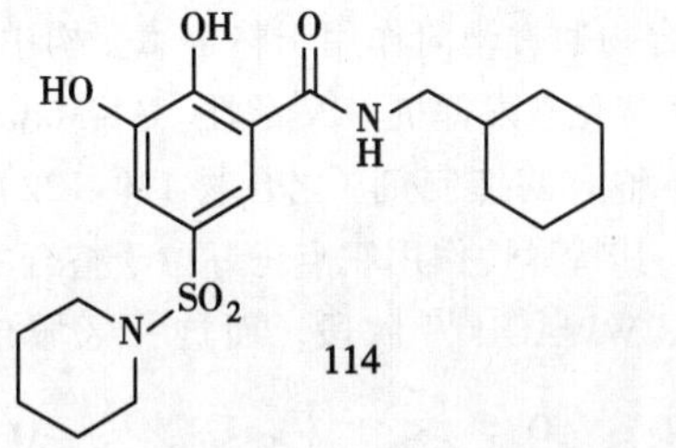

114

3.9 肽类抑制剂

Desimmie 等[194]通过噬菌体展示技术首次发现环肽（CPs）（表 7-5）可以作为配体与 LEDGF/p75 结合,从而竞争性地抑制 IN-LEDGF/p75 相互作用。CPs 可以在多种细胞系中抑制病毒的复制而不表现出明显的细胞毒性,并

且对于 raltegravir 耐受的 HIV 突变株仍然有效。同时,在 CPs 选择压力下进行的病毒连代培养实验中未出现耐药的病毒株。突变分析实验表明色氨酸对于 CPs 抑制活性的发挥十分重要。肽类抑制剂为靶向 IN-LEDGF/p75 蛋白 - 蛋白相互作用新型药物的研究增加了新的选择。

表 7-5　环肽类抑制剂的序列及其活性

名称	序列	IN-LEDGF/p75 IC$_{50}$/（μmol/L）
CP64（115）	CVSGHPLWCGGGK	35.88 ± 10.00
CP65（116）	CILGHSDWCGGGK	59.89 ± 28.50

Al-Mawsawi 等[38]合成了一种 p75 蛋白衍生短肽 [355]IHAEIK-NSLKIDNLDVNRCIEAL[377],保留了 I365 上游 355~364aa 10

个氨基酸残基和 D366 上游 366~377aa 12 个氨基酸残基以维持 IBD 的二级 α 螺旋折叠构象,该肽段包含整合酶 IBD

区结合的2个重要的残基I365和D366。此短肽可与完整的LEDGF/p75蛋白竞争结合整合酶而不激活其活性，还可以干扰HIV-1整合酶的多聚化而使DNA在整合酶四聚体中处于不稳定的状态，从而对整合酶的催化活性产生直接的抑制作用，IC$_{50}$达到25μmol/L，对3′-加工和链转移过程抑制作用的IC$_{50}$分别为165μmol/L和153μmol/L。但预加入Ca^{2+}诱导产生的IN-DNA PIC后再加入此活性肽，则完全丧失对整合酶的抑制作用，这与LEDGF/p75在IN-DNA PIC形成后加入，丧失其促进链转移的作用相一致。对整合酶具有抑制活性的LEDGF/p75衍生短肽对开发低分子的模拟肽类抑制剂具有重要意义。

3.10 基因治疗的前景

De Rijck J等[195]分别构建了2种增强型绿色荧光蛋白（eGFP）与LEDGF/p75蛋白IBD片段的真核共表达质粒，转导进入HeLaP4和293T细胞，筛选可稳定过表达融合蛋白的单克隆细胞系进行HIV-1感染，利用实时PCR技术检测细胞中的HIV-1 DNA水平。结果其能有效抑制过表达eGFP-IBD融合蛋白的细胞系中的HIV-1复制，定量PCR检测表明病毒整合被阻断但仍保持核定向转运，而过表达对整合酶无结合能力的eGFP-IBD（△366A）融合蛋白的细胞系，HIV-1复制水平未受影响。因此，细胞内过表达缩短LEDGF/p75突变体可以有效地抑制HIV-1复制，为抗HIV的基因治疗提供了可能[196]。RNA干扰（RNA interference，RNAi）是生物体内普遍存在的特异性基因沉默机制，体外合成的小干扰RNA（small interfering RNA，siRNA）转染哺乳动物可以引起特异性的基因抑制，目前应用RNA干扰技术是HIV基因治疗的有效途径。RNA干扰技术（RNAi）在抗HIV感染方面的研究已经广泛展开，HIV基因的快速变异、RNA局部空间结构的改变及核衣壳介导的RNAi屏蔽作用大大削弱了靶向病毒基因的siRNA效果。以病毒复制必需的LEDGF/P75细胞辅助因子为靶点，由于宿主基因相对稳定，且基因敲除后不影响细胞活力生长，因此更具有发展前景。

3.11 其他类

Sanchez等[196]对酰腙、肼、diazenes及其衍生物测试了其对于IN-LEDGF/p75相互作用的抑制活性。其中化合物117的活性最强，IC$_{50}$为400nmol/L。所测试的化合物中只有118和119表现出了抗病毒活性（EC$_{50}$分别为12和24μmol/L）。此类化合物具有较低的分子量，因此可作为抑制IN-LEDGF/p75相互作用的苗头化合物进行进一步的优化。

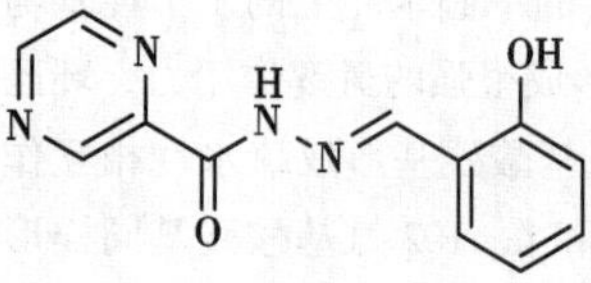

香豆素类化合物通过靶向作用于整合酶变构中心，以抑制整合酶的多聚化来发挥抗HIV活性。Al-Mawsawi等[20]对香豆素类整合酶抑制剂（化合物120~122）的进一步研究发现，其特异性作用靶点正好位于整合酶核心区表面的^{128}AACWWAGIK^{136}肽段，而这一区域包含

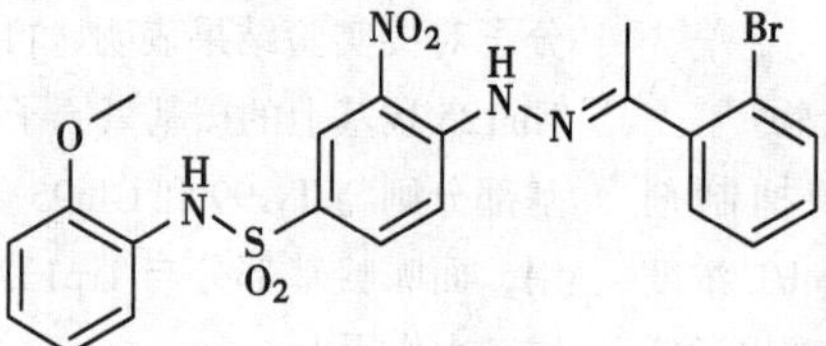

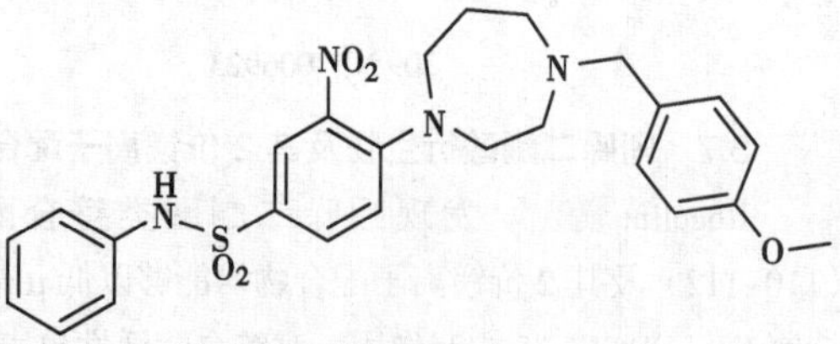

LEDGF/p75蛋白-整合酶相互作用的必需氨基酸A128、A129、W131和W132。因此，这类抑制剂还有可能干扰LEDGF/p75蛋白与整合酶的相互作用，具体机制还有待于进一步的证实。

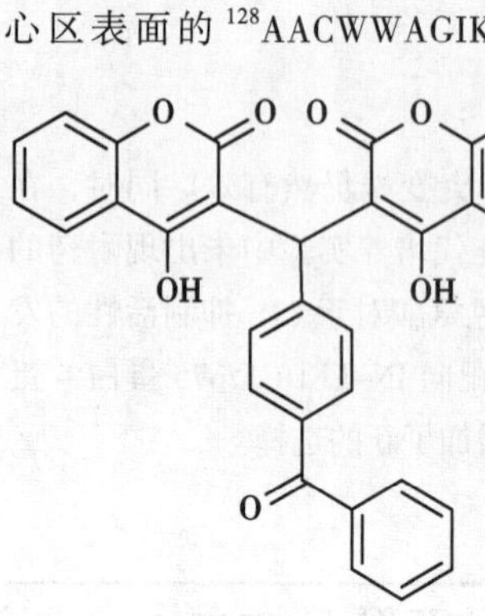

117 118 119

120 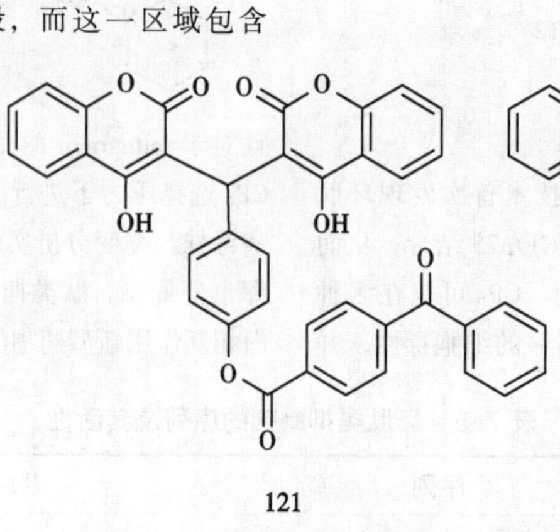 121 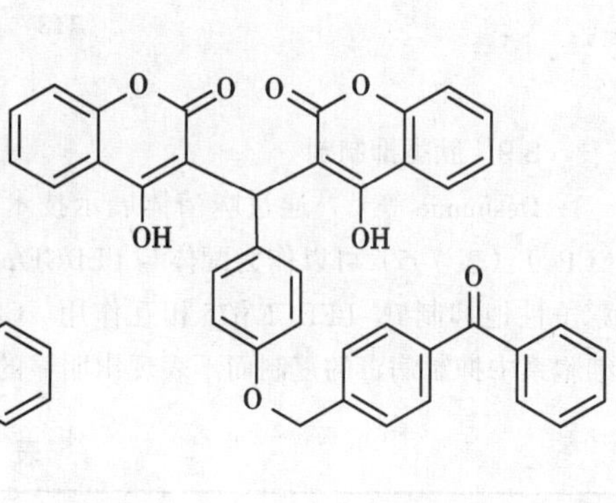 122

4 总结与展望

蛋白-蛋白相互作用具有高度的专一性，且这种专一性一旦受到破坏将影响生物学功能的发挥，因此以整合酶-细胞辅助因子此类蛋白-蛋白相互作用为靶点已经成为HIV-1抑制剂研究的热点。LEDGF/p75作为第一个被发现和确证的整合酶宿主细胞辅助因子，其在体内与HIV-1

整合酶相结合，对 HIV-1 复制和感染有重要作用，对 IN-LEDGF/p75 相互作用的研究较为深入，已成为抗 HIV-1 药物研究的理想靶点。无疑，随着 LEDGF/p75 与整合酶复合物三维晶体结构的解析和可成药靶点的确定，将会大大促进基于结构的合理药物设计。

目前高效抗逆转录病毒治疗使用的抗 HIV-1 感染药物主要是蛋白酶抑制剂、逆转录酶抑制剂、整合酶抑制剂与侵入抑制剂，这些药物极易产生耐药性和毒性，以 IN-LEDGF/p75 相互作用为靶点的抑制剂因其不易产生耐药株的特性越来越受到药学工作者的关注。很多

LEDGINs 对于 HIV-1 病毒的复制表现出了强有力的抑制活性，但是它在几乎所有的 HIV/AIDS 医药公司仍然处于临床前或早期临床研究阶段，而且对于 BI-224436（97）的开发已经停止。尽管如此，IN-LEDGF/p75 蛋白 - 蛋白相互作用抑制剂的研究方兴未艾，各大抗 HIV/AIDS 医药公司对于该领域的研究持续不断地投入，相信在不久的将来会有更多的 IN-LEDGF/p75 相互作用抑制剂进入临床试验阶段。

（孙　林　陈文敏　展　鹏　刘新泳）

■ 参考文献 ■

[1] GOLDGUR Y, CRAIGIE R, COHEN G H, et al. Structure of the HIV-1 integrase catalytic domain complexed with an inhibitor: A platform for antiviral drug design [J]. Proceedings of the National Academy of Sciences of the United States of America, 1999, 96(23): 13040-13043

[2] CHEN C H, KRUCINSKI J, MIERCKE L J W, et al. Crystal structure of the HIV-1 integrase catalytic core and C-terminal domains: A model for viral DNA binding [J]. Proceedings of the National Academy of Sciences of the United States of America, 2000, 97(15): 8233-8238

[3] DI S R. Inhibiting the HIV integration process: past, present, and the future [J]. Journal of Medicinal Chemistry, 2014, 57(14): 539-566

[4] POONGAVANAM V, MOORTHY N S H N, KONGSTED J. Dual Mechanism of HIV-1 Integrase and RNase H Inhibition by Diketo Derivatives-A Computational Study [J]. Rsc Advances, 2014, 4(73): 38672-38681

[5] DYDA F, DAVIES D R. Crystal structure of the catalytic domain of HIV-1 integrase: similarity to other polynucleotidyl transferases [J]. Science, 1994, 266(5193): 1981-1986

[6] CAI M, CAFFREY M, CLORE G M, et al. Solution structure of the His 12 Cys mutant of the N-terminal zinc binding domain of HIV-1 integrase complexed to cadmium [J]. Protein Science, 1998, 7(12): 2669-2674

[7] CAI M, ZHENG R, CAFFREY M, et al. Solution structure of the N-terminal zinc binding domain of HIV-1 integrase [J]. Nature Structural Biology, 1997, 4(7): 567-577

[8] GOLDGUR Y, DYDA F, HICKMAN A B, et al. Three new structures of the core domain of HIV-1 integrase: an active site that binds magnesium [J]. Proceedings of the National Academy of Sciences of the United States of America, 1998, 95(16): 9150-9154

[9] CHEN I J, NEAMATI N, NICKLAUS M C, et al. Identification of HIV-1 integrase inhibitors via three-dimensional database searching using ASV and HIV-1 integrases as targets [J]. Bioorganic & Medicinal Chemistry, 2000, 8(10): 2385-2398

[10] NEAMATI N. Structure-based HIV-1 integrase inhibitor design: a future perspective [J]. Expert Opinion on Investigational Drugs, 2001, 10(2): 281-296

[11] 梁峰, 李科, 李国秀. 基于结构的 HIV-1 整合酶抑制剂设计: 计算机模拟方法[J]. 药学进展, 2003, 27(6): 378-382

[12] LODI P J, ERNST J A, KUSZEWSKI J, et al. Solution structure of the DNA binding domain of HIV-1 integrase [J]. Biochemistry, 1995, 34(31): 9826-9833

[13] CHEN J C, KRUCINSKI J, MIERCKE L J, et al. Crystal structure of the HIV-1 integrase catalytic core and C-terminal domains: a model for viral DNA binding [J]. Proceedings of the National Academy of Sciences of the United States of America, 2000, 97(15): 8233-8238

[14] ESPOSITO F, TRAMONTANO E. Past and future. Current drugs targeting HIV-1 integrase and reverse transcriptase-associated ribonuclease H activity: single and dual active site inhibitors [J]. Antiviral Chemistry & Chemotherapy, 2013, 23(4): 129-144

[15] MAES M, LOYTER A, FRIEDLER A. Peptides that inhibit HIV-1 integrase by blocking its protein-protein interactions [J]. Febs Journal, 2012, 279(16): 2795-2809

[16] DEMEULEMEESTER J, CHRIST F, Maeyer M D, et al. Fueling HIV-1 integrase drug design with structural insights [J]. Drug Discovery Today Technologies, 2012, 9(3): 175-226

[17] BLANCO J L, VARGHESE V, RHEE S Y, et al. HIV-1 Integrase Inhibitor Resistance and Its Clinical Implications [J]. Journal of Infectious Diseases, 2011, 203(9): 1204-1214

[18] INGALE K B, BHATIA M S. HIV-1 integrase inhibitors: a review of their chemical development [J]. Antiviral Chemistry & Chemotherapy, 2011, 22(3): 95-105

［19］LESBATS P,ENGELMAN A N,CHEREPANOV P.Retroviral DNA Integration［J］.Chemical reviews,2016,116(20):12730-12757

［20］AL-MAWSAWI L Q,FIKKERT V,DAYAM R,et al.Discovery of a Small-Molecule HIV-1 Integrase Inhibitor-Binding Site［J］.Proceedings of the National Academy of Sciences of the United States of America,2006,103(26):10080-10085

［21］LEEHUANG S,HUANG P L,HUANG P L,et al.Inhibition of the integrase of human immunodeficiency virus(HIV) type 1 by anti-HIV plant proteins MAP30 and GAP31［J］.Proceedings of the National Academy of Sciences of the United States of America,1995,92(19):8818-8822

［22］ENGELMAN A,MIZUUCHI K,CRAIGIE R.HIV-1 DNA Integration:mechanism of viral DNA Cleavage and strand transfer［J］.Cell,1992,67(6):1211-1221

［23］LEWINSKI M K,YAMASHITA M,EMERMAN M,et al.Retroviral DNA Integration:Viral and Cellular Determinants of Target-Site Selection［J］.PLoS Pathogens,2006,2(6):611-622

［24］MASKELL D P,RENAULT L,SERRAO E,et al.Structural basis for retroviral integration into nucleosomes［J］.Nature,2015,523(7560):366-369

［25］HEINZINGER N K,BUKRINSKY M I,HAGGERTY S A,et al.The Vpr protein of human immunodeficiency virus type 1 influences nuclear localization of viral nucleic acids in nondividing host cells［J］.Proceedings of the National Academy of Sciences of the United States of America,1994,91(15):7311-7315

［26］HAYOUKA Z,ROSENBLUH J,LEVIN A,et al.Inhibiting HIV-1 integrase by shifting its oligomerization equilibrium［J］.Proceedings of the National Academy of Sciences,2007,104(20):8316-8321

［27］LAPADATTAPOLSKY M,DE R H,VAN G D,et al.Interactions between HIV-1 nucleocapsid protein and viral DNA may have important functions in the viral life cycle［J］.Nucleic Acids Research,1993,21(4):831-839

［28］HAZUDA D J,FELOCK P,WITMER M,et al.Inhibitors of strand transfer that prevent integration and inhibit HIV-1 replication in cells［J］.Science,2000,287(5453):646-650

［29］TARRAGO-LITVAK L,ANDREOLA M L,FOURNIER M,et al.Inhibitors of HIV-1 reverse transcriptase and integrase:classical and emerging therapeutical approaches［J］.Current Pharmaceutical Design,2002,8(8):595-614

［30］NAIR V.HIV integrase as a target for antiviral chemotherapy［J］.Reviews in Medical Virology,2002,12(3):179-193

［31］DRAKE R R,NEAMATI N,HONG H,et al.Identification of a nucleotide binding site in HIV-1 integrase［J］.Proceedings of the National Academy of Sciences,1998,95(8):4170-4175

［32］CHI G,NEAMATI N,NAIR V.Inhibition of the strand transfer step of HIV-1 integrase by non-natural dinucleotides［J］.Bioorganic & Medicinal Chemistry Letters,2004,14(19):4815-4817

［33］DE S V R,CAUMONT A,PARISSI V,et al.A novel short peptide is a specific inhibitor of the human immunodeficiency virus type 1 integrase［J］.Journal of Molecular Biology,2002,318(1):45-58

［34］PORUMB H,ZARGARIAN L,MERAD H,et al.Circular dichroism and fluorescence of a tyrosine side-chain residue monitors the concentration-dependent equilibrium between U-shaped and coiled-coil conformations of a peptide derived from the catalytic core of HIV-1 integrase［J］.Biochimica et Biophysica Acta(BBA)-Proteins and Proteomics,2004,1699(1-2):77-86

［35］KRAJEWSKI K,LONG Y Q,MARCHAND C,et al.Design and synthesis of dimeric HIV-1 integrase inhibitory peptides［J］.Bioorganic&Medicinal Chemistry Letters,2003,13(19):3203-3205

［36］ZAWAHIR Z,NEAMATI N.Inhibition of HIV-1 integrase activity by synthetic peptides derived from the HIV-1 HXB2 Pol region of the viral genome［J］.Bioorganic & Medicinal Chemistry Letters,2006,16(19):5199-5202

［37］LI H Y,ZAWAHIR Z,SONG L D,et al.Sequence-based design and discovery of peptide inhibitors of HIV-1 integrase:insight into the binding mode of the enzyme［J］.Journal of Medicinal Chemistry,2006,49(15):4477-4486

［38］AL-MAWSAWI L Q,CHRIST F,DAYAM R,et al.Inhibitory profile of a LEDGF/p75 peptide against HIV-1 integrase:insight into integrase-DNA complex formation and catalysis［J］.FEBS Letters,2008,582(10):1425-1430

［39］LONG Y Q,HUANG S X,ZAWAHIR Z,et al.Design of Cell-Permeable Stapled Peptides as HIV-1 Integrase Inhibitors［J］.Journal of Medicinal Chemistry,2013,56(13):5601-5612

［40］ROBINSON W E,CHOW S A.Inhibitors of HIV-1 Replication that Inhibit HIV Integrase［J］.Proceedings of the National Academy of Sciences,1996,93(93):6326-6331

［41］PLUYMERS W,NEAMATI N,PANNECOUQUE C,et al.Viral entry as the primary target for the anti-HIV activity of chicoric acid and its tetra-acetyl esters［J］.Molecular Pharmacology,2000,58(3):641-648

［42］ABD-ELAZEM I S,HONG S C,BATES R B,et al.Isolation of two highly potent and non-toxic inhibitors of human immunodeficiency virus type 1(HIV-1)integrase from Salvia miltiorrhiza［J］.Antiviral Research,2002,55(1):91-106

［43］TEWTRAKUL S,MIYASHIRO H,NAKAMURA N,et al.HIV-1 integrase inhibitory substances from Coleus parvifolius［J］.Phytotherapy Research,2003,17(3):232-239

［44］XU Y W,ZHAO G S,SHIN C G,et al.Caffeoyl naphthalenesulfonamide derivatives as HIV integrase inhibitors［J］.Bioorganic & Medicinal Chemistry,2003,11(17):3589-3593

［45］COSTI R,SANTO R D,ARTICO M,et al.2,6-Bis(3,4,5-trihydroxybenzylydene)derivatives of cyclohexanone:novel potent HIV-1 integrase inhibitors that prevent HIV-1 multiplication in cell-based assays［J］.Bioorganic & Medicinal Chemistry,2004,12(1):199-215.

［46］JAE Y L,KWON J Y,YONG S L.Catechol-Substituted L-Chicoric Acid Analogues as HIV Integrase Inhibitors.Bioorganic & Medicinal Chemistry Letters［J］.2003 ;13 :4331-4334

［47］OVENDEN S P B,YU J,WAN S S,et al.Globoidnan A:A Lignan from Eucalyptus globoidea Inhibits HIV Integrase［J］.Phytochemistry,2004,65(24):3255-3259

［48］BURKE T R,FESEN M,MAZUMDER A,et al.Hydroxylated Aromatic Inhibitors of HIV-1 Integrase［J］.Journal of Medicinal Chemistry,1995,38(21):4171-4178

［49］ZHAO H,NOURI N,ABHIJIT M,et al.Arylamide Inhibitors of HIV-1 Integrase［J］.Journal of Medicinal Chemistry,1997,40(8):1186-1194

［50］D′ANGELO J,MOUSCADET J F,DESMAËLE D,et al.HIV-1 integrase:the next target for AIDS therapy ?［J］.Pathologie Biologie,2001,49(3):237-246

［51］YOO H,LEE J Y,PARK J H,et al.Synthesis of styrylbenzofuran derivatives as styrylquinoline analogues for HIV-1 integrase inhibitor［J］.Il Farmaco,2003,58(12):1243-1250

［52］SINGH S B,ZINK D L,BILLS G F,et al.Four Novel Bis-(naphtho-γ-pyrones)Isolated from Fusarium Species as Inhibitors of HIV-1 Integrase［J］.ChemInform,2003,13(24):713-717

［53］SINGH S B,ZINK D L,GUAN Z,et al.Isolation,Structure,and HIV-1 Integrase Inhibitory Activity of Xanthoviridicatin E and F,Two Novel Fungal Metabolites Produced by Penicillium chrysogenum［J］.Helvetica Chimica Acta,2003,86(10):3380-3385

［54］ESPESETH A S,FELOCK P,WOLFE A,et al.HIV-1 integrase inhibitors that compete with the target DNA substrate define a unique strand transfer conformation for integrase［J］.Proceedings of the National Academy of Sciences of the United States of America,2000,97(21):11244-11249

［55］郭涤亮,刘冠男,周宇,等.HIV 整合酶抑制剂的研究进展[J].有机化学,2010,30(4):477-485

［56］TOSHIO F,TOMOKAZU Y,AKIHIKO S.Aromatic heterocycle compounds having HIV integrase inhibiting activities［J］.WO,EP 1142872 A4［P］,2002

［57］GOLDGUR Y,CRAIGIE R,COHEN G H,et al.Structure of the HIV-1 integrase catalytic domain complexed with an inhibitor:A platform for antiviral drug design［J］.Proceedings of the National Academy of Sciences of the United States of America,1999,96(23):13040-13043

［58］POMMIER Y,JOHNSON A A,MARCHAND C.Integrase inhibitors to treat HIV/AIDS［J］.Nature reviews Drug discovery,2005,4(3):236-248

［59］SEO B I,UCHIL V R,OKELLO M,et al.Discovery of a Potent HIV Integrase Inhibitor that Leads to a Prodrug with Significant anti-HIV Activity［J］.ACS Medicinal Chemistry Letters,2011,2(12):877-881

［60］BILLICH A.S-1360 Shionogi-GlaxoSmithKline［J］.Current Opinion in Investigational Drugs(London,England:2000),2003,4(2):206-209

［61］BARRECA M L,RAO A,DE L L.Efficient 3D Database Screening for Novel HIV-1 IN Inhibitors［J］.Journal of Chemical Information and Computer Sciences,2004,44(4):1450-1455

［62］MARCHAND C,ZHANG X,PAIS G C,et al.Structural determinants for HIV-1 integrase inhibition by beta-diketo acids［J］.Journal of Biological Chemistry,2002,277(15):12596-12603

［63］HAZUDA D J,SHIVER J W.Integrase inhibitors and cellular immunity suppress retroviral replication in rhesus macaques［J］.Science,2004,305(5683):528-532

［64］RAVEENDRA D,TINO S,OMOSHILE C,et al.β-Diketo Acid Pharmacophore Hypothesis.1.Discovery of a Novel Class of HIV-1 Integrase Inhibitors［J］.Journal of Medicinal Chemistry,2005,48(1):111-120

［65］SVAROVSKAIA E S,BARR R,ZHANG X,et al.Azido-Containing Diketo Acid Derivatives Inhibit Human Immunodeficiency Virus Type 1 Integrase In Vivo and Influence the Frequency of Deletions at Two-Long-Terminal-Repeat-Circle Junctions［J］.Journal of Virology,2004,78(7):3210-3222

［66］ZHANG X,PAIS G C,SVAROVSKAIA E S,et al.Azido-containing aryl beta-diketo acid HIV-1 integrase inhibitors［J］.Bioorganic & Medicinal Chemistry,2003,13(6):1215-1219

［67］COSTI R,DI SANTO R,ARTICO M,et al.6-aryl-2,4-dioxo-5-hexenoic acids,novel integrase inhibitors active against HIV-1 multiplication in cell-based assays［J］.Bioorganic & Medicinal Chemistry Letters,2004,14(7):1745-1749

［68］LONG Y Q,JIANG X H,DAYAM R,et al.Rational design and synthesis of novel dimeric diketoacid-containing inhibitors of HIV-1 integrase:implication for binding to two metal ions on the active site of integrase［J］.Journal of Medicinal Chemistry, 2004,47(10):2561-2573

［69］MEKOUAR K,MOUSCADET J F,DESMAELE D,et al.Styrylquinoline Derivatives:A New Class of Potent HIV-1 Integrase Inhibitors That Block HIV-1 Replication in CEM Cells［J］.Journal of Medicinal Chemistry,1998,41(15):2846-2857

［70］ZOUHIRI F,MOUSCADET J F,MEKOUAR K,et al.Structure-activity relationships and binding mode of styrylquinolines as potent inhibitors of HIV-1 integrase and replication of HIV-1 in cell culture［J］.Journal of Medicinal Chemistry,2000, 43(8):1533-1540

［71］DEPREZ E,BARBE S,KOLASKI M,et al.Mechanism of HIV-1 integrase inhibition by styrylquinoline derivatives in vitro［J］. Molecular Pharmacology,2004,65(1):85-98

［72］MOUSNIER A,LEH H,MOUSCADET J F,et al.Nuclear import of HIV-1 integrase is inhibited in vitro by styrylquinoline derivatives［J］.Molecular Pharmacology,2004,66(4):783-788

［73］EGBERTSON M S.HIV integrase inhibitors:from diketoacids to heterocyclic templates:a history of HIV integrase medicinal chemistry at Merck West Point and Merck Rome(IRBM)［J］.Current Topics in Medicinal Chemistry,2007,7(13):1251-1272

［74］ZHUANG L H,WAI J S,EMBREY M W,et al.Design and Synthesis of 8-Hydroxy-［1,6］Naphthyridines as Novel Inhibitors of HIV-1 Integrase in Vitro and in Infected Cells［J］.Journal of Medicinal Chemistry,2003,46(4):453-456

［75］HAZUDA D J,ANTHONY N J,GOMEZ R P,et al.From the Cover:A naphthyridine carboxamide provides evidence for discordant resistance between mechanistically identical inhibitors of HIV-1 integrase［J］.Proceedings of the National Academy of Sciences,2004,101(31):11233-11238

［76］BOROS E E,EDWARDS C E,FOSTER S A,et al.Synthesis and Antiviral Activity of 7-Benzyl-4-hydroxy-1,5-naphthyridin-2 (1H)-one HIV Integrase Inhibitors［J］.Journal of Medicinal Chemistry,2009,52(9):2754-2761

［77］GARVEY E P,JOHNS B A,GARTLAND M J,et al.The naphthyridinone GSK364735 is a novel,potent human immunodeficiency virus type 1 integrase inhibitor and antiretroviral［J］.Antimicrobial Agents & Chemotherapy,2008,52(3):901-908

［78］JONES G S,YU F,ZEYNALZADEGAN A,et al.Preclinical evaluation of GS-9160,a novel inhibitor of human immunodeficiency virus type 1 integrase［J］.Antimicrobial Agents & Chemotherapy,2009,53(3):1194-1203

［79］JIN H,METOBO S,JABRI S,et al.Tricyclic HIV integrase inhibitors V.SAR studies on the benzyl moiety［J］.Bioorganic & Medicinal Chemistry Letters,2009,19(8):2263-2265

［80］ZHAO G,WANG C,LIU C,et al.New developments in diketo-containing inhibitors of HIV-1 integrase［J］.Mini Reviews in Medicinal Chemistry,2007,7(7):707-725

［81］PACE P,DI FRANCESCO M E,GARDELLI C,et al.Dihydroxypyrimidine-4-carboxamides as novel potent and selective HIV integrase inhibitors［J］.Journal of Medicinal Chemistry,2007,50(9):2225-2239

［82］GARDELLI C,NIZI E,MURAGLIA E,et al.Discovery and synthesis of HIV integrase inhibitors:development of potent and orally bioavailable N-methyl pyrimidones［J］.Journal of Medicinal Chemistry,2007,50(20):4953-4975

［83］PLEWE M B,BUTLER S L,DRESS K R,et al.Azaindole Hydroxamic Acids are Potent HIV-1 Integrase Inhibitors［J］. Journal of Medicinal Chemistry,2009,52(22):7211-7219

［84］TANIS S P,PLEWE M B,JOHNSON T W,et al.Azaindole N-methyl hydroxamic acids as HIV-1 integrase inhibitors-II.The impact of physicochemical properties on ADME and PK［J］.Bioorganic & Medicinal Chemistry Letters,2010,20(24):7429-7434

［85］JOHNSON T W,TANIS S P,BUTLER S L,et al.Design and Synthesis of Novel N-Hydroxy-Dihydronaphthyridinones as Potent and Orally Bioavailable HIV-1 Integrase Inhibitors［J］.Journal of Medicinal Chemistry,2011,54(9):3393-3417

［86］POWDERLY W G.Integrase inhibitors in the treatment of HIV-1 infection［J］.Journal of Antimicrobial Chemotherapy,2010, 65(12):2485-2488

［87］KAWASUJI T,JOHNS B A,YOSHIDA H,et al.Carbamoyl Pyridone HIV-1 Integrase Inhibitors.2.Bi-and Tricyclic Derivatives Result in Superior Antiviral and Pharmacokinetic Profiles［J］.Journal of Medicinal Chemistry,2013,56(3):1124-1135

［88］SUMMA V,PETROCCHI A,MATASSA V G,et al.4,5-dihydroxypyrimidine carboxamides and N-alkyl-5- hydroxypyrimidinone carboxamides are potent,selective HIV integrase inhibitors with good pharmacokinetic profiles in preclinical species［J］.Journal of Medicinal Chemistry,2006,49(23):6646-6649

［89］PACE P,DI F M,GARDELLI C,et al.Dihydroxypyrimidine-4-carboxamides as novel potent and selective HIV integrase inhibitors［J］.Journal of Medicinal Chemistry,2007,50(9):2225-2239

［90］HICKS C,GULICK R M.Raltegravir:the first HIV type 1 integrase inhibitor［J］.Clinical Infectious Diseases:an Official Publication of the Infectious Diseases Society of America,2009,48(7):931-939

［91］DUBEY S,SATYANARAYANA Y D,LAVANIA H.Development of integrase inhibitors for treatment of AIDS:an overview［J］.

European Journal of Medicinal Chemistry,2007,42(9):1159-1168

［92］ JOSEPHSON F,ALBERT J,FLAMHOLC L,et al.Antiretroviral treatment of HIV infection:Swedish recommendations 2007［J］. Scandinavian Journal of Infectious Diseases,2007,39(6-7):486-507

［93］ GRINSZTEJN B,NGUYEN B Y,KATLAMA C,et al.Safety and efficacy of the HIV-1 integrase inhibitor raltegravir(MK-0518) in treatment-experienced patients with multidrug-resistant virus:a phase Ⅱ randomised controlled trial［J］.Lancet,2007,369 (9569):1261-1269

［94］ KASSAHUN K,MCINTOSH I,CUI D,et al.Metabolism and disposition in humans of raltegravir(MK-0518),an anti-AIDS drug targeting the human immunodeficiency virus 1 integrase enzyme［J］.Drug Metabolism and Disposition:the Biological Fate of Chemicals,2007,35(9):1657-1663

［95］ 冷玲颖,孙铁民.Raltegravir(Isentress)［J］.中国药物化学杂志,2008,18(3):239-239

［96］ LE G,VANDEGRAAFF N,RHODES D I,et al.Design of a series of bicyclic HIV-1 integrase inhibitors.Part 2:azoles: effective metal chelators［J］.Bioorganic & Medicinal Chemistry Letters,2010,20(19):5909-5912

［97］ DONGHI M,KINZEL O D,SUMMA V.3-Hydroxy-4-oxo-4H-pyrido［1,2-a］pyrimidine-2-carboxylates—a new class of HIV-1 integrase inhibitors［J］.Bioorganic&Medicinal Chemistry Letters,2009,19(7):1930-1934

［98］ NIZI E,ORSALE M V,CRESCENZI B,et al.Dihydroxy-pyrimidine and N-methylpyrimidone HIV-integrase inhibitors: Improving cell based activity by the quaternarization of a chiral center［J］.Bioorganic&Medicinal Chemistry Letters,2009,19 (16):4617-4621

［99］ FERRARA M,FIORE F,SUMMA V,et al.Development of 2-pyrrolidinyl-N-methyl pyrimidones as potent and orally bioavailable HIV integrase inhibitors［J］.Bioorganic & Medicinal Chemistry Letters,2010,20(17):5031-5034

［100］ LE G,VANDEGRAAFF N,RHODES D I,et al.Discovery of potent HIV integrase inhibitors active against raltegravir resistant viruses［J］.Bioorganic & Medicinal Chemistry Letters,2010,20(17):5013-5018

［101］ JONES E D,VANDEGRAAFF N,LE G,et al.Design of a series of bicyclic HIV-1 integrase inhibitors.Part 1:Selection of the scaffold［J］.Bioorganic & Medicinal Chemistry Letters,2010,20(19):5913-5917

［102］ WAI J S,KIM B,FISHER T E,et al.Dihydroxypyridopyrazine-1,6-dione HIV-1 integrase inhibitors［J］.Bioorganic & Medicinal Chemistry Letters,2007,17(20):5595-5599

［103］ MURAGLIA E,KINZEL O,GARDELLI C,et al.Design and synthesis of bicyclic pyrimidinones as potent and orally bioavailable HIV-1 integrase inhibitors［J］.Journal of Medicinal Chemistry,2008,51(4):861-874

［104］ WOHLKONIG A,CHAN P F,FOSBERRY A P,et al.Structural basis of quinolone inhibition of type Ⅱ A topoisomerases and target-mediated resistance［J］.Nature Structural & Molecular Biology,2010,17(9):1152-1153

［105］ MOTOHIDE S,TAKAHISA M,HISATERU A,et al.Novel HIV-1 Integrase Inhibitors Derived from Quinolone Antibiotics［J］. Journal of Medicinal Chemistry,2006,49(5):1506-1508

［106］ NAGASAWA J Y,SONG J,CHEN H,et al.6-Benzylamino 4-oxo-1,4-dihydro-1,8-naphthyridines and 4-oxo-1, 4-dihydroquinolines as HIV integrase inhibitors［J］.Bioorganic & Medicinal Chemistry Letters,2011,21(2):760-763

［107］ SHIMURA K,KODAMA E,SAKAGAMI Y,et al.Broad antiretroviral activity and resistance profile of the novel human immunodeficiency virus integrase inhibitor elvitegravir(JTK-303/GS-9137)［J］.Journal of Virology,2008,82(2):764-774

［108］ SATO M,MOTOMURA T,ARAMAKI H,et al.Novel HIV-1 integrase inhibitors derived from quinolone antibiotics［J］. Journal of Medicinal Chemistry,2006,49(5):1506-1508

［109］ GOETHALS O,CLAYTON R,GINDEREN M V,et al.Resistance Mutations in Human Immunodeficiency Virus Type 1 Integrase Selected with Elvitegravir Confer Reduced Susceptibility to a Wide Range of Integrase Inhibitors［J］.Journal of Virology,2008,82(21):10366-10374

［110］ JOHNS B A,KAWASUJI T,WEATHERHEAD J G,et al.Carbamoyl pyridone HIV-1 integrase inhibitors 3.A diastereomeric approach to chiral nonracemic tricyclic ring systems and the discovery of dolutegravir(S/GSK1349572)and(S/GSK1265744) ［J］.Journal of Medicinal Chemistry,2013,56(14):5901-5916

［111］ CAHN P,POZNIAK A L,MINGRONE H,et al.Dolutegravir versus raltegravir in antiretroviral-experienced,integrase-inhibitor-naive adults with HIV:week 48 results from the randomised,double-blind,non-inferiority SAILING study［J］. Lancet,2013,382(9893):700-708

［112］ JIANG J,XU X,GUO W,et al.Dolutegravir(DTG,S/GSK1349572)combined with other ARTs is superior to RAL-or EFV-based regimens for treatment of HIV-1 infection:a meta-analysis of randomized controlled trials［J］.AIDS research and therapy,2016,13(1):30

［113］ MIN S,SONG I,BORLAND J,et al.Pharmacokinetics and safety of S/GSK1349572,a next-generation HIV integrase inhibitor,in healthy volunteers［J］.Antimicrobial Agents & Chemotherapy,2010,54(1):254-258

［114］ MIN S,SLOAN L,DEJESUS E,et al.Antiviral activity,safety,and pharmacokinetics/pharmacodynamics of dolutegravir as 10-day monotherapy in HIV-1-infected adults［J］.Aids,2011,25(14):1737-1745

［115］ SHAH B M,SCHAFER J J,DESIMONE J A.Dolutegravir:a new integrase strand transfer inhibitor for the treatment of HIV［J］.Pharmacotherapy,2014,34(5):506-520

［116］ ZHAO X Z,SMITH S J,MÉIFIOT M,et al.4-Amino-1-hydroxy-2-oxo-1,8-naphthyridine-Containing Compounds Having High Potency against Raltegravir-Resistant Integrase Mutants of HIV-1［J］.Journal of Medicinal Chemistry,2014,57(12):5190-5202

［117］ ZHAO X Z,SMITH S J,MÉTIFIOT M,et al.Bicyclic 1-hydroxy-2-oxo-1,2-dihydropyridine-3-carboxamide-containing HIV-1 integrase inhibitors having high antiviral potency against cells harboring raltegravir-resistant integrase mutants［J］.Journal of Medicinal Chemistry,2014,57(4):1573-1582

［118］ WISCOUNT C M,WILLIAMS P D,TRAN L O,et al.10-Hydroxy-7,8-dihydropyrazino［1',2':1,5］pyrrolo［2,3-d］pyridazine-1,9(2H,6H)-diones:potent,orally bioavailable HIV-1 integrase strand-transfer inhibitors with activity against integrase mutants［J］.Bioorganic & Medicinal Chemistry Letters,2008,18(16):4581-4583

［119］ GOETHALS O,VAN G M,VOS A,et al.Resistance to raltegravir highlights integrase mutations at codon 148 in conferring cross-resistance to a second-generation HIV-1 integrase inhibitor［J］.Antiviral Research,2011,91(2):167-176

［120］ BAR-MAGEN T,SLOAN R D,DONAHUE D A,et al.Identification of Novel Mutations Responsible for Resistance to MK-2048,a Second-Generation HIV-1 Integrase Inhibitor［J］.Journal of Virology,2010,84(18):9210-9216

［121］ BARMAGEN T,SLOAN R D,FALTENBACHER V H,et al.Comparative biochemical analysis of HIV-1 subtype B and C integrase enzymes［J］.Retrovirology,2009,6(1):1-10

［122］ DELELIS O,CARAYON K,SAÏB A,et al.Integrase and integration:biochemical activities of HIV-1 integrase［J］.Retrovirology,2008,5(1):267-276

［123］ TAHA H,MORGAN J,DAS A,et al.Parenteral patent drug S/GSK1265744 has the potential to be an effective agent in pre-exposure prophylaxis against HIV infection.［J］.Recent Patents on Anti-Infective Drug Discovery,2013,8(3):213-218

［124］ EGBERTSON M S,WAI J S,MARK C,et al.Discovery of MK-0536:A Potential Second-Generation HIV-1 Integrase Strand Transfer Inhibitor with a High Genetic Barrier to Mutation［M］.In Antiviral Drugs,W.M.Kazmierski(Ed.).2011,doi:10.1002/9780470929353.ch12

［125］ RAHEEM I T,WALJI A M,KLEIN D,et al.Discovery of 2-Pyridinone Aminals:A Prodrug Strategy to Advance a Second Generation of HIV-1 Integrase Strand Transfer Inhibitors［J］.Journal of Medicinal Chemistry,2015,58(20):8154-8165

［126］ MARKHAM A.Bictegravir:First Global Approval.Drugs.2018,78(5):601-606

［127］ GALLANT J,LAZZARIN A,MILLS A,et al.Bictegravir,emtricitabine,and tenofovir alafenamide versus dolutegravir,abacavir,and lamivudine for initial treatment of HIV-1 infection(GS-US-380-1489):a double-blind,multicentre,phase 3,randomised controlled non-inferiority trial［J］.Lancet,2017,390(10107):2063-26072

［128］ TSIANG M,JONES G S,GOLDSMITH J,et al.Antiviral activity of bictegravir(GS-9883),a novel potent HIV-1 integrase strand transfer inhibitor with an improved resistance profile.Antimicrob Agents Chemother.2016;60(12):7086-7097

［129］ BLANCO J L,VARGHESE V,RHEE S Y,et al.HIV-1 integrase inhibitor resistance and its clinical implications［J］.J Infect Dis,2011,203(9):1204-1214

［130］ DEMEULEMEESTER J,CHRIST F,MAEYER M D,et al.Fueling HIV-1 integrase drug design with structural insights［J］.Drug Discovery Today Technologies,2012,9(3):e175-226

［131］ TANG M W.HIV-1 antiretroviral resistance:scientific principles and clinical applications［J］.Drugs,2012,72(9):e1-25

［132］ MOUSCADET J F,DELELIS O,MARCELIN A G,et al.Resistance to HIV-1 integrase inhibitors:A structural perspective［J］.Drug Resistance Updates,2010,13(4-5):139-150

［133］ COPELAND R A,POMPLIANO D L,MEEK T D.Drug-target residence time and its implications for lead optimization［J］.Nature Reviews Drug Discovery,2006,5(9):730-739

［134］ MEHELLOU Y,DE C E.Twenty-six years of anti-HIV drug discovery:where do we stand and where do we go？［J］.Journal of Medicinal Chemistry,2009,53(2):521-538

［135］ FIKKERT V,MAELE B V,VERCAMMEN J,et al.Development of resistance against diketo derivatives of human immunodeficiency virus type 1 by progressive accumulation of integrase mutations［J］.Journal of Virology,2003,77(21):11459-11470

［136］ PANNECOUQUE C,PLUYMERS W,VAN M B,et al.New class of HIV integrase inhibitors that block viral replication in cell culture［J］.Current Biology,2002,12(14):1169-1177

［137］ BRZOZOWSKI Z,SACZEWSKI F,SANCHEZ T,et al.Synthesis,antiviral,and anti-HIV-1 integrase activities of 3-aroyl-1,1-dioxo-1,4,2-benzodithiazines☆［J］.Bioorganic & Medicinal Chemistry,2004,12(13):3663-3672

［138］CHIH-LING K,HAREGEWEIN A,SHANTARAM K,et al.Application of CoMFA and CoMSIA 3D-QSAR and Docking Studies in Optimization of Mercaptobenzenesulfonamides as HIV-1 Integrase Inhibitors［J］.Journal of Medicinal Chemistry,2004,47(2):385-399

［139］NEAMATI N,POMMIER Y,GAROFALO A,et al.Thiazepine inhibitors of HIV-1 integrase［J］.Journal of Medicinal Chemistry,1999,42(17):3334-3341

［140］SINGH S B,ZINK D L,DOMBROWSKI A W,et al.Integracides:tetracyclic triterpenoid inhibitors of HIV-1 integrase produced by Fusarium sp［J］.Bioorganic & Medicinal Chemistry,2003,11(7):1577-1582

［141］SINGH S B,ONDEYKA J G,SCHLEIF W A,et al.Chemistry and structure-activity relationship of HIV-1 integrase inhibitor integracide B and related natural products［J］.Journal of Natural Products,2003,66(10):1338-1344

［142］JAYASURIYA H,GUAN Z,POLISHOOK J D,et al.Isolation,structure,and HIV-1 integrase inhibitory activity of Cytosporic acid,a fungal metabolite produced by a Cytospora sp［J］.Journal of Natural Products,2003,66(4):551-553

［143］SINGH S B,ZINK D L,HEIMBACH B,et al.Structure,stereochemistry,and biological activity of integramycin,a novel hexacyclic natural product produced by Actinoplanes sp.that inhibits HIV-1 integrase［J］.Organic Letters,2010,33(35):1123-1126

［144］WANG L,FLOREANCIG P E.Synthesis of the C16-C35 fragment of integramycin using olefin hydroesterification as a linchpin reaction［J］.Organic Letters,2004,6(4):569-572

［145］HERATH K B,JAYASURIYA H,BILLS G F,et al.Isolation,structure,absolute stereochemistry,and HIV-1 integrase inhibitory activity of integrasone,a novel fungal polyketide［J］.Journal of Natural Products,2004,67(5):872-874

［146］MAELE B V,BUSSCHOTS K,VANDEKERCKHOVE L,et al.Cellular co-factors of HIV-1 integration［J］.Trends in Biochemical Sciences,2006,31(2):98-105

［147］LEE M S,CRAIGIE R.Protection of retroviral DNA from autointegration:involvement of a cellular factor［J］.Proceedings of the National Academy of Sciences of the United States of America,1994,91(21):9823-9827

［148］FARNET C M,BUSHMAN F D.HIV-1 cDNA Integration:Requirement of HMG I(Y) Protein for Function of Preintegration Complexes In Vitro［J］.Cell,1997,88(4):483-492

［149］KALPANA G V,MARMON S,Wang W,et al.Binding and Stimulation of HIV-1 Integrase by a Human Homolog of Yeast Transcription Factor SNF5［J］.Science,1994,266(5193):2002-2006

［150］EMILIANI S,MOUSNIER A,BUSSCHOTS K,et al.Integrase mutants defective for interaction with LEDGF/p75 are impaired in chromosome tethering and HIV-1 replication［J］.Journal of Biological Chemistry,2005,280(27):25517-25523

［151］CHEREPANOV P,MAERTENS G,PROOST P,et al.HIV-1 Integrase Forms Stable Tetramers and Associates with LEDGF/p75 Protein in Human Cells［J］.Journal of Biological Chemistry,2003,278(1):372-381

［152］LIN C W,ENGELMAN A.The Barrier-to-Autointegration Factor Is a Component of Functional Human Immunodeficiency Virus Type 1 Preintegration Complexes［J］.Journal of Virology,2003,77(8):5030-5036

［153］陈文敏,刘新泳.LEDGF/p75:抗 HIV-1 感染的新靶点及其抑制剂研究［J］.药学学报,2009(9):953-960

［154］AL-MAWSAWI L Q,NEAMATI N.Blocking interactions between HIV-1 integrase and cellular cofactors:an emerging anti-retroviral strategy［J］.Trends in Pharmacological Sciences,2007,28(10):526-535

［155］NISHIZAWA Y,USUKURA J,SINGH D P,et al.Spatial and temporal dynamics of two alternatively spliced regulatory factors,lens epithelium-derived growth factor(ledgf/p75) and p52,in the nucleus［J］.Cell & Tissue Research,2001,305(1):107-114

［156］BOTBOL Y,RAGHAVENDRA N K,RAHMAN S,et al.Chromatinized templates reveal the requirement for the LEDGF/p75 PWWP domain during HIV-1 integration in vitro［J］.Nucleic Acids Research,2008,36(4):1237-1246

［157］LLANO M,VANEGAS M,HUTCHINS N,et al.Identification and characterization of the chromatin-binding domains of the HIV-1 integrase interactor LEDGF/p75［J］.Journal of Molecular Biology,2006,360(4):760-773

［158］TURLURE F,MAERTENS G,RAHMAN S,et al.A tripartite DNA-binding element,comprised of the nuclear localization signal and two AT-hook motifs,mediates the association of LEDGF/p75 with chromatin in vivo［J］.Nucleic Acids Research,2006,34(5):1653-1665

［159］CHEREPANOV P,AMBROSIO A L,RAHMAN S,et al.Structural basis for the recognition between HIV-1 integrase and transcriptional coactivator p75［J］.Proceedings of the National Academy of Sciences of the United States of America,2005,102(48):17308-17313

［160］CHEREPANOV P,SUN Z Y,RAHMAN S,et al.Solution structure of the HIV-1 integrase-binding domain in LEDGF/p75［J］.Nature Structural & Molecular Biology,2005,12(6):526-532

［161］KEMPER B,HABENER J F,POTTS J T,et al.Identification of the LEDGF/p75 binding site in HIV-1 integrase［J］.Journal of Molecular Biology,2007,365(5):1480-1492

［162］CHRIST F,DEBYSER Z.The LEDGF/p75 integrase interaction,a novel target for anti-HIV therapy［J］.Virology,2013,435(1):

102-109

[163] ENGELMAN A,CHEREPANOV P.The Lentiviral Integrase Binding Protein LEDGF/p75 and HIV-1 Replication [J].PLoS Pathog,2008,4(3):e1000046

[164] HOU Y,MCGUINNESS D E,PRONGAY A J,et al.Screening for antiviral inhibitors of the HIV integrase-LEDGF/p75 interaction using the AlphaScreen luminescent proximity assay [J].J Biomol Screen,2008,13(5):406-414

[165] TSIANG M,JONES G S,NIEDZIELA-MAJKA A,et al.New class of HIV-1 integrase(IN) inhibitors with a dual mode of action [J].Journal of Biological Chemistry,2012,287(25):21189-21203

[166] ZHANG D,HE H,LIU M,et al.A Novel Assay for Screening Inhibitors Targeting HIV Integrase LEDGF/p75 Interaction Based on Ni2+Coated Magnetic Agarose Beads [J].Scientific Reports,2016,6:33477

[167] DU L,ZHAO Y,CHEN J,et al.D77,one benzoic acid derivative,functions as a novel anti-HIV-1 inhibitor targeting the interaction between integrase and cellular LEDGF/p75[J].Biochemical & Biophysical Research Communications,2008,375 (1):139-144

[168] LUCA D,BARRECA L,FERRO M L,et al.Pharmacophore-based discovery of small-molecule inhibitors of protein-protein interactions between HIV-1 integrase and cellular cofactor LEDGF/p75 [J].ChemMedChem,2009,4(8):1311-1316

[169] CHRIST F,VOET A,MARCHAND A,et al.Rational design of small-molecule inhibitors of the LEDGF/p75-integrase interaction and HIV replication [J].Nature Chemical Biology,2010,6(6):442-448

[170] PEAT T S,RHODES D I,VANDEGRAAFF N,et al.Small molecule inhibitors of the LEDGF site of human immunodeficiency virus integrase identified by fragment screening and structure based design [J].PLoS One,2012,7(7):e40147

[171] JURADO K A,ENGELMAN A.Multimodal mechanism of action of allosteric HIV-1 integrase inhibitors [J].Expert Reviews in Molecular Medicine,2013,15(213):e14

[172] DEMEULEMEESTER J,CHALTIN P,MARCHAND A,et al.LEDGINs,non-catalytic site inhibitors of HIV-1 integrase:a patent review(2006-2014)[J].Expert Opinion on Therapeutic Patents,2014,24(6):609-632

[173] CHRIST F,SHAW S,DEMEULEMEESTER J,et al.Small-Molecule Inhibitors of the LEDGF/p75 Binding Site of Integrase Block HIV Replication and Modulate Integrase Multimerization [J].Antimicrobial Agents & Chemotherapy,2012,56(8):4365-4374

[174] KESSL J J,JENA N,KOH Y,et al.Multimode,Cooperative Mechanism of Action of Allosteric HIV-1 Integrase Inhibitors [J].Journal of Biological Chemistry,2012,287(20):16801-16811

[175] TSIANG M,JONES G S,NIEDZIELA-MAJKA A,et al.New class of HIV-1 integrase(IN) inhibitors with a dual mode of action [J].Journal of Biological Chemistry,2012,287(25):21189-21203

[176] JURADO K A,WANG H,SLAUGHTER A,et al.Allosteric integrase inhibitor potency is determined through the inhibition of HIV-1 particle maturation [J].Proceedings of the National Academy of Sciences of the United States of America,2013,110 (21):8690-8695

[177] FENG L,SHARMA A,SLAUGHTER A,et al.The A128T resistance mutation reveals aberrant protein multimerization as the primary mechanism of action of allosteric HIV-1 integrase inhibitors [J].Journal of Biological Chemistry,2013,288(22): 15813-15820

[178] WANG H,JURADO K A,WU X,et al.HRP2 determines the efficiency and specificity of HIV-1 integration in LEDGF/p75 knockout cells but does not contribute to the antiviral activity of a potent LEDGF/p75-binding site integrase inhibitor [J]. Nucleic Acids Research,2012,40(22):11518-11530

[179] SCHRIJVERS R,DEMEULEMEESTER J,DE R J,et al.Characterization of rare lens epithelium-derived growth factor/p75 genetic variants identified in HIV-1 long-term nonprogressors [J].Aids,2013,27(4):539-543

[180] LE R E,BONNARD D,CHASSET S,et al.Dual inhibition of HIV-1 replication by integrase-LEDGF allosteric inhibitors is predominant at the post-integration stage [J].Retrovirology,2013,10(1):144

[181] KESSL J J,LI M,IGNATOV M,et al.FRET analysis reveals distinct conformations of IN tetramers in the presence of viral DNA or LEDGF/p75 [J].Nucleic Acids Research,2011,39(20):9009-9022

[182] DEMEULEMEESTER J,TINTORI C,BOTTA M,et al.Development of an AlphaScreen-based HIV-1 integrase dimerization assay for discovery of novel allosteric inhibitors [J].Journal of Biomolecular Screen,2012,17(5):618-628

[183] TSIANG M,JONES G S,HUNG M,et al.Dithiothreitol Causes HIV-1 Integrase Dimer Dissociation While Agents Interacting With the Integrase Dimer Interface Promote Dimer Formation [J].Biochemistry,2011,50(10):1567-1581

[184] MAERTENS G,CHEREPANOV P,DEBYSER Z,et al.Identification and characterization of a functional nuclear localization signal in the HIV-1 integrase interactor LEDGF/p75 [J].Journal of Biological Chemistry,2004,279(32):33421-33429

[185] DESIMMIE B A,SCHRIJVERS R,DEMEULEMEESTER J,et al.LEDGINs inhibit late stage HIV-1 replication by modulating integrase multimerization in the virions [J].Retrovirology,2013,10:1-16

［186］BALAKRISHNAN M,YANT S R,TSAI L,et al.Non-catalytic site HIV-1 integrase inhibitors disrupt core maturation and induce a reverse transcription block in target cells［J］.PLoS One,2013,8(9):e74163

［187］LI B W,ZHANG F H,SERRAO E,et al.Design and discovery of flavonoid-based HIV-1 integrase inhibitors targeting both the active site and the interaction with LEDGF/p75［J］.Bioorganic Medicinal Chemistry,2014,22(12):3146-3158

［188］HARRISON A T,KRIEL F H,PAPATHANASOPOULOS M A,et al.The evaluation of statins as potential inhibitors of the LEDGF/p75-HIV-1 integrase interaction［J］.Chemical Biology Drug Design,2015,85(3):290-295

［189］DU L,ZHAO Y,CHEN J,et al.D77,one benzoic acid derivative,functions as a novel anti-HIV-1 inhibitor targeting the interaction between integrase and cellular LEDGF/p75［J］.Biochemical and Biophysical Research Communications,2008, 375(1):139-144

［190］SERRAO E,DEBNATH B,OTAKE H,et al.Fragment-based discovery of 8-hydroxyquinoline inhibitors of the HIV-1 integrase-lens epithelium-derived growth factor/p75(IN-LEDGF/p75)interaction［J］.Journal of Medicinal Chemistry, 2013,56(6):2311-2322

［191］HU G P,LI X,LI Y Z,et al.Inhibitors of HIV-1 Integrase-Human LEDGF/p75 Interaction Identified from Natural Products via Virtual Screening［J］.Chinese Journal of Chemistry,2012,30(12):2752-2758

［192］ROGOLINO D,CARCELLI M,COMPARI C,et al.Diketoacid chelating ligands as dual inhibitors of HIV-1 integration process［J］.European Journal of Medicinal Chemistry,2014,78 :425-430

［193］FAN X,ZHANG F H,AL-SAFI R I,et al.Design of HIV-1 integrase inhibitors targeting the catalytic domain as well as its interaction with LEDGF/p75 :a scaffold hopping approach using salicylate and catechol groups［J］.Bioorganic Medicinal Chemistry,2011,19(16):4935-4952

［194］DESIMMIE B A,HUMBERT M,LESCRINIER E,et al.Phage display-directed discovery of LEDGF/p75 binding cyclic peptide inhibitors of HIV replication［J］.Molecular Therapy,2012,20(11):2064-2075

［195］DE R J,VANDEKERCKHOVE L,GIJSBERS R,et al.Overexpression of the lens epithelium-derived growth factor/p75 integrase binding domain inhibits human immunodeficiency virus replication［J］.Journal of Virology,2006,80(23):11498-11509

［196］SANCHEZ T W,DEBNATH B,CHRIST F,et al.Discovery of novel inhibitors of LEDGF/p75-IN protein-protein interactions ［J］.Bioorganic Medicinal Chemistry,2013,21(4):957-963

第8章

HIV-1 转录过程及其抑制剂

联合使用逆转录酶和蛋白酶抑制剂的 HIV 高效抗逆转录病毒疗法（HAART）可以降低 AIDS 感染者的病毒载量，使 AIDS 感染者的病死率降低，生存时间延长和生活质量改观。然而，研究表明潜伏性感染的静息记忆性 CD4$^+$T 细胞能有效逃避免疫系统的监视，进而导致该疗法不能彻底地治愈 HIV 感染。另外，长期使用该疗法带来的 HIV 病毒耐药、严重的药物不良反应和高额费用等问题促使人们不断研发具有新作用靶点和新作用机制的抗 HIV-1 药物。

在 HIV-1 感染的靶细胞（CD4$^+$T 细胞和单核细胞/巨噬细胞）中，通过逆转录合成的 HIV-1 前病毒 DNA 需要被整合入宿主 DNA 来进行复制。整合以后，前病毒可能保持潜伏或立即转录为病毒 mRNA。在包括核因子 κB（NF-κB）在内的细胞因子的激活下，前病毒 DNA 开始转录。病毒转录的过程通过 2 个调节蛋白质 Tat（trans-activator of transcription）、Rev（regulator of expression virion）及其他一些已知和未知的宿主细胞因子来完成。在没有反式激活因子（Tat）的情况下，整合的病毒 DNA 转录不完全，只有短的转录体生成。细胞液中的 Tat 转导进入细胞核，与病毒新生 RNA 的反式激活应答区（trans-activator response region，TAR）相互作用，反式激活病毒 DNA 的转录，使转录得以持续进行下去，生成全长的 RNA。病毒颗粒蛋白表达调节因子（Rev）与病毒 mRNA 的 Rev 应答元件（Rev response element，RRE）相互作用，加速 mRNA 向核外转运。如果 Rev 缺乏或者不能进入细胞核，未剪接和部分剪接的 mRNA 将在核内完全降解，导致 HIV-1 复制被阻断。转运到细胞质的成熟 mRNA 表达生成病毒蛋白质并组装出芽，完成整个复制周期[1-3]。

除了细胞因子以外，Tat 和 Rev 调节蛋白质功能的抑制将会阻止病毒复制。前病毒 DNA 的转录是唯一可以使病毒基因组的拷贝数急剧增加的步骤，而对病毒转录的抑制可以使潜伏病毒难以激活。因此，干预 HIV-1 转录过程被认为是通过化学治疗来抑制 HIV-1 复制的有效方法。

本章将介绍 HIV-1 转录过程中的信号转导、反式激活和核外转运的分子生物学，同时详细介绍基于转录过程中的有效药物靶点（如 NF-κB、Tat 和 Rev 蛋白）以及相应抑制剂的研究进展。

（刘新泳）

第1节 HIV-1 转录过程的分子生物学

HIV-1 转录是病毒复制周期的重要环节，转录过程可分为 3 步：信号转导、反式激活和核外转运。在病毒的转录起始过程中，信号转导对 HIV-1 的基因表达进行有效的调控，其中细胞转录因子 NF-κB 是 HIV-1 基因表达最有力的诱导物。病毒反式激活因子 Tat 调节蛋白在维持 HIV-1 的高水平复制方面扮演着核心的角色。Tat 蛋白介导转录的反式激活使转录得以顺利进行，而 Rev 蛋白控制病毒 mRNA 的细胞核输出。

1 HIV-1 转录的信号转导过程

HIV-1 的基因表达是通过炎症细胞因子（如肿瘤坏死因子 TNF-α 和白细胞介素 IL-1β）的刺激来启动和增强的，而细胞转录因子对 HIV-1 长末端的激活和结合起着重要作用。HIV-1 的 5′-长末端重复序列（long terminal repeat，LTR）包含由 3 个串联的 SP1（stimulatory protein 1）结合位点和 TATA 序列组成的核心启动子（图 8-1）。LTR 区域包含在 2 个核小体（nucleosomes：Nuc0 和 Nuc1）的同源染色体结构之间。HIV 转录起始点的上游序列被 Nuc0 覆盖，Nuc1 覆盖 HIV 转录核心启动子下游的 +10~+155 区域的转录调控区，而 Nuc0 和 Nuc1 之间的序列则为特异性的转录因子的识别区域[4]。在细胞处于静息状态时，HIV 转录核心启动子及其上游序列结合着 SP1、CBF-1（C-promoter binding factor-1）和 NF-κB（nuclear factor κB）的抑制态；p50 同源二聚体蛋白等负调控因子，它们与其他宿主调节蛋白如 YY1（yin yang 1）、CTIP-2（COUP-TF interacting protein 2）共同招募组蛋白去乙酰化酶（histone deacetylases，HDACs）至 LTR 的启动子。组蛋白去乙酰化酶（HDACs）是维持 HIV 潜伏的关键因素[5-6]。HDACs 维持 Nuc1 的组蛋白去乙酰化，使 Nuc1 处于一种致密结构的状态，从而抑制 RNA 聚合酶 II 和 HIV 核心启动子结合，使 HIV 转录无法起始。位于启动子上游的增强子区域同样包括宿主细胞转录因子的结合位点。在这些转录因子中，细胞核因子 NF-κB 是 HIV-1 基因表达的最强有力的诱导物。NF-κB 是异源二聚体分子（p50/p65），与其抑制物 IκB 以无活性的复合物形式存在于宿主细胞的细胞质中。炎症细胞因子对细胞的刺激导致 IκB 迅速磷

酸化和进一步降解，其结果是使 NF-κB 从细胞质转移到细胞核（图 8-1）。p50 和 p65 的异源二聚体和 T 细胞活化因子 NFAT（nuclear factor of activated T cells）结合到 LTR 上，也能招募 HAT 以及释放抑制转录的其他细胞因子，促进 HIV 转录起始[7]。而 NF-κB 与存在于增强子区域的相应 κB 因子结合，起到增强转录的作用。此外，SP1 是在多种细胞中都表达的 DNA 结合蛋白质，它与 NF-κB 之间的相互作用可能是 HIV-1 转录的有效刺激所必需的[8]。另外，LTR 上结合的负调控因子也招募组蛋白甲基转移酶（histone methyltransferases，HMTs）。Nuc1 中的组蛋白 3 上的赖氨酸 9 残基（H3K9）甲基化，甲基化的 H3K9 结合异染色体蛋白 1γ（heterochromatinprotein 1γ，HP1γ），使 Nuc0 和 Nuc1 异染色体化[9]。招募 DNA 甲基转移酶（DNA methyltransferases，DNMTs）使 LTR 上的 2 个 CpG 序列甲基化，甲基化的 CpG 序列能被 Me CP（methyl-Cp G-binding proteins）识别，并招募 HDACs 和 HMTs 至 LTR，抑制 HIV 转录起始[10]。目前，多数研究表明，在静息记忆性 CD4+ T 细胞中，HIV 优先整合于常染色体的转录活性基因的内含子中[11-12]。

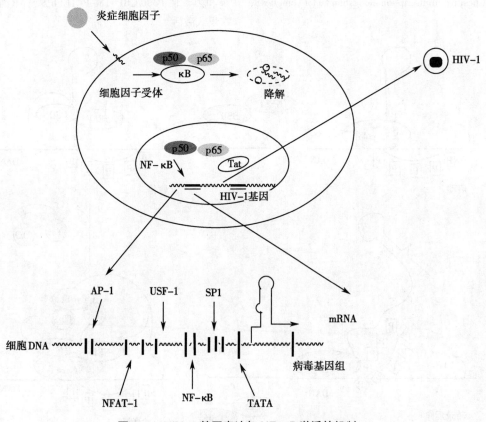

图 8-1　HIV-1 基因表达与 NF-κB 激活的机制

2 HIV-1 DNA 转录的反式激活

2.1 HIV-1 DNA 转录的反式激活过程

整合 HIV-1 基因组的转录是 HIV-1 复制周期中很重要的一步，该过程决定感染细胞中病毒 RNA 数量所能达到的程度。HIV-1 转录可以分为 4 步（图 8-2，见文末彩图）①启动：P300/CREB 结合蛋白（CREB binding protein，CBP）和 P300/CBP 相关因子（P300/CBP-associated factor，PCAF）等被募集到染色质，进而乙酰化组蛋白使染色质结构由紧密折叠变为松散，暴露出 HIV-1 前病毒基因组。前病毒基因组的 5′- 长末端是 RNA 聚合酶Ⅱ的启动子，RNA 聚合酶从 5′-LTR 引发转录[13]。②暂停：在没有病毒 Tat 蛋白的情况下，转录的单延伸过程有缺陷，只生成短的转录体，其 5′- 端含有 TAR[4]。在转录起始后不久，5，6-二氯 -1-β- 呋核亚硝脲 - 苯并咪唑（DRB）敏感性诱导因子（DRB-sensitivity inducing factor，DSIF）和负延伸因子（negative elongation factors，NELF）协作与 RNA 聚合酶Ⅱ结合，通过延长其在暂停位点（TAR）上的持续时间而降低转录延伸的速率[14]。③反式激活（图 8-3）：细胞周期因子 T1（CycT1）募集 CycT1 依赖性激酶 9（CycT1-dependent kinase 9，CDK9），两者结合生成正转录延伸因子复合物 b（positive-transcription elongation factor complex b，

P-TEFb）[14]。Tat 与 PCAF 结合，其 Lys28 被 PCAF 乙酰化。乙酰化的 Tat 对 P-TEFb 的 CycT1 亚单位的亲和力增强并与其结合，生成 Tat-P-TEFb 复合物，释放 PCAF[13]。Tat-P-TEFb 复合物的 CDK9 亚单位通过自身磷酸化增强复合物对新生 TAR 的亲和力，进而与 TAR 结合生成 Tat-P-TEFb-TAR 三元复合物[15]。TAR 有 3 个结合位点：环区的 U31、G34 和凸起区。CycT1 的 TRM 上的氨基酸序列 252~260 与 TAR 环区的 U31 侧链交联，增强 Tat 的 Lys50 残基与 TAR 环区的 G34 侧链的相互作用[16]。Tat 碱性区邻近的 2 个区像铰链一样将碱性区嵌入 TAR 凸起区[17]，直接与凸起区的 U23 及其两端的碱基对 A22·U40 和 G26·C39 结合[18]，同时 Tat 上带正电的氨基酸残基和 TAR 的磷酸骨架之间形成盐桥稳定复合物，使得 TAR 上、下游茎之间的角度变小，由游离构象转变成稳定的结合构象[19]。这 3 个位点上的结合互相促进，形成稳定的 Tat-P-TEFb-TAR 三元复合物[20]。P-TEFb 的 CDK9 磷酸化 RNA 聚合酶Ⅱ的大亚基的 C 末端、DSIF 的 SPT5 亚单位和 NELF，解除对转录延伸的阻断[14]。④转录延伸：RNA 聚合酶Ⅱ通过终止序列（TAR），转录生成全长的 HIV-1 mRNA，完成转录[13]。P300/CBP 被募集与 Tat-P-TEFb-TAR 三元复合物结合，乙酰化 Tat 的 Lys50 残基，进而降低 Tat 对 TAR 的亲和力，使 P300/CBP-Tat-P-TEFb 从 TAR 释放，重复下次反式激活[13]。

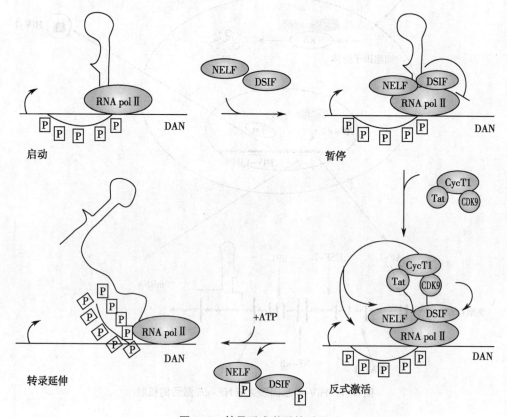

图 8-2 转录反式激活的过程

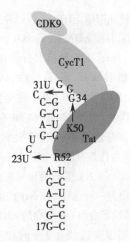

图 8-3　Tat、TAR 和 P-TEFb 之间的相互作用

2.2　反式激活过程中的相关因子

2.2.1　HIV-1 Tat 蛋白的结构及其作用

Tat 是含有 101 个氨基酸残基的蛋白质（HXB2 毒株是个例外，含 86 个氨基酸残基），由 2 个外显子编码。Tat 蛋白是 HIV-1 反式转录激活因子，它能调控细胞基因的表达、激活转录以及信号转导途径[21]，另外还有旁分泌、促细胞生长、免疫抑制及内化等多个方面的作用[22]。Tat 蛋白的一个重要特征是其跨膜转导作用，该转导作用由碱性区介导，使 Tat 能够进入潜伏期细胞，调控前病毒基因的激活，这也是反式激活抑制剂与现有药物相比的潜在优势之一[1, 23]。根据氨基酸构成和保守区域的分布，Tat 序列可以分为 6 个区域（图 8-4）：N 末端区、富半胱氨酸区、核心区、碱性区、富谷氨酰胺区和 C 末端区，其中核心区和碱性区是 Tat 与其他分子发生相互作用的重要功能区[24]。富半胱氨酸区含有 7 个保守的半胱氨酸残基，可与细胞周期因子 T1（CycT1）相互作用生成 Tat-CycT1 复合物[25-26]。核心区含有保守序列 LGISYG[25, 27]。碱性区含有保守序列 RKKRRQRRR，富含碱性氨基酸，是十分重要的功能区，其主要功能为：①特异性地与 TAR RNA 的凸起域相互作用，是 Tat 与 TAR 相互作用进行反式激活所必需的；②含有 Tat 的核定位信号；③是 Tat 与一些细胞大分子（如 P300/CBP）相互作用所必需的。C 末端区由第二外显子编码，和 N 末端区一样富含脯氨酸[25, 27-28]。不同的 HIV-1 毒株，Tat 的 C 末端区长度不同[25]。

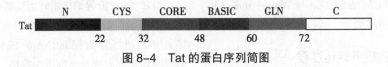

图 8-4　Tat 的蛋白序列简图

如 ER-8-1 所示，Tat 的 3D 结构具有以下特点：①碱性区和富半胱氨酸区暴露于溶剂中，而 N 末端区和 C 末端区构成 Tat 的核；②碱性区采取伸展的构型，而富半胱氨酸区和核心区均高度折叠[25]。

Tat（Bru）的 3D 结构
（红色为 N 末端区，橙色为富半胱氨酸区，黄色为核心区，绿色为碱性区，浅蓝色为富谷氨酰胺区，蓝色为 C 末端区）

ER-8-1　扫一扫

2.2.2　HIV-1 TAR RNA 的结构及其作用

TAR 是具有 59 个核苷酸单元的茎环结构，位于所有 HIV-1 mRNA 的 5′- 末端上。如图 8-5 所示，TAR 的结构可分为 4 个区域：环区、上游茎区、凸起区和下游茎区。环区（CUGGGA）与凸起区（UCU）是 TAR 与 Tat 和 CycT1 相互作用的重要的功能区。凸起区使得上游茎区和下游茎区之间形成一定角度的弯折。TAR 的结构具有柔性，有游离与结合 2 种构象[19]。TAR RNA 的结构与 has-let-7a-3 premiRNA 的结构类似[29]，可作为 Dicer 的作用底物，成为 HIV-1 编码微小 RNAs（microRNAs，miRNAs）的一个重要来源，该 miRNA 有助于保持 HIV 的潜伏感染及阻止细胞凋亡。研究已证实，HIV-1 TAR miRNA 直接或间接地改变了 32 个细胞基因的表达，其中很多靶点与复制、受体信号转导、DNA 修复或凋亡有关[30]。TAR RNA 的双链部分结合并活化蛋白激酶 R（protein kinase R，PKR），起翻译阻滞作用[31]。另外，作为细胞中双链 RNA 结合蛋白家族的成员之一——TAR RNA 结合蛋白（TAR RNA binding protein，TRBP），它可以结合 HIV-1 TAR RNA，并与 Tat 协同作用激活 HIV-1 长末端重复序列的表达，进而促进病毒的转录与翻译[32]。病毒蛋白 Tat 或细胞蛋白 TAR RNA 结合蛋白（TRBP）结合 TAR RNA 后，分别在转录与翻译水平促进 HIV-1 的基因表达[33]。

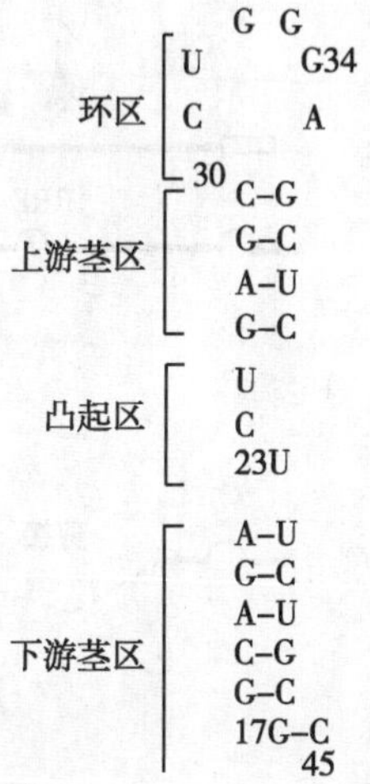

图 8-5　TAR 的结构

2.2.3 反式激活过程的相关细胞因子及其作用

反式激活过程中必需的宿主细胞蛋白包括细胞周期因子 T1（CycT1）、催化亚基细胞周期依赖性激酶 9（cyclin-dependent kinases 9，CDK9）和组蛋白乙酰基转移酶（histone acetyl transferase，HAT）。CycT1 含有 726 个氨基酸残基，其 C 末端的 1~272 残基称为 Tat∶TAR 识别基序（Tat∶TAR recognition motif，TRM），可与 Tat 和 TAR 形成三元复合物[34]。CycT1 重新塑造 Tat 的结构，增强其与 TAR 的亲和力和动力学稳定性，促使 Tat 以更高的亲和力与 TAR 结合，促进病毒 RNA 转录延伸[35]。CDK9 有 42kD 和 55kD 2 种亚型，在不同类型的细胞中共表达，均与 CycT1 相互作用生成 P-TEFb。P-TEFb 又称 Tat 相关激酶（Tat associated kinase，TAK），是由 CDK9 和 CycT1 组成的异源二聚体[36]，它能够磷酸化 RNA 聚合酶 Ⅱ 并促进转录[14]，当转录延伸复合体通过 TAR 时，CDK9 活化[37]，诱导 RNAp Ⅱ 羧基末端及其他存在于转录复合体中的蛋白质磷酸化[38]，改变 RNAp Ⅱ 转录起始复合物的延伸特性，促进 HIV-1 转录的进一步延伸[39]。HAT 包括转录辅助激活子 P300、CBP 和 PCAF 等，通过结合并乙酰化 Tat，调节 Tat 与 PTEFB-TEFb 的结合、Tat 与 TAR 的分离，同时也是染色质结构调整所必需的[28]。

3　HIV-1 转录的核外转运过程

整合后的前病毒 DNA 转录生成不同长度的 RNA，最初一段短的转录体经翻译得到的 Rev 蛋白是一种反式作用因子（trans-acting factor），能够与病毒 mRNA 的 Rev 应答元件（RRE）相互作用，加速 mRNA 从细胞核向细胞质的转运。在 HIV-1 转录过程中，Rev 蛋白起到十分重要的调节作用，直接参与病毒蛋白的表达和病毒的增殖，是阻断 HIV-1 增殖的药物研究新靶点[40]。

3.1　Rev 在 HIV-1 转录过程中的作用

转录完成后，转录物经进一步的加工处理才能生成编码不同蛋白的各种 mRNA。HIV-1 可以生成 3 种长度的转录物，第一种为未剪接 mRNA，约 9kb（Ⅰ），不经剪接直接翻译成为 Gag、Pol；第二种是部分剪接 mRNA，约 4kb（Ⅱ），经部分剪接翻译成为 Env、Vif、Vpr、Vpu；第三种为完全剪接 mRNA，约 2kb（Ⅲ），完全剪接后翻译成为 Tat、Nef、Rev。其中，未剪接 mRNA 和部分剪接 mRNA 都含有 RRE 序列，都是通过 Rev 依赖性途径从细胞核内转运到细胞质中的。前者作为基因组 RNA 进行病毒包装，后者作为编码 Gag/Pol 的 mRNA 进行翻译。完全剪接 mRNA 因无 RRE 序列，则由另一种途径——NxF1 途径转运出核，其主要是作为编码调控蛋白和 Env 蛋白的 mRNA[41]（图 8-6）。Rev 将 HIV-1 的基因表达分成 2 个时相（图 8-7）：早期阶段，mRNA 经多次剪接，生成短的转录物直接从细胞核运送到细胞质；后期阶段，少量 Rev 进入细胞核，与 RRE 结合，加速 mRNA Ⅰ 及 mRNA Ⅱ 的核外转运，同时降低它们的剪接程度，从而翻译得到 HIV-1 增殖所必需的 Gag、Pol、Env、Vif、Vpr、Vpu 等结构蛋白[42-43]。而 Rev 抑制 HIV-1 mRNA 的剪接是一种负反馈机制，严格控制 Rev 的表达，这对病毒基因的平衡表达具有十分重要的意义[44]。

3.2　Rev 介导的核质转运机制

Rev 蛋白最为重要的生物学功能是参与 HIV-1 未剪接 mRNA 和部分剪接 mRNA 的核转运，通过其 NLS 和 NES 序列在细胞核与细胞质中穿梭，此过程需要各种核内外转运因子参与（图 8-8）。而内运子和外运子与其"运货（cargo）"的结合与一种称为 Ran 的 ATP 酶有关。Ran 是典型的 G 蛋白，既可以与 GTP 结合又可以与 GDP 结合。Ran 在细胞核中处于 Ran-GTP 状态，而在细胞质中处于 Ran-GDP 状态[45-46]，这种 Ran-GTP 不对称分布所产生的跨膜梯度在转运过程中起到关键作用。Ran-GTP 存在时，外运子与其运货形成的输出复合物更加稳定，同时促使内运子脱离其运货；Ran-GDP 的作用正好相反，促使外运子脱离运货，而加强内运子与其运货所形成的输入复合物的稳定性。

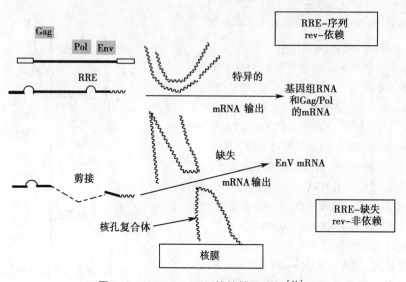

图 8-6　HIV-1 mRNA 的核转运途径[41]

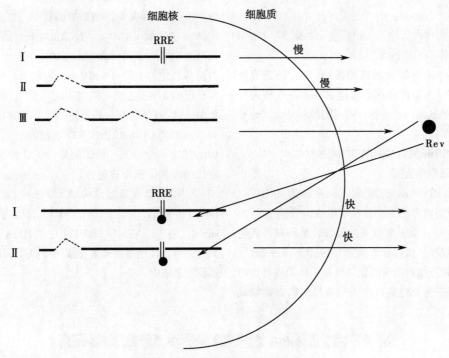

图 8-7　Rev 反式调节基因表达的机制

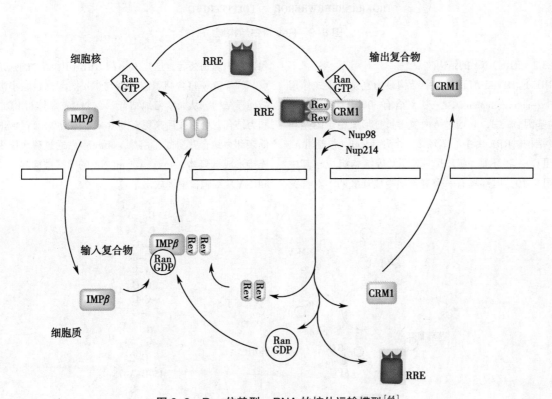

图 8-8　Rev 依赖型 mRNA 的核外运输模型[44]

核内高水平的 Ran-GTP 有利于 Rev 与含有核输出信号的蛋白质协同作用，Rev 与 RRE 作用时，NES 与核外转运因子染色体域维持蛋白 1（chromosomal region maintenance 1，CRM1）结合，连同 Ran-GTP 形成稳定的输出复合物，此复合物介导 HIV-1 mRNA 向核外运输。CRM1 是维持染色体结构所必需的蛋白因子，位于核孔复合物中，同时也是核外

转运受体，其配体是具有富含亮氨酸序列的蛋白质。CRM1 与 NES 结合还要借助于核孔蛋白 Nup214 和 Nup98，两者在 CRM1 介导的核外转运中起下游调控作用[44]。

当输出复合物转运到细胞质时，Ran-GTP 水解为 Ran-GDP，复合物解离，mRNA 释放出来，CRM1 通过核孔重新回到细胞核参与下一次转运。细胞质中游离的 Rev

NLS与输入蛋白β（importin β，IMP β）及 Ran-GDP 结合形成输入复合物向核内运输，入核后复合物解离，IMP β 回到细胞质中协同下一次转运[47]。

Rev 是 HIV-1 不可缺少的调控蛋白，Rev 缺乏或者不能进入细胞核，未剪接和部分剪接 mRNA 将在核内完全降解，病毒增殖所需的各种蛋白质不能顺利合成，导致 HIV-1 复制被阻断。

3.3 HIV-1 Rev 蛋白和 RRE RNA 的结构

3.3.1 Rev 蛋白的结构

Rev 蛋白由 HIV-I rev 基因编码。rev 基因由 HIV-1 病毒 mRNA 完全剪辑后的 2 个外显子组成，分别编码 25 个氨基酸残基和 91 个氨基酸残基的肽段，最终翻译成包含 116 个氨基酸残基、相对分子质量为 19kD 的 Rev 蛋白。Rev 蛋白是一种带正电荷的磷酸化蛋白质，集聚在核蛋白内，能使前病毒有选择性地产生调节蛋白或病毒颗粒成分。Rev 蛋白含有 4 个功能结构域[41]：核定位信号（NLS）、RNA 连接区域（RBD）、NLS/RBD 侧面低聚区、核转运信号（NES），其中 RBD 域在 HIV-1 基因组 RNA 核转运时特异性地与 HIV-1 的 RRE 片段结合。位于 Rev 蛋白中部区段的 2 个重要的功能结构域[48-50]（图 8-9）①碱性结构域（34~50 位氨基酸残基）：类似于 Tat 的富含精氨酸序列，由 TRQARRNRRRRWRERQR 组成，这一结构域能与 RRE 结合，介导 Rev 单体间聚合，并作为 Rev 向细胞核定位的序列，称为核定位信号（nuclear localization signal，NLS）；②富含亮氨酸结构域（73~83 位氨基酸残基）：由 LQLPPLERLTL 组成，称为核转运信号（nuclear export signal，NES），NES 与 CRM1 蛋白的 H11A 和 H12A 片段特异性结合，作用是将未剪接或部分剪接 mRNA 从细胞核转运到细胞质中。

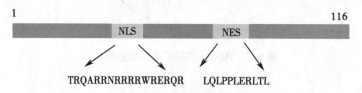

图 8-9　Rev 蛋白结构域

3.3.2 RRE RNA 的结构

RRE 是 HIV-1 前 mRNA 中结构最为复杂的顺式作用元件（cis-acting element）之一，约含有 300 个碱基，分布在结构基因 env 中，它通过链内氢键折叠形成稳定的茎环状二级结构。RRE 由中心茎环Ⅰ、斧头茎环Ⅱ（包括ⅡA、ⅡB、ⅡC）、茎环Ⅲ、茎环Ⅳ、茎环Ⅴ等结构组成。其中ⅡB（图 8-10）内部具有一个富含嘌呤核苷酸的不对称突起，称为识别突起，这是 Rev 与 RRE 初始结合的强亲和位点[51-52]。Rev 富含精氨酸序列与识别突起的核酸小沟形成鼓槌样结构，从而紧密地结合。一个 Rev 单体与 RRE 高亲和力结合，会引发后来更多的 Rev 单体沿 RRE 区域进行较低亲和力结合并协同作用[52]。Rev 蛋白通过疏水作用首尾连接形成寡聚体，导致病毒 mRNA 的剪接被抑制，并促使 mRNA 从细胞核中释放出来[53]。

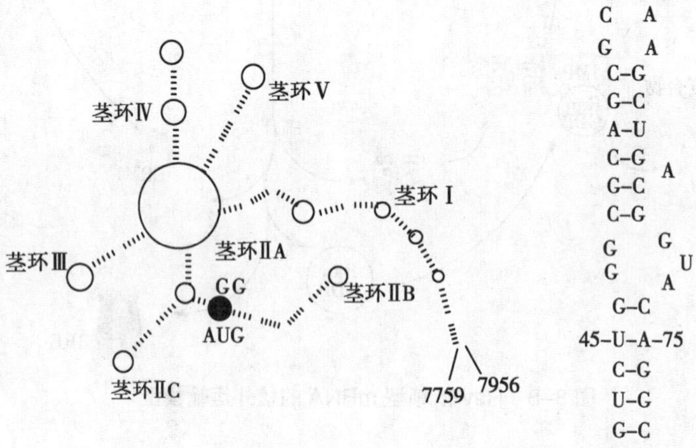

图 8-10　RRE 的二级结构和ⅡB 的结构[52]

（武高禅　刘新泳）

第 2 节　HIV-1 转录信号转导过程的抑制剂——NF-κB 抑制剂

转录是病毒整个复制周期中的关键一步,它决定病毒粒子数量可以达到的程度。HIV 前病毒 DNA 在整合入宿主的基因组后开始转录生成不同长度的 RNA[1],此过程受到 NF-κB、Tat 和 Rev 等多种转录因子的调控。其中,NF-κB 是此转录过程中的重要诱导剂。NF-κB 通过与 HIV-1 长末端重复序列增强子区的连接来激活 HIV-1 转录,因此许多抑制剂通过抑制 NF-κB 的活性来抑制 HIV-1 转录。HIV-1 转录过程的第一步是 NF-κB 介导的信号转导,从而使 HIV 的转录过程开始。研究发现,NF-κB 是 HIV-1 转录中的重要的诱导物,因为其是 T 细胞中的常态部分,不易产生突变,因此与 HIV 其他靶点的抑制剂相比,特别是与以逆转录酶、蛋白酶为作用靶点的抑制剂相比,NF-κB 作为治疗 HIV-1 的药物靶点可减少耐药性的产生,为治疗 AIDS 开创了新的前景[54]。本节内容综述了 NF-κB 对 HIV-1 转录过程的调节及当前 NF-κB 抑制剂的研究进展[55]。

1　NF-κB 的生物学特性

1.1　NF-κB 的结构

NF-κB 是一种能够与 DNA 结合的同源或异源二聚体蛋白,由 NF-κB/Rel 家族蛋白组成。NF-κB/Rel 家族蛋白有 5 个:p65(Rel A)、Rel B、c-Rel、p50(NF-κB1,其前体为 p105)以及 p52(NF-κB2,其前体为 p100)(图 8-11)。上述蛋白的 N 端均存在一段约 300 个氨基酸残基组成的保守结构域 RHD(Rel-homology domain):靠近 N 端的 180 个氨基酸残基组成 DNA 结合区;中部约 100 个氨基酸残基是与另一个分子结合形成二聚体的部位,其间由一条约 10 个氨基酸残基的柔性绞链区相连;C 端则是由 15 个氨基酸残基构成的核定位信号[56]。目前已发现的具有转录活性的二聚体是 p50/p65、p50/c-Rel、p65/p65 和 p65/c-Rel,还可能包括 p50/p50、p52/p52。其中 p50/p65 异源二聚体的分布最广泛、含量最丰富、生物学活性也最高,通常所说的 NF-κB 指的就是 p50/p65 异源二聚体[57, 58]。

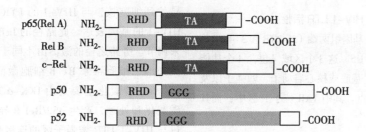

RHD(Rel-homology domain);TA(transactivation domains);GGG(glycine rich hinge region)。

图 8-11　NF-κB/Rel 家族蛋白的结构图示

1.2　NF-κB 的活化

在细胞质中还存在另一个蛋白质家族——IκB(inhibitory κB),是相对分子质量为 60 000~70 000D 的抑制因子。它的主要作用是与 NF-κB/Rel 蛋白在胞质中结合形成一个三聚体,使 NF-κB 保持静息状态而不能与 DNA 结合,只能以无活性的状态存在于胞质中。IκB 分别是 IκBα、IκBβ、IκBε、IκBγ、Bcl-3、前体蛋白 p105 和 p100 等。IκB 蛋白家族中的成员有一个部分保守的区域,包含有 6~8 个不等的锚蛋白区,每个锚蛋白的长度是 33 个氨基酸残基[59]。IκB 通过其锚蛋白与位于 NF-κB 的 RHD 区域末端的 NLS 结合,并遮蔽 NLS 使 NF-κB 与 IκB 呈非活性结合状态滞留在胞质中。NF-κB 在外来信号的刺激下,通过特异性激酶使 IκB 磷酸化,然后依赖 26S 蛋白酶体使 IκB 泛素化和降解,进而使 NF-κB 自由进入细胞核,结合到靶基因启动子区域的 IκB 位点,从而调节靶基因的表达[60-62]。磷酸化 IκB 的激酶称为 IKK(IκB kinase),是相对分子质量为 700~900kD 的多亚基复合物[63],IKK 复合体包括 IKK-1/IKK-α 和 IKK-2/IKK-β 2 种激酶及调节蛋白 NEMO(或称为 IKK-γ,IKKAP)。外界信号刺激细胞后,诱导产生丝氨酸激酶 IKK-α 和 IKK-β,它们可以将 IκBα 和 IκBβ 上的丝氨酸磷酸化,这正是 NF-κB 活化所必需的[64-65]。NF-κB 活化与 IκB 降解的过程见图 8-12。

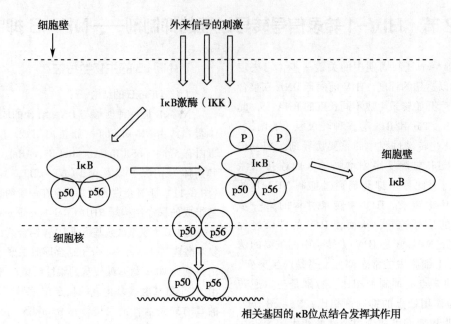

图 8-12　NF-κB 活化与 IκB 降解模式图

2　NF-κB 的功能以及对 HIV-1 转录的调节

2.1　NF-κB 依赖的 HIV-1 LTR 活性

HIV 的 LTR 位于 HIV 基因组两端（5′-LTR 和 3′-LTR），分为 3 个区域：U3、R 和 U5。这 3 个区域又包含 4 个功能域：反式激活域（TAR）、基底或核心启动子、增强子以及许多细胞转录因子结合位点。其中 TAR 位于 R 区中，而其他功能域均位于 U3 区中[66]。

在 HIV-1 LTR 的增强区有 2 个相邻的 NF-κB 结合位点（-109~-79），它们在调节诱导 HIV 基因表达的过程中起着重要作用。在被 HIV-1 潜伏感染的细胞中，激活 NF-κB 可以引发 HIV-1 基因的转录进而导致 HIV 的爆炸性增长。这些 NF-κB 应答元件是引发 HIV LTR- 转录的主要元素。因此，删除 NF-κB 结合位点与 NF-κB 抑制剂均可以有效地抑制 HIV-1 复制[67]。HIV 蛋白酶介导的胱天蛋白酶 8（caspase 8）是 HIV-1 LTR 激活所必需的，HIV 蛋白酶的特定片段 Casp8p41 可以有效地启动 NF-κB 依赖性的 HIV-1 LTR 活性以及 HIV 复制[68]。

2.2　NF-κB 信号通路

NF-κB 的激活有 2 个信号通路（图 8-13）：经典途径（传统途径）和旁路途径（非传统途径）。在经典途径中，NF-κB 以异源二聚体分子（p50/p65）的形式与其抑制因子 IκB 结合形成一个无活性的三聚体存在于胞质中。由于外界信号的刺激，例如肿瘤坏死因子 α（TNF-α）、白细胞介素（IL）-1β、细菌和病毒抗原以及诱导因

子，导致 IκB 磷酸化和降解。随后 NF-κB 自由地从胞质易位到细胞核，与 HIV-1 的 LTR 增强子区连接来激活 HIV-1 的基因表达。此路径的 IκB 磷酸化主要由 IKK-β 来调节。旁路途径的激活由不同于经典途径的刺激引起，例如淋巴细胞毒素 B、B 细胞激活因子以及 CD40 配基等。IκB 磷酸化主要是由 IKK-α 来调节，对 p100 进行磷酸化和处理，产生 p52/Rel B 异源二聚体。NF-κB 通过与 HIV-1 LTR 增强子区的连接来活化 HIV-1 的 LTR，促进 HIV-1 发生转录。从 NF-κB 激活的 2 个信号通路中可以看出 IKK-α/β/γ 复合体的激活、IκB 磷酸化和降解以及 NF-κB 与 HIV-1 的 κB 位点的连接都影响 HIV 基因的转录。抑制 NF-κB 信号通路中的各个环节，均可以达到抑制 HIV-1 转录的目的[69]。

2.3　NF-κB 在 HIV-1 转录过程中的作用方式

在经典的信号通路中，细胞质中的蛋白激酶 A（PKA）被包含在 IκB-NF-κB 复合体中，IκB 通过掩蔽催化中心使 PKA 保持在失活状态。在静息细胞中，PKA 由 2 个催化亚基和 1 个同源二聚体组成，而该同源二聚体是由 2 个可以在激活后解离的调节亚基组成的[70]。刺激后，IκBα 在 IκB 激酶复合物（IKK）的作用下发生磷酸化和泛素化，IκB 在 26S 蛋白酶体的作用下发生降解，PKA 在丝氨酸 276 残基上对 NF-κB p65 亚基进行磷酸化[71]。在释放 IκBα 后，p65 亚基上的 NLS 变成无屏蔽，这允许 NF-κB 快速地从细胞质转移到细胞核[72]。

在细胞核中，磷酸化的 p65 亚基募集转录共激活子组蛋白乙酰转移酶 p300/CBP 到 NF-κB 结合启动子[73]。p65 N 末端特定地结合到极光激酶 A 相互作用蛋白 1（AKIP1）的 C 末端。AKIP1 通过维持 p65 的核定位来增强转录活性，与此同时 AKIP1 通过募集 PKA 来增强 p65 的 Ser276 磷酸化[74]。一旦进入细胞核中，NF-κB p50/p65 异源二聚体 p50 亚基上的半胱氨酸 62 残基的二硫键在细胞还原催

化剂硫氧还蛋白（TRX）的作用下断裂。氧化的 p50 亚基的选择性还原是通过核信号蛋白氧化还原因子 –1（Ref-1）和 TRX 来介导的。p50/p65 异源二聚体取代抑制的 p50-HDAC1 复合物，并与 HIV-1LTR 的 κB 位点结合[75]。然后 NF-κB p50/p65 异源二聚体结合到 HIV-1 LTR 的增强区并启动 HIV-1 转录（图 8-14）。

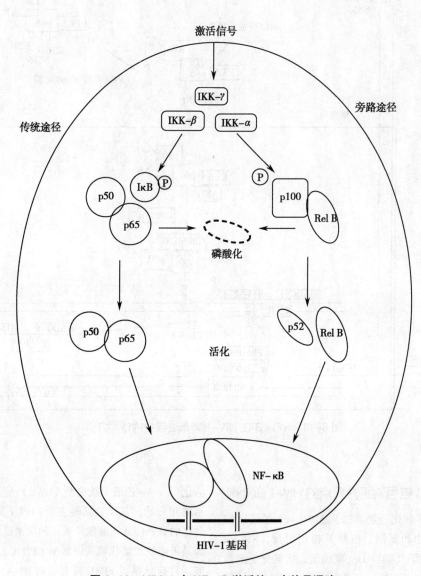

图 8-13　HIV–1 中 NF-κB 激活的 2 个信号通路

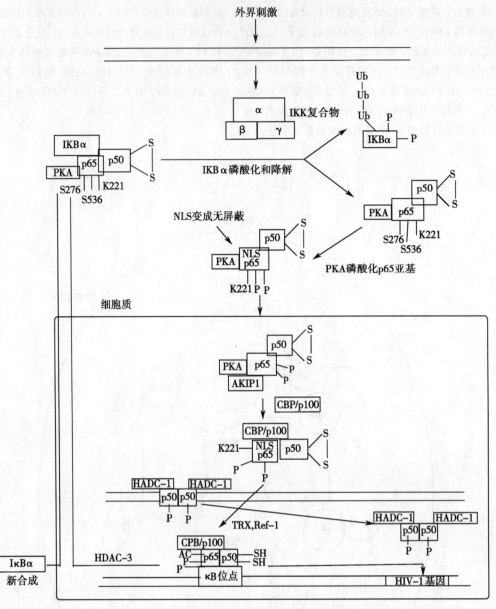

图 8-14　NF-κB 在 HIV-1 转录过程中的作用方式

3　以 NF-κB 信号通路为靶点的 HIV-1 抑制剂

目前已报道多种化合物通过抑制 NF-κB 激活而抑制 HIV-1 基因表达和复制。按照其作用机制，NF-κB 抑制剂可以分为以下几类：①抗氧化剂，抗氧化应激条件，其有助于 NF-κB 活化；②蛋白激酶 C（PKC）抑制剂；③IκB 磷酸化和降解抑制剂；④直接作用于 NF-κB 的抑制剂，其不允许 DNA 结合；⑤作用于多个途径的抑制剂。

3.1　抗氧化剂

NF-κB 的活化是由促氧化细胞状态所刺激的。抗氧化剂抑制剂一般通过作为自由基清除剂来抑制 NF-κB 的

活化[76]。N- 乙酰半胱氨酸（NAC）是一种结构中含有巯基的化合物，其生物活性主要归因于巯基基团。NAC 乙酰化的氨基使其能够抵抗氧化和代谢过程。另一种抗氧化剂是吡咯烷二硫代氨基甲酸酯（PDTC），它是一种二硫代酸。目前已报道 PDTC 是有效的 NF-κB 激活抑制剂，可以抑制与 TNF-α 与相关激活途径。各种抗氧化剂如 α- 硫辛酸、奥替普拉、α- 生育酚（维生素 E）和丁基化羟基苯甲醚（BHA）也具有抑制 HIV-1 LTR 相关的基因表达和病毒复制的活性[77]。虽然这些抗氧化剂可以很好地抑制 NF-κB 活化，但这些抗氧化剂对 NF-κB 的选择性仍然是一个挑战。

NAC　　　　　　　PDTC　　　　　　α-硫辛酸　　　　　　BHA

3.2 PKC 抑制剂

NF-κB 作为一个无活性的复合物形式存在于大多数细胞中，其被不同的试剂激活，如细胞因子 TNF-α、白细胞介素 -1（IL-1）和丙二醇甲醚乙酸酯（PMA）。PKC 抑制剂的作用机制已经被阐明，它是通过阻断 PKC 依赖性的 PMA 或 TNF-α 诱导激活 NF-κB 的活化过程来抑制病毒复制和 NF-κB 诱导 HIV-1 基因表达的反式激活过程[78]。

Go6976 是一类非糖苷吲哚并咔唑结构的 PKC 合成抑制剂，其可以抑制 HIV-1 在静息或低水平状态下诱导前病毒的产生过程[79]。己酮可可碱 [1-（5'-氧代己基）-3,7-二甲基黄嘌呤，PTX] 可以在对细胞几乎没有毒性的浓度下有效地降低 HIV-1 基因表达和病毒复制。PTX 通过抑制 PKC 催化的 NF-κB 活化过程来抑制病毒复制和 NF-κB 诱导的 HIV-1 基因表达反式激活过程[78]。

Go6976　　　　　　　　　　　　　　　　PTX

联合使用抗 Tat sFv 胞内抗体和 Go6976、PTX 2 种 PKC 类 NF-κB 抑制剂相比单独使用其中的 1 种，联合使用会起到更好的抑制 HIV-1 复制的效果。这种联合用药可以增强功效并减少单个分子的毒性作用，除此之外，它们也可以延缓 HIV-1 耐药株的出现[80]。

3.3 IκB 磷酸化和降解抑制剂

NF-κB 作为无活性的复合物保留在细胞质中与 IκB 蛋白结合，IκB 磷酸化和降解是使 NF-κB 游离并移动到细胞核的必要条件。其中，IκB 是由 IKK 磷酸化得到的。目前，文献已有报道一些抑制剂是通过抑制 IKK 和 IκB 的活性来抑制 IκB 磷酸化和降解。

ACHP [2-氨基-6-（2-（环丙基甲氧基）-6-羟基苯基）-（哌啶-4-基）烟腈] 是一个有效的 IKK-α 和 IKK-β 抑制剂。在 HIV-1 感染潜伏期的 OM-10.1 细胞中，ACHP 能通过抑制 IKK 的活性进而抑制 HIV-1 转录。Ann Florence B 等[81] 用 ACHP 预处理 OM-10.1 细胞，通过在培养环境中测试 HIV p24 抗原水平发现 TNF-α 诱导的 HIV-1 转录能被有效地抑制，EC_{50} 为 0.56μmol/L，CC_{50} 为 15μmol/L。

在动物（大鼠及小鼠）实验中，ACHP 表现出较好的细胞渗透性以及生物利用度。ACHP 能有效地抑制被 TNF-α 诱导的 HIV-1 在潜伏期时的转录，然而 ACHP 对已经进行 HIV-1 复制的细胞没有作用，但考虑到 ACHP 对病毒感染潜伏期的作用，仍可将其作为治疗 HIV-1 感染的候选抑制剂。ACHP 能引起炎症细胞因子调节作用的紊乱，但需进一步对其进行深入的机制研究[82-83]。

单纯疱疹病毒 1 型（HSV-1）感染可以诱导 IKK 介导的 NF-κB 活化和增强 HIV-1 在人 T 细胞中的复制与表达。NF-κB 活性是由人类 T 细胞中的 HSV-1 感染诱导的。阻断 IKK 功能可抑制 HIV-1 LTR 的表达以及预防 HSV-1 诱导 HIV-1 在慢性感染 T 细胞中的复制[84]。Amicia C 等[84] 研究发现前列腺素 A_1（prostaglandin A_1，PGA_1）能够抑制 HSV-1 诱导的 IKK 活性，阻断 HIV-1 LTR 驱使的病毒表达，进而阻止 HSV-1 诱导的 HIV-1 复制。对于 HSV-1 诱导感染的 HIV-1，IKK 是一个理想的抗逆转录病毒作用的靶点。类前列腺素及其衍生物可与传统药物一起用于 HSV-1 诱导的 HIV-1 感染的治疗中。

ACPH　　　　　　　　　　PGA1　　　　　　　　　　NE

去甲肾上腺素（NE）是一类儿茶酚胺类神经递质，已被报道具有抑制 HIV-1 感染的活性[85]。NE 增加细胞质的 IκBα 水平，其是一种天然的 NF-κB 抑制剂。NE 和其他儿茶酚胺对 NF-κB 活性的介导效果明显不同，目前其精确的分子机制仍然不清楚，需进一步研究。

3.4　作用于 IκBα 的抑制剂

NF-κB 在 HIV-1 LTR 中具有 κB 结合位点，κB 结合位点在 HIV-1 基因表达中的作用至关重要。在经典途径中，NF-κB 在未激活细胞的 p50/p65 亚基上以异源二聚体的形式存在。NF-κB p50/p65 异源二聚体结合到 HIV-1 的 LTR 中的增强区上并启动 HIV-1 转录。一些抑制剂直接作用于 p50 和 p65 亚基的 NF-κB，进而直接阻断 NF-κB 与 DNA 结合。

3.4.1　作用于 p50 的抑制剂

伊文思蓝（evans blue，EB）是一种有效的 NF-κB 与 DNA 连接抑制剂[86]。与 DNA 连接的特殊氨基酸序列是 NF-κB p50 亚基的 59~71 序列（59：Arg-Tyr-Val-Cys-Glu-Gly-Pro-Ser-His-Gly-Gly-Leu-Pro：71），次序列是 DNA 的结合功能域（DNA binding region，DBR）。在计算机对接研究中 EB 能够进入 p50 蛋白，其对接点正是 DBR。EB 通过与 p50 蛋白的结合来阻止 p50 蛋白与 HIV-1 κB 位点的连接。经细胞电泳迁移率变动分析（electrophoretic mobility shift assay，EMSA），EB 在低浓度 100μmol/L 时就能够抑制 NF-κB 与 DNA 的连接。EB 优于 HIV-1 的 κB 位点与 p50 蛋白对接，从而阻止 HIV-1 κB 位点与 p50 蛋白的连接，其有望作为抑制 NF-κB 与 DNA 连接的药物用于抗 HIV-1 治疗中。

EB

Stevens M 等[87] 研究发现吡啶 -N- 氧化物的衍生物 JPL-32 能激活 NF-κB，但阻止其与 DNA 的连接。对 HIV-1 感染的早幼粒细胞 OM-10.1 和单核细胞 U1 进行 ELISA 实验，发现 JPL-32 并不会抑制 IκBα 的释放和随后的降解，但 JPL-32 可抑制 IκBα 的再生。NF-κB 的激活和核转运是在氧化环境下发生的，JPL-32 虽然可以增加 OM-10.1 细胞中的氧化应激，有利于 NF-κB 的激活和核转运，但 JPL-32 可抑制 p50 亚基半胱氨酸双硫键，使其不能还原成巯基，阻止 NF-κB 与 HIV-1 κB 位点的连接[88-89]。因此，JPL-32 能够

增加细胞内的谷胱甘肽（GSH）水平并以剂量依赖性方式诱导细胞凋亡，其 EC_{50} 约为 0.24μmol/L，可用于急性和潜伏期 HIV 感染[90-91]。

Kumari N 等报道了一类苯基 -1- 吡啶 -2- 基 - 乙酮基铁螯合剂（PPYeT 和 PPYaT）。其中化合物 PPYeT 和 PPYaT 可以增加 IκBα 的表达，增加细胞质中的 NF-κB 含量，从而降低核内的 NF-κB 含量。因此，在基于 PPY 铁螯合剂处理的细胞中，NF-κB 不能有效地激活 HIV-1 转录，从而抑制 HIV-1 复制[92]。

JPL-32　　　　**PPYeT**　　　　**PPYaT**

3.4.2　作用于 p65 的抑制剂

p65 磷酸化被认为是调节 NF-κB 转录活性的关键步骤。百日咳毒素（PTX-B）的绑定亚基作用可以抑制 NF-κB p65 亚基磷酸化和核转移，降低核内的 NF-κB p65 亚基水平。这种效应可以降低 p65 的稳态水平，进而抑制 HIV-1 LTR 驱动的转录抑制活性。PTX-B 的抑制作用与 IκB 是完全不同的，目前正在就 PTX-B 对核上 NF-κB p65 磷酸化抑制活

性的机制进行更加深入的研究[73]。

Márquez N[93] 从 *Marila pluricostata* 的叶和茎中分离出 2 种 4- 苯基香豆素类化合物 mesuol 和 isomesuol，其中 mesuol 在 Jurkat T 细胞株中能有效地抑制 HIV-1 转录。在 TNF-α 激活的细胞中，mesuol 抑制 NF-κB p65 亚基磷酸化，使之不能与 HIV-1 的 κB 位点结合，不能激活 HIV-1 转录，进而抑制 HIV-1 复制。其 EC_{50} 为 2~2.5μmol/L，浓

度在 15μmol/L 时达到完全抑制，且没有发现明显的细胞毒性。从植物中提取得到的抗病毒化合物干扰 HIV-1 LTR 启动子调节蛋白的过程不易产生耐药性病毒株，因此 4- 苯基香豆素在与其他抗艾滋病药物的联合用药中具有很大的潜力。

Sancho R 等[94] 研究发现直链脂肪酸多巴胺 NADA（N-arachidonoyldopamine）不会影响病毒生长周期的逆转

录和整合过程。它通过作用于特异性靶点 NF-κB p65 亚基的 Ser[536]，抑制其磷酸化从而抑制 p65 的转录活性，但并没有影响 p65 亚基与 HIV-1 LTR 启动因子的物理性连接。EC$_{50}$ 约为 2.5μmol/L，10μmol/L 时达到完全抑制，且同样没有发现明显的细胞毒性。这些研究发现进一步加深了人们对 NADA 的认识，该类化合物在治疗 HIV-1 方面具有一定的前景。

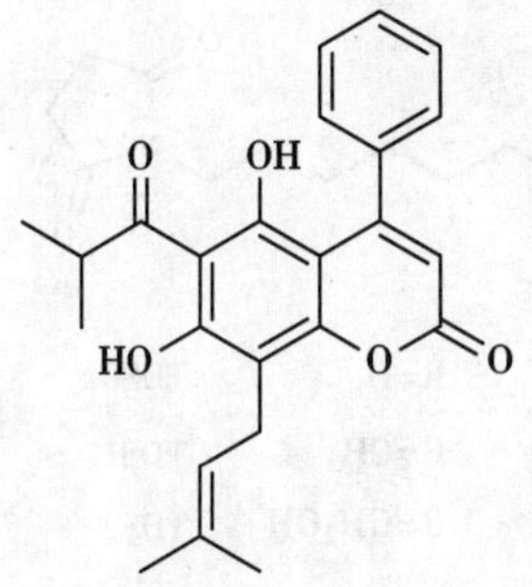

mesuol

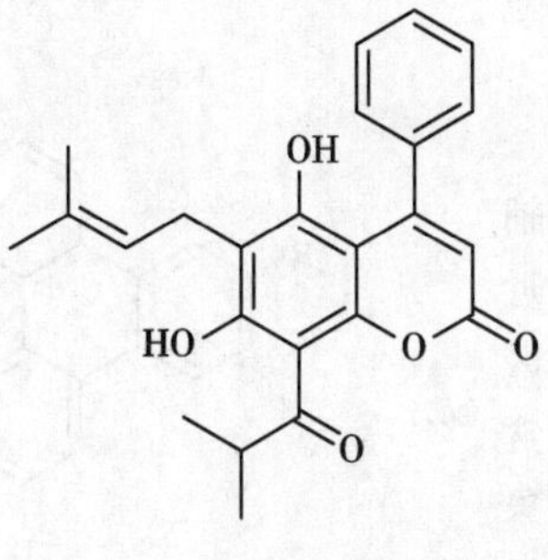

isomesuol

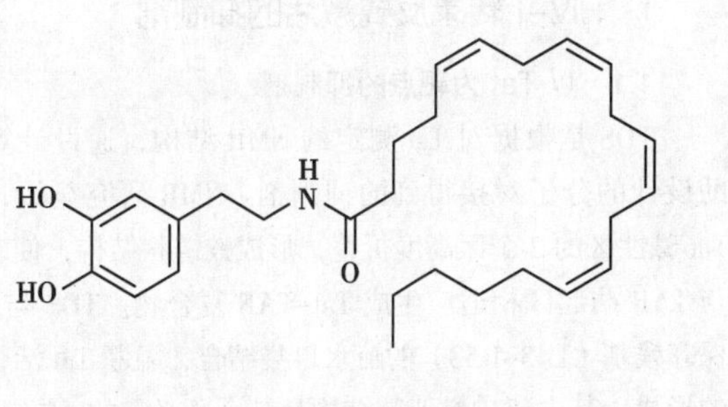

NADA

3.5　作用于多个途径的抑制剂

Mitsuhashi S 等报道木质素对 HIV-1 复制具有明显的抑制作用。其中，小分子量（<0.5kD）、高沸点的木质素比大分子量（>1.3kD）的木质素具有更强的抑制作用。木质素是由香豆基、松柏醇和芥子醇 3 种苯丙素类单体氧化聚合产生的多酚材料，其中化合物 Cpd6 具有较强的抑制活性。结果表明，小分子量的木质素可以通过抑制 HIV-1 从 LTR 的转录来抑制 HIV-1 复制。因此，小分子量的木质素被认为是一种全新的靶向 NF-κB 的治疗 HIV-1 的先导化合物。

Ingenol-3-angelate（PEP005）是美国 FDA 已经批准用于治疗早期光化性角化病药物（PICATO）的唯一活性成分，可以有效地重新激活体内外潜伏的 HIV 病毒，且体内的细胞毒性相对较低。研究表明，PEP005 重新激活潜伏的 HIV-1 是通过 pS643/S676-PKCδ/θ-IκBα/ε-NF-κB 信号通路。病毒激活的细胞病变效应将进一步促进潜伏病毒的消除。同时，PEP005 可以通过下调 HIV-1 协同受体细胞表面的表达来抑制 HIV 感染。可见 PEP005 对潜伏病毒的消除作用能消灭潜伏在艾滋病患者体内的病毒[95]。

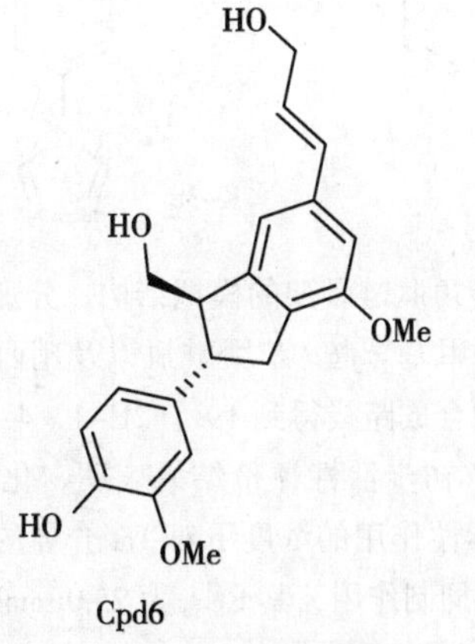

Cpd6

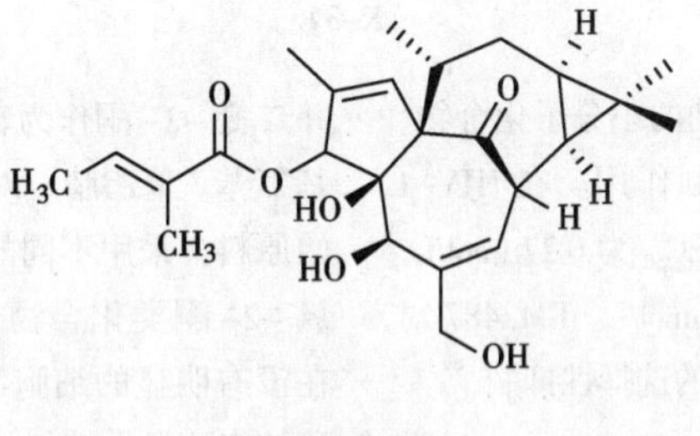

PEP005

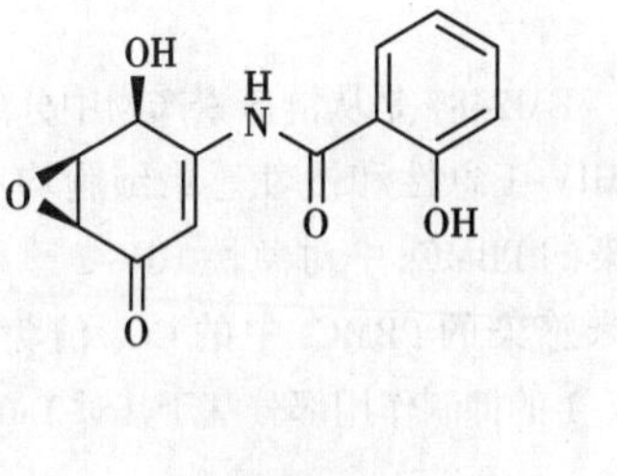

DHMEQ

Miyake A 等发现脱氢环氧甲基醌霉素（dehydroxymethylepoxyquinomicin，DHMEQ）在人 T 细胞和植物凝集素（PHA）刺激的外周血单核细胞（PHA-PBMCs）中是一个有效的 NF-κB 抑制剂[96]。研究发现，DHMEQ 可以抑制 HIV-1 感染的 PHA-PBMCs 中 NF-κB 以及由肿瘤坏死因子（TNF）驱动的 HIV-1 长末端重复启动子的活性。人 T 细胞系 M8166 中的水疱性口炎病毒假型病毒的单轮测定结果显示，DHMEQ 可以有效地抑制 HIV-1 原病毒整合到宿主基因组中，降低 HIV-1 基因表达。

4　结语

随着人们对 NF-κB 与 HIV-1 作用机制的了解逐渐深入，发现 NF-κB 是抗艾滋病治疗的双刃剑。NF-κB 对 HIV-1 转录具有重要的诱导作用，可通过抑制 NF-κB 的活性抑制 HIV-1 转录。与其他病毒自身靶点，尤其是逆转录酶、蛋白酶（存在突变和抗药性的问题）相比，NF-κB 作为药物靶点有可能避免突变及耐药性的产生，且具有特异性；但当激活它时，其又可以激活潜在 HIV-1 的基因表达，进而运用激活再清除策略更彻底地清除体内潜伏的 HIV（详见本书第 13 章）[97]。随着 NF-κB 在调节 HIV-1 LTR 基因表达中的作用逐渐被阐明，研发出高效低毒且不易产生耐药性的 NF-κB 抑制剂正在逐步变为现实。

（康东伟　于明艳　刘新泳）

第3节　HIV-1 转录反式激活过程的抑制剂

1　HIV-1 转录反式激活的抑制剂

1.1　以 Tat 为靶点的抑制剂

TDS 是根据对 Tat 测定的 NMR 结构，通过计算机辅助设计的分子对接得到的抑制剂。NMR 研究显示，邻近 Tat 碱性区的 2 个区高度折叠，形成铰链状结构，使碱性区与 TAR 凸起区相适应生成 Tat-TAR 复合物。TDS 与 Tat 含保守残基（L43-R53）的疏水口袋结合，阻断 Tat 活性构象的形成，其中琥珀酰亚胺结构是结合所必需的。在 MT4 细胞中，TDS1 有效抑制 HIV-1 的浓度为 $30\mu mol/L$，在人细胞中则为 $100\mu mol/L$[17]。作为计算机辅助设计的化合物，TDS 对于寻找更有效的反式激活抑制剂具有十分重要的意义。

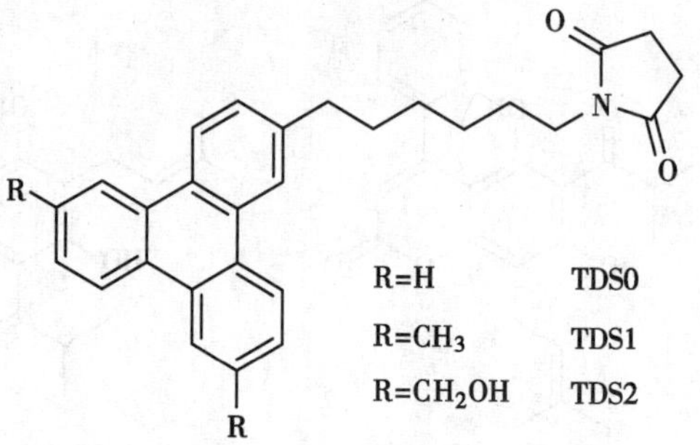

R=H　　　TDS0
R=CH₃　　TDS1
R=CH₂OH　TDS2

氟喹诺酮类衍生物以非依赖 TAR 的方式抑制 Tat 的功能，对 P-TEFb 无抑制作用，可能是通过抑制 Tat 与某未知细胞因子之间的相互作用来发挥其功能的[98]。代表性化合物 K-12 及其类似物 K-37、K-38 均表现出良好的抑制活性。在外周血单核细胞（PBMC）中，K-38 抑制 HIV-1 的 EC_{50} 值为 3.8nmol/L[99]。

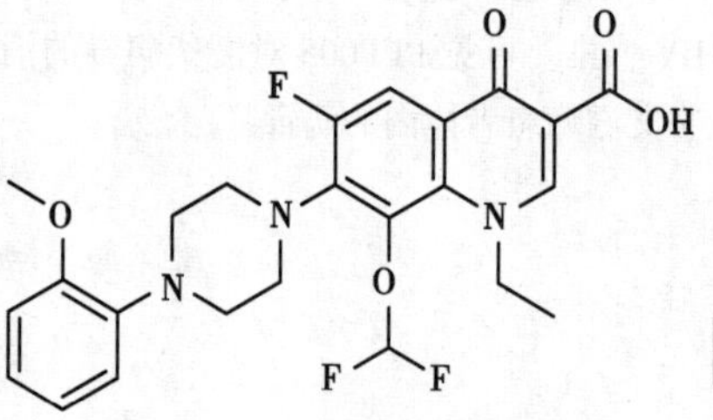

K-12

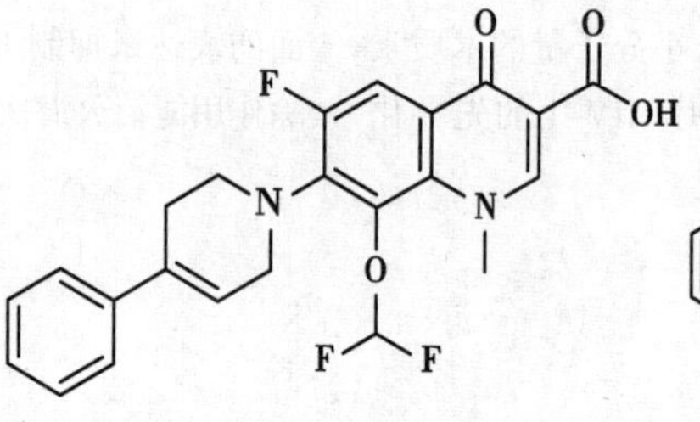

K-37

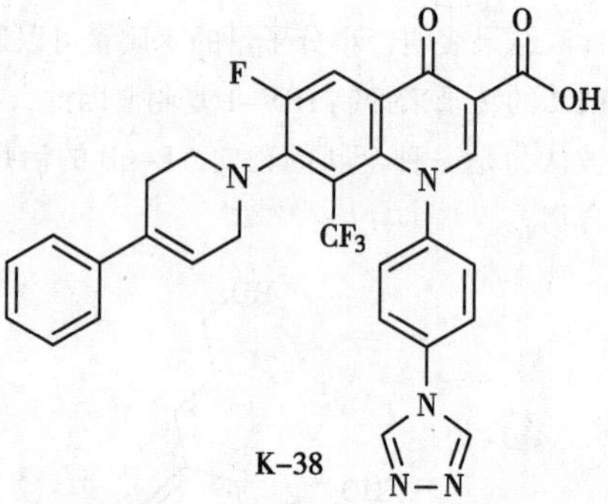

K-38

EM2487 是从链霉素产物中分离得到的小分子化合物，对 HIV-1 急性和慢性感染细胞均有抑制作用。在 HIV-1 感染的 PBMCs 中对急性 HIV-1 感染的 EC_{50} 为 $0.27\mu mol/L$，在未感染的 PBMCs 中的 CC_{50} 值为 $13.3\mu mol/L$。EM2487 对 HIV-1 的抑制作用部分基于其对 Tat 功能的选择性抑制[98]。

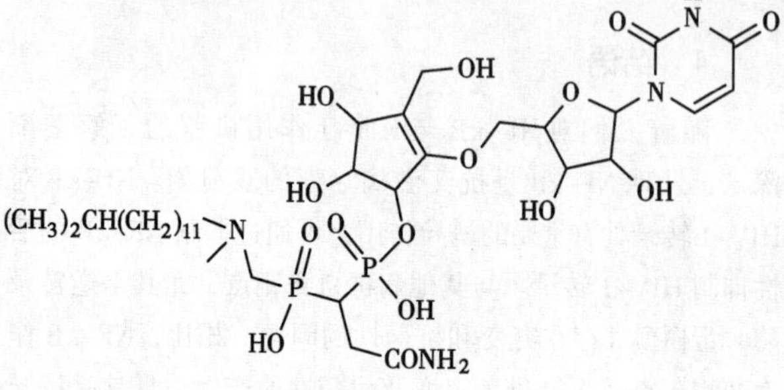

并二氮-2-酮作为转角肽链骨架的模拟结构，分别以对硝基氯苯 / 苯乙腈、对甲基苯胺 / 苯甲酰氯以及硝西泮为起始原料，采用不同的合成路线得到 19 个 2H-1，4- 苯并二氮-2- 酮类化合物。初步活性评价结果表明，化合物 30 在没有明显的细胞毒性作用的浓度下对 Tat 介导的荧光素酶的表达显示较好的抑制作用，其 EC_{50} 为 $25.0\mu mol/L$[100]。

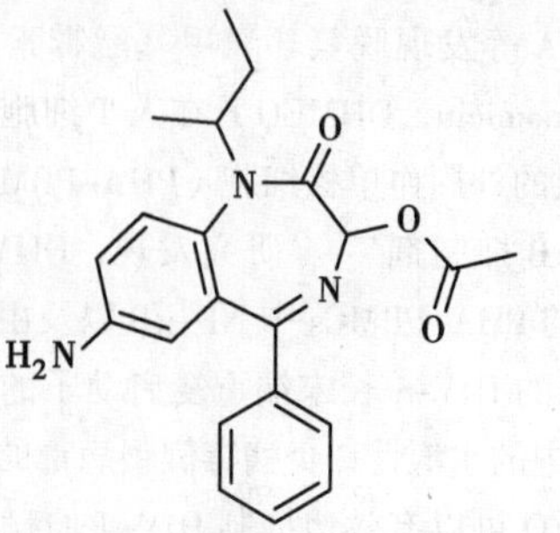

$(CH_3)_2CH(CH_2)_{11}N$

EM2487

针对 HIV-1 Tat 中的 β 转角结构，采用 2H-1，4- 苯

化合物30

最近有报道指出[101]，一种天然的甾体生物碱类似物——didehydro-cortistatin A（dCA）在 nmol/L 浓度时就能够抑制 Tat 介导的 HIV-1 的反式激活过程[102]。研究表明，dCA 特异性地作用于 Tat 碱性区的 45~55 位的氨基酸残基序列。药代动力学研究表明，dCA 能够穿透血脑屏障，减弱 Tat 通过神经细胞胶质的细胞外摄取。此外，dCA 能够反向介导细胞因子和趋化因子通过星形胶质细胞和 U87MG 的调控而不产生细胞毒性[98, 103]。

雷公藤是一种传统的中草药，在历史上曾用于治疗类风湿关节炎。雷公藤甲素是从雷公藤中分离得到的一种二萜环氧化合物，具有广泛的生物活性，包括抗炎、免疫抑制以及抗肿瘤性能[104]。有研究指出，雷公藤甲素在 nmol/L 浓度即能强效抑制 HIV-1 复制，通过特异性地促进 Tat 蛋白降解，抑制 LTR 介导的病毒基因转录[105]。

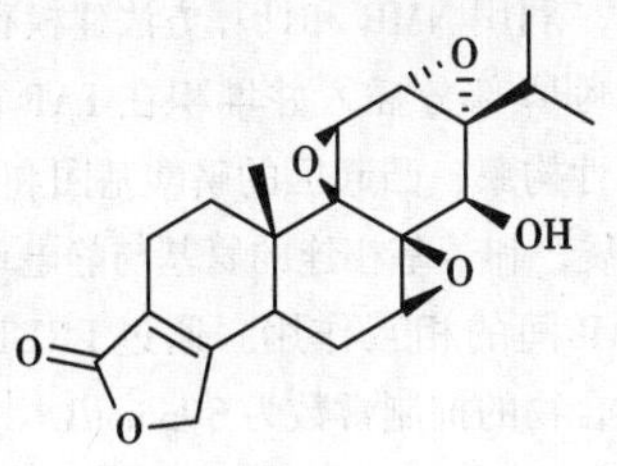

雷公藤甲素

6-bromoindirubin-3-oxime（6BIO）是新近报道的一种 Tat 依赖性的 HIV-1 转录抑制剂，通过高通量筛选实验发现，其衍生物 18BIOder 同样能够抑制 Tat 依赖性的 HIV-1 转录过程且抑制作用更强，而它的分子量只有 6BIO 的一半[106]。

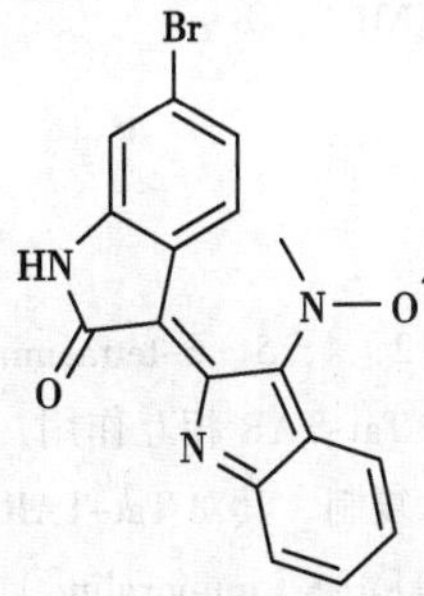

6BIO 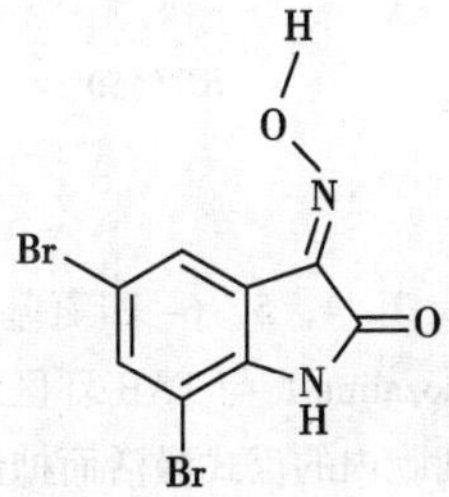　　**18BIOder**

1.2　以 TAR 为靶点的抑制剂[98, 103]

1.2.1　靶向 TAR 凸起区的抑制剂[107]

吖啶衍生物 CGP40336A 的芳杂环堆积在凸起区 A22、U23 和 G26 形成的空穴中，使 TAR 形成与 Tat 结合相似的构象，从而抑制 Tat-TAR 复合物的生成。CGP40336A 对 Tat-TAR 复合物的半数竞争浓度为 22nmol/L，对 HIV-1 复制的 EC_{50} 为 1.2μmol/L[108]。

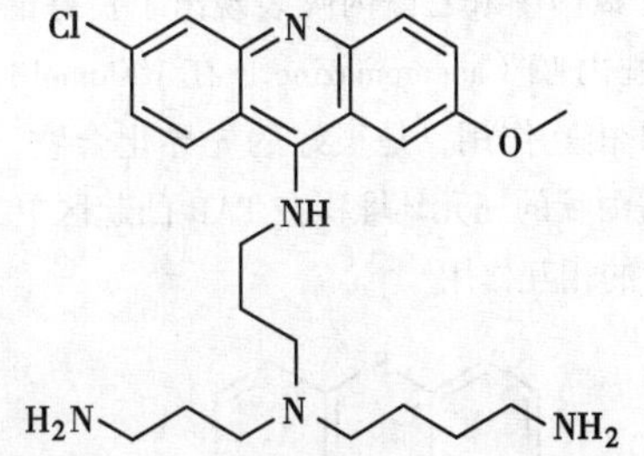

CGP40336A

一类二苯呋喃衍生物可以选择性地与 TAR 凸起区结合而抑制 HIV-1 的反式激活。其中化合物 DB60 抑制 Tat-TAR 相互作用的活性最强，IC_{50} 为 1μmol/L[109]。

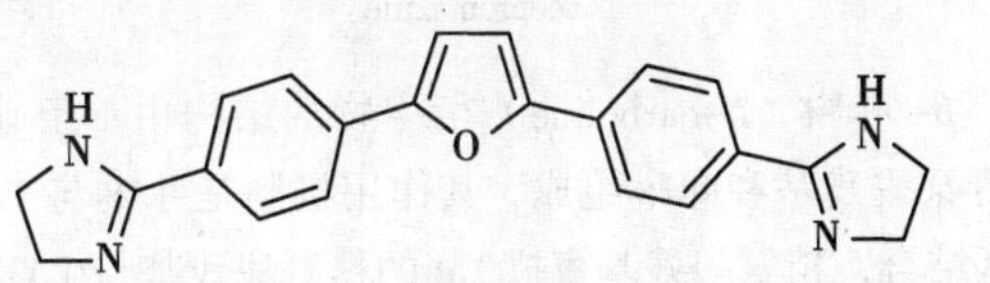

DB60

6-氨基喹诺酮衍生物 WM5 是对喹诺酮化学库进行随机筛选得到的。尽管 WM5 的结构与 K-12 相似，但作用机制完全不同。WM5 是通过与 TAR 凸起区高亲和力结合，从而抑制 Tat-TAR 复合物的生成，进而阻断 HIV-1 复制[110]。WM5 能作用于 HIV-1 的急性感染和慢性感染细胞，EC_{50} 分别为 0.60μmol/L 和 0.85μmol/L，CC_{50} 为 56.24μmol/L[111]。

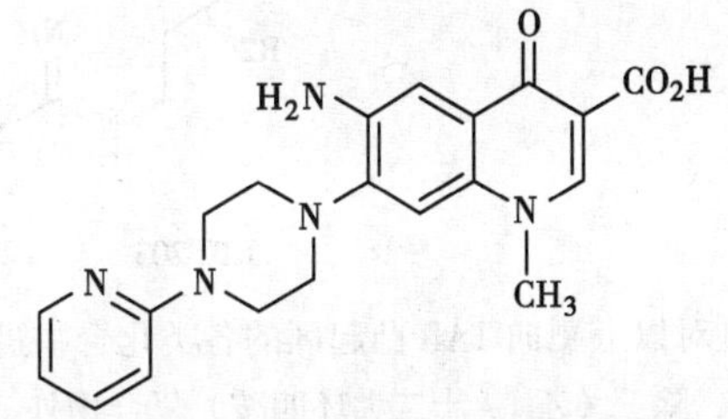

WM5

十二大环四胺（cyclen）-Zn^{2+} 复合物通过 Zn^{2+} 与胸腺嘧啶或尿嘧啶酰亚胺基的 N^- 形成配位键而选择性地结合。三（Zn^{2+}-十二大环四胺）复合物［tris（Zn^{2+}-cyclen）complex］与 TAR 的 UCU 凸起区进行较强的结合，从而有效地抑制 Tat-TAR 相互作用，对 Tat_{47-86}-TAR_{33} 复合物的 IC_{50} 为 20nmol/L[107]。

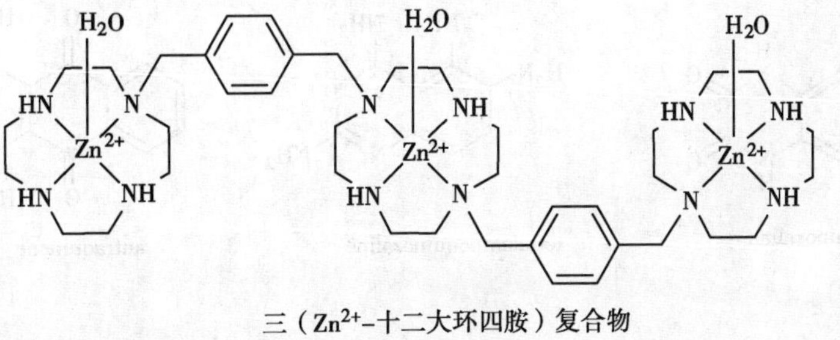

三（Zn^{2+}-十二大环四胺）复合物

以 TAR 凸起区为靶点，先后使用分子对接软件 DOCK 和 ICM 从现有的化学品目录数据库（available chemicals directory，ACD）进行虚拟筛选。在筛选得到的化合物中，丙氯拉嗪、氯丙嗪和乙酰丙嗪表现出了良好的抑制活性。其中，乙酰丙嗪（acepromazine）在 100nmol/L 可完全抑制 Tat-TAR 相互作用，是很好的先导化合物。NMR 数据显示，乙酰丙嗪的三元环堆积在 TAR 凸起区中，从而阻断 Tat 与 TAR 的相互作用[112]。

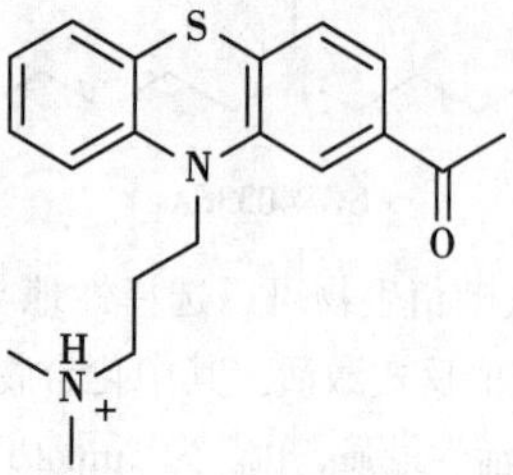

acepromazine

β- 咔啉（β-carboline）衍生物的结构由 1 条碳链连接精氨酸残基和咔啉组成。其作用机制是咔啉与 TAR 凸起区结合，精氨酸残基模拟 Tat 的精氨酸残基与 TAR 凸起区之间的特异性结合。R 为 H 或 CH_3 时，β- 咔啉衍生物

RBT203

通过对以上靶向 TAR 凸起区的各类化合物进行结构分析发现，除三（Zn^{2+}- 十二大环四胺）复合物外，这些化合物均具有以下 3 个基本结构特征：①可以堆积于凸起区中的芳环或芳杂环部分；②与 TAR 磷酸骨架进行静电相互作用的阳离子残基（带有胍基或氨基的残基、金属离子）；③连接前两部分的脂肪链。

1.2.2 靶向 TAR 环区的抑制剂

在 MT4 细胞中的 EC_{50} 均不小于 50μmol/L，CC_{50} 分别不小于 1 000μmol/L 和 100μmol/L[113]。

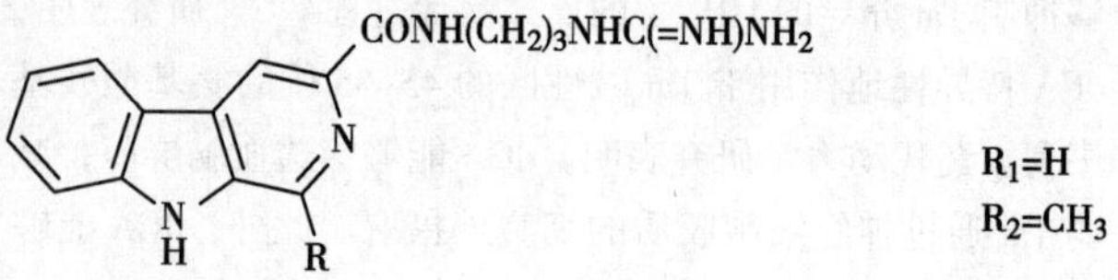

$R_1=H$
$R_2=CH_3$

β-carboline

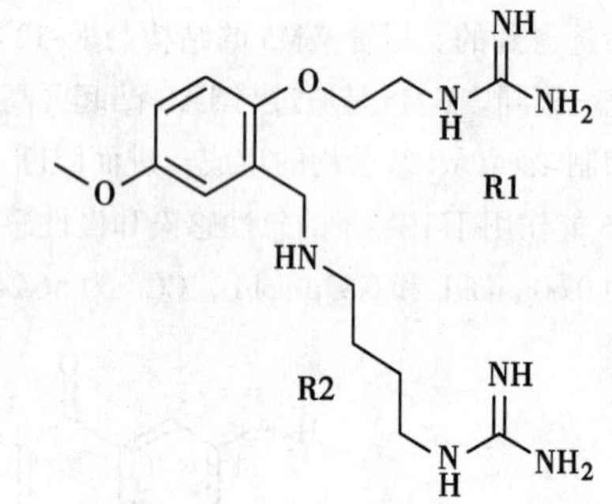

RBT550 系列化合物是使用荧光共振能量转移法（FRET）从 1 000 多个类药小分子中筛选得到的一类化合物。其中 RBT203 与 TAR 相互作用，使 TAR 形成稳定的构象。RBT203 侧链 R2 的胍基堆积在 A22 和 U23 之间，而 R1 在 U23 上方，类似于 Tat 胍基与 TAR 间的相互作用。使用 FRET 测得 RBT203 对 Tat-TAR 复合物的抑制常数为 1.54μmol/L[114]。利用 NMR 和计算方法建模得到的 RBT550 作用机制中，吲哚部分插入并堆积在 TAR 凸起区中而使 TAR 形成无活性构象；凸起区的磷酸基团和 U23 的 5 位羰基形成静电口袋，和苄基相连的氨基与静电口袋相互作用，抑制 Tat 与 TAR 间的相互作用。通过 FRET 测得 RBT550 对 Tat-TAR 复合物的抑制常数为 39nmol/L[115]。

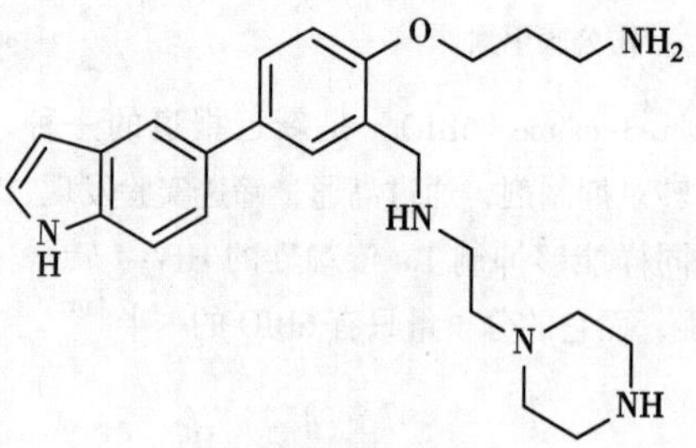

RBT550

2，4，5，6- 四氨基喹唑啉（2，4，5，6-tetraamino-quinozaline）与 TAR 环区结合抑制 Tat-TAR 相互作用，下调细胞内的反式激活而抑制 HIV-1 复制，其对 Tat-TAR 复合物的 IC_{50} 为 10μmol/L[116]。而喹喔啉（quinoxaline）对 Tat-TAR 复合物的 IC_{50} 为 1.3μmol/L[117]，其他一些小分子如 antraquinone、trisamine derivative[118] 对 Tat-TAR 复合物的 IC_{50} 为 0.1~1μmol/L。

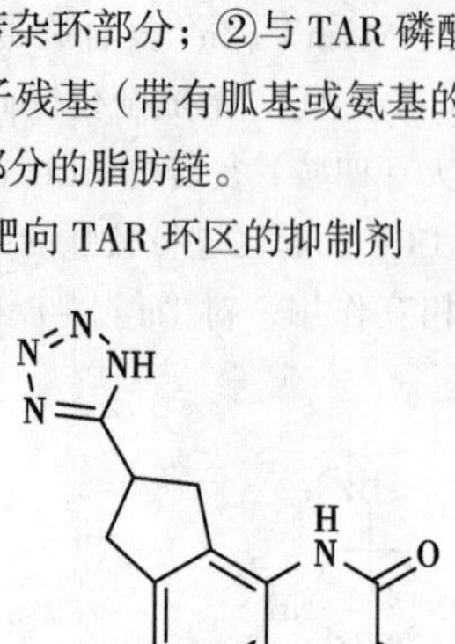

quinoxaline

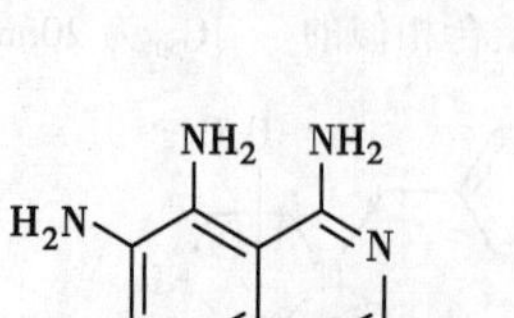

tetraaminoquinozaline

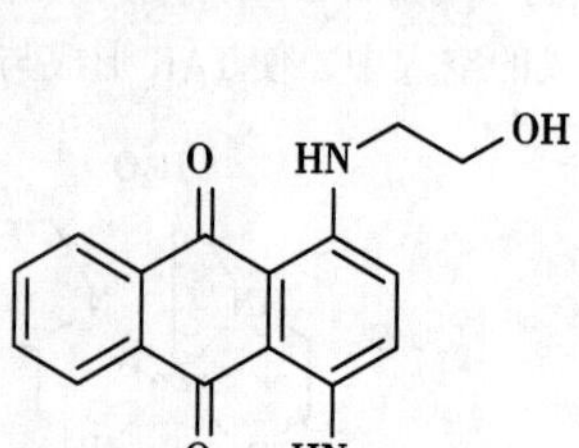

antraquinone

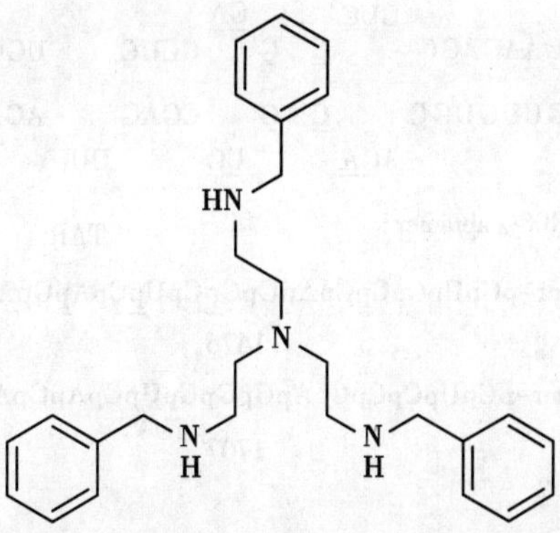

trisamine derivative

1.2.3　靶向 TAR 茎区的抑制剂

Benhida 的课题组[119]基于合理的药物设计，合成出了一类新的 TAR RNA 结合剂——碱基 - 氨基酸结合物。该类化合物能够特异性地强效地结合于 TAR 茎区，因而能够抑制其与 Tat 的结合，最终抑制 HIV-1 转录。

1.2.4　同时靶向 TAR 凸起区和茎区的抑制剂

氨基糖苷 - 精氨酸共轭物（aminoglycoside-arginine conjugates，AACs）与 TAR 凸起区和上游茎区相互作用，阻断 Tat 与 TAR 的相互作用。AACs 类的代表性化合物有新霉素 B 的六精氨酸衍生物（NeoR）、庆大霉素的三精氨酸衍生物（R3G）和卡那霉素 A 的四精氨酸衍生物（R4K）。在 HIV-1 感染的淋巴细胞和 PBMCs 中，R3G 和 NeoR 对 HIV-1 的 EC_{50} 分别为 17~19.2μmol/L 和 0.8~5.3μmol/L，CC_{50} 值分别为 0.69nmol/L 和 0.5mmol/L[120]。此外，连有脒基的 α,α- 海藻糖衍生物的设计也是基于 AACs 类化合物抑制 Tat-TAR 相互作用的机制，对 Tat-TAR 相互作用的 IC_{50} 约为 3μmol/L[121]。

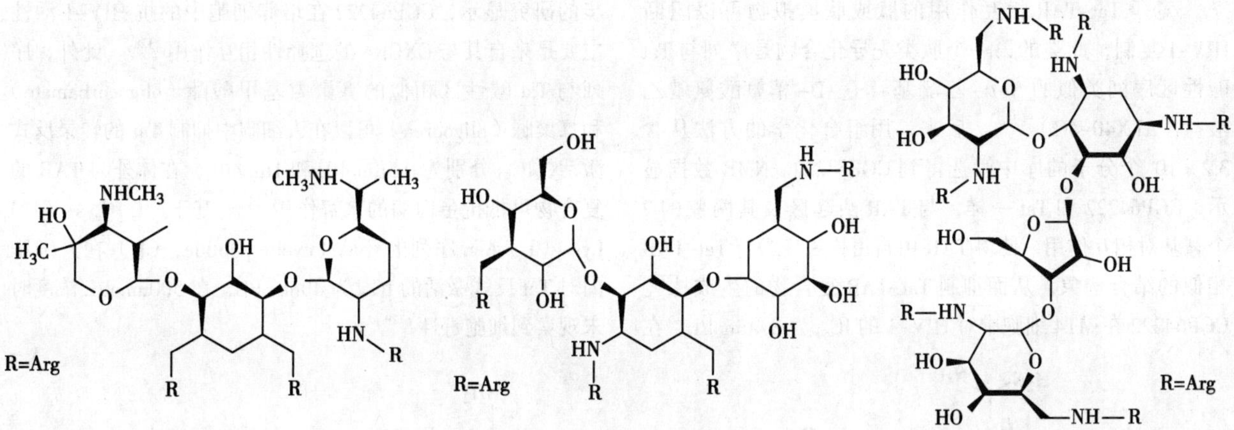

R3G

R=Arg

R4K

R=Arg

NeoR

R=Arg

1.2.5　靶向 TAR 的反义核酸类

基于 TAR 序列的反义核酸可以与 TAR 特异性结合，阻断 Tat-TAR 复合物的生成。2′- 氧甲基 $R06_{24}$ 适体（aptamer）的 UCCCAGA 部分通过与 TAR 特异性互补的环 - 环相互作用生成稳定的复合物，由此产生的对 Tat-TAR 相互作用的 IC_{50} 为 400nmol/L[122]。化合物 1676 和 1707 是由甲基膦酸酯（p）或磷酸二酯（p）连接的寡 2′- 氧甲基核酸，可以与 TAR 顶端的环 - 茎部分（22~36）特异性互补结合，从而抑制 Tat-TAR 相互作用。两者在 16nmol/L 浓度时几乎完全抑制 Tat-TAR 复合物的生成，与 TAR 生成的复合物的解离常数分别为 47nmol/L 和 2nmol/L[123]。聚酰胺核苷酸类似物（polyamide nucleotide analog，PNA）与 TAR 环区和凸起区互补结合，阻断 Tat-TAR 复合物的生成，进而抑制 HIV-1 复制。抑制效果最好的是 PNA_{TAR16}，10μmol/L 浓度下 PNA_{TAR16} 对 TAR 的抑制可以达到 99%[124]。此外，根据 PNA 分子结构设计得到的化合物 ZCA-n 和 ZAG-n 由四部分组成：PNA 二聚物与 TAR RNA 碱基间的 π 作用与分子的亲脂性苄氧羰基；与 TAR 环区的核苷酸互补的 PNA 二聚物；连接体；精氨酸残基。在感染 HIV-1 的 PBMCs 中，活性最高的 ZAG-5 的 IC_{50} 为 1.0μmol/L、CC_{50}>200μmol/L[125]。

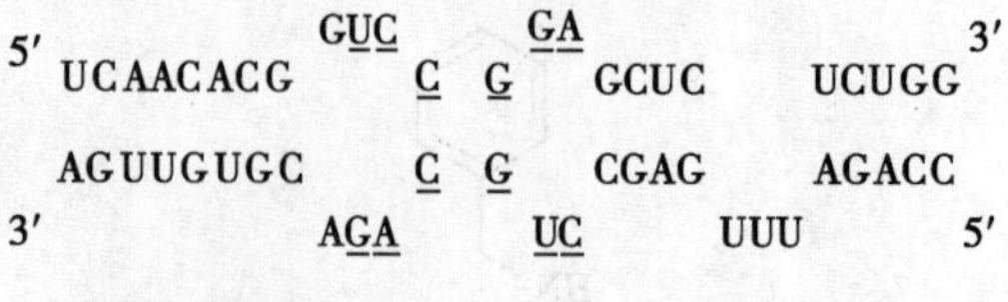

```
        GUC       GA
5′ UCAACACG  C  G  GCUC    UCUGG  3′
   AGUUGUGC  C  G  CGAG    AGACC
3′           AGA   UC      UUU    5′
```

R06₂₄ aptamer　　　　　　　　TAR

mr-pCpUpCpCpCpApGpGpCpUpCpApGpApU
1676

mr-pCpUpCpCpCpApGpGpCpUpCpApGpApU
1707

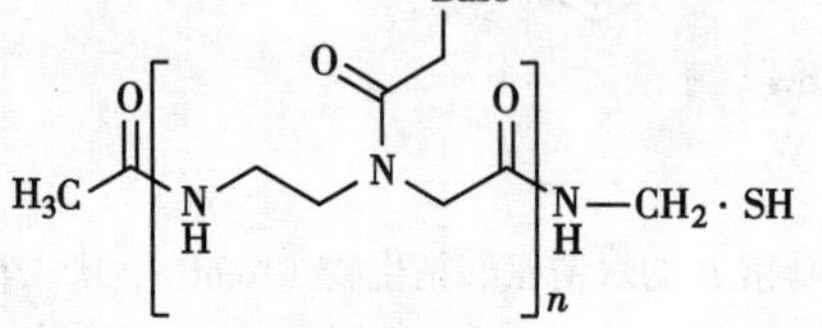

PNA骨架

H₂N — TCCCAGGCTCAGATCT — CONH₂

PNA_{TAR16}序列

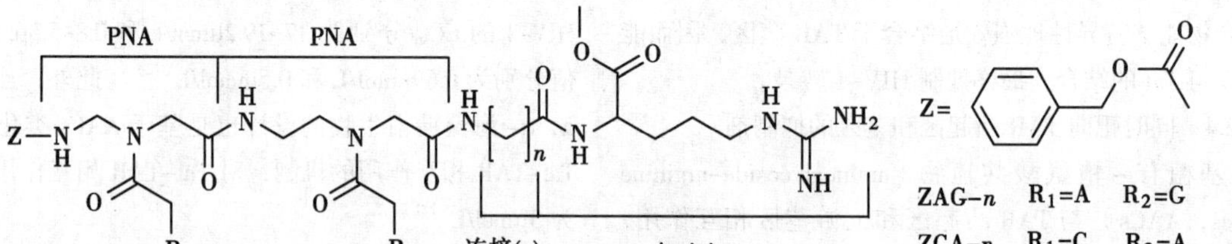

ZAG-n　R₁=A　R₂=G
ZCA-n　R₁=C　R₂=A

1.2.6　靶向 TAR 的 Tat 拟肽类抑制剂

竞争 Tat-TAR 相互作用的肽或肽模拟物可以阻断 HIV-1 复制，此类的第一个肽类先导化合物是序列与 Tat 碱性区序列类似的 N-α- 乙酰基 - 壬 -D- 精氨酸氨基乙酸盐（ALX40-4C）[126]。后来，用组合化学的方法从含 3.2×10^6 个分子的库中筛选得到 CGP64222。NMR 数据显示，CGP64222 和 Tat 一样，与 TAR 凸起区及其两侧的 2 个碱基对相互作用，使得 TAR 由自由构象变为与 Tat-TAR 相似的结合构象，从而抑制 Tat-TAR 复合物的生成[127]。CGP64222 在 MT4 细胞中对 HIV-1 的 IC₅₀ 为 8.4μmol/L，在浓度达到 125μmol/L 时未发现细胞毒性作用。然而，进一步的研究显示，CGP64222 在培养细胞中的抗 HIV-1 活性主要是来自其与 CXCR4 的选择性相互作用[128]。此外，序列与 Tat 碱性区相似的寡聚氨基甲酸酯（oligocarbamate）和寡聚脲（oligourea）可以在人细胞中抑制 Tat 的转录反式激活，IC₅₀ 分别为 0.5μmol/L 和 1μmol/L，在体外与 TAR 的复合物可抵抗蛋白酶的水解作用[28]。基于（L）Lys-（D）Lys-（L）Asn 序列的环肽（cyclic peptide，CP）在人细胞内对 Tat 反式激活的 IC₅₀ 为 40nmol/L，在 500nmol/L 浓度时未观察到细胞毒性[129]。

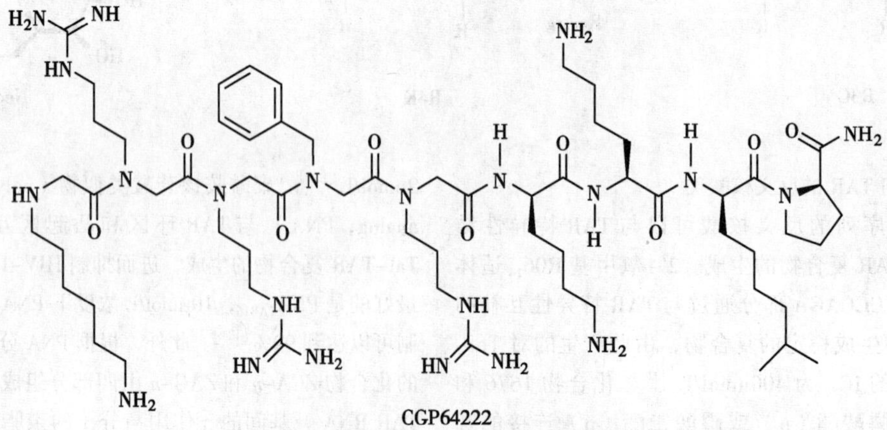

CGP64222

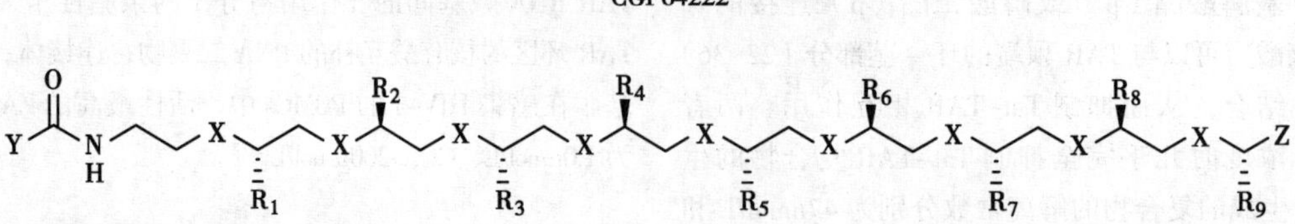

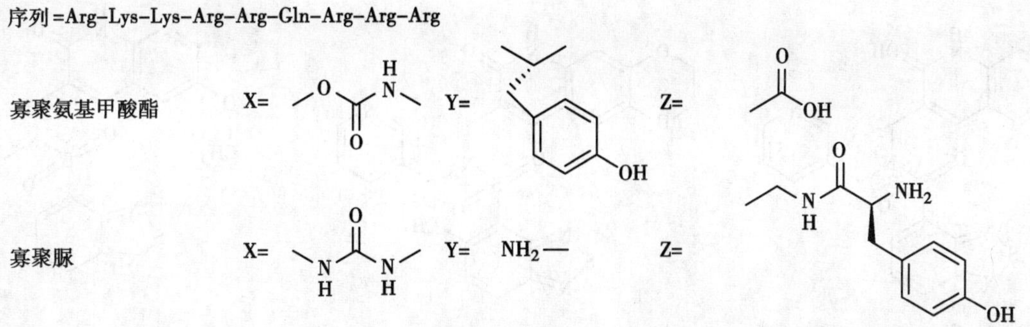

序列 =Arg-Lys-Lys-Arg-Arg-Gln-Arg-Arg-Arg

寡聚氨基甲酸酯　　X=　　　　　　　　Y=　　　　　　　Z=

寡聚脲　　　　　　X=　　　　　　　　Y= NH_2—　　　Z=

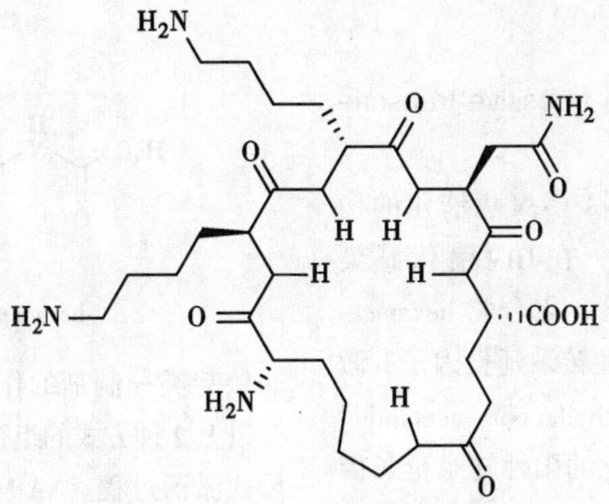

CP

1.3　以 CDK9 为靶点的抑制剂

黄酮类抗肿瘤药 flavopiridol 是活性很强的 CDK 抑制剂，已进入Ⅲ期临床试验。flavopiridol 通过与 CDK9 的 ATP 结合口袋作用，抑制 CDK9 与 ATP 结合磷酸化 RNA 聚合酶Ⅱ的 C 末端，进而阻断反式激活[130]。在感染 HIV-1 的淋巴细胞中，flavopiridol 抑制 HIV-1 的 IC_{50} 为 8~15nmol/L，没有明显的细胞毒性[131]。flavopiridol 为寻找新的 CDK9 抑制剂提供了十分重要的信息。

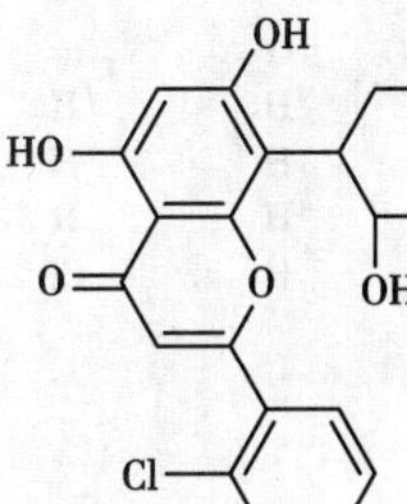

flavopiridol

1.4　靶向 CycT1 的抑制剂

苯并二氮䓬类化合物（Ro5-3335 和 Ro24-7429）对 Tat 与 TAR 的结合没有影响，而是依赖一个与 TAR 环区结合的细胞因子，后者很可能是 CycT1[121]。其中 Ro 24-7429 的活性最高，且对多种细胞株均有活性，在感染

HIV-1 的 PBMCs 和巨噬细胞中的 EC_{50} 为 1~3μmol/L[122]。Ro 24-7429 进入了 I 期临床试验，但由于高神经毒性已被放弃[120]。

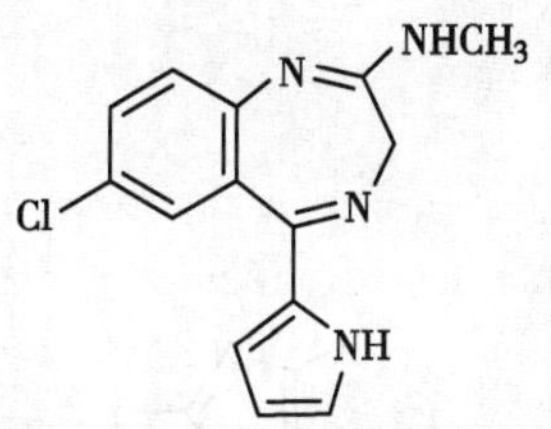

Ro 24-7429

尽管人们想方设法设计抑制 HIV-1 转录的抑制剂[132]，但是由于转录过程中涉及几种宿主细胞因子，这些抑制剂很可能抑制宿主细胞因子的活性而产生潜在毒性，使其未能成功地在临床上得到应用。有研究证实，CycT1 的 Tat/TAR RNA 识别区（Tat/TAR RNA recognition motif，TRM）是 CycT1/Tat/TAR RNA 复合物生成所必需的。为了解决这一问题，Hamasaki 的课题组[133]针对 CycT1 的 TRM 为靶标筛选了一系列化合物，并进行了体外抗 HIV-1 实验，结果发现 C1 和 C2 在 TNF-α 激活的 OM-10.1 细胞中能够选择性地抑制 HIV-1 复制。通过进一步的筛选发现，C3 相较于 C1 和 C2 具有更为强效的抑制作用，能够抑制 Tat 与 CycT1 结合。

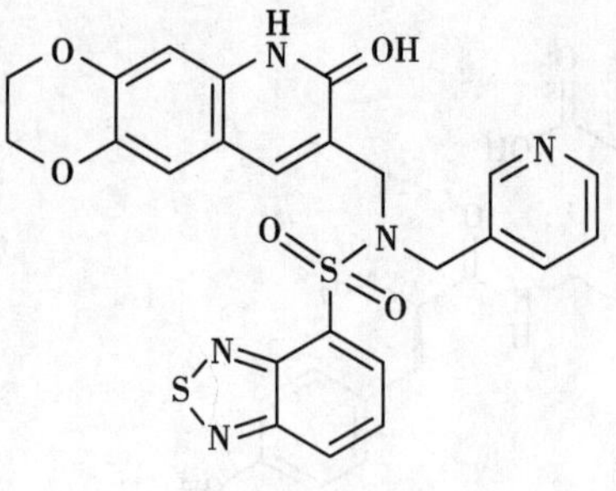

1.5 阳性转录延长因子 b 激活剂（positive transcription elongation factor b activator）

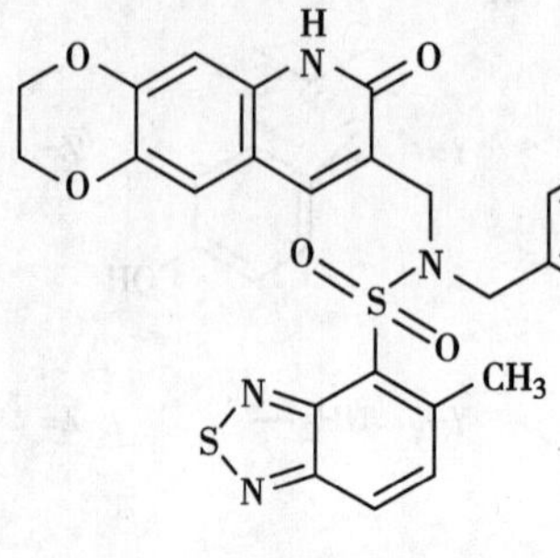

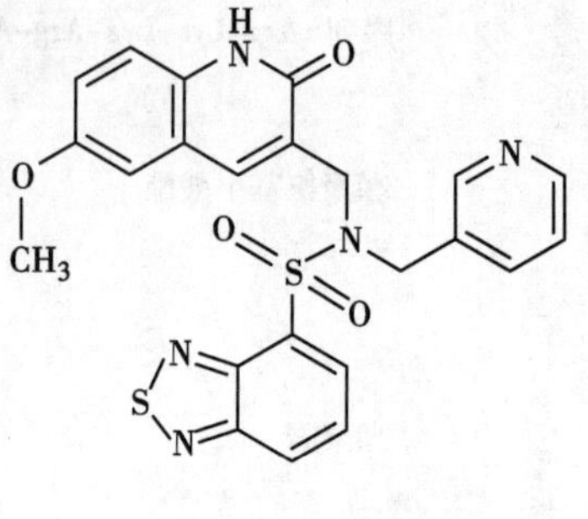

阳性转录延长因子 b 在调节 RNA 多聚酶催化的病毒转录过程中扮演着关键角色[134]，在 HIV 潜伏感染的细胞中观察到病毒转录延长缺乏。化合物 hexamethyllenebisacetamide（acetamide）是阳性转录延长因子 b 激活剂，通过激活 PI₃K/Akt 通道 hexamethylenebis-acetamid-诱生蛋白（hexim）磷酸化，释放活化的阳性转录延长因子。随后，这些因子被征募到 HIV-1 中，刺激病毒转录延长，激活病毒复制[135]。

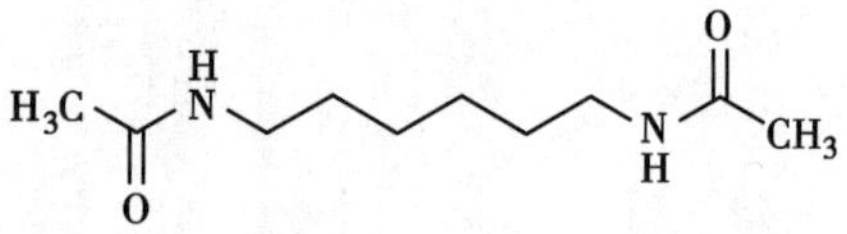

1.6 靶点尚未明确的抑制剂

N-氨基咪唑衍生物（N-aminoimidazole derivatives, NAIMS）通过以下 3 种方式之一抑制 HIV-1 复制：①经典

hexamethyllenebisacetadine(acetamide)

非核苷类抑制剂的作用方式；②与尚未验证的靶点作用；③以上 2 种方式的组合。这个尚未验证的靶点可能是转录的反式激活过程。NAIMS 中活性最好的化合物抑制 HIV-1 的 EC_{50} 为 9.98μmol/L。吡啶氧化物衍生物（JPL-32、JPL-88、JPL-133）和 NAIMS 一样，具有双重的作用机制。一些吡啶氧化物衍生物是典型的非核苷类抑制剂，但 JPL-32 则是在转录的反式激活水平抑制 HIV-1 复制[128]。

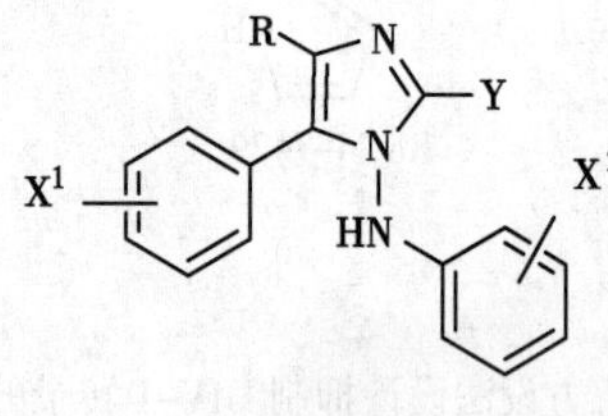

NAIMS

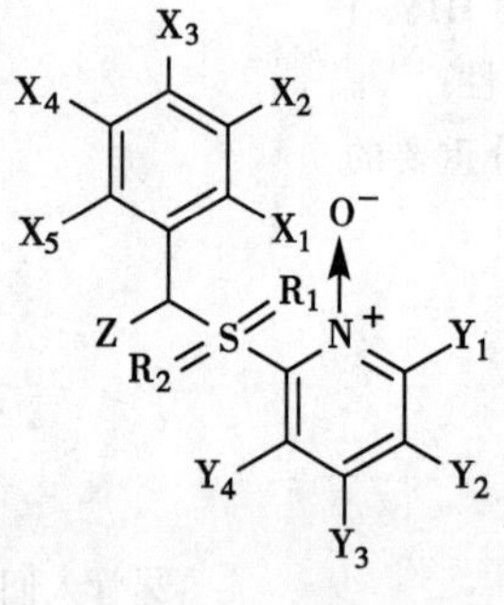

JPL

	JPL-32	JPL-88	JPL-133
X_1	Cl	CH_3	CH_3
X_2	Cl	H	H
X_3	Cl	CH_3	H
X_4	Cl	H	CH_3
X_5	Cl	CH_3	H
Z	H	H	H
R_1	O	–	–
R_2	O	O	–
Y_1	H	H	H
Y_2	H	H	H
Y_3	H	H	H
Y_4	H	H	Cl

双蒽环类抗生素 WP631 可以与 CG（A/T）（A/T）CG 六核苷酸序列相互作用而与 DNA 特异性结合。WP631 在 0.2μmol/L 对 HIV-1 表现出 65% 的抑制率，高于此浓度时抑制活性不再增加，其 CC_{50} 为 0.4μmol/L。然而，研究发现 WP631 抑制反式激活的作用机制与 DNA 无关，可能是与 TAR 相互作用[123]。此外，达勒姆霉素 A（durhamycin A）也具有抑制 Tat 反式激活的活性，IC_{50} 为 4.8nmol/L，在 25μmol/L 时未有明显的细胞毒性作用[124]。

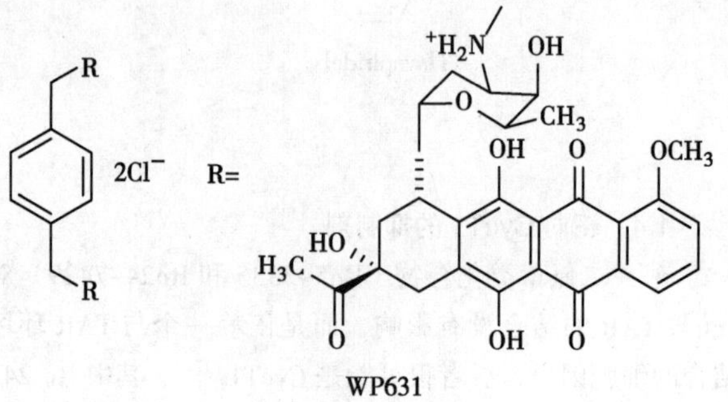

WP631

6- 脱氟喹诺酮类化合物[136]（6-desfluoroquinolones，6-DFQ）是一类极具研发前景的抑制 Tat 介导的 HIV-1 转录的抑制剂。其中，1, 8- 二氮杂萘（HM13N）和 1, 6- 二氮杂萘（NM13）在感染的 MT4 细胞中显现了最高的选择指数，分别为 439、≥ 3 707。在 PMA 激活的 U1 细胞中，HM13N 对 HIV-1 病毒的 EC_{50} 为 4~8nmol/L，选择指数为 1 457。

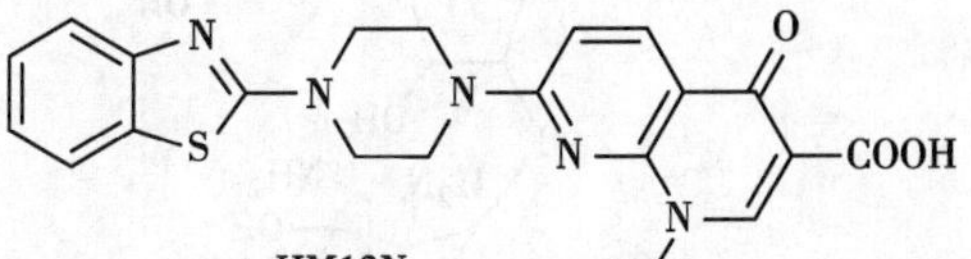

HM13N

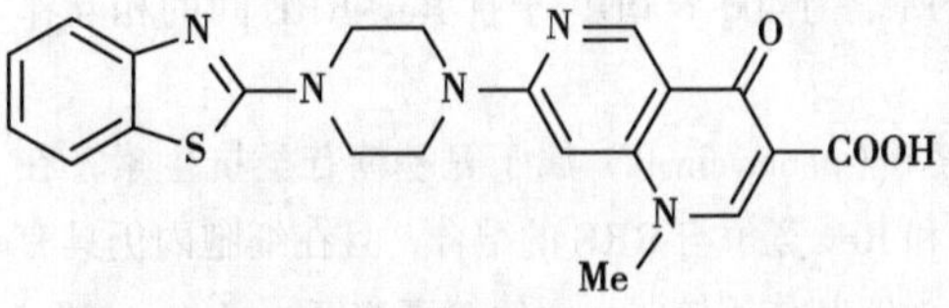

NM13

2 展望

目前临床使用的治疗艾滋病的药物主要有蛋白酶抑制剂和逆转录酶抑制剂，这 2 类药物极易产生耐药性和毒性，所以寻找高效低毒、不易产生耐药性且具有新的作用机制的药物是当今抗艾滋病药物研究的热点。反式激活在 HIV-1 复制的转录过程中的关键调节作用以及 Tat 和 TAR RNA 的高度保守性为设计新型抗艾滋病药物带来了希望。随着分子生物学等相关学科的发展，目前对反式激活机制的研究已经深入分子水平，且基于反式激活过程各个环节为靶点的合理药物设计和药物筛选模型均已开展和建立，部分化合物已经入临床试验阶段。HIV-1 反式激活抑制剂的研发将为艾滋病的化学治疗提供更多样化的选择。

（武高禅 展 鹏 刘新泳）

第 4 节 HIV-1 Rev 蛋白及相关抑制剂

1 基于 Rev 介导的核质转运过程的抑制剂

1.1 以核外转运因子 CRM1 为靶点的抑制剂

Leptomycin B（LMB）是一种链霉菌代谢物，是首个作用于 Rev 蛋白核外转运过程的小分子抑制剂[137]。其靶点是蛋白因子 CRM1，在麦酒菌（S.cerevisiae）生长模型中，LMB 与 CRM1 Cys539 的二硫键共价结合，使 CRM1 失活，抑制 RRE/Rev/CRM1/Ran-GTP 复合物的形成。将 LMB 添加至含有 Rev 蛋白的体系中，病毒 RNA 将停留在细胞核中心位置，不向外转运。LMB 的 IC_{50} 约为 0.0005μmol/L[44]。

PKF050-638 是靶向 CRM1 的人工合成的化合物，作用机制与 LMB 相似，在体外 CRM1-NES 结合实验中抑制 CRM1 与 NES 结合，其选择性作用位点为 CRM1 的 Cys539。PKF050-637 是 PKF050-638 的异构体，两者具有相同的化学性质，但 PKF050-638 的 IC_{50} 约为 0.04μmol/L，PKF050-637 的 IC_{50} 为 1.98μmol/L。这是由于甲酯基团的空间构型对活性起决定作用，使得两者的抑制效果相差 50 倍[138-139]。

LMB 与 PKF050-638 在体外均显示出较好的生物学活性，且 LMB 的活性高于 PKF050-638，但链霉菌在不同的培养条件下形成不同的代谢产物，与人工合成的 PKF050-638 相比，LMB 的质量不易控制。CRM1 是普遍存在的核外转运因子，对 CRM1 的抑制作用会产生较大的细胞毒性，因此该类化合物虽然具有抑制活性，但在临床上很难发展成为抗病毒药物。另外 CRM1 上 Rev NES 的结合位点也可以与其他蛋白的 NES 结合，说明该靶点的选择性不高。目前，对 Rev 蛋白抑制剂的研究多靶向 Rev-RRE 相互作用。由于 RRE 茎环结构已经确定，使设计合成靶向此位点的高选择性和低细胞毒性的抑制剂成为可能。

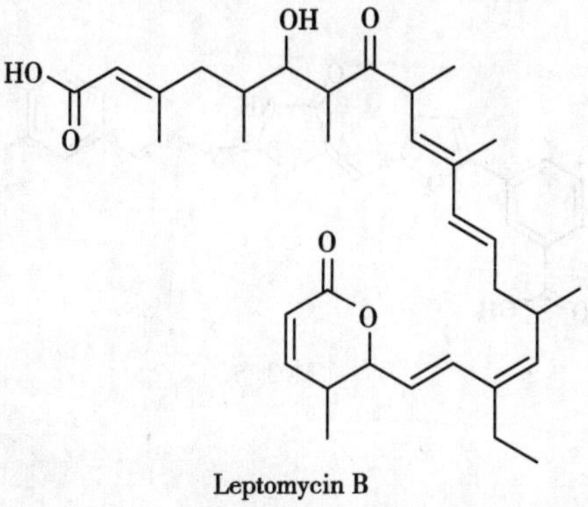

Leptomycin B

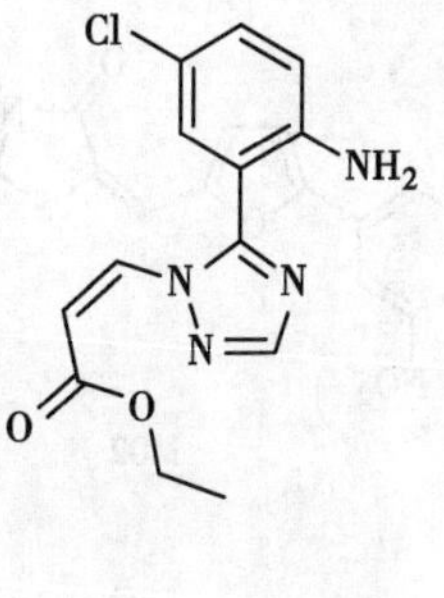

PKF050-638

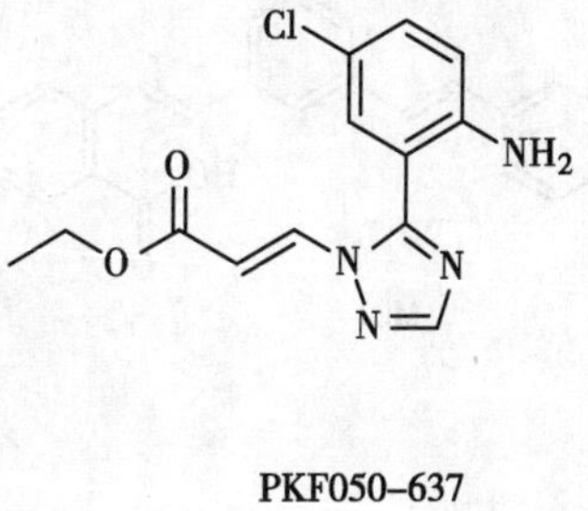

PKF050-637

1.2 以 RRE 为靶点的抑制剂

1.2.1 小分子抑制剂

以 RRE 为靶点的氨基糖苷类抗生素和杂环类化合物的相对分子质量为 400~600D，干扰 Rev-RRE 间的相互作用[140]。

新霉素 B（neomycin B）属于氨基糖苷类抗生素，在体外实验中和 Rev 竞争与 RRE 的结合，且在细胞内仍具有抗病毒活性。但其作用较弱，即使较高浓度（>100μmol/L）也不能完全抑制 HIV-1 增殖[8]。通过结构修饰，可以加强这类化合物与 RRE 间的作用。活性实验显示，在新霉素 B 上连接吖啶，其结合能力显著增强[141]。新霉素 B 只有在浓度较高时才发挥作用，加上其本身具有细胞毒性、分子复杂性以及较差的口服生物利用度等缺点，限制了其进一步的研发。

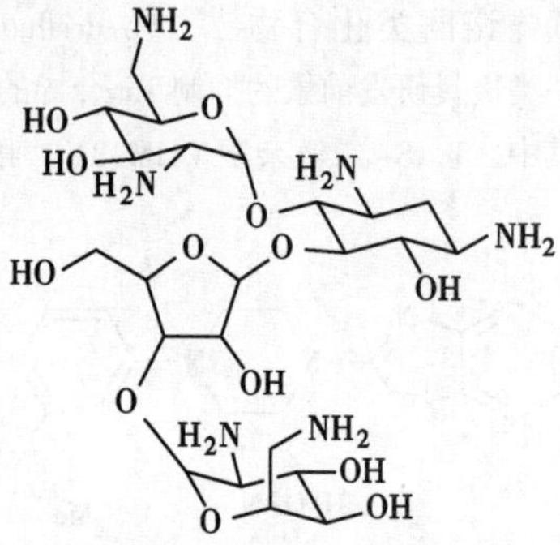

杂环类化合物 DB340 属于二芳基呋喃衍生物。RNA 足迹法与 NMR 结构分析证实，DB340 是含有苯基呋喃苯

并咪唑结构的 4 价阳离子杂环二聚体，能够与 RRE ⅡB 富含嘌呤的内部突起特异性结合，与 Rev 竞争 RRE 位点。当 DB340 与ⅡB 的浓度比为 2∶1 时，形成稳定的碱基对复合体，此复合体可以将ⅡB 富含嘌呤区覆盖，从而阻止 Rev 与此位点的结合。这类芳香化合物的活性较高，EC50 约为 0.1μmol/L[142]。

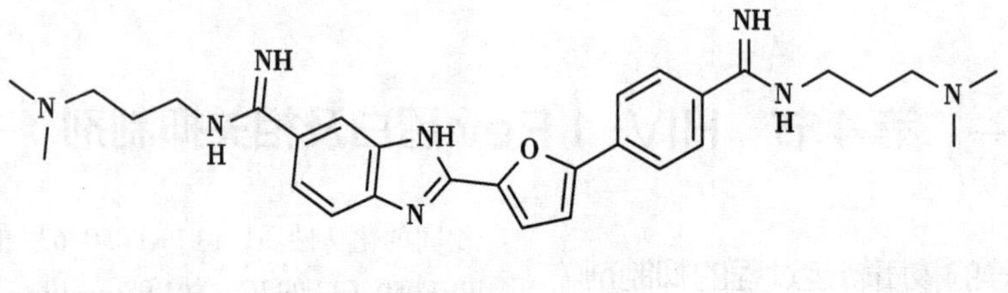

neomycin B

DB340

荧光探针结合实验证实，杂环化合物普罗黄素（proflavine）在ⅡB 上至少具有 2 个结合点：其中一个为高亲和位点，普罗黄素与 Rev 富含精氨酸的序列竞争与ⅡB 的结合，解离常数（K_d）为 0.1μmol/L ± 0.05μmol/L；另一个为弱结合位点，K_d 为 1.1μmol/L ± 0.05μmol/L[141]。NMR 数据显示，在高亲和位点，2 分子普罗黄素结合形成具有特定构型的二聚体后与 1 分子ⅡB 作用。

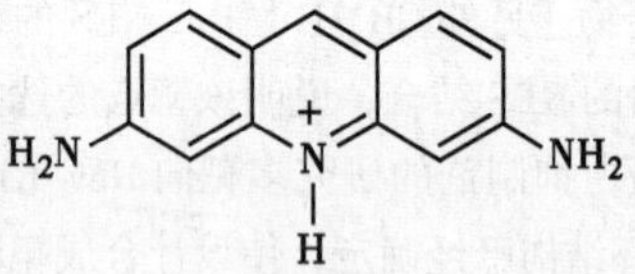

此外，Chapman 等[142]通过高通量闪烁迫近分析法筛选了 500 000 个小分子，得到一些活性好的 RRE 抑制剂（M01~M07），IC50 处于 1~10μmol/L 范围内，有的甚至低于 1μmol/L。后来，David 等[109]利用 ELISA 实验法筛选了 40 000 个化合物，发现 7 类活性化合物（89246、91161、103833、104366、107129、107740 与 109020）均表现出不错的抑制活性。由于这些小分子化合物的筛选工作缺少体内外实验对照标准，体外实验活性与细胞内抗病毒作用的关系目前还不是很明确，许多化合物由于缺乏细胞内活性，使得研究不能继续进行。

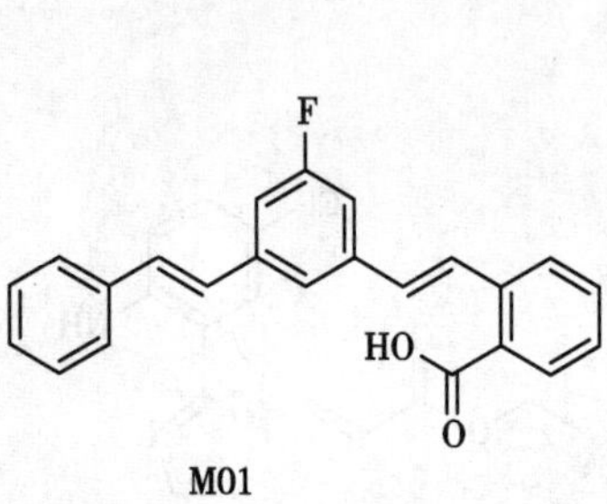

proflavine

M01

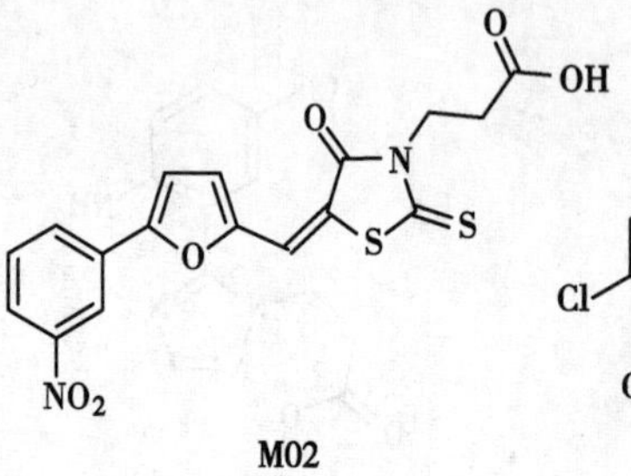

M02

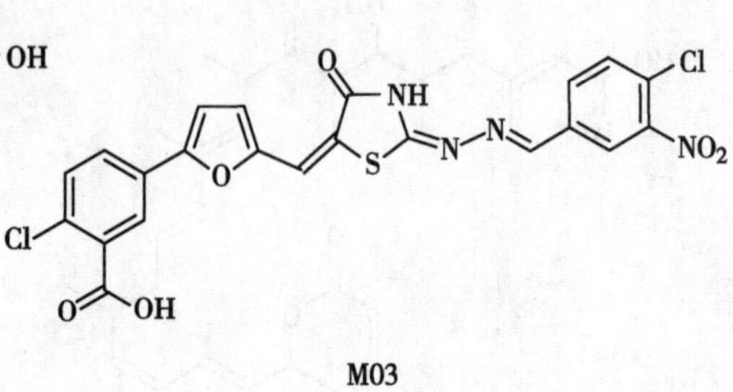

M03

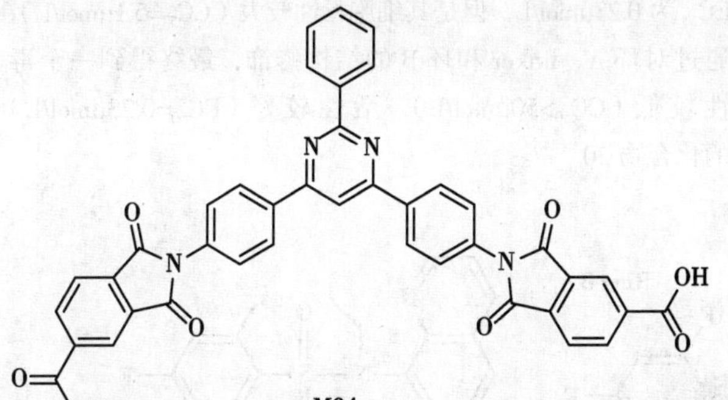

M04

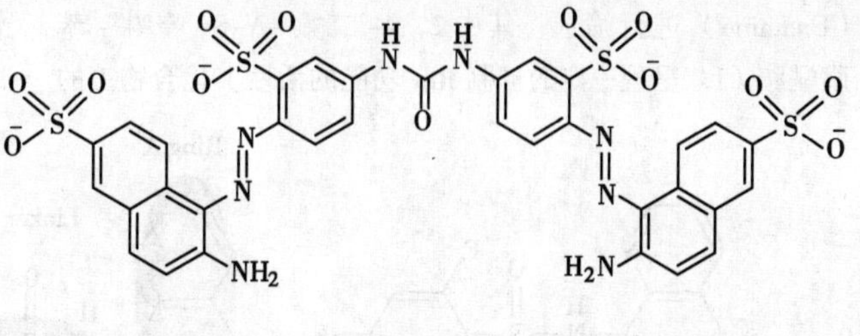

M05

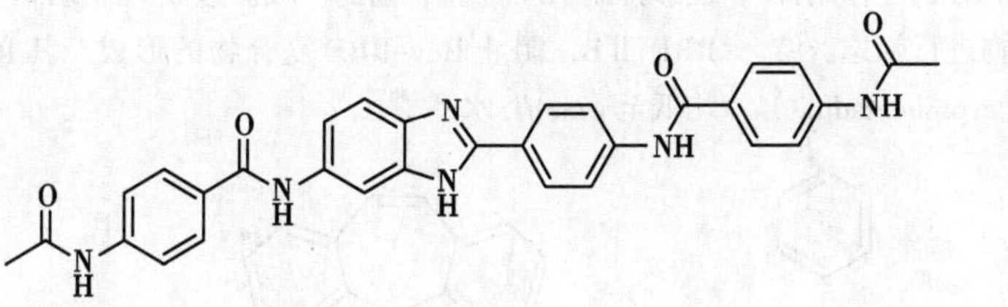

M06

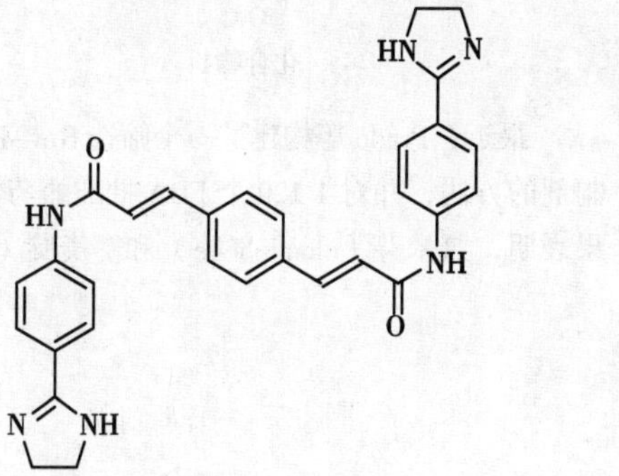

M07

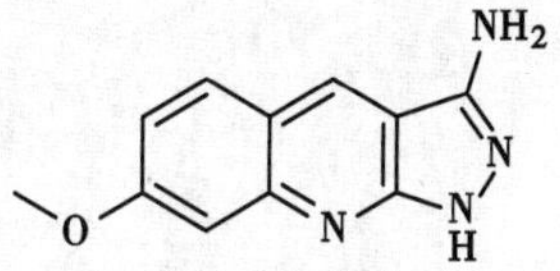

89246

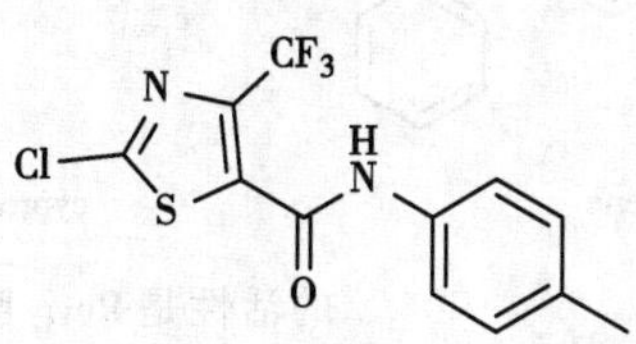

91161

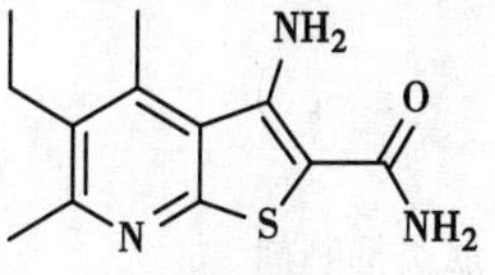

103833

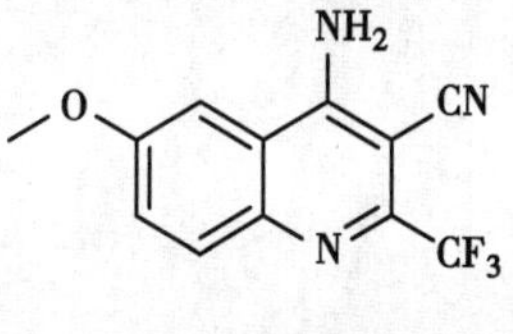

104366

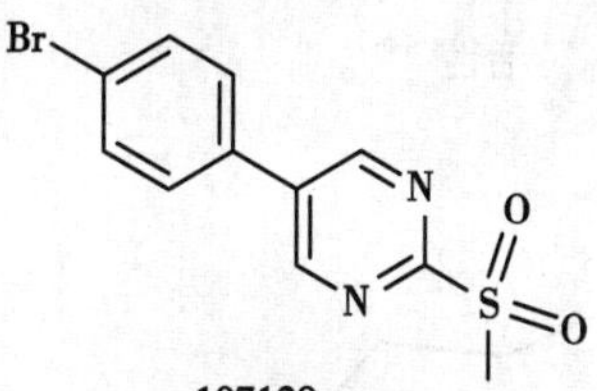

107129

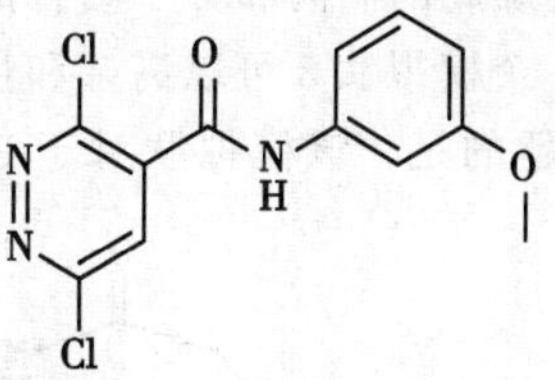

107740

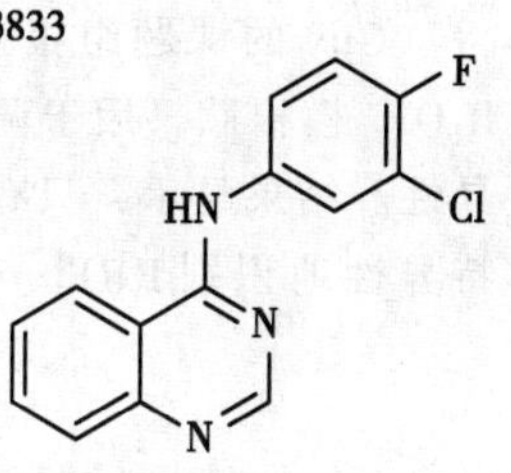

109020

　　Gallego 的课题组模拟 Rev 蛋白中与 RRE 结合的关键小分子肽链 Rev34~50，设计并合成出一系列双联苯和三联苯骨架的分子。结果显示，化合物 6b 和 6d 对ⅡB 呈现出良好的抑制活性。荧光偏振实验表明，化合

物 6b 的活性最好。此外，实验表明 6b 和 6d 可在整合之前抑制 HIV-1。细胞水平的实验显示，该类三联苯衍生物可以完全阻止 Rev-RRE 相互作用，EC50 低至 μmol/L 水平[143]。

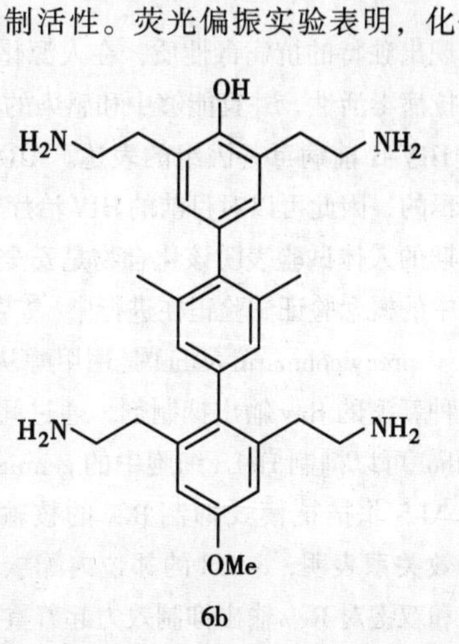

6b

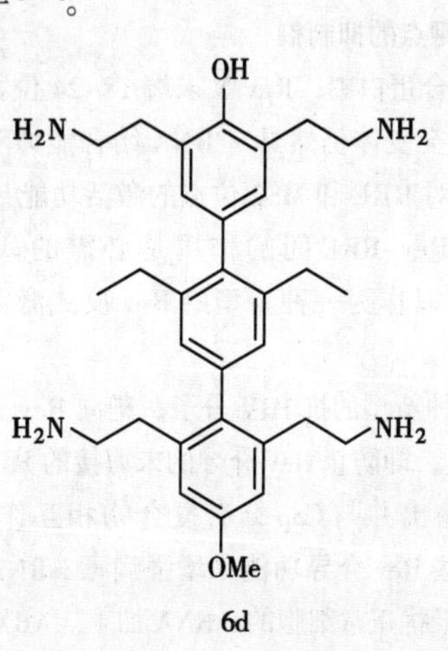

6d

随后，Zhong 等构建出一个高通量筛选 Rev 抑制剂的方法，对一个 20 000 个分子构成的商业化合物库（Enamine）进行筛选，其中 2, 4- 二氟 -N-8- 喹啉 - 苯磺酰胺（1）呈现一定的抑制 Rev 功能的活性。化合物 1 的

EC_{50} 为 0.23μmol/L，但是其细胞毒性较大（CC_{50}=5.1μmol/L）。通过对环 A、linker 和环 B 的结构修饰，最终得到一个毒性较低（CC_{50}>50μmol/L）、活性较好（EC_{50}=0.23μmol/L）的化合物 20[144]。

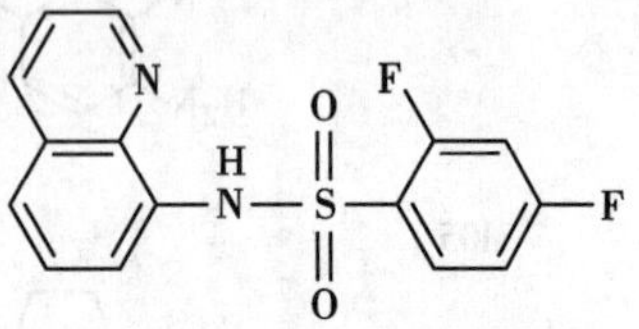

Ring A　Linker　Ring B

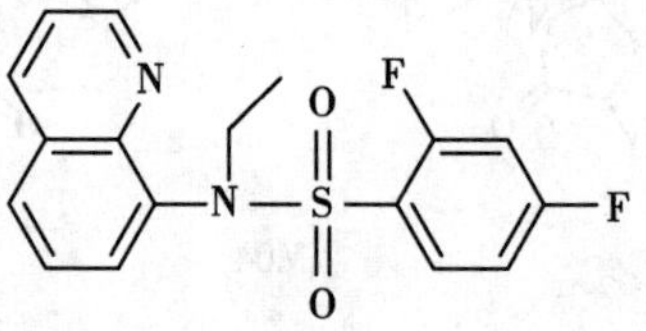

化合物1 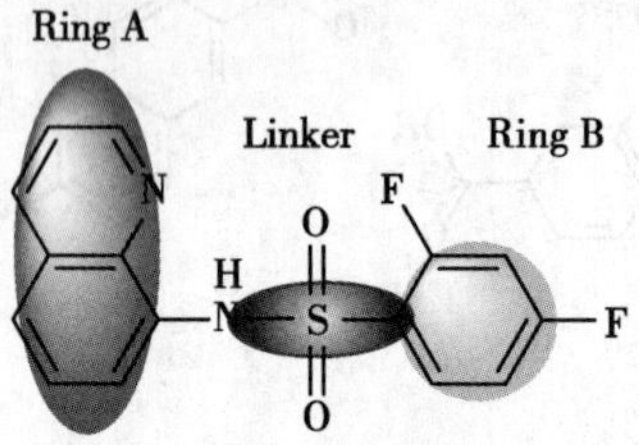　　　　　　　　　　　　　　　　化合物20

最近，Prado 等构建了一个筛选 Rev-RRE 相互作用抑制剂的方法，并对 1 120 个 FDA 批准的药物进行筛选。结果表明，氯米芬（clomiphene）和赛庚啶（cyproheptadine）能够抑制 HIV-1 整合前的阶段。这 2 个药物都可以结合至 RRE ⅡB，阻止 Rev-RRE 复合物的形成，其 IC_{50} 和 EC_{50} 均低至 μmol/L 水平[145]。

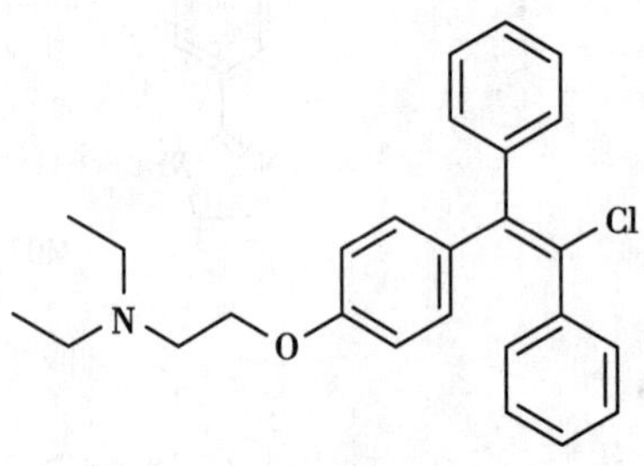

clomiphene 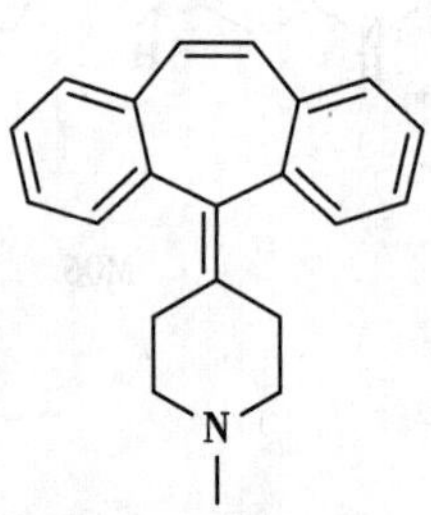　　　　　　　　　　cyproheptadine

1.2.2　肽类抑制剂

Guy 的课题组报道了一系列大环内酰胺限制的 R_6QR_7 模拟肽，用于调查螺旋的倾向和分子结合的特异性。结果显示，只有 1 个模拟肽 8 可以高亲和性和特异性地识别 RRE。有趣的是，该模拟肽对于 RRE

的活性是 Rev_{17} 肽（Suc-TRQARRNRRRRWRERQRAAAAR-am）的 2 倍。更重要的是，未加限制的模拟肽 8（Ac-RRRRERQRKRRRRR-OH）并未表现出可以识别 RRE 的活性[146]。

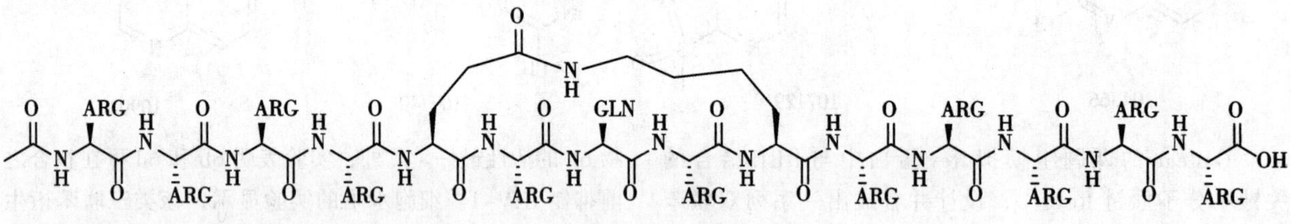

R_6QR_7模拟肽8

1.3　以 Rev 为靶点的抑制剂

在 Rev/MS-C 融合蛋白中，Rev N 末端 18~24 位氨基酸残基缺失所形成的突变体仍然具有 RNA 结合能力和核定位作用，但是丧失对 RRE 和 MS2 位点的激活功能[147]，说明 N 端序列对于 Rev-RRE 间的作用是必需的。Rev N 端缺失突变体也可以作为一种新型的 Rev 反式激活抑制剂。

ABX464 代表一种新型的抗 HIV 分子，靶向 Rev 介导的病毒 RNA 生物发生，即防止 Rev 介导的未剪接的 HIV-1 转录物向细胞质的输出并与 Cap 结合复合物相互作用。ABX464 通过干扰这些 Rev 介导功能来增强病毒 mRNA 剪接，但 ABX464 并不干扰正常细胞的 mRNA 加工。ABX464

表现出独特的抗病毒性质，在人源化小鼠模型中具有长效的抗病毒活性，并且能够中和感染的免疫细胞（包括贮库）的 HIV-1 前病毒基因组的表达。ABX464 在人体细胞中是无毒的，因此可以对目前的 HIV 治疗方案进行有效的补充。早期的人体试验表明该化合物是安全的，在被 HIV 感染成人中的概念验证试验正在进行中[148-149]。

prenylcoumarin osthol 是用甲醇从蛇床子中提取出来的一种新型的 Rev 输出抑制剂，通过间接荧光抗体技术发现 osthol 可以抑制 HeLa 细胞中的 genuine Rev 输出。osthol 通过 NES 非拮抗模式抑制 Rev 的核输出（IC_{50}=1.6μmol/L）。构效关系表明，osthol 的邻位内酯羰基残基的异戊二烯侧链和双键对 Rev 输出抑制效力起着重要作用[150]。

ABX464

osthol

1.4　靶向 Rev 的基因治疗

基因治疗是指目的基因导入靶细胞中与宿主基因发生整合，成为宿主细胞的遗传物质，目的基因的表达产物会对疾病产生治疗效果，即使两者不发生整合，目的基因也能够得到暂时表达，从而产生一定的治疗作用。

HIV-1 具有十分复杂的调节机制，这为设计抗病毒基因治疗方案提供了重要依据。反式激活剂（transactivator）与 HIV-1 RNA 上的相应位点结合，影响病毒的基因表达。Rev 蛋白是 HIV-1 转录物的反式激活剂，Malim 和 Cullen 根据 Rev 的结构特点，设计出了抗 HIV-1 基因治疗的细胞内免疫方案。Rev 富含亮氨酸序列的羧基端是其反式激活作用的依赖区，这个部位的突变体可作为野生型 Rev 的竞争性抑制剂。将 Rev 蛋白的 78 位（Leu 改为 Asp）、79 位（Glu 改为 Leu）氨基酸残基进行定点诱变，形成突变体 M10。此突变体具有野生型 Rev 与 RRE 结合的能力，但丧失反式激活功能，从而影响未剪接和部分剪接病毒 mRNA 的表达[151]。通过逆转录病毒载体 – 包装细胞系基因转移系统，将编码突变体 Rev M10 的基因导入宿主 T 细胞中，

稳定表达的 M10 转染细胞系可以产生 HIV 感染的抗性，并在人外周血 T 淋巴细胞中得到重复。如果安全性允许，这种方法与传统的小分子抑制剂可以一并使用。

2　展望

目前临床使用的抗 HIV 感染的药物主要是蛋白酶抑制剂和逆转录酶抑制剂，这 2 类药物极易产生耐药性和毒性，所以寻找新作用机制和不易产生耐药性的药物是当今抗艾滋病药物研究的首要任务。Rev 对 HIV 的病原性有决定作用，在抗 HIV 治疗策略中，Rev 应当作为一个优先候选靶点。目前针对此靶点的筛选模型并非十分有成效，那些有抑制活性的化合物均存在毒性较大等问题，尚无一个新药进入临床。然而，根据对分子生物学所提供的有关 Rev 功能及其相关分子间作用信息的了解，使我们合理设计并发现 Rev 蛋白的相关抑制剂成为可能。研发高效低毒的 Rev 抑制剂是今后抗艾滋病药物研究的重要方向之一。

（李震宇　曹　原　康东伟　刘新泳）

▐ 第 5 节　蛋白磷酸酶 1 对 HIV-1 转录的调节作用及其抑制剂研究 ▐

HIV-1 对细胞的感染过程包括吸附、融合、HIV-RNA 逆转录、HIV-DNA 复制和与宿主细胞 DNA 整合、HIV 转录和病毒蛋白表达、HIV-1 装配和脱壳过程。转录是病毒的整个复制周期中的关键一步，它决定病毒粒子数量可以达到的程度[152]。转录过程被 HIV-1 反式激活因子（Tat）激活，Tat 蛋白与细胞周期因子 T1（cyclin T1）依赖性激酶 9（CycT1-dependent kinase 9，CDK9）结合，磷酸化 RNA 聚合酶 II（RNAPII）和活化 HIV-1 基因的转录。在这个反式激活的过程中，有 2 步关键的磷酸化作用：一是 CDK9 自身磷酸化；二是 CDK9 磷酸化 RNAPII CTD。磷酸化作用同时受控于蛋白激酶和蛋白磷酸酶（protein phosphatase，PP）。目前对于蛋白激酶已有深入的研究，但对于蛋白磷酸酶的了解尚浅。起初蛋白磷酸酶被认为是一类非专一性的"管家"酶，随机地逆转蛋白激酶的磷酸化效应，这种观点很快被证明过于简单化。事实上，蛋白磷酸酶组成一个与蛋白激酶相平行的结构复杂多样的酶家族[153]。分子生物学研究表明，蛋白磷酸酶可对信号转导途径起正向或负向调节作用，并在一系列哺乳动物组织和细胞中发挥重

要的生理作用[13]。最近研究显示，宿主细胞蛋白磷酸酶 1（protein phosphatase 1，PP1）参与 HIV-1 转录，脱磷酸化 CDK9 或 RNAPII CTD 以增强 Tat 诱导的转录。

1　蛋白磷酸酶 1（PP1）的结构

PP1 是一种多功能丝氨酸 – 苏氨酸磷酸酶，属于一类不依赖 Mg^{2+} 的蛋白丝氨酸 – 苏氨酸磷酸酶 PPP 家族。这一类磷酸酶还包括 PP2A、PP4、PP5、PP6 与 PP2B[154]。在人体中，PP1 有 3 种相关基因编码 PP1α、PP1β/δ 和 PP1γ，且选择性剪接可以产生 γ1 和 γ2 2 个亚型。PP1 全酶是由 1 个固定不变的催化亚基和几十种不同的调节亚基或靶向亚单位（如 NIPP1、PNUTS、Sds22 等）组成，相对分子质量约为 37kD，其表面具有 3 个凹槽：酸性凹槽（acidic groove）、疏水凹槽（hydrophobic groove）和 C 末端凹槽（C-terminal groove）[155]。PP1 催化亚基及其各种调节亚基多样的相互作用决定 PP1 全酶的细胞定位、催化活性和底物特异性[156]。PP1α 在细胞质和细胞核中，而 PP1γ 则主要在细胞核内[157]。PP1 亚型不同的分布意味着在与特殊的

靶向亚单位相互作用时具有特异性，因而选择性地与不同的信号复合物结合[155,158]。

大多数与PP1相互作用的因子均含有一个被称为"RVxF"的序列，该序列可以与离PP1活性位点20Å的疏水凹槽结合。目前已有超过90个证据证明PP1与靶向亚单位通过RVxF序列相结合[158]。通过对特征性PP1相互作用蛋白进行研究，定向地提取这一序列，最终确定该序列为R/K1-2V/I［P］F/W，发现其中的［P］位置可以是除了脯氨酸以外的任何氨基酸[159]。

2　PP1 在 HIV-1 转录过程中的作用

最近多项研究表明蛋白磷酸酶在HIV-1转录过程中有着重要作用。当蛋白磷酸酶抑制剂1（nuclear inhibitor of protein phosphatase1，NIPP1）存在时，Tat介导的转录被阻断，揭示细胞PP1是HIV-1转录的正调节因子之一[160-161]。图8-15是PP1在HIV-1转录过程中的作用机制[162]。根据作用部位的不同可以分为两部分：①细胞质中与Tat的相互作用；②细胞核内与RNA聚合酶Ⅱ及CDK9的相互作用。

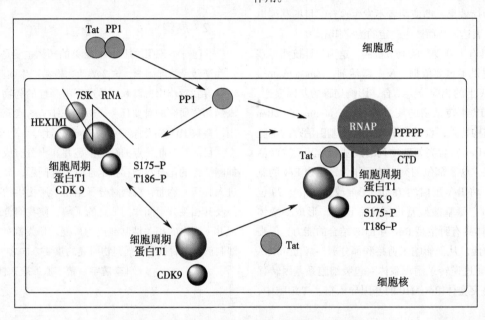

图 8-15　PP1 在 HIV-1 转录过程中的作用机制

2.1　PP1 与 Tat 的相互作用

Tat与PP1的相互作用帮助PP1进入细胞核。竞争分析法显示Tat35QACF38序列可以直接与PP1的"RVxF"结合口袋结合。Tat35QACF38突变体与PP1较强或较弱的结合都会阻断Tat诱导的HIV-1转录。如36VA/F38A突变的Tat与PP1的结合能力减小，即使它可以以CDK9/cyclin T1及RNA的反式激活应答区（TAR）有效地结合，也不能诱导激活HIV-1转录[160]。另一种突变体Tat35RVCF38突变体虽然拥有一个较好的"RVxF"结合序列，可以有效地与PP1结合，但在Tat介导的HIV-1转录中，这种突变体在功能上存在缺陷。因为在体外当PP1存在时，Tat35RVCF38突变体无法有效地与CDK9/cyclin T1结合，这表明Tat与PP1相对较强的结合可以阻止Tat与CDK9/cyclin T1的相互作用及阻断Tat诱导的转录。此外在体内对Tat与PP1相互作用的分析显示，是WT Tat而不是Tat35QACA38突变体导致PP1α在细胞核中位置的重新分布[160]。这些结果表明，Tat可以与PP1相互作用，而且这种作用对HIV-1转录十分重要。为了进一步探索Tat35QACA38与PP1的相互作用，Nakhai等构建了Tat与PP1相互结合的计算机模型[162]。

QVCF序列的NMR配合物与RVSF肽叠合显示Tat35QVCF38序列采取S-构型，与PP1：RVSF X射线衍射结构中的RVSF肽相似。QVCF肽残基与PP1表面的一个疏水沟槽结合。QVCF肽的Q35、V36和F38与PP1疏水沟中不变且高度保守的残基接触，其中F38的芳环与GM肽中的Phe残基相似。Tat与PP1复合物显示Tat与PP1的F257、C291和F293残基的相互作用。这个模型显示PP1疏水沟中一个不需要抑制PP1的活性就可抑制Tat-PP1相互作用的潜在靶向位点[162]。

2.2　PP1 的作用靶点——RNA 聚合酶 Ⅱ 和 CDK9

在Tat的帮助下进入细胞核后，PP1可能控制RNAPⅡ CTD磷酸化或CDK9 Thr186脱磷酸化。当位于CDK9的T-loop上Thr186残基磷酸化时，CDK9/cyclin T1与7SK RNA及环六亚甲基二乙酰胺诱导蛋白1（hexamethylene bis-acetamide-inducible protein1，HEXIM1）结合而活性受到抑制[163-164]。PP1对CDK9 Thr186残基脱磷酸化可以使CDK9与7SK RNA及HEXIM1分离而解除抑制[163]。随后CDK9 Thr186残基再次磷酸化，增强CDK9/cyclin T1与Tat和TAR RNA的结合，磷酸化RNAPII CTD，诱导HIV-1转录[165]。另外，PP1也可能作用于RNAPII CTD。在小鼠及

人体中，CTD 由 52 组重复的七肽组成，只有低磷酸化的 CTD 才能与起始复合物结合，在转录结束后 PP1 将高度磷酸化 CTD 的 Ser2 残基和 Ser5 残基脱磷酸化，使其可以与另一个起始复合物结合进行下一次转录[166]。

此外，最近研究发现 PP1 通过 CDK9 Ser175 残基脱磷酸化以激活 HIV-1 转录。抑制 PP1 可以使 CDK9 Ser175 残基发生特定的磷酸化，导致 CDK9 的构象发生改变，从而使 CDK9 的活性降低并抑制 RNAP Ⅱ 磷酸化进而影响 HIV-1 转录[167-168]。研究显示 CDK9 S175A 突变体可以诱导 Tat 依赖性潜伏 HIV-1 的再激活，而 CDK9 S175D 突变体作为激酶，其活性较低，但更容易形成小的 P-TEFb 复合物，特别是当 PP1 被抑制时[167]。Jonathan Karn 团队通过分子模型发现磷酸化的 CDK9 Ser175 残基可以与 Tat

Lys12 残基形成氢键，增强 Tat 与 CDK9/cyclin T1 的结合以促进转录进行[169]。这些最新的研究表明 CDK9 Ser175 残基是重新激活 HIV-1 的重要位点，对于研究治疗 HIV-1 的小分子抑制剂具有重要意义。

3　PP1 抑制剂研究进展

3.1　天然产物抑制剂

3.1.1　冈田酸

冈田酸（okadaic acid，OA）是一种 C38 的长链脂肪酸多醚衍生物，属于聚醚类海洋毒素，是从大田软海绵（*Halichondria okadai*）中分离得到的，对 PP2A 的抑制活性远高于 PP1（其 IC_{50} 分别为 1.2nmol/L 和 315nmol/L），其能够可逆性地与 PP 活性中心结合，可通透细胞[161]。

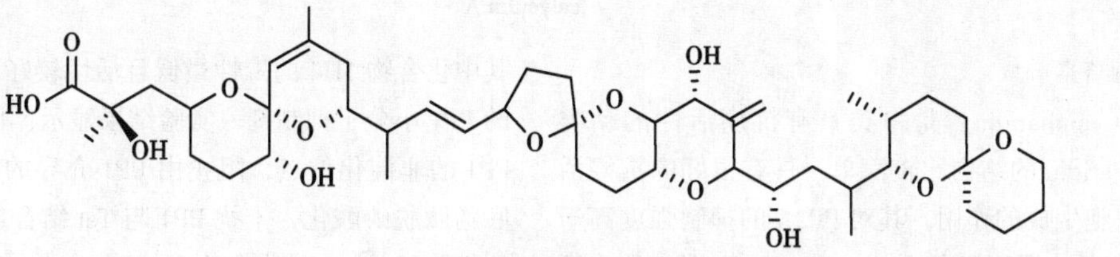

okadaic acid,OA

3.1.2　tautomycin

tautomycin 是 1987 年从链霉菌中分离得到的螺环抗生素，是一种 PP1/PP2A 的强效抑制剂。构效研究发现，tautomycin 酸酐无抑制 PP1 和 PP2A 活性的作用，含 C22~C26 的部分有抑制作用，说明 C22~C26 在抑制蛋白磷酸酶活性方面是必需的，而酸酐部分可以加强其抑制作用[170]。tautomycin 对 PP1 和 PP2A 的 IC_{50} 分别为 0.19nmol/L 和 0.94nmol/L，对 2 种蛋白磷酸酶的选择性为 4.9∶1[171]。

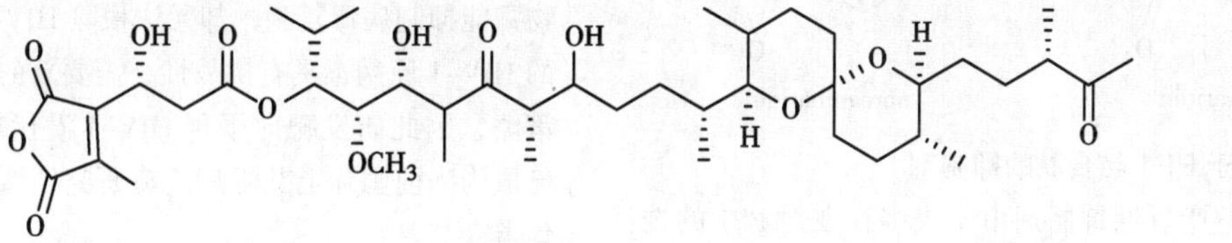

tautomycin

3.1.3　蓝绿藻类

蓝绿藻类包括微囊藻素、结瘤素和 motuporin 等，是具有环肽化学结构的小分子化合物。微囊藻素（microcystin-LR）是一组由水体中的蓝绿藻如微囊藻、鱼腥藻、颤藻及其念珠菌产生的具有亲肝特性的环状七肽毒素，其致毒机制是通过与蛋白磷酸酶中的丝/苏氨酸亚基结合，抑制蛋白磷酸酶的活性，对 PP1 及 PP2A 的选择性相同且均具有较高的亲和力[172]；motuporin 也称 nodularin-V，它是从巴布亚岛新几内亚海绵（*Theonella swinhoei*）中分离得到的，对 PP1 有很好的抑制活性，其抑制浓度 <1nmol/L。

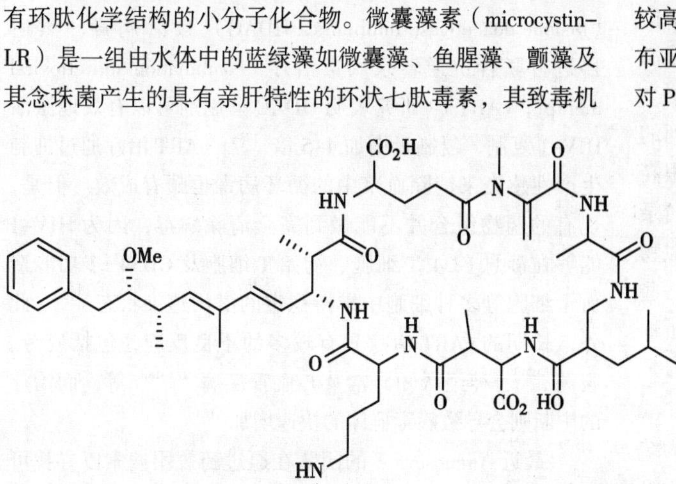

microcystin-LR

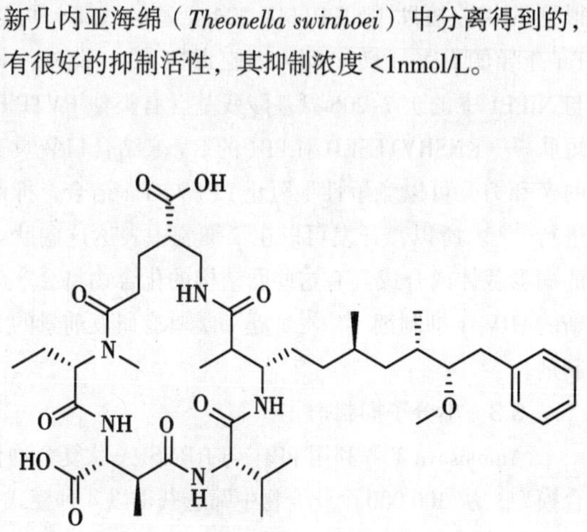

motuporin

3.1.4 花萼海绵诱癌素 A

花萼海绵诱癌素 A（calyculin A）是一种从花萼盘皮海绵中提取得到的磷酸化聚乙酰细胞毒素，对 PP1 及 PP2A 的选择性相同，其 IC_{50} 分别为 1.4nmol/L 和 2.6nmol/L。构效关系研究发现其结构中的 17- 磷酸基、13- 羟基及四烯部分是发挥其抑制活性的关键[173]。

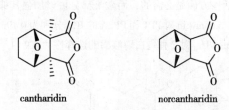

calyculin A

3.1.5 斑蝥素

斑蝥素（cantharidin）是一类具有抗癌活性的萜类抑制剂。cantharidin 的结构比较简单，具有很好的抗癌活性和促进白细胞生成的作用，其对 PP2A 的抑制强度高于 PP1。此外改良的去甲斑蝥素（norcantharidin）类似物也可抑制 PP1 和 PP2A，且毒性比 cantharidin 低，是一类具有较好开发前景的先导化合物[162]。

cantharidin   norcantharidin

3.2 基于 PP1 结合肽的抑制剂

上述 5 类竞争性抑制剂由于大多存在对 PP1 的选择性低且毒性高等问题，故被用于 HIV-1 治疗中的可能性减小。相反，基于 PP1 结合肽的抑制剂因只作用于细胞质中的一小部分 PP1，因此其不会产生较广泛的毒性，为开发新的 HIV-1 抑制剂提供了新方向。研究显示，从 NIPP1 中得到的相关短肽（NIPP1143~224 氨基酸残基）可以抑制 Tat 介导的 HIV-1 转录而无细胞毒性[174]。此外，另一个与 NIPP1 中的 197~206 氨基酸残基含有类似 RVTF 序列的短肽——KNSRVTFSED 对 PP1 的 RVxF 结合口袋具有很高的亲和力，可以竞争性地阻止 PP1 与 Tat 结合，抑制转录进行[158]。所以，开发可以在 T 细胞中表达这些肽类似物的病毒载体或合成具有这些肽结构的化合物将会产生一些新的 HIV-1 抑制剂[162, 175]，是一类具有研发前景的 PP1 抑制剂。

3.3 小分子抑制剂

Ammosova T 等利用 PP1γ 与 RRVSFA 肽复合物作为结合模型，从 300 000 个化合物中筛选获得以 4 种模式与 PP1 结合的 262 个化合物。对这 262 个化合物进行进一步的细胞实验，8 个化合物抑制 HIV-1 转录的 IC_{50} 低于 15μmol/L，

其中化合物 1H4 的毒性最低且活性较好，是第一个被报道的 PP1 小分子抑制剂。实验结果显示，化合物 1H4 作用于 PP1 的非催化位点，阻止由 PP1 介导的含有 RVxF 序列的底物肽脱磷酸化，干扰 PP1 与 Tat 结合进而阻止 PP1 转移到细胞核[176]。对化合物 1H4 进行进一步修饰，得到化合物 1E7-03，其 IC_{50} 比化合物 1H4 低 5 倍（IC_{50}=2μmol/L）且无明显的细胞毒性[177]。

4 以 PP1 为靶点的 HIV-1 潜伏感染激活剂

尽管现有的抗逆转录病毒治疗非常有效，但这些药物只能抑制病毒复制，却无法根除 HIV-1 感染。根除潜伏的 HIV-1 原病毒具有挑战性，需要新的生物学观点和治疗策略，因此研发靶向干预 HIV-1 潜伏期的新型治疗技术已成为当前国际上艾滋病治愈研究领域的发展趋势和研究焦点。

目前有种"先激活再杀死"（kick-and-kill）的治疗方法旨在逆转 HIV-1 的潜伏期，从而彻底清除体内的 HIV-1 病毒。该疗法中先用组蛋白脱乙酰基酶抑制剂（histone deacetylase inhibitors，HDAC）激活病毒，然后再进行联合抗逆转录病毒治疗（combination antiretroviral therapy，cART）。研究表明 HDAC 抑制剂可以有效地激活 HIV-1 复制，复制量增加 4~5 倍[178]。cART 治疗通过抑制生产性感染来消除血浆中的循环病毒也颇有成效。但是，现有的药物组合并不能做到完全清除病毒，因为 HIV-1 能够在静息 CD4⁺ T 细胞、初始 T 细胞及 CD34⁺ 多功能造血干细胞等多种细胞中维持稳定的潜伏感染状态[179]。此外，长期的 cART 治疗具有较多的不良反应，包括疲劳、腹泻[180]、神经认知异常及心血管疾病[181-182]等，而治疗的中断则会导致病毒群体的快速增加[183]。

最近 Ammosova T 的团队在通过药效团搜索以寻找可替代上述小分子抑制剂如 1H4 的吖啶骨架中芳香部分的化学骨架时，发现了一系列磺胺类似物可以在无明显毒性的

浓度下增强 HIV-1 感染[184]。将这些化合物在潜在感染的原发性 CD4+T 细胞中进行测试，结果显示部分化合物具有激活 HIV-1 的效应，表明这些化合物可以在"先激活再杀死"治疗策略中起作用。其中 SMAP P1（small molecule activating PP1，SMAPP1）可以诱导 HIV-1 转录和重新激活潜在的 HIV-1 原病毒，增强 CDK9 残基 Ser90 和 Thr186 磷酸化，在体外激活 PP1，并进而在处理的 T 细胞中诱导 PP1 调节亚基 Sds22 的表达。SMAPP1 与 PP1 的作用模式显示其与 PP1 的 C 末端凹槽相结合[184]。SMAPP1 是小分子靶向 PP1 诱导 HIV-1 转录的第一个化合物，是研究与 cART 药物一起联合使用以防止病毒反弹的新方向。

SMAPP1

5　结语

蛋白磷酸酶是一大类控制人体蛋白质去磷酸化的关键酶，发挥与蛋白激酶的磷酸化拮抗或协同作用，这种协调作用决定着细胞内信号转导过程，进而对细胞生长、分化、代谢、细胞周期以及基因转录等多个方面进行调节，近年来已成为研究热点。PP1 是 Tat 介导的 HIV-1 转录的正调节因子，在 HIV-1 转录过程中与 Tat 相作用并控制 RNA 聚合酶 Ⅱ 或 CDK9 脱磷酸化，靶向 PP1 的抑制 HIV-1 转录过程成为抗 HIV-1 抑制剂研究的一个新方向。目前大多数 PP1 抑制剂存在选择性低和毒性较高等缺点，而基于 PP1 结合肽的抑制剂选择性好且不具有较大的毒性，具有较好的开发前景。

目前对 Tat-PP1-CDK9 相互作用的认识仍不全面，其机制需要进一步的探明。而 Tat-PP1 相互作用分子模型的建立为靶向 PP1 及其相关转录过程抑制剂的合理药物设计提供了理论依据。此外，近期的研究也表明 PP1 是 HIV-1 潜伏感染激活剂的潜在靶点。

（王　珺　展　鹏　刘新泳）

■ 参考文献 ■

［1］白如珺,刘新泳.HIV-1 转录反式激活及其抑制剂[J].药学学报,2006,41(4):289-295

［2］曹原,刘新泳.Rev 蛋白:抗 HIV-1 感染的新靶点[J].生命的化学,2006,26(4):294-297

［3］白如珺,刘新泳.Tat 蛋白 - 治疗 HIV-1 感染的新靶点[J].生命的化学,2005(06):457-460

［4］吴润东,刘光明,庞伟.HIV 潜伏感染激活剂研究进展[J].中国药理学通报,2014,30(1):1-6

［5］WANG Z,ZANG C,CUI K,et al.Genome-wide mapping of HATs and HDACs reveals distinct functions in active and inactive genes [J].Cell,2009,138(5):1019-1031

［6］KEEDY K S,ARCHIN N M,GATES A T,et al.A limited group of class I histone deacetylases acts to repress human immunodeficiency virus type 1 expression [J].Journal of Virology,2009,83(10):4749-4756

［7］WILLIAMS S A,GREENE W C.Regulation of HIV-1 latency by T-cell activation [J].Cytokine,2007,39(1):63-74

［8］BABA M.Inhibitors of HIV-1 gene expression and transcription [J].Current Topics in Medicinal Chemistry,2004,4(9):871-882

［9］TYAGI M,PEARSON R J,KARN J.Establishment of HIV latency in primary CD4+ cells is due to epigenetic transcriptional silencing and P-TEFb restriction [J].Journal of Virology,2010,84(13):6425-6437

［10］SUZUKI M M,BIRD A.DNA methylation landscapes:provocative insights from epigenomics [J].Nature Reviews Genetics,2008,9(6):465-476

［11］CHOUDHARY S K,MARGOLIS D M.Curing HIV:Pharmacologic approaches to target HIV-1 latency [J].Pharmacology and Toxicology,2011,51(51):397-418

［12］LINT C V,BOUCHAT S,MARCELLO A.HIV-1 transcription and latency:an update [J].Retrovirology,2013,10(1):1-38

［13］BANNWARTH S,GATIGNOL A.HIV-1 TAR RNA:the target of molecular interactions between the virus and its host [J].Current HIV Research,2005,3(3):61-71

［14］GARRIGA J,GRAÑA X.Cellular control of gene expression by T-type cyclin/CDK9 complexes [J].Gene,2004,337(35):15-23

［15］KOBOR M S,GREENBLATT J.Regulation of transcription elongation by phosphorylation [J].Biochimica Et Biophysica Acta,2002,1577(1577):261-275

［16］RICHTER S,PING Y H,RANA T M.TAR RNA loop:A scaffold for the assembly of a regulatory switch in HIV replication [J].Proceedings of the National Academy of Sciences,2002,99(12):7928-7933

［17］MONTEMBAULT M,VO-THANH G,DEYINE A,et al.A Possible improvement for structure-based drug design illustrated by the discovery of a Tat HIV-1 inhibitor [J].ChemInform,2004,14(30):1543-1546

［18］KREBS A,LUDWIG V,BODEN O,et al.Targeting the HIV trans-activation responsive region—approaches towards RNA-binding drugs [J].ChemInform,2003,4(49):972-978

[19] PITT S W,MAJUMDAR A,SERGANOV A,et al.Argininamide binding arrests global motions in HIV-1 TAR RNA:comparison with Mg2+-induced conformational stabilization [J].Journal of Molecular Biology,2004,338(1):7-16

[20] RICHTER S,CAO H,RANA T M.Specific HIV-1 TAR RNA loop sequence and functional groups are required for human cyclin T1-Tat-TAR ternary complex formation [J].Biochemistry,2002,41(20):6391-6397

[21] ZHANG H S,ZHOU Y,WU M R,et al.Resveratrol inhibited Tat-induced HIV-1 LTR transactivation via NAD(+)-dependent SIRT1 activity [J].Life Sciences,2009,85(13-14):484-489

[22] 艾菁,王丽梅,夏威,等.Tat 蛋白结构与功能的研究进展[J].细胞与分子免疫学杂志,2005,21(s1):133-135

[23] RICHTER S N,PALÙG.Inhibitors of HIV-1 Tat-mediated transactivation [J].Current Medicinal Chemistry,2006,13(11):1305-1315

[24] 张传明,肖志艳,胡春,等.HIV-1 反式激活抑制剂的研究进展[J].中国药物化学杂志,2008,18(6):461-467

[25] JR J M P,GRÉGOIRE C,OPI S,et al.¹H-¹³C nuclear magnetic resonance assignment and structural characterization of HIV-1 Tat protein [J].Comptes rendus de l'Académie des sciences Série Ⅲ,Sciences de la vie,2000,323(10):883-894

[26] BIENIASZ P D,GRDINA T A,BOGERD H P,et al.Analysis of the effect of natural sequence variation in Tat and in cyclin T on the formation and RNA binding properties of Tat-cyclin T complexes [J].Journal of Virology,1999,73(7):5777-5786

[27] PANTANO S,TYAGI M,GIACCA M,et al.Amino acid modification in the HIV-1 Tat basic domain:insights from molecular dynamics and in vivo functional studies [J].Journal of Molecular Biology,2002,318(5):1331-1339

[28] GIACCA M.The HIV-1 Tat protein:a multifaceted target for novel therapeutic opportunities [J].Current Drug Targets Immune Endocrine & Metabolic Disorders,2004,4(4):277-285

[29] OUELLET D L,PLANTE I,LANDRY P,et al.Identification of functional microRNAs released through asymmetrical processing of HIV-1 TAR element [J].Nucleic Acids Research,2008,36(7):2353-2365

[30] KLASE Z,WINOGRAD R,DAVIS J,et al.HIV-1 TAR miRNA protects against apoptosis by altering cellular gene expression [J].Retrovirology,2009,6(1):1-17

[31] CHRISTENSEN H S,DAHER A,SOYE K J,et al.Small interfering RNAs against the TAR RNA binding protein,TRBP,a Dicer cofactor,inhibit human immunodeficiency virus type 1 long terminal repeat expression and viral production [J].Journal of Virology,2007,81(10):5121-5131

[32] 林晓燕,杨怡姝,曾毅.TAR RNA 结合蛋白在 HIV-1 感染中的作用[J].中国生物化学与分子生物学报,2010(10):886-891

[33] 孙晓娜,杨怡姝,曾毅.反式激活应答元件 RNA 在 HIV-1 感染中的作用[J].中国生物化学与分子生物学报,2010,26(4):301-305

[34] DAS C,EDGCOMB S P,PETERANDERL R,et al.Evidence for conformational flexibility in the Tat-TAR recognition motif of cyclin T1 [J].Virology,2004,318(1):306-317

[35] DANDEKAR D H,GANESH K N,MITRA D.HIV-1 Tat directly binds to NFkappaB enhancer sequence:role in viral and cellular gene expression [J].Nucleic Acids Research,2004,32(4):1270-1278

[36] LI Q,PETERLIN B M.Genetic analysis of P-TEFb function via heterologous nucleic acid tethering systems [J].Methods,2009,48(4):375-380

[37] DENG L,AMMOSOVA T,PUMFERY A,et al.HIV-1 Tat interaction with RNA polymerase II C-terminal domain(CTD) and a dynamic association with CDK2 induce CTD phosphorylation and transcription from HIV-1 promoter [J].Journal of Biological Chemistry,2002,277(37):33922-33929

[38] ALI A,GHOSH A,NATHANS R S,et al.Cover Picture:Identification of Flavopiridol Analogues that Selectively Inhibit Positive Transcription Elongation Factor(P-TEFb) and Block HIV-1 Replication(ChemBioChem 12/2009) [J].ChemBioChem,2009,10(12):2072-2080

[39] LI W,LI G,STEINER J,et al.Role of Tat protein in HIV neuropathogenesis [J].Neurotoxicity Research,2009,16(3):205-220

[40] AGRAWAL L,LU X,JIN Q,et al.Anti-HIV therapy:Current and future directions[J].Current Pharmaceutical Design,2006,12(16):2031-2055

[41] 刘振龙,李晓宇,张全,等.以病毒 RNA 核转运为靶点的抗 HIV-1 药物筛选模型的建立[C]第十一届全国抗生素(微生物药物)学术会议.2009.

[42] FAVARO J P,BORG K T,ARRIGO S J,et al.Effect of Rev on the intranuclear localization of HIV-1 unspliced RNA [J].Virology,1998,249(2):286-296

[43] PERALES C,CARRASCO L,GONZÀLEZ M E.Regulation of HIV-1 env mRNA translation by Rev protein [J].Biochimica Et Biophysica Acta,2005,1743(1-2):169-175

[44] HOPE T J.The ins and outs of HIV Rev [J].Archives of Biochemistry & Biophysics,1999,365(2):186-191

［45］IZAURRALDE E,KUTAY U,KOBBE C V,et al.The asymmetric distribution of the constituents of the Ran system is essential for transport into and out of the nucleus［J］.Embo Journal,1997,16(21):6535-6547

［46］IZAURRALDE E,ADAM S.Transport of macromolecules between the nucleus and the cytoplasm［J］.Rna-a Publication of the Rna Society,1998,4(4):351-364

［47］ARNOLD M,NATH A,HAUBER J,et al.Multiple importins function as nuclear transport receptors for the Rev protein of human immunodeficiency virus type 1［J］.Journal of Biological Chemistry,2006,281(30):20883-20890

［48］COCHRANE A.Controlling HIV-1 Rev function［J］.Current Drug Targets Immune Endocrine & Metabolic Disorders,2004,4(4):287-295

［49］CULLEN B R.Nuclear mRNA export:insights from virology［J］.Trends in Biochemical Sciences,2003,28(8):419-424

［50］WEIS K.Nucleocytoplasmic transport:cargo trafficking across the border［J］.Current Opinion in Cell Biology,2002,14(3):328-335

［51］NAKATANI K,HORIE S,GOTO Y,et al.Evaluation of mismatch-binding ligands as inhibitors for Rev-RRE interaction［J］.Bioorganic & Medicinal Chemistry,2006,14(15):5384-5388

［52］LESNIK E A,SAMPATH R,ECKER D J.Rev response elements(RRE)in lentiviruses:An RNAMotif algorithm-based strategy for RRE prediction［J］.Medicinal Research Reviews,2002,22(6):617-636

［53］SURENDRAN R,HERMAN P,CHENG Z,et al.HIV Rev self-assembly is linked to a molten-globule to compact structural transition［J］.Biophysical Chemistry,2004,108(3):101-119

［54］于明艳,刘新泳.HIV-1 的转录因子 NF-κB 及其抑制剂的研究进展［J］.药学学报,2007,42(10):1007-1012

［55］MINGYAN Y,XINYONG L,DE C E.NF-kappaB:the inducible factors of HIV-1 transcription and their inhibitors［J］.Mini Reviews in Medicinal Chemistry,2009,9(1):60-69

［56］CARY D C,FUJINAGA K,PETERLIN B M.Molecular mechanisms of HIV latency［J］.Journal of Clinical Investigation,2016,56:1-7

［57］Carmody R J,Chen Y H.Nuclear Factor-κB:Activation and Regulation during Toll-Like Receptor Signaling［J］.中国免疫学杂志(英文版),2007,4(1):31-41

［58］LIANG Y,ZHOU Y,SHEN P.NF-κB and its regulation on the immune system［J］.中国免疫学杂志(英文版),2004,1(5):343-350

［59］KRAPPMANN D,SCHEIDEREIT C.A pervasive role of ubiquitin conjugation in activation and termination of IkappaB kinase pathways［J］.EMBO Reports,2005,6(4):321-326

［60］CHAN J K,GREENE W C.Dynamic roles for NF-κB in HTLV-I and HIV-1 retroviral pathogenesis［J］.Immunological Reviews,2012,246(1):286-310

［61］SEBBAN H,COURTOIS G.NF-kappaB and inflammation in genetic disease［J］.Biochemical Pharmacology,2006,72(9):1153-1160

［62］CLIFTON D R,RYDKINA E,FREEMAN R S,et al.NF-κB activation during rickettsia rickettsii infection of endothelial cells involves the activation of catalytic IκB kinases IKKα and IKKβ and phosphorylation-proteolysis of the inhibitor protein IκBα［J］.Infection & Immunity,2005,73(1):155-165

［63］SCHULZE-LUEHRMANN J,GHOSH S.Antigen-receptor signaling to nuclear factor kappa B［J］.Immunity,2006,25(25):701-715

［64］CHEN Z J.Ubiquitin Signaling in the NF-κB Pathway［J］.Nature Cell Biology,2005,7(8):758-765

［65］PENG Y,POWER M R,LI B,et al.Inhibition of IKK down-regulates antigen + IgE-induced TNF production by mast cells:a role for the IKK-IκB-NF-κB pathway in IgE-dependent mast cell activation［J］.Journal of Leukocyte Biology,2005,77(6):975-983

［66］PEREIRA L A,BENTLEY K,PEETERS A,et al.A compilation of cellular transcription factor interactions with the HIV-1 LTR promoter［J］.Nucleic Acids Research,2000,28(3):663-668

［67］WEST M J,LOWE A D,KARN J.Activation of human immunodeficiency virus transcription in T cells revisited:NF-κB p65 stimulates transcriptional elongation［J］.Journal of Virology,2001,75(18):8524-8537

［68］BREN G D,WHITMAN J,CUMMINS N,et al.Infected Cell Killing by HIV-1 Protease Promotes NF-κB Dependent HIV-1 Replication［J］.PLoS One,2008,3(5):1355-1365

［69］BABA M.Recent status of HIV-1 gene expression inhibitors［J］.Antiviral Research,2006,71(2-3):301-306

［70］CARNEGIE G K,SCOTT J D.A-kinase anchoring proteins and neuronal signaling mechanisms［J］.Genes & Development,2003,17(13):1557-1568

［71］OKAZAKI T,SAKON S,SASAZUKI T,et al.Phosphorylation of serine 276 is essential for p65 NF-kappaB subunit-dependent cellular responses［J］.Biochemical & Biophysical Research Communications,2003,300(4):807-812

［72］BIRBACH A,GOLD P,BINDER B R,et al.Signaling molecules of the NF-kappa B pathway shuttle constitutively between cytoplasm and nucleus［J］.Journal of Biological Chemistry,2002,277(13):10842-10851

［73］ SUCHAUD V,BAILLY F,LION C,et al.Development of a series of 3-hydroxyquinolin-2(1H)-ones as selective inhibitors of HIV-1 reverse transcriptase associated RNase H activity［J］.Bioorganic & Medicinal Chemistry Letters,2012,22(12):3988-3992

［74］ GAO N,ASAMITSU K,HIBI Y,et al.AKIP1 enhances NF-kappaB-dependent gene expression by promoting the nuclear retention and phosphorylation of p65［J］.Journal of Biological Chemistry,2008,283(12):7834-7843

［75］ WILLIAMS S A,CHEN L F,KWON H,et al.NF-κB p50 promotes HIV latency through HDAC recruitment and repression of transcriptional initiation［J］.Embo Journal,2006,25(1):139-149

［76］ MOLLACE V,NOTTET H S L M,CLAYETTE P,et al.Oxidative stress and neuroAIDS:triggers,modulators and novel antioxidants［J］.Trends in Neurosciences,2001,24(7):411-416

［77］ LEE R,BEAUPARLANT P,ELFORD H,et al.Selective inhibition of l kappaB alpha phosphorylation and HIV-1 LTR-directed gene expression by novel antioxidant compounds［J］.Virology,1997,234(2):277-290

［78］ BISWAS D K,AHLERS C M,DEZUBE B J,et al.Pentoxifylline and other protein kinase C inhibitors down-regulate HIV-LTR NF-kappa B induced gene expression［J］.Molecular Medicine,1994,1(1):31-43

［79］ QATSHA K A,RUDOLPH C,MARMÉ D,et al.Go 6976,a selective inhibitor of protein kinase C,is a potent antagonist of human immunodeficiency virus 1 induction from latent/low-level-producing reservoir cells in vitro［J］.Proceedings of the National Academy of Sciences,1993,90(10):4674-4678

［80］ MHASHILKAR A M,BISWAS D K,LAVECCHIO J,et al.Inhibition of human immunodeficiency virus type 1 replication in vitro by a novel combination of anti-Tat single-chain intrabodies and NF-kappa B antagonists［J］.Journal of Virology,1997,71(9):6486-6494

［81］ VICTORIANO A F,ASAMITSU K,HIBI Y,et al.Inhibition of human immunodeficiency virus type 1 replication in latently infected cells by a novel IkappaB kinase inhibitor［J］.Antimicrobial Agents & Chemotherapy,2006,50(2):547-555

［82］ HISCOTT J,KWON H,GÉNIN P.Hostile takeovers:viral appropriation of the NF-kappaB pathway［J］.Journal of Clinical Investigation,2001,107(2):143-151

［83］ BONIZZI G,KARIN M.The two NF-kappaB activation pathways and their role in innate and adaptive immunity［J］.Trends in Immunology,2004,25(6):280-288

［84］ AMICIA C,BELARDO G,ROZERA C,et al.Inhibition of herpesvirus-induced HIV-1 replication by cyclopentenone prostaglandins:role of IkappaB kinase(IKK)［J］.Aids,2004,18(9):1271-1280

［85］ MORIUCHI M,YOSHIMINE H,OISHI K,et al.Norepinephrine inhibits human immunodeficiency virus type-1 infection through the NF-kappaB inactivation［J］.Virology,2006,345(1):167-173

［86］ SHARMA R K,OTSUKA M,PANDE V,et al.Evans Blue is an inhibitor of nuclear factor-kappa B(NF-kappaB)-DNA binding［J］.ChemInform,2005,36(15):6123-6127

［87］ STEVENS M,PANNECOUQUE C C E,BALZARINI J.Pyridine N-oxide derivatives inhibit viral transactivation by interfering with NF-kappaB binding［J］.Biochemical Pharmacology,2006,71(8):1122-1135

［88］ STEVENS M,PANNECOUQUE C,DE C E.Inhibition of Human Immunodeficiency Virus by a New Class of Pyridine Oxide Derivatives［J］.Antimicrobial Agents & Chemotherapy,2003,47(9):2951-2957

［89］ BALZARINI J,STEVENS M,DE C E,et al.Pyridine N-oxide derivatives:unusual anti-HIV compounds with multiple mechanisms of antiviral action［J］.Journal of Antimicrobial Chemotherapy,2005,55(2):135-138

［90］ MONKS N R,BISWAS D K,PARDEE A B.Blocking anti-apoptosis as a strategy for cancer chemotherapy:NF-kappaB as a target［J］.Journal of Cellular Biochemistry,2004,92(4):646-650

［91］ STEVENS M,BALZARINI J,TABARRINI O,et al.Cell-dependent interference of a series of new 6-aminoquinolone derivatives with viral(HIV/CMV)transactivation［J］.Journal of Antimicrobial Chemotherapy,2005,56(5):847-855

［92］ KUMARI N,IORDANSKIY S,KOVALSKYY D,et al.Phenyl-1-pyridin-2yl-ethanone-based iron chelators increase IkappaB-alpha expression,modulate CDK2 and CDK9 activities,and inhibit HIV-1 transcription［J］.Antimicrob Agents Chemother,2014,58(11):6558-6571

［93］ MÁRQUEZ N,SANCHO R,BEDOYA L M,et al.Mesuol,a natural occurring 4-phenylcoumarin,inhibits HIV-1 replication by targeting the NF-kappaB pathway［J］.Antiviral Research,2005,66(2-3):137-145

［94］ SANCHO R,DE L V L,MACHO A,et al.Mechanisms of HIV-1 inhibition by the lipid mediator N-arachidonoyldopamine［J］.Journal of Immunology,2005,175(6):3990-3999

［95］ JIANG G,MENDES E A,KAISER P,et al.Synergistic Reactivation of Latent HIV Expression by Ingenol-3-Angelate,PEP005,Targeted NF-κB Signaling in Combination with JQ1 Induced p-TEFb Activation［J］.PLoS Pathogens,2015,11(7):e1005066

［96］ MIYAKE A,ISHIDA T,YAMAGISHI M,et al.Inhibition of active HIV-1 replication by NF-kappaB inhibitor DHMEQ［J］.

Microbes Infect,2010,12(5):400-408

［97］HAO Y,ZHANG Y,XIN Z,et al.Selective Histonedeacetylase Inhibitor M344 Intervenes in HIV-1 Latency through Increasing Histone Acetylation and Activation of NF-kappaB［J］.PLoS One,2012,7(11):e48832

［98］GELUS N,BAILLY C,HAMY F,et al.Inhibition of HIV-1 Tat-TAR interaction by diphenylfuran derivatives:effects of the terminal basic side chains［J］.Bioorganic & Medicinal Chemistry,1999,7(6):1089-1096

［99］RICHTER S,PAROLIN C,GATTO B,et al.Inhibition of human immunodeficiency virus type 1 tat-trans-activation-responsive region interaction by an antiviral quinolone derivative［J］.Antimicrobial Agents & Chemotherapy,2004,48(5):1895-1899

［100］汤雁波,张传明,方成,等.2H-1,4-苯并二氮-2-酮类HIV-1转录抑制剂的设计、合成及活性研究[J].药学学报,2011(6):688-694

［101］MEDIOUNI S,JABLONSKI J,PARIS J J,et al.Didehydro-cortistatin A inhibits HIV-1 Tat mediated neuroinflammation and prevents potentiation of cocaine reward in Tat transgenic mice［J］.Current HIV Research,2015,13(1):64-79

［102］MOUSSEAU G,CLEMENTZ M A,BAKEMAN W N,et al.An analog of the natural steroidal alkaloid cortistatin A potently suppresses Tat-dependent HIV transcription［J］.Cell Host & Microbe,2012,12(1):97-108

［103］KIM B O,LIU Y,RUAN Y,et al.Neuropathologies in transgenic mice expressing human immunodeficiency virus type 1 Tat protein under the regulation of the astrocyte-specific glial fibrillary acidic protein promoter and doxycycline［J］.American Journal of Pathology,2003,162(5):1693-1707

［104］LIU Q.Triptolide and its expanding multiple pharmacological functions［J］.International Immunopharmacology,2011,11(3):377-383

［105］WAN Z,CHEN X.Triptolide inhibits human immunodeficiency virus type 1 replication by promoting proteasomal degradation of Tat protein［J］.Retrovirology,2014,11(1):1-13

［106］GUENDEL I,IORDANSKIY S,VAN D R,et al.Novel neuroprotective GSK-3β inhibitor restricts Tat-mediated HIV-1 replication［J］.Journal of Virology,2014,88(2):1189-1208

［107］DAVIS B,AFSHAR M,VARANI G,et al.Rational Design of Inhibitors of HIV-1 TAR RNA through the Stabilisation of Electrostatic "Hot Spots" ☆［J］.Journal of Molecular Biology,2004,336(2):343-356

［108］PAROLIN C,GATTO B,VECCHIO C D,et al.New anti-human immunodeficiency virus type 1 6-aminoquinolones:mechanism of action［J］.Antimicrobial Agents & Chemotherapy,2003,47(3):889-896

［109］AOKI S,KIMURA E.Recent progress in artificial receptors for phosphate anions in aqueous solution［J］.Journal of Biotechnology,2002,90(2):129-155

［110］DU Z,LIND K E,JAMES T L.Structure of TAR RNA Complexed with a Tat-TAR Interaction Nanomolar Inhibitor that Was Identified by Computational Screening［J］.Chemistry & Biology,2002,9(6):707-712

［111］YU X,LIN W,LI J,et al.Synthesis and Biological Evaluation of Novel β-Carboline Derivatives as Tat-TAR Interaction Inhibitors［J］.ChemInform,2004,14(39):3127-3130

［112］MURCHIE A I,DAVIS B,ISEL C,et al.Structure-based drug design targeting an inactive RNA conformation:exploiting the flexibility of HIV-1 TAR RNA［J］.Journal of Molecular Biology,2004,336(3):625-638

［113］MEI H Y,CUI M,HELDSINGER A,et al.Inhibitors of Protein-RNA Complexation That Target the RNA:Specific Recognition of Human Immunodeficiency Virus Type 1 TAR RNA by Small Organic Molecules［J］.Biochemistry,1998,37(40):14204-14212

［114］LAPIDOT A,LITOVCHICK A.Novel HIV Tat antagonists［J］.Drug Development Research,2000,50(3-4):502-515

［115］WANG M,XU Z,TU P,et al.α,α-Trehalose derivatives bearing guanidino groups as inhibitors to HIV-1 Tat-TAR RNA interaction in human cells［J］.Bioorganic & Medicinal Chemistry Letters,2004,14(10):2585-2588

［116］TOULMÉ J J,DI P C,BOUCARD D.Regulating eukaryotic gene expression with aptamers［J］.FEBS Letters,2004,567(1):55-62

［117］MEI H Y,MACK D P,GALAN A A,et al.Discovery of selective,small-molecule inhibitors of RNA complexes—I.The Tat protein/TAR RNA complexes required for HIV-1 transcription［J］.Bioorganic & Medicinal Chemistry,1997,5(6):1173-1184

［118］FILIKOV A V,MOHAN V.Identification of ligands for RNA targets via structure-based virtual screening:HIV-1 TAR［J］.Journal of Computer-Aided Molecular Design,2000,14(6):593-610

［119］JOLY J P,MATA G,ELDIN P,et al.Artificial nucleobase-amino acid conjugates:a new class of TAR RNA binding agents［J］.Chemistry-a European Journal,2014,20(7):2071-2079

［120］HAMMA T,SALEH A,HUQ I,et al.Inhibition of HIV tat-TAR interactions by an antisense oligo-2'-O-methylribonucleoside methylphosphonate［J］.Bioorganic & Medicinal Chemistry Letters,2003,13(11):1845-1848

［121］KAUSHIK N,BASU A,PANDEY V N.Inhibition of HIV-1 replication by anti-trans-activation responsive polyamide nucleotide analog [J].Antiviral Research,2002,56(1):13-27

[122] TERREUX R,PAIROT S,CABROL-BASS D,et al.Interaction of new PNA-based molecules with TAR RNA of HIV-1:molecular modelling and biological evaluation 1 [J].Journal of Molecular Graphics & Modelling,2001,19(6):614-615

[123] FROEYEN M,HERDEWIJN P.RNA as a target for drug design,the example of Tat-TAR interaction [J].Current Topics in Medicinal Chemistry,2002,2(10):1123-1145

[124] HAMY F,FELDER E R,HEIZMANN G,et al.An inhibitor of the Tat/TAR RNA interaction that effectively suppresses HIV-1 replication [J].Proceedings of the National Academy of Sciences of the United States of America,1997,94(8):3548-3553

[125] KLIMKAIT T,FELDER E R,ALBRECHT G,et al.Rational optimization of a HIV-1 Tat inhibitor:Rapid progress on combinatorial lead structures [J].Biotechnology and Bioengineering,1999,61(3):155-168

[126] TAMILARASU N,HUQ I,RANA T M.Targeting RNA with peptidomimetic oligomers in human cells [J].Bioorganic & Medicinal Chemistry Letters,2001,11(4):505-507

[127] TAMILARASU N,HUQ I,RANA T M.Design,synthesis,and biological activity of a cyclic peptide:An inhibitor of HIV-1 tat-TAR interactions in human cells [J].Bioorganic & Medicinal Chemistry Letters,2000,10(9):971-974

[128] SADAIE M R,MAYNER R,DONIGER J.A novel approach to develop anti-HIV drugs:adapting non-nucleoside anticancer chemotherapeutics [J].Antiviral Research,2004,61(1):1-18

[129] HSU M C,DHINGRA U,EARLEY J V,et al.Inhibition of type 1 human immunodeficiency virus replication by a tat antagonist to which the virus remains sensitive after prolonged exposure in vitro [J].Proceedings of the National Academy of Sciences,1993,90(14):6395-6399

[130] KUTSCH O,LEVY D N,BATES P J,et al.Bis-Anthracycline Antibiotics Inhibit Human Immunodeficiency Virus Type 1 Transcription [J].Antimicrobial Agents & Chemotherapy,2004,48(5):1652-1663

[131] JAYASURIYA H,LINGHAM R B,GRAHAM P,et al.Durhamycin A,a Potent Inhibitor of HIV Tat Transactivation [J].Journal of Natural Products,2002,65(8):1091-1095

[132] STEVENS M,DE C E,BALZARINI J.The regulation of HIV-1 transcription:molecular targets for chemotherapeutic intervention [J].Medicinal Research Reviews,2006,26(5):595-625

[133] HAMASAKI T,OKAMOTO M,BABA M.Identification of novel inhibitors of human immunodeficiency virus type 1 replication by in silico screening targeting cyclin T1/Tat interaction [J].Antimicrobial Agents & Chemotherapy,2012,57(3):1323-1331

[134] MELANIE O M G,QIANG Z.The Control of HIV Transcription:Keeping RNA Polymerase II on Track [J].Cell Host & Microbe,2011,10(10):426-435

[135] MCNAMARA L A,GANESH J A,COLLINS K L.Latent HIV-1 Infection Occurs in Multiple Subsets of Hematopoietic Progenitor Cells and Is Reversed by NF-κB Activation [J].Journal of Virology,2012,86(17):9337-9350

[136] MASSARI S,SABATINI S,TABARRINI O.Blocking HIV-1 replication by targeting the Tat-hijacked transcriptional machinery [J].Current Pharmaceutical Design,2013,19(10):1860-1879

[137] KUDO N,WOLFF B,SEKIMOTO T,et al.Leptomycin B Inhibition of Signal-Mediated Nuclear Export by Direct Binding to CRM1 [J].Experimental Cell Research,1998,242(2):540-547

[138] DAELEMANS D,AFONINA E,NILSSON J,et al.A synthetic HIV-1 Rev inhibitor interfering with the CRM1-mediated nuclear export [J].Proceedings of the National Academy of Sciences of the United States of America,2002,99(22):14440-14445

[139] CLERCQ E D.New Approaches Toward anti-HIV Chemotherapy [J].ChemInform,2005,48(26):1297-1313

[140] CHAPMAN R L,STANLEY T B,HAZEN R,et al.Small molecule modulators of HIV Rev/Rev response element interaction identified by random screening [J].Antiviral Research,2002,54(3):149-162

[141] DEJONG E S,CHANG C E,GILSON M K,et al.Proflavine Acts as a Rev Inhibitor by Targeting the High-Affinity Rev Binding Site of the Rev Responsive Element of HIV-1 [J].Biochemistry,2003,42(26):8035-8046

[142] LI K,DAVIS T M,BAILLY C,et al.A heterocyclic inhibitor of the REV-RRE complex binds to RRE as a dimer [J].Biochemistry,2001,40(5):1150-1158

[143] PARTRIDGE K M,BADER S J,BUCHAN Z A,et al.A Streamlined Strategy for Aglycone Assembly and Glycosylation†[J].Angewandte Chemie,2013,52(51):13647-13650

[144] ZHONG F,GENG G,CHEN B,et al.Identification of benzenesulfonamide quinoline derivatives as potent HIV-1 replication inhibitors targeting Rev protein [J].Organic & Biomolecular Chemistry,2015,13(6):1792-1799

[145] PRADO S,BELTRÁN M,COIRAS M,et al.Bioavailable inhibitors of HIV-1 RNA biogenesis identified through a Rev-based screen [J].Biochemical Pharmacology,2016,107:14-28

[146] MILLS N L,DAUGHERTY M D,FRANKEL A D,et al.An alpha-helical peptidomimetic inhibitor of the HIV-1 Rev-RRE interaction [J].Journal of the American Chemical Society,2006,128(11):3496-3497

[147] JEONG K S,NAM Y S,VENKATESAN S.Deletions near the N-terminus of HIV-1 Rev reduce RNA binding affinity and

dominantly interfere with Rev function irrespective of the RNA target［J］.Archives of Virology,2000,145(12):2443–2467

［148］CAMPOS N,MYBURGH R,GARCEL A,et al.Long lasting control of viral rebound with a new drug ABX464 targeting Rev-mediated viral RNA biogenesis［J］.Retrovirology,2015,12(1):1–15

［149］BEN BERKHOUT Y U V D V.ABX464：a good drug candidate instead of a magic bullet［J］.Retrovirology,2015,12(1):1–3

［150］TAMURA S,FUJITANI T,KANEKO M,et al.Prenylcoumarin with Rev-export inhibitory activity from Cnidii Monnieris Fructus［J］.Bioorganic & Medicinal Chemistry Letters,2010,20(12):3717–3720

［151］TRIKHA R,BRIGHTY D W.Phenotypic analysis of human immunodeficiency virus type 1 Rev trimerization-interface mutants in human cells［J］.Journal of General Virology,2005,86(5):1509–1513

［152］王珺,刘新泳.蛋白磷酸酶 1 对 HIV-1 转录的调节作用及其抑制剂研究［J］.药学学报,2009(12):1343–1347

［153］LI L,DIXON J E.Form,function,and regulation of protein tyrosine phosphatases and their involvement in human diseases［J］.Seminars in Immunology,2000,12(1):75–84

［154］CEULEMANS H,BOLLEN M.Functional diversity of protein phosphatase-1,a cellular economizer and reset button［J］.Physiological Reviews,2004,84(1):1–39

［155］BOLLEN M,PETI W,RAGUSA M J,et al.The extended PP1 toolkit:designed to create specificity［J］.Trends in Biochemical Sciences,2010,35(8):450–458

［156］PETI W,NAIRN A C,PAGE R.Structural basis for protein phosphatase 1 regulation and specificity［J］.Febs Journal,2012,280(2):596–611

［157］TRINKLE-MULCAHY L,SLEEMAN J E,LAMOND A I.Dynamic targeting of protein phosphatase 1 within the nuclei of living mammalian cells［J］.Journal of Cell Science,2001,114(Pt 23):4219–4228

［158］MOORHEAD G B,TRINKLEMULCAHY L,ULKELEMÉE A.Emerging roles of nuclear protein phosphatases［J］.Nature Reviews Molecular Cell Biology,2007,8(3):234–244

［159］WAKULA P,BEULLENS M,CEULEMANS H,et al.Degeneracy and function of the ubiquitous RVXF motif that mediates binding to protein phosphatase-1［J］.Journal of Biological Chemistry,2003,278(21):18817–18823

［160］AMMOSOVA T,JEREBTSOVA M,BEULLENS M,et al.Nuclear protein phosphatase-1 regulates HIV-1 transcription［J］.Journal of Biological Chemistry,2003,278(34):32189–32194

［161］AMMOSOVA T,WASHINGTON K,DEBEBE Z,et al.Dephosphorylation of CDK9 by protein phosphatase 2A and protein phosphatase-1 in Tat-activated HIV-1 transcription［J］.Retrovirology,2005,2(1):235–249

［162］NEKHAI S,JEREBTSOVA M,JACKSON A,et al.Regulation of HIV-1 transcription by protein phosphatase 1［J］.Current HIV Research,2007,5(1):3–9

［163］CHEN R,YANG Z,ZHOU Q.Phosphorylated positive transcription elongation factor b(P-TEFb)is tagged for inhibition through association with 7SK snRNA［J］.Journal of Biological Chemistry,2004,279(6):4153–4160

［164］LI Q,PRICE J P,BYERS S A,et al.Analysis of the large inactive P-TEFb complex indicates that it contains one 7SK molecule,a dimer of HEXIM1 or HEXIM2,and two P-TEFb molecules containing Cdk9 phosphorylated at threonine 186［J］.Journal of Biological Chemistry,2005,280(31):28819–28826

［165］GARBER M E,MAYALL T P,SUESS E M,et al.CDK9 Autophosphorylation Regulates High-Affinity Binding of the Human Immunodeficiency Virus Type 1 Tat-P-TEFb Complex to TAR RNA［J］.Molecular & Cellular Biology,2000,20(18):6958–6969

［166］MEINHART A,KAMENSKI T,HOEPPNER S,et al.A structural perspective of CTD function［J］.Genes & Development,2005,19(12):1401–1415

［167］NEKHAI S,PETUKHOV M,BREUER D.Regulation of CDK9 activity by phosphorylation and dephosphorylation［J］.Biomed Research International,2014,2014(1):1–8

［168］AMMOSOVA T,OBUKHOV Y,KOTELKIN A,et al.Protein phosphatase-1 activates CDK9 by dephosphorylating Ser175［J］.PLoS ONE,2011,6(4):e18985

［169］MBONYE U R,GOKULRANGAN G,DATT M,et al.Phosphorylation of CDK9 at Ser175 enhances HIV transcription and is a marker of activated P-TEFb in CD4(+)T lymphocytes［J］.PLoS Pathogens,2013,9(5):210–216

［170］ISHII Y,NAGUMO S,ARAI T,et al.Synthetic study of tautomycin.Part 2：Synthesis of Ichihara's fragment based on regioselective enzymatic acetylation of complex molecule［J］.Tetrahedron,2006,62(4):716–725

［171］LIU W,COLBY D A,HUANG H B,et al.The selective inhibition of phosphatases by natural toxins:the anhydride domain of tautomycin is not a primary factor in controlling PP1/PP2A selectivity［J］.Bioorganic & Medicinal Chemistry Letters,2003,13(9):1597–1600

［172］COLBY D A,CHAMBERLIN A R.Pharmacophore identification:the case of the ser/thr protein phosphatase inhibitors［J］.

Mini Reviews in Medicinal Chemistry,2006,6(6):657-665

[173] WAKIMOTO T,MATSUNAGA S,TAKAI A,et al.Insight into Binding of Calyculin A to Protein Phosphatase 1:Isolation of Hemicalyculin A and Chemical Transformation of Calyculin A [J].Chemistry & Biology,2002,9(3):309-319

[174] AMMOSOVA T,JEREBTSOVA M,BEULLENS M,et al.Nuclear targeting of protein phosphatase-1 by HIV-1 Tat protein[J]. Journal of Biological Chemistry,2005,280(43):36364-36371

[175] AMMOSOVA T,YEDAVALLI V R,NIU X,et al.Expression of a protein phosphatase 1 inhibitor,cdNIPP1,increases CDK9 threonine 186 phosphorylation and inhibits HIV-1 transcription [J].Journal of Biological Chemistry,2011,286(5):3798-3804

[176] AMMOSOVA T,PLATONOV M,YEDAVALLI V R K,et al.Small molecules targeted to a non-catalytic "RVxF" binding site of protein phosphatase-1 inhibit HIV-1 [J].PLoS ONE,2012,7(6):e39481

[177] AMMOSOVA T,PLATONOV M,IVANOV A,et al.1E7-03,a low MW compound targeting host protein phosphatase-1, inhibits HIV-1 transcription [J].British Journal of Pharmacology,2014,171(22):5059-5075

[178] ARCHIN N M,LIBERTY A L,KASHUBA A D,et al.Erratum:Administration of vorinostat disrupts HIV-1 latency in patients on antiretroviral therapy [J].Nature,2012,487(7408):482-485

[179] CARTER C C,ONAFUWA-NUGA A,MCNAMARA L A,et al.HIV-1 Infects Multipotent Progenitor Cells Causing Cell Deathand Establishing Latent Cellular Reservoirs [J].Nature Medicine,2010,16(4):446-451

[180] KREMER H,SONNENBERGSCHWAN U,ARENDT G,et al.HIV or HIV-Therapy? Causal attributions of symptoms and their impact on treatment decisions among women and men with HIV [J].European Journal of Medical Research,2009,14(4):139-146

[181] DEEKS S G.HIV infection,antiretroviral treatment,ageing,and non-AIDS related morbidity[J].Bmj,2009,338(7689): 288-292

[182] GOEDERT J J,BOWER M.Impact of highly effective antiretroviral therapy on the risk for Hodgkin lymphoma among people with human immunodeficiency virus infection [J].Current Opinion in Oncology,2012,24(5):531-536

[183] CHUN T W,JR D R,ENGEL D,et al.AIDS:Re-emergence of HIV after stopping therapy[J].Nature,1999,401(6756): 874-875

[184] TYAGI M,IORDANSKIY S,AMMOSOVA T,et al.Reactivation of latent HIV-1 provirus via targeting protein phosphatase-1 [J].Retrovirology,2015,12(1):1-17

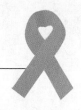

第9章

HIV-1 蛋白酶及其抑制剂

HIV 编码的天冬氨酰蛋白酶（protease，PR）是 HIV 基因组复制过程中的关键酶之一，多聚蛋白 p55 和 p60 是在病毒结构蛋白基因 *gag*、*gag-pol* 的作用下合成的，*gag* 和 *pol* 产物在成熟的病毒自身片段和已经被感染细胞的复制酶［蛋白酶、逆转录酶、核糖核酸酶 H（RNase H）和整合酶］的作用下形成了易感染的病毒颗粒，因此 HIV 蛋白酶可作为抗 HIV 的药物靶点。HIV-1 蛋白酶抑制剂（HIV-1 protease inhibitors，HIV-1 PIs）可以使被感染的细胞只产生不成熟的、不具有感染性的病毒颗粒，导致病毒不能正常装配，从而达到抑制 HIV 病毒复制的目的[1]。目前，HIV-1 蛋白酶抑制剂已成为抗艾滋病联合用药治疗方案的重要组成部分。本章详细介绍 HIV-1 蛋白酶的晶体结构及各类 HIV-1 蛋白酶抑制剂的作用机制、设计、临床应用、研发现状等。

第1节 HIV-1 蛋白酶的结构及功能

HIV PR 晶体的三维结构是一个 C_2 对称性的同源二聚体，每条肽链由 99 个氨基酸残基组成，单体的相对分子质量约为 12kD，每条单体都含有特异性的 β 片层、转角及伸展的多肽链结构[2-3]。2 个柔性的富含甘氨酸（glycine）的 β 发卡结构和 2 个天冬氨酸 – 苏氨酸 – 甘氨酸（aspartyl–threonine–glycine）片段构成 HIV PR 活性中心，其晶体结构模型如图 9-1 所示。

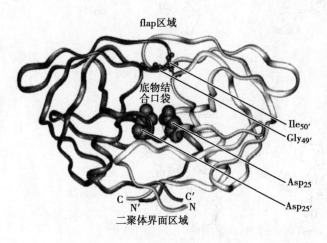

图 9-1 HIV PR 晶体结构

HIV-1 PR 在 HIV 的整个生命周期中发挥重要作用，它可以作用于 HIV 未成熟的多肽链中的 *gag* 和 *gag-pol* 位点，将多蛋白水解为形成具有侵染性的成熟病毒颗粒所必需的功能蛋白和结构蛋白。研究发现 HIV PR 的一级结构中存在 Asp-Thr-Gly 三联体氨基酸序列（图 9-2），其中 2 个天冬氨酸（Asp25、Asp25'）在催化过程中起重要作用，且 HIV PR 可以被蛋白酶抑制因子抑制，因此将其归属为天冬氨酰蛋白酶类。天冬氨酰酶断裂酰胺键的机制是位于酶活性中心的天冬氨酰酯将 1 个水分子脱质子化，同时得到质子化的天冬氨酰残基和 OH^-，得到的 OH^- 进攻要断裂的酰胺键的羰基，产生一个四面体型过渡中间体，被质子化的天冬氨酰残基将对这种四面体中间体起稳定作用，然后再分裂形成反应物。

Hyland 等利用 H_2O^{18} 在 HIV 蛋白酶作用下水解人工合成的模型底物实验[4]（图 9-3）表明，催化反应的开始是水分子的活化，酶与酰胺水合物连接决定反应速率，关键步骤是生成 4 价碳中间体。

HIV PR 使 HIV 具备感染活性的过程必须经过蛋白酶前体蛋白的自我激活：作用于蛋白酶前体的 N 端使一个来自于多聚蛋白的 14kD 小蛋白酶单元水解成活性蛋白酶。活性蛋白酶将 *gag* 和 *gag-pol* 表达产生的多聚蛋白裂解，变成具有活性的病毒结构蛋白和酶，从而具备感染活性（图 9-4）[5]。

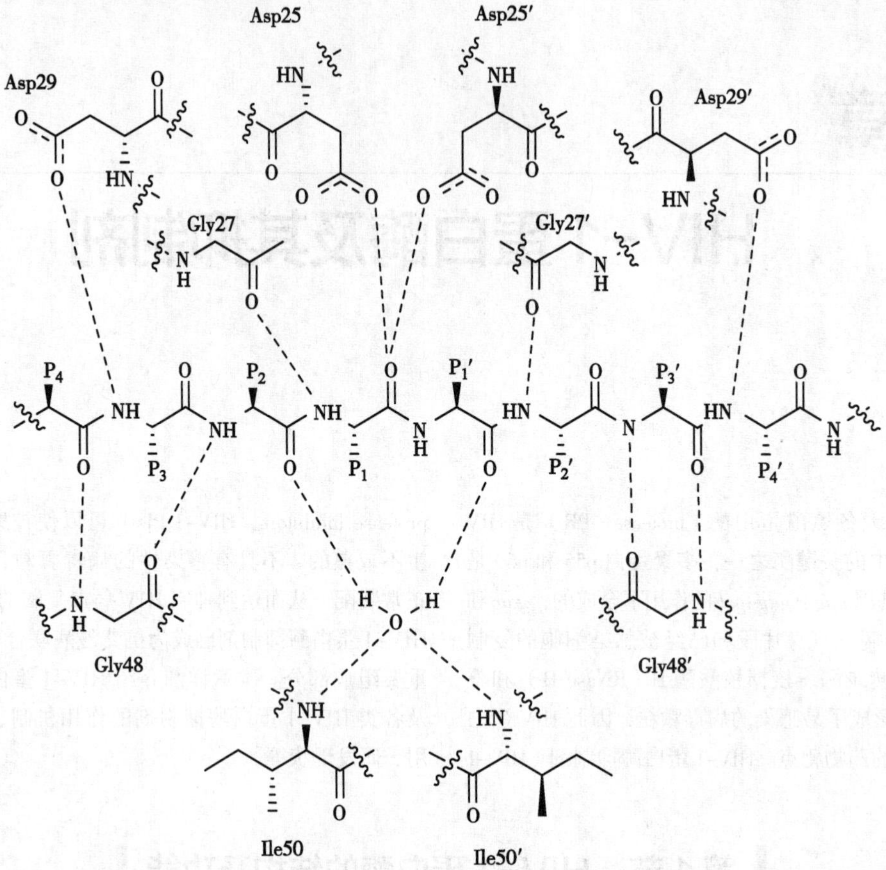

图 9-2　肽类化合物在 HIV 蛋白酶结合位点的保守结合模式

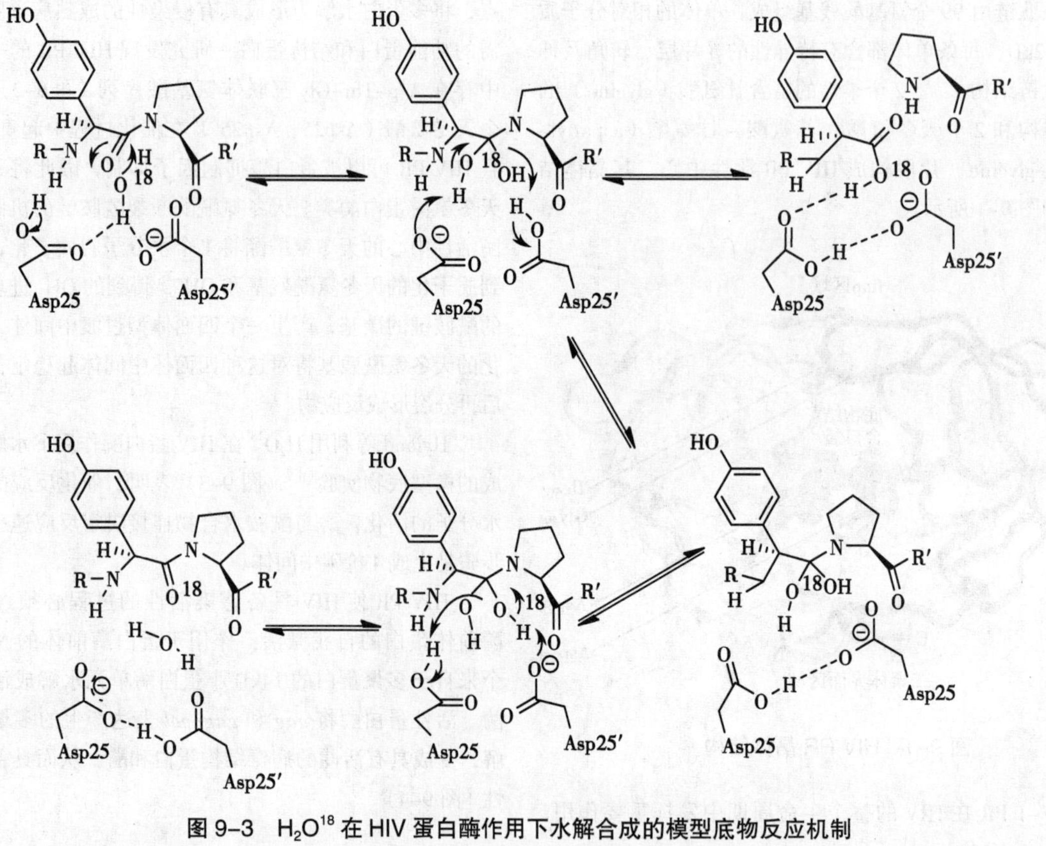

图 9-3　H$_2$O^{18} 在 HIV 蛋白酶作用下水解合成的模型底物反应机制

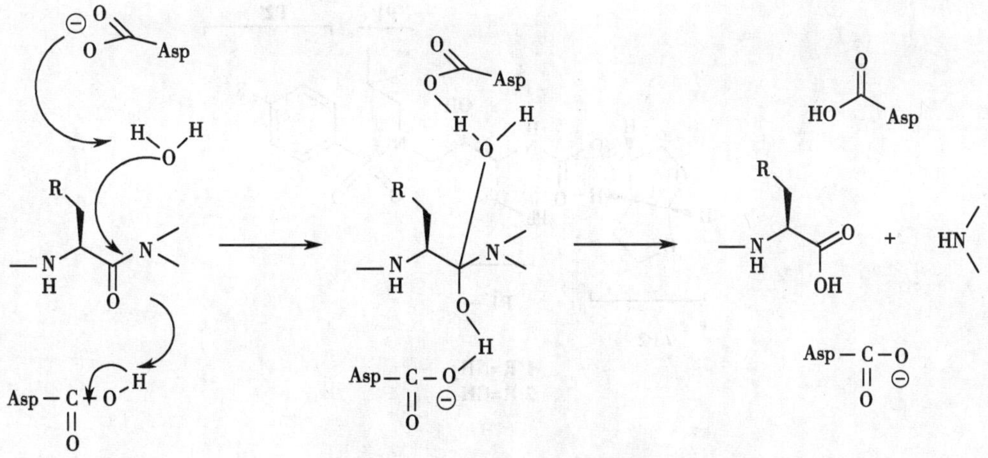

图 9-4 HIV 蛋白酶的催化机制

（康东伟 李文馨 刘新泳）

第 2 节 拟肽类 HIV-1 蛋白酶抑制剂研究

蛋白酶抑制剂是高效抗逆转录病毒治疗（HAART）的重要组成部分，目前被 FDA 批准应用于临床治疗艾滋病感染的蛋白酶抑制剂有 10 个，分别为沙奎那韦（saquinavir，SQV）、利托那韦（ritonavir，RTV）、茚地那韦（indinavir，IDV）、奈非那韦（nelfinavir，NFV）、安普那韦（amprenavir，APV）、洛匹那韦（lopinavir，LPV）、阿扎那韦（atazanavir，ATV）、福沙那韦（fosamprenavir，FPV）、替拉那韦（tipranavir，TRV）和地瑞那韦（darunavir，DRV）。其中，前 8 个抑制剂为类肽类 HIV 蛋白酶抑制剂，替拉那韦以及最近上市的地瑞那韦属于非肽类 HIV 蛋白酶抑制剂。

虽然基于底物的拟肽类药物设计在抗艾滋病药物方面取得了很大的成功，但是大多数拟肽类 HIV-1 PIs 存在亲脂性高和水溶性差的缺点，导致了它们在体内的吸收差、生物利用度低；同时多数拟肽类 HIV-1 PIs 具有较大的毒副作用，如可导致高脂血症、脂肪代谢障碍、肝毒性、血糖升高等。另外多数拟肽类 HIV-1 PIs 具有较低的基因屏障，易产生病毒耐药性，因此研发新型的高效、抗耐药的拟肽类蛋白酶抑制剂仍然是抗艾滋病研究领域的热点之一。

1 拟肽类 HIV-1 蛋白酶抑制剂的设计策略

前已述及，HIV-1 蛋白酶的底物是肽。底物蛋白的肽键在水解过程中，1 个水分子被天冬氨酰残基的羧基活化，水分子中的氢氧根负离子亲核进攻要断裂酰胺键的羰基，产生一个四面体型过渡中间体，然后分裂形成氨基和羧基化合物。如果将短肽底物中能被 HIV 蛋白酶裂解的肽键用不可裂解的电子等排体代替，同时结合药物在体内的吸收、

代谢等药代动力学性质对某些取代基团进行结构修饰，就可以获得一系列拟肽类 HIV-1 蛋白酶抑制剂，这是拟肽类 HIV-1 蛋白酶抑制剂设计的基本思想。下面将按照化学结构分类，对国内外 HIV-1 蛋白酶抑制剂的研发现状进行简单概述。

2 拟肽类 HIV-1 蛋白酶抑制剂研究进展

2.1 darunavir 类似物

蛋白酶催化蛋白水解过程需要经过蛋白酶单体的二聚化，而 darunavir 的作用机制就是其可以有效地抑制蛋白酶单体的二聚化，是近些年研究最多的拟肽类 HIV 蛋白酶抑制剂。darunavir（1，UIC-94017，TMC-114）和其类似物 2（UIC-94003，TMC-126）均表现出了极强的抗病毒活性（1：K_i=16pmol/L，IC$_{90}$=4.1nmol/L；2：K_i=14pmol/L，IC$_{90}$=1.4nmol/L），且对临床常见的耐药病毒株都具有极强的抑制活性。darunavir 的结构骨架可以分为 P1、P2、P1' 和 P2 共 4 个配体区域（图 9-5），其与 HIV 蛋白酶的晶体结构（PDB：2IEN）显示其 P1 区的羧基和 P2' 区磺酰胺的砜基可以与 Ile50 和 Ile50' 通过水桥的作用形成氢键作用力，P2 区双 - 四氢呋喃环上的氧原子也可以与 Asp29 和 Asp30 主链上的氢原子形成关键的氢键作用，P1' 区的羟基与 Asp25、Asp25' 及 P2' 区苯环上的氨基与 Asp30' 均可形成氢键作用，这些氢键作用力有效地加强其与 HIV 蛋白酶的结合，增强其对 HIV 蛋白酶的抑制活性和抗病毒活性[6]。为了继续提高对耐药毒株的活性，不同的课题组以 darunavir 为先导化合物，对其 4 个配体部分进行结构修饰来提高其与附近氨基酸残基的结合能力进而提高其耐药性。下面简单介绍以 darunavir 为先导化合物的 HIV 蛋白酶抑制剂的研究近况。

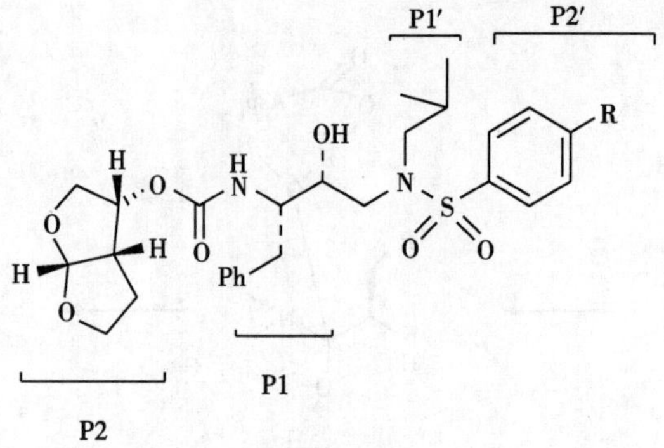

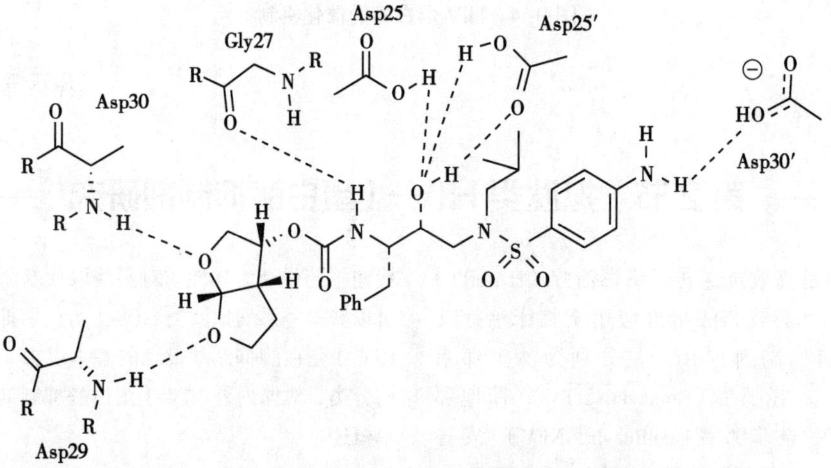

图 9-5　darunavir 与 HIV 蛋白酶的结合模式图（PDB：2IEN）

2.1.1　以双 – 四氢呋喃为 P2 配体的衍生物

该类衍生物保留了先导化合物 darunavir 中的双 – 四氢呋喃 P2 配体部分，对其 P1′ 和 P2′ 区域进行结构修饰以提高配体化合物与蛋白酶受体间的氢键结合能力。Yedidi RS 在 P2′ 配体部位用羧酸和酰胺的结构替代原来的氨基 得 到 化 合 物 3（K_i=12.7pmol/L，EC_{50}>10μmol/L）和 4（K_i=8.9pmol/L，EC_{50}=0.093μmol/L）[7]，其活性较先导化合物 darunavir 均有所提高，其与蛋白酶的复合晶体结构（PDB：4I8Z）表明新引入的羧基通过水桥的作用与 Gly48′ 的 NH 形成新的氢键作用力，提高其与蛋白酶的结合能力，进而增强活性[8]。在 P2′ 配体引入 1，3- 苯并间二氧杂环戊烯得到化合物 5，其活性较先导化合物大幅提高（EC_{50}=0.5nmol/L），且对临床常见的突变株也具有 nmol/L

的活性[9-10]。晶体结构（PDB：2Z4O）表明除了保持有与 darunavir 相同的氢键作用力外，化合物 5 还通过水桥的作用与 Gly48′ 形成氢键，这也是其能保持高效耐药性的主要原因。

为进一步探索 P1′ 位置的取代基类型对活性的影响，Sherrill RG 等在其 P1′ 氮原子上引入各种环烷基、长链烷基和芳香性基团[11]，其中 O- 环己基化合物 6 表现出了相对较好的活性，其 K_i<0.005nmol/L、IC_{50}=3nmol/L，但是其对突变株的活性显著降低。2009 年，Ghosh AK 等在其 P1′ 羟基上引入噁唑烷酮结构得到化合物 7[12]，新引入的噁唑烷酮结构可以与 S1′ 口袋中的 Gly27 和 Arg8 相互作用，其抗病毒活性较化合物 6 大大提高，K_i=0.035nmol/L，IC_{50}=0.31nmol/L。另外，化合物 7 对临床常见的突变株也保持着很好的活性。

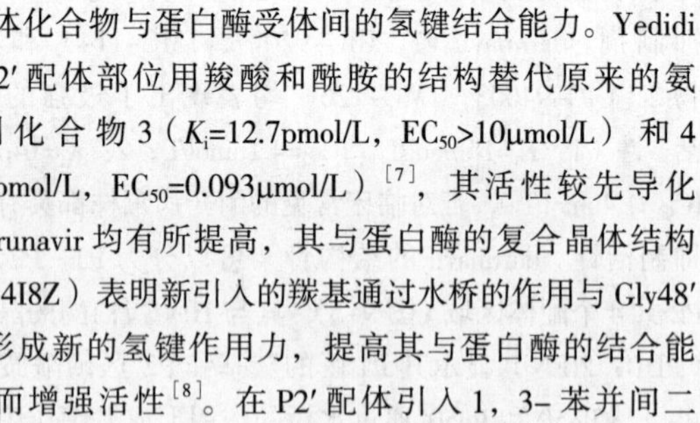

1 R=NH$_2$
2 R=CH$_3$

3 R=OH
4 R=NH$_2$

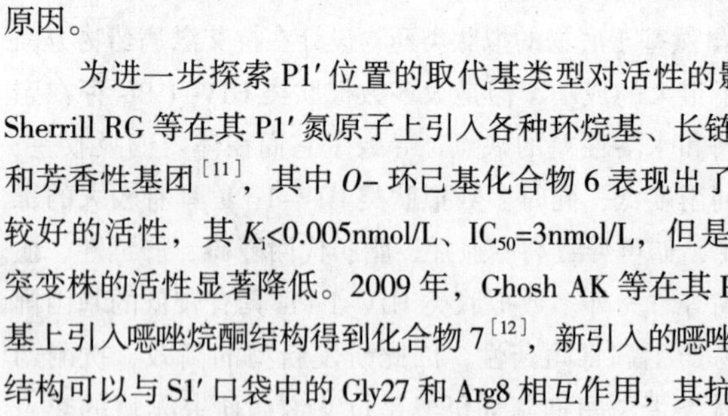

5

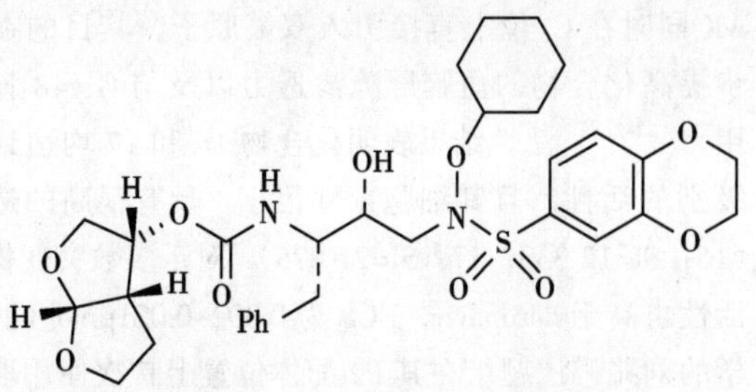

（化合物 6 结构图）

6

（化合物 7 结构图）

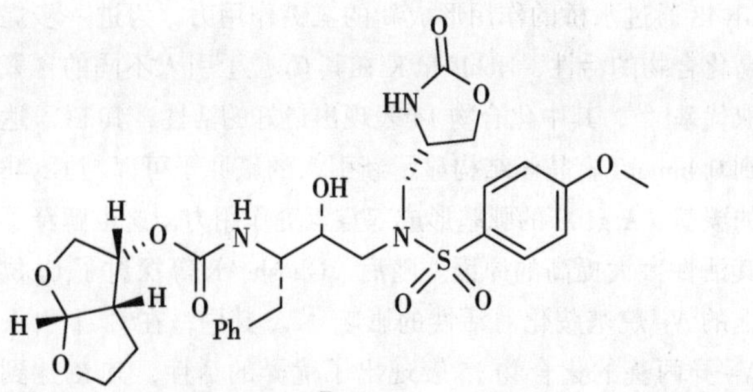

7

为了得到活性更高的 HIV 蛋白酶抑制剂以及进一步完善 darunavir 的构效关系，一些研究小组探讨在 P1 位置的苯环上引入不同的取代基对活性的影响。Miller JF 在苯环上引入 2- 甲基噻唑乙醚杂环得到化合物 8（GW0385）[13]，该化合物对 HIV 野生株和突变株均表现出了极好的活性，对野生株的 IC_{50} 为 0.31nmol/L，对多重耐药株 HIV-1$_{D545701}$ 和 HIV-1$_{EP13}$ 的 IC_{50} 分别为 4.8nmol/L 和 1.1nmol/L。在人体血浆中，其抗病毒活性是上市药物 darunavir 的 8 倍[14]，但是 GlaxoSmithKline 终止了其临床研究（具体原因不详）。在苯环上连接磷酸酯得到化合物 9（GS8374）[15]，与 HIV 蛋白酶的 K_i 值达到 8.1pmol/L，EC_{50} 为 3.5nmol/L；其磷酸酯水解产物（化合物 10）的 K_i 值为 13.3pmol/L[16]，基本不受影响，但是由于其细胞透膜性大大降低而导致其丧失抗病毒活性（EC_{50}>50000nmol/L）。动力学和热力学参数计算显示

化合物 9 有很好的熵值和焓值，晶体结构（PDB：2I4W）显示化合物 9 的磷酸酯链上的一个乙基伸向由 Phe253 和 Pro81 形成的裂缝中，进而取代原来在此位置上的水分子，这也是其保持较高熵值的重要原因。Miller JF 等还在 P1 苯环上引入长链的烷基醚进而提高化合物的细胞通透性[17]，所合成的化合物 11（n=1、2、3）对 HIV 野生株和突变株均表现出个位数 nmol/L 的活性。此外，在 P1 位置上引入联苯结构同样得到高活性的 HIV 蛋白酶抑制剂[18]，如化合物 12（K_i=0.012nmol/L，EC_{50}=3nmol/L），新引入的联苯结构能更好地与疏水性的 S1 口袋结合进而提高化合物的亲脂性和中枢神经系统渗透性。另外，研究者还推测联苯结构可以伸向位于 S1 和 S2 位点中间的一个亚结合位点。此外，对临床常见的突变株，化合物 12 也保持着很好的活性。

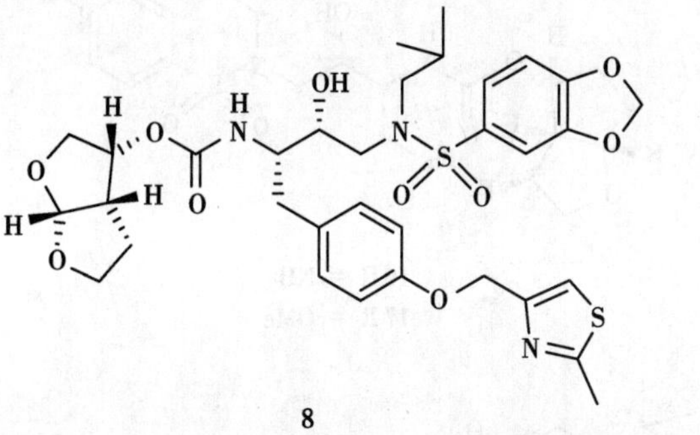

（化合物 8 结构图）

8

（化合物 9、10 结构图）

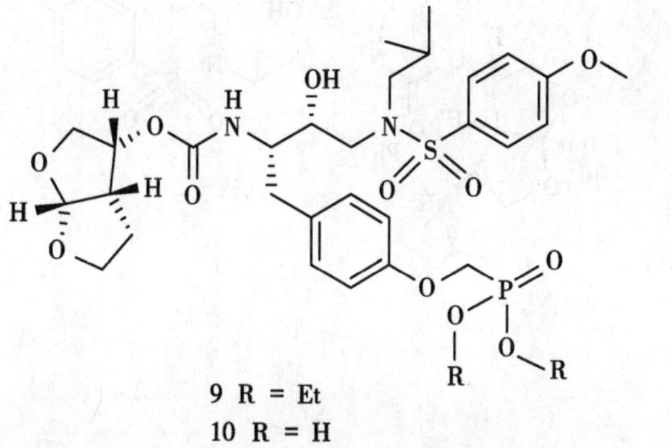

9　R = Et
10　R = H

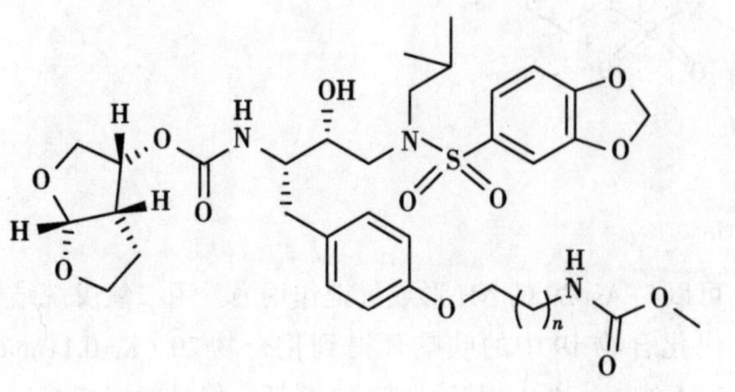

（化合物 11 结构图）

11

（化合物 12 结构图）

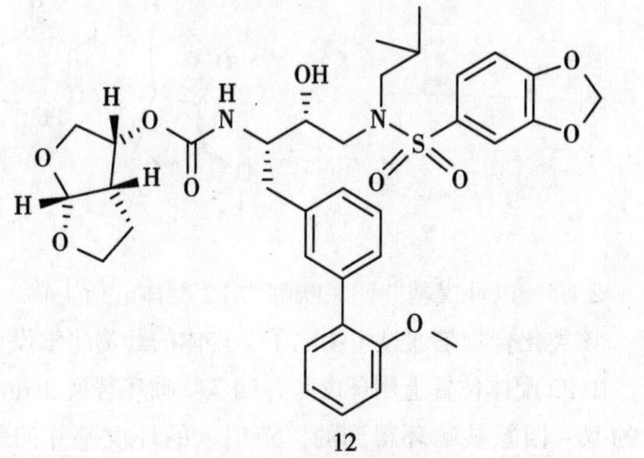

12

2.1.2　以取代的双 – 四氢呋喃为 P2 配体的衍生物

为了进一步提高配体与受体的结合能力，研究者们将注意力集中在双 – 四氢呋喃上，通过引入不同的取代基来提高化合物的活性。研究者们首先在呋喃环的 C_4 位上引入

不同的烷氧环基，其中化合物 13 对 HIV 蛋白酶表现出良好的抑制活性[19]，其 K_i 为 2.9pmol/L，IC_{50} 达到 2.4nmol/L。活性结果还表明 R- 构型化合物的活性要明显强于 S- 构型。复合晶体结构（PDB：3QAA）表明新引入的烷氧基可以与

Gly48 通过水桥的作用形成新的氢键作用力。为进一步提高化合物的活性，Hohlfeld K 在其 C_4 位上引入不同的含氟取代基[20]，其中化合物 14 表现出最好的活性，其 EC_{50} 达到 0.4nmol/L。晶体结构显示新引入的氟原子可以与 Gly48 的羰基、Arg108 的胍基形成双重氢键作用力，这也解释了其活性大大提高的原因。随后，Ghosh AK 等探讨了 C_4 位上的 N- 烷基胺化对活性的影响[21]。其中，在 C_4 上引入 N- 异丙基的化合物 15 表现出了优异的活性，其 K_i 达到了 6.3pmol/L，EC_{50} 为 0.34nmol/L，活性较先导化合物大大提高。对于临床常见的突变株其也表现出了很好的活性，EC_{50} 为 0.021~0.26μmol/L。化合物 15 与 HIV 蛋白酶的复合物晶体结构显示 C_4 位上的 N 原子不但可以与 Gly48 羰基上的氧原子形成直接的氢键作用力，而且其还可以与活性

位点氨基酸的 NH 骨架形成水桥相连的氢键作用力。Ghosh AK 同时在 C_4 位上直接引入双氟原子，其目的在于进一步提高化合物的血脑屏障渗透力以及与 Gly48 骨架的作用力[22-23]。活性结果表明化合物 16 和 17 均达到 nmol/L 级别的活性，且其细胞毒性很小，具有很高的选择指数（16：SI=12 333；17：SI=21 875）。对于多数突变株而言其活性也高于 darunavir，EC_{50} 为 0.002~0.021μmol/L。山东大学的刘兆鹏课题组在其 P2 配体位置上首次使用取代的异山梨醇替换原来的双 - 四氢呋喃结构[24]，其中化合物 18 的 IC_{50} 值为 0.05nmol/L。分子对接图显示其作用模式与 darunavir 大致相同，异山梨醇上的氧原子可以与 Asp29 和 Asp30 的氨基形成氢键作用力，但是其 C_6 位上的甲氧基与活性位点的氨基酸没有极性相互作用。

2.1.3 以环戊基并四氢呋喃为 P2 配体的衍生物

该类化合物是通过生物电子等排体的药物化学设计策略，在 P2 配体位置上用环戊基并四氢呋喃环替换 darunavir 中的双 - 四氢呋喃环得到的，新引入的环戊基并四氢呋喃环在 S2 口袋中具有与四氢呋喃环类似的作用模式。其中，化合物 19（K_i=0.0045nmol/L，IC_{50}=1.8nmol/L）表现出极好的活性[25]，尤其是抑制临床常见的突变株的 IC_{50} 为 3~52nmol/L，活性要高于其他上市的蛋白酶抑制剂。复合晶体结构（PDB：2HB3）显示四氢呋喃环上的氧原子

可以与 Asp29 的 NH 形成氢键作用力。用二氧戊烷结构替代化合物 19 中的呋喃环得到化合物 20（K_i=0.11nmol/L，IC_{50}=3.8nmol/L），其活性较 19 降低，但是对突变株化合物 20 则保持着很好的活性[26]。晶体结构显示其不但保持与 Asp29 主链 NH 之间的氢键作用力，而且还与 Gly48 通过水桥的作用形成额外的氢键作用力，这也是其保持高效耐药性的主要原因。

在疏水性的 S1' 口袋中，以极性的吡咯烷酮结构替代化合物 19 P1' 位置上的疏水性的烷基得到化合物 21

（K_i=0.099nmol/L，IC$_{50}$=0.026nmol/L），虽然其 K_i 值有所降低，但是其表现出极强的抗病毒活性[12]。在其与 HIV 蛋白酶的复合晶体结构中（PDB：3H5B），P1′ 位置上的吡咯烷酮结构同时存在着 2 种构象。在不同的构象中其与 HIV 蛋白酶有不同的作用力：构象 1 可以与 Gly27′ 形成氢键作用力，也可以与 Arg8 通过水桥的作用形成极性相互作用；而构象 2 则可以和 Val82′ 和 Pro81′ 的主链形成相互作用力。

在环戊基并四氢呋喃环的 C$_4$ 位分别引入羟基和氨基

甲酸甲酯得到化合物 22（K_i=5pmol/L，IC$_{50}$=2.9nmol/L）[27] 和 23（K_i=1.8nmol/L，IC$_{50}$=1.6nmol/L）[28]，两者对临床常见的多突变株均表现出很好的活性。晶体结构显示化合物 22 可以通过水桥和 Gly48 的羰基形成氢键作用力，而化合物 23 上新引入的氨基甲酸甲酯的 N 原子不但可以与 Gly48 的羰基形成直接的氢键作用力，而且其羰基氧可以与 Arg8′ 通过水桥形成氢键作用力，这也使其表现出高于化合物 22 的活性。

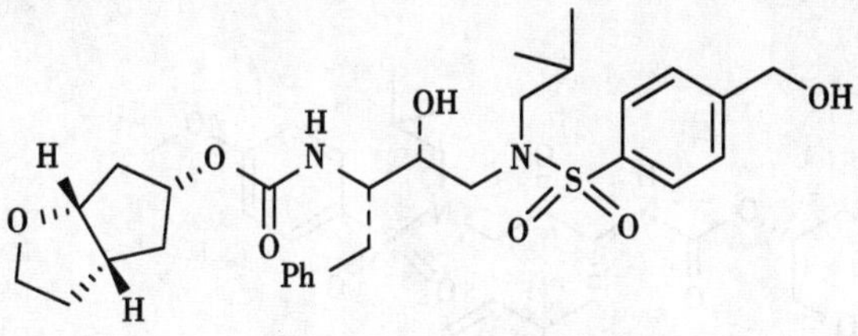

19

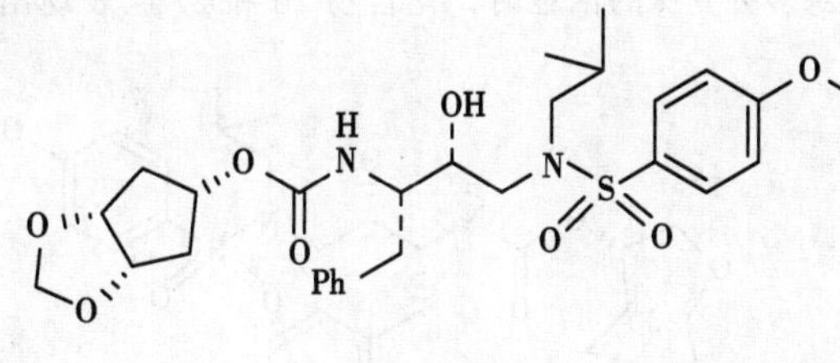

20

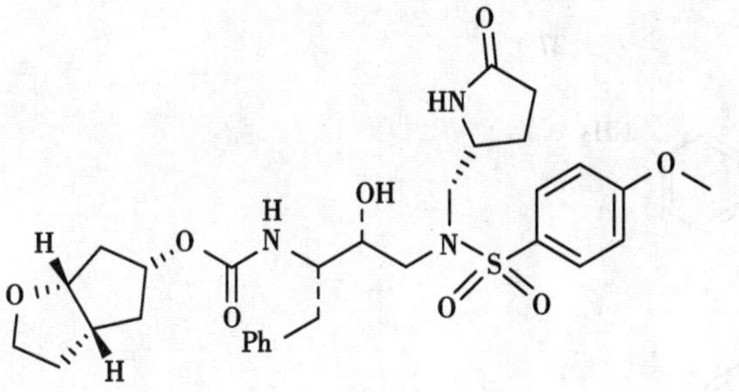

21

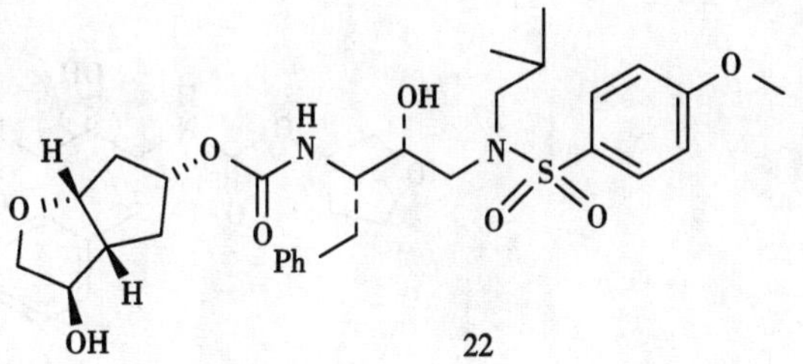

22

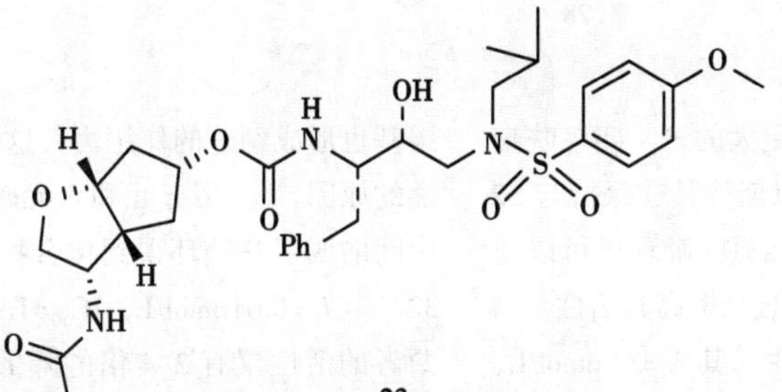

23

2.1.4 以吡喃并四氢呋喃为 P2 配体的衍生物

Ghosh AK 等在 P2 配体位置上引入吡喃并四氢呋喃环得到化合物 24（K_i=2.7pmol/L，IC$_{50}$=0.5nmol/L）和 25（K_i=10pmol/L，IC$_{50}$=6.5nmol/L）[29]，均表现出了很好的活性。相比于 darunavir 在此位置上的四氢呋喃环，吡喃环素中新增的亚甲基可以增加二面角的角度进而增加环的灵活

性，使其可以与 Asp30 的 NH 形成更强的氢键作用力。另外，吡喃环也可以与 Ile47、Val32、Ile84、Leu76 和 Ile50′ 形成的疏水口袋形成更紧密的范德华作用力，所以化合物 24 对于多种多突变株均表现出很好的活性。而对于临床常见的单突变株，化合物 24 的 EC$_{50}$ 为 0.3~4.8nmol/L，表现出优于 darunavir（EC$_{50}$=3.5~21.4nmol/L）的活性。

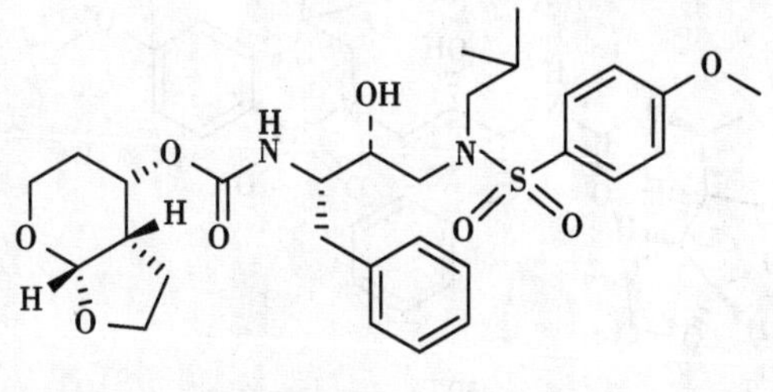

24

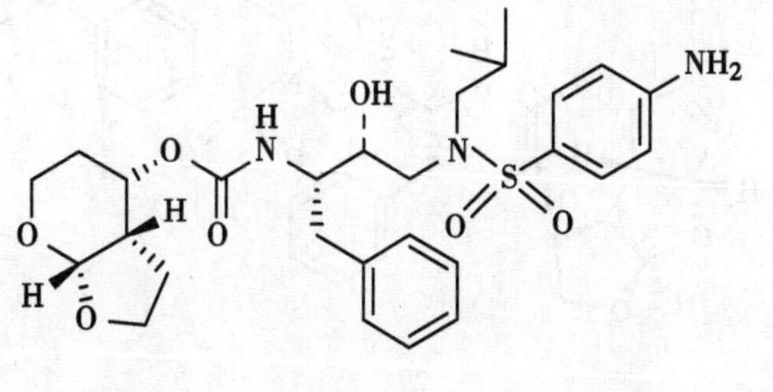

25

2.1.5　以其他单环或三环为 P2 配体的衍生物

为了进一步提高 P2 配体在 S2 口袋中的结合力，Ghosh AK 等用柔性的环聚醚结构替代 darunavir 中的刚性的双 - 四氢呋喃环，以期待当 S2 口袋中的氨基酸残基突变时，其能调整自身的构象保持与突变氨基酸残基的作用力进而维持化合物对突变株的活性[30]。其中代表性化合物 26（K_i=26pmol/L，IC$_{50}$=4.9nmol/L）和 27（K_i=41pmol/L，IC$_{50}$=3.4nmol/L）表现出极好的活性。当测试其对多突变株的活性时，化合物 26 和 27 也表现出较

好的抗耐药性，与野生株相比其活性分别升高 1~25 倍和 2~55 倍。在其 P1 配体位置引入联芳基结构得到化合物 28，其同样表现出了很好的抗病毒活性（K_i=86pmol/L，EC$_{50}$=0.1nmol/L）[31]，且其选择指数大大提高。分子对接模式图显示虽然化合物 28 相比于先导化合物没有新的氢键形成，但是其 P1 配体位置上的联芳基结构可以通过完全占据 HIV 蛋白酶的 S1 口袋来提高其与口袋中的氨基酸残基的相互作用力。

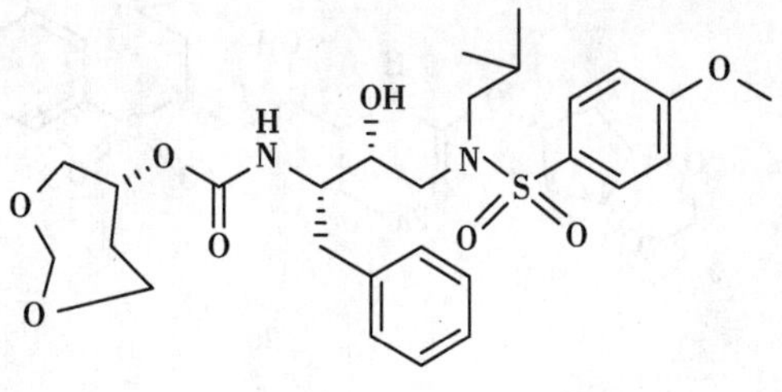

26

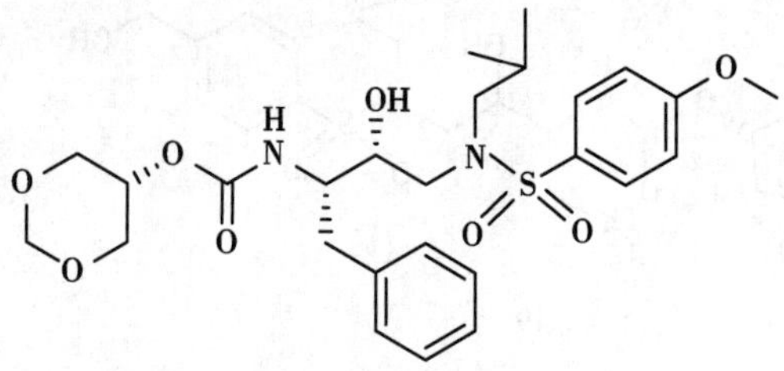

27

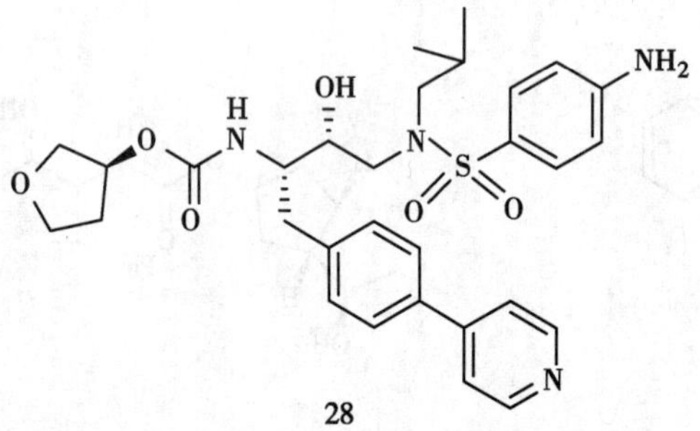

28

Ghosh AK 在 P2 位置上引入体积更大的三 - 四氢呋喃环得到立体异构的化合物 29 和 30，以期待其在保持与 S2 口袋的作用力的同时，新引入的三 - 四氢呋喃环还可以通过伸向 S1 与 S2 活性位点中间的疏水口袋来提高其活性[32]。其中，化合物 29 表现出优异的活性，其 K_i=5.9pmol/L、IC$_{50}$=1.8nmol/L，但是化合物 30 的活性显著降低。对大部分临床常见的耐药株，29 均表现出很好的活性。29 与 HIV 蛋白酶的复合晶体结构（PDB：3OK9）显示，三 - 四氢呋喃环中的 2 个氧原子与 Asp29 和 Asp30 的作用模式类似于 darunavir，其第 3 个氧原子可以与 Arg8' 通过水桥形成氢键作用力。另外，四氢呋喃环中的 CH 与 Gly48 的

羰基也形成额外的作用力，这也是其能对突变株维持高活性的原因[33]。用五元和六元碳环替代化合物 29 中上面和中间的四氢呋喃环得到化合物 31[34]（K_i=1.39nmol/L）和 32[35]（K_i=0.01pmol/L，IC$_{50}$=1.9nmol/L）。尤其是对突变株，两者的活性仅有 2~4 倍的降低，其中化合物 32 对几乎所有突变株的活性均要优于 darunavir。在体外血脑屏障渗透实验中，化合物 32 表现出很好的亲脂性，说明其具有很好的中枢神经系统渗透性。晶体结构显示化合物 32 不但与 Gly27 和 Arg8' 通过水桥形成氢键作用力，而且还与 S2 口袋形成很强的疏水作用力，但是与 darunavir 相比，其与 HIV 蛋白酶的极性相互作用要弱很多。

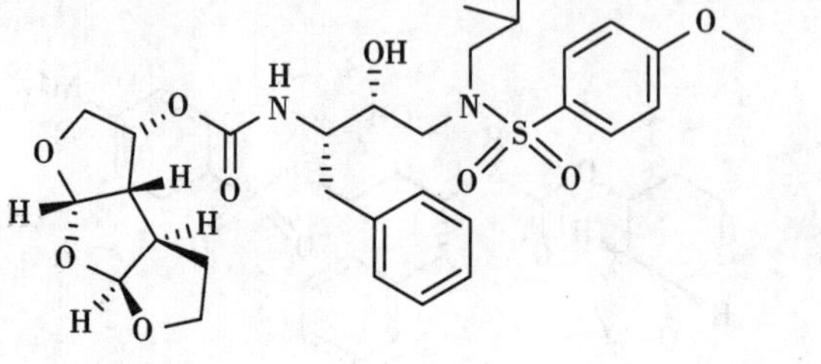

29

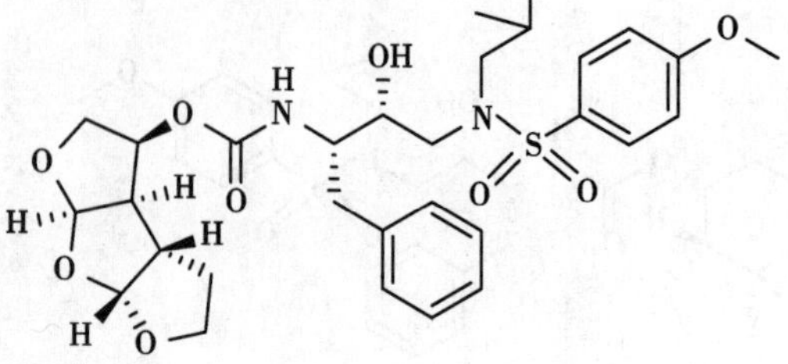

30

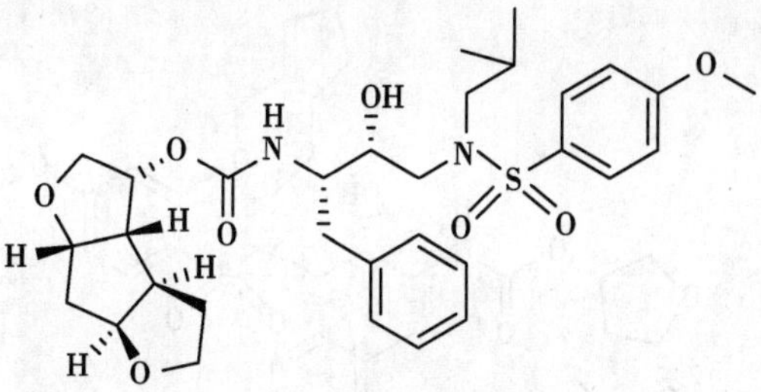

31

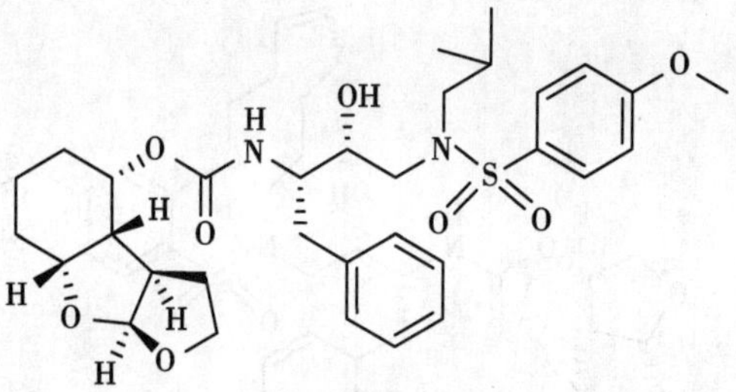

32

2.1.6 以噁唑烷酮为 P2 配体的衍生物

为了进一步提高化合物对耐药株的活性，Ali A 等在 P2 位置上引入 N-芳基化的噁唑烷酮结构。其中，在苯环上引入一些极性基团显著提高化合物与蛋白酶的结合能力和抗病毒活性[36]。化合物 33 和 34 的 K_i 值分别为

0.003nmol/L 和 0.008nmol/L，其 EC_{50} 分别为 5.0nmol/L 和 1.7nmol/L；化合物 35 的 K_i 值更是达到 0.8pmol/L。此外，它们对突变株的活性均优于上市药物 lopinavir。当在 P2 位置上引入长链连接的苯并噁唑烷酮结构时[37]，化合物的活性明显降低（36：IC_{50}=5nmol/L，EC_{50}=0.8μmol/L）。

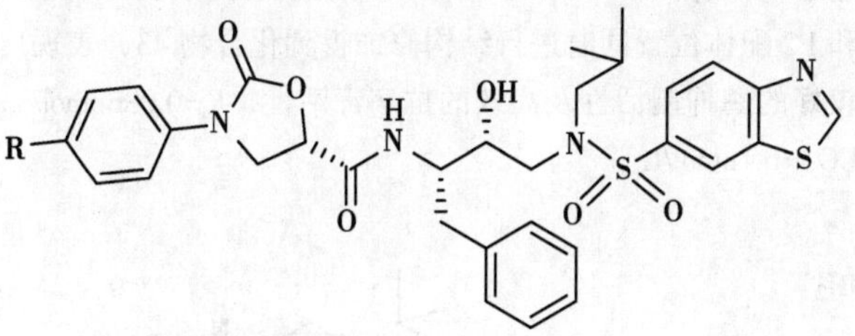

33 R = SO$_2$CH$_3$
34 R = NH$_2$

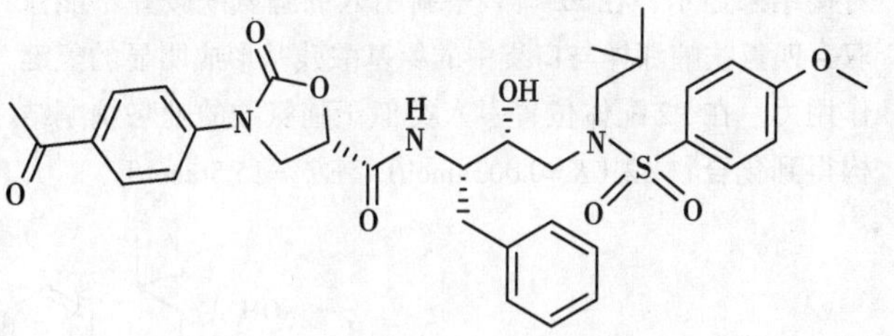

35

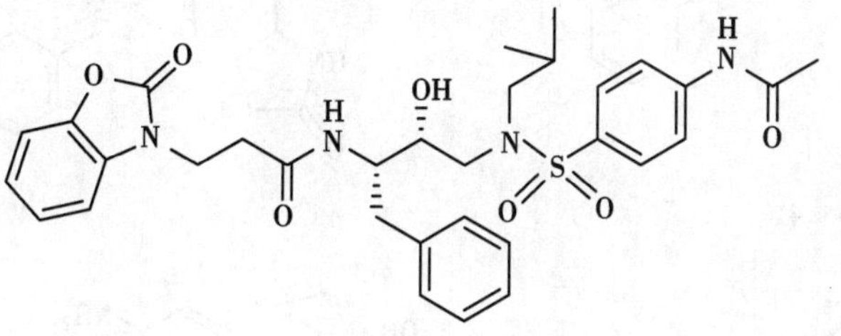

36

2.1.7 大环类 darunavir 衍生物

2005 年，Ghosh AK 设计并合成一类作用于 S1 和 S2 2 个结合位点的大环类 darunavir 衍生物[38]。在 P2 配体位置引入间位羟基苯甲酰胺得到 14 元大环类抑制剂 37（K_i=0.7nmol/L，IC_{50}=0.3μmol/L）。能量优化模型显示酚羟基和 Asp29 的 NH 形成氢键作用力，酰胺的羰基与 Ile50 和 Ile50′ 的 NH 通过水桥的作用也形成相互的氢键作用，因此亲和力很高。当在 P1 位置上重新引入苄基时，化合物 38（K_i=0.2nmol/L，IC_{50}=0.21μmol/L）的活性较 37 略有提高。

能量优化模型显示酚羟基不但可以与 Asp29 形成氢键作用力，其还可以和 Asp30 形成氢键，这也是其活性略微提高的原因。同时，Ghosh AK 在 darunavir 的 S1′ 和 S2′ 2 个结合位点也引入 9~15 元大环[39]。其中，含有不饱和烯键的复合物 39（E：Z=3：1）的活性（K_i=0.045nmol/L，IC_{50}=2nmol/L）要明显优于饱和化合物 40 的活性（K_i=0.47nmol/L，IC_{50}=2nmol/L）。39 与 HIV 蛋白酶的复合晶体结构（PDB：3I6O）显示其 Z 构象可以与 S1′ 口袋形成更好的疏水作用和偶极作用力。

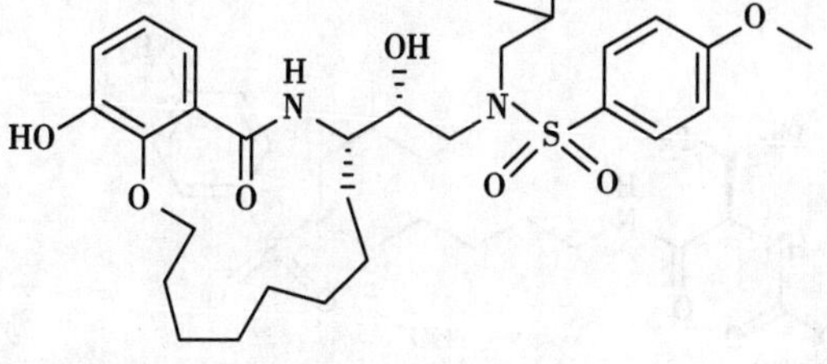

37

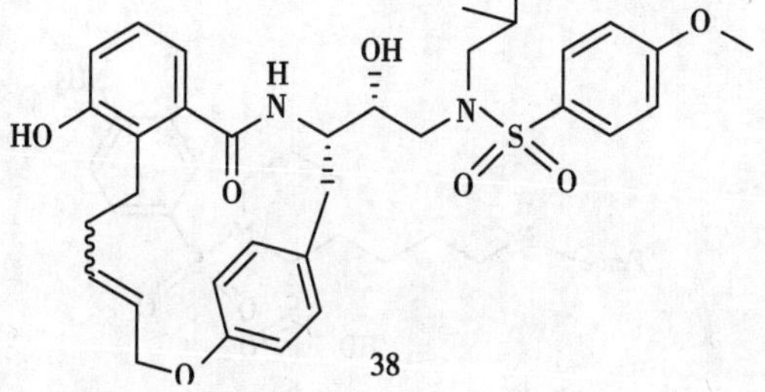

38

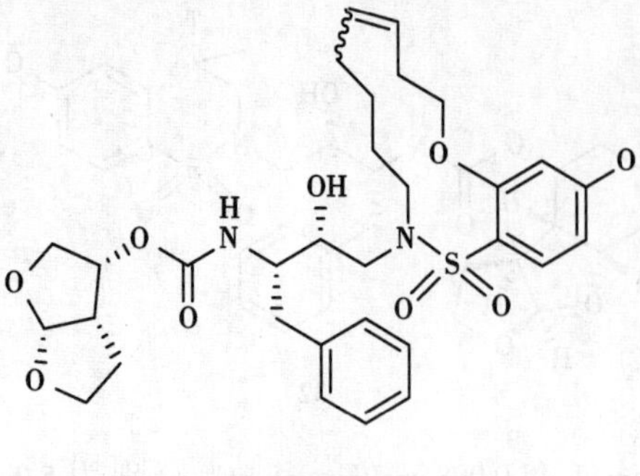

39

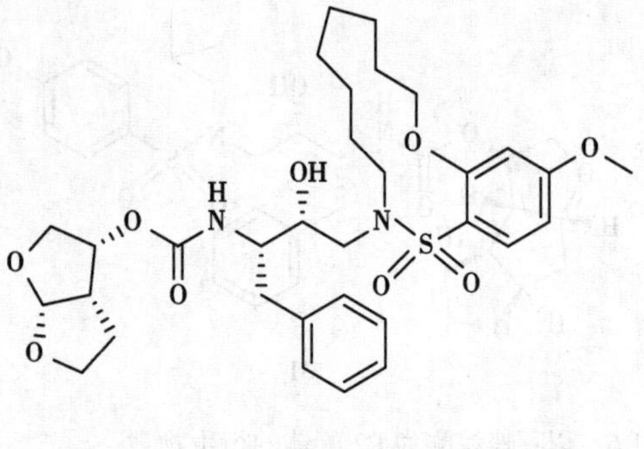

40

2.1.8 其他 darunavir 衍生物

在 P2 配体位置引入脯氨酰胺得到化合物 41[40]，但是其抗病毒活性并未显著提高，IC$_{50}$ 为 15.4nmol/L。分子对接结果显示，在 S2 口袋中新引入的脯氨酰胺并不能像双 - 四氢呋喃那样与口袋中的氨基酸残基形成明显的氢键作用力。在 P2 配体位置引入类似于脯氨酸的吡咯烷酮结构得到化合物 42（K$_i$=0.003nmol/L，EC$_{50}$=15.5nmol/L）[41]，

对 HIV 蛋白酶具有非常好的抑制活性。晶体结构（PDB：4DJR）显示吡咯烷酮的羰基不仅可以和 Asp29 的 NH 形成氢键作用力，而且吡咯烷酮的羰基和 NH 还分别可以通过水桥的作用和 Gly27、Asp30 形成氢键作用力。对其 P1 和 P2 配体位置同时进行结构修饰得到化合物 43，表现出较好的酶抑制活性及高效的抗病毒活性（K$_i$=0.086nmol/L，EC$_{50}$=0.1nmol/L）[42]。

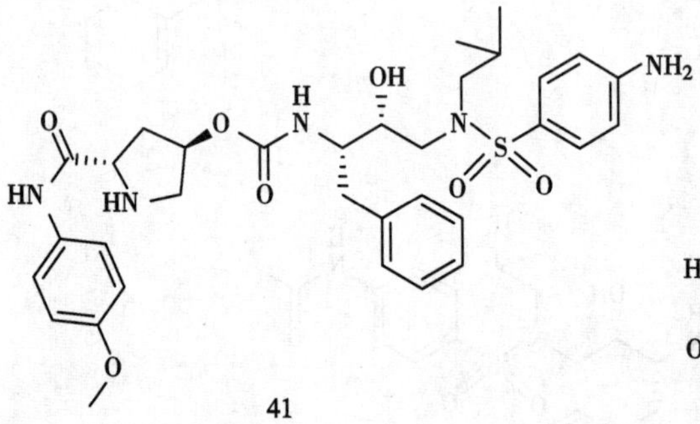

41

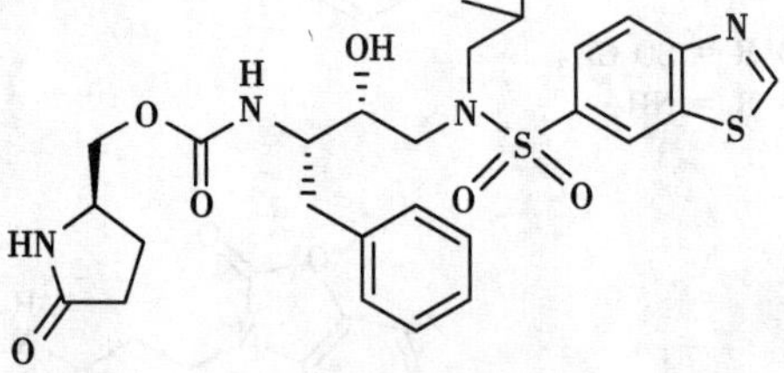

42

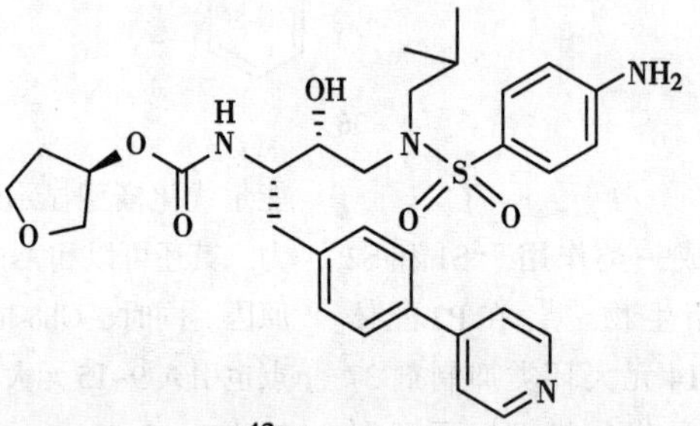

43

Bouzide A 等对精氨酸的氨基磺酰胺化衍生出多系列 HIV 蛋白酶抑制剂[43]，其中化合物 44 表现出较好的抑制活性，IC$_{50}$ 为 2.1nmol/L，构效关系表明碳链的长度对化合物的活性起着至关重要的作用。对其末端氨基进行酰化后活性显著提高（45：K$_i$=0.02nmol/L，IC$_{50}$=0.39nmol/L）[44]。在

其氨基邻位的碳原子引入手性取代基后[45]，如化合物 46，IC$_{50}$ 达到了 0.007nmol/L。当对其磺酰胺的 N 原子进行进一步的烷基化修饰时[46]，虽然化合物的活性较 46 显著降低（47：IC$_{50}$=0.028nmol/L；48：IC$_{50}$=0.022nmol/L），但是这些化合物在体内表现出更好的药代动力学性质。

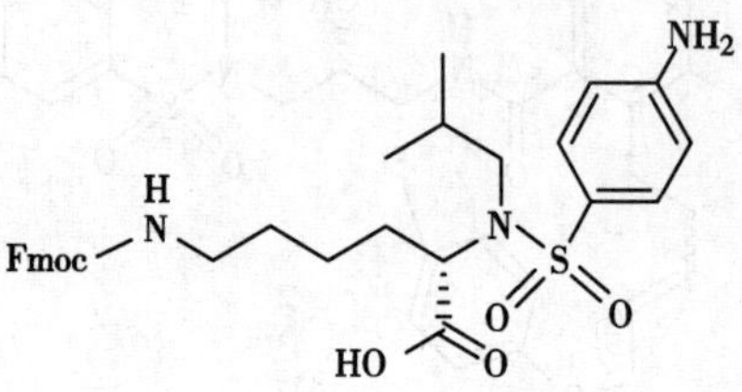

44

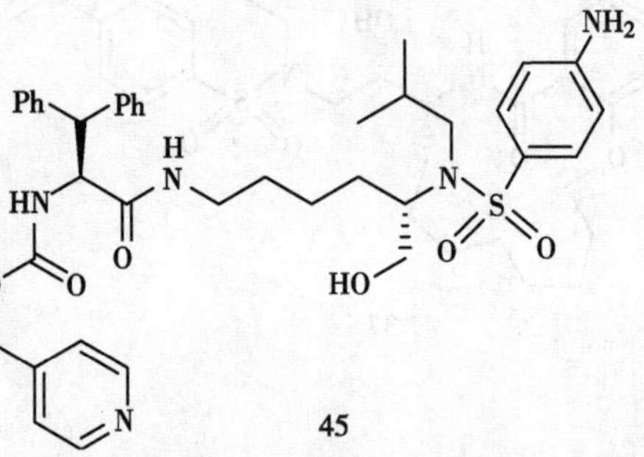

45

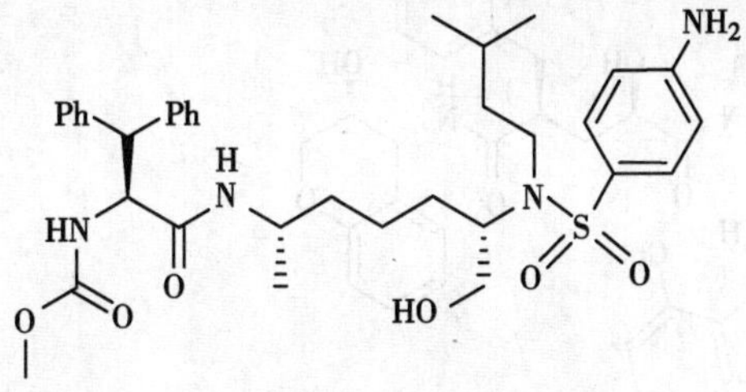

46

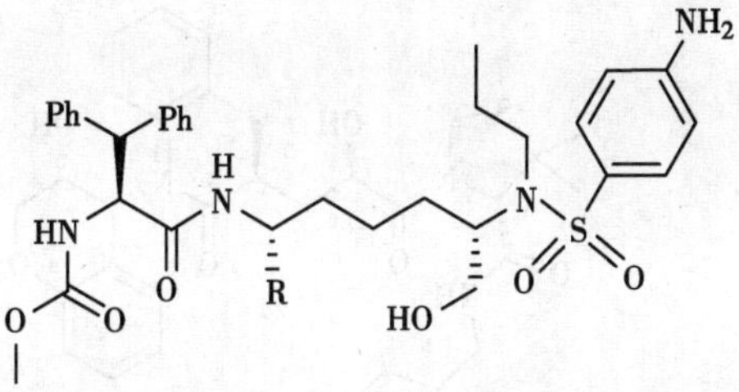

47 R = CH₃
48 R = CF₃

Yang ZH 在 P2 位置引入取代的尿素结构，并在 P2 位置上增加乙酰氨基以增强其在 S2 区的氢键作用力[47]，但是得到的化合物 49 和 50 对 HIV 蛋白酶表现出相对降低的抑制活性（49：IC₅₀=15nmol/L；50：IC₅₀=64nmol/L）。利

用点击化学在 P2 区引入三氮唑结构得到高活性的化合物 51（K_i=1.7nmol/L，IC₅₀=6nmol/L），复合晶体结构（PDB：1ZP8）显示三氮唑结构可以与 S2 口袋中的 Gly27 形成氢键作用力[48]。

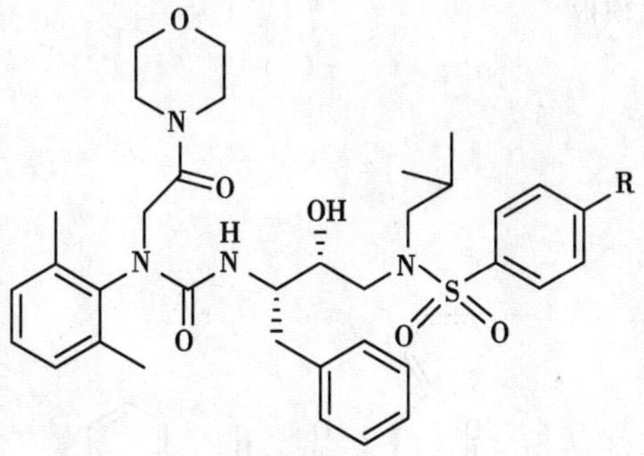

49 R = OCH₃
50 R = NH₂

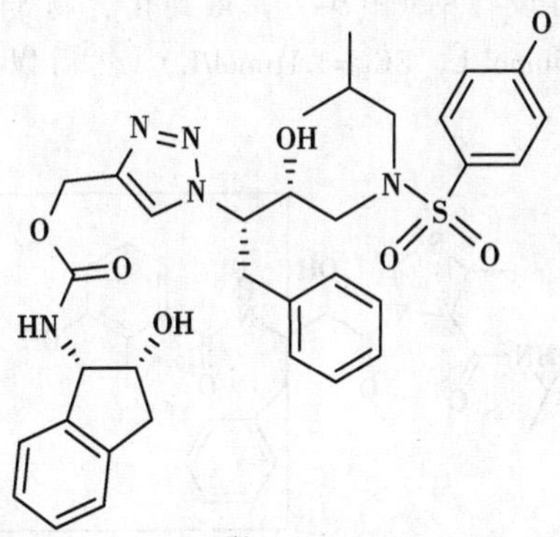

51

2.2　Indinavir 与 JE-2147 类似物

通过对 HIV 蛋白酶上市药物 indinavir 与高活性先导化合物 JE-2147 的 P1′、P3′ 区域和 P3、P2、P1 区域的拼合，并进行进一步的结构修饰，得到一系列结构全新的杂合化

合物（图 9-6）。其中，52 和 53 表现出了较强的抗病毒活性，其 IC₅₀ 均为 0.6nmol/L[49]，远优于上市药物 indinavir（IC₅₀=0.6nmol/L）。

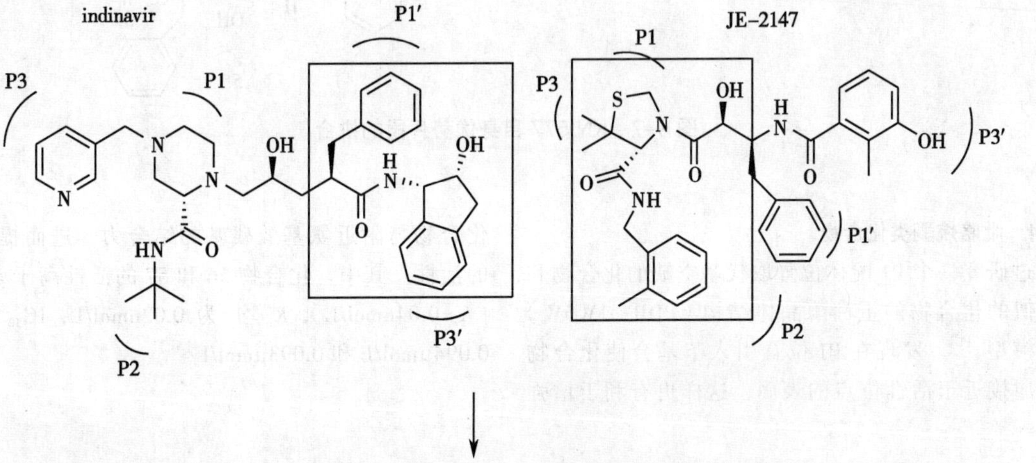

indinavir

JE-2147

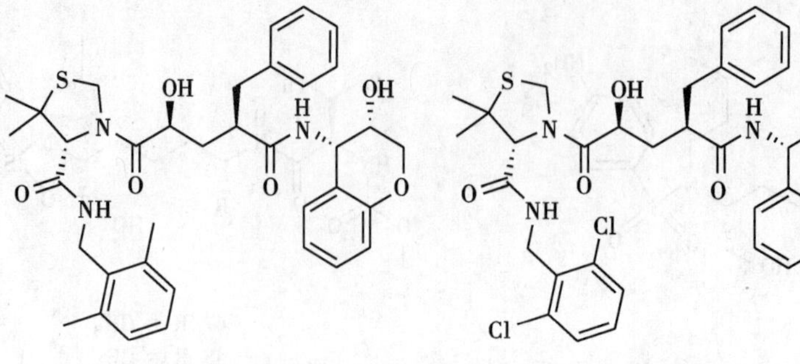

52　　　　　　　　　　　　　　　　　　53

图 9-6　indinavir 与 JE-2147 的拼合

2.3　羟甲基 - 酰肼类化合物

该类新化合物为肽键骨架中引入羟甲基酰肼官能团所得到的手性 HIV-1 PIs。它是针对代表性化合物 KNI577 进行设计的（图 9-7），得到化合物 54（KNI-1276，K_i=15nmol/L，EC$_{50}$=1.1μmol/L）。然后以此为基础，对 54 进行结构修饰得到系列该类化合物，其中化合物 55（KNI-1167，K_i=0.16nmol/L，EC_{50}=1.6μmol/L）的活性尤为突出，其 K_i 值较 54 提高约 100 倍。可以设想这种羟甲基 - 酰肼电子等排体可能会成为一种新 HIV PI 设计模板[50]。

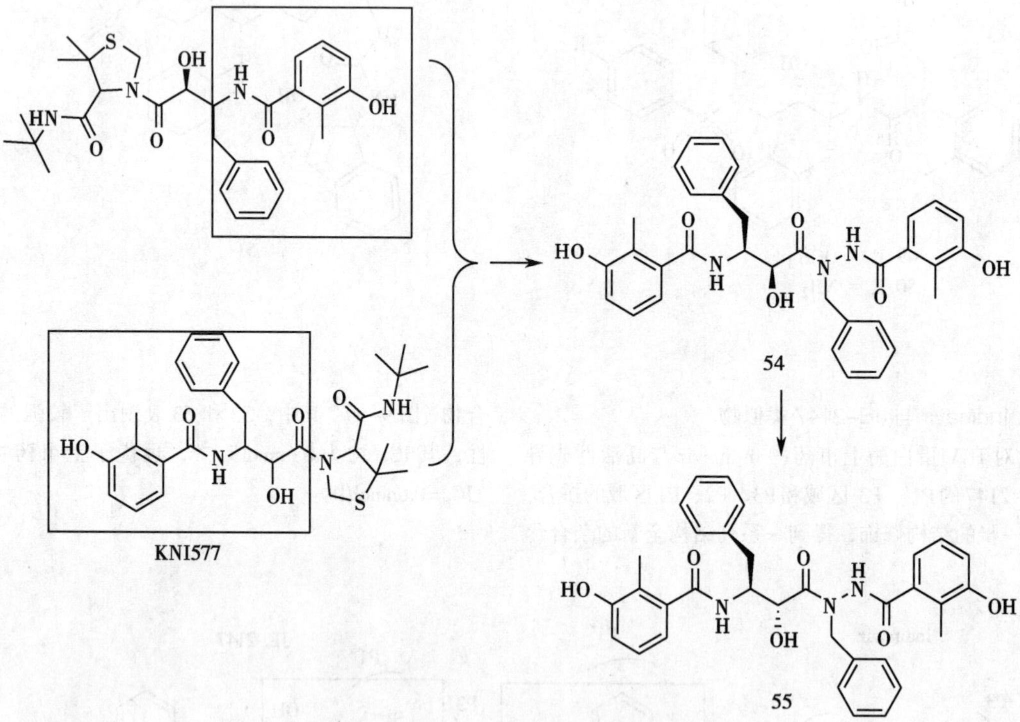

KNI577

54

55

图 9-7　KNI577 自身优势片段的拼合

2.4　吡咯烷酮类化合物

通过研究一个 P1 配体位置取代基空缺的化合物和结构类似的化合物的蛋白酶晶体结构（PDB：1W5W）的结合模型[11]，发现在 P1 位置引入苄基会使化合物分子更加接近于活性位点的表面，这样更有利于增强化合物与附近氨基酸残基的结合力，进而提高化合物的活性。其中，化合物 56 和 57 的活性高于 amprenavir（K_i=0.04nmol/L），K_i 均 为 0.02nmol/L，IC$_{50}$ 分 别 为 0.094μmol/L 和 0.093μmol/L[51]。

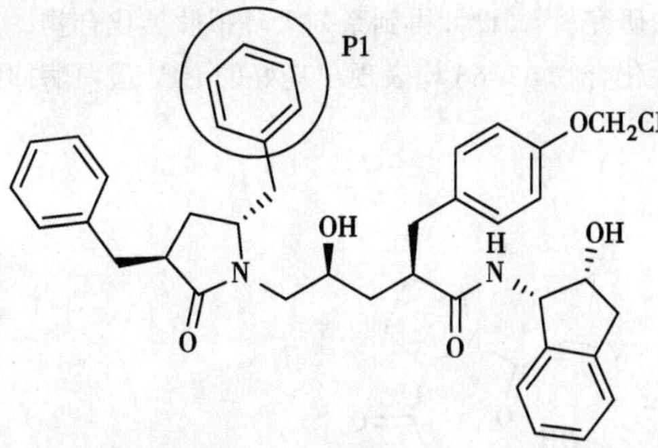

56

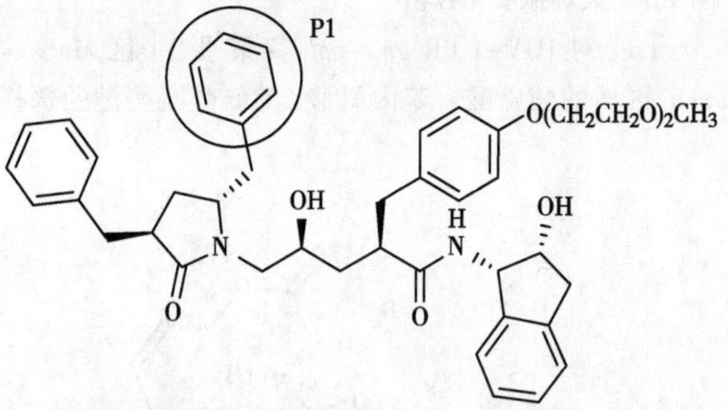

57

2.5 ritonavir 类似物

在 ritonavir 的两端分别用六氢二呋喃和二甲苯氧乙酰基作为 P2 配基进行侧链修饰得到系列高活性化合物。如化合物 58，在体外 MT4 细胞活性实验中，在缺少 50% 的人血清存在的条件下，其 EC_{50} 0.272μmol/L，比 ritonavir 高出 20 倍；同类物 59 表现出更好的活性，其 EC_{50} 为 0.031μmol/L[52]。

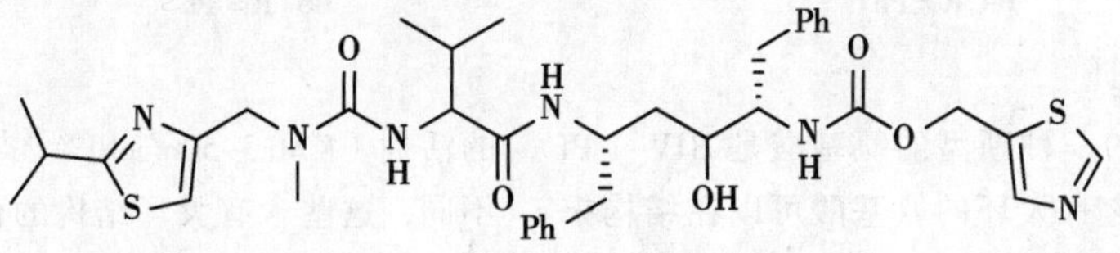

ritonavir

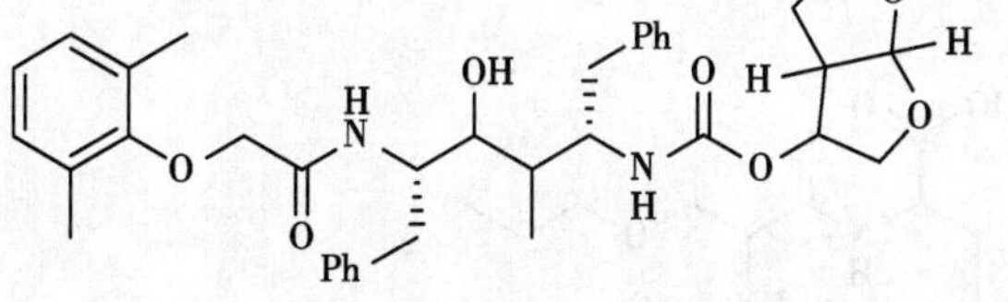

58

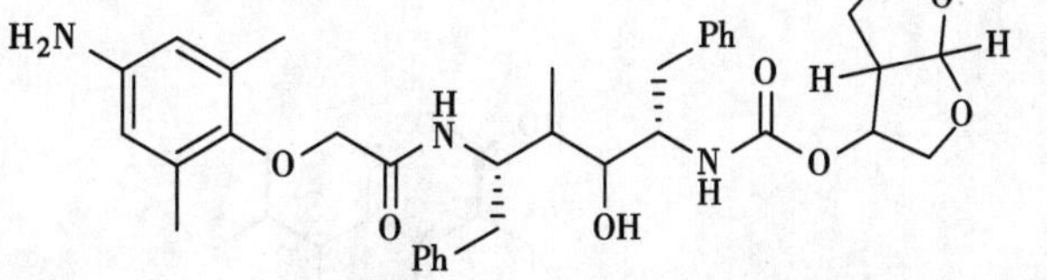

59

2.6 saquinavir 类似物

基于生物电子等排体策略，将化合物 saquinavir P1 区的苯环替换为噻吩环，发现当噻吩环直接与骨架相连时，化合物的抑制活性有所降低，如化合物 60（IC_{50}=5μmol/L）；当噻吩环与骨架相隔 1 个碳原子时，其化合物的活性大幅提高，如化合物 61（IC_{50}=0.02μmol/L）。随后用苯并噻吩替代噻吩，得到化合物 62（IC_{50}=0.6nmol/L），其对病毒株的抑制活性较化合物 61 提高 30 多倍。

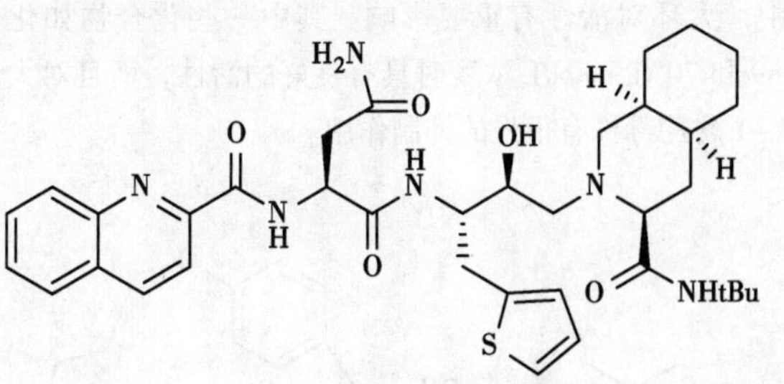

60

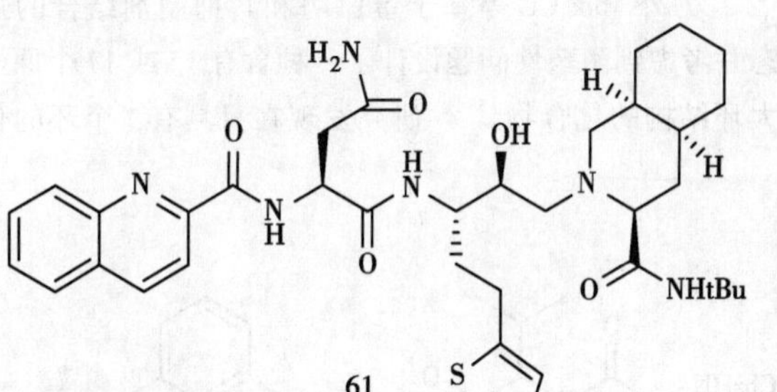

61

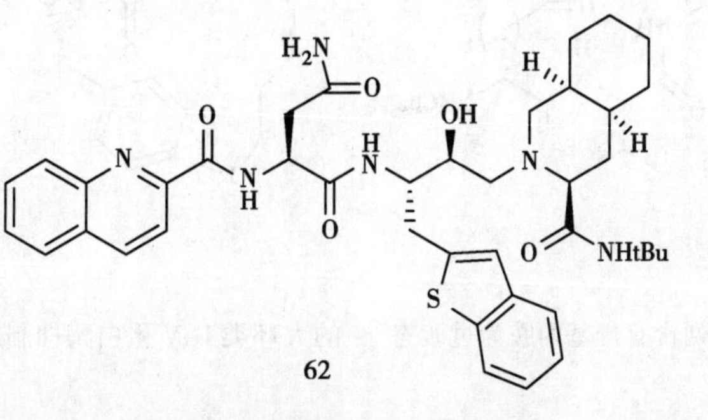

62

2.7 大环拟肽化合物

通过对 HIV-1 PR *gag-pol* 多聚蛋白区 Matrix-Capsid 区域的脯氨酸–苯丙氨酸 / 酪氨酸酰胺键的选择性分裂的研究[53]，设计得到系列大环拟肽类化合物，其中代表性化合物 63~66 均表现出良好的 HIV 蛋白酶抑制活性。

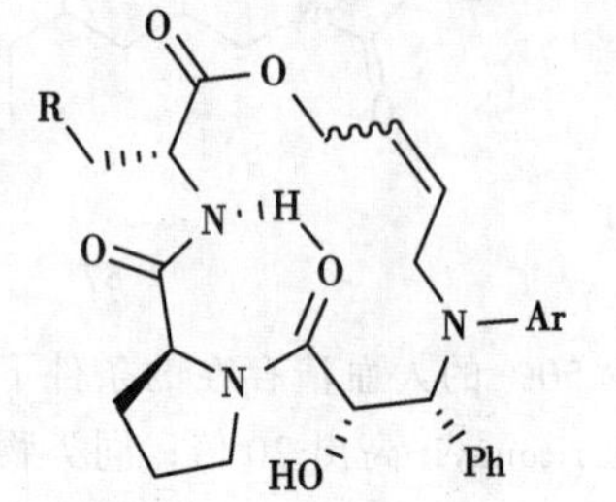

63 R = CH(CH₃)₂
64 R = Ph

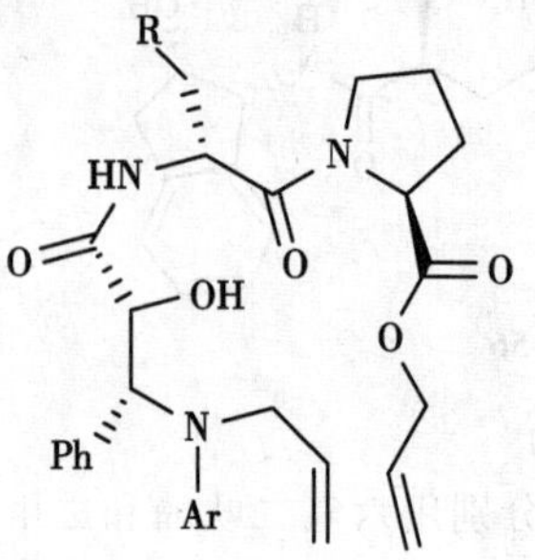

65 R = CH(CH₃)₂
66 R = Ph

Glenn MP 等合成的一种新型的氨基酸是 HIV-1 PI 的有效模板[54]，这种含有大环的氨基酸可以在结构末端进行修饰从而改变化合物的亲和力、选择性以及膜渗透性。源于这种功能模板的多种化合物是很有潜力的 HIV-1 PIs，其中代表性化合物 67 和 68 均表现出很好的活性（K_i=0.3~50nmol/L）。与一般肽含有的氨基酸残基不同，这些含有大环结构的化合物的 2 条相隔的酰胺键和芳香环替代物可以使大环固定，并可以抑制人体 MT2 细胞中的 HIV-1 复制，从而成为有潜力的抗病毒先导物（IC_{50}=170~900nmol/L）。

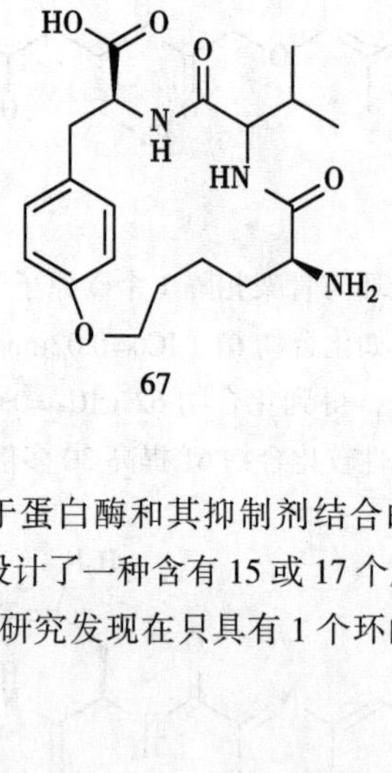

67

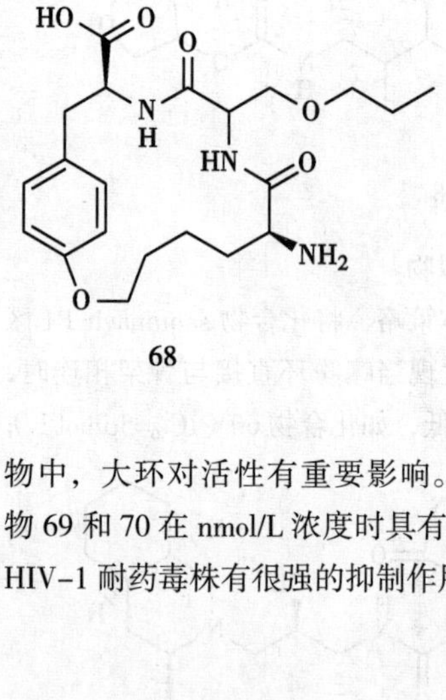

68

另外 Mak CC 等基于蛋白酶和其抑制剂结合的过渡态并考虑到耐药性问题设计了一种含有 15 或 17 个原子的大环结构的化合物[55]。研究发现在只具有 1 个环的化合物中，大环对活性有重要影响。其中一些化合物如化合物 69 和 70 在 nmol/L 浓度时具有良好的活性，而且对大多 HIV-1 耐药毒株有很强的抑制作用。

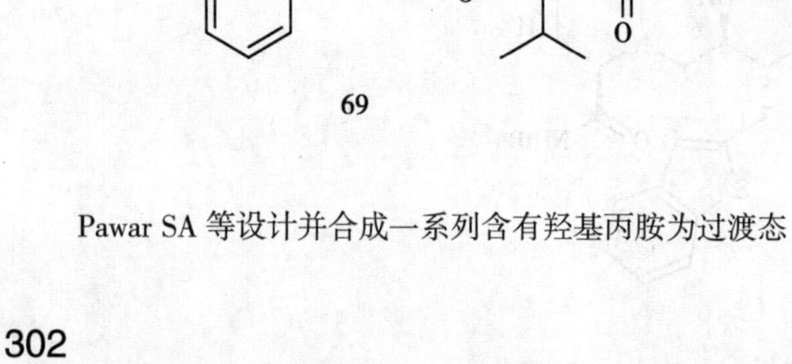

69

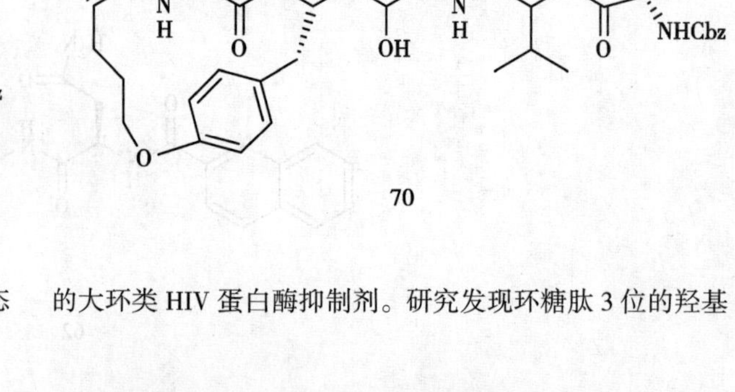

70

Pawar SA 等设计并合成一系列含有羟基丙胺为过渡态的大环类 HIV 蛋白酶抑制剂。研究发现环糖肽 3 位的羟基与氨基酸残基 Asp25/Asp25′ 形成相互的氢键相互作用，增强化合物与靶点的结合力。其中化合物 71 显示出了良好的

抗 HIV-1 活性（IC$_{50}$=0.961 μ mol/L）[56]。

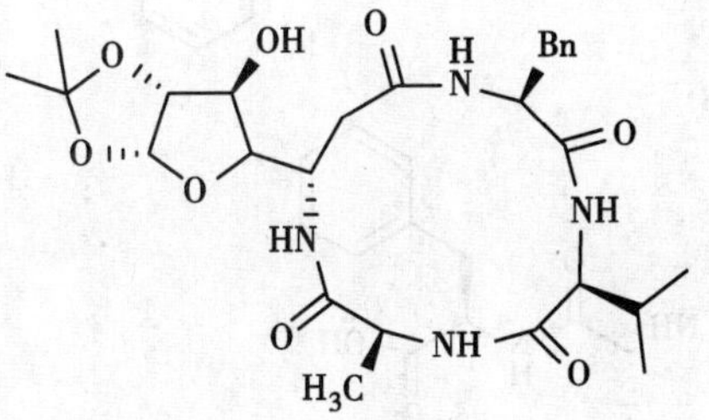

71

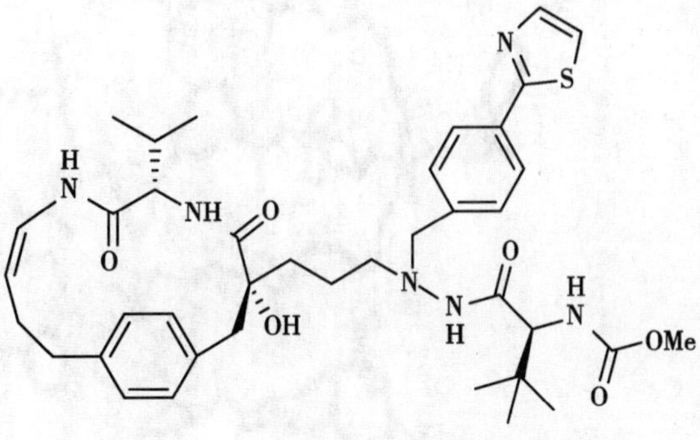

72

为了研究 P1-P3 区环合的大环化合物的抗病毒活性，Rosa MD 等应用大环构象限制策略设计并合成一系列含有叔醇结构的大环化合物。该类大环化合物的抗病毒活性高于非环化合物，其中化合物 72 的活性最好（K_i=2.2nmol/L，EC$_{50}$=0.2μmol/L），同时代谢稳定性较高［Cl_{int}>300μg/（min·mg）］，高于 atazanavir［Cl_{int}=90μg/（min·mg）］。该研究表明通过构象限制策略设计大环化合物可以提高拟肽类化合物的代谢稳定性[57]。

2.8　C$_2$ 对称化合物

雅培公司的化学家们合成了一系列 C$_2$ 对称化合物，

该类化合物可以与 HIV-1 PR 的 C$_2$ 对称活性位点相匹配，体外活性好，然而高亲脂性和低水溶性限制了它的应用。化合物 73（A77003）是其第一个合成出来的 C$_2$ 对称的抑制剂，临床试验中发现该化合物存在半衰期太短、静脉注射刺激性强等缺点，故在 Ⅰ 期临床试验被终止，但是它提供了一条有效可行的寻找新型 HIV-1 PIs 的途径。通过进一步的构效关系研究发现了化合物 74（A80987），其 Ⅰ 期临床试验结果良好，但稍短的半衰期限制了它的开发，在经构效关系和药代动力学研究后又开发出利托那韦（ritonavir）[58]。

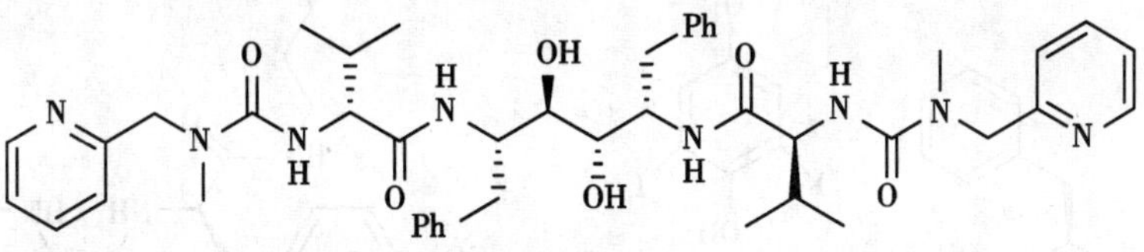

73

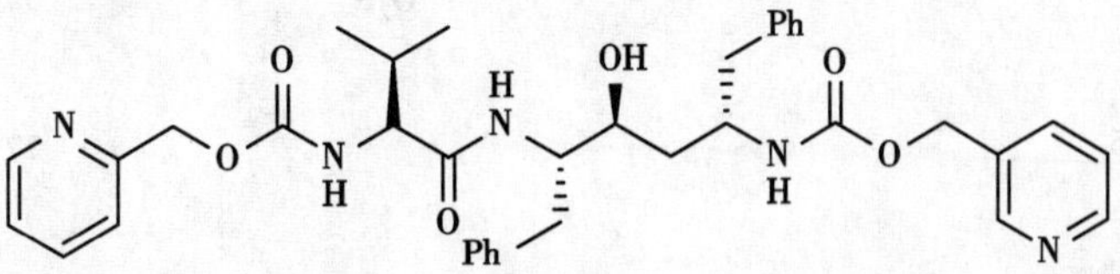

74

2.9　以长链烷酸为桥链的抑制剂

化合物 75（K_i=3000nmol/L）是以 HIV PR 表面上相对不易突变的 4 股 β 片层二聚体为靶点设计的抑制剂，它与 HIV PR 单体二聚体的结合见图 9-8。其 1 位位于一个突出的疏水表面，可以被大的芳香族侧链替代；而 5 位上由于占据一个极为合适的疏水腔袋而不可能被大的芳香环取代。以此为基础，通过侧链的替换，应用固

相平行合成，得到大量新化合物，筛选出最优的 25 个化合物，其中超过 50% 的化合物具有比化合物 74 更好的活性，如化合物 76（K_i=71nmol/L）[59]。另外，12- 氨基十二烷酸类抑制剂同样是以 HIV PR 表面上相对不易突变的 4 股 β 片层二聚体为靶点设计得到的，试验证明该类化合物也具有极高的活性，例如化合物 77，其 IC$_{50}$ 为 247nmol/L、K_i 为 222nmol/L[60]。

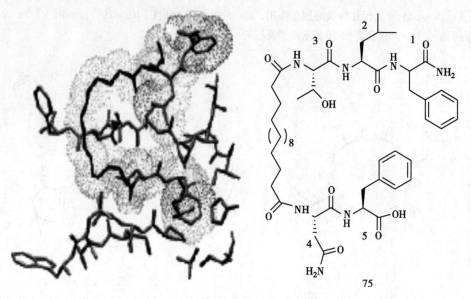

图 9-8 化合物 75 和二聚体表面结合图

76

77

2.10 KNI-272

KNI-272 是一个基于对蛋白酶羰基和底物羟基形成氢键的过渡状态设计的拟肽类抑制剂[61]，模拟设计过程见图 9-9。KNI-272 可以抑制所有 HIV-1 和 HIV-2 毒株，包括临床常见的 HIV-1 突变株[62]。由于目前蛋白酶抑制剂已出现抗耐药性（atazanavir 除外），因此研究广谱、抗耐药性的新型 HIV 蛋白酶抑制剂具有重要的临

床意义。

KNI-272 的固体结构和液态结构是相似的，进一步的 X 射线衍射研究发现 KNI-272 的酶配基复合物构型也与它的单晶相似，因此可以得出 KNI-272 的刚性结构就是它的活性形式。KNI-272 具有良好的选择性，抑制常数 K_i=5.5pmol/L，目前已经进入 II 期临床试验。

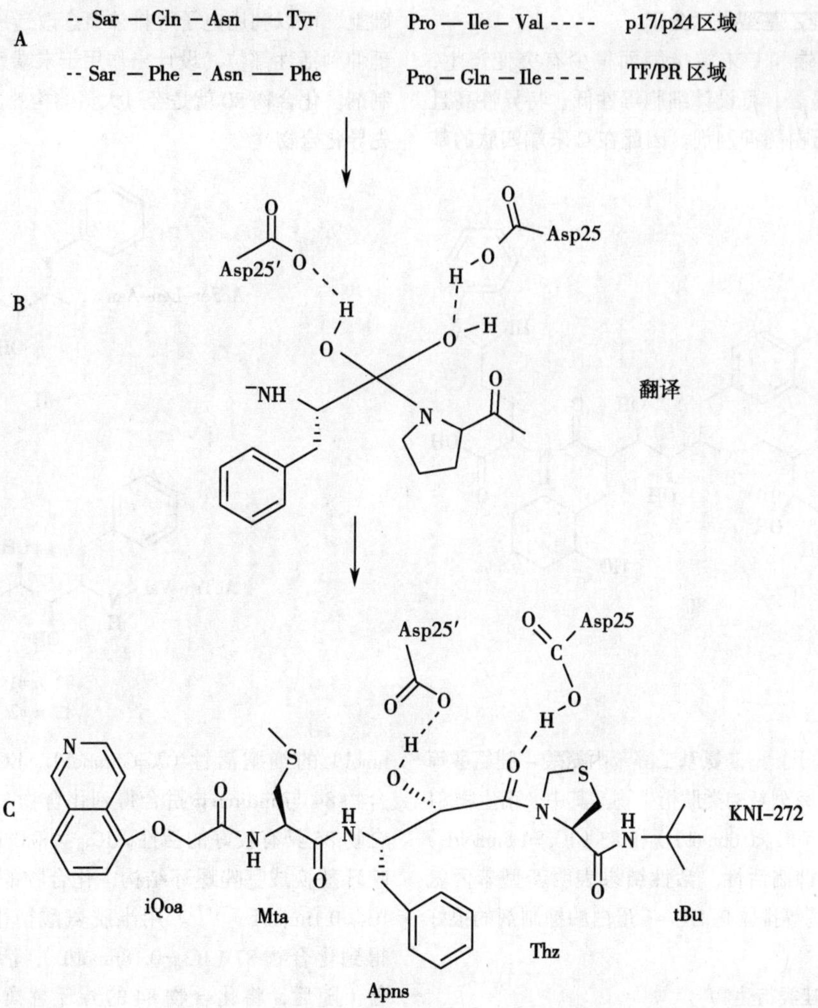
A
-- Sar — Gln – Asn —Tyr
Pro — Ile – Val ----
p17/p24区域
-- Sar — Phe - Asn — Phe
Pro – Gln — Ile - - -
TF/PR 区域
B
Asp25′
Asp25
翻译
C
Asp25′
Asp25
KNI-272
iQoa
Mta
Apns
Thz
tBu

A. HIV PR 底物；B. HIV PR 活性位点的过渡状态；C.KNI-272 与 HIV PR 活性位点结合。

图 9-9　基于底物过渡态的 KNI-272 设计

Hamada Y 等以 KNI-272 为母体药物，利用氧氮间的电子转移设计新的水溶性前药 78（>300mg/mL）[63]，其水溶性比母体药物高 4 000 倍，且该类前药在酸性条件下（胃液中，pH=2.0）是稳定的；在碱性条件下，它可以通过一定的速率转化为母体药物。这是根据前药原理设计新型 HIV 蛋白酶抑制剂的一条新途径，特别对于拟肽类 HIV 蛋白酶抑制剂的研发意义重大。

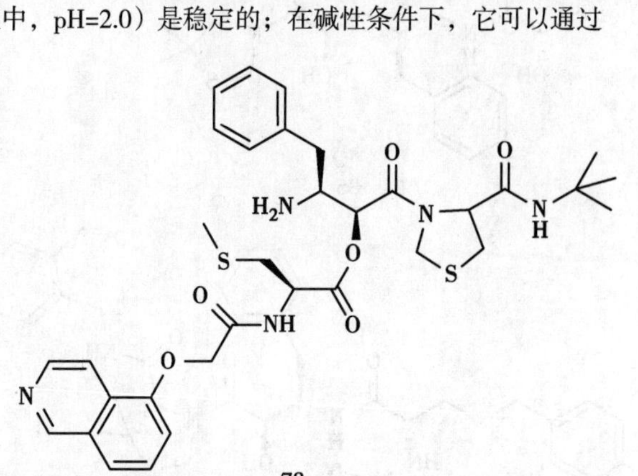

78

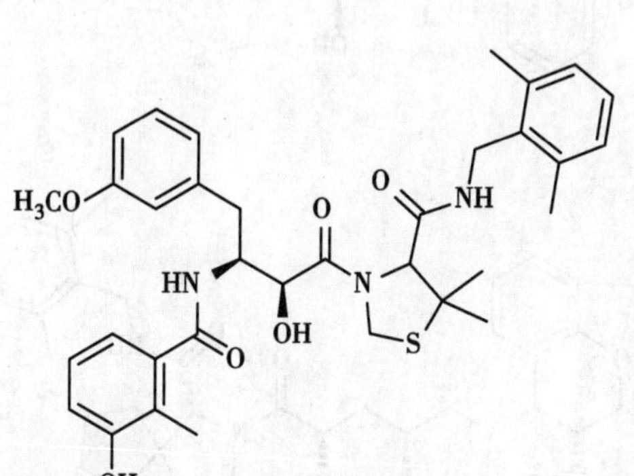

79

Mimoto T 等将 SM-31977（KNI-272）通过结构修饰得到化合物 79（SM-322377）[64]，通过进一步的药理实验和药代动力学实验研究发现 79 的 K_i 为 29pmol/L，在 50% 的人血清存在条件下的 EC_{50} 为 9.0nmol/L，与 SM-31977（KNI-272）相比具有更好的药代动力学特性和抗病毒活性。

第9章 HIV-1 蛋白酶及其抑制剂

2.11 二羟基亚乙基型类肽分子

二聚体的 N 末端和 C 末端接触面很少有突变产生，并且接触面区差异显著，可设计细胞毒性低、特异性高且不易产生耐药性的蛋白酶抑制剂。因此在 C 末端四肽的基础上，可以利用电子等排体概念改造成类肽分子并将分子延伸到活性部位，设计出作用于末端残基和活性部位的抑制剂。化合物 80 就是经过大量的构效关系研究得出的该类先导化合物[65]。

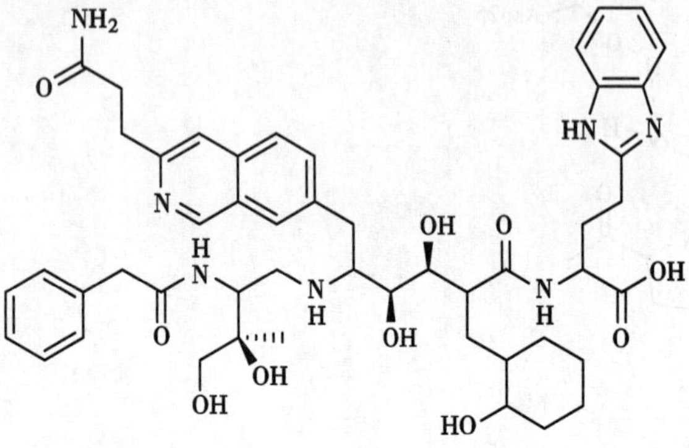

80

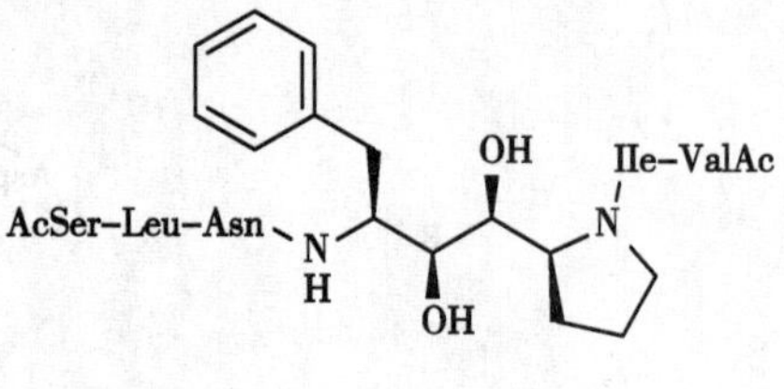

81

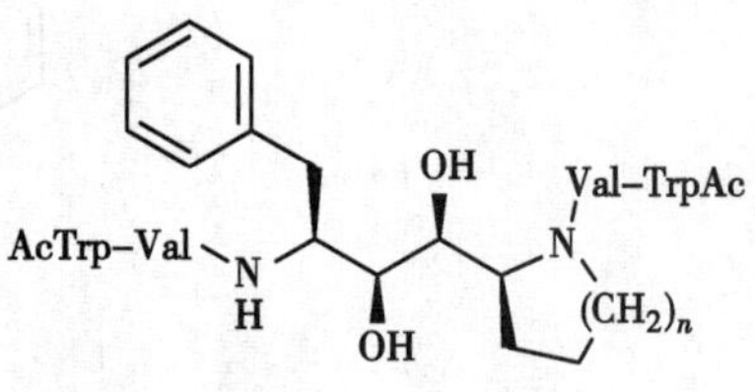

82 n=1
83 n=2

Benedetti F 等基于新型二氨基二醇苯丙氨酸-脯氨酸等排体，设计并合成一系列新的类肽衍生物。其中，衍生物 81（IC$_{50}$=0.6nmol/L）、82（IC$_{50}$<0.6nmol/L）和 83（IC$_{50}$=1.8nmol/L）均表现出 nmol/L 的抑制活性。活性结果表明新型苯丙氨酸-脯氨酸二羟乙基等排体是 HIV-1 蛋白酶抑制剂的很好的活性骨架[66]。

2.12 四氢噻唑类衍生物

Kiso 等设计并合成一系列 P1′ 区域为四氢噻唑环的全新衍生物，其中化合物 84 具有 pmol/L 的酶抑制活性和 nmol/L 的细胞活性（K$_i$=35pmol/L，EC$_{50}$=26nmol/L）。将化合物 84 与 indinavir 拼合得到化合物 85，活性结果显示化合物 85 具有较好的活性，IC$_{50}$ 为 0.03nmol/L。若将四氢噻唑环替换成噁唑螺环结构，化合物的活性有所降低（86，IC$_{50}$=0.1nmol/L）[67]。用半胱氨酸衍生物代替 P2/P3 区域得到化合物 87（IC$_{50}$=0.18nmol/L），活性没有得到明显改善。随后，将化合物 84 的芳环替换成不饱和烃基（88，IC$_{50}$=0.18nmol/L），活性较 84 明显降低[68]。

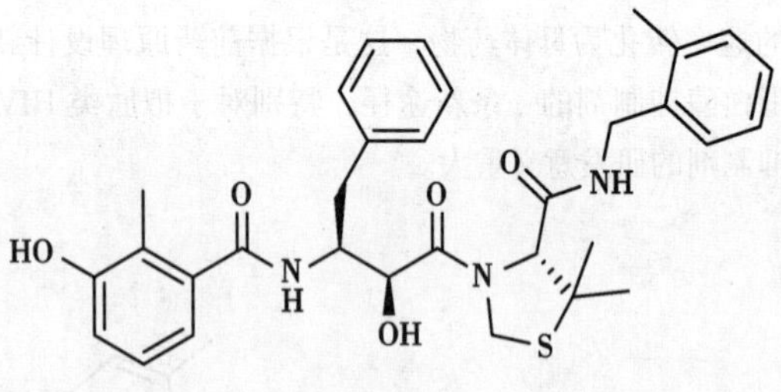

84

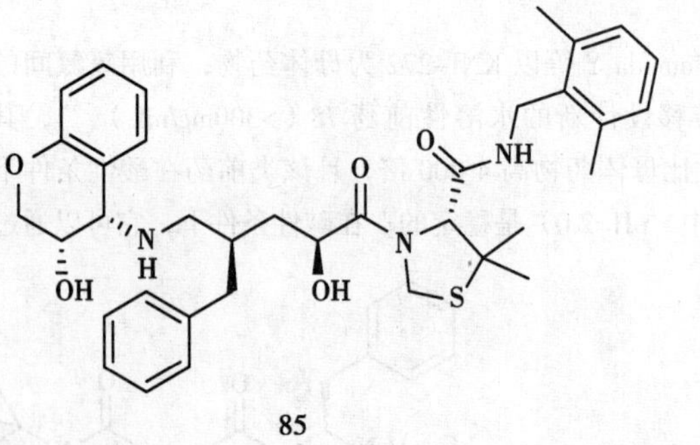

85

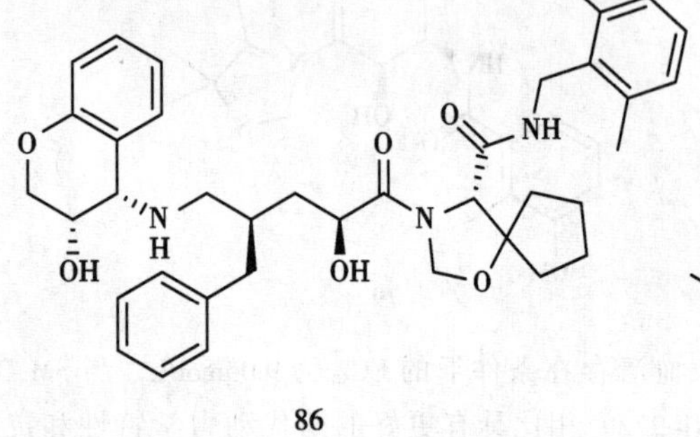

86

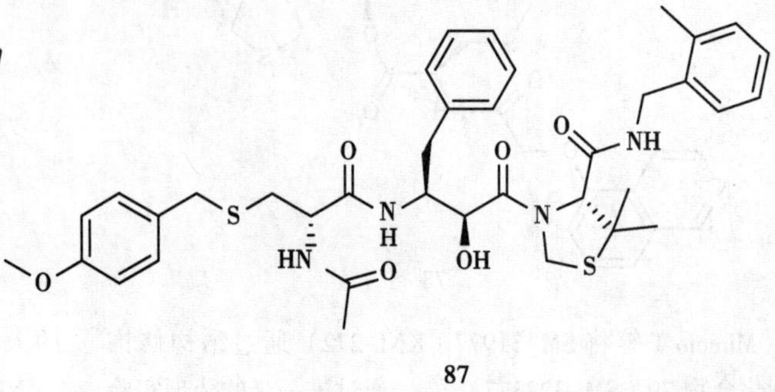

87

306

88

2.13 非天然氨基酸类衍生物

为了进一步发现新型 HIV 蛋白酶抑制剂，Shingo 等在 P2/P3 区域引入了非天然 D− 氨基酸得到系列高活性化合物（89）。构效关系研究显示 D− 半胱氨酸或丝氨酸的引入有助于提高化合物的抗 HIV 活性，并且所有 D− 氨基酸类衍生物对奈韦拉平耐受的病毒株以及 D30N 突变株的活性均有显著提高[69]。

89

R₁= benzyl, *p*−methylbenzyl, *p*−methoxybenzyl,
　　p−chlorophenyl, *p*−flurorphenyl, 1−naphthyl,
　　2−naphthyl, 2−quinolinyl
X = O, S, SO₂　R₂ = Ms, Ac

此外，Kesteleyn 在先前研究发现化合物 90 具有较高的抗病毒活性，其 EC₅₀ 为 10nmol/L，但其肝微粒体代谢速度很快。而在人肝微粒体代谢实验中，化合物 90 的 P1 和 P1′ 区域的芳香环部分以及 P2 区域的色原烷醇胺是代谢热点。基于这一发现，Kesteleyn 对化合物 90 进行结构修饰，在芳香环上引入卤素基团来阻止代谢位点，并且在 P1′ 区域的苄基对位引入芳香杂环以提高化合物的抗病毒活性。结果显示新合成的衍生物活性均高于先导化合物，且在芳香环的代谢位点处引入卤素和烷基能有效地提高化合物在肝微粒体的稳定性，并且血浆清除率也有所降低。其中 91 和 92 的活性最好，EC₅₀ 分别为 0.8nmol/L 和 1.1nmol/L。另外，这 2 个化合物非常稳定且能够在注射位点完全释放，为长效注射药应用的候选药物[70]。

90

91

92

3 结语

随着越来越多的生物体内内源性生物活性肽的发现及其结构和生理功能的阐明，对肽类化合物的研究逐渐成为新药研究中的热点。但是由于其自身的缺点，比如容易被内源性肽酶快速降解、口服生物利用度低以及难以通过血脑屏障等，其临床应用受到很大的限制。因此，对其肽类结构进行改造和修饰得到拟肽化合物成为药物化学家们研究的焦点。在HIV-1蛋白酶抑制剂的设计中，通过对天然活性肽分子的结构进行化学修饰或者基于内源性活性肽的

受体或酶分子重新进行分子设计的策略已经成功得到多种具有高效的抗病毒活性、高度的靶点亲和力和选择性以及代谢稳定性的拟肽类化合物，且多个化合物已被FDA批准上市。目前多个拟肽类HIV-1蛋白酶抑制剂在高效抗逆转录病毒治疗中发挥着重要作用。随着HIV蛋白酶分子晶体结构的深入研究，再结合传统的药物化学结构优化策略（分子杂合、生物电子等排体替换、构象限制等），相信未来将会有更多的高效抗耐药且具有良好药代动力学性质的拟肽类HIV蛋白酶抑制剂被开发出来。

（康东伟 李文馨 刘新泳）

第3节 非肽类HIV-1蛋白酶抑制剂研究

由于拟肽类HIV-1蛋白酶抑制剂在体内容易水解，口服生物利用度低，耐药变异病毒株极易出现，一般对同类蛋白酶抑制剂耐药病毒株具有相同的耐药性，因此对非肽类HIV-1蛋白酶抑制剂的研究是近年来抗HIV-1药物研发的活跃领域之一。目前被美国FDA批准上市的非肽类HIV蛋白酶抑制剂有2种，分别为替拉那韦（tipranavir，Aptivus）和地瑞那韦（darunavir，Prezista）。该非肽类HIV-1蛋白酶抑制剂的耐受性良好，对目前临床常见的拟肽类蛋白酶抑制剂的耐药病毒株具有明显的抑制活性，为艾滋病的高效抗逆转录病毒治疗（HAART）增加新的组合，从而为对HAART疗法产生耐药性而导致治疗失败的艾滋病患者带来新的希望。

1 非肽类HIV-1蛋白酶抑制剂的设计策略

随着对HIV蛋白酶结构的研究深入和计算机辅助药物设计等药物化学设计手段的迅速发展，借助于计算机辅助药物设计和复合晶体结构、高通量筛选技术设计寻找高活性和耐药性的非肽类HIV-1蛋白酶抑制剂已成为当前蛋白酶抑制剂研究的热点。同时，从天然产物中提取高效抗耐药的活性物质并对其进行结构修饰也是发现HIV蛋白酶抑制剂的一条有效途径。根据以上药物化学设计策略和方法，目前已发现多种结构不同的非肽类HIV-1蛋白酶抑制剂，如环脲类、香豆素和吡喃酮类、季酮酸类、富勒烯类、笼形分子衍生物等。它们分子量小、结构简单、生产成本低、生物利用度相对较高，与拟肽类HIV-1蛋白酶抑制剂相比有很多开发优势。下面针对目前发现的非肽类HIV-1蛋白酶抑制剂进行系统的综述。

2 非肽类HIV-1蛋白酶抑制剂研究进展

2.1 环脲类抑制剂

环脲类化合物作为HIV蛋白酶抑制剂最早是由Lam PY提出的[71]。Lam PY等根据HIV蛋白酶的结构和基于结构的药物化学设计策略，设计得到一类可以与蛋白酶活性中心相契合的以七元环脲为中心骨架的衍生物（93）。环脲类抑制剂的作用机制就是七元环脲骨架中的羰基氧原子可以模拟复合物中水分子的作用，邻二羟基可以与蛋白酶活性部位的Asp25和Asp25′残基形成氢键作用力，而P2和P2′位置上的侧链则是与活性部位的其他氨基酸残基形成相互作用，是该类抑制剂的主要修饰位点。由于HIV蛋白酶的结构具有对称性，所以在P2和P2′位置上引入2个对称的相同侧链可以有效地与蛋白酶相契合，表现出很强的活性。

Lam PY等在P2和P2′位置上引入4-甲醇基苄基得到具有很高活性的环脲类抑制剂DMP323（94，K_i=0.27nmol/L，IC_{50}=36nmol/L），此化合物结构简单、水溶性好，是一类典型的非肽类HIV蛋白酶抑制剂，且在动物实验中（大鼠和犬）表现出良好的口服利用度，但在人体I期临床试验中发现其代谢过快、吸收效果差，并且其羟基亚甲基基团大量代谢，因此没有对其进行进一步的临床研究[72-73]。为了进一步稳定其药代动力学性质，Lam PY以DMP323为先导化合物，对其P2和P2′位置上的侧链进行多样性修饰。其中化合物DMP450（95，K_i=0.28nmol/L，IC_{90}=130nmol/L）表现出同等于化合物DMP323的活性，但其在所有的动物实验中（包括人体试验）表现出较高的生物利用度，在II期临床试验中也表现出良好的抗病毒活性和抗耐药性[74]，目前尚未有其进一步的报道。

1996年，Rodgers JD报道了咪唑P2/P2′基团的蛋白酶抑制剂DMP323类似物96，其表现出优于DMP323的体外抗病毒活性（K_i=0.018nmol/L，IC_{90}=8nmol/L），但水溶性差、口服生物利用度低的缺点限制了其进一步的开发[75]。为进一步改善其药代动力学性质，该课题组对其咪唑结构进行进一步的修饰，其中氨基咪唑化合物97表现出了极高的活性（K_i<0.01nmol/L），但对其进一步的临床前研究仍未见报道。

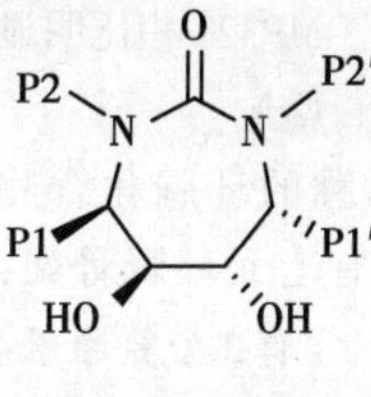

93

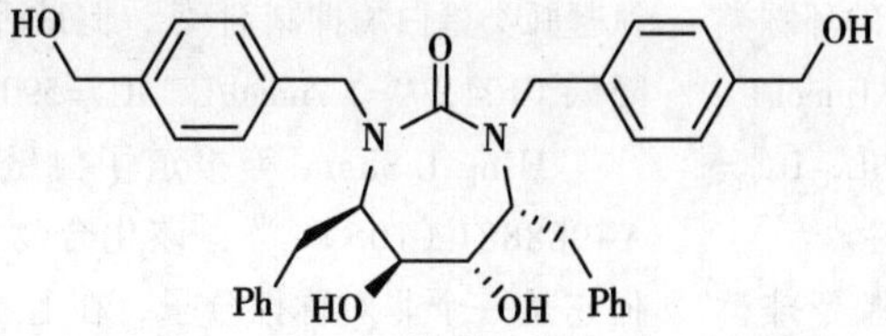

DMP323, 94

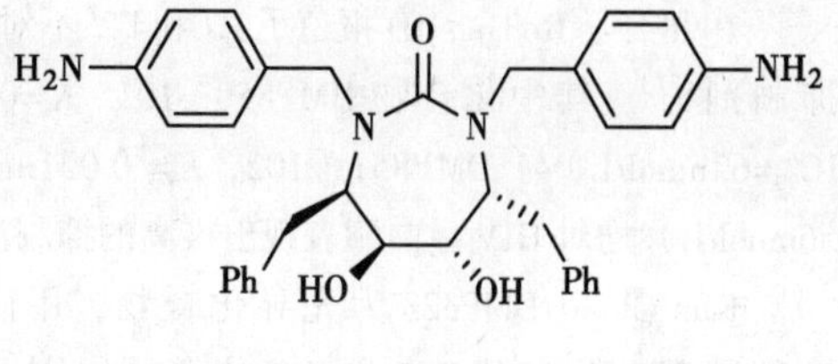

DMP450, 95

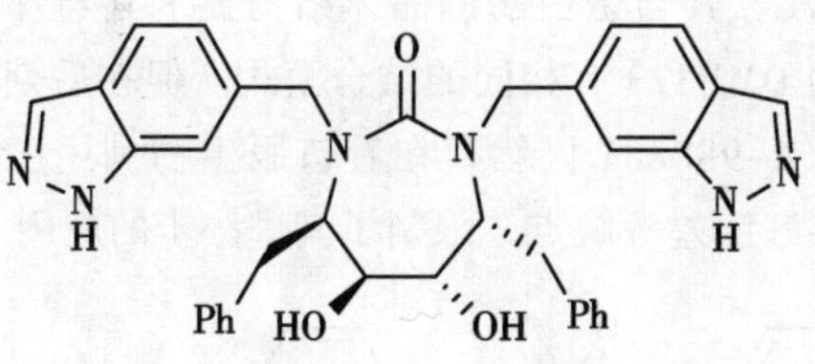

96

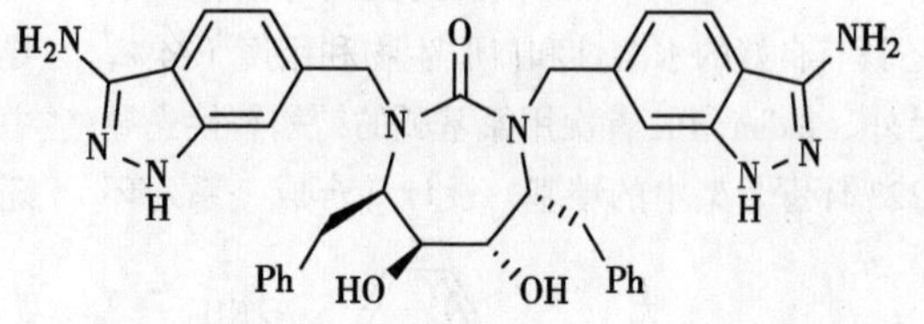

97

1997 年，Jadhav PK 在 P2 和 P2′ 位置上引入不同种类的苯酰胺基团，设计并合成一系列化合物。其中化合物 XV638（98，K_i=0.027nmol/L，IC_{90}=4.2nmol/L）、XV652（99，K_i=0.014nmol/L，IC_{90}=19nmol/L）和 SD146（100，K_i=0.024nmol/L，IC_{90}=5.1nmol/L）均表现出较强的抗病毒活性[76]，进一步的活性结果表明这些化合物对临床常见的对其他蛋白酶抑制剂有耐药性的变异毒株也具有良好的抗病毒活性。其中，SD146 与蛋白酶的复合晶体结构表明其可以与蛋白酶形成广泛的氢键与范德瓦耳斯力（图 9-10），这也是其能保持高效耐药性的主要原因。

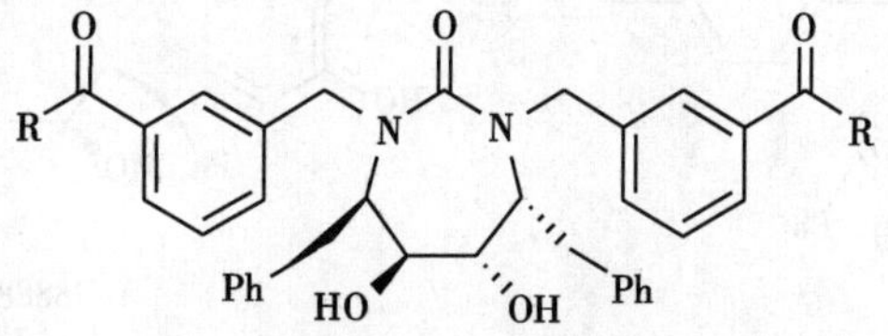

98　XV638: R = 2-thiazolyl
99　XV652: R = 2-imidazolyl
100　SD146: R = 2-benzimidazolyl

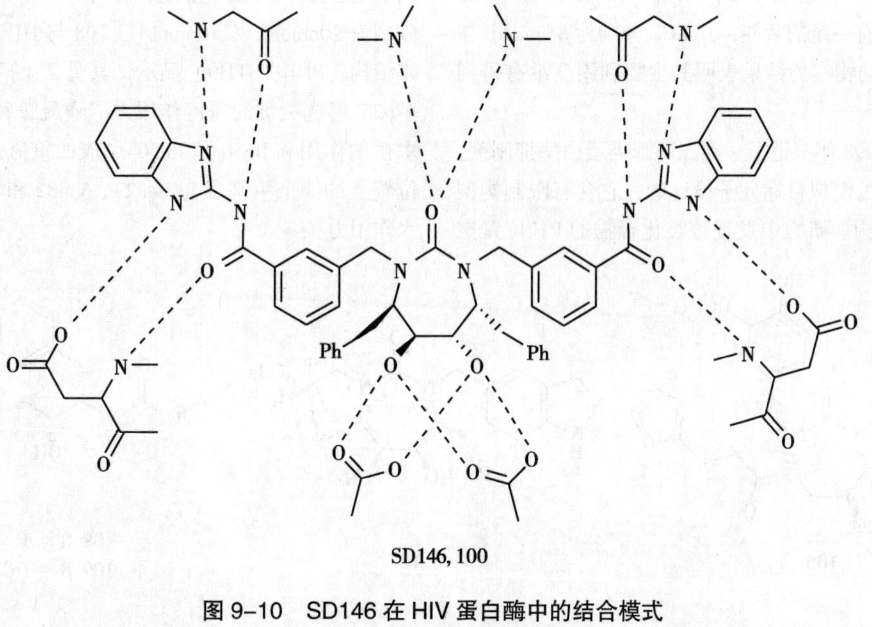

SD146, 100

图 9-10　SD146 在 HIV 蛋白酶中的结合模式

1998 年，Rodgers JD 报道了 P2 和 P2′ 不对称的环脲类抑制剂[77]，其中化合物 DMP850（101，K_i=0.031nmol/L，IC_{90}=62nmol/L）与 DMP851（102，K_i= 0.021nmol/L，IC_{90}=56nmol/L）均对 HIV 蛋白酶表现出很高的抑制活性。

Kim CU 以 DMP323 为先导化合物，用砜基等排替换其羰基，并在其 C-2 和 C-5 位置同时引入氧原子连接的间位氨基苄基结构得到化合物 103（EC_{50}=9nmol/L，IC_{50}=1nmol/L）[78]，其不但表现出极高的抗病毒活性和酶活性，而且还具有良好的水溶性和口服生物利用度（74%，10mg/kg）。另外，Jadhav PK 首次用氰基胍的结构替换先导化合物 DMP323 环脲骨架中的羰基，设计并合成一系列环

氰基胍类蛋白酶抑制剂[79]，但是活性较 DMP323 相比明显降低（104，K_i=1.7nmol/L，IC_{90}=590nmol/L）。

Hing L.Sham 等报道了侧链不对称的环脲化合物 A-988881（105）[80]，该化合物虽含有七元环脲骨架，但它是一个非对称性分子，在七元环上含有 3 个氮原子。化合物 A-988881 与 HIV-1 PR 形成很强的结合力[33]，K_i 为 0.005nmol/L；在 HIV 感染的 MT4 细胞中的 EC_{50} 为 2nmol/L。其与蛋白酶的晶体结构显示其与环脲类先导化合物 DMP323 有相同的结合模式。但在后期的研究中发现，A-988881 仍然存在着口服生物利用度差、代谢快、溶解度差等缺点，限制了其进一步的应用。

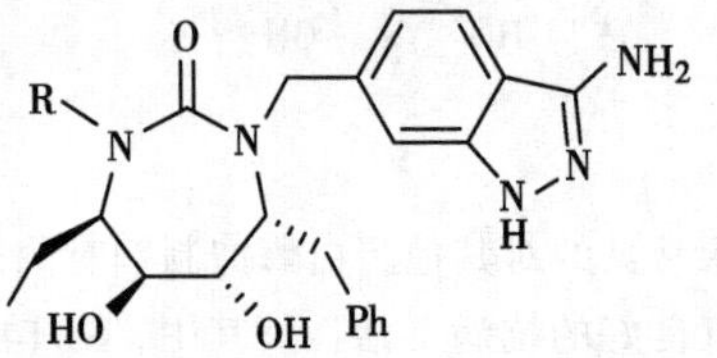

101 DMP850: R = Benzyl
102 DM9851: R = n-Butyl

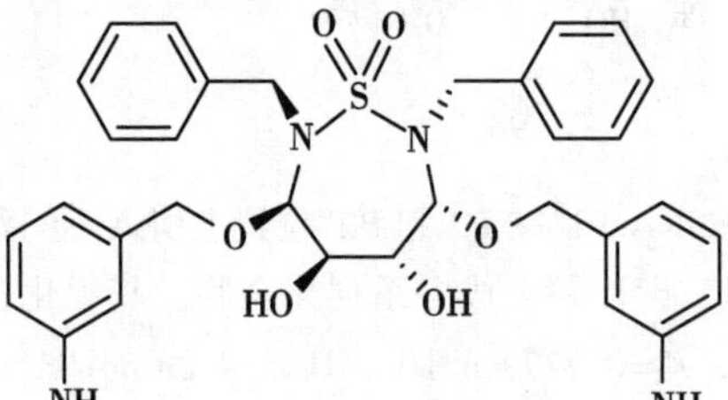

103

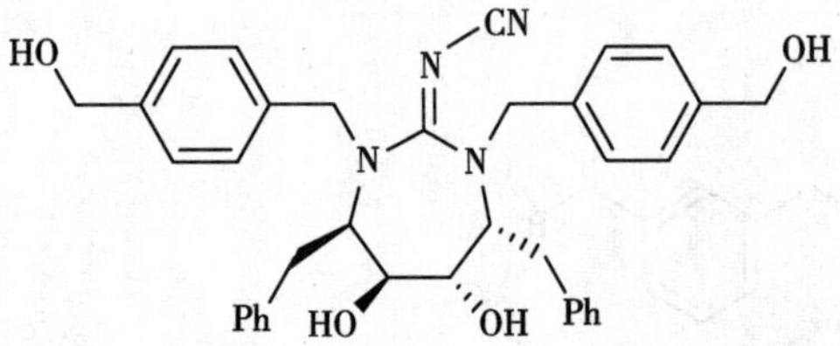

104

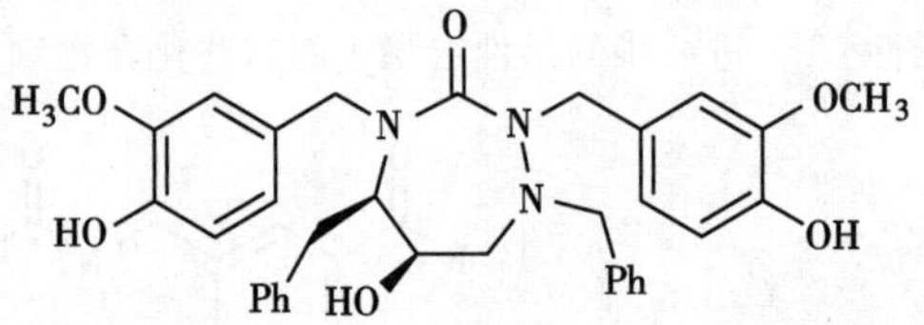

A-988881, 105

紧接着 Abbott 实验室以 A-988881 为先导化合物，设计并合成一系列 N- 酰基化衍生物[81]，以阻止该类化合物在体内的氧化代谢来提高其生物利用度。结果显示所合成的 N- 酰基化衍生物与先导化合物相比有同等效力的抗病毒活性，其中化合物 106 的 EC_{50}=3nmol/L，并对突变株 A17 和 IND 有一定的活性，其 EC_{50} 分别为 81nmol/L 和 455nmol/L，但是动物实验结果表明其生物利用度没有得到明显提高。

Han W 在 1998 年报道了一类三环脲类蛋白酶抑制剂，该类抑制剂是通过模拟目标分子设计的，它含有限制构型改变的脯氨酸结构。研究中发现该类化合物的 P1′ 位置空

缺会极大地提高抗病毒活性，如化合物 107[82]，它有 3 条侧链与 HIV-1 蛋白酶活性口袋相结合，K_i 为 9nmol/L。为更好地限制环脲类化合物的构象，Ganguly AK 等在环脲骨架上融合苯环[83]，其中代表性化合物 108 和 109 分别在 P2 位置上引入对氟苯磺酰胺和对甲氧基苯磺酰胺，其 K_i 值分别为 20nmol/L 和 19nmol/L。108 与 HIV 蛋白酶的复合晶体结构（PDB：3TH9）显示，其骨架上的羟基与 Asp25 和 Asp25′ 形成关键的氢键作用力，磺酰胺和酰胺的羰基通过水桥的作用和 Ile50 和 Ile50′ 形成四重氢键作用力，而 P2′ 位置上的 3 个甲基也与 Leu23、Val82 和 Ile84 有强烈的疏水作用力。

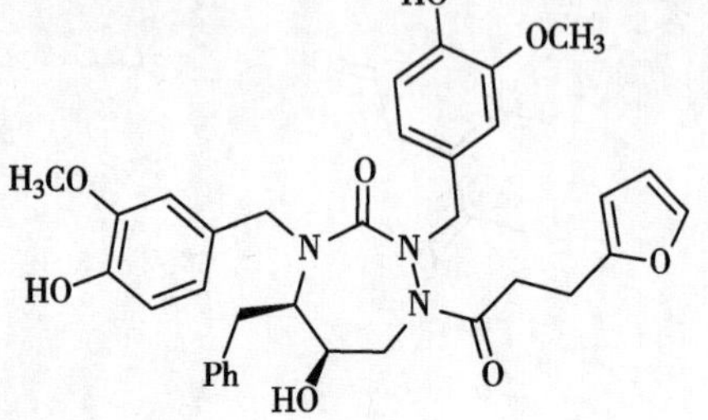

106

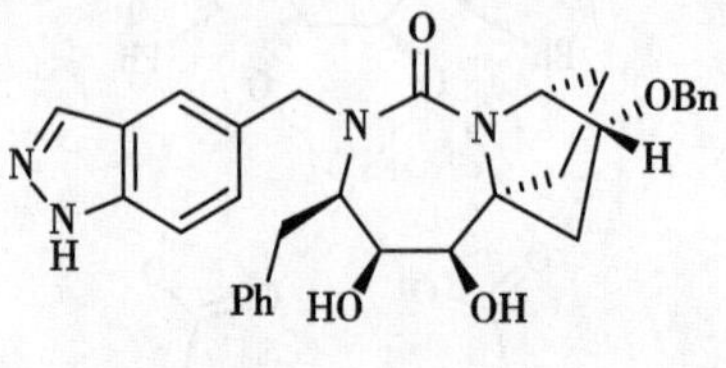

107

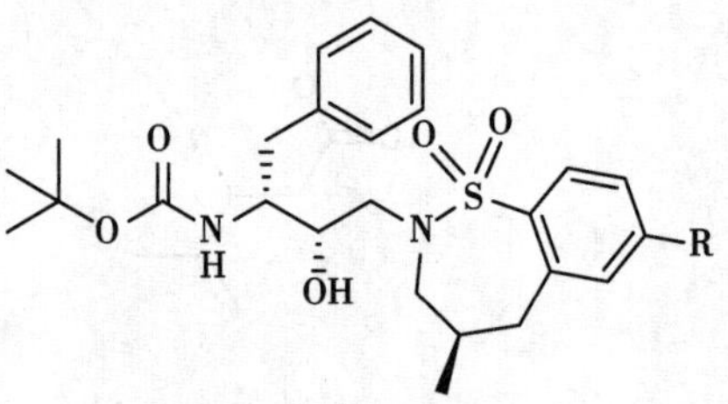

108 R = F
109 R = OCH₃

Gold H 利用微波催化的方法合成了一系列 P1 和 P1′ 位置均未被取代的衍生物[84]，其中化合物 110 表现出与蛋白酶有很高的结合能力，K_i 为 20nmol/L。

近来多个课题组利用多种酰基和磺酰基替代 P1′ 位置的苄基，发现酰基类似物较磺酰基类似物的活性高，如化合物 111 的 K_i 为 0.01nmol/L，而 112 的 K_i 为 1.37nmol/L，但其却表现出远优于 111 的细胞活性，其 EC_{50} 为 0.459μmol/L，这表明磺酰基类似物与 HIV-1 PR 的结合模式具有不同于酰基的独特之处[85]。

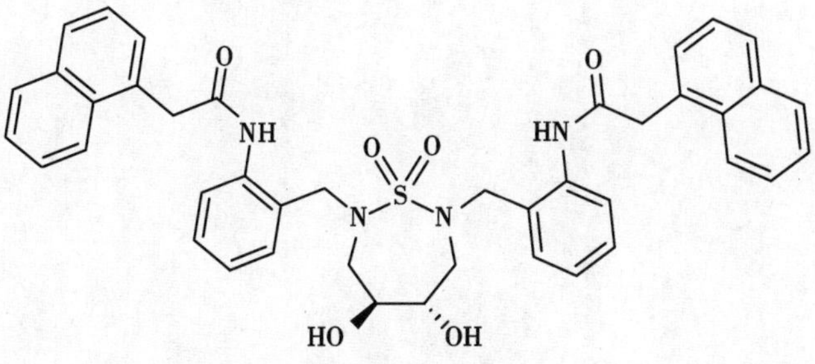

110

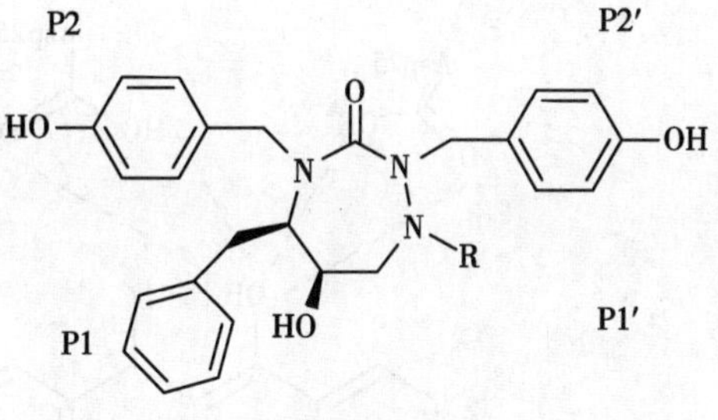

111 R = COPh
112 R = SO₂Ph

化合物与蛋白的复合晶体结构为化合物的进一步结构修饰提供了理论依据，以化合物 112 为先导化合物，利用含不同取代的磺酰氯对其氮原子进行磺酰化迅速得到大量衍生物[85]。其中，化合物 113（EC_{50}=0.2μmol/L）显示出最好的抗病毒活性。化合物 113 与 HIV-1 PR 复合物的晶体结构（PDB：1T7K）显示，其间位的氰基可以突出到一个亲水口袋中增加与蛋白酶的结合力。由此根据生物电子等排体原理，以肟基代替腈基，并利用氨肟[86]和正丁烷[87]等以前发现的活性基团对 P2 和 P2′ 位置的取代基团进行修饰，得到一系列活性化合物，其中化合物 114 在体外实验中的 EC_{50} 为 0.024μmol/L。

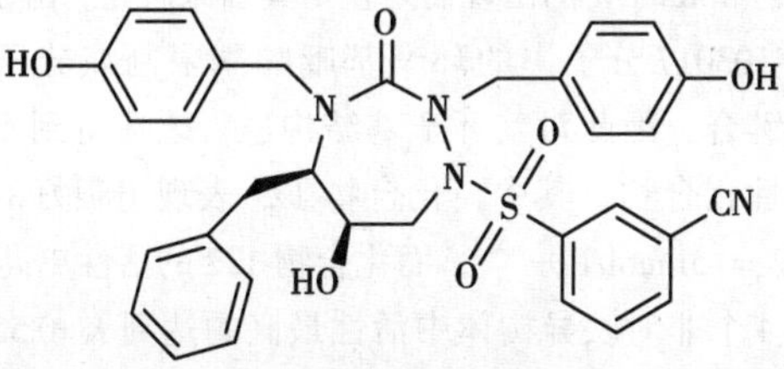

113

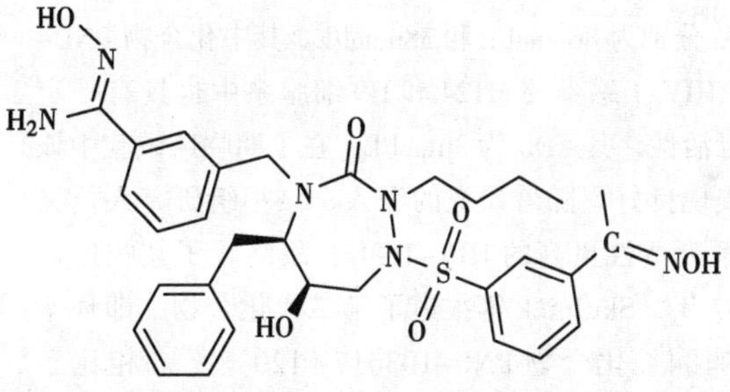

114

总之，该类化合物活性较低的问题严重限制了它的应用，目前还没有属于环脲类的临床药物。但环脲类抑制剂是目前活性较好的非肽类 HIV 蛋白酶抑制剂之一，很有希望发展成为新一代 HIV-1 PIs。

2.2　香豆素类和吡喃酮类抑制剂

1993 年，Upjohn 和 Parke-Davis 公司的研究人员分别从化合物库筛选得到具有 HIV-1 PR 抑制活性的化合物 115 和 4-羟基香豆素类化合物 116，其中发现化合物 115 对 HIV-1 PR 具有显著的抑制作用，其 K_i 为 1.0μmol/L[88]。Pharmacia 公司对其化合物库进行进一步的筛选，得到与 115 结构类似的化合物——苯丙香豆素（化合物 117），其 K_i 为 1μmol/L[89]，在受到 HIV-1 感染的 PBMC 细胞系中其 ED_{50} 为 100~300μmol/L。117 与 HIV 蛋白酶的复合物晶体结构显示（图 9-11），其羟基能与 HIV-1 PR 活性中心的 2 个 Asp 残基（Asp25、Asp25′）形成氢键，而环状内酯的 2 个氧原子与 ILE50 和 ILE50′ 形成氢键，从而可以使化合物与 PR 结合得更加紧密，这种结合方式与环脲类抑制剂是相似的[90]。同时该小组通过对其进行结构修饰，找到了一系列活性优于 117 的化合物[91]。该类化合物具有分子量小、合成相对简单、生物利用度高等优点，促使药物化学家们在此基础上继续进行研究。

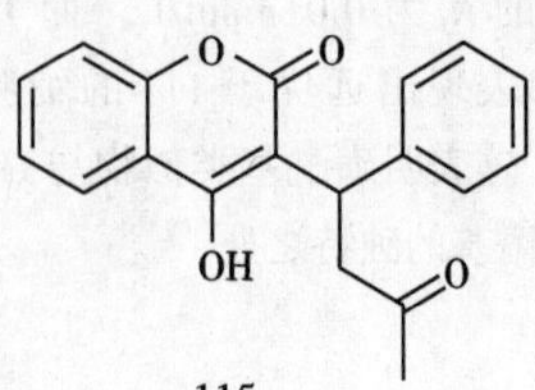

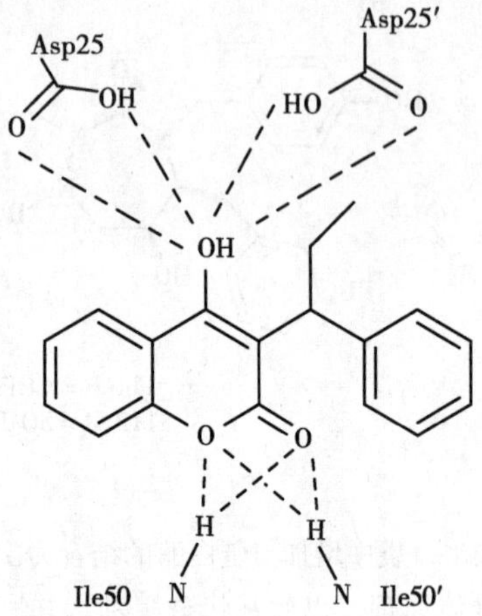

图 9-11 化合物 117 的结合模式

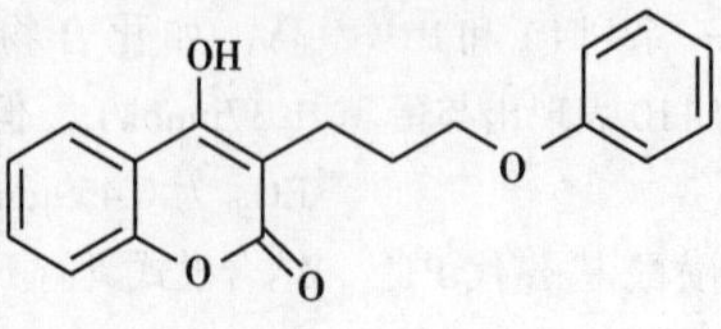

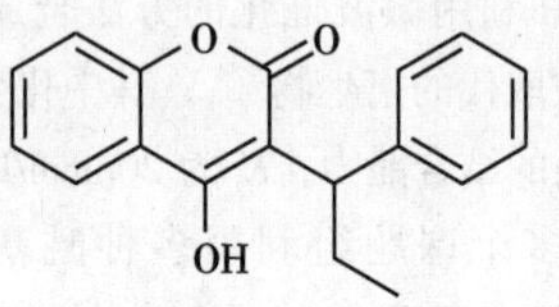

1994 年，Thaisrivongs 等为提高化合物与 HIV PR 的结合能力，利用间位取代的甲酰胺和 4- 羟基吡喃酮结构替换化合物 116 中的 4- 羟基香豆素得到化合物 118 和 PNU-96988（119），活性结果显示两者对 HIV PR 有较强的亲和性[92]，K_i 分别为 86nmol/L 和 38nmol/L。其中化合物 PNU-96988 在 HIV-1 感染的 MT24 和 H9 细胞系中也具有一定的抗病毒活性，其 ED_{50} 为 3μmol/L，在 I 期临床试验中该化合物表现良好。随着研究的深入，该小组研究人员又发现一系列活性更高的 HIV-1 PIs，故终止了其临床试验。1997 年，Skulnick 等报道了第二代化合物，即环辛烷并吡喃酮类化合物 PNU-103017（120）[93]。相比于第一代抑制剂 PNU-96988，其具有显著提高的 HIV-1

PR 抑制活性和抗病毒活性，其 K_i=0.8nmol/L，在 HIV-1 感染的 H9 细胞中其 IC_{50}=1.5μmol/L。另外该化合物的细胞毒性很低，多年研究发现在非肽类 HIV-1 PR 抑制剂研究领域中，4- 羟吡喃酮类化合物是活性较高的抑制剂之一，有非常广阔的发展前景，但是活性与成药性更优秀的化合物 tipranavir 的出现而终止了其临床研究。由于化合物 PNU-103017 分子中的环辛基吡喃酮限制该分子与蛋白酶的键合，因此对其环辛基结构进行改造得到不同结构的活性化合物。其中，化合物 121 表现出很好的抑制活性（K_i=15nmol/L）[94]，而化合物 122 的活性更高[95]，在它的 4 个非对映异构体中活性最高的达到 K_i=0.52nmol/L、IC_{50}=0.6μmol/L、IC_{90}=4.5μmol/L。

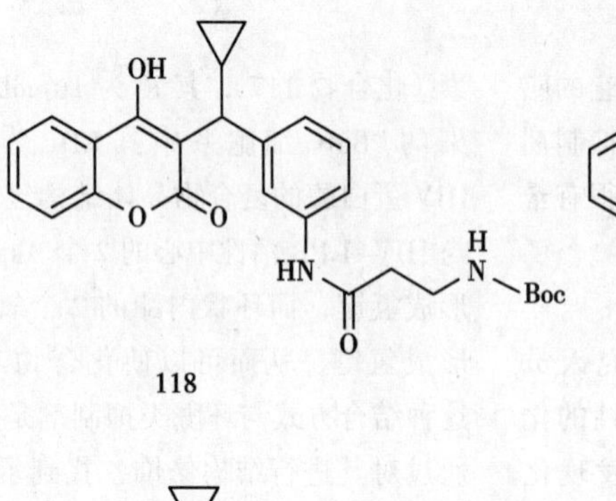

118

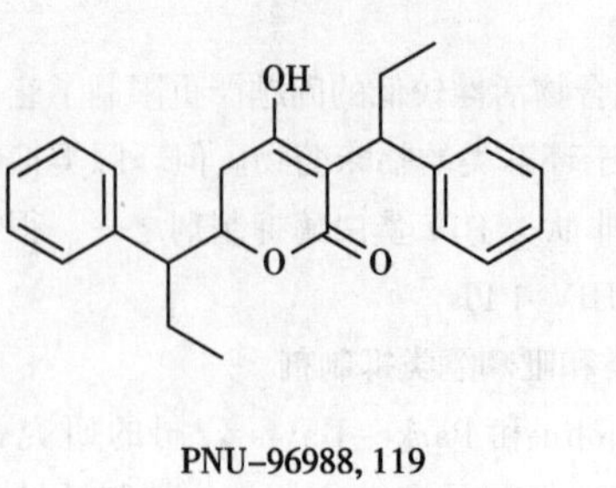

PNU-96988, 119

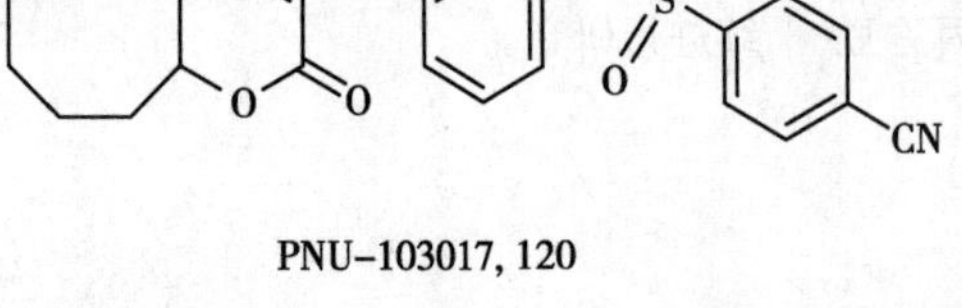

PNU-103017, 120

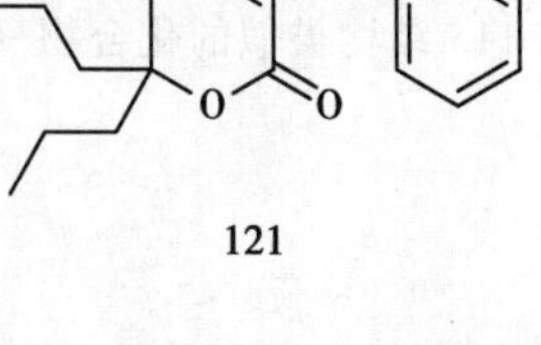

121

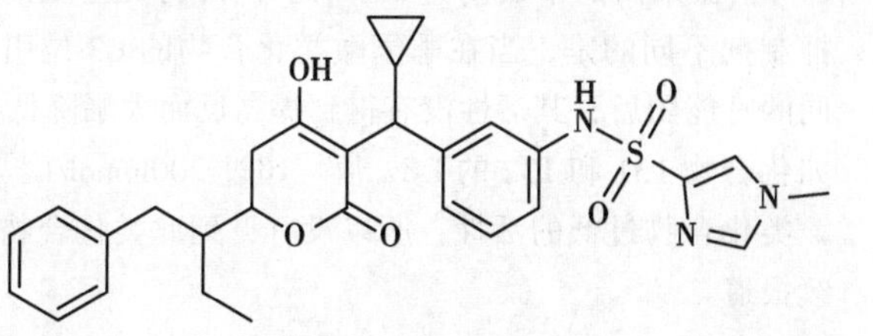

122

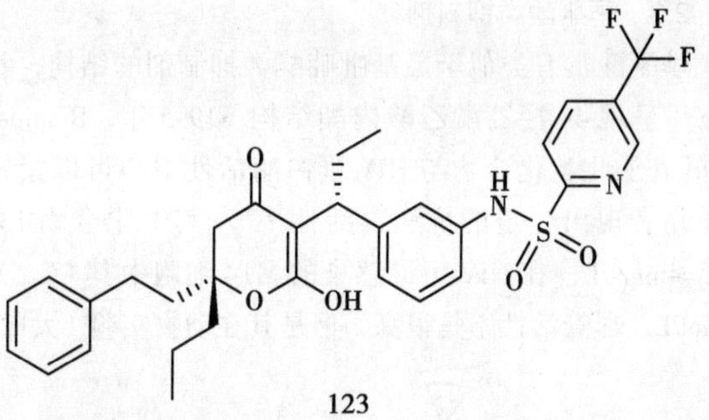

123

化合物 123（PNU-140690）与 HIV-1 PR 的结合能力和抗病毒活性是同类化合物中最高的（K_i=0.018nmol/L，IC_{50}=0.03μmol/L，IC_{90}=0.10μmol/L），且其具有良好的口服生物利用度[95-97]。临床试验发现该抑制剂的耐受性良好[98]，主要不良反应为腹泻、恶心、呕吐，但是这些不良反应可通过调节给药剂量进行控制。该化合物已于 2005 年被美国 FDA 批准上市，化学名称为 tiprannvir[99]。tiprannvir 联合用药可降低患者血液内的 HIV 载量，并提高 CD4$^+$ T 细胞水平。在给药剂量为 900mg 时其稳态峰浓度为 1.2mmol/L ± 0.6mmol/L。tiprannvir 与核苷类逆录酶抑制剂联合用药 11 天后，给药剂量组的 HIV-1 RNA 水平对数值平均下降 1.1[100]。tiprannvir 通过肝脏细胞色素 CYP3A4 代谢。

2000 年，Yong SL 等报道了大量核心结构为 6-羟基-1，3-二氧-4-酮环的一类化合物[101]。研究发现化合物 124 具有良好的抑制 HIV-1 蛋白酶的活性（IC_{50}=0.01μmol/L）和抗病毒活性（EC_{50}=0.96μmol/L，SI=65.69）。该类化合物的活性与氧原子的静电荷数和该化合物的疏水常数的大小有关。静电荷数越低，疏水常数越大，则意味着与受体的结合越容易。另外，Boyer FE 等合成了 5，6-二氢吡喃-2-酮上含有不同的磺酰类功能基团的系列化合物[102]，该类化合物的磺酰基团可以填充活性中心的 S_3' 口袋，使得该化合物与受体的结合更加紧密。实验表明该类化合物具有极强的抗病毒活性，如化合物 125（IC_{50}=0.07nmol/L，EC_{50}=0.49μmol/L，SI=439）和 126（IC_{50}=0.03nmol/L，EC_{50}=0.53μmol/L，SI=151）。

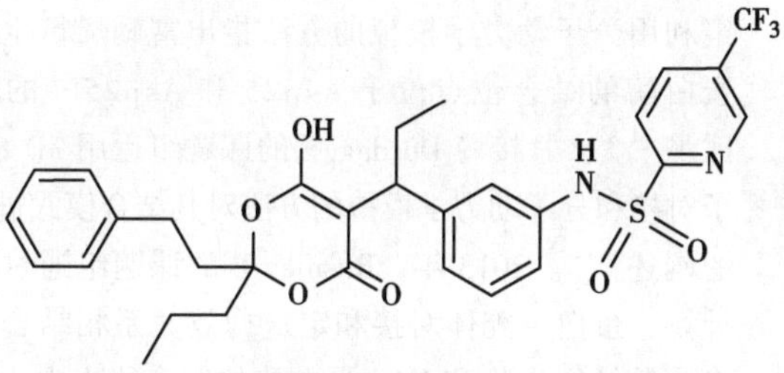

124

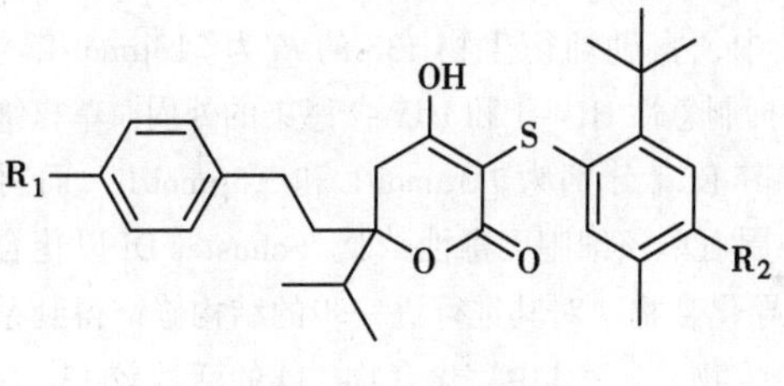

125 R₁ = OH. R₂ = NH₂
126 R₁ = OH, R₂ = OSO₂CH₃

Garino C 于 2005 年报道的化合物 127 具有明显的 HIV 蛋白酶抑制活性，其 IC_{50} 为 10μmol/L[103]。Olomola T 以其为先导化合物衍生出一系列苯并二氢吡喃酮类 HV 蛋白酶和逆转录酶双靶点抑制剂[104-105]，如化合物 128 抑制蛋白酶和逆转录酶的 IC_{50} 分别为 27.06μmol/L 和 5.59μmol/L。为

了进一步提高化合物对蛋白酶的抑制活性，在与苯并二氢吡喃酮邻近的 N 原子上引入苯环得到化合物 129，但活性结果显示其对蛋白酶的活性降低，对逆转录酶的活性反而得到增强，IC_{50} 分别为 35.06μmol/L 和 3.40μmol/L。

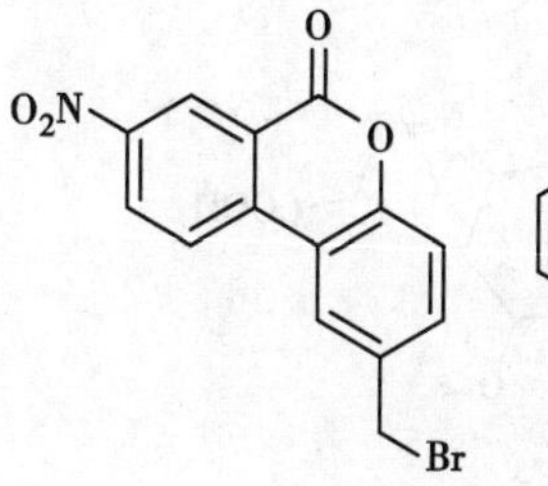

127

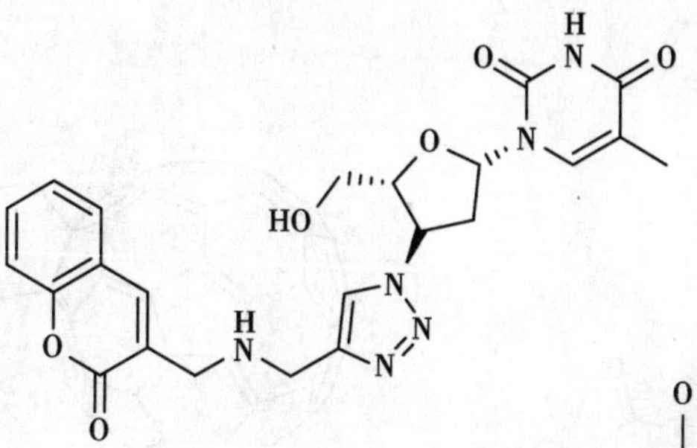

128

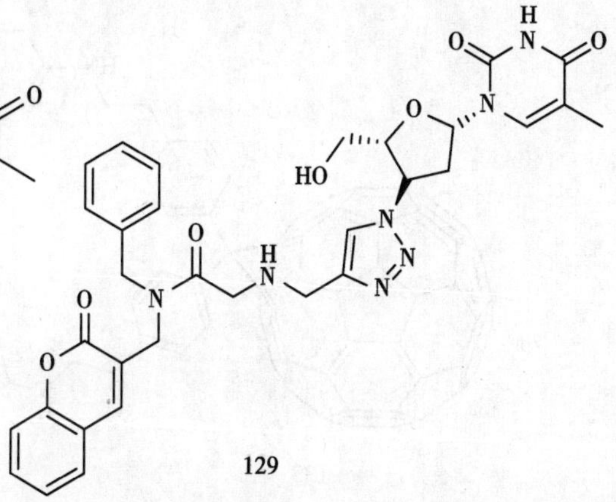

129

2.3 季酮酸类抑制剂

季酮酸具有类似于羟基吡喃酮类抑制剂的结构，其中心环呈现 4-羟乙酰乙酸内酯结构。1995 年，Romines KR 报道了此类化合物与 HIV 蛋白酶活性中心可以紧密结合并表现出一定的抗病毒活性[106]。其中化合物 130 的 K_i=4nmol/L，在 HIV 病毒感染的 MT4 细胞中其 EC_{50} 为 2mmol/L，尽管活性不是很高，但是其在动物实验（大鼠）

中表现出很好的药代动力学性质，口服生物利用度为 81%，血浆内的半衰期为 3 小时。但是与羟基吡喃酮类抑制剂不同的是，当在季酮酸类化合物的 C3 位引入不同的官能团后，其活性没有得到提高反而大幅降低[107]，如化合物 131 和 132 的 EC_{50} 值均超过 200mmol/L。由于该类化合物过低的活性，所以没有见到此类化合物的后续报道。

130	131	132

2.4 富勒烯类抑制剂

富勒烯类衍生物作为 HIV 蛋白酶抑制剂最早是由美国加利福尼亚大学的 Friedman SH 在 1993 年报道的[108-109]。研究发现，富勒烯表面可以作为 HIV 蛋白酶活性中心理想的疏水性底物，其可以与 HIV-1 PR 活性中心表面通过疏水键相互作用而紧密结合。通过环加成作用在富勒烯表面引入不同的亲水性取代基后，其可以很好地竞争性地抑制 HIV 蛋白酶。其中，富勒烯衍生物 133 的 K_i 为 513μmol/L[108]，并且具有抑制急性 HIV-1 和 HIV-2 感染的外周血单核细胞的活性，其 EC_{50} 分别为 7.3μmol/L 和 5.5μmol/L，而对未感染的外周血单核细胞无毒性[110]。Schuster DI 以化合物 133 为先导化合物，对其进行进一步的结构修饰得到系列富勒烯衍生物[111]。其中，化合物 134 的活性较 133 有了显著提高，EC_{50} 为 0.9μmol/L，且 CC_{50}>100μmol/L。

在先前工作的基础上，Friedman SH 等通过计算机模型分析及物化性质分析，利用分子对接设计了一系列富勒烯衍生物[112]，其中 135 和 136 表现出显著提高的结合能力，K_i 分别为 150nmol/L 和 103nmol/L。虽然 135 和 136 与 HIV 蛋白酶表现出 nmol/L 的结合能力，但是由于它们的极

性太小，成药性不佳，离成为药物还有很长的路要走。然而，富勒烯表面还有大面积的区域未被修饰，因此可以通过加入新的结构来改善其极性、溶解度、毒性和生物利用度等成药性质。

近年来，随着计算机辅助药物设计技术的发展，不同的课题组利用不同的方法对富勒烯类衍生物与 HIV 蛋白酶的结合模式进行了探讨。2007 年，Lee VS 课题组利用分子动力学模拟的方法指出富勒烯衍生物与 HIV 蛋白酶的结合位点位于 Asp25 和 Asp250′ 的去质子化区域[113]。紧接着 Durdagi S 的课题组运用 3D QSAR、分子对接和分子动力学模拟的方法对其结合模式进行进一步的阐述[114]。2013 年，Rasulev B 的课题组通过量子力学计算、蛋白-配体对接和定量构效关系相结合的方法得出富勒烯衍生物和 HIV 蛋白酶的结合能力大小取决于以下 3 个因素：富勒烯衍生物的 3D 分子几何结构、环系统的数量及其分子的特定拓扑结构[115]。这些结论都为以后药物化学家设计富勒烯类 HIV 蛋白酶抑制剂提供了重要的理论基础。

133	134

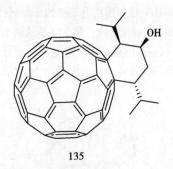

135

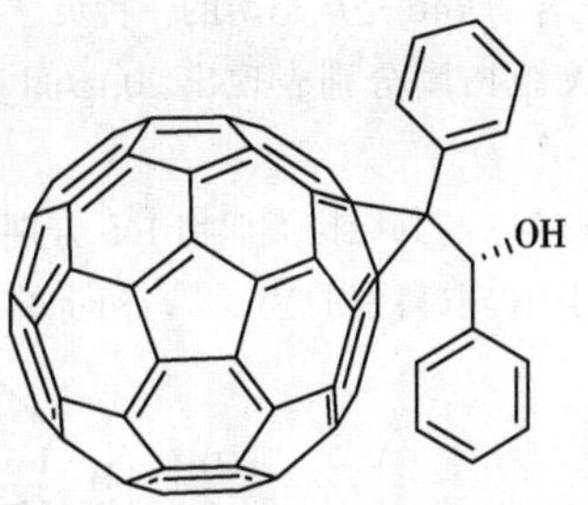

136

2.5 笼形分子类抑制剂

德国的 Hilgeroth A 于 1999 年报道了一类具有 HIV-1 蛋白酶抑制活性的新结构骨架化合物 3，9-二氮杂四星烷（化合物 137），它像其他多面体烷一样，是具有特殊结构的笼形分子[116]。不同于以往笼形分子通过向有限的母体结构骨架分子中引入各种官能团来进行改造的方法，它的合成采用简单高效的光聚合方法，为进一步研究这类化合物的抗病毒、抗肿瘤等药理活性提供很好的结构骨架和合成基础。

这类化合物 138 具有 C_2 对称轴且中心对称，能够与具有 C_2 对称轴的 HIV 蛋白酶很好地结合。通过计算机辅助分子模拟，Hilgeroth A 发现将 3，9-二氮杂四星烷的 -COOC$_2$H$_5$ 还原为 -CH$_2$OH 后，对 HIV 蛋白酶具有明显的抑制活性[117]，其中 N-酰基化产物 139 和 140 对 HIV 蛋白酶的抑制效果明显，其抑制率分别为 52%（50μmol/L）和 49%（25μmol/L）[118]，而 N-苄基化产物 H17（140）的抑制常数 K_i 达到 7.8μmol/L。

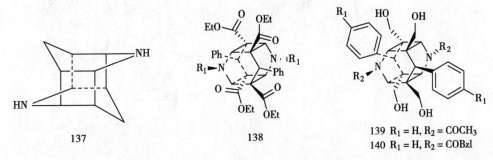

137

138

139 R_1 = H, R_2 = COCH$_3$
140 R_1 = H, R_2 = COBzl

随后，Hilgeroth 对各种 N-烷基化的 3，9-二氮杂四星烷的衍生物进行酯基还原，并对还原产物进行药理活性检测[119-120]。活性结果表明，N-甲基化衍生物对 HIV 蛋白酶的抑制活性较弱，而 N-苄基化衍生物对 HIV 蛋白酶的抑制活性较强，其中化合物 142 的活性尤为突出，其 K_i=4.8μmol/L、IC$_{50}$=11μmol/L。

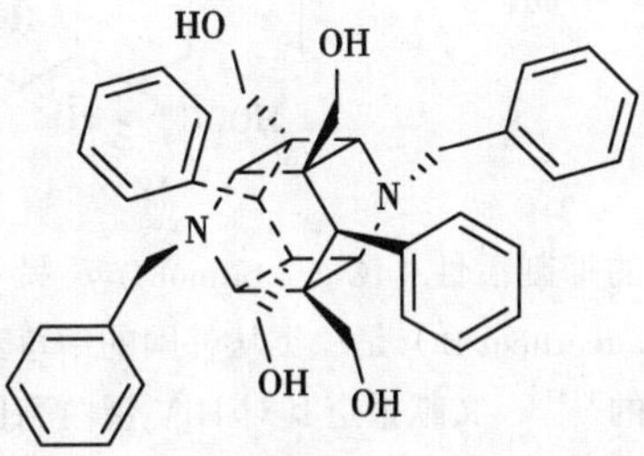

H17, 141

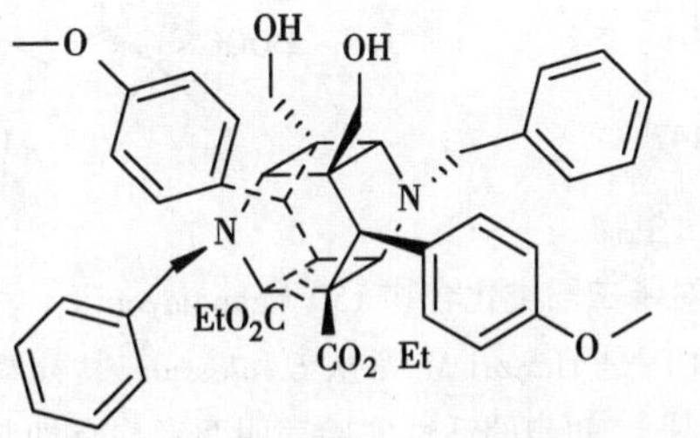

142

Hilgeroth 将化合物 141 和 142 都进行了 Hep G2 细胞测试[121-123]，其结果表明它们都有较好的生物稳定性和生物利用度，且对 Hep G2 细胞无毒性，代谢较慢，有希望成为新型的 HIV 蛋白酶抑制剂[124]。

2.6 来自于天然产物的 HIV-1 PIs

从天然植物和微生物发酵产物中分类提取活性物质是发现新型先导化合物的重要途径。目前已有多种从天然植物和微生物发酵产物提取出的化合物被报道具有抑制 HIV PR 的作用，虽然它们的活性都不是很好，距离临床应用相差甚远，但是其对以后 HIV 蛋白酶抑制剂的开发具有指导意义。下面简要介绍几种来自于天然产物的先导化合物。

2.6.1 萜类衍生物

Wei Y 等半合成了达玛烷类三萜衍生物并报道了其对 HIV 蛋白酶的抑制作用[125]，初步的药理活性发现化合物 143 和 144 对 HIV 蛋白酶均有良好的抑制作用，其 IC$_{50}$ 均达到了 2.7μmol/L。

五内酯萜类化合物 145 是从常绿灌木南五味子中分离提取的一类具有 HIV 蛋白酶抑制活性的化合物[126]，

与其结构类似的化合物 146 是从越南的一种灵芝中分离得到的，它们对 HIV 蛋白酶分别表现出 20μg/ml 和 5μg/ml 的抑制活性[127]。

三萜类化合物 147 与其结构类似物 148 分别是从齐墩果酸和倒卵叶青冈中提取得到的[128-129]，初步的药理活性

实验发现它们对 HIV 蛋白酶均有不错的抑制活性，IC$_{50}$ 分别为 3.9μg/ml 和 8.7μg/ml。化合物 149 是从鳞毛蕨属植物 *Dryopteris crassirhizoma* 的根茎中提取的另一类对 HIV 蛋白酶表现出良好的抑制活性的萜类天然产物[130]，其 IC$_{50}$ 为 1.7μmol/L。

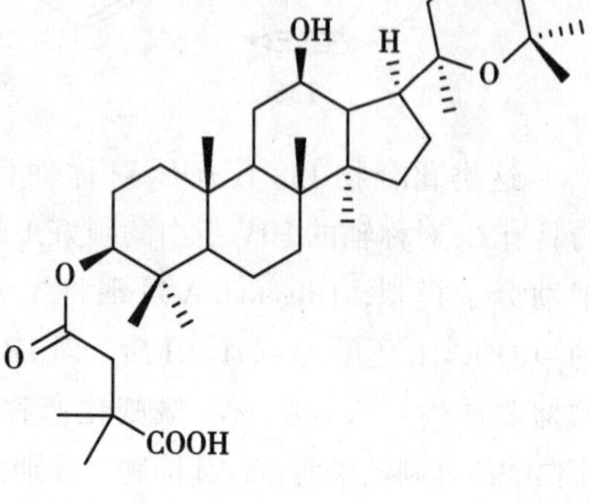

143

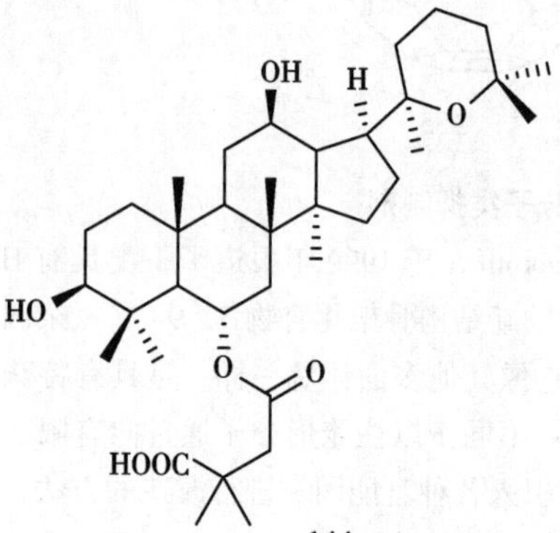

144

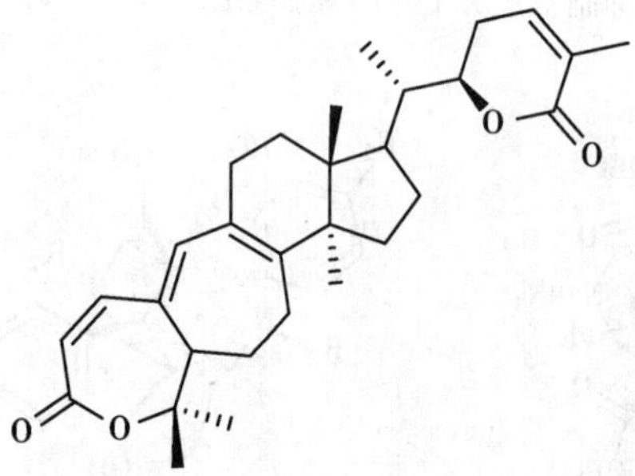

145

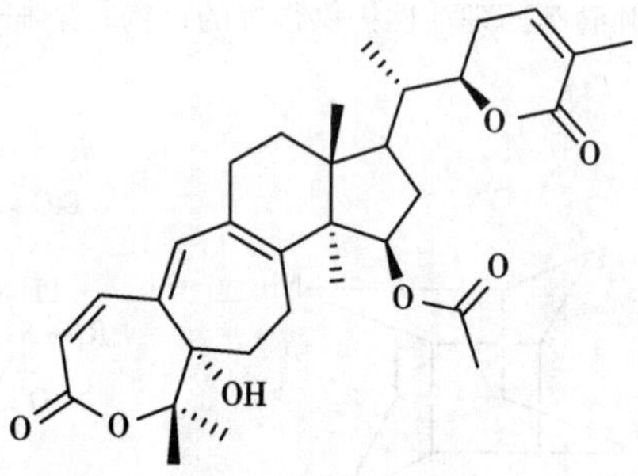

146

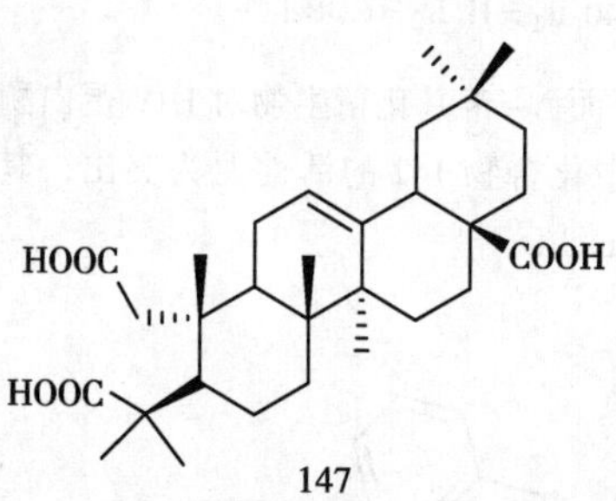

147

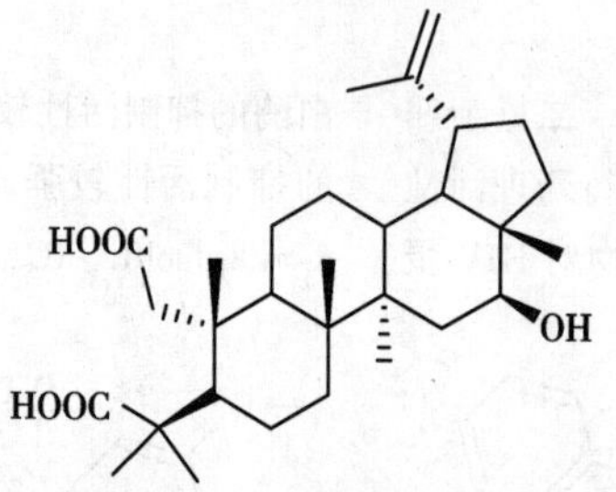

148

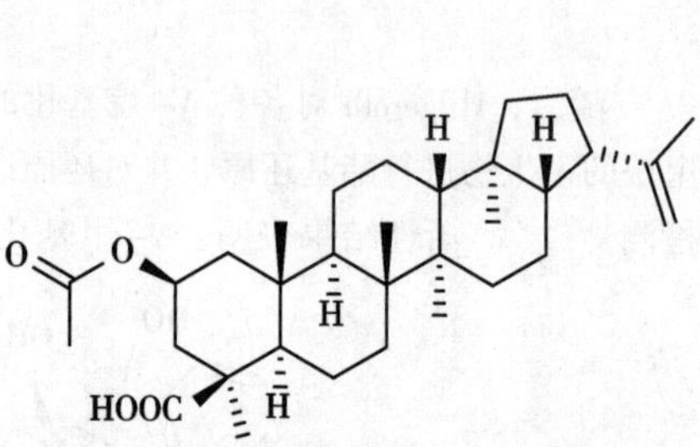

149

2.6.2　酚类衍生物

邻位取代的对苯二酚类化合物 150（ganomycin I）和 151（ganomycin B）是 Hattori M 等从 *G.colossum* 中分离得到的天然产物[131]，初步的活性实验表明两者均有抑制 HIV 蛋白酶的活性，其 IC$_{50}$ 分别为 7.5μg/ml 和 1.0μg/ml。间三位取代的苯酚类化合物 152（银杏酚 C）是从银杏中提取得到的[132]，Lee JS 等发现其对 HIV 蛋白酶也有明

显的抑制活性（IC$_{50}$=2.6μmol/L）。另一对称的化合物 153（saucerneol B）是一类从韩国的中草药三白草根中提取得到的[133]，文献报道其对 HIV 蛋白酶也有很好的抑制活性（IC$_{100}$=0.2μmol/L，CC$_{50}$>125.0μmol/L，SI>520.8）。由于此类化合物的结构比较简单，因此可作为先导化合物进行结构优化。

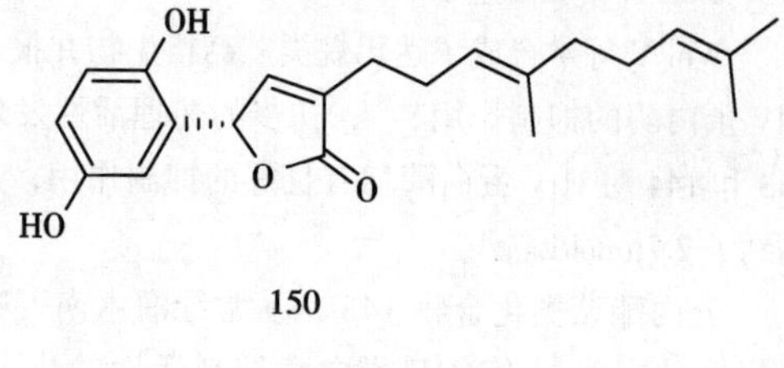

150

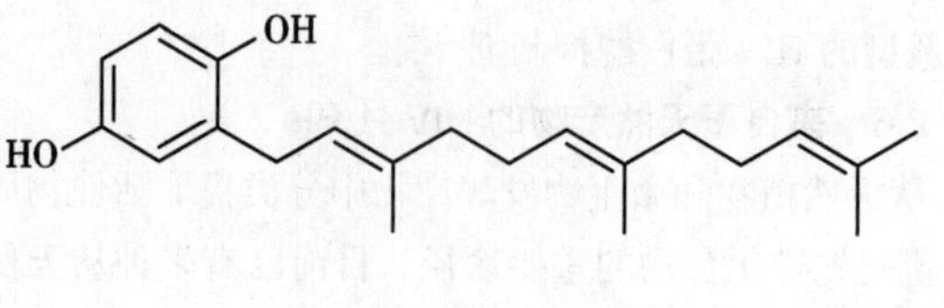

151

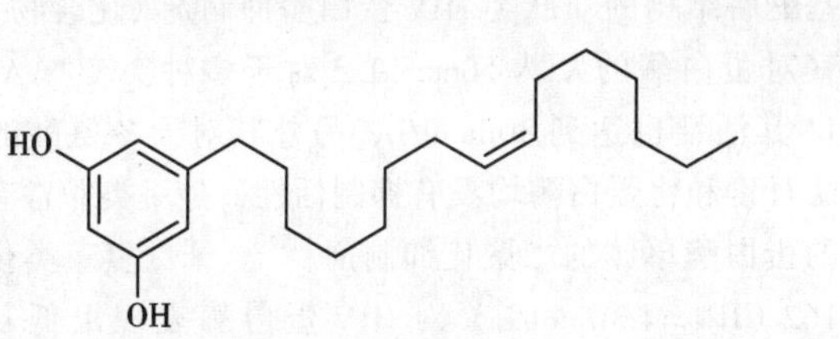

152

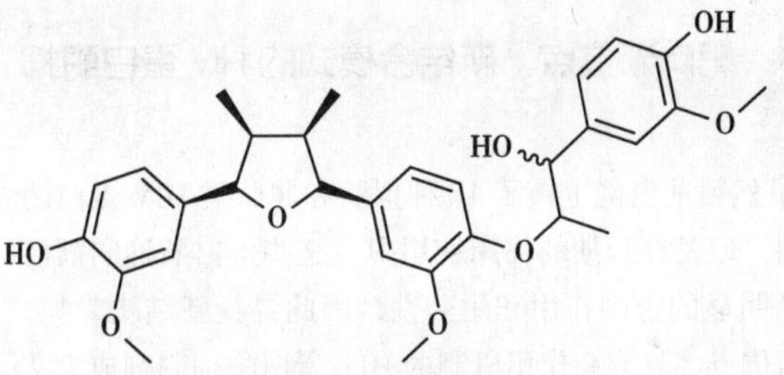

153

2.6.3 松胞菌素（cytochalasin）类

Lingham 等报道了一种新型的松胞菌素 L-696474（154）有抗病毒活性（IC$_{50}$=3μmol/L），是一类竞争性 HIV PR 抑制剂（K_i=1μmol/L）[134-135]。它是从真菌培养基 *hypoxylon fragiforme* 的提取液中分离得到的，而从相同的培养基中分离得到的另 2 个新型的松胞菌素 L-697318（156）和 L-696475（157）没有抑制 HIV PR 的活性。在已知的松胞菌素 A、B、C、D、F、G、H 和 J 中，松胞菌素 A（158）可抑制 HIV-1 PR 的活性（IC$_5$=3μmol/L），它也是竞争性抑制剂。但是其余几种包括结构与 L-696474 很相似的松胞菌素 H（155）则没有活性。该类化合物的结构比较复杂，药效基团还不明确，但是它是一个新的结构骨架，有进一步研究的价值。目前已有课题组对其进行了全合成，这为以后继续探讨其构效关系和作用机制提供了重要基础[136]。

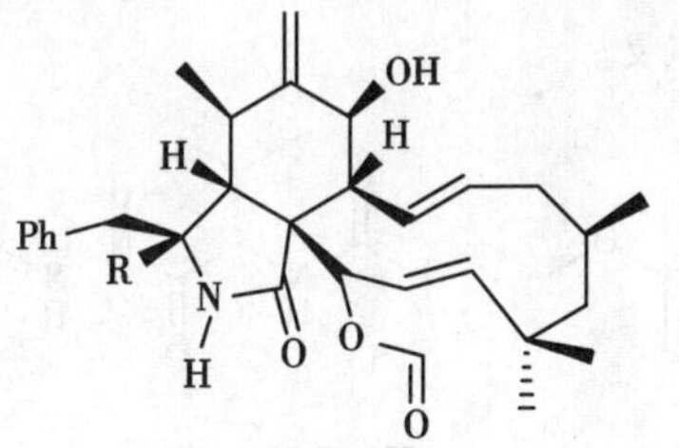

154 R = H
155 R = OH

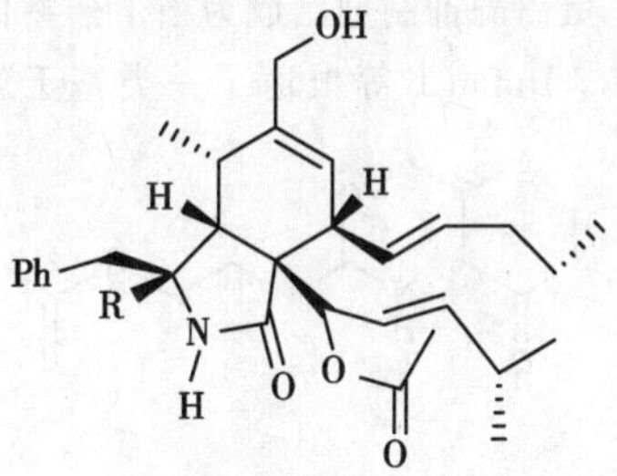

156

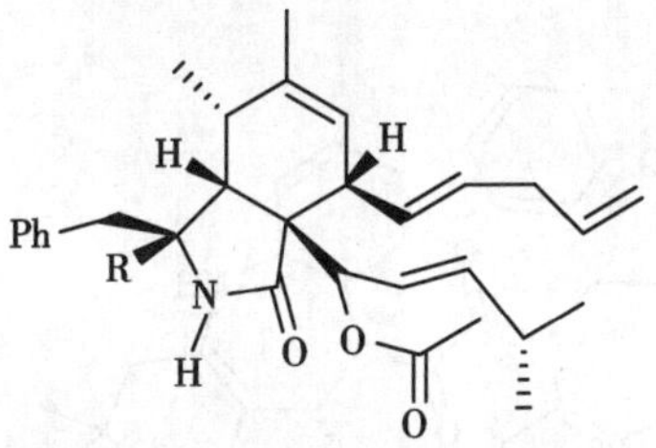

157

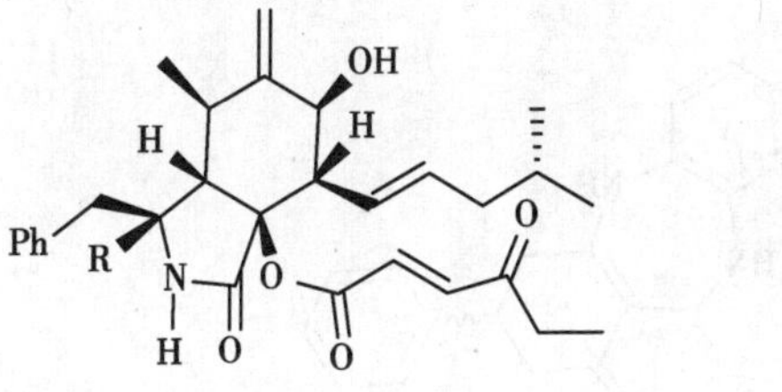

158

2.6.4 didemnaketals A 和 B

didemnaketals A（159）和 didemnaketals B（160）是 Jia YX 等从 ascidian *Didemnum* sp. 中分离得到的海洋天然产物[137]。初步的药理实验表明，两者均有抑制 HIV-1 PR 的活性，IC$_{50}$ 分别为 2μmol/L 和 10μmol/L。但是由于其结构中的酯键在体内不稳定，且结构过于复杂，药效团没有明确，因此距离其应用于临床还有很大的距离。

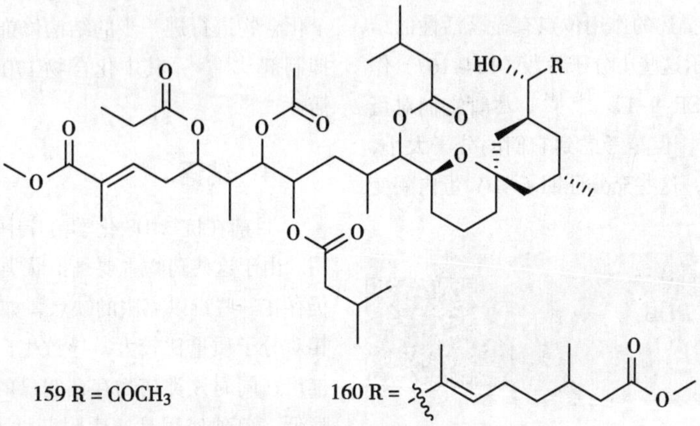

159 R = COCH$_3$

160 R =

3　靶向新位点、新结合模式的 HIV 蛋白酶抑制剂

虽然目前已经上市了 10 种拟肽和非肽类 HIV 蛋白酶抑制剂，但是在长期的临床使用中，这些蛋白酶抑制剂已产生了明显的毒副作用和耐药性，因此寻找新结构骨架、靶向新位点、具有新作用机制的 HIV 蛋白酶抑制剂成为艾滋病治疗的新方向。

蛋白酶单体的二聚化抑制剂：HIV 蛋白酶是由 2 条相同的肽链组成的同源二聚体，2 个单体的二聚化对于具有催化作用的位点的形成具有决定性作用，因此抑制单体的二聚化可以阻止蛋白酶的生成。由于 2 个单体的接触面是由包括 2 个单体 C 端和 N 端的氨基酸残基在内的 4 股反向平行的 β 发卡式结构组成的，而二聚体的接触面在病毒的变异过程中非常稳定，因此针对蛋白酶二聚体化而开发新的 HIV 蛋白酶抑制剂已成为当下药物化学家研究的热点[138-139]。Dufau L 等报道了一类基于羰基酰肼结构的非肽类 HIV 蛋白酶抑制剂（化合物 161），其对蛋白酶的 K_i 为 50nmol/L，对于多种突变株 ANAM-11 其活性也达到 80nmol/L，另外其对天冬氨酸的蛋白酶肾素和胃蛋白酶均没有抑制活性，是一类非常有前景的蛋白酶单体的二聚化抑制剂[140]。苯二氮䓬类化合物 162（IC_{50}=4.3μmol/L）对 HIV 蛋白酶表现出低 μmol/L 的活性，但是其二聚体化合物 163 则表现出很强的抑制活性（IC_{50}=0.03μmol/L）[141]。分子模拟结果显示化合物 163 可以与催化位点的天冬氨酸形成 2 个关键的氢键作用力，这是其比单体化合物 162 表现出高活性的主要原因。

此外，通过设计有缺陷的蛋白酶单体，例如使用其他氨基酸残基取代蛋白酶中的 Asp25、Ile49 等，使 HIV 蛋白酶与这些有缺陷的单体之间形成杂二聚体来抑制 HIV 蛋白酶的活性[142]。这些新的设计思路对设计下一代高效抗耐药的非肽类 HIV 蛋白酶抑制剂具有重要的指导意义。

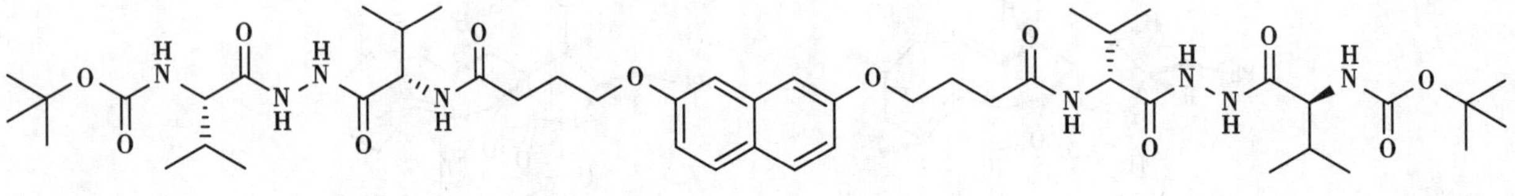

161

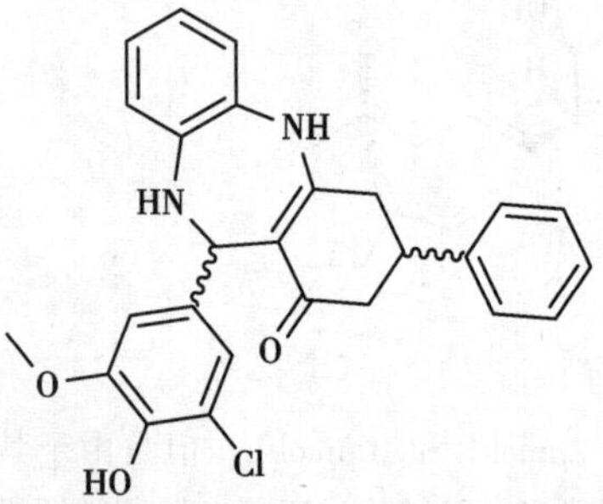

162

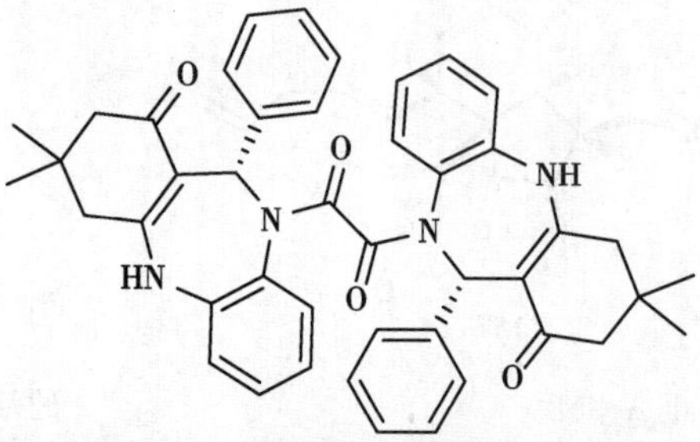

163

变构抑制剂是另外一种被视作可以有效限制耐药毒株出现的新方法。目前，运用片段筛选的策略已经成功地发现了对 HIV 蛋白酶上未被描述的作用位点有显著活性的结构片段。复合晶体结构显示这些小分子片段（164~167）作用于蛋白酶的外周位点（ER-9-1）[143-144]，尽管它们对蛋白酶表现出较弱的结合力，但是考虑到它们的分子大小，它们的活性已经足够高效，这些充分证明了 HIV 蛋白酶变构抑制的可行性。

Dimova D 等筛选得到 2 个小分子结构片段 168 和 169，并进一步确定它们作用于 HIV 蛋白酶的动态口袋中。对这 2 个化合物进行进一步的结构修饰得到系列 HIV 蛋白酶变构抑制剂[145-146]，其中化合物 170~174 均表现出较好的抑制活性。

4　结语

目前在抗 AIDS 化学治疗中，HIV-1 PIs 发挥着重要作用。由于这些药物主要是拟肽类化学结构，因此 HIV-1 PIs 仍存在一些难以克服的缺点，如分子中含有多个手性中心，相对分子质量比较大，导致生产成本高，难以实现大范围推广；同时该类药物存在明显的不良反应，耐药性基因屏障低，单独使用易产生耐药性而使效果不明显等。因此，研发新的高效低毒、生物利用度更高、生产成本低且不易

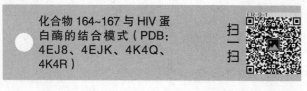

化合物 164~167 与 HIV 蛋白酶的结合模式（PDB：4EJ8、4EJK、4K4Q、4K4R）

ER-9-1

扫一扫

2014 年，通过基于结构的计算机虚拟筛选技术，

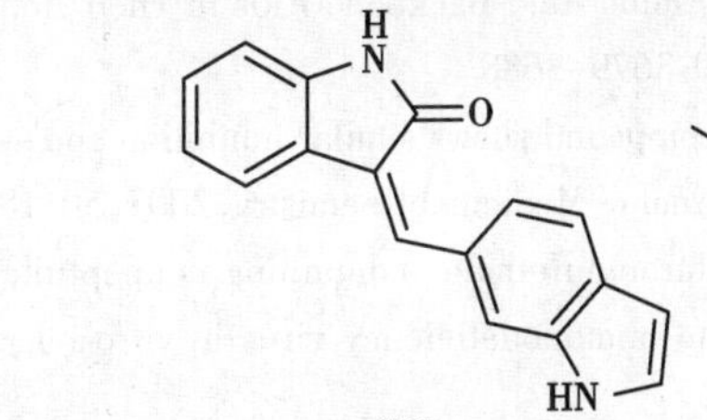

168

IC$_{50}$ = 106μmol/L

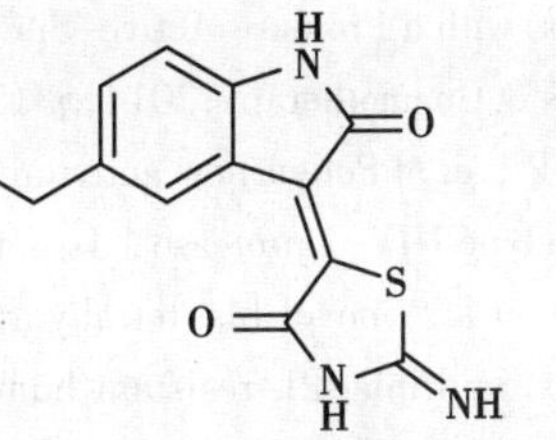

169

IC$_{50}$ = 48μmol/L

进一步衍生

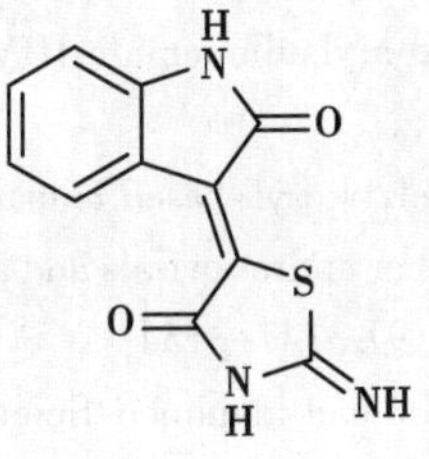

170

非活化

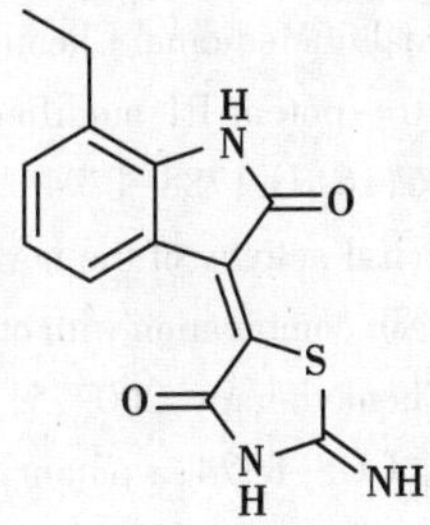

171

IC$_{50}$ = 40μmol/L

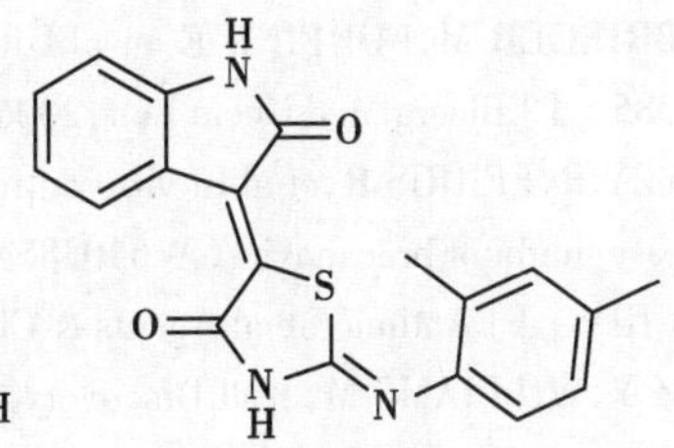

172

IC$_{50}$ = 39μmol/L

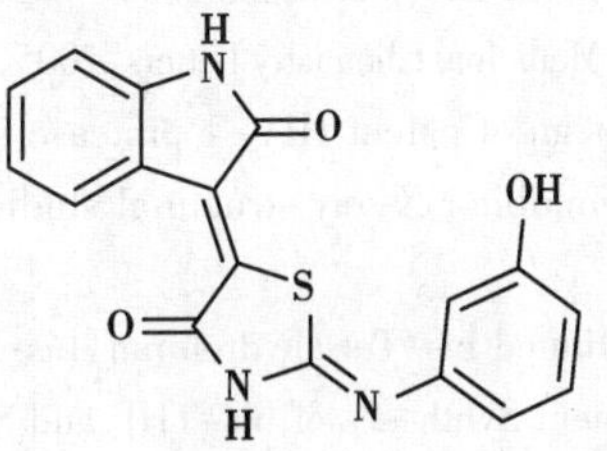

173

IC$_{50}$ = 27μmol/L

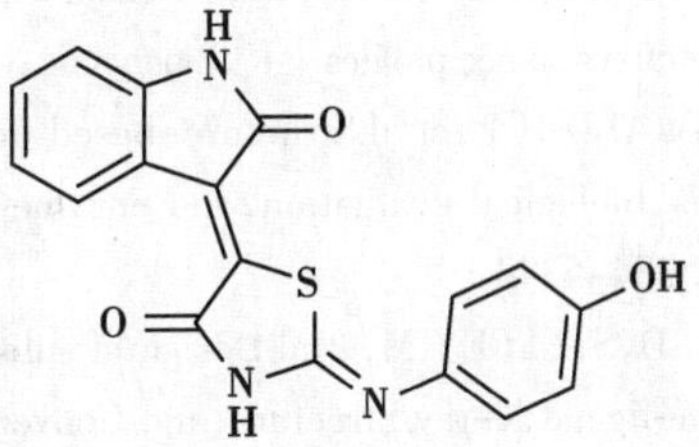

174

IC$_{50}$ = 14μmol/L

产生耐药性的高效拟肽类蛋白酶抑制剂仍然是今后抗艾滋病药物研发的主要方向之一。此外，尽管非肽类 HIV PIs 的药理活性较拟肽类 HIV PIs 相比弱很多，但是其具有拟肽抑制剂难以比拟的优点，如分子量小、结构相对简单、生产成本较低、生物利用度较高等，今后如能进一步提高其活性，将有望成为临床治疗艾滋病的主打产品。此外，HIV 蛋白酶分子晶体结构的深入研究与结合组合库化学、高通量筛选技术、计算机辅助药物设计手段的应用也必将加快 HIV-1 PIs 的研发。

（康东伟　李文馨　展　鹏　刘新泳）

■ **参考文献** ■

[1] ASHRAF B,CHI-HUEY W.HIV-1 protease:mechanism and drug discovery[J].Organic & Biomolecular Chemistry,2003,1(1):5-14

[2] WLODAWER A,MILLER M,JASKOLSKI M,et al.Conserved folding in retroviral proteases:crystal structure of a synthetic HIV-1 protease[J].Science,1989,245(4918):616-621

[3] LAPATTO R,BLUNDELL T,HEMMINGS A,et al.X-ray analysis of HIV-1 proteinase at 2.7 A resolution confirms structural homology among retroviral enzymes[J].Nature,1989,342(6247):299-302

[4] 刘建建,刘新泳.HIV-1 蛋白酶抑制剂分子设计策略研究进展[J].中国新药杂志,2006,15(04):247-254

[5] 白东鲁.药物化学进展[M].北京:化学工业出版社,2005

[6] TIE Y,BOROSS P I,WANG Y F,et al.High Resolution Crystal Structures of HIV-1 Protease with a Potent Non-peptide Inhibitor (UIC-94017)Active Against Multi-drug-resistant Clinical Strains[J].Journal of Molecular Biology,2004,338(2):341-352

[7] YEDIDI R S,MAEDA K,FYVIE W S,et al.P2'Benzene Carboxylic Acid Moiety Is Associated with Decrease in Cellular Uptake: Evaluation of Novel Nonpeptidic HIV-1 Protease Inhibitors Containing P2 bis-Tetrahydrofuran Moiety[J].Antimicrobial Agents & Chemotherapy,2013,57(10):4920-4927

[8] YEDIDI R S,GARIMELLA H,AOKI M,et al.A Conserved Hydrogen-Bonding Network of P2 bis-Tetrahydrofuran-Containing

HIV-1 Protease Inhibitors(PIs)with a Protease Active-Site Amino Acid Backbone Aids in Their Activity against PI-Resistant HIV[J].Antimicrobial Agents & Chemotherapy,2014,58(7):3679-3688

[9] WANG Y F,TIE Y,BOROSS P I,et al.Potent new antiviral compound shows similar inhibition and structural interactions with drug resistant mutants and wild type HIV-1 protease[J].Journal of Medicinal Chemistry,2007,50(18):4509-4515

[10] AMANO M,KOH Y,DAS D,et al.A novel bis-tetrahydrofuranylurethane-containing nonpeptidic protease inhibitor(PI), GRL-98065,is potent against multiple-PI-resistant human immunodeficiency virus in vitro[J].Antimicrobial Agents & Chemotherapy,2007,51(6):2143-2155

[11] SHERRILL R G,FURFINE E S,HAZEN R J,et al.Synthesis and antiviral activities of novel N-alkoxy-arylsulfonamide-based HIV protease inhibitors[J].Bioorganic & Medicinal Chemistry Letters,2005,15(15):3560-3564

[12] GHOSH A K,LESHCHENKOYASHCHUK S,ANDERSON D D,et al.Design of HIV-1 protease inhibitors with pyrrolidinones and oxazolidinones as novel P1'-ligands to enhance backbone-binding interactions with protease:synthesis,biological evaluation,and protein-ligand X-ray studies[J].Journal of Medicinal Chemistry,2009,52(13):3902-3914

[13] MILLER J A C,BRIEGER M,FURFINE E,et al.Ultra-potent P1 modified arylsulfonamide HIV protease inhibitors:the discovery of GW0385[J].Bioorg Med Chem Lett,2006,16(7):1788-1794

[14] HAZEN R,HARVEY R,FERRIS R,et al.In vitro antiviral activity of the novel,tyrosyl-based human immunodeficiency virus (HIV)type 1 protease inhibitor brecanavir(GW640385)in combination with other antiretrovirals and against a panel of protease inhibitor-resistant HIV[J].Antimicrobial Agents & Chemotherapy,2007,51(9):3147-3154

[15] HE G X,YANG Z Y,WILLIAMS M,et al.Discovery of GS-8374,a potent human immunodeficiency virus type 1 protease inhibitor with a superior resistance profile[J].MedChemCommun,2011,2(11):1093-1098

[16] CALLEBAUT C,STRAY K,TSAI L,et al.In vitro characterization of GS-8374,a novel phosphonate-containing inhibitor of HIV-1 protease with a favorable resistance profile[J].Antimicrobial Agents & Chemotherapy,2011,55(4):1366-1376

[17] MILLER J F,BRIEGER M,FURFINE E S,et al.Novel P1 chain-extended HIV protease inhibitors possessing potent anti-HIV activity and remarkable inverse antiviral resistance profiles[J].Bioorganic & Medicinal Chemistry Letters,2005,15(15):3496-3500

[18] GHOSH A K,YU X,OSSWALD H L,et al.Structure-based design of potent HIV-1 protease inhibitors with modified P1-biphenyl ligands:synthesis,biological evaluation,and enzyme-inhibitor X-ray structural studies[J].Journal of Medicinal Chemistry,2015,58(13):5334-5343

[19] GHOSH A K,MARTYR C D,STEFFEY M,et al.Design of substituted bis-Tetrahydrofuran(bis-THF)-derived Potent HIV-1 Protease Inhibitors,Protein-ligand X-ray Structure,and Convenient Syntheses of bis-THF and Substituted bis-THF Ligands [J].ACS Medicinal Chemistry Letters,2011,2(4):298-302

[20] HOHLFELD K,TOMASSI C,WEGNER J K,et al.Disubstituted Bis-THF Moieties as New P2 Ligands in Nonpeptidal HIV-1 Protease Inhibitors[J].Journal of Medicinal Chemistry,2011,58(9):461-465

[21] GHOSH A K,MARTYR C D,OSSWALD H L,et al.Design of HIV-1 Protease Inhibitors with Amino-bis-tetrahydrofuran Derivatives as P2-Ligands to Enhance Backbone-Binding Interactions:Synthesis,Biological Evaluation,and Protein-Ligand X-ray Studies[J].Journal of Medicinal Chemistry,2015,58(17):6994-7006

[22] SALCEDO-GÓMEZ P M,AMANO M,YASHCHUK S,et al.GRL-04810 and GRL-05010,difluoride-containing nonpeptidic HIV-1 protease inhibitors(PIs)that inhibit the replication of multi-PI-resistant HIV-1 in vitro and possess favorable lipophilicity that may allow blood-brain barrier penetration[J].Antimicrobial Agents & Chemotherapy,2013,57(12):6110-6121

[23] GHOSH A K,YASHCHUK S,MIZUNO A,et al.Design of gem-Difluoro-bis-Tetrahydrofuran as P2 Ligand for HIV-1 Protease Inhibitors to Improve Brain Penetration:Synthesis,X-ray Studies,and Biological Evaluation[J].ChemMedChem,2015,10(1):107-115

[24] QIU X,ZHAO G D,TANG L Q,et al.Design and synthesis of highly potent HIV-1 protease inhibitors with novel isosorbide-derived P2 ligands[J].Bioorganic & Medicinal Chemistry Letters,2014,24(11):2465-2468

[25] GHOSH A,SRIDHAR P,LESHCHENKO S,et al.Structure-Based Design of Novel HIV-1 Protease Inhibitors To Combat Drug Resistance[J].Journal of Medicinal Chemistry,2006,49(17):5252-5261

[26] GHOSH A K,GEMMA S,TAKAYAMA J,et al.Potent HIV-1 protease inhibitors incorporating meso-bicyclic urethanes as P2-ligands:structure-based design,synthesis,biological evaluation and protein-ligand X-ray studies[J].Organic & Biomolecular Chemistry,2008,6(20):3703-3713

[27] GHOSH A K,CHAPSAL B D,PARHAM G L,et al.Design of HIV-1 Protease Inhibitors with C3-Substituted Hexahydrocyclopentafuranyl Urethanes as P2-Ligands:Synthesis,Biological Evaluation,and Protein-Ligand X-ray Crystal Structure[J].Journal of Medicinal Chemistry,2011,54(16):5890-5901

[28] GHOSH A K,CHAPSAL B D,MELINDA S,et al.Substituent effects on P2-cyclopentyltetrahydrofuranyl urethanes:design, synthesis,and X-ray studies of potent HIV-1 protease inhibitors[J].Bioorganic & Medicinal Chemistry Letters,2012,22(6):

2308-2311

［29］GHOSH A K,CHAPSAL B D,BALDRIDGE A,et al.Design and synthesis of potent HIV-1 protease inhibitors incorporating hexahydrofuropyranol-derived high affinity P(2)ligands:structure-activity studies and biological evaluation［J］.Journal of Medicinal Chemistry,2011,54(2):622-634

［30］GHOSH A K,GEMMA S,BALDRIDGE A,et al.Flexible Cyclic Ethers/Polyethers as Novel P2-Ligands for HIV-1 Protease Inhibitors:Design,Synthesis,Biological Evaluation,and Protein-Ligand X-ray Studies［J］.Journal of Medicinal Chemistry,2008,51(19):6021-6033

［31］YAN J,NING H,LI S,et al.ChemInform Abstract:Synthesis and Biological Evaluation of Novel Amprenavir-Based P1-Substituted Bi-Aryl Derivatives as Ultra-Potent HIV-1 Protease Inhibitors［J］.Bioorganic & Medicinal Chemistry Letters,2012,43(29):1976-1979

［32］GHOSH A K,XU C X,RAO K V,et al.Probing multidrug-resistance and protein-ligand interactions with oxatricyclic designed ligands in HIV-1 protease inhibitors［J］.ChemMedChem,2010,5(11):1850-1854

［33］AMANOM,TOJO Y,SALCEDO-GÓMEZ P M,et al.GRL-0519,a novel oxatricyclic ligand-containing nonpeptidic HIV-1 protease inhibitor(PI),potently suppresses replication of a wide spectrum of multi-PI-resistant HIV-1 variants in vitro［J］.Antimicrobial Agents & Chemotherapy,2013,57(5):2036-2046

［34］GHOSH A K,XU C X,OSSWALD H L.Enantioselective synthesis of dioxatriquinane structural motifs for HIV-1 protease inhibitors using a cascade radical cyclization［J］.Tetrahedron Letters,2015,56(23):3314-3317

［35］GHOSH A K,PARHAM G L,MARTYR C D,et al.Highly potent HIV-1 protease inhibitors with novel tricyclic P2 ligands:design,synthesis,and protein-ligand X-ray studies［J］.Journal of Medicinal Chemistry,2013,56(17):6792-6802

［36］ALI A,REDDY G S,NALAM M N,et al.Structure-based design,synthesis,and structure-activity relationship studies of HIV-1 protease inhibitors incorporating phenyloxazolidinones［J］.Journal of Medicinal Chemistry,2010,53(21):7699-7708

［37］HE M,ZHANG H,YAO X,et al.Design,Biologic Evaluation,and SAR of Novel Pseudo-peptide Incorporating Benzheterocycles as HIV-1 Protease Inhibitors［J］.Chemical Biology & Drug Design,2010,76(2):174-180

［38］GHOSH A K,SWANSON L M,CHO H,et al.Structure-based design:synthesis and biological evaluation of a series of novel cycloamide-derived HIV-1 protease inhibitors［J］.Journal of Medicinal Chemistry,2005,48(10):3576-3585

［39］GHOSH A K,KULKARNI S,ANDERSON D D,et al.Design,Synthesis,Protein-ligand X-ray Structures and Biological Evaluation of a Series of Novel Macrocyclic HIV-1 Protease Inhibitors to Combat Drug-resistance［J］.JMedChem,2011,52(23):7689-7705

［40］GAO B L,ZHANG C M,YIN Y Z,et al.Design and synthesis of potent HIV-1 protease inhibitors incorporating hydroxyprolinamides as novel P2 ligands［J］.Bioorganic & Medicinal Chemistry Letters,2011,21(12):3730-3733

［41］PARAI M K,HUGGINS D J,CAO H,et al.Design,synthesis,and biological and structural evaluations of novel HIV-1 protease inhibitors to combat drug resistance［J］.Journal of Medicinal Chemistry,2012,55(14):6328-6341

［42］GIBBONS S,ZLOH M.An analysis of the'legal high'mephedrone.Bioorg Med Chem Lett［J］.Bioorganic & Medicinal Chemistry Letters,2010,20(14):4135-4139

［43］BOUZIDE A,SAUVÉ G,YELLE J.Lysine derivatives as potent HIV protease inhibitors.Discovery,synthesis and structure-activity relationship studies［J］.Bioorganic & Medicinal Chemistry Letters,2005,15(5):1509-1513

［44］STRANIX B R,LAVALLÉE J F,SÉVIGNY G,et al.Lysine sulfonamides as novel HIV-protease inhibitors:Nepsilon-acyl aromatic alpha-amino acids［J］.ChemInform,2006,37(39):3459-3462

［45］JONES K L G,HOLLOWAY M K,SU H P,et al.Epsilon substituted lysinol derivatives as HIV-1 protease inhibitors［J］.Bioorganic & Medicinal Chemistry Letters,2010,20(14):4065-4068

［46］RAJAPAKSE H A,WALJI A M,MOORE K P,et al.Strategies towards Improving the Pharmacokinetic Profile of ε-Substituted Lysinol-Derived HIV Protease Inhibitors［J］.ChemMedChem,2011,6(2):253-257

［47］YANG Z H,BAI X G,ZHOU L,et al.Synthesis and biological evaluation of novel HIV-1 protease inhibitors using tertiary amine as P2-ligands［J］.Bioorganic & Medicinal Chemistry Letters,2015,25(9):1880-1883

［48］ASHRAF B,JERRY A,LIN Y C,et al.1,2,3-triazole as a peptide surrogate in the rapid synthesis of HIV-1 protease inhibitors［J］.Chembiochem A European Journal of Chemical Biology,2005,6(7):1167-1169

［49］LU Z,RAGHAVAN S,BOHN J,et al.Design and synthesis of highly potent HIV protease inhibitors with activity against resistant virus［J］.Bioorganic & Medicinal Chemistry Letters,2003,13(10):1821-1824

［50］HIDAKA K,KIMURA T,HAYASHI Y,et al.Design and synthesis of pseudo-Symmetric HIV protease inhibitors containing a novel hydroxymethylcarbonyl(HMC)-Hydrazide isostere［J］.Bioorganic & Medicinal Chemistry Letters,2003,13(1):93-96

［51］SHERRILL R G,ANDREWS C W,BOCK W J,et al.Optimization of pyrrolidinone based HIV protease inhibitors［J］.Bioorganic & Medicinal Chemistry Letters,2005,15(1):81-84

[52] CHEN X,KEMPF D J,LIN L,et al.Synthesis and SAR studies of potent HIV protease inhibitors containing novel dimethylphenoxyl acetates as P2 ligands [J].Bioorganic & Medicinal Chemistry Letters,2003,13(21):3657-3660

[53] PRABHAKARAN E N,RAJESH V,DUBEY S,et al.ChemInform Abstract:Synthesis of Cyclic Peptides as Mimics for the Constrained Conformation of Structural Analogues of HIV Protease Inhibitors [J].ChemInform,2001,32(16):339-342

[54] GLENN M P,PATTENDEN L K,REID R C,et al.Beta-strand mimicking macrocyclic amino acids:templates for protease inhibitors with antiviral activity [J].Journal of Medicinal Chemistry,2002,45(2):371-381

[55] MAK C C,BRIK A,LERNER D L,et al.Design and synthesis of broad-Based mono-and bi-cyclic inhibitors of FIV and HIV proteases [J].Bioorganic & Medicinal Chemistry,2003,11(9):2025-2040

[56] PAWAR S A,JABGUNDE A M,MAGUIRE G E M,et al.Linear and cyclic glycopeptide as HIV protease inhibitors [J]. European Journal of Medicinal Chemistry,2013,60(5):144-154

[57] ROSA M D,UNGE J,MOTWANI H V,et al.Synthesis of P1′-functionalized macrocyclic transition-state mimicking HIV-1 protease inhibitors encompassing a tertiary alcohol [J].Journal of Medicinal Chemistry,2014,57(15):6444-6457

[58] KEMPF D J,MARSH K C,PAUL D A,et al.Antiviral and pharmacokinetic properties of C2 symmetric inhibitors of the human immunodeficiency virus type 1 protease [J].Antimicrobial Agents & Chemotherapy,1991,35(11):2209-2214

[59] SHULTZ M D,HAM Y W,LEE S G,et al.Small-molecule dimerization inhibitors of wild-type and mutant HIV protease:a focused library approach [J].J Am Chem Soc,2004,126(32):9886-9887

[60] YOU S H,CHMIELEWSKI J.A unidirectional crosslinking strategy for HIV-1 protease dimerization inhibitors [J].Bioorganic & Medicinal Chemistry Letters,2004,14(16):4297-4300

[61] OHNO Y,KISO Y,KOBAYASHI Y.Solution conformations of KNI-272,a tripeptide HIV protease inhibitor designed on the basis of substrate transition state:determined by NMR spectroscopy and simulated annealing calculations [J].Bioorganic & Medicinal Chemistry,1996,4(9):1565-1572

[62] MIMOTO T,KATO R,TAKAKU H,S,et al.Structure-activity relationship of small-sized HIV protease inhibitors containing allophenylnorstatine [J].Journal of Medicinal Chemistry,1999,42(10):1789-1802

[63] HAMADA Y,OHTAKE J,SOHMA Y,et al.New water-soluble prodrugs of HIV protease inhibitors based on O → N intramolecular acyl migration [J].Bioorganic & Medicinal Chemistry,2002,10(12):4155-4167

[64] MIMOTO T,TERASHIMA K,NOJIMA S,et al.Structure-activity and structure-metabolism relationships of HIV protease inhibitors containing the 3-hydroxy-2-methylbenzoyl-allophenylnorstatine structure [J].Bioorganic & Medicinal Chemistry, 2004,12(1):281-293

[65] 黄流生,迟翰林.HIV-1 蛋白酶解聚型抑制剂的计算机辅助分子设计[J].药学学报,1999,34(5):353-357

[66] BENEDETTI F,BERTI F,BUDAL S,et al.Synthesis and biological activity of potent HIV-1 protease inhibitors based on Phe-Pro dihydroxyethylene isosteres [J].Journal of Medicinal Chemistry,2012,55(8):3900-3910

[67] MICHALET S,CARTIER G,DAVID B,et al.N-caffeoylphenalkylamide derivatives as bacterial efflux pump inhibitors [J]. Bioorganic & Medicinal Chemistry Letters,2007,17(6):1755-1758

[68] HIDAKA K,KIMURA T,ABDEL-RAHMAN H M,et al.Small-sized human immunodeficiency virus type-1 protease inhibitors containing allophenylnorstatine to explore the S2′pocket.Journal of Medicinal Chemistry,2009,52(23):7604-7617

[69] NAKATANI S,HIDAKA K,AMI E I,et al.Combination of Non-natural d-Amino Acid Derivatives and Allophenylnorstatine-Dimethylthioproline Scaffold in HIV Protease Inhibitors Have High Efficacy in Mutant HIV [J].Journal of Medicinal Chemistry,2008,51(10):2992-3004

[70] KESTELEYN B,AMSSOMS K,SCHEPENS W,et al.Design and synthesis of HIV-1 protease inhibitors for a long-acting injectable drug application [J].Bioorganic & Medicinal Chemistry Letters,2013,23(1):310-317

[71] LAM P Y,JADHAV P K,EYERMANN C J,et al.Rational design of potent,bioavailable,nonpeptide cyclic ureas as HIV protease inhibitors [J].Science,1994,263(5145):380-384

[72] WONG Y N,BURCHAM D L,SAXTON P L,et al.A pharmacokinetic evaluation of HIV protease inhibitors,cyclic ureas,in rats and dogs [J].Biopharmaceutics & Drug Disposition,1994,15(7):535-544

[73] LAM P Y,RU Y,JADHAV P K,et al.Cyclic HIV protease inhibitors:synthesis,conformational analysis,P2/P2′structure-activity relationship,and molecular recognition of cyclic ureas [J].Journal of Medicinal Chemistry,1996,39(18):3514-3525

[74] HODGE C N,ALDRICH P E,BACHELER L T,et al.Improved cyclic urea inhibitors of the HIV-1 protease:synthesis,potency,resistance profile,human pharmacokinetics and X-ray crystal structure of DMP 450 [J].Chemistry & Biology,1996,3(4):301-314

[75] RODGERS J D,JOHNSON B L,WANG H,et al.Potent cyclic urea HIV protease inhibitors with 3-aminoindazole P2/P2′groups [J].Bioorganic & Medicinal Chemistry Letters,1998,8(7):715-720

[76] JADHAV P K,ALA P,WOERNER F J,et al.Cyclic urea amides:HIV-1 protease inhibitors with low nanomolar potency against

both wild type and protease inhibitor resistant mutants of HIV［J］.Journal of Medicinal Chemistry,1997,40(2):181-191

［77］ RODGERS J D,LAM P Y S,JOHNSON B L,et al.Design and selection of DMP 850 and DMP 851：the next generation of cyclic urea HIV protease inhibitors［J］.Chemistry & Biology,1998,5(11):597-608

［78］ KIM C U,MCGEE L R,KRAWCZYK S H,et al.New series of potent,orally bioavailable,non-peptidic cyclic sulfones as HIV-1 protease inhibitors［J］.Journal of Medicinal Chemistry,1996,39(18):3431-3434

［79］ JADHAV P K,WOERNER F J,LAM P Y S,et al.Nonpeptide Cyclic Cyanoguanidines as HIV-1 Protease Inhibitors：Synthesis, Structure-Activity Relationships,and X-ray Crystal Structure Studies［J］.Journal of Medicinal Chemistry,1998,41(9): 1446-1455

［80］ SHAM H L,ZHAO C,STEWART K D,et al.A novel,picomolar inhibitor of human immunodeficiency virus type 1 protease［J］. Journal of Medicinal Chemistry,1996,39(2):392-397

［81］ ZHAO C,SHAM H L,SUN M H,et al.Synthesis and Activity of N-Acyl Azacyclic Urea HIV-1 Protease Inhibitors with High Potency Against Multiple Drug Resistant Viral Strains［J］.Bioorganic & Medicinal Chemistry Letters,2006,15(24): 5499-5503

［82］ HAN W,PELLETIER J C,HODGE C N.Tricyclic ureas:a new class of HIV-1 protease inhibitors［J］.Bioorg Med Chem Lett, 1998,8(24):3615-3620

［83］ GANGULY A K,ALLURI S S,CAROCCIA D,et al.Design,Synthesis,and X-ray Crystallographic Analysis of a Novel Class of HIV-1 Protease Inhibitors［J］.Journal of Medicinal Chemistry,2011,54(20):7176-7183

［84］ GOLD H,AX A,VRANG L,et al.Fast and selective synthesis of novel cyclic sulfamide HIV-1 protease inhibitors under controlled microwave heating［J］.Tetrahedron,2006,62(19):4671-4675

［85］ HUANG P P,RANDOLPH J T,KLEIN L L,et al.Synthesis and antiviral activity of P1′arylsulfonamide azacyclic urea HIV protease inhibitors［J］.Bioorganic & Medicinal Chemistry Letters,2004,14(15):4075-4078

［86］ DE L G V,KIM U T,LIANG J,et al.Nonsymmetric P2/P2′cyclic urea HIV protease inhibitors.Structure-activity relationship, bioavailability,and resistance profile of monoindazole-substituted P2 analogues［J］.Journal of Medicinal Chemistry,1998,41 (13):2411-2423

［87］ KALTENBACH R F,PATEL M,WALTERMIRE R E,et al.Synthesis,Antiviral Activity and Pharmacokinetics of P1/P1′Substituted 3-Aminoindazole Cyclic Urea HIV Protease Inhibitors［J］.Bioorganic & Medicinal Chemistry Letters,2003,13(4):605-608

［88］ TUMMINO P J,FERGUSON D,HUPE D.Competitive Inhibition of HIV-1 Protease by Warfarin Derivatives［J］.Biochemical & Biophysical Research Communications,1994,201(1):290-294

［89］ BOURINBAIAR A S,TAN X,NAGORNY R.Effect of the oral anticoagulant,warfarin,on HIV-1 replication and spread［J］. Aids,1993,7(1):129-130

［90］ BOUZIDE A,SAUVE G,SEVIGNY G,et al.1,2,5,6-Tetra-O-benzyl-D-mannitol Derivatives as Novel HIV Protease Inhibitors［J］.ChemInform,2004,35(3):3601-3605

［91］ LUNNEY E A,HAGEN S E,DOMAGALA J M,et al.A novel nonpeptide HIV-1 protease inhibitor:elucidation of the binding mode and its application in the design of related analogs［J］.Journal of Medicinal Chemistry,1994,37(17):2664-2677

［92］ THAISRIVONGS S,TOMICH P K,WATENPAUGH K D,et al.Structure-Based Design of HIV Protease Inhibitors:4-Hydroxycoumarins and 4-Hydroxy-2-pyrones as Non-peptidic Inhibitors［J］.Journal of Medicinal Chemistry,1994,37(20):3200-3204

［93］ SKULNICK H I,JOHNSON P D,ARISTOFF P A,et al.Structure-based design of nonpeptidic HIV protease inhibitors:the sulfonamide-substituted cyclooctylpyramones［J］.Journal of Medicinal Chemistry,1997,40(7):1149-1164

［94］ THAISRIVONGS S,SKULNICK H I,TURNER S R,et al.Structure-Based Design of HIV Protease Inhibitors:Sulfonamide-Containing 5,6-Dihydro-4-hydroxy-2-pyrones as Non-Peptidic Inhibitors［J］.Journal of Medicinal Chemistry,1996,39(22):4349-4353

［95］ THAISRIVONGS S,JANAKIRAMAN M N,CHONG KT,et al.Structure-Based Design of Novel HIV Protease Inhibitors: Sulfonamide-Containing 4-Hydroxycoumarins and 4-Hydroxy-2-pyrones as Potent Non-Peptidic Inhibitors［J］.Journal of Medicinal Chemistry,1996,39(12):2400-2410

［96］ TURNER S R,STROHBACH J W,TOMMASI R A,et al.Tipranavir(PNU-140690):a potent,orally bioavailable nonpeptidic HIV protease inhibitor of the 5,6-dihydro-4-hydroxy-2-pyrone sulfonamide class［J］.Journal of Medicinal Chemistry, 1998,41(18):3467-3476

［97］ THAISRIVONGS S,STROHBACH J W.Structure-based discovery of tipranavir disodium(PNU-140690E):A potent,orally bioavailable,nonpeptidic HIV protease inhibitor［J］.Peptide Science,1999,51(1):51-58

［98］ RUSCONI S,LA S C S,CITTERIO P,et al.Susceptibility to PNU-140690(Tipranavir)of human immunodeficiency virus type 1 isolates derived from patients with multidrug resistance to other protease inhibitors［J］.Antimicrobial Agents & Chemotherapy,2000,44(5):1328-1332

［99］　VERGANI B,RUSCONI D S.Tipranavir in the Protease Inhibitors Arena［J］.Drugs in R & D,2011,11(11):291-293

［100］　HICKS C B,CAHN P,COOPER D A,et al.Durable efficacy of tipranavir-ritonavir in combination with an optimised background regimen of antiretroviral drugs for treatment-experienced HIV-1-infected patients at 48 weeks in the Randomized Evaluation of Strategic Intervention in multi-drug reSistan［J］.Lancet,2006,368(9534):466-475

［101］　YONG S L,YONG S L,LEE J Y,et al.6-Hydroxy-1,3-dioxin-4-ones as non-peptidic HIV protease inhibitors［J］. Bioorganic & Medicinal Chemistry Letters,2001,10(23):2625-2627

［102］　BOYER F E,AL E,DOMAGALA J,et al.ChemInform Abstract:5,6-Dihydropyran-2-ones Possessing Various Sulfonyl Functionalities:Potent Nonpeptidic Inhibitors of HIV Protease［J］.Journal of Medicinal Chemistry,2000,43(5):843-858

［103］　GARINO C,BIHEL F,PIETRANCOSTA N,et al.New 2-Bromomethyl-8-substituted-benzo［c］chromen-6-ones.Synthesis and Biological Properties［J］.Bioorganic & Medicinal Chemistry Letters,2005,36(18):135-138

［104］　OLOMOLA T O,KLEIN R,LOBB K A,et al.Towards the synthesis of coumarin derivatives as potential dual-action HIV-1 protease and reverse transcriptase inhibitors［J］.Tetrahedron Letters,2010,51(48):6325-6328

［105］　OLOMOLA T O,KLEIN R,MAUTSA N,et al.Synthesis and evaluation of coumarin derivatives as potential dual-action HIV-1 protease and reverse transcriptase inhibitors［J］.Bioorganic & Medicinal Chemistry,2013,21(7):1964-1971

［106］　ROMINES K R,CHRUSCIEL R A.4-Hydroxypyrones and related templates as nonpeptidic HIV protease inhibitors［J］. Current Medicinal Chemistry,1995,2(4):825-838

［107］　TAIT B D,DOMAGALA J,ELLSWORTH E L,et al.Inhibitors of HIV protease:Unique non-peptide active site templates［J］. Journal of Molecular Recognition,1996,9(2):139-142

［108］　FRIEDMAN S H,DECAMP D L,SIJBESMA R P,et al.Inhibition of the HIV-1 protease by fullerene derivatives:model building studies and experimental verification［J］.Journal of the American Chemical Society,1992,115(15):6506-6509

［109］　SIJBESMA R,SRDANOV G,WUDL F,et al.ChemInform Abstract:Synthesis of a Fullerene Derivative for the Inhibition of HIV Enzymes［J］.Journal of the American Chemical Society,2002,115(15):6510-6512

［110］　SCHINAZI R F,SIJBESMA R,SRDANOV G,et al.Synthesis and virucidal activity of a water-soluble,configurationally stable,derivatized C60 fullerene［J］.Antimicrobial Agents & Chemotherapy,1993,37(8):1707-1710

［111］　SCHUSTER D I,WILSON S R,SCHINAZI R F.Anti-human immunodeficiency virus activity and cytotoxicity of derivatized buckminsterfullerenes［J］.Bioorganic & Medicinal Chemistry Letters,1996,6(11):1253-1256

［112］　FRIEDMAN S H,GANAPATHI P S,RUBIN Y,et al.Optimizing the Binding of Fullerene Inhibitors of the HIV-1 Protease through Predicted Increases in Hydrophobic Desolvation［J］.Journal of Medicinal Chemistry,1998,41(13):2424-2429

［113］　LEE V S,NIMMANPIPUG P,ARUKSAKUNWONG O,et al.Structural analysis of lead fullerene-based inhibitor bound to human immunodeficiency virus type 1 protease in solution from molecular dynamics simulations［J］.Journal of Molecular Graphics & Modelling,2007,26(2):558-570

［114］　DURDAGI S,MAVROMOUSTAKOS T,CHRONAKIS N,et al.Computational design of novel fullerene analogues as potential HIV-1 PR inhibitors:Analysis of the binding interactions between fullerene inhibitors and HIV-1 PR residues using 3D QSAR, molecular docking and molecular dynamics simulations［J］.Bioorganic & Medicinal Chemistry,2009,16(23):9957-9974

［115］　AHMED L,RASULEV B,TURABEKOVA M,et al.Receptor-and ligand-based study of fullerene analogues:comprehensive computational approach including quantum-chemical,QSAR and molecular docking simulations［J］.Organic & Biomolecular Chemistry,2013,11(35):5798-5808

［116］　HILGEROTH A,BAUMEISTER U,HEINEMANN F W.Topochemical investigations of dimerizing 4-aryl-1, 4-dihydropyridines by X-ray crystal structure analysis［J］.Journal of Molecular Structure,1999,474(s1-3):267-274

［117］　HILGEROTH A,FLEISCHER R,WIESE M,et al.Comparison of azacyclic urea A-98881 as HIV-1 protease inhibitor with cage dimeric N-benzyl 4-(4-methoxyphenyl)-1,4-dihydropyridine as representative of a novel class of HIV-1 protease inhibitors:A molecular modeling study［J］.Journal of Computer-Aided Molecular Design,1999,13(3):233-242

［118］　HILGEROTH A,BILLICH A.Cage Dimeric N-Acyl-and N-Acyloxy-4-aryl-1,4-dihydropyridines as First Representatives of a Novel Class of HIV-1 Protease Inhibitors［J］.Archiv Der Pharmazie,1999,332(11):380-384

［119］　HILGEROTH A,BILLICH A,LILIE H.Synthesis and biological evaluation of first N-alkyl syn dimeric 4-aryl-1,4-dihydropyridines as competitive HIV-1 protease inhibitors［J］.European Journal of Medicinal Chemistry,2001,36(4):367-374

［120］　HILGEROTH A,WIESE M,BILLICH A.Synthesis and biological evaluation of the first N-alkyl cage dimeric 4-aryl-1, 4-dihydropyridines as novel nonpeptidic HIV-1 protease inhibitors［J］.Journal of Medicinal Chemistry,1999,42(22): 4729-4732

［121］　HILGEROTH A,LANGNER A.Bioanalysis of syn dimeric HIV-1 protease inhibitor N-benzyl 4-aryl-1,4-dihydropyridine H19 :metabolic and cytotoxic properties in Hep G2 cells［J］.Archiv Der Pharmazie,2000,333(6):195-197

［122］HILGEROTH A,LANGNER A.First Bioanalytical Evaluation of Nonpeptidic Cage Dimeric HIV-1 Protease Inhibitor N-Benzyl 4-Aryl-1,4-dihydropyridine H17：Biotransformation and Toxicity on Hep G2 Cells［J］.Archiv Der Pharmazie, 2000,333(1):32-34

［123］COBURGER C,LAGE H,MOLNÁR J,et al.Multidrug resistance reversal properties and cytotoxic evaluation of representatives of a novel class of HIV-1 protease inhibitors［J］.Journal of Pharmacy & Pharmacology,2010,62(12):1704-1710

［124］李柯.新型 HIV-1 蛋白酶抑制剂——3,9-二氮杂四星烷类化合物合成研究［D］.北京:北京工业大学,2005

［125］WEI Y,MA C M,HATTORI M.Synthesis of dammarane-type triterpene derivatives and their ability to inhibit HIV and HCV proteases［J］.Bioorganic & Medicinal Chemistry,2009,17(8):3003-3010

［126］SUN Q Z,CHEN D F,DING P L,et al.Three New Lignans,Longipedunins A-C,from Kadsura longipedunculata and Their Inhibitory Activity Against HIV-1 Protease［J］.Chemical & Pharmaceutical Bulletin,2006,54(1):129-132

［127］DINE R S E,HALAWANY A M E,MA C M,et al.Anti-HIV-1 Protease Activity of Lanostane Triterpenes from the Vietnamese Mushroom Ganoderma colossum［J］.Journal of Natural Products,2008,71(6):1022-1026

［128］WEI Y,MA C M,HATTORI M.Synthesis and evaluation of A-seco type triterpenoids for anti-HIV-1protease activity［J］. European Journal of Medicinal Chemistry,2010,41(1):4112-4120

［129］WEI Y,MA C M,CHEN D Y,et al.Anti-HIV-1 protease triterpenoids from Stauntonia obovatifoliola Hayata subsp.intermedia ［J］.Phytochemistry,2008,69(9):1875-1879

［130］LEE J S,MIYASHIRO H,NAKAMURA N,et al.Two new triterpenes from the Rhizome of Dryopteris crassirhizoma,and inhibitory activities of its constituents on human immunodeficiency virus-1 protease［J］.Chemical & Pharmaceutical Bulletin,2008,56(5):711-714

［131］EL-DINE R S,EL-HALAWANY A M,MA C M,et al.Inhibition of the dimerization and active site of HIV-1 protease by secondary metabolites from the Vietnamese mushroom Ganoderma colossum［J］.Journal of Natural Products,2009,72(11):2019-2023

［132］LEE J S,HATTORI M,KIM J.Inhibition of HIV-1 protease and RNase H of HIV-1 reverse transcriptase activities by long chain phenols from the sarcotestas of Ginkgo biloba［J］.Planta Medica,2008,74(5):941-941

［133］LEE J S,HUH M S,KIM Y C,et al.Lignan,sesquilignans and dilignans,novel HIV-1 protease and cytopathic effect inhibitors purified from the rhizomes of Saururus chinensis［J］.Antiviral Research,2010,85(2):425-428

［134］LINGHAM R B,HSU A,SILVERMAN K C,et al.L-696,474,a novel cytochalasin as an inhibitor of HIV-1 protease.III. Biological activity［J］.Journal of Antibiotics,1992,45(45):686-691

［135］CHEN T S,DOSS G A,HSU A,et al.Microbial Transformation of L-696,474,a Novel Cytochalasin as an Inhibitor of HIV-1 Protease［J］.Journal of Natural Products,1993,56(5):755-761

［136］HAIDLE A M,MYERS A G.An enantioselective,modular,and general route to the cytochalasins:synthesis of L-696,474 and cytochalasin B［J］.Proceedings of the National Academy of Sciences of the United States of America,2004,101(33):12048-12053

［137］JIA Y X,WU B,LI X,et al.Synthetic Studies of the HIV-1 Protease Inhibitive Didemnaketals:Stereocontrolled Synthetic Approach to the Key Mother Spiroketals［J］.Organic Letters,2001,32(29):847-849

［138］ZHAN P,LI W,CHEN H,et al.Targeting protein-protein interactions:a promising avenue of anti-HIV drug discovery［J］. Current Medicinal Chemistry,2010,17(29):3393-3409

［139］BOWMAN M J,CHMIELEWSKI J.Crucial amides for dimerization inhibitors of HIV-1 protease［J］.Bioorganic & Medicinal Chemistry Letters,2004,14(6):1395-1398

［140］DUFAU L,RESSURREIÇÃO A S M,FANELLI R,et al.Carbonylhydrazide-Based Molecular Tongs Inhibit Wild-Type and Mutated HIV-1 Protease Dimerization［J］.Journal of Medicinal Chemistry,2012,55(15):6762-6775

［141］SCHIMER J,CÍGLER P,VESELÝ J,et al.Structure-aided design of novel inhibitors of HIV protease based on a benzodiazepine scaffold［J］.Journal of Medicinal Chemistry,2012,55(22):10130-10135

［142］ROZZELLE J E,DAUBER D S,TODD S,et al.Macromolecular inhibitors of HIV-1 protease.Characterization of designed heterodimers［J］.Journal of Biological Chemistry,2000,275(10):7080-7086

［143］TIEFENBRUNN T,FORLI S,BAKSH M M,et al.Small molecule regulation of protein conformation by binding in the Flap of HIV protease［J］.ACS Chemical Biology,2012,8(6):1223-1231

［144］TIEFENBRUNN T,FORLI S,HAPPER M,et al.Crystallographic Fragment-Based Drug Discovery:Use of a Brominated Fragment Library Targeting HIV Protease［J］.Chemical Biology & Drug Design,2014,83(2):141-148

［145］DIMOVA D,HEIKAMP K,STUMPFE D,et al.Do medicinal chemists learn from activity cliffs？A systematic evaluation of cliff progression in evolving compound data sets［J］.Journal of Medicinal Chemistry,2013,56(8):3339-3345

［146］DIMOVA D,STUMPFE D,HU Y,et al.Activity cliff clusters as a source of structure-activity relationship information［J］. Expert Opinion on Drug Discovery,2015,10(5):1-7

第10章

基于 HIV-1 颗粒组装、出芽释放与成熟过程的抑制剂研究进展

HIV-1 进入人体复制产生大量的病毒蛋白和自身 RNA，这是病毒组装的准备阶段。新合成的病毒蛋白和自身 RNA 在宿主细胞的胞质区域进行蛋白与基因的互相结合，并在宿主细胞的内膜表面附着形成待出芽的病毒前体。随后病毒前体与各种释放因子在细胞膜上的生物膜脂筏（lipid rafts）聚集引起细胞膜的弯曲变形，最终释放出新的病毒颗粒（图 10-1）。目前，对于 HIV-1 颗粒的研究主要通过化学和结构分析的方法进行，其组装、出芽释放与成熟过程的研究在近 10 年非常活跃，期间各种生物分子间的相互作用机制也逐渐明晰。本节概述 HIV-1 颗粒复制晚期组装、出芽释放与成熟的分子生物学过程，探讨该过程中的药物作用靶点及代表性抑制剂[1]。

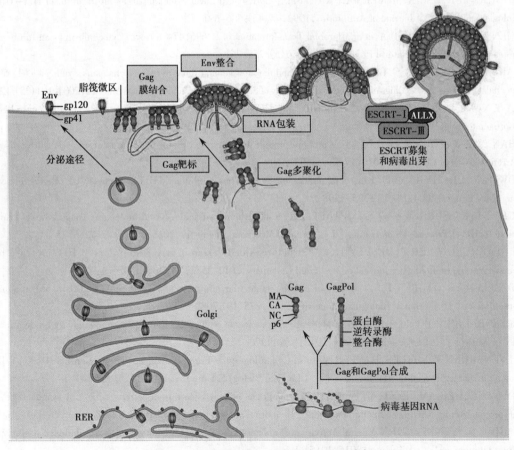

图 10-1　HIV-1 组装、脱壳与成熟过程[1]

第 1 节 HIV-1 颗粒组装、出芽释放与成熟过程的分子生物学

1 HIV-1 的组装

HIV-1 的组装主要在宿主细胞的细胞膜上进行，在此过程中有多种蛋白质和细胞因子参与，其中最主要的有 p55Gag 蛋白，HIV-1 的结构蛋白 Env、辅助蛋白 Vpr、Vif、Nef、Vpu，细胞因子 HP68、TSG101 和肽酰丙基异构酶（cyclophilin A，CypA），这些蛋白和细胞因子通过协同作用的发挥完成组装过程。

目前组装过程中确切的组装次序还不能完全确定，但该过程主要包含以下几步：①p55Gag 蛋白复合物的形成（Gag 多聚化）；②p55Gag 蛋白与病毒 RNA 的结合；③由 p55Gag 介导的 Gag 与 Gag-Pol 复合物的形成；④包含组装、脱壳所需的细胞因子和 Vif、Vpr 等辅助蛋白的前组装复合物的形成；⑤病毒前组装复合物被转运到宿主细胞膜内表面[2-5]。

细胞膜脂筏在病毒的组装与出芽释放过程中都发挥着重要作用，病毒的组装在细胞膜的脂筏区域进行并最终在这个区域释放病毒颗粒。

Gag 蛋白的多聚化是细胞膜表面成为组装位点的先决条件，虽然截短的 Gag 蛋白不能多聚化，但仍与宿主细胞膜相联系。Gag 蛋白的多聚化减弱可以导致病毒的复制能力和感染性显著下降。Gag 蛋白的多聚化需要 2 个重要的区域：第一个区域涉及核衣壳蛋白，该区域有很强的 RNA 结合能力，它可以作为一个骨架与 RNA 结合来促进 Gag-Gag 聚合；第二个区域的代表物是衣壳蛋白 C 末端及空间相邻的肽 p2，衣壳蛋白 C 末端（肽模序 353-GVGGP-357）的突变能影响 Gag 蛋白的多聚化，从而减弱它与细胞膜的结合，抑制病毒的出芽释放。

Gag-Gag 复合物与 Gag-Pol 复合物同时形成。Pol 蛋白是蛋白酶、逆转录酶、整合酶的前体。在 Gag 基质蛋白出现细胞膜错位信号时，Gag-Gag 蛋白聚合物能指导 Gag-Pol 蛋白转运到细胞膜与其他蛋白进行组装。Pol 蛋白在 HIV-1 病毒的组装中发挥重要作用，Gag-Gag-Pol 蛋白复合物能够迅速完全地与宿主细胞膜结合，而 Gag-Gag 蛋白仅有 30% 能与宿主细胞膜结合。p55Gag 蛋白与病毒 RNA 基因结合后也能转运 Gag-Gag 复合物与 Gag-Pol 复合物到宿主细胞膜。虽然 Gag-Pol 蛋白与 RNA 不相互影响，但是维持 Gag 与 Gag-Pol 蛋白的适当比率对于形成 RNA 二聚体是非常重要的。RNA 二聚体的形成可能是病毒 RNA 顺利组装和形成完整的病毒颗粒的关键步骤。在基质蛋白的核质穿梭功能作用下病毒前组装复合物被转运进病毒核心，在组装过程中三肉豆蔻酸甘油酯化的基质蛋白 N 末端指导转运 Gag、Gag-Pol 蛋白到细胞膜，使 Gag 和 Gag-Pol 蛋白顺利组装。病毒前组装复合物与病毒 RNA 基因形成组装中间复合物，然后转运到细胞膜表面为病毒复合物的核衣壳化和出芽释放做好准备。

1.1 p55Gag 蛋白

p55Gag 蛋白是 pol 基因在病毒编码蛋白作用下的水解产物，它可以促进 Gag 蛋白的成熟。p55Gag 蛋白在病毒的组装中发挥作用，在其他病毒蛋白缺乏的情况下，p55Gag 蛋白也能与病毒基因进行组装，但是 p55Gag 蛋白与病毒基因的结合必须有病毒蛋白 Env、Pol 及与组装、脱壳相关的细胞因子参与[5]。

p55Gag 蛋白的结构：N 末端是基质蛋白的 p17 区域，它覆盖在小叶型的病毒内层表面；衣壳蛋白 p24 区域形成包括病毒双链 RNA 的柱状核心；p2 肽随着核心衣壳蛋白 p7 肽的形成而产生，并能与 RNA 结合。

p55Gag 蛋白的 3 个重要功能区域：细胞面结合区（M 区）、Gag 蛋白相互结合区（I 区）以及最后作用区（L 区）。

M 区位于基质蛋白的 N 末端，含有共价态的肉豆蔻酸和组装必需的基本残基。肉豆蔻酸可以使 Gag 蛋白固定、凹陷进入磷脂双层内，基本残基则通过静电作用与带负电的磷酸结合，进一步稳定 Gag 蛋白与细胞膜的结合。共价态的肉豆蔻酸的主要作用是增强基质蛋白 N 末端的稳定性。

I 区位于衣壳蛋白 C 末端和核衣壳蛋白 N 末端，它包含核衣壳蛋白序列中的大量残基。这段 p55Gag 蛋白发挥多种作用：促进 Gag 多聚化；与 RNA 结合；参与逆转录；形成前病毒颗粒。核衣壳 C 末端的区域影响病毒的组装，该区域的一个主要同源区（MHR）能够在 Gag 蛋白的逆转录中高度保守，主要同源区的变异能够阻止衣壳蛋白相互结合而阻止病毒的组装。

L 区位于 p6 蛋白 N 末端，能够诱导细胞蛋白 TSG101 协助病毒颗粒从细胞表面脱离[3, 5]。

p55Gag 蛋白突变体主要在细胞质以弥散的形式分布。病毒中存在 N 末端被丙氨酸代替的 p55Gag 蛋白突变体，虽可以产生病毒颗粒，但这些病毒颗粒含有非正常的核心（非类圆柱的核心），因此不具感染性[5]。

1.2 Gag 蛋白

Gag 蛋白指导 HIV-1 的组装和出芽释放，它包含病毒成熟必需的基质蛋白、衣壳蛋白、p2 肽、核衣壳蛋白、p1 肽和 p6 肽，如图 10-2（见文末彩图）所示[2, 5]。基质蛋白与病毒外壳下层的磷脂双层密切相关，衣壳蛋白与病毒内部核心的外层密切相关。在病毒核心内部重组的核糖蛋白包含核衣壳蛋白、双链 RNA 及复制所需的酶。Gag 蛋白分裂产生的基质蛋白、衣壳蛋白、核衣壳蛋白在病毒组装过程中发挥重要作用。

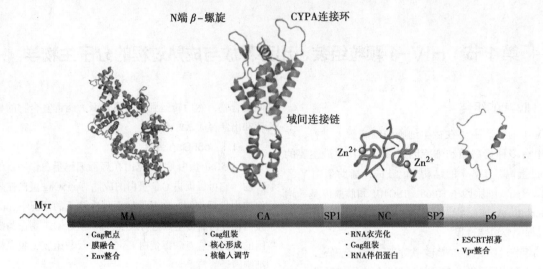

图 10-2　Gag 蛋白在 HIV 组装脱壳中的重要作用区域

1.2.1　基质蛋白（MA）

在 HIV-1 的组装过程中，基质蛋白与宿主细胞膜和病毒包膜糖蛋白 gp120 受体区域结合。基质蛋白的重组分析表明，它与细胞膜结合的位点可能位于 N 末端和 C 末端。研究结果证明基质蛋白 N 末端的残基和肉豆蔻基团能够与细胞膜结合。

在显微镜下，病毒颗粒中的基质蛋白呈很薄的一层，并与细胞膜结合在一起。基质蛋白的三聚体结晶结构包含 5 个螺旋结构，前 4 个螺旋形成 1 个环，第 5 个螺旋则在前 4 个螺旋外延伸，这些螺旋能够与三链 DNA 结合形成 γ 折叠。基质蛋白与细胞膜结合能够导致这些低聚蛋白分解[2-3]。

基质蛋白控制组装复合物与细胞膜的结合，这是基质蛋白在组装中的首要作用。体外膜 COS 细胞结合模型研究证明，完整的 Gag 蛋白与细胞膜的结合作用强于基质蛋白与细胞膜的结合作用。基质蛋白 C 末端、N 末端区域异常可以减弱组装复合物与细胞膜的结合，而基质蛋白的球状区域的变异可以逆转这种影响，因此影响病毒组装的是部分特殊的基质蛋白区域。体外膜结合模型研究还发现，成熟的衣壳蛋白和核衣壳蛋白也能与细胞膜结合，但它们在活体内与细胞膜的结合能力并不强。剔除基质蛋白仅保留肉豆蔻酰信号或 Gag 蛋白的基质蛋白区域被别的病毒蛋白取代后，Gag 蛋白与膜结合及靶向作用没有受到影响。结果表明 Gag 蛋白在生物体内与细胞膜的结合不是简单的生物物理学的结合，它受 Gag 蛋白的基质蛋白区域调节控制。

Gag 蛋白在基质蛋白缺失但保留豆蔻酰信号的情况下仍能合成病毒颗粒，表明基质蛋白并不能促进组装。基质蛋白 N 末端区域的变异阻止前组装复合物与宿主细胞膜的结合，抑制病毒的组装和释放。以上研究表明，基质蛋白 N 末端残基通过调节 Gag-Gag 蛋白的聚合而影响组装，或间接影响早期组装蛋白的结构调节病毒的组装[3, 5]。

1.2.2　衣壳蛋白（CA）

衣壳蛋白连续分布在 Gag 蛋白的中心区域，它在病毒的组装过程中起基础作用。在体外，成熟的衣壳蛋白具有装配进入病毒颗粒的功能，然而衣壳蛋白在病毒颗粒中的结构存在状态尚不清楚。研究表明，衣壳蛋白可能是以 C 末端相互结合或 N 末端六聚体的形式存在。在病毒的复制中，成熟的衣壳蛋白形成病毒的圆柱状核心，在转录初期病毒粒子核心异常能导致感染性减弱[3]，因此衣壳蛋白对于形成具有感染性的病毒颗粒有着重要作用。另外，衣壳蛋白在组装准备过程所需的蛋白质之间的相互结合中发挥关键作用。

衣壳蛋白可分为 N 末端区和 C 末端区，在 N 末端区存在 CypA 结合位点，在 C 末端区域存在同源序列。图 10-3 是完整的衣壳蛋白的晶体结构，这些互相独立的区域就像一个完整的蛋白被溶解分开。在衣壳蛋白的 N 末端 5 个长的单环形成一个稳定的卷曲螺旋结构，在这 5 个环中有 2 个较短的环、2 个 γ 形发夹结构的环和 1 个蛋白富集的环。虽然 N 末端的变异影响病毒核的形成，但是剔除第一个环上的 56 位氨基酸残基后并不影响病毒颗粒的装配。剔除富蛋白区域可以产生类似于野生的病毒颗粒，但由于未将 CypA 蛋白装配进入病毒颗粒的核心而使病毒缺失感染性。衣壳蛋白从基质蛋白 N 末端折叠形成一个新的 γ 发夹卷曲的环，这个卷曲的环通过衣壳蛋白 Pro1 残基和 Asp51 残基之间的离子键而稳定存在。衣壳蛋白 N 末端空间的改变并不影响衣壳蛋白与其他蛋白的聚合，但能影响正常的管状结构衣壳蛋白的形成，这些是与分裂基质蛋白到产生衣壳蛋白强烈转变后，衣壳蛋白再形成柱状核心相关的。在体外，球状未成熟的管状类似成熟（mature-like）的衣壳蛋白装配形成成熟的衣壳蛋白或 CA-p2-NC 复合物，而且从管状蛋白到球状蛋白的转变可以引起细胞内的 pH 由 7.0 到 6.8 的变化。这些 pH 的微小变化没有改变 N 末端的质子效应，而可能是衣壳蛋白的其他残基参与的结果。但是这些微小的生理学的 pH 变化预示病毒内部的电位环境的变化，可能是病毒成熟的关键步骤。衣壳蛋白的 N 末端延伸到基质蛋白边缘形成几个残基结构，能阻断衣壳蛋白由球状到管状的转变。

衣壳蛋白的 C 末端有 4 个保守环和 1 个保守的同源序列（MHR）。通过遗传突变以及生物物理学方法证明，同源序列在逆转录起到重要作用，这为设计疫苗提供了一个新的稳定的潜在靶点[3, 5]。在体外这段序列的变异能引起病毒不同时期的复制阻断，表明这段同源序列在 Gag 与病毒蛋白、宿主细胞膜、病毒的 RNA 结合中发挥关键作用。用生物学的方法将衣壳蛋白的 MHR 删除减弱了衣壳蛋白与细胞膜的结合，这直接证明 MHR 在与细胞膜结合时起关键作用。MHR 还是 Gag 蛋白多聚化的关键区域。MHR 确定的 Gag 蛋白在组装中的构象是在组装中蛋白间的结合、蛋白与膜的结合的关键因素。进一步研究野生型 Gag 蛋白

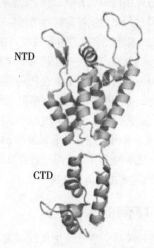

图 10-3　衣壳蛋白的晶体结构
（在结构中氨基末端延伸包含 His6 tag。氨基末端的延伸意味着次结构是模拟衣壳蛋白在 Gag 蛋白中的空间构型。绿色区域代表 MHR，NTD 是 N 末端区域，CTD 是 C 末端区域）

在装配中的作用发现，RNA 在 Gag 低聚合过程的起始阶段发挥作用，Gag 蛋白与衣壳蛋白的结合则能够使 Gag 蛋白以聚集状态稳定存在[2-6]。

1.2.3　核衣壳蛋白（NC）

核衣壳蛋白是 Gag 蛋白中的一个基本的必要区域，主要是包裹保护病毒的 RNA 基因。每个病毒颗粒都含有 2 个 RNA，核衣壳蛋白通过 2 个锌指结构（图 10-4）或其保守区域与这 2 个基因结合。保守区域最先在鲁斯肉瘤病毒中发现，它在 HIV-1 病毒颗粒中以双重叠的形式出现，对于维持病毒颗粒固有的合适密度是必要的。HIV-1 病毒颗粒的密度是病毒脱壳的关键因素。

在核衣壳蛋白中具有 2 个与锌离子螯合的锌指结构，其基本序列与锌指结构在病毒逆转录和整合过程中起关键作用，锌指结构变异会导致其不能够结合到新生成的 RNA 外部，也不能够保护其不受细胞中核酸外切酶的水解，组装就会出现缺陷，致使不完整的病毒组装或出芽，释放出无感染力或低感染力的病毒。

此外，研究 HIV-1 病毒正确的衣壳化过程发现了一个叫 Psi 位点的含 110 个核苷酸的片段。在该片段中含有 4 个病毒基因包装必需的环状茎环，其中 2 个茎环与核衣壳蛋白结合，而这 2 个茎环中的 1 个对于维持 Psi 位点的结构很重要[2-3, 5]。

Gag 蛋白与 RNA 结合辅助 Gag 单体聚集，促进 Gag 组装，对 COS 细胞的研究显示 RNA 能与 Gag 结合是由于在装配时两者有类似的闭合结构，活体外的研究也证明了这一点。Gag 单体在 RNA 上的聚集促进 Gag 通过衣壳蛋白和基质蛋白之间的结合而聚合。RNA 在结合中的核心作用使 HIV-1 病毒 RNA 在组装中缺少时将会招募其他细胞的 RNA。随着 Gag 聚集，核衣壳蛋白促进 RNA 基因折叠成稳定的二聚体。

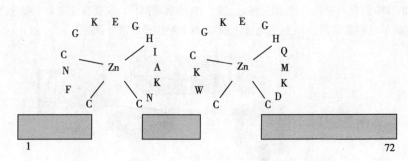

图 10-4　核衣壳蛋白的直线性示意图

1.3　HIV-1 的辅助蛋白 Vpr 和 Vif

另外一些病毒的辅助蛋白也会在新病毒颗粒的形成过程中影响其组装过程，例如 HIV-1 的辅助蛋白 Vpr 和 Vif。Vpr 与 Vif 蛋白的特殊结构决定它们在病毒的组装过程中发

挥特殊作用。

1.3.1　Vpr 蛋白

Vpr 蛋白是 HIV-1 病毒编码的包含 96 个氨基酸残基的多功能蛋白，相对分子质量约为 15kD。它能够使细胞分

裂停止在 G₂ 期，定位病毒核心，参与病毒前整合物的转运，影响阳离子通道的活性、病毒的寡聚化和细胞病毒蛋白的结合，还能包装进入病毒颗粒[7]。

通过核磁共振和圆二相色谱技术研究其结构发现，在 Vpr 蛋白的核心是 3 个两性的螺旋（17~33、38~50、55~77aa）；N 端的 5、10、14 和 35 位为 4 个保守性的脯氨酸残基，Pro14 和 Pro35 残基与肽酰丙基异构酶（cyclophilin A）相互作用，与病毒蛋白的正确折叠有关；C 末端是精氨酸丰富区，与 Vpr 蛋白包装进入病毒颗粒相关。

Vpr 蛋白的第一个和第三个螺旋通过与 Gag 蛋白分裂产生的 p6 蛋白中的 FRFG 区域结合进入病毒颗粒。而第二个螺旋对于稳定这种结合是必要的：第二个螺旋不成熟或删除 C 末端的任意疏水性氨基酸，Vpr 蛋白与 Gag 蛋白的复合物都不能包装进入病毒颗粒[7-9]。此外，Vpr 蛋白包装进病毒的量明显小于 Gag 蛋白，在病毒内 Vpr 蛋白与核衣壳蛋白的比例约为 1:7。Vpr 和 Gag 基质蛋白在病毒核心与病毒前整合复合物相联系，同时它们与整合酶共同作用参与病毒前整合复合物的核靶向定位。同 Gag 基质蛋白一样，Vpr 蛋白也有一个 I 型依赖性核转运输出信号（NES），Vpr 的 NES 变异影响它包装进入病毒核心[3]。

1.3.2　Vif 蛋白

Vif 蛋白是由 vif 基因编码的含有 192 个氨基酸残基、相对分子质量为 23kD 的保守碱性蛋白。Vif 蛋白与病毒核心联系密切，它的包装与病毒 RNA 基因的包装同步。核衣壳蛋白锌指结构区域的变异不仅能够阻止病毒 RNA 基因的包装，同时也能阻止 Vif 蛋白的组装。除了与病毒 RNA 结合外，Vif 蛋白也能与 p55Gag 蛋白结合，而且与细胞膜表面也有一定的联系。Vif 蛋白对维持病毒核心的稳定性和感染性很重要。Vif 的活性区域是其中间的亲水氨基酸残基 88 和 89，它们的突变可以影响 Vif 蛋白的功能，导致病毒的感染性减弱或失去感染性。

在病毒复制中 Vif 蛋白抑制宿主细胞 APOBEC3G 酶的脱氨基作用。APOBEC3G 酶是抗逆转录病毒的蛋白，其主要的抗病毒机制是能够从病毒单链 DNA 的胞嘧啶上脱

氨基使之变为尿嘧啶，从而产生对病毒致死的 G → A 高突变现象。Vif 蛋白能够有效地阻止 APOBEC3G 形成包装进入病毒颗粒。小鼠及其同系动物的 APOBEC3G 能够特异性地阻止 HIV-1 在培养液中的复制，但是它的抑制作用不能通过人类的 HIV-1 的 Vif 蛋白来减弱，该实验证明 Vif 蛋白与 APOBEC3G 作用的特异性[10]。由此可以设计新的 Vif 蛋白抑制剂，通过 Vif 蛋白的作用使 APOBEC3G 发挥破坏 HIV-1 遗传密码的功能，从而达到抗病毒的目的。

1.4　细胞因子

目前对细胞因子的研究已经取得较大的进步，这些细胞因子对于病毒的组装和释放及再感染新的细胞都是必需的。一些细胞因子如 Cyp A、HP68 和 TSG101 与细胞 Vps 蛋白一起参与病毒的组装与出芽释放。最近的发现表明 Cyp A 通过与 Gag 核衣壳蛋白的 221 和 223 位氨基酸残基结合进入病毒颗粒，另外这种蛋白能提高病毒的感染性。Cyp A 蛋白可以影响病毒进入细胞后的早期复制过程，在其缺失的情况下 HIV-1 病毒不能复制。2 种细胞因子 HP68 和 TSG101（癌症敏感基因 101）与病毒前组装复合物的形成有关；HP68 是核糖核酸酶 L 区域的抑制剂，在哺乳动物细胞中有重要作用。在无细胞系统和人类 T 细胞中，HP68 选择性地进入病毒组装复合物并且与 3 种病毒蛋白 p55Gag、Gag-Pol 和 Vif 联系，而这 3 种蛋白与病毒颗粒的装配和形成有关；TSG101 蛋白能促进病毒的出芽释放[3, 5]。

2　HIV-1 病毒的出芽释放

病毒复制的最后一步是新生成的病毒颗粒从被感染的细胞脱离释放，并在脱离的同时获得宿主细胞的磷脂外膜，这个过程称为 HIV-1 病毒的出芽释放，也称脱壳（图 10-5）[11]。病毒的出芽释放过程主要由 p55Gag 蛋白、病毒前组装复合物、宿主细胞的 TSG101 蛋白、磷脂双层、HIV-1 的辅助蛋白参与。组装复合物和脱壳因子在细胞膜的磷脂层聚集，可以引起细胞膜的弯曲变形，最终释放出新的病毒颗粒。脱壳释放能力主要取决于核糖核蛋白和各种影响因子的信号强弱。

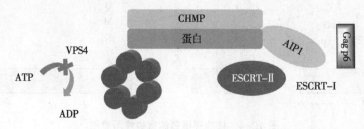

图 10-5　HIV-1 病毒的出芽

2.1　p55Gag 蛋白

p55Gag 蛋白的 I 区域对调节 p55Gag 蛋白的多聚化和 RNA 的结合是必要的，它影响细胞膜的弯曲即影响病毒的出芽释放。L 区域与细胞的泛激素蛋白作用和细胞内含机

制联系，促进病毒颗粒从细胞膜脱离[3, 5]。

2.2　TSG101

人 TSG101 基因的 cDNA 全长 1 494bp，编码产物为一个相对分子质量为 43kD 的含有 380 个氨基酸残基的蛋

白，即人类 TSG101 蛋白。人类 TSG101 蛋白的二级结构包含 3 个独立的功能域：① TSG101 蛋白的 N 端 UEV 区域；② CC 是具有转录因子特征的 3 个 DNA 结合单元，此区是转录调控的活性区域；③ TSG101 蛋白的 C 端是保守序列 SB 区（图 10-6）。它在病毒的脱壳释放中起重要作用：TSG101 蛋白通过与泛激素和 p6 区域 C 末端 PTAP 四肽的 L 区域结合而发挥作用，这些结合通过 TSG101 蛋白 N 末端区域调节，此区域是无活性的泛激素 E2 族酶催化的。与标准的泛素连接酶 E2 相比，人 TSG101 蛋白多出 1 个 N 末端螺旋及 1 个可以连接 1~2 个链的伸展的 β 发夹结构，但缺少 C 端的 2 个螺旋结构，含 PATP 的四肽单元可以

填补因缺少这 2 个 C 末端螺旋而形成的疏水性裂隙，从而为泛素提供它与 TSG101 蛋白结合必需的 β 发夹结构[12]。

TSG101 蛋白是病毒出芽必需的细胞因子，在病毒的出芽过程中起重要作用。TSG101 蛋白缺失导致前组装复合物附着在被感染细胞膜上不能进行正常出芽。TSG101 的 N 末端显示出结构和序列类似于泛素蛋白连接酶。病毒颗粒的有效出芽需要 TSG101 蛋白与的 PTAP 区域和泛素结合，TSG101 的表达低于或高于正常水平都能导致病毒释放受到影响。平截的 TSG101 的突变体通过结合和钝化 p6 区域或阻断细胞的内涵分选机制来抑制 HIV-1 的出芽释放[13-16]。

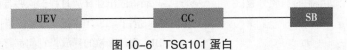

图 10-6　TSG101 蛋白

2.3　HIV-1 的辅助蛋白

HIV-1 的 3 种蛋白 Nef、Vpu 和 Env 都能下调细胞膜上 CD4 受体的表达，高水平的 CD4 受体有很强的抑制病毒释放和感染的作用，因而 Nef、Vpu 和 Env 都能促进病毒的脱壳释放。

Nef 蛋白的主要功能是下调 CD4 受体，增加新生病毒颗粒的释放，进而增强它们的感染性。Nef 蛋白是相对分子质量为 27~32kD 的病毒辅助蛋白，它参与病毒复制过程并且也包装进入病毒颗粒。Nef 蛋白与病毒的释放感染、T 淋巴细胞的细胞膜表面 CD4 受体的下调联系密切，其有许多功能，包括下调细胞膜表面的 CD4 受体、感染的细胞膜表面的组织融合复合物从而促进病毒的释放。Nef 蛋白通过其 C 末端的柔性环与 Gag 蛋白的 p6 区域结合发挥作用，缺失 C 末端柔性环的 Nef 蛋白不能进入病毒颗粒[14]。

Vpu 蛋白是从 HIV-1 vpu-env 双顺反子 mRNA 翻译表达的，由 81 个氨基酸残基构成的 I 型跨膜蛋白。HIV-1 的 Vpu N 端是由 27 个氨基酸残基构成的单股 α 螺旋跨膜区，C 端为 54 个氨基酸残基构成的双股 α 螺旋胞质域，其在 HIV-1 感染后期表达，不包装入病毒粒子，通常在感染细胞的反面高尔基体或胞内体中。HIV-1 的 Vpu 招募 β-TrCP 蛋白，通过蛋白酶体途径降解新合成的 CD4 分子，阻止 gp120 与 CD4 过早结合，同时其具有促进病毒粒子释放的功能[17]。

2.4　生物膜脂筏（lipid rafts）

前已述及，在病毒复制的过程中 Gag 蛋白具有重要作用，仅在 Gag 蛋白的指导下就基本能完成病毒的组装。然而在病毒的出芽释放中，仅仅依赖 Gag 蛋白是不够的，还必须有生物膜脂筏参与。生物膜脂筏是细胞膜上的特殊微小区域，在这些微小的区域中神经鞘脂类和胆固醇高度集中[5]。在辛基聚乙二醇苯基醚作用下离心分析发现，生物膜脂筏含有大量的糖基磷脂酰肌醇锚形蛋白和沉降红细胞家族的激酶。生物膜脂筏参与多种不同的细胞作用，如小囊泡的转运、细胞内吞作用、细胞程序性死亡、淋巴受体介导的信号通路等。Gag 蛋白与细胞膜结合后在生物膜脂

筏区域聚集并与之结合，这种结合受 Gag 蛋白的 C 末端调节，同时也受 Gag 蛋白核衣壳区域的影响。除去细胞膜的胆固醇会阻断 Gag 蛋白与生物膜脂筏的结合，从而抑制病毒复制。给细胞添加外源性的胆固醇后，Gag 蛋白重新与生物膜脂筏结合可以使病毒复制顺利进行。另外在富含神经节苷脂 GM1、GM3 和微绒毛的磷脂筏中，胆固醇能够辅助 CD4 受体丛、细胞趋化因子受体 CXCR4 和 CCR5 发挥作用。这些受体对于病毒与宿主细胞膜的融合十分关键，因而清除细胞膜表面的胆固醇能影响 CD4 受体丛和趋化因子受体，抑制细胞对 HIV-1 的易感性，影响 HIV-1 病毒的脱壳释放并降低病毒的感染性。以上研究表明，生物膜脂筏不仅是 HIV，也是麻疹病毒、流行性感冒病毒等其他各种包膜病毒组装脱壳的平台[3, 5]。

基于上述生物膜脂筏的重要作用，可以通过各种方法抑制生物膜脂筏的功能而抑制病毒的出芽释放。通过化学方法修饰细胞膜，例如用 β- 环糊精修饰细胞膜可以抑制 HIV-1 病毒的出芽。甲基化的 β- 环糊精耗尽了与病毒相连的胆固醇，降低病毒颗粒的密度浮力，阻止病毒蛋白质与细胞膜结合完全，消除病毒的感染性。一些能隔离胆固醇的水溶性碳水化合物影响细胞膜的位移，从而抑制病毒从生物膜脂筏脱离，最终抑制病毒的出芽。也可以用剂量依赖性的方法使 HIV-1 的复制钝化，阻断病毒的脱壳释放。病毒细胞膜经过透化处理导致 Gag 蛋白中的基质、衣壳蛋白、核衣壳蛋白及 p1、p6 区域的缺少都能使病毒的脱壳释放受阻[3-5, 15]。

3　HIV-1 病毒颗粒的成熟

在病毒出芽过程中或出芽后不久，PR 裂解 Pr55Gag 和 Pr160Gag-Pol 成各自的蛋白域，此后新生成的蛋白发生结构重排，MA 仍然与病毒内膜连接，NC 与二聚的 RNA 基因组浓缩，CA 重排形成一个闭合的圆锥形衣壳，包围 NC-RNA 复合物，重排后产生一个能够感染新靶细胞的成熟的病毒颗粒。

3.1　Gag 的蛋白酶解加工作用

HIV-1 PR 能够水解靶蛋白上的肽键。Gag-Pol 分子在装配颗粒中聚集激活 PR，活性 PR 裂解 HIV-1 Gag 的 5 个不同的加工位点。Gag 的蛋白酶解加工作用对产生感染性病毒颗粒是必要的，破坏个别位点的裂解或改变裂解位点顺序会产生非正常的病毒颗粒，其感染性显著降低[18]。

3.2　蛋白水解成熟体的病毒颗粒重组

成熟的 CA 从 Pr55Gag 释放后发生重组，一定比例的 CA 形成圆锥形核结构，称为富勒烯圆锥。核形是病毒获得感染性所必需的，成熟的 NC 有利于稳定病毒 RNA 的结构[19]。成熟的 MA 与未加工 Gag 的 MA 相比对膜的亲和力降低，有利于在进入一个新细胞时与膜分裂。

4　结语

HIV 病毒感染宿主细胞后，经过逆转录等一系列细胞内过程产生新的病毒颗粒，然后释放出新的病毒颗粒延续病毒的进一步感染与致病。在不能有效地阻断病毒侵入和逆转录的情况下，阻止 HIV 病毒颗粒的组装、出芽释放与成熟将成为有效抑制 HIV 病毒传播感染的关键步骤。对 HIV 病毒复制过程最后阶段的分子生物学机制的研究，为抑制 HIV 病毒的组装、出芽释放和成熟提供理论基础，为基于此过程设计新的抑制剂提供潜在的药物作用靶点。在病毒组装过程中的 Gag 与 Gag 相互结合区的保守同源区域（MHR）的多重作用使其成为抑制组装过程的可能靶点。在核衣壳蛋白区域中的锌指结构是阻断病毒正确装配的作用靶点。针对锌指结构已经成功地设计出小分子抑制剂，并进入临床试验阶段，这可以认为是针对病毒组装过程中的保守蛋白进行抑制剂设计的成功范例。此外，HIV 辅助蛋白 Vif 与 Vpr 通过不同的机制影响 HIV 病毒的组装，它们结构的保守性与作用的独特性使其有可能成为药物作用的靶点。许多功能蛋白参与病毒的出芽释放过程，这些蛋白都能影响病毒的释放，如 Nef 蛋白、TSG101 蛋白、Vpu 蛋白通过不同的机制促进新生 HIV 病毒颗粒的释放，它们都有可能成为脱壳抑制剂的作用靶点。生物膜脂筏在 HIV 病毒脱壳释放中的核心平台作用表明它也是病毒出芽释放过程的可能靶点。而对于成熟过程中新型抑制剂的研究近年来更是备受关注，目前已有药物进入临床试验，有望成为抗艾滋病药物研究的热点方向。

（周忠霞　刘　涛　刘新泳）

第 2 节　基于 HIV-1 颗粒组装、出芽释放与成熟过程的抑制剂研究进展

对 HIV-1 组装、出芽释放和成熟过程的深入研究表明，HIV-1 复制的晚期阶段是个多步骤的生化过程，需要诸多相关因子的参与，其中某些步骤或因子可以作为抗病毒药物研究的新靶点，且基于这些靶点的相关抑制剂的研究也取得一些新进展。

1　组装抑制剂

1.1　以 HIV-1 MA 为靶点的抑制剂

MA 介导 Pr55Gag 与细胞膜的结合，通过豆蔻酰基插入脂质双层，MA 固定到膜上[20]。豆蔻酰化的 MA 以 2 种形态存在：myr- 暴露［myr（E）］和 myr- 隐藏［myr（S）］。MA 单体处于 myr（S）状态，其豆蔻酰基插入 MA 的疏水口袋而隐藏。MA 多聚化成三聚体使豆蔻酰基暴露，插入脂质双层，促进与膜的结合[21]，膜结合与 Gag 多聚化和装配密切联系。MA 与 PI（4，5）P2 结合引发豆蔻酰基暴露，促进膜结合[22]，Gag 多聚化稳固膜结合和促进豆蔻酰基暴露[23]。PI（4，5）P2 的缺失导致 Gag 不能靶向细胞膜[23]。Isaac Zentner 等在 2013 年报道了靶向 MA 的小分子抑制剂 N_2- 氧基乙酰基 -N-［4-（1- 哌嗪羰基）苯］甘氨酰胺，其可以结合在高度保守的 PI（4，5）P2。

其他还有靶向 MA 核定位信号（nuclear localization signal，NLS）的小分子抑制剂，如亚芳基二甲基酮衍生物 ITI-002（CNI-H0294）[24] 和二唑类衍生物[25]，该部分在第六章中有详尽描写。

1.2　以 HIV-1 CA 为靶点的抑制剂

HIV-1 多聚蛋白 Gag 的 CA 区域在病毒复制周期的晚期阶段发挥着重要作用，是抗病毒研究的潜在靶点[26]。针对此靶点的抑制剂主要分为以 CA-SP1 裂解位点为靶点的抑制剂，以 CA-NTD 为靶点的抑制剂和以 CA-CTD 为靶点的抑制剂（在第十一章的第三节中有详细描述）。

1.3　以 NCp7 锌指受体为靶点的抑制剂

基因定点突变结果表明 NCp7 具有高度的保守性，因此针对此靶点设计合成的药物不易因 NCp7 基因突变而产生耐药性。此类化合物的主要作用位点为 NCp7 的锌指结构，化合物与 NCp7 作用排出锌指结构中的锌离子而改变 NCp7 的结构，导致其丧失原有的功能，从而抑制 HIV-1[27]。针对此靶点的抑制剂主要分为二硫苯甲酰胺类、二噻杂环类和偶氮二酰胺类等（在第十一章的第二节中有详细描述）。

1.4　基于 HIV-1 辅助蛋白的抑制剂研究

1.4.1　HIV-1 病毒蛋白 R（Vpr）

HIV-1 Vpr 调节蛋白为晚期病毒蛋白，属于多功能辅助蛋白，是弱的转录激活物，在病毒感染 CD4+ T 细胞和巨噬细胞时发挥重要作用，它主要介导整合前复合物的核运输过程，诱导 G_2 期（DNA 合成后期）细胞周期停滞，调节 T 细胞凋亡，转录共激活病毒和宿主基因并调控 NF-κB 的活性[28]。Vpr 在病毒生命周期中担任的多重角色表明它

在 HIV-1 治疗中是非常具有潜力的作用靶点。

据报道，苏木精（hematoxylin）是首个确定作用于 Vpr 核输入蛋白相互作用的小分子 HIV-1 核输入过程抑制剂。此外，还有多种细胞因子均可以与 Vpr 发生相互作用，如 DCAF1、热休克蛋白、EF2、Skp1/GSK3，以及亲环素 A（CypA）等[29-30]；含六聚体肽的双色氨酸（di-tryptophan，diW）基序可以通过干扰核转位来抑制 Vpr 介导的细胞生长停滞和凋亡[31]；丹宁卡（damnacanthal，Dam）是从水果中提取分离的蒽醌类衍生物，目前已被证实为 Vpr 诱导的细胞生长停滞抑制剂[32]；vipirinin 是通过化合物库筛选得到的 3- 苯基香豆素类化合物，抑制 Vpr 依赖的病毒感染人类巨噬细胞的过程。研究表明，Glu-25 和 Gln-65 的疏水区可能参与 vipirinin 抑制剂与 Vpr 的结合[33]。

1.4.2　病毒体感染因子（Vif）

Vif 是一个小的磷蛋白，在 HIV-1 复制过程和发病机制中具有重要作用。Vif 蛋白的主要功能是通过介导宿主细胞体内抗病毒因子 APOBEC3G 的降解，从而增强病毒的感染性。此外，它还具有调节病毒逆转录和复制晚期以及诱导细胞 G_2 期停滞等功能。目前，对于 HIV-1 Vif 蛋白相关抑制剂按照作用机制可分为两大类：①上调细胞内的 APOBEC3G 水平的抑制剂，包括小分子抑制剂和抗体；②下调 Vif 蛋白水平的抑制剂，包括多肽和核糖核酸类[34-36]。

Vif 蛋白是 HIV-1 复制过程中不可或缺的病毒感染因子，对 HIV-1 的感染性有重要作用。因此，该辅助因子在抗 AIDS 治疗策略中成为药物研究的理想靶点。研究辅助蛋白在病毒体内的作用过程，深入探讨其特异性机制，为发现新的抗 HIV-1 病毒药物设计提供理论基础。

1.4.3　基于宿主限制因子 BST-2 的抑制剂

BST-2（tetherin、CD317 或 HM1.24）是一种可以抑制 HIV-1 从感染细胞表面释放的细胞因子[37]。BST-2 具有异常的拓扑结构，为 II 型跨膜蛋白，从 N 端到 C 端具有 1 个胞内区（CT）、跨膜区（TM），含有 2 个潜在氮偶联糖基化位点的中央胞外区和 C 端糖基化磷脂酰肌醇（GPI）锚[38-39]。BST-2 已经被证实可以被 HIV-1 Vpu 降解，其抗病毒活性的发现与辅助蛋白 Vpu 的研究有关。自 2008 年首次报道其具有抗 HIV-1 释放的功能，一直认为 BST-2 主要在细胞膜上限制病毒释放[40-41]。最近发现 BST-2 对在细胞内部组装的乙型肝炎病毒（HBV）同样具有抑制作用[42-44]，扩大了 BST-2 抗病毒作用的范围。并且 BST-2 在多囊泡体（MVB）中抑制 HBV 的释放与抑制 HIV-1 在细胞膜中释放的作用机制相似。BST-2 是宿主限制因子中的重要组成部分，对其抗病毒作用的揭示一方面是基础研究的进步，另外有助于探索基于 BST-2 抗病毒作用的新型病毒治疗方法[45]。

1.4.4　基于细胞因子 CypA 的抑制剂

存在于宿主细胞质中的亲环素 A（cyclophilin A，CypA）对 HIV-1 的感染性具有重要影响。在病毒颗粒的出芽释放过程中，CypA 与衣壳蛋白的相互作用可破坏病毒衣壳的稳定性，加快病毒颗粒的解装配，并将病毒 RNA 释放出来进行逆转录，从而促进 HIV-1 增殖。阻断 CypA 与衣壳蛋白的相互作用可以降低 HIV-1 的感染性，因此 CypA 极有可能成为抗 HIV-1 药物开发的新靶点。抑制剂主要包括 CsA 类似物、拟肽类化合物和小分子化合物。

1.4.4.1　CsA 类似物

在 HIV 病毒颗粒的脱衣壳过程中，CypA 与 Gag 衣壳蛋白相互作用可破坏病毒衣壳的稳定性，加快病毒颗粒的解装配和病毒 RNA 释放，阻断 CypA 与 Gag 衣壳蛋白的相互作用，从而阻止病毒的脱衣和释放[46]。CsA 是第一个从微生物代谢产物中分离出来的含有 11 种氨基酸的环状多肽类 CypA 抑制剂，体外活性研究发现它能够有效地抑制 HIV-1 复制，EC_{50} 为 1~2μg/mL，但药动学的个体差异和免疫抑制等缺陷限制了其临床应用[47]。

1.4.4.2　拟肽类化合物

拟肽类化合物在较早的文献中已有报道，但是比较有代表性的化合物是 2011 年研究人员通过虚拟筛选手段发现的一个三元拟肽 Trp-Gly-Pro（WGP）。该化合物的浓度为 1mmol/L 时对 HIV-1 IIIB 毒株复制的抑制率高达 75.5%。WGP 与 CypA 具有较强的结合能力（解离常数 $K_D = 3.41 \times 10^{-6}$），而且相比于 CsA，WGP 的分子量明显减小，细胞毒性也较低。由于此抑制剂属于拟肽类化合物，其口服利用度可能较低，可影响其成药性[48]。

1.4.4.3　小分子化合物

小分子 CypA 抑制剂是近年来研究的热点，由于 CypA 的晶体结构已经解析，因此基于结构的药物设计以及虚拟筛选方法是当前研发小分子 CypA 抑制剂的主要手段。目前文献报道的小分子 CypA 抑制剂主要为（硫）脲类衍生物[49-51]，对 CypA 抑制活性最好的化合物的 IC_{50} 可达 14nmol/L[49]。研究认为这些化合物能够结合在 CypA 的口袋 A 和 B 中，通过干扰 HIV-1 的脱衣壳过程来抑制病毒复制，但是具体机制仍然不清楚。目前研究人员以这些小分子化合物作为探针来进行其抗病毒机制的研究[49-52]。

2　出芽释放抑制剂

2.1　以 TSG101 蛋白为靶点的抑制剂

TSG101 蛋白对于 HIV-1 的出芽释放是必不可少的。基于 TSG101 的结构和作用，设计合成相应的抑制剂，是从细胞自身蛋白入手切断 HIV-1 的生命周期，对高度变异的 HIV-1 病毒将产生广泛的抑制作用。HIV-1 通过其 Gag 蛋白的 PTAP 序列与 TSG101 蛋白相互作用辅助自身从被感染的病毒颗粒中释放，若设计一种与 PTAP 序列类似，且能特异性地靶向 TSG101 的化合物，使它与 HIV-1 Gag 竞争 TSG101，可以对 HIV-1 的出芽释放形成拮抗作用[53]。p6 区域 PTAP 中的九肽序列（5P-E-P-T-A-P-P-E-E13）包含所有能结合 TSG101 蛋白的残基。NMR 研究发现，九肽序列的

"Ala5–Pro6" 残基与 UEV 疏水腔的深处结合[54]。若将该脯氨酸以其类似物取代或者插入酰腙等，可能获得比母体九肽更强的 TSG101 亲和力，作为 Gag p6 的竞争性抑制剂。

2.1.1 腙类和酰肼类类肽

研究者以类氨基酸取代九肽序列中的关键脯氨酸 Pro10，设计并合成一个 "FTP–P–E–P–T–A–X–P–E–E–amide" 系列，X 代表一系列氨基酸残基，基本骨架是甘氨酸，通过变换 N 上的取代基得到不同类的化合物（1，图 10–7），并测定其与 TSG101 的结合能力[54]。当图 10–7 中的 Z 为 R–CH=N– 时，得到腙类化合物；当 Z 为 R–CH₂–NH– 时，得到酰肼类化合物。Z 上的取代基 R 可以为苯基、取代苯基、呋喃环、苄基、烷基等。测定化合物与 TSG101 的亲和力，腙

类化合物中取代基 R 为丙基的化合物与 TSG101 的亲和力最强（K_D=9.83μmol/L ± 1.25μmol/L），与野生型 PTAP（K_D=53.5μmol/L ± 6.48μmol/L）相比，亲和力达到母体化合物的 5 倍以上。酰肼类化合物中取代基 R 为甲硫基丙基的化合物的 TSG101 亲和力最强（K_D=25.27μmol/L ± 8.06μmol/L），约为母体九肽化合物的 2 倍。2 类化合物 Z 上的取代基 R 为芳环时亲和力不高，甚至低于母体九肽化合物的 TSG101 亲和力，这表明当以取代甘氨酸替代 Pro10 时，N 上的取代基为体积较小的 3~5 个碳原子的直链烷基或直链取代烷基时活性较好，体积大的芳基则活性较差。可能其结合部位（由 TSG101 残基 Tyr63 和 Tyr68 等构成的口袋空腔）较狭窄，不适合芳环进入，而直链烷基则能很好地结合。

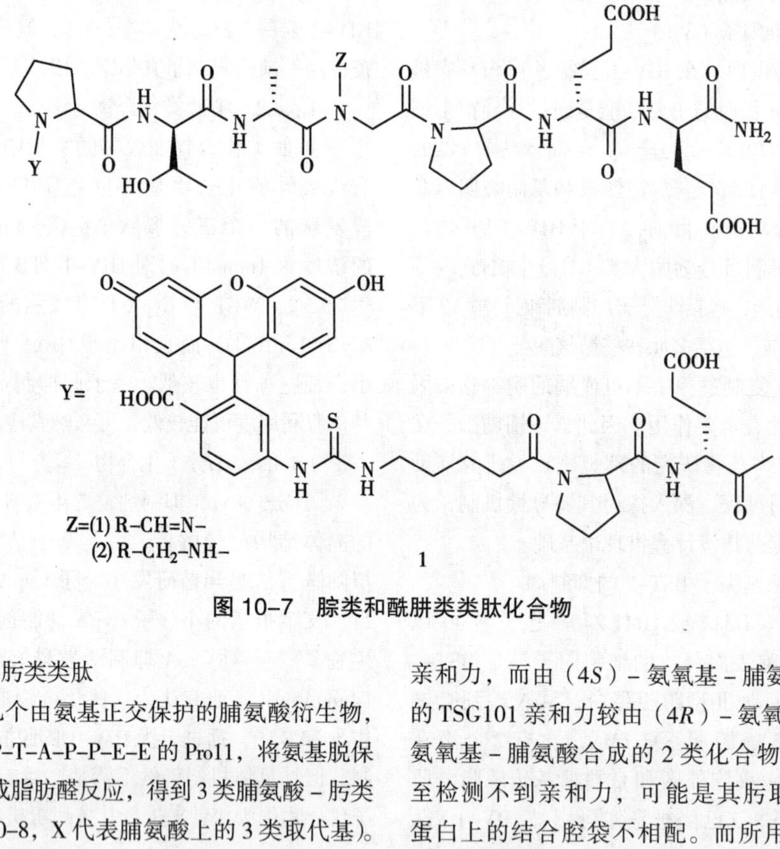

Y=

Z=(1) R–CH=N–
　(2) R–CH₂–NH–

1

图 10–7　腙类和酰肼类类肽化合物

2.1.2 脯氨酸–肟类类肽

研究者合成了几个由氨基正交保护的脯氨酸衍生物，并用其取代九肽 P–EP–T–A–P–P–E–E 的 Pro11，将氨基脱保护后与一系列芳香醛或脂肪醛反应，得到 3 类脯氨酸–肟类类肽化合物（2，图 10–8，X 代表脯氨酸上的 3 类取代基）。其中亲和力最高的化合物为由（3S）–氨氧基–脯氨酸合成的 X 为 4– 羟基 –3– 羧基苯基的化合物（K_D=11μmol/L），显示出比野生型 PTAP（K_D=53.5μmol/L ± 6.48μmol/L）高 5 倍的

亲和力，而由（4S）–氨氧基–脯氨酸合成的一类化合物的 TSG101 亲和力较由（4R）–氨氧基–脯氨酸或（3S）–氨氧基–脯氨酸合成的 2 类化合物的亲和力低很多，甚至检测不到亲和力，可能是其肟取代基方向与 TSG101 蛋白上的结合腔袋不相配。而所用醛类 R–CHO 的 R 基为对位取代或对位间位双取代苯基时亲和力较高，为 6~7 个碳原子的长度，这表明 Pro11 的结合位点是一个较大的空腔[55]。

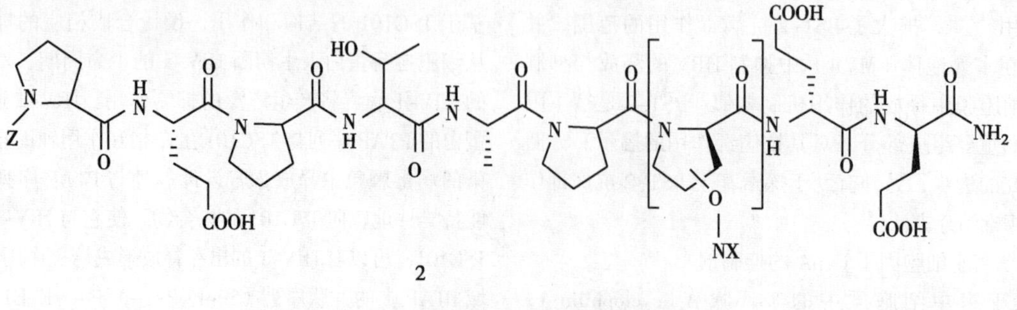

2

图 10–8　脯氨酸–肟类类肽化合物

2.2　以 p6-TSG101 相互作用为靶点的抑制剂

破坏 p6-TSG10 的结合会妨碍病毒颗粒释放，因此这一相互作用有可能成为新的抗 HIV-1 药物研究靶点。Tavassoli 等[56]利用遗传挑选方法选择某些环肽类化合物作为干扰 p6-TSG101 结合的抑制剂。研究者应用反向双杂交系统（RTHS）进行肽的筛选。此方法编码的环肽为 SGWXXXXX 型，其中 X 是任意氨基酸，丝氨酸（serine，S）、甘氨酸（glycine，G）和色氨酸（tryptophan，W）残基是保持不变的。经过几轮二级筛选，挑选出具有抑制 p6-TSG101 相互作用活性的 4 个环肽，它们与 PTAP 序列不具有相似性，在 3 个活性最好的抑制剂即 IYWNVSGW、TNWYGSGW 和 TLLVYSGW 中具有同源性。在 Gag 表达的 293T 细胞中测试其抑制病毒出芽的活性，IYWNVSGW 使病毒样颗粒的释放减少 2~3 倍，IC_{50} 为 7μmol/L，TNWYGSGW 和 TLLVYSGW 不显示抑制活性。

2.3　以细胞膜脂筏为靶点的抑制剂

胆固醇富集的细胞膜脂筏与细胞内的多个进程紧密联系，基于其重要作用，可以通过抑制生物膜脂筏的功能而抑制病毒出芽。用化学方法修饰细胞膜可以抑制病毒出芽。甲基 β- 环糊精修饰细胞膜可引起膜胆固醇的消耗，阻止病毒蛋白与细胞膜结合，从而使病毒丧失感染性，但其高细胞毒性限制了临床应用。两性霉素 B 甲酯（amphotericin B methyl ester，AME）是细胞毒性较小的胆固醇结合化合物（3，图 10-9）。AME 通过靶向 gp41 胞质尾区的一个高度保守的细胞内作用序列，严重破坏病毒的感染性，阻止病毒颗粒产生。另外，研究发现 AME 在多个阶段抑制 HIV-1 复制，有效地阻止病毒进入，阻碍病毒装配和释放[57]。

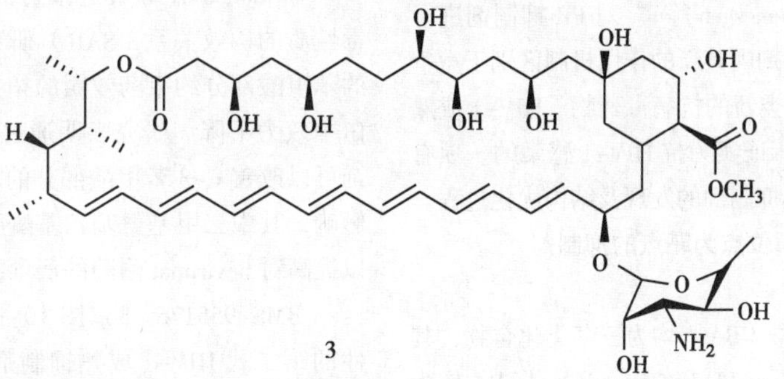

图 10-9　两性霉素 B 甲酯（AME）的结构

2.4　基于辅助蛋白的抑制剂

2.4.1　Nef

Nef 是 HIV-1 中的多功能辅助蛋白，在病毒复制和患者感染过程中具有重要作用，并且其结构有一定的保守性。在体外模型的研究发现，Nef 蛋白受到抑制时，新生的病毒颗粒的感染性明显减弱，显示 Nef 蛋白作为抗 HIV-1 靶点的潜在价值。Nef 蛋白对于逆转录来说是非必需的，但是它能与宿主细胞逆转录蛋白结合调节细胞过程如信号转导、蛋白质跨膜转运作用等，因此抑制 Nef 蛋白的作用影响细胞过程可以抑制病毒的复制与释放[58]。近年来，合理药物设计及计算机辅助药物设计的发展，使针对某些有多种功能并且结构明确的蛋白进行靶向小分子抑制剂的设计成为可能。因此在 Nef 蛋白三维结构的基础上，利用计算机辅助药物设计和高通量筛选，有望发现 Nef 蛋白有效的小分子抑制剂。目前 Nef 蛋白抑制剂研究已经取得重要进展，主要分为 3 个方面：基于 Nef 结构的抑制剂；抑制与 Nef 特异性结合的配体蛋白抑制剂；基于 Nef 免疫活性的抑制剂[59]。

曲西瑞滨（triciribine，TCN）是三环类核苷化合物（4，图 10-10），当其 5′- 端被细胞内的腺苷激酶活化形成单磷酸结构时即可广泛抑制 HIV-1 和 HIV-2 分离株，对 HIV-1 的 EC_{50} 为 20nmol/L。高分离株 HIV-1 H10 的 DNA 序列分析发现 5 个点突变，最初由 Schram 和 Townsend 合成作为抗癌药物应用，临床试验表明 TCN 有严重的不良毒性，如肝毒性、高血糖和血小板减少症。尽管如此，TCN 对 HIV 有较好的耐药性及其独特的作用机制使其仍然具有潜在的开发和应用价值[60]。

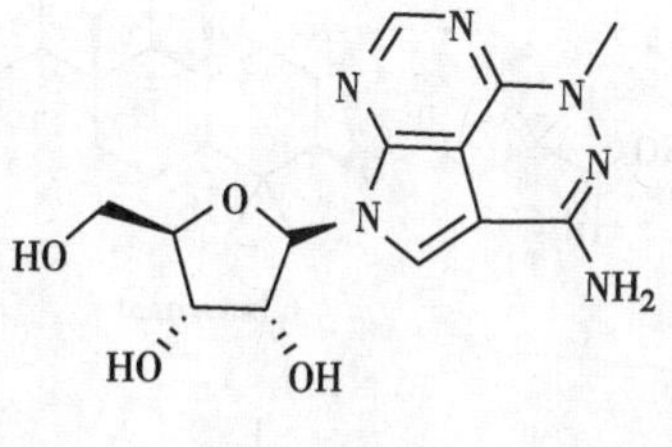

图 10-10　曲西瑞滨（TCN）的结构

2.4.2　Vpu

BIT225（5，图 10-11）是由 Biotron 正在开发的用于治疗艾滋病和 C 型肝炎病毒感染的候选药物，其通过阻滞 Vpu 离子通道的活性，破坏 HIV-1 病毒在宿主单核细胞的装配发挥作用[61]。由于 BIT225 靶向病毒复制的单核巨噬细胞，作用机制独特，不影响 HIV-1 逆转录酶和蛋白酶，且 Vpu 离子通道是高度保守的区域，病毒不太可能对 Vpu 抑制剂产生耐药性，因此有望作为治疗 HIV-1 病毒感染的一种新方法[62-63]。

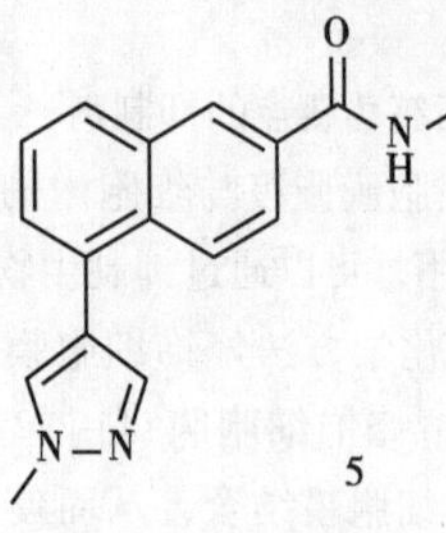

图 10-11 BIT225 的结构

3 成熟过程抑制剂（maturation inhibition，MI）

HIV-1 PR 抑制剂包括一系列的抗病毒药物，它们竞争性地抑制 PR 的功能，因此阻止 Pr55Gag 和 Pr160Gag-Pol 所有裂解位点的蛋白酶解加工作用，从而抑制病毒成熟。在临床上已应用的 PR 抑制剂有 9 个，且与 RT 抑制剂联合用于一线抗艾滋病药物治疗，Temesgen 等[64]对 PR 抑制剂进行了深入的综述。而成熟抑制剂因其新的作用机制区别于竞争性的 PR 抑制剂，代表了一类新的抗病毒药物。HIV-1 成熟抑制剂（MI）目前已被临床证实为抗 HIV-1 感染的一项有效措施，该部分探讨了成熟抑制剂的发现及结构优化过程。

3.1 以 CA-SP1 裂解位点为靶点的抑制剂

3.1.1 三萜类化合物

platanic acid 和白桦脂酸（BA）均为三萜类化合物，其抗 HIV-1 的 EC_{50} 分别为 1.4μmol/L 和 6.5μmol/L。将 BA 作为先导化合物进行优化，在 C-3 位的修饰得到一系列成熟抑制剂，其中活性最好的为 bevirimat（6，图 10-12），它通过减少

PR 对 CA-SP1 裂解位点的加工作用而抑制病毒成熟[65]。

Bevirimat 阻碍 CA 前体蛋白（p25CA-SP1）向成熟 CA（p24CA）的转变，产生有缺陷的无感染性病毒颗粒。Bevirimat 抑制 HIV-1 复制，而且对病毒酶 RT 和 PR 有耐药性的病毒株也有抑制活性。Bevirimat 目前处于Ⅱ期临床试验，具有较好的口服生物利用度、可靠性和药代动力学特征[66]。Bevirimat 因其新的作用机制而成为有潜力的 HIV-1 候选药物，是最有希望进入临床的首个成熟抑制剂。

Bevirimat 在临床试验中显示了良好的生物利用度和药动学特性，尽管如此，在临床用于治疗 HIV-1 阳性患者时其仍易产生耐药性。多年来，为进一步改善白桦酸的理化性质、药动学、生物利用度及抗 HIV 活性，人们通过对其结构进行修饰改造，获得一系列具抗 HIV 活性及不同作用机制的白桦酸衍生物[67]。

Swidorski JJ 等最近报道的旨在提高 bevirimat 的抗病毒性质的构效关系（SAR）研究已经表明，三萜类化合物的苯甲酸部分约束药效团的拓扑结构，使其在人血清白蛋白中效力下降。研究表明通过对三萜类化合物 C-28 的修饰可以改善 C-3 苯甲酸部分的多价态性质对抗病毒效力的影响，其中二甲基氨基乙基酰胺衍生物（7，图 10-12）可以提高对 bevirimat 耐药的病毒的效力[68]。

BMS-955176（8，图 10-12）是强效的具有口服活性的第二代 HIV-1 成熟抑制剂，旨在抑制 HIV-1 成熟过程中的最后一步切割步骤，阻止病毒的成熟及感染。与 bevirimat 相比，其表现出更好的成药性质，目前处于联合抗逆转录病毒疗法研究的Ⅱb 期临床试验阶段[69-70]。

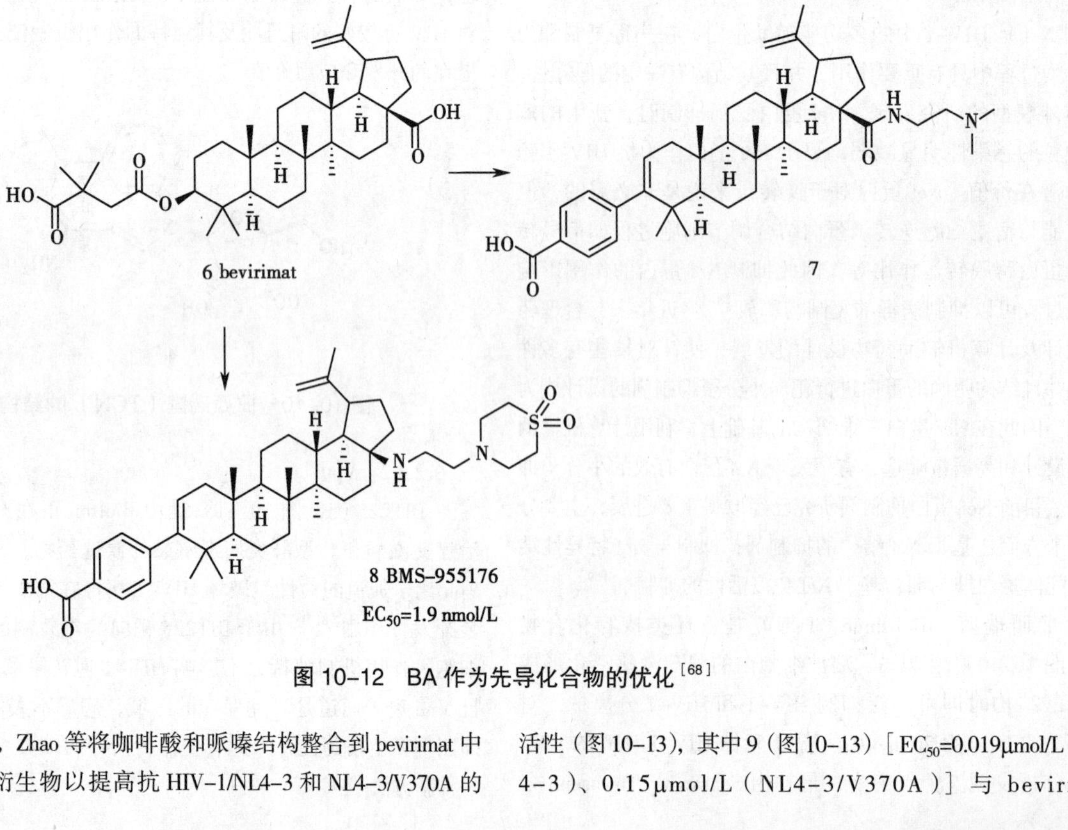

6 bevirimat

7

8 BMS-955176

EC_{50}=1.9 nmol/L

图 10-12 BA 作为先导化合物的优化[68]

此外，Zhao 等将咖啡酸和哌嗪结构整合到 bevirimat 中得到新的衍生物以提高抗 HIV-1/NL4-3 和 NL4-3/V370A 的

活性（图 10-13），其中 9（图 10-13）[EC_{50}=0.019μmol/L（NL4-3）、0.15μmol/L（NL4-3/V370A）] 与 bevirimat

［$EC_{50}=0.065\mu mol/L$（NL4-3）、7.71$\mu mol/L$（NL4-3/V370A）］相比抗 NL4-3 活性提高 3 倍、抗 NL4-3/V370A 活性提高 51 倍，同时其代谢稳定性也有所提高。该结果表明将优势基序整合到天然产物骨架中是发现新化合物的有效策略[71]。

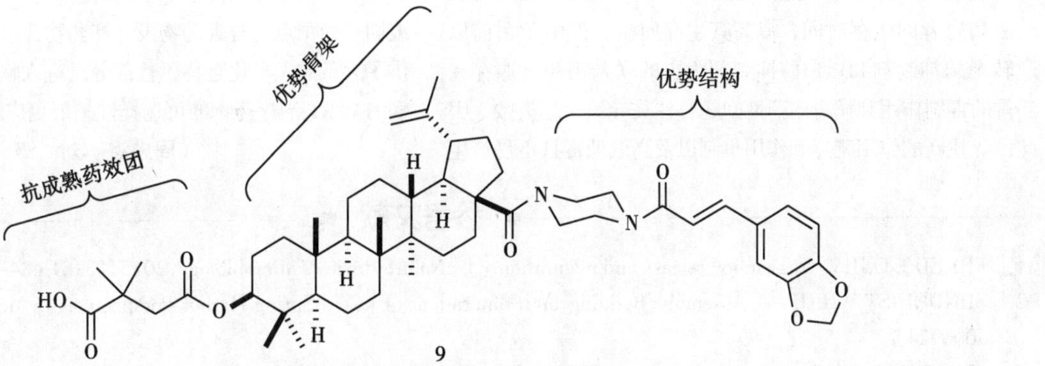

图 10-13　BA 作为先导化合物的优化[71]

对白桦酸的结构修饰改造目前主要集中于白桦酸的 C-3、C-28 和 C-30 位，经多位点修饰改造及构效关系研究，可获得抗 HIV 活性较好的白桦酸衍生物。但许多高活性的白桦酸衍生物并非具有良好的药动学特性，这也往往是某些高活性的白桦酸衍生物的临床试验被终止以及至今仍未见到有此类药物成功开发上市的重要原因之一。因此，在寻找和发现高活性的白桦酸衍生物的过程中，通过结构修饰改善其药动学特性是目前该类抑制剂的研究热点。可以相信，随着对白桦酸衍生物的全面和深入研究，必将会不断开发出具有良好药动学特性的高活性的白桦酸衍生物应用于临床[67]。

3.1.2　吡啶酮类化合物

PF-46396 是成熟抑制剂中结构不同于白桦脂酸但同样作用于 CA-SP1 的抑制剂（10，图 10-14）。PF-46396 是通过抗病毒高通量筛选获得的小分子化合物，在 MT2 细胞中抑制 HIV-1 NL4-3 和 HIV-1 Ⅲ B 的 EC_{50} 分别为 0.36$\mu mol/L$ 和 0.017$\mu mol/L$。它的作用机制与 bevirimat 相同，蛋白质印迹技术及突变分析方法（CA：Ile201Val，SP1：Ala1Val）均证明 PF-46396 能特异性地阻断 CA-SP1 裂解。通过对临床常见变异毒株的抗病毒活性研究观察到 PF-46396 的活性范围波动很大，和 bevirimat 较为类似，可能与 CA 末端、SP1 的多态性有关[72-73]。对 PF-46396 的构

效关系总结为：①叔丁基是具有抗病毒活性的必需基团，但不是 Gag 结合所必需的；②三氟甲基部分是发挥抗病毒活性的最优选择，但不是必需基团；③ 2- 氨基茚在发挥抗病毒活性和 Gag 结合过程中具有重要作用，但也不是必需部分。构效关系的探讨将有利于化合物的进一步修饰优化[74]。

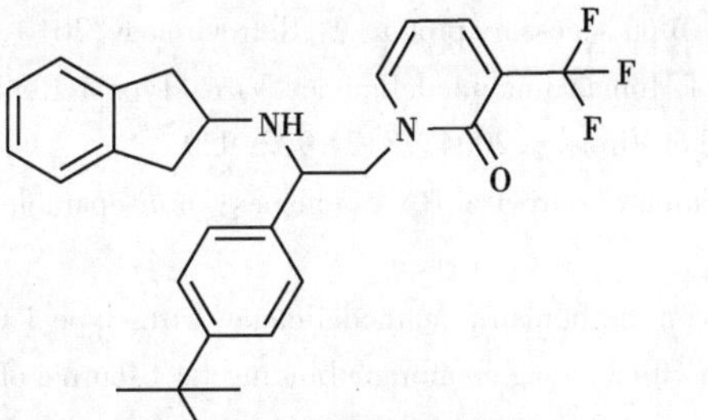

bevirimat 和 PF-46396 属于 2 类不同的化学结构，却具有相同的作用机制，结构的多样性为寻找其他高效低毒的 CA-SP1 抑制剂提供广阔的空间。但是，衣壳蛋白 QVT 基序及 SP1 的多态性能够使 bevirimat 和 PF-46396 的体内抗 HIV-1 活性下降，影响该类抑制剂的临床使用。因此，仍需对 bevirimat 和 PF-46396 的作用机制、耐受性产生的决定因素进行深入研究[73]。

3.2　以 Env 糖蛋白为靶点的抑制剂

功能性 HIV-1 Env 糖蛋白的生成和并入病毒颗粒也是抗 HIV 抑制剂研究的一个有潜力的靶点。Gp160 前体蛋白的裂解对感染性病毒颗粒的产生是必需的。UK-201844（11，图 10-15）是通过高通量筛选发现的一个新型 HIV-1 成熟抑制剂，它直接或间接地靶向 HIV-1 Env，干扰 HIV-1 gp160 的加工作用，致使缺乏功能性 Env 糖蛋白的病毒颗粒产生。UK-201844 在 MT2 和 PM1 细胞中抗 HIV-1 NL4-3 的 EC_{50} 分别为 1.3$\mu mol/L$ 和 2.7$\mu mol/L$[75]。UK-201844 属于新型 HIV-1 Env 抑制剂，可作为探针研究 HIV-1 Env 的表达和并入感染病毒的过程，开辟治疗 HIV-1 感染的新方法。

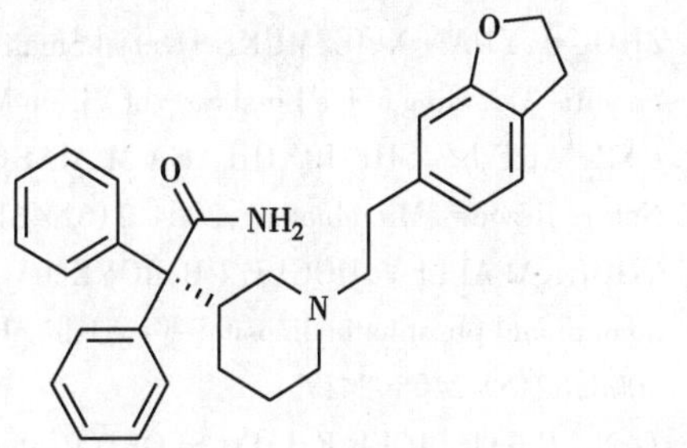

10 (PF-46396)

图 10-14　PF-46396 的结构

11 UK-201844

图 10-15　UK-201844 的结构

4　结语

虽然目前临床广泛应用的 HAART 疗法可以有效延长艾滋病患者的生存时间，提高其生存质量，但由于目前以逆转录酶抑制剂和蛋白酶抑制剂为主的联合用药普遍存在严重的毒副作用和病毒耐药性问题，往往导致治疗失败。因此，寻找新的作用靶点和作用机制以及高效低毒且不易产生耐药性的药物是当今抗艾滋病药物研究的热点。随着分子生物学等相关学科的发展，对 HIV-1 复制的晚期阶段作用机制的研究已经深入分子水平，目前以基于此过程的某些环节或因子为靶点的合理药物设计和药物筛选模型的建立已经提供了大量的先导化合物，且部分已进入临床试验，将为艾滋病 HAART 治疗药物的可选择性拓展更广阔的空间。

（周忠霞　刘　涛　展　鹏　刘新泳）

■ 参考文献 ■

［1］FREED E O.HIV-1 assembly,release and maturation［J］.Nature Reviews Microbiology,2015,13(8):484-496

［2］SUNDQUIST W I.HIV-1 Assembly,Budding,and Maturation［J］.Cold Spring Harbor Perspectives in Medicine,2012,2(7):a006924

［3］SPEARMAN P.HIV-1 Gag as an Antiviral Target:Development of Assembly and Maturation Inhibitors［J］.Current Topics in Medicinal Chemistry,2016,16(10):1154-1166

［4］ONO A.Relationships between plasma membrane microdomains and HIV-1 assembly［J］.Biology of the Cell,2010,102(6):335-350

［5］FREED,ERIC O.HIV-1 assembly,release and maturation［J］.Nature Reviews Microbiology,2015,13(8):484-496

［6］GANSER-PORNILLOS B K,YEAGER M,SUNDQUIST W I.The structural biology of HIV assembly［J］.Current Opinion in Structural Biology,2008,18(2):203-217

［7］SINGH S P,TOMKOWICZ B,LAI D,et al.Functional Role of Residues Corresponding to Helical Domain II(Amino Acids 35 to 46)of Human Immunodeficiency Virus Type 1 Vpr［J］.Journal of Virology,2000,74(22):10650-10657

［8］ROUZIC E L,BENICHOU S.The Vpr protein from HIV-1:distinct roles along the viral life cycle［J］.Retrovirology,2005,2(1):11

［9］GAROFF H,HEWSON R,OPSTELTEN D J.Virus maturation by budding［J］.Microbiology and Molecular Biology Reviews,1999,62(4):1171-1190

［10］FENG F,DAVIS A,LAKE J A,et al.Ring finger protein ZIN interacts with human immunodeficiency virus type 1 Vif［J］.Journal of Virology,2004,78(19):10574-10581

［11］GARRUS J E,VON SCHWEDLER U K,PORNILLOS O W,et al.Tsg101 and the vacuolar protein sorting pathway are essential for HIV-1 budding［J］.Cell,2001,107(1):55-65

［12］ZHU H,JIAN H,ZHAO L J.Identification of the 15FRFG domain in HIV-1 Gag p6 essential for Vpr packaging into the virion［J］.Retrovirology,2004,1(1):1-5

［13］MARTIN-SERRANO J,BIENIASZ P D.A bipartite late-budding domain in human immunodeficiency virus type 1［J］.Journal of Virology,2003,77(22):12373-12377

［14］COSTA L J,ZHENG Y H,SABOTIC J,et al.Nef Binds p6*in GagPol during Replication of Human Immunodeficiency Virus Type 1［J］.Journal of Virology,2004,78(10):5311-5323

［15］RAY P,SMITH K J,PARSLOW R A,et al.Secondary structure and DNA binding by the C-terminal domain of the transcriptional activator NifA from Klebsiella pneumoniae［J］.Nucleic Acids Research,2002,30(18):3972-3980

［16］VERPLANK L,BOUAMR F,LAGRASSA T J,et al.Tsg101,a homologue of ubiquitin-conjugating(E2)enzymes,binds the L domain in HIV type 1 Pr55(Gag)［J］.Proceedings of the National Academy of Sciences of the United States of America,2001,98(14):7724-7729

［17］ARMSTRONG D M.Modulation of HIV-1-host interaction:role of the Vpu accessory protein［J］.Retrovirology,2010,7(1):1-19

［18］ZHOU J,YUAN X,DISMUKE D,et al.Small-Molecule Inhibition of Human Immunodeficiency Virus Type 1 Replication by Specific Targeting of the Final Step of Virion Maturation［J］.Journal of Virology,2004,78(2):922-929

［19］PAILLART J C,SHEHUXHILAGA M,MARQUET R,et al.Dimerization of retroviral RNA genomes:an inseparable pair［J］.Nature Reviews Microbiology,2004,2(6):461-472

［20］CHUKKAPALLI V,HOGUE I B,BOYKO V,et al.Interaction between the human immunodeficiency virus type 1 Gag matrix domain and phosphatidylinositol-(4,5)-bisphosphate is essential for efficient gag membrane binding［J］.Journal of Virology,2008,82(5):2405-2417

［21］TANG C,LOELIGER E,LUNCSFORD P,et al.Entropic switch regulates myristate exposure in the HIV-1 matrix protein［J］.Proceedings of the National Academy of Sciences of the United States of America,2004,101(2):517-522

［22］SAAD J S,MILLER J,TAI J,et al. Structural Basis for Targeting HIV-1 Gag Proteins to the Plasma Membrane for Virus Assembly［M］.Proceedings of the National Academy of Science,2006,103(30):11364-11369

［23］ DALTON A K, AKO-ADJEI D, MURRAY P S, et al.Electrostatic interactions drive membrane association of the human immunodeficiency virus type 1 Gag MA domain［J］.Journal of Virology, 2007, 81（12）:6434-6445

［24］ HAFFAR O K, SMITHGALL M D, POPOV S, et al.CNI-H0294, a Nuclear Importation Inhibitor of the Human Immunodeficiency Virus Type 1 Genome, Abrogates Virus Replication in Infected Activated Peripheral Blood Mononuclear Cells［J］.Antimicrobial Agents & Chemotherapy, 1998, 42（5）:1133-1138

［25］ HAFFAR O, DUBROVSKY L, LOWE R, et al.Oxadiazols:a new class of rationally designed anti-human immunodeficiency virus compounds targeting the nuclear localization signal of the viral matrix protein［J］.Journal of Virology, 2005, 79（20）:13028-13036

［26］ ZHANG J, LIU X, DE C E.Capsid（CA）protein as a novel drug target:recent progress in the research of HIV-1 CA inhibitors［J］. Mini Reviews in Medicinal Chemistry, 2009, 9（4）:510-518

［27］ SANCINETO L, IRACI N, TABARRINI O, et al.NCp7 :targeting a multitasking protein for next-generation anti-HIV drug development:covalent inhibitors［J］.Drug Discovery Today, 2018, 23（2）:260-271

［28］ KUHL B D, CHENG V, DONAHUE D A, et al.The HIV-1 Vpu Viroporin Inhibitor BIT225 Does Not Affect Vpu-Mediated Tetherin Antagonism［J］.PLoS One, 2011, 6（11）:1676-1681

［29］ THIEU K P, MORROW M P, SHEDLOCK D J, et al.HIV-1 Vpr:regulator of viral survival［J］.Current HIV Research, 2009, 7（2）:153-162

［30］ SUZUKI T, YAMAMOTO N, NONAKA M, et al.Inhibition of human immunodeficiency virus type 1（HIV-1）nuclear import via Vpr-Importin alpha interactions as a novel HIV-1 therapy［J］.Biochemical & Biophysical Research Communications, 2009, 380（4）:838-843

［31］ KOGAN M.HIV-1 Accessory Protein Vpr:Relevance in the pathogenesis of HIV and potential for therapeutic intervention［J］. Retrovirology, 2011, 8（1）:1-20

［32］ YAO X J, LEMAY J, ROUGEAU N, et al.Genetic selection of peptide inhibitors of human immunodeficiency virus type 1 Vpr ［J］.Journal of Biological Chemistry, 2002, 277（50）:48816-48826

［33］ ONG E B, WATANABE N, SAITO A, et al.Vipirinin, a coumarin-based HIV-1 Vpr inhibitor, interacts with a hydrophobic region of VPR［J］.Journal of Biological Chemistry, 2011, 286（16）:14049-14056

［34］ CARR J M, DAVIS A J, FENG F, et al.Cellular interactions of virion infectivity factor（Vif）as potential therapeutic targets: APOBEC3G and more ? ［J］.Current Drug Targets, 2006, 7（12）:1583-1593

［35］ ROSE K M, MARIN M, KOZAK S L, et al.Transcriptional regulation of APOBEC3G, a cytidine deaminase that hypermutates human immunodeficiency virus［J］.Journal of Biological Chemistry, 2004, 279（40）:41744-41749

［36］ LI Z Y, ZHAN P, LIU X Y.Progress in the study of HIV-1 Vif and related inhibitors［J］.Yao Xue Xue Bao = Acta Pharmaceutica Sinica, 2010, 45（6）:684-693

［37］ 杜应莲, 胡斯奇, 庞晓静, 等.BST-2 抑制 HIV-1 病毒样颗粒释放的研究［J］. 病毒学报, 2011（4）:319-325

［38］ KUPZIG S, KOROLCHUK V, ROLLASON R, et al.Bst-2/HM1.24 is a raft-associated apical membrane protein with an unusual topology［J］.Traffic, 2003, 4（10）:694-709

［39］ ISHIKAWA J, KAISHO T, TOMIZAWA H, et al.Molecular cloning and chromosomal mapping of a bone marrow stromal cell surface gene, BST2, that may be involved in pre-B-cell growth［J］.Genomics, 1995, 26（3）:527-534

［40］ NEIL S J, ZANG T, BIENIASZ P D.Tetherin inhibits retrovirus release and is antagonized by HIV-1 Vpu［J］.Nature, 2008, 451（7177）:425-430

［41］ DAMME N V, GOFF D, KATSURA C, et al.The Interferon-Induced Protein BST-2 Restricts HIV-1 Release and Is Downregulated from the Cell Surface by the Viral Vpu Protein［J］.Cell Host & Microbe, 2008, 3（4）:245-252

［42］ LV M, ZHANG B, SHI Y, et al.Identification of BST-2/tetherin-induced hepatitis B virus restriction and hepatocyte-specific BST-2 inactivation［J］.Scientific Reports, 2014, 5（714）:26-33

［43］ YAN R, ZHAO X, CAI D, et al.The Interferon-Inducible Protein Tetherin Inhibits Hepatitis B Virus Virion Secretion［J］. Journal of Virology, 2015, 89（18）:9200-9212

［44］ MIYAKAWA K, MATSUNAGA S, WATASHI K, et al.Molecular dissection of HBV evasion from restriction factor tetherin:A new perspective for antiviral cell therapy［J］.Oncotarget, 2015, 6（26）:21840-21852

［45］ 韩珠, 于晓方, 张文艳. 宿主抗病毒因子 BST-2 抑制 HBV 释放的研究进展［J］. 病毒学报, 2016（2）:215-221

［46］ LUBAN J.Absconding with the chaperone:essential cyclophilin-Gag interaction in HIV-1 virions［J］.Cell, 1996, 87（7）: 1157-1159

［47］ HANDSCHUMACHER R E, HARDING M W, RICE J, et al.Cyclophilin:a specific cytosolic binding protein for cyclosporin A ［J］.Science, 1984, 226（4674）:544-547

［48］ PANG X, ZHANG M, ZHOU L, et al.Discovery of a potent peptidic cyclophilin A inhibitor Trp-Gly-Pro［J］.European Journal of Medicinal Chemistry, 2011, 46（5）:1701-1705

［49］JEAN-FRANCOIS G,JULIEN V,CLEMENT M,et al.Structure-Based Design,Synthesis,and Biological Evaluation of Novel Inhibitors of Human Cyclophilin A［J］.Journal of Medicinal Chemistry,2006,49(3):900-910

［50］CHEN S,ZHAO X,TAN J,et al.Structure-based identification of small molecule compounds targeting cell cyclophilin A with anti-HIV-1 activity［J］.European Journal of Pharmacology,2007,565(1-3):54-59

［51］LI J,TAN Z,TANG S,et al.Discovery of dual inhibitors targeting both HIV-1 capsid and human cyclophilin A to inhibit the assembly and uncoating of the viral capsid［J］.Bioorganic and Medicinal Chemistry,2009,17(8):3177-3188

［52］李沭,陈文文,刘新泳.亲环素 A：艾滋病治疗的潜在靶点［J］.生命的化学,2012(3):277-281

［53］CHEN H F,LIU X Y.The action of TSG101 on HIV-1 budding and related inhibitors［J］.Yao Xue Xue Bao = Acta Pharmaceutica Sinica,2008,43(12):1165-1170

［54］LIU F,STEPHEN A G,ADAMSON C S,et al.Hydrazone-and Hydrazide-Containing N-Substituted Glycines as Peptoid Surrogates for Expedited Library Synthesis：Application to the Preparation of Tsg101-Directed HIV-1 Budding Antagonists［J］.Organic Letters,2006,8(22):5165-5168

［55］LIU F,STEPHEN A G,FISHER R J,et al.Protected aminooxyprolines for expedited library synthesis：application to Tsg101-directed proline-oxime containing peptides［J］.Bioorganic & Medicinal Chemistry Letters,2008,18(3):1096-1101

［56］TAVASSOLI A,LU Q,GAM J,et al.Inhibition of HIV budding by a genetically selected cyclic peptide targeting the Gag-TSG101 interaction［J］.ACS Chemical Biology,2008,3(12):757-764

［57］WAHEED A A,ABLAN S D,MANKOWSKI M K,et al.Inhibition of HIV-1 replication by amphotericin B methyl ester：selection for resistant variants［J］.Journal of Biological Chemistry,2006,281(39):28699-28711

［58］SAKSELA K.Therapeutic targeting of interactions between Nef and host cell proteins［J］.Current Drug Targets Immune Endocrine & Metabolic Disorders,2004,4(4):315-319

［59］王松奇,刘新泳.HIV-1 Nef 蛋白的功能及其相关抑制策略研究进展［J］.中国药学杂志,2007,42(18):1361-1364

［60］PTAK R G,GENTRY B G,HARTMAN T L,et al.Inhibition of human immunodeficiency virus type 1 by triciribine involves the accessory protein nef［J］.Antimicrobial Agents & Chemotherapy,2010,54(54):1512-1519

［61］WILKINSON J,EWART G,LUSCOMBE C,et al.A Phase 1b/2a study of the safety,pharmacokinetics and antiviral activity of BIT225 in patients with HIV-1 infection［J］.Journal of Antimicrobial Chemotherapy,2015,71(3):731-738

［62］KHOURY G,EWART G,LUSCOMBE C,et al.The antiviral compound BIT225 inhibits HIV-1 replication in myeloid dendritic cells［J］.AIDS Research and Therapy,2016,13(1):7

［63］KHOURY G,EWART G,LUSCOMBE C,et al.Antiviral Efficacy of the Novel Compound BIT225 against HIV-1 Release from Human Macrophages［J］.Antimicrobial Agents & Chemotherapy,2010,54(2):835-845

［64］TEMESGEN Z W D,KASTEN M.Current status of antiretroviral therapy［J］.Expert Opin Pharmacother,2006,7:1541-1554

［65］DORR C R,YEMETS S,KOLOMITSYNA O,et al.Triterpene derivatives that inhibit human immunodeficiency virus type 1 replication［J］.Bioorganic & Medicinal Chemistry Letters,2010,21(1):542-545

［66］LI F,ZOUMPLIS D,MATALLANA C,et al.Determinants of activity of the HIV-1 maturation inhibitor PA-457［J］.Virology,2006,356(1-2):217-224

［67］李赟,徐进宜,谢唯佳,等.白桦酸衍生物抗 HIV 活性的研究进展［J］.药学进展,2013(8):368-375

［68］SWIDORSKI J J,LIU Z,SIT S Y,et al.Inhibitors of HIV-1 maturation：Development of structure-activity relationship for C-28 amides based on C-3 benzoic acid-modified triterpenoids［J］.Bioorganic & Medicinal Chemistry Letters,2016,26(8):1925-1930

［69］REGUEIRO-REN A,ZHENG L,YAN C,et al.Discovery of BMS-955176,a Second Generation HIV-1 Maturation Inhibitor with Broad Spectrum Antiviral Activity［J］.ACS Medicinal Chemistry Letters,2016,7(6):568-572

［70］NOWICKA-SANS B P T,LIN Z,LI Z,et al.BMS-955176：Identification and Characterization of a Second-Generation HIV-1 Maturation Inhibitor with Improved Potency,Anti-viral Spectrum and Gag Polymorphic Coverage.［J］.Antimicrob Agents Chemother,2016,60(7):3956-3969

［71］ZHAO Y,GU Q,MORRIS-NATSCHKE S L,et al.Incorporation of Privileged Structures into Bevirimat Can Improve Activity against Wild-Type and Bevirimat-Resistant HIV-1［J］.Journal of Medicinal Chemistry,2016,59(19):9262-9268

［72］GHIMIRE D,TIMILSINA U,SRIVASTAVA T P,et al.Insights into the activity of maturation inhibitor PF-46396 on HIV-1 clade C［J］.Scientific Reports,2017,7:43711

［73］李东岳,展鹏,刘新泳.HIV-1 衣壳蛋白抑制剂的研究进展［J］.中国药物化学杂志,2011(5):397-404

［74］CHRISTOPHER M,LISA P,FANNY T,et al.Structure-Activity Relationships of the Human Immunodeficiency Virus Type 1 Maturation Inhibitor PF-46396［J］.Journal of Virology,2016,90(18):8181-8197

［75］BLAIR W S,CAO J,JACKSON L,et al.Identification and characterization of UK-201844,a novel inhibitor that interferes with human immunodeficiency virus type 1 gp160 processing［J］.Antimicrobial Agents & Chemotherapy,2007,51(10):3554-3561

第11章

基于靶点的其他类抑制剂

虽然高效抗逆转录疗法在临床中已广泛应用，但是HIV-1的耐药性问题、抗病毒药物的毒性和不良反应以及长期用药的费用等问题，使得寻求作用于病毒复制周期不同环节的新型抗HIV-1药物迫在眉睫。目前已上市的抗艾滋病药物根据其作用机制不同主要分为逆转录酶抑制剂、整合酶抑制剂、蛋白酶抑制剂、膜融合抑制剂和CCR5抑制剂等。研究显示，这些抑制剂虽然能够有效地降低病毒载量，但是并不能彻底根除病毒，而且药物的耐药性、毒性及患者的依从性等方面存在的问题常常会引起临床治疗

的失败。针对HIV耐药突变，人们大多采用鸡尾酒疗法，即多种作用于HIV复制不同阶段的抑制剂联合用药，来部分抵消病毒的耐药突变导致的药物活性下降。鸡尾酒疗法虽然取得了一定的效果，但是病毒的耐药性问题并没有得到根本性解决，因此寻找具有抗耐药性的新靶点、新作用机制的药物仍是抗病毒研究的重点。随着人们对HIV-1的深入研究，发现了一些抗艾滋病药物作用的新靶点。本章内容详述基于HIV新靶标的其他类抑制剂的研究。

第1节 以HIV-1辅助蛋白为靶点的药物研究

HIV是一种RNA病毒，它的基因组又称HIV RNA（核心是2条单链RNA），由约9 200个碱基组成，其RNA中含有 *gag*、*env* 和 *pol* 3种结构蛋白的基因以及6种调控基因 *tat*、*rev*、*nef*、*vpr*、*vif* 和 *vpu*。*tat* 和 *rev* 分别编码2个必需的调节蛋白，而 *nef*、*vif*、*vpr* 和 *vpu* 基因分别编码各种小的辅助蛋白Nef、Vif、Vpr和Vpu。辅助蛋白对于病毒的复制是非必需的，但是对于保持病毒在体内的感染性及病毒与宿主细胞的相互作用是十分重要的。Nef和Vpu对于感染性病毒的释放十分必要，Vpr和Vif能够在病毒逆转录中促进病毒转录。辅助蛋白在病毒复制周期中的多种作用使它们成为HIV领域的研究热点之一。Nef蛋白在病毒复制中的多种功能和Vif蛋白独特的作用机制使它们已经成为新的抗病毒治疗及药物设计的靶点。

1 HIV-1 Nef 蛋白抑制剂研究

1.1 Nef 蛋白的结构

Nef蛋白是由 *nef* 基因编码的，含有206个氨基酸残基，相对分子质量为27~35kD的病毒辅助蛋白[1]。蛋

白水解实验显示，Nef蛋白的N末端区域存在膜锚着点（membrane anchor region）结构；C端较近的中心区域存在完整的折叠，C末端高度保守的Cys可以作为另外的酰基化位点，使Nef蛋白与细胞膜稳定结合。Nef主要在CD4+ T细胞和巨噬细胞/髓样细胞中表达，其中心序列较N端和C端相对保守，特定的蛋白结构使其在复制和致病方面均能起到非常重要的作用[2]。

1.2 Nef 蛋白的生化功能

Nef参与HIV复制，通过多种调节作用影响病毒复制和感染。

1.2.1 下行调节宿主细胞膜表面的受体，增加病毒的感染性

1.2.1.1 Nef下调CD4受体

T细胞受到感染后，细胞表面的CD4分子水平下降，Nef蛋白下调CD4受体的表达主要通过增加CD4分子内吞以及靶向诱导CD4分子在溶酶体中的降解等几种机制。Nef下调CD4分子表达后，一方面可以避免同一个细胞的超感染，另一方面可以通过特定作用逃避宿主免疫系统的攻击[3-4]。Nef蛋白的豆蔻酰化和CD4受体的胞质尾区对

于下行调节起到结构准备作用。下行调节需要 Nef 蛋白与 CD4 受体的胞质尾区的一系列亮氨酸、异亮氨酸残基参与。CD4 胞质尾区受体在 Nef 下行调节 CD4 受体中的核心作用使之成为可能的抑制靶点，抑制受体胞质区域与 Nef 的相互作用或抑制其活性都将可能成为抗病毒药物发现的途径[5-6]。

1.2.1.2　下调 MHC

主要组织相容性复合体（major histocompatibility complex，MHC）主要分为 2 型，即 MHC- Ⅰ 和 MHC- Ⅱ。Nef 下调 MHC- Ⅰ，消除细胞毒性 T 细胞对感染 HIV-1 细胞的识别或通过特定作用减弱或阻止抗原呈递，使病毒逃避免疫抑制[7-8]。基于这种作用，Nef 蛋白对于病毒体外的存活率和复制有较强的选择优势。这些作用在病毒的免疫逃逸中发挥重要作用。

1.2.1.3　下调膜表面 CCR5 和 CXCR4

CCR5 和 CXCR4 作为 HIV 感染宿主细胞的重要辅助受体和趋化因子受体，对 HIV 进入细胞有非常重要的作用。Nef 对 CCR5 和 CXCR4 下调，通过控制一定数量的病毒颗粒进入细胞，减少细胞毒性及死亡，相对延长靶细胞的寿命，使病毒顺利完成复制[3, 9]。

1.2.1.4　下调膜表面 CD80 和 CD86 分子的调节

CD80（B7-1）和 CD86（B7-2）属于 B7 分子家族，均可以作为共刺激分子与 CD28 结合，下调 CD80 和 CD86 后，抑制了 T 细胞的增强激活，起到免疫逃逸的作用；同时还可促进抗原提呈细胞释放被感染的 T 细胞，使更多感染的 T 细胞进入循环，增强病毒的传播[9-10]。

1.2.1.5　下调其他膜表面分子

Nef 蛋白还可以调节包括细胞毒性 T 细胞抗原 4（cytotoxic T-lymphocyte antigen 4，CTLA-4）、CD36、自然杀伤细胞 p44 配体（natural killer p44 ligand，NKp44L）、CD28 等其他膜表面分子的表达，促进 HIV-1 感染与复制。

1.2.2　Nef 与信号蛋白结合增强病毒的感染性

各种蛋白在生物膜脂筏（lipid rafts）的聚集引起 T 细胞受体信号作用，豆蔻酰化的 Nef 与生物膜脂筏上的信号蛋白结合，能影响激酶及其他细胞信号作用[11]。

1.2.2.1　Nef 与 Src 家族激酶结合

Nef 蛋白高度保守的脯氨酸富集区（PxxP）与 Src 族激酶包括 Lck、Fyn、Hck 和 Lyn 的 SH3 区域结合。Nef 与 Hck 及 Lyn 结合后上调它们的催化活性，与 Lck 或 Fyn 结合则抑制它们的催化活性[12-13]。

Lck 信号通路在 TcR 信号激活时，诱导 Jurkat 细胞凋亡。Nef 抑制 Lck 和 Fyn，即使在 CD3 通路再次激活也能阻止细胞凋亡。Nef 在早期阻断 TcR 信号途径，可能延长感染 HIV-1 的细胞的生命周期，从而增加病毒复制[12, 14]。Nef 可以阻止感染 HIV-1 的细胞过早死亡，这可能是 Nef 增加病毒复制的机制之一。

Hck 与 Nef 在巨噬细胞和单核细胞中相互影响，可能干扰 Nef 的巨噬细胞信号作用。Nef 激活 Hck 可能与成纤维细胞转化相关，可以影响病毒感染。Nef 与 Src 家族激酶结合，导致高水平的 HIV-1 复制的潜在激活因子 IL-6、IL-6、IL-1β 在单核巨噬细胞中表达而加强病毒感染[12, 15]。

1.2.2.2　Nef 与 p53 和 PI₃ 激酶结合

Nef 依靠 N 末端的 1~57 氨基酸残基与 p53 结合。Nef 与 p53 结合导致 p53 的半衰期缩短，进而降低 p53 与 DNA 的结合与转录活性，最终保护抗 p53 介导的细胞凋亡[11-12]。

Nef 的 N 末端和 C 末端与 PI₃ 激酶的 p85 亚基结合，并使 PI₃ 激酶激活。激活的 PI₃ 激酶诱发磷酸化并钝化 Bad 前细胞凋亡蛋白，钝化的 Bad 前细胞凋亡蛋白则抑制线粒体相关的细胞凋亡。

1.2.2.3　Nef 与 PAK2 结合

Nef 的双精氨酸模序的第二精氨酸和 PxxP 序列与 PAK2 结合，通过 PAK2 细胞骨架重排作用增强 Nef 在膜脂筏的形成中的作用。HIV-1 是从细胞膜脂筏区域脱壳出芽的，因此 Nef 促进膜脂筏重排的功能可以影响病毒的出芽。

1.2.3　Nef 蛋白与免疫逃逸

免疫逃逸对于长期慢性感染的病毒可能比病毒自身的复制还要重要。病毒的逃逸机制有以下几种：改变自身蛋白质构象和序列；影响 MHC 抗原表达；调节或诱导细胞因子活性；由 Fas 配体诱导细胞凋亡[16]。多数病毒都有 2 种或 2 种以上的逃逸机制。

HIV-1 的免疫逃逸：下调 MHC，减少感染的 HIV-1 细胞被细胞毒性 T 细胞识别；与 T 细胞受体的 θ 侧链结合，导致 Fas 配体的增量调节[12, 16]；抑制细胞凋亡信号调节激酶 -1（ASK1）的活性，防止细胞凋亡。Nef 影响蛋白信号作用而增强免疫逃逸，提高病毒释放。

1.2.4　Nef 蛋白的其他作用

1.2.4.1　增强 HIV 转录

Nef 蛋白的 TCR 信号作用诱导 NFAT 的上调，进而促进病毒在 T 细胞中的复制[11]。NFAT 的上调促进其与 NF-κB 效应元件结合激活 HIV-1 的 LTR 增强病毒转录。另外 Nef 蛋白诱导产生的转录因子 IL-2、AP-1、JNK 等都不同程度地促进病毒转录。

1.2.4.2　提高靶细胞的激活状态

野生型 HIV 进入静息的 CD4 淋巴细胞，导致病毒其他产物的缺乏而产生可检测水平的 Nef，但同时可以产生痕量的 Tat 蛋白。这些相关性的激活阈值明显低于那些 Nef 删除的 HIV 细胞，这些现象可能与 Nef 结合的细胞转导信号系统相关[17]。

1.2.4.3　增加病毒基因的表达

Nef 可与多种细胞因子结合，提高病毒基因转录的作用。Tat 转录激活因子与 HIV RNA 5′- 末端的 TAR 结合，可以使 HIV 的 LTR 转录增强 1 000 倍以上[17-18]。Nef 诱导的 Tat 转运到细胞质后，在 Lck 依赖的方式下明显提高 HIV 转录。在人类的初级单核巨噬细胞中，Nef 激活的 Nef 激酶复合物与 HIV 启动子结合，刺激 HIV 启动子的活性，加强病毒基因的合成表达。

1.3　Nef 相关的抗 HIV 策略

1.3.1　基于 Nef 结构稳定性的抑制剂

Nef 蛋白没有催化活性，但能与宿主细胞逆转录蛋白结合，调节细胞过程如信号转导、蛋白跨膜转运作用。抑制 Nef 蛋白的作用影响细胞过程可以达到抑制病毒的目的[5-6]。新近合理药物设计以及计算机辅助药物设计的发展，使针对某些有着多重功效并且结构明确的蛋白进行小分子靶向抑制剂的设计成为可能。因此在 Nef 蛋白三维结构的基础上，利用计算机辅助药物设计和高通量筛选，有望发现有效的小分子抑制剂。目前 Nef 蛋白抑制剂研究已经取得重要进展。

Nef 蛋白的构象转换也可以影响其功能，因而用药物诱导改变 Nef 的结构或影响 Nef 的稳定构型，从而抑制 Nef 的功能，也成为新的小分子化合物抑制剂设计和发现的策略。但这种抗病毒策略很难克服病毒的变异[5]。

1.3.2　基于 Nef 特异性结合的配体蛋白抑制剂

阻断能与 Nef 高度特异性结合的细胞蛋白，很可能得到选择性高并对变异的 HIV-1 有抑制作用的新型抗病毒药物。

1.3.2.1　Nef 与 CD4 胞质尾区受体结合的抑制剂

CD4 胞质尾区受体在 Nef 下调 CD4 受体中的核心作用使之成为可能的抑制靶点，抑制 CD4 受体胞质区域与 Nef 的相互作用或抑制其活性都将可能成为抗病毒药物发现的途径[5-6]。

1.3.2.2　Nef 与 SH3 区域结合的抑制剂

细胞内具有 SH3 区域的蛋白很多，已经发现的有 Src 家族的酪氨酸激酶、连接蛋白、鸟嘌呤交换因子 Vav 等。SH3 区域靶向结合 Nef 蛋白疏水保守区域的 PxxP 模序，影响 Nef 蛋白的调节作用。研究阻断 HIV 的 Nef 与细胞 SH3

区域结合的小分子化合物，可以使这些化合物转运进入分子信号而发挥治疗作用[5, 13]。

Nef 与一个 SH3 区域结合的高分辨的结构解析提供了通过 Nef 来抑制 SH3 结合的策略。抑制 Nef 聚脯氨酸 II 型的螺旋区域或改变它的构型，抑制 Hck 等细胞内含有 SH3 区域的蛋白与 Nef 结合。SH3 也能与 Nef 的 PxxP 区域外的疏水口袋结合，用小分子占据这个疏水口袋，可能产生抑制 Nef 聚脯氨酸 II 型的螺旋区域的作用，进而抑制 Nef 与 SH3 结合[5]。

Sebastian Breuer 的课题组通过基于高通量筛选的方法，得到特异性地靶向 Nef/SH3 蛋白 - 蛋白相互作用的新型抑制剂 1（D14）和 2（DLC27），其 IC_{50} 分别为 108.82μmol/L ± 21.77μmol/L 和 23.51μmol/L ± 1.31μmol/L[19]。Thomas E Smithgall 的课题组通过基于酵母的表型筛选发现化合物 3（DQBS）可以选择性地作用于 Nef-Hck 复合物，抑制 Nef 影响下的 HIV-1 复制增强和逆转 Nef 调控的 MHC-1 下调，其 IC_{50} 为 130nmol/L[20]。最近该课题组对其发现的联苯吡唑二氮烯系列先导化合物 4（B9）基于偶氮链导致的差的口服生物利用度又进行了结构改造，利用 1 或 2 个碳的碳链取代得到化合物 5、6、7 和 8。表面等离子共振（surface plasmon resonance，SPR）实验显示，4 个化合物与靶点的亲和力优于先导化合物，达到 nmol/L 水平，IC_{50} 保持在先导化合物的 μmol/L 级别，且细胞毒性很低，活性结果见表 11-1。同时他们还发现 4 个化合物占据和先导化合物相同的位点，该位点由 HIV-1 Nef 残 基 Asp108、Leu112 和 Pro122 组 成[21]。John R Engen 的课题组利用氢交换质谱技术（hydrogen exchange mass spectrometry）发现 Nef 蛋白结合于 Hck 的活性位点上时，会导致 Hck 构象变化很小，主要影响 Nef 结合 SH3 域位点附近的激酶域的氨基端小叶。当激酶抑制剂（DFP-4AB，化合物 9）存在时，这些影响被逆转，从侧面证实 DFP-4AB 针对在 HIV-1 感染细胞中 Nef 导致的信号事件所表现出的良好活性，其 K_i 为 8.4μmol/L、IC_{50} 为 16μmol/L[22]。

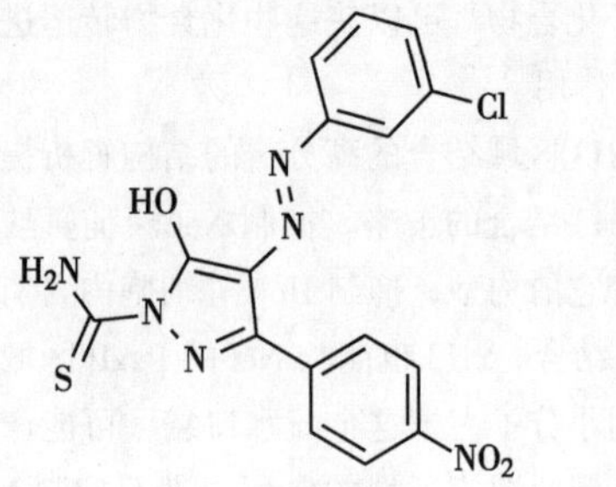

表 11-1 化合物 4~8 的亲和力水平和活性数据

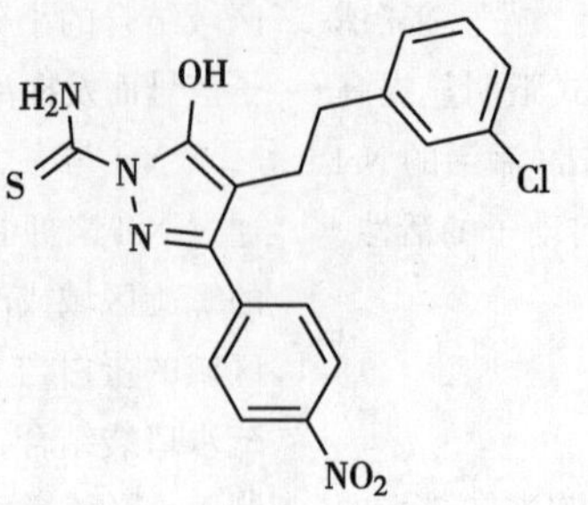

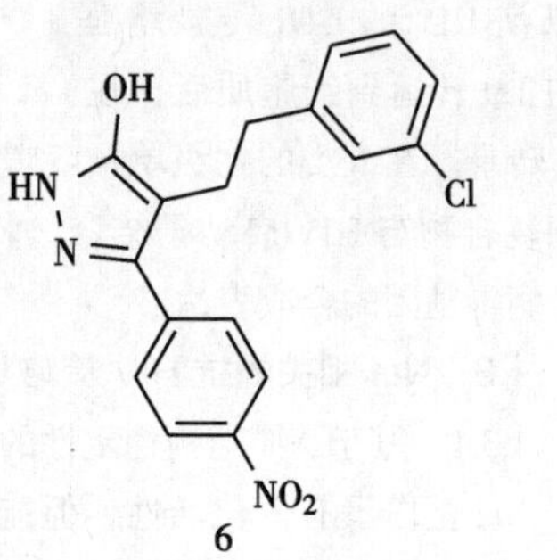

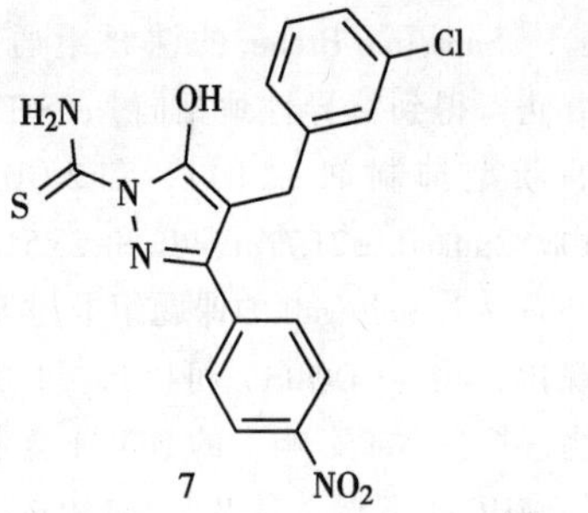

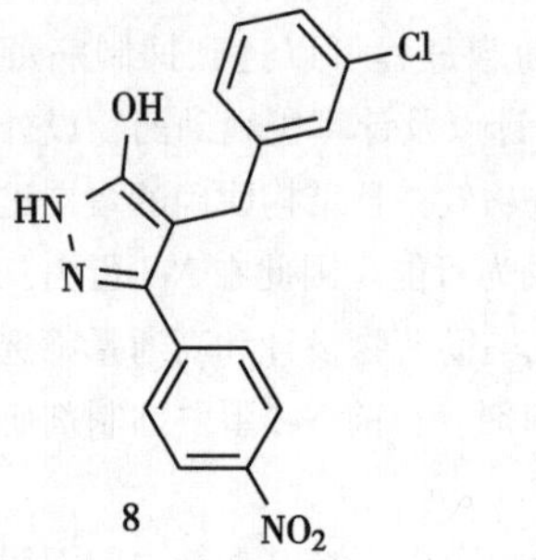

化合物	$K_D \pm SE$/（nmol/L）	IC_{50}/（μmol/L）	CC_{50}/（μmol/L）
4（B9）	81.9 ± 6.2	2.53	10
5	159 ± 0.03	0.69	>10
6	NB	>10	>10
7	150 ± 59	3.54	>10
8	NB	>10	>10

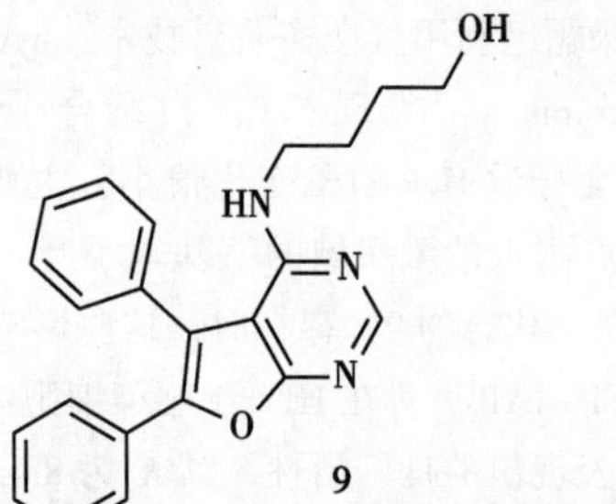

1.3.2.3　能与 Nef 紧密结合的反式转录激活因子 Tat 抑制剂

在细胞内 Nef 与 Tat 特异性结合促进病毒基因的表达，因此抑制它们的结合可以减少病毒基因的表达而起到抗病毒作用。另外直接抑制 Tat 的活性也能抑制 HIV。如

氟喹诺酮类衍生物能抑制 Tat 的功能，代表性化合物是 10（K-12）、11（K-37）和 12（K-38），其中 12 对 HIV-1 的 EC_{50} 值为 3.8nmol/L[23-24]。

1.3.2.4　基于 Nef 的免疫活性的抑制剂

由于 Nef 的免疫原性极高，在 HIV 感染的细胞中，相应的抗体高度表达，CLT 效应很高[6]。另外在猕猴中的免疫疫苗实验也证明了 Nef 的免疫活性。

在对 Nef 蛋白的作用机制研究的基础上设计与 Nef 相关的疫苗已经成为现实。通过与病毒 V2 区域删除的外膜蛋白重组设计而成的免疫疫苗可以抑制 Nef 蛋白的产生和释放，通过临床前研究已经获得理想的结果，正在进行 I 期临床研究[25]。

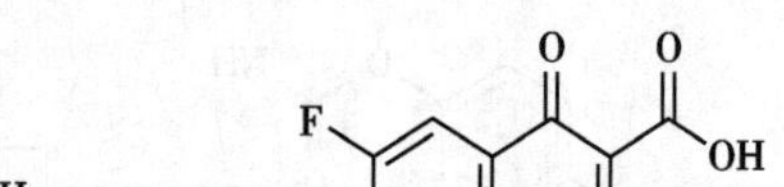

1.3.2.5 其他 Nef 抑制剂

John C Drach 等研究发现曲西立滨为 HIV-1 复制后期的抑制剂，以及 Nef 蛋白的突变对于化合物 13（TCN）的耐药是必要的。TCN 对 HIV-1 SLKA 的 IC_{50} 为 0.05μmol/L；对 HIV-1$_{SK-1}$ 感染的 CEM-SS 细胞的 CC_{50} 为 88.5μmol/L ± 45.1μmol/L，IC_{50} 为 0.13μmol/L ± 0.17μmol/L[26]。

13

近年来对于 HIV Nef 的研究进展迅速，人们对于 Nef 蛋白在体外的生物学功能也有了一定的了解，并在对 Nef 体内的致病机制研究的基础上提出各种抗病毒策略，使 Nef 成为有前景的 HIV 靶点。但是 Nef 蛋白在细胞内参与的一些具体的细胞过程还不十分清楚。进一步研究 Nef 在体内外的相关作用和表达的特异性的基础上设计与 Nef 蛋白相关的抑制剂，必将为人们提供新的抗病毒治疗方法和药物。

（霍志鹏 刘新泳）

2 HIV-1 Vpr 蛋白抑制剂研究

HIV-1 Vpr 蛋白是保守性的 *vpr* 基因编码的小的碱性蛋白，在病毒复制中发挥多种功能，参与逆转录过程的保真性调节，促进整合前复合物的核运输，影响细胞周期进程，诱导细胞凋亡，并对 HIV- 长末端重复序列（LTR）、宿主基因转录激活有调节作用[27]。

2.1 Vpr 蛋白的结构

Vpr 是由 96 个氨基酸残基组成的相对分子质量为 14kD 的蛋白。NMR 研究发现在其三维结构中含有 3 个两性的 α 螺旋（17~33、38~50 和 55~77），这 3 个 α 螺旋围绕由亮氨酸、异亮氨酸、缬氨酸及芳香性氨基酸组成的疏水核心折叠[28]。在其 N 端（带负电荷）有 4 个保守性的脯氨酸，其中 Pro14 和 Pro35 与肽酰丙基异构酶 A 相互作用，与病毒蛋白的正确折叠有关；C 端（带正电荷）是精氨酸丰富区，73~96 位含有 6 个精氨酸，该区域与富精氨酸蛋白转导区（PTD）类似，与 Vpr 的转导性及跨细胞膜脂双层的能力相关[28]。72~83 位氨基酸残基作为致线粒体毒性区域，能使线粒体膜的通透性增加。73、77 及 80 位氨基酸残基的突变可使 Vpr 丧失该活性。17~60 位氨基酸残基与 Vpr 的核运输能力有关。α 螺旋 1 和 35~46 位氨基酸残基在 Vpr 组装中发挥作用。84~96 位氨基酸残基及 R73、R77、R80 和 R85 是 Vpr 诱导细胞周期 G_2 期停滞的关键氨基酸[29]。

2.2 Vpr 蛋白的生化功能

Vpr 被认为是 HIV-1 的关键致病因子，在病毒生命周期末期表达并通过与 Gag p6 结合被包装进入病毒颗粒，从而在病毒感染靶细胞的早期通过多种机制促进病毒复制。

2.2.1 调节 HIV-1 逆转录过程中的保真性

HIV-1 RT 介导的 DNA 合成过程具有一定的碱基错配率，如 dUTP 的错误掺入或胞嘧啶脱氨基作用（C→U）能使尿嘧啶进入 DNA 链，影响 DNA 的合成。人细胞核中的尿嘧啶 DNA 转葡糖基酶（UNG2）与 DNA 的切除修复功能有关，它能从 DNA 中特异性地去除错配的尿嘧啶[29]。Vpr 蛋白第 2 和第 3 个 α 螺旋之间的 Trp54 残基可与 UNG2 蛋白相互作用[28]使之融入病毒颗粒，降低错配的尿嘧啶对 DNA 合成的影响。因此，Vpr 通过与 UNG2 的相互作用影响 HIV-1 的基因突变频率，调节逆转录过程的保真性，维持 HIV-1 基因的相对稳定[30]。后续研究发现这一过程还与 Vpr 和 SMUG 尿嘧啶 DNA 转葡糖基酶的直接作用有关，同时 Vpr 还能与 Lys-tRNA 合成酶结合促进病毒逆转录的启动[31]。

2.2.2 参与 HIV-1 整合复合物的核转运

HIV-1 经过逆转录产生单链 cDNA，单链 cDNA 与病毒及宿主的相关蛋白结合形成整合前复合物。整合前复合物必须由双层核被膜的核孔复合物进入细胞核。HIV-1 能够使整合复合物通过主动转运穿过核孔复合物，使其基因整合进未感染的细胞[27, 85]。研究发现，Vpr 结构中的 3 个两亲性的 α 螺旋使其能够在核质间穿梭，而且 Vpr α 螺旋 1 及 C 端的精氨酸丰富区可使 Vpr 特异性地与核孔蛋白 FG 重复区域作用，利于整合复合物的核运输。通过阻断 Vpr 介导的核内运输可抑制 HIV-1 早期复制[32-33]（图 11-1，见文末彩图）。尽管对于 Vpr 是否参与 HIV-1 感染不分裂的细胞取决于其将整合前复合物转运入核的能力的这一观点存在争议，但在胞质之间穿梭的过程则离不开 Vpr 与大量蛋白包括输入蛋白 α、裂殖酵母核孔蛋白的人同系物 NUP153、核孔蛋白 hCG1 的参与[31]。

2.2.3 Vpr 蛋白与细胞凋亡

HIV 可导致 AIDS 患者的 CD4+ T 细胞衰竭，最终破坏免疫系统。CD4+ T 细胞衰竭的主要原因是细胞凋亡，体外实验研究表明 Vpr 具有诱导细胞凋亡的活性，是 HIV-1 发病及 T 细胞感染所必需的蛋白。Vpr 的致凋亡作用与腺嘌呤核苷酸转位分子（ANT）有关。ANT 作为一个跨膜蛋白，是线粒体 ATP/ADP 的反向转运载体，位于线粒体的内膜上，内膜表面的 WXXF 基序被 Vpr 识别。Vpr 的 N 末端插入 ANT 腔，Vpr 的 C 末端位于 ANT 膜间隙表面，可与其他伴侣分子结合[30, 34]，使线粒体膜的通透性增加，将细胞色素 c 和凋亡诱导因子等膜间隙蛋白释放到细胞液中。细胞色素 c 与胱天蛋白酶 9 复合物中的 Apaf-1 连接，形成凋亡体，诱导细胞凋亡蛋白酶 3（caspase 3）等效应因子活化后导致细胞凋亡[30, 34]。Vpr 亦可直接与线粒体作用，使其通透性增加，破坏线粒体膜电位，诱导细胞凋亡的发生。最近研究发现，Vpr 与细胞 DNA 双链结合，并募集具有正性核酸内切酶活性的核因子到染色体 DNA，诱导 DNA 双链解旋，是 Vpr 致细胞凋亡的又一个原因[35]。

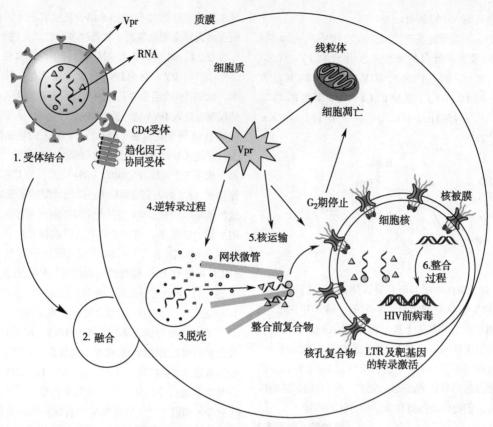

图 11-1　Vpr 在 HIV-1 感染早期的作用

此外，在 HIV 感染患者的血清及脑脊液中发现了可溶解的 Vpr 蛋白，它能在磷脂双分子层中形成选择性的阳离子通道，导致质膜的去极化而使细胞凋亡，这可能是 AIDS 相关痴呆症的病因之一[30]。

2.2.4　Vpr 与细胞周期

细胞周期是指细胞分裂产生 2 个子细胞的过程，此过程需要大量调节蛋白的协助。HIV Vpr 可将感染的增殖 T 细胞停滞在 G_2 分裂期，这有利于病毒的基因表达。由于细胞因子主要在细胞周期的晚期表达，因此 G_2 期停滞还可导致细胞凋亡。研究发现，Vpr 通过激活 ATR-Chk1- 介导的检查点（checkpoint）通路，干扰细胞周期调节因子及 MEK2-ERK 通路导致细胞 G_2 期停滞（图 11-2）[30, 35]。

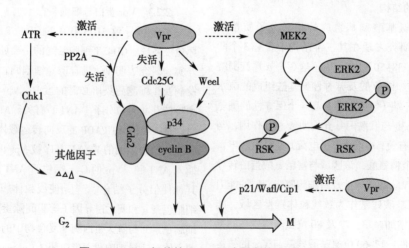

图 11-2　Vpr 相关的 G_2/M 细胞周期停滞信号通路

在哺乳动物细胞中，共济失调毛细血管扩张突变性蛋白（ataxia telangiectasia-mutated protein, ATM）、DNA 依赖性蛋白激酶（DNA dependent protein kinase, DNA-PK）及 ATM/Rad3 相关性蛋白（ATM-and Rad3-related protein,

ATR）是 DNA 损伤的敏感因子。其中 ATR 通路与检查点（checkpoint）DNA 损伤修复密切相关，ATR 通过磷酸化与检查点激酶 1（checkpoint kinase-1, Chk1）多种因子作用，这些因子活化后产生级联放大信号，细胞分裂停止，从而进行 DNA 修复或诱导细胞凋亡。Vpr 可直接与 ATR 或 ATR 相关性蛋白结合或诱导的核突起影响染色体结构活化 ATR，使细胞在 G_2 期停滞。此外，Vpr 也能直接结合细胞染色质，导致细胞 DNA 损伤，间接激活 ATR 通路[30, 35]。

细胞周期调节蛋白依赖性激酶（cyclin dependant kinases，CDKs）通过磷酸化和去磷酸化作用调控细胞周期。在细胞分裂的 G_2 期，细胞周期调节蛋白依赖性激酶 p34、Cdc2 与细胞周期调节蛋白 B1（cyclin B1）相互作用调节 G_2 期向 M 期的转变。Vpr 通过抑制磷酸酶 Cdc25C 及 Wee1 的活性，破坏 p34/Cdc2-cyclin B1 的作用，使细胞停滞在 G_2 期；Vpr 还能与磷酸酶（protein phosphatase 2A，PP2A）相互作用，将 Cdc2 高度磷酸化，使其不能发挥调节机制[5, 36]。p21/Waf1/Cip1 是 T 淋巴细胞及骨髓细胞 G_2/M 转变的内源性抑制剂，Vpr 通过活化 p21/Waf1/Cip1 导致细胞周期停滞。此外，Vpr 干扰核膜相关性蛋白，诱导核膜的疝出及局部破裂，不但可以通过破坏核膜的完整性来降低细胞的生命力，而且可使 Wee1、Cdc2、Cdc25 和 cyclin B 等关键性细胞周期调节因子进入细胞质，它们在细胞内的重新分配可导致细胞周期紊乱[30, 35]。

有丝分裂原（细胞分裂剂）激活蛋白激酶 2（mitogen-activated protein kinase kinase 2，MAPK2）属于丝裂原激活蛋白激酶（mitogen-activated protein kinase，MAPK）家族，它通过对其效应蛋白 ERK2 的磷酸化作用，产生级联放大信号，调节细胞的分裂增殖。Vpr 诱导 MEK2 的过度表达，增强 ERK2 的磷酸化作用，启动 MEK2-ERK 通路，介导细胞 G_2 期停滞[37]。

近来又有研究发现，Vpr 蛋白可以通过识别宿主细胞内的泛素复合物的途径实现对细胞周期的影响和促进细胞凋亡。

2.2.5 Vpr 蛋白对宿主及 HIV-1 基因表达的影响

Vpr 作为基因表达有关的"衔接"分子，不但可以增强 HIV-1 的基因表达，而且还可以上调 DNA 修复、肿瘤抗原和免疫致活因子相关基因的表达以及下调核糖体和结构蛋白的表达，并激活与 AIDS 发病机制相关的信号通路[38]。

HIV-1 LTR 含有 3 个转录因子 SP1 结合基序，它们发挥顺式作用元件的作用。在 HIV-1 转录过程中，Vpr 在 LTR SP1 结合位点与 SP1 结合，并与 Tat 协同作用，共同促进 LTR 的活性及病毒基因的表达[39]。

Vpr 对 HIV-1 LTR 的反式激活作用与细胞中的糖皮质激素受体（GR）通路密切相关，GR 与糖皮质激素配体及甾体激素受体共活化物（SRC，如 p300/CBP：p300/CREB-结合蛋白）结合，形成 GR/SRC 复合物，在细胞启动子区 HIV-1 LTR 中的糖皮质激素应答元件（GRE）与 GR/SRC 复合物作用，下调宿主基因的表达。Vpr 在该 GR 通路中的作用类似于 SRC，通过 C 末端 α 螺旋的 LXXLL 基序直接与 p300 结合，并促进 GR 与其敏感启动子结合，介导 GR 途径的活化并能下调细胞中含 GRE 启动子的转录。此外，Vpr 还可将转录激活因子（GRE、p300/CBP 等）募集到 HIV-1 LTR 启动子来介导 HIV-1 转录的反式激活，增强病毒的基因表达。因此，GR 通路被认为与 AIDS 患者的免疫缺陷有关[33, 37]。

聚腺苷二磷酸核糖聚合酶 1［poly（ADP-ribose）polymerase-1，PARP-1］是细胞转录因子 NF-κB 的共活化蛋白。GR 与 Vpr 的相互作用有利于 Vpr-GR-PARP-1 复合物的形成，阻止 PARP-1 的核定位，影响 NF-κB 的活化。另外，Vpr 对 NF-κB 的抑制作用也能诱导细胞凋亡[40]。

2.2.6 Vpr 蛋白的其他作用

Vpr 还能调节 NF-IL-6、存活素、肿瘤抑制因子 p21[Waf1] 等细胞因子的表达并能选择性地抑制细胞前 mRNA 的剪切，其中存活素、肿瘤抑制因子 p21[Waf1] 分别与细胞存活及细胞周期停滞有关[41]。

2.3 Vpr 抑制剂研究进展

Masaaki Suzuki 的课题组基于新型抗 HIV-1 小分子化合物 14（hematoxylin），其通过抑制 Vpr 与输入蛋白 α 相互作用，抑制 HIV-1 整合前复合物的核输入，对合成的脱氧苏木精衍生物进行构效关系研究，发现化合物 15 与化合物 14 相比具有更好的活性、低毒性、以及较强的核输入抑制率的特点。为后续新型抗 HIV-1 化合物的设计提供了重要信息[42]。

14　　　　　　　　　　　15

Nwet Nwet Win 等通过 TREx-HeLa-Vpr 细胞的抗 Vpr 实验以期能够发现 Vpr 抑制剂。令人惊喜的是，他们发现了苦木树皮的三氯甲烷溶出物具有强的抑制 Vpr 的活性作用。随后从溶出物中分离得到苦木素类化合物 1a~15a。在测试的所有化合物中，当与阳性对照物丹宁卡（一种 Vpr 诱导的细胞凋亡的天然产物抑制剂）比较时，爪哇镰菌素 I（15a）具有最强的抗 Vpr 活性。苦木素类化合物相较之前的 Vpr 抑制剂［烟曲霉素（16）、丹宁卡（17）、槲皮黄酮（18）］具有新颖的化学结构，根据其构效关系，后续的研究可能会集中在半合成苦木素类化合物上。

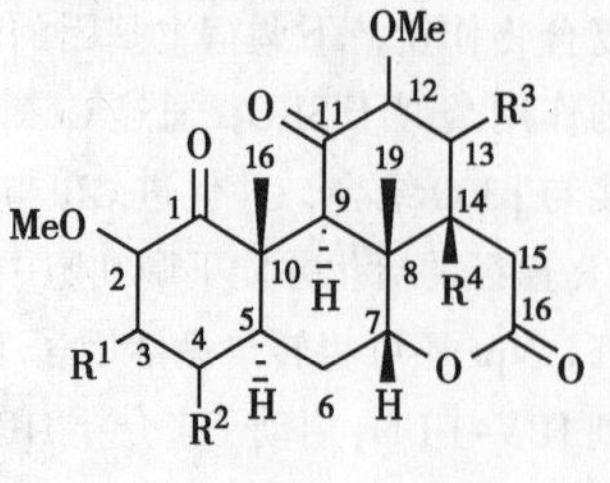

	R¹	R²	R³	R⁴		R¹	R²	R³
1a	H	H	CHO	H	2a	OH	Me	H
5a	OMe	H	Me	H	3a	OMe	Me	H
6a	OMe	H	Me	OH	4a	OH	Me	OH
8a	H	H	CH₂OH	H	9a	OH	CH₂OH	H
10a	OMe	H	CH₂OH	H				
11a	H	=O	Me	H				
12a	H	α-OH	Me	H				
14a	H	H	Me	H				

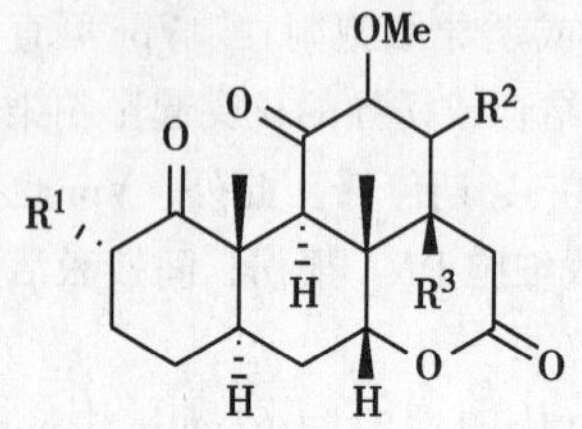

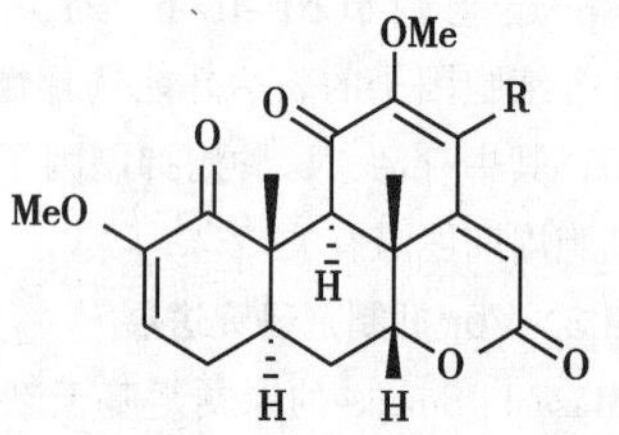

R
7a CH₂OH
15a Me

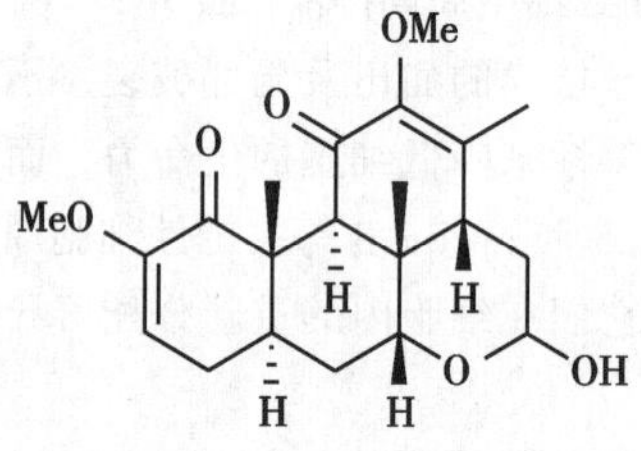

13a

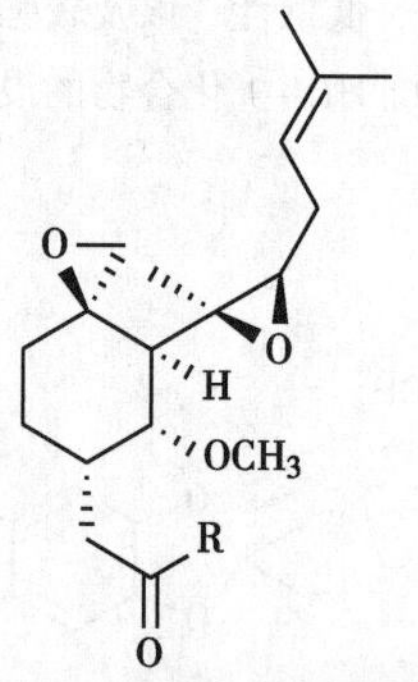

16 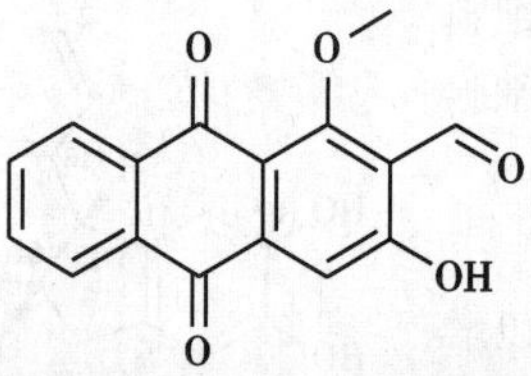　　　17 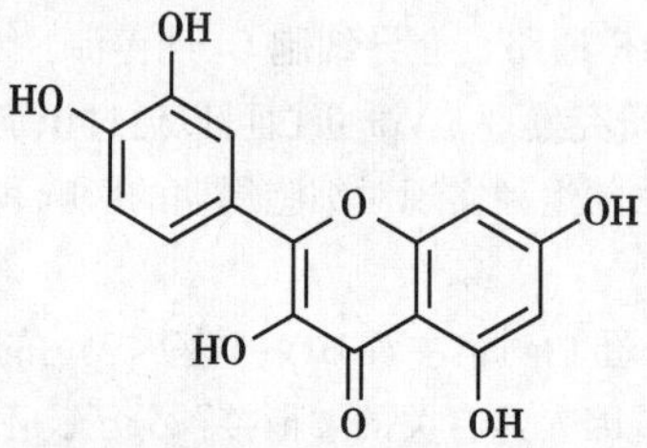　　　18

Eugene 等通过筛选发现化合物 19（vipirinin）可以阻滞 Vpr 诱导的细胞周期，并通过构效关系研究合成了一些强效衍生物。他们还利用这些小分子作为生物探针发现 Glu25 和 Gln65 是 Vpr 蛋白疏水区域结合的关键氨基酸。这一研究明确了在化合物设计的过程中研究蛋白与抑制剂之间的相互作用机制的重要性[43]。

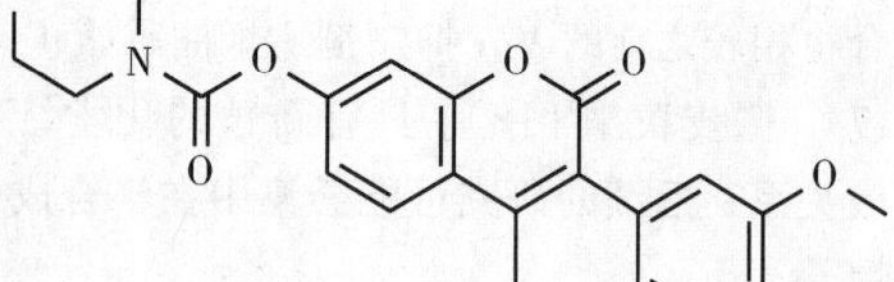

19

Vpr 的多种作用与 HIV-1 的致病机制密切相关，同时也参与细胞的诸多生化过程，但是精确分子水平的作用机制还有待于深入阐明。在对 Vpr 蛋白的致病机制深入研究的基础上，将为人们提供治疗艾滋病的新方法。

（霍志鹏　展　鹏　刘新泳）

3　HIV-1 Vif 蛋白抑制剂研究

3.1　Vif 蛋白的结构

HIV-1 感染因子 Vif 是高度保守的碱性磷酸化蛋白（PI=10.7），含有 192 个氨基酸残基，其相对分子质量为 23kD，产生于 HIV-1 晚期。Vif 存在于几乎所有的慢病毒中（马传染性贫血病毒除外）。

研究表明，高同源性的 HIV-1 毒株之间 Vif 蛋白是高度保守的，例如 HIV-1 HXB2 和 HIV-1 MN 毒株之间 Vif 蛋白的序列有 91% 的相似性；而在那些低同源性的慢病毒中则差异很大，例如 HIV-1 HXB2 和猿猴免疫缺陷病毒（simian immunodeficiency virus，SIV）毒株之间 Vif 蛋白的序列最大只有 30% 的相似性。因此，将 HIV-1、HIV-2 和 SIV 亚型 Vif 蛋白的序列叠合，可以得到几个高度保守的区域，例如 N 端富含色氨酸延伸区域、锌结合区域 HCCH、下游区的 SOCS-box 区域和多聚化区域 PPLP 等[44]。

N 端富含色氨酸延伸区域（残基 1~21）是高度保守的，主要介导 Vif 对靶向分子 APOBEC3G 和 APOBEG3F 的识别与拮抗[45]。其中，14DRMR17 序列具有促使 APOBEG3C 和 APOBEG3F 降解的功能，而 YRHHY 区域（残基 40~44）对 Vif 蛋白与 APOBEC3G 的结合非常重要，并加速其降解[46]。EWRKKR 区域（残基 88~93）是 Vif 蛋白的核定位序列，能够加强 Vif 蛋白在宿主细胞中的稳定表达，若该区域错误定位 Vif 到细胞核，则大大减少病毒颗粒的复制而降低传染性[44,47]。HCCH 区域（残基 108~139）是保守的，它通过残基 H108、C114、C113 和 H139 与锌离子配位，并且与 Cullin 5 直接结合[44]。BC-box 区域即 144SLQYLA149 基序，对于 APOBEC3 蛋白的失活十分必要，主要负责与 Elongin C 的结合，Elongin C 进一步将 APOBEC3 抗病毒因子靶向蛋白酶体[44]。多聚化区域

161PPLP164 区域对病毒的感染力和阻止 APOBEC3G 掺入病毒颗粒是必要的，在 T 细胞中所引起的此区域的突变能够降低病毒的感染性，因此该区域对 Vif 维持其正常功能十分重要[48]。

最新研究发现，保守的 69YXXL72 区域能够介导 Vif 与 APOBEG3C 的结合，使 APOBEG3C 降解。氨基酸残基 Y69 和 L72 对人类 APOBEG3C 与 APOBEG3F 的降解有着重要的调控作用[49]。为了研究 Vif 与 APOBEC3G/F 相互作用的结构域，Yamashita 等[50] 克隆了一系列 Vif 特定位点突变的原病毒株，发现 N 端残基 21~43 对抑制 APOBEC3G 是重要的；氨基酸 E76 和 W79 对抑制 APOBEC3F 是重要的，而对 APOBEC3G 则不是必需的。

在病毒的生命周期中，许多病毒蛋白在各个不同阶段受到翻译后磷酸化的调节。HIV-1 Vif 在体内和体外能够被细胞激酶磷酸化，并且 Vif 磷酸化在 HIV-1 复制中起着重要作用。目前，已经确定了 4 个主要的磷酸化位点：T96、S144、T155 和 T188，其中 S144、T155 和 T188 位于 Vif 的 C 端（图 11-3）。研究表明，T96 和 S144 在所有慢病毒中是高度保守的。T96 突变可以造成 Vif 活性的丧失，S144 突变为丙氨酸同样能造成 Vif 活性的丧失，说明这些磷酸化位点对 HIV-1 复制及感染力起着重要的调控作用。此外，合成的 Vif 多肽相对应的磷酸化位点不能被 MAPK 磷酸化，表明 MAPK 识别这些位点很可能需要结构性因素以外的磷酸化位点[44]。

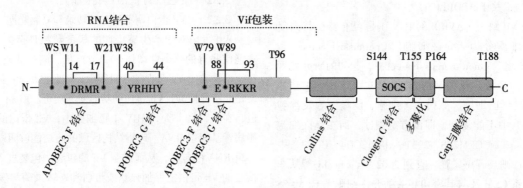

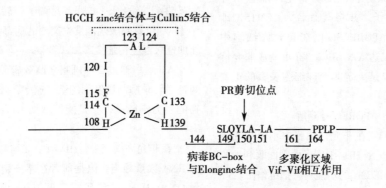

图 11-3　HIV Vif 的功能域

到目前为止，关于 Vif 蛋白结构的数据比较少，尤其是还没有确定出 HIV-1 Vif 蛋白的三维晶体结构。Lv 等[51]以 VHL（Von Hippel-Lindau tumor suppressor protein）和 NarL（the nitrate/nitrite response regulator，PDB ID：1A04）为模板，通过比较建模得到 HIV-1 Vif 蛋白的三维结构模型（ER-11-1）。研究表明，Vif 的 C 端区域包含 SOCS-box，因此用 VHL 的 SOCS-box 作为模板构建 Vif 的 C 端。Vif 的 N 端与 NarL 的 N 端在二级结构上具有高度相似性，因此以 NarL 为模板得到 Vif 的 N 端。分子动力学模拟显示，该 Vif（SOCS-box）-Elongin B-Elongin C 模型是稳定的，位于 Vif-Elongin C 表面的关键氨基酸的突变会导致模型的不稳定，这与突变分析实验的结果是一致的。该模型提供了 Vif 蛋白的结构信息，使得在分子水平研究 Vif 的功能成为可能。

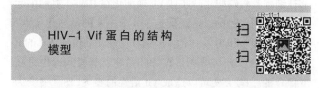

HIV-1 Vif 蛋白的结构模型

ER-11-1

扫一扫

3.2 Vif 蛋白的生化功能

Vif 蛋白的主要功能是通过介导宿主细胞体内的抗病毒因子 APOBEC3G 降解，从而增强病毒的感染性。此外，它还具有调节病毒逆转录以及诱导细胞 G_2 期停滞等功能。

3.2.1 Vif 蛋白拮抗体内的抗病毒因子 APOBEC3G

3.2.1.1 关于 APOBEC3G

根据 Vif 缺失（ΔVif）的 HIV-1 是否能够在其内复制，可将细胞分为"允许细胞"（permissive cells）和"非允许细胞"（non-permissive cells）。起初的研究发现一个有趣的现象：缺失 Vif 蛋白（ΔVif）的 HIV-1 在非允许细胞（淋巴细胞、原代人 T 细胞、巨噬细胞及细胞系 HUT78）中不能复制，即没有感染性，而在允许细胞（细胞系 SupT1、CEM2SS、293T、HeLa2CD4、COS7）中产生的病毒则具有感染性。直到 2002 年，Sheehy 等从非允许细胞系 CEM 及与其密切相关的允许细胞系 CEM-SS 的 cDNA 文库中进行差减分析，发现非允许细胞中存在一种特异性的细胞因子，并将其命名为 CEM15，即 APOBEC3G[52-53]。由于 APOBEC3G 仅在非允许细胞中表达，并且允许细胞过表达 APOBEC3G 亦可变成非允许细胞。因此，APOBEC3G 是决定非允许细胞表型的重要条件。

3.2.1.2 Vif 蛋白介导 APOBEC3G 降解

研究发现，HIV-1 ΔVif 在非允许细胞内不能顺利进行复制，而含有 Vif 的野生型 HIV-1 病毒株则能顺利地复制，提示 Vif 蛋白对 APOBEC3G 的功能具有拮抗作用。Vif 与 APOBEC3G 结合后，通过 26S 蛋白水解酶降解，这个过程阻止 APOBEC3G 包装进入病毒颗粒，从而加强毒粒的感

染性[54]。基于这些研究，提出用相关分析方法来检测 Vif 依赖性的 APOBEC3G 降解。Vif 与 APOBEC3G 的共同表达可导致 APOBEC3G 降解到几乎检测不到的水平[55-56]。Vif 蛋白介导 APOBEC3G 降解主要通过 2 个步骤（图 11-4）：首先，Vif 不可逆性地与延伸因子 B、延伸因子 C、Cul-5、Rbx-1 和 APOBEC3G 结合形成一个具有 E3 泛素连接酶活性的蛋白复合物；接着，该复合物通过泛素 - 蛋白酶体途径介导 APOBEC3G 的泛素化，泛素化的 APOBEC3G 很快被蛋白酶体所降解[51, 57]。

总之，如能有效阻断 Vif 蛋白与 APOBEC3G 的结合，或阻断 APOBEC3G 结合后对泛素 - 蛋白酶体途径的激活，或设法抑制 Vif 蛋白的表达，有效增强 APOBEC3G 基因的表达活性，人类就能有效抵御 HIV-1 感染。

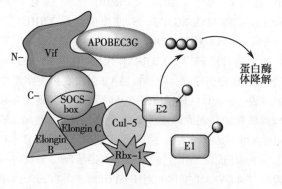

图 11-4 HIV-1 Vif 蛋白介导 APOBEC3G 降解

3.2.2 Vif 蛋白调节 HIV-1 复制

3.2.2.1 Vif 蛋白调节病毒逆转录和复制晚期

Vif 蛋白对于产生感染性的病毒颗粒是至关重要的，它能使病毒的感染性增强 10~1 000 倍。起初的研究显示，在病毒颗粒中 Vif 蛋白的含量很少，因此推测 Vif 蛋白的包装是非特异性的，Vif 蛋白的功能受到质疑。Khan 等[52] 报道，在允许和非允许 HIV-1 靶细胞中，Vif 蛋白的包装依赖病毒基因组 RNA。锌指结构区域的突变能够阻断病毒基因组 RNA 的包装，从而抑制 Vif 的包装。包装进入 HIV-1 核心的 Vif 蛋白能够加强基质蛋白和逆转录酶与病毒 RNA 与病毒核心的结合。研究表明，Vif 蛋白的 C 末端 56 位和 N 末端 43 位的氨基酸残基是调节逆转录的关键位点，在 56 和 43 位氨基酸残基发生突变的病毒颗粒内，Vif 蛋白不能加速病毒逆转录[52-53]。

Vif 蛋白通过 2 种机制来调节病毒逆转录：一是加速病毒逆转录酶与诱发剂的结合速率，降低形成逆转录复合物的热力学能垒；二是能够增加 HIV-1 逆转录的聚合速率[52-53]。

在非允许细胞中，HIV-1ΔVif 与野生型毒株含有的病毒 RNA 数量相当，但是前者在感染靶细胞后不能合成病毒 DNA。Hoglund 等研究证明 HIV-1ΔVif 变异毒株在组装过程中产生异常的病毒核心。因此，Vif 蛋白参与调节

病毒颗粒的组装与成熟，从而生成具有感染性的病毒颗粒[58, 59]。

3.2.2.2　Vif 蛋白诱导细胞 G_2 期停滞

最近，DeHart 等[60]研究发现，Vif 蛋白能够诱导细胞 G_2 期停滞。Vif 蛋白与泛素连接酶的相互作用对破坏细胞周期是必需的。APOBEC3 家族的存在对 Vif 蛋白诱导细胞周期的改变没有任何影响。因此，DeHart 等推断，Vif 蛋白诱导细胞周期的停滞是一种未知细胞蛋白泛素化和降解的结果。与野生型病毒相比，HIV-1ΔVif 或缺失 Vpr（ΔVpr）在很大程度上降低了诱导细胞周期停滞的能力，而 HIV-1ΔVif 和 ΔVpr 则对细胞周期没有影响。此外，Vif 单独表达诱导 G_2 期细胞停滞具有累积作用。细胞凋亡和 G_2 期细胞停滞对于艾滋病的发病十分必要[61-62]。

总之，深入了解 Vif 蛋白在 HIV-1 复制过程中的功能，为基于 Vif 蛋白的抗 HIV-1 药物的设计提供必不可少的理论基础。

3.3　靶向 Vif-APOBEC3G 相互作用的途径

与 Vif 蛋白结合后，APOBEC3G 直接从细胞膜转移至细胞质，其复合物经过泛素化后很快被蛋白酶体所降解。抑制 Vif-APOBEC3G 相互作用可能导致 2 种结果：①更多的 APOBEC3G 停留在细胞膜，容易与病毒颗粒相结合；②阻止 APOBEC3G 被蛋白酶体降解[63]。

研究表明，Vif 干扰 APOBEC3G 的功能是浓度依赖性的，在 Vif 蛋白的存在下，高浓度的 APOBEC3G 仍然可以抑制 HIV 复制。因此，除了直接阻断 Vif-APOBEC3G 相互作用外，还可以通过改变 Vif：APOBEC3G 的天然平衡而达到抑制 HIV-1 的目的。可以通过上调细胞内的 APOBEC3G 水平或下调 Vif 蛋白的水平完成[63]。

3.3.1　上调细胞内的 APOBEC3G 水平

3.3.1.1　增加 APOBEC3G 的合成

APOBEC3G 的转录调控研究表明，PMA（phorbol myristate acetate）通过一系列细胞激酶的催化可以促进细胞内 APOBEC3G mRNA 水平的增加，这些细胞激酶包括蛋白激酶 C（protein kinase C，PKC）、MAPK 和胞外信号调节激酶（extracellular signal regulated kinase，ERK）[64]；相反，如果刺激 PKC、MAPK 或 ERK 这些激酶则可以上调 APOBEC3G 水平，从而达到抑制 HIV-1 复制的目的。

3.3.1.2　抑制 Vif 介导的 APOBEC3G 降解

Vif-APOBEC3G 相互作用能够促进 APOBEC3G 的多聚泛素化，直接导致其被蛋白酶体降解。如 3.1.1 所述，抑制 Vif-APOBEC3G 相互作用则可以减少 APOBEC3G 降解。这可以通过抑制 APOBEC3G 的泛素化或者抑制蛋白酶体的降解途径而实现[65]。APOBEC3G 还能通过 Nedd4-1 被单泛素化，进而增加其包装进入病毒颗粒的数量[66]。

3.3.1.3　加强 APOBEC3G 的功能（促进其与 Gag/RNA 结合或促进其与病毒颗粒结合）

Vif 蛋白缺失时，APOBEC3G 与 Gag 聚集在细胞膜上，通过和 HIV-1 Gag 或 RNA 的相互作用而包装进入病毒颗粒。在细胞质中，阻止或者减弱 Vif-APOBEC3G 相互作用可能会有利于 Gag/RNA-APOBEC3G 在细胞膜上的相互作用，间接导致 APOBEC3G 包装进入病毒颗粒数量增加，提高抗病毒效应。此外，直接加强 Gag/RNA-APOBEC3G 相互作用会使得 APOBEC3G 定向于细胞膜，进而增加其包装进入病毒颗粒的数量。APOBEC3G 包装进入病毒颗粒涉及与 Gag NC 区域的相互作用，位于 APOBEC3G 的 2 个锌指协调区域的残基 104~156 对该相互作用是必需的[67]。上调细胞内 APOBEC3G 水平的途径见图 11-5A。

3.3.2　下调 Vif 蛋白的水平

3.3.2.1　抑制 Vif 蛋白的合成

在细胞培养中，使用反义核酸靶向 Vif 序列的 5'-中端或 3'-末端可以达到抑制 HIV 复制的目的[68]。此外，具有自身开裂发卡结构的核糖酶类被设计出来，用于对抗 Vif mRNA。在感染的细胞中存在这些核酸会减少 p24 抗原的产生，这表明减少 Vif RNA 的水平可以抑制 HIV 颗粒的产生[69]。这些策略需要基因治疗的方法，为抗病毒研究提供了一个新的思路。

3.3.2.2　加强细胞内 Vif 蛋白的水解

当 Vif 与 APOBEC3G 结合后，进一步导致 APOBEC3G 被蛋白酶体降解，与此同时，Vif 蛋白自身也会被 SCF E3 泛素连接酶复合物泛素化，并且通过相同的途径被降解[70]。相对于其他辅助蛋白，细胞内的 Vif 蛋白具有短的半衰期，同样会经历正常的多聚泛素化和降解。Vif 蛋白泛素化介导的降解能够对抗与病毒相关的 Vif 水平的提高，这对于病毒的复制是不利的[71]。

天然的 Vif 突变株能够增加细胞内 Vif 的溶蛋白性裂解。残基 63~70 和 88~89 与保持细胞内的 Vif 蛋白水平有关[71]。然而，Vif 一旦包装进入病毒颗粒，它自身则以时间相关的方式水解开裂，该步骤对于病毒的感染性是必需的。

3.3.2.3　干扰 Vif 蛋白的功能（改变细胞内 Vif 蛋白的运输）

定位研究表明，Vif 大部分位于细胞质中，少量位于细胞膜和细胞核中[72]。Vif 也可以是单泛素化的，这可以改变其在细胞内的定位。Vif 的主要功能（即与 APOBEC3G 相互作用）就发生在细胞质中。可能的干涉重新定位使得大部分 Vif 远离细胞质，转移至细胞膜或细胞核中，可能会产生一个双重的影响：①减少细胞质中 Vif 介导的 APOBEC3G 降解；②增加 Vif 的包装量，从而降低病毒颗粒的感染性[73]。下调 Vif 蛋白水平的途径见图 11-5B。

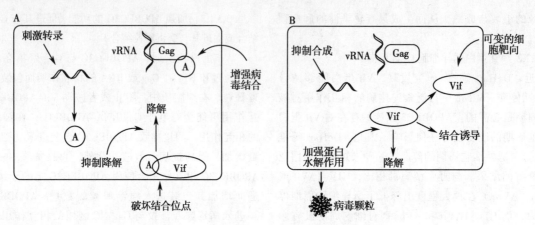

A. 增加 APOBEC3G 水平；B. 降低 Vif 蛋白水平。

图 11-5　靶向 Vif-APOBEC3G 相互作用的途径

3.4　HIV-1 Vif 相关抑制剂研究进展

目前，对于 HIV-1 Vif 蛋白相关抑制剂的研究还处于探索阶段。按照前文所述的作用机制，可以将 Vif 相关抑制剂分为两大类：①上调细胞内的 APOBEC3G 水平的抑制剂；②下调 Vif 蛋白水平的抑制剂[63, 74]。

3.4.1　上调细胞内的 APOBEC3G 水平

3.4.1.1　小分子抑制剂

N，N，N'，N'- 四（2- 吡啶甲基）乙二胺（TPEN，20）是一种薄膜渗透的螯合剂，它通过抑制 Culli 5 的募集反应和 APOBEC3G 降解进而抑制 HIV-1 复制。TPEN 使得病毒颗粒对 APOBEC3G 敏感，半数抑制浓度（IC_{50}）为 1.79μmol/L。此外，TPEN 对细胞中 Cul5-SOCS3-E3 配体的形成没有作用，暗示其对 Vif 蛋白具有特异性。这对基于 HIV-1 Vif 蛋白抑制剂的设计提供了有益的启示[75]。

起初，Rana 等[74] 通过基于荧光的筛选法，对大量不同种类的化合物（商业购买或合成）进行筛选，得到许多 Vif 相关抑制剂，它们通过修复宿主细胞内蛋白的正常合成来抑制 HIV-1 复制。这些宿主细胞蛋白包括 APOBEC3G 和 APOBEC3F 以及其他潜在的防御蛋白。此外，以 ΔVif/APOBEC3G 为标准物（100%）进行 Vif 蛋白活性抑制实验，化合物（21~26）显示出与标准物对 Vif 蛋白抑制率相当的活性，而化合物（27~47）显示出弱于标准物的活性（表 11-2）[74]。

20

21　22　23

24　25　26

27

28

29

30

31

32

33

34

35

36

37

38

39

40

41

42

43

44

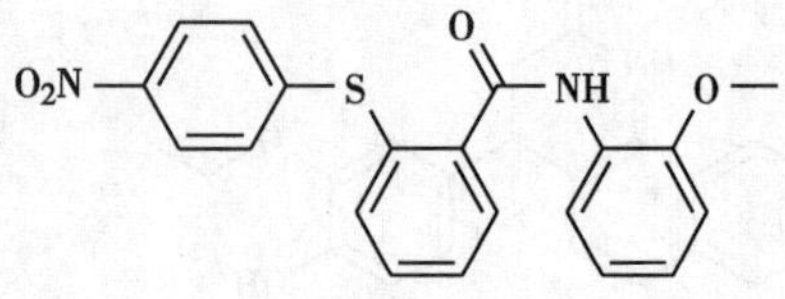

45

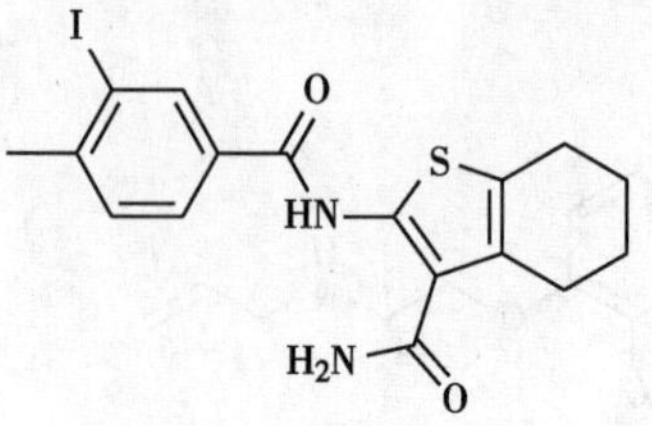

46

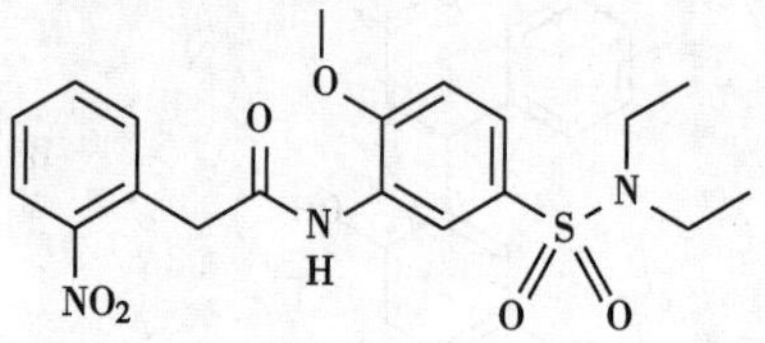

47

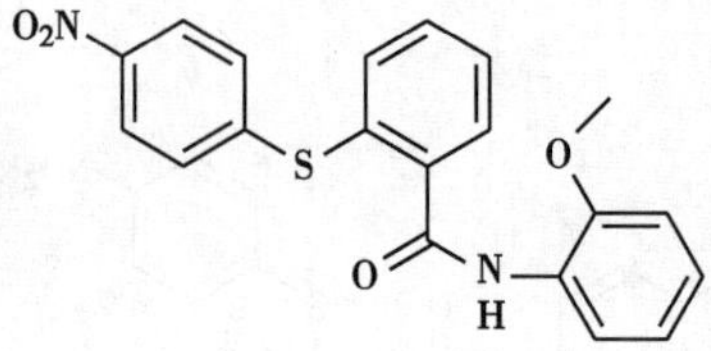

48

表 11-2　化合物 21~47 的抑制率

化合物	抑制率 /%
21	100
22	100
23	100
24	100
25	100
26	100
27	92.7
28	75.9
29	74.1
30	72.0
31	70.5
32	67.6
33	67.3
34	67.1
35	66.5
36	65.3
37	64.7
38	64.6
39	63.8
40	63.2
41	58.3
42	57.0
43	56.6
44	55.1
45	55.0
46	53.5
47	50.6
ΔVif/APOBEC3G	100

2008 年，Rana 的课题组使用 DOCK4.0 和 Discovery Studio 2.1 软件对 Available Chemicals Directory（ACD）化合物库中的 60 万个分子进行筛选，发现 RN-18（48）可通过增加细胞的 APOBEC3G 水平而达到抑制 HIV-1 增殖的目的。它还能特异性地增加 APOBEC3G 与 HIV-1 的结合而不影响宿主细胞内其他正常蛋白酶体介导的蛋白质降解。在非允许细胞 CEM 和 H9 中，RN-18 的 EC_{50} 分别为 4.5μmol/L 和 10μmol/L，而在允许细胞（permissive cells）中的 EC_{50}>100μmol/L，说明 RN-18 是靶向 Vif 的抑制剂。研究发现，只有在 APOBEC3G 存在的条件下，RN-18 才能够起到对 Vif 的降解作用，同时能加强病毒基因组的胞苷脱氨基作用，从而达到减少 HIV-1 复制的目的[76]。

2012 年，Rana 的课题组[77]对其筛选得到的化合物 RN-18（48）进行结构修饰。初步的构效关系表明，在 B 和 C 环之间的酰胺或磺酰胺连接基团对于 Vif 特异性的抗病毒活性比较重要，因翻转该连接基团会使特异性消失。C 环上取代基的考察结果表明，C 环为 2- 甲氧基苯基时是最优的。最终得到 2 个衍生物 49 和 50，能够在 APOBEC3G 存在的条件下抑制 HIV-1 复制，即抑制 Vif-APOBEC3G 相互作用。

2016 年，Rana 的课题组[78]在 JMC 杂志上发表了一篇文章，他们首先对 RN-18（48）酰胺键进行第一轮的结构修饰，分别用 1，3，4- 噁二唑、1，2，4- 噁二唑、1，5- 二取代 -1，2，3- 三氮唑和 1，4- 二取代 -1，2，3- 三氮唑替换掉 RN-18 的酰胺键，得到衍生物 51~54，对 H9 细胞的 EC_{50} 值分别为 6.8、6.8、15 和 1.2μmol/L（图 11-6）。在第二轮修饰中，他们将五元杂环固定为 1，4- 二取代 -1，2，3- 三氮唑，进一步对 A 和 C 环上的取代基对其活性的影响进行考察，最终得到化合物 55，对 H9 细胞的 EC_{50} 低至 0.01μmol/L。

此外，中国医学科学院的蒋建东课题组[79]建立了一个筛选体系，用于筛选能够保护人 APOBEC3G 免于被

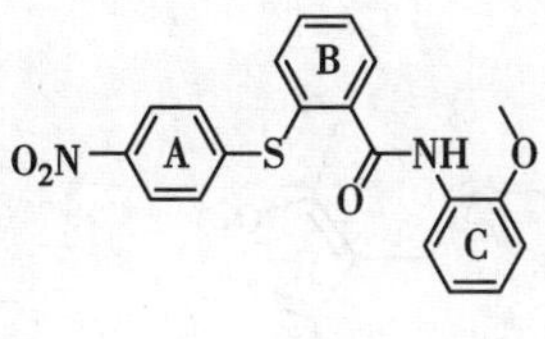

RN-18 (48) 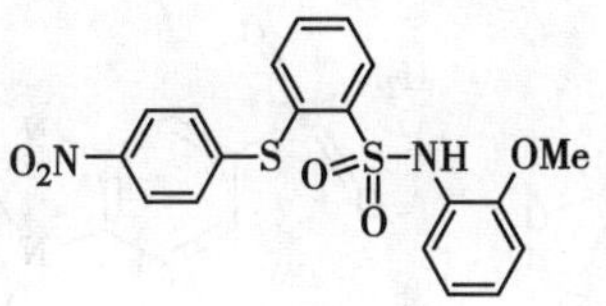　　　　　49 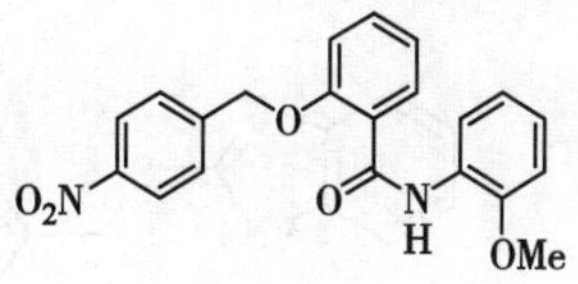　　　　　50

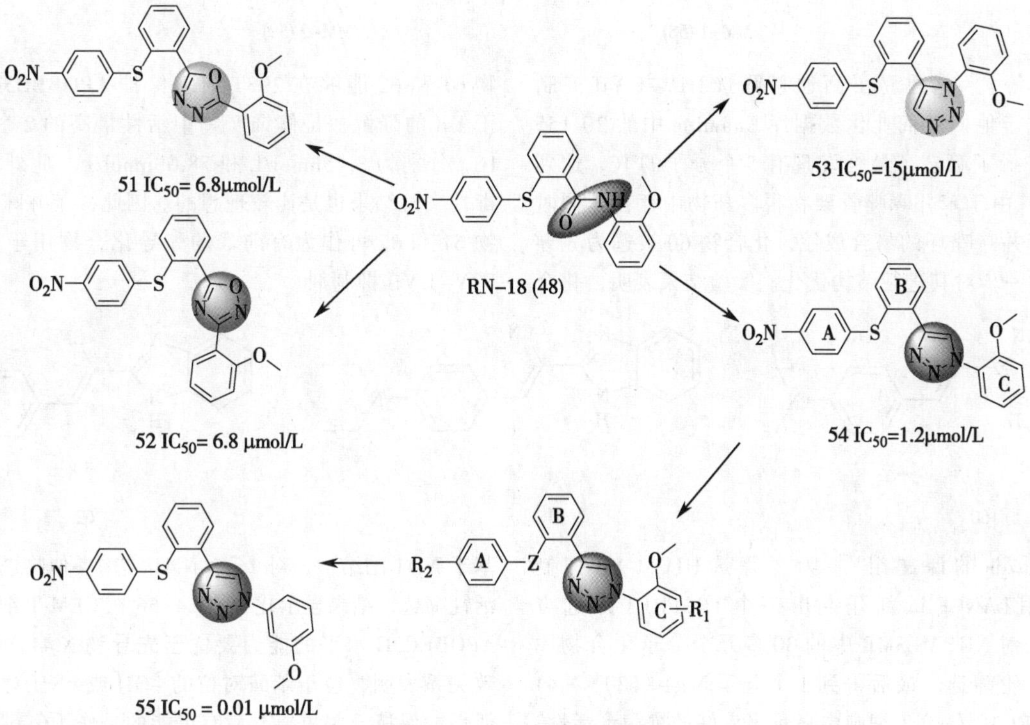

51 IC$_{50}$= 6.8μmol/L

53 IC$_{50}$=15μmol/L

RN-18 (48)

52 IC$_{50}$= 6.8 μmol/L

54 IC$_{50}$=1.2μmol/L

55 IC$_{50}$= 0.01 μmol/L

图 11-6　RN-18 的结构修饰

Vif 蛋白降解的化合物。通过筛选，他们发现分子 IMB-26（56）和 IMB-35（57）能够特异性地结合人 APOBEC3G，阻断 Vif-APOBEC3G 相互作用，从而保护 APOBEC3G 免于 Vif 的降解。

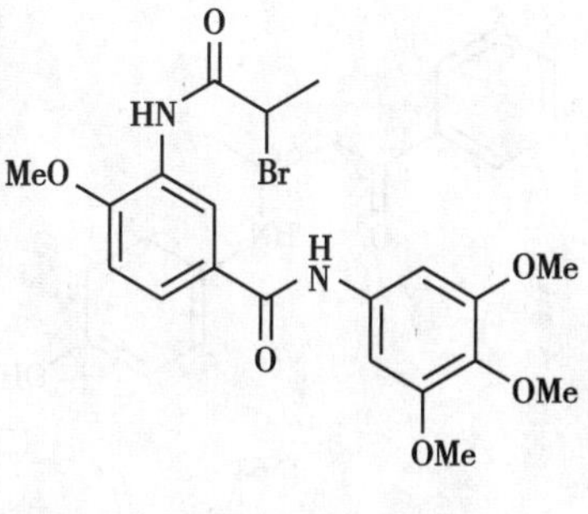

IMB-26 (56) 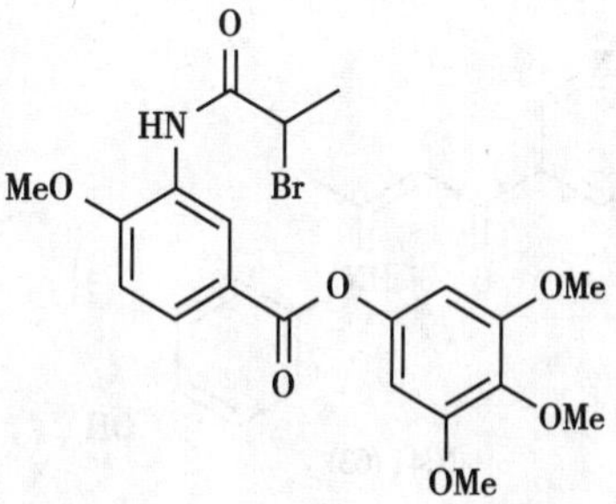　　　　　IMB-35 (57)

Shindo 的课题组[80]为了筛选出在 HIV-1 Vif 蛋白存在下恢复 APOBEC3G 表达水平的小分子，建立了一个基于荧光的高通量筛选方法。起初，他们从 20 000 个小分子化合物库中筛选出 37 个分子，他们发现如果化合物本身具有荧光，会造成假阳性的结果。随后，他们进行了第二轮筛选，从 37 个化合物中筛选出 10 个候选分子。最后，为了验证这些候选分子确实能够抑制病毒复制，进行了第三轮筛选，他们从 10 个分子中筛选得到 2 个分子，即 MM-1（58）和 MM-2（59）。这 2 个分子能够在非允许细胞 CEM 中抑制病毒复制，而在允许细胞 CEM-SS 中不能抑制病毒复制。

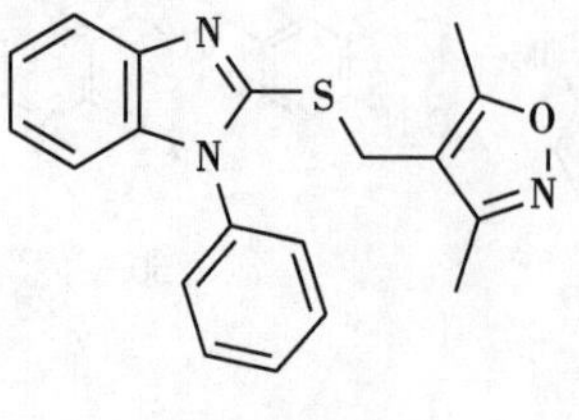

MM-1 (58) 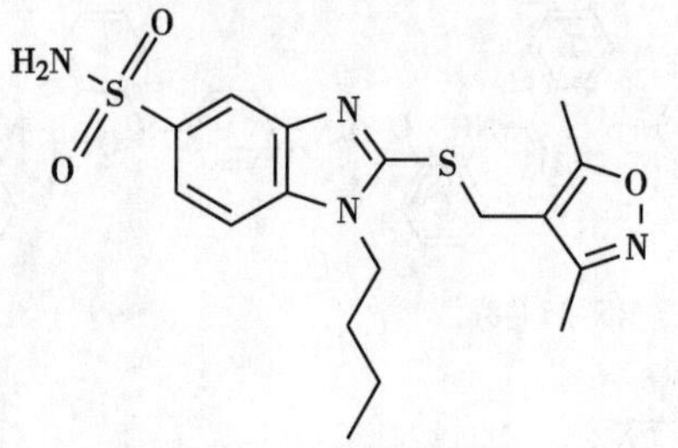　　　　　　　　　　MM-2 (59)

Pan 等[81] 也建立了高通量筛选 HIV-1 Vif 抑制剂的方法。他们对商业化数据库 Enamine 中的 20 155 个分子进行了筛选，最终发现有 5 个分子的 IC$_{50}$ 达到 5μmol/L。由于苯并咪唑骨架在很多药物中存在，同时考虑到苯并咪唑环的易合成性，化合物 60 被选为先导物，并进一步对其进行结构优化。实验结果表明，化合物 61 和 62 能够在 293T 细胞保护 APOBEC3G 蛋白免于 Vif 的降解，是修饰产物中活性最高的 2 个化合物，IC$_{50}$ 分别为 3.45nmol/L 和 58.03nmol/L。此外，其急性毒性实验结果也是比较理想的。因此，苯并咪唑类衍生物 61 和 62 可作为有前景的先导化合物用于开发新型 HIV-1 Vif 抑制剂。

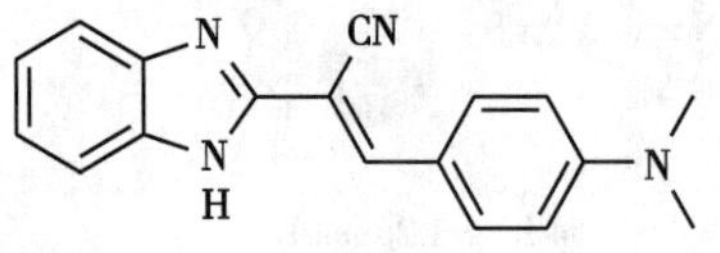

60 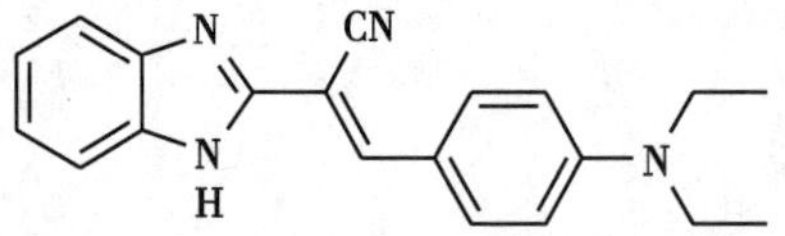　　　　　　　　61 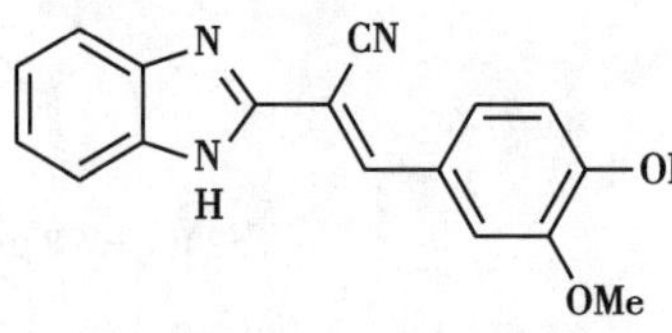　　　　　　　　62

Gabuzda 的课题组[82] 为了筛选 HIV-1 Vif 抑制剂，使用 LANCE 试剂开发出一个 TR-FRET 筛选方法。他们对 NIH MLSMR 中的 30 多万个分子化合物库进行了 5 轮筛选，最后得到 1 个分子 N.41（63）。N.41 在 APOBEC3G（+）T 细胞中显示出良好的抗病毒活性，而在 APOBEC3G（-）T 细胞中无活性。在外周血单核细胞中，N.41 抗 HIV-1$_{Ba-L}$ 的 EC$_{50}$ 为 8.4μmol/L，且 CC$_{50}$>100μmol/L。N.41 能够抑制 Vif-APOBEC3G 相互作用，提高细胞内的 APOBEC3G 水平，帮助 APOBEC3G 进入病毒内，从而削弱病毒的传染性。接着，该课题组

基于 N.41 的结构，对 16 个 N.41 结构类似物进行抗病毒活性筛选，结果显示化合物 64~66 在 CEM T 细胞中提升 APOBEC3G 水平的能力要优于先导物 N.41。初步的构效关系表明，位于苯胺对位的 -OH 或 -NH 对于抗病毒活性的保持至关重要，最有可能的是作为氢键供体与靶点周围的氨基酸形成氢键作用。此外，构象稳定的吡啶环对于活性的维持也比较重要，尽管环中的 N 原子并不是必需的（如化合物 64）。化合物 65 和 66 在 PBMC 细胞中抑制 HIV-1 的活性要优于 N.41，尤其是化合物 66，EC$_{50}$ 低至 4.2μmol/L。

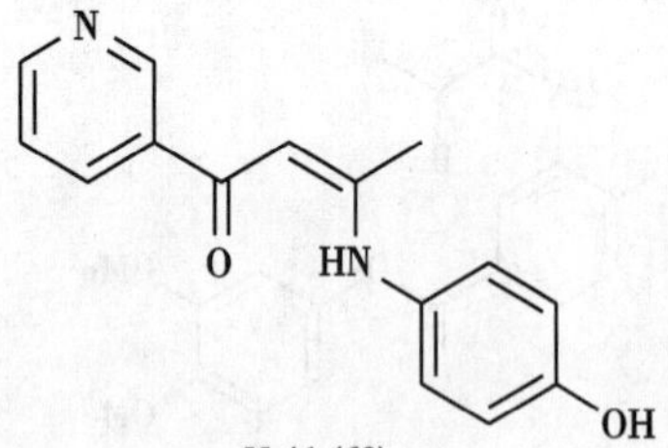

N.41 (63) 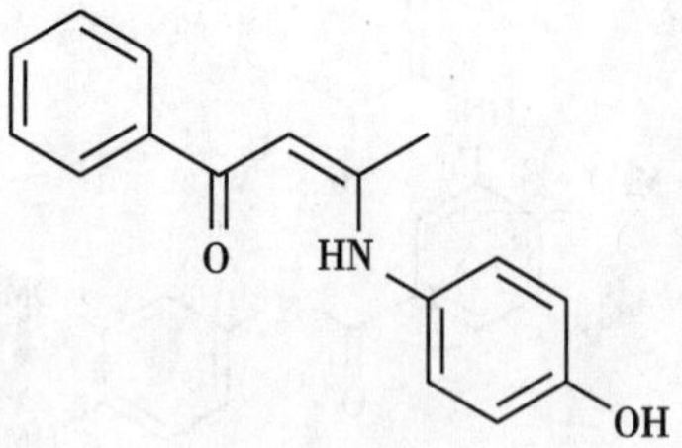　　　　　　　　　　64

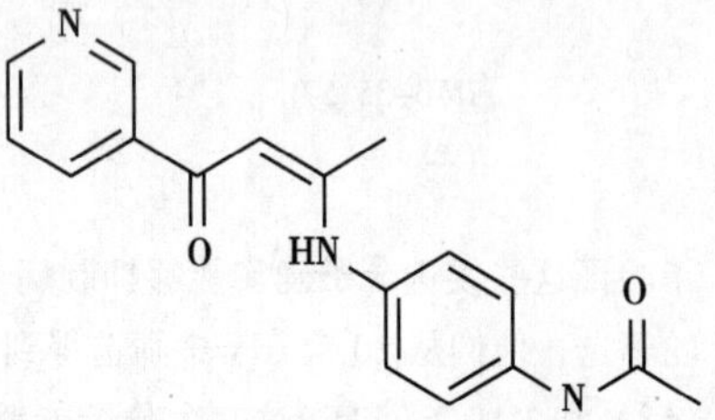

65 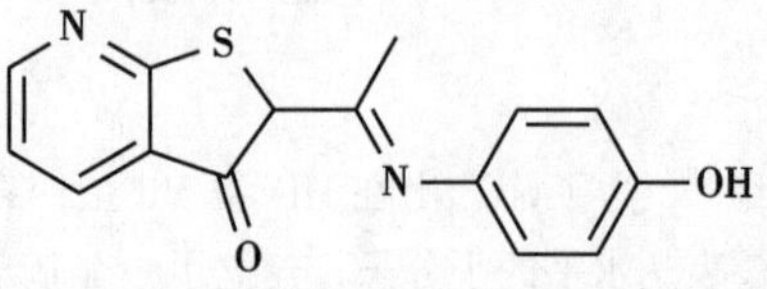　　　　　　　　　66

3.4.1.2 抗体

2002 年，Goncalves 等[83] 发现了一个 HIV-1 Vif 蛋白特异性的单链抗体，并且在细胞内被表达。该细胞内抗体能够有效地与 Vif 蛋白结合，抑制 Vif 使 HIV-1 感染力增

强的功能。在宿主细胞中，通过该抗体抑制 Vif 所得到的是一些没有完全逆转录的病毒颗粒。此外，通过观察发现，该抗体只在非允许细胞（H9、CEM 和 U38）中起作用，提示其对 Vif 蛋白是特异性的。直到 2005 年，该课题组通过模仿骆驼科动物抗体得到了一个极小的具有细胞内抗体性质的重链可变域（heavy chain variable region，VH）碎片。该抗体能够增加宿主细胞的 APOBE3G 水平，同时可以减少 HIV-1 前病毒的整合和晚期的转录物来有效地抑制 HIV-1 增殖[84]。

3.4.2 下调 Vif 蛋白的水平

3.4.2.1 多肽

大多数实验表明，Vif 蛋白抑制剂所涉及的多肽和蛋白质与 Vif 的序列有不同程度的相关性。噬菌体展示实验[85] 用来鉴别一系列包含 1 个 PXP 基序的十二肽。在这些富含脯氨酸的多肽中，包含 PXPXP 基序的多肽与 Vif 蛋白有较高的亲和力。前已述及，HIV-1 Vif 的 151AALIKPKQIKPPLP164 区域对 Vif 的多聚化起重要作用。因此，推测这些多肽可能对 Vif 的多聚化起抑制作用。Vif 的 161PPLP164 区域在 Vif-Vif 相互作用中占有重要地位，任何含有 PXP 基序的多肽或由 Vif 衍生的含有 PPLP 基序的多肽均能够有效地抑制 Vif-Vif 相互作用。此外，一些经筛选的多肽能够抑制 Vif-Hck 结合，作为控制触角基因同源结构域融合肽可以有效地进入被 HIV-1 感染的细胞，并可以抑制 HIV-1 复制，但是其活性数据未见文献报道[86]。

噬菌体生物筛选实验通过拮抗 Pr55Gag 和 Vif 的相互作用区域，鉴定出 Gag 和 Vif 的竞争性抑制剂。Gag 的竞争者可以扩展 Gag 蛋白中 H421 和 T470 之间的连续区域。在 Vif 竞争实验中，50 个独立的克隆体被分离并确定其序列，大多数由此产生的噬菌体表位与 Vif 蛋白序列相一致。它们在 Vif 蛋白中分布为 4 个不连续区域，其中 2 个位于分子的中央，在残基 T68-L81 和 W81-P100 之间；另外 2 个位于 C 端，在残基 P162-R167 和 P177-M189 之间。它们与 Vif 蛋白的某些区域相一致，这些区域可能具有高的亲水性和可及性。这些被分离得到的 Vif-噬菌体表位以脯氨酸、丝氨酸、苏氨酸和碱性氨基酸的高频出现为特征，其中 1/3 的结果均显示出与 Vif 的 C 端相一致的特征[86]。

3.4.2.2 Vif 和 APOBEC3G 突变株

Vif 蛋白的自然突变体 F-12 Vif 已经被分离出来。在 F-12 Vif 中，45 个氨基酸残基区域在 127、128、130、131、132 和 142 位携带 6 个独特的氨基酸残基置换位点。该突变体能够抑制 HIV-1 的 CXCR4 及 CCR5 毒株在人类 T 淋巴细胞的复制和传播[86]。T 细胞通过与 F12-Vif 进行转导，可以减少 HIV-1 颗粒的释放，降低病毒感染力。研究显示，HIV-1 干扰需要野生型及 F12-Vif 蛋白的共同存在，暗示 F12-Vif 蛋白具有显性失活的特征。尽管 F12-Vif 突变体的作用机制尚不明确，但是发现 F12-Vif 蛋白不依赖 APOBEC3G 功能的重建。2005 年，Santa-Marta 等[87] 发

现 Vif 蛋白的其他部位（22、29、41、48、66、80、109、185 及 186）也对其活性起着重要作用，相应的 Vif 突变体有望成为 Vif 蛋白的抑制剂。该课题组还发现单突变位点的 APOBEC3G 仍然可以拮抗 Vif 蛋白，并且该突变体在细胞中不会衰竭，基于这种现象提出基因疗法，以达到抑制 HIV-1 复制的目的[86-87]。

3.4.2.3 核糖核苷酸类

核糖核苷酸（RNA）已经成功地通过不同的途径来抑制 HIV-1 Vif 蛋白的功能。起初，Lorentzen 等[88] 发现一个能够特异性地靶向 Vif 的核酶，显示出使 Vif RNA 开链的作用。研究表明，如果该核酶的杂交区被部分删除或者突变，其活性则大大降低。接着，Barnor 等[47-48, 89, 90] 报道了一个 HIV-1 Vif 的反义 RNA 片段，能够在很大程度上减少 Vif mRNA 的转录物的形成，从而抑制 HIV-1 复制。该 RNA 片段 5 561~5 705 位核酸与 Vif 蛋白的 96~144 位氨基酸残基是相对应的。HeLa-CD4+ 细胞转染得到的病毒颗粒，尤其是 HIV-1 Vif 移码突变体（3′ΔVif: 5 561~5 849）会影响其剪接作用，使得在 MT4 细胞中的感染能力降低。此外，在 H9 细胞中，转染得到的病毒颗粒显示出二次感染力降低的现象。以上这些数据表明，Vif 蛋白的中部到 3′- 末端区域对其在靶细胞中的生物活性起着关键作用[86]。

另外一个反义核酸通过靶向 Vif 来抑制 HIV-1 复制，这个抗病毒化合物称为肽连接的寡核苷酸（polymorpholino oligomers，PMO）。它由一个反义引物部分和富含精氨酸的部分组成，能够增强宿主细胞的摄取能力。反义引物起作用主要通过一个包含 12~40 个吗啉亚单元低聚体或寡聚核苷酸和一个靶向 vif 基因的碱基序列。该反义引物通过局部带电的磷酸二酰胺与肽片段相连。PMO 显示可以降低 Vif 蛋白的水平并促使 APOBEC3G 掺入新生病毒颗粒，这样可以大量地降低 HIV-1 的复制潜能[86]。

此外 siRNA（small interfering RNA）已经被应用于抗 AIDS。研究表明，21~23 单位的双链 RNA 所构成的 siRNA 若与被选 RNA 序列互补，将会诱导目标 mRNA 分裂，从而抑制蛋白质合成。然而，到目前为止基于 siRNA 的抗 HIV-1 基因治疗仍没有进入临床试验阶段，可能是由于 siRNA 的活性要求完全互补性。事实上，HIV 的基因组在不断突变，从而导致 siRNA 介导的方法失败。另一种有效的方法是 miRNA（microRNA）的应用，它不需要完全互补性[86]。因此，人类 miRNA 将有可能影响 HIV-1 基因的表达，在不久的将来有望作为抗 HIV-1 治疗的新方法。

目前，随着抗艾滋病药物种类和数量的增加（主要是逆转录酶抑制剂和蛋白酶抑制剂），以及高效抗逆转录疗法（highly active anti-retroviral therapy，HAART）的普遍实施，使得艾滋病的发病率与死亡率大大降低[91-92]。但是随之而来的耐药性、药物不良反应和长期服用药物的费用等问题，使得寻找具有新作用机制和新作用靶点，以及高效低

毒而且不易产生耐药性的抗艾滋病药物成为当务之急。Vif 蛋白作为 HIV-1 复制过程中不可或缺的病毒感染因子,对 HIV-1 的感染性有决定作用。因此,Vif 在抗 AIDS 治疗策略中成为药物研究的理想靶点。研究 Vif 蛋白在病毒体内的生化过程,深入探讨其特异性拮抗 APOBEC3G 的机制,为基于 Vif 蛋白的抗 HIV-1 药物设计提供理论基础。目前有多个实验室基于 Vif 蛋白进行小分子抑制剂设计,抑制 Vif 蛋白的药物的前景非常广阔。

(李震宇 曹原 刘新泳)

4 HIV-1 Vpu 蛋白抑制剂研究

Vpu 蛋白是 HIV-1 的辅助蛋白之一,仅存在 HIV-1 中。Vpu 蛋白是由 Rev 依赖的双顺反子 mRNA 编码翻译的,属于 I 型跨膜蛋白。在病毒复制过程中 Vpu 蛋白下调 CD4 受体的表达和促进病毒颗粒的释放。

4.1 Vpu 蛋白的结构

Vpu 蛋白是含有 81 个氨基酸残基且相对分子质量为 16kD 的膜内在蛋白(integral membrane protein)。在 Vpu 蛋白 N 末端的 1~27 位氨基酸残基上存在信号肽和疏水膜锚着点(membrane anchor),其 C 末端是 54 个带电的亲水性氨基酸并延伸进入细胞质。在延伸进入细胞质中的蛋白中存在 1 个高度保守的十肽序列(47~58 氨基酸残基),在这个肽链中有 2 个能被酪蛋白激酶 II 磷酸化的丝氨酸残基(S_{52} 和 S_{56})。利用圆二相色谱技术和核磁共振技术(NMR)研究发现,溶解的 Vpu 蛋白延伸进入细胞质的亲水性区域存在以下结构:37~51 位氨基酸残基是第 1 个 α 螺旋;52~56 位氨基酸残基是含有 2 个磷酸化接受位点,连接第 1 和第 2 个螺旋的柔性环;57~72 位氨基酸残基是第 2 个 α 螺旋;73~78 位氨基酸残基是可以旋转的模序。Vpu 蛋白的 2 个 α 螺旋都是两性的,前者的亲水亲脂性更强。最近利用固相核磁共振技术研究表明,Vpu 蛋白 N 末端 1~27 位的跨膜区域(TM)能够形成稳定的螺旋并与细胞膜呈 15°~20° 的夹角[93-94]。

Vpu 蛋白的拓扑学研究显示,TM 区域的膜锚着点区域稳定的螺旋通过无序的柔软的环与细胞质中的部分蛋白连接;胞质区域的第 1 个 α 螺旋与细胞膜平行排列,其疏水一侧延伸进入细胞的磷脂双层,而其亲水端暴露在细胞质中;连接胞质的 2 个螺旋是柔性的轴臂区域,能通过其负电荷端的 2 个保守的磷酸丝氨酸定向地与磷脂层结合。Vpu 蛋白的拓扑学结构研究并没有考虑它与其他蛋白的结合和自身的聚合[93-94]。

4.2 Vpu 蛋白的生化功能

Vpu 蛋白能与宿主细胞因子如 CD4 受体、βTrCP(β transducin-repeat containing protein)、UBP(Vpu binding protein)等结合。Vpu 蛋白在 HIV-1 感染过程中的作用如下:一是诱导 CD4 受体的快速降解;二是促进新生病毒颗粒的释放。

4.2.1 Vpu 蛋白调节 CD4 受体的降解

CD4 受体在 HIV 侵入宿主细胞和病毒感染的过程中起关键作用。在活体内及组织培养研究中发现下调 CD4 受体能明显增加 HIV-1 型病毒颗粒的释放和病毒的感染性。

Nef、Vpu 及 Env(胞膜蛋白)都能影响 CD4 受体的转运和代谢,它们通过不同的机制调节 CD4 受体的表达。在病毒感染的前期,Nef 蛋白通过细胞内吞及溶酶体的降解作用加速细胞膜表面 CD4 受体的降解[93-94]。

Vpu 蛋白诱导 CD4 受体降解,与 Env-CD4 受体复合物在内质网的形成有关。胞膜糖蛋白前体 gp160 通过其高度的受体结合能力及囊泡蛋白无效转运途径,使新合成的 CD4 受体在内质网与胞膜蛋白形成复合物,阻止 CD4 受体的转运和成熟。

Vpu 蛋白诱导 CD4 受体降解并与 gp160 结合,因此 Vpu 蛋白也能影响 gp160 在病毒中的转运。研究证明在 Env 缺失时 Vpu 蛋白也能进行 CD4 受体的降解,而 Env 对于降解 CD4 受体不是必需的,Env 的作用仅限于保持 CD4 受体在内质网内。内质网区域对于进行 CD4 受体降解的关键作用表明,细胞因子也可能参与 CD4 受体的降解。

Vpu 蛋白诱导 CD4 受体快速降解,使 CD4 受体在内质网的半衰期由 6 小时缩短到约 15 分钟。免疫共沉淀实验发现,在内质网内 Vpu 蛋白能与 CD4 受体的胞质尾区自然结合,而这种结合对于 CD4 受体的下调是必需的。诱导突变实验显示,CD4 受体胞质尾区的 416~419 位氨基酸残基及邻近胞质区域的 α 螺旋是与 Vpu 蛋白结合并进行降解的关键区域。Vpu 蛋白胞质区域的第 1 个 α 螺旋的作用是与 CD4 受体结合,其中胞质区域 52 与 56 位的保守的丝氨酸是降解 CD4 受体的关键区域。

双杂交实验发现 βTrCP 在 Vpu 蛋白介导的 CD4 受体的降解中起关键作用。人类 βTrCP 包含 C 末端的 7 个 WD 重复序列及 F-box 区域。WD 重复序列依靠磷酸丝氨酸化的方式与 Vpu 蛋白连接,F-box 蛋白区域则使靶蛋白进入泛素依赖的蛋白水解途径。F-box 区域的作用显示,Vpu 蛋白介导的 CD4 受体降解可能与泛素蛋白水解作用相关[93]。人类的 βTrCP 的 F-box 蛋白区域是多亚基泛素连接酶(E3)的底物识别因子,两者结合并形成复合物 SCF$^{\beta TrCP}$。SCF 复合物高度保守并含有 Cul1/Cdc53p、Hrt1p/Roc1/Rbx1 和 Skp1,这些因子在 CD4 受体的降解中起作用。βTrCP 通过其 N 末端的 F-box 区域与 Skp1 连接进而与 SCF 形成复合物,而 βTrCP C 末端的 WD 重复序列通过磷酸化与 Vpu 蛋白结合,最终形成 CD4 受体和 SCF$^{\beta TrCP}$ 复合物,如图 11-7 所示。此复合物最后进入泛素蛋白降解途径由蛋白酶降解。进一步研究泛素蛋白在 Vpu 蛋白诱导 CD4 受体降解中的作用发现,泛素变异体 UbK48/R 的过量表达能够阻断多聚泛素链的形成而抑制 Vpu 蛋白诱导 CD4 受体降解。Vpu 蛋白诱导 CD4 受体降解对于某些蛋白酶受体抑制剂是敏感的,在降解过程中 Vpu 蛋白能够不受影响而稳定存在。

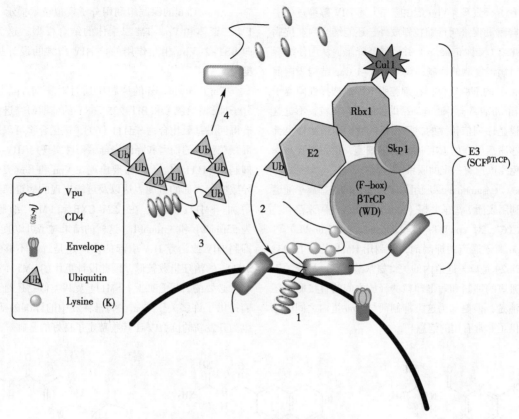

图 11-7 Vpu 介导 CD4 受体降解

4.2.2 Vpu 蛋白诱导病毒颗粒的释放

显微镜下观察 Vpu 蛋白删除的病毒发现，大量新生的病毒颗粒在宿主细胞膜表面蓄积，不能顺利地脱离宿主细胞。另外在 Vpu 蛋白缺失时病毒的装配也出现异常。最初认为 Vpu 蛋白缺失是由于细胞内吞作用使病毒颗粒仍粘连在细胞膜上，也可能是影响 Gag 蛋白靶向细胞膜的转运而不能释放[93-94]。

在 Env 蛋白和 CD4 受体删除的情况下 Vpu 蛋白仍能加强病毒的释放，这些现象说明 Vpu 蛋白采用不同的机制促进病毒释放，而不是减少 CD4 受体来加强病毒的释放。Vpu 介导 CD4 受体降解是在细胞的内质网中，而其介导病毒释放是在其他细胞环境中。实验证明，Vpu 能诱导非逆转录病毒颗粒如与 HIV 不相关的绵羊脱髓鞘性脑白质炎病毒和非白血性白血病病毒的释放。这些现象说明 Vpu 蛋白诱导病毒颗粒的释放不需要 Vpu 蛋白与 Gag 蛋白特异性地结合。Vpu 蛋白与流感病毒 M2 离子通道蛋白有类似的结构，说明 Vpu 蛋白可能是通过间接地改变细胞膜环境加强病毒的释放。而在病毒的释放中起关键作用的 Vpu 蛋白的跨膜区域（TM）只是一些无序的氨基酸残基，没有离子通道的活性。最近研究发现，Vpu 蛋白通过抑制宿主细胞的限制释放因子而起到促进病毒释放的作用。

Vpu 蛋白与宿主细胞的限制因子 UBP 蛋白（Vpu 结合蛋白）结合促进病毒颗粒的释放。UBP 蛋白是相对分子质量为 41kD 的四型共价肽重复表达的蛋白。UBP 蛋白参与病毒的装配与释放，并能与 Gag 蛋白结合。Gag 蛋白与 Vpu 蛋白竞争性地与 UBP 蛋白结合。过量 UBP 蛋白的表达能够抑制病毒释放，而 Vpu 蛋白能抑制 UBP 蛋白的这种作用。分析 Vpu 蛋白存在与不存在时细胞中的 Gag 蛋白与 UBP 蛋白分布可知，Vpu 蛋白能使 Gag 蛋白与 UBP 蛋白由细胞质到细胞外围重新分布。因此 Vpu 蛋白抑制 UBP 蛋白的表达，加速 Gag 蛋白从细胞质到细胞膜磷脂区域的转运，促进病毒复制。

另外对酸敏感的 K^+ 通道蛋白（TASK-1）对病毒释放有抑制作用，Vpu 蛋白的表达能够抑制 TASK-1 的作用。Hsu 及其同事认为 HIV-1 的 Vpu 蛋白与 TASK-1 有一定的同源性，使它们能形成异源低聚物。实验研究发现在艾滋病患者的 $CD4^+T$ 细胞、淋巴组织及 293T 细胞中，Vpu 蛋白与 TASK-1 能够自然结合。Vpu 蛋白的表达能够抑制细胞膜上剂量依赖性的 TASK-1 特殊电流的通过。TASK-1 的电导率的改变不仅受异源低聚物的影响，还与 HIV-1 感染细胞中的 TASK-1 降解有关。Vpu 蛋白诱导 TASK-1 与 $SCF^{\beta TrCP}$ 结合并进入泛素蛋白酶降解途径降解。Vpu 蛋白抑制 TASK-1 的作用可能是改变细胞膜上的电位差，影响细胞膜的结构与流动性，改变细胞膜的构象和内部环境，最后加速病毒释放。然而 Vpu 蛋白与 TASK-1 蛋白之间精确的分子生物学作用机制还不太明确，进一步研究 TASK-1 蛋白在细胞中的分布及其作用机制，可为人们提供新的防治 HIV-1 释放感染的方法。

此外研究还发现，Vpu 蛋白除在上述 HIV 感染过程中诱导 CD4 降解和促进病毒颗粒释放外，还能结合内在抗病毒因子 BST-2（又称 tetherin）并诱导其降解，从而使病毒逃脱宿主对病毒复制的抑制；调节 HIV-1 Gag 结构蛋白前体（Pr55gag）的细胞定位；在细胞膜上形成选择性阳离子（例如钾离子和钠离子）通道，帮助释放病毒颗粒，不过这种离子通道是序列依赖性的，序列打乱后则通道活性也会消失；能够激活保守的 JNK 通路诱导细胞凋亡，而且与病毒自身的免疫逃逸有一定的联系[95]。

Marco G Casarotto 的课题组以 Vpu 蛋白的选择离子通道为靶标，利用表面等离子共振（SPR）技术发现阿米洛利类似物 HMA（67，对 Vpu WT：K_D=2.40μmol/L ± 0.73μmol/L）可以作为 Vpu 离子通道的抑制剂，并利用 HMA 发现 Trp23、Ser24 和 Glu29 是离子通道内的关键氨基酸残基。尽管关于 Vpu 离子通道的抑制和病毒颗粒的释放之间的直接联系还不是非常清楚，但是却为这类抑制剂与 Vpu 蛋白之间的作用机制提供了非常有用的信息[96]。

Shan Cen 的课题组利用分子模拟技术揭示了 BST2-TM 二聚体和 Vpu-TM 二聚体的结合模型，这为后续靶向 BST-2-Vpu 相互作用的抗 HIV 药物的设计提供了依据[97]。

Philip Mwimanzi 的课题组通过对靶向 Vpu 蛋白的小分子抑制剂 HMA 和 BIT-225（68）的前期研究进而修饰改造得到酰基胍化合物 SM111（69），该化合物可以通过对病毒颗粒释放的损害和降低病毒感染性实现对 HIV-1 复制的抑制。SM111 的耐药性主要出现在 Vpu 和 Env 突变，继而导致 Env 表面的过度表达以及可能出现的病毒感染能力的增加。SM111 的 EC$_{50}$ 在 CEM-GXR 和 PMBC 细胞中分别为 55μmol/L 和 33μmol/L。这样的结果对于可以直接被用来抑制 HIV 或治疗 HIV 引起的疾病还是远远不够的，加之 SM111 的治疗指数较低，因此设计更优的 SM111 衍生物是非常必要的。尽管如此，SM111 及其类似物还是为研究者们提供了许多关于 Vpu 在病毒释放中的详细的药理研究，也为开发新的抗 HIV-1 药物奠定了良好的基础[98]。

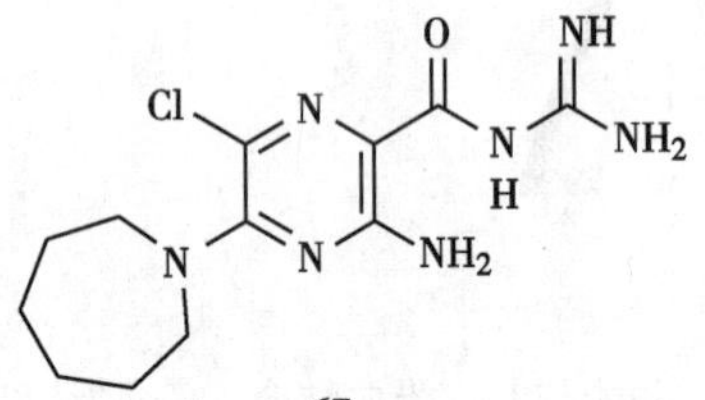

（结构式图 67、68、69）

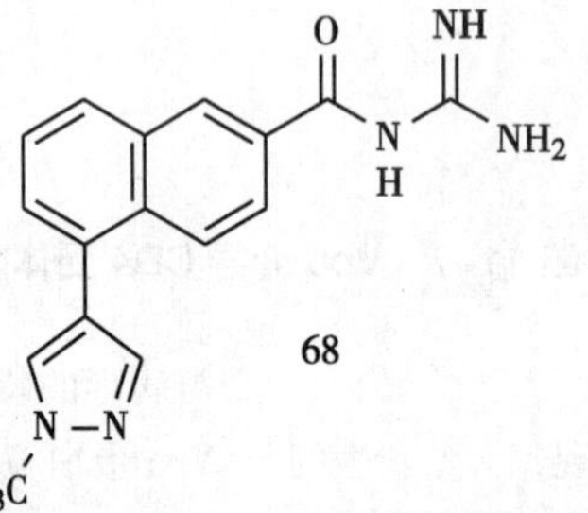

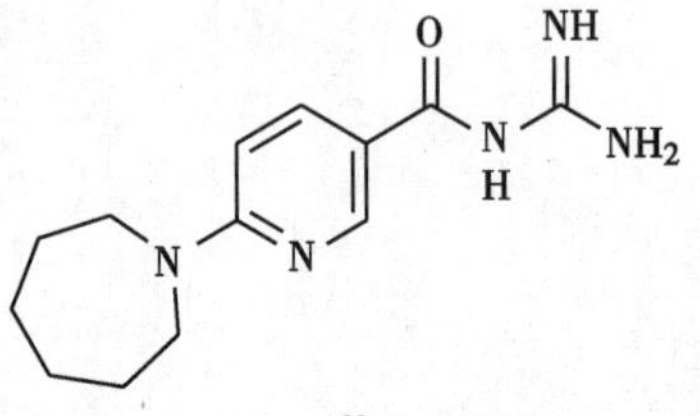

近年来，许多科学家们将目光投向 Vpu 蛋白可拮抗人内在抗病毒因子 BST-2（又称 tetherin，THN）这一生理过程，为以 Vpu 为靶点的药物研究开发提供了新的设计思路。北京工业大学的曾毅课题组通过利用表面等离子共振（SPR）技术旨在建立以 Vpu 蛋白为靶点的靶向药物筛选方法，并利用所建立的方法对小分子化合物进行筛选，得到的活性化合物再通过细胞实验评价其对 Vpu 功能的影响。

辅助蛋白对于 HIV 复制是非必需的，但对于致病性病毒的产生十分关键。与其他辅助蛋白一样，Vpu 蛋白作为连接体与宿主的多种代谢途径联系促进病毒复制和感染。Vpu 蛋白与宿主蛋白结合下调 CD4 受体，促进病毒颗粒释放。进一步研究这些作用的分子生物学机制，将会为人们研究设计新的治疗艾滋病的药物提供理论基础。

（霍志鹏　刘新泳）

5　HIV-2 Vpx 蛋白抑制剂研究

在 HIV-1 型病毒颗粒中存在 Vpu 蛋白，而 HIV-2 型病毒颗粒中存在 Vpx 蛋白。HIV-2 基因编码的 Vpx 和 Vpr 蛋白与 HIV-1 型病毒颗粒中的 Vpr 蛋白有一定的同源性。但是在 HIV-2 中 Vpx 蛋白发挥与 HIV-1 中的 Vpr 相类似的作用。Vpx 蛋白是 HIV-2 的致病因子，在感染猴免疫缺陷病毒的猿猴中 Vpx 蛋白促进病毒的传播和致病性。Vpx 蛋白通过与 Gag 蛋白的 p6 区域结合包装进入病毒颗粒内。

5.1　Vpx 蛋白的结构

Vpx 蛋白是含有 112 个氨基酸残基，相对分子质量为 17kD 的高度保守的蛋白。HIV-2 Vpx/Vpr 蛋白与 HIV-1 Vpr 蛋白的同源性决定了它们结构上的相似性。Vpx 蛋白的三级结构中也有 3 个保守的两性 α 螺旋（21~39、42~55 和 64~82），这些螺旋对于 Vpx 蛋白作用的发挥十分关键。Vpr 蛋白的 C 末端是脯氨酸富集区域，与核定位相关；N 末端是一个较长的环状结构。

5.2　Vpx 蛋白的生化功能

近年来，随着对 Vpx 蛋白研究的深入，Vpx 蛋白的诸多重要生理功能被挖掘出来，主要包括通过与 HIV-2/SIV p6 蛋白的结合实现包装进入病毒颗粒，突破巨噬细胞内的免疫防线，有效增加 HIV/SIV 逆转录产物 cDNA 在巨噬细胞内的聚集以及除帮助自身病毒复制外，还能协助 HIV-1 以及其他逆转录病毒在巨噬细胞内的复制等。

通过 Vpx 蛋白 HIV-2 病毒 DNA 的核转运输入作用可促进 HIV-2 复制。病毒感染的一个关键步骤是转运病毒的

DNA 进入宿主细胞的核内。进入宿主细胞核内的病毒 DNA 整合进入宿主的 DNA 中才能进行翻译与转录。Vpx 蛋白能够指导 HIV-2 病毒 DNA 的核转运，促进 HIV-2 前病毒 DNA 整合复合物、细胞及病毒蛋白进入静止的细胞。

核转运一般涉及转运蛋白的核定位信号区域（NLS）。虽然 Vpx 蛋白没有明显的 NLS，但研究发现 Vpx 蛋白的 61~80 位氨基酸残基能够有效地抑制异种蛋白进入核内，Vpx 蛋白的 61~80 位氨基酸残基变异可能消除其核转运输入作用，减弱病毒在非分裂巨噬细胞中的复制，并阻止整合酶和 Gag 基质蛋白进入核内。Vpx 蛋白的第 3 个 α 螺旋的 64~82 位氨基酸残基与核定位和核转运相关，其完整的结构对于 Vpx 蛋白的核输入作用是必要的。Vpx 蛋白的核转运输入功能促进病毒复制。研究发现 Vpx 蛋白可以使 HIV-2 在淋巴细胞中的复制增强约 10 倍，而 Vpx 蛋白缺失时 HIV-2 不能复制。另外 Vpx 蛋白促进病毒 DNA 的合成，从而增强病毒复制。

另外通过与 HIV-1 的 Vpr 蛋白的对比实验发现 Vpx 蛋白也有较强的细胞毒性[99]。

Vpx 蛋白作为 HIV-2 型艾滋病的致病因子，对其致病机制的研究将为抗 HIV-2 治疗提供新的方法。现有研究发现 Vpx 蛋白对于慢病毒主要包括在巨噬细胞和树突状细胞的髓系细胞，直接参与病毒的潜伏和传递等感染进程，并通过结合 DCAF1、DDB1 和 Cullin 4 组成的泛素复合物从而占用宿主细胞内的泛素连接酶，实现对 HIV 在巨噬细胞的复制的促进作用[100]。同时 Vpx 蛋白被认为主要在病毒生命周期的早期发挥作用，原因是其与 Gag p6 蛋白结合后可被直接包装进入病毒颗粒。此外，最新研究发现 HIV-2/SIV 的 Vpx 蛋白还参与 CRL4 E3 复合物的形成，介导 SAMHD1 蛋白酶体途径降解，从而促进病毒感染[101]。

目前，基于 Vpx 促进病毒感染的机制，研究者们将眼光投向于对 neddylation 的类泛素化修饰并验证其在 Vpx 诱导 SAMHD1 降解中的作用，并发现小分子抑制剂 70（MLN4924）能够有效地抑制 Vpx 蛋白中和 SAMHD1 抗病毒的能力，进而阻断逆转录病毒通过 Vpx 增强自身在巨噬细胞的感染力，为后续 Vpx 蛋白抑制剂的研究提供了基础[102]。

70

随着人们对 HIV 研究的不断深入，对 HIV 的致病机制及在这个过程中各种蛋白的功能有了进一步的了解。病毒的结构蛋白与病毒复制关系密切，而病毒的辅助蛋白对于病毒功能的发挥也十分关键。对辅助蛋白的生化功能的不断研究，将为抑制病毒复制与感染提供新的理论。针对辅助蛋白进行抑制剂设计将成为新的抗艾滋病药物设计的方向之一。

（霍志鹏 刘新泳）

6 HIV 基质蛋白抑制剂研究

6.1 基质蛋白的结构

HIV-1 基质蛋白（matrix protein，MA）的大小为 17kD，由 132 个氨基酸残基组成，它是由基团专一抗原（group specific antigen，Gag）Pr55 的 N 末端区域经蛋白酶水解得到的，而且 MA 的 N 末端被十四（烷）酰化，这种酰化作用能增强 MA 与细胞膜的亲和力。病毒体中的大部分 MA 存在于病毒核心之外，在病毒衣壳和被膜之间形成层状结构，还有一些 MA 分子存在于 HIV 核心及 PIC 中[103-104]。MA 的 N 末端含有一个高度碱性区域（18~33 位氨基酸残基）（图 11-8），是逆转录病毒的主要功能域。这个区域与 MA 和细胞膜、磷脂酰肌醇（4，5）-二磷酸［PI（4，5）P2］、RNA 的作用有关，也是 Env 糖蛋白包膜蛋白基因（env）编码糖蛋白和病毒体融合所必需的。MA 的 NLS-1 存在于这个区域，这个区域的变异影响整个核定位过程、Gag 的整个结构，以及降低病毒的复制能力[103,105]。MA 的第 26 和第 27 位氨基酸残基变异降低 HIV 使 DNA 形成 2 个长末端重复序列（long terminal repeat，LTR）的能力，影响 MA 的 NLS[103,105]。HIV-1 MA 的三维结构已经通过 NMR 及 X 射线技术测定。蛋白质的核心区域由 5 个 α 螺旋及三股 β 片层组成，N 末端的 α 螺旋 1~4 形成一个紧密的球形区域，而 C 末端的 α 螺旋 5 远离这个球形区域，连接 Gag Pr55 中的衣壳蛋白（capsid protein，CA）区域[104-105]。在晶体结构中，HIV-1MA 以三聚体的形式存在，这与 MP 和质膜的结合能力及介导病毒组装有关。MA 的多聚化导致单个 MA 的球状区域多种碱性氨基酸残基的聚集，形成大的、带正电荷的表面，与质膜内的磷脂（类）分子作用[104-105]。

6.2 基质蛋白的生化功能

MA 是一个多功能的蛋白质，在 HIV-1 生命周期的早期及晚期阶段发挥重要的调节作用。MA 发挥其功能需要依赖不同的磷酸化作用、蛋白质修饰，以及蛋白质多聚化、裂解和蛋白质间的相互作用诱导的构象和能量变化[1]。对 MA 有关的调节机制的阐述，不但可以更深入地理解 HIV 的生命周期，而且可以启发人们发现基于 MA 的新型抗 HIV-1 治疗途径。

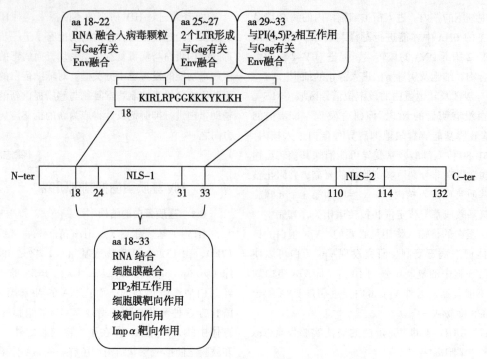

图 11-8　HIV-1 MA 的一级结构模式图

6.2.1　HIV-1 生命周期的早期阶段

存在于病毒核心的 MA 在 HIV-1 侵入后的早期阶段具有重要作用。MA 碱性区域的氨基酸残基如 R18G、K20I、R22A、K32I、H33L 突变会降低病毒核心区域的稳定性，进而影响病毒逆转录过程及 DNA 合成，显著降低病毒的感染力[106]。此外，V6R、L49D、C86S 突变以及 N 末端氨基酸残基缺失也会影响 DNA 的合成能力[106]。其中 L49D 突变会特异性地降低病毒表面的 gp120 量，削弱 HIV-1 的融合能力，并且也显著降低 MA 在病毒核心的数量。实验发现，gp41 胞质尾区的截断会恢复正常的 MA 水平，这表明该变异使 gp120 和 gp41 之间的非共价结合不稳定，而且 MA 以某种方式调节这种结合[107-108]。

6.2.2　MA 与核运输

和其他慢病毒属的病毒一样，HIV 也能感染处于未分裂期的细胞，这意味着 HIV 通过特殊机制使其基因组透过完整的核被膜[103-104]。MA 和前病毒 DNA 及其他病毒蛋白如蛋白酶、逆转录酶及病毒蛋白 R（virus protein R，VPR）蛋白形成 PIC，PIC 的核运输是病毒复制所必需的。MA 是最早发现的与 PIC 核运输有关的蛋白质，它在该环节中起着关键作用[109]。MA 含有 2 个由碱性氨基酸残基组成的 NLS，核心氨基酸序列分别为 24~31 位氨基酸残基（NLS-1）和 110~114 位氨基酸残基（NLS-2）[110]，其电性特征利于 PIC 的核靶向运输。NLS-1 具有较高的保守性，NLS 中一些赖氨酸的改变会使病毒复制能力大大降低。此外，在细胞质中，特殊的转运蛋白（如输入蛋白和 karyopherin 蛋白）和 NLS 结合，介导含有 NLS 的蛋白质的核运输。输入蛋白 α（importin α）是核转运蛋白家族的关键成员，它作为连接体，将 NLS 区域与输入蛋白 β（importin β）连接，输入蛋白 β 负责输入蛋白-NLS 蛋白复合体与核孔蛋白（核膜孔复合体蛋白）的对接及异位，并使之通过核孔[111]。此外，其他蛋白质如 VPR、整合酶、核衣壳（nucleocapsid，NC）蛋白等协同 MA 分别和不同的核运输受体作用。最近的研究发现，MA 核定位信号区的变异（26~32 位氨基酸残基）不但可以改变 PIC 的核运输，而且也影响以后的整合过程，降低病毒的感染力[112]。

6.2.3　MA 与病毒组装

Gag 多聚蛋白是 HIV-1 型病毒颗粒组装、出芽和释放所必需的。位于 Gag 多聚蛋白的 N 末端的 MA 是 Gag 膜靶向及膜结合能力的关键部分，它是 Gag 前体细胞内定位及病毒组装的基本调节因子，将 Gag 多聚蛋白前体运输到组装位点（细胞膜的脂筏及含有多泡体的内涵体）[113]。MA 的膜靶向及结合能力是通过 N 末端的十四酰化调节机制来实现的。十四酰化的 MA 通过长的脂肪链能穿透细胞膜的脂质双分子层。此外，6~8 位的疏水性氨基酸残基及 26~32 位的碱性氨基酸残基形成蛋白质表面高度碱性的片段，不但通过和细胞膜内部酸性磷脂的负电荷之间的静电作用，而且通过调节十四酰基的暴露，使 Gag 靶向细胞膜合适的区域，促进 Gag 与细胞膜的紧密结合。实验发现，MA 的突变会导致病毒在细胞膜上的无序组装。破坏 MA 的球形头部结构，可以显著抑制 Gag p55 的膜结合能力，从而强烈抑制病毒组装[114]。此外，MA 通过 N 末端的 α 螺旋和多泡体的衔接蛋白如 AP-2 和 AP-3 复合体作用，如果破坏这种作用，就会消除 Gag 向多泡体的运输能力，降低病毒颗粒的形成[113]。十四酰化的 MA 以 2 种形态存在：myr- 暴露［myr（E）］的 MA 和 myr- 隐藏［myr（S）］的 MA。Myr（S）状态的十四酰基通过插入 MA 球形结构的一个疏水口袋而隐藏。这 2 种状态的三级结构几乎是一样的，仅有几个氨基酸残基 S9、G10 和 G11 的构象不同[105]。MA 单体处于 myr（S）状态，而 MA 多聚化成三聚体使十四酰基暴露。Gag 的二聚化及多聚化也能增强十四酰基的暴露，增加 Gag 的膜结合能力，但在 Gag 单体中十四酰基是隐藏的[115]。因此，尽管 Gag 和 MA 都能被有效地十四酰化，但二聚化后的 Gag 前体与膜结合好，而 MA 单体结合较差[116]。所以，MA 的状态在保持膜结合能力中发挥关键作用。MA 也具有直接和 RNA 结合的能力。MA 在其碱性区域拥有一个 RNA 结合区域，在 NC 存在下能结合病毒基因组 RNA，以及细胞的 mRNA 和 tRNA。没有 MA 碱性区域的 Gag 大大丧失了组装功能[104-105]。MA 作为一个蛋白质支架，在感染细胞中将 Env 和 Gag 蛋白集合在一块，在病毒组装过程中它和 gp41 胞质尾区相互作用，将 Env 融合到病毒颗粒[117]。HIV 颗粒外面的膜包膜上，胆固醇及鞘类磷脂的分布是不均一的。MA 的 N 末端与富含磷酸肌醇如 PI（4，5）P$_2$ 的细胞膜部分特异性作用，可使 Gag 多聚蛋白特异性靶向富含磷酸肌醇的细胞膜区域进行组装，从而使新生病毒获得胆固醇及磷脂丰富的外膜，这非常有利于以后的融合及侵入[103, 105]。

6.2.4　MA 的磷酸化调节

蛋白质的磷酸化是其发挥特异性生物活性的一般途径，如介导各种信号转导途径。MA 能通过磷酸化作用介导靶向功能。在组装前及组装过程中，MA 主要在其酪氨酸上进行磷酸化（如 C 末端的 Y132），与 MA 内 NLS 的形成有关，而且 Y132 的磷酸化是未分裂巨噬细胞感染的关键因素。MA 的丝氨酸及苏氨酸磷酸化后能调节 MA 与细胞膜的作用，S9、S67、S72 和 S77 的磷酸化改变了 MA 表面整体的电荷平衡，扰乱和细胞膜之间的静电作用，使 MA 从细胞膜释放，这表明丝氨酸的磷酸化在病毒侵入细胞后的早期复制阶段中发挥重要作用。因此，融合到病毒体的细胞激酶如 MAPK 能特异性诱导 MA 磷酸化，在 HIV 进入细胞后使 MA 从脂质双分子层释放，进行核运输。实验发现，MAPK 的活力与 HIV 的传染力大小密切有关[104-105]。

6.2.5　MA 和细胞骨架之间的作用

和许多其他病毒一样，HIV 会利用细胞骨架系统利于自身在细胞内的运动。在 HIV 侵入细胞的过程中，在细胞骨架中发现 MA 的存在，而且肌动蛋白的脱聚合化会延缓 HIV 感染，这说明 HIV 在感染早期会和细胞骨架发生某些作用。MA 在体内会特异性地与肌动蛋白作用，同时 Gag 也会和 F- 肌动蛋白结合，F- 肌动蛋白破裂会阻断 HIV 的组装 / 释放过程，这说明在组装阶段 HIV 也会通过肌动蛋白促进新生成病毒组件的运动。在病毒颗粒内发现肌动蛋白的存在，但这方面的研究刚处于起步阶段。HIV 和细胞骨架之间的作用对于病毒侵入机体后进入组装阶段是重要的，将来的研究就是要阐明 MA 在这个过程中的具体机制[118]。

6.3　靶向基质蛋白的抑制剂研究

MA 的 NLS 区域在 PIC 核运输中的关键作用以及其结构的保守性，使其成为理想的抗 HIV 感染治疗靶点。目前的抑制剂主要包括拟肽类及小分子杂环类化合物。

一些环肽类化合物作为 NLS 类似物，通过竞争性与输入蛋白 α 结合，干扰 PIC 的核运输，进而抑制 HIV 复制，IC$_{50}$ 已达 nmol/L 的水平[119-120]。

小分子的 HIV 核运输抑制剂如亚芳基二甲基酮衍生物可直接靶向 MA NLS-1。先导化合物为 ITI-002，通过分子中的羰基和赖氨酸 ε- 氨基形成希夫碱，削弱 NLS 活性所必需的正电荷，使 NLS 失活。ITI-002 在巨噬细胞及外周血单核细胞中具有较高的抑制 HIV 复制的活性，IC$_{50}$ 为 0.1mmol/L[121]。

最近，通过计算机辅助药物设计得到一类新型的噁二唑类 MA NLS 抑制剂。先导化合物（71，ITI-367）在巨噬细胞及 T 淋巴细胞中可有效地抑制病毒复制。通过 X 射线晶体衍射分析发现，该类化合物通过和 MA NLS-1 Y29 内向产生的一个凹槽结合，阻止 PIC 和输入蛋白 α 结合，降低 HIV-1 DNA 的核运输。NLS-1 中的 R22、K27、Y29、H33 具有较高的保守性，因此靶向这些氨基酸的抑制剂不易产生耐药性。更重要的是，该化合物对目前临床应用的抗 HIV 药物不产生拮抗作用，这表明该类化合物有望成为目前高效抗逆转录病毒治疗（HAART）中的组分[122]。

71

Cinzia Giagulli 的课题组通过研究发现 HIV-1 基质蛋白 P17 与其受体硫酸乙酰肝素蛋白多糖（HSPGs），以及与趋化因子（CXC）受体 1（CXCR1）和受体 2（CXCR2）之间的相互作用，并基于这些作用发现肝素和硫酸乙酰肝素靶向作用于 p17-CXCR1 并相互作用，是其弱作用抑制剂，两者的 ID$_{50}$ 分别为 70.0nmol/L 和 250.0nmol/L。依据 P17 和其受体的相互作用，为后续抗 HIV-1 药物的设计提供了一个非常有前景的研究靶点[123]。

此外，鉴于 HIV-1 基质蛋白在 HIV-1 中基因序列相对保守、变异发生率较低，以及作为细胞免疫应答的靶抗原，HIV-1 基质蛋白已经成为很多科学家研发 AIDS 疫苗的候选抗原[124]。

由于逆转录、核运输及整合过程紧密相连，因此靶向逆转录酶（RT）、整合酶（IN）及核运输过程的抑制剂具有协同治疗作用。此外，核运输抑制剂不仅用来抑制 HIV，而且可以抑制其他一些生命周期中含有核运输过程的病毒，如乙肝病毒及疱疹病毒。因此，该类抑制剂的进一步发展有望大大丰富目前的抗病毒药物。

（霍志鹏　李震宇　展　鹏　刘新泳）

第 2 节　HIV-1 核壳体蛋白 NCp7 锌指受体抑制剂

HIV-1 的核壳体蛋白 7（nucleocapsid protein 7，NCp7）在病毒逆转录与整合过程中都起到重要作用。通过进行 NCp7 核苷酸序列定点突变实验对 NCp7 的保守性进行检验，分别对核苷酸序列中的 N 末端锌指结构区，以及两锌指结构的连接区的单个氨基酸残基或几个氨基酸残基进行突变实验，基因定点突变结果表明 NCp7 具有高度的保守性[125]。因此，针对于此靶点设计合成的药物不易由于 NCp7 发生基因突变而产生耐药性。近年来 NCp7 已经成为抗病毒药物研究中备受关注的新作用靶点之一[126]。本节主要介绍 HIV-1 NCp7 的分子结构和功能，以及针对此靶点的抑制剂研究现状。

1　HIV-1 核壳体蛋白 NCp7 锌指受体的结构与功能

1.1　HIV-1 核壳体蛋白 NCp7 的结构

成熟的 HIV-1 中约有 2 000 个核壳体蛋白（nucleocapsid

protein，NCp），它们与基因组的 70S RNA、逆转录酶（RT）、整合酶以及蛋白酶分子密切相关[127]。NCp15 蛋白由 gag 顺反子编码，是 Pr55^{gag} 多聚蛋白前体的一部分，在成熟病毒中最终分化成 NCp7、基质、衣壳和 p6 蛋白。对所有已知的逆转录病毒来说，NCp 是十分保守的，且除了疱疹病毒外，都具有 1 或 2 个锌指结构，以 Cys-X$_2$-Cys-X$_4$-His-X$_4$-Cys（CCHC）的形式存在。NCp7 具有 2 个锌指结构，由 72 个氨基酸残基组成，三维立体结构由 Morellet 等于 1994 年通过核磁共振谱确证。其中心球状结构域具有 2 个 CCHC 类型的锌指结构，通过短的基本序列 ^{29}RAPRKKG^{35} 连接（图 11-9）[128-129]。

1.2　NCp7 的生化功能与作用机制

1.2.1　NCp7 在 HIV 逆转录过程中的作用

在逆转录起始阶段，启动子与起始结合位点（primer binding site，PBS）发生杂交是逆转录合成前病毒 DNA 的先决条件。宿主细胞的 tRNA^{lys3} 是逆转录的启动子，NCp7

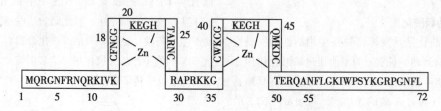

图 11-9　HIV-1 核壳体蛋白 NCp7 的结构

能够通过拥挤效应（crowding effect）使基因组 RNA（gRNA）和 tRNA^{lys3} 同时发生松动，并且有利于 tRNA^{lys3} 3′-末端的 18 个核苷酸与 PBS 发生杂交配对连接[130]。

HIV 逆转录起始复合物的形成阶段需要多个蛋白的参与，如逆转录酶（RT）p66-p51 与启动子 tRNA^{lys3} 的高亲和力，以及 RT 与 NCp7 的相互作用等。起始复合物形成以后开始合成 cDNA，首先合成 minus-strand strong-stop cDNA［SS-cDNA（-）］，合成的同时，在 RT p61 亚基的辅助下 RNase H 开始降解用于合成 SS-cDNA（-）的 RNA 模板。由于 NCp7 能够解开 8~12 个核苷酸长度的双链序列，所以 NCp7 可能加速 RT-RNase H 指导的病毒 RNA 降解。稳定的 RNA 二级结构为茎环结构（SL），形状类似于发卡，例如在 HIV-1 gRNA 5′-末端的反式激活应答区（trans-activator response region，TAR）的茎环结构，RT 复制到此类结构时，停止复制并且可能导致模板裂解。由此在 RNA 的断口处，以及模板与模板的相互作用处能够发生非特异

性复制，而 NCp7 能够非常有效地减少这类复制错误的发生[131-132]。在复制 cDNA（-）的过程中，gRNA 模板同时被 RT-RNase H 降解，但是有一段富嘌呤序列（polypurine tract，PPT）能抵制 RNase H 的水解。这一段富嘌呤序列是 RT 合成正链 DNA 的启动子，从 PPT 开始到 PBS/tRNA^{lys3} 结合位点，合成出一段 SS-cDNA（+），由此完成双链长末端重复序列（LTR）的合成。合成出 SS-cDNA（+）后需要将其转移到 PBS/tRNA^{lys3} 位点。RT-RNase H 降解 RNA 序列时，允许 NCp7 作为分子伴侣来伴随 2 条互补 PBS DNA 的复性。第二次 DNA 链转移以后，RT 通过复制新生成的负链 DNA 继续合成正链 DNA。为了在前病毒 DNA 的 5′-端复制 3′-端的 LTR，负链 DNA 的复制需要重新开始，RT 通过复制新生成的正链 DNA 来完成这一过程。此过程中 RT 需要打开双链的 LTR DNA[133]。由于 NCp7 具有解开折叠以及链转移活性，所以被认为是此过程的分子伴侣，但是目前对于以上过程的研究还相对较少[134]。

1.2.2　整合过程中 NCp7 的作用

在前病毒 DNA 合成的完成阶段，NCp7 和整合酶（integrase，IN）一起连接到前病毒 DNA，两者共同确保病毒 DNA 保持构象并且整合到宿主基因组中[135]。HIV-1 的 LTR DNA 是 NCp7 的连接模板，NCp7 能够募集整合酶分子到此复合物中，NC-LTRDNA-IN 这些核蛋白复合物的稳定性既取决于 IN 也取决于 NC 的基本残基序列及锌指结构。如果 NC 分子突变就不能促进 NC-LTR-IN 复合物的形成。新生成的 DNA 平均每 5 个碱基对连接 1 个 NCp7 分子，整条 DNA 几乎被完全包裹。在电镜下观察发现，这种复合物能够有效防止新生成的前病毒 DNA 被细胞的核酸外切酶降解，这有利于前病毒 DNA 的构型保持稳定。研究发现，在体外的 DNA 模型中 NCp7 能够强烈刺激 IN 调节的整合过程。

但是，体内 NC 和 IN 在整合过程中的作用还需要进一步研究[136]。

此外，如果 NCp7 的结构发生改变或者由于药物作用发生交联，NCp7 就不能够结合到新生成的 RNA 外部，也不能够保护其不受细胞中核酸外切酶的水解，组装就会出现缺陷，致使不完整的病毒出芽或组装，释放出无感染力或低感染力的病毒[137]。NCp7 的各个区域在 HIV-1 前病毒合成过程中的作用总结见表 11-3[138]。在病毒成熟阶段，NCp7 作为有效复制基因组 RNA 以及 tRNA^{lys3} 复性到 PBS 和 RT 调节前病毒 DNA 复制的分子伴侣，对于基因组 RNA 的组装和完整病毒的生成具有相当重要的作用。由表 11-3 可以看出高度保守的 2 个锌指结构以及连接区和 C 末端序列、N 末端序列是 NCp7 发挥其作用必不可少的区域[139]。

表 11-3　NCp7 的各个区域的作用

过程	N 末端	锌指结构 1	连接区	锌指结构 2	C 末端
tRNA 复性	+	−	+	−	+
负链转移	+	+/−	+	+/−	+
正链转移	+	+	+	+	+
DNA 保护	+	+	+	+	+

注：+，表示发挥功能所必需的结构；+/−，表示发挥部分作用；−，表示不发挥作用。

2　HIV-1 核壳体蛋白 NCp7 锌指受体抑制剂研究

基于 NCp7 的结构特征及其在 HIV-1 生命周期中的作用机制，目前已经设计合成出大量针对于此靶点的活性化合物，在体外都显示出很高的抗病毒活性。NCp7 锌指受体抑制剂的主要作用机制分 2 种：①通过药物与 NCp7 作用"逐出"锌指结构中的锌离子，从而改变 NCp7 的结构，并导致其丧失原有的功能，从而抑制 HIV-1 复制；②通过直接干扰核酸与核壳体蛋白结合抑制 HIV-1 复制。

2.1　基于锌离子"逐出"机制的抑制剂

2.1.1　C- 亚硝基类化合物

C- 亚硝基类化合物是首次发现的作用于 NCp7 锌受体的活性先导化合物，代表性化合物为 3- 亚硝基苯甲酰胺（NOBA，化合物 72，图 11-10）和 6- 亚硝基 -1，2- 苯并吡喃酮（NOBP，化合物 73，图 11-10）[140]。它们通过氧化作用使锌指结构上半胱氨酸的巯基之间形成二硫键，破坏 NCp7 的结构，使其失去核酸结合能力，从而抑制其功能[141]。NOBA 在外周血单核细胞中抑制 HIV-1 的 EC$_{50}$ 为 1.56μmol/L，抑制 NCp7 的 IC$_{50}$ 为 50μmol/L，在其浓度 >1μmol/L 时完全抑制逆转录的形成[125, 142]。

虽然 NOBA 和 NOBP 能够抑制 HIV-1 复制，但是由于细胞毒性高，且化合物不能区分 NCp7 和在细胞蛋白质中的其他 Zn^{2+} 连接位点，即缺少选择性，从而使其研究受

到限制[143]。

2.1.2　2，2'- 联硫类化合物

2，2'- 联硫类化合物通过与锌指受体中 Cys 残基的硫原子相互作用形成二硫键，使锌离子从 NCp7 中逐出，从而导致病毒粒子中的 NCp7 相互交联，而产生没有感染性或感染力下降的病毒粒子。

化合物 74 属于二硫代苯甲酰胺（DIBA）类化合物[144-146]，其对于 NCp7 的 C 端 Zn 连接区的活性大于 N 端连接区的活性，且不与细胞蛋白质中的其他 Zn 连接区作用。质谱研究表明，C 端 Zn 连接区的 Cys36 和 Cys49 与 DIBA 形成共价键从而改变 NCp7 的构象。化合物 74 具有很高的抗病毒活性及选择性，在 CEM-SS 细胞中抑制病毒复制的 EC$_{50}$ 为 2.3μmol/L，在浓度为 200μmol/L 时无细胞毒性[147]。并且二硫代苯甲酰胺类化合物只作用于锌指受体，而不能抑制病毒吸附，无逆转录酶活性或蛋白酶活性，进行抗病毒实验的 2 年中没有发现耐药性问题。尽管 DIBA 类的选择性较高，但因化合物中含有不稳定的二硫键，体内的半衰期很短。

化合物 75（SRR-SB3）是一种大环二酰胺化合物，具有较好的抑制效果，抑制不同 HIV-1 毒株复制的 EC$_{50}$ 为 1.8μmol/L[148]，对多种核苷类抑制剂、非核苷类抑制剂和蛋白酶抑制剂耐药株均有较好的抑制效果，同时对 HIV-2 和 SIV 也有抑制作用[149]。

化合物 76（2，2'- 二硫吡啶，AT-2）是一种联硫基

二吡啶类化合物，通过共价修饰 NCp7 锌指结构的 Cys36、Cys39 和 Cys49，逐出锌离子而灭活 HIV。经 AT-2 处理的

病毒颗粒逆转录受到抑制，但其表面蛋白的构象及功能均不受影响，因而可以作为良好的免疫原[150]。

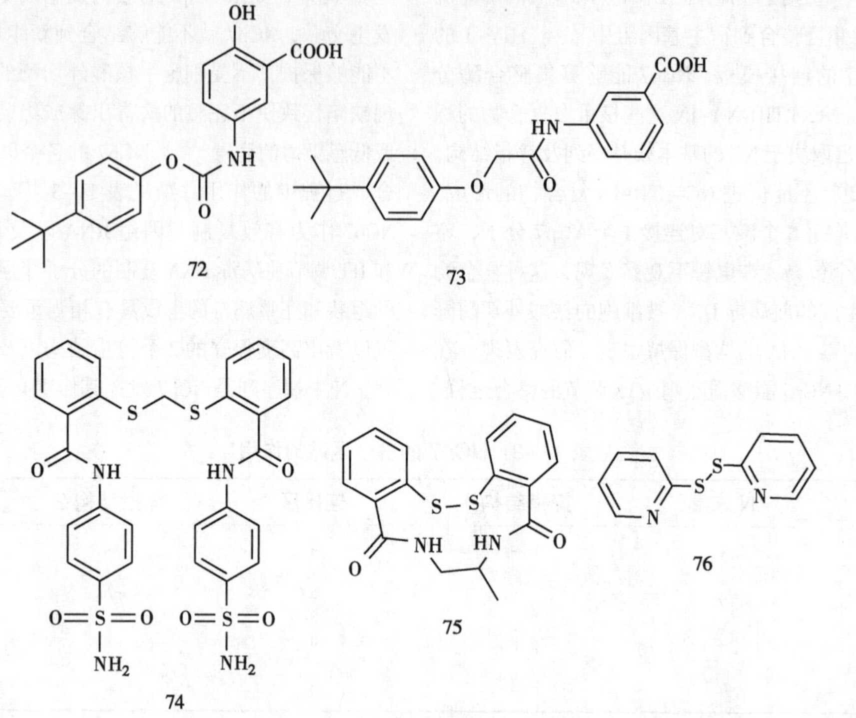

图 11-10　C-亚硝基类及联硫类化合物的结构

2.1.3　苯并异噻唑酮类化合物

苯并异噻唑酮类化合物 77（PD161374，图 11-11）是 DIBA 的联硫键断裂后形成的产物，由于去掉了联硫键并且形成五元环状结构，其稳定性得到提高，抑制病毒复制的 $EC_{50}=1.3\mu mol/L$，$CC_{50}>100\mu mol/L$[145, 151]。

2.1.4　二噻杂环类化合物

由于 DIBA 类中存在的二硫键可能使其在体内容易分解为单体而丧失抗病毒活性，为了克服这个问题，在保留二硫键的前提下，合成了一系列二噻烷杂环类化合物，这类化合物的二硫键不容易分解，并且保留了很好的抗病毒活性。如化合物 78（1，1-二氧 -1，2-二噻烷 -4，5-二醇，图 11-11），其 $EC_{50}=6.6\mu mol/L$，$CC_{50}=184\mu mol/L$。二噻杂环类化合物只作用于锌指受体，不抑制病毒与细胞的连接以及细胞表达的 CD4 与 gp120 的融合，对体外纯化的 HIV-1 的逆转录酶、蛋白酶和整合酶活性均没有抑制作用[152-154]。

2.1.5　偶氮二酰胺类化合物

化合物 79（偶氮二酰胺，ADA，图 11-11）是第一个进入临床研究的 NCp7 抑制剂，目前正在西班牙进行 II 期临床研究[155]。10μmol/L 的浓度下 ADA 能够部分抑制 NCp7 的活性，100μmol/L 的浓度时完全抑制。但是从此化合物的性质来说，很难指出其在体内的抗病毒特性是针对于哪个特定的靶分子。可能 ADA 是与一系列靶点广泛结合，并且可以肯定的是它能够在体外和体内抑制 T 细胞的反应，这很难归因于是与 NCp7 锌指受体的作用[156]。

2.1.6　乙基顺丁烯二酰亚胺类化合物

化合物 80（N-ethylmaleimide，NEM，图 11-11）能够与半胱氨酸的巯基反应生成稳定的 Cys-NEM。NEM 与 NCp7 的 Cys49 反应后改变 NCp7 的构象，从而导致其活性丧失。但与寡核苷酸结合的 NCp7 可以受到保护，不与 NEM 反应，而且 NCp7 与寡核苷酸的结合越强，这种保护作用就越明显，这暗示 NEM 与寡核苷酸竞争锌指结构活性中心[157-159]。

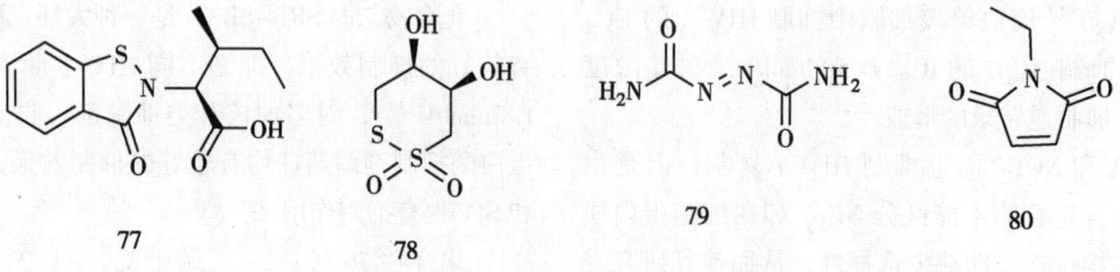

图 11-11　化合物 77~80 的结构

2.1.7　苯甲酰胺硫酯类化合物

化合物 81〔溴化 N-［2-（5-吡啶戊酰硫）苯甲酰〕磺酰醋酰胺，图 11-12〕和化合物 82〔溴化 N-［2-吡啶戊酰硫）苯甲酰］-4-（4-硝基苯基磺酰基）苯胺，图 11-12〕是 2 个吡啶烷酰基硫酯（PATE）类化合物，都表现出很好的抗病毒活性[160]。2 个化合物都是通过吡啶烷酰基与 NCp7 形成共价键从而改变 NCp7 的构象。81、82 分别作用于病毒复制的不同阶段，82 能够进入肿瘤坏死因子 α 诱导的 U1 细胞，使 Gag 前体开始交联并

且抑制前体处理，但是 82 不能够使没有进入细胞的病毒的 NCp7 发生交联。相反，81 不抑制 Gag 前体处理，却能够使没有进入细胞的病毒的 NCp7 发生广泛的交联而发挥抗病毒活性。在被 Ag+ 活化以后，化合物 81 能够与 NCp7 反应，NCp7 从 2 个锌指结构中排出 Zn^{2+}，此反应是两步反应机制，并且 Zn^{2+} 从 C 端锌指中排出的速度要快于从 N 端排出的速度。而化合物 82 与 NCp7 的反应速度却慢很多。化合物 81、82 的抗病毒活性数据见表 11-4[161]。

表 11-4　化合物 81 和 82 的抗病毒活性

化合物	与 NCp7 作用	使病毒发生交联	与核苷酸连接 /（IC_{50}，μmol/L）	杀病毒活性 /（IC_{50}，μmol/L）	U1 细胞	
					抑制 p24/（EC_{50}，μmol/L）	Gag 前体交联
81	+	-/+	100	12.3	94	+/-
82	+	-/+	100	2.1	10.7	+++

化合物 83（thiolcarbamate，TICA，图 11-12）[162]较 PATE 类有以下特点：用脂肪胺基酰胺取代原来的芳香磺酰基结构，降低分子量，增加药物的水溶性，并且增加分子的弹性使其能更好地与 NCp7 上的位点结合，抗病毒活性有所增加（EC_{50}=0.94μmol/L），新化合物的细胞毒性却没有增加（CC_{50}=101μmol/L）。除了通过初步的 XTT 法测定抗病毒活性外，还对 TICA 的抗急性和慢性以及潜伏感染的其他细胞做了活性分析，结果表明其作用于没有进入细胞的游离病毒以及抑制逆转录过程和整合后的病毒的复制。

TICA 类先导化合物的作用机制与 PATE 类相同，由于分子结构的优化使化合物更适合与 NCp7 结合，目前这些先导化合物正处在临床试验阶段，结果显示它们能够有效减少患者体内的病毒量。研究表明体内病毒量的维持是由于持续低水平地针对 T 细胞的再感染，而低分子量的氨基酸酰胺类化合物联合现有的高效抗病毒疗法能够通过降低游离病毒和已进入细胞的病毒的感染能力来有效阻断病毒的再感染，因此就能够通过抑制感染与再感染过程以降低病毒活性或杀死病毒[163]。

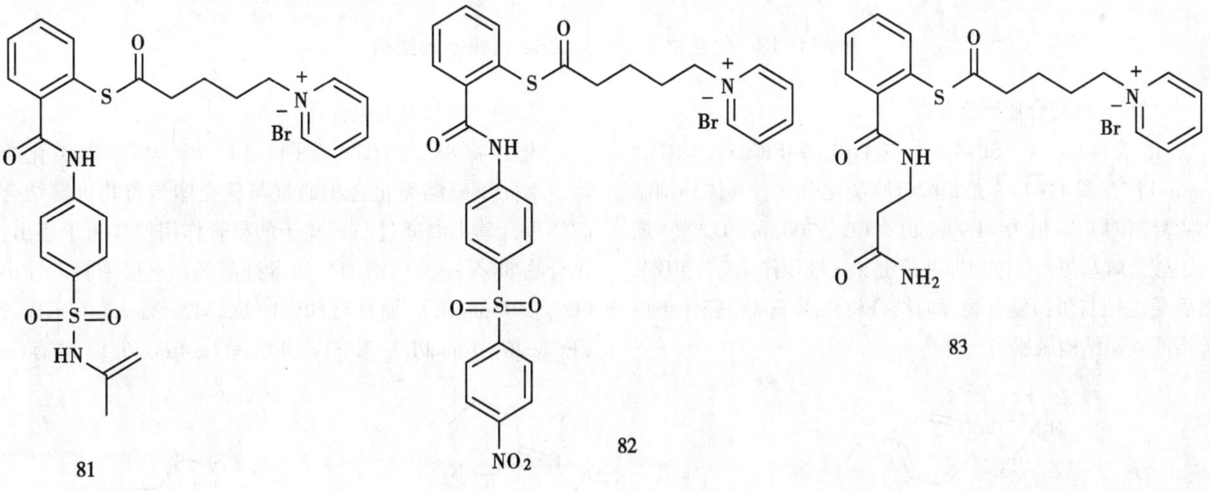

图 11-12　化合物 81~83 的结构

化合物 84（S-acyl-2-mercaptobenzamide thioester，SAMT，图 11-13）只与锌指的 C 端结合，具有较高的选择性。抑制剂首先通过亲核作用乙酰化 Cys39，然后通过分子内酰基转移到 Lys33 和 Lys38，最终使锌指的结构发生改变并逐出锌离子[164]。另外，SAMT 通过分子内酰基转移后得到化合物 85（2-mercaptobenzamide thioester，MT），再次通过细

胞内乙酰辅酶 A 乙酰化得到 SAMT；同时，化合物 86a 和 86b（MT 前药）通过酯酶水解、自发消除得到 MT。活性结果表明，化合物 85 在 CEM-SS 细胞系中抗 HIV 活性的 EC_{50} 为 2.3μmol/L，细胞毒性的 TC_{50} 为 741μmol/L；化合物 84 在 CEM-SS 细胞系中抗 HIV 活性的 EC_{50} 为 0.6μmol/L，细胞毒性的 TC_{50}>100μmol/L，其活性约提高 4 倍；化合物 86a

在 CEM-SS 细胞系中抗 HIV 活性的 EC_{50} 为 0.2μmol/L，其抗病毒活性约提高 9 倍，且细胞毒性 >100μmol/L。2016 年，Hartman 等设计合成的 MT 前药 86b 也表现出较好的靶向 NCp7 的活性，活性测定结果表明 86b 的抗 HIV 活性优于原药 85，其中化合物 85 在单核巨噬细胞和 PBMC 细胞系中抗 HIV 活性的 EC_{50} 分别为 2.5~19μmol/L 和 1.44~10.7μmol/L，化合物 86b 在单核巨噬细胞和 PBMC 细胞系中抗 HIV 活性的 EC_{50} 分别为 0.6~20μmol/L 和 0.87~12.3μmol/L[165–166]。

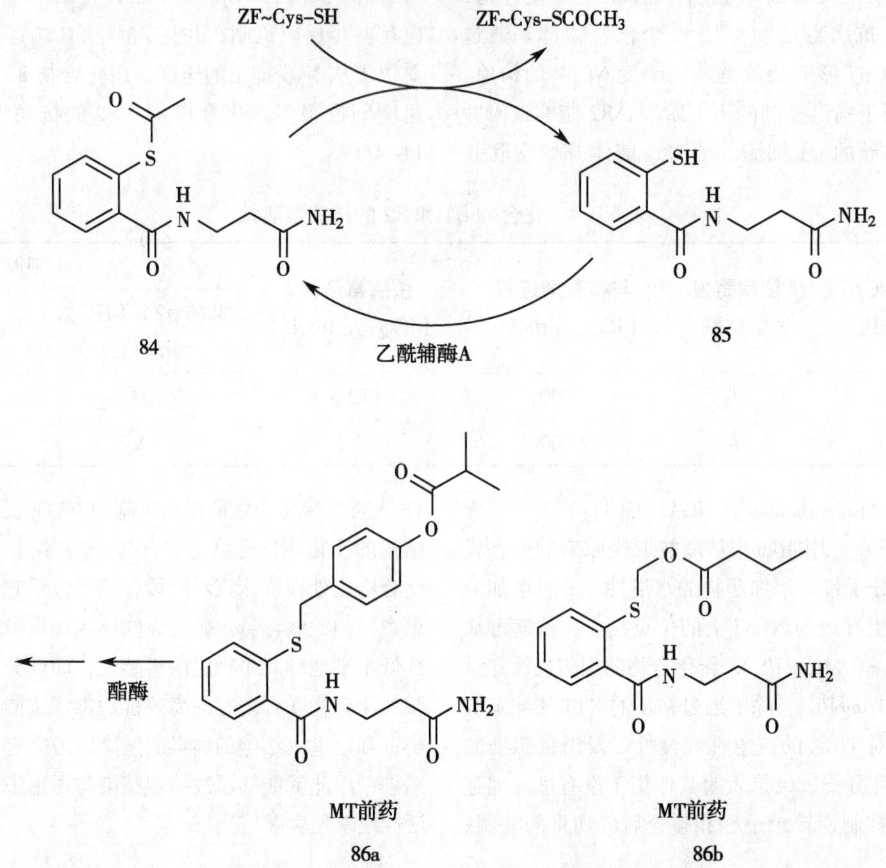

图 11–13　化合物 84、85、86a 和 86b 的结构

2.1.8　铂配合物类化合物

化合物 87｛［SP-4-2］-［PtCl（9-EtGua）（NH₃）（quin）］⁺，图 11–14｝是铂配合物类化合物，其体外抑制 HIV 复制的 EC_{50} 值为 41.9μmol/L，CC_{50}>200μmol/L[167]。通过铂酸盐碱基与色氨酸以非共价键 π–π 堆积作用分子识别，然后通过铂与蛋白复合物靶向结合将锌离子从核壳体蛋白锌指的碳端结构域逐出。

2.1.9　噻二唑类化合物

化合物 88（NV038，图 11–14）属于噻二唑类化合物，不同于硫酯类化合物通过与核壳体蛋白共价键结合起作用，其主要通过与锌离子的螯合作用使锌离子逐出。化合物 88 是一类广谱的抗病毒抑制剂，不仅细胞毒性小（CC_{50}>297.5μmol/L），而且对 HIV-1（EC_{50}=17±3μmol/L）、HIV-2（EC_{50}=26±7μmol/L）和 SIV（EC_{50}=17±4μmol/L）都有一

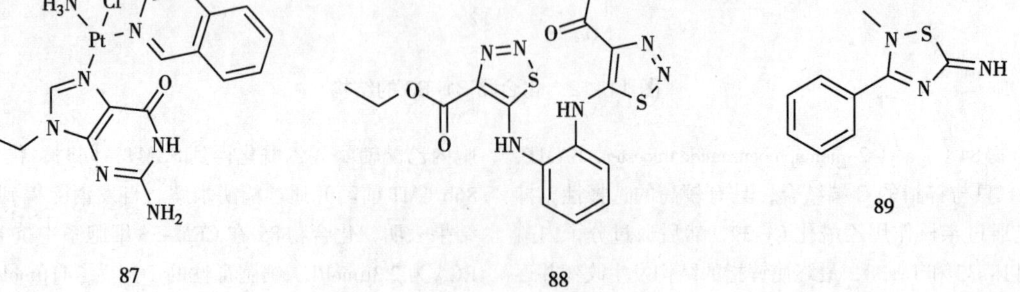

图 11–14　化合物 87~89 的结构

定的抑制作用[168]。化合物 89（WDO-217，图 11-14）同样是一种广谱的抗病毒抑制剂［HIV-1 IIIB：EC$_{50}$=5μmol/L ± 3μmol/L；HIV-2（ROD）：EC$_{50}$=2.3μmol/L ± 0.3μmol/L；SIV（Mac251）：EC$_{50}$=5μmol/L ± 1μmol/L］，细胞毒性的 CC$_{50}$为72μmol/L[169]。它们可以逐出 2 个锌指结构中的锌离子，不受 NCp7 与寡核苷酸结合的影响[165]。

2.2 基于核酸结合的抑制剂

近年来，除了基于锌离子"逐出"机制的抑制剂外，一些以非共价方式与核酸结合的 NCp7 抑制剂也相继被报道。该类抑制剂具有高选择性和低毒性的特点，可作为理想的先导化合物进行药物开发。目前，基于核酸结合的抑制剂主要有 2 种作用机制：①与核酸以非共价键竞争性结合核壳体蛋白；②与核壳体蛋白的核酸伴侣非共价键结合。

2.2.1 竞争性结合核壳体蛋白的抑制剂

化合物 90（图 11-15）是核苷类似物，其体外抗 HIV 活性的 EC$_{50}$ 为 16.6μmol/L ± 4.3μmol/L。去掉呫吨基的羟基后，化合物失去活性。通过分子模拟表明，这些羟基与

Gly35 的酰胺氮形成氢键作用，同时与 Gly40 和 Lys33 的羰基氧作用。研究表明该类化合物可与 NCp7 结合，但添加 BSA 可以抑制或解除这种结合，表明两者是非共价结合的[170]。

化合物 91~95（图 11-15）是从 4 800 个小分子中通过高通量筛选得到的，并经质谱和荧光各向异性分析确证，其抑制常数 K_i=8.5~15μmol/L，遗憾的是该类化合物细胞水平的抗病毒活性没有测定。基于分子的对接模型研究表明，这些化合物在疏水口袋中通过 π-π 作用与核酸的重要结合残基 Trp37 作用[165, 171]。

对虚拟筛选模型优化后，又对含有 390 000 个化合物的 Asinex 数据库进行虚拟筛选，然后通过质谱和细胞活性测定，得到 2 个新的 NCp7 抑制剂 96 和 97。通过对 NC（11~55）进行不同位点的氨基酸残基荧光标记，实验结果表明化合物 96 比 97 对 NCp7 的结合作用更强，其结合常数为 5.6μmol/L ± 0.9μmol/L，进一步的活性测定结果显示化合物 96 抑制 HIV-1 复制的 EC$_{50}$ 约为 2μmol/L，基本对 NC（11~55）的亲和力一致[172-173]。

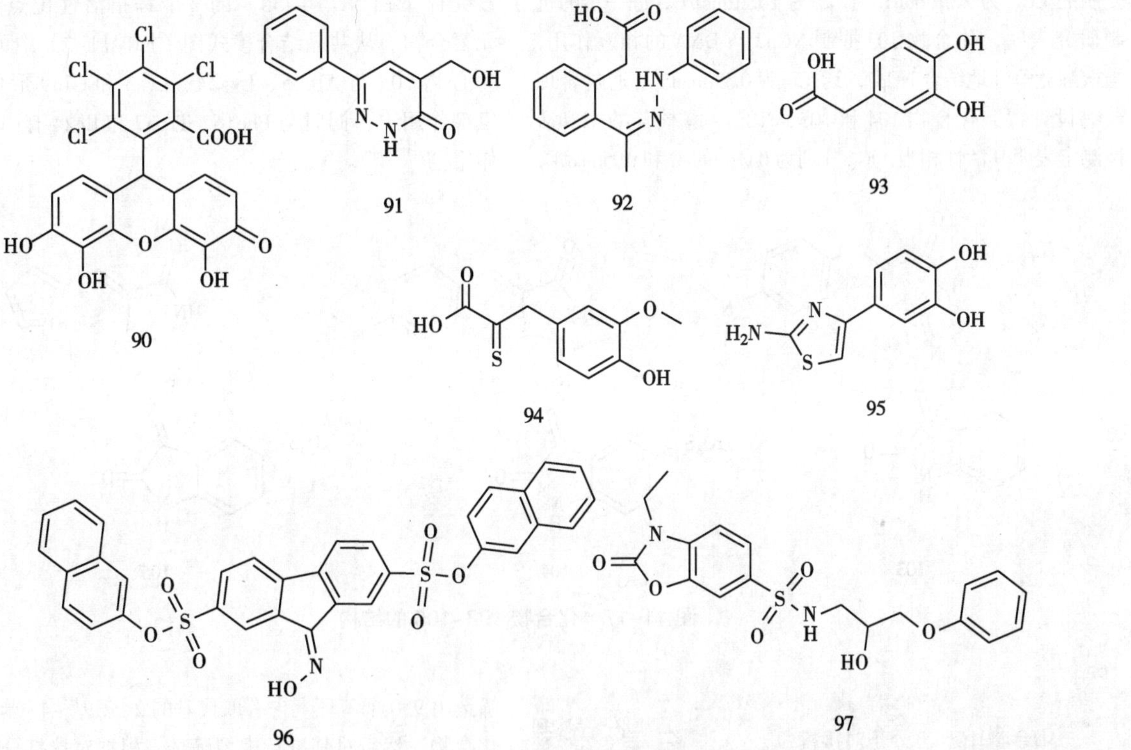

图 11-15 化合物 90~97 的结构

Breuer 等利用荧光偏振分析法从含有 14 400 个小分子的 Maybridge 化合物库中筛选出 101 个小分子，这些化合物能够取代由羧基荧光素标记并与壳体蛋白作用的 SL2 DNA（pSL-2）。对其进行 NC-pSL-2 筛选后得到 36 个化合物，再次经过不同的荧光扫描实验和 β-半乳糖苷酶等酶活评价得到 5 个与 NCp7 亲和力强的小分子化合物 98~102（图 11-16），其亲和常数分别为 18nmol/L ±

14nmol/L、14nmol/L ± 7nmol/L、20nmol/L ± 5nmol/L、22nmol/L ± 9nmol/L 和 73nmol/L ± 50nmol/L。然而，化合物 100~102 在 1μmol/L 时，对正常细胞的抑制率 >70%。化合物 98 和 99 的毒性较小，在 CD4 T 细胞水平的抗 HIV-1 活性筛选中表现出较好的抗 HIV-1 DNA 复制活性，其 EC$_{50}$ 分别为 3.5μmol/L 和 0.32μmol/L[173-174]。

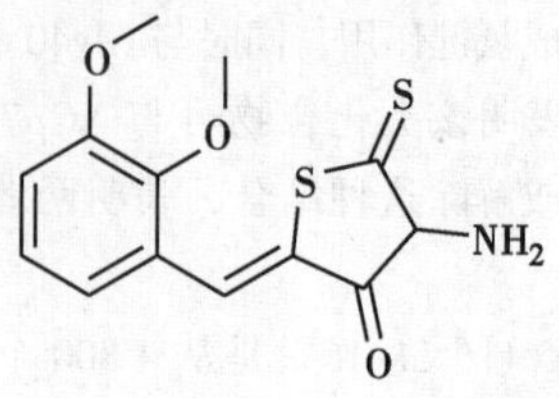

图 11-16　化合物 98~102 的结构

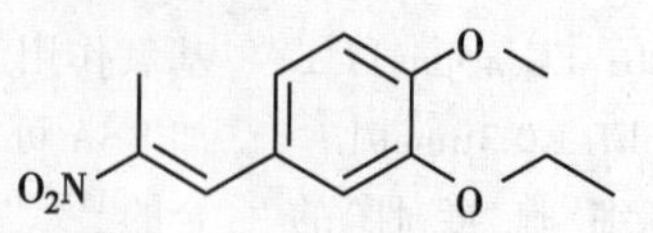

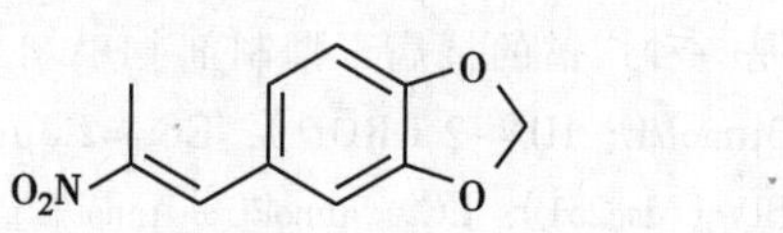

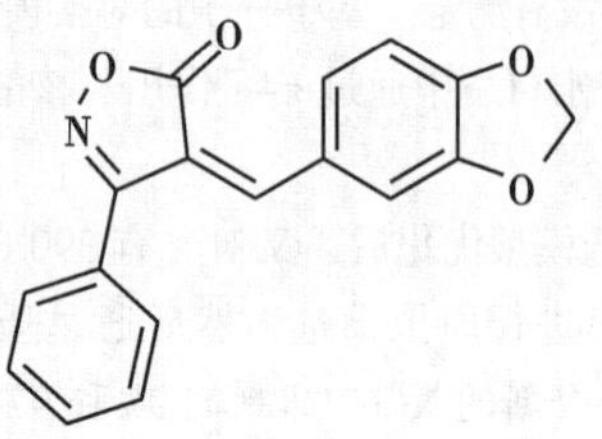

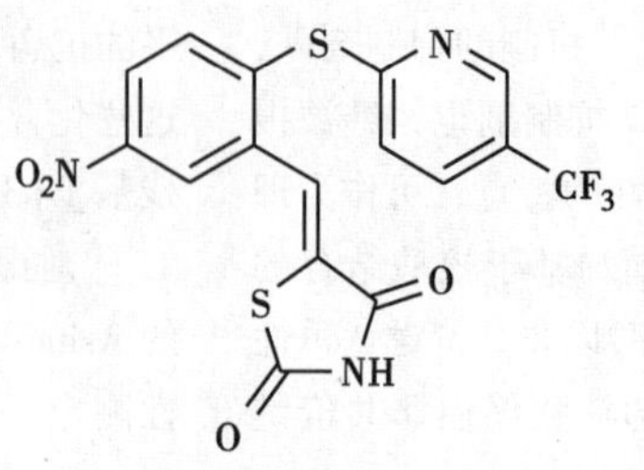

2013 年，Goudreau 等通过高通量筛选得到壳体蛋白装配抑制剂 103（图 11-17），其 IC$_{50}$ 为 1.7μmol/L，抑制 HIV 复制的 EC$_{50}$ 为 2.6μmol/L，CC$_{50}$ 为 16.2μmol/L。进一步的机制研究表明，化合物 103 抑制 NCp7 与 DNA 的相互作用，与核酸竞争性地结合 NCp7，其 IC$_{50}$ 为 0.59μmol/L。通过合理药物设计得到化合物 104 和 105，NCp7-寡核苷酸亲和活性测定表明其活性相当，IC$_{50}$ 分别为 0.11μmol/L 和 0.95μmol/L，水溶性也有所提高，但其抗病毒活性明显下降。通过光谱分析和核磁共振研究表明，两分子抑制剂连接到一个核壳体蛋白 NC（1~55）的 2 个锌指活性位点，形成三元复合物。从共晶结合模式图（ER-11-2）中可以看到，化合物 105 与 Ala25、Lys24、Lys3 和 Gln9 形成较强的氢键作用力，同时与 Phe16、Trp37 和 Ile24 有一定的疏水作用[49, 175~176]。

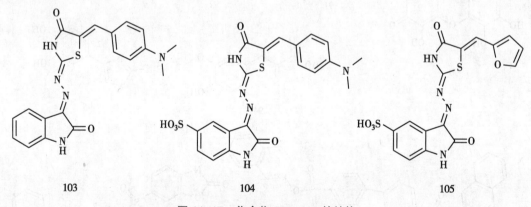

图 11-17　化合物 103~105 的结构

化合物 105 与分子对接模型（PDB code：2M3Z）

扫一扫

化合物 95 属于邻苯二酚类化合物，对氧敏感，容易被氧化成醌或者半醌自由基而影响与 NCp7 或核酸的作用。因此，Mori 等研究者利用基于配体的药物设计对该化合物进行修饰，用其他官能团取代苯二酚，同时提高其脂溶性，得到化合物 106~108（图 11-18）。首先从 ZINC 化合物库中筛选出 950 个苯环上含有取代基的 2-氨基-4-苯噻唑结构化合物，然后对其进行虚拟筛选，根据对接打分购买商品化的化合物进一步研究。对 NC-cTAR 亲和实验结果显示，在 100μmol/L 的浓度下，化合物 106~108 对诱导 Rh6G 释放的抑制率分别为 7%、10% 和 28%。其中 108 的活性最高，IC$_{50}$ 为 140μmol/L ± 90μmol/L，K_i 为 50μmol/L ± 30μmol/L。等温滴定量热法（isothermal titration calorimetry，ITC）实验确证化合物 108 竞争性地抑制 NCp7 与核酸的结合，与核壳体蛋白 NC（11~55）的亲和常数约为 100μmol/L，抑制病毒复制的 EC$_{50}$ 为 95μmol/L[177]。

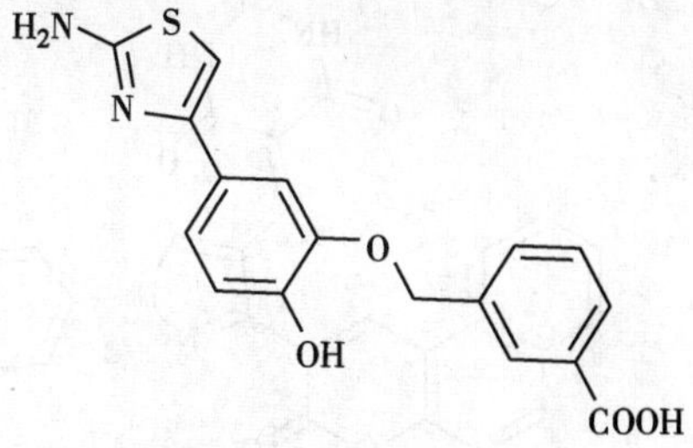

图 11-18　化合物 106~108 的结构

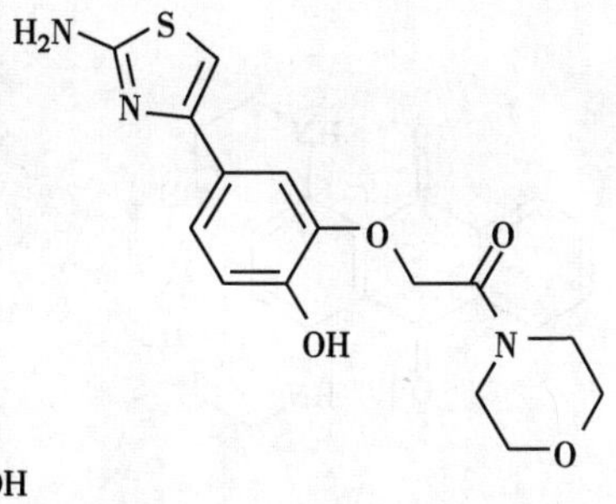

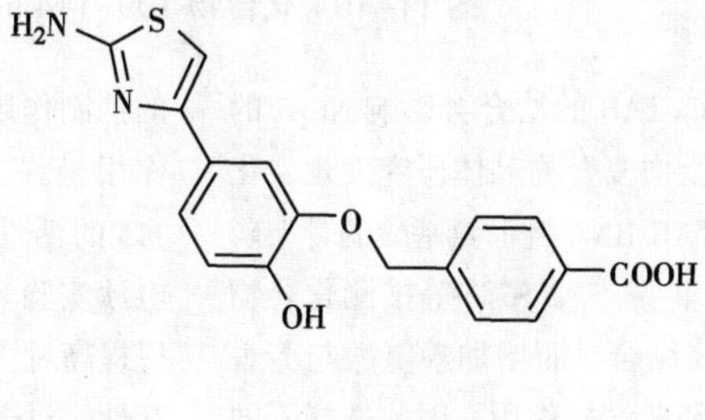

2.2.2　核壳体蛋白伴侣抑制剂

SL3（stem-loop 3 RNA）存在于不同的病毒中，是一个比较保守的基因序列，对于病毒的包裹具有重要作用。Warui 等研究者于 2009 年通过基于对接的虚拟筛选得到一些具有较高亲和力的小分子化合物，这些化合物能够与 SL3 RNA 作用，并通过影响 NCp7 与 ψ-RNA 的作用，进而抑制病毒复制。其中，化合物 109 和 110 与 SL3 RNA 结合的解离常数分别为 11μmol/L 和 98μmol/L[178]。在 2012 年，Warui 等再次通过高通量筛选，得到 16 个与 SL3 RNA 的亲和活性在 μmol/L 水平的化合物。但只有 4 个化合物 111~114（图 11-19）抑制 SL3 与 NCp7 的作用，其 IC_{50} 分别为 110μmol/L、20μmol/L、200μmol/L 和 1 140μmol/L。然而，这些化合物都未进行抗病毒活性筛选[179]。

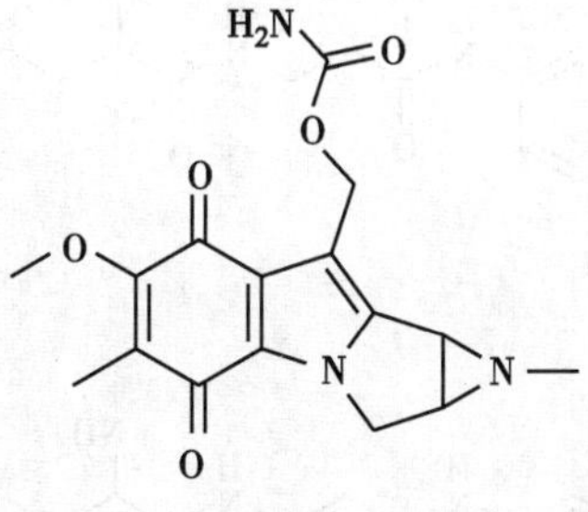

109

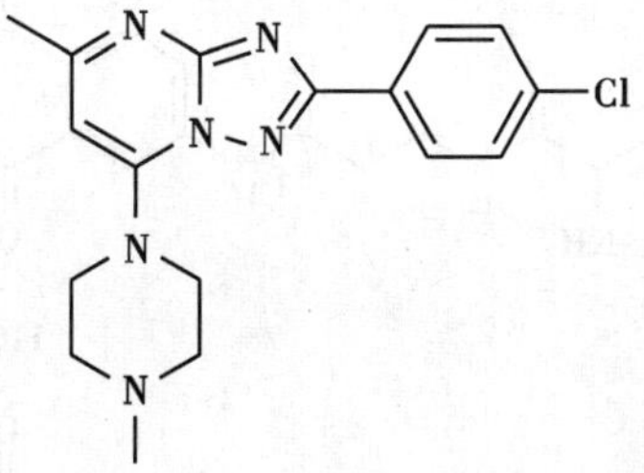

110

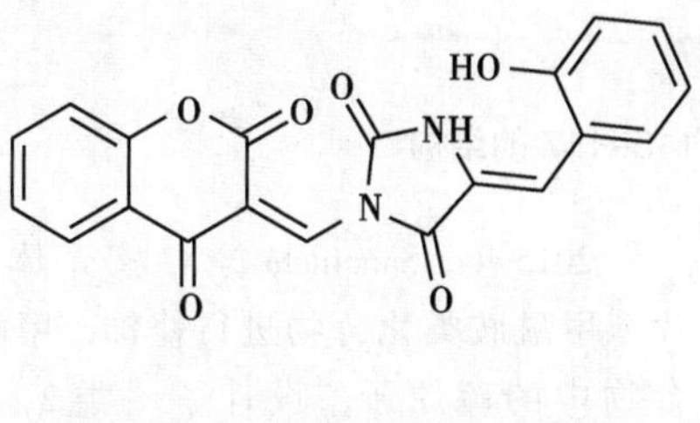

111

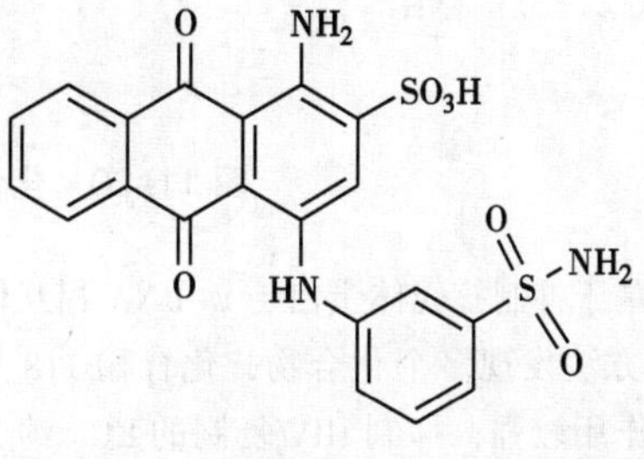

112

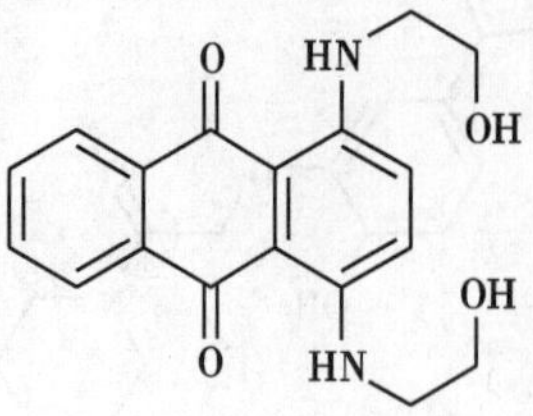

图 11-19　化合物 109~114 的结构

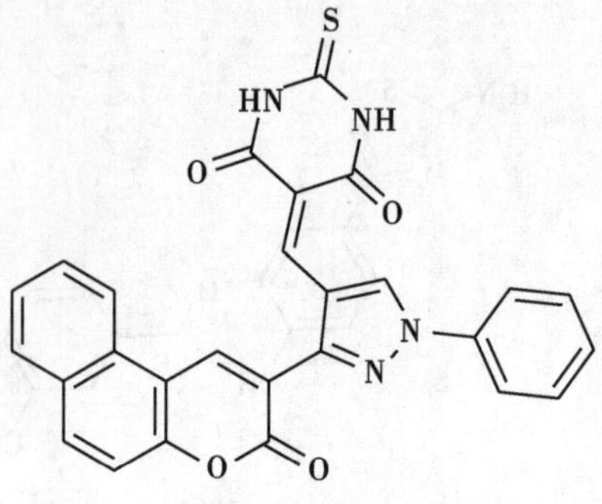

小分子化合物与 TAR 和 cTAR 的结合会影响 NCp7 的功能，进而干扰 HIV 复制。蛋白复合物晶体研究发现，化合物 115 中的赖氨酸氨基与 TAR RNA 链上氨基酸的骨架磷酸酯离子键的相互作用至关重要[180]，Sosic 等推测化合物 115 可能与 TAR RNA 和 cTAR 结合，而增加赖氨酸与芳香环的距离会减弱与核酸的非经典结构作用，因此选择不同长度的阳离子设计了一系列化合物进行活性研究。实验结果表明调整阳离子的距离可以提高与核酸的作用和对 NCp7

的抑制作用，其中 N 端鸟氨酸化合物 116 对核壳体蛋白的作用最强，其 IC_{50} 为 21.9μmol/L ± 0.46μmol/L，高于化合物 115 的活性（44.5μmol/L ± 0.69μmol/L）[181-182]。核壳体退火电泳实验表明，增加链长，连接其他的氨基酸残基同样可以提高对核壳体蛋白的作用，其中化合物 117 表现出较好的活性，对全长核壳体蛋白以及 NC（11~55）蛋白的 IC_{50} 分别为 20.3μmol/L ± 0.13μmol/L 和 13.2μmol/L ± 0.35μmol/L[183-184]。化合物 115~117 的结构见图 11-20。

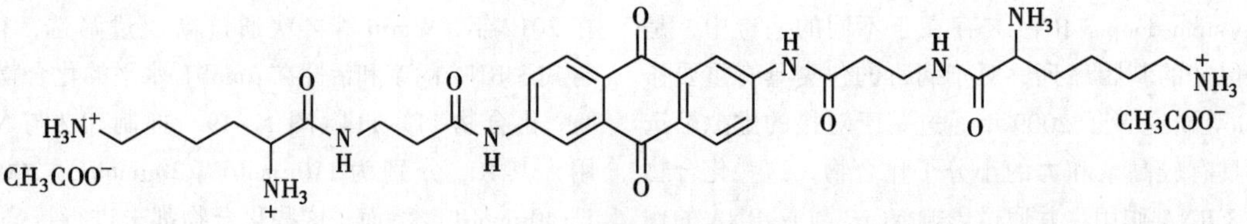

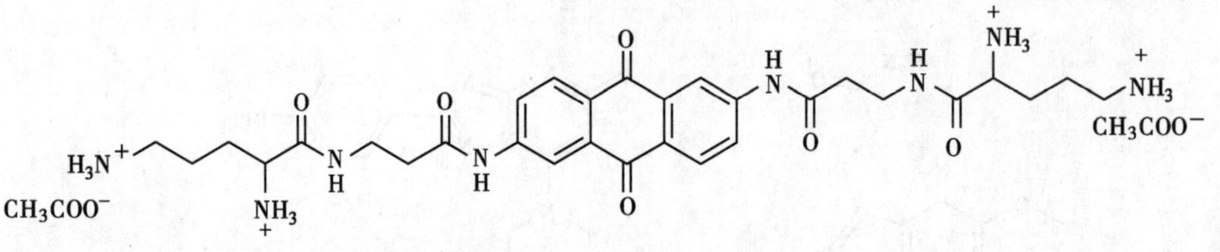

图 11-20　化合物 115~117 的结构

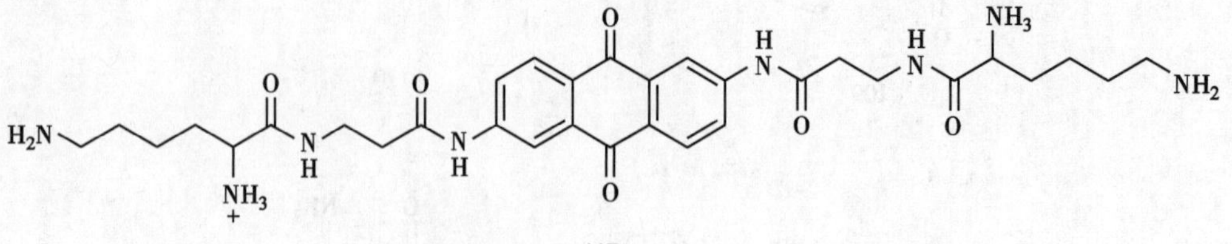

Kim 等研究者基于抑制核壳体蛋白与 ψ-RNA 相互作用的细胞活性筛选方法发现多个化合物，化合物 118 与 HIV 核壳体蛋白的作用较强，抑制 HIV 复制的 EC_{50} 约为 1μmol/L。实验结果表明，化合物 118 对 cTAR 的稳定有一定的破坏作用，进而抑制 HIV 复制。

2015 年，Sancineto 等对核壳体蛋白抑制剂二硫代苯甲酰胺类化合物进行修饰，用硒原子代替先导化合物中的硫原子，设计了一类 2，2′-二硒双苯酰胺（diselenobisbenzamide，DISeBA）类化合物[185]。这类化合物抑制前体 Gap 的加工，具有广谱的抗病毒作用，对于一些 HIV 耐药株［HIV-1$_{RES056}$、HIV-1$_{IIIB/RIT}$、HIV-1$_{L6}$、HIV-1$_{B12}$、HIV-1$_{ADP/141}$、HIV-1（ⅢB）、HIV-2（ROD）］和猴免疫缺陷病毒（SIV$_{Mac251}$）都有一定的抑制作用，其中化合物 119 和 120 在急、慢性感染的细胞中抑制 HIV 的选择性最高。化合物 118~120 的结构见图 11-21，119~120 在 MT4 细胞系中对 HIV-1、HIV-2 的活性和细胞毒性见表 11-5。

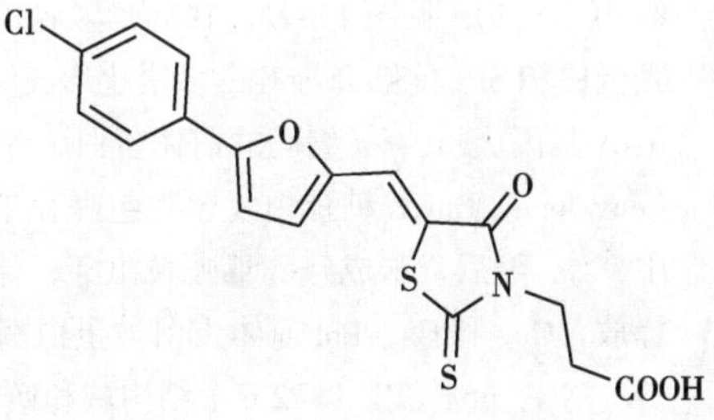

118

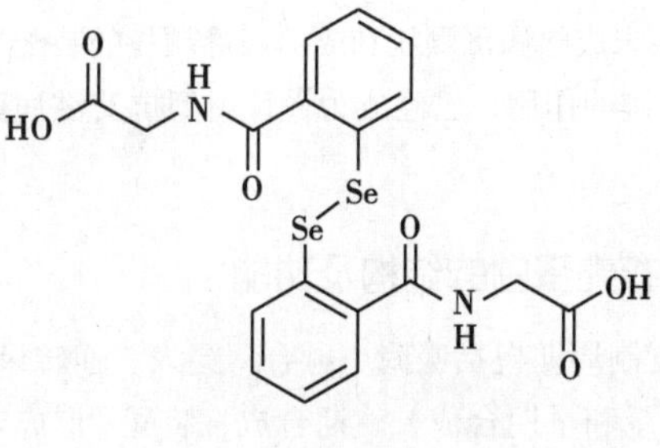

119

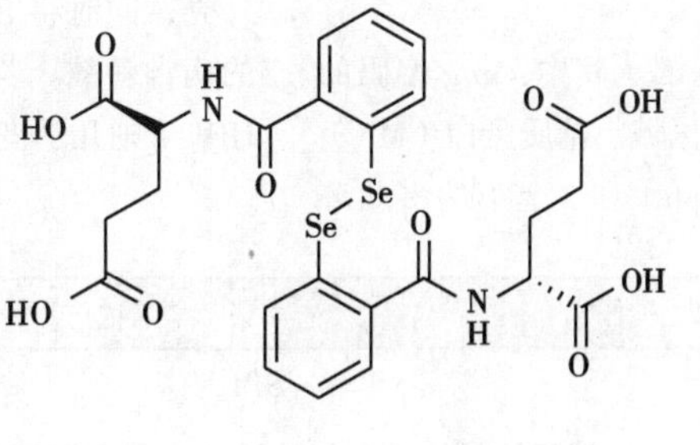

120

图 11-21 化合物 118~120 的结构

表 11-5 化合物 119 和 120 在 MT4 细胞系中对 HIV-1、HIV-2 的活性和细胞毒性

化合物	HIV-1（ⅢB）EC$_{50}$ /（μmol/L）	HIV-2（ROD）EC$_{50}$ /（μmol/L）	CC$_{50}$ /（μmol/L）	SI （ⅢB）	SI （ROD）
119	3.15 ± 0.45	3.50 ± 0.15	138.17 ± 18.69	37	34
120	3.31 ± 0.07	3.18 ± 0.89	117.02 ± 15.40	32	34

3 展望

HIV-1 NCp7 中的锌指结构为研制抗艾滋病药物提供了新的靶点。近年来针对该靶点合成的药物已经初步取得了成功，一部分化合物已经进入临床试验，如 ADA、PATE 等，并且 PATE 类的构效关系研究为我们提供了进一步合成活性更高的化合物的重要依据，开拓了抗 HIV-1 药物研究的新领域。由于 NCp7 蛋白的高度保守特性，此类药物引起耐药性的可能性被大大降低，对于已经对逆转录酶抑制剂和蛋白酶抑制剂产生耐药性的患者将会有很好的疗效。针对锌指受体的药物能够抑制病毒的再感染，这样通过联合用药将会达到最大的临床治疗效价，可能彻底杀死体内的 HIV，使抗 AIDS 的临床治疗有新的突破。基于锌离子逐出机制的抑制剂的研究方向，通过晶体学研究发现锌离子结合到 NCp7 活性位点的氨基酸残基，通过计算机辅助药物设计进行基于结构的合理药物设计；基于蛋白-蛋白、蛋白-核酸相互作用的抑制剂的研究方向，从小分子化合物库或通过高通量筛选先导化合物，再通过基于配体以及结构的药物设计来完善该分子的活性及理化性质，并通过 X 射线晶体学、核磁共振以及同源建模等方法来获取蛋白复合物与药效团的空间结构，最后经生物活性评价来得到更好的先导化合物乃至候选药物。因此，基于 NCp7 的靶标结构，并结合先导化合物的特征进行合理药物设计，将是该领域的重要研究方向[186]。

（贾海永 贾瑞芳 展 鹏 刘新泳）

第 3 节　HIV-1 衣壳蛋白抑制剂研究进展

衣壳蛋白在未成熟病毒颗粒和成熟病毒颗粒的装配过程中起着非常关键的作用，已经成为设计新型抗艾滋病药物的热点[187-188]。

1　HIV-1 衣壳蛋白的结构及功能

HIV-1 的复制周期包括吸附、融合、穿入、逆转录、整合、mRNA 转录和早期合成、晚期合成、装配（形成未成熟的病毒颗粒）、出芽及成熟等过程。HIV-1 衣壳蛋白在形成未成熟和成熟病毒颗粒（成熟后的病毒颗粒具有传染性）的过程中起着非常关键的作用。

gag 和 pol 是 HIV-1 的结构基因。其中，gag 编码的前体蛋白（Pr55Gag）包含 4 个蛋白区域［基质蛋白（MA）、衣壳蛋白（CA）、核衣壳（NC）、p6］和 2 个小的多肽环（SP1、SP2），见图 11-22。在病毒颗粒的装配过程中，衣壳蛋白和 SP1 能够介导 Gag 多聚化形成结构性外壳，并将 RNA 基因、gag-pol 编码的前体蛋白（Pr160Gag-Pol）及包膜（envelope，Env）糖蛋白复合物包裹在未成熟病毒颗粒之中[189]。随后，未成熟病毒颗粒出芽，伴随着病毒颗粒的释放，Gag 和 Gag-Pol 前体蛋白被蛋白酶分别裂解为 MA、CA、NC、p6、SP1、SP2 6 个结构域和逆转录酶（RT）、整合酶（IN）、蛋白酶（PR）3 个病毒相关酶。裂解过程引起衣壳蛋白区域的结构调整，使衣壳蛋白聚集形成圆锥形外壳，同时将 RNA 基因和病毒相关酶包裹其中形成成熟的病毒颗粒。若衣壳蛋白和圆锥形衣壳的形成受到抑制，HIV-1 则几乎丧失感染宿主细胞的能力[190]。

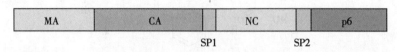

图 11-22　gag 编码的前体蛋白包含的 4 个蛋白区域和 2 个小的多肽环

高分辨率的晶体结构显示，成熟衣壳蛋白包括 2 个独立的 α 螺旋折叠区域和 1 个柔性的连接部分[1]。2 个 α 螺旋折叠区域分别称为 N 端区域（NTD）和 C 端区域（CTD）。NTD 相互作用形成环状六聚体和五聚体，不同的六聚体或五聚体之间通过 CTD-CTD 同源二聚化连接形成网状晶格。250 个衣壳蛋白六聚体和 12 个五聚体组成了圆锥形的"富勒烯"型衣壳[191]。HIV-1 衣壳依靠 3 种不同类型的界面保持稳定，即六聚体或五聚体各单体间的 NTD-NTD 界面、六聚体或五聚体各单体间的 NTD-CTD 界面、六聚体或五聚体之间的 CTD-CTD 界面[192-193]。

1.1　HIV-1 衣壳蛋白 NTD、CTD 的结构与功能

HIV-1 衣壳蛋白的 NTD 包括 1 个 N 末端 β 发夹结构、7 个 α 螺旋（H1~H7）和 1 个脯氨酸富集的亲环素 A 结合环（CypA loop）。Gag 的 MA-CA 部分被蛋白酶裂解后形成 β 发夹结构，通过与 H3 的 Asp51 氨基酸残基形成盐桥作用而稳定[194]。在未成熟病毒颗粒形成过程中，研究者鉴定出 2 个有助于 Gag 多聚化的区域，一个包含在 H1 和 H2 之中，另一个在 H4 和 H7 周围[1]。目前未成熟 HIV-1 的 NTD-NTD 作用模式仍然属于推测，有待于高分辨率晶体结构的证实。

CTD 包括 1 个较短的 3₁₀ 螺旋、1 个 N 末端延伸链、4 个 α 螺旋（H8~H11）和 1 个由 20 个氨基酸残基组成的高度保守区域（MHR）。CTD 是 Gag 多聚化、CA 二聚化及病毒颗粒装配的决定因素[195]。CTD 基因的缺失、插入和点突变能够导致病毒装配的严重缺陷[196]。衣壳蛋白 CTD 有 2 种二聚化方式，一种是 2 个对称的 H9 平行包装，另一种是"域交换"（domain-swapped）方式[197-198]。Gag 多聚化及装配需通过 CTD 二聚化过程，发生在 CTD 的 Trp184Ala 和 Met185Ala 2 种突变均能在体外阻断 CTD 二聚化。据推测，Arg362Ala 突变能阻碍 HIV-1 RNA 的包装[199-200]。定点突变研究表明，MHR 的一些特定氨基酸残基发生突变会抑制未成熟病毒颗粒和病毒圆锥形衣壳的组装。

未成熟病毒颗粒的具体形成过程仍然有待于进一步验证，但成熟病毒颗粒形成过程中 NTD 和 CTD 的结构与功能已经得到阐明。

1.2　HIV-1 衣壳蛋白六聚体的网状结构

低温电子显微技术以及高分辨率晶体结构不仅揭示了 CA 独立的蛋白区域及 CA 单体的三维结构，而且阐明了 CA 六聚体的网状结构。如前所述，六聚体的衣壳蛋白网状结构由 NTD-NTD、NTD-CTD 和 CTD-CTD 3 种不同类型的界面组成。

与 NTD-NTD 相互作用有关的氨基酸残基位于 H1、H2 和 H3 3 个 α 螺旋。H2 的 2 个疏水性氨基酸残基 Met39 和 Ala42 如果发生突变会直接影响病毒的感染性。在 NTD-NTD 界面之间存在很多排列有序的水分子，这些水分子起桥接作用，能和两侧 NTD 的极性氨基酸侧链及主链原子产生极性作用力，形成网状氢键。这种通过大量水分子桥接的 NTD-NTD 界面在其他逆转录病毒的成熟过程中尚未见报道。

NTD-CTD 界面主要通过 CTD H8 与 NTD H3、H4、

CTD H11 与 NTD H7 上的氨基酸相互作用而稳定，这些 α 螺旋上存在疏水性氨基酸残基（如 Ala64、Met68、Met144、Val165、Tyr169、Leu211 和 Met215），它们在 NTD-CTD 间能够形成疏水作用。定点突变方法同样证实了疏水性氨基酸对于病毒感染性的重要影响[201]。另外，NTD-CTD 界面也存在大量水分子介导的网状氢键。

CTD-CTD 同源二聚化对成熟衣壳和未成熟衣壳的组装都是必不可少的。CTD 同源二聚化发生在 H9 和 H9 之间，因为发生在 H9 的 2 种氨基酸残基突变（Trp184Ala 和 Met185Ala）会使二聚化消失。衣壳蛋白 CTD 不同的 X 射线晶体结构研究表明，CTD 二聚体拥有不同的构型，推测可能在衣壳组装过程中 CTD 二聚体经历了构象改变。观测显示，在未成熟病毒颗粒的装配过程中，CTD"域交换"的二聚化方式并不存在于成熟衣壳中[202]。

HIV-1 衣壳呈圆锥形，结构高度弯曲，因此要求衣壳 NTD、CTD 及它们之间的 3 种接触界面必须具有一定的柔性。叠合 4 种不同的 CA 高分辨晶体结构发现，六元环状的 NTD-NTD 结构并不发生变化（亲环蛋白结合环除外），最具柔性的结构是 H8 和 H9 之间的 15 个氨基酸残基组成的肽链。CA 单体间的 NTD-CTD 也具有柔性，能调整 CA 的结构，促进同源二聚化形成网状圆锥形衣壳。

衣壳的结构和稳定性将直接影响 HIV-1 的复制及感染性，因此从理论上讲，靶向衣壳蛋白进行抑制剂研究对发现新型抗 HIV-1 药物具有重要意义。随着近几年衣壳蛋白结构生物学研究的进展，HIV-1 衣壳蛋白已经成为引人注目的抗艾滋病药物研究的新靶点。目前已经发现多种作用于该靶点的有效抑制剂[194]。

2 衣壳蛋白抑制剂

2.1 以 CA-SP1 裂解位点为靶点的抑制剂

早在 1994 年，人们通过对天然产物进行活性筛选发现桦木酸具有弱的抗 HIV 活性。化合物 121（PA-457，bevirimat，DSB，MPC-4326）是桦木酸的衍生物，对野生型和临床常见的耐药毒株均保持活性，在体外能有效地抑制 HIV-1 复制（$EC_{50} \approx 10nmol/L$）。PA-457 只作用于 HIV-1 而对 HIV-2 无效，具有高度特异性。研究显示，PA-457 作用于病毒成熟的晚期阶段。未成熟病毒颗粒出芽后，在 PR 的作用下 Gag 分步裂解。Gag 首先裂解成 MA-CA-SP1 和 NC-SP2-p6 2 个片段，然后分别裂解成 MA、CA-SP1 及 NC-SP2、p6，最后裂解成 MA、CA、SP1、NC、SP2、p6 6 个结构域（图 11-23）[189]。放射免疫沉淀分析、蛋白质印迹技术及突变分析方法均证明 PA-457 能特异性地阻断 CA-SP1 的裂解，进而影响衣壳形态发生改变，抑制 HIV-1 复制[203-204]。

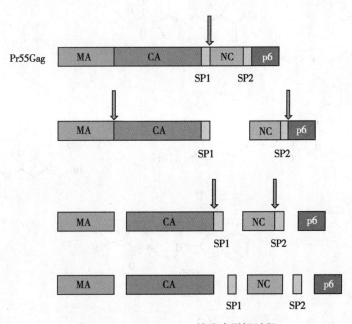

图 11-23 HIV-1 Gag 的分步裂解过程

动物实验及 I 期临床试验表明 PA-457 具有良好的药动学性质和安全性[205]。PA-457 目前处于 IIb 期临床研究阶段，一项为期 14 天的单一疗法试验显示，44 名患者中仅有 45% 服用 PA-457 后病毒载量下降，而 55% 的患者对 PA-457 的反应性很低。研究发现，这与含有较低保守性的 SP1 氨基酸残基 6~8 以及 CA 谷氨酸-缬氨酸-苏氨酸（QVT）基序（369~371）的多态性有关[206]。随后几年，PA-457 的临床试验几乎停止。目前，Myriad 制药公司购买了 PA-457 的知识产权并进行 IIb 期临床试验。此外，该公司还研制了另一个成熟抑制剂 MPC-9055，阻断 CA-SP1 裂解为 p24（CA），从而产生没有感染性的 HIV-1 型病毒颗粒，并且已经完成 I 期临床试验，但它们的化学结构和具体作用机制还未见报道。

目前，研究人员已设计并合成一系列桦木酸类似物，初步得到以下构效关系：① C-3 位的 3′，3′- 二甲基琥珀酰基是维持抗 HIV-1 活性的必需基团，3′-（*S*）甲基取代的活性远高于 3′-（*R*）甲基，但 3′-（*R*）甲基仍然必不可少；C-3 末端为极性基团能增强活性；将 3′，3′- 二甲基移至 4′ 位引起活性下降；C-3 酯被酰胺基团取代后活性降低。② C-28 侧链被环状仲胺（例如哌啶）取代时代谢稳定性显著升高；C-28 侧链末端为酰胺基或极性基团有利于提高活性；3、28 位双取代的类似物活性升高，甚至超过 PA-457；C-28 侧链引入较短的基团能抑制 HIV-2；C-28 引入其他一些基团能抑制病毒侵入过程。③ C-30 对整体活性的影响不显著，适合引入水溶性部分（例如吗啉乙氧基）；靠近 C-19 异丙烯基的 C-30 取代基有氢键供体存在时则活性降低。通过对桦木酸进行结构修饰及类似物的研究，得到一系列具有较高的抗 HIV-1 活性的成熟抑制剂（如化合物 122a，EC_{50}=6nmol/L，SI 为 3 087；化合物 122b，EC_{50}=5.9nmol/L，SI 为 2 237；化合物 122c，EC_{50}=6nmol/L，SI 为 60 683）或侵入抑制剂以及抗 HIV-2 活性的抑制剂[1]。

化合物 123（PF-46396）是通过抗病毒高通量筛选获得的小分子化合物，在 MT2 细胞中抑制 HIV-1 NL4-3 和 HIV-1 ⅢB 的 EC_{50} 分别为 0.36μmol/L 和 0.017μmol/L。它的作用机制与 PA-457 相同，蛋白质印迹技术及突变分析方法（CA：Ile201Val、SP1：Ala1Val）均证明 PF-46396 能特异性地阻断 CA-SP1 的裂解。通过对临床常见变异毒株的抗病毒活性研究观察到 PF-46396 的活性范围波动很大，和 PA-457 较为类似，可能与 CA 末端和 SP1 的多态性有关[207]。PA-457 和 PF-46396 虽然具有不同的化学结构，但却具有相同的作用机制，结构的多样性为寻找其他高效低毒的 CA-SP1 抑制剂提供了广阔的空间。但是，衣壳蛋白 QVT 基序及 SP1 的多态性能够使 PA-457 和 PF-46396 的体内抗 HIV-1 活性下降，影响该类抑制剂的临床使用。因此，仍需对 PA-457 和 PF-46396 的作用机制、耐受性产生的决定性因素进行深入研究。

化合物 121~123 的结构见图 11-24。

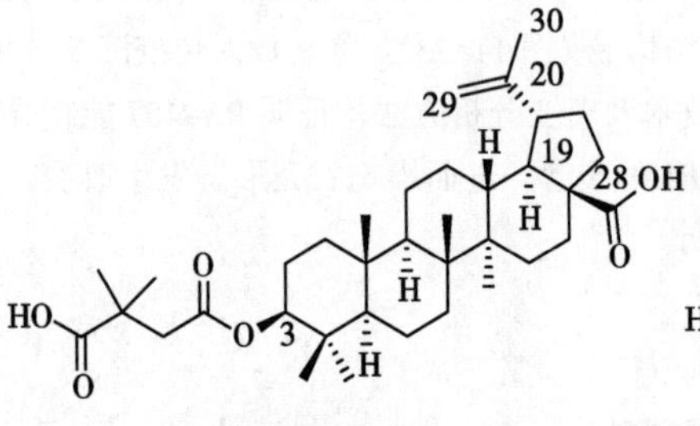

121(PA-457)

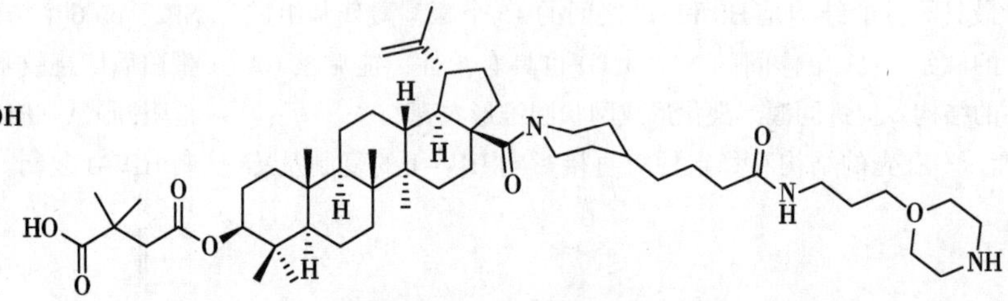

122a

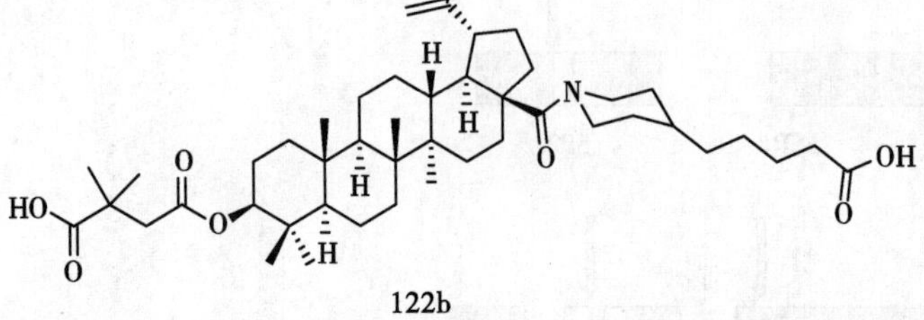

122b

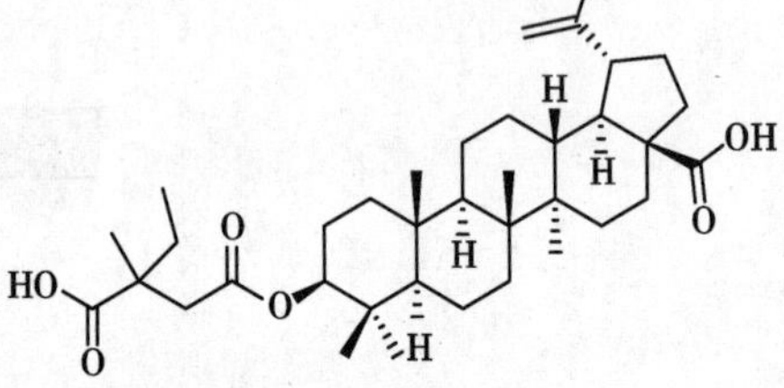

122c

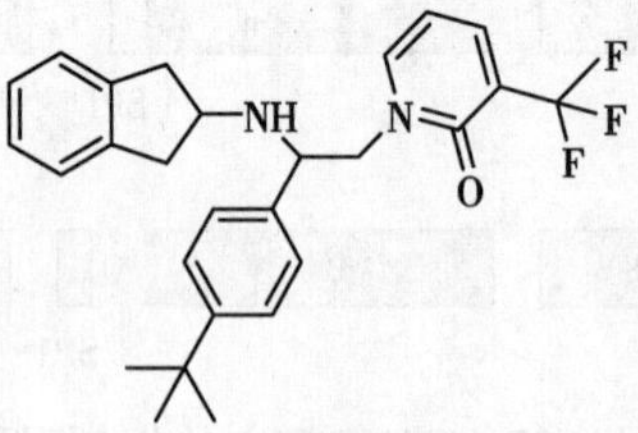

123 (PF-46396)

图 11-24　化合物 121~123 的结构

2.2　以衣壳蛋白 NTD 为靶点的抑制剂

小分子化合物 CAP-1（124）通过诱导契合原理特异性地结合于衣壳蛋白 NTD 底端的疏水口袋，该疏水口袋只有在配体存在时才显现。HIV-1 型病毒颗粒与 CAP-1 结合后形态大小不一，不能形成圆锥形衣壳结构[208]。高分辨率的 CAP-1/NTD 复合物的晶体结构显示，CAP-1 与 NTD 的疏水口袋结合后诱导衣壳蛋白的构象发生改变[209]。Phe32 残基能与 CAP-1 相互作用并产生位移，暴露出疏水结合位点，有利于 CAP-1 与疏水口袋进一步结合。CAP-1/NTD 复合物的晶体结构（PDB code：2JPR）揭示了其作用模式：脲基的 NH 部分与 Val59 主链的氧原子形成氢键作用；二甲胺基与 Glu28、Glu29 侧链相互作用；Phe32、His62 和

Tyr145 的疏水氨基酸侧链发生位移并破坏使 H3/H4 结构象稳定的网状极性作用力。因此，CAP-1 的抑制活性是通过变构效应干扰 NTD-CTD 界面的相互作用而产生的。

Prevellge 等研究显示，具有酰肼腙骨架且有 2 个苯环取代基的化合物能抑制衣壳蛋白组装[210]。杨铭等保留该类化合物的基本药效团，将带有疏水或亲水性侧链的天然氨基酸引入酰肼腙骨架中，并系统地探讨其构效关系，得到 2 个最具研究价值的酰肼腙类化合物 125、126，其 EC_{50} 分别为 0.21μmol/L 和 0.17μmol/L[211-212]。利用 Autodock 4.0 软件进行分子模拟，证实该类抑制剂的作用模式与 CAP-1 类似，且能占据另外 2 个小的疏水口袋。

杨铭等利用 Autodock 4.0 软件进行分子模拟，还发现

化合物 127 和 128 的作用模式与 CAP-1 类似，其结合自由能分别为 -11.05kcal/mol 和 -12.41kcal/mol，与 CAP-1 相当（-10.58 kcal/mol）；且其抑制常数 K_i 分别为 7.31μmol/L 和 6.80μmol/L，优于 CAP-1（9.37μmol/L）。对化合物 127 和 128 进行修饰，设计并合成 2 个系列的化合物，并进行抗病毒活性测定，以及采用紫外分光光度法进行体外抑制 CA 装配活性评价。实验结果表明，苯环上的疏水基团有助于提高活性，化合物 129 的抗病毒活性最好（EC_{50}=0.47μmol/L），其细胞毒性较小（CC_{50}=212.8μmol/L），明显抑制 CA 装配，其速率下降为 4.5mOD/min ± 0.1mOD/min，强于 CAP-1（31.4mOD/min ± 1.2mOD/min）[213]。

化合物 124~129 的结构见图 11-25。

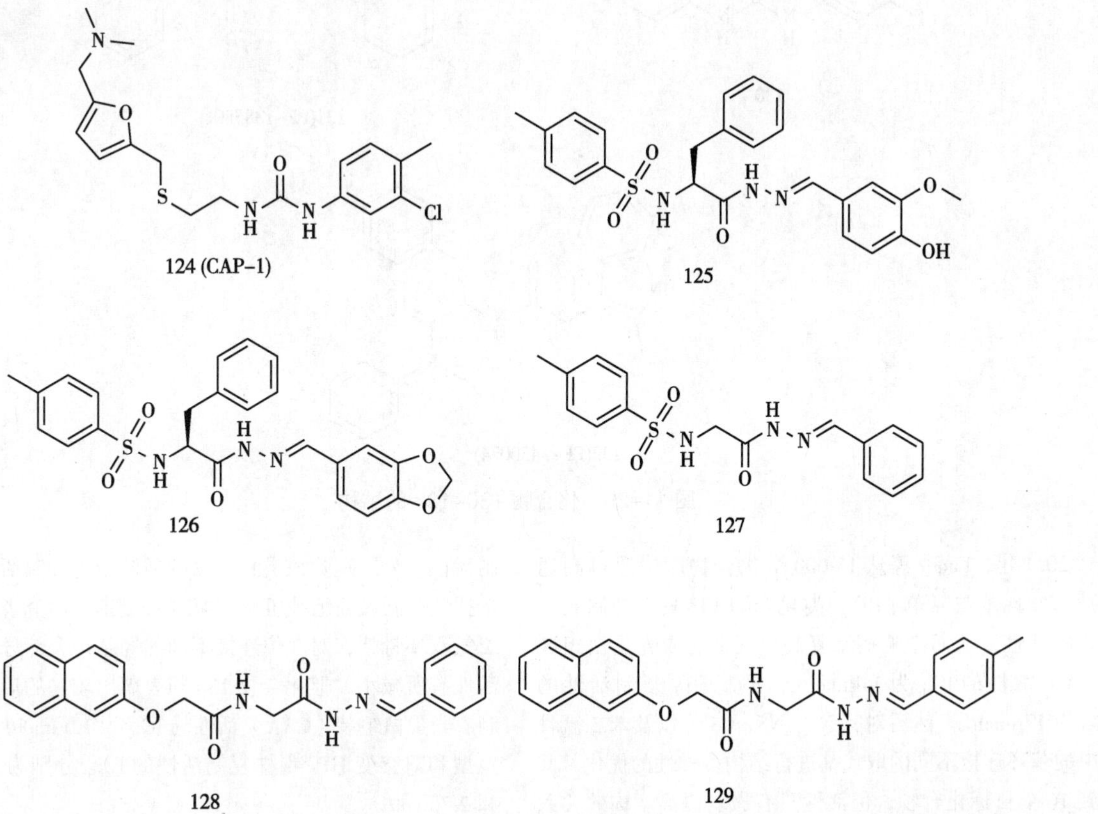

124 (CAP-1)

125

126

127

128

129

图 11-25 化合物 124~129 的结构

NTD 和 CypA 在 HIV-1 装配和脱壳过程中起着至关重要的作用。杨铭等根据 NTD、CypA 抑制剂的结构特点和作用模式设计了 NTD-CypA 双靶点抑制剂，其设计思想是保留 CAP-1 能与 Val59 主链羰基形成氢键作用的脲部分；保留能够进入 NTD 及 CypA 疏水口袋的苯环部分；引入存在于 CypA 抑制剂结构中的磺酰胺片段。通过对此类双靶点抑制剂的构效关系研究，得到了具有较高的 HIV-1 抑制活性的化合物 130，其对衣壳蛋白 NTD 和 CypA 双靶点的抑制作用是通过紫外光谱分析、荧光亲和性分析及肽酰-脯氨酰-顺反式异构酶抑制实验进行测定的。

2010 年，Blair 等通过高通量筛选得到广谱抗 HIV

的先导化合物 131（PF-1385801），在 MT2 细胞水平的抗 HIV-1 活性实验中，测得其 EC_{50} 和 CC_{50} 分别为 4.5μmol/L 和 61μmol/L，选择指数为 14。随后，他们又设计并合成活性更高的抑制剂 132（PF-3450074，PF74），其 EC_{50} 和 CC_{50} 值分别为 0.57μmol/L ± 0.26μmol/L 和 69μmol/L ± 15μmol/L，选择指数达 121。研究表明，PF-3450074 能显著影响 HIV 颗粒的形态及病毒体脱壳过程。它与 NTD 复合物的晶体结构揭示，其作用靶点位于 H3、H4、H5 和 H7 之间的口袋中，不同于 CAP-1 的作用位点[214]。其具体的结合模式为 PF-3450074 的苯胺基与 Ile73、Ala105、Thr107、Tyr130、Asn53 形成疏水作用；苄基与 Met66、Leu69、Val59、

Ile73、Leu56 形成疏水作用；吲哚环与 Met66、Gln67、Lys70、Gln63 形成作用力；吲哚环的 N 原子与 Gln67 侧链的酰胺部分通过水桥形成氢键，同时 PF-3450074 的酰胺基与 Asn57 形成非常关键的氢键作用。高分辨的晶体结构表明 PF-3450074 小分子作用于 NTD 表面的口袋，该口袋也是已知宿主 CPSF6（cleavage and polyadenylation specific factor 6）蛋白的作用位点。最近发现对 PF74 抗药性的

"5Mut" 病毒的抗药性来源于 PF74 分子结合位点附近的残基发生 Q67H、K70R 和 T107N 突变[215]。Saito 等报道，低浓度的 PF74 利用 CPSF6 和 NUP153 蛋白直接结合 CA 蛋白，而高浓度的 PF74 会被亲环蛋白 A 减弱抗病毒活性[216-217]。该研究结果为基于结构的合理药物设计奠定了基础，有利于设计合成活性更高的衣壳蛋白 NTD 抑制剂[218-219]。化合物 130~132 的结构见图 11-26。

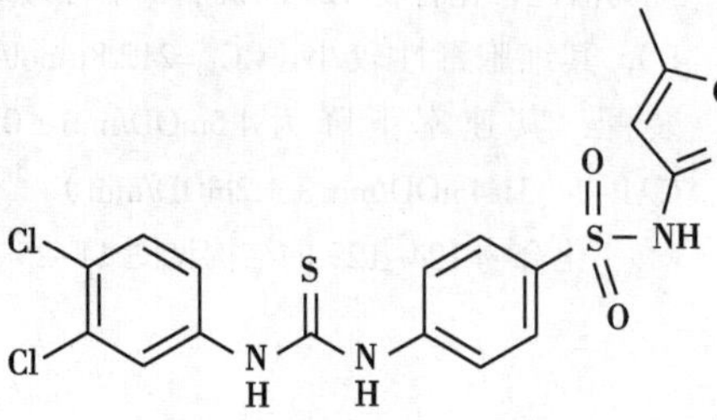

130

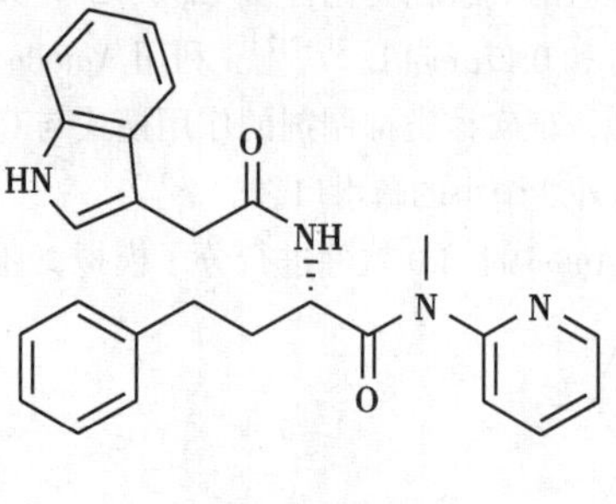

131(PF-1385801)

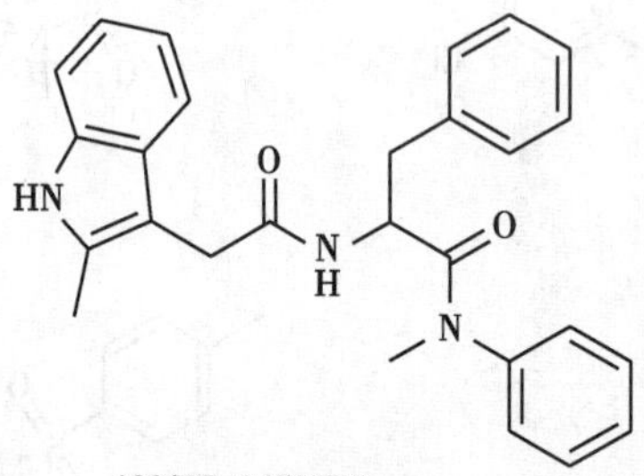

132(PF-3450074)

图 11-26　化合物 130~132 的结构

2011 年，Fader 等从 13 000 个化合物库中通过高通量筛选发现苯二氮䓬（BD）类化合物 133 具有抑制衣壳组装的活性，从而影响病毒复制，其抑制衣壳蛋白组装（CAA）活性的 IC_{50} 为 1.4μmol/L，抑制 HIV 复制活性的 EC_{50} 为 17μmol/L。然后对其 N1、N5、C3 位以及苯二氮骨架中的苯环连接不同的取代基进行结构多样性的优化，共得到 16 个目标化合物，但活性只有微弱提高。构效关系研究发现，C3 位无取代基时活性消失，极性基团可保持活性；N5 位引入小体积的烷基有利于活性，而引入芳环基团会导致活性丧失；N1 位引入大部分基团会使活性降低，而噻唑基团相对较好；苯二氮骨架中的苯环上取代以 7-CF₃ 和 7-Cl 活性最好。通过骨架成环策略，设计并合成咪唑和吡唑类三环新骨架化合物，均表现出较高的活性。其中活性最好的吡唑类化合物 134 抑制衣壳蛋白组装（CAA）活性的 IC_{50} 为 1.0μmol/L，抑制 HIV 复制活性的 EC_{50} 为 0.9μmol/L；活性最好的咪唑类化合物 135 抑制衣壳蛋白组装（CAA）活性的 IC_{50} 为 0.17μmol/L，抑制 HIV 复制活性的 EC_{50} 为 0.9μmol/L。但是这 2 类化合物的构效关系尚不明确，进一步研究表明这 2 类化合物同时具有逆转录酶抑

制活性。为了剔除该类化合物的逆转录酶抑制活性，发现选择性抑制衣壳组装机制的 HIV 抑制剂，研究者保留苯并二氮双环骨架，对 3 位连接不同的烃基，大部分化合物的活性有所减小，但化合物 136 却表现出较好的活性，其抑制衣壳蛋白组装（CAA）活性的 IC_{50} 为 1.0μmol/L，抑制野生型和双突变 HIV 毒株复制活性的 EC_{50} 分别为 3.0μmol/L 和 2.7μmol/L[220]。

2013 年，Fader 等以化合物 136 为先导化合物，在 C3 位引入 1 个甲基，但其抗病毒活性丧失。在此基础上，又进行了以下修饰：将 3 位 C 原子换成 N 原子，得到一个全新的苯并三氮（BT）类化合物；对 C3 位的单取代苯环上连接不同的基团；C3 位连接 1 个螺环，形成螺苯并二氮（SBD）类化合物。其中，活性最好的苯并三氮化合物 137 抑制衣壳蛋白组装（CAA）活性的 IC_{50} 为 0.06μmol/L，抑制 HIV 复制活性的 EC_{50} 为 0.15μmol/L；苯并二氮系列中，化合物 138 的活性最好，EC_{50} 为 0.07μmol/L；螺苯并二氮系列中，化合物 139 的活性最好，EC_{50} 为 0.3μmol/L。

化合物 133~139 的结构见图 11-27。

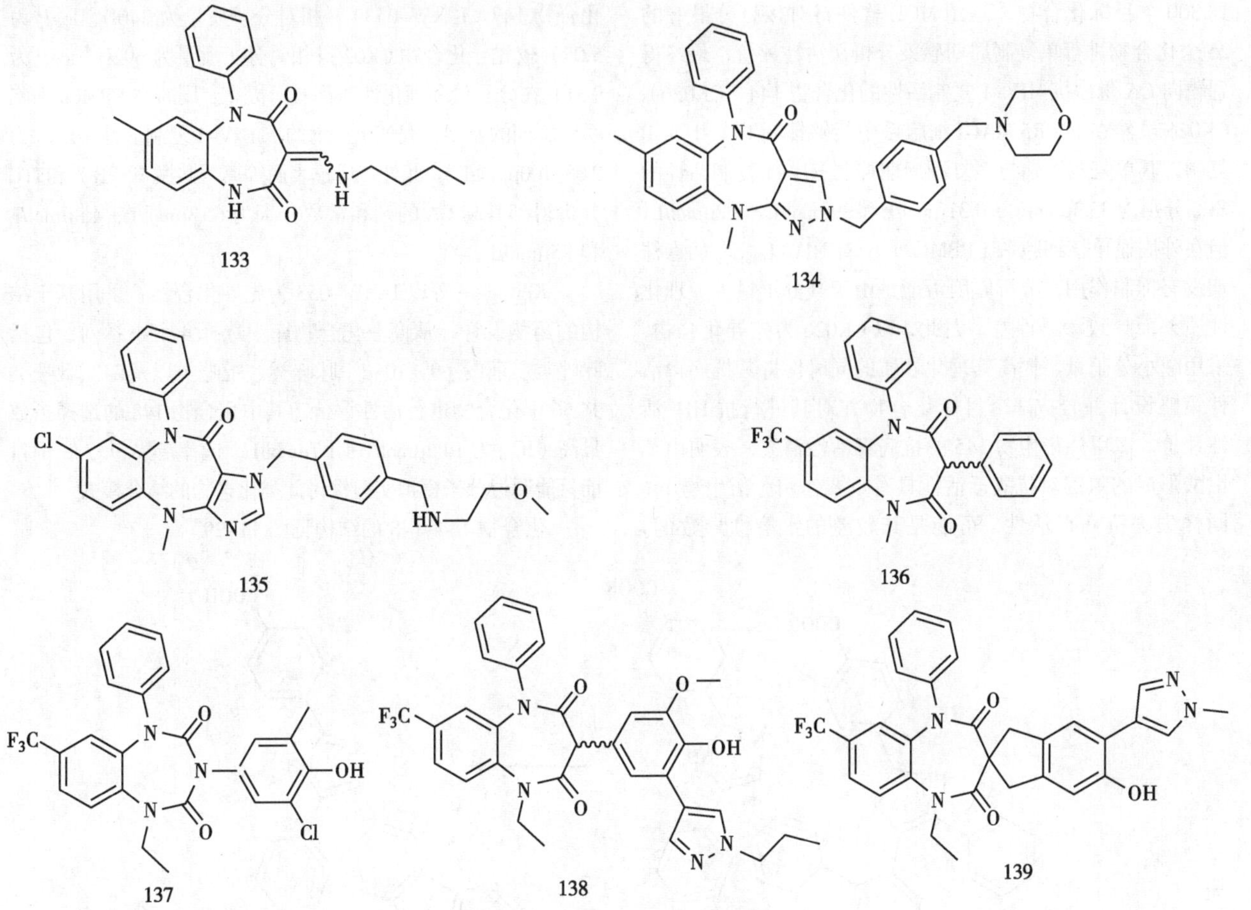

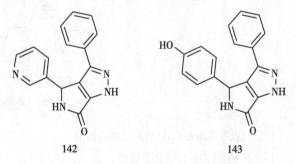

图 11-27 化合物 133~139 的结构

2012 年，Tremblay 等对本公司内的化合物库进行衣壳装配活性评价实验，筛选出苯并咪唑（BM）类化合物 140 的活性较好，其抑制衣壳装配的 IC$_{50}$ 为 0.2~0.4μmol/L，且其衣壳拆卸活性的 IC$_{50}$ 为 6.0μmol/L，抑制 HIV 复制活性的 EC$_{50}$ 为 28μmol/L，细胞毒性的 CC$_{50}$ 为 54μmol/L。以化合物 140 为先导化合物，主要对苯并咪唑化合物的 N1、C2 和 C5 进行修饰，最终得到活性提高的化合物 141，其抑制 HIV 复制活性的 EC$_{50}$ 为 27nmol/L，细胞毒性的 CC$_{50}$ 为 21μmol/L，SI 高达 778，是目前活性最好的以衣壳装配为靶点的抗 HIV 抑制剂[221]。苯二氮䓬（BD）类化合物与 CA-NTD 复合物的晶体结构都得到解析，表明这 2 类化合物都占据相同的口袋，也是 CAP-1 所占据的区域，2 类化合物所结合的 NTD 蛋白的 α 螺旋区域有微弱的改变（ER-11-3）[222]。

BD 和 BM 类化合物与 CA-NTD 的晶体结构以及化合物 140 与 141 的结构[222]

扫一扫

Lamorte 等采用含有水疱性口炎病毒包膜糖蛋白（VSV-G）的单循环 HIV-1 报告载体假病毒进行抗 HIV 细胞活性筛选，从含有 6 000 个小分子的化合物库中筛选得

到 2 个活性较高的吡咯并吡唑啉酮化合物 142（BI-1）和 143（BI-2）（图 11-28）。其中 142 在单复制周期与多复制周期病毒复制活性中的 EC$_{50}$ 分别为 8.2μmol/L 和 7.5μmol/L；化合物 143 的活性更高，其在单循环与多循环病毒复制活性中的 EC$_{50}$ 分别为 1.8μmol/L 和 1.4μmol/L[223]。研究结果表明这类化合物结合在 CA-NTD 的 CPSF-6 结合位点，证实化合物通过稳定聚集体机制来抑制病毒复制[224]。

图 11-28 化合物 142、143 的结构

Kortagere 等对含有 300 万个小分子的化合物库进行基于药效团的虚拟筛选，得到 900 个苗头化合物，再通过宽泛的 Lipinski 成药性五原则（其中，相对分子质量 ≤ 700D 和 logP ≤ 7），对化合物骨架运用集成和主成分分析法得

到 300 个目标化合物，运用 MOE 软件将对接打分最好的 25 个化合物进行单复制周期感染分析法活性评价，最终得到靶向 CA 蛋白抗 HIV-1 复制活性的化合物 144（CK026）。CK026 虽然在 P4-R5 MAGI 细胞系中能够抑制 HIV-1 ⅢB 复制，其单复制周期与多复制周期抑制 HIV-1 复制活性的 EC_{50} 分别为 33.3μmol/L ± 0.31μmol/L 和 89μmol/L ± 3.2μmol/L，但在外周血单核细胞系（PBMCs）中对 HIV-1$_{92BR030}$ 病毒株却没有抑制作用，分析原因可能是由于其分子量大、理化性质差而导致渗透性差。因此，以 CK026 为先导化合物，采用减小分子量、提高其理化性质的同时保持其抗病毒活性策略设计并合成 3 个目标化合物并对其进行抗 HIV 活性评价。二甲酯衍生物 145 的抗病毒活性消失，表明由苯甲酸形成的氢键对抗病毒活性具有重要作用。衍生物 146 同样失去抗病毒活性，可能是其较差的水溶性导致的。

化合物 147（I-XW-053）（相对分子质量为 340D，logP 为 5.05）较先导化合物 CK026（相对分子质量为 692D，logP 为 9.31）在分子量和理化性质都有所提高，同时在 PBMCs 细胞系中不同的亚型也表现出广谱的抗 HIV-1 复制活性（EC_{50} 为 9.03~100μmol/L）。此外，通过表面等离子共振（SPR）和 ITC 分析得到其与 CA 的亲和常数分别为 66.3μmol/L ± 4.8μmol/L 和 85μmol/L[225]。

Kortagere 等以 I-XW-053 为先导化合物，采用基于结构的药物设计，从商业化合物库中选择 4 个小系列，包括咪唑类、菲酚 [9，10-d] 咪唑类、吡唑类以及四氢吡唑类共 56 个化合物进行活性评价。其中化合物 148 的选择指数最高（IC_{50} 为 14.2μmol/L ± 1.7μmol/L，选择指数 SI>7），但目前只能通过分子模拟实验探讨此类化合物的结合模式[226]。

化合物 144~148 的结构见图 11-29。

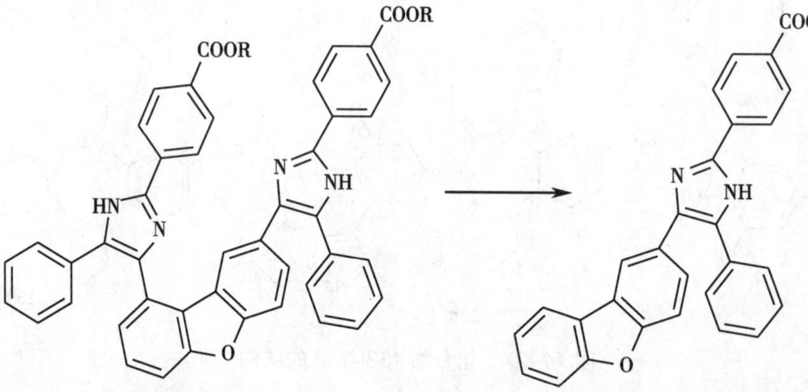

144(CK026)R=H
145　R=CH$_3$

146

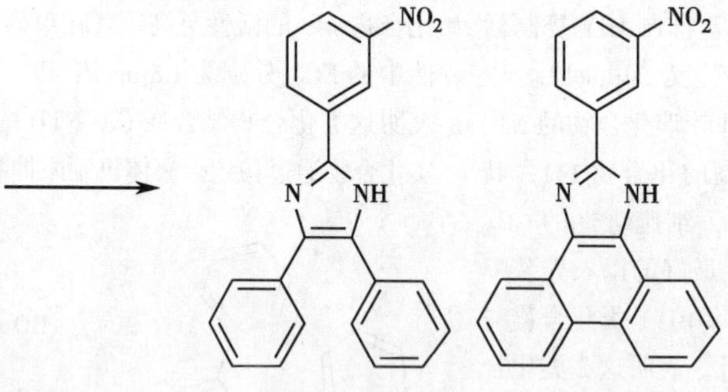

147(I-XW-053)

148

图 11-29　化合物 144~148 的结构

2.3　以衣壳蛋白 CTD 为靶点的抑制剂

2.3.1　小分子 CA-CTD 抑制剂

2011 年，Curreli 等利用高通量柔性对接技术，通过对 ZINC 数据库中的 10 万个类药性分子进行虚拟筛选，对打分最高的前 200 个化合物运用 3D 立体构象分析进行虚拟筛选，选择 50 个与 CTD 疏水腔穴可能作用较好的化合物，首先从筛选结果中选择 8 个化合物进行测试，其中化合物 149 和 150 具有较高的抑制病毒感染的活性，在 MT2 细胞

中对 HIV-1 ⅢB 病毒抑制活性的 EC_{50} 分别为 1.06μmol/L 和 6.69μmol/L。通过相似性搜索技术购买了 43 个化合物，同时设计并合成 15 个衍生物，对这 2 类骨架进行活性评价和构效关系研究，最终得到活性较好的化合物 151，其在 MT2 细胞中对 HIV-1 ⅢB 病毒抑制活性的 EC_{50} 为 1.78μmol/L，略高于先导化合物 150。这 3 个化合物对野生型和临床上各种常见的变异毒株均具有很好的抑制作用，并且抗病毒活性比 CAP-1 好[227]。化合物 149~151 的结构见图 11-30。

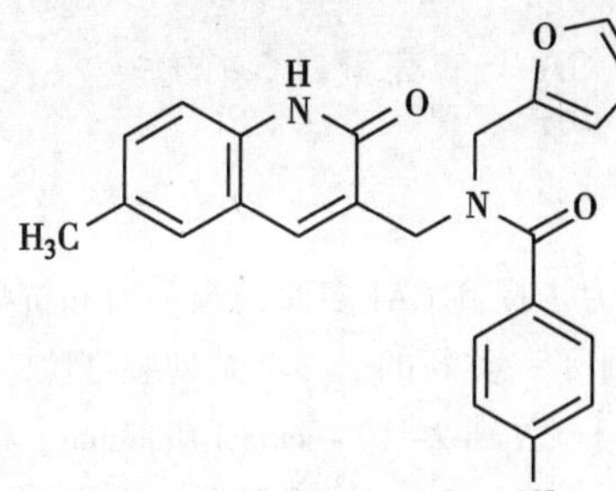
149

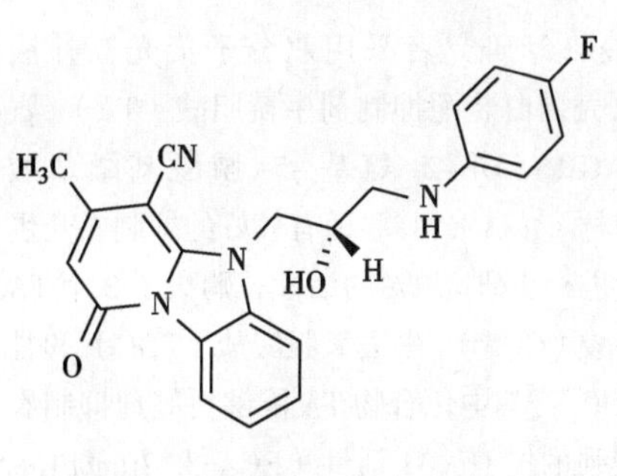
150

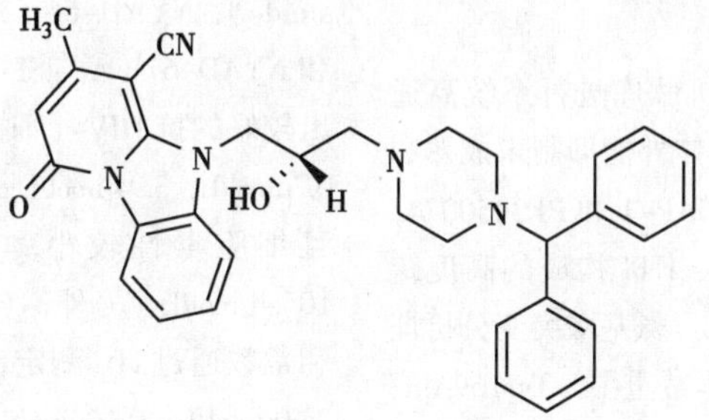
151

图 11-30　化合物 149~151 的结构

2015 年，Machara 等研究者通过计算机高通量筛选，从 2 个化合物库中的 70 000 多个小分子中筛选出 335 个苗头化合物，对其采用 Alpha Screen 法（amplified luminescent proximity assay system）评价抑制 CA-CAI 结合活性，其中 2- 芳基喹唑啉化合物 152 的活性最高，IC_{50} 为 68μmol/L，抑制病毒复制的 EC_{50} 大约为 5μmol/L。以 152 为先导化合物，为提高其溶解性等理化性质以及抗病毒活性，对其 C2 位的吡啶环和 C4 位的氮取代苯环进行修饰，设计并合成 2 个小系列共 26 个目标化合物。活性研究发现 153 的活性最高，抑制 CA-CAI 结合活性的 IC_{50} 为 9mmol/L，抑制病毒复制活性的 EC_{50} 约为 4.6μmol/L [228]。

采用时间分辨荧光共振能量转移法高通量筛选（HTS-TR-FRET）含有 1 280 个分子的化合物库，用 HIV-1 衣壳蛋白的 C 端域（CTD）识别衣壳蛋白二聚体抑制剂，得到抑制 HIV-1 衣壳蛋白 CTD 二聚化的有机硒化合物 154（ebselen）。核磁共振光谱分析表明，ebselen 与 HIV-1 衣壳蛋白 CTD 直接作用，通过硒硫键与 Cys198 和 Cys218 的 2 个半胱氨酸残基作用。Ebselen 在 HeLa-292 CD4-LTR-LacZ 细胞中抑制 HIV-1 复制活性的 EC_{50} 为 1.99μmol/L ± 0.57μmol/L，其上清通过 p24 ELISA 测定在外周血单核细胞中抑制 HIV-1 复制活性的 EC_{50} 为 3.2μmol/L ± 0.9μmol/L。为了确证硒原子的作用，对 ebselen 进行修饰，将 Se 原子换为 S、O、C 以及硒亚砜基团，将苯环替换成吡啶环得到一系列衍生物并对其通过 TR-FRET 法测定抑制 HIV-1 衣壳蛋白 CTD 活性，其中 S、Se 和硒亚砜衍生物保持抑制 CTD 二聚化活性。化合物 155 和 156 单循环抑制 HIV 复制的活性有微弱的提高，其 EC_{50} 分别为 1.61μmol/L ± 0.18μmol/L 和 1.92μmol/L ± 0.85μmol/L，高于 ebselen（4.07μmol/L ± 0.93μmol/L）[229]。

化合物 152~156 的结构见图 11-31。

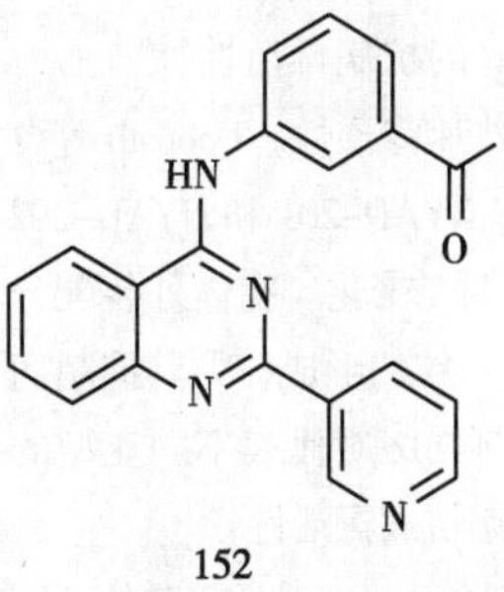
152

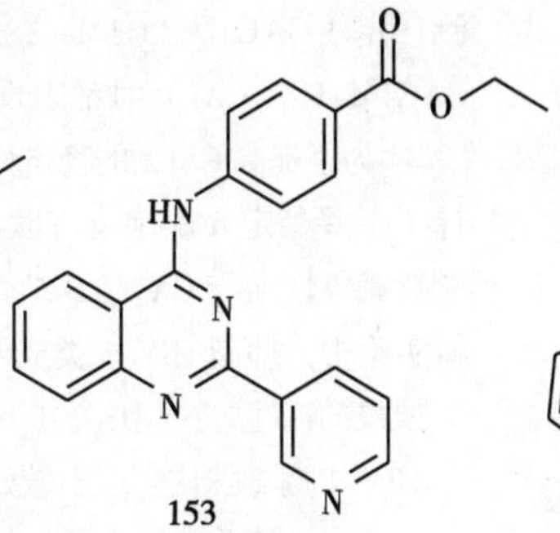
153

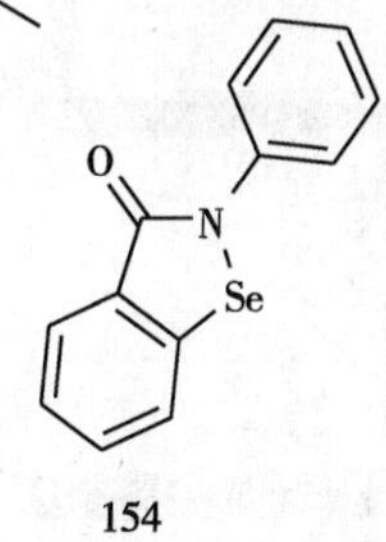
154

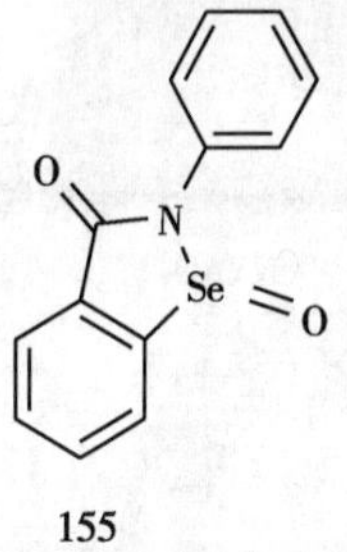
155

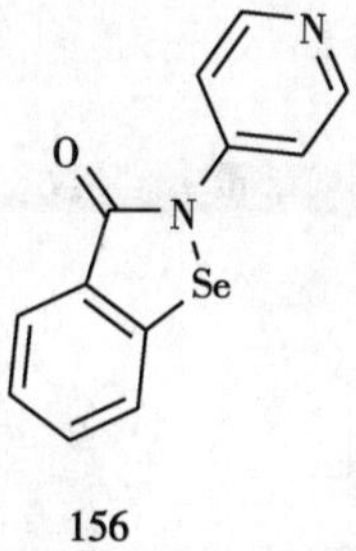
156

图 11-31　化合物 152~156 的结构

2015 年，Lampel 等研究者采用双分子荧光互补法筛选得到潜在的衣壳蛋白装配抑制剂牛黄胆酸（TA）、氨基胍半硫酸盐（AGH）、DL-2- 氨基 -5- 膦酰基缬草酸（A5PA）和阿司匹林（ASA），并验证有较好的抑制衣壳蛋白装配的活性。为进一步研究 TA 的活性，购买了 3 个 TA 衍生物，即甘氨胆酸（GCA）、牛去氧胆酸盐（TDC）和甘氨脱氧胆酸盐（GDC），其中化合物 TA 能够更好地抑制衣壳装配，且具有较强的抗 HIV-1 活性（EC$_{50}$=3.12μmol/L ± 0.37μmol/L）。但核磁共振研究结果表明，GDC 对 CA-CTD 和 CA-NTD 都有一定的作用[230]。

2.3.2 肽类 CA-CTD 抑制剂

CAI 是通过对噬菌体表达的随机肽库进行系统高通量筛选鉴定出的寡肽，研究表明它在体外能抑制未成熟和成熟病毒颗粒的装配[208]。不同于 CAP-1 和 PF3450074，CAI 作用于 CTD，占据了由 H8、H9、H11 构成的高度疏水的口袋[228]（图 11-32 和 ER-11-4）。氨基酸突变分析证明该区域疏水性氨基酸残基的存在非常重要，Tyr169Ala、Leu211Ala 或 Leu211Ser 突变均使 CAI 的活性下降且不能形成成熟的病毒颗粒。CAI 主要通过 2 种机制发挥作用，一是竞争性地抑制 NTD-CTD 界面的相互作用，阻断 NTD 与 CTD 结合；二是诱导 CTD-CTD 二聚化界面发生改变，从而影响衣壳蛋白六聚体网状结构的形成。尽管 CAI 具有体外抗 HIV-1 活性，但是细胞透膜性差。

为了克服 CAI 的缺点，研究者根据已知的 CAI/CTD 三维结构，利用基于结构的合理药物设计方法及碳化氢钉针（hydrocarbon stapling）技术得到具有高度 α 螺旋性和细胞穿透性的 CAI 类似物 NYAD-1、NYAD-13，其活性比 CAI 提高 10 倍[231-232]。NMR 化学位移干扰实验证实 NYAD-1 作用于 CTD 氨基酸残基 169~191 区域，该区域拥有疏水口袋和关键性的 CTD-CTD 二聚化片段。"碳化氢钉针"部分不参与疏水作用。NYAD-13 与 NYAD-1 相比具有更高的水溶性。

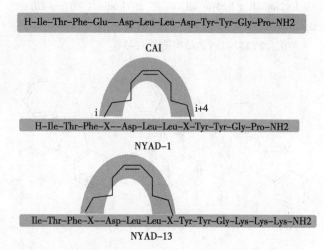

图 11-32　CAI、NYAD-1、NYAD-13 的结构

为了提高 CAI 多肽的亲和力和抗病毒活性，Debnath 等设计了一类新的 i，i+7 系列装订肽，这些装订肽含有 1 个 R8［(R)-2-(7'-octenyl) alanine］和 1 个 S5［(S) 2-(4'-pentenyl) alanine］残基桥接。对 16 个活性肽通过抗病毒活性筛选，NYAD-36（Ac-ISF-R8-ELLDYY-S5-ESGS-amide）、NYAD-66（Ac-ISF-R8-ELLDYY-S5-ED-amide）和 NYAD-67（Ac-ISF-R8-EWLQAY-S5-EDE-amide）表现出较好的抗 HIV-1 ⅢB 复制活性，EC$_{50}$ 分别为 1.5μmol/L ± 0.7μmol/L、3.94μmol/L ± 0.32μmol/L 和 3.8μmol/L ± 0.3μmol/L；且细胞毒性较小，CC$_{50}$ 分别 >189.4μmol/L、115μmol/L 和 107.4μmol/L。另外，与单突变 W184A/M185A CA-CTD 的亲和常数通过 ITC 测定，K$_D$ 值分别为 10.1μmol/L ± 1.4μmol/L、3.60μmol/L ± 0.16μmol/L 和 2.63μmol/L ± 0.22μmol/L。进一步的研究结果表明，装订肽 NYAD-36、NYAD-66 和 NYAD-67 具有双重的抗病毒活性，既可以与衣壳蛋白结合阻止 Gag 加工，又可以通过对 V3 环的依赖性阻止病毒侵入[233-234]。

CAC1（Ac-EQASQEVKNWMTETLLVQNA-CONH2）由 CA-C 序列衍生，包括野生型衣壳蛋白 175~194 位氨基酸残基，共 20 个氨基酸残基。CAC1 能够与整个 CA-CTD 形成复合物并促进 CA-CTD 二聚体解离。通过荧光光谱法、亲和色谱法和 ITC 法对亲和力的测定平均值 K$_D$ 为 50μmol/L ± 25μmol/L[234-235]。但是 CAC1 有聚集趋向，为了提高溶解性和对 CA-CTD 的亲和作用，Bocanegra 等设计了 6 个 CAC1 衍生肽，包括 CAC1C、CAC1M 和 4 个衣壳蛋白螺旋片段（H2、H3、H4 和 H8）。其中荧光分光光度法测定 CAC1C 和 CAC1M 对 CA-CTD 的亲和常数 K$_D$ 分别为 19μmol/L ± 8μmol/L 和 8μmol/L ± 1μmol/L，都能够有效地抑制成熟 HIV-1 衣壳蛋白的体外装配。4 个衣壳蛋白螺旋片段中只有 H8 抑制衣壳蛋白装配。为进一步评价 CAC1C、CAC1M 和 H8 的抗病毒活性，将它们通过细胞穿透肽转染进细胞，都表现出较差的抗病毒活性，但当采用鸡尾酒疗法混合多肽测定（CAC1/CAC1M+H8、CAC1/CAC1M+CAI、CAC1/CAC1M+H8+CAI）时都表现出较好的抗病毒活性[236]。

为了提高 CAC1 的稳定性以及细胞渗透性，Debnath 等设计了一些稳定 α 螺旋装订肽。其中 NYAD-201 和 NYAD-202 能够竞争性地与 CA-CTD 结合，抑制二聚化。在体外装配分析实验中，抑制 HIV-1 类成熟病毒颗粒的形成，尤其抑制病毒颗粒的产生。NYAD-201 和 NYAD-202 对代表不同亚型的多 HIV-1 病毒株均表现出较好的广谱抗病毒活性[237]。

Dewan 等首先构建了一个含有 5 个随机氨基酸残基的环肽库，根据荧光强度选择了 6 个活性最好的环肽（CP1-CP6）。其中 CP2 和 CP3 与 CA 的解离常数 K$_D$ 分别为 1.1μmol/L ± 0.1μmol/L 和 0.35μmol/L ± 0.01μmol/L。核磁共振与突变研究表明，

CP2 和 CP3 环肽既可以与 CA-CTD 结合，同时又能与人赖氨酸 tRNA 合成酶（hLysRS）作用[238]。

另外，基于肽类研究得到化合物 α- 羟基 - 甘氨酰胺（α-HGA）[239]。研究认为，三肽甘氨酰基 - 脯氨酰基 - 甘氨酰胺（GPG-NH2）被二肽基肽酶 CD26 裂解后产生的 G-NH2 能够影响衣壳组装。但随后证实 G-NH2 并不发挥作用，而是其代谢产物 α-HGA 抑制 HIV-1 复制。α-HGA 的相对分子质量仅为 90D，推测其作用机制可能为阻断 NTD-CTD 相互作用。此外，聚合物类（如没食子酸 - 三甘醇聚合物）衣壳蛋白抑制剂也具有较大的发展前景。

3　展望

近年来，随着人们对衣壳蛋白结构和功能的深入研究，逐渐揭示了衣壳蛋白独特的结构和作用机制，为基于结构的合理药物设计奠定了理论基础。衣壳蛋白本身具有多个药物结合位点，其抑制剂涵盖多种化学结构类型，例如寡肽、小分子及聚合物等，这种结构多样性为设计 CA 抑制剂提供了广阔的空间。与目前上市的抗艾滋病药物相比，CA 抑制剂无论对野生型还是临床常见的变异毒株均具有较高的抑制活性。总之，衣壳蛋白作为全新的抗 HIV 药物作用靶点，虽然其精确的生物学机制还有待于进一步阐明，但是通过虚拟筛选及合理药物设计等手段发现高活性及选择性的 HIV-1 衣壳蛋白抑制剂已经成为目前抗艾滋病药物研究的重要方向之一。

（贾海永　俞　霁　艾　炜　刘新泳）

第 4 节　以宿主因子为靶点的 HIV 抑制剂研究

近年来，随着对病毒和宿主细胞之间的相互作用的深入认识，越来越多的与 HIV 复制有关的宿主细胞因子得到广泛研究[240-241]。因为只有 15 个病毒蛋白，HIV-1 基因组编码时，必须借助宿主细胞的功能来进行复制。HIV-1 复制周期的每个环节都高度依赖宿主蛋白的表达。这种以宿主细胞因子为靶点的抗病毒药物作用机制不是直接作用于病毒，而是通过调节宿主细胞内部的生化过程来发挥作用，较其他抑制剂具有广谱抗病毒的优势。因此，这种基于宿主细胞机制的抗病毒研究已经成为抗病毒药物研究的新方向。HIV 生命周期中的靶点示意图见图 11-33。

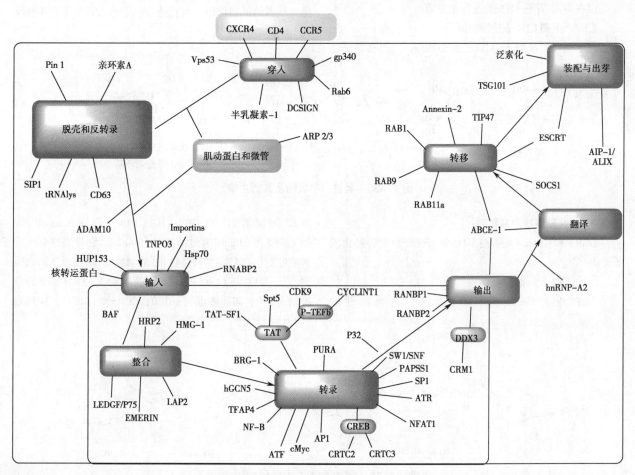

图 11-33　HIV 生命周期中的靶点示意图

1 吸附及穿入抑制剂

HIV 进入宿主细胞不只是病毒介导的单个细胞感染，而是 T 细胞表面标记物 CD4、趋化因子受体 CCR5 和 CXCR4、特异性树突细胞 ICAM-3DC-SIGN 共同作用的结果，包括 HIV-1 在体内细胞间的传输即 DC 和 CD4+ 之间的传输[242]。HIV-1 的穿入包括至少 3 个步骤：①病毒需要通过其表面抗原与宿主细胞表面受体 CD4 相结合，从而吸附在细胞膜上；②共受体结合；③经过胞饮或融合作用进入细胞。这一过程的实现需要多种细胞因子的参与，如糖蛋白 gp120、gp41、血凝素及辅助受体如 CCR5 和 CXCR4 等。在 HIV 感染靶细胞的过程中，首先是 HIV 包膜与靶细胞的细胞膜发生融合。HIV 与靶细胞融合主要由包膜糖蛋白 gp120 和跨膜亚基 gp41 介导。gp120 与靶细胞上的 CD4 受体和辅助受体（趋化因子受体 CCR5 或 CXCR4 等）先后结合，导致 gp41 的构型发生改变，形成六股 α 螺旋束（6-helix bundle，6-HB）核心结构，将病毒包膜与靶细胞膜拉近并发生融合，完成病毒进入宿主细胞的感染过程。这些细胞因子相应的抑制剂能够竞争结合这些细胞表面的蛋白或受体，从而抑制病毒的吸附和穿入过程，起到抗病毒作用。

1.1 吸附抑制剂

1.1.1 CD4-gp120 结合抑制剂

已在第四章第一节中有过详细介绍。

1.1.2 下调 CD4 表达抑制剂

环三氮杂二磺胺（CADA）类似物是一类具有新机制的有效抗 HIV 抑制剂（图 11-34）[243]。研究表明，CADA 并没有直接作用于 CD4 受体或病毒包膜糖蛋白，而是特异性地下调 CD4 的表达来发挥抗病毒作用[244]。对 CD4 mRNA 水平的分析表明 CADA 调节作用的发挥并不是在转录水平，而最有可能在翻译水平[245]。这类化合物抗 HIV 穿入活性在 μmol/L 或亚 μmol/L 级别[246-247]。

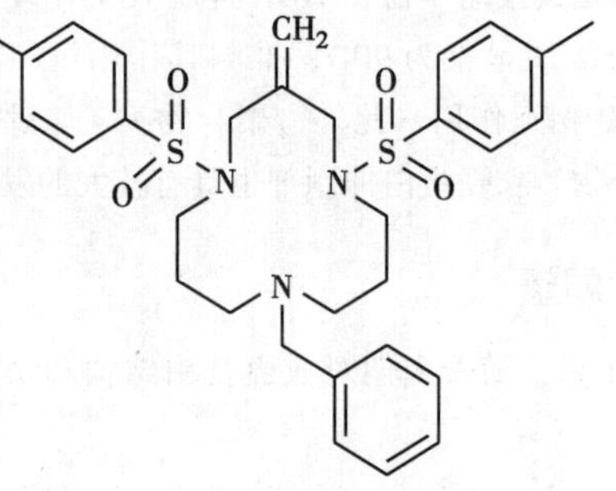

图 11-34　CADA 的结构

1.1.3 galectin-1 抑制剂

HIV-1 利用宿主糖结合蛋白 galectin-1 增加其对宿主细胞的附着，从而提高对易感细胞的感染力。研究表明，在复制周期的早期如吸附和进入等过程，宿主分子如 galectin-1 可降低 HIV-1 靶向药物的预期疗效。乳糖、半乳糖及其衍生物（图 11-35）都表现出半乳糖介导的红细胞血红素的抑制作用，半乳糖及衍生物的活性好于乳糖及其衍生物的活性[1]。

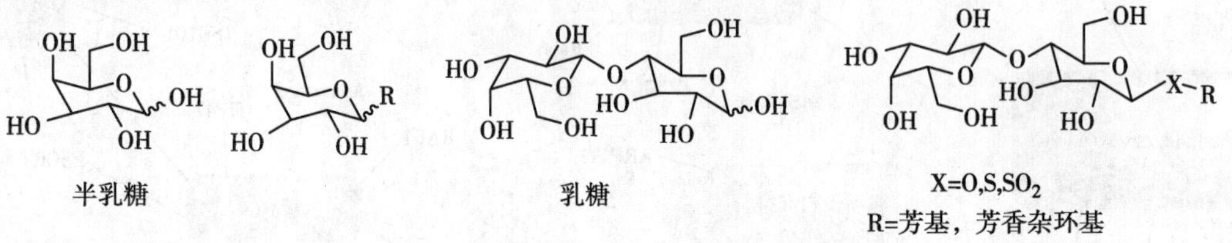

半乳糖　　　　乳糖　　　　X=O,S,SO₂
R=芳基，芳香杂环基

图 11-35　乳糖、半乳糖及其衍生物

1.2 共受体结合抑制剂

CCR5 和 CXCR4 是参与 HIV 穿入过程的主要趋化因子受体[248]。

1.2.1 CCR5 抑制剂

马拉维若（maraviroc，MVC，fizer）是选择性的 CCR5 抑制剂（图 11-36），其抗 HIV-1 活性在 nmol/L 级别（浓度在 2.0nmol/L 时抑制率为 90%）。它是通过对咪唑并吡啶衍生物 UK-107，543 的结构修饰，由高通量筛选得到[249]。MVC 与 CCR5 受体的跨膜螺旋 2、3、6 和 7 的空腔结合[250]，阻碍病毒与 gp120、CCR5 受体结合，使病毒

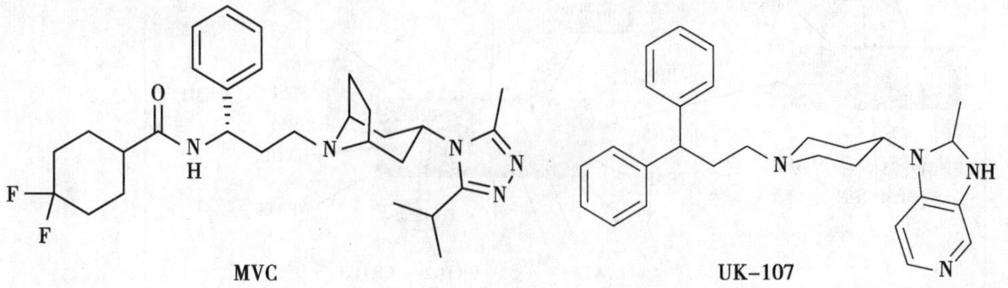

MVC　　　　UK-107

图 11-36　MVC 和 UK-107 的结构式

穿入所必需的膜融合过程无法进行。在临床试验中，每日 2 次口服[251]。2007 年 8 月，MVC 被美国 FDA 批准为 CCR5 抑制剂，商品名为 Selzentry。

1.2.2 CXCR4 抑制剂

CXCR4 唯一的已知天然配体 SDF-1 能阻断嗜 T 细胞性 HIV-1 感染 CXCR4+、CD4+ HeLa 细胞。其机制是与协同受体结合产生立体位阻碍 gp120 和协同受体结合，并产生 HIV-1 协同受体的负调节作用。

1.2.2.1 T-22、T134 和 T-140

T22 是从美洲鲎血细胞碎片中分离得到的 polyphemusin II 类似物，由 18 个氨基酸残基组成[252]，带有强的正电荷，所带的正电荷数量决定其抗 HIV 活性和细胞毒性。它连接到 CXCR4 协同受体 N 端和带负电的胞外环，从而阻断嗜 T 细胞性 HIV-1 侵入靶细胞，不会产生 CXCR4 协同受体的负调节。T134 与 T140 是 T22 的衍生物，比 T22 活性更强且具有较低的细胞毒性，可有效地抑制对 AMD-3100 耐药的 HIV-1 株，两者之间无交叉耐药性[253]。进一步研究发现，4 个氨基酸残基 Arg2、NaI3［L-3-（2-naphthyl）alanine］、Tyr5 和 Arg14 对 T-140 发挥抗病毒活性是必不可少的（IC$_{50}$ ≈ 60nmol/L）[252]。

1.2.2.2 小分子 CXCR4 抑制剂

AMD3100（AnorMED, genzyme）是低分子量的双环类似物（图 11-37），可有效地抑制 X4 HIV-1 株复制。同 T22、ALX40-4C 一样，AMD3100 也带有正电荷，可与 CXCR4 的第二、第三胞外环带负电的天冬氨酸残基结合，是目前已知最强的特异性 CXCR4 协同受体抑制剂[254]。

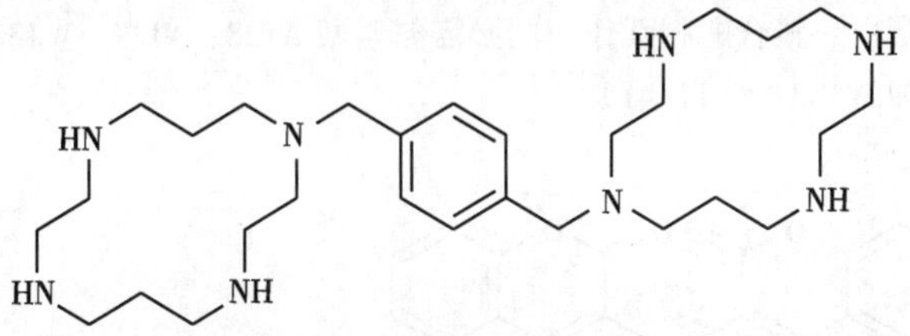

图 11-37 AMD3100 的结构

KRH-1636（kureha chemical industries）是具有良好的抗 HIV-1 活性的 CXCR4 抑制剂（图 11-38）[255]，是通

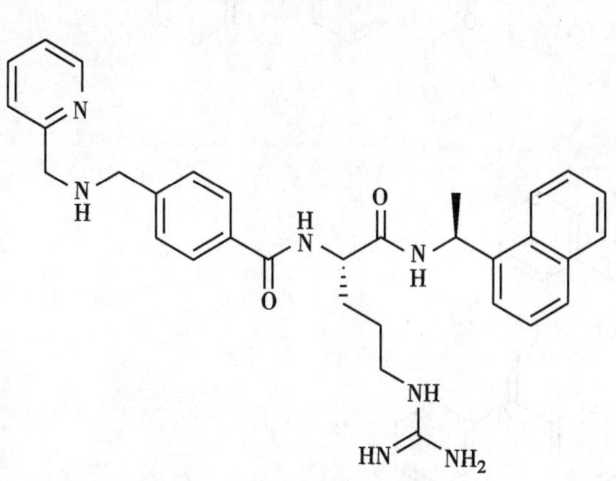

图 11-38 KRH-1636 的结构

过高通量筛选并进行结构优化得到的先导化合物。动物实验表明其具有很好的口服生物利用度，作用机制研究表明它与 CXCR4 受体的 ECL2 和 ECL3（第二和第三胞外环）相结合。

1.3 融合抑制剂

已在第四章第三节中有过详细介绍。

2 脱衣壳抑制剂

在 HIV 病毒颗粒脱衣壳的过程中，亲环素 A（cyclophilin A，CypA）与 Gag 衣壳蛋白相互作用可破坏病毒衣壳的稳定性，加快病毒颗粒的解装配和病毒 RNA 释放。阻断 CypA 与 Gag 衣壳蛋白的相互作用可以阻止病毒的脱衣和释放[256]。CsA 是第一个从微生物代谢产物中分离出来的含有 11 种氨基酸残基的环状多肽类 CypA 抑制剂，体外活性研究表明它能够有效地抑制 HIV-1 复制，IC$_{50}$ 为 1~2μg/ml，但药动学的个体差异和免疫抑制等缺陷限制了其临床应用[257]。

3 病毒复制抑制剂

3.1 PCAF BRD 抑制剂

在 HIV 复制过程中，反式激活因子 HIV-1 Tat 与一个 RNA 序列特异性区域（TAR RNA）结合后，在共激活因子 p300/CBP 和 PCAF 的参与下激活转录，使 LTR 延长，病毒得以复制。

HIV-1 Tat 与 PCAF 结合依赖 Tat 蛋白中的乙酰化赖氨酸片段插入 PCAF BRD（PCAF bromodomain）的疏水口袋中，这一结合对 HIV-1 复制十分必要，且 PCAF BRD 具有高度保守和不易变异的特性[258-259]，针对宿主细胞蛋白而不是病毒蛋白，可能减少因病毒突变而产生的耐药性问题，因此 PCAF BRD 是一个非常具有潜力的抗 HIV-1 的新靶点。针对该靶点的抑制剂主要有 N-芳基丙烷 -1,3- 二胺类和 3- 芳氧基 -1- 丙胺类化合物。从小分子库筛选出的化合物 157 与乙酰化赖氨酸 50（AcK50）多肽相比，其与 PCAF BRD 的结合更加紧密。化合物 158（图 11-39）的芳环夹在侧链 Y802、A757 和 Y809、E756 之间，丙烷碳链被疏水链 P747、E756 和 V752 包围，4 位甲基则填充到了由 A757、Y802 和 Y809 组成的一个小的疏水腔中。与 157 相比，化合物 158 的活性增加 3 倍[260]。

N- 芳基丙烷 -1,3- 二胺类（X = N，R$_2$ = NH$_2$）和 3- 芳氧基 -1- 丙胺类化合物在分子水平和细胞水平有很好的活性证明 PCAF BRD 可以替代保守的药物靶向抑制 HIV-1 复制[261]。

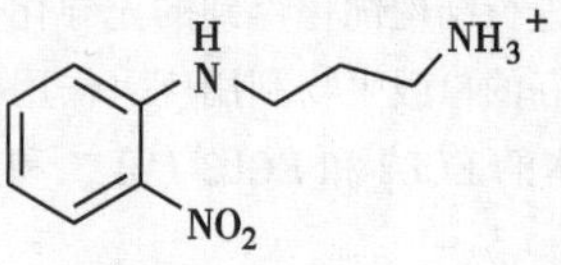

157 IC$_{50}$=5.1μmol/L

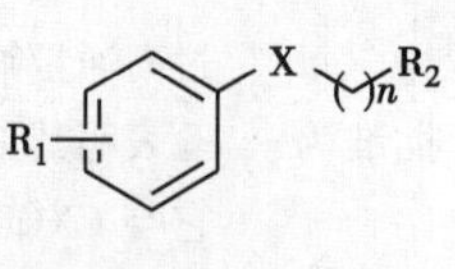

R$_1$=NO$_2$,Cl,CH$_3$,CN,COOCH$_3$
X=NH,O,CH$_2$
n=2,3,4
R$_2$=NH$_3^+$,COO$^-$,(OH)CH$_3$
158 R$_1$=2-NO$_2$,4-CH$_3$,X=NH,n=3,R$_2$=NH$_3^+$,IC$_{50}$=5.1μmol/L

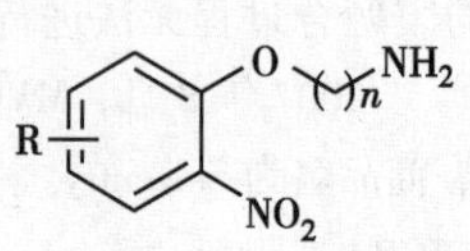

图 11-39 N- 芳基丙烷 -1，3- 二胺类和 3- 芳氧基 -1- 丙胺类抑制剂

3.2 LEDGF/p75 抑制剂

在 HIV 复制过程中，逆转录病毒需要将其 RNA 逆转录得到的 DNA 整合到宿主细胞的染色体中。晶状体上皮源性生长因子（lens epithelium-derived growth factor，LEDGF）又名 p75 蛋白，是 HIV-1 整合过程中不可缺少的细胞辅助因子[262]。LEDGF/p75 能够将 HIV 整合酶（IN）链合到特定的 DNA 序列上，促进链转移和整合的完成。LEDGF/p75 对 IN 也具有稳定作用，在体内保护 IN，使其不被酶解。干扰 LEDGF/p75 是抑制 HIV 复制与感染的有效途径[263-264]。

3.2.1 苯甲酸衍生物

Du 等[265] 将 HIV-1 整合酶与酵母转录激活因子 Gal4 的 DNA 结合域的融合蛋白作"诱饵"，筛选发现苯甲酸衍生物 D77（图 11-40）对 IN-LEDGF/p75 复合物的相互作用具有抑制作用，并且化合物 D77 对 MT4 细胞中的 HIV-1 复制也有抑制活性（IC$_{50}$ = 23.8μg/ml）[265]。D77 可以直接干扰整合酶 CCD 区结合 LEDGF/p75 蛋白 IBD 结构域，破坏整合酶的核定向分布。分子对接结果显示 D77 直接作用于整合酶 CCD 二聚体的表面，嵌入由整合酶 B 链

Ala98、Leu102、Ala128、Ala129、Trp131、Trp132 氨基酸残基和整合酶 A 链 Ala169、Met178 氨基酸残基构成的疏水口袋中。

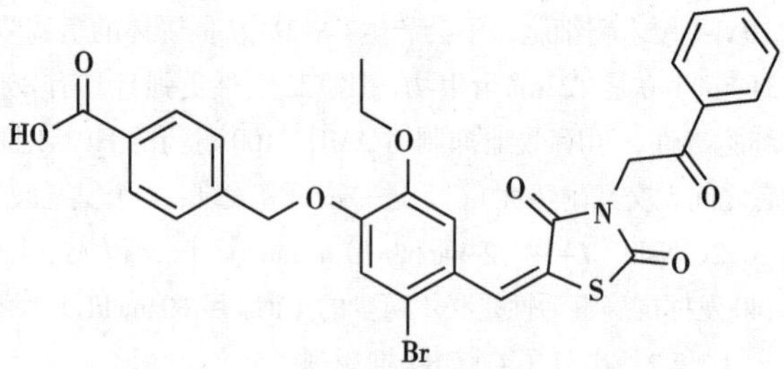

图 11-40 D77 的结构

3.2.2 香豆素类

Al-Mawsawi 等[266] 对香豆素类整合酶抑制剂进一步研究发现，其特异性作用靶点正好位于整合酶核心区表面的 128AACWWAGIK136 肽段，而这一区域包含 LEDGF/p75 蛋白 - 整合酶相互作用的必需氨基酸 A128、A129、W131 和 W132（图 11-41）。

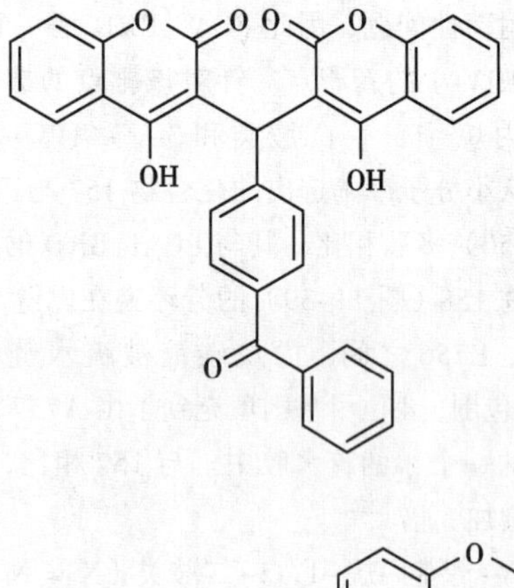

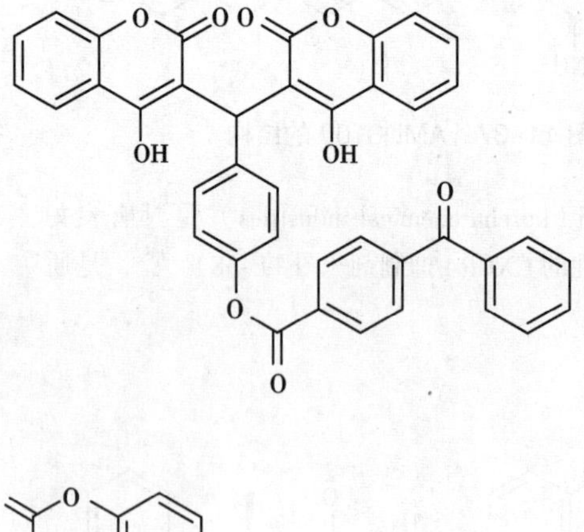

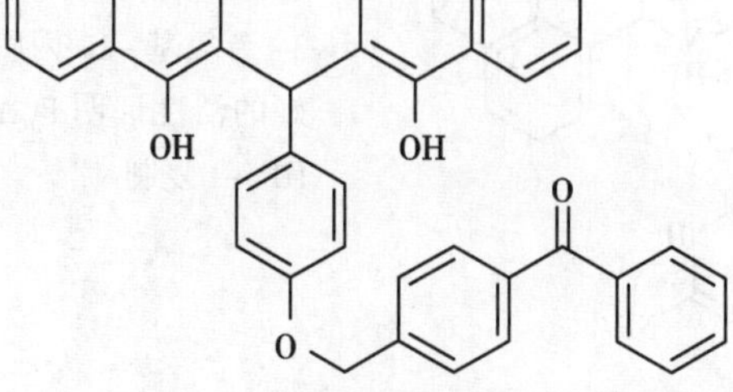

图 11-41 香豆素类抑制剂

3.3 Naf1（Nef-associated factor 1）抑制剂

中国科学院上海巴斯德研究所的王建华课题组利用基因组学筛选了多种潜在调控 HIV-1 复制的宿主蛋白，其中 Naf1 是可在细胞核 / 质间穿梭的宿主因子。Naf1 在人体组织和细胞中都有表达，特别是在外周血淋巴细胞中。Naf1 可促进 HIV-1 未剪切 gag mRNA 的出核（图 11-42）；Naf1 的这一功能依赖与另外一个宿主因子 CRM1（chromosome region maintenance 1）的相互作用，并且与 Naf1 在细胞核 / 质间的穿梭特性相关。Naf1 或可调节与 HIV-1 复制有关的多受体介导信号通路的炎症。研究结果揭示宿主因子 Naf1 调控 HIV-1 复制的机制，为抗病毒药物设计和基因治疗提供潜在的宿主靶点[1]。

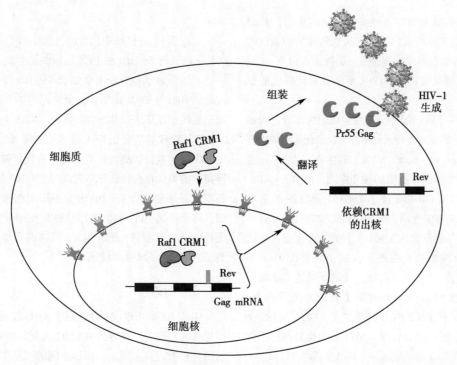

图 11-42 Naf1 与 CRM1 相互作用促进 HIV-1 未剪切 HIV-1 gag mRNA 的出核过程

3.4 人细胞辅助因子 DEAD-box ATPase DDX3 抑制剂

DEAD-box ATPase DDX3 被确定为 Rev/RRE（Rev response element）介导的 HIV-1 RNA 出核的潜在辅助因子[1]。然而，该途径小分子作用的细节尚未阐明。DDX3 是一种与 CRM1 结合连接核孔一侧核质的核质穿梭蛋白。敲除哺乳动物体内的 DDX3 可以抑制 HIV-1 复制而没有显著的毒性，可能是因为在众多 DEAD-box 蛋白中 DDX3 在细胞中并没有起到功能性作用，但在病毒代谢中却有一些作用[1]。因此，DDX3 是一个有吸引力的抗病毒靶点。DDX3 抑制剂可以作为一类全新的抗病毒药物的苗头化合物（IC_{50}=5.4μmol/L）（图 11-43）[242]。

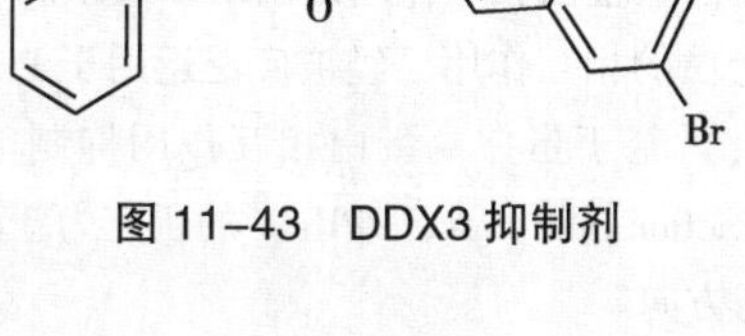

图 11-43 DDX3 抑制剂

3.5 DBR1 siRNA 抑制剂

靶向人 RNA 套索去分枝酶（DBR1）的短干扰 RNA（siRNA）可以使 DBR1 mRNA 的表达降低 80% 而不影响细胞活性。研究发现，在 DBR1 siRNA 存在的情况下，DBR1 被抑制，可以减少 HIV-1 复制过程中病毒 cDNA 和蛋白的产量。3 条 21 元 DBR1 系列（D1，AACGAGG-CGGATCTACGCTGC；D2，AAGGATCGGTGGAATCTCTGG；D3，AATGTGACTGGGC-GCCTGTGG）可用来建立 DBR1-siRNA 质粒[267]。

4 组装和释放抑制剂

TSG101 蛋白是由抑瘤基因 *tsg101* 所表达的。近年来研究发现，HIV-1 在其生命周期末期通过招募宿主细胞 TSG101 蛋白并进而招募其他蛋白质分选途径中的蛋白，构成一个复杂的装置，用于辅助其自身从被感染的细胞中出芽释放。TSG101 蛋白通过与 HIV-1 Gag 蛋白结合，辅助 HIV-1 型病毒颗粒从被感染的细胞中释放出来，这说明 TSG101 可作为一个新的抗 HIV-1 靶点。因此可以设计与 Gag 蛋白 PTAP 序列类似的、能特异性地靶向 TSG101 的化合物，使它与 HIV-1 Gag 竞争 TSG101，可以对 HIV-1 的出芽形成拮抗作用。

人 TSG101 蛋白的二级结构包含 3 个独立的功能域：① TSG101 蛋白的 N 端 UEV 区域；② 有转录因子特征的 3 个 DNA 结合基元，此区是转录调控的活性区域；③ TSG101 蛋白的 C 端保守序列 SB 区（steadiness box domain）（图 11-44）。

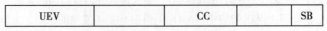

图 11-44 TSG101 蛋白

HIV-1 型病毒颗粒包含 3 种必要的结构蛋白，其中 Gag 蛋白是含量最丰富的蛋白质，约构成病毒结构蛋白的 85%，而且是病毒颗粒形成过程中唯一必需的蛋白质。Gag 蛋白在质膜中的装配过程是 HIV-1 型病毒颗粒形成的驱动力。

人类 ESCRT-Ⅰ 是内涵体分选装置的组成部分，内涵体分选装置在人体的正常生理活动中参与泛素化蛋白的降解和多泡体（multivesicular body，MVB）的生物发生。Gag 蛋白 p6 L 区包含一个短的富脯氨酸保守序列［P（T/S）AP］，［P（T/S）AP］与 TSG101 结合于 TSG101 蛋白的 N 末端 UEV 区域，在 TSG101 蛋白的 UEV 区域 S2~S3 之间有一个疏水性沟槽，靠近泛素在 TSG101 上的结合位点，在泛素连接酶中这个沟槽被 C 端螺旋占据，而 TSG101 中不存在这个 C 端螺旋，PTAP 得以结合进去。通过 Gag 蛋白 p6 区与 TSG101 蛋白结合，ESCRT-Ⅰ 被招募到质膜上，ESCRT-Ⅰ 继而招募 ESCRT-Ⅱ 到质膜上。Gag 蛋白的 p6 区还能结合细胞蛋白 AIP1/ALIX，AIP1 蛋白也具有一个含保守的 PSAP 模序的富脯氨酸区域（氨基酸残基 717~720），TSG101 蛋白的 UEV 区域即通过结合该富脯氨酸区域招募 AIP1 蛋白，而 AIP1 能特异性地结合 ESCRT-Ⅲ 的 CHMP4 蛋白，从而将 ESCRT-Ⅲ 招募到质膜上，形成一个复杂的细胞蛋白装置，由此装置帮助 HIV-1 出芽释放[268-269]。消耗病毒感染细胞中的 TSG101 将导致 HIV 病毒颗粒的出芽缺陷[270]。

Gag 蛋白 p6 区域中包含的九肽序列（5P-EP-T-A-P-P-E-E13）与 TSG101 的 UEV 区域的结合能力与全长的 p6 一样，该段多肽包含所有能结合 TSG101 蛋白的残基，通过对该九肽与 TSG101 结合的复合结构的 NMR 分析发现，最重要的相互作用是基于九肽序列 "Ala5-Pro6" 残基，这 2 个氨基酸残基结合在 UEV 疏水腔的深处[271]。若将九肽序列中的脯氨酸替换为其类似物 N 取代甘氨酸或插入酰脎等得到的类肽化合物比母体九肽与 TSG101 的亲和力更强。若能特异性地结合 TSG101 并且不影响细胞的正常生理功能，将会是抗 HIV 药物研究领域的一个新的突破。基于此设计方法，目前研究的 TSG101 抑制剂主要有脎类、酰肼类及脯氨酸 - 肟类类肽化合物[268]。

5 结语

HAART 的出现成功地控制了 AIDS 蔓延。然而，耐药病毒株的出现有可能导致 HAART 失效。HIV-1 的 30 多年的研究史发现许多宿主 - 病毒之间的相互作用，细胞基因突变的可能性远小于病毒基因突变的可能性，所以靶向细胞因子的抗病毒药物是一种更有效的方法。宿主细胞蛋白作为抗病毒药物靶点的作用机制逐渐得到深入确切的阐明，抗病毒药物将会有更多强效安全的选择。

（孔秀杰　张　建　刘新泳）

第 5 节 以蛋白 - 蛋白相互作用为靶点的 HIV 抑制剂研究

蛋白质是 HIV 复制周期的主要执行者，任何一个环节都依赖蛋白质功能的正确发挥。蛋白质机器是指由大量的蛋白质和生物分子形成的高维度的、复杂的超级功能复合体，此外也包括蛋白质与蛋白质或其他分子形成的低维度复合物及具有特定生物学功能的蛋白质分子。对 HIV 复制周期相关蛋白质机器复杂的结构和功能、调控网络，以及动态变化规律的深入认识是揭示 HIV 复制规律的主要手段，也是药物发现的生物学基础。蛋白 - 蛋白相互作用（protein-protein interaction，PPI）是一种最常见的蛋白质机器作用模式，是生物信息调控的主要实现方式，在生物过程中有着非常重要的作用，是决定细胞命运的关键因素。PPI 在大多数细胞以及病毒组装和复制过程中起着举足轻重的作用，并且与人类疾病息息相关。在传统药物的作用中，药物靶标通常为酶或受体，基于 PPI 的小分子抑制剂的研究能够为新药研发提供更好的思路与方向。由于 PPI 的结构与酶类口袋不同，基于 PPI 的药物开发存在一定的难度。但是近年，位于相互作用界面上的 "热点残基"（hotspot，或热点口袋，图 11-45A）或远离相互作用界面上的变构位点（allosteric site，图 11-45B）作为药物结合的靶点研究取得显著进展。与此同时，随着计算机辅助药物设计技术的发展，经由计算机模拟的手段来分析 HIV 感染者体内蛋白 - 蛋白相互作用的网络以及预测不同宿主细胞蛋白 - 蛋白的相互作用已经被广泛运用于 PPI 抑制剂的发现。因此，基于蛋白 - 蛋白相互作用抑制剂（protein-protein interaction inhibitors，PPIIs）的研究为新药研发提供新的思路与方向。

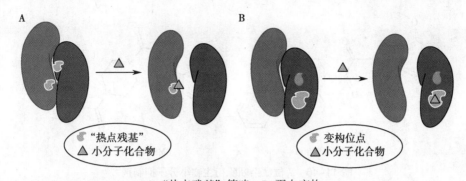

A. "热点残基"策略；B. 蛋白变构。

图 11-45　蛋白－蛋白相互作用（PPI）机制

目前，已批准用于艾滋病临床治疗的药物都只是作用于单个受体或酶：核苷（酸）类逆转录酶抑制剂、非核苷类逆转录酶抑制剂、蛋白酶抑制剂、融合抑制剂、进入抑制剂和整合酶抑制剂。在 HIV-1 的生命周期中有多个 PPI 过程，基于此，PPIIs 可通过作用于 2 个酶蛋白的相互作用而发挥抗病毒作用。

1　靶向 HIV 侵入过程的蛋白－蛋白相互作用抑制剂

1.1　gp120-CD4 相互作用抑制剂

在 HIV 感染靶细胞的过程中，首先是 HIV 包膜与靶细胞的细胞膜发生融合。HIV 与靶细胞融合主要由包膜糖蛋白 gp120 和跨膜亚基 gp41 介导。第一步由 gp120 与靶细胞上的 CD4 受体和辅助受体（趋化因子受体 CCR5 或 CXCR4 等）先后结合，导致 gp41 的构型发生改变，形成六股 α 螺旋束（6-helix bundle，6-HB）核心结构，将病毒包膜与靶细胞膜拉近并发生融合，完成病毒进入宿主细胞的感染过程。因此，抑制融合过程的第一步，可以在病毒感染的初级阶段抑制病毒感染，被认为是最有前景的药物治疗方法[272-274]。所以，可通过阻断 gp120-CD4 相互作用来抑制病毒侵入。

gp120 以三聚体呈三角对称的形式存在。目前，以 gp120 为靶点的抑制剂包括多肽类抑制剂、可溶性 CD4 衍生物、抗体、天然蛋白、多聚阴离子物质和小分子拮抗剂等。

肽类抑制剂 G1（ARQPSFDLQCGF）、12p1（RINNIPW SEAMM）和 HNG2105 等通过与 gp120 结合来抑制 gp120 与 CD4 的正常作用。

可溶性 CD4 衍生物 PRO542（CD4-IgG2）是由 CD4 蛋白的 D1~D2 区和 IgG2 保守区融合而成的，分子内有 4 个 gp120 结合位点，能中和、抑制 CD4 分子与病毒的 gp120 结合。PRO542 已于 2006 年完成 II 期临床试验[275]。

中和抗体通常都是与 HIV 的包膜蛋白结合，抑制 HIV 进入靶细胞，并通过激活补体等方式清除 HIV 颗粒及感染 HIV 的细胞。目前，研究发现的中和抗体包括广谱中和抗体 PG9 和 PG16、广谱中和单抗 HJ16 以及 VRC01 和 VRC02。通过 VRC01-gp120 共结晶的 X 射线衍射结构

分析显示，VRC01 的结构与 CD4 有一定的相似性，并且 VRC01 能部分模拟 CD4 与 gp120 的结合。此外，VRC01 上 CDR H2 的精氨酸 61 能插入 gp120 上 V5 与 β24 围成的空腔中，并形成 5 个氢键作用[276]。

天然蛋白 cyanovirin-N（CV-N）能有效地抑制 HIV 感染，经研究证明 CV-N 与 gp120 之间存在较强的亲和力，通过空间位阻特异性阻止或干扰 gp120 与 CD4 受体或 CXCR4 共受体的结合[277-278]。

多聚阴离子物质分子中带有一定单位的负电荷，通过中和病毒包膜蛋白 gp120 V3 区的正电位点，影响 gp120 与 CD4 的共结合部位，从而阻断 gp120 与 CD4 结合。这类药物包括海藻硫酸酯多糖 CRDS、双偶氮染 FP21399、低聚核苷酸 zintevir（AR177、T30177）以及整合酶抑制剂 L-菊苣酸（L-chicoric acid）等。在 2005 年，zintevir 已经进入 II 期临床试验[276]。

7 位氮杂吲哚衍生物 BMS-378806 和 BMS-488043（图 11-46）是 2 个小分子病毒进入抑制剂。研究表明，BMS-488043 通过选择性地与 gp120 结合，使 gp120 上与 CD4 和 CCR5 结合位点的构象发生改变，从而阻止 gp120-CD4 相互作用。但 BMS-378806 亦可阻止 gp120 与 CD4 结合后的构象改变，优于直接抑制 gp120 与 CD4 结合。作为首个进入临床试验的侵入抑制剂，BMS-378806 因其较窄的抗病毒谱而止于 I 期临床试验。BMS-488043 虽进入了 II 期临床试验，但因为剂量相对太大（1 800mg）而被暂停[279-281]。后续研究发现多个极具潜力的候选药物，如 BMS-488043 磷酸酯前药 BMS-663749、BMS-585248 和 BMS-663068 等。目前，BMS-663068 已进入 III 期临床试验[282-284]。

NBD-556 和 NBD-557（图 11-47）具有抑制 HIV gp120-CD4 结合的活性，且经表面离子共振（surface plasmon resonance，SPR）等技术表明其特异性地作用于 gp120，而不是受体 CD4。研究表明，NBD-556 与 BMS-378806 的作用机制不同。NBD-556 能起到类似于可溶性 CD4 的作用，结合到 gp120 上的 CD4 Phe43 结合口袋位置，诱导 gp120 发生构象变化，使 gp120 形成辅助受体结合位点。尽管目前认为 NBD-556 是一个能稳定结合到 gp120 上的 CD4 "Phe43 口袋"化合物，但如何进行结构改造，提高

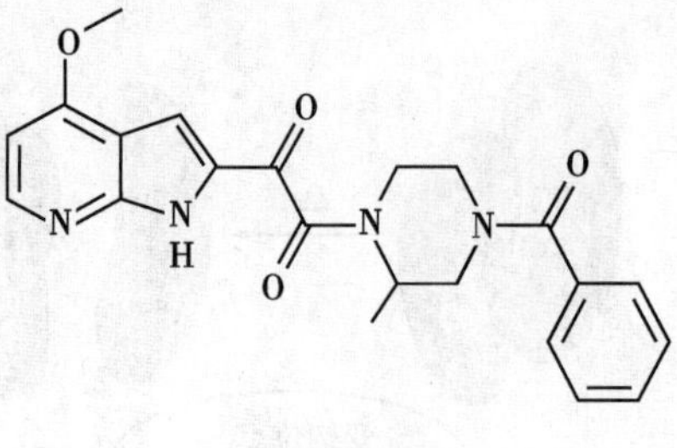

BMS-378806

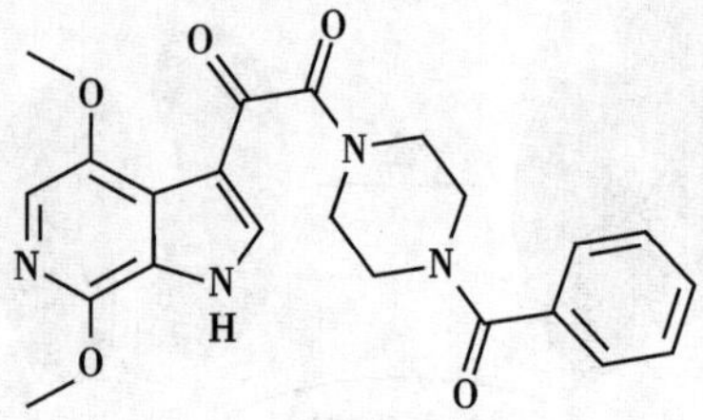

BMS-488043

图 11-46 7 位氮杂吲哚衍生物小分子抑制剂

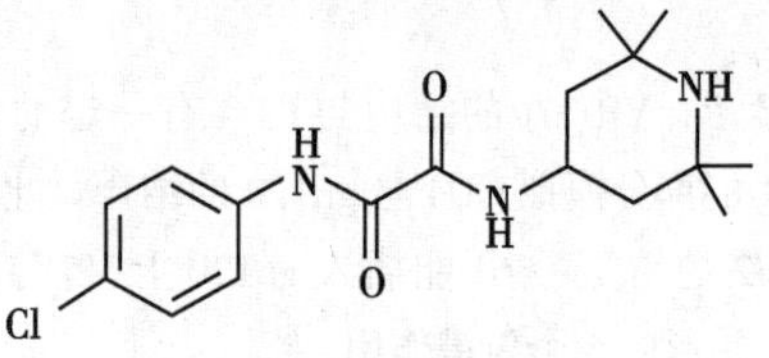

NBD-556

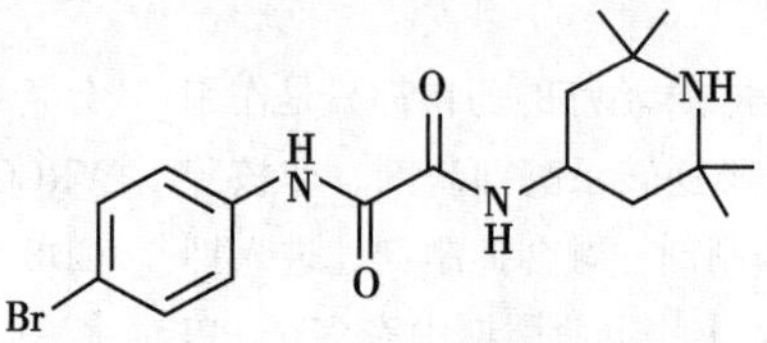

NBD-557

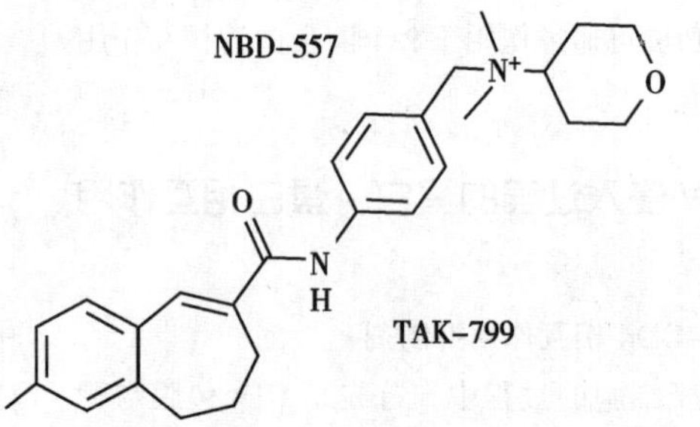

TAK-799

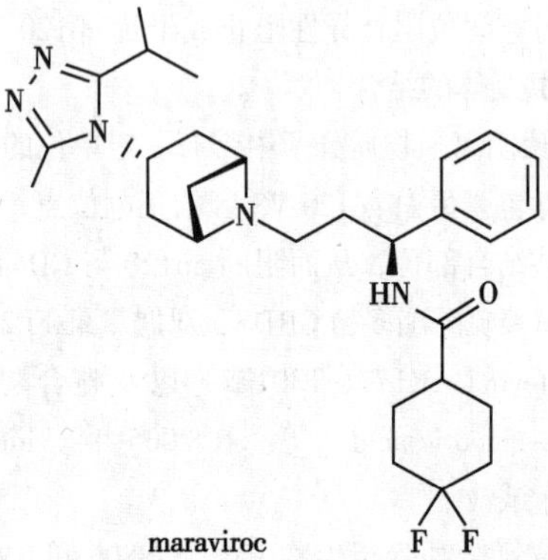

maraviroc

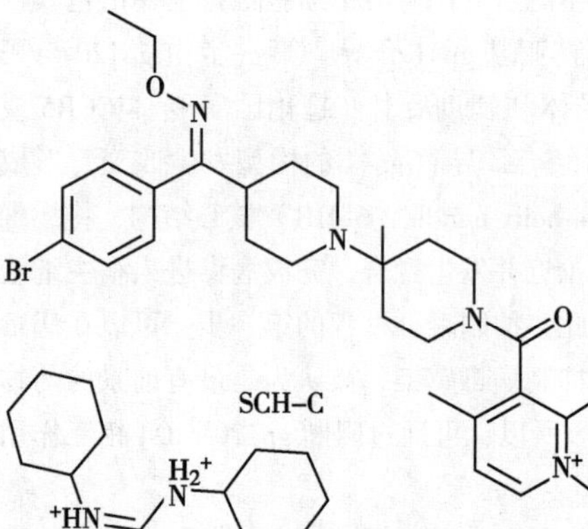

AMD3100

SCH-C

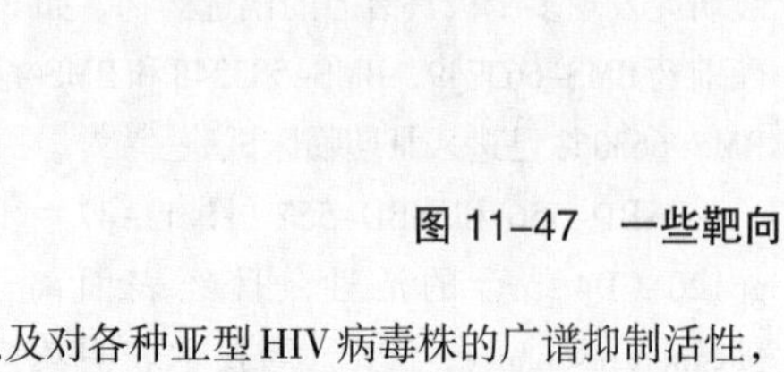

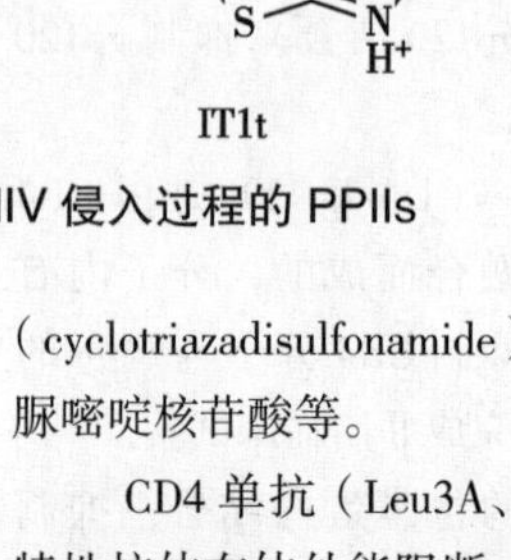

IT1t

图 11-47 一些靶向 HIV 侵入过程的 PPIIs

其抗 HIV 活性以及对各种亚型 HIV 病毒株的广谱抑制活性，是靶向 gp120 小分子化合物研究的关键[285-288]。

CD4 分子按其功能可分为三部分：细胞外结构域、跨膜区和细胞内结构域。其中，细胞外结构域又分为 D1~D4 四部分，D1、D2 区内通过二硫键形成该区特有的椭圆形的环状结构，是 HIV-1gp120 的结合部位[289]。目前，以 CD4 为靶点的抑制剂包括抗体、CADA（cyclotriazadisulfonamide）类似物和 35 聚 -4- 巯基 - 去氧脲嘧啶核苷酸等。

CD4 单抗（Leu3A、OK74A、TNX-355）和抗 CD4 独特性抗体在体外能阻断 gp120 与 CD4 结合，但体内运用时因其可通过清除 CD4+ 细胞而造成机体的免疫抑制，因此临床应用受到限制。单抗药 TNX-355（ibalizumab，TNX-355）已于 2014 年获 FDA 批准进入临床试验[290-291]。

研究发现，先导化合物 CADA 类似物可选择性地作用于 CD4 细胞受体，抑制 HIV-1 包膜糖蛋白 gp120 与 CD4 受体的相互作用，与其他受体（CXCR4，CCR5）无关。逆转录酶抑制剂 35 聚 -4- 巯基 - 去氧尿嘧啶（s^4dU_{35}）是一种潜在的新的 HIV-1 侵入抑制剂，不仅具有抗 HIV-1 逆转录病毒作用，而且可以有效地抑制 HIV-1 感染。FRET 实验证明，s^4dU_{35} 只选择性地附着在 CD4 受体上，以阻断 gp120 与 CD4 结合[291-292]。

1.2　gp120 与协同受体相互作用抑制剂

HIV-1 吸附 CD4 分子后，HIV-1 包膜糖蛋白复合物 gp120-gp41 中的 gp120 发生移位，gp120 的构象随之改变，进而与宿主细胞膜上的协同受体结合，这是 HIV-1 侵入宿主细胞的第二步。阻断 gp120 与协同受体的结合即可有效地阻断 HIV-1 侵入细胞，从而抑制 HIV-1 感染与复制。在所有的协同受体中，CXCR4 和 CCR5 最为重要，几乎所有的 HIV-1 病毒株都是利用两者之一或同时利用两者侵入细胞的。

阻止 CCR5 辅助受体与 gp120 结合的抑制剂分 3 种：CCR5 内源性配体及其衍生物、CCR5 抗体及 CCR5 小分子拮抗剂[293-294]。

CD8 阳性 T 细胞释放的 β- 趋化因子 RANTES、MIP-1α 和 MIP-1β 是 CCR5 的内源性配体，它们与 CCR5 结合，阻断 gp120 与之结合，并诱导协同受体摄取到早期内涵体（endosome），负调节受体表达，使细胞表面可结合 HIV-1 的协同受体分子数量减少，从而抑制 R5 系 HIV-1 侵入细胞。将 RANTES 的 N 末端截短或进行化学修饰得到衍生物 RANTES（968）、AOP-RANTES 和 PSC-RANTES，具有较低的趋化性，抗嗜巨噬细胞性 HIV-1 活性较强[294-295]。PRO-140 是抗 CCR5 的一个小鼠单克隆抗体，它作用于 CCR5 分子中与 HIV-1 gp120 结合的位点，而对 CCR5 的正常功能影响较小。目前，PRO-140 已进入 Ⅱ 期临床试验[296-297]。

研究表明，小分子 CCR5 拮抗剂能够与跨膜区的一些关键氨基酸残基（E283、M287、Y108、Y251、W248、T195、F109、I198 及 W86）组成的疏水口袋相结合，进而诱发 CCR5 第二胞外环（ECL2）区域的构象发生改变，阻止 gp120 与 CCR5 结合，导致 HIV-1 无法正常地完成侵入过程，从而起到预防和控制病毒感染的作用。

由 Pfizer 公司开发的托品烷类似物 maraviroc（图 11-47）是第一个上市的小分子 CCR5 拮抗剂，但其临床使用发现，病毒可以获取突变的 env 基因而产生耐药性。而基于 maraviroc 结构修饰的类似物 PF-232798 对 maraviroc 耐药的毒株具有很好的活性，目前已进入 Ⅱ 期临床试验[298, 299]。

TAK-799（图 11-47）是首个报道的非肽类小分子 CCR5 协同受体抑制剂，经诱变分析证明，TAK-799 在 CCR5 上的结合位点位于一个由跨膜螺旋 1、2、3 和 7 组成的口袋内。TAK-799 的衍生物 TAK-652（cenicriviroc）已于 2011 年进入临床 Ⅱ b 期研究阶段[300]。

SCH-C（图 11-47）属于非肽类小分子 CCR5 抑制剂，能够选择性地与 CCR5 结合，并有效抑制多种 R5 型 HIV-1 病毒株，具有良好的活性和生物利用度，但其因较大的心脏毒副作用而被停止临床试验。SCH-D（vicriviroc）与 SCH-C 的作用机制相同，但具有更强的体内外活性和更好的药物代谢分布，且毒副作用小，然而因其较差的病毒学活性而终止其 Ⅱ / Ⅲ 期临床试验。由 Incity 公司开发的 INCB9471 体外可抑制多种 R5 型 HIV-1 病毒株的复制，但最终未能进入 Ⅲ 期临床试验。一系列开环 SCH-C 类衍生物被发现，虽然具有更优的活性，但是药代动力学性质较差[301-303]。

其他小分子 CCR5 拮抗剂包括螺旋二酮哌啶类衍生物 E913 和 AK602、N- 正丁基哌啶衍生物 TD-0680 及 TD-0232（nifeviroc）、4，4- 二取代哌啶类衍生物 GSK163929 和 TAK-220 等[293-294]。

阻止 CXCR4 辅助受体与 gp120 结合的抑制剂分 3 种：CXCR4 内源性配体及其衍生物、（拟）肽类 CXCR4 抑制剂及非肽类 CXCR4 抑制剂[304]。

SDF-1 是 CXCR4 的内源性配体，它能与 CXCR4 的 N 端结合产生立体位阻阻断 HIV-1 gp120 与 CXCR4 结合，下调 CXCR4 在细胞表面的表达。其衍生物 Met-SDF-1 能负调节 CXCR4 在细胞表面的表达，更有效地抑制嗜 T 细胞性 HIV-1 复制[305-306]。

鲎肽衍生物 T22 和 T140 带正电荷，能够连接到 CXCR4 的 N 末端和带负电荷的第一、第二胞外环，可以阻断嗜 T 细胞性 HIV-1 入侵靶细胞。以 T140 为先导，利用骨架跃迁得到的衍生物 FC131 也是肽类 CXCR4 抑制剂。第一个进入临床的 CXCR4 抑制剂 ALX40-4C 通过与 CXCR4 的第二胞外环结合，从而阻断 HIV-1 的 gp120 与 CXCR4 结合。研究表明，一些 FC131 拟肽类衍生物具有更高的活性[294, 307]。

螯环类衍生物 AMD3100（图 11-47）在生理条件下带正电荷，可与 CXCR4 第二胞外环的天冬氨酸残基结合，并可高效、高度特异性地与 CXCR4 协同受体相互作用。其衍生物 AMD3465 与 AMD3451 也具有高度特异性，不与其他受体结合。而非螯合环类衍生物 AMD070 已于 2007 年进入 Ⅱ 期临床试验[294, 308]。

异硫脲类衍生物 IT1t（图 11-47）是一类新型的 CXCR4 抑制剂，具有高活性、高选择性以及良好的口服生物利用度等特点。晶体结构解析表明，IT1t 只能占据 CXCR4 结合口袋的一部分，并通过与 CXCR4 形成盐桥键、极性相互作用以及 π-π 相互作用发挥拮抗活性[309]。

小分子非肽类化合物 KRH-1636 可结合到 CXCR4 的胞外区，从而阻断 HIV-1 与 CXCR4 受体结合。KRH-1636 能阻断 SDF-1α 与 CXCR4 结合和随之发生的信号转导，也能阻断单克隆抗体与 CXCR4 结合，并且不会负调节 CXCR4 表达。具有良好的口服生物利用度的化合物 KRH-

3955 可作用于第一、第二和第三胞外环,从而高效地抑制高离子通道和 SDF-1 的结合,阻断抗 CXCR4 单克隆抗体的结合[294, 310-311]。其他小分子 CXCR4 拮抗剂包括苯并嘧啶类、嘌呤类、哌啶类和吲哚类等[304]。目前,上市的抗 HIV-1 药物主要包括以下 3 个重要靶点,即逆转录酶(RT)、整合酶(IN)和蛋白酶(PR),它们都是同源二聚体、异源二聚体或多源聚体。因此,抑制 PPI 过程,即抑制二聚化过程也是一种抗 HIV-1 感染的有效途径。

2　靶向逆转录酶(RT)二聚化的抑制剂

HIV-1 RT 是由 p66(560 个氨基酸残基)及 p51(440 个氨基酸残基)亚基组成的异二聚体酶。p66 催化亚基,而 p51 起构象调节作用。一些亚基接触界面上的多肽能阻碍其形成有活性的二聚体,从而抑制其活性。而对于一些结合到变构位点的非核苷类逆转录酶抑制剂(NNRTIs)则可以使 2 个亚基的相互作用不稳定,从而干扰逆转录酶的活性[312]。

此外,研究发现,p51 亚基 β7~β8 区的高度保守氨基酸残基 Asn136 对保留 RT 的催化活性起重要作用,而且通过支撑 p66 亚基的 His96 来稳定 2 个亚基的二聚化。因此,靶向 p51 亚基上的 Asn136 和 p66 亚基上的重要氨基酸残基的抑制剂将能有效地解决耐药性问题[313-314]。该类抑制剂主要包括肽类抑制剂和非肽类抑制剂。

2.1　肽类抑制剂

逆转录酶只有形成二聚体才有活性,因此从二聚体的结合面中提取出的肽段可以作为特殊的抑制剂来抑制 2 个亚基的聚合。这种研究方法已经成功地应用于抑制单纯疱疹病毒的核苷酸还原酶和 HIV-1 的蛋白酶[315]。

研究发现,一个与第 395~404 位氨基酸残基相对应的十肽可以在体外和细胞内抑制逆转录酶的二聚化。这个十肽通过多肽载体转导到 HIV-1 感染的细胞中,表现出很高的抑制活性,而且没有毒副作用。它能够与 p51 亚基优先结合,使手指结构域和连接结构域断裂,这 2 个结构域含有 2 个高度保守的苯丙氨酸(F61)和色氨酸残基(W24),最终使得二聚物的构象不稳定而导致二聚物裂解[315]。

与此同时,逆转录酶二聚体的成熟过程也是一个肽类抑制剂的新靶点。一种与 HIV-1 逆转录酶 p51 亚基的拇指结构域中的 284~300 位氨基酸残基相对应的小分子肽(Pep-A)能够与逆转录酶二聚体结合,在不影响二聚体稳定性的前提下干扰逆转录酶的成熟过程[315]。

这种小分子肽类抑制剂与逆转录酶连接结构域中的特定氨基酸序列相对应,而这些氨基酸残基对酶的二聚体的形成是必需的,因此这些小分子肽类能够抑制酶的二聚化,从而抑制酶的活性。肽类抑制剂由于其结构的特殊性,没有毒副作用,具有较高的研究价值[315]。

2.2　非肽类抑制剂

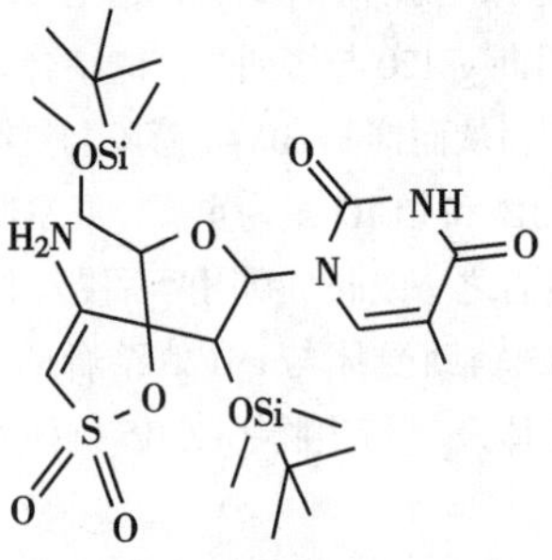

TSAO-T(图 11-48)衍生物代表一类经典的 HIV-1 RT 抑制剂。虽然 TSAO-T 衍生物含有高活性的核苷类官能

团,但是它们仍然可作为 HIV-1 RT 的变构抑制剂。最早研究认为,TSAO-T 与其他 NNRTIs 一样,以非底物结合位点作为靶点。实际上,TSAO-T 需要逆转录酶 2 个亚基上的氨基酸残基才能与酶较好地结合。实验表明,TSAO-T(EC_{50}=0.06μmol/L ± 0.03μmol/L)能使逆转录酶 p66/p51 二聚体不稳定,从而失去结合 DNA 的能力,而其他非核苷类逆转录酶抑制剂却没有发现这种作用。所以,TSAO-T 是一种能够干扰 HIV-1 逆转录酶二聚化过程的小分子非肽类抑制剂。不仅如此,一系列在 TSAO-T 3″ 位和嘧啶环 N-3 位修饰的衍生物也表现出了较好的抑制逆转录酶二聚化的活性[315]。

图 11-48　TSAO-T 的结构

还有其他小分子对逆转录酶的二聚化也有影响,如 BBNH 及其类似物 BBSH。作为多靶向的 HIV-1 逆转录酶抑制剂,研究发现它们具有抑制 RNase H 和 DNA 聚合酶的活性,还能降低逆转录酶二聚体的稳定性。这种多重作用机制可以很好地降低病毒的耐药性,也是今后抗艾滋病药物的研究方向之一[315]。

3　靶向蛋白酶(PR)二聚化的抑制剂

HIV-1 PR 是一个同源二聚酶,它能将 gag 和 gag-pol 表达产生的多聚蛋白裂解,变成具有活性的病毒结构蛋白和酶,从而使病毒具备感染活性。虽然目前有多个靶向蛋白酶的药物用于临床,但是病毒的耐药性问题使得新型抗耐药性 HIV PIs 具有重要的临床意义。蛋白酶的同源二聚体接触界面包含 2 个亚基的 C 末端和 N 末端(分别为 H-Pro-Gln-Ile-Thr 和 Cys-Thr-Leu-Asn-Phe-OH),若结合在 2 个亚基接触面的任何一面都会阻断其二聚化[43]。二聚体的 N 末端和 C 末端接触面很少有突变产生,并且接触面区差异显著,可设计细胞毒性低、特异性高、不易产生耐药性的抑制剂。目前,靶向蛋白酶二聚化的抑制剂包括天然产物、脂肽类、胍盐类衍生物、非肽类小分子抑制剂以及含有连接链的肽类(或类肽)。

通过多价态多肽(类肽)来抑制 HIV-1 蛋白酶的基本原理(图 11-49)为 HIV-1 病毒蛋白酶发挥催化活性必须为二聚体状态,利用类肽来干扰 HIV-1 蛋白酶的二聚化,扰乱二聚蛋白酶的作用界面。根据一般的结构原则,可将

2 段肽链通过 1 个芳环或者亚甲基链的骨架相互连接，对该化合物进行大量的结构修饰和优化后，通过基于结构的药物设计方法快速合成构建聚焦化合物库，最终发现多个对 HIV-1 蛋白酶二聚化作用具有低纳摩尔每升水平抑制常数的化合物，并且对该类化合物的构效关系进行广泛研究（如化合物 159，IC_{50}=247nmol/L ± 13nmol/L，K_i=222nmol/L ± 11nmol/L；化合物 160，IC_{50} = 327nmol/L ± 9nmol/L，K_i=199nmol/L ± 9nmol/L；化合物 161，K_i=29.3nmol/L ± 0.2nmol/L；化合物 162，K_i=29.2nmol/L ± 0.3nmol/L）（图 11-50）[312]。

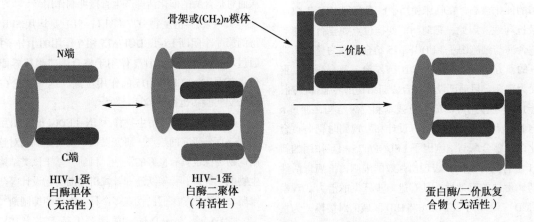

图 11-49　HIV-1 蛋白酶的二聚化及二价界面肽抑制剂

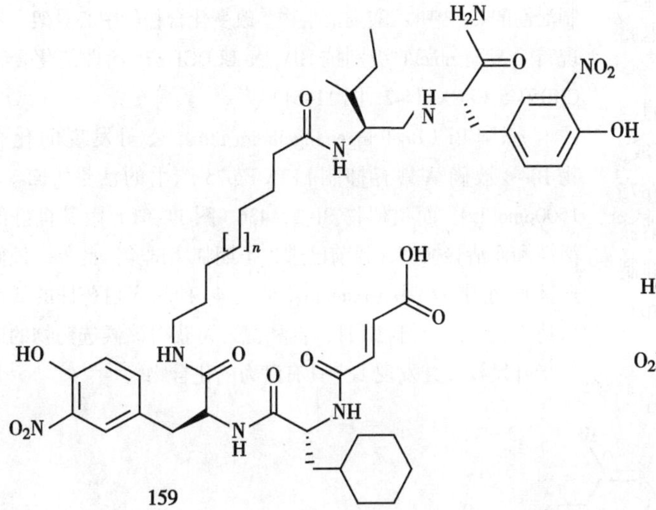

159

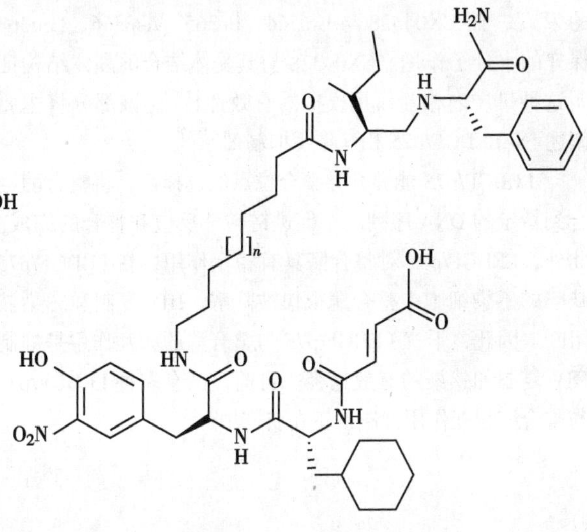

160

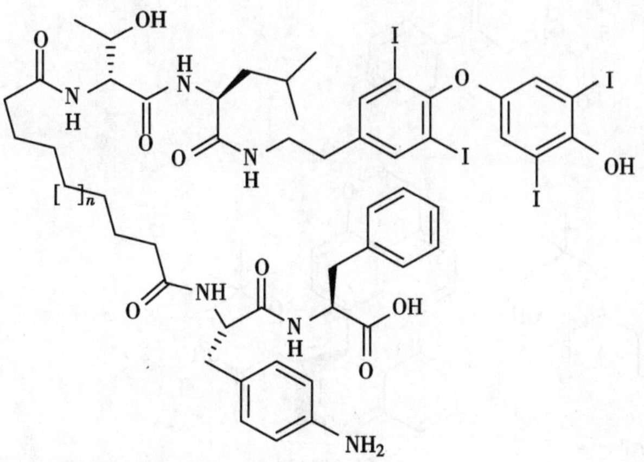

161

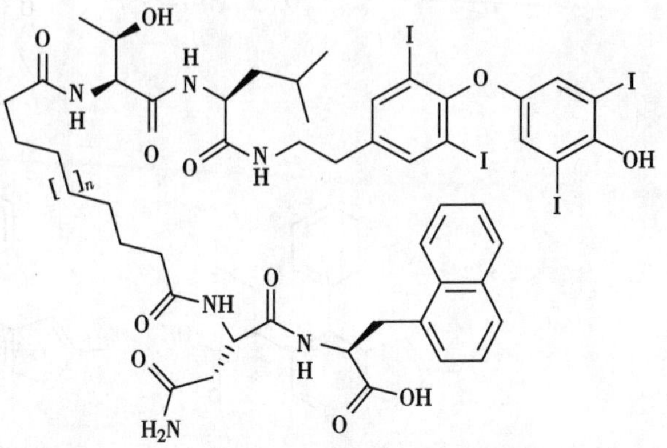

162

图 11-50　靶向蛋白酶（PR）二聚化的抑制剂

4　靶向整合酶与细胞因子相互作用的抑制剂

HIV-1整合酶催化病毒DNA插入宿主细胞的染色体，是病毒复制的必需酶，已被临床证实为有效的抗艾滋病药物靶标。目前已有3个整合酶抑制剂被美国FDA批准上市，成为艾滋病临床治疗的有效药物。但这些整合酶抑制剂多是靶向酶的催化核心，在临床使用中已观察到HIV-1快速产生交叉抗药性。因此，靶向酶的变构位点如整合酶的二聚化、整合酶与细胞因子LEDGF/p75结合等成为整合酶抑制剂研发的新方向。以整合酶与DNA结合、整合酶的二聚化等界面为靶标，目前已设计并合成新结构的界面抑制剂，并基于蛋白相互作用界面的热点残基和二级结构，通过α螺旋稳定和热点结构模拟策略，设计和发现同时靶向整合酶二聚化以及整合酶与细胞因子LEDGF/p75相互作用的新型HIV-1整合酶抑制剂，表现出强效的细胞内抗病毒活性以及耐药病毒株的有效性，具有进一步开发的潜力。观察整合酶CCD二聚体与LEDGF/p75 IBD区域的对接模型为发现一些小分子蛋白-蛋白作用抑制剂提供一个理想的平台。其中，Ile365与Asp366的相互作用最终导致CHIBA-3503的发现，而CX04328与Lys364、Ile365、Asp366、Leu368保守的水分子作用。CX04328与其受体结合的晶体结构证明这种口袋内相互作用模拟的有效性[316]。该部分将主要阐述IN-LEDGF/p75相互作用抑制剂[317]。

LEDGF/p75能够介导整合位点的选择性，将整合酶链合到特定的DNA序列上，促进链转移反应和整合的完成。此外，LEDGF/p75对整合酶具有稳定作用，在LEDGF/p75缺陷的感染细胞中整合酶很快被降解，HIV复制和感染被阻断。因此，干扰LEDGF/p75与整合酶的相互作用是抑制HIV复制和感染的有效途径。目前，已有多种LEDGF/p75与整合酶相互作用抑制剂正在研究中[317]。

Al-Mawsawi等合成一种p75蛋白衍生短肽 355IHAEIKNSLKIDNLDVNRCIEAL377，该肽段包含整合酶IBD区结合的2个重要的残基I365和D366，并可与完整的LEDGF/p75蛋白竞争结合整合酶而不激活其活性，还可干扰HIV-1整合酶的多聚化而使DNA在整合酶四聚体中不稳定，从而对整合酶的催化活性产生直接抑制作用[312-314, 318-319]。

苯甲酸类衍生物D77（图11-51）是运用SPR技术获得的第一个阻断IN-LEDGF/p75相互作用的小分子抑制剂。通过对接模拟推断，D77作用于整合酶二聚体界面上，此位点正是IN-LEDGF/p75的作用位点。这一结论在哺乳类双杂交实验中也得到验证[320-321]。

2-喹啉乙酸类衍生物作为IN-LEDGF/P75相互作用抑制剂一直是研究的热点。研究发现，该类抑制剂对整合酶抑制剂耐药株也具有良好的活性。目前，基于该类结构，利用生物电子等排、骨架跃迁和计算机辅助药物设计等药物设计策略，药物化学家们已发现多个具有潜力的抑制剂[322]。

2006年，Zeger Debyser的课题组基于多个HIV IN CCD晶体结构建立药效团模型，并通过AlphaScreen筛选，最终发现多个对HIV IN-LEDGF/p75具有一定抑制作用的先导化合物LEDGIN1，后续研究发现一系列具有良好的IN-LEDGF/p75抑制活性的2-喹啉乙酸类衍生物。改变化合物的中心骨架，发现首个具有nmol/L级别抗HIV IN-LEDGF/p75活性的化合物CX05045和CX14442（图11-51）[323-324]。

德国BI（Boehringer Ingelheim Ltd）公司发现的化合物BI-B被确认具有抑制LEDGF/p75作用的活性（IC$_{50}$ = 1500nmol/L）。而类似物BI-224436（图11-51）因其良好的活性和血清转换率，目前已进入I期临床试验。此外，该候选药物对雷特格韦（raltegravir）的40种临床耐药株的活性保持不变。2011年10月，吉利德公司获得该候选药物的进一步开发权，并发现多个具有潜力的化合物[322, 324-326]。

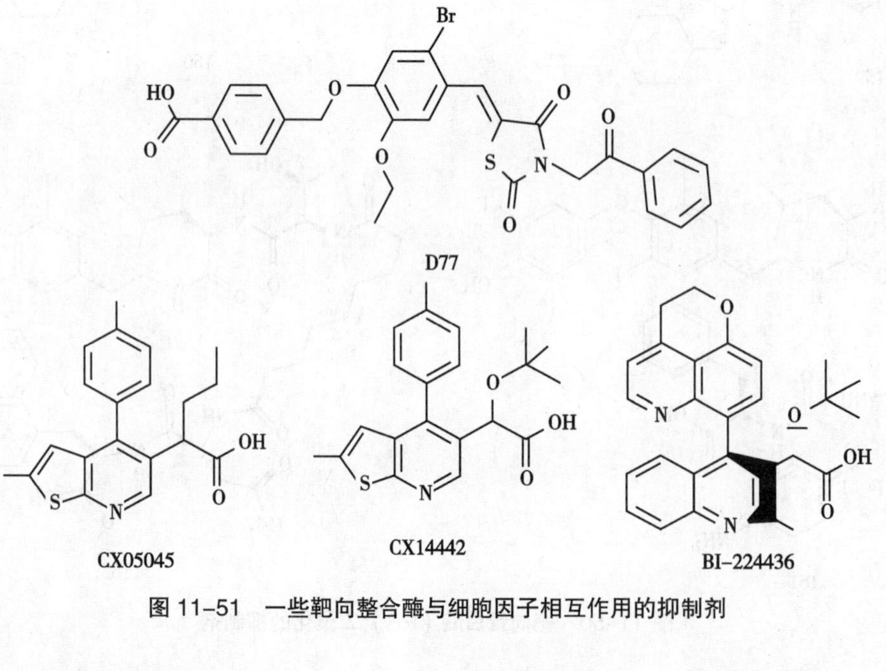

图11-51　一些靶向整合酶与细胞因子相互作用的抑制剂

此外，还有多种小分子 IN-LEDGF/p75 相互作用抑制剂均表现出良好的 IN-LEDGF/p75 抑制活性[327-331]，包括香豆素类衍生物、苯甲酰胺衍生物、酰腙类衍生物、查尔酮衍生物 NPD170、齐墩果酸衍生物 NPD177 和 8- 羟基喹啉类衍生物等。

2012 年，华东理工大学的唐赟课题组利用 AlphaScreen 筛选了 26 个上市药物，发现 8 个药物包括阿托伐他汀（atorvastatin）、布美他尼（bumetanide）、坎地沙坦（candesartan）、卡比多巴（carbidopa）、双氯芬酸（diclofenac）、二氟尼柳（diflunisal）、依普沙坦（eprosartan）和舒林酸（sulindac）对 IN-LEDGF/P75 的抑制活性的 IC_{50} 为 6.5~36.8μmol/L，其中活性最好的是药物 carbidopa[332]。

5　HIV-1 病毒蛋白 R（Vpr）和相关宿主因子的相互作用

HIV-1 Vpr 调节蛋白为晚期病毒蛋白，是弱的转录激活物，最新研究发现 HIV-1 Vpr 与多种宿主细胞抗病毒因子相互作用。Vpr 与核输入蛋白的相互作用不仅对于 Vpr 自身的核输入过程十分关键，而且对于 HIV-1 在巨噬细胞中的复制也具有重要意义。苏木精（hematoxylin）是首个确定作用于 Vpr- 核输入蛋白相互作用的小分子 HIV-1 核输入过程抑制剂。此外，还有多种细胞因子均可以与 Vpr 发生相互作用，如 DCAF1、热休克蛋白、EF2、Skp1/GSK3，以及亲环素 A（CypA）等[333-334]。

6　HIV-1 Vif 和胞嘧啶脱氨酶的相互作用

HIV-1 Vif 是一种 HIV-1 辅助蛋白，其主要作用为与细胞抗病毒因子 APOBEC3G 结合，使其失去正常的抗病毒作用。该过程的第一步为 Vif 与 Cullin 5-Elongin B-Elongin C 复合物相结合，形成 Vif-Cullin 5-Elongin BC 复合物，而后该复合物中 Vif 的 N 端与 APOBEC3G 产生相互作用。RN-18 是首个报道的 Vif-APOBEC3G 相互作用抑制剂，其能够抑制 Vif 发挥作用，并且在 APOBEC3G 存在的情况下可以有效地抑制 HIV-1 复制[63, 335-336]。

7　HIV-1 Gag 与亲环素的相互作用

HIV-1 Gag 蛋白不仅对于 HIV 病毒颗粒的组装十分关键，而且在病毒复制的早期阶段，即病毒的核输入过程中具有重要作用。HIV-1 Gag 蛋白可以与亲环素 A，即细胞内环孢素的受体发生相互作用。研究发现，环孢素及其类似物 SDZ NIM 811 能够通过抑制 2-LTR 循环的形成来影响 HIV-1 的核输入过程，同时影响病毒颗粒的组装过程。因此，影响 HIV-1 Gag 蛋白与亲环素 A 发生相互作用就是环孢素及其类似物 SDZ NIM 811 能够抑制 HIV 活性的机制[337-339]。

8　Gag-TSG101 相互作用

HIV-1 从宿主细胞中释放需要病毒的 Gag 蛋白与宿主细胞中的 TSG101（肿瘤敏感基因 101）发生相互作用。TSG101 是人体细胞中的一种泛素结合酶。影响 Gag-TSG101 相互作用能够阻断病毒颗粒的释放，而且 Gag-TSG101 蛋白相互作用的晶体结构已经解析，对于研究该类相互作用抑制剂具有十分重要的意义[340-342]。

9　CRM1-NES 相互作用

HIV-1 Rev 蛋白是控制 HIV-1 mRNA 表达的关键酶，促进病毒遗传物质在宿主细胞核和细胞质之间的交换，它包含 1 个富含亮氨酸的核输出信号区（NES）以及 1 个 RNA 结合域（RRE）。核输出信号区（NES）的受体蛋白即 CRM1（exportin 1）蛋白。

化合物 PKF050-538 通过干扰 CRM1-NES 复合物的形成来影响 CRM1 和 Rev 蛋白的核输出部分的相互作用，具体机制是化合物与 CRM-1 的半胱氨酸残基 539 产生相互作用从而影响其与 Rev 蛋白的作用。一些 PKF050-538 的类似物也作为分子探针用于基因表达转录后控制的机制研究[343-344]。

10　其他有潜力的蛋白 - 蛋白相互作用靶点

在 HIV-1 的生命周期中还有很多其他蛋白 - 蛋白相互作用靶点同样具有进一步研究的潜力，如 HIV-1 Tat 蛋白质和 RAP74 以及 RNA 聚合酶 II CTD 磷酸酶 FCP1 的相互作用、核衣壳蛋白 NCp7 与 HIV-1 逆转录酶的相互作用、HIV-1 CCR5 与 α 链接素（细胞骨架的一种成分）的相互作用、AP-1 与 Nef-MHC-1 的复合物、Nef 和 DIP（一种 Rho 和 Rac 信号的调节机制）的相互作用、Nef 和 SH3 的相互作用、HIV-1 Gag 蛋白和人赖氨酰 -tRNA 合成酶的相互作用、Gag p6 C 端与 Vpr 的相互作用、gp-41 与 IN 的相互作用、Vif 与 APOBEC3G 的相互作用以及一系列 Gag 和 Env 参与的病毒颗粒组装过程中的蛋白 - 蛋白相互作用（p6 LXXLF motif-AIP1/ALIX Vps4、MA-AP-3 δ subunit、MA-TIP47、gp41 YXXφ-AP-2μ、TIP47-gp41）等[312, 345, 346]。

11　结语

目前高效抗逆转录病毒治疗的广泛使用使抗 HIV 感染药物存在较严重的耐药性问题，寻找具有新作用机制和不易产生耐药性的药物是当今抗艾滋病药物研究的首要任务。而靶向 HIV 感染过程的蛋白 - 蛋白相互作用为解决病毒的耐药性问题提供了新希望。毫无疑问的是，随着生物化学和结构生物学的发展，尤其是对特定 HIV 蛋白质与宿主细胞蛋白质相互作用的三维结构的解析，对基于蛋白 - 蛋白相互作用机制的靶点识别和合理药物设计愈加有利。而随着计算机辅助药物设计技术的不断革新，以计算机为基础的探索药物方法被广泛有效地运用于 PPIIs 的设计中。自从绝大多数 HIV 蛋白的三维结构被解析后，基于结构的药物设计（SBDD）成为用于 PPIIs 虚拟筛选和重新设计的主要手段，基于配体的药物设计方法也被广泛用于各种先导化合物的结构优化。近年来，关于蛋白–蛋白相互作用抑制剂的研究已取得一定的进展[347-349]。

基于蛋白–蛋白相互作用发现药物的过程如图 11-52 所示。一旦蛋白靶点经过验证，便可以从小分子化合物库或通过高通量筛选来筛选出结合到该蛋白上的分子，再通过结构优化以及基于结构的药物设计来完善该分子的结构及理化性质，并通过 X 射线晶体学、核磁共振以及同源建模的方法来获取蛋白复合物与药效团的空间结构，最后经生物活性评价来得到先导化合物乃至候选药物[350]。

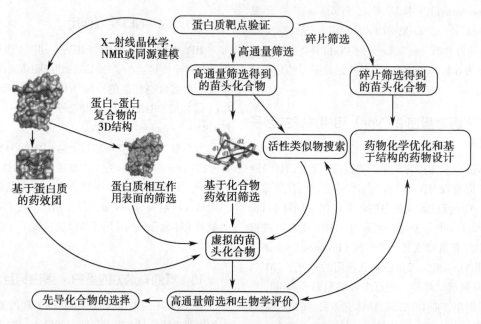

图 11-52　基于蛋白 – 蛋白相互作用的药物发现过程

但现阶段在设计以蛋白 – 蛋白相互作用为靶点的小分子抑制剂时仍存在着一些科学难题。与靶向单个受体或酶的抑制剂不同，以蛋白 – 蛋白相互作用为靶点的抑制剂设计具有一定的挑战性。蛋白 – 小分子作用的接触面为 300~1 000 Å²，而蛋白 – 蛋白相互作用的接触面则为 1 500~3 000 Å²；蛋白 – 蛋白相互接触的表面较平坦，不存在很多沟槽或口袋，使得抑制剂找不到适合的结合位点；大部分蛋白 – 蛋白相互作用接触面含有一些在聚合物链中并不连贯的氨基酸残基等，使得小分子化合物难以集中阻止这一实质性高亲和度的相互作用；很多合成的小分子抑制剂 K_i 值在 μmol/L 级别，达不到 nmol/L 级别，不足以应用于动物实验中；部分小分子抑制剂在细胞外对蛋白 – 蛋白相互作用具有抑制性，但在组织培养中无活性或活性小，且很多抑制剂的特异性不够；还有一些小分子抑制剂在显示活性的同时也具有一定的细胞毒性等[351-352]。

为了克服这些障碍，需要从分子水平上去理解一些抑制剂干扰蛋白 – 蛋白相互作用的机制。研究表明，很多小分子可以模仿其中 1 种蛋白的结构来发挥竞争性的抑制效应。通过分析这些小分子的性质和它们结合部位的特征可以发现它们不是去精确地模拟天然的蛋白配体，而是通过

多种途径伸入所结合蛋白的子口袋中，并通过子口袋中的一些关键的相互作用来提高结合效率。小分子抑制剂还可以发生堆积、折叠等行为来调节自身的刚性，诱导更广泛的子口袋中的有效相互作用。另外受结合区域相对较大的尺寸所驱动，小分子抑制剂往往有增大分子量的趋势。这些发现对于该方面药物的开发既起到了积极的推动作用，又提出了新的挑战[353]。

总的来说，就目前的药物发现过程而言，以生物物理学、结构生物学等理论与表型筛选技术的联合运用有力推动了药物发现的进程，而核磁共振和 X 射线晶体学则在如何更加精确地描述药物结合位点上扮演了关键角色。尽管如此，通过蛋白 – 蛋白相互作用乃至一些传统的治疗靶点来发现药物依旧遇到一些障碍，迫切需要运用新的技术手段。但就蛋白 – 蛋白相互作用而言，人们已经通过经验及计算开发了更好的方法来进行结构多样性的筛选，同时也改进了筛选方案以"精准"地发现具有潜在研究价值的分子。目前这个领域尚处于研究早期阶段，但鉴于目前已取得的进展以及该类靶点的重要性，未来肯定会得到更多的关注。

（刘　娜　俞　霁　贾海永　展　鹏　刘新泳）

第 6 节　以 RNA- 蛋白质相互作用为靶点的 HIV 抑制剂研究

HIV 病毒颗粒的核心遗传物质为 2 条正链 RNA，在病毒复制过程中 RNA 链逆转录为 DNA 链并随后整合入宿主细胞的 DNA 中形成前病毒。前病毒转录得到 mRNA，进而被剪切成较小的片段并翻译得到病毒调节蛋白 Tat（促进新病毒的产生）和 Rev[354-356]。逐渐积累的 Rev 开始抑制 mRNA 的剪切。全长的 mRNA 翻译得到病毒结构蛋白 Gag 和 Env。全长的 mRNA 实际上就是 HIV 的基因组，它结合在 Gag 蛋白上并被装配成新的病毒颗粒[357]。整体来看，在 HIV 复制过程中经历 RNA-DNA-RNA 的转变，由于 RNA 逆转录为 DNA 的过程中容易出现复制错误，使得产生的 DNA 发生位点突变，进而导致转录翻译得到的蛋白质发生突变，这是病毒产生耐药性的主要根源。

由于病毒复制需要经过基因组的多次转化，病毒 RNA 需要与多种酶产生相互作用，RNA- 蛋白质相互作用往往涉及高度保守的蛋白质结构，如 HIV 逆转录酶高度保守的催化位点，如果能够设计出针对这些保守区域的抑制剂，就可以使病毒产生耐药突变的概率大大下降，进而开发出抗耐药的 HIV 药物。Borkar AN 等[358]通过使用表面等离子体共振技术表达 RNA- 蛋白质的中间结构，推进了相应抑制剂的研究。

1　NCp7 蛋白质与 RNA 相互作用抑制剂

HIV-1 核衣壳蛋白 NCp7 是由 HIV-1 翻译得到的多聚蛋白 Gag 经进一步切割加工得到的，其结构中含有 2 个高度保守的锌离子螯合区域（由 3 个半胱氨酸和 1 个组氨酸组成）。NCp7 能够特异性地识别并结合病毒 RNA，在病毒的逆转录过程以及 RNA 核衣壳的装配过程中具有十分重要的作用[359-363]。Fourtounis J 等[364]通过微流控毛细管流动转变分析（microfluidic capillary mobility shift assays）也证明 HIV-1 Tat 与 TAR RNA 的相互作用。

2　NCp7 蛋白抑制剂

靶向 NCp7 的抑制剂主要分为 2 种：① NCp7 锌指受体抑制剂；②靶向 NCp7-RNA 相互作用的抑制剂。NCp7 锌指受体抑制剂已经在本书前文中介绍，此处不再赘述。而靶向 NCp7-RNA 相互作用的抑制剂包括 RNA 核酸受体类抑制剂、多肽类抑制剂以及小分子抑制剂[365]。

2.1　RNA 核酸受体类 NCp7-RNA 相互作用抑制剂

RNA 核酸受体类 NCp7-RNA 相互作用抑制剂的主要机制是利用小段寡核苷酸结合到 NCp7 蛋白的作用界面，使得 NCp7 蛋白不能与病毒 RNA 结合。

运用指数富集的配基系统进化（systematic evolution of ligands by exponential enrichment, SELEX）技术对 RNA 数据库进行筛选，从而得到对 NCp7 蛋白质具有很强亲和力的寡核苷酸，此是获得该类抑制剂的主要途径。1996 年，Patrick Allen 等[366]首次报道了通过 SELEX 技术以 NCp7 为靶点筛选 RNA 随机库，得到数个对 NCp7 具有 nmol/L 级别亲和力的寡核苷酸。该类寡核苷酸均具有 1 个保守的 CUGAGAACUCUCCC 序列，其中寡核苷酸 400~17 表现出最强的亲和力（K_D = 0.5nmol/L），并且能够抑制 NCp7 与互补 RNA 的相互结合。1997 年，Berglund JA 等[367]同样通过 SELEX 技术，以 NCp7 的前体蛋白质为靶点筛选得到与 NCp7 具有亲和力的寡核苷酸，其中代表性结构 SelPsi 与 NCp7 的亲和力 K_D = 2.3nmol/L。SELEX 技术同样被应用到筛选 Gag 蛋白的抑制剂中[368]，Gag 蛋白为 NCp7 与多个蛋白的复合蛋白，筛选得到的寡核苷酸通常就是结合在 Gag 蛋白的 NCp7 部分。ML8.20$_{NC}$t14~75 等富含鸟嘌呤和尿嘧啶的寡核苷酸均表现出 nmol/L 级别的亲和力。此后 Se Jin Kim 等[369]通过 SELEX 技术发现了多个分子量更大（约 70 个核苷酸）的寡核苷酸类 NCp7 抑制剂，这类抑制剂每个分子含有 2 个 NCp7 结合位点，其中 Aptamer 8~6 表现出了最高的亲和力，K_D = 1.4nmol/L。

GGGAGCUCAGAAUAAACGCUCAAGUUCUGAGAACUCUCCC-

CAUUCUAGUGUGCUUCGACAUGAGGCCCGGAUCCGGC

400~17

CUCUGUAGGUGUGCCGUGGUGGUUGUUCUCCCUACAGAGG

SelPsi

gggCAUCACAAGACGUUCGGUGGUGGACAGGGUAAUGUGGAGGGACCGGGUGAUUG

UGUAUGUG

ML8.20$_{NC}$t14~75

Site Ⅰ GACUGGGUACGUUUCCGGUAGCCGGUAGGA

Site Ⅱ CCGCGGAAGUAGUCCGGG

Aptamer 8~6 的 2 个 NCp7 结合位点

2.2 多肽类 NCp7-RNA 相互作用抑制剂

多肽类 NCp7 抑制剂主要通过模仿 NCp7-RNA 相互作用界面处 NCp7 蛋白质的构象，竞争性地结合到 RNA 上，从而使得 RNA 不能够与 NCp7 正常结合，从而发挥抑制作用。

Mi Young Park 等[370]通过筛选蛋白质数据库发现数个肽段（Pep5、Pep6 等）能够与 HIV-1 复制过程中的重要 RNA-ψRNA 相互结合，进而抑制该 RNA 与 NCp7 蛋白质的正常作用。

Ser-Tyr-Gln-Trp-Trp-Trp-His-Ser-Pro-Gln-Thr-Leu

Pep5

Trp-His-Gln-Thr-Tyr-Thr-Ser-Ser-Leu-Trp-Glu-Ser

Pep6

RNA 核苷酸受体类抑制剂和多肽类抑制剂主要是通过模仿 RNA-蛋白质作用界面处病毒 RNA 以及 NCp7 蛋白的结构来发挥其抑制作用的，虽然已经报道了多个 RNA 核

苷酸受体和多肽，但是由于其巨大的分子量和相对灵活的构象，这 2 类抑制剂和靶点相互作用的具体情况无法准确探明，而且巨大的分子量和极差的药代动力学性质同样限制了这 2 类抑制剂的应用。

2.3 NCp7-RNA 相互作用小分子抑制剂

2002 年，Andrew 等[371]通过高通量筛选发现首个作用于 NCp7-RNA 相互作用的小分子抑制剂。该类抑制剂表现出 μmol/L 水平的抑制活性，但是随后对该类抑制剂的作用机制的研究出现争议，而且该类抑制剂仅能独立地结合在 NCp7 蛋白上，对于已经形成的 NCp7-RNA 复合物没有作用，因此对该类抑制剂的研究很快终止[371]。

2009 年，Shvadchak 等[372]通过高通量筛选了 4 800 多个化合物，并最终发现 5 个作用于 cTAR DNA 和 NCp7 相互作用的抑制剂（163~167，图 11-53），这些化合物在酶水平活性实验中表现出 μmol/L 水平的抑制活性，然而并未表现出细胞水平的抗病毒活性。

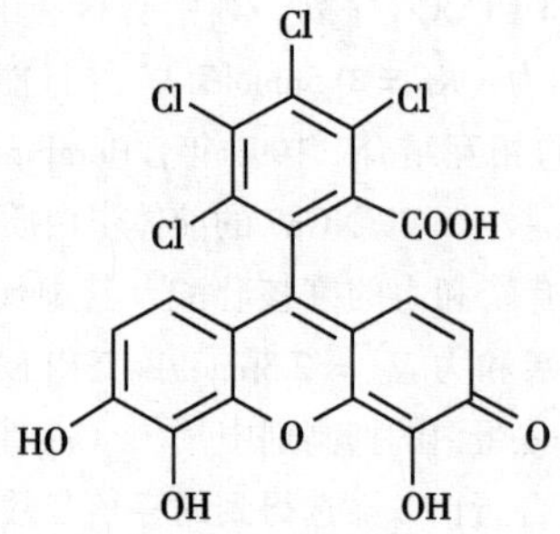

氧杂蒽基衍生物

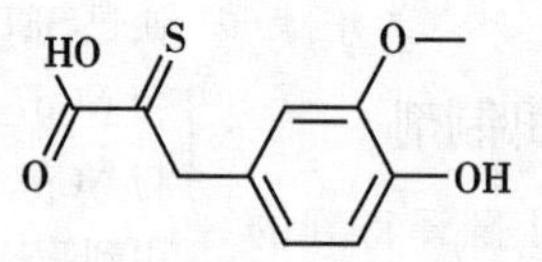

163

$K_i=10.5\mu mol/L \pm 0.9\mu mol/L$

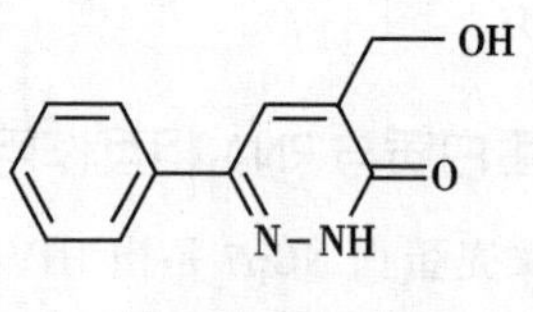

164

$K_i=8.5\mu mol/L \pm 0.9\mu mol/L$

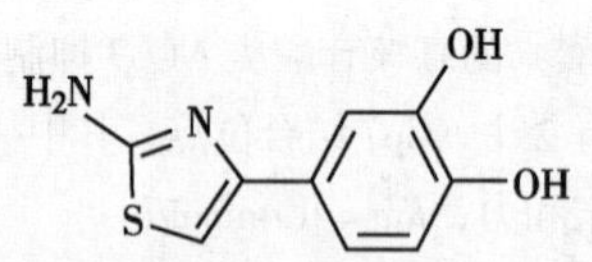

165

$K_i=11\mu mol/L \pm 1.0\mu mol/L$

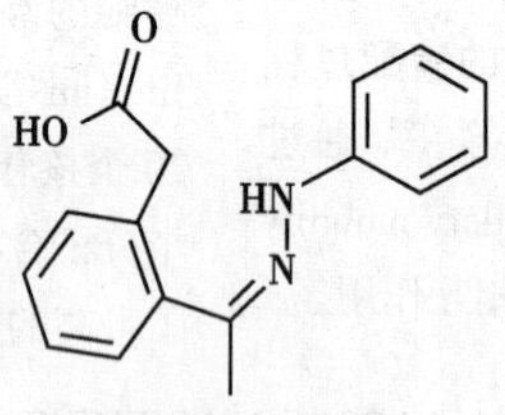

166

$K_i=13\mu mol/L \pm 1.0\mu mol/L$

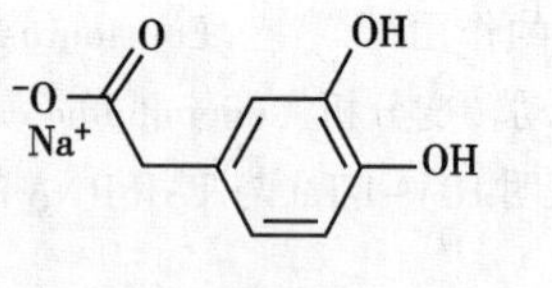

167

$K_i=15\mu mol/L \pm 1.0\mu mol/L$

图 11-53 DNA 和 NCp7 相互作用抑制剂

2010 年，Mori 等通过计算机模拟 NCp7 蛋白质与小分子抑制剂的结合模型，成功地预测出这类小分子抑制剂与 NCp7 蛋白质疏水区的色氨酸残基 37 产生相互作用。随后的生物实验也证明了这一点，这个模型的建立为以后的小分子修饰和结构优化提供重要的参考依据[373-374]。随后运用分子动力学以及分子模型研究寡核苷酸与 NCp7 复合物的晶体结构，成功地解析了核苷酸与 NCp7 之间的关

键相互作用，并通过虚拟筛选最终获得 10 个苗头化合物。在随后的酶水平生物学实验中，其中的 2 个化合物 168（IC50=2μmol/L）和 169（IC50=100μmol/L）表现出了相当理想的活性（图 11-54），化合物 168 与 NCp7 蛋白质的亲和力为 5.6μmol/L ± 0.9μmol/L，在细胞水平抗 HIV-1 复制实验中的 EC50 为 2μmol/L[375]。

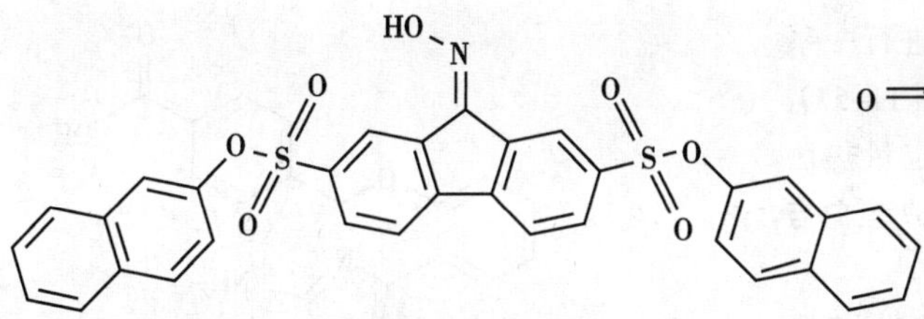

168

IC_{50}=2μmol/L

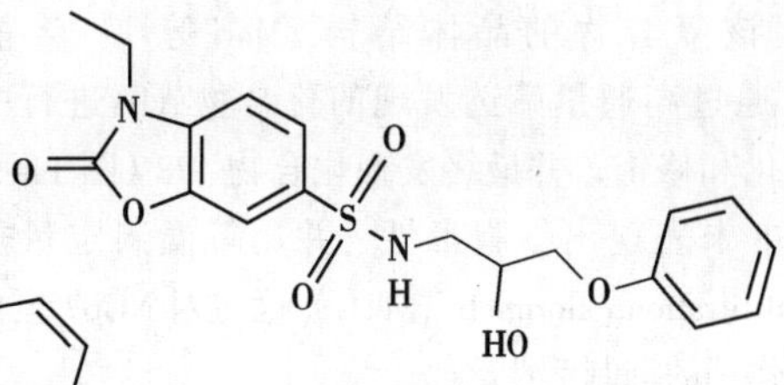

169

IC_{50}=100μmol/L

图 11-54　化合物 168 和 169 的结构式

2012 年，Breuer 等[376]通过 2 轮高通量筛选最终得到 5 个小分子化合物（170~174，图 11-55），这些化合物与 NCp7 的亲和力均达到 nmol/L 级别，然而化合物 171、173 以及 174 的细胞毒性较强（0.1~1 μ mol/L），而 170 和 172 则未出现明显的细胞毒性，在之后的 CD4 细胞株抗 HIV-1 活性实验中测得 170 和 172 的 EC_{50} 分别为 3.5μmol/L 和 0.32μmol/L。

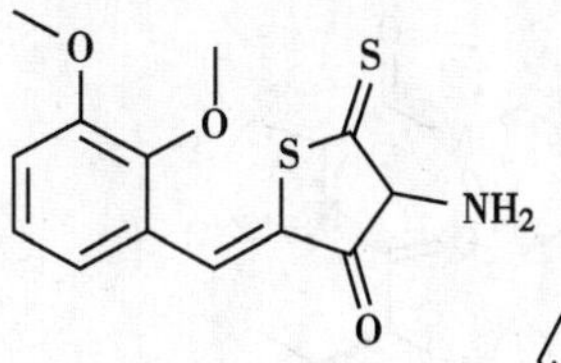

170

K_i=18nmol/L ± 14nmol/L

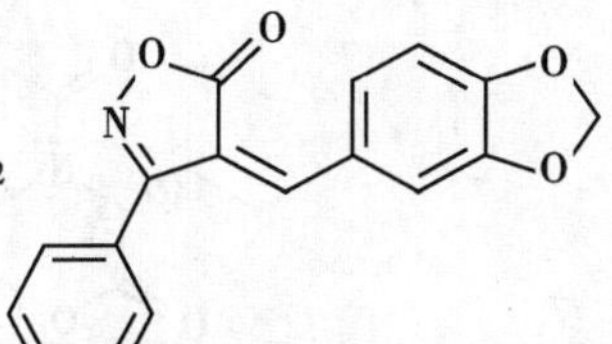

171

K_i=20nmol/L ± 5nmol/L

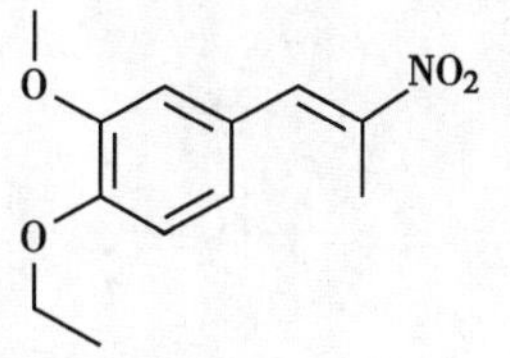

172

K_i=14nmol/L ± 7nmol/L

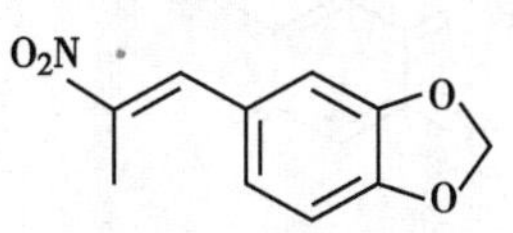

173

K_i=22nmol/L ± 9nmol/L

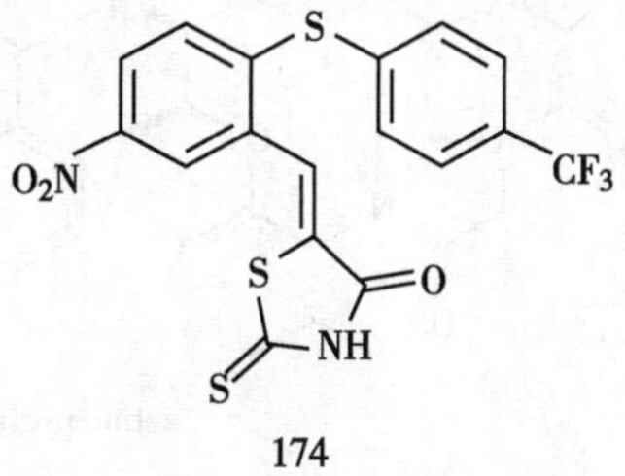

174

K_i=73nmol/L ± 50nmol/L

图 11-55　化合物 170~174 的结构式

2013 年，Goudreau 等[377]通过核衣壳装配实验筛选获得 1 个对 NCp7 和 RNA 相互作用具有抑制活性的化合物 175，经过初步结构优化得到的化合物 176、177 与 NCp7 具有亚 μmol/L 的亲和力（图 11-56）。值得注意的是，该课题组解析了化合物 177 与 NCp7 复合物的晶体结构（PDB code：2M3Z），该复合物结构显示 2 个小分子结构结合在同一个蛋白质中，其中一个模仿病毒 RNA 中的鸟嘌呤核苷，结合在 NCp7 蛋白质的疏水口袋中，并且与色氨酸残基 37 产生 π-π 堆积作用；另一个小分子结合在蛋白质 N 端的疏水口袋中。尽管 NCp7 蛋白质的构象十分灵活，但是由于结合口袋附近的氨基酸残基与小分子化合物的相互作用限制了氨基酸的构象，因此使 NCp7 无法与病毒 RNA 产生相互作用。

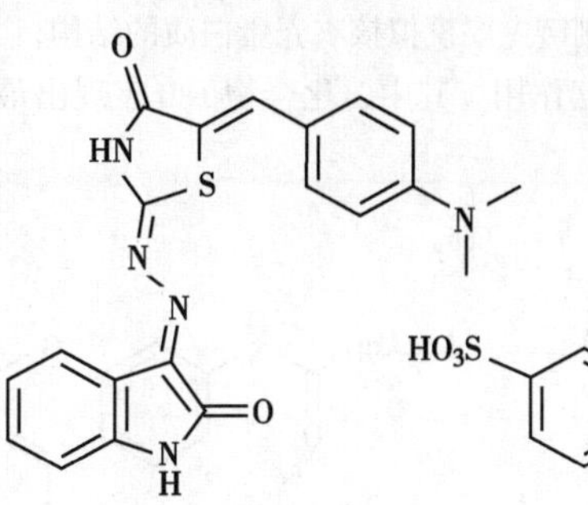

175

IC_{50}=0.59μmol/L

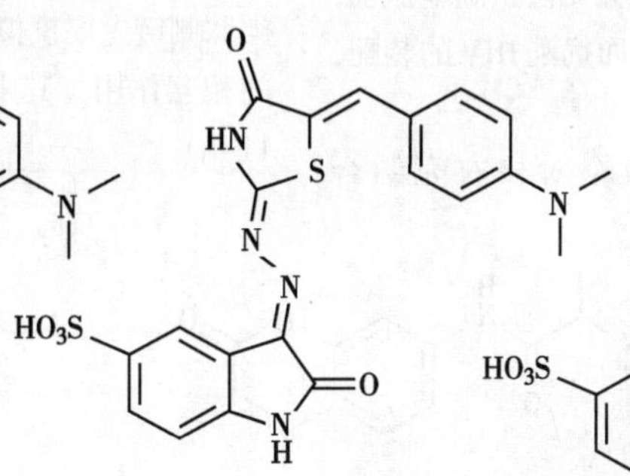

176

IC_{50}=0.11μmol/L

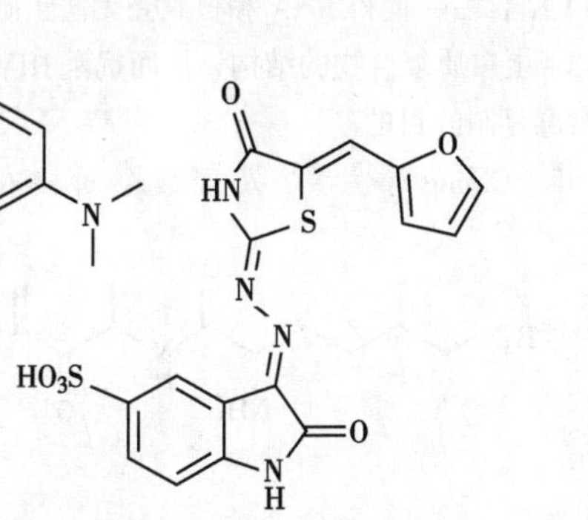

177

IC_{50}=0.95μmol/L

图 11-56　HIV-1 NCp7 抑制剂 175~177 的结构式

运用该复合物的晶体结构，Mori 等[378] 将前期 Shvadchak 通过高通量筛选发现的化合物 A10 进行一系列结构优化和修饰，并最终发现化合物 178（图 11-57）。化合物 178 未表现出细胞毒性，并用等温滴定量热法（isothermal titration calorimetry，ITC）确定对 NCp7 蛋白与 RNA 相互作用的抑制活性。

1998 年，Davis WR[379] 以及 Guo J[380] 等发现放线菌素 D（actinomycin D，图 11-58）能够抑制 HIV-1 逆转录过程，进一步的机制研究发现放线菌素 D 能够结合在 NCp7 蛋白上，使得 NCp7 不能够正确地与 HIV-1 逆转录过程中的负链 RNA 结合，但是由于放线菌素 D 较低的特异性和极高的细胞毒性，限制了其作为 HIV-1 抑制剂的进一步研究。

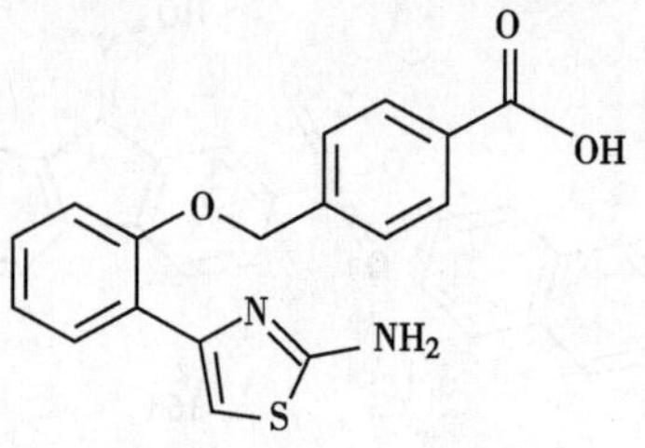

$K_i = 50\mu mol/L \pm 30\mu mol/L$

图 11-57　HIV-1 NCp7 抑制剂 178 的结构式

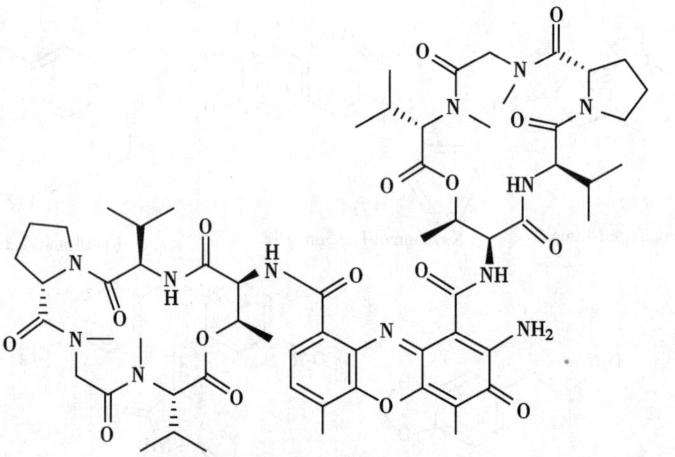

actinomycin D

图 11-58　放线菌素 D 的结构式

3　RNA 抑制剂

抑制蛋白质与 RNA 的相互作用，一个策略是抑制与 RNA 相互作用的蛋白质，使其不能够与 RNA 正确结合；另外一个策略则是抑制病毒 RNA。在 HIV 复制过程中，成熟的病毒 RNA 基因组首先与核衣壳蛋白相互识别并紧密结合，进而装配加工成为成熟的 HIV 病毒颗粒。而小分子化合物与 RNA 结合后，使得 RNA 和核衣壳无法正确地识别，或扰乱 RNA- 蛋白质复合物的结构，从而扰乱 HIV 的装配，达到抑制病毒复制的目的[381]。

2008 年，Chung 等[382-383] 发现数个对核衣壳结合 RNA 的过程具有抑制作用的化合物（179~182，图 11-59）。该类化合物结合在病毒 RNA 的 SL1（stem loop 1）区，阻碍 RNA 和核衣壳的相互识别。该类化合物均具有一个香豆素的结构骨架，进一步的构效关系研究发现香豆素母环上的氧原子对该类化合物的活性具有重要作用，其能够作为氢键受体与核酸碱基形成氢键相互作用，将氧原子替换为 NH 后（化合物 182）活性降低为原来的 1/3。化合物的类肽侧链主要模拟核衣壳蛋白质的结构，与 RNA 形成紧密的相互作用。其中，化合物 180 表现出最高的亲和力（表 11-6）。

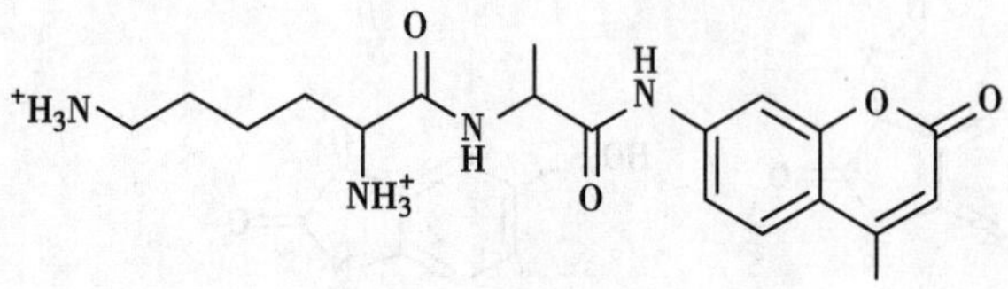

179

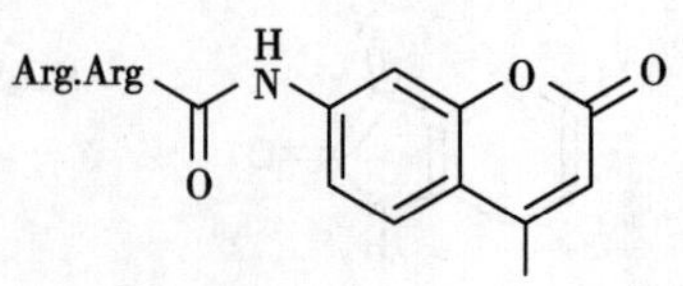

180

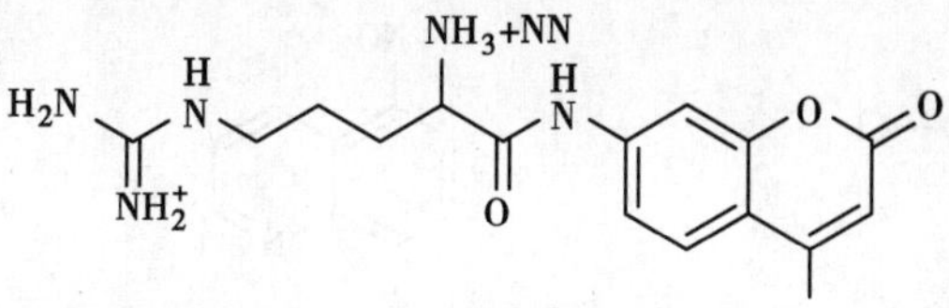

图 11-59 结合在病毒 RNA 的 SL1 区的化合物 179~182 的结构式

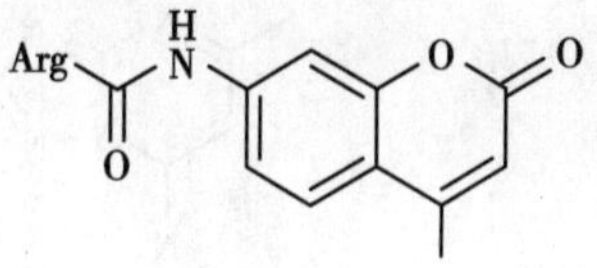

表 11-6 化合物与不同类型的 SL1 RNA 之间的表观解离常数 K_D/（μmol/L）

RNA	179	180	181	182
SL1-fl KD	19.3	5.2	0.5	3.5
SL1-s KD	50.0	12.6	1.4	5.9
SL1-gril	20.9	12.2	0.9	7.1
duplex RNA	122.1	82.2	16.5	98.5

2009 年，Baranger 等[384] 通过虚拟筛选发现多个结合在 HIV 装配因子 Ψ 的 SL3（stem loop 3）区的化合物（图 11-60），在后期的生物活性实验中，化合物 186 和 189 表现出与 RNA 具有亚 μmol/L 水平的亲和力（表 11-7）。Baranger 与 Warui 等[385] 又于 2012 年筛选得到多个作用于 SL3 区的小分子化合物。值得注意的是，化合物 183、184、185 和 188 不仅能够结合在 RNA 上，抑制 RNA 和核衣壳蛋白的相互结合，还能够扰乱 RNA- 核衣壳复合物的结构，使 HIV 病毒颗粒无法正确装配（表 11-8）。

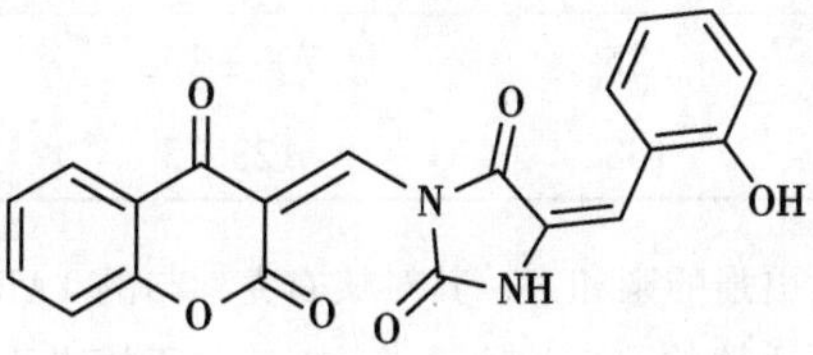

183

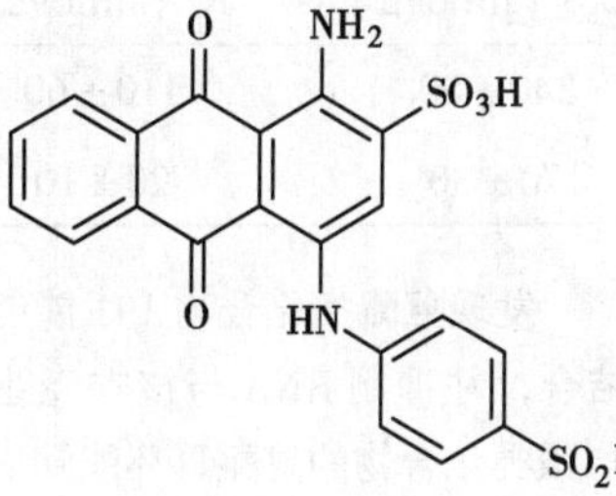

184

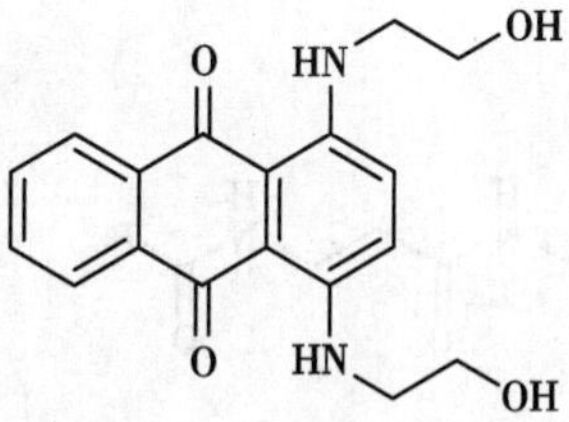

185

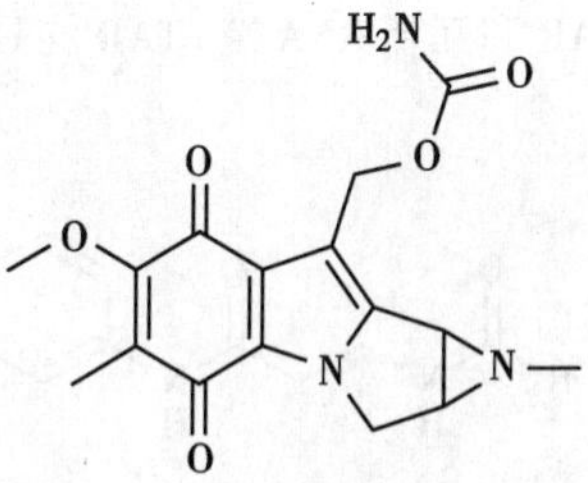

186

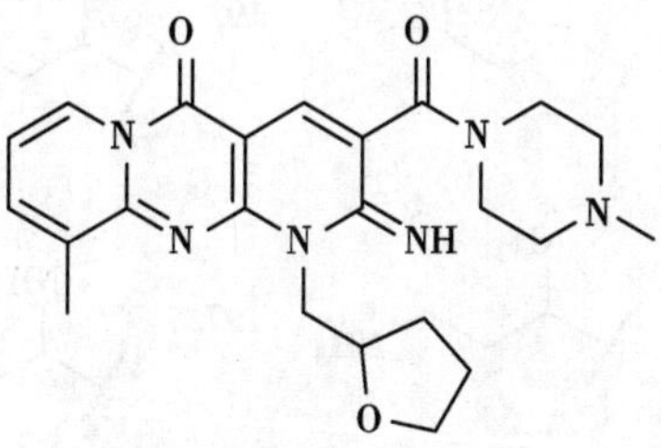

187

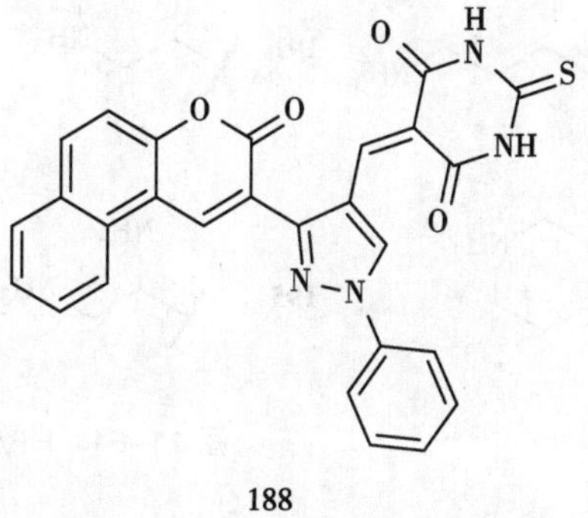

188

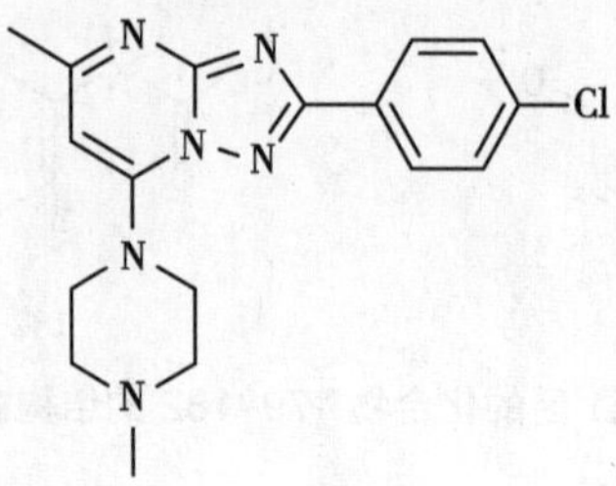

图 11-60 结合在 HIV 装配因子 Ψ 的 SL3 区的化合物 183~190 的结构式

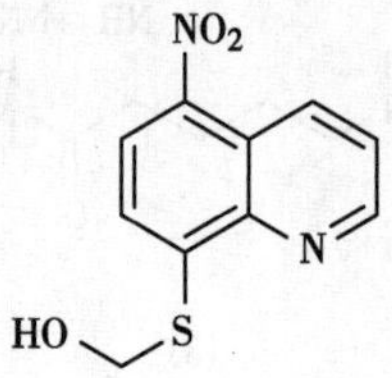

表 11-7 化合物 183~190 与 RNA 的亲和力

化合物	K_D/（μmol/L）	化合物	K_D/（μmol/L）
183	163 ± 2	187	10 ± 5
184	11 ± 5	188	68
185	1.1 ± 0.1	189	1.7 ± 0.2
186	3.5 ± 0.3	190	90 ± 10

表 11-8 化合物 183~185 与 188 抑制 RNA- 核衣壳蛋白（RNA-NCp7）复合物活性

化合物	IC_{50}/（μmol/L）	K_i/（μmol/L）	化合物	IC_{50}/（μmol/L）	K_i/（μmol/L）
183	340 ± 80	110 ± 60	185	700 ± 350	200 ± 100
184	70 ± 30	20 ± 10	188	123 ± 3	40 ± 1

2013 年，Sosic 等[386]发现蒽醌类化合物 191 能够与 HIV RNA 的 TAR 序列结合，并抑制 RNA 与核衣壳蛋白的相互结合（图 11-61）。该类化合物的蒽醌母环能够嵌入 RNA 碱基对之间，其正电性的侧链则结合在 RNA 螺旋结构的凹槽中。生物活性实验发现，后期经过结构优化得到的化合物 197 和 198 与 TAR 和互补 RNA 链 cTAR 均具有更强的亲和力，其对核衣壳参与的 TAR/cTAR 解旋的抑制活性的 IC_{50} 均 <10μmol/L，对于核衣壳参与的 TAR/cTAR 结合的抑制活性的 IC_{50} 分别为 44.1μmol/L 和 21.9μmol/L（表 11-9 和表 11-10）。但是由于正离子侧链具有较差的膜透性，这类化合物在细胞水平实验中未表现出生物活性。

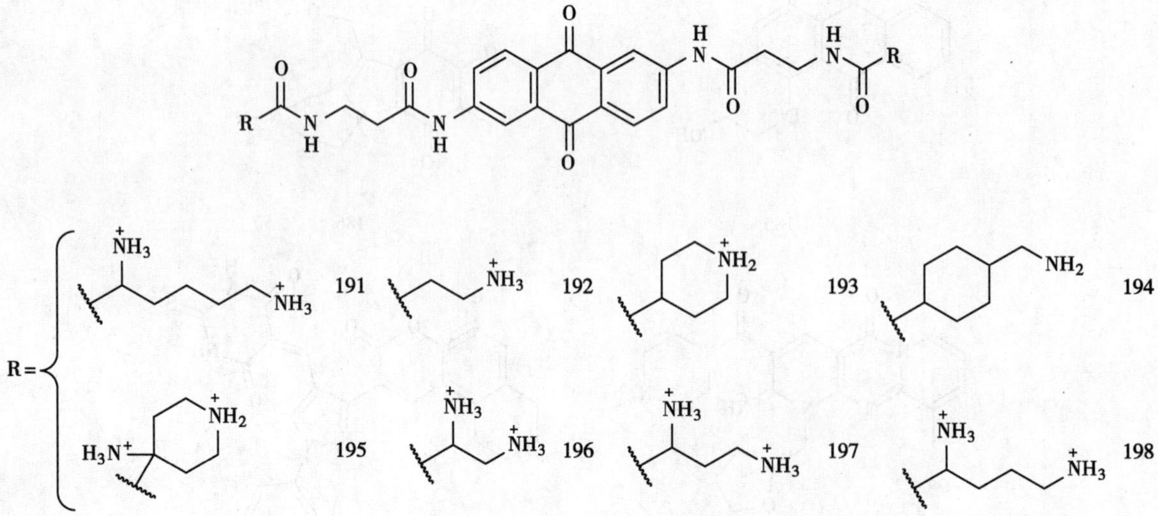

图 11-61 HIV-1 核衣壳蛋白抑制剂

表 11-9　化合物 191~198 抑制 TAR 及 cTAR 解旋的活性

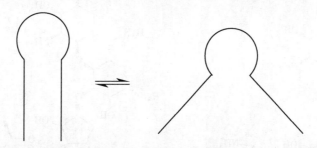

化合物	TAR/（μmol/L）	cTAR/（μmol/L）	化合物	TAR/（μmol/L）	cTAR/（μmol/L）
191	3.71 ± 0.15	3.84 ± 0.14	195	13.8 ± 0.69	15.4 ± 1.57
192	10.0 ± 0.45	11.8 ± 0.84	196	21.4 ± 1.36	22.8 ± 3.08
193	42.9 ± 3.70	36.3 ± 2.84	197	6.30 ± 0.23	7.10 ± 0.89
194	17.6 ± 0.57	13.7 ± 1.20	198	3.20 ± 0.10	2.04 ± 0.03

表 11-10　TAR/cTAR 结合为双螺旋结构的抑制活性

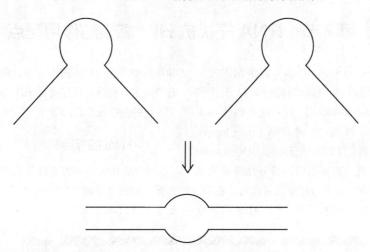

化合物	抑制活性 /（μmol/L）	化合物	抑制活性 /（μmol/L）
191	44.5 ± 0.69	197	44.1 ± 1.30
192	76.8 ± 2.40	198	21.9 ± 0.46
193	95.8 ± 15.4		

2006 年，Turner KB 等[387] 发现氨基糖苷类化合物（neomycin，图 11-62）通过模拟 NCp7 蛋白质的结构，竞争性地结合到 HIV 装配过程中的重要信号 RNA-ψRNA 上，并且还能够降解 NCp7-RNA 复合物。Freisz S 等[388] 于 2008 年报道氨基糖苷类化合物（lividomycin，图 11-62）能够与 HIV RNA 双链结合，显示该类化合物不仅能够作用于 NCp7 与 RNA 结合之前，而且还能对病毒成熟的 RNA 发挥作用。

4　结语

HIV RNA 与核衣壳蛋白的相互作用在 HIV 复制的逆转录、装配等多个步骤中具有十分重要的作用，相比于其他抗病毒靶点，RNA-蛋白质相互作用具有抗耐药性、泛基因型等优点，这相比于极易发生耐药突变的各类酶具有得天独厚的优势，遗憾的是针对该过程的抑制剂鲜有报道，这与针对该靶点的生物学研究的欠缺是分不开的。因此，深入研究 RNA 与蛋白质相互作用的机制，解析两者相互作用的结构，开发出新型抗耐药的 HIV 药物，对于未来 HIV 的治疗具有十分重要的意义。

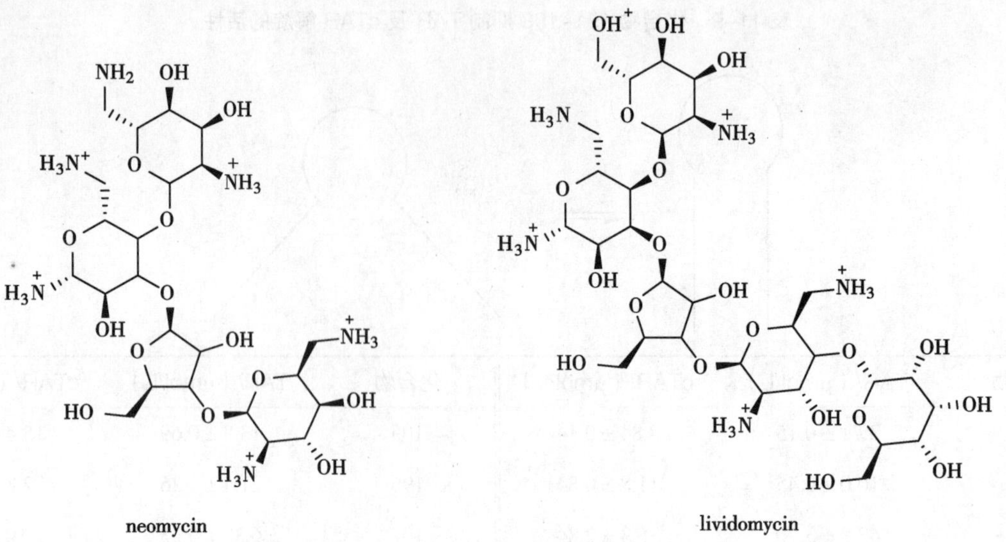

图 11-62　neomycin 和 lividomycin 的结构式

（赵法宝　邹今幂　刘新泳）

第 7 节　RNA 干扰抗 HIV 感染的作用靶点

RNA 干扰（RNA interference，RNAi）是生物体内普遍存在的特异性基因沉默机制，目前研究的 RNA 干扰包括微小 RNA（micro RNA，miRNA）、小干扰 RNA（small interfering RNA，siRNA）和短发夹 RNA（short hairpin RNA，shRNA）。2001 年研究发现体外合成的 siRNA（small interfering RNA）转染哺乳动物可以引起特异性的基因抑制。RNA 干扰在基因研究、临床治疗中具备高效、稳定、简单、特异等优势和潜力，有许多研究者在 AIDS 的治疗和预防中尝试应用该技术，且已获得阶段性的进展，使其有望成为一种具有良好的抗 HIV 疗效的新方法，无疑给抗艾滋病的治疗带来新的曙光[389-390]。

1　RNAi 的作用机制

RNAi 作为一种古老的生物防御机制，广泛地存在于真菌、植物和果蝇等其他各种真核生物中。它的过程大概如下（图 11-63）[391-392]：

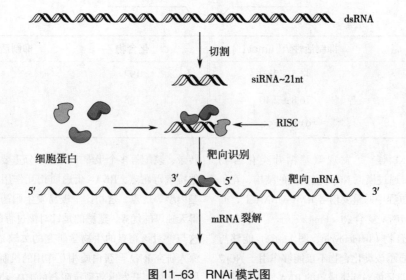

图 11-63　RNAi 模式图

病毒基因、人工转入基因及转座子等外源基因随机整合到宿主细胞基因并利用宿主细胞进行转录时，常产生一些 dsRNA，识别并切割 RNA 成 21~23nt 且 3′-端均有 2~3 个突出的非配对碱基单链 siRNA。

siRNA 与 RNAi 特异性酶（如解旋酶、内切核酸酶、外切核酸酶等）结合形成 RNA 诱导沉默复合体（RNA-induced silencing complex，RISC），但此时 RISC 无活性，需类似于蛋白酶原的激活。在 ATP 的作用下，ATP 依赖型解旋酶解开 siRNA 的双链，卸下正义链，反义链依然结合于 RISC，作为模板识别靶 mRNA，此时 RISC 具有序列特异性的核酸内切酶活性。

活化的 RISC 通过传统的 Watson-Crick 碱基配对原则，与同源性靶 mRNA 特异性结合，在核酸内切酶的参与下，在距离 siRNA 3′- 羟基 12 个碱基处切割 mRNA，导致 mRNA 的降解从而阻断翻译过程，即转录后基因沉默（posttranscriptional gene silencing）。

2　RNAi 抗 HIV 感染的作用靶点

RNAi 具有高特异性、高效性、高稳定性、可操作性及细胞间 RNAi 信息的可传递性等特点，且 RNAi 对正常细胞无负面影响，因此其已经广泛地应用于各种生物体的功能研究中[393]。但在哺乳动物中，长度 >30bp 的 dsRNA 可引起干扰素（IFN）反应（非特异性基因沉默），导致细胞死亡，使其应用受到限制。2001 年，有研究表明在哺乳动物中，与靶 mRNA 序列互补的 19 个核苷酸序列外加 3′- 端的 2 个碱基突出构成 21 个碱基的双链 RNA，可以特异性地降解靶 mRNA，而无干扰素反应，这一重要发现预示着 RNAi 有望可以成为攻克艾滋病等重大疾病的前沿武器。

自从发现 RNAi 可以应用于哺乳动物以来，人们在 RNAi 治疗 HIV 感染方面做了深入广泛的研究。RNAi 治疗最关键的一点是寻找合适的靶点。一般来说，抗 HIV RNAi 治疗的靶点可以是 HIV 基因组本身，也可以是编码 HIV 复制或感染关键蛋白的、宿主细胞来源的 mRNA。到目前为止，几乎所有的 HIV 编码和调控基因都已经被用作抗 HIV

RNAi 治疗的靶点并在体外实验中加以验证[394]，其中效果比较好的包括 *tat*、*rev* 基因等。来自于宿主的 RNAi 靶点，目前已经通过实验证明有效的包括 NF-κB、CD4、趋化因子受体 CCR5 和 CXCR4 等，其中 NF-κB 是激活 HIV-1 基因表达的主要转录因子，而 CD4、CCR5 和 CXCR4 是 HIV-1 入侵靶细胞的主要受体，抑制这些分子的表达可以有效地抑制病毒复制和感染过程。

2.1　以 HIV-1 基因为靶点

2.1.1　以感染早期的 HIV-1 RNA 基因（incoming HIV-1 genome）为靶点

在 HIV-1 感染的早期，siRNA 只需抑制 HIV-1 基因组中的 2 条 RNA，而形成前病毒后会合成大量的病毒转录本，使 siRNA 清除病毒 RNA 的难度大大增加，因此新生病毒基因组是 siRNA 优先考虑的靶点。

在感染早期，感染慢病毒且表达 siRNA 的细胞能够有效地阻止前病毒 DNA 的整合，但是高剂量的病毒水平可以克服这种作用，这表明新入的 RNA 基因被逆转录为 cDNA 之前确实要经过 RNAi 介导的降解（图 11-64a），但作用毕竟有限[395]。

2.1.2　以感染晚期病毒 mRNA 为靶点

感染后期，经整合作用形成前病毒 DNA 基因，前病毒 DNA 基因早期表达的是完全剪切的 mRNA，编码 Tat、Rev 及 Nef；晚期表达产物包括编码 Env、Vif 和 Vpr 的部分剪切 mRNA，编码 Gag、Gag-Pol 蛋白或作为基因组 RNA 的未剪切 mRNA（图 11-65），它们在 HIV 的生命周期中发挥重要作用。在细胞核（图 11-64b）或细胞质中（图 11-64c）均能发生 RNAi 介导的 mRNA 降解，继而阻止蛋白质的产生及病毒的组装、释放[396-397]。

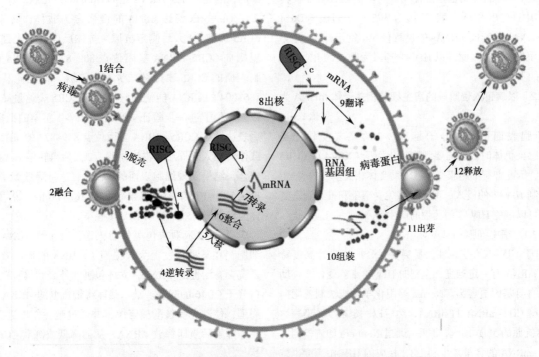

图 11-64　HIV 的生命周期及 RNAi 靶向 HIV 基因的 3 个环节

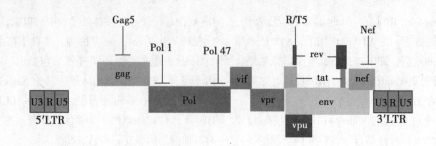

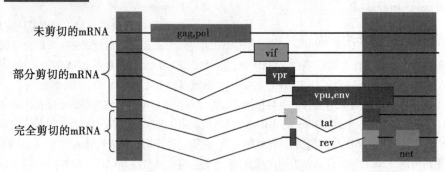

图 11-65　HIV-1 前病毒基因

根据文献报道,目前编码下列蛋白的基因已经被作为靶目标[398-399]:结构蛋白 Gag 和 Env、Pol 酶,调控蛋白 Tat 和 Rev,以及 2 个附属蛋白 Nef 和 Vif。另外,含有病毒复制所必需的重要调控因子的长末端重复(LTR)区域中的非翻译 RNA 序列也已作为 RNAi 靶点。

但是,HIV-1 基因组的快速变异、RNA 的局部空间结构改变及核衣壳介导的 RNAi 屏蔽作用大大减弱靶向病毒基因的 siRNA 效果[400]。此外,病毒抑制子(suppressor)的产生对 RNAi 的应用也是潜在的威胁。例如 HIV-1 在其 Tat 蛋白中进化出 RNA 沉默抑制子(SRS),通过破坏 Dicer 将双股 RNAs 转变成 siRNAs 的过程使 Tat 免于 RNAi 介导的基因沉默[401]。因此,以 HIV-1 基因为靶点的 RNAi 存在明显的不足。

2.2　以病毒入侵阶段的宿主细胞相关受体 mRNA 为靶点

细胞表面的 CD4 分子是 HIV-1 的主要受体,当 HIV-1 感染机体时,还需要细胞趋化因子 CXCR4 或 CCR5 的参与,因此抑制细胞膜受体、辅助受体相关基因的表达,可以抑制 HIV-1 的侵入,保护细胞免受感染和推迟病毒复制,还可以避免 HIV-1 耐药性的产生。

2.2.1　宿主细胞 CD4 受体

由于 HIV-1 的差异性及易突变性,所以设计高度特异性的 siRNA 有一定难度,但靶向 HIV-1 细胞受体或辅助受体比自身基因更容易。Novina 等用化学合成法制备靶向宿主细胞 CD4-mRNA 的 siRNA,然后以一定浓度转染表达入 CD4 抗原的 Magi 细胞,3 天后通过 Northern 印迹检测发现 CD4-mRNA 的含量减少到 1/8,相应的 HIV-1 滴度也减

少到 1/4。Kitabwlla 等也设计了靶向 CD4-mRNA 的 siRNA 并转染体外培养的 T 细胞,发现细胞表面的 CD4 分子明显减少,感染细胞的 HIV-1 数量也明显减少。但是 CD4 分子参与人体的正常免疫功能,抑制其表达将损害人体细胞免疫,故以此为靶点有明显的缺点[402]。

2.2.2　宿主细胞 CCR5 受体

CCR5 是大多数 HIV-1 感染细胞所必需的辅助受体,且其对人体细胞的正常生长、分化及免疫功能不是必不可少的,因此 CCR5-mRNA 是 RNAi 的理想靶点。

Qin 等以表达 siRNA 的慢病毒为载体,转染 Magi-CCR5 细胞,4 天后测定抗原-抗体反应的荧光强度,发现靶向 CCR5-mRNA 基因位点 809~827 的 siRNA 能使细胞表面的 CCR5 表达量减少 60%~70%,而靶向基因位点 186~204 的 siRNA 能使细胞表面的 CCR5 表达量减少 90% 以上。为了进一步验证 siRNA 对 HIV-1 感染的抵抗作用,用表达针对 CCR5-mRNA 基因位点 809~827 的 siRNA 表达载体转染人外周血 T 淋巴细胞,2 天后再转染 HIV-1 表达载体,结果发现细胞表面的 CCR5 表达量降低到 1/10,能抵抗 HIV-1 感染的细胞数量为对照组的 6 倍,说明以此受体为靶点能有效地抑制 HIV-1 感染[403]。

采用纳米颗粒包裹针对人源 CCR5 的 siRNA 靶向 T 细胞,在某种程度上大大提高了 siRNA 的靶向效率,该系统含有活性的 siRNA、立体包裹的外壳和具有靶向膜蛋白分子 CD46 的配基。纳米载体将带负电的 siRNA 包裹于周围,使其免受核酸酶降解,并通过胞吞作用进入细胞,载体降解后立即释放 siRNA,从而降低或沉默 CCR5 的表达[404]。

2.2.3 宿主细胞 CXCR4 受体

Anderson 等设计靶向 CXCR4 基因的 siRNA 并转染 U373-Magi-CXCR4 细胞，48 小时后再感染表达 HIV-1 分子的载体，发现 74% 的细胞不表达 CXCR4 受体，其余细胞的 CXCR4 蛋白减少 42%，感染 HIV-1 的细胞数量与未转染 siRNA 的细胞相比减少 20 倍。此外靶向 CXCR4 的 siRNA 也能在一定程度上选择性地抑制 CXCR4 靶向性游离细胞感染，说明 CXCR4 受体也是 RNAi 的理想靶标[405-406]。

Anderson 等针对寄生细胞表面受体 CXCR4 和 CCR5，在慢病毒载体上分别整合 2 种茎环结构的 siRNA，其中 CXCR4 siRNA 利用 U6 启动子，而 CCR5 siRNA 利用 H1 启动子。此外，该双特异性载体上还包含 1 个由 CMV 启动表达的 EGFP 报告基因。将该慢病毒载体转入 Magi 和 Ghost 细胞系后，紧接着细胞表面这 2 种受体分子的数量显著降低。此结果表明 CXCR4 及 CCR5 受体的表达可分别被整合在同一慢病毒载体上的相应的 siRNA 所抑制[407]。

2.2.4 宿主细胞 CD44 受体

CC- 趋化因子 RANTES（调节正常 T 细胞表达及分泌的激活，CCL5）转导多重胞内信号，和其他趋化因子一样，通过与其同族趋化因子受体作用，刺激 G 蛋白偶联受体（GPCR）的活化，此外也能激活不依赖 GPCR 的信号通路。后种通路由 RANTES 与 CD44 糖胺聚糖链的相互作用介导，RANTES 诱导形成由 CD44、Src 激酶及衔接分子构成的复合物，激发 p44/42 细胞分裂素（丝裂原）活化蛋白激酶（MAPK）通路。RANTES 对 p44/p42 MAPK 的活化能增强 HIV-1 的侵染性，而此过程需要 CD44 高水平的表达。特异性地靶向 CD44 的 21nt（ss）RNAs 导入 HeLa-CD4 细胞后，使 CD44 基因沉默，从而抑制 p44/p42 MAPK 的激活，显著降低 RANTES 导致的 HIV-1 的较强侵染性[408-409]。

2.2.5 HIV-1 特异性附着受体 DC-SIGN

在 HIV 感染早期，成熟的树突状细胞（DC）能表达 DC 特异性的细胞间黏附分子（DC-specific intercellular adhesion molecule 3-grabbing nonintegrin, DC-SIGN）受体。DC-SIGN 是发现的首个利于 HIV-1 感染且不依赖 CD4 分子及其他辅助因子的分子，它是一种易染色类型凝集素，在 HIV-1 的早期感染以及在树突状细胞（DC）中的散播中具有重要作用，树突状细胞对于 HIV-1 早期感染的免疫应答是必需的。在感染早期，表达 DC-SIGN 的 DC 捕获黏膜表面的少量 HIV-1，感染淋巴结中的 CD4⁺ T 细胞。靶向 DC-SIGN 的 siRNA 可以选择性地减弱 DC 与静息 CD4⁺ T 细胞之间侵染性突触的形成，表明 DC-SIGN 对于 HIV-1 捕获后 DC 与静息 CD4⁺ T 细胞之间侵染性突触的形成是必需的[410-412]。

此外，DC 也能增强辅助刺激因子 B7-1 和 B7-2

（CD80 和 CD86）的表达，两者与 T 细胞表面的 CD28 分子相连。当 T 细胞受体识别出外来抗原后，通过 B7-CD28 相互作用，T 细胞被激活，病毒复制开始。接着导致基因的级联反应，例如 NF-κB 和细胞分裂素（丝裂原）活化蛋白激酶（MAPK），通过与病毒促进子或增强子（LTR）的结合产生抗原特异性的克隆扩张，促使病毒高水平的转录，使病毒颗粒大量繁殖。靶向 DC-SIGN 的特异性 siRNA 转染单核衍生的成熟树状突细胞，可以降低 DC-SIGN 的表达，降低辅助刺激因子的数量，进而抑制 DC-T 细胞相互作用及 HIV-1 感染进程。由此可以看出 DC-SIGN 是 RNAi 作用的理想靶点[413-414]。

2.3 以复制过程中的宿主细胞相关因子为靶点

由于人体中含有各种与 HIV 感染及发病有关的辅助因子，以此作为 RNAi 治疗的靶点可以避免病毒的迅速变异及逃逸现象，有望成为目前临床抗 HIV 药物治疗的辅助疗法。此外，借助 RNAi 的特异性基因沉默技术可以阐明某些细胞因子对 HIV 的作用机制，如一些人转录延长因子等。

2.3.1 人正性转录延长因子 P-TEFb

在人体细胞中有多种正性及负性延长因子（P-TEFs、N-TEFs），它们与 RNA 聚合酶Ⅱ的转录延长有关。P-TEFs 的功能是降低 N-TEFs 的屏蔽，在转录中间状态促进 RNA pol Ⅱ 的释放，导致转录终止。P-TEFb（positive transcription elongation factor）由 2 个亚单位 hCycT1（human cyclin T1）和 CDK9（CycT1-dependent kinase 9）组成，CDK9 的稳定性依赖 hCycT1 的水平。它不仅参与人体基因的调节，而且还参与 HIV-1 转录的调节。Tat 蛋白是 HIV-1 调节基因 tat 的产物，Tat 能增强起始于 HIV-1 LTR 区域的 RNA Pol Ⅱ 复合物的持续合成能力，在转录延长过程中，Tat 与位于新生转录本 5′- 端的转活反应相关（transactivation-responsive TAR）RNA 结合，通过与 TAR RNA 的相互作用，Tat 控制对蛋白激酶抑制剂敏感且需要 RNA Pol Ⅱ 大亚羧基末端区域（CTD）的早期转录延长步骤。TAR RNA 如同一个"支架"，促进 Tat 与亚单位 hCycT1 相互作用（图 11-66），再招募相关蛋白激酶而激活 RNA 多聚酶Ⅱ在 HIV-1 启动子处的延长，正调节 HIV-1 基因的表达[415-416]。

Chiu 等用化学合成法制备靶向 hCycT1 和 CDK9 的 siRNA，构建表达 HIV-1 Tat 融合蛋白的 pTat-REP 质粒。脂质体包裹 siRNA 转染 HeLa 细胞株，48 小时后通过计算 β-Gal 活性发现 Tat 蛋白功能降低而细胞活力没有变化，这也表明阻断 P-TEFb 对细胞没有影响。为了进一步观察阻断 P-TEFb 对 HIV-1 复制的影响，先用针对 hCycT1 或 CDK9 的 siRNA 转染 M8gi 细胞株，16 小时后再转染 HIV-1 分子载体 HIV_{NL-GFP}，36 小时后发现病毒载量减少 8 倍。

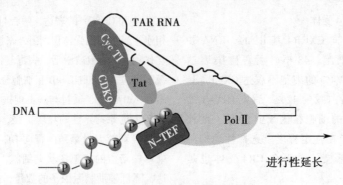

图 11-66　转录延长模式图

此外，单独靶向 hCycT1 的 shRNA 也能有效地抑制 HIV-1 复制，且 hCycT1 的下调并不导致凋亡细胞的坏死。对上述现象的合理解释是在人体细胞中，活化与非活化的 P-TEFb 之间存在动态平衡，P-TEFb 主要以非活化的 7SK（RNA）-P-TEFb 复合物的形式存在，在细胞应激及 HIV LTR 激活导致 P-TEFb 水平降低时，7SK（RNA）-P-TEFb 复合物释放出活性 P-TEFb 保证细胞的正常功能；而细胞发挥正常功能与 HIV-1 复制所需要的 P-TEFb 阈浓度是不同的，通过 siRNA 使 P-TEFb 基因沉默后，活性 P-TEFb 的水平大幅下降，7SK（RNA）-P-TEFb 复合物释放出的低水平 P-TEFb 足以维持细胞正常的生理功能，但是对 Tat 的转录激活作用却是远远不够的。正是这种差异的存在使 P-TEFb 成为 RNAi 技术抗 HIV-1 的理想靶点[415]。此外，文献报道剪接因子 SRSF1（SF2/ASF）和 Tat 蛋白能够识别 TAR 和 7SK RNA 的重叠序列[417]。

HIV-1 Tat 蛋白通过与人正性转录延长因子 P-TEFb 和 AF4 家族（AFF1/2/3/4）结合组成的超级延长复合物（super elongation complex，SEC）相互作用来控制 RNA pol Ⅱ，从而达到正调节 HIV-1 复制。2010 年，Tahirov 等成功解析 HIV-1 Tat 蛋白与 hP-TEFb 复合物的晶体结构（PDB：3MI9），Tat·P-TEFb 复合物包括 Tat 蛋白、hCyclin t1（CCNT1）和 hCdk9（CDK9）。2013 年，AFF4 与 hP-TEFb 的结构也被成功解析（PDB：4IMY）。2014 年，Gu 等成功解析 HIV-1 Tat 蛋白与 hP-TEFb 和 AFF4 复合物的晶体结构（PDB：4OR5），Tat·AFF4·P-TEFb 复合物包括 Tat 蛋白（氨基酸残基 1~48）、hCyclin t1（1~266）、hCdk9（7~332）和 hAFF4（27~69）。该晶体结构的解析给基于结构的药物设计奠定了基础，并极大地促进 RNAi 技术抗 AIDS 的治疗[418-420]。

2.3.2　人正性转录延长因子 Spt5（hSpt5）

人 DSIF［DRB（5，6-二氯-1-β-D-呋喃核糖苯并咪唑）易感诱导因子］由 hSpt5、hSpt4 亚基组成，与正性及负性转录延长因子（negative elongation factor，NELF）相互作用，参与体内 HIV-1 Tat 的转录激活（图 11-67）。其中 hSpt5 是真核生物中具有保守性的双重（正、负性）转录调节子。在人细胞转录中，hSpt5 由负性调节因子转为

正性调节因子的关键步骤是 P-TEFb 对 hSpt5 及 RNA pol Ⅱ 的磷酸化[421-422]。

在 Tat 转录激活的过程中，P-TEFb 等与 Tat 及 TAR 有关的细胞因子募集到 5′-LTR，触发 RNA pol Ⅱ 的持续合成能力。P-TEFb 与 Tat 的活性区及 TAR RNA 茎环序列结合后使 RNA pol Ⅱ 的 C 末端（CTD）磷酸化，促进转录延长。hSpt5 大约也在此时磷酸化，刺激 hSpt5 从负性调节因子转化成正性。磷酸化的 hSpt5 通过与人 mRNA 加帽酶（human mRNA capping enzyme，HCE）相互作用，发挥正性调节作用。HIV 转录本的加帽当转录延长暂停时更易发生，意味着 DSIF/NELF 对延长复合物早期阶段的暂停具有特殊意义（elongation checkpoint），使之有充分的时间募集所需的组分完成加帽过程并稳定新生转录本。此外，hSpt5 也能增强 P-TEFb 高度磷酸化后形成的 RNA pol Ⅱ 复合物的稳定性（图 11-67）。

有人通过特异性地针对 hSpt5 的 21nt 双链 siRNA 转染 Magi 细胞，hSpt5 mRNA 及 hSpt5 的表达显著下降，抑制程度达 85%~90%，由于在 hSpt5 缺失的情况下 NELF 及 hSpT4 都不能与 RNA pol Ⅱ 结合，转录延长中不会产生暂停，因此无法完成加帽组分的募集及稳定 RNA pol Ⅱ 复合物的形成（图 11-67）。未加帽的 HIV 转录本易于降解，因此 hSpt5 基因沉默后降低 Tat 转录激活作用，抑制 HIV 复制，但并不影响 hCycT1mRNA 及蛋白质表达，对细胞活力也无显著影响。这表明 hSpt5 对 Tat 转录激活作用及 HIV 复制是必需的正性调节因子，hSpt5 的基因沉默是特异性的，hSpt5 可以作为 siRNA 的理想靶点[421]。

2.3.3　转录因子 NF-κB

HIV-1 的基因表达需要通过细胞转录因子的激活及与 HIV-1 长末端的结合。5′-长末端包含 HIV-1 的核心启动子，它是由 3 个串联的 SP1 结合位点和 TATA 序列组成的。位于启动子上游的增强子区域同样包括宿主细胞转录因子的结合位点。其中，NF-κB 与整合前病毒（integrated provirus）LTR 启动子基序的结合是 HIV-1 转录中必需的。NF-κB 是一个异二聚体分子（p50/p65），与其抑制剂 IκB 作为无活性的复合物存在于宿主细胞的细胞质中。炎症细胞因子对细胞的刺激导致 IκB 迅速磷酸化和随后的降解，

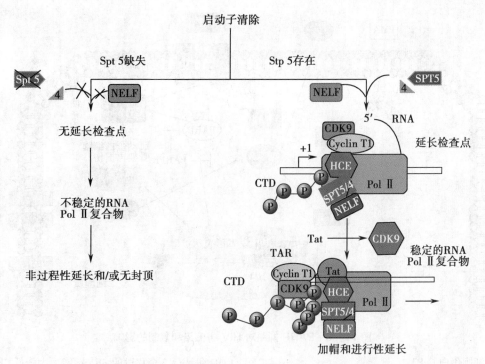

图 11-67　Spt5 存在与缺失情况下的 Tat 转录激活模式图

使 NF-κB 从细胞质转移到细胞核。NF-κB 与存在于增强子区域的相应 κB 因子结合，增强转录[423]。此外，NF-κB 与 SP1 在多种细胞中都构成表达的 DNA 结合蛋白质，两者之间的协作性相互作用可能是 HIV-1 转录的有效刺激所必需的。

通过化学合成的 siRNAs 沉默 NF-κB 的亚单位 p65，结果检测到 HIV-1 的产量减少 5 倍[424]。但正如不适合在体内应用 RNAi 抑制 CD4 受体一样，也不适合在体内沉默 NF-κB，因为 NF-κB 是细胞内基因表达的重要调控因子。

2.3.4　HP68 及肿瘤易感基因 101（TSG101）

HIV-1 后期衣壳的组装需要 HIV-1 Gag 蛋白的参与，而人体内含有与组装过程有关的辅助因子 HP68（68kD 的蛋白质）[425]，而且 HP68 也是 RNase L 抑制剂，因此 HP68 至少通过 2 个通路促进 HIV-1 的感染：IFN- 介导的 2-5A/RNase L 通路及促进病毒的组装，因此 HP68 是抑制 HIV-1 组装及感染的潜在靶点。最新研究表明，细胞 ATP 结合蛋白 ABCE1 与 Gag 蛋白相互作用是 Gag 蛋白的 NC 结构域残基所必需的[426]。

在 HIV-1 成熟的过程中，Gag 转变成 4 个结构蛋白：MA、CA、NC 及 p6，其中 p6 含有的保守性 PTAP 基序（Pro-Thr-Ala-Pro）是病毒释放所必需的，此基序的点突变会使病毒释放停止，在细胞表面形成束缚性病毒颗粒（tethered virions）。

TSG101（肿瘤易感基因 101）是与膜相关蛋白运输有关的蛋白质[427]，是 p6 的结合蛋白，p6 L- 域 PTAP 基序的突变不但阻止病毒的释放，而且破坏与 TSG101 的结合[428]。

TSG101 的 N 末端泛素酶 2 可变区（UEV）与 HIV-1 Gag 的结合有关，该区域与 E2 Ub- 偶合酶同源。TSG101 的 N 末端的不正常表达会抑制 HIV-1 的出芽。TSG101 通过 PI（4，5）P2/Ca（2+）通路调节 HIV-1 Gag 蛋白的组装[429]。

Garrus 等用与 TSG101 编码区 21 个核苷酸对应的 siRNA 双链特异性地抑制 TSG101 的表达，显著降低 HIV-1 的释放及子代病毒的滴度。因此，p6-TSG101 相互作用的发现有助于发现具有新型作用靶点的抗 HIV-1 药物[430]。

2.3.5　ADP- 核酸糖聚合酶（PARP-1）

ADP- 核酸糖聚合酶（PARP-1）是胞内含量丰富的核酶，催化 NAD+ 的 ADP- 核酸糖部分持续转运到各种核蛋白中。在小鼠 PARP-1 胚胎成纤维细胞敲除实验中证明 PARP 与 HIV-1 复制有关；在 U1 细胞系 PARP 能促进 HIV-1 LTR 功能，并且与 TAR RNA 竞争性地结合 P-TEFb；PARP 除了是 NF-κB 的共激活子外，还可通过阻碍 HIV-1 LTR 激活来阻止基因转录。研究表明，PARP-1 影响逆转录病毒 DNA 整合的机制与组蛋白去乙酰化酶（histone deacetylases）有关，与异染色质的形成无关[431-434]。

通过体外人单细胞源的巨噬细胞（MDM）模型，感染后 7 天发现 PARP-1 抑制能够降低 60%~80% 的 HIV-1 复制，进一步阐明了 PARP 失活可经 LTR 衰减、NF-κB 抑制及对细胞骨架的作用来有效抑制 HIV-1 复制（图 11-68）[435]。

目前，PARP-1 作为抗 HIV-1 感染及 RNAi 介导的基因沉默潜力靶点[435]，已有多个 PARP 抗癌候选药物进入临床试验。

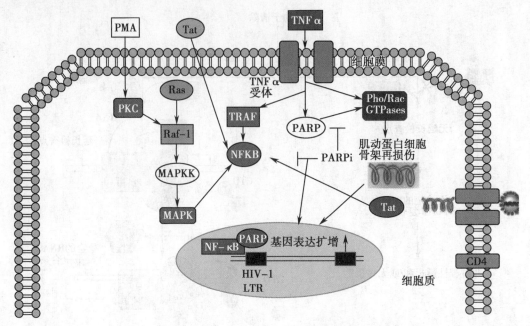

图 11-68　PARP 抑制对 HIV-1 感染和复制的影响

2.3.6　细胞蛋白 CyPA

HIV-1 的增殖依赖细胞蛋白 cyclophilin A（CyPA）整合到病毒颗粒中。通常情况下，在细胞质中低水平的 CypA 能够稳定和保护病毒衣壳移向核孔，此外 Nup358 结合到衣壳上并促进脱壳。在特定的条件下，CyPA 或 CyPA 与宿主限制因子（Trim5α 和 Trim-Cyp）结合会促进过早脱壳并限制病毒复制。基于此，运用计算机模型、分子动力学模拟、固体 NMR 及生化分析阐述了 CypA 与病毒衣壳的不同结合方式。目前，CyPA 调节 HIV-1 转录的机制还未阐明，可能与阻碍病毒脱壳及 cDNA 入核有关[436-437]。

由于 CyPA 的缺失不影响细胞的活性，因此可以通过阻断它的合成来抑制 HIV-1 复制。有人用靶向 CyPA 外显子 3 或 4 的 3′ 及 5′ 剪切位点的双重特异性 U7 snRNAs，有效地跳过这些外显子，显著降低 CyPA 蛋白的水平。此外，靶向

CyPA 编码区 2 个片段的 siRNAs 能大大降低 CEM-SS T 细胞中 CyPA mRNA 及其蛋白的表达，并且延缓 HIV-1 复制。这 2 种不同机制的 RNA 干扰技术的联合应用可能产生作用持久的协同作用[438]，因此 CyPA 也是 RNA 干扰抗 HIV 治疗的有效靶点。

2.3.7　人脱氧肌苷合酶 DHS

eIF-5A 是 HIV-1 Rev 调节蛋白的辅助因子，由活性蛋白及 8- 羟基 -2，7，10- 三氨基癸酸（hypusine）两部分组成，hypusine 的形成是在人脱氧肌苷合酶（deoxyhypusine synthase，DHS）及脱氧肌苷羟化酶（deoxyhypusine hydroxylase，DHH）的催化下需要亚精胺（spermidine）参与的高度特异性反应。它的生物合成途径如图 11-69 所示：首先，在 DHS 的催化下，亚精胺的氨基丁烷基团与人 eIF-5A 前体赖氨酸残基（Lys50）的 ε-NH2 结合；然后，形成的 eIF-5A 中间体在 DHH 的作用下形成活性 eIF-5A。

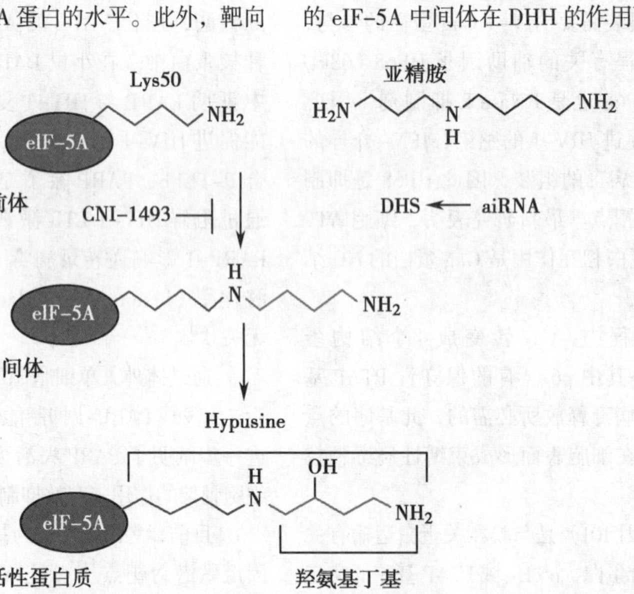

图 11-69　eIF-5A 的生物合成

丙咪腙 CNI-1493 可以有效地抑制 DHS，进而抑制 eIF-5A 的活化。Hauber 等研究发现 CNI-1493 或 siRNA 对 DHS 的抑制能阻碍 HIV-1 复制，此外 CNI-1493 还能抑制巨噬细胞、T 细胞噬性毒株、临床分离株及对蛋白酶、逆转录酶抑制剂高度耐药的病毒株，且对细胞无明显的毒副作用[439]。因此，人 DHS 是抗 HIV-1 治疗中的新颖且非常有前景的靶点[440]。

2.3.8 Rev- 作用蛋白（hRIP）

Rev- 作用蛋白（hRIP）是 Rev 必需的细胞辅助因子，能促进不完全剪切 HIV-1 RNA 的释放[441-442]。通过显性负性突变体或 RNAi 去除 hRIP 活性导致 Rev- 指导的 RNA 在核外周的错误定位而抑制 HIV-1 增殖。进一步的研究表明，RNAi 对内源性 hRIP 的抑制阻碍人细胞及初级巨噬细胞中的 HIV-1 复制，重新引入 hRIP 后又恢复病毒的复制能力。研究表明，hRIP 同 Sam68、eIF-5A 和 DDX3 作为 Rev 的辅助因子，能加强 IRES（internal ribosomal entry site）介导的 RNA 复制。hRIP 是 Rev 发挥功能及 HIV-1 复制所必需的辅助因子，是新型的抗 HIV 靶点[443-444]。

2.3.9 细胞周期依赖型激酶 2（CDK2）

细胞周期依赖型激酶 2（CDK2）是 HIV-1 Tat 介导的转录过程所必需的，在 HEK293T 细胞中特异性地靶向 CDK2 的 RNAi 能抑制其表达及 HIV-1 转录，除了增强 TNF-α 诱导的 OM10.1 细胞凋亡外，对细胞周期并无不利影响。总之，CDK2 可以作为 RNAi 治疗 HIV 的候选靶点。

2.3.10 逆行高尔基体运输蛋白 Rab6 和 Vps53

Rab 对于胞内囊膜转运起重要作用，宿主因子 Rab6 可以参与调节逆行高尔基体的运输和高尔基体蛋白的回收。Vps53 是高尔基体相关的逆行蛋白复合体（golgi-associated retrograde protein complex，GARP）的组成之一。用 siRNA 下调 Rab6 或 Vps53 能显著抑制 HIV-1 与细胞的膜融合，因此 Rab6 和 Vps53 是 HIV-1 入侵宿主细胞和（或）膜融合所需的辅助因子[445-446]。用 siRNA 下调 Rab9 致使 Gag 蛋白在体内积累[447]，而 Rab11 亦能显著抑制 HIV 复制[448]。

2.3.11 肽基异构酶 Pin1

Pin1 的生理功能包括转录调节和细胞周期进程。在 HIV-1 型病毒粒子内部，核壳蛋白的磷酸化充当"分子开关"的作用来促使病毒脱壳。病毒进入细胞后，Pin1 能识别并结合到 CA 被磷酸化的部位，并促进病毒脱壳。用 SiRNA 下调 Pin1 可以显著降低 HIV-1 的感染力[449-450]。

2.3.12 SIP1/gemin2

Gemin2（survival motor neuron-interacting protein 1，SIP1）能与 SMN 蛋白（survival motor neuron）作用，影响剪接小体（spliceosome）的形成。用 siRNA 下调 SIP1 的表达能显著抑制 HIV-1 对单核细胞来源的巨噬细胞的感染，同时还能降低 HIV-1 cDNA 的合成。SIP1 能结合到 HIV-1 整合酶的 C 末端，并对整合酶的多聚化起稳定作用。这对于将整合酶和逆转录酶集合至病毒 RNA 上形成逆转录复合体可能发挥重要作用[451-452]。

2.3.13 热休克蛋白（HSP）

热休克蛋白（HSP）属于与先天免疫及环境应激有关的分子伴侣家族，HSP 能产生免疫应答对抗肿瘤及病原体。研究发现，HSP70 与 HSP60 能一起被整合到 HIV-1 型病毒颗粒中，而 HSP70 又涉及 HIV-1 前整合复合体（pre-integration complex，PIC）的核输入过程以及抑制 Vpr 介导的细胞周期阻滞和细胞凋亡。在严重感染的细胞内，HSP90 能够促进 HIV-1 基因表达（图 11-70）；HSP90 还能够定位病毒启动子 DNA，激活 HIV-1 转录必需的复合物 P-TEFb；在高温条件下能加强病毒的复制能力。此外，HSP70 和 HSP90 可以通过稳定 CDK9/cyclin T1 复合物来调节 Tat 介导的病毒转录过程，而 HSP40 也被证明是 Nef 介导的 HIV-1 基因表达上调的一个必需因子。此前还发现，HSP70 和 HSP40 能够相互控制 HIV-1 基因的表达与复制。总之，HSPs 是靶向 HIV-1 复制的天然免疫因子[453-458]。

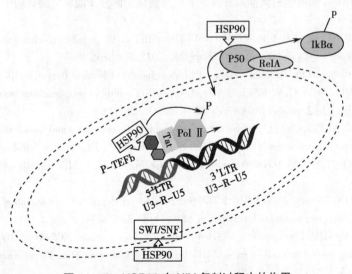

图 11-70 HSP90 在 HIV 复制过程中的作用

2.3.14 与 HIV-1 生命过程有关的其他宿主因子

此外,研究证实下列宿主因子也是 RNAi 作用的潜在靶点:RIP/VpvBP 蛋白与 Vpr 在细胞质的存留有关;ASK1 是 Fas 及 TNF-α 细胞凋亡通路的信号媒介,与 Nef 的相互作用可以抑制该通路;PI₃K(磷脂酰肌醇 3- 激酶)与 Nef 相互作用,通过磷酸化作用使 Bad 蛋白失活,并阻断 HIV 诱导的细胞凋亡;在生殖道内,gp340 能结合并传递 HIV-1;感染过程中,galectin-1 能通过交联病毒与细胞膜使病毒吸附更稳定;与整合酶有关的 INI1(integrase interactor 1)利于 HIV 颗粒的形成;Arp2/3 复合物可参与肌动蛋白(actin)多聚化,而肌动蛋白多聚化对 HIV-1 逆转录复合体组装和病毒组装有重要作用[459-463]。

此外,FACT 蛋白能够特异性与组蛋白 H2A 和 H2B 相互作用,影响核小体的稳定性以及转录延长。Huang 等进一步发现,宿主因子 SUPT16H 和 SSRP1(FACT 蛋白的组成成分)在抑制 HIV-1 转录和促进病毒潜伏期发挥重要作用,这为研究新型的 HIV-1 延迟逆转剂提供潜在的基因靶点[464]。

可见,RNAi 不仅是治疗 HIV-1 感染的有效途径,还是在病毒生命周期的不同阶段发现新型生化机制或促进因子的有效工具。

3 结语

总之,RNAi 在抗 HIV-1 感染方面的研究已经广泛展开,siRNA 能够作用于 HIV-1 基因的不同区域、病毒进入人体的各种受体和辅助因子等诸多靶点,还能在感染的不同时期抑制 HIV-1 复制,成为攻克 HIV-1 的前沿武器。由于 HIV-1 的逃逸现象,特异性地靶向与 HIV-1 生命周期密切相关且宿主非必需的细胞因子是 RNAi 技术在抗 HIV-1 感染中的一大热点。而当对某一种 siRNA 产生突变逃逸的同时,又对另一种针对不同靶点的 siRNA 产生逃逸的 HIV-1 交叉抵抗现象给 RNAi 抗 HIV 治疗靶点的选择提出更高的要求。

(刘 娜 邹今冪 展 鹏 刘新泳)

■ 参考文献 ■

[1] CULLEN B R.HIV-1 auxiliary proteins:making connections in a dying cell [J].Cell,1998,93(93):685-692

[2] 闻洁君.HIV-1 Nef 基因的克隆、表达及其核酸疫苗的实验免疫研究[D].上海:华东师范大学,2010

[3] LANDI A,IANNUCCI V,NUFFEL A V,et al.One Protein to Rule them All:Modulation of Cell Surface Receptors and Molecules by HIV Nef [J].Current HIV Research,2011,9(7):496-504

[4] DASILVA L L P,SOUGRAT R,BURGOS P V,et al.Human Immunodeficiency Virus Type 1 Nef Protein Targets CD4 to the Multivesicular Body Pathway [J].Journal of Virology,2009,83(13):6578-6590

[5] SAKSELA K.Therapeutic targeting of interactions between Nef and host cell proteins [J].Current Drug Targets Immune Endocrine & Metabolic Disorders,2004,4(4):315-319

[6] VEKARIYA U,SAXENA R,SINGH P,et al.HIV-1 Nef-POTEE:A novel interaction modulates macrophage dissemination via mTORC2 singaling pathway [J].Life Sciences,2018,214:158-166

[7] STAATS K A,SCHÖNEFELDT S,RILLAER M V,et al.Beta-2 microglobulin is important for disease progression in a murine model for amyotrophic lateral sclerosis [J].Frontiers in Cellular Neuroscience,2013,7(50):249

[8] SCHINDLER M,WILDUM S,CASARTELLI N,et al.Nef alleles from children with non-progressive HIV-1 infection modulate MHC-II expression more efficiently than those from rapid progressors [J].Aids,2007,21(9):1103-1107

[9] 黄皓,范亮亮,项荣.HIV-1 辅助蛋白负性调节因子下调细胞膜表面分子的研究进展[J].细胞与分子免疫学杂志,2015,31(6):848-852

[10] LIM T S,GOH J K,MORTELLARO A,et al.CD80 and CD86 differentially regulate mechanical interactions of T-cells with antigen-presenting dendritic cells and B-cells [J].PLoS One,2012,7(9):e45185

[11] DAS S R,JAMEEL S.Biology of the HIV Nef protein [J].Indian Journal of Medical Research,2005,121(4):315-332

[12] GREENWAY A L,HOLLOWAY G,MCPHEE D A,et al.HIV-1 Nef control of cell signalling molecules:multiple strategies to promote virus replication [J].Journal of Biosciences,2003,28(3):323-335

[13] GREENWAY A L,DUTARTRE H,ALLEN K,et al.Simian immunodeficiency virus and human immunodeficiency virus type 1 nef proteins show distinct patterns and mechanisms of Src kinase activation [J].Journal of Virology,1999,73(7):6152-6158

[14] JOSEPH A M,KUMAR M,MITRA D.Nef:"necessary and enforcing factor" in HIV infection [J].Current HIV Research,2005,3(1):87-94

[15] CHANG A H,O'SHAUGHNESSY M V,JIRIK F R.Hck SH3 domain-dependent abrogation of Nef-induced class 1 MHC down-regulation [J].European Journal of Immunology,2001,31(8):2382-2387

[16] BAUR A.Functions of the HIV-1 Nef protein [J].Current Drug Targets-Immune,2005,4(4):309-313

[17] FEDERICO M.Targeting the Nef induced increase of HIV infectivity [J].Current Drug Targets Immune Endocrine & Metabolic Disorders,2004,4(4):321-326

［18］ JOSEPH A M,LADHA J S,MOJAMDAR M,et al.Human immunodeficiency virus-1 Nef protein interacts with Tat and enhances HIV-1 gene expression［J］.FEBS Letters,2003,548(1-3):37-42

［19］ BREUER S,ESPINOLA S,MORELLI X,et al.A Biochemical/Biophysical Assay Dyad for HTS-Compatible Triaging of Inhibitors of the HIV-1 Nef/Hck SH3 Interaction［J］.Current Chemical Genomics & Translational Medicine,2013,7:16-20

［20］ SAUTER D,HOTTER D,ENGELHART S,et al.A rare missense variant abrogates the signaling activity of tetherin/BST-2 without affecting its effect on virus release［J］.Retrovirology,2013,10(1):1-10

［21］ EMERTSEDLAK L A,LOUGHRAN H M,SHI H,et al.Synthesis and evaluation of orally active small molecule HIV-1 Nef antagonists［J］.Bioorganic & Medicinal Chemistry Letters,2016,26(5):1480-1484

［22］ WALES T E,HOCHREIN J M,MORGAN C R,et al.Subtle Dynamic Changes Accompany Hck Activation by HIV-1 Nef and are Reversed by an Antiretroviral Kinase Inhibitor［J］.Biochemistry,2015,54(41):6382-6391

［23］ BABA M,OKAMOTO M,KAWAMURA M,et al.Inhibition of human immunodeficiency virus type 1 replication and cytokine production by fluoroquinoline derivatives［J］.Molecular Pharmacology,1998,53(6):1097-1103

［24］ BABA M,OKAMOTO M,TAKEUCHI H.Inhibition of Human Immunodeficiency Virus Type 1 Replication in Acutely and Chronically Infected Cells by EM2487,a Novel,Substance Produced by a Streptomyces Species［J］.Antimicrobial Agents & Chemotherapy,1999,43(10):2350

［25］ ERFLE V,GOEBEL F D,GUZMAN C A,et al.Vaccines based on Nef and on Nef/ΔV2 Env［J］.Microbes & Infection,2005,7(14):1400-1404

［26］ PTAK R G,GENTRY B G,HARTMAN T L,et al.Inhibition of human immunodeficiency virus type 1 by triciribine involves the accessory protein nef［J］.Antimicrobial Agents & Chemotherapy,2010,54(54):1512-1519

［27］ 展鹏,刘新泳.病毒蛋白 R 在 HIV-1 生命周期中的作用［J］.生命的化学,2006,26(5):399-402

［28］ MORELLET N,BOUAZIZ S,PETITJEAN P,et al.NMR structure of the HIV-1 regulatory protein VPR［J］.Journal of Molecular Biology,2003,327(1):215-227

［29］ DENIAUD A,BRENNER C,KROEMER G.Mitochondrial membrane permeabilization by HIV-1 Vpr［J］.Mitochondrion,2004,4(2-3):223-233

［30］ ROUZIC E L,BENICHOU S.The Vpr protein from HIV-1 : distinct roles along the viral life cycle［J］.Retrovirology,2005,2(1):11

［31］ ZHAO R Y,LI G,BUKRINSKY M I.Vpr-Host Interactions During HIV-1 Viral Life Cycle［J］.Journal of Neuroimmune Pharmacology,2011,6(2):216-229

［32］ GREBER U F,FASSATI A.Nuclear Import of Viral DNA Genomes［J］.Traffic,2003,4(3):136-143

［33］ SHERMAN M P,NORONHA C M C D,ECKSTEIN L A,et al.Nuclear Export of Vpr Is Required for Efficient Replication of Human Immunodeficiency Virus Type 1 in Tissue Macrophages［J］.Journal of Virology,2003,77(13):7582-7589

［34］ SABBAH E N,DRUILLENNEC S,MORELLET N,et al.Interaction between the HIV-1 protein Vpr and the adenine nucleotide translocator［J］.Chemical Biology&Drug Design,2006,67(2):145-154

［35］ ANDERSEN J L,PLANELLES V.The role of Vpr in HIV-1 pathogenesis［J］.Current HIV Research,2005,3(1):43-51

［36］ HANNA Z,PRICEPUTU E,HU C,et al.HIV-1 Nef mutations abrogating downregulation of CD4 affect other Nef functions and show reduced pathogenicity in transgenic mice［J］.Virology,2006,346(1):40-52

［37］ YOSHIZUKA N,YOSHIZUKA-CHADNI Y,KRISHNAN V,et al.Human immunodeficiency virus type 1 Vpr-dependent cell cycle arrest through a mitogen-activated protein kinase signal transduction pathway［J］.J Virol,2005,79(17):11366-11381

［38］ TACHIWANA H,SHIMURA M,NAKAIMURAKAMI C,et al.HIV-1 Vpr induces DNA double-strand breaks［J］.Cancer Research,2006,66(2):627-631

［39］ JANKET M L,MANICKAM P,MAJUMDER B,et al.Differential regulation of host cellular genes by HIV-1 viral protein R (Vpr):cDNA microarray analysis using isogenic virus［J］.Biochemical and Biophysical Research Communications,2004,314(4):1126-1132

［40］ YEDAVALLI V S,SHIH H M,CHIANG Y P,et al.Human immunodeficiency virus type 1 Vpr interacts with antiapoptotic mitochondrial protein HAX-1［J］.Journal of Virology,2005,79(21):13735-13746

［41］ KURAMITSU M,HASHIZUME C,YAMAMOTO N,et al.A novel role for Vpr of human immunodeficiency virus type 1 as a regulator of the splicing of cellular pre-mRNA［J］.Microbes and Infection,2005,7(9-10):1150-1160

［42］ ISHII H,KOYAMA H,HAGIWARA K,et al.Synthesis and biological evaluation of deoxy-hematoxylin derivatives as a novel class of anti-HIV-1 agents［J］.Bioorganic&Medicinal Chemistry Letters,2012,22(3):1469-1474

［43］ ONG E B,WATANABE N,SAITO A,et al.Vipirinin,a coumarin-based HIV-1 Vpr inhibitor,interacts with a hydrophobic region of VPR［J］.Journal of Biological Chemistry,2011,286(16):14049-14056

［44］ BARRAUD P,PAILLART J C,MARQUET R,et al.Advances in the structural understanding of Vif proteins［J］.Current HIV

Research,2008,6(2):91-99

[45] BALAJI S,KALPANA R,SHAPSHAK P.Paradigm development:Comparative and predictive 3D modeling of HIV-1 Virion Infectivity Factor(vif)[J].Bioinformation,2006,1(8):290-309

[46] PERY E,RAJENDRAN K S,BRAZIER A J,et al.Regulation of APOBEC3 proteins by a novel YXXL motif in Human Immunodeficiency Virus Type 1 Vif and Simian Immunodeficiency Virus SIVagm Vif[J].Journal of Virology,2009,83:2374-2381

[47] FARROW M A,ZHANG C,GREENOUGH T C,et al.Nuclear localization of HIV type 1 Vif isolated from a long-term asymptomatic individual and potential role in virus attenuation[J].Aids Research & Human Retroviruses,2005,21(6):565-574

[48] DONAHUE J P,VETTER M L,MUKHTAR N A,et al.The HIV-1 Vif PPLP Motif is Necessary for Human APOBEC3G Binding and Degradation[J].Virology,2008,377(1):49-53

[49] TIAN C,YU X,ZHANG W.Differential requirement for conserved tryptophans in human immunodeficiency virus type 1 Vif for the selective suppression of APOBEC3G and APOBEC3F[J].Journal of Virology,2006,80:3112-3115

[50] YAMASHITA T,KAMADA K,Hatcho K,et al.Identification of amino acid residues in HIV-1 Vif critical for binding and exclusion of APOBEC3G/F[J].Microbes and Infection,2008,10:1142-1149

[51] LV W,LIU Z,JIN H,et al.Three-dimensional structure of HIV-1 VIF constructed by comparative modeling and the function characterization analyzed by molecular dynamics simulation[J].Organic & Biomolecular Chemistry,2007,5:617-626

[52] SHEEHY A M,GADDIS N C,CHOI J D,et al.Isolation of a human gene that inhibits HIV-1 infection and is suppressed by the viral Vif protein[J].Nature,2002,418(6898):646-650

[53] KHAN M N,ABERHAM C,KAO S,et al.Human Immunodeficiency Virus Type 1 Vif protein is packaged into the nucleoprotein complex through an interaction with viral genomic RNA[J].Journal of Virology,2001,75(16):7252-7265

[54] FREED C S A,ERIC O.Novel Approaches to Inhibiting HIV-1 Replication[J].Antiviral Research,2010,85(1):119-141

[55] KABAT D,MARIN M,KOZAK S L,et al.Methods for Identifying Inhibitors[P].2006

[56] GREENE W C,STOPAK K S,DENORONHA C M,et al.Methods for treating lentivirus infections[P].2005

[57] HARRIS R S,LIDDAMENT M T.Retroviral restriction by APOBEC proteins[J].Nature Reviews Immunology,2004,4(11):868-877

[58] CANCIO R,SPADARI S,MAGA G.Vif is an auxiliary factor of the HIV-1 reverse transcriptase and facilitates abasic site bypass[J].Biochemical Journal,2004,383(Pt.3):475-482

[59] CARR J M,COOLEN C,DAVIS A J,et al.Human immunodeficiency virus 1(HIV-1)virion infectivity factor(Vif) is part of reverse transcription complexes and acts as an accessory factor for reverse transcription[J].Virology, 2008,372(1):147-156

[60] DEHART J L,BOSQUE A,HARRIS R S,et al.Human immunodeficiency virus type 1 Vif induces cell cycle delay via recruitment of the same E3 ubiquitin ligase complex that targets APOBEC3 proteins for degradation[J].Journal of Virology, 2008,82:9265-9272

[61] WANG J,SHACKELFORD J M,CASELLA C R,et al.The Vif accessory protein alters the cell cycle of human immunodeficiency virus type 1 infected cells[J].Virology,2007,359(2):243-252

[62] SAKAI K,DIMAS J,LENARDO M J.The Vif and Vpr accessory proteins independently cause HIV-1-induced T cell cytopathicity and cell cycle arrest[J].Proc Natl Acad Sci U S A,2006,103:3369-3374

[63] CARR J M,DAVIS A J,FENG F,et al.Cellular interactions of virion infectivity factor(Vif)as potential therapeutic targets: APOBEC3G and more?[J].Current Drug Targets,2006,7(12):1583-1593

[64] ROSE K M,MARIN M,KOZAK S L,et al.Transcriptional regulation of APOBEC3G,a cytidine deaminase that hypermutates human immunodeficiency virus[J].Journal of Biological Chemistry,2004,279(40):41744-41749

[65] YU X,YU X F.Induction of APOBEC3G ubiquitination and degradation by an HIV-1 Vif-Cul5-SCF complex[J].Science, 2003,302(5647):1056-1060

[66] DUSSART S,DOUAISI M,COURCOUL M,et al.APOBEC3G Ubiquitination by Nedd4-1 Favors its Packaging into HIV-1 Particles[J].Journal of Molecular Biology,2005,345(3):547-558

[67] CEN S,GUO F,NIU M,et al.The interaction between HIV-1 Gag and APOBEC3G[J].Journal of Biological Chemistry,2004, 279(32):33177-33184

[68] BARNOR J S,MIYANO-KUROSAKI N,YAMAGUCHI K,et al.Intracellular expression of antisense RNA transcripts complementary to the human immunodeficiency virus type-1 vif gene inhibits viral replication in infected T-lymphoblastoid cells[J].Biochemical and Biophysical Research Communications,2004,320:544-550

[69] WOLKOWICZ R,NOLAN G P.Gene therapy progress and prospects:novel gene therapy approaches for AIDS[J].Gene Therapy,2005,12(6):467-476

［70］ MEHLE A,STRACK B,ANCUTA P,et al.Vif overcomes the innate antiviral activity of APOBEC3G by promoting its degradation in the ubiquitin-proteasome pathway［J］.Journal of Biological Chemistry,2004,279：7792-7798

［71］ FUJITA M,AKARI H,SAKURAI A,et al.Expression of HIV-1 accessory protein Vif is controlled uniquely to be low and optimal by proteasome degradation［J］.Microbes & Infection,2004,6(9):791-798

［72］ WICHROSKI M J,ICHIYAMA K,RANA T M.Analysis of HIV-1 viral infectivity factor-mediated proteasome-dependent depletion of APOBEC3G:correlating function and subcellular localization［J］.Journal of Biological Chemistry,2005,280(9): 8387-8396

［73］ AKARI H,FUJITA M,KAO S,et al.High level expression of human immunodeficiency virus type-1 Vif inhibits viral infectivity by modulating proteolytic processing of the Gag precursor at the p2/nucleocapsid processing site［J］.Journal of Biological Chemistry,2004,279：12355-12362

［74］ RANA T M.Composition and synthesis of new reagents for inhibition of HIV replication［P］.2007

［75］ XIAO Z,EHRLICH E,LUO K,et al.Zinc chelation inhibits HIV Vif activity and liberates antiviral function of the cytidine deaminase APOBEC3G［J］.Faseb Journal Official Publication of the Federation of American Societies for Experimental Biology,2007,21(1):217-222

［76］ NATHANS R,CAO H,SHAROVA N,et al.Small-molecule inhibition of HIV-1 Vif［J］.Nature Biotechnology,2008,26(10): 1187-1192

［77］ ALI A,WANG J H,NATHANS R S,et al.Synthesis and structure-activity relationship studies of HIV-1 virion infectivity factor (Vif)inhibitors that block viral replication［J］.ChemMedChem,2012,7(7):1217-1229

［78］ MOHAMMED I,KUMMETHA I R,SINGH G,et al.1,2,3-Triazoles as Amide Bioisosteres:Discovery of a New Class of Potent HIV-1 Vif Antagonists［J］.Journal of Medicinal Chemistry,2016,59(16):7677-7682

［79］ FAN G,LI Z,SHEN S,et al.Small molecular compounds inhibit HIV-1 replication through specifically stabilizing APOBEC3G ［J］.Journal of Biological Chemistry,2010,285(22):16546-16552

［80］ MATSUI M,SHINDO K,IZUMI T,et al.Small molecules that inhibit Vif-induced degradation of APOBEC3G［J］.Virology Journal,2014,11(1):122

［81］ PAN T,HE X,CHEN B,et al.Development of benzimidazole derivatives to inhibit HIV-1 replication through protecting APOBEC3G protein［J］.European Journal of Medicinal Chemistry,2015,95：500-513

［82］ PERY E,SHEEHY A,NEBANE N,et al.Identification of a novel HIV-1 inhibitor targeting Vif-dependent degradation of human APOBEC3G protein［J］.Journal of Biological Chemistry,2015,290(16):10504-10517

［83］ GONCALVES J,SILVA F,FREITAS-VIEIRA A,et al.Functional neutralization of HIV-1 Vif protein by intracellular immunization inhibits reverse transcription and viral replication［J］.Journal of Biological Chemistry,2002,277：32036-32045

［84］ AIRES D,SILVA F,SANTA-MARTA M,et al.Camelized rabbit-derived VH single-domain intrabodies against Vif strongly neutralize HIV-1 infectivity［J］.Journal of Molecular Biology,2004,340：525-542

［85］ YANG B,GAO L,LI L,et al.Potent suppression of viral infectivity by the peptides that inhibit multimerization of human immunodeficiency virus type 1(HIV-1)Vif proteins［J］.Journal of Biological Chemistry,2003,278：6596-6602

［86］ RICHTER S N,FRASSON I,PALÙ G.Strategies for inhibiting function of HIV-1 accessory proteins:a necessary route to AIDS therapy？ ［J］.Current Medicinal Chemistry,2009,16(16):267-286

［87］ BOVOLENTA C.HIV vif mutants［M］.2008

［88］ LORENTZEN E U,WIELAND U,KÜHN J E,et al.In vitro cleavage of HIV-1 vif RNA by a synthetic ribozyme［J］.Virus Genes,1991,5(1):17-23

［89］ BARNOR J S,MIYANO-KUROSAKI N,YAMAGUCHI K,et al.Intracellular expression of antisense RNA transcripts complementary to the human immunodeficiency virus type-1 vif gene inhibits viral replication in infected Tlymphoblastoid cells ［J］.Biochemical and Biophysical Research Communications,2004,320：544-550

［90］ BARNOR J S,MIYANO-KUROSAKI N,YAMAGUCHI K,et al.The middle to 3'end of the HIV-1 vif gene sequence is important for vif biological activity and could be used for antisense oligonucleotide targets［J］.Nucleosides Nucleotides Nucleic Acids,2005,24：1745-1761

［91］ ZHAN P,LIU X,LI Z,et al.Design strategies of novel NNRTIs to overcome drug resistance［J］.Current Medicinal Chemistry, 2009,16(29):3903-3917

［92］ ZHAN P,LIU X,LI Z,et al.Novel 1,2,3-thiadiazole derivatives as HIV-1 NNRTIs with improved potency:Synthesis and preliminary SAR studies［J］.Bioorg Med Chem,2009,17：5920-5927

［93］ BINETTE J,COHEN E A.Recent advances in the understanding of HIV-1 Vpu accessory protein functions［J］.Current Drug Targets Immune Endocrine&Metabolic Disorders,2004,4(4):297-307

［94］ BOVOLENTA C.Blocking HIV-1 Vif restores a natural mechanism of intracellular antiviral defense ［J］.Current Drug Targets-Immune Endocrine & Metabolic Disorders,2004,4(4):257-263

［95］ 吕铭宇.HIV-1 Vpu 蛋白与人类 Tetherin 蛋白相互作用机制研究［D］.长春:吉林大学,2012

［96］ ROSENBERG M R,WEAVER L M,CASAROTTO M G.Probing interactions of Vpu from HIV-1 with amiloride-based compounds ［J］.Biochimica Et Biophysica Acta,2016,1858(4):733-739

［97］ ZHOU J,ZHANG Z,MI Z,et al.Characterization of the Interface of the Bone Marrow Stromal Cell Antigen 2-Vpu Protein Complex via Computational Chemistry ［J］.Biochemistry,2012,51(6):1288-1296

［98］ MWIMANZI P,TIETJEN I,MILLER S C,et al.Novel acylguanidine-based inhibitor of HIV-1 ［J］.Journal of Virology,2016, 90(20):9495-9508

［99］ KHAMSRI B,MURAO F,YOSHIDA A,et al.Comparative study on the structure and cytopathogenic activity of HIV Vpr/Vpx proteins ［J］.Microbes & Infection,2006,8(1):10-15

［100］ 郭浩然.病毒蛋白 Vpx 和 Vpr 识别宿主 CRL4(DCAF1)泛素连接酶机制研究［D］.长春:吉林大学,2013

［101］ 侯靖威,杜娟,赵可,等.病毒蛋白 Vpx 介导抗病毒因子 SAMHD1 降解的研究进展［J］.病毒学报,2016(3):355-360

［102］ 魏伟.HIV/SIV Vpx 蛋白与宿主天然抑制因子 SAMHD1 蛋白相互作用分子机制和竞争性进化关系研究［D］.长春:吉林大学,2014

［103］ HEARPS A C,JANS D A.Regulating the functions of the HIV-1 matrix protein ［J］.Aids Research & Human Retroviruses, 2007,23(3):341-346

［104］ BUKRINSKAYA A.HIV-1 matrix protein:A mysterious regulator of the viral life cycle ［J］.Virus Research,2007,124(1-2):0-11

［105］ WILKINSON J,WITHERINGTON C,LUSCOMBE C,et al.BIT225 therapy reduces HIV-1 burden in monocyte cells and decreases immune activation ［J］.2014

［106］ DHILLON A K,DONNERS H,PANTOPHLET R,et al.Dissecting the neutralizing antibody specificities of broadly neutralizing sera from human immunodeficiency virus type 1-infected donors ［J］.Journal of Virology,2007,81(12):6548-6562

［107］ FIORENTINI S M E,CARACCIOLO S,CARUSO A.Functions of the HIV-1 matrix protein p17 ［J］.J Virol,2006,80(5): 2405-2417

［108］ DAVIS M J J,ZHOU J,FREED EO,et al.A mutation in the human immunodeficiency virus type 1 Gag protein destabilizes the interaction of the envelope protein subunits gp120 and gp41 ［J］.J Virol,2006,80(5):2405-2417

［109］ BUTTERFIELDGERSON K L,SCHEIFELE L Z,RYAN E P,et al.Importin-beta family members mediate alpharetrovirus gag nuclear entry via interactions with matrix and nucleocapsid ［J］.Journal of Virology,2006,80(4):1798-1806

［110］ KELLY B N,KYERE S,KINDE I,et al.Structure of the antiviral assembly inhibitor CAP-1 complex with the HIV-1 CA protein ［J］.Journal of Molecular Biology,2007,373(2):355-366

［111］ BUKRINSKAYA A G.HIV-1 assembly and maturation ［J］.Archives of Virology,2004,149(6):1067-1082

［112］ MANNIOUI A,NELSON E,SCHIFFER C,et al.Human immunodeficiency virus type 1 KK 26-27 matrix mutants display impaired infectivity,circularization and integration but not nuclear import ［J］.Virology,2005,339(1):21-30

［113］ DONG X,LI H,DERDOWSKI A,et al.AP-3 directs the intracellular trafficking of HIV-1 Gag and plays a key role in particle assembly ［J］.Cell,2005,120(5):663-674

［114］ HATZIIOANNOU T,MARTIN-SERRANO J,ZANG T,at al.Matrix-Induced Inhibition of Membrane Binding Contributes to Human Immunodeficiency Virus Type 1 Particle Assembly Defects in Murine Cells ［J］.Journal of Virology,2005,79(24): 15586-15589

［115］ ONO A,WAHEED A A,JOSHI A,et al.Association of Human Immunodeficiency Virus Type 1 Gag with Membrane Does Not Require Highly Basic Sequences in the Nucleocapsid:Use of a Novel Gag Multimerization Assay ［J］.Journal of Virology, 2005,79(22):14131-14140

［116］ DALTON A K,MURRAY P S,MURRAY D,et al.Biochemical Characterization of Rous Sarcoma Virus MA Protein Interaction with Membranes ［J］.Journal of Virology,2005,79(10):6227-6238

［117］ PATIL A,GAUTAM A,BHATTACHARYA J.Evidence that Gag facilitates HIV-1 envelope association both in GPI-enriched plasma membrane and detergent resistant membranes and facilitates envelope incorporation onto virions in primary CD4+ T cells ［J］.Virology Journal,2010,7(1):1-5

［118］ SASAKI H O H,KARAKI H,NONOMURA Y.Actin filaments play an essential role for transport of nascent HIV-1 proteins in host cells ［J］.Biochemical and Biophysical Research Communications,2004,316(2):588-593

［119］ FRIEDLER A,LOYTER A,GILON C,et al.Inhibition of nuclear import by backbone cyclic peptide analogs ［P］.2000

［120］ HARITON-GAZAL E,FRIEDLER D,FRIEDLER A,et al.Inhibition of nuclear import by backbone cyclic peptidomimetics derived from the HIV-1 MA NLS sequence ［J］.Biochimica Et Biophysica Acta,2002,1594(2):234-242

［121］ AL A Y,DUBROVSKY L B,SEEPERSAUD M,et al.Inhibition of HIV-1 nuclear import via schiff base formation with arylene bis(methylketone)compounds［J］.Bioorganic & Medicinal Chemistry Letters,2002,12(21):3117-3110

［122］ HAFFAR O,DUBROVSKY L,LOWE R,et al.Oxadiazols:a new class of rationally designed anti-human immunodeficiency virus compounds targeting the nuclear localization signal of the viral matrix protein［J］.Journal of Virology,2005,79(20):13028-13036

［123］ CACCURI F,MARSICO S,FIORENTINI S,et al.HIV-1 matrix protein p17 and its receptors［J］.Current Drug Targets,2015,17(1):23-32

［124］ 王娜.HIV-1 MA 蛋白的表达纯化及免疫原性的初步研究[D].天津:南开大学,2012

［125］ HUANG M,MAYNARD A,TURPIN J A,et al.Anti-HIV agents that selectively target retroviral nucleocapsid protein zinc fingers without affecting cellular zinc finger proteins［J］.Journal of Medicinal Chemistry,1998,41(9):1371-1381

［126］ TURPIN J A.The next generation of HIV/AIDS drugs:novel and developmental antiHIV drugs and targets［J］.Expert Review of Anti-Infective Therapy,2003,1(1):97-128

［127］ KANKIA B I,BARANY G,MUSIER-FORSYTH K.Unfolding of DNA quadruplexes induced by HIV-1 nucleocapsid protein［J］.Nucleic Acids Research,2005,33(14):4395-4403

［128］ MORELLET N,ROCQUIGNY H D,MÉLY Y,et al.Conformational behaviour of the active and inactive forms of the nucleocapsid NCp7 of HIV-1 studied by 1H NMR［J］.Journal of Molecular Biology,1994,235(1):287-301

［129］ MARKDANIELI M,LAHAM N,KENANEICHLER M,et al.Single point mutations in the zinc finger motifs of the human immunodeficiency virus type 1 nucleocapsid alter RNA binding specificities of the gag protein and enhance packaging and infectivity［J］.病菌学杂志,2005,79(12):7756-7767

［130］ RENDA M J,ROSENBLATT J D,KLIMATCHEVA E,et al.Mutation of the methylated tRNA(Lys)(3)residue A58 disrupts reverse transcription and inhibits replication of human immunodeficiency virus type 1［J］.Journal of Virology,2001,75(20):9671-9678

［131］ HONG M K,HARBRON E J,O'CONNOR D B,et al.Nucleic Acid Conformational Changes Essential for HIV-1 Nucleocapsid Protein-mediated Inhibition of Self-priming in Minus-strand Transfer［J］.Journal of Molecular Biology,2003,325(1):1-10

［132］ BELFETMI A,ZARGARIAN L,TISNÉ C,et al.Insights into the mechanisms of RNA secondary structure destabilization by the HIV-1 nucleocapsid protein［J］.Rna-a Publication of the Rna Society,2016,22(4):506-517

［133］ 常昱,刘新泳.人类免疫缺陷病毒核壳体蛋白 NCp7 锌指受体抑制剂的研究进展[J].中国药学杂志,2007,42(1):9-12

［134］ GOLINELLI M P,HUGHES S H.Self-priming of retroviral minus-strand strong-stop DNAs［J］.Virology,2001,285(2):278-290

［135］ POLJAK L,BATSON S M,FICHEUX D,et al.Analysis of NCp7-dependent Activation of HIV-1 cDNA Integration and its Conservation Among Retroviral Nucleocapsid Proteins［J］.Journal of Molecular Biology,2003,329(3):411-421

［136］ BUCKMAN J S,BOSCHE W J,GORELICK R J.Human immunodeficiency virus type 1 nucleocapsid zn(2+)fingers are required for efficient reverse transcription,initial integration processes,and protection of newly synthesized viral DNA［J］.Journal of Virology,2003,77(2):1469-1480

［137］ DE C E.New anti-HIV agents and targets［J］.Medicinal Research Reviews,2002,22(6):531-565

［138］ RAMBOARINA S,ILLENNEC S,MORELLET N,et al.Target Specificity of Human Immunodeficiency Virus Type 1 NCp7 Requires an Intact Conformation of Its CCHC N-Terminal Zinc Finger［J］.Journal of Virology,2004,78(12):6682-6687

［139］ 常昱,刘新泳.一个新的抗 HIV-1 靶点:核壳体蛋白 NCp7［J］.生命的化学,2006,26(4):285-287

［140］ 王云华,杨柳萌,郑永唐.HIV-1 核衣壳蛋白 NCp7 的功能及其抑制剂研究进展[J].国际药学研究杂志,2007,34(03):165-169

［141］ YU X,HATHOUT Y,FENSELAU C,et al.Specific Disulfide Formation in the Oxidation of HIV-1 Zinc Finger Protein Nucleocapsid p7［J］.Chemical Research in Toxicology,1995,8(4):586-590

［142］ ZHAO Q,ERNST J T,HAMILTON A D,et al.XTT Formazan Widely Used to Detect Cell Viability Inhibits HIV Type 1 Infection in Vitro by Targeting gp41［J］.AIDS Research and Human Retroviruses,2002,18(14):989-997

［143］ JENKINS L M M,J CALVIN B,TOSHIAKI H,et al.Studies on the mechanism of inactivation of the HIV-1 nucleocapsid protein NCp7 with 2-mercaptobenzamide thioesters［J］.Journal of Medicinal Chemistry,2005,48(8):2847-2858

［144］ LOO J A,HOLLER T P,SANCHEZ J,et al.Biophysical characterization of zinc ejection from HIV nucleocapsid protein by anti-HIV 2,2'-dithiobis［benzamides］and benzisothiazolones［J］.Journal of Medicinal Chemistry,1996,39(21):4313-4320

［145］ DOMAGALA J M,GOGLIOTTI R,SANCHEZ J P,et al.2,2'-Dithiobisbenzamides and 2-benzisothiazolones,two new classes of antiretroviral agents:SAR and mechanistic considerations［J］.Drug Design and Discovery,1997,15(1):49-61

［146］ DOMAGALA J M,BADER J P,GOGLIOTTI R D,et al.A new class of anti-HIV-1 agents targeted toward the nucleocapsid protein NCp7:the 2,2'-dithiobisbenzamides［J］.Bioorganic & Medicinal Chemistry,1997,5(3):569-579

[147] TUMMINO P J,SCHOLTEN J D,HARVEY P J,et al.The in vitro ejection of zinc from human immunodeficiency virus(HIV) type 1 nucleocapsid protein by disulfide benzamides with cellular anti-HIV activity [J].Proceedings of the National Academy of Sciences,1996,93(3):969-973

[148] WITVROUW M,BALZARINI J,PANNECOUQUE C,et al.SRR-SB3,a disulfide-containing macrolide that inhibits a late stage of the replicative cycle of human immunodeficiency virus [J].Antimicrobial Agents & Chemotherapy,1997,41(2): 262-268

[149] MAHMOOD N,JHAUMEERLAULOO S,SAMPSON J,et al.Anti-HIV activity and mechanism of action of macrocyclic diamide SRR-SB3 [J].Journal of Pharmacy and Pharmacology,1998,50(12):1339-1342

[150] ROSSIO J L,ESSER M T,SURYANARAYANA K,et al.Inactivation of Human Immunodeficiency Virus Type 1 infectivity with Preservation of Conformational and Functional Integrity of Virion Surface Proteins [J].Journal of Virology,1998(10): 7992-8001

[151] SHARMEEN L,MCQUADE T,HELDSINGER A,et al.Inhibition of the early phase of HIV replication by an isothiazolone,PD 161374 [J].Antiviral Research,2001,49(2):101-114

[152] RICE W G,BAKER D C,SCHAEFFER C A,et al.Inhibition of multiple phases of human immunodeficiency virus type 1 replication by a dithiane compound that attacks the conserved zinc fingers of retroviral nucleocapsid proteins [J]. Antimicrobial Agents & Chemotherapy,1997,41(2):419-426

[153] GARCÍA C C,CANDURRA N A,DAMONTE E B.Antiviral and virucidal activities against arenaviruses of zinc-finger active compounds [J].Antiviral Chemistry & Chemotherapy,2000,11(3):231-237

[154] MAYASUNDARI A,RICE W G,DIMINNIE J B,et al.Synthesis,resolution,and determination of the absolute configuration of the enantiomers of cis-4,5-dihydroxy-1,2-dithiane 1,1-dioxide,an HIV-1 NCp7 inhibitor [J].Bioorganic & Medicinal Chemistry,2003,11(14):3215-3219

[155] GOEBEL F D,HEMMER R,SCHMIT J C,et al.Phase I/II dose escalation and randomized withdrawal study with add-on azodicarbonamide in patients failing on current antiretroviral therapy [J].AIDS,2001,15(1):33-45

[156] DE C E.New developments in anti-HIV chemotherapy [J].Pure & Applied Chemistry,2001,73(1-2):55-66

[157] MAYNARD A T,HUANG M,RICE W G,et al.Reactivity of the HIV-1 nucleocapsid protein p7 zinc finger domains from the perspective of density-functional theory [J].Proceedings of the National Academy of Sciences,1998,95(20):11578-11583

[158] CHERTOVA E N,KANE B P,MCGRATH C,et al.Probing the Topography of HIV-1 Nucleocapsid Protein with the Alkylating Agent N-Ethylmaleimide [J].Biochemistry,1998,37(51):17890-17897

[159] MORCOCK D R,THOMAS J A,GAGLIARDI T D,et al.Elimination of retroviral infectivity by N-ethylmaleimide with preservation of functional envelope glycoproteins [J].Journal of Virology,2005,79(3):1533-1542

[160] BASRUR V,SONG Y,MAZUR S J,et al.Inactivation of HIV-1 nucleocapsid protein P7 by pyridinioalkanoyl thioesters. Characterization of reaction products and proposed mechanism of action [J].Journal of Biological Chemistry,2000,275(20): 14890-14897

[161] TURPIN J A,SONG Y,INMAN J K,et al.Synthesis and Biological Properties of Novel Pyridinioalkanoyl Thiolesters(PATE) as Anti-HIV-1 Agents That Target the Viral Nucleocapsid Protein Zinc Fingers[J].Journal of Medicinal Chemistry,1999,42 (1):67-86

[162] SONG Y,GOEL A,BASRUR V,et al.Synthesis and Biological Properties of Amino Acid Amide Ligand-Based Pyridinioalkanoyl Thioesters as Anti-HIV Agents [J].Bioorganic & Medicinal Chemistry,2002,10(5):1263-1273

[163] ATUL G,SHARLYNJ M,RASEMJ F,et al.Benzamide-based thiolcarbamates:a new class of HIV-1 NCp7 inhibitors [J]. Bioorganic & Medicinal Chemistry Letters,2002,12(5):767-770

[164] JENKINS L M M,OTT D E,HAYASHI R,et al.Small-molecule inactivation of HIV-1 NCp7 by repetitive intracellular acyl transfer [J].Nature Chemical Biology,2010,6(12):887-889

[165] GARG D,TORBETT B E.Advances in targeting nucleocapsid-nucleic acid interactions in HIV-1 therapy [J].Virus Research,2014,193(3):135-143

[166] HARTMAN T L,YANG L,HELFRICK A N,et al.Preclinical evaluation of a mercaptobenzamide and its prodrug for NCp7-Targeted inhibition of human immunodeficiency virus [J].Antiviral Research,2016,134:216-225

[167] QUINTAL S M,DEPAULA Q A,FARRELL N P.Zinc finger proteins as templates for metal ion exchange and ligand reactivity. Chemical and biological consequences [J].Metallomics Integrated Biometal Science,2011,3(2):121-139

[168] PANNECOUQUE C,SZAFAROWICZ B,VOLKOVA N,et al.Inhibition of HIV-1 replication by a bis-thiadiazolbenzene-1, 2-diamine that chelates zinc ions from retroviral nucleocapsid zinc fingers [J].Antimicrobial Agents & Chemotherapy,2010, 54(4):1461-1468

[169] VERCRUYSSE T,BASTA B,DEHAEN W,et al.A phenyl-thiadiazolylidene-amine derivative ejects zinc from retroviral nucleocapsid zinc fingers and inactivates HIV virions [J].Retrovirology,2012,9(1):2264-2265

[170] STEPHEN A G,WORTHY K M,TOWLER E,et al.Identification of HIV-1 nucleocapsid protein:nucleic acid antagonists with cellular anti-HIV activity [J].Biochemical and Biophysical Research Communications,2002,296(5):1228-1237

[171] SHVADCHAK V,SANGLIER S,ROCLE S,et al.Identification by high throughput screening of small compounds inhibiting the nucleic acid destabilization activity of the HIV-1 nucleocapsid protein [J].Biochimie,2009,91(7):916-923

[172] MORI M,SCHULT-DIETRICH P,SZAFAROWICZ B,et al.Use of virtual screening for discovering antiretroviral compounds interacting with the HIV-1 nucleocapsid protein [J].Virus Research,2012,169(2):377-387

[173] THERAPEUTICS T F O H.The Future of HIV-1 Therapeutics [M].Current Topics in Microbiology and Immunology,2015,389

[174] BREUER S,CHANG M W,YUAN J,et al.Identification of HIV-1 inhibitors targeting the nucleocapsid protein [J].Journal of Medicinal Chemistry,2012,55(11):4968-4977

[175] GOUDREAU N,HUCKE O,FAUCHER A M,et al.Discovery and Structural Characterization of a New Inhibitor Series of HIV-1 Nucleocapsid Function:NMR Solution Structure Determination of a Ternary Complex Involving a 2:1 Inhibitor/NC Stoichiometry [J].Journal of Molecular Biology,2013,425(11):1982

[176] STIERAND K,MAASS P C,RAREY M.Molecular complexes at a glance:automated generation of two-dimensional complex diagrams [J].Bioinformatics,2006,22(14):1710-1716

[177] MORI M,NUCCI A,LANG M C,et al.Functional and structural characterization of 2-amino-4-phenylthiazole inhibitors of the HIV-1 nucleocapsid protein with antiviral activity [J].ACS Chemical Biology,2014,9(9):1950-1955

[178] WARUI D M,BARANGER A M.Identification of specific small molecule ligands for stem loop 3 ribonucleic acid of the packaging signal Psi of human immunodeficiency virus-1 [J].Journal of Medicinal Chemistry,2009,52(17):5462-5473

[179] WARUI D M,BARANGER A M.Identification of Small Molecule Inhibitors of the HIV-1 Nucleocapsid-Stem-Loop 3 RNA Complex [J].Journal of Medicinal Chemistry,2012,55(9):4132-4141

[180] ZAGOTTO G,SISSI C,LUCATELLO L,et al.Aminoacyl-anthraquinone conjugates as telomerase inhibitors:synthesis, biophysical and biological evaluation [J].Journal of Medicinal Chemistry,2008,51(18):5566-5574

[181] SOSIC A,FRECENTESE F,PERISSUTTI E,et al.Design,synthesis and biological evaluation of TAR and cTAR binders as HIV-1 nucleocapsid inhibitors [J].Medicinal Chemistry Communication,2013,4(10):1388-1393

[182] FRECENTESE F,SOSIC A,SACCONE I,et al.Synthesis and in vitro screening of new series of 2,6-dipeptidyl-anthraquinones:influence of side chain length on HIV-1 nucleocapsid inhibitors [J].Journal of Medicinal Chemistry,2016, 334(7608):1343-1343

[183] SOSIC A,CAPPELLINI M,SCALABRIN M,et al.Nucleocapsid Annealing-Mediated Electrophoresis(NAME)assay allows the rapid identification of HIV-1 nucleocapsid inhibitors [J].Journal of Visualized Experiments,2014(95):e52474

[184] SOSIC A,SINIGAGLIA L,CAPPELLINI M,et al.Mechanisms of HIV-1 Nucleocapsid Protein Inhibition by Lysyl-Peptidyl-Anthraquinone Conjugates [J].Bioconjugate Chemistry,2016,27(1):247-256

[185] SANCINETO L,MARIOTTI A,BAGNOLI L,et al.Design and Synthesis of DiselenoBisBenzamides(DISeBAs)as Nucleocapsid Protein 7(NCp7)Inhibitors with anti-HIV Activity [J].Journal of Medicinal Chemistry,2015,58(24):9601-9614

[186] BREUER S,CHANG M W,YUAN J,et al.Identification of HIV-1 Inhibitors Targeting The Nucleocapsid Protein [J].Journal of Medicinal Chemistry,2012,55(11):4968-4977

[187] ADAMSON C S,FREED E O.Novel approaches to inhibiting HIV-1 replication [J].Antiviral Research,2010,85(1):119-141

[188] 李东岳,展鹏,刘新泳.HIV-1 衣壳蛋白抑制剂的研究进展[J].中国药物化学杂志,2011(5):397-404

[189] ADAMSON C S,SALZWEDEL K,FREED E O.Virus maturation as a new HIV-1 therapeutic target [J].Expert Opinion on Therapeutic Targets,2009,13(8):895-908

[190] 张继燕,刘新泳.衣壳蛋白:抗 HIV 感染的新靶点[J].生命的化学,2007,27(5):383-386

[191] WEN P,GANSER-PORNILLOS B K,KELLY B N,et al.X-ray structures of the hexameric building block of the HIV capsid [J].Cell,2009,137(7):1282-1292

[192] GRIME J M A,DAMA J F,GANSER-PORNILLOS B K,et al.Coarse-grained simulation reveals key features of HIV-1 capsid self-assembly [J].Nature Communications,2016,7:11568

[193] GANSER-PORNILLOS B K,CHENG A,YEAGER M.Structure of Full-Length HIV-1 CA:A Model for the Mature Capsid Lattice [J].Cell,2007,131(1):70-79

[194] SCHWEDLER U K V,STEMMLER T L,KLISHKO V Y,et al.Proteolytic refolding of the HIV-1 capsid protein amino-terminus facilitates viral core assembly [J].EMBO Journal,1998,17(6):1555-1568

[195] ZHANG J,LIU X,DE C E.Capsid(CA)protein as a novel drug target:recent progress in the research of HIV-1 CA inhibitors

[J].Mini Reviews in Medicinal Chemistry,2009,9(4):510-518

[196] IVANOV D,STONE J R,MAKI J L,et al.Mammalian SCAN Domain Dimer Is a Domain-Swapped Homolog of the HIV Capsid C-Terminal Domain [J].Molecular Cell,2005,17(1):137-143

[197] WORTHYLAKE D K,HUI W,YOO S,et al.Structures of the HIV-1 capsid protein dimerization domain at 2.6 Åresolution[J]. Acta Crystallographica,1999,55(Pt 1):85-92

[198] IVANOV D,TSODIKOV O V,KASANOV J,et al.Domain-swapped dimerization of the HIV-1 capsid C-terminal domain[J]. Proceedings of the National Academy of Sciences of the United States of America,2007,104(11):4353-4358

[199] GUO X,ROY B B,HU J,et al.The R362A mutation at the C-terminus of CA inhibits packaging of human immunodeficiency virus type 1 RNA [J].Virology,2005,343(2):190-200

[200] MAMMANO F,OHAGEN A,HÖGLUND S,et al.Role of the major homology region of human immunodeficiency virus type 1 in virion morphogenesis [J].Journal of Virology,1994,68(8):4927-4936

[201] BARTONOVA V,IGONET S,STICHT J,et al.Residues in the HIV-1 capsid assembly inhibitor binding site are essential for maintaining the assembly-competent quaternary structure of the capsid protein [J].Journal of Biological Chemistry,2008, 283(46):32024-32033

[202] BAYRO M J,TYCKO R.Structure of the dimerization interface in the mature HIV-1 capsid protein lattice from solid state NMR of tubular assemblies [J].Journal of the American Chemical Society,2016,138(27):8538-8546

[203] LI F,GOILA-GAUR R,SALZWEDEL K,et al.:A Potent HIV Inhibitor That Disrupts Core Condensation by Targeting a Late Step in Gag Processing [J].Proceedings of the National Academy of Sciences of the United States of America,2003,100(23): 13555-13560

[204] BAYRO M J,GANSERPORNILLOS B K,ZADROZNY K K,et al.Helical Conformation in the CA-SP1 Junction of the Immature HIV-1 Lattice Determined from Solid-State NMR of Virus-like Particles [J].Journal of the American Chemical Society,2016,138(37):12029-12032

[205] MARTIN D E,BLUM R,WILTON J,et al.Safety and pharmacokinetics of Bevirimat,a novel inhibitor of human immunodeficiency virus maturation,in healthy volunteers [J].Antimicrobial Agents & Chemotherapy,2007,51(9):3063-3066

[206] MCCALLISTER S,LALEZARI J,RICHMOND G,et al.HIV-1 Gag polymorphisms determine treatment response to bevirimat [J].2008

[207] BLAIR W S,CAO J S J,GRIFFIN P,et al.New small-molecule inhibitor class targeting human immunodeficiency virus type 1 virion maturation [J].Antimicrobial Agents & Chemotherapy,2009,53(12):5080-5087

[208] TANG C,LOELIGER E,KINDE I,et al.Antiviral Inhibition of the HIV-1 Capsid Protein [J].Journal of Molecular Biology, 2003,327(5):1013-1020

[209] KELLY B N,KYERE S,KINDE I,et al.Structure of the antiviral assembly inhibitor CAP-1 bound to the HIV-1 CA protein[J]. Journal of Molecular Biology,2007,373(2):355-366

[210] PREVELIGE P.Small Molecule Inhibitors of HIV-1 Capsid Assembly [P].2006

[211] JIN Y,TAN Z,HE M,et al.SAR and molecular mechanism study of novel acylhydrazone compounds targeting HIV-1 CA [J]. Bioorganic & Medicinal Chemistry,2010,18(6):2135-2140

[212] TIAN B,HE M,TANG S,et al.Synthesis and antiviral activities of novel acylhydrazone derivatives targeting HIV-1 capsid protein [J].Bioorganic & Medicinal Chemistry Letters,2009,19(8):2162-2167

[213] TIAN B,HE M,TAN Z,et al.Synthesis and antiviral evaluation of new N-acylhydrazones containing glycine residue [J]. Chemical Biology & Drug Design,2011,77(3):189-198

[214] BLAIR W S,PICKFORD C,IRVING S L,et al.HIV Capsid is a Tractable Target for Small Molecule Therapeutic Intervention [J].PLoS Pathogens,2010,6(12):e1001220

[215] SHI J,ZHOU J,HALAMBAGE U D,et al.Compensatory substitutions in the HIV-1 capsid reduce the fitness cost associated with resistance to a capsid-targeting small-molecule inhibitor [J].Journal of Virology,2015,89(1):208-219

[216] SAITO A,FERHADIAN D,SOWD G A,et al.Roles of capsid-interacting host factors in multimodal inhibition of HIV-1 by PF74 [J].Journal of Virology,2016,90(12):5808-5823

[217] HOU J,PRICE A J,HALAMBAGE U D,et al.HIV-1 Resistance to the Capsid-Targeting Inhibitor PF74 Results in Altered Dependence on Host Factors Required for Virus Nuclear Entry [J].Journal of Virology,2015,89(17):9068-9079

[218] 李俊,王巍 .HIV 衣壳蛋白结构及其药物小分子研究进展[J]. 药学学报,2015(9):1088-1095

[219] XU J P,BRANSON J D,LAWRENCE R,et al.Identification of a small molecule HIV-1 inhibitor that targets the capsid hexamer [J].Bioorganic & Medicinal Chemistry Letters,2015,26(3):824-828

[220] FADER L D,BETHELL R,BONNEAU P,et al.Discovery of a 1,5-dihydrobenzo [b][1,4]diazepine-2,4-dione series of

inhibitors of HIV-1 capsid assembly [J].Bioorganic & Medicinal Chemistry Letters,2011,21(21):398-404

[221] TREMBLAY M,BONNEAU P,BOUSQUET Y,et al.Inhibition of HIV-1 capsid assembly:Optimization of the antiviral potency by site selective modifications at N1,C2 and C16 of a 5-(5-furan-2-yl-pyrazol-1-yl)-1 H-benzimidazole scaffold[J]. Bioorganic & Medicinal Chemistry Letters,2012,22(24):7512-7517

[222] LEMKE C T,TITOLO S,VON S U,et al.Distinct effects of two HIV-1 capsid assembly inhibitor families that bind the same site within the N-terminal domain of the viral CA protein [J].Journal of Virology,2012,86(12):6643

[223] LAMORTE L,TITOLO S,LEMKE C T,et al.Discovery of novel small-molecule HIV-1 replication inhibitors that stabilize capsid complexes [J].Antimicrobial Agents & Chemotherapy,2013,57(10):4622-4631

[224] FRICKE T,BUFFONE C,OPP S,et al.BI-2 destabilizes HIV-1 cores during infection and Prevents Binding of CPSF6 to the HIV-1 Capsid [J].Retrovirology,2014,11(1):1-7

[225] KORTAGERE S,MADANI N,MANKOWSKI M K,et al.Inhibiting early-stage events in HIV-1 replication by small-molecule targeting of the HIV-1 capsid [J].Journal of Virology,2012,86(16):8472-8481

[226] KORTAGERE S,XU J P,MANKOWSKI M K,et al.Structure-activity relationships of a novel capsid targeted inhibitor of HIV-1 replication [J].Journal of Chemical Information and Modeling,2014,54(11):3080-3090

[227] CURRELI F,ZHANG H,ZHANG X,et al.Virtual screening based identification of novel small-molecule inhibitors targeted to the HIV-1 capsid [J].Bioorganic & Medicinal Chemistry,2011,19(1):77-90

[228] MACHARA A,LUX V,KOZISEK M,et al.Specific inhibitors of HIV capsid assembly binding to the C-terminal domain of the capsid protein:evaluation of 2-arylquinazolines as potential antiviral compounds [J].Journal of Medicinal Chemistry,2016, 59(2):545-558

[229] THENIN-HOUSSIER S,DE VERA I M,PEDRO-ROSA L,et al.Ebselen,a small molecule capsid-inhibitor of HIV-1 replication [J].Antimicrobial Agents & Chemotherapy,2016,60(4):2195-2208

[230] LAMPEL A,BRAM Y,EZER A,et al.Targeting the Early Step of Building Block Organization in Viral Capsid Assembly [J]. ACS Chemical Biology,2015,10(8):1785-1790

[231] ZHANG H,ZHAO Q,BHATTACHARYA S,et al.A Cell-penetrating Helical Peptide as a Potential HIV-1 Inhibitor [J]. Journal of Molecular Biology,2008,378(3):565-580

[232] BHATTACHARYA S,ZHANG H,DEBNATH A K,et al.Solution structure of a hydrocarbon stapled peptide inhibitor in complex with monomeric C-terminal domain of HIV-1 capsid [J].Journal of Biological Chemistry,2008,283(24):16274-16278

[233] ZHANG H,CURRELI F,WAHEED A A,et al.Dual-acting stapled peptides target both HIV-1 entry and assembly [J]. Retrovirology,2013,10(1):136

[234] THENINHOUSSIER S,VALENTE S T.HIV-1 Capsid Inhibitors as Antiretroviral Agents [J].Current HIV Research,2016, 14(3):270

[235] GARZÓN M T,LIDÓNMOYA M C,BARRERA F N,et al.The dimerization domain of the HIV-1 capsid protein binds a capsid protein-derived peptide:a biophysical characterization [J].Protein Science,2010,13(6):1512-1523

[236] BOCANEGRA R,NEVOT M,DOMÉNECH R,et al.Rationally Designed Interfacial Peptides Are Efficient In Vitro Inhibitors of HIV-1 Capsid Assembly with Antiviral Activity [J].PLoS ONE,2011,6(9):e23877

[237] ZHANG H,CURRELI F,ZHANG X,et al.Antiviral activity of α-helical stapled peptides designed from the HIV-1 capsid dimerization domain [J].Retrovirology,2011,8(1):28

[238] DEWAN V,LIU T,CHEN K M,et al.Cyclic Peptide Inhibitors of HIV-1 Capsid-Human Lysyl-tRNA Synthetase Interaction [J].ACS Chemical Biology,2012,7(4):761-769

[239] SCHNECKENBURGER P,SHAW L,SCHAUER R.Isolation and characterization of a small antiretroviral molecule affecting HIV-1 capsid morphology [J].Retrovirology,2009,6(1):1-10

[240] FRIEDRICH B M,DZIUBA N,LI G,et al.Host factors mediating HIV-1 replication [J].Virus Research,2011,161(2):101-114

[241] SLOAN R D,WAINBERG M A.Harnessing the therapeutic potential of host antiviral restriction factors that target HIV [J]. Expert Review Anti-Infective Therapy,2013,11(1):1-4

[242] ISABEL F B M,CONCEPCIÓN P,EUGENIA C N,et al.Tacrine-melatonin hybrids as multifunctional agents for Alzheimer's disease,with cholinergic,antioxidant,and neuroprotective properties [J].ChemMedChem,2010,4(5):828-841

[243] VERMEIRE K,ZHANG Y,PRINCEN K,et al.CADA inhibits human immunodeficiency virus and human herpesvirus 7 replication by down-modulation of the cellular CD4 receptor [J].Virology,2002,302(2):342-353

[244] VERMEIRE K,SCHOLS D.Specific CD4 down-modulating compounds with potent anti-HIV activity [J].Journal of Leukocyte Biology,2003,74(5):667-675

[245] VERMEIRE K,BELL T W,CHOI H J,et al.The anti-HIV potency of cyclotriazadisulfonamide analogs is directly correlated

with their ability to down-modulate the CD4 receptor [J].Molecular Pharmacology,2003,63(1):203-210

[246] ERMEIRE K,SCHOLS D,BELL T W.CD4 down-modulating compounds with potent anti-HIV activity [J].Current Pharmaceutical Design,2004,10(15):1795-1803

[247] BELL T W,ANUGU S,BAILEY P,et al.Synthesis and structure-activity relationship studies of CD4 down-modulating cyclotriazadisulfonamide(CADA)analogues [J].Journal of Medicinal Chemistry,2006,49(4):1291-1312

[248] BERGER E A,MURPHY P M,FARBER J M.Chemokine receptors as HIV-1 coreceptors:roles in viral entry,tropism,and disease[J].Annual Review of Immunology,1999,17(1):657-700

[249] DORR P,WESTBY M,DOBBS S,et al.Maraviroc(UK-427,857),a potent,orally bioavailable,and selective small-molecule inhibitor of chemokine receptor CCR5 with broad-spectrum anti-human immunodeficiency virus type 1 activity [J]. Antimicrobial Agents and Chemotherapy,2005,49(11):4721-4732

[250] CASTONGUAY L A,WENG Y,ADOLFSEN W,et al.Binding of 2-aryl-4-(piperidin-1-yl)butanamines and 1,3, 4-trisubstituted pyrrolidines to human CCR5:a molecular modeling-guided mutagenesis study of the binding pocket [J]. Biochemistry,2003,42(6):1544-1550

[251] CARTER N J,KEATING G M.Maraviroc [J].Drugs,2007,67(15):2277-2288

[252] TAMAMURA H,MURAKAMI T,MASUDA M,et al.Structure-activity relationships of an anti-HIV peptide,T22 [J]. Biochemical and Biophysical Research Communications,1994,205(3):1729-1735

[253] TAMAMURA H,OMAGARI A,OISHI S,et al.Pharmacophore identification of a specific CXCR4 inhibitor,T140,leads to development of effective anti-HIV agents with very high selectivity indexes [J].Bioorganic & Medicinal Chemistry Letters, 2000,10(23):2633-2637

[254] DE CLERCQ E.New developments in anti-HIV chemotherapy [J].Biochimica Et Biophysica Acta(BBA)-Molecular Basis of Disease,2002,1587(2):258-275

[255] ICHIYAMA K,YOKOYAMA-KUMAKURA S,TANAKA Y,et al.A duodenally absorbable CXC chemokine receptor 4 antagonist,KRH-1636,exhibits a potent and selective anti-HIV-1 activity [J].Proceedings of the National Academy of Sciences,2003,100(7):4185-4190

[256] LUBAN J.Absconding with the chaperone:essential cyclophilin-Gag interaction in HIV-1 virions [J].Cell,1996,87(7): 1157-1159

[257] HANDSCHUMACHER R E,HARDING M W,RICE J,et al.Cyclophilin:a specific cytosolic binding protein for cyclosporin A [J].Science,1984,226(4674):544-547

[258] DORR A,KIERMER V,PEDAL A,et al.Transcriptional synergy between Tat and PCAF is dependent on the binding of acetylated Tat to the PCAF bromodomain [J].The EMBO Journal,2002,21(11):2715-2723

[259] MUJTABA S,HE Y,ZENG L,et al.Structural basis of lysine-acetylated HIV-1 Tat recognition by PCAF bromodomain [J]. Molecular Cell,2002,9(3):575-586

[260] TUMIATTI V,MINARINI A,BOLOGNESI M L,et al.Tacrine derivatives and Alzheimer's disease [J].Current Medicinal Chemistry,2010,17(17):1825

[261] GAO P,SUN L,ZHOU J,et al.Discovery of novel anti-HIV agents via Cu(I)-catalyzed azide-alkyne cycloaddition(CuAAC) click chemistry-based approach [J].Expert Opinion on Drug Discovery,2016,11(9):857

[262] 陈文敏,刘新泳.LEDGF/p75:抗 HIV-1 感染的新靶点及其抑制剂研究[J].药学学报,2009(9):953-960

[263] LLANO M,SAENZ D T,MEEHAN A,et al.An essential role for LEDGF/p75 in HIV integration[J].Science,2006,314(5798): 461-464

[264] BUSSCHOTS K,VOET A,DE M M,et al.Identification of the LEDGF/p75 binding site in HIV-1 integrase [J].Journal of Molecular Biology,2007,365(5):1480-1492

[265] DU L,ZHAO Y,CHEN J,et al.D77,one benzoic acid derivative,functions as a novel anti-HIV-1 inhibitor targeting the interaction between integrase and cellular LEDGF/p75 [J].Biochemical and Biophysical Research Communications,2008, 375(1):139-144

[266] AL-MAWSAWI L Q,FIKKERT V,DAYAM R,et al.Discovery of a small-molecule HIV-1 integrase inhibitor-binding site [J].Proceedings of the National Academy of Sciences,2006,103(26):10080-10085

[267] YE Y,DE L J,YOKOYAMA N,et al.DBR1 siRNA inhibition of HIV-1 replication [J].Retrovirology,2005,2 :63

[268] BABU M A,LAKSHMI M,VASANTHANATHAN P,et al.Recent Therapeutic Approaches For Management Of Alzheimer's Disease [J].Indian Journal of Pharmaceutical Sciences,2005,67(1):1-10

[269] OTT D E.Potential roles of cellular proteins in HIV-1 [J].Reviews in Medical Virology,2002,12(6):359-374

[270] ZHA X,LAMBA D,ZHANG L,et al.Novel Tacrine-Benzofuran Hybrids as Potent Multitarget-Directed Ligands for the

Treatment of Alzheimer's Disease：Design，Synthesis，Biological Evaluation，and X-ray Crystallography［J］.J Med Chem，2016，59（1）：114-131

［271］LIU F，STEPHEN A G，ADAMSON C S，et al.Hydrazone-and hydrazide-containing N-substituted glycines as peptoid surrogates for expedited library synthesis：application to the preparation of Tsg101-directed HIV-1 budding antagonists［J］.Organic Letters，2006，8（22）：5165-5168

［272］NEWBURG D S，VISCIDI R P，RUFF A，et al.A Human Milk Factor Inhibits Binding of Human Immunodeficiency Virus to the CD4 Receptor［J］.Pediatric Research，1992，31（1）：22-28

［273］KWONG P D，WYATT R，ROBINSON J，et al.Structure of an HIV gp120 envelope glycoprotein in complex with the CD4 receptor and a neutralizing human antibody［J］.Nature，1998，393（6686）：648-659

［274］Davenport Y W，Jr W A，Bjorkman P J.Structure of an HIV-2 gp120 in complex with CD4［J］.Journal of Virology，2015，90（40）：2112-2118

［275］POIGNARD P，MOLDT B，MALOVESTE K，et al.Protection against High-Dose Highly Pathogenic Mucosal SIV Challenge at Very Low Serum Neutralizing Titers of the Antibody-Like Molecule CD4-IgG2［J］.PLoS One，2011，7（7）：3597-3610

［276］刘叔文，陈之朋，王玉芹.作用于 HIV gp120 的进入抑制剂研究进展［J］.国际药学研究杂志，2011，38（2）：89-95

［277］XIONG S，FAN J，KITAZATO K.The antiviral protein cyanovirin-N：the current state of its production and applications［J］.Applied Microbiology & Biotechnology，2010，86（86）：805-812

［278］JARDINE J，JULIEN J P，MENIS S，et al.Rational HIV immunogen design to target specific germline B cell receptors［J］.Science，2013，340（6133）：711-716

［279］WANG T，ZHANG Z，WALLACE O B，et al.Discovery of 4-benzoyl-1-［（4-methoxy-1H-pyrrolo［2,3-b］pyridin-3-yl）oxoacetyl］-2-（R）-methylpiperazine（BMS-378806）：a novel HIV-1 attachment inhibitor that interferes with CD4-gp120 interactions［J］.Journal of Medicinal Chemistry，2003，46（20）：4236-4239

［280］TAO L，HUANG B，PENG Z，et al.ChemInform Abstract：Discovery of Small Molecular Inhibitors Targeting HIV-1 gp120-CD4 Interaction Drived from BMS-378806［J］.Cheminform，2014，86（51）：481-490

［281］WANG T，YIN Z，ZHANG Z，et al.Inhibitors of human immunodeficiency virus type 1（HIV-1）attachment.5.An evolution from indole to azaindoles leading to the discovery of 1-（4-benzoylpiperazin-1-yl）-2-（4,7-dimethoxy-1H-pyrrolo［2,3-c］pyridin-3-yl）ethane-1,2-dione（BMS-488043），a drug can［J］.Journal of Medicinal Chemistry，2009，52（23）：7778-7787

［282］KADOW J F，UEDA Y，MEANWELL N A，et al.Inhibitors of Human Immunodeficiency Virus Type 1（HIV-1）Attachment 6.Preclinical and Human Pharmacokinetic Profiling of BMS-663749，a Phosphonooxymethyl Prodrug of the HIV-1 Attachment Inhibitor 2-（4-Benzoyl-1-piperazinyl）-1-（4,7-dimethoxy-1H-pyrrolo［2,3-c］pyridin-3-yl）-2-oxoethanone（BMS-488043）［J］.Journal of Medicinal Chemistry，2012，55（5）：2048-2056

［283］REGUEIRO-REN A，XUE Q M，SWIDORSKI J J，et al.Inhibitors of human immunodeficiency virus type 1（HIV-1）attachment.12.Structure-activity relationships associated with 4-fluoro-6-azaindole derivatives leading to the identification of 1-（4-benzoylpiperazin-1-yl）-2-（4-fluoro-7-［1,2,3］triazol-1-yl-1h-pyrrolo［2,3-c］pyridin-3-yl）ethane-1,2-dinoe（BMS-585248）［J］.Journal of Medicinal Chemistry，2013，56（4）：1656-1669

［284］LANDRY I，ZHU L，ABUTARIF M，et al.Model-based Phase 3 dose selection for HIV-1 attachment inhibitor prodrug BMS-663068 in HIV-1-infected patients：population pharmacokinetics/pharmacodynamics of the active moiety，BMS-626529［J］.Antimicrobial Agents & Chemotherapy，2016，60（5）：2782-2789

［285］QIAN Z，MA L，JIANG S，et al.Identification of N-phenyl-N'-（2,2,6,6-tetramethyl-piperidin-4-yl）-oxalamides as a new class of HIV-1 entry inhibitors that prevent gp120 binding to CD4［J］.Virology，2005，339（2）：213-225

［286］MADANI N，SCHÖN A，PRINCIOTTO A M，et al.Small-Molecule CD4 Mimics Interact with a Highly Conserved Pocket on HIV-1 gp120［J］.Structure，2008，16（11）：1689-1701

［287］CURRELI F，KWON Y D，ZHANG H，et al.Binding mode characterization of NBD series CD4-mimetic HIV-1 entry inhibitors by X-ray structure and resistance study［J］.Antimicrobial Agents & Chemotherapy，2014，58（9）：5478-5491

［288］KWON Y D，LALONDE J M，YANG Y，et al.Crystal structures of HIV-1 gp120 envelope glycoprotein in complex with NBD analogues that target the CD4-binding site［J］.PLoS One，2014，9（1）：e85940

［289］ZHAO L，CHMIELEWSKI J.Inhibiting protein-protein interactions using designed molecules［J］.Current Opinion in Structural Biology，2005，15（1）：31-34

［290］FREEMAN M M，SEAMAN M S，RITS-VOLLOCH S，et al.Crystal Structure of HIV-1 Primary Receptor CD4 in Complex with a Potent Antiviral Antibody［J］.Structure，2010，18（12）：1632-1641

［291］潘凤美，刘新泳.HIV-1 吸附抑制剂研究进展［J］.山东医药，2008，48（23）：115-116

［292］VERMEIRE K.Cyclotriazadisulfonamides：promising new CD4-targeted anti-HIV drugs［J］.Journal of Antimicrobial

Chemotherapy,2005,56(2):270-272

[293] 田硕,高向东,崔艳辉,等.抗HIV药物小分子CCR5拮抗剂的研究进展[J].药物生物技术,2010(3):263-267

[294] 李锦,刘新泳.HIV-1协同受体及其抑制剂研究进展[J].中国医药工业杂志,2006,37(5):349-355

[295] SECCHI M,LONGHI R,VASSENA L,et al.Enhancement of Anti-HIV-1 Activity by Hot Spot Evolution of RANTES-Derived Peptides [J].Chemistry & Biology,2012,19(12):1579-1588

[296] KHATIB N,DAS S.PRO 140—a novel CCR5 co-receptor inhibitor [J].Recent Patents on Anti-Infective Drug Discovery,2010,5(1):18-22

[297] JACOBSON J M,LALEZARI J P,THOMPSON M A,et al.Phase 2a study of the CCR5 monoclonal antibody PRO 140 administered intravenously to HIV-infected adults [J].Antimicrobial Agents & Chemotherapy,2010,54(10):4137-4142

[298] GARG H,LEE R T,MAURERSTROH S,et al.HIV-1 adaptation to low levels of CCR5 results in V3 and V2 loop changes that increase envelope pathogenicity,CCR5 affinity and decrease susceptibility to Maraviroc [J].Virology,2016,493:86-99

[299] STUPPLE P A,BATCHELOR D V,CORLESS M,et al.An Imidazopiperidine Series of CCR5 Antagonists for the Treatment of HIV:The Discovery of N-{(1S)-1-(3-Fluorophenyl)-3-[(3-endo)-3-(5-isobutyryl-2-methyl-4,5,6,7-tetrahydro-1H-imidazo[4,5-c]pyridin-1-yl)-8-azabicyclo[3.2.1]oct-8-yl]propyl}acetami de(PF-23)[J].Journal of Medicinal Chemistry,2011,54(1):67-77

[300] WOOLLARD S M,LI H,SINGH S,et al.HIV-1 induces cytoskeletal alterations and Rac1 activation during monocyte-blood-brain barrier interactions:modulatory role of CCR5 [J].Retrovirology,2014,11(1):536-545

[301] CAMPOS N,MYBURGH R,GARCEL A,et al.Long lasting control of viral rebound with a new drug ABX464 targeting Rev-mediated viral RNA biogenesis [J].Retrovirology,2015,12(1):30

[302] TAGAT J R,MCCOMBIE S W,NAZARENO D,et al.Piperazine-based CCR5 antagonists as HIV-1 inhibitors.IV.Discovery of 1-(4,6-dimethyl-5-pyrimidinyl)carbonyl-4-4-{2-methoxy-1(R)-4-(trifluo romethyl)-phenyl}ethyl-3(S)-methyl-1-piperazinyl-4-methylpiperidine(Sch-417690/Sch-D),a potent,highly selective,and orally bioavailable CCR5 antagonist[J].Journal of Medicinal Chemistry,2004,47(10):2405-2408

[303] SHIN N,SOLOMON K,ZHOU N,et al.Identification and characterization of INCB9471,an allosteric noncompetitive small-molecule antagonist of C-C chemokine receptor 5 with potent inhibitory activity against monocyte migration and HIV-1 infection [J].Journal of Pharmacology & Experimental Therapeutics,2011,338(1):228-239

[304] ZHANG H,KANG D,HUANG B,et al.Discovery of non-peptide small molecular CXCR4 antagonists as anti-HIV agents:Recent advances and future opportunities [J].Journal of Medicinal Chemistry,2016,114(22):65-78

[305] 谭毅,蔡绍皙,马伟峰,等.SDF-1和及其受体CXCR4的结构与功能[J].中国生物化学与分子生物学报,2004,20(1):1-5

[306] RUSCONI S,MERRILL D P,LA S C S,et al.In vitro inhibition of HIV-1 by Met-SDF-1beta alone or in combination with antiretroviral drugs [J].Antiviral Therapy,2000,5(3):199-204

[307] RUSCONI S,SCOZZAFAVA A,MASTROLORENZO A,et al.An update in the development of HIV entry inhibitors [J].Curr Top Med Chem,2007,7(13):1273-1289

[308] DE C E.AMD3100/CXCR4 Inhibitor [J].Frontiers in Immunology,2015,6:276

[309] WU B,CHIEN E Y T,MOL C D,et al.Structures of the CXCR4 chemokine GPCR with small-molecule and cyclic peptide antagonists [J].Science,2010,330(6007):1066-1071

[310] MURAKAMI T,KUMAKURA S T.The Novel CXCR4 Antagonist KRH-3955 Is an Orally Bioavailable and Extremely Potent Inhibitor of Human Immunodeficiency Virus Type 1 Infection:Comparative Studies with AMD3100 [J].Antimicrobial Agents & Chemotherapy,2009,53(7):2940-2948

[311] ICHIYAMA K,YOKOYAMAKUMAKURA S,TANAKA Y,et al.A duodenally absorbable CXC chemokine receptor 4 antagonist,KRH-1636,exhibits a potent and selective anti-HIV-1 activity [J].Proceedings of the National Academy of Sciences,2003,100(7):4185-4190

[312] ZHAN P,LI W,CHEN H,et al.Targeting protein-protein interactions:a promising avenue of anti-HIV drug discovery [J].Current Medicinal Chemistry,2010,17(29):3393-3409

[313] BURKE J.The amino acid Asn136 in HIV-1 reverse transcriptase(RT)maintains efficient association of both RT subunits and enables the rational design of novel RT inhibitors [J].Molecular Pharmacology,2005,68(1):49-60

[314] MULKY A,VU B C,CONWAY J A,et al.Analysis of amino acids in the beta7-beta8 loop of human immunodeficiency virus type 1 reverse transcriptase for their role in virus replication [J].Journal of Molecular Biology,2007,365(5):1368-1378

[315] 王岩,刘新泳.HIV-1逆转录酶的二聚化及其抑制剂的研究进展[J].中国药学杂志,2009,44(4):241-244

[316] VOET A,ZHANG K Y.Pharmacophore modelling as a virtual screening tool for the discovery of small molecule protein-

protein interaction inhibitors［J］.Current Pharmaceutical Design,2012,18(30):4586-4598

［317］CHEREPANOV P,MAERTENS G,PROOST P,et al.HIV-1 integrase forms stable tetramers and associates with LEDGF/p75 protein in human cells［J］.Journal of Biological Chemistry,2003,278(1):372-381

［318］FRUTOS S,RODRIGUEZ-MIAS R A,MADURGA S,et al.Disruption of the HIV-1 protease dimer with interface peptides: Structural studies using NMR spectroscopy combined with［2-13 C］-Trp selective labeling［J］.Biopolymers,2007,88(2): 164-173

［319］CHEREPANOV P,SUN Z Y,RAHMAN S,et al.Solution structure of the HIV-1 integrase-binding domain in LEDGF/p75［J］. Nature Structural & Molecular Biology,2005,12(6):526-532

［320］LI P,TAN J J,LIU M,et al.Insight into the inhibitory mechanism and binding mode between D77 and HIV-1 integrase by molecular modeling methods［J］.Journal of Biomolecular Structure & Dynamics,2011,29(2):311-323

［321］LI D,ZHAO Y,JING C,et al.D77,one benzoic acid derivative,functions as a novel anti-HIV-1 inhibitor targeting the interaction between integrase and cellular LEDGF/p75［J］.Biochemical & Biophysical Research Communications,2008,375 (1):139-144

［322］DEMEULEMEESTER J,CHALTIN P,MARCHAND A,et al.LEDGINs,non-catalytic site inhibitors of HIV-1 integrase:a patent review(2006-2014)［J］.Expert Opinion on Therapeutic Patents,2014,24(6):609-632

［323］CHRIST F,SHAW S,DEMEULEMEESTER J,et al.Small-molecule inhibitors of the LEDGF/p75 binding site of integrase block HIV replication and modulate integrase multimerization［J］.Antimicrobial Agents & Chemotherapy,2012,56(8): 4365-4374

［324］DEBYSER Z,CHRIST F,RIJCK J D,et al.Host factors for retroviral integration site selection［J］.Trends in Biochemical Sciences,2014,40(2):108-116

［325］FADER L D,MALENFANT E,PARISIEN M,et al.Discovery of BI 224436,a Noncatalytic Site Integrase Inhibitor(NCINI) of HIV-1［J］.ACS Medicinal Chemistry Letters,2014,5(4):422-427

［326］FENWICK C,AMAD M,BAILEY M D,et al.Preclinical profile of BI 224436,a novel HIV-1 non-catalytic-site integrase inhibitor［J］.Antimicrobial Agents & Chemotherapy,2014,58(6):3233-3244

［327］FAN X,ZHANG F H,AL-SAFI R I,et al.Design of HIV-1 integrase inhibitors targeting the catalytic domain as well as its interaction with LEDGF/p75 :A scaffold hopping approach using salicylate and catechol groups［J］.Bioorganic & Medicinal Chemistry,2011,19(16):4935-4952

［328］BLOKKEN J, DE RIJCK J, CHRIST F, et al. Protein-protein and protein-chromatin interactions of LEDGF/p75 as novel drug targets [J]. Drug Discovery Today: Technologies, 2017, 24:25-31

［329］HU G,LI X,ZHANG X,et al.Discovery of Inhibitors To Block Interactions of HIV-1 Integrase with Human LEDGF/p75 via Structure-Based Virtual Screening and Bioassays［J］.Journal of Medicinal Chemistry,2012,55(22):10108-1011

［330］SANCHEZ T W,DEBNATH B,CHRIST F,et al.Discovery of novel inhibitors of LEDGF/p75-IN protein-protein interactions ［J］.Bioorganic & Medicinal Chemistry,2013,21(4):957-963

［331］SERRAO E,DEBNATH B,OTAKE H,et al.Fragment-Based Discovery of 8-Hydroxyquinoline Inhibitors of the HIV-1 Integrase-Lens Epithelium-Derived Growth Factor/p75(IN-LEDGF/p75)Interaction［J］.Journal of Medicinal Chemistry, 2013,56(6):2311-2322

［332］HU G,LI X,SUN X,et al.Identification of old drugs as potential inhibitors of HIV-1 integrase-human LEDGF/p75 interaction via molecular docking［J］.Journal of Molecular Modeling,2012,18(12):4995-5003

［333］THIEU K P,MORROW M P,SHEDLOCK D J,et al.HIV-1 Vpr:regulator of viral survival［J］.Current HIV Research,2009, 7(2):153-162

［334］SUZUKI T,YAMAMOTO N,NONAKA M,et al.Inhibition of human immunodeficiency virus type 1(HIV-1)nuclear import via Vpr-Importin α interactions as a novel HIV-1 therapy［J］.Biochemical & Biophysical Research Communications,2009, 380(4):838-843

［335］MEHLE A,WILSON H,ZHANG C,et al.Identification of an APOBEC3G Binding Site in Human Immunodeficiency Virus Type 1 Vif and Inhibitors of Vif-APOBEC3G Binding［J］.Journal of Virology,2008,81(23):13235-13241

［336］NATHANS R,CAO H,SHAROVA N,et al.Small-molecule inhibition of HIV-1 Vif［J］.Nature Biotechnology,2008,26(10): 1187-1192

［337］LUBAN J,BOSSOLT K L,FRANKE E K,et al.Human immunodeficiency virus type 1 Gag protein binds to cyclophilins A and B［J］.Cell,1993,73(6):1067-1078

［338］STEINKASSERER A,HARRISON R,BILLICH A,et al.Mode of action of SDZ NIM 811,a nonimmunosuppressive cyclosporin A analog with activity against human immunodeficiency virus type 1(HIV-1):interference with early and late events in HIV-1 replication［J］.Journal of Virology,1995,69(2):814-824

［339］BILLICH A,HAMMERSCHMID F,PEICHL P,et al.Mode of action of SDZ NIM 811,a nonimmunosuppressive cyclosporin A analog with activity against human immunodeficiency virus(HIV)type 1：interference with HIV protein-cyclophilin A interactions［J］.J Virol,1995,69(4):2451-2461

［340］TAVASSOLI A,LU Q,GAM J,et al.Inhibition of HIV Budding by a Genetically Selected Cyclic Peptide Targeting the Gag-TSG101 Interaction［J］.ACS Chemical Biology,2008,3(12):757-764

［341］WAHEED A A,FREED E O.Peptide inhibitors of HIV-1 egress［J］.ACS Chemical Biology,2008,3(12):745-747

［342］ASKJAER P,JENSEN T H,NILSSON J,et al.The specificity of the CRM1-Rev nuclear export signal interaction is mediated by RanGTP［J］.Journal of Biological Chemistry,1999,273(50):33414-33422

［343］D D,E A,J N,et al.A synthetic HIV-1 Rev inhibitor interfering with the CRM1-mediated nuclear export［J］.Proceedings of the National Academy of Sciences of the United States of America,2002,99(22):14440-14445

［344］NECK T V,PANNECOUQUE C,VANSTREELS E,et al.Inhibition of the CRM1-mediated nucleocytoplasmic transport by N-azolylacrylates：Structure-activity relationship and mechanism of action［J］.Bioorganic & Medicinal Chemistry,2008,16(21):9487-9497

［345］ZHANG X,ZHANG F,MA X,et al.Identification of interaction between HIV-1 glycoprotein 41 and integrase［J］.Virol Sin,2016,31：415-424

［346］WEYDERT C,DE RIJCK J,CHRIST F,et al.Targeting Virus-host Interactions of HIV Replication［J］.Curr Top Med Chem,2016,16(10):1167-1190

［347］ARKIN M R,TANG Y,WELLS J A.Small-molecule inhibitors of protein-protein interactions：progressing toward the reality［J］.Chem Biol,2014,21(9):1102-1114

［348］VESELOVSKY A V,ZHARKOVA M S,POROIKOV V V,et al.Computer-aided design and discovery of protein-protein interaction inhibitors as agents for anti-HIV therapy［J］.SAR QSAR Environ Res,2014,25(6):457-471

［349］BANDYOPADHYAY S,RAY S,MUKHOPADHYAY A,et al.A review of in silico approaches for analysis and prediction of HIV-1-human protein-protein interactions［J］.Brief Bioinform,2015,16(5):830-851

［350］NERO T L,MORTON C J,HOLIEN J K,et al.Oncogenic protein interfaces：small molecules,big challenges［J］.Nature Reviews Cancer,2014,14(4):248-262

［351］GUO W,WISNIEWSKI J A,JI H.Hot spot-based design of small-molecule inhibitors for protein-protein interactions［J］.Bioorganic & Medicinal Chemistry Letters,2014,24(11):2546-2554

［352］闵鉴,汪鹏程,董春娥,等.蛋白-蛋白相互作用小分子抑制剂研究进展[J].有机化学,2010,30(11):1778-1789

［353］FRY D C.ChemInform Abstract：Drug-Like Inhibitors of Protein-Protein Interactions：A Structural Examination of Effective Protein Mimicry［J］.Current Protein & Peptide Science,2008,9(3):240-247

［354］ASJO B,LANGELAND N.Drug resistance in HIV infection［J］.Tidsskr Nor Laegeforen,2008,128(22):2593-2596

［355］HUANG W,VARANI G,DROBNY G P.^{13}C/^{15}N-^{19}F Intermolecular REDOR NMR Study of the Interaction of TAR RNA with Tat Peptides［J］.Journal of the American Chemical Society,2010,132(50):17643-17645

［356］WANG D,IERA J,BAKER H,et al.Multivalent binding oligomers inhibit HIV Tat-TAR interaction critical for viral replication［J］.Bioorganic & Medicinal Chemistry Letters,2009,19(24):6893-6897

［357］CHEN B.HIV capsid assembly,mechanism and structure［J］.Biochemistry,2016,55：2539-2552

［358］BORKAR A N,BARDARO M F,CAMILLONI C,et al.Structure of a low-population binding intermediate in protein-RNA recognition［J］.Proceedings of the National Academy of Sciences,2016,113(26):7171-7176

［359］LINGAPPA V R,HURT C R,GARVEY E.Capsid assembly as a point of intervention for novel anti-viral therapeutics［J］.Curr Pharm Biotechnol,2013,14(5):513-523

［360］MATTEI S,FLEMMING A,ANDERSÖSSWEIN M,et al.RNA and Nucleocapsid Are Dispensable for Mature HIV-1 Capsid Assembly［J］.Journal of Virology,2015,89(19):9739-9747

［361］AYNA A,HENRY MC N,JACOB E,et al.Analysis of small molecule ligands targeting the HIV-1 matrix protein-RNA binding site［J］.Journal of Biological Chemistry,2013,288(1):666-676

［362］LEE J H,CULVER G,CARPENTER S,et al.Analysis of the EIAV Rev-Responsive Element(RRE)Reveals a Conserved RNA Motif Required for High Affinity Rev Binding in Both HIV-1 and EIAV［J］.PLoS One,2008,3(6):e2272

［363］JEONG Y Y,KIM S H,JANG S I,et al.Examination of specific binding activity of aptamer RNAs to the HIV-NC by using a cell-based in vivo assay for protein-RNA interaction［J］.Bmb Reports,2008,41(7):511-515

［364］FOURTOUNIS J,FALGUEYRET J P,SAYEGH C E.Assessing protein-RNA interactions using microfluidic capillary mobility shift assays［J］.Analytical Biochemistry,2011,411(1):161-163

［365］ GOLDSCHMIDT V,MILLER JENKINS L M,DE ROCQUIGNY H,et al.The nucleocapsid protein of HIV-1 as a promising therapeutic target for antiviral drugs［J］.HIV Therapy,2010,4(2):179-198

［366］ ALLEN P,COLLINS B,BROWN D,et al.A specific RNA structural motif mediates high affinity binding by the HIV-1 nucleocapsid protein(NCp7)［J］.Virology,1996,225(2):306-315

［367］ BERGLUND J A,CHARPENTIER B,ROSBASH M.A high affinity binding site for the HIV-1 nucleocapsid protein［J］. Nucleic Acids Res,1997,25(5):1042-1049

［368］ LOCHRIE M A,WAUGH S,PRATT D J,et al.In vitro selection of RNAs that bind to the human immunodeficiency virus type-1 gag polyprotein［J］.Nucleic Acids Res,1997,25(14):2902-2910

［369］ KIM S J,KIM M Y,LEE J H,et al.Selection and stabilization of the RNA aptamers against the human immunodeficiency virus type-1 nucleocapsid protein［J］.Biochem Biophys Res Commun,2002,291(4):925-931

［370］ PARK M Y,KWON J,LEE S,et al.Selection and characterization of peptides specifically binding to HIV-1 psi(psi)RNA［J］. Virus Res,2004,106(1):77-81

［371］ STEPHEN A G,WORTHY K M,TOWLER E,et al.Identification of HIV-1 nucleocapsid protein:nucleic acid antagonists with cellular anti-HIV activity［J］.Biochem Biophys Res Commun,2002,296(5):1228-1237

［372］ SHVADCHAK V,SANGLIER S,ROCLE S,et al.Identification by high throughput screening of small compounds inhibiting the nucleic acid destabilization activity of the HIV-1 nucleocapsid protein［J］.Biochimie,2009,91(7):916-923

［373］ MORI M,DIETRICH U,MANETTI F,et al.Molecular dynamics and DFT study on HIV-1 nucleocapsid protein-7 in complex with viral genome［J］.J Chem Inf Model,2010,50(4):638-650

［374］ MORI M,MANETTI F,BOTTA M.Predicting the binding mode of known NCp7 inhibitors to facilitate the design of novel modulators［J］.J Chem Inf Model,2011,51(2):446-454

［375］ MORI M,SCHULT-DIETRICH P,SZAFAROWICZ B,et al.Use of virtual screening for discovering antiretroviral compounds interacting with the HIV-1 nucleocapsid protein［J］.Virus Res,2012,169(2):377-387

［376］ BREUER S,CHANG M W,YUAN J,et al.Identification of HIV-1 inhibitors targeting the nucleocapsid protein［J］.J Med Chem,2012,55(11):4968-4977

［377］ GOUDREAU N,HUCKE O,FAUCHER A M,et al.Discovery and structural characterization of a new inhibitor series of HIV-1 nucleocapsid function:NMR solution structure determination of a ternary complex involving a 2:1 inhibitor/NC stoichiometry［J］.J Mol Biol,2013,425(11):1982-1998

［378］ MORI M,NUCCI A,LANG M C,et al.Functional and structural characterization of 2-amino-4-phenylthiazole inhibitors of the HIV-1 nucleocapsid protein with antiviral activity［J］.ACS Chem Biol,2014,9(9):1950-1955

［379］ DAVIS W R,GABBARA S,HUPE D,et al.Actinomycin D inhibition of DNA strand transfer reactions catalyzed by HIV-1 reverse transcriptase and nucleocapsid protein［J］.Biochemistry,1998,37(40):14213-14221

［380］ GUO J,WU T,BESS J,et al.Actinomycin D inhibits human immunodeficiency virus type 1 minus-strand transfer in in vitro and endogenous reverse transcriptase assays［J］.J Virol,1998,72(8):6716-6724

［381］ DAUGHERTY M D,BOOTH D S,JAYARAMAN B,et al.HIV Rev response element(RRE)directs assembly of the Rev homooligomer into discrete asymmetric complexes［J］.Proceedings of the National Academy of Sciences of the United States of America,2010,107(28):12481-12486

［382］ CHUNG J,MUJEEB A,JIANG Y,et al.A small molecule,Lys-Ala-7-amido-4-methylcoumarin,facilitates RNA dimer maturation of a stem-loop 1 transcript in vitro:structure-activity relationship of the activator［J］.Biochemistry,2008,47(31): 8148-8156

［383］ CHUNG J,ULYANOV N B,GUILBERT C,et al.Binding characteristics of small molecules that mimic nucleocapsid protein-induced maturation of stem-loop 1 of HIV-1 RNA［J］.Biochemistry,2010,49(30):6341-6351

［384］ WARUI D M,BARANGER A M.Identification of specific small molecule ligands for stem loop 3 ribonucleic acid of the packaging signal Psi of human immunodeficiency virus-1［J］.J Med Chem,2009,52(17):5462-5473

［385］ WARUI D M,BARANGER A M.Identification of small molecule inhibitors of the HIV-1 nucleocapsid-stem-loop 3 RNA complex［J］.J Med Chem,2012,55(9):4132-4141

［386］ SOSIC A,FRECENTESE F,PERISSUTTI E,et al.Design,synthesis and biological evaluation of TAR and cTAR binders as HIV-1 nucleocapsid inhibitors［J］.MedChemComm,2013,4(10):1388

［387］ TURNER K B,HAGAN N A,FABRIS D.Inhibitory effects of archetypical nucleic acid ligands on the interactions of HIV-1 nucleocapsid protein with elements of Psi-RNA［J］.Nucleic Acids Res,2006,34(5):1305-1316

［388］ FREISZ S,LANG K,MICURA R,et al.Binding of aminoglycoside antibiotics to the duplex form of the HIV-1 genomic RNA dimerization initiation site［J］.Angew Chem Int Ed Engl,2008,47(22):4110-4113

［389］展鹏,刘新泳.RNA 干扰抗人免疫缺陷病毒感染的作用靶点［J］.中国药学杂志,2008,43(16):1201-1207

［390］张权,李德钊,何艳,等.RNA 干扰抗 HIV-1 的研究进展［J］.中华微生物学和免疫学杂志,2015(2):156-160

［391］FIRE A,XU S,MONTGOMERY M K,et al.Potent and specific genetic interference by double-stranded RNA in Caenorhabditis elegans［J］.Nature,1998,391(6669):806-811

［392］TIJSTERMAN M,KETTING R F,PLASTERK R H.The genetics of RNA silencing［J］.Annu Rev Genet,2002,36:489-519

［393］LEUNG R K,WHITTAKER P A.RNA interference:from gene silencing to gene-specific therapeutics［J］.Pharmacol Ther, 2005,107(2):222-239

［394］HERRERA-CARRILLO E,BERKHOUT B.Gene therapy strategies to block HIV-1 replication by RNA interference［J］. Adv Exp Med Biol,2015,848:71-95

［395］WESTERHOUT E M,TER BRAKE O,BERKHOUT B.The virion-associated incoming HIV-1 RNA genome is not targeted by RNA interference［J］.Retrovirology,2006,3:57

［396］HAWKINS P G,SANTOSO S,ADAMS C,et al.Promoter targeted small RNAs induce long-term transcriptional gene silencing in human cells［J］.Nucleic Acids Res,2009,37(9):2984-2995

［397］SUZUKI K,SHIJUUKU T,FUKAMACHI T,et al.Prolonged transcriptional silencing and CpG methylation induced by siRNAs targeted to the HIV-1 promoter region［J］.J RNAi Gene Silencing,2005,1(2):66-78

［398］BOBBIN M L,BURNETT J C,ROSSI J J.RNA interference approaches for treatment of HIV-1 infection［J］.Genome Med, 2015,7(1):50

［399］DENG Y,WANG C C,CHOY K W,et al.Therapeutic potentials of gene silencing by RNA interference:principles,challenges, and new strategies［J］.Gene,2014,538(2):217-227

［400］WESTERHOUT E M,OOMS M,VINK M,et al.HIV-1 can escape from RNA interference by evolving an alternative structure in its RNA genome［J］.Nucleic Acids Res,2005,33(2):796-804

［401］BENNASSER Y,LE S Y,BENKIRANE M,et al.Evidence that HIV-1 encodes an siRNA and a suppressor of RNA silencing ［J］.Immunity,2005,22(5):607-619

［402］NOVINA C D,MURRAY M F,DYKXHOORN D M,et al.siRNA-directed inhibition of HIV-1 infection［J］.Nat Med,2002, 8(7):681-686

［403］QIN X F,AN D S,CHEN I S,et al.Inhibiting HIV-1 infection in human T cells by lentiviral-mediated delivery of small interfering RNA against CCR5［J］.Proc Natl Acad Sci U S A,2003,100(1):183-188

［404］KIM S S,PEER D,KUMAR P,et al.RNAi-mediated CCR5 silencing by LFA-1-targeted nanoparticles prevents HIV infection in BLT mice［J］.Mol Ther,2010,18(2):370-376

［405］ANDERSON J,BANERJEA A,PLANELLES V,et al.Potent suppression of HIV type 1 infection by a short hairpin anti-CXCR4 siRNA［J］.AIDS Res Hum Retroviruses,2003,19(8):699-706

［406］ZHOU N,FANG J,MUKHTAR M,et al.Inhibition of HIV-1 fusion with small interfering RNAs targeting the chemokine coreceptor CXCR4［J］.Gene Ther,2004,11(23):1703-1712

［407］ANDERSON J,AKKINA R.HIV-1 resistance conferred by siRNA cosuppression of CXCR4 and CCR5 coreceptors by a bispecific lentiviral vector［J］.AIDS Res Ther,2005,2(1):1

［408］ROSCIC-MRKIC B,FISCHER M,LEEMANN C,et al.RANTES(CCL5)uses the proteoglycan CD44 as an auxiliary receptor to mediate cellular activation signals and HIV-1 enhancement［J］.Blood,2003,102(4):1169-1177

［409］FRLETA D,OCHOA C E,KRAMER H B,et al.HIV-1 infection-induced apoptotic microparticles inhibit human DCs via CD44［J］.J Clin Invest,2012,122(12):4685-4697

［410］ARRIGHI J F,PION M,GARCIA E,et al.DC-SIGN-mediated infectious synapse formation enhances X4 HIV-1 transmission from dendritic cells to T cells［J］.J Exp Med,2004,200(10):1279-1288

［411］ARRIGHI J F,PION M,WIZNEROWICZ M,et al.Lentivirus-mediated RNA interference of DC-SIGN expression inhibits human immunodeficiency virus transmission from dendritic cells to T cells［J］.J Virol,2004,78(20):10848-10855

［412］GUZZI C,ALFARANO P,SUTKEVICIUTE I,et al.Detection and quantitative analysis of two independent binding modes of a small ligand responsible for DC-SIGN clustering［J］.Org Biomol Chem,2016,14(1):335-344

［413］NAIR M P,REYNOLDS J L,MAHAJAN S D,et al.RNAi-directed inhibition of DC-SIGN by dendritic cells:prospects for HIV-1 therapy［J］.AAPS J,2005,7(3):E572-E578

［414］JIN C,LI J,CHENG L,et al.Gp120 binding with DC-SIGN induces reactivation of HIV-1 provirus via the NF-kappaB signaling pathway［J］.Acta Biochim Biophys Sin(Shanghai),2016,48(3):275-281

［415］CHIU Y L,CAO H,JACQUE J M,et al.Inhibition of human immunodeficiency virus type 1 replication by RNA interference directed against human transcription elongation factor P-TEFb(CDK9/CyclinT1)［J］.J Virol,2004,78(5):2517-2529

［416］KACZMAREK M K,WOLSCHENDORF F,SCHIRALLI L G,et al.RNAP II processivity is a limiting step for HIV-1 transcription independent of orientation to and activity of endogenous neighboring promoters［J］.Virology,2015,486：7-14

［417］PAZ S,KRAINER A R,CAPUTI M.HIV-1 transcription is regulated by splicing factor SRSF1［J］.Nucleic Acids Research,2014,42(22)：13812-13823

［418］GU J,BABAYEVA N D,SUWA Y,et al.Crystal structure of HIV-1 Tat complexed with human P-TEFb and AFF4［J］.Cell Cycle,2014,13(11)：1788-1797

［419］TAHIROV T H,BABAYEVA N D,VARZAVAND K,et al.Crystal structure of HIV-1 Tat complexed with human P-TEFb［J］.Nature,2010,465(7299)：747-751

［420］SCHULZE-GAHMEN U,UPTON H,BIRNBERG A,et al.The AFF4 scaffold binds human P-TEFb adjacent to HIV Tat［J］.eLife,2013,2：e00327

［421］PING Y H,CHU C Y,CAO H,et al.Modulating HIV-1 replication by RNA interference directed against human transcription elongation factor Spt5［J］.Retrovirology,2004,1：46

［422］STADELMAYER B,MICAS G,GAMOT A,et al.Integrator complex regulates NELF-mediated RNA polymerase II pause/release and processivity at coding genes［J］.Nat Commun,2014,5：5531

［423］于明艳,刘新泳.HIV-1 的转录因子 NF-κB 及其抑制剂的研究进展[J].药学学报,2007,42(10)：1007-1012

［424］SURABHI R M,GAYNOR R B.RNA interference directed against viral and cellular targets inhibits human immunodeficiency Virus Type 1 replication［J］.J Virol,2002,76(24)：12963-12973

［425］ZIMMERMAN C,KLEIN K C,KISER P K,et al.Identification of a host protein essential for assembly of immature HIV-1 capsids［J］.Nature,2002,415(6867)：88-92

［426］LINGAPPA J R,DOOHER J E,NEWMAN M A,et al.Basic residues in the nucleocapsid domain of Gag are required for interaction of HIV-1 gag with ABCE1(HP68),a cellular protein important for HIV-1 capsid assembly［J］.J Biol Chem,2006,281(7)：3773-3784

［427］陈洪飞,刘新泳.TSG101 蛋白在 HIV-1 出芽过程中的作用及其抑制剂[J].药学学报,2008,43(12)：1165-1170

［428］MARTIN-SERRANO J,ZANG T,BIENIASZ P D.HIV-1 and Ebola virus encode small peptide motifs that recruit Tsg101 to sites of particle assembly to facilitate egress［J］.Nat Med,2001,7(12)：1313-1319

［429］EHRLICH L S,MEDINA G N,PHOTIADIS S,et al.Tsg101 regulates PI(4,5)P2/Ca(2+)signaling for HIV-1 Gag assembly［J］.Front Microbiol,2014,5：234

［430］GARRUS J E,VON SCHWEDLER U K,PORNILLOS O W,et al.Tsg101 and the vacuolar protein sorting pathway are essential for HIV-1 budding［J］.Cell,2001,107(1)：55-65

［431］HA H C,JULURI K,ZHOU Y,et al.Poly(ADP-ribose)polymerase-1 is required for efficient HIV-1 integration［J］.Proc Natl Acad Sci U S A,2001,98(6)：3364-3368

［432］KAMEOKA M,NUKUZUMA S,ITAYA A,et al.Poly(ADP-ribose)polymerase-1 is required for integration of the human immunodeficiency virus type 1 genome near centromeric alphoid DNA in human and murine cells［J］.Biochem Biophys Res Commun,2005,334(2)：412-417

［433］PARENT M,YUNG T M,RANCOURT A,et al.Poly(ADP-ribose)polymerase-1 is a negative regulator of HIV-1 transcription through competitive binding to TAR RNA with Tat.positive transcription elongation factor b(p-TEFb)complex［J］.J Biol Chem,2005,280(1)：448-457

［434］GUTIERREZ D A,VALDES L,SERGUERA C,et al.Poly(ADP-ribose)polymerase-1 silences retroviruses independently of viral DNA integration or heterochromatin formation［J］.Journal of General Virology,2016,97(7)：1686-1692

［435］ROM S,REICHENBACH N L,DYKSTRA H,et al.The dual action of poly(ADP-ribose)polymerase-1(PARP-1)inhibition in HIV-1 infection：HIV-1 LTR inhibition and diminution in Rho GTPase activity［J］.Frontiers in Microbiology,2015,6：878

［436］DE IACO A,LUBAN J.Cyclophilin A promotes HIV-1 reverse transcription but its effect on transduction correlates best with its effect on nuclear entry of viral cDNA［J］.Retrovirology,2014,11：11

［437］LIU C,PERILLA J R,NING J,et al.Cyclophilin A stabilizes the HIV-1 capsid through a novel non-canonical binding site［J］.Nat Commun,2016,7：10714

［438］LIU S,ASPARUHOVA M,BRONDANI V,et al.Inhibition of HIV-1 multiplication by antisense U7 snRNAs and siRNAs targeting cyclophilin A［J］.Nucleic Acids Res,2004,32(12)：3752-3759

［439］HAUBER I,BEVEC D,HEUKESHOVEN J,et al.Identification of cellular deoxyhypusine synthase as a novel target for antiretroviral therapy［J］.J Clin Invest,2005,115(1)：76-85

［440］SCHROEDER M,KOLODZIK A,PFAFF K,et al.In silico design,synthesis,and screening of novel deoxyhypusine synthase inhibitors targeting HIV-1 replication［J］.ChemMedChem,2014,9(5)：940-952

［441］曹原,刘新泳.Rev 蛋白:抗 HIV-1 感染的新靶点［J］.生命的化学,2006,26(4):294-297

［442］曹原,刘新泳.HIV-1 Rev 蛋白及相关抑制剂［J］.药学学报,2007,42(4):347-351

［443］YU Z,SANCHEZ-VELAR N,CATRINA I E,et al.The cellular HIV-1 Rev cofactor hRIP is required for viral replication［J］. Proc Natl Acad Sci U S A,2005,102(11):4027-4032

［444］LIU J,HENAO-MEJIA J,LIU H,et al.Translational regulation of HIV-1 replication by HIV-1 Rev cellular cofactors Sam68, eIF5A,hRIP,and DDX3［J］.J Neuroimmune Pharmacol,2011,6(2):308-321

［445］LIEWEN H,MEINHOLD-HEERLEIN I,OLIVEIRA V,et al.Characterization of the human GARP(Golgi associated retrograde protein)complex［J］.Exp Cell Res,2005,306(1):24-34

［446］BRASS A L,DYKXHOORN D M,BENITA Y,et al.Identification of host proteins required for HIV infection through a functional genomic screen［J］.Science,2008,319(5865):921-926

［447］MURRAY J L,MAVRAKIS M,MCDONALD N J,et al.Rab9 GTPase is required for replication of human immunodeficiency virus type 1,filoviruses,and measles virus［J］.J Virol,2005,79(18):11742-11751

［448］QI M,WILLIAMS J A,CHU H,et al.Rab11-FIP1C and Rab14 direct plasma membrane sorting and particle incorporation of the HIV-1 envelope glycoprotein complex［J］.PLoS Pathog,2013,9(4):e1003278

［449］TAKAHASHI K,UCHIDA C,SHIN R W,et al.Prolyl isomerase,Pin1:new findings of post-translational modifications and physiological substrates in cancer,asthma and Alzheimer's disease［J］.Cellular and Molecular Life Sciences,2008,65(3): 359-375

［450］MISUMI S,INOUE M,DOCHI T,et al.Uncoating of Human Immunodeficiency Virus Type 1 Requires Prolyl Isomerase Pin1 ［J］.Journal of Biological Chemistry,2010,285(33):25185-25195

［451］NISHITSUJI H,HAYASHI T,TAKAHASHI T,et al.Augmentation of reverse transcription by integrase through an interaction with host factor,SIP1/Gemin2 Is critical for HIV-1 infection［J］.PLoS One,2009,4(11):e7825

［452］HAMAMOTO S,NISHITSUJI H,AMAGASA T,et al.Identification of a novel human immunodeficiency virus type 1 integrase interactor,Gemin2,that facilitates efficient viral cDNA synthesis in vivo［J］.J Virol,2006,80(12):5670-5677

［453］CHAUDHARY P,KHAN S Z,RAWAT P,et al.HSP70 binding protein 1(HSPBP1)suppresses HIV-1 replication by inhibiting NF-kappaB mediated activation of viral gene expression［J］.Nucleic Acids Res,2016,44(4):1613-1629

［454］WHEELER D S,DUNSMORE K E,WONG H R.Intracellular delivery of HSP70 using HIV-1 Tat protein transduction domain ［J］.Biochem Biophys Res Commun,2003,301(1):54-59

［455］URANO E,MORIKAWA Y,KOMANO J.Novel role of HSP40/DNAJ in the regulation of HIV-1 replication［J］.J Acquir Immune Defic Syndr,2013,64(2):154-162

［456］ANDERSON I,LOW J S,WESTON S,et al.Heat shock protein 90 controls HIV-1 reactivation from latency［J］.Proc Natl Acad Sci U S A,2014,111(15):E1528-E1537

［457］KUMAR M,RAWAT P,KHAN S Z,et al.Reciprocal regulation of human immunodeficiency virus-1 gene expression and replication by heat shock proteins 40 and 70［J］.J Mol Biol,2011,410(5):944-958

［458］LOW J S,FASSATI A.HSP90:a chaperone for HIV-1［J］.Parasitology,2014,141(9):1192-1202

［459］CANNON G,YI Y,NI H,et al.HIV envelope binding by macrophage-expressed gp340 promotes HIV-1 infection［J］.J Immunol,2008,181(3):2065-2070

［460］ST-PIERRE C,MANYA H,OUELLET M,et al.Host-soluble galectin-1 promotes HIV-1 replication through a direct interaction with glycans of viral gp120 and host CD4［J］.J Virol,2011,85(22):11742-11751

［461］SPEAR M,GUO J,TURNER A,et al.HIV-1 triggers WAVE2 phosphorylation in primary CD4 T cells and macrophages, mediating Arp2/3-dependent nuclear migration［J］.J Biol Chem,2014,289(10):6949-6959

［462］KOMANO J,MIYAUCHI K,MATSUDA Z,et al.Inhibiting the Arp2/3 complex limits infection of both intracellular mature vaccinia virus and primate lentiviruses［J］.Mol Biol Cell,2004,15(12):5197-5207

［463］TANG H,PENG T,WONG-STAAL F.Novel technologies for studying virus-host interaction and discovering new drug targets for HCV and HIV［J］.Current Opinion in Pharmacology,2002,2(5):541-554

［464］HUANG H,SANTOSO N,POWER D,et al.FACT Proteins,SUPT16H and SSRP1,Are Transcriptional Suppressors of HIV-1 and HTLV-1 That Facilitate Viral Latency［J］.J Biol Chem,2015,290(45):27297-27310

第12章

·····

基于天然产物的 HIV 抑制剂研究进展

现代药物发现在很大程度上是基于对小分子化合物与特定生物大分子结合或对其功能的调节作用的筛选。天然产物可以看作是一类经过自然界长期进化而形成的优势结构（privileged structure），能够优先与多种蛋白质或药物靶点作用而产生特定的活性，可大大提高活性筛选的命中率。天然产物除了与酶或受体的活性部位结合发挥抑制或激活作用外，还可以与蛋白质的某些结构域或折叠模式结合，这种作用可调节蛋白质间的相互作用，这些天然小分子可成为免疫应答、信号转导、有丝分裂、细胞凋亡等生命过程的有效调节剂。由于天然产物经过长期的自然选择而形成了特定的蛋白结合能力和具有较大的分子体积，其有效调节蛋白质间相互作用的可能性增大。天然产物在生命过程中所表现出的这些重要作用，赋予了其在新药发现中不朽的生命力[1-4]。

当前，从天然产物中寻找抗 HIV 活性成分和直接应用天然药物及中药制剂治疗 AIDS 的研究已引起了人们的广泛兴趣。天然产物品种繁多，仅《本草纲目》就记载了 1892 种中草药，《本草纲目拾遗》又补充了 1021 种，是开发抗 HIV 药物的丰富资源。本章详细介绍了抗 HIV 活性天然产物的种类、部分作用靶点、化学结构以及构效关系等。

第1节 抗 HIV 活性天然产物概述

利用体外药物模型[5]筛选出有活性的天然产物是抗 HIV 药物先导化合物的主要来源：瑞士 CIBA-GEIGY 公司从放线菌 DSM7357 中证明一已知化合物抗霉素具有抗 HIV 活性；Helynck 等从链霉菌 SP9440 发酵液中发现具有抗 HIV 活性的环肽 PR71955；Yu 等人利用 ELISA 法发现了 40 余种中草药具有抑制 HIV PR 的作用以及罗士德等利用 MTT 法/XTT 法筛选出 144 种具有抗 HIV 活性的中草药等。

1 抗 HIV 活性天然产物的筛选

英国西方医学研究所、美国加州大学及香港中文大学中药研究中心分别筛选出穿心莲、夏枯草、紫花地丁、白头翁、黄连、叠银花、板蓝根、鱼腥草、虎杖、紫草、七叶莲、蟛蜞菊、牛蒡子等十几种大多为清热解毒的中药，认为对 HIV 有抑制生长作用；罗士德在体外抗 HIV 试验中筛选了 400 余种草药，发现其中 100 多种具有抗 HIV 活性[6]，包括红花、荔枝、酸枣、紫花地丁、桑白皮、紫草、巴豆、槟榔、白头翁、防风、蔓荆子、云南甘草、连翘、丁香、芫花等。

2 天然产物抗 HIV 活性成分的分类

近年，人们从中草药和海洋生物中分离得到了许多具有抑制 HIV 活性的天然活性物质，按其活性成分可以分为：

（1）多糖类化合物：硫酸酯葡聚糖、硫酸酯戊聚糖、磺化多糖等；

（2）蛋白质和肽类化合物：植物凝集素、植物蛋白 PAP、GAP31 等；

（3）生物碱类化合物：dercitin、camptothecin、batzalla alkaloids 等；

（4）香豆素类化合物：calanolide A 和 B、inophyllums B 和 P、soulattrolide 等；

（5）黄酮类化合物：黄芩苷、黄芩苷元、O-demethylbuchenavianine 等；

（6）木脂素类化合物：termillignan、thannilignan、FBI-FB5 等；

（7）酚酸类化合物：咖啡酸、姜黄素、3，4，5-

三 -O- 咖啡酰喹尼酸等；

（8）醌类化合物：金丝桃素、macluraxanthone B、1，2，5，8- 四羟基蒽醌等；

（9）萜类化合物：avarol、avarone、homalanthus acuminatus、白桦酸等；

（10）鞣质化合物：tellimagrandin I、LA-1、LA-2、LA-3 等；

（11）其他化合物：ATA、phenoxan、N-acetyl-benanomicin B、dermostatin A 等。

3 天然产物抗 HIV 活性成分的作用机制

根据前几章所述抗 HIV 的不同靶点，天然产物的活性成分的抗 HIV 机制大致可以分为：

（1）抑制病毒包膜糖蛋白的糖基化；

（2）抑制病毒 gp120 与细胞 CD4 受体的结合；

（3）抑制病毒 gp120 与协同受体 CCR5、CXCR4 等的结合；

（4）抑制 gp41 介导的病毒与细胞膜的融合过程；

（5）抑制逆转录酶的活性；

（6）抑制蛋白酶的活性；

（7）抑制整合酶的活性；

（8）影响 HIV 的装配和释放。

目前，还有相当多天然产物活性成分的抗 HIV 机制不明确，也没有建立理想的动物模型，这些化合物的体内抗病毒活性并未得到评价。虽然这些活性成分真正能开发成药物的可能性并不大，但作为先导天然化合物来筛选具有抗 HIV 活性的衍生物，具有十分重要的研究开发价值。

4 抗 HIV 中草药方剂

20 世纪 80 年代初，中国、美国、日本等国的中医和针灸专家对艾滋病进行了探索和实验治疗，并在中医理论的探索、中药方剂的研究、有效单味药的筛选、针刺治疗等方面取得了较大进展，表明了中药在治疗艾滋病方面大有可为[7]。1983 年，美国巴祖塔等提出以中医五行生克学说结合脉诊对艾滋病人作出五行分类和诊治方案；1987 年，在坦桑尼亚开展中医药治疗艾滋病研究的中国援非医疗队应用中医药治疗了大量的 HIV 感染者和 AIDS 病人，获得了大量中医药治疗艾滋病的第一手资料。

目前，经临床试验对艾滋病有疗效的中药方剂有小柴胡汤、人参汤、补中益气汤、当归补血汤、犀角地黄汤、消炎解毒汤、龙胆泻肝汤、白虎人参汤、羚羊钩藤汤、三角养阴汤、大黄牡丹汤、归脾汤、补阴汤、清营汤、牛黄解毒丸、六味地黄丸等。

（张　涛　刘新泳）

第 2 节　天然产物抗 HIV 活性成分

天然产物中具有抗 HIV 活性的化学成分主要有多糖类、蛋白质和肽类、生物碱类、香豆素类、黄酮类、木脂素类、酚酸类、醌类、萜类等。以这些抗 HIV 有效成分为先导化合物、进行结构简化和修饰、揭示作用机制和构效关系、发现具有更好疗效的药物在新药研发有着非常重要的作用。

1 多糖类化合物

硫酸酯葡聚糖、硫酸酯戊聚糖、肝素以及从多种植物特别是海藻中分离得到的硫酸酯多糖等多糖类化合物具有抗 HIV 活性。

1.1 多糖化合物的来源

海藻中的大型藻类（如红藻和褐藻）中含有丰富的硫酸酯多糖[8-9]：红藻 Asparagosis armata 中的硫酸酯半乳聚糖、红藻 Marine algae 中的木甘露聚糖和硫酸半乳聚糖、红藻 Schizymenia pacifica 中的海藻硫酸多糖、红藻 Nothogenia fastigiata 中的硫酸酯木甘露聚糖和 λ-、κ- 角叉菜胶以及红藻 Aghardhilla tenera、Eucheuma cottonii、Gigartina acicylaire 和 Gigartina pistillata 中的 λ-、κ- 角叉菜胶；褐藻 Fucus vesiculosus 中的岩藻聚糖、褐藻 Sargassum horneri 的主链为岩藻糖的硫酸多糖以及褐藻 Spirulina platensis 中的硫酸

化脂质多糖；铜藻中和树状海门冬中的硫酸多糖；墨角藻和石莼中的多糖；耳壳藻中的 peyssonol；蓝藻 Scytonema ssp. 和 Oscillatvria ravi 中的 9 个酰化的硫酸糖酯和双半乳糖酯；海洋假单胞菌 Pseudomonas 及甲藻 Dinoflagellata 中分得的硫酸酯多糖；螺旋藻水体物中的硫酸多糖；海洋微藻（Cochlodinium polykrikoides）中的纯多糖组分 A1、A2；海洋植物 Dinoflagellata 中的天然硫酸黏多糖 OKU40；海洋假单胞菌中提取制备的硫酸酯多糖 OKU41；太平洋裂腊藻的 SAE、经分子修饰而成的硫酸酯多糖类化合物聚甘古酯 - 海藻硫酸酯多糖 911 等。这些多糖化合物都具有或强或弱的抗 HIV 活性。

另外，紫花地丁中含乳糖的硫酸酯多糖、夏枯草和空心莲子草中的硫酸酯多糖、螃蜞菊中的双萜乳糖、箬竹中的硫酸化箬竹多糖、Meretrix petechialis 中的硫酸化 β- 半乳聚糖、香菇 Lentinus edodes 中的香菇多糖、日本五针松 Pinus parviflora 中的 PC6 和 PC7、Rhizophora apiculata 的 RAP、红茄冬树的 RMP、海索草的 MRA-10、大米麦麸的 MGN-3 以及莲藕中提取的多糖 LB2[10] 等也是具有抗 HIV 活性的天然产物或以天然产物为先导经化学修饰的化合物。

1.2 多糖化合物的作用机制

硫酸酯多糖抗 HIV 的作用机制有[11]：干扰 HIV 对宿

主靶细胞的黏附、侵入；抑制 HIV 抗原的表达；抑制合胞体的形成；抑制逆转录酶的活性；抑制 HIVRNA 的整合、逆转录过程和提高机体免疫力等。

硫酸多糖与细胞表面的糖胺聚糖结构类似，其结构中带负电的硫酸基可以与 HIV gp120 上带正电的的 V3 环区相互作用；它能干扰 HIV 对 CD4 细胞株的吸附作用，竞争性抑制 HIV 与细胞的结合；此外，它也是 CD4 细胞表面分子的模拟配体，能够直接与 T 细胞表面受体结合，阻碍 HIV 与 CD4 细胞的吸附过程。硫酸酯多糖分子中的硫酸化侧链与 RNA 模板引物上的某些酶具有相同的结合位点，能通过抑制酶的活性发挥抗 HIV 作用。硫酸酯多糖抗 HIV 活性还和它提高机体的免疫力有关。硫酸酯多糖药物可增强 T、B 淋巴细胞的增殖反应能力、增强脾细胞产生 IL-2 以及溶血素抗体和巨噬细胞产生 IL-1 的能力，促进细胞因子间的相互作用，提高机体免疫力，增强机体的抗病毒能力。此外，硫酸酯多糖类物质的抗氧化性也可能是其抗 HIV 的另一重要机制。HIV 感染者细胞内外的抗氧化能力明显降低，产生过盛的自由基，对免疫 T 淋巴细胞造成一定的损伤，并刺激 HIV 的复制。硫酸酯多糖可以通过提高机体抗氧化酶 SOD、GSH-Px 的活性，清除多余的自由基；或作为抗氧化剂直接清除自由基，减轻免疫系统的损伤，提高机体免疫力。

不同的硫酸多糖抑制 HIV 感染的机制不同：硫酸化箬竹多糖能阻滞 HIV 与细胞的吸附；褐藻 Fucus vesiculosus 的岩藻聚糖具有抑制逆转录酶活性同时抑制合胞体的形成的作用；MGN-3 可以抑制 HIVp24 抗原的生成和合胞体的形成；红藻 Schizymenai acifica 的海藻硫酸多糖为 HIV 逆转录酶的特异性抑制剂；海藻硫酸酯多糖 911 不仅可以干扰 HIV 与细胞的吸附、抑制 HIV 逆转录酶活性，还能发挥抗氧化能力等。

由此可见，硫酸酯多糖作为抗 HIV 药物能从多个环节和步骤干扰 HIV 对宿主细胞的侵袭，而 HIV 不易对硫酸酯多糖产生抗药性。

1.3　多糖化合物的化学结构

硫酸酯多糖都具有类似硫酸葡萄糖（1）的结构：

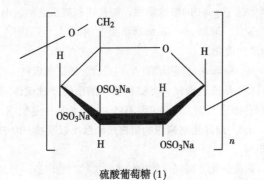

硫酸葡萄糖 (1)

1.4　多糖化合物的构效关系

研究表明，硫酸酯多糖的生物活性主要取决于多糖硫酸化程度及其取代位置、分子量、主链结构以及空间立体结构等因素[11-12]。

1.4.1　硫酸根与多糖抗 HIV 活性的关系

硫酸酯多糖的抗 HIV 活性与硫酸根的存在密切相关，硫酸根可能是某些硫酸酯多糖抗病毒活性的决定成分。有报道表明，角叉菜胶和肝素等多糖具有抑制疱疹病毒复制的作用，但是若将这些多糖的硫酸基团除去，则其抑制病毒复制的活性消失。De Clercq 认为要获得最佳抗 HIV 活性，每个糖单位含 2~3 个硫酸根是必需的，且随硫酸化程度的增加而加强。2001 年，Yoshida 发现呋喃树胶醛酸和木聚糖经过硫酸化后都有不同程度的抗 HIV 活性。

研究表明，硫酸多糖抗 HIV 活性还与硫酸根取代的位置有关，硫酸根的选择性取代在 O-2 或 O-3 位比 O-6 位活性更高。

1.4.2　硫酸根的含量、分子量大小与多糖抗 HIV 活性的关系

硫酸酯多糖的抗病毒活性还与其硫酸基团的含量、分子量的大小有关。如岩藻聚糖、κ- 角叉菜胶的活性随多糖的分子量及硫酸根的含量的变化而变化，一般多糖相对分子质量在 5 000~60 000Da，每个残基平均含硫酸根 1.5~2.0 个最佳。用低聚硫酸酯多糖处理经 HIV 病毒感染过的 MT-4 细胞时发现：当硫酸根大于 8 个时，表现出相似的抗 HIV 活性，其抗 HIV 的半数有效浓度为 0.19~0.67μg/ml；而当硫酸根小于 8 个时，其抗 HIV 的作用明显降低。

1.4.3　主链结构与多糖抗 HIV 活性的关系

研究指出，硫酸酯多糖的抗 HIV 活性与分子中的主链结构有关，而与分子中侧链结构关系不大。一般（1，3）-β-D- 葡聚糖和主链（1，3）键占优势的 β-D- 葡聚糖具有活性，而（1，6）-β-D- 葡聚糖活性低。Yoshida 等认为，硫酸酯多糖的高活性还与构成主链的单糖环的类型有关，呋喃单糖组成的硫酸酯多糖比吡喃单糖组成的硫酸酯多糖活性更高，这可能是因为呋喃环具有更大的弹性。Yoshida 研究还指出，主链或支链上氨基糖的比例越高，硫酸酯多糖的抗 HIV 活性越高，并随脱氧糖含量的降低而加强。Kazuyuki 在硫酸化氨基多糖时发现，3- 氨基 -3- 脱氧阿洛糖是氨基多糖具有抗 HIV 活性的关键。

此外，还有研究表明，均多糖硫酸酯如 κ- 角叉菜胶可作为 T- 淋巴细胞病毒Ⅲ型的抑制剂，而杂多糖硫酸酯如肝素则对 T- 淋巴细胞病毒Ⅲ型作用很弱，可见均多糖硫酸酯比杂多糖硫酸酯具有更强的抗 HIV 活性。

2　蛋白质和肽类化合物

多肽和蛋白类化合物以其独特的抗 HIV 活性和良好的临床试验结果引起人们的广泛关注。天然产物中具有抗 HIV 活性的这类化合物来源很广，有植物来源的核糖体失活蛋白和植物凝集素，有动物来源的蜂毒肽和 L- 氨基酸氧化酶，有微生物来源的 actinohivin 和 siamycin 类肽，有海洋生物来源的蓝藻抗病毒 -N（含氰病毒蛋白 -N、 cyanovirin-N、CV-N）和鲨肽以及人体来源的人绒毛膜促性腺激素等。

2.1 植物来源的蛋白质和肽类及其抗 HIV 作用机制

植物来源的具有抗 HIV 活性的蛋白质和肽类化合物主要有核糖体失活蛋白、植物凝集素和从热带植物 *Palicourea condensata* 中分离的环肽 palicourein 等。

核糖体失活蛋白（ribosome inactivating protein，RIP）是广泛存在于植物或微生物中的一种能够抑制哺乳类细胞蛋白质合成的毒蛋白[13]。研究发现多种 RIP 具有很强的抗 HIV 活性，如天花粉蛋白（trichosanthin，TCS）、栝楼根中的抗病毒蛋白 TAP29、苦瓜子中的抗病毒蛋白 MAP30、异株泻根蛋白（bryodin）、α- 苦瓜子蛋白、美洲商陆中的抗病毒蛋白（PAP）、大戟科植物 *Gelonium multiflorum* 种子中的抗 HIV 蛋白 GAP31、麝香石竹康乃馨叶子中的抗 HIV 蛋白 DAP30 和 DAP32、葫芦科欧洲藊属植物中的榄香胶素（bryodin）等。另外，蘑菇 *Lyophyllum shimeji* 中的 lyophyllin、LAP、*Hypsizigus marmoreus* 孢子体中 hypsin、*Flammulina velutipes* 孢子体中的 velutin 等，也具有一定的抗 HIV 活性。Lee-Huang 等研究发现，经初步的体外实验表明，纯化的抗 HIV RIP（即 MAP30、GAP31、DAP30、DAP32 和 TAP29）可显著抑制病毒合胞体形成、HIVp24 抗原表达及逆转录酶（RT）活性。

植物凝集素则是广泛存在于自然界中的一类多价碳水化合物结合蛋白，能可逆地高特异性地结合寡糖或糖蛋白。从雪花莲属植物雪花莲（*Galanthus nivalis*）、石蒜科朱顶红属（星花属）植物 *Hippeastrum hybrid*、水仙科植物黄水仙（*Narcissus pseudonarcissus*）、兰科对叶兰属植物 *Listera ovata*、兰属植物 *Cymbidium hybrid*、火烧兰属植物 *Epipactis helleborine* 中分离的甘露糖特异性凝集素和从荨麻科荨麻属植物大荨麻（*Ur2tica dioica*）中分离的 N- 乙酰葡萄糖胺特异性凝集素都显示抗 HIV 活性[10]，这些凝集素主要是作用于 HIV 和细胞的融合过程。而从植物木菠萝（*jackfruit*，*Artocarpus integrifolia*）种子中分离的 jacalin，则主要是通过与 CD4 分子的结合来诱导细胞内的信号转导从而发挥抗 HIV 活性。

此外，从 *Myrianthus holstil* 中分离出的 MH1 可与游离病毒结合，使病毒膜蛋白 gp120 溶解，有效抑制 HIV。

2.2 动物来源的蛋白质和肽类及其抗 HIV 作用机制

动物来源的抗菌肽和 L- 氨基酸氧化酶具有抗 HIV 活性[14]。

抗菌肽广泛存在于哺乳类、两栖类和某昆虫类动物中，主要包括蜂毒肽、天蚕素和 maximin 3。蜂毒肽也称蜂毒溶血肽，是由 26 个氨基酸残基组成的两性 α- 螺旋肽，由蜜蜂毒腺中合成的蜂毒肽前体蛋白经二肽蛋白水解酶水解而成。天蚕素存在于昆虫和哺乳动物体内，也是由两个 α- 螺旋肽通过柔性片段连接而成的两性蛋白。蜂毒肽和天蚕素都能抑制 HIV 在急性感染细胞内的复制，用蜂毒肽处理 T- 淋巴细胞可以使细胞内 HIV Gag 抗原和 mRNA 表达减少，以及抑制 HIV 长末端重复序列（LTR）的活性，其抗 HIV 活性可能归于对感染细胞内病毒基因表达的抑制。

而 L- 氨基酸氧化酶（L-amino acid oxidase，TSV-LAO）是从竹叶青蛇毒中分离的一类以 FAD 作为辅基的蛋白酶。研究发现，TSV-LAO 体外具有很好的抗 HIV 的活性，并且主要依赖于蛋白本身的其他性质而非其氧化酶的活性，因而不能干扰 HIV 和细胞的结合。

此外，Ben Berkhout 等研究发现牛乳铁蛋白（BLF）对 HIV 的繁殖具有一定抑制性[15]，但 β- 酪蛋白及来源于 β- 酪蛋白的肽类有利于 HIV 的繁殖。

2.3 微生物来源的蛋白质和肽类以及抗 HIV 作用机制

目前已经从微生物中发现的具有抗 HIV 活性的肽类和蛋白类化合物主要是 actinohivi、chlompeptins I 和 chlompeptins II、环胞霉素 A、siamycin 肽以及 pepstatin A 等。

其中，actinohivin 是从放射菌株 K97-0003 培养基中分离到的由 114 个氨基酸残基组成的单链线形蛋白，它的抗 HIV 作用机制主要是阻断病毒和宿主细胞之间的融合。chlompeptins I 和 chlompeptins II 则是从放线菌类链霉菌 WK-3419 菌丝体中分离到的氯化肽，它们能能够抑制 gpl20-CD4 的结合。环胞霉素 A（cyclosporin A）是从多孢木霉菌和柱孢霉菌的代谢产物中提取的 11 个氨基酸残基的环化多肽，研究表明 cyelosporin A 通过抑制细胞因子 cyclophilin A 的活性，从而抑制 HIV Vpr 蛋白的功能性表达而发挥抗 HIV 活性。

Siamycin II（RP71955，BMY29303）、NP206（FR901724）和 siamycin I（BMY229304）是从链霉菌属（*Streptomyces*）中分离得到的 3 种 siamycin 类化合物，它们之间的差别仅在于 4 位或 17 位的氨基酸残基[16]。siamycin 在体外有抗 HIV 活性，它们对合胞体形成有强抑制作用，但对病毒 - 细胞间结合的抑制较弱。序列分析表明，siamycin II 和 gp41 残基的 608~628 位有 33% 的同源性。siamycin 可能通过多种机制干扰了 gp41 的融合活性，如直接和疏水性的 gp41 融合区结合，抑制 gp41 在细胞浆膜上的固定，或诱导 gp41 构象发生改变。

pepstatin A 是链霉菌产生的五肽天冬氨酸蛋白酶抑制剂，主要是通过抑制天冬氨酸蛋白酶活性干扰病毒 Gag-Pol 前体蛋白的加工从而抑制 H1V 在 H9 细胞中复制。

2.4 海洋生物来源的蛋白质和肽类以及抗 HIV 作用机制

研究证明，海洋生物中的各种天然产物将近一半具有各种生物活性。其中，从海绵、珊瑚、海鞘、海藻等海洋生物中提取的抗病毒活性物质有望成为新的抗 HIV 药物，而 CV-N 和鲨肽最具代表性。

CV-N 是从椭孢念珠藻（*Nostoc ellipsosporum*）提取物中

分得的一种全新的具有抗 H1V 活性的蛋白[17]。它能使实验室病毒株或 HIV-1 和 HIV-2 的分离株不可逆失活，还能紧密结合病毒包膜蛋白 gp120，阻断 gp120 与宿主细胞的 CD4 受体和辅助受体的相互作用，从而阻断 HIV 进入宿主细胞。

中国鲎肽（tachyplesin）和鲎肽（polyphemusin）两种多肽在中国鲎（*Tachypleus tridentatus*）和鲎（*Limuluspolyphemus*）的血细胞碎片中含量丰富。tachyplesin 的抗病毒活性可能归咎于对 HIV 吸附细胞的抑制。这些鲎肽经化学修饰得到的具有多价阳离子性的类似物 T-22，是一种特殊的 CXCR4 受体拮抗剂，能抑制细胞和病毒的融合。T-22 的衍生物 T134 和 T140 的抗 HIV 活性皆高于 T-22。

Plaza 等人从印尼海绵 *Siliquariaspongia mirabilis* 中前后分离提取到的多个环状缩酚酞化合物，具有较好的 HIV 融合抑制作用[18-19]。

2.5 人体来源的蛋白质和肽类以及抗 HIV 作用机制

人体内典型的抗 HIV 活性蛋白类化合物是人绒毛膜促性腺激素（human chofionic gonadotropin，Hcg）。这是一种由早期怀孕妇女的尿中提取纯化的胎盘分泌类糖蛋白，能够抑制 Kaposi 肉瘤的生长，减少 HIV 在人淋巴细胞和绒膜癌细胞中的感染。

乳铁蛋白（lactoferricin，LF）是转铁蛋白家族中的一种具有多种生物学功能的铁结合糖蛋白，在乳汁、泪液、血浆和精液中有较高浓度。LF 能体外抑制 HIV 的复制，且与 zidovudine 具有协同作用，可能是通过直接作用于 HIV gpl20 的 V3 环区而影响病毒和细胞的结合。

此外，作为提高病毒免疫力、调节免疫反应的蛋白质–干扰素（IFN），也具有抗 HIV 活性。IFN 可分为 IFNα、β、γ 三类。重组人干扰素 α-A 在体外可抑制 HIV 抗原的表达和 RT 的活性，调节病毒在外周血单核细胞中的复制。IFNγ 只对人体细胞株 U937 和 H9 等的 HIV 感染有效。

PRO 140 是 CytoDyn 公司正在开发的靶向 CCR5 的人源化 IgG4 单克隆抗体，能直接屏蔽 CCR5 协同受体，这是艾滋病毒进入 T 细胞的必需因子，但不干扰正常 CCR5 调控的免疫反应，能够保护健康细胞不被病毒感染。Ⅱb 期临床试验已在 2015 年 1 月完成，病毒全抑制患者其后 13 周治疗为患者自身皮下给药，患者耐受良好，无因不良反应而停药者[20]。

由丝氨酸–脯氨酸–酪氨酸组成的三肽 PANTES 能竞争结合 CCR5 辅助受体，从而起到抑制 HIV 感染的作用[21]。

3 生物碱类化合物

生物碱是一类重要的碱性含氮天然有机化合物，在动植物种含量较丰富。它们大多具有抗 HIV、抗肿瘤等生物活性，而且具有低毒性和低成本的特点[22]，因而从生物碱中寻找 HIV 抑制剂受到人们越来越多的关注。

3.1 黄酮类生物碱

John A Beutler 等人[23]用有机溶剂从 *Buchenavia capitata* 的叶子中提取出一系列具有抗 HIV 活性的黄酮类生物碱。其中，*O*-demethylbuchenavianine（2）是主要的有效成分，但其 HIV 抑制率较低，有必要进行结构优化。

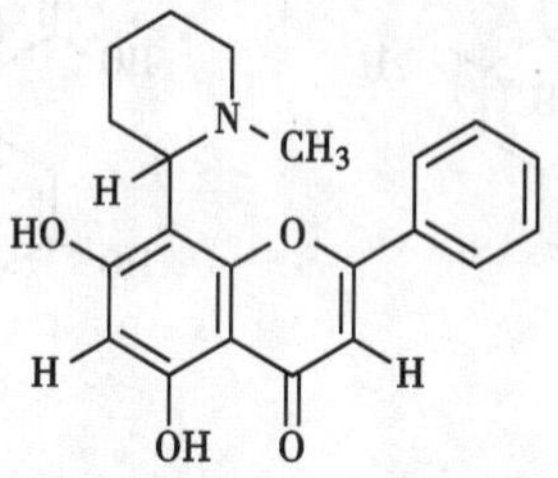

O-demethylbuchenavianine (2)

3.2 喹啉及异喹啉类生物碱

Mclormick[24] 等人从澳大利亚民间草药 *Euodie roxburghiana* 的浸取液中发现了具有抗 HIV 活性的以下五个喹啉类生物碱（3~7）。化合物 3 和 4 抗 HIV 的 EC$_{50}$ 分别为 0.94μg/ml 和 1.64μg/ml。

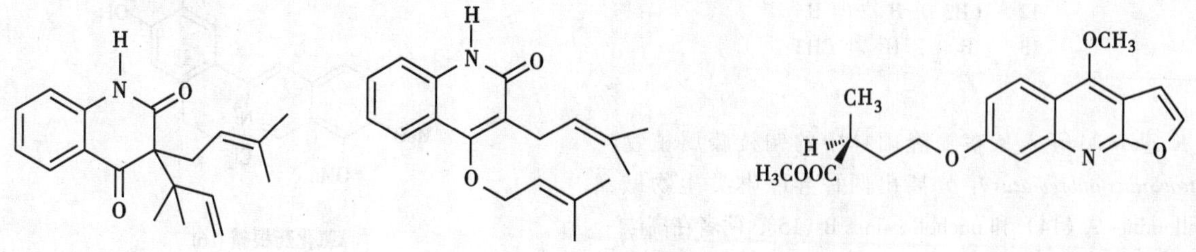

3

4

5

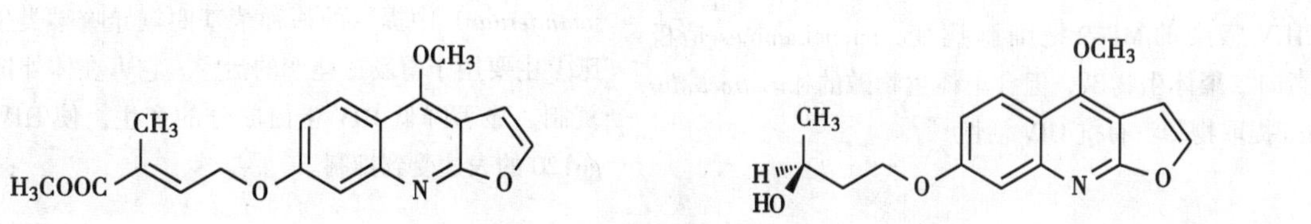

6

7

cepharanthine（8）是一四氢异喹啉类生物碱，具有广泛的生物活性，临床上多用于白细胞减少、脱发等症的治疗。在浓度为 30mg/L 时，cepharanthine 的 HIV 抑制率为 95.8%，而毒性较低。

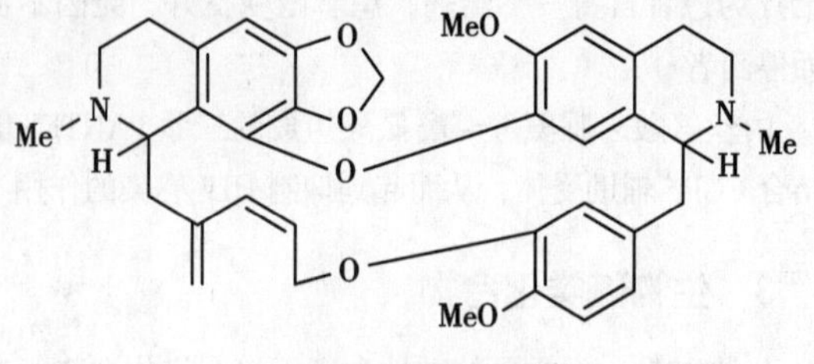

cepharanthine (8)

Yoshiki K 等人从莲属植物 *Nelumbo nucifera* 的叶子中提取到了衡州乌药碱（9）、去甲衡州乌药碱（10）、negfrine（11）、莲心碱（12）和异莲心碱（13）等化合物，对 HIV 的有效浓度在 0.8μg/ml 以下，细胞毒性也较小[25]。

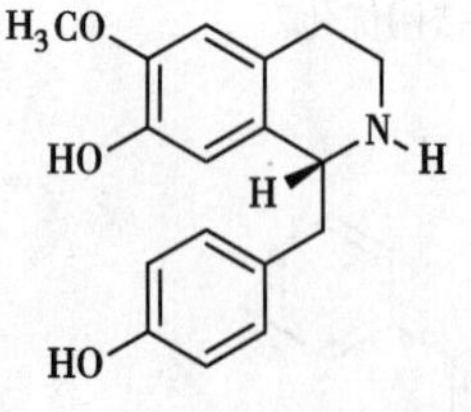

9

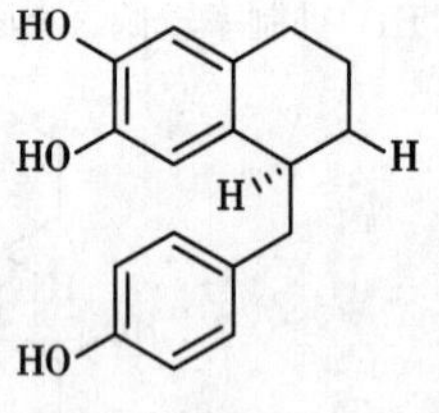

10

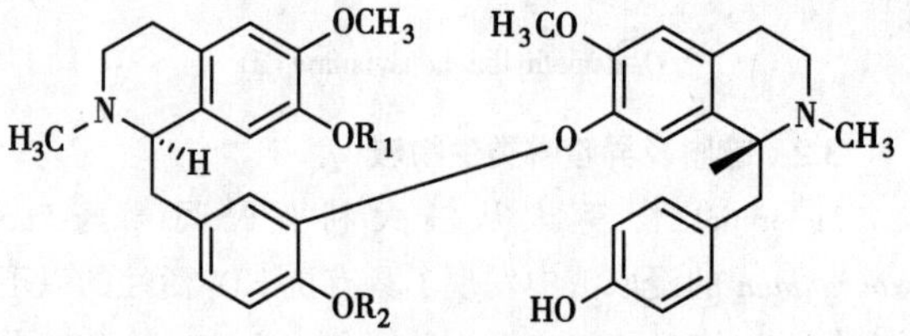

	R1	R2	R3
11	CH3	CH3	H
12	CH3	H	H
13	H	H	CH3

Kozikowski 等人从喀麦隆雨林中的钩枝藤属植物 *Ancistrocladus abbreviatus* 中分离出两种异喹啉类生物碱 michellamines A（14）和 michellamines B（15），两者在高浓度时都能抑制 HIV 感染的 CEM-SS 细胞中逆转录酶和 P24、SFU 的产生，且 michellamines B 的游离碱或 HBr 盐还能抑制 HIV 感染的 MF-2 把细胞病变。michellamines 是极性很高的二聚体生物碱，但含单体生物碱的 *Ancistrocladus tectorius* 提取物却没有抗 HIV 活性[26]。

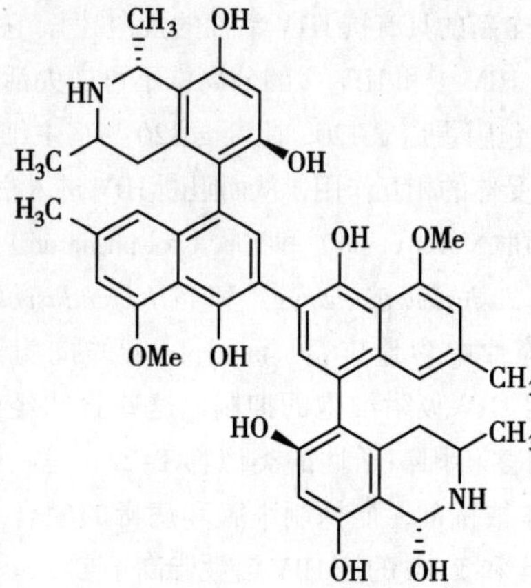

michellamines A (14)

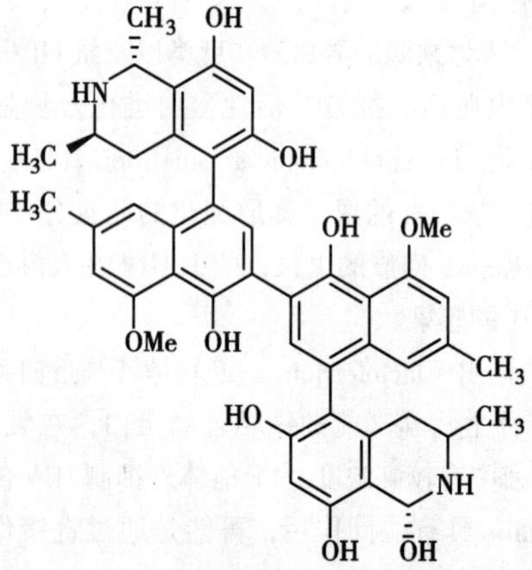

michellamines B (15)

protoberberine 是一种具有抗 HIV 活性的原小檗碱类生物碱。原小檗碱类生物碱对逆转录酶抑制性质主要是通过作用于模板启动子来发挥，活性最强的化合物为氯化药根碱（16）。其他黄连或黄柏来源的小檗碱和巴马汀也有比较强的抑制逆转录酶活性[27]。

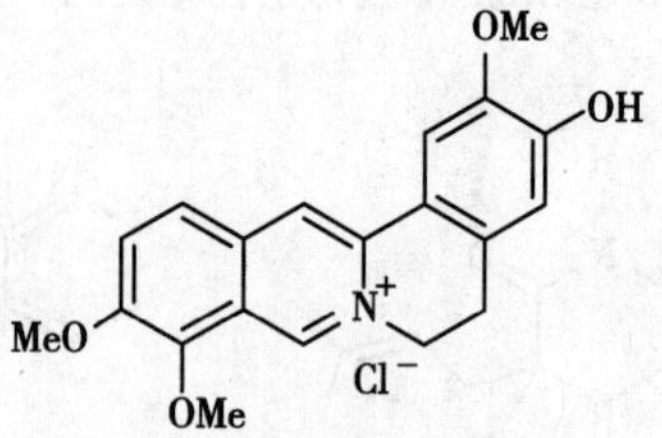

氯化药根碱 (16)

罂粟碱 papaverine（17）是从罂粟植物（*Papaver somniferum*）中提取的一种苄基四氢异喹啉类生物碱，临床上主要用于胃肠道痉挛的治疗。它可在体外抑制 HIV 的复制，显著降低 HIV 蛋白成分的产生，使 HIV 包膜蛋白 gp120 的表达受到抑制。

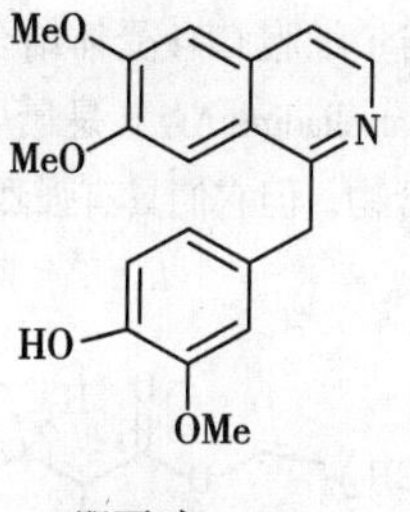

罂粟碱 (17)

3.3　吲哚和吡咯烷类生物碱

从澳大利亚栗木 *Castanospermum australe* 成熟种子中提取分离出来的吲哚类生物碱 castanospermine（18）、吡咯烷类生物碱 DMDP 以及 1-deoxynojirmmycin 都是具有抗 HIV 活性的天然有效成分[28]。它们能通过抑制葡萄糖酶 I 调节糖基化，阻止糖蛋白正常代谢过程中葡萄糖基的脱去，还可以通过抑制前提外壳糖蛋白 gp160 转化成成熟外壳糖蛋白 gp120 的过程来抑制合胞体的形成以及病毒的复制。

此外，castanospermine 还有可能破坏 HIV 与 CD4 受体的结合及病毒和细胞的膜融合，且毒性很低。

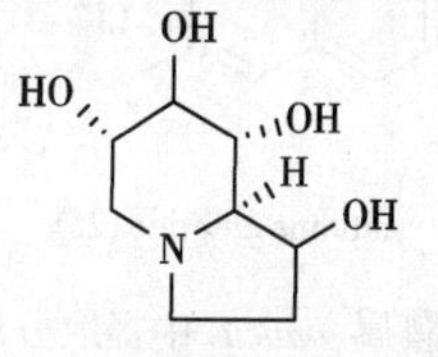

castanospermine (18)

Grupta L 等人从海洋生物中提取到了一些结构简单的二聚或三聚吲哚类生物碱，也具有比较好的抗 HIV 活性[29]。

从海南山小橘 *Glycosmis montana Pierre* 提取到吲哚类生物碱（19），有比较好的体外抗 HIV 活性（$EC_{50}=1.17\mu g/ml$）[30]。同时从该属植物中提取到两个咔唑类生物碱（20）和（21），活性研究发现也具有一定的抗 HIV 活性[30]（EC_{50} 分别为 $9.73\mu g/ml$、$4.47\mu g/ml$）。

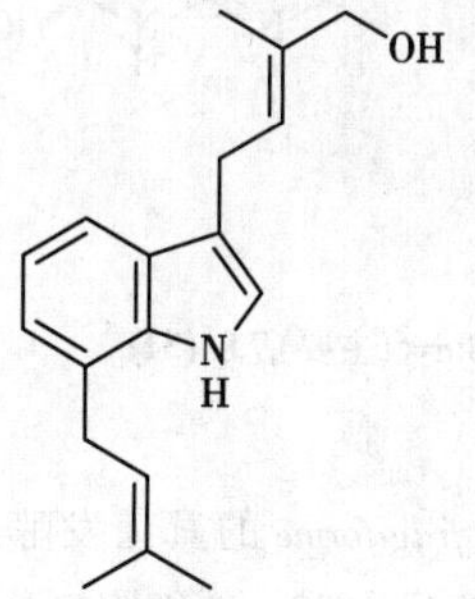

19

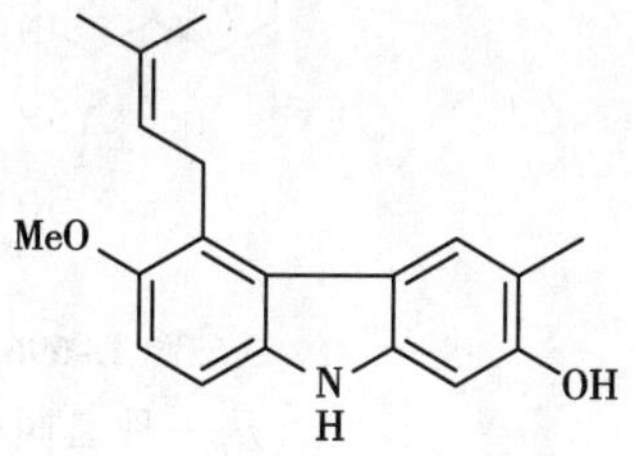

20

21

3.4　吐根碱类生物碱

来自 *Cephaclis pecacuanha* 的吐根碱和 *O*-甲基吐根碱（22）可以通过与酶-模板-启动子-底物复合物结合抑制 HIV-RT 聚合反应的延长阶段从而发挥其抗 HIV 作用。近期 Ana L 等人的研究，发现吐根碱具有抑制 HIV RT 的活性[31]。

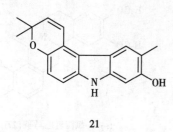

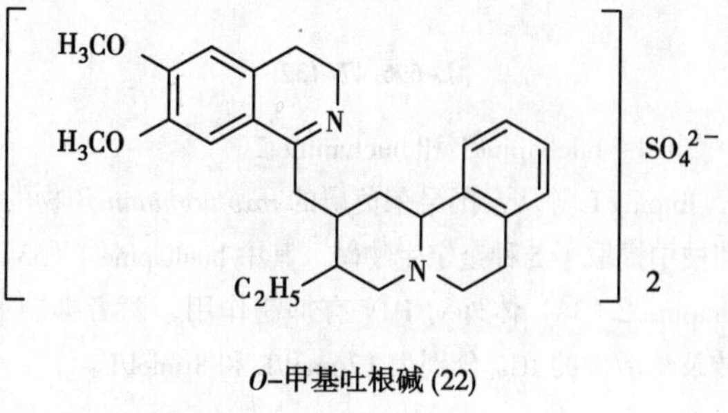

dercitin (23)

benzopenauthridine（BPA）型生物碱可通过与核算模板启动子作用抑制 RNA、DNA 酶与逆转录酶，其中 fagaronine chloride（24）和 nitidine chloride（25）活性最强。

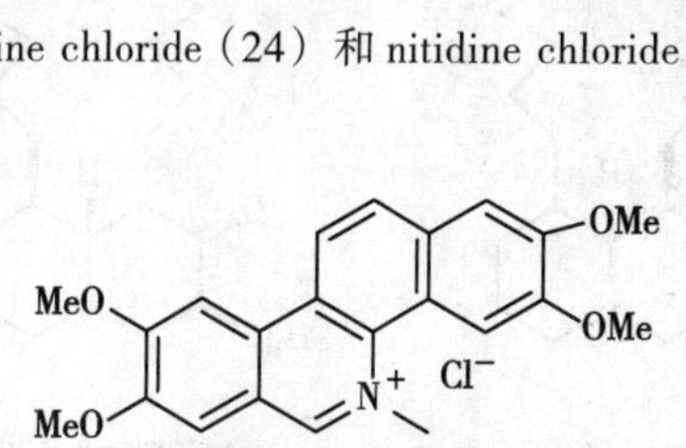

O-甲基吐根碱 (22)

3.5　芳香类生物碱

dercitin（23）是一种从深水渐批海绵中分离出来的五环芳香生物碱[32]。它既有抗 DNA 病毒活性也有抗 RNA 病毒活性。Taraporewala 等对其进行结构改造，合成出几个毒性较小的化合物，并将这两种活性分开，找到了抗病毒、抗肿瘤活性的基本单元，值得深入研究。

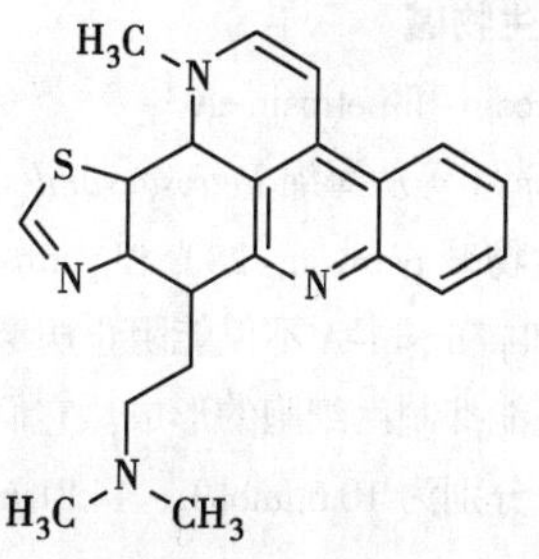

fagaronine chloride (24)

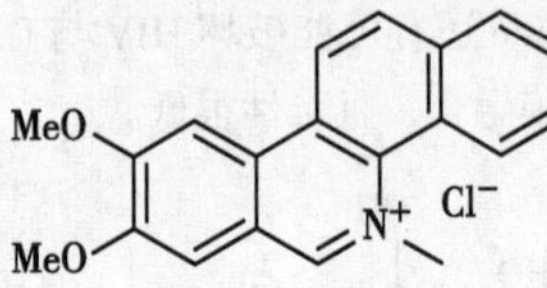

nitidine chloride (25)

Yan 等从细圆藤属 glaucus 中提取分离的莲花烷型生物碱 norruffscine（26）、（-）-8-氧四氢巴马亭（27）抗 HIV 活性研究中发现活性较好（EC$_{50}$ 分别为 10.9μmol/L 和 14.1μmol/L）[33]。

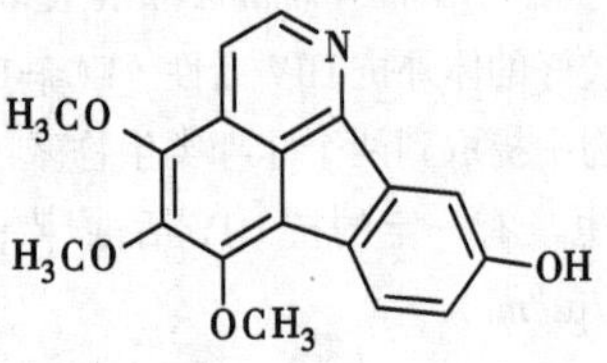

norruffscine (26)

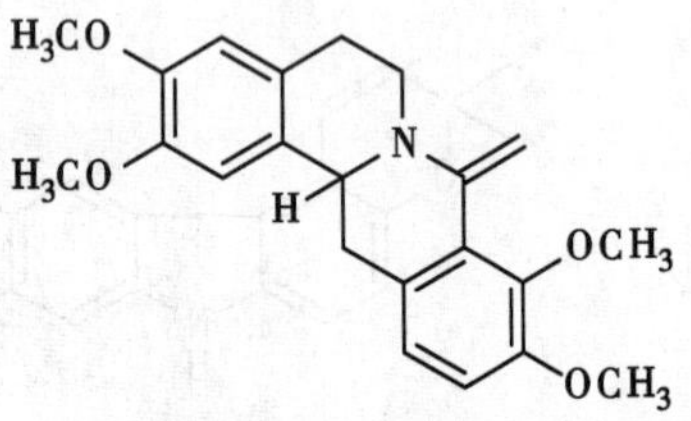

(-)-8-氧四氢巴马亭 (27)

3.6 其他生物碱

3.6.1 petrosin 和 petrosin-A

Venkateshwar J 等从海绵 Petrosia similes 中分离得到 2 个双喹诺里西啶生物碱 petrosin（28）和 petrosin-A（29）。实验表明，petrosin 和 petrosin-A 不仅能阻止病毒入侵，破坏其胞内功能，而且还能抑制巨细胞的形成。它们抑制细胞外 HIV 逆转录酶的 IC$_{50}$ 分别为 10.6μmol/L、14.81μmol/L。

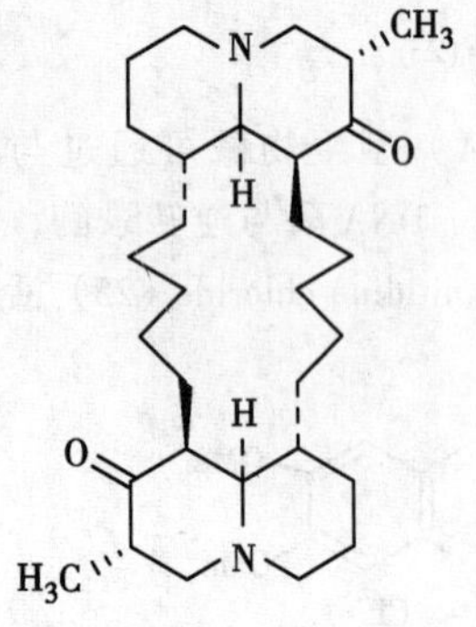

petrosin (28)

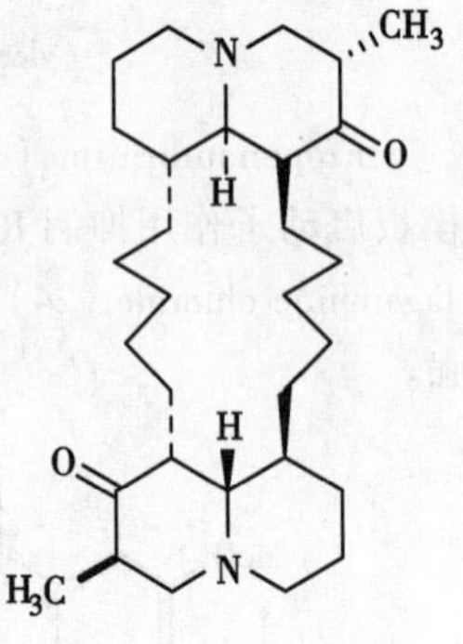

petrosin-A (29)

3.6.2 batzelladine A 和 batzelladine B

batzelladine A（30）和 batzelladine B（31）是美国史克公司的 AD.Patil 等从加勒比海海绵 Batzella ssp. 中分离出来的多环胍基生物碱。在 ESISA 实验以及细胞筛选中，它们均表现

出阻断 HIV gp120 与 T 细胞 CD4 受体结合以及 CD4 分子与 T 细胞结合的作用，batzelladine A、B 是最早发现的具有这种作用机制的小分子化合物，但它们具有强烈的细胞毒性。

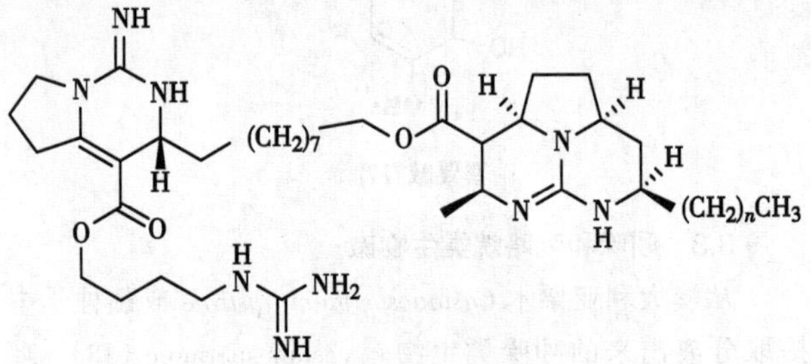

batzelladine A:n=8(主要),9,10 (30)

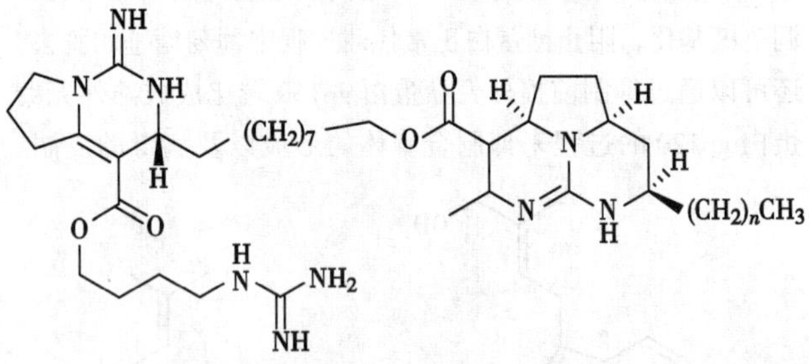

batzelladine B:n=6(主要),7,8 (31)

3.6.3 L-696，474

从一种名叫 Hypoxylon fragiforme 的真菌发酵产物中分离纯化出名为"L-696，474"（32）的细胞松弛素，是 HIV 蛋白酶的抑制剂。

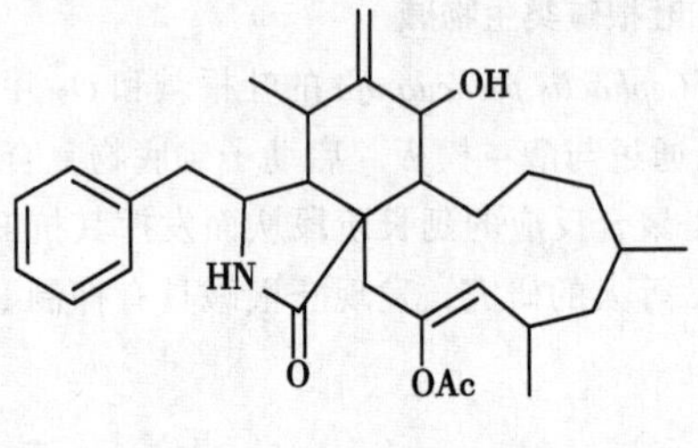

L-696, 474 (32)

3.6.4 buchapine1 和 buchapine 2

Jinping L 等从泰国吴茱萸属的 roxb urghiann 药物的花、叶和枝中提取了 5 种奎宁生物碱，其中 buchapine 1（33）和 buchapine 2（34）体外对 HIV 有抑制作用，两者抑制 HIV 逆转录酶活性的 IC$_{50}$ 分别为 12μmol/L 和 8μmol/L。

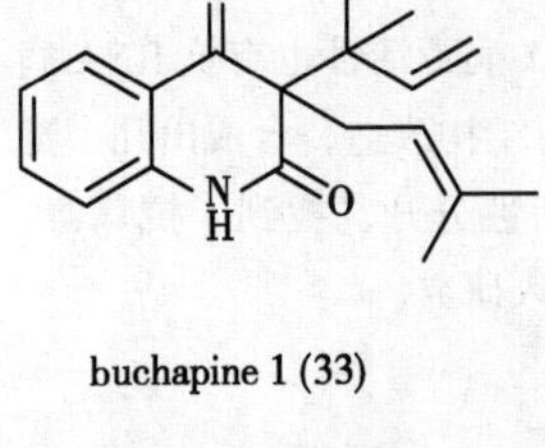

buchapine 1 (33) 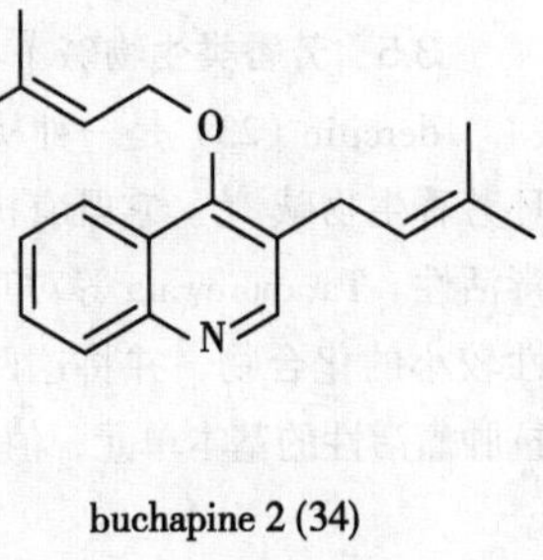　　　　buchapine 2 (34)

3.6.5 budmunchiamines

从苋莱（*Albizia amara*）提取的大环类生物碱布德幕胺 budmunchiamineA（35）、budmunchiamineB（36）、budmunchiamineC（37）的混合体，体外实验表明具有抑制 HIV RT 的作用。

budmunchiamines

35: *n*=1   36: *n*=8   37: *n*=12

3.6.6 camptothecin

从喜树种子中分离得到的喜树碱（camptothecin，CPT）（38）是一个细胞毒生物碱，具有抑制逆转录病毒拓扑异构酶 I、抑制 HIV 感染和复制等作用[34]。在浓度为 0.005~0.02μmol/L 时，CPT 对急性 HIV 感染者的 H9 细胞的病毒繁殖抑制率为 89%~93%。

喜树碱（38）

3.6.7 barman

Lee Kuo Hsiung 等从山矾科植物 *Setchuensis* 中分离得到生物碱 harman（39），研究表明它具有抑制 H9 淋巴细胞 HIV 复制的作用，EC_{50} 和 IC_{50} 分别为 10.7μmol/L 和 111.5μmol/L[35]。

harman（39）

3.6.8 triptonine B、hypoglaunine B、hyponine B 和雷公藤春碱

Duan H 等从卫矛科雷公藤属植物昆明山海棠根皮中提取的 triptonine B、昆明山海棠素 B（hypoglaunine B）、山海棠素 B（hyponine B）和雷公藤春碱为倍半萜类生物碱。试验表明，雷公藤素 B 具有显著的抗 HIV 活性，能抑制 H9 淋巴细胞中 HIV 的复制；昆明山海棠素 B、山海棠素 B 和雷公藤春碱的抗 HIV 活性也很显著；以往从雷公藤中分离的二萜类也有抗 HIV 活性。triptonine B、hypoglaunine B 和 hyponine B 的 EC_{50} 分别为 <0.10μg/ml、0.10μg/ml 和 0.10μg/ml。

从蓝桉（*Eucalyptus globules*）的叶子和花萼中分离出

了 5 种具有抑制 HIV RT 活性的生物碱[28]，其中一种化合物的结构为 40。

40

此外，还有很多生物碱具有抗 HIV 活性，如对 HIV-RT 有抑制活性的花椒碱氯化物；两面针碱氯化物；steptonigrin；从 *Plakortis* ssp. 中分离出来的 plakinidine A；从 *Uerongia* ssp. 中分离出来的 3，5，8-trihydroxy-4-quinolone；从 *Muraya siamensis* 中提取的可抑制 HIV 活性的 siamenol、能抑制 HIV 细胞变性效应的源于 *Ancistrocladus korupensis* 的 korundamine A；能显著抑制 HIV 感染的 H9 细胞生长的从 *Leitneria foridana* 中分离出的 1-methoxycanthinone；能与 gp120 不可逆结合而抗 HIV 感染的 *Schumanniophyto magnificum* 中的 schumannificine；具有抗 HIV 活性的莲叶提取物，如莲碱、荷叶碱和去甲基荷叶碱等[36]以及石松科植物 *Lycopodium japonicum* 中提取的 C16N- 型石松生物碱等[37]。

近两年，从防己科植物细圆藤 *Pericampylus glaucus* 中得到的化合物 norruffscine，其 EC_{50} 为 10.9μg/ml；卫茅科植物雷公藤 *Tripterygium wilfordii* 中提取的一系列倍半萜嘧啶生物碱的 EC_{50} 活性在 2.54~0.10μg/ml 芸香科植物假黄皮树 *Clausena excavata* 中分离的咔唑类生物碱，其 EC_{50} 为 12.9μg/ml；山小桔属植物 *Glycosmis montana* 中分离的双异戊烯基生物碱，EC_{50} 为 1.17μg/ml；石松科 *Lycopodium japonicum* 中得到的生物碱 lycojapodine A，其 EC_{50} 为 85μg/ml；印尼海绵 *Acanthostrongylophora Sponge* 得到的一系列 manzamine-type 生物碱中抗 HIV 的最强活性 EC_{50} 为 0.59μg/ml；加勒比海海绵 *Monanchora unguifera* 中分离得到的一系列多环胍类生物碱，研究显示具有较强的抗 HIV 活性，其 EC_{50} 范围为 0.011~0.46μg/ml[38-39]。

4 香豆素类化合物

香豆素类化合物广泛分布于高等植物中，它们分子量小、合成相对简单且生物利用度高。天然抗 HIV 香豆素类化合物按结构类型可分为简单香豆素、呋喃香豆素类和吡喃香豆素。以天然香豆素类化合物为先导物，筛选出具有显著抗 HIV 活性的衍生物已引起了科学家们的高度重视[40]。

4.1 天然抗 HIV 香豆素类的来源及种类

4.1.1 简单香豆素类

Bourinbaiar 曾报道 wafarin（41）具有抑制 HIV 的复制及扩散的能力，再扩大筛选规模，发现化合物 phenprocouman（42）也有明显的 HIV 抑制活性。Tummino

研究表明 PD099560（43）对 HIV 有抑制作用。Romines 以 phenprocouman 为先导物，通过分析它与 HIV 蛋白酶形成的结晶复合物的结构，设计并合成了新型抗 HIV 环辛烷并吡喃酮类（cyclcoctylpyranone）化合物，此类化合物对 HIV-PR 的亲和力大大强于 4- 羟基吡喃酮类，其中化合物 44 活性最强。

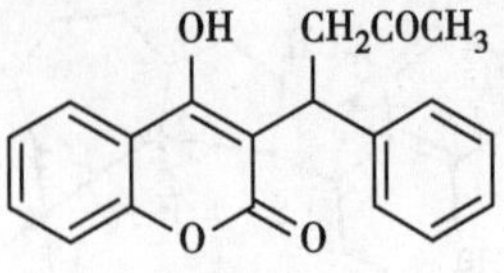

wafarin (41)

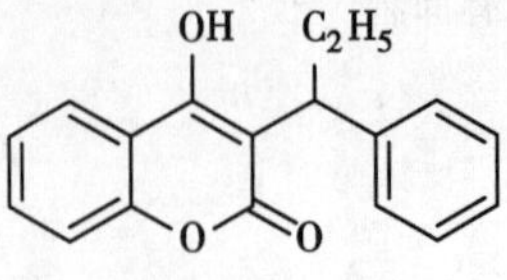

phenprocouman (42)

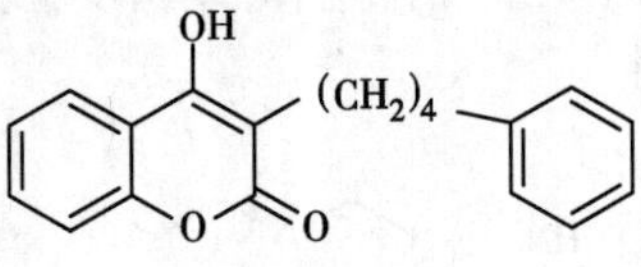

pD099560 (43)

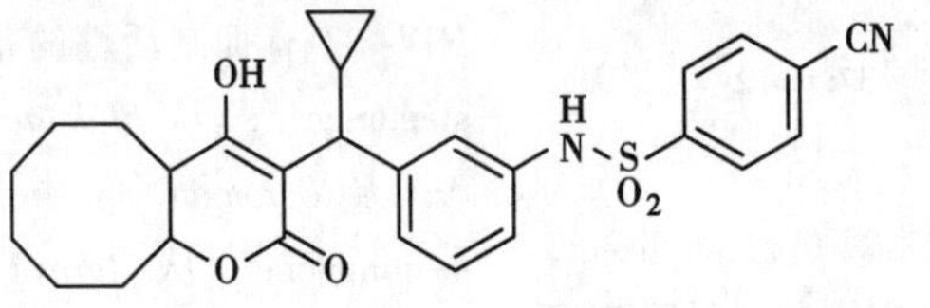

44

4.1.2　呋喃香豆素类

目前发现的天然抗 HIV 呋喃类香豆素较少，来自麝香根的 pabulenol（45）主要是抑制 H9 淋巴细胞中 HIV 的复制及未受感染的 H9 细胞的增长。

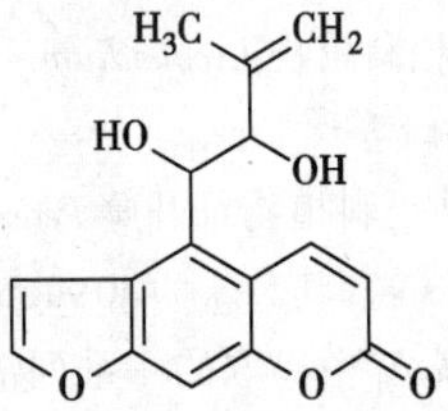

pabulenol (45)

4.1.3　吡喃香豆素类

美国癌症研究所 Kashman 等发现，从藤黄科红厚壳属植物 Calophyllum lanigerum 中分离出的新型抗 HIV 活性香豆素衍生物 calanolide A（46）和 calanolide B（48）[41] 能有效地抑制 HIV-RT 的 DNA 聚合酶及 RNA 依赖的 DNA 聚合酶的活性，对 HIV 耐药的病毒株具有强的抑制作用，对 RT 中携带 T139I、L100I、Y188H 或 L187F 突变株的耐药病毒也具有选择性，它是唯一作为非核苷类逆转录酶候选药物进入 II 期临床试验的来源于植物的天然产物。

inophyllum B（47）和 inophyllum P（49）是 Ptail 等从藤黄科胡桐 C.inophyllum 中发现的一种抗 HIV 的新型双吡喃香豆素类化合物，是具有高度特异性的 HIV-RT 抑制剂。

Thintina 等在 1996 年从藤黄科植物 Calophyllum teysmannii 中分离到吡喃香豆素类化合物 soulattrolide（50），研究表明它对 HIV-RT 抑制作用很强且具有高度专一性。该植物中的 costalide 对 HIV-RT 也具有特异的强抑制作用（IC$_{50}$=0.34μmol/L）。

TC McKee 等发现藤黄科植物 Calophyllum lanigerum 和 Calophyllum teysmannii 的树皮和叶子中的 4 种吡喃香豆素对 HIV-RT 亦有抑制作用。

suksdorfin（51）是从狭缝芹 Lomatium suksdorfii 及福参 Angelica morii 中分离出的吡喃香豆素类化合物。它能明显抑制 HIV 在 H9 淋巴细胞中的复制。以此为先导得到的化合物 DCK（12-52）及 4- 甲基 DCK（12-53）活性和选择性都有很大的提高。另外，芫妥中的芫妥油醇也具有抗 HIV 活性以及其他与长波紫外辐射有关的抗病毒活性。来自欧亚甘草的 glycocoumarin 和 licopyranocoumarin 在 HIV 感染的细胞培养基上能抑制巨细胞的形成，无细胞毒性。菊科植物鳢肠（旱莲草）Eclipta prostrata 分离得到的香豆素类化合物 wedelolactone，和从伞形科植物法落海 Angelica apaensis 离得到的香豆素类化合物氧化前胡素，也有不错的抗 HIV 活性[38]，其 EC$_{50}$ 分别为 4.0μg/ml、1.6μg/ml。

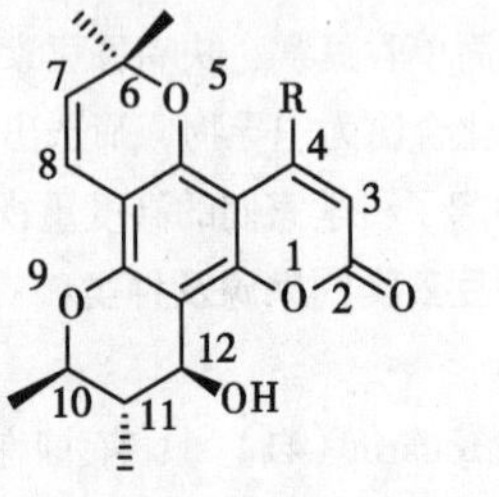

(+)- calanolide A(R=N-丙基) (46)
(+)-inophyllum B(R=苯基) (47)

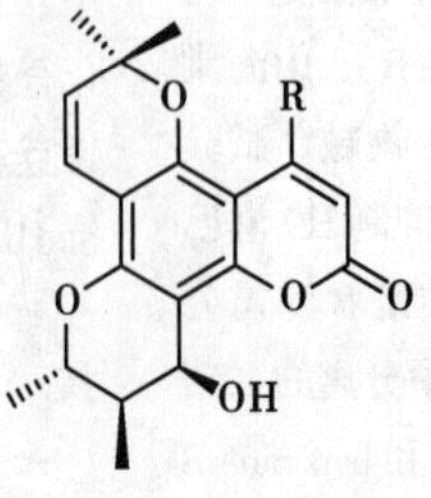

(−)- calanolide B(R=N-丙基) (48)
(+)-inophyllum P(R=苯基) (49)

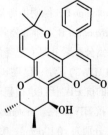

soulattrolide (50)

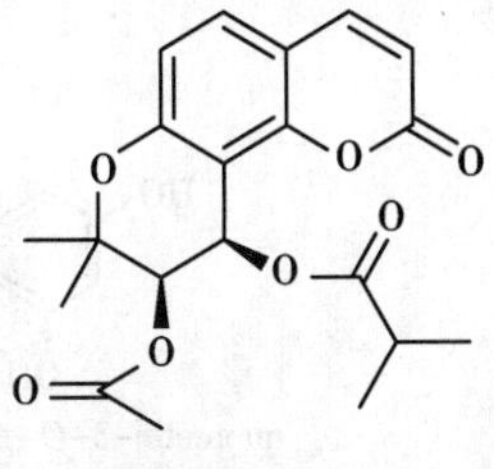

suksdorfin (51)

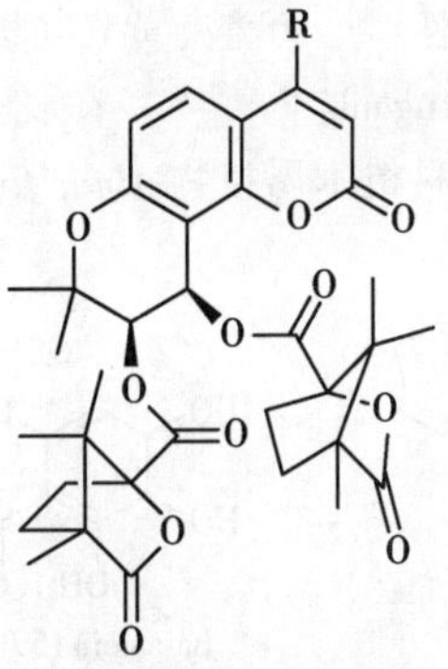

DCK:R=H (52)
4-甲基DCK:R=Me (53)

4.2 天然香豆素类活性化合物及其类似物的构效关系

Patil 和 Xu 等总结了天然香豆素及其类似物的构效关系。①二氢吡喃醇（chromanol）环 C-10 和 C-11 两个甲基的立体化学与活性关系密切：当两者处于 chromanol 环的反式双直立位时活性最强，如 calanolide A（54）和 calanolide B（56）、inophyllum B（47） 和 inophyllum P（49）和 soulattrolide（57）；而当两个甲基为顺式时，活性明显降低；去除 C-11 位甲基或用异丙基替代则会使活性减低或消失，用乙基链替代则可以保持抗 HIV 活性。②12-羟基的构型及取代对活性也有较大影响：具有 12-羟基的化合物，其活性大于 α-构型的异构体；该羟基被乙酰化、甲基化、氧化为酮羰基或消除后，活性会显著减弱。③香豆素内酯环开环或吡喃环结构改变的化合物活性几乎消失。④正丙基或苯基对活性影响不大。

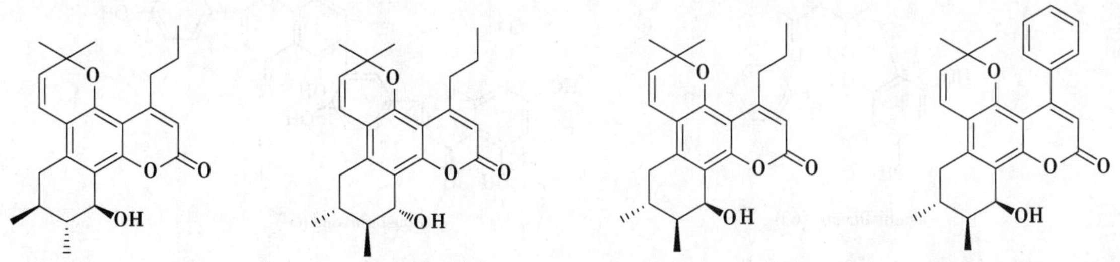

(+)–calanolide A (54)

(–)–calanolide A (55)

(–)–calanolide B (56)

soulattrolide (57)

5　黄酮类化合物

黄酮类化合物是广泛存在于自然界的一类次生代谢产物，具有抗心血管疾病、抗肝脏毒性、抗炎、抗菌和抗病毒等方面的生物活性。1989 年日本 Ono 等首次报道了黄芩黄素（黄芩苷元，baicalein）浓度为 $0.2\mu g/ml$ 时 HIV RT 抑制率达到 90%。此后，具有抗 HIV 活性的黄酮类化合物不断被发现。

黄酮类化合物的抗 HIV 活性主要是通过抑制 HIV RT、整合酶、蛋白酶或同时抑制 HIV RT 和整合酶的活性、抑制 HIV 启动子以及作用于 HIV 糖蛋白 gp120 等。按其作用机制的不同可将黄酮类化合物分为 7 种。

5.1 抑制 HIV 逆转录酶的黄酮类化合物

陈鸿珊等研究表明，黄芩中的黄芩苷 baicalin（58）及 baicalein（59）在体外能抑制 HIV-RT。在培养基中可以抑制 HIV 诱导的细胞病变、病毒荧光抗原和 P24 抗原。金恩源等用感染 HIV 的 H9 细胞测定出黄芩苷元和小柴胡汤中的黄芩提取物有抑制 HIV-RT 活性。关于黄芩苷和黄芩苷元的抗逆转录病毒和抗 HIV 活性国外也有诸多报道，并有研究表明，它们的抗 HIV 活性有多靶点协同作用，对于 HIV-1 囊膜蛋白在结合细胞表面的辅助受体时，会有一定的干扰作用[42]。

从大戟科植物 *Chamaesyce hyssopifolia*[43] 和粘毛蓼 *Polygonum viscosum*[44] 中提取得到的槲皮素糖苷类化合物，例如 quercetin-3-O-β-D-glucopyranoside（60）对抑制逆转录酶有明显的抑制活性。而进一步的研究则表明，槲皮素的活性与其 C3 位的取代基有一定关系[45-46]。

Xuh-Meei Lin 从 *Rhus succedauea* 和 *Garcinia multiflora* 分离得到的 14 个双黄酮类化合物中的 7 个化合物 amentoflavone（61）、morelflavone（62）、agathisflavone（63）、robustaflavone（64）、inokiflavone（65）、GB-1a（66）和 GB-2a（67）对 HIV RT 具有抑制作用，其中 amentoflavone 和 morelflavone 活性最强。

中草药龙胆科獐牙菜属植物 *Swertia franchetiana* 中的 swertifanchcheside（68）是一个黄酮-占吨酮二聚体化合物，它能抑制 HIV 逆转录酶的 DNA 聚合酶活性。万寿菊黄素（quercetagetin）、杨梅黄素（myricetin）和灯盏花乙素[47]

（69）等也具有 HIV RT 抑制活性[48]。万寿菊黄素和杨梅黄素的 EC$_{50}$ 分别为 35μg/ml、0.1μg/ml。

另外，Yu 等从韩国桦木科桤木属植物 Alnus firma

提取分离得到的 3 个化合物，对 HIV RT 有一定的抑制活性[49]。

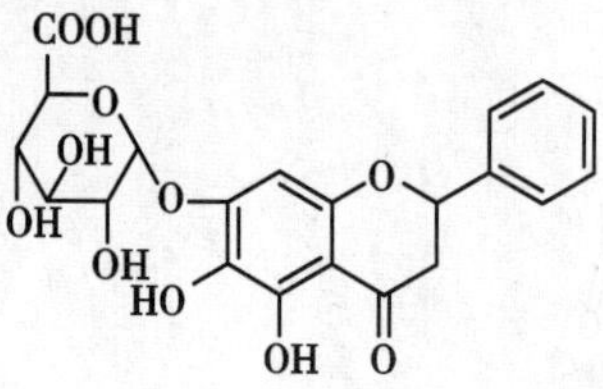

baicalin (58)

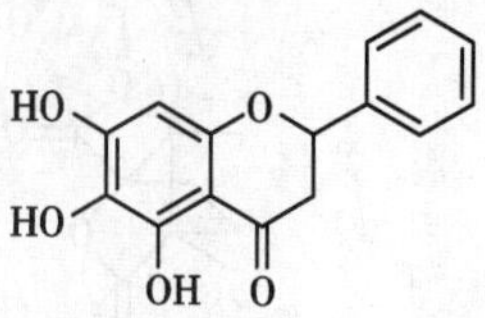

baicalein (59)

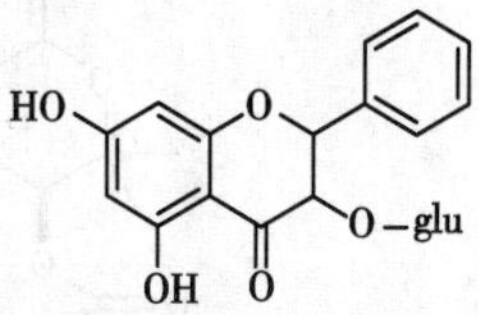

quercetin-3-O-β-D-glucopyranoside (60)

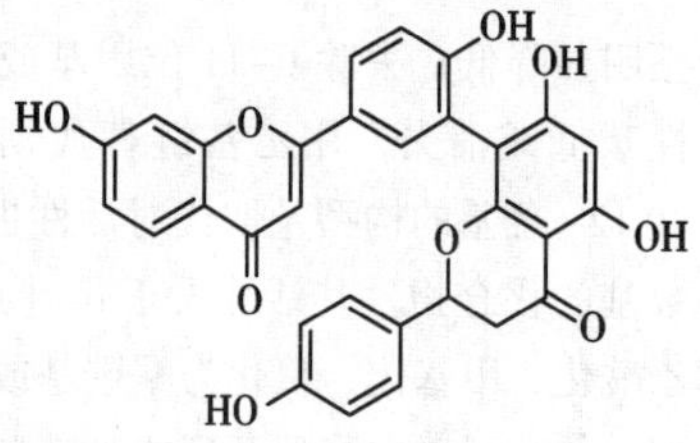

amentoflavone (61)

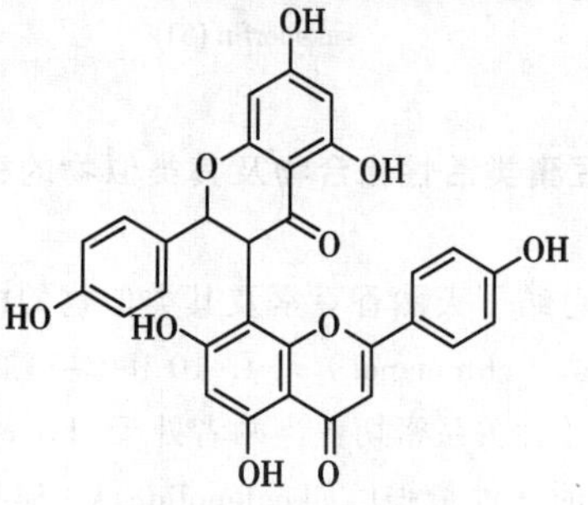

morelloflavone (62)

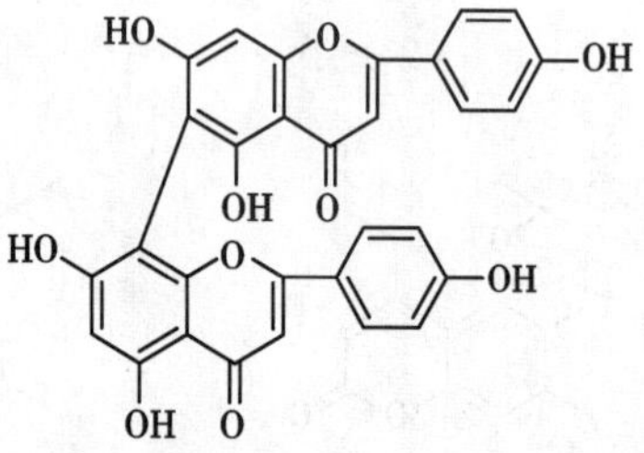

agathisflavone (63)

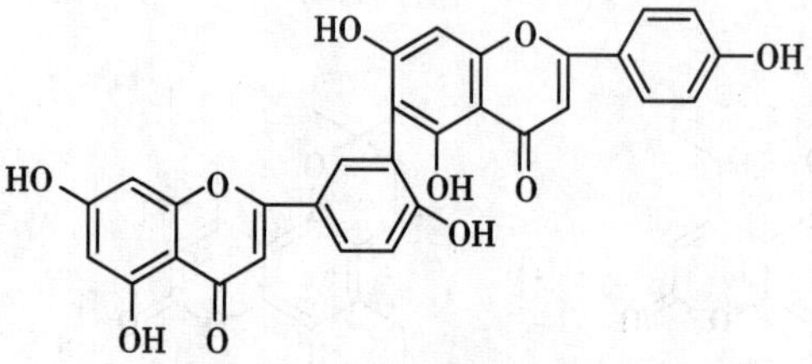

robustaflavone (64)

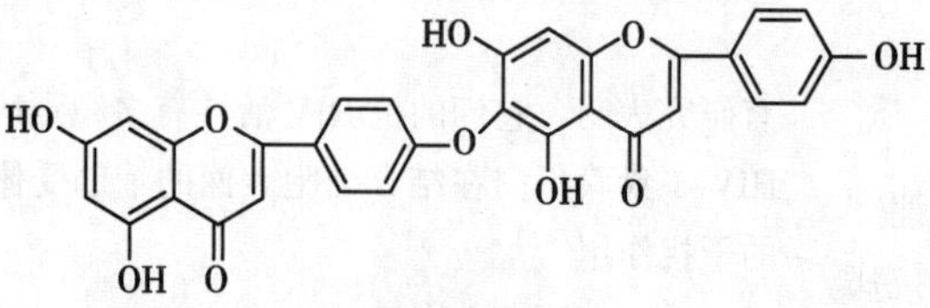

inokiflavone (65)

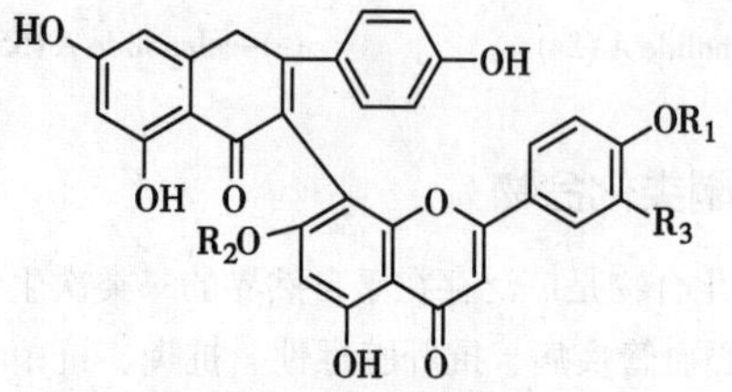

GB-1a:R1=R2=R3=H (66)
GB-2a:R1=R2=R3=OH (67)

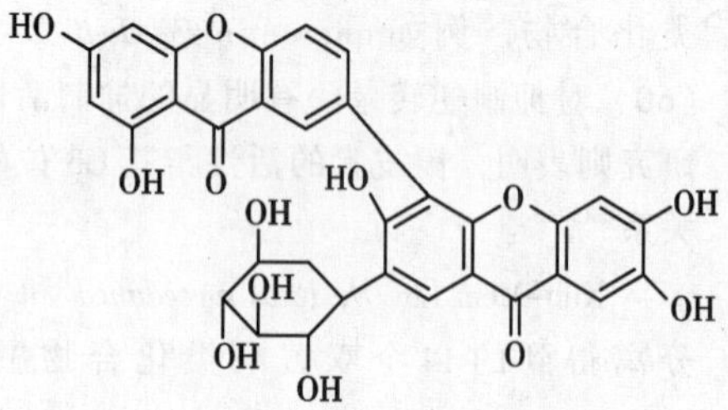

swertifrancheside (68)

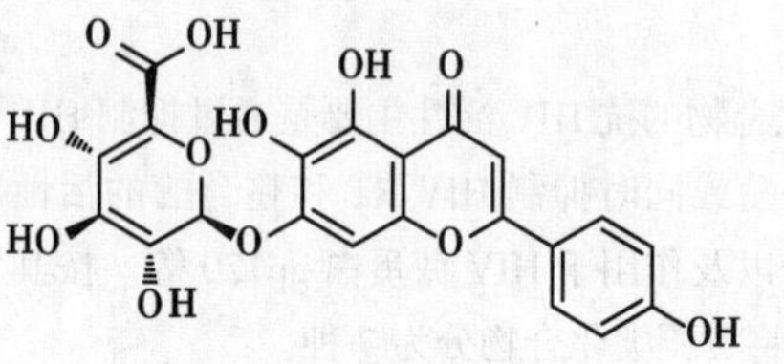

灯盏花乙素 (69)

Lee 等从刺桐属 Senegalensis 中分离提取到了 8 个异戊烯异黄酮化合物（70~77），在抗 HIV 活性研究中都表现了较好的活性（IC$_{50}$ 范围 0.5~30μmol/L）。并在构效研究中

揭示，6- 位和 8- 位的两个异戊烯基与 4′- 位的羟基对活性贡献很大[50]。

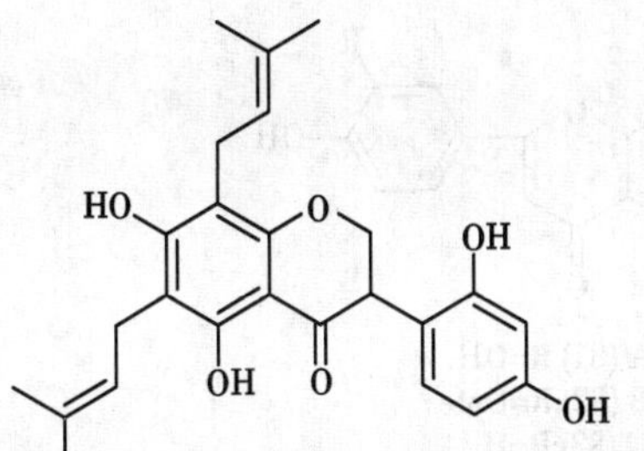

70

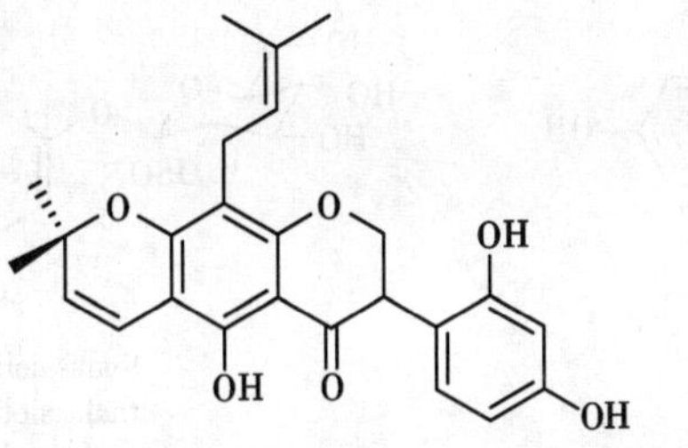

71

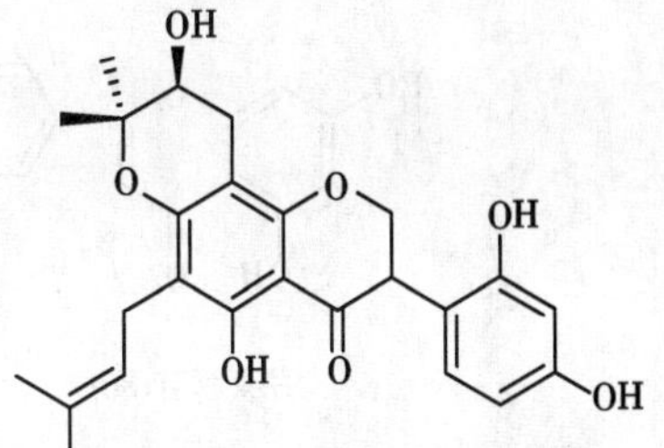

72

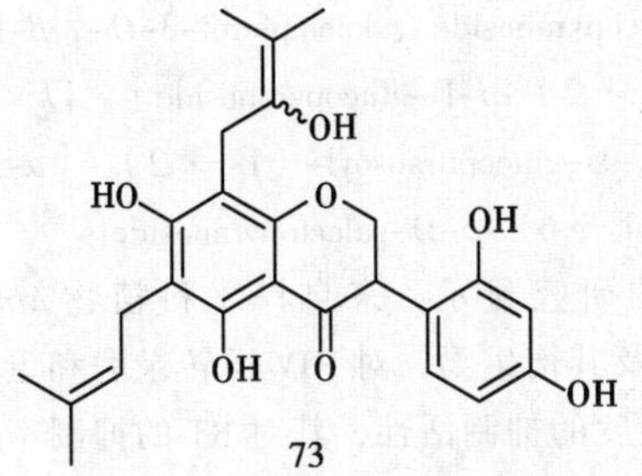

73

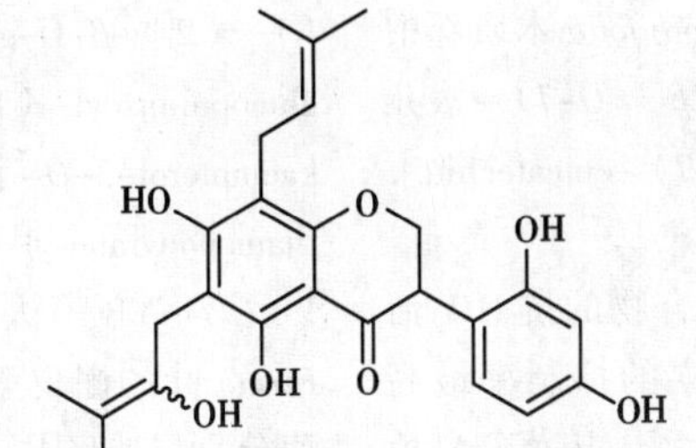

74

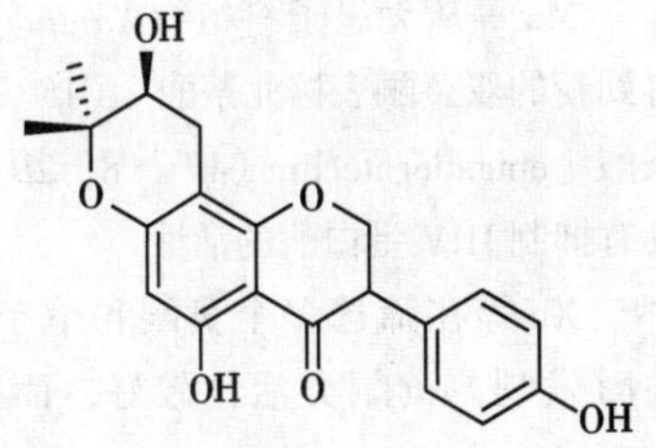

75

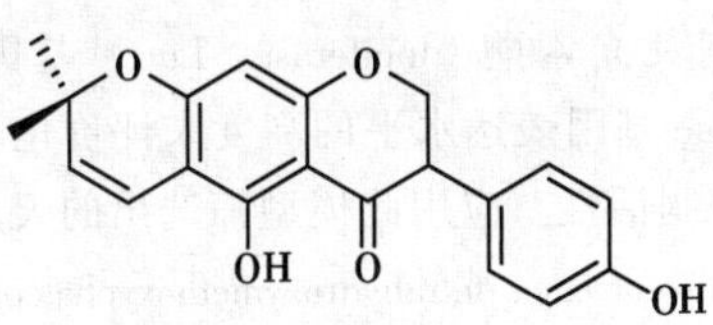

76

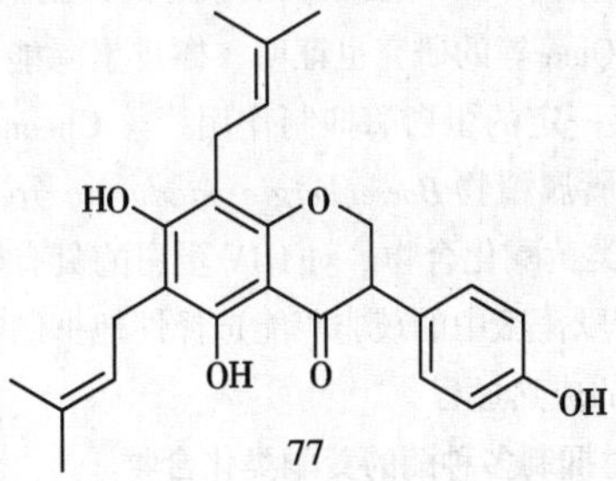

77

5.2 抑制 HIV 整合酶的黄酮类化合物

Kim 等从槭树科植物 *Acer okamotoanum* 中得到一系列槲皮素（quercetin）苷（78），其中 quercetin-3-*O*-（2″,6″-*O*-digalloyl）-β-D-galactopyranoside（IC$_{50}$=24.2μg/ml ± 6.6μg/ml）、quercetin-3-*O*-（2″-galloyl）-α-L-arabinopyranoside（IC$_{50}$=18.1μg/ml ± 1.3μg/ml）、quercetin-3-*O*-（2″-galloyl）-β-D-galactopyranoside（IC$_{50}$=27.9μg/ml ± 2.4μg/ml）、quercetin-3-*O*-β-D-galactopyranoside（IC$_{50}$=64.6μg/mg ± 3.9μg/ml）在一定程度上能抑制 HIV 整合酶[51]。

Ahn 等从大戟科植物 *Euphorbia pekinensis* 中得到的槲皮素苷（78）系列和山奈酚苷（79）系列，[52] 如 quercetin-3-*O*-（2″-*O*-galloyl）-α-L-rhamnopyranoside、quercetin-3-*O*-α-L-rhamnopyranoside、quercetin-3-*O*-（2″-*O*-galloyl）-β-D-glucopyranoside、quercetin-3-*O*-（2″-*O*-galloyl）-

rutinoside、quercetin-3-*O*-rutinoside 和 kaempferol-3-*O*-（2″-*O*-galloyl）-β-D-glucopyranoside 等都具有抑制 HIV 整合酶的活性。

Chang-Qi Hu 等从菊科植物 *Chrysanthemum morifolium* 中发现了具有强抗 HIV 活性的黄酮类化合物；Lee 等也在此种植物中得到了具有强效抗 HIV 整合酶活性的芹菜素-7-*O*-β-D-（4″-咖啡酰）-葡糖酸苷（80）（apigen-7-*O*-β-D-（4″-caffeoyl）-glucuronide）。

Rowley 等从水鳖科海草植物 *Thalassia testudinum* 中分离得到 thalassiolin A（81）、B（82）、C（83）。研究发现这 3 种黄酮苷能抑制 HIV 整合酶的 3′ 端切酶（terminal cleavage）和 DNA 链转移（strand transfer）活性，其中 thalassiolins A 活性最高（IC$_{50}$=0.4μmol/L）。

Tewtrakul S 等从泰国夹竹桃科植物黄花夹竹桃叶提取到 5 个槲皮素类衍生物，其中三个衍生物及槲皮素都具有明显的 HIV-1 整合酶抑制作用[53]（IC$_{50}$ 分别为 33μmol/L、20μmol/L、52μmol/L 及 43μmol/L）。

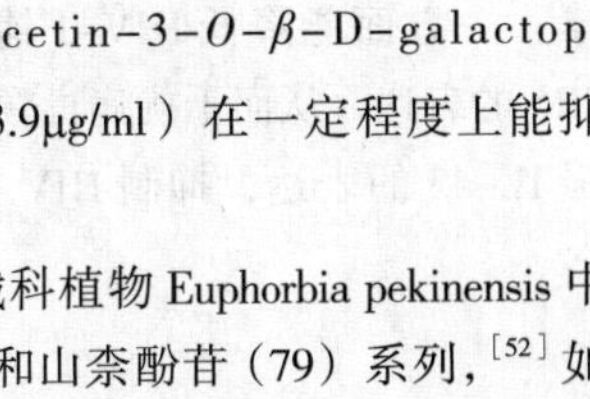

槲皮素苷(78)

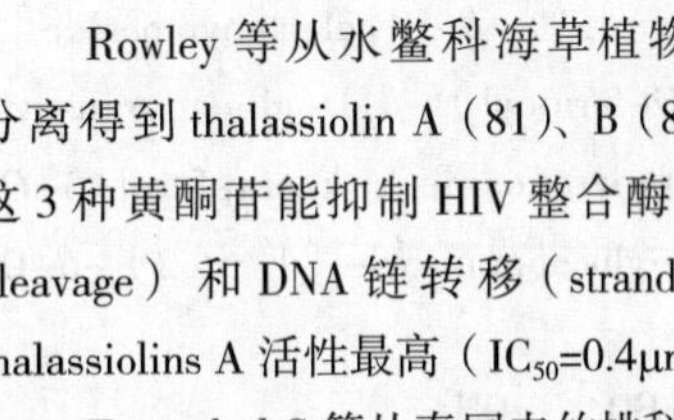

山奈酚苷(79)

443

芹菜素苷(80)

thalassiolin A (81):R=OH
thalassiolin B (82):R=OMe
thalassiolin C (83):R=H

5.3　抑制 HIV 蛋白酶的黄酮类化合物

Ma 等从无患子科植物 *Xanthoceras sorbifolia* 木质部中得到新的双黄酮表棓儿茶酸 –（4β → 8，2β → O-7）- 表儿茶酸［epigallocatechin（4β → 8，2β → O-7）-epicatechin］，具有抑制 HIV 蛋白酶的活性。

Xu 等在筛选多个黄酮和单宁类化合物的抗 HIV 活性时发现，黄酮类活性较好，而槲皮素的抑制率最高（IC$_{50}$=58.8μmol/L）[54]；Park J G 等也确认了，从蔷薇科植物中提取到的槲皮素对 HIV 蛋白酶有较好的抑制率（抑制率为 53%）[55]；Qian 等的研究也证明，槲皮素除能抑制 HIV RT 活性，还有一定的蛋白酶抑制作用[56]。Cheenpracha 等从泰国姜科凹唇属植物 *Boesenbergia pandurata* 分离得到的一系列查尔酮类黄酮化合物，对 HIV 蛋白酶具有较好的抑制活性[57]。突厥蔷薇中的莰非醇能选择性地抑制病毒蛋白酶，干扰病毒的成熟过程。

5.4　同时抑制多种酶的黄酮类化合物

Tewtrakul 等从夹竹桃科植物 *Thevetia peruviana* 中分离得到的双糖及三糖黄酮苷系列中有 8 个 quercetin 衍生物和 kaempferol 衍生物可以同时抑制 HIV RT 和 HIV 整合酶，其中 quercetin 衍生物的活性高于 kaempferol 衍生物。这 8 个化合物为 kaempferol-3-O-［β-D-glucopuransoyl-（1 → 2）-β-D-galactopyranoside］、quercetin-3-O-［（6-O-sinapoyl）-β-D-glucopuransoyl-（1 → 2）-β-D-galactopyranoside］、kaempferol-3-O-［（6-O-sinapoyl）-β-D-glucopuransoyl-（1 → 2）-β-D-galactopyranoside］、quercetin-3-O-［（6-O-feruloyl）-β-D-glucopuransoyl-（1 → 2）-β-D-galactopyranoside］、kaempferol-3-O-［（6-O-feruloyl）-β-D-glucopuransoyl-（1 → 2）-β-D-

galactopyranoside］、quercetin-3-O-［β-D-glucopuransoyl-（1 → 2）-β-D-glucopyranoside］、kaempferol-3-O-［β-D-glucopuransoyl-（1 → 2）-β-D-glucopyranoside］以及 kaempferol-3-O-［β-D-glucopuransoyl-（1 → 2）-［α-L-rhamonopyranosyl-（1 → 6）-β-D-galactopyranoside］。

Yu YB 等人的研究显示，来自桦木科植物 *Alnus Firma* 叶的槲皮素及其衍生物，对 HIV 逆转录酶和蛋白酶分别具有不同强度的抑制活性，其对 RT 的抑制率为 93.7μmol/L[44]。

5.5　抑制 HIV 启动子的黄酮类化合物

Uchium 等构建了一个细胞模型，即由 HIV 启动子来控制荧光素酶（luciferase，Luc）基因的表达，通过检测 Luc 基因表达水平的高度来评价化合物对 HIV 启动子的抑制活性。应用此模型筛选出的天然黄酮类化合物 glycyrrhisoflavone、tetrahydroxymethoxychalcone、licochalocone A 和 B 都具有良好的 HIV 启动子抑制活性[58]。

5.6　作用于糖蛋白 gp120 的黄酮类化合物

突厥蔷薇中的槲皮黄素和 2 个山柰黄素的 3 位取代衍生物（84~86）也有抗 HIV 活性，它主要是通过防止 gp120 与 CD4 分子的结合来抑制 HIV 感染。另外，这种植物中的 2- 苯乙基醇 -O-（6-O- 没食子基）-β-D- 吡喃葡萄糖苷能与 gp120 不可逆地结合，缓解病毒感染力，与莰非醇联用可协同增强抗病毒活性。

Nair 等的研究也发现，槲皮素能抑制 HIV 的复制有两个因素：一方面能降低 HIV-1 辅助受体中 CCR2b、CCR3、CCR5 的表达，从而干扰病毒颗粒的结合；另一方面可以增强 IL-43 的表达，抑制 HIV 在巨噬细胞中的表达[59]。

山柰黄素3位取代衍生物 (84)

2-苯乙基醇-O-(6-O-没食子基)-
β-D-吡喃葡萄糖苷 (85)

山柰黄素3位取代衍生物 (86)

5.7　抑制酪蛋白激酶Ⅱ的黄酮类化合物

黄酮类 chrysin 和苯并噻吩类化合物（benzothiophenes）可抑制酪蛋白激酶Ⅱ（CKⅡ）的活性，如栎皮酮（quercetin）、甘草亭酸双酞酸［简称 oGA，olean-11，13（18）-diene-3β，30-diol 3β，30-di-O-hemiphthalate 2Na］和新制癌菌素-生色团（NCS-chrom）等具有抗 HIV 活性。CKⅡ介导的磷酸化可促进 HIV 蛋白表达的 NF-κB 的释放。另外，HIV 的基因产物包膜蛋白 gp120、RT、包膜蛋白 gp41 的跨膜区域、病毒壳体蛋白 P27 和 P17 以及 Vpu 蛋白等能被 CKⅡ多磷酸化[60]。

5.8　其他黄酮类化合物

昆明植物所罗士德等研究发现桑白皮具有抗 HIV 活性，在测定体外抗 HIV 活性时发现，桑根白皮素（morusin）、桑根皮素-4-葡萄糖苷（morusin-4-glucoside）和桑酮（kuwanon H）具有较强的抗 HIV 活性。对桑根白皮素和桑酮 H 开展结构修饰和构效关系研究发现，用桑白皮和其他 4 种中草药组成的治疗艾滋病药物"复方 SH"在临床治疗艾滋病上取得了满意的结果。

长萼鸡眼草中的芹菜素-7-O-β-D-吡喃葡萄糖苷和菊花（Chrysanthenmum morifolium）中的金合欢素-7-O-β-D-半乳吡喃糖苷能抑制 HIV 的复制；Bidens Leucantha 中的查尔酮葡萄糖酯（87）和 Erythrina glauca Willd 中的 3-O-methylcalopocarpin（88）和 sandwicensis（89）均可抑

制 HIV 感染的细胞病变效应。

此外，从假鹰爪属 Genus Desmos 中得到的 lawinal、desmethoxyatteucinol、desmosflavanone 和 2-methoxy-3-methyl-4，6-dihydroxy-5-（3′-hydroxy）-cinnamoylbenzaldehyde 在感染的 H9 淋巴细胞中对 HIV 复制的抑制活性较好；Wu 等应用同一方法评价菊科植物 Artemisia capillaris 中的 arcapillin 和 isorhamnetin，结果显示其活性良好；Groweiss 等用 CPE 法评价桑科植物 Macluca tinctoria 中的异戊烯基取代的酚酸类化合物时发现，双苯吡酮 macluraxanthone B、macluraxanthone C 和 isocyclomulberrin 显示较强活性；Meragelman 等应用同样的方法发现，龙脑香科植物 Monotes africanus 中的 6，8-diprenylkaempferol、6，8-diprenylaromadendrim 和 lonchocarpol 的活性高；Bruyne 等对双黄酮、三黄酮以及多元酚类进行活性评价时，有 10 个黄酮类化合物显示出较强活性。林长乐等研究确认，豆科植物红三叶 Trifolium pratense 具有明显的 HIV 抑制活性[61]。顾琼等从落葵科植物落葵薯（藤三七）中提取分离了两个黄酮化合物有较弱的抗 HIV 活性[62]。赵令斋等从紫薇科植物木蝴蝶（Oroxylum indicum）中分离提取到的一个黄酮化合物也有抗 HIV 活性。Reutrakul 等从金莲木科植物金莲木（Ochna integerrima）中分离提取的一系列黄酮化合物在体外实验中有一定的抗 HIV 活性，活性最好的化合物 EC_{50} 为 0.9μmol/L[63]。

查尔酮葡萄糖酯（87）　　3-O-methylcalopocarpin（88）　　sandwicensis（89）

Ma 等从黄芪属黄芪 var.mongholicus 的根中，分离提取到异黄酮吡喃葡萄糖苷（90），能够抑制 HIV 活性，EC_{50} 为 15.7μmol/L，SI 为 28.5[64]。

90

6　木脂素类化合物

木脂素是一类有苯丙素氧化聚合而成的天然产物，具有抗癌、保肝、血小板活因子拮抗和抗氧化等重要生理活

性。1990 年，首次报道木脂素具有抑制 HIV 活性。随着研究的不断深入，越来越多的具有抗 HIV 活性的木脂素类化合物被发现，按其结构类型主要有：芳基丁烷及芳基丁烯类、芳基丁内酯类、芳基萘类和联苯环辛烷类木脂素以及木质体类。

6.1　芳基丁烷及芳基丁烯类木脂素

1996 年，Gnabre J N 等从植物 Larreatridentate 中分离得到的木脂素 Ma1.4（91）是具有抗 HIV 活性芳基丁烷型木脂素的典型代表[65]。它可以防止 HIV 前病毒的转录，能作用于 HIV 病毒基因长末端的特定重复序列 87~40（包括 Sp1 蛋白与其转录启动基因的结合点）来破坏 Tat 介导的复制。

FB1（92）、FB2（93）和 FB4（94）是从三指拉瑞阿植物中提取得到的抗 HIV 活性芳基丁烷类木脂素，其中，

FB2 的活性最强。

Rimando A M 等 1994 年从植物 *Anogeissus acuminata* 中首次分离出芳基丁烯类木脂素 anolignan A（95）和 anolignan B（96）。两者都具有较强的 HIV RT 抑制活性，且联用时具有协同作用。但是，甲基化 anolignan A 能明显降低其活性，而 Anolignan B 甲基化产物活性却显著升高。

另外，从毛诃子中得到的木脂素 termillignan（97）和 thannilignan（98）具有抗 HIV、抗疟和抗真菌活性。

Mal.4 (91)

FB1(92)　　　　　　FB2 (93)　　　　　　FB4 (94)

anolignan A (95)　　　　　　anolignan B (96)

termillignan (97):R₁=OH, R₂=OCH3
thannilignan (98):R₁=H, R₂=OH

这类木脂素抗 HIV 活性的高低与其脂溶性的强弱有着密切的关系，化合物的脂溶性决定了它的细胞渗透性。如芳环上的羟基被甲基化，则脂溶性增强，HIV 抑制活性通常也会提高。

6.2 芳基丁内酯类木脂素

从植物 *Forsythia intermedia* 中分离出的（−）-arctigenin（99）和从植物 *Wikstroemia indica* 中分离出的（−）-trachelogenin（100）都是芳基丁内酯类木脂素。它们能抑制 HIV 复制，并能抑制前病毒 DNA 整合到细胞染色体中，但不干预 HIV 的逆转录。研究还发现，这两个化合物自身完全不具有活性，它们的活性来源于其代谢物。Piccinelli 等从哥斯达黎加植物 *Phenax angustifolius* 和同属植物 *P.Nigosus* 中也分离出一系列的芳基内酯类化合物，其中 phenaxolactone1（101）不仅抑制 HIV-1 感染的活性较好（EC₅₀=3.0μmol/L），而且其质量指数也比较好（SI 为 37.3）[66]。从胡椒科海尼豆瓣绿 *Peperomia heyneana* 中提取到的两个木质素单体也具有较好的抗 HIV 活性[67]。

(-)-arctigenin (99)　　　　(-)-trachelogenin (100)　　　　phenaxolactone 1 (101)

值得注意的是，目前发现具有体外活性的这类木脂素都具有一个共同点，即至少在其骨架结构中含一个邻二酚片段，可能是因为在此过程中所形成的邻二醌过渡态结构在与酶结合时具有较低的能量。

6.3　芳基萘类木脂素

从三指拉瑞阿植物中提取的 FB3（102）和 FB5（103）以及从植物 *Haplophyllum ptilostylum* 中分离得到的化合物 104 为芳基四氢萘类木脂素，它们的抗病毒作用来源于其对 HIV 逆转录酶的抑制。

从大戟科叶下珠属草药 *Phyllanthus myrtifolius* 中分离得到的木脂素 retrojusticidin B（105）和 phyllamycin B（106），对 HIV 逆转录酶有强烈的抑制作用，为非竞争性抑制剂。这类木脂素骨架中含有萘结构单元，因而大多具有较强的细胞毒性。

FB3 (102)　　　　FB5 (103)　　　　芳基四氢萘类木脂素 (104)

retrojusticidin B (105)　　　　phyllamycin B (106)

6.4　联苯环辛烯类木脂素

化合物（-）-gomisin J[68]（107）是从植物 *Schisandra chinensis* 的果实中分离出来的，它对 HIV 具有一定的抑制作用。从南五味子中得到的 gomisin G（108）以及从鸡血藤中得到的 interiotherin A（109）、schisantherin D（110）明显抑制 HIV 的增殖。南五脂素 N 也（kadsulignan N）具有抗 HIV 活性。Li 等从华中五味子 *Schisandra propinqua* var. *sinensis* 分离提取到的连苯木质素 tiegusanins G（111）抑制 HIV 的活性的 EC$_{50}$ 为 7.9μmol/L[69]。另外，从木兰科植物小花五味子 *Shisandra micrantha*（EC$_{50}$=3.51μg/ml）、红花五味子 *Shisandra rubriflora*（EC$_{50}$=5.64μg/ml）、南五味子属 *longipedunculata*，南五味子属沙枣[70]以及狭叶南五味子和异型五味子中，也提取到有抗 HIV 活性的联苯环辛烯类木质素[37-38]（112~115）。这些化合物对 HIV 整合酶有很强的抑制作用，并能抑制 HIV 的逆转录过程。

对这类木脂素衍生物的结构研究表明，环辛二烯结构单元以及苯环和辛二烯环上羟基的位置和类型与化合物的抗 HIV 活性有着紧密联系，此单元可能是化合物与 HIV 相互作用的活性中心。其中，二溴衍生物的活性比天然产物具有更强的活性和更好的选择性。

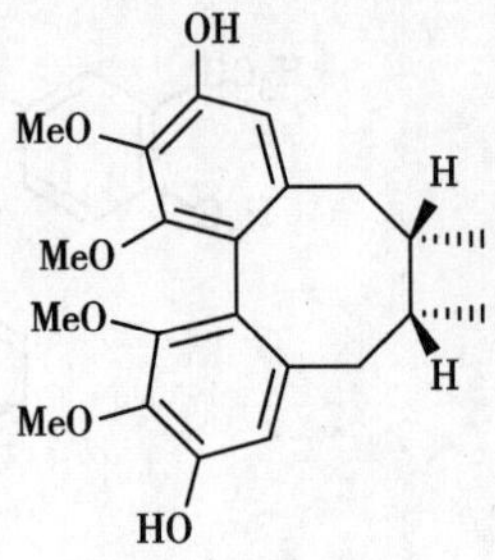

gomisin J (107)

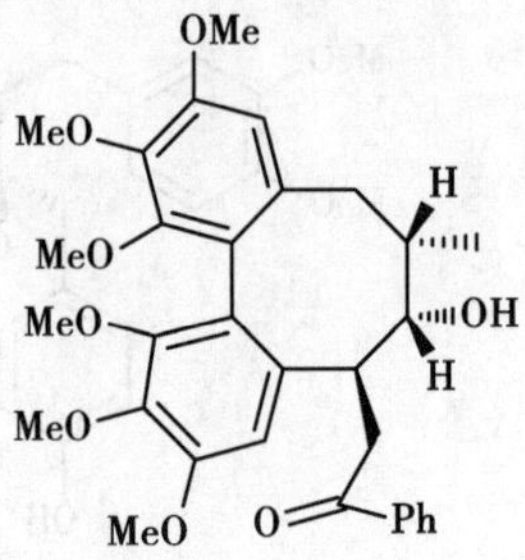

gomisin G (108)

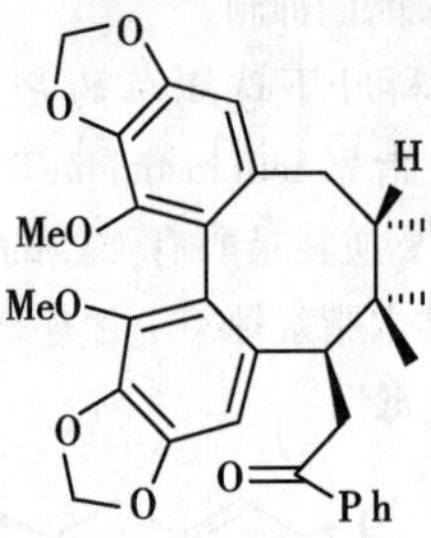

interiotherin A (109)

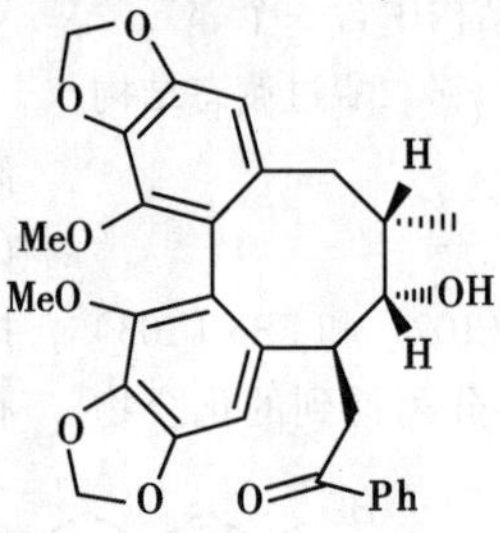

schisantherin D (110)

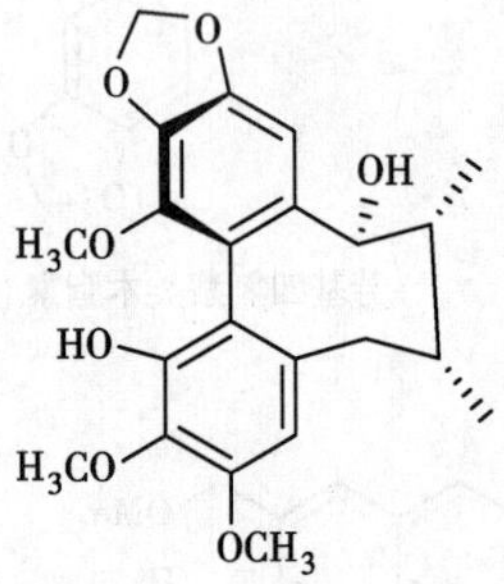

tiegusanins G (111)

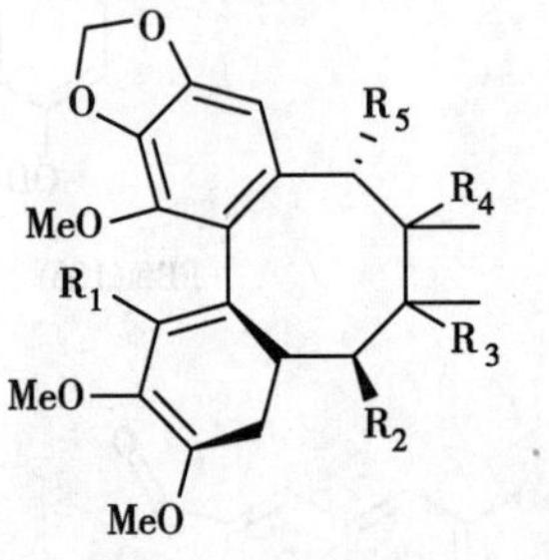

	R_1	R_2	R_3	R_4	R_5
112	OMe	OBz	αOH	βH	OBz
113	OMe	OBz	αOH	βH	OCap
114	OMe	OCin	αOH	βH	OBz
115	OMe	OAng	αOH	βH	OCin

6.5　其他木脂素类化合物

菊科牛蒡属植物牛蒡的种子中分离得到的牛蒡苷是已感染 HIV 的人体细胞系中病毒应答的抑制剂。有文献报道，牛蒡子提取物可抑制 HIV 的复制，细胞毒作用较低，能抑制淋巴细胞株 U_{937} 和外周血单核细胞内 HIV 的复制。

由松树球果水解得到的木质体类化合物作为木脂素的生源前体具有潜在的免疫效应。其中，苯丙素的含硫衍生物具有抗 HIV 活性，苯乙烯酸的脱氢聚合物同样具有独特的抗 HIV 活性，它能有效阻断 gp120 与 CD4 受体的结合。

7　酚酸类化合物

天然产物中的很多酚酸类化合物具有抗 HIV 活性，如姜黄素、peltatols 和芫花素等。

长梗蝉翼藤中的 3，4，5- 三 -O- 咖啡酰奎尼酸和 4，5- 二 -O- 咖啡酰奎尼酸（116），能与病毒糖蛋白 gp120 相结合，阻止病毒与 CD4 受体结合，抑制病毒的感染。

植物 Guiera senegalensis 中的化合物 3，4，5- 三 -O- 没食子酰奎尼酸以及植物 Arnebia euchoma 中的同分异构体咖啡酸四聚体的一价钠盐和钾盐也存在抗 HIV 活性。

蔷薇科植物 Rosa woodsii 中分离出来的多酚化合物 valoneic acid dilactone、tergallic acid dilactone、槲皮苦素 -3-O-β- 葡萄醛酸苷与甲基 -3-O-β- 葡糖基没食子酸（117）均具有抑制 HIV RT 的活性。

中草药杜仲中分离得到的单体化合物咖啡酸（118）和绿原酸具有一定的抗 HIV 活性，其中，咖啡酸的活性更好但毒性更强。

海索草中的咖啡酸能抑制合胞体的形成、HIV 抗原 P24 的表达及逆转录酶的活性。而绿咖啡豆中的二咖啡酰 酒石酸则可以通过抑制 HIV 整合酶来抑制 HIV 在 CD4 细胞中的复制。

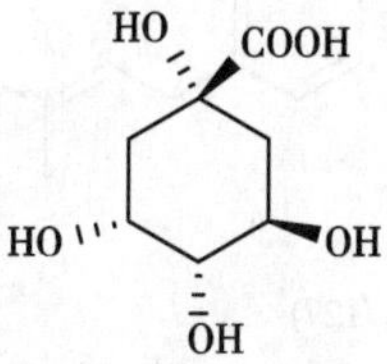

奎尼酸 (116) 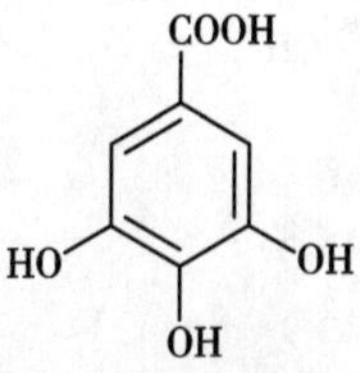　　**没食子酸 (117)** 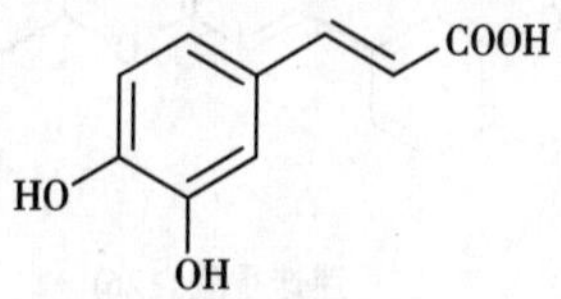　　**咖啡酸 (118)**

姜黄素 (119) 多用于香料、食用色素和防腐剂。它能选择性地抑制 HIV 长末端基因复制的表达，从而有效地阻止 HIV 的急性和慢性感染。在 HIV 复制的周期中，姜黄素还能抑制 HIV 蛋白酶，并可较强地抑制 HIV 整合酶的活性[71]。

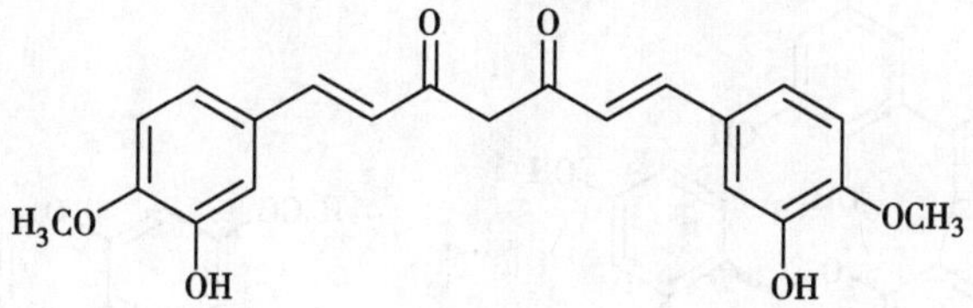

姜黄素(119)

Boraginaceae 植物 *Cordia spinescens* 中的 3 个酚酸化合物 magnesium lithospermate（120）、calcium rosmarinate（121）和 magnesium rosmarinat（122），能非竞争性地抑制酶的作用底物，改变酶的构型，从而代替了与酶作用物位点的结合。

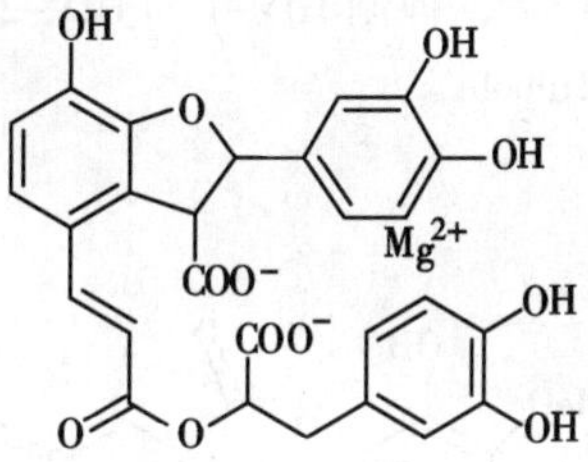

magnesium lithospermate (120)

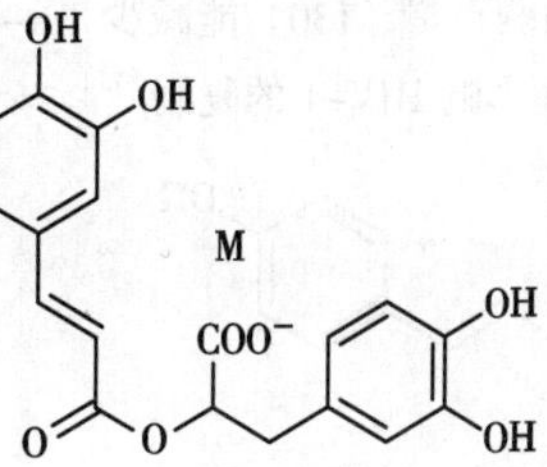

calcium rosmarinate (121):M=1/2Ca²⁺
magnesium rosmarinat (122):M=1/2Mg²⁺

胡椒科大胡椒属植物盾叶鬼白（*Pothomorphe peltala*）中分离得到的 3 个新的异戊二烯邻苯二酚二聚体 peltatols A（123）、peltatols B（124）、peltatols C（125），在潜毒性浓度 1.0~10mg/L 时可抑制 HIV 诱导的细胞死亡。但儿茶酚单体衍生物 4-nerolidyl-catechol 却没有抗 HIV 活性。

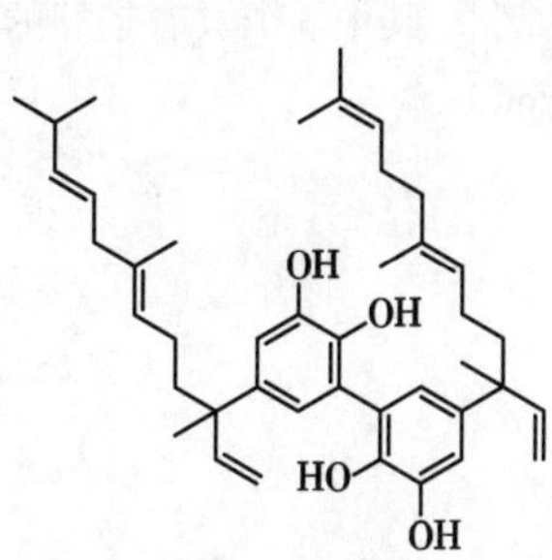

peltatols A (123) 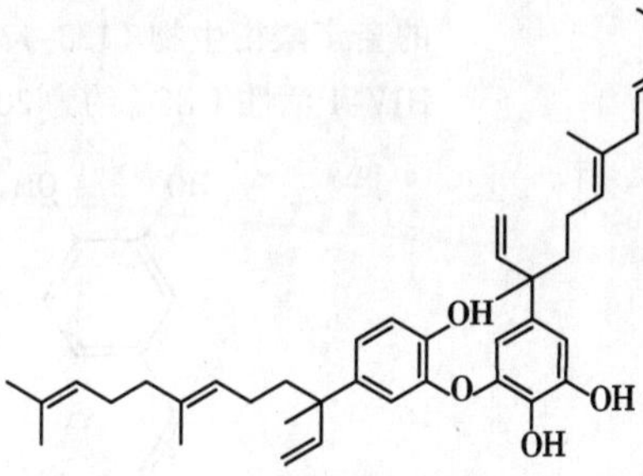　　**peltatols B (124)** 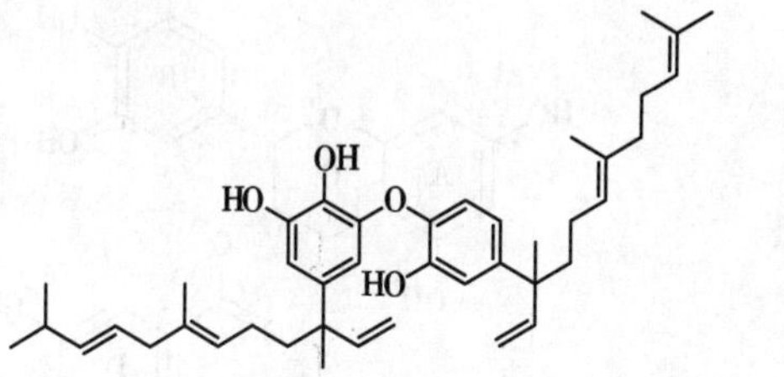　　**peltatols C (125)**

研究发现，Apiaceae 科植物 *Sanicula enropaeal* 中的迷迭香酸（126）不仅能抑制 HIV 整合酶的活性，也能抑制 HIV-RT[72]。从丹参中分离得到的紫草酸和紫草酸 B 也具有抗 HIV-RT 和整合酶的活性。从野梧桐属植物 *Mallotus* *japonicus* 果皮中得到的间苯三酚衍生物 mallotojapoin（127）和 mallotochromene，也具有抑制 HIV RT 的活性，且对天然底物 dNTP 无竞争性。

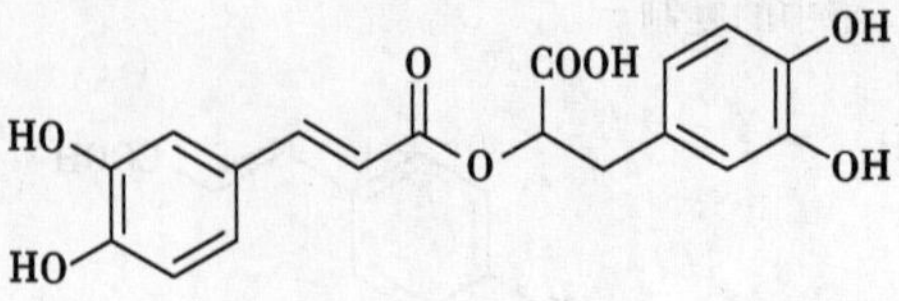

迷迭香酸 (126)

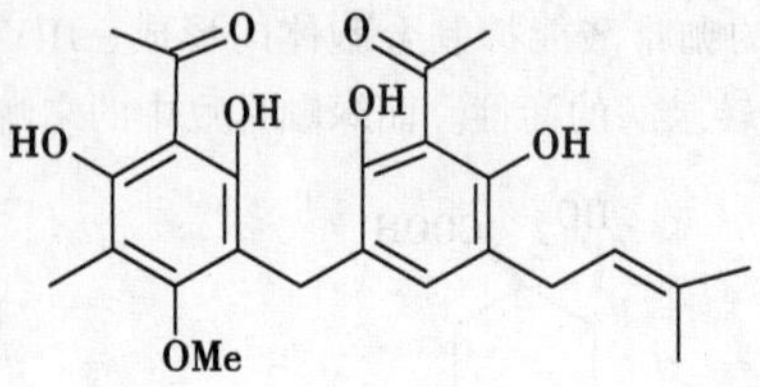

mallotojaponin (127)

此外，L- 菊苣酸（L-chicoric acid）能抑制 HIV 整合酶活性；了哥王中的芫花素 A（129）和 daphnodorin B（128）具有体外抗 HIV 活性；*Cetraria islandice* 中的

protolichesterinic acid、*Hopea malibato* 中的 dibalanocarpol 和 balanocarpol 以及 *Vismai cayennensis* 中的 vismiaphenone D，这些酚酸化合物都具有抗 HIV 活性。

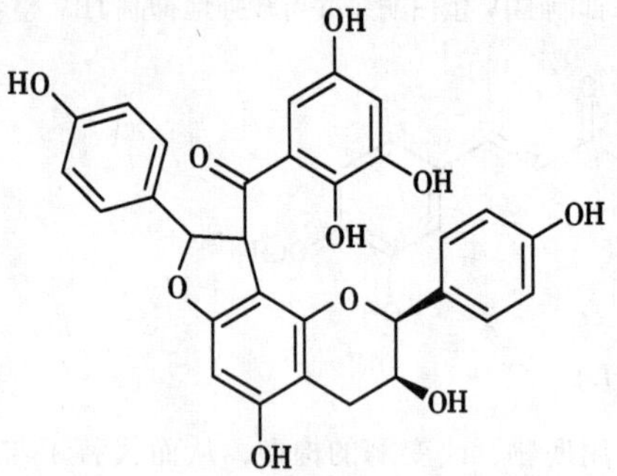

daphnodorin B(128)

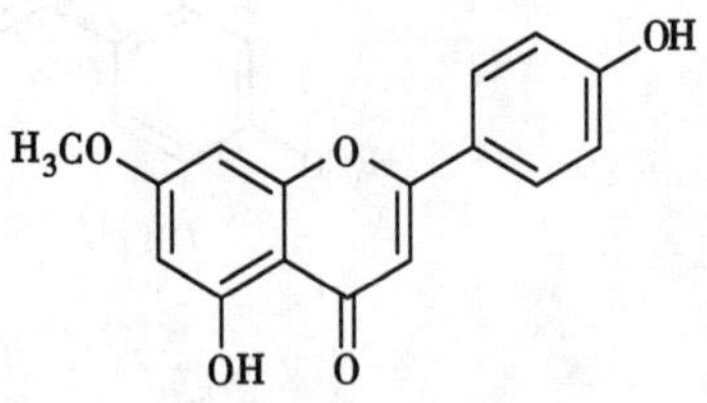

芫花素A(129)

近年的研究发现，白藜芦醇（130）能减少 Tat- 介导 HIV-1LTR 反式激活，从而影响 HIV-1 的复制[73]。

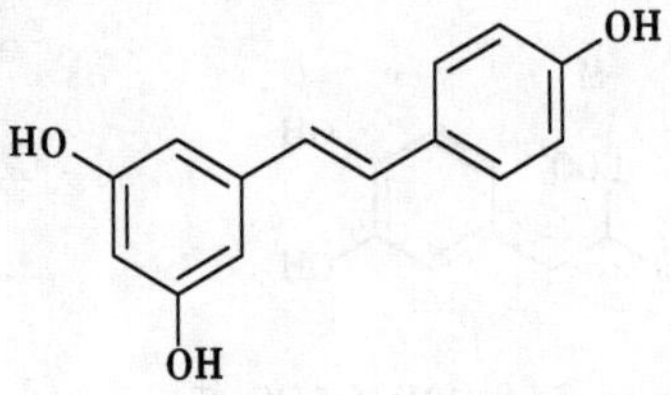

聚内酯（132）[75]，抑制 HIV-1 和 HIV-2 的 EC_{50} 分别为 1.5μmol/L、1.1μmol/L。

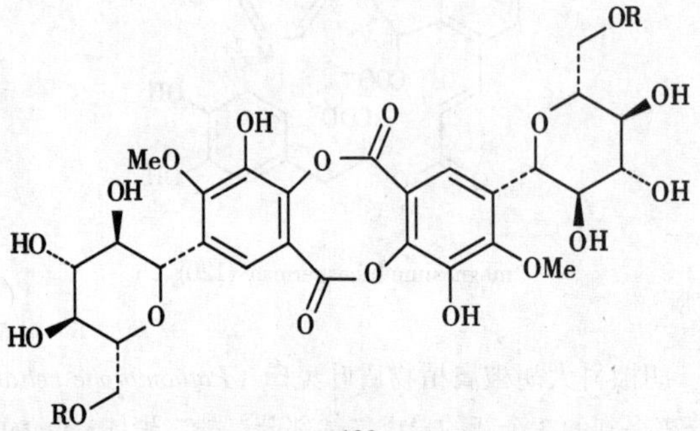

白藜芦醇（130）

132

Williamson 等研究证明，表没食子儿茶素没食子酸酯（131）能够阻断 gp120 与 CD4 的结合，从而起到抑制 HIV-1 复制的作用[74]。

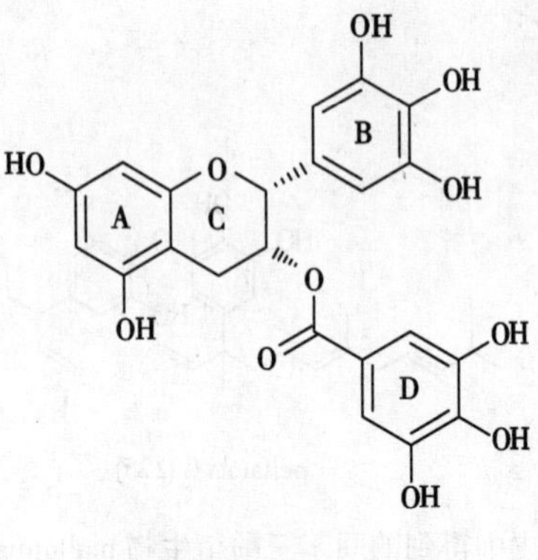

Hyoung Ja Kim 从栀子属栀子的果实中提取了 5 个新的奎宁酸衍生物（133~137）[76]，其中 3 个具有较好的抗 HIV-1 活性（EC_{50} 约为 20μg/ml）。

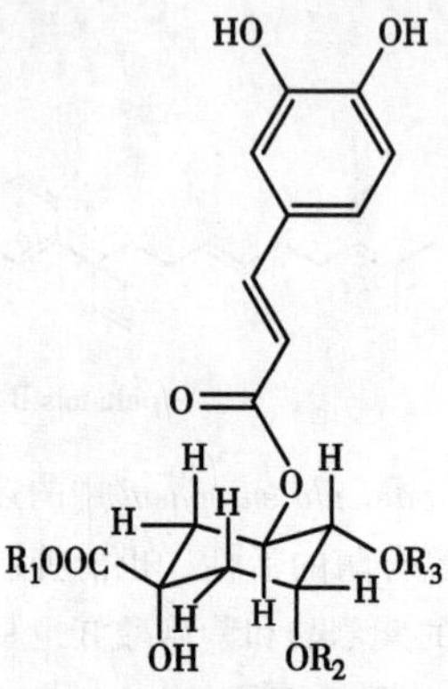

没食子酸酯（131）

Nguyen Tien Dat 从紫金牛属山茶中分离提取到一个二

	R1	R2	R3
133	Me	H	sinapoyl
134	Et	H	sinapoyl
135	Me	sinapoyl	H
136	Et	sinapoyl	H
137	Me	caffeoyl	HMG

Reutrakul 等在筛选从藤黄属 *hanburyi* 中提取分离到的 12 笼型氧杂蒽酮化合物时，发现藤黄酸（138）等化合物的抗 HIV 活性很好，其中几个化合物能明显的抑制 HIV-RT 的活性[77]。Reutrakul 等在对 *Cratoxylum arborescens* 的分离提取物进行研究时发现，多个氧杂蒽酮型化合物（如 139）也有抑制 HIV RT 的活性[78]。

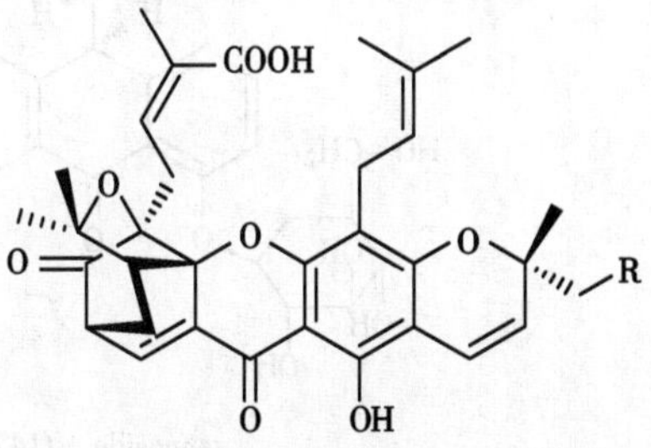

R=prenyl
138

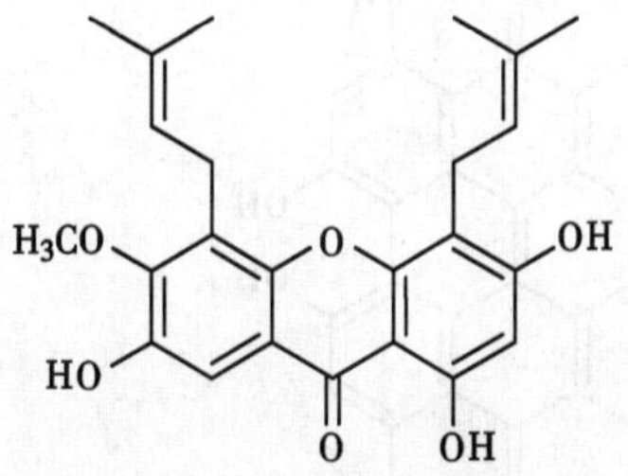

139

8 醌类化合物

广泛分布于植物界的醌类化合物大多具有泻下、抗菌等生物活性。近几年的研究表明，醌类化合物也是 HIV 抑制剂的重要来源。

8.1 苯醌类化合物

阿瓦醇（avarol）（140）及其衍生物阿瓦醌（avarone）（141）是从地中海贪婪倔海绵（*Dysidea avara*）中分离到的具有多种生理活性的倍半萜氢醌类化合物。两者对 HIV RT 的活性都有较强的抑制作用。Avarol 还能抑制 HIV *gag* 基因产物 P17、P24 的表达，并有一定的免疫调节作用。avarol 和 avarone 无细胞毒性，且脂溶性高，可作为抗病毒先导化合物。

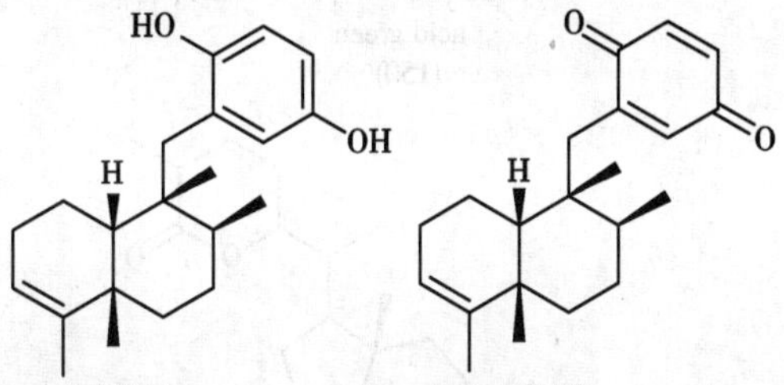

avarol (140)　　　avarone (141)

illimaquinone（142）是来自于植物 *Smenospongia* 的倍半贴类醌，其抗 HIV 作用机制是通过抑制与 HIV RT 相关的核糖核酸酶 H（RNase H）的活性来实现的。

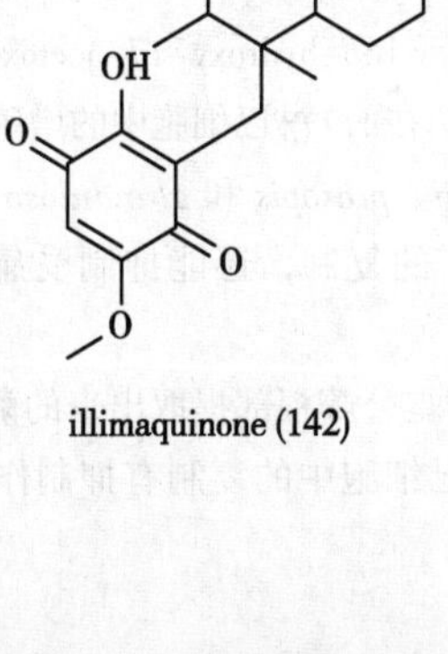

illimaquinone (142)

Conocurvone 是从澳大利亚特产的山龙眼科 *Conospermum sp.* 植物中得到的芳香环三聚体醌类化合物。它的抗 HIV 作用机制为阻止细胞变性和 HIV 复制。

Aspergillus terreus 中的 asterriquinone 也是一种醌类化合物，它具有 HIVRT 的抑制活性。

8.2 蒽醌类化合物

α-、β- 和 γ- 倒捻子素（α-、β-、γ-mangostin）是从藤黄科藤黄属植物倒捻子（*Garcinia mangostana L.*）果壳中分离出的主要生物活性的化合物。其中，α- 倒捻子素和 γ- 倒捻子素（143，144）在抗 HIV 复制中，对 HIV 蛋白酶具有强有效的非竞争性抑制作用[79]。

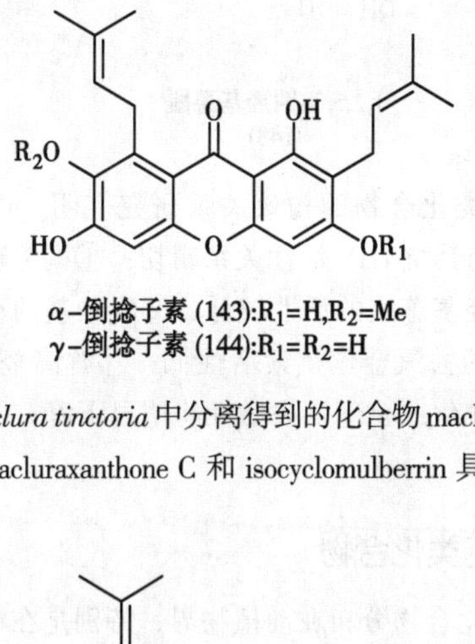

α-倒捻子素 (143):R$_1$=H,R$_2$=Me
γ-倒捻子素 (144):R$_1$=R$_2$=H

从 *Maclura tinctoria* 中分离得到的化合物 macluraxanthone B（145）、macluraxanthone C 和 isocyclomulberrin 具有抗 HIV 活性。

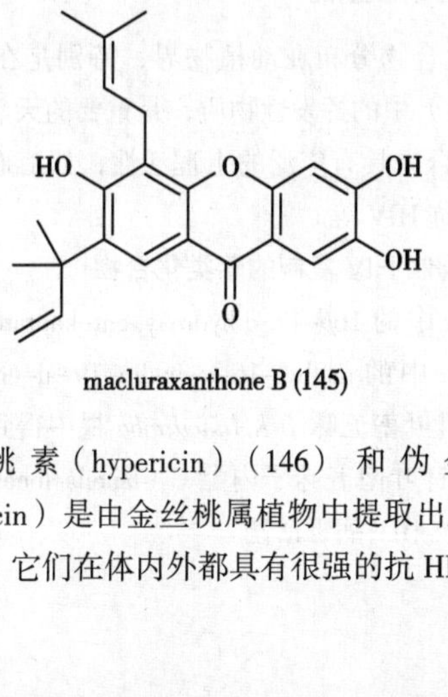

macluraxanthone B (145)

金丝桃素（hypericin）（146）和伪金丝桃素（pseudohyericin）是由金丝桃属植物中提取出来的缩合蒽醌类化合物，它们在体内外都具有很强的抗 HIV 活性，与

AZT 有协同作用[80]。研究表明,金丝桃素的抗 HIV 作用方式是通过阻断病毒的脱壳、出芽或装配来抑制 HIV 的复制。

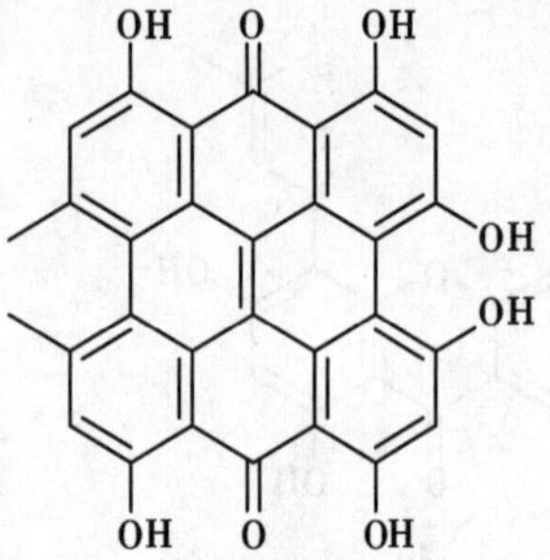

金丝桃素（146）

Francesca 等从大黄属掌叶大黄和大黄中分离到对 RNA 依赖型 DNA 聚合酶（RDDP）和 RNase H 均有抑制作用。进一步研究表明,sennoside A（147）能靶向抑制 HIV-1 病毒复制的逆转录过程,与两个活性位点都能结合[81]。

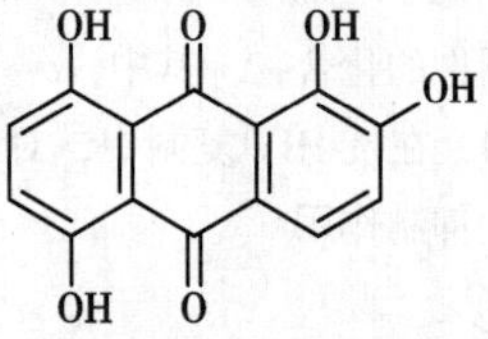

sennoside A (147)

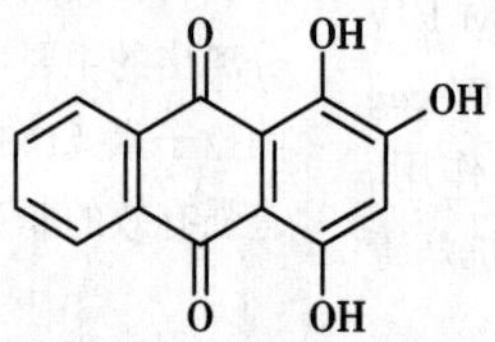

8.3　醌类化合物的构效关系

有些多羟基及多磺酸基取代的蒽醌类具有一定的抗 HIV 活性,而氨基、烷胺基及芳胺基取代的蒽醌类则无抗 HIV 活性。如 1, 2, 5, 8- 四羟基蒽醌（148）、1, 2, 4- 三羟基蒽醌（149）以及染料 acid green（150）具有抗 HIV 活性。

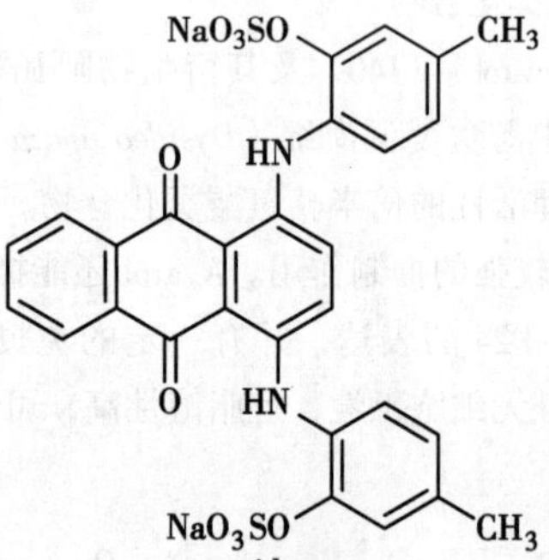

1,2,5,8-四羟基蒽醌（148）

1,2,4-三羟基蒽醌（149）

acid green（150）

蒽醌类化合物的构效关系研究表明,以下结构单元的存在与其抗 HIV 活性关系密切:①稠芳环结构的存在,单体羟基蒽醌的活性较低;②醌羰基的存在,如消去醌羰基的去氧金丝桃素活性低;③游离羟基的存在,将羟基乙酰化或全部消去活性将明显下降;④疏水端的存在。

9　萜类化合物

萜类化合物分布在动植物界,特别是在植物香精油（essential oil）中的挥发性物质,是重要的天然药物化学成分。这类化合物具有广泛的生理活性,如溶血、抗炎、抗菌、抗癌和抗 HIV 等。

9.1　抑制 HIV 复制的萜类化合物

番荔枝中的 16β-17-dihydroxy-ent-kauran-19-oic acid、Annona glabra 中的 methyl-16-α-hydro-19-al-ent-kauran-17-oate 以及披针叶南五味子 K.lancilimba 根中得到的三萜内酯类化合物披针叶南五味子内酯 C（lancilactone C, 151）,也具有一定的抗 HIV 病毒活性。

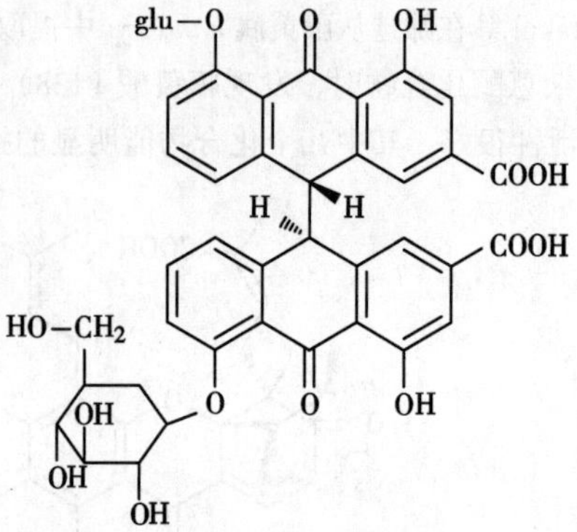

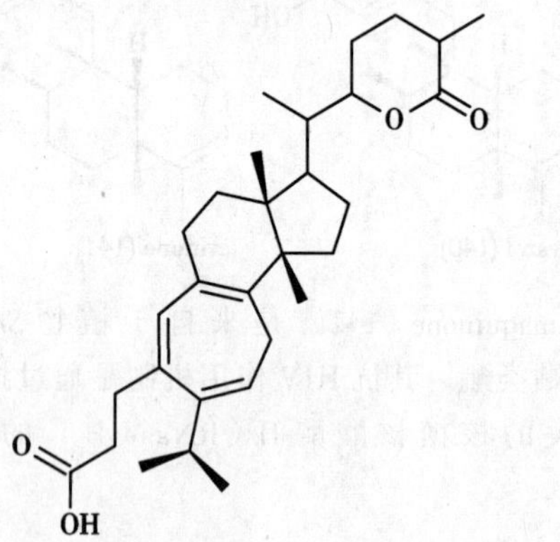

lancilactone C (151)

台湾植物 Annona squamosa 中的贝壳杉烯二萜类化合物 annosquamosins A（16β-hydroxy-17-acctoxy-ent-kauran-19-al）体外抑制 HIV 在 H9 淋巴细胞中的增殖和 P24 的下降。

Rosa woodsii、prosopis 和 glandulosa 等中的齐墩果酸不仅能抑制 HIV 的复制,还能抑制受感染的 H9 细胞的生长。

从福建产的雷公藤根部提取出来的萨拉子酸,对 HIV RT 和 HIV 在淋巴细胞中的复制有抑制作用。而雷公藤中的雷公藤毒苷（LGTDD）也有抗 HIV 作用。

山皂荚的提取物 gleditsia saponin 和肥皂荚中的 gymnocladus saponin G 体外抑制 HIV 增殖，其抗病毒的有效结构为 unusual monoterpenyl moieties。日本皂荚中的皂荚素 C 可以抑制 H9 淋巴细胞中 HIV 的复制。另外，樟科植物

轮叶木姜子 *Litsea verticillata* 中提取到一系列倍半萜类化合物能够抑制 HIV-1 的复制[82]。Oliver C 等从山扁豆属 *xylocarpa* 和美登木属 *cuzcoina* 中提取到 3 个三萜类化合物（152，153 和 154），对于 HIV 复制有较好的抑制作用[83]。

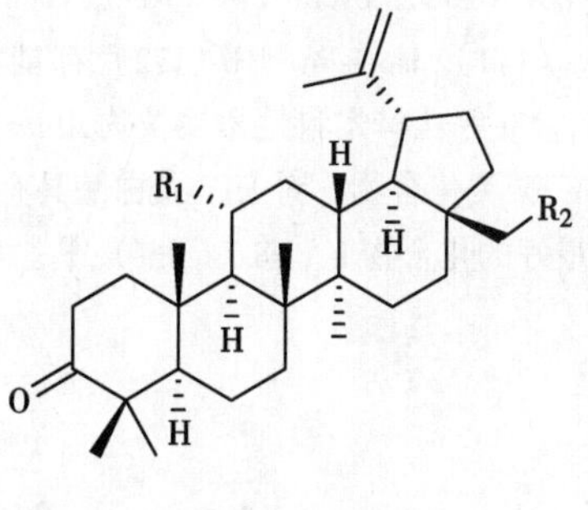

R₁=H;R₂=OH

152　　　　**153** 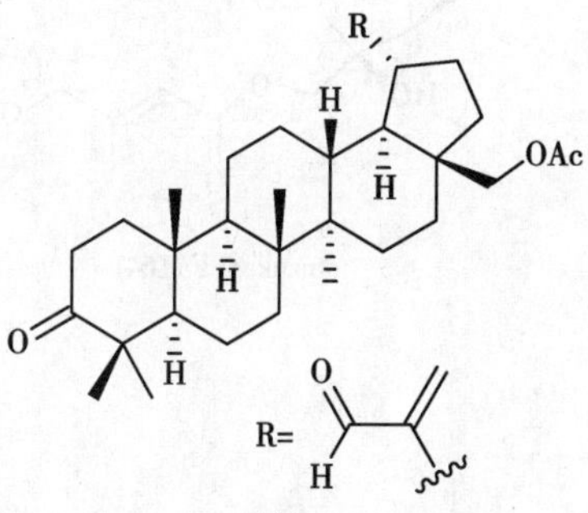　　　　**154**

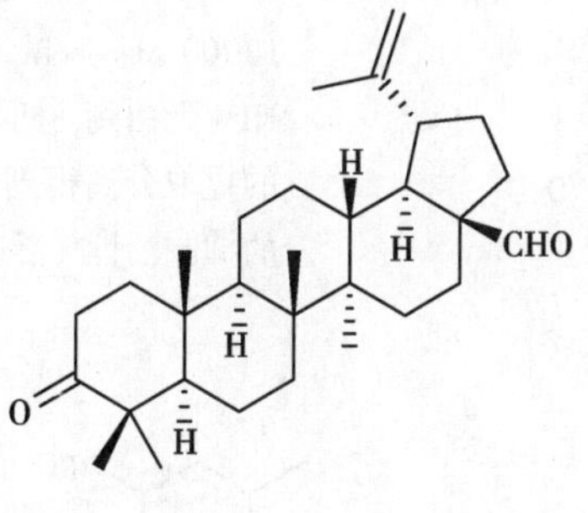

Louis-F 等在评估一些已知天然产物时，筛选到一部分二萜酯类化合物（155，156）[84]，能较好的抑制 HIV 的复制。

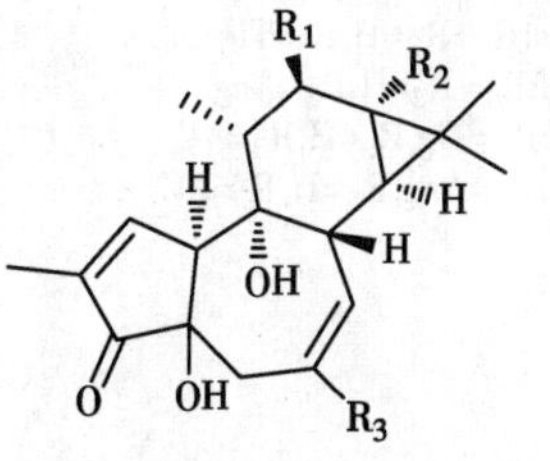

华中五味子中的 nigranoic acid（157），为三萜类化合物。体外抗 HIV 试验表明，它能抑制 HIV RT 的聚合酶活性。

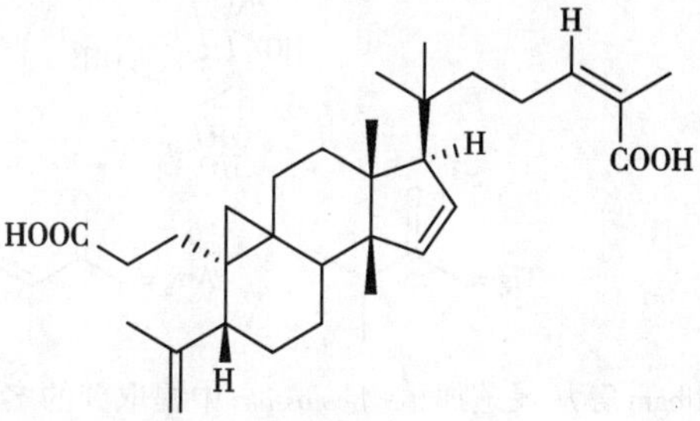

phorbol esters (155) 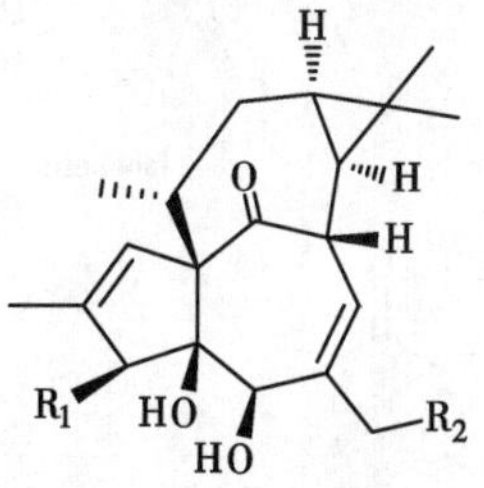　　　　ingenol esters (156)

9.2　抑制 HIV　RT 的萜类化合物

Annona glabra 中的 16α-17-dihydroxy-ent-kauran-19-oic acid 和巴豆中的 12-O-acetyphorbol-13-deanoate 具有抑制 HIV 逆转录酶的活性。

nigranoic acid (157)

Thitima Pengsparp 等从植物 *Maprounea africana* 根中得到的 6 个五环三萜类化合物（158~163）[85]，试验表明它们具有抑制 HIV 逆转录酶的作用。

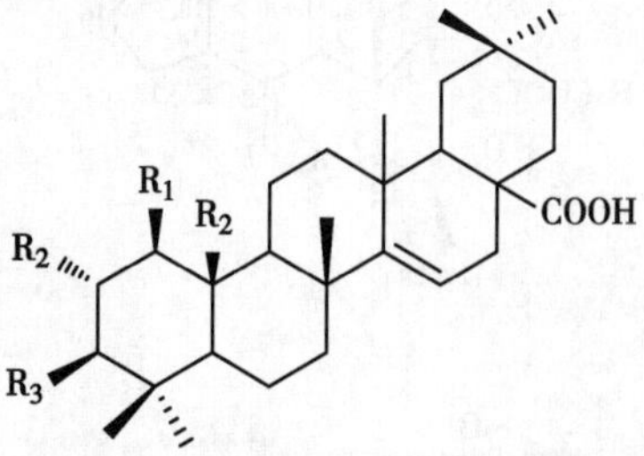

158:R₁=R₂=H,R₃=OH
159:R₁=R₂=H,R₃=COOH
160:R₁=OH,R₂=H,R₃=OCO—⟨⟩—OH
161:R₁=H,R₂=R₃=OCO—⟨⟩—OH
162:R₁=R₃=OH,R₂=H
163:R₁=H,R₂=R₃=OH

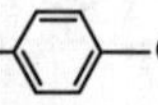

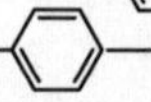

郭颖课题组从银线草种分离得到的乌药烷型二聚倍半萜类化合物银线草醇 F（shizukaol F，164）能有效抑制 HIV 的复制[86]，经研究表明，这是一个具有新结构类型的 HIV-1 RT 抑制剂[87]。

在巴西褐藻 *Dictyota pfaffii* 和同属藻类 *Dictyota menstrualis* 中分离得到的一些二萜类化合物，都显示了一定抗 HIV 活性[37]。

此外，*Mniopetalum* ssp. 中的倍半萜化合物 mniopetals A~F、耳壳藻（*Peyssonnelia* ssp.）中的倍半萜化合物 peyssonol A、*Euphorbia myrsinites* 中的二萜化合物、*D.dichotana* 中的二萜化合物 dictyodial、*D.patens* 中的二萜化合物 hydroxydictyodial、球蕊五味子（*Schisandra sphaerandra*）中的三萜化合物 nigranoic acid、雷公藤中的三萜化合物 salaspermic acid 等也能抑制 HIV 逆转录酶的活性。

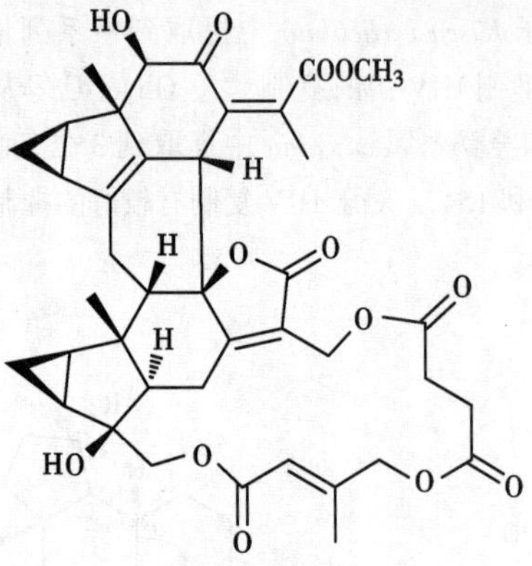

shizukaol F (164)

9.3　抑制 HIV 蛋白酶的萜类化合物

灵芝中的 ganoderic acid B、ganoderiol B，桑毛路边青、山楂等中的熊果酸，锁阳中的熊果酸丙二酸盐半酯，*Crataegus pinnatifida* 中的乌发醇，华东水杨梅[28] 中的山楂酸以及七叶树中的 escin Ⅰa（165）、escin Ⅰb（166）、escin Ⅰvc（167）、escin Ⅰvd（168）、escin Ⅰve（169）、escin Ⅰvf（170）、isoescin Ⅰa（171）、isoescin Ⅰb（172）都能抑制 HIV 蛋白酶。近来，Yu 等从桦木科桤木属植物 *Alnus firms* 的提取分离得到的三萜类化合物，对 HIV 蛋白酶具有较好的抑制活性（活性最好的化合物 IC_{50}=8.7μg/ml）[88]。

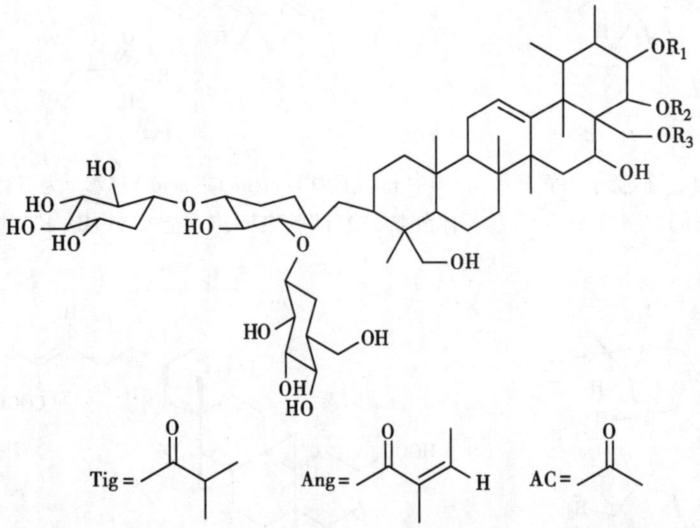

escin 165 Ⅰa:R₁=Tig,R₂=AC,R₃=H
166 Ⅰb:R₁=Ang,R₂=AC,R₃=H
167 Ⅰvc:R₁=H,R₂=Tig,R₃=AC
168 Ⅰvd:R₁=H,R₂=Ang,R₃=AC
169 Ⅰve:R₁=R₂=H,R₃=Tig
170 Ⅰvf:R₁=R₂=H,R₃=Ang
isoescin 171 Ⅰa:R₁=Tig,R₂=H,R₃=AC
172 Ⅰb:R₁=Ang,R₂=H,R₃=AC

Tig =　　Ang =　　AC =

Riham 等从灵芝属植物 *colossum* 中提取到的多个三萜化合物（173~179），其中 colossolactone V（173）、Ⅶ（175）、schisanlactone A（178）和 colossolactone E（177）能较好的抑制 HIV-1 蛋白酶活性。

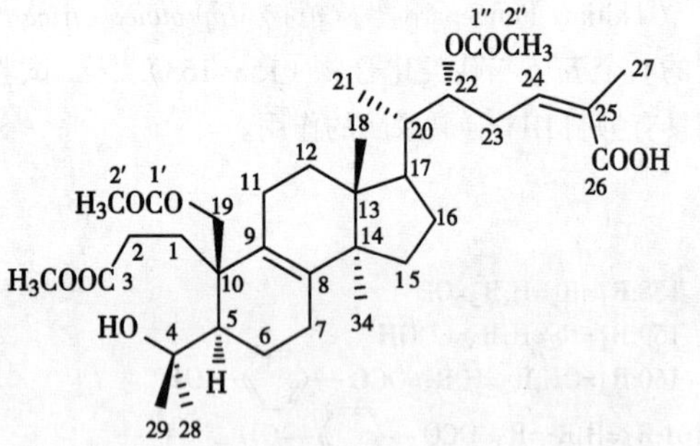

173

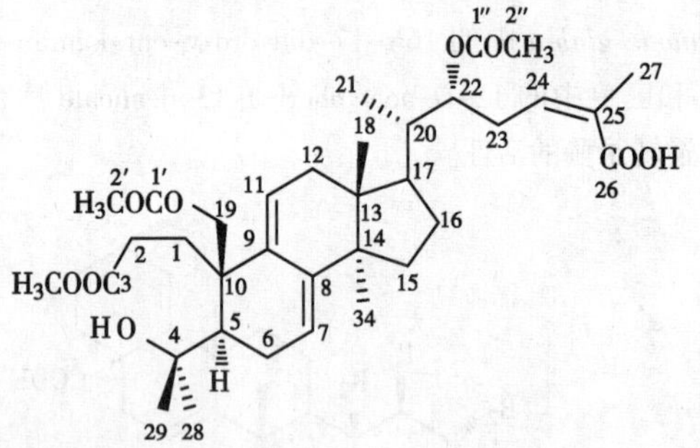

174

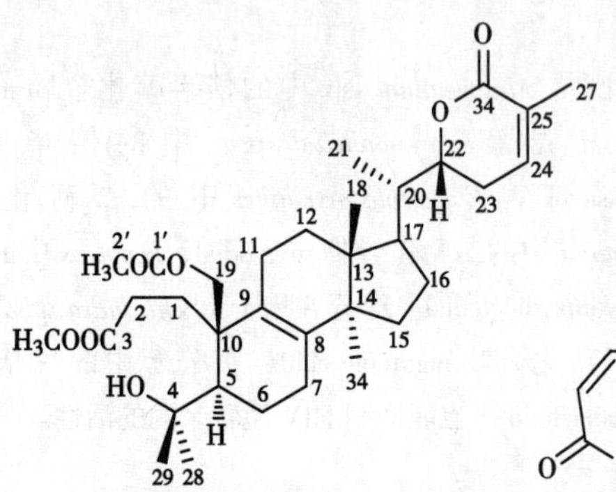

175

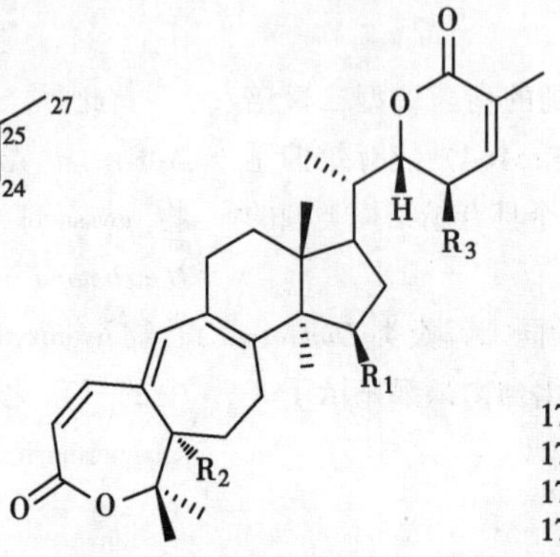

176 R₁=OAc R₂=H R₃=OH
177 R₁=OAc R₂=H R₃=H
178 R₁=H R₂=H R₃=H
179 R₁=OAc R₂=OH R₃=H

Ying Wei 等从野木瓜属植物 *S.obovatifoliola* 的茎提取物中，发现了 3 个萜类化合物（180，181 和 182）[48]，能够抑制 HIV-1 的蛋白酶活性，EC$_{50}$ 能达到 3.7μg/ml。

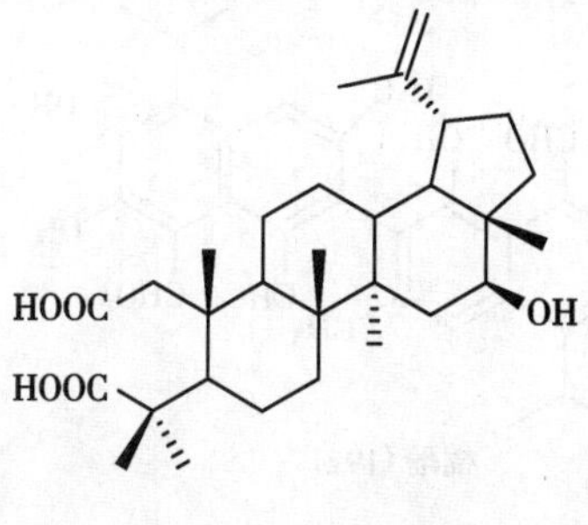

180 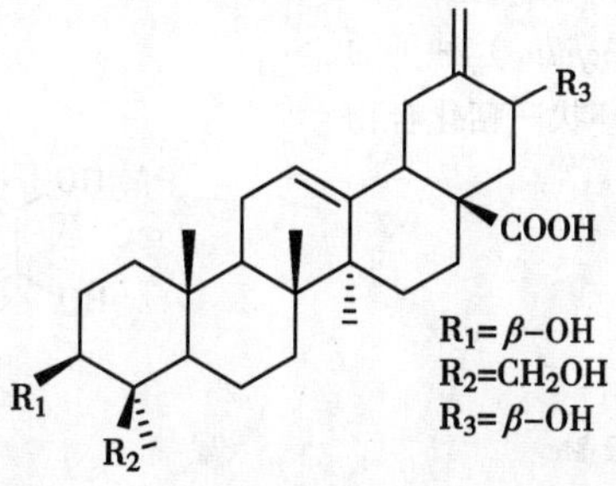　　181 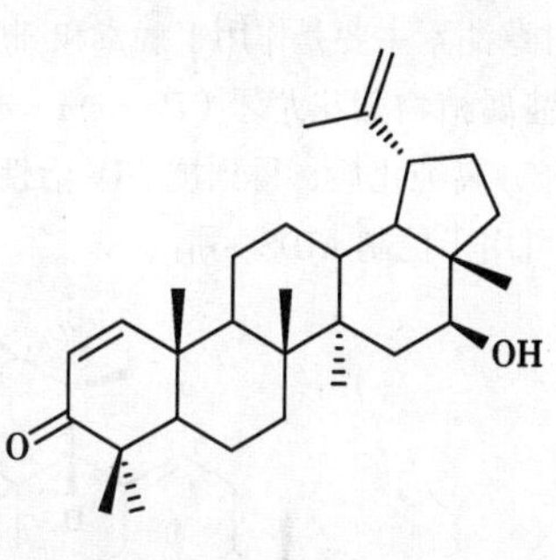　　182

Yu 等从赤杨皮属植物 *firma S.Z.* 叶的提取物中分离得到了 14 个化合物，其中一个 Alnustic acid methyl ester 的抗 HIV 蛋白酶的活性最高[48]，IC$_{50}$ 为 15.8μmol/L。

Wei 等从高丽参的酸性水解产物中，提取到了 3 个合成三萜化合物（183，184 和 185），具有较好的抑制 HIV-1 蛋白酶活性[89]。

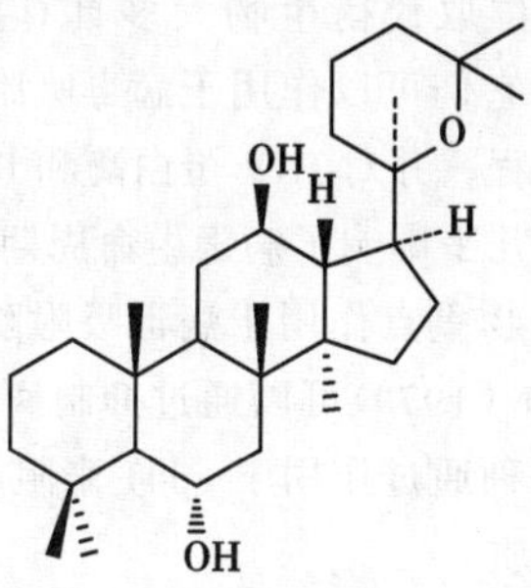

183 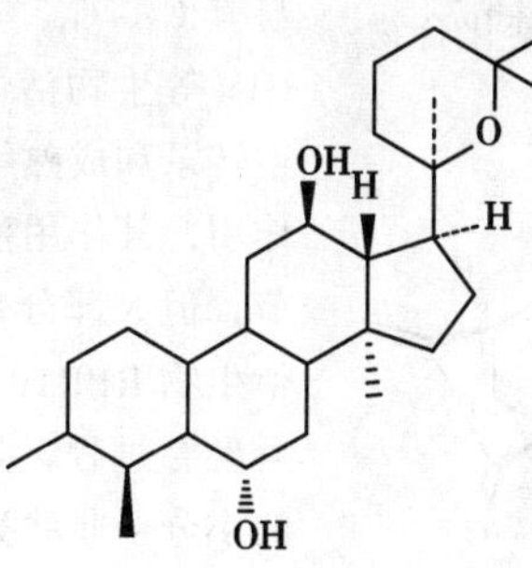　　184 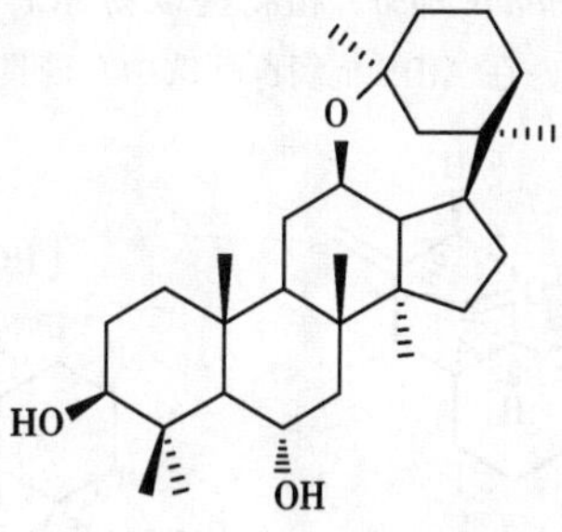　　185

9.4　抑制 HIV 的细胞变性效应的萜类化合物

巴豆中的 12-O-decanoyipiorbol-13-（2-methylbutyrate）、12-O-teradecanoylphorbol-13-acetate 以及灵芝中的 gandoderiol F、ganodermanontriol 能抑制 HIV 诱导的细胞变性效应。

9.5　其他抑制 HIV 的萜类化合物

日本土壤中的一种霉菌（*Arthrinium species*）发酵物中分离出的化合物 serterterpene-ter-pestacin（186），对 HIV 感染细胞中的合胞体的形成有较强抑制作用。

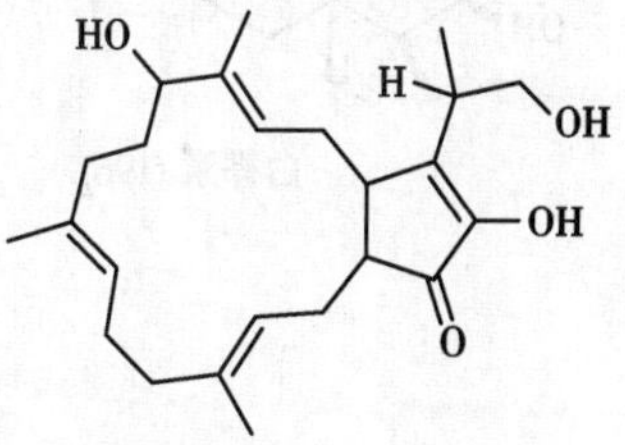

serterterpene-ter-pestacin (186)

prostratin（187）是从萨摩亚群岛药用植物 *Homalanthus natans* 中分离出的 12- 去氧佛波醇脂。它能抑制 HIV 对细胞 CEM-SS 和 C-8166 的杀伤作用，能有效地阻止 HIV 繁殖。

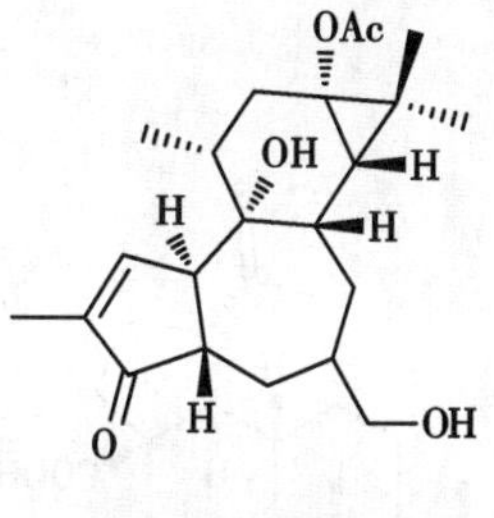

prostratin (187)

穿心莲中的穿心莲内酯琥珀酸单酯（188）具有抑制 HIV 活性。其作用机制是干扰 HIV 诱导的细胞融合，干扰 HIV 结合到 H9 细胞，抑制 HIV 的增殖，其对 H9 细胞无毒性作用。

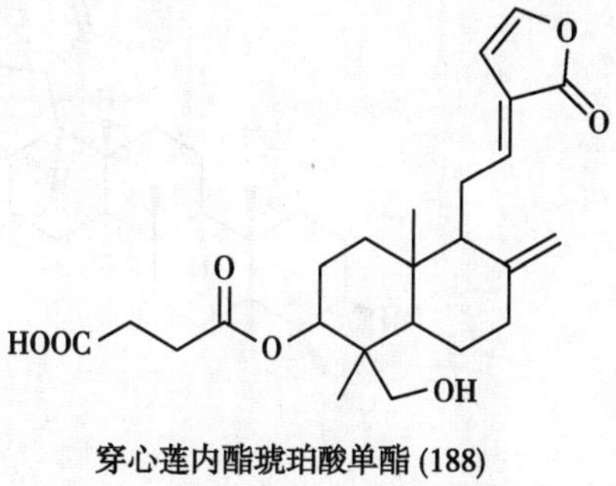

穿心莲内酯琥珀酸单酯 (188)

欧亚甘草中的甘草甜素在体外能抑制 DNA 和 RNA 病毒的生长（包括 HIV），在体内可抑制 HIV 的复制。有报道表明，甘草甜素主要是作用于病毒和细胞的结合过程。

败酱属植物黄花龙牙（*Patrinia scabosaefolia*）种子的提取物经分离纯化后，得到抗 HIV 活性的环状三萜化合物（189），可用于控制 AIDS 病情。

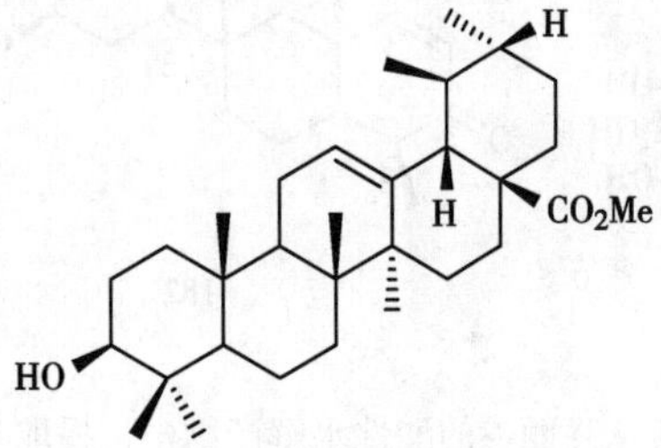

189

热带雨林的同花属（*Homalanthus acuminatus*）和金棒属（*Chrysobalanus icaco*）植物提取物 NCI 中的二萜化合物（190 和 191），在 AIDS 抗病毒筛选中发现具有活性。

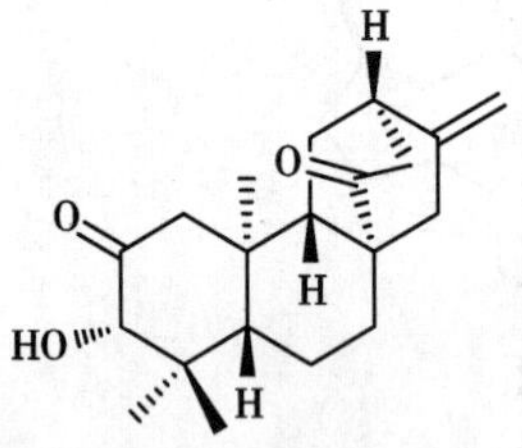

190

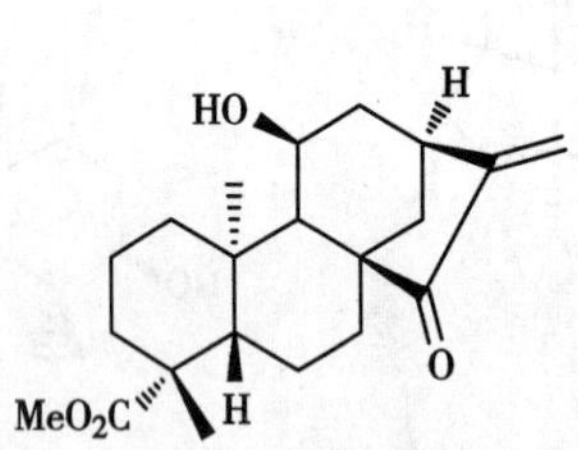

191

棉籽中的倍半萜棉酚大豆中的三萜皂素对 HIV 有一定作用，且（-）-棉酚比（+）-棉酚（192）作用强。

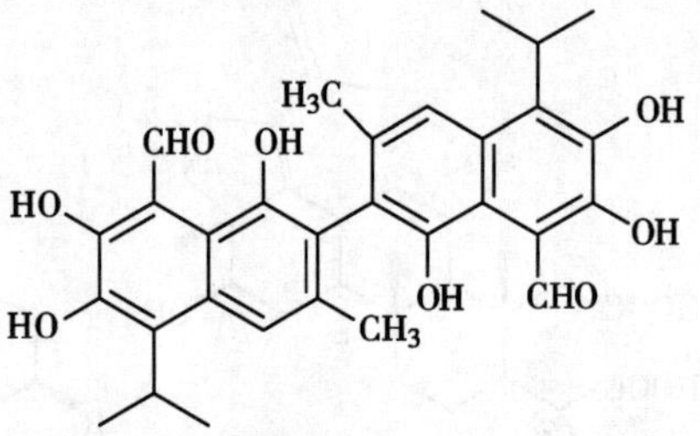

棉酚（192）

桃金娘科蒲桃属植物 *Syzygium clariflorum* 叶子中分离得到的白桦酸（betulinic acid，193）和 platonic acid（194）、中药白头翁中提取的 23-羟基白桦酸（195）、白桦树皮中含量高达 25% 的白桦素（196），这些化合物都是白桦酸类五环三萜类化合物[85, 90]。它们与其 C_3、C_{17}、C_{19} 位取代衍生物大多具有抗肿瘤、抗 HIV 等生物活性。它们可以作用于病毒吸附进入细胞、逆转录和成熟等过程，并对 HIV 蛋白酶和 RT 也有抑制作用，其作用范围几乎影响了病毒生命周期的每一个环节，但大部分化合物重点作用于病毒吸附阶段。其中，衍生物 RPR103611（197）可以通过抑制病毒和细胞的后融合过程，是一种通过作用于 gp41 来阻止 HIV 入侵的小分子非肽类物质。

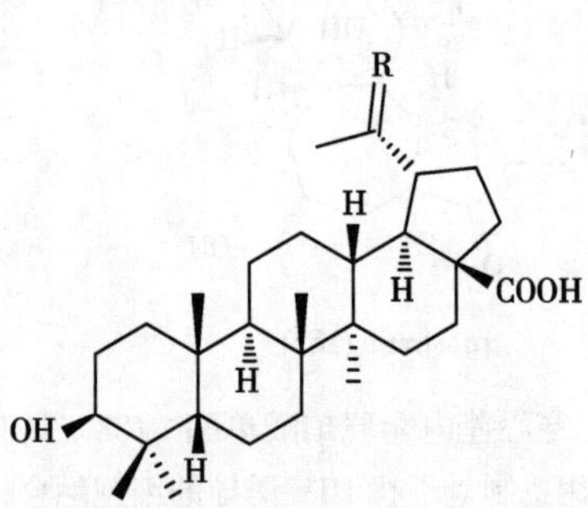

betulinic acid (193):R=CH₂
platanic acid (194):R=O

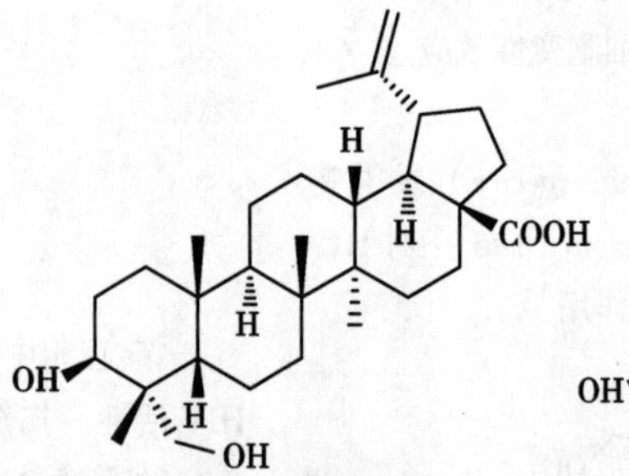

23-羟基白桦酸
(195)

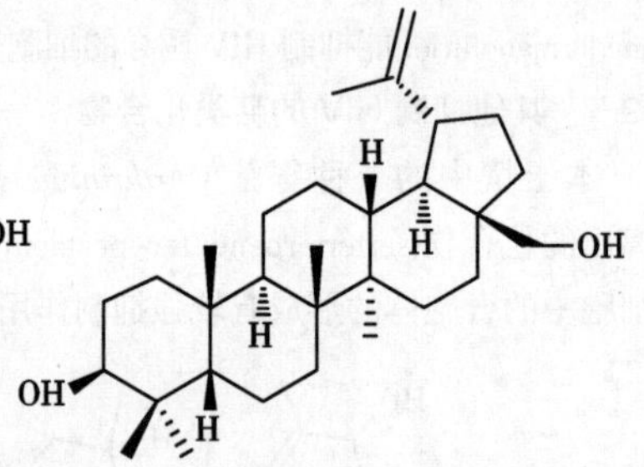

白桦素 (196)

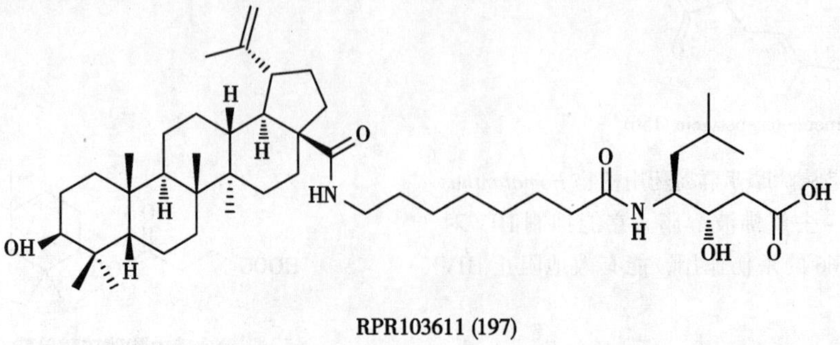

RPR103611 (197)

李万华等从传统中草药皂角刺中分离得到了 5 个白桦脂酸型三萜（198~202），都表现出明显的抗 HIV 活性（化合物 1，2，5 的 EC₅₀ 均小于 0.064μg/ml），细胞毒性较弱[91]。

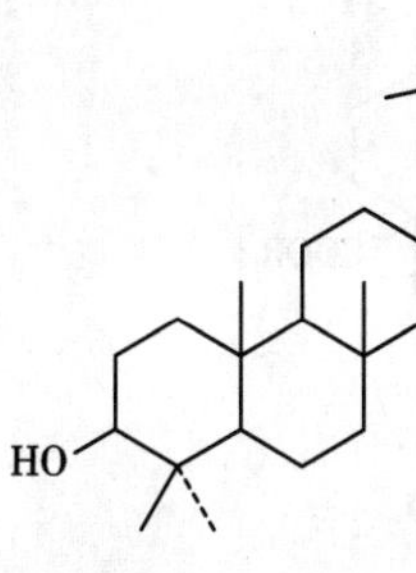

198

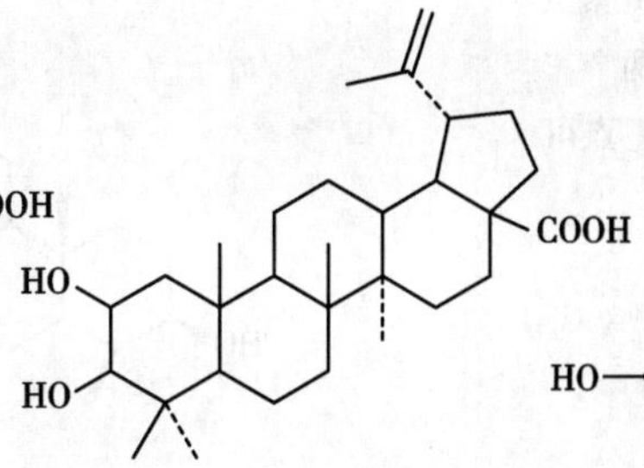

199

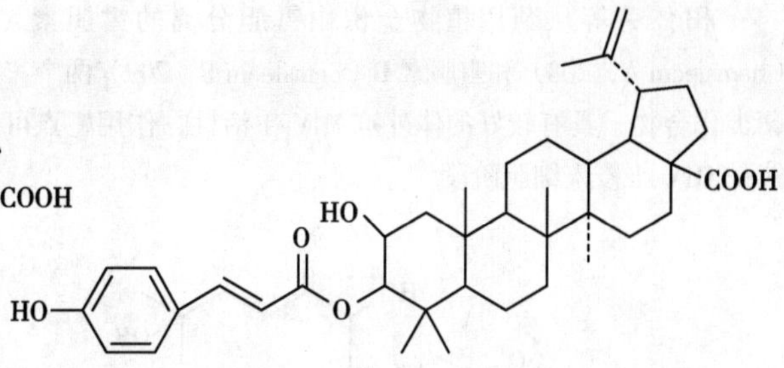

200

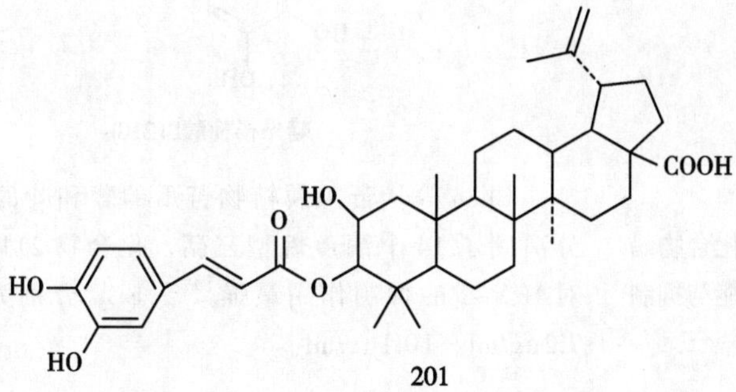

201

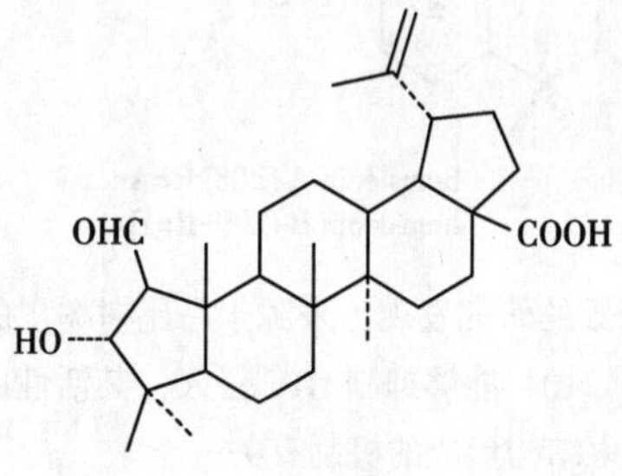

202

Liliana 等分别从大戟属植物欧洲黑杨（*E. laurifolia*）和乳白香青（*E. lactea*）的乙酸乙酯提取物中，发现了 3 个二萜化合物 203、204 和 205（其中 203 和 204 互为同分异构体），具有不同的抗 HIV-1 活性。

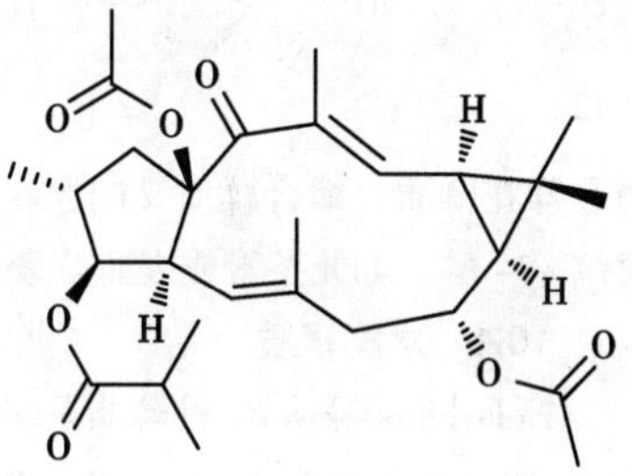

203

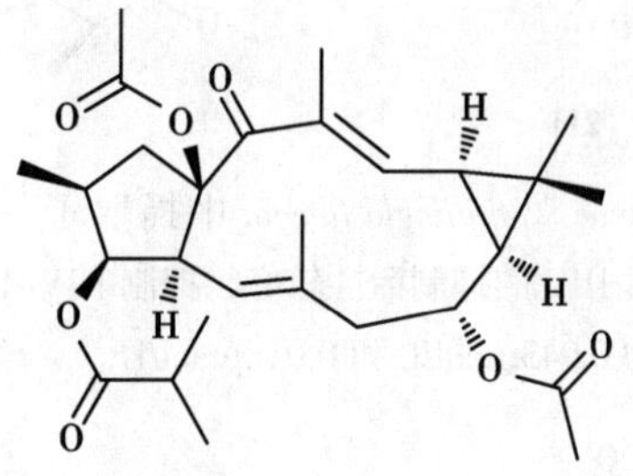

204

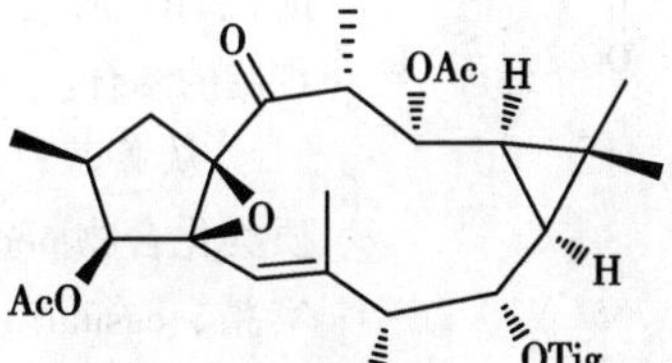

205

Xiao 等从五味子属植物 *lancifolia* 的茎和叶中分离出化合物 206，具有较弱的抗 HIV-1 活性[92]。

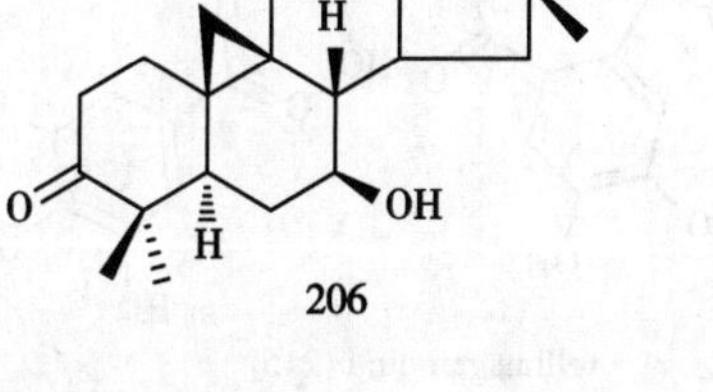

Xiao 等从五味子属植物 *Schisandragrandiflora* 的叶和茎的提取物中，分离得到了 3 个新的降三萜化合物，其中化合物 207 的抗 HIV 活性较好，且细胞毒性较弱[93]。

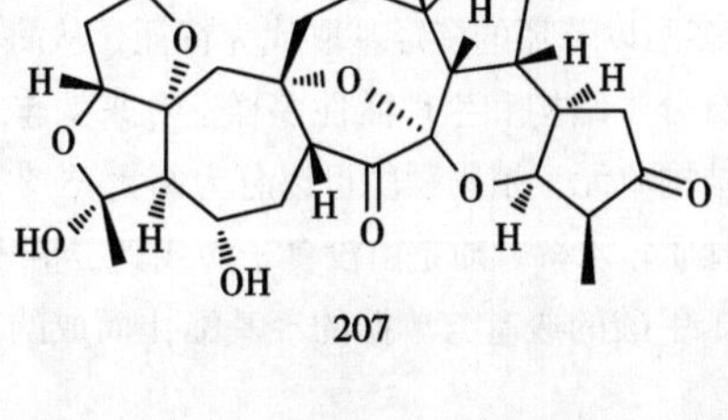

206

207

田仁荣等从药用植物金佛山雪胆分离的雪胆素 A（hemslecin A，208）和雪胆素 B（hemslecin B，209）两个三萜类化合物，具有较好的体外抗 HIV-1 活性，作用靶点可能是 HIV-1 侵入细胞阶段[94]。

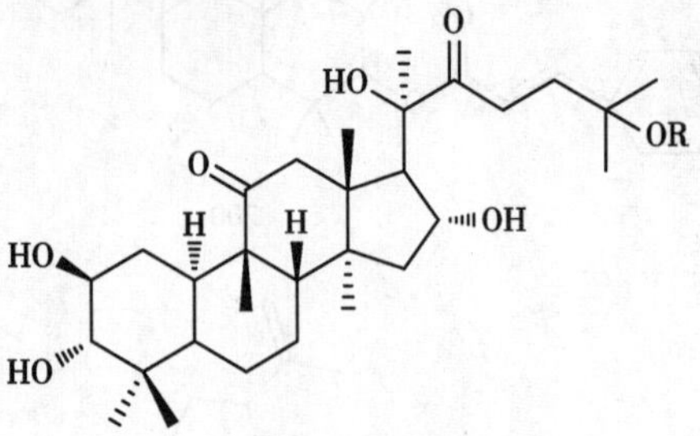

hemslecin A (208):R=Ac
hemslecin B (209):R=H

夏承来等的研究发现，来源于马尾树树皮的化合物蜡果杨梅酸 B（210）能够抑制 HIV 侵入，其活性可能与抑制 gp41 六螺旋束结构形成的机制有关。

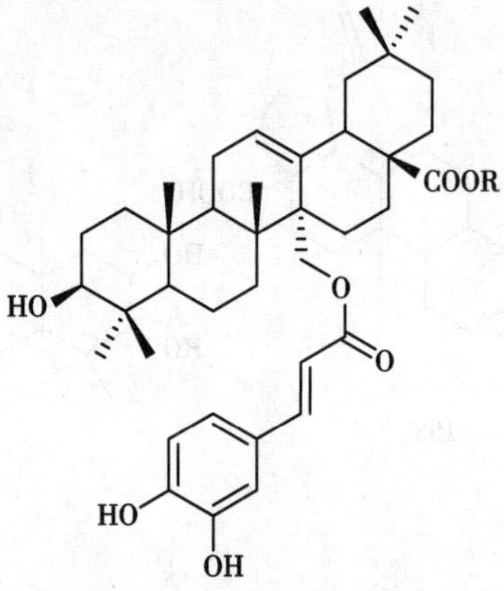

蜡果杨梅酸B(210)

Chen 等从苦瓜属植物苦瓜的藤和叶的提取物中，分离到了 14 个葫芦烷型三萜，化合物 211、212、213 对 HIV-1 的抑制作用最强[95]，EC_{50} 分别为 3.7μg/ml、7.2μg/ml、10.1μg/ml。

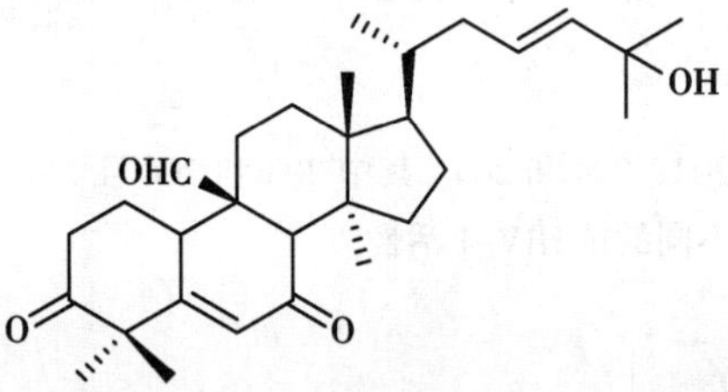

211 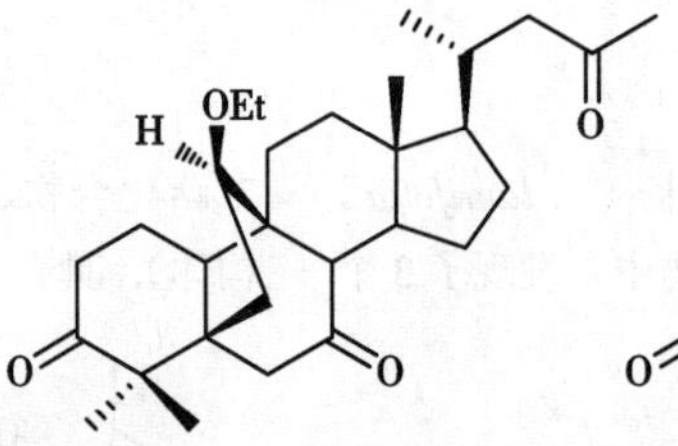　　212 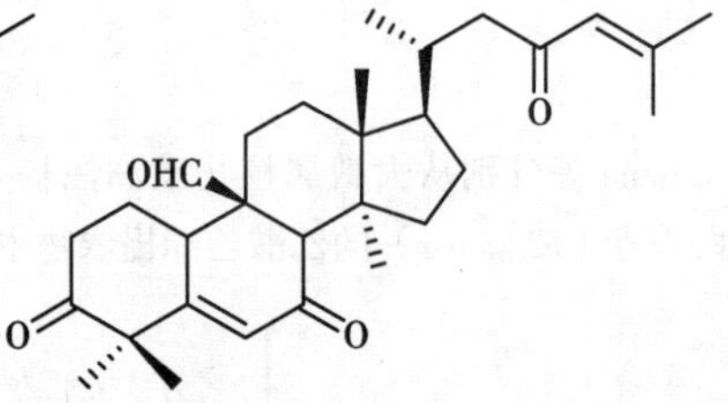　　213

Florent 等从 Mascarene 属 *Stillingia lineata* 中提取了一个二萜化合物（214），对 HIV 的抑制活性较好，抑制 HIV-1 和 HIV-2 的 EC_{50} 分别为 0.043μmol/L 和 0.018μmol/L[96]。

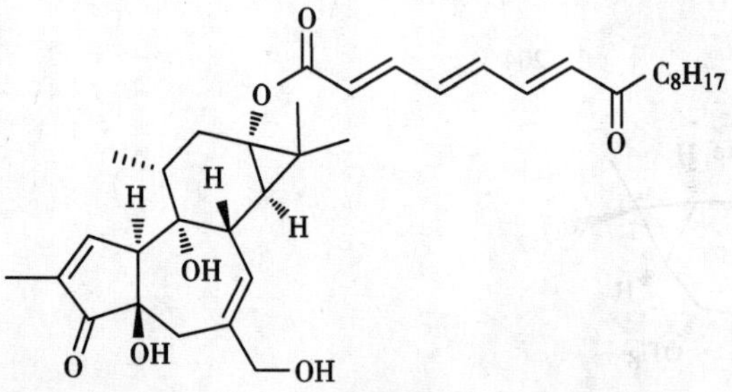

214

另外，鳞毛蕨科植物粗茎鳞毛蕨 *Dryopteris crassirhizoma*、木通科植物钝叶野木瓜 *Stauntonia obovatifoliola*、木兰科植物狭叶五味子 *Schisandra lancifolia* 和越南的多孔菌科灵芝属真菌 *Ganoderma colossum* 中也有分离得到一些三萜类化合物，对 HIV 有一定的抑制活性[37]。

10　鞣质类化合物

植物多酚以苯环的多羟基取代为特征，从简单酚到鞣质类，具有分子结构和生理活性多样性和来源丰富性等特点。按其结构单元，植物鞣质可以分为两大类[97]：水解鞣质和缩合鞣质。水解鞣质是由没食子酸或其二倍体缩合物、六羟基联苯甲酸的羧基与单糖的羟基酯化而成的没食子鞣

质和鞣花鞣质。缩合鞣质又叫原花色素类鞣质，其单体是黄烷-3-醇，如儿茶素或表儿茶素。

10.1　水解鞣质

Nalashima 等从 87 种鞣质及多元酚中发现，水解鞣质 gemin D、nobotannin B、camelliin B 和 trapaniin B 有很强的抗 HIV 活性[98]，能减少 HIV 抗原的表达，抑制 HIV 与细胞的结合。

从蔷薇科植物 *Rosa woodsii* 的叶子中分离得到的鞣质类化合物 pedunculagin、casuarictin、potentillin、鞣云实精、casuariin、strictinin、sanguiin H-1、davuriciin M$_1$、仙鹤草素和 laevigtin B 及 F 均能抑制 HIV 逆转录酶。

从桃金娘科番樱桃属植物丁香（*Eugenia caryophyllata*）中得到 4 种鞣花鞣质化合物，经活性测试发现，它们能抑制 HIV-细胞融合，其中以 tellimagrandin I（215）的活性最高。

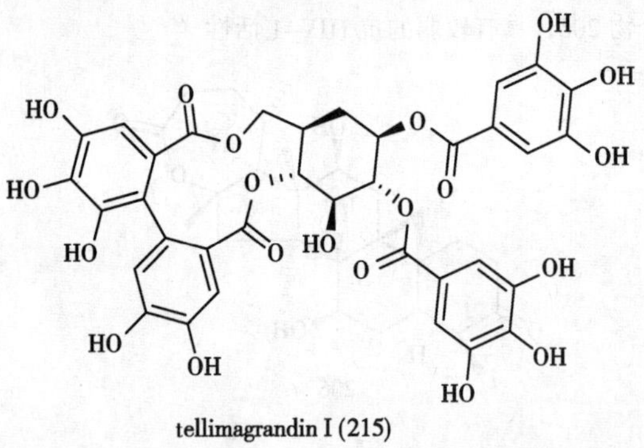

tellimagrandin I (215)

含鞣质类化合物的夏枯草等中药提取物具有促进 HIV gp41 六螺旋束破裂的作用，这是另一个病毒与宿主细胞膜融合的作用靶点。

北美洲西部的胡颓子科水牛果属植物银水牛果（*Shepherdia argentea*）中的 shephagenins A（216）、B 等 4 种鞣花鞣质化合物，对 HIV RT 有较强的抑制活性。其中，活性最强的是 shephagenins A。

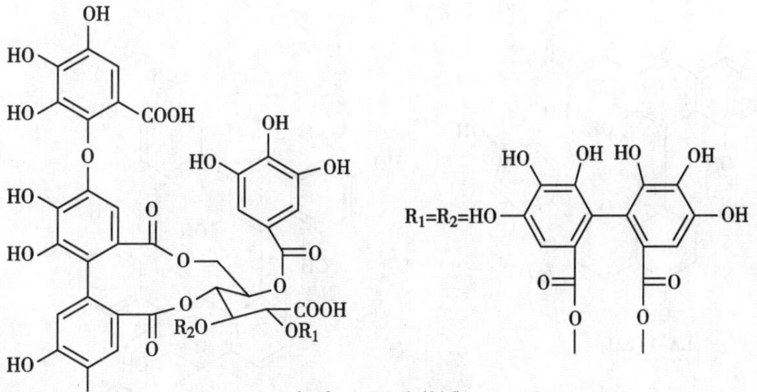

shephagenins A (216)

从余甘子果实的甲醇提取物中得到的鞣花鞣质 putranjivain A（217）能通过与模板引物的竞争来抑制 HIV RT。

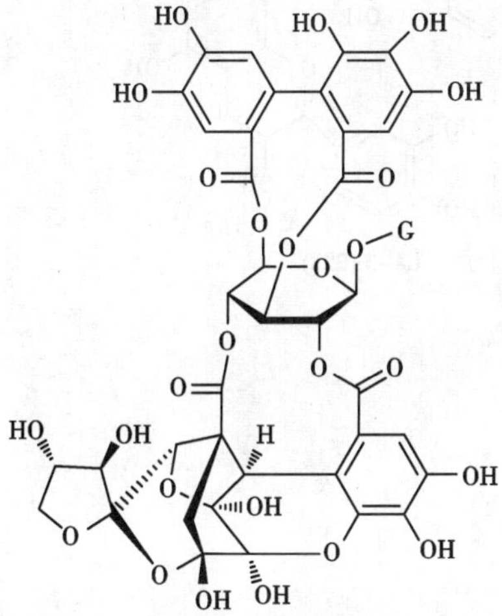

putranjivain A (217)

鞣酸、epecatechin-3-gllate、没食子酸、oenothein B、punicacortrin、punicalin、四没食子酰奎宁酸、来自 *Phyllanthus enblica* 中的 putranuivain A、来自石岩枫（*Mallotus repandus*）中的 repandusinic acid A 等鞣质类化合物都对 HIV RT 有抑制作用。

10.2　缩合鞣质

从 *Detarium microcarpum* 中分离得到的黄烷类化合物（−）-表儿茶素（218）和（−）-表儿茶素 -3-*O*- 没食子酸酯都具有抗 HIV 活性，它们能与糖蛋白 gp120 不可逆吸附从而阻断 HIV 的感染。

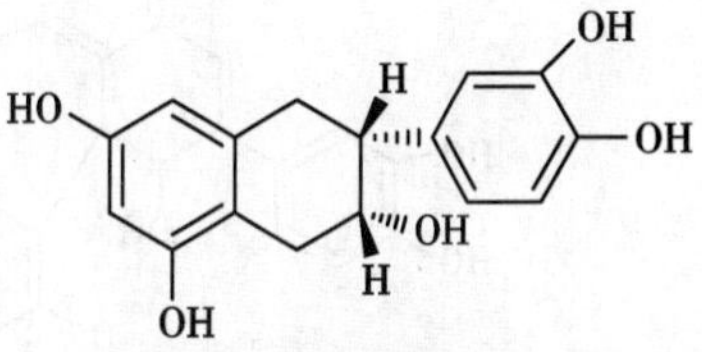

(−)-表儿茶素 (218)

从山茶 *Camellia sinensis* 中分离得到的两种黄烷类成分（−）-表儿茶素没食子酸盐和（−）-表没食子酰儿茶素没食子酸盐，对 HIV RT、细胞的 DNA 和 RNA 聚合酶均有抑制活性[99]。

Hashimoto 等检测绿茶、乌龙茶和红茶中的 38 种茶多酚抑制 HIV 复制的活性时，发现（−）-表没食子儿茶素和 theasinensin D（219 和 220）显示相对较强的抑制 HIV 复制活性。研究表明，没食子酰基 G 的位置和结构中的两个苯环的构型对抗 HIV 活性有重要影响。

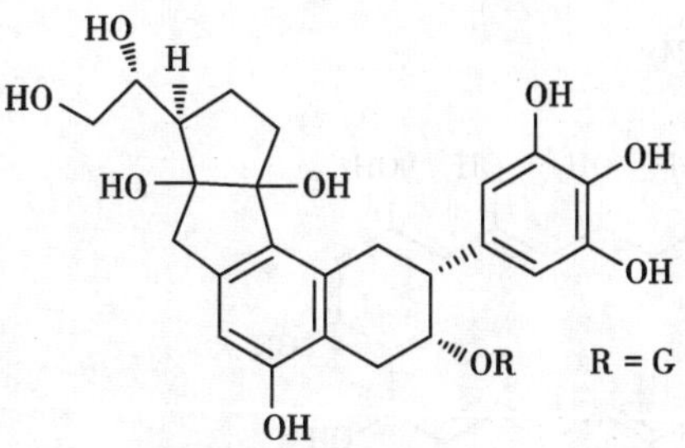

(−)-没食子儿茶素（219）

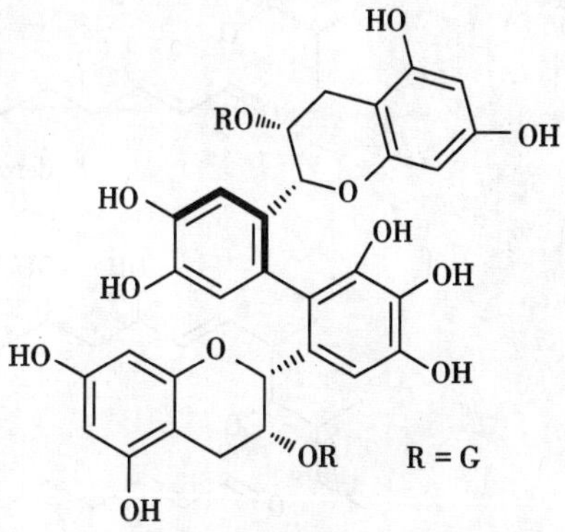

theasinensin D (220)

第 12 章　基于天然产物的 HIV 抑制剂研究进展

从樟科山胡椒属植物乌药中得到 3 个寡聚缩合鞣质类化合物表儿茶素 - (4β-8) - 表儿茶素（LA-1，221）、桂皮鞣质 B₁（LA-2，222）和桂皮鞣质 B₂（LA-3，223）。研究表明，寡聚缩合鞣质类化合物具有很强的整合酶抑制活性，且其活性随着聚合程度的增加而增强。这类物质是乌药茎抗 HIV 活性的主要成分。

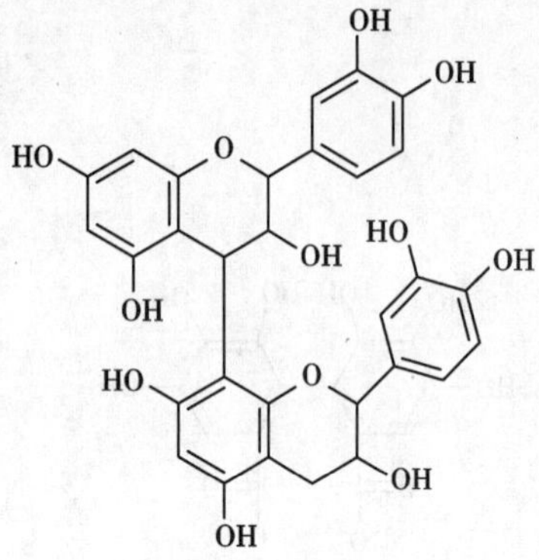

LA-1 (221)

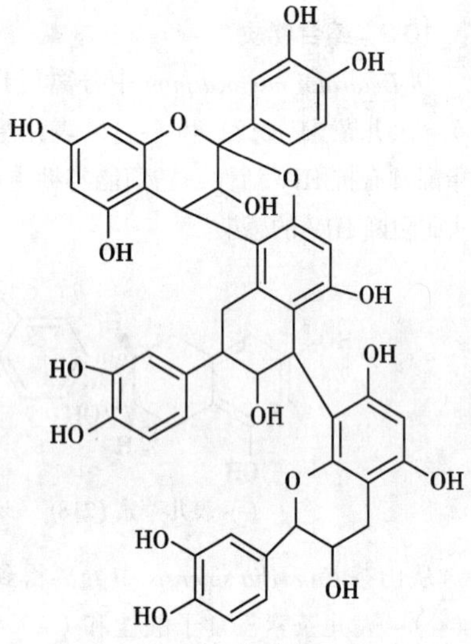

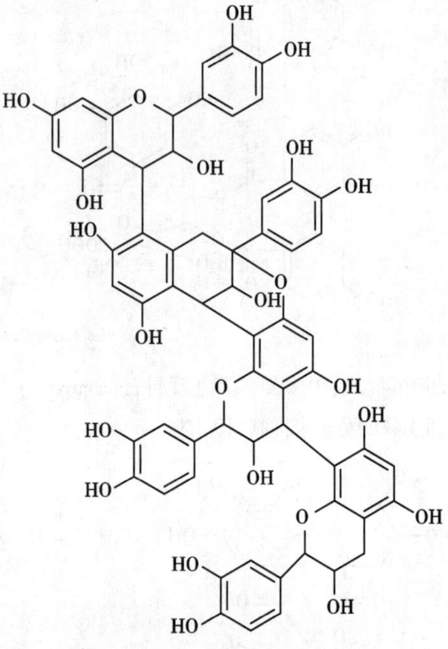

LA-3 (223)

LA-2 (222)

11　其他化合物

11.1　dermostatin A 和 dermostatin B

多烯大环内酯类抗生素 dermostatin A（224）和 dermostatin B（225）能抑制细胞中病毒抗原 P24、P17 的表达。它们及其盐、酯等衍生物能增强 HIV 存在时淋巴细胞的活性和抑制 HIV 在淋巴细胞中的复制。

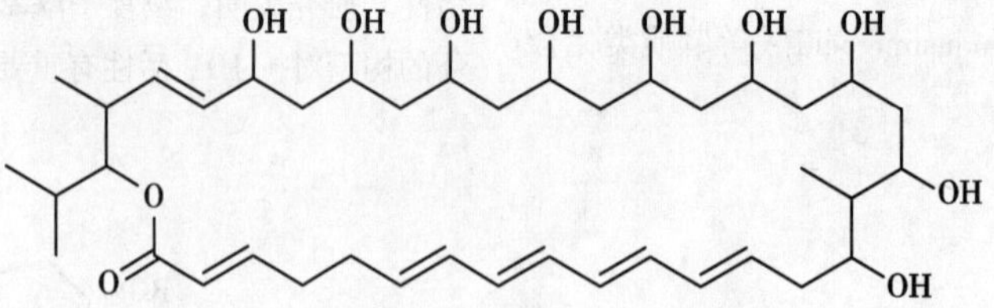

dermostatin A (224)

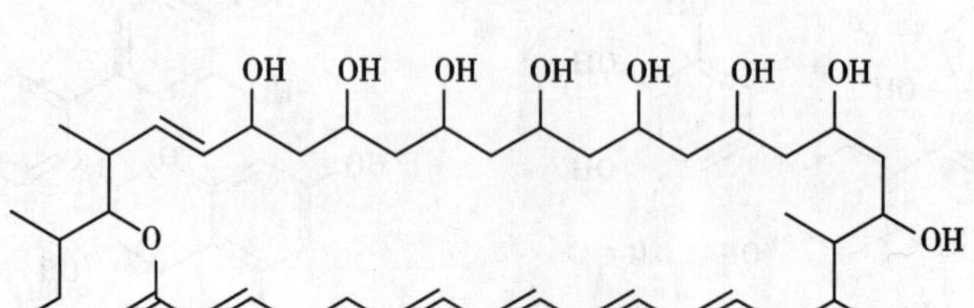

dermostatin B (225)

11.2 phenoxan、phenalamide A1 和 thiangazole 等

phenoxan（226）、thiangazole（227）和 phenalamide A_1（228）是从多粘菌种（*Polyangium* ssp.）和黏球菌种（*Myxococcas stipitatus*）的代谢物中分离出的化合物。实验表明，三者均具有抑制 HIV ⅢB 诱导的 MT-4 细胞病变作用，后者的毒性大于前两者但选择指数最大。近来，从 *Helotialean Ascomycete*、内生菌 *Pestalotiopsis fci* 和真菌 *Stachybotrys charatum* 中，也提取到部分能够抑制 HIV 复制的化合物[36]。

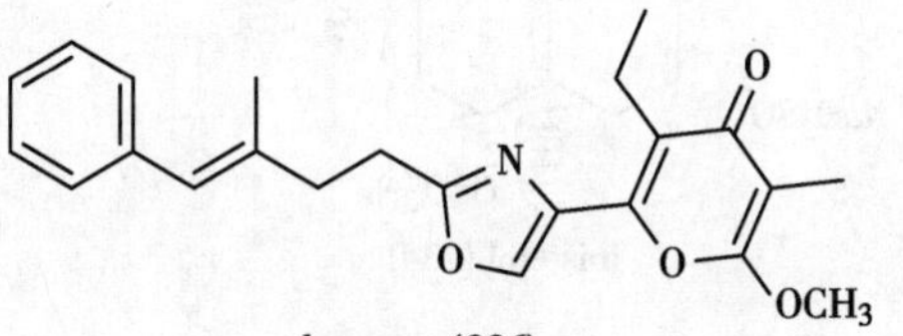

phenoxan (226)

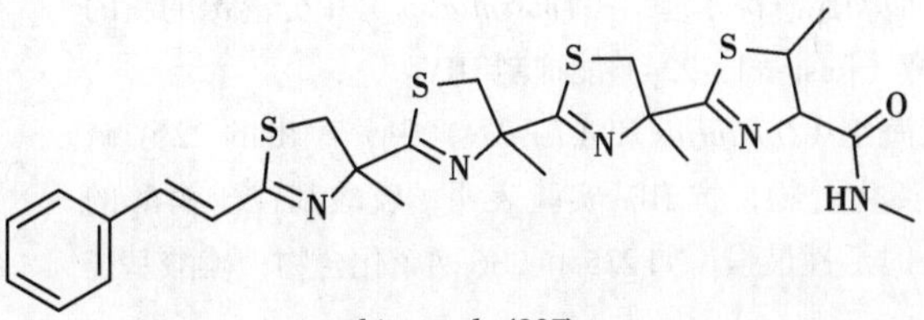

thiangazole (227)

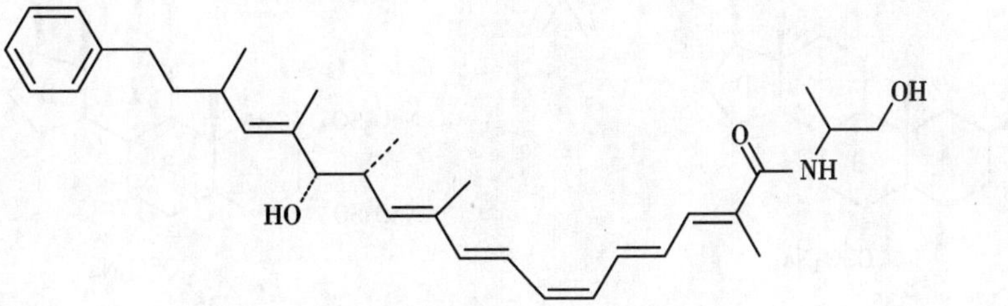

phenalamides (228)

11.3 金精三羧酸 ATA

金精三羧酸 ATA 是许多依赖核酸结合蛋白等生化过程的抑制剂。它也具有抗 HIV 活性，能抑制 HIV 的细胞病变作用。这可能是由于 ATA 与 CD4 表面受体和病毒表面 gp120 结合从而抑制病毒与细胞表面的初始结合。从 ATA 中分离出来的两个化合物 229 和 230，EC_{50} 分别为 $7.7 \times 10^{-6} \mu mol/L$ 和 $9.2 \times 10^{-6} \mu mol/L$。

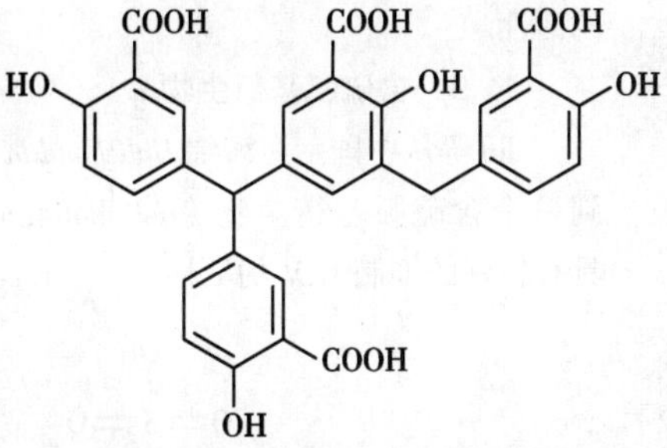

229

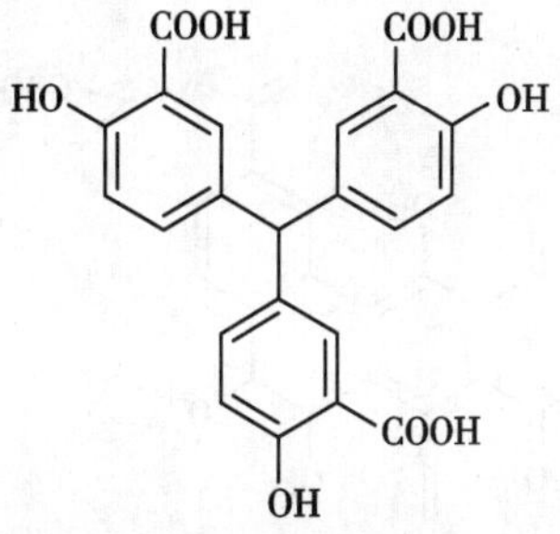

230

11.4 甘油糖脂 SQDG

Gustafson 等从人工培养的蓝绿藻 *L.1agerheimii* 和 *P.tenue* 的细胞提取物中分离出含磺酸基的甘油糖脂（SQDG，sulfo-quinovosyldiacylglycerols，231、232 和 233），能够选择性地、有效地抑制 HIV 逆转录酶，抑制 HIV 的复制。研究说明，甘油糖脂抑制 HIV 逆转录酶的活性与磺酸基、甘油部分的脂酰基有关。

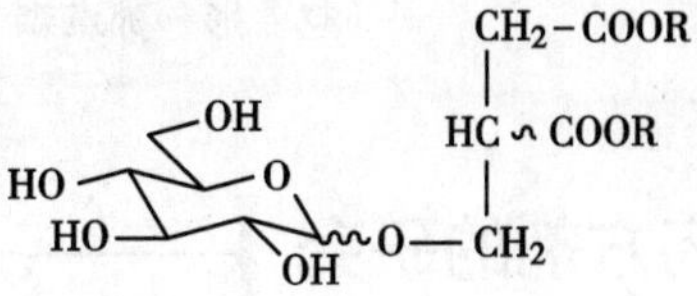

231

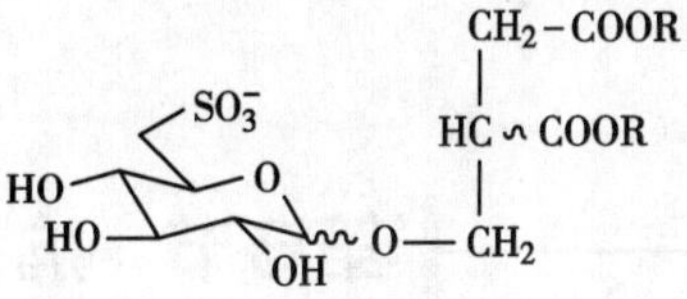

232

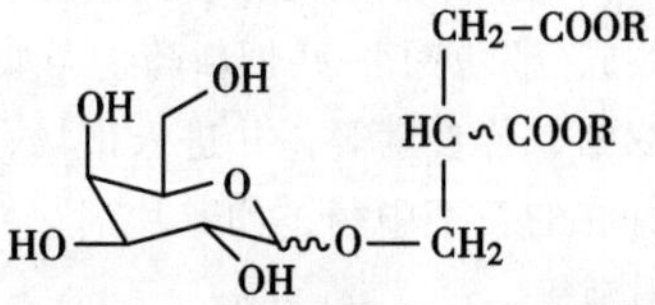

$R=(CH_2)nCH_3 \text{ or } (CH_2)nCH(CH_2)nCH_3$

233

11.5　polyprenols

银杏叶中聚戊烯醇类化合物（polyprenols）是由 15~21 个异戊烯单元构成的线性低聚物，可作为免疫活性物质，用于抗 HIV 病毒和治疗因免疫缺陷造成的病症，如败血症等。

11.6　硫酸甾醇

从加勒比海深水海绵（*Topsentia sp.*）中分离出的新的硫酸甾醇（ibisterol，224）能抑制 HIV。

从海绵（*Ophiurids* 和 *Asleroids*）中分离出的 22 个硫酸甾醇类化合物，抗 HIV 实验表明，硫酸基位于甾醇的 A、B 环时活性最强，如 235 和 236 两个化合物；硫酸基位

于甾醇的侧链 C-21 位时，活性中等；硫酸基位于 D 环时，则化合物抗 HIV 活性消失[100]。

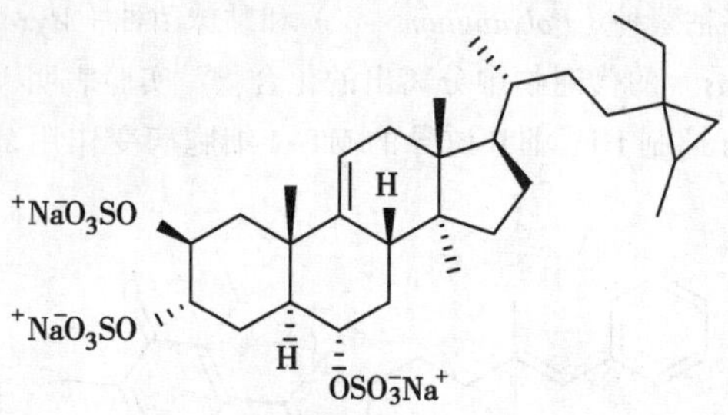

ibisterol (234)

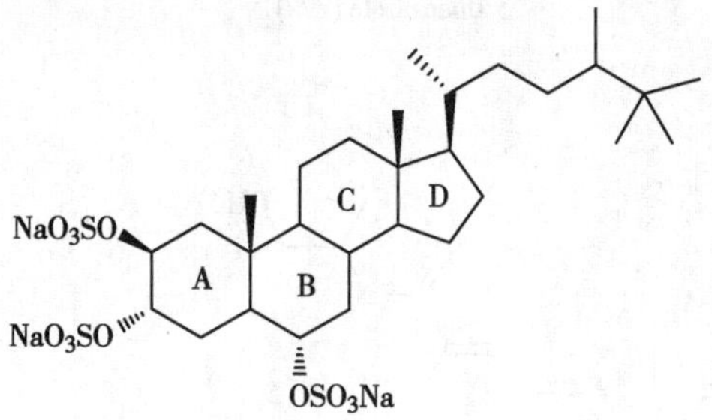

235

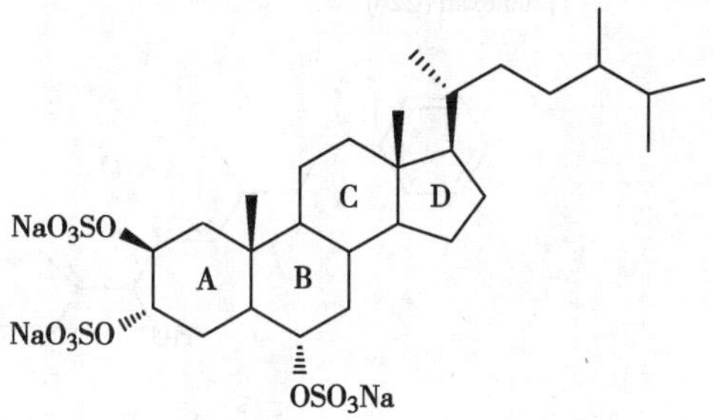

236

11.7　*N-acetyl-benanomicin B*

微生物发酵物 *Benanomicin* B 的 4- 氨基乙酰化衍生物 *N-acetyl-benanomicin* B（237）比母体的抗病毒活性有明显的增强。当浓度为 30mg/L 时，它能显著减少病毒抗原性细胞的数目，且基本无毒。

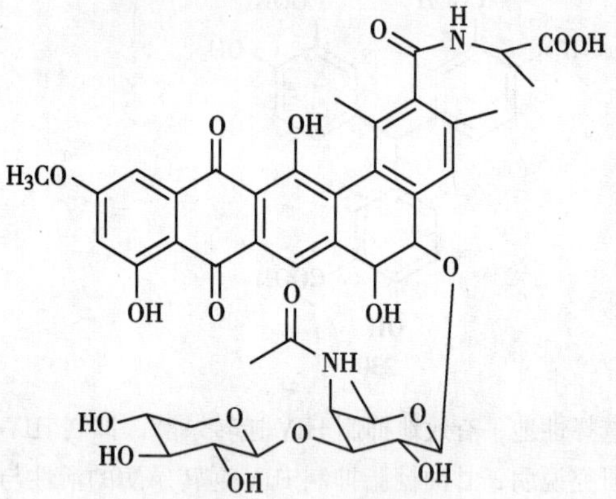

N-acetyl-benanomicin B (237)

11.8　核苷 OXT-A

来源于大芽杆菌（*Bacillus negaterium*）的核苷 oxetanocin （OXT-A）即 9-（2- 脱氧 -2- 羟甲基 -β- 赤式环氧丙糖基）腺嘌呤，在体外对 HIV 感染有抑制作用。OXT-A 的衍生物 2- 氨基 OXT-A、OXT-G 和 OXT-H 在体外均能抑制 HIV 的活性。

11.9　含硫胍基衍生物

Jin 等从中国南海海绵 *Halichondria rugosa* 中，分离提取到一个含硫胍基衍生物（halichondria sulfonic acid，238），具有较好的抑制 HIV 的活性[101]（EC_{50}=29μg/ml）。

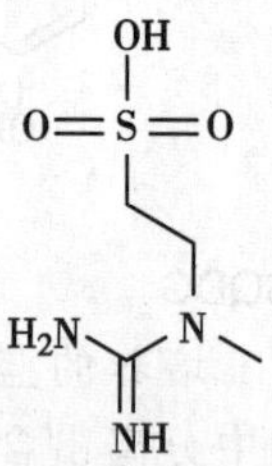

halichondria sulfonic acid (238)

（赵　彤　孙卓森　张　涛　刘新泳）

第 3 节　抗 HIV 中药方剂的研究

中医药是世界科学文化中的一朵奇葩，其独特的理论体系和用药方式越来越引起人们的关注。尽管艾滋病在中医药文献和经验中都没有记载，但凭着中医症候学和病因病理学以及几千味中草药千年的临床使用，相信中医药诊治艾滋病是可行的。随着国际医药科学技术的

发展，我国采用中西医结合的方法，利用中药资源，研究有效成分发展了一些创新药物，如：青蒿素、双环醇、联本双酯、苦参素等，并进入市场；或利用现代技术研制出特有的新型中药，如：片剂、冲剂、胶囊、口服液或注射液等。

1　中医论艾滋病

根据中医理论，有的中医界人士提出艾滋病应属于中医"疫病""伏气瘟疫""虚劳""癥瘕""阴阳易"等范畴[102]。但对于艾滋病的病证，目前中医界还没有统一的定论。

艾滋病之病因，外因"邪毒入侵"，内因"正虚"，所谓"邪之所凑，其气必虚"。急性感染期：HIV 入侵，为邪毒犯表，郁于腠理，表卫失和；无症状感染期：正邪相持，正气渐耗，气血阴阳及脏腑功能逐渐失调；艾滋病期：由于 HIV 在机体内不断复制增生，邪毒长期耗伤正气，导致正气严重不足，正不胜邪，各种病邪乘虚而入，变证丛生，气血阴阳俱损，并最终因正不胜邪而正气耗竭。概之，艾滋病的辨证类型为：热毒炽盛、气血亏损、气阴两伤、肝肾阴虚、淤血内滞等[103]。

2　中草药的筛选以及方法途径

有效传统中草药的筛选，是根据"虚劳说"与"肾虚邪淫说"而进行筛选的。"虚劳说"与"肾虚邪淫说"，从预防的角度讲，它与性传播相稳合；从治疗的角度讲，艾滋病的病机及临床表现与"虚劳"病原理相一致。临床选方用药时，从"养阴清热、凉血解毒、补肾健脾、填精补髓、扶正祛邪"等方面着手，使之"菌毒并治、邪毒两清"，继而达到"清不伤正，补不留邪"的目的。

我国自发现艾滋病以来，就开展了中医药治疗艾滋病的研究，企图找到我国自研自制的有效药物，提供临床应用。主要采取下列研究途径和方法[104]：

2.1　根据中医学理论和中药性能，从临床着手

我国中医工作者针对确诊为艾滋病病人的临床症状和免疫缺陷病情进行详细研究，辨证施治，配伍组方，并在临床试用上取得一定的改善症状、缓解病情的效果。其中有些方剂或中药已在报刊杂志上报道，并得到国内外的认可。

2.2　根据国际上抗艾滋病病毒药物研究的经验，从筛选着手

采用中西医结合的方法，选用中医认为可能治疗艾滋病的单味中草药、复方或民间验方，用病毒学和免疫学等技术筛选有效的药物制成药剂，并进行动物试验验证和临床评价。我国已发现多种中药或复方，在细胞培养内抑制艾滋病病毒复制，在动物体内对鼠逆转录病毒感染或猴艾滋病病毒感染有防治效果。

2.3　中草药有效成分的研究和结构改造

抗 HIV 植物或中草药有效成分的研究，有助于发现新的有效结构，进行全合成和设计合成类似物，通过各种模型和方法筛选找出新的抗 HIV 化合物，发展新的抗 HIV 药物。目前抗艾滋病病毒的香豆素类、黄酮类、蛋白质类和多糖类等化合物及其衍生物的研究都得到了广泛的重视。

3　抗 HIV 活性的中药方剂

我国中医中药宝库中有大量验方和复方方剂，其药理特点是强调整体观念、个体化治疗。所以，使用中药方剂进行综合治疗对于 AIDS 的治疗是很有效的。

3.1　小柴胡汤提取剂

经日本和美国分别研究发现，小柴胡汤对 HIV 逆转录酶的活性具有抑制作用，且和剂量相关。研究表明，该方能抑制 70% 艾滋患者的逆转录酶活性；能抑制 PGE2 和过氧化物的产生；可以间接抑制 HIV 的复制。分解其方剂发现其中的黄芩提取物的逆转录酶抑制活性最强。

3.2　理中汤

主要成分为人参、干姜、白术、炙甘草。该方剂试用于 HIV 阳性的血友病患者时，结果表明，它可增加正在减少中的辅助性 T 细胞，使具有抑制 HIV 重组作用的抑制系统细胞增殖，并明显增加天然杀伤细胞。在人参中所含金属元素锗可净化血液，提高肝脏解毒作用，进一步抑制艾滋病病毒。

3.3　一号茶

该方剂是美国中医 M.Cohen 用黄芪、五味子、人参、金钱草、大力子、大青叶、板蓝根、当归、乌梅、蓼花、甘草、白芍、麦冬、大枣组合研制的。他用自己研究的一号茶治疗 103 例 HIV/AIDS 患者，结果总体情况、机会性感染、免疫指标都较对照组好。

3.4　合成 A 方

美国中医 M.Cohen 用黄芪、灵芝、鹿茸、白木耳、熟地、女贞子、白术、人参、枸杞子、白芍、菟丝子、何首乌、麦冬、五味子、甘草、沉香、砂仁、陈皮、淫羊藿、肉苁蓉、郁金、丹参、槐花、金银花、白花蛇舌草、虎杖、穿心莲、板蓝根等制剂合成 A 方，配合其他复方及针灸治疗千余例 HIV/AIDS 患者，获得良好的反应，其制剂已在美国及欧洲、澳洲用于临床。

3.5　中国 1 号方（AIDS-1 号方）和中国 2 号方

傅立宁等研制的 AIDS-1 号方由冬虫夏草菌丝等组成，有明显的性病免疫促进作用。该药可增强体质，调整机体免疫功能，阻断 HIV 病毒感染和发展作用。在治疗 3 名因输入进口血液制品导致的艾滋病病毒感染的患者时，获得了较好疗效。该方经成果鉴定被确定可作为治疗 HIV 感染的药物，并向国外推出。

中国 2 号方（克痢抄）也已进入泰国，印尼等国家，其胶囊剂已被中国艾滋病研究会推荐为治疗艾滋病 I 期腹泻症状的配合治疗药物。

3.6　克艾可

这是以中药甘草为主提取制成的口服片剂，生产厂家为连云港东风制药厂。用该药方治疗 60 例艾滋病患者时，结果显示它具有改善症状、体征及提高患者免疫功能的作用，无毒副作用。此结果已得到药理实验的证明。

3.7　中研 I 号方和中研 II 号方

中研 I 号方[105]是吕维柏教授和关崇芬教授根据在坦桑尼亚治疗艾滋病的经验基础上组成的扶正祛邪方,由抑制艾滋病病毒的紫花地丁和增强免疫的黄芪、冬虫夏草、甘草等八味中药组成。实验研究表明,该方能降低外周血单核细胞的病毒滴度、抑制 HIV 及逆转录酶活性、提高 CD4 细胞数和 CD4/CD8 比值,促进 T、B 淋巴细胞增殖,并具有诱导干扰素产生等免疫调节功能。

中研 II 号方是中国中医研究院基础理论研究所承担的国家科技部社会公益专项基金项目"中医药治疗艾滋病的研究",也是由赴坦桑尼亚的专家所刨。该方对不同感染时期的细胞功能紊乱具有双相调节作用,总有效率为 45% ~55%,且未发现有毒副作用。

3.8　红毛五加多糖胶囊

黄尧洲等对 13 例确诊为 HIV 患者用红毛五加多糖胶囊治疗,结果显示总有效率为 84.6%。其中急性感染期、潜伏期、AIDS 期各期有效率分别为 50%、100%、90%。该方不仅可以改善 T4 免疫细胞低下及贫血外,也可作为目前国内外其他艾滋病药物治疗造成的骨髓抑制及其他毒副作用。

3.9　云芝糖肽胶囊

上海新康制药厂生产的云芝糖肽胶囊除可作为治疗癌症的辅助药品、提高免疫功能外,新的研究表示,它还可用于阻断 HIV 病毒,有助于艾滋病的治疗。

3.10　XQ-9302

由上海雄琪生物制品有限公司等单位经 10 年研制所得 XQ-9302,是大黄、黄柏、黄连、昆布、海藻、生牡蛎、猴枣等 20 多种中草药加工而成的粉末状灌装胶囊。经上海医药工业研究院对其理化特性、动物免疫反应和抑制肿瘤作用、急慢性毒性试验等研究,初步结果显示,该药不但具有提高机体免疫功能作用,而且确能抑制 HIV 在体内复制,延缓 AIDS 病情的发展。

3.11　杨氏自拟方

该方由大黄、黄柏、黄连、昆布、海藻、水牛角、川芎、干姜等组成。康来仪等用上海中医药大学杨雄琪教授提供的该处方对 18 例 HIV 感染者近期疗效初步观察,治疗后有 4 例患者 CD4 上升 11%~50%,8 例大于 51%,4 例小于 10%,3 例服药后病毒载量完全降至正常,2 例下降 90% 以上。

3.12　唐氏综合方案

这是国内唐照亮提出的治疗 AIDS 的综合方案。祛湿解毒、补气益肾、提高机体免疫力方用:葛根、生地、丹参、秦皮、黄连、柴胡、当归、白术等配伍;清热凉血、化毒逐邪、抗病毒加减方用:大青叶、板蓝根、金银花、紫花地丁、蒲公英、半枝莲、天花粉、土茯苓等;滋阴培元、扶正固本、缓解症状方用:人参、黄芪、甘草、熟地、白芍、枸杞子、女贞子、茯苓等药,再配以灸法施治。

3.13　健脾益肾加减方

基本方为黄芪、枸杞子、菟丝子、甘草各 10g,随症加减。刘国等在坦桑尼亚以中药健脾益肾为主,治疗晚期艾滋病患者 38 例,结果治疗后 3 个月、6 个月、1 年的生存率分别为 68.4%、42.1%、18.4%,即分别为 26 例、16 例、7 例。治疗 6 个月后,生存者血清学检查均为 HIV 阳性,查 16 例患者治疗前后,其免疫指标 CD4 细胞计数和血红蛋白(Hb)值分别为(28.2 ± 15.8)个 /mm³ 与(28.5 ± 18.7)个 /mm³、(89 ± 24.4)g/L 与(96 ± 21.1)g/L,其中 Hb 数值治疗前后比较差异有显著性(P<0.01)。

3.14　克艾特胶囊

该药是我国著名中医药学家窦以贤教授成功推出的。经国家中医药管理局重点实验室试验表明:该药稀释 7 700 倍对艾滋病毒仍有抑制作用,抑制率达到 87.25%。

3.15　艾泰定

主要成分为田人参、冬虫夏草、甘草、天花粉、柴胡、板蓝根、紫金皮、地消等。孙氏等用民间中草药制剂"艾泰定"系列产品,治疗 31 例 AIDS 期患者,总有效率 41.93%,其中 10 例 T_4/T_5(32.26%)比值回升。结果显示,"艾泰定"具有一定缓解 AIDS 临床症状和改善免疫功能的作用。

3.16　双黄连粉针剂

主要成分为金银花、黄芪、连翘,由哈尔滨中药二厂生产,以抗病毒治疗为主。临床治疗观察 AIDS 患者表明,症状缓解率高达 93.33%,CD4T 淋巴细胞明显增加,无毒副作用。

3.17　阴速康

该方为纯中药制剂,具有清热解毒、泻火敞结、益气壮阳等扶正祛邪的功效。实验证明该药物 1:10 稀释时对 HIV 病毒具有灭活作用,而且还具有明显提高小鼠巨噬细胞功能和 T 淋巴细胞功能的作用。无毒副作用,无致畸作用。

3.18　公明抗 HIV 注射液

这也是一种新型纯中药制剂。经中国预防医学科学院、北京艾滋病临床研究中心临床研究证明,该注射液治疗艾滋病有显著疗效,可减少患者体内 HIV 数量,同时 CD4 细胞明显增多,细胞免疫功能明显提高。

3.19　艾通

主要成分为黄芪、丹参等[106],是由北京长城制药厂生产的一种中药冲剂。用艾通治疗 22 例 AIDS 患者,总有效率为 54.5%。结果显示,该方在改善临床症状、提高免疫功能状态方面确有疗效,能使纤维蛋白原含量显著降低,其他 3 项血液流变学指标也有所降低,但不明显。

3.20　新世纪康保

主要成分含硒海藻多糖和甘草酸。吕维柏用此方治疗 43 例艾滋病病人 6 个月,用单克隆抗体试剂测定 CD4 细胞数和 CD4/CD8 比值,并观察 8 个月内主要症状的变化作为指标。结果：21 例免疫功能好转，显效率 12%，总有效率 67%。

3.21　复方 SH

复方 SH 为中国科学院昆明植物研究所罗士德教授联合国内外专家研制出的抗 HIV 中药复方制剂。该制剂在泰国进行了 I、II 期临床试验，在对 28 例艾滋病感染者进行单独用药后，效果出乎意料，有效率达 89%。结果证明了该制剂可抑制 HIV，有助于减少感染机会，可延长艾滋病患者的生命。安全可靠，没有服用同类西药的毒副作用。"复方 SH"制剂治疗艾滋病可称作中式的"鸡尾酒疗法"。该药已拿到泰国官方药物上市批文。

3.22　乾坤宁

它由成都恩威集团公司中医药研究所研制。云南中医研究所等单位运用"乾坤宁"治疗 37 例因静脉吸毒引起的 HIV 感染者，乏力、盗汗、咳嗽等症状基本消除。

3.23　康滋胶囊

该药由济南军区东方药业集团、中国军事医科院和北京锦江西尼药业有限公司共同开发的纯中药制剂，已由济南长城制药厂投产成功。该药能有效抑制艾滋病毒的生长、繁殖，提高细胞的免疫功能。目前主要销往东非、中非、东南亚、美洲等 36 个国家和地区。

3.24　普乐康

普乐康是以中医"扶正祛邪"基本理论为基础，从多种动、植物药材提取有效活性成份研制而成的中药口服制剂。经药理学、毒理学试验证明，该方剂对 HIV 感染细胞有一定的保护作用，对 HIV 在细胞内复制有一定强度的抑制作用。

3.25　免疫力素

中国科学家曹赫扬推出的免疫力素能阻断艾滋病病毒侵入人体细胞，同时增加白细胞提高免疫系统功能，进而通过免疫系统的恢复以进一步抑制病毒活性。中国人民解放军第四军医大学按临床用量的 600 倍进行动物试验，未见明显毒副作用。此药在艾滋病病毒感染者和病人相对集中的河南省驻马店地区进行临床试验，患者服用后体质有所改善而相关症状明显消除，其有效率在 80% 左右。

3.26　维他免疫素

又称"寿康素"，是天津医药科学研究所的研究人员经过十多年潜心研究，从 30 多种中药材中提取的中成药。通过国家药理毒理论证，并经过 20 例中外患者临床验证，有效率达 95%。该药在防治艾滋病、提高病患者人体自身免疫功能方面有显著的疗效。

3.27　高欣 908 口服液

这是由北京高欣技术研究所研制的从天然植物中提取的绿色食品，对人体无任何副作用，并含人体所需微量元素。该产品通过在坦桑尼亚应用取得了极好疗效。

3.28　艾可清

这是以清热解毒为主（紫花地丁、夏枯草、黄芩等）组成的复方。实验表明，中药艾可清在亚细胞毒浓度（1∶320）时对抗原阳性细胞抑制率为 69.6%。病毒产量显著下降，S1V-1 P27 抗原表达抑制百分率为 94.57%，基本可以抑制细胞病变。这提示该方在体外具有明显抑制 SIV 活性作用。

3.29　809

809 为中药提取物制成的口服粉剂。经实验证明，该制剂有多种免疫增强作用，在体内外可刺激 B 细胞增殖，能诱导抗体产生，增强迟发型超敏反应。该制剂对 HIV 有明显的抑制作用。

3.30　8911

由雄黄、青黛等组成。关崇芬等用该方在小鼠中用空斑形成试验（PFC），使抗体形成细胞的数量显著升高，对 IL-1 和 IL-2 均显示促进作用，还能使免疫受抑制小鼠的 T4、T8 细胞增加，对机体的免疫功能有明显的促进作用。

此外还有红宝方、扶正袋泡冲剂、生命泉方、生脉饮、玉泉丸、中药免疫丸、六君子汤、复方绞股兰合剂、六味地黄丸、保元汤、十全大补汤、桃红四物汤、大黄牡丹汤、艾滋宁、艾滋可宁、安太滋、再生丹、新血片、以及美国的七林草药方（含灵芝、黄芪、板蓝根等 28 种草药）、复方玉泉剂、乌干达的 PCK-4 方、坦桑尼亚的 ELS 复方等。

4　中药治疗 HIV 的优势

中药治疗艾滋病不仅疗效确切，还有以下优势：①毒副作用少，耐受性好；②检测结果为 HIV 感染，可立即使用中药治疗，而西药则要等到符合治疗条件才能使用；③价格低廉，适合广大发展中国家使用；④就地取材；⑤中医的辨证论治对艾滋病临床上的千变万化非常适合。

总之，传统中医药在 2000 多年的防病治病过程中积累了丰富的理论知识和临床经验。目前，国内外在中草药中寻找抗 HIV 药物的研究异常活跃，并取得了令人欣喜的成就。中药制剂的研发作为目前抗 HIV 药物研究的重要方面，将具有非常广阔的前景。

（张　涛　孙卓森　赵　彤　刘新泳）

■ 参考文献 ■

［1］赵梅,周淑琴,杨莉娅.天然药物抗 HIV 机制的研究进展[J].现代生物医学进展,2012,12(4):729-734

［2］陈进汝,李春艳.天然产物中抗 HIV 萜类化合物研究进展[J].亚太传统医药,2016,12(7):54-59

［3］CORDELL G A,COLVARD M D.Natural products and traditional medicine:turning on a paradigm.[J].Journal of Natural Products,2012,75(3):514-525

［4］冯国宣,何义发,宋鄂平.抗艾滋病病毒天然产物研究现状［J］.湖北民族学院学报(医学版),2001,18(4):38-40

［5］常俊标.艾滋病的分子生物学及治疗［J］.北京:科学出版社,2001.1-9

［6］罗士德.中草药抗艾滋病病毒活性研究［M］.昆明:云南科技出版社,1998.25-183

［7］中国疾病预防控制中心.艾滋病临床治疗与护理培训教材［M］.北京:北京大学医学出版社,2003.1-12

［8］邹立红,侯竹美,秦松.抗病毒海洋生物资源研究现状与展望［J］.海洋科学,2004,28(5):63-68

［9］张骁,束梅英,张韬.硫酸酯化多糖及其抗HIV作用的研究进展［J］.中国制药信息,2005,21(3):23-24

［10］江筠,王常荣,李宁.莲藕抗氧化多糖的抗HIV整合酶作用研究［J］.南开大学学报,2010(4):42-47

［11］钟剑霞,谢苗,甘纯玑.海藻硫酸酯多糖抗HIV活性的研究现状与展望［J］.中国药学杂志,2002,12(37):884-887

［12］张赛金,李文权,蔡明刚.海藻硫酸多糖及其抗HIV活性［J］.海洋科学,2003,27(8):16-19

［13］王建华,郑永唐.天然来源具有抗HIV活性的多肽和蛋白类化合物［J］.中国天然药物,2004,2(6):321-327

［14］王峥涛译.治疗HIV感染的先导天然化合物［J］.国外医学药学分册,2001,28(4):227-231

［15］董开发,谢明勇.乳源性生物活性肽［J］.中国食品学报,2004,4(4):86-91

［16］曾庆平.人类艾滋病［M］.北京:人民卫生出版社,2001.27-47

［17］DE C E.Current Lead Natural Products for the Chemotherapy of Human Immunodeficiency Virus(HIV)Infection［J］. Chemotherapy of Human Immunodeficiency Virus(HIV)Infection,2000,323-349

［18］PLAZA A,GUSTCHINA E,BAKER H L,et al.Mirabamides A-D,Depsipeptides from the Sponge Siliquariaspongia mirabilis That Inhibit HIV-1 Fusion［J］.Journal of Nature Product,2007,70:1753-1760

［19］PLAZA A,BIFULCO G,KEFFER J L,et al.Celebesides A-C and Theopapuamides B-D,Depsipeptides from an Indonesian Sponge That Inhibit HIV-1 Entry［J］.Journal of organic chemistry,2009,74,(2):504-512

［20］黄世杰.PRO 140 单药治疗 11 名艾滋病患者 17 个月获病毒学全抑制［J］.国际药学研究杂志,2016,43(2):204

［21］NISIUS L,ROGOWSKI M,VANGELISTA L,et al.Large-scale expression and purification of the major HIV-1 coreceptor CCR5 and characterization of its interaction with RANTES［J］.Protein Expression and Purification,2008,61(2):155-162

［22］乐长高,黄国林.抗HIV活性天然产物［J］.天然药物研究与开发,11(4):90-95

［23］BEUTLER J A,CARDELLINA J H,MCMAHON J B,et al.Ant-HIV and Cytoloxic Alkaloids from Buchenavia capitata［J］. J.NAT.PROD,1992,55(2):207

［24］MCCORMICK J L,MCKEE T C,CARDELLINA J H,et al.HIV Inhibitor Natural Products 26 Quinoline Alkaloids from Euodie roxburghiana［J］.I.NAT.PROD.1996,59(5):469

［25］KASHIWADA Y,AOSHIMA A,IKESHIRO Y,et al.Anti-HIV benzylisoquinoline alkaloids and flavonoids from the leaves of Nelumbo nucifera,and structure-activity correlations with related alkaloids［J］.Bioorganic and Medicinal Chemistry,2005, 13(2):443-448

［26］MANFREDI K P,BLUNT J W,CARDELLINA J H,et al.Novel alkaloids from the tropical plant ancistrocladus abbveviatus inhibit cell killing by HIV-1 and HIV-2［J］.J.Med.Chem,1991.34(12):3402-5

［27］杨柳萌,王睿睿,李晶晶,等.四个小檗碱类化合物的体外抗HIV-1活性［J］.中国天然药物,2007,5(3):225-228

［28］WALKER B D,KOWALSKI M,GOH W C,et al.Inhibition of human inmmunodeficiency virus syneytium formation and virus replication by castanospermine［J］.Proc Nat Acad Sci USA,1987,84:8120

［29］GUPTA L,TALWAR A,CHAUHAN P M.Bis and Tris Indole Alkaloids from Marine Organisms:New Leads for Drug Discovery ［J］.Current Medicinal Chemistry,2007,14(16):1789-803

［30］WANG J,ZHENG Y,EFFERTH T,et al.Indole and carbazole alkaloids from Glycosmis Montana with weak anti-HIV and cytotoxic antivities［J］.Phytochemistry,66(2005):697-701

［31］CHAVES VALADÃO A L,ABREU C M,DIAS J Z,et al.Natural plant alkaloid(emetine)inhibits HIV-1 replication by interfering with reverse transcriptase activity［J］.Molecules,2015,20:11474-11489

［32］CHEN C T.海洋产物:抗病毒药物导向化合物的来源［J］.中国海洋药物杂志,1993,(2):48

［33］YAN M H,CHENG P,JIANG Z Y,et al.Periglaucines A-D,anti-HBV and anti-HIV-1 alkaloids from pericampylus glaucus ［J］.Journal of Natural Products,2008,71(5):760-763

［34］PRIEL E,BLAIR D G,SHOWALTER S D.Method of treating retroviralinfections in mammals using camptothecin and compounds inhibiting retroviral topoisomerase［J］.I.US Pat Appl.US 520456,1991-03-01

［35］ISHIDA J,WANG H K,OYAMA M,et al.Anti-AIDS Agents.46.1 Anti-HIV Activity of Harman,an Anti-HIV Principle from Symplocos setchuensis,and Its Derivatives［J］.Journal of Natural Products,2001,64(7):958-960

［36］HUA H M,PENG J,DUNBAR D C,et al.Batzelladine alkaloids from the Caribbean sponge Monanchora unguifera and the significant activities against HIV-1 and AIDS opportunistic infectious pathogens［J］.Tetrahedron,2007,63:11179-11188

［37］HE J,CHEN X Q,LI M M,et al.Lycojapodine A,a novel alkaloid from Lycopodium japonicum［J］.Organic Letters,2009,11(6):

1397-1400

［38］崔祥龙,黄胜阳.天然药物中抗 HIV 活性成分研究进展［J］.现代生物医学进展,2010,10(15):2989-2997

［39］SINGH I P,BODIWALA H S.Recent advances in anti-HIV natural products［J］.Natural Product Reports,2010,27：1781-1800

［40］张韶瑜,孟林,高文远,等.香豆素类化合物生物学活性研究进展［J］.中国中药杂志,2005,30(6):410-414

［41］KASHMAN Y,GUSTAFSON K R,FULLER R W,et al.The calanolides,a novel HIV inhibitory class of coumarin derivative from the tropical rainforest tree,Calophyllum lanigerum.［J］.J Med Chem,1992,35(15):2735

［42］MELAMED J Y,EGBERTSON M S,VARGA S,et al.Synthesis of 5-(1-H or 1-alkyl-5-oxopyrrolidin-3-yl)-8-hydroxy-［1,6］-naphthyridine-7-carboxamide inhibitors of HIV-1 integrase［J］.Bioorganic and Medicinal Chemistry letters,2008,18：5307-5310

［43］MATSUSE I T,LIM Y A,HATTORI M,et al.A search for anti-viral properties in Panamanian medicinal plants.The effects in HIV and its essential enzymes［J］.J.Echnophymarcol,1999,64：15

［44］DATTA B,DATTA S,KHAN T,et al.Anti-cholinergic,cytotoxic and anti-HIV-1 activities of sesquiterpenes and a flavonoid glycoside from the aerial parts of polygonum viscosum［J］.Pharm Biol,2004,42(1):18

［45］YASMINA A L,MA C M,INES T K,et al.HIV-1 reverse transcriptase inhibitory principles from Chamaesyce hyssopifolia［J］.Phytotherapy Research,1997,11(1):22-27

［46］GATTO M T,FALCOCCHIO S,GRIPPA E,et al.Antimicrobial and Anti-Lipase Activity of Quercetin and its C2-C16 3-O-Acyl-EstersOriginal Research Article［J］.Bioorganic and Medicinal Chemistry,2002,10(2):269-272

［47］WANG Q,DING Z H,LIU J K,et al.Xanthohumol,a novel anti-HIV-1 agent purified from Hops Humulus lupulus［J］.Antiviral Research,2004,649(3):189-194

［48］来国防.黄酮类化合物抗 HIV 活性研究进展［J］.商丘师范学院学报,2002,18(5):8387

［49］YU Y B,MIYASHIRO H,NAKAMURA N,et al.Effects of triterpenoids and flavonoids isolated from Alnusfirm on HIV-1 Viral enzymes［J］.Archives of Pharmacal Research,2007,30(7):820-826

［50］LEE J,OH W K,AHN J S,et al.Prenylisoflavonoids from Erythrina senegalensis as Novel HIV-1 Protease inhibitors［J］.Planta Med,2009,75：268-270

［51］KIM H J,WOO E R,SHIN C G,et al.Inhibition of HIV-1 integrase by galloyl gallate ester from Acer okamotoanum and its inhibitory activity against human immunodeficiency virus 1(HIV-1)integrase［J］.J.Nat.Prod,1998,61：145

［52］ROBARDS K,ANTOLOVICH M.Analytical chemistry of fruit bioflavonoids a review[J].Analyst,1997(112):11R-34R

［53］TEWTRAKUL S,NAKAMURA N,HATTORI M,et al.Flavanone and Flavonol Glycosides from the Leaves of Thevetia peruviana and Their HIV-1 Reverse Transcriptase and HIV-1 Integrase Inhibitory Activities［J］.Chem Pharm Bull,2002,50(5):630

［54］XU H X,WAN M,DONG H,et al.Inhibitory Activity of Flavonoids and Tannins against HIV-1 Protease［J］.Biological and Pharmaceutical Bulletin,2000,23(9):1072

［55］PARK J C,KIM S C,CHOI M R,et al.Anti-HIV protease activity from rosa family plant extracts and rosamultin from Rosa rugosa［J］.Journal of medicinal food,2005,8(1):107-109

［56］QIAN K,MORRIS-NATSCHKE S L,LEE K H.HIV entry inhibitors and their potential in HIV therapy［J］.Medicinal Research Reviews,2009,29(2):369-393

［57］STEWART K D,SHIRODA M,JAMES C A.Drug Guru:A computer software program for drug design using medicinal chemistry rules［J］.Bioorganic & Medicinal Chemistry,2006,14：1710-1714

［58］UCHIUMI F,HATANO T,ITO H,et al.Transcriptional suppression of the HIV promoter by natural compounds［J］.Antiviral Res,2003,58：89

［59］NAIR M P N,SAIYED Z M,GANDHI N H,et al.The Flavonoid,Quercetin,Inhibits HIV-1 Infection in Normal Peripheral Blood Mononuclear Cells［J］.Am J Infect Dis,2009,5(2):142

［60］林小聪,刘新光,梁念慈.蛋白激酶 CK2 黄酮类抑制剂的研究进展［J］.中国药学杂志,2005,40(1):3-6

［61］林长乐,曾耀英,曾祥凤等.鹰嘴豆芽素 A 抗 HIV-1 活性及抑制 CD4+ 淋巴细胞早期活化作用[J].中国药理学通报,2007,23(2):214-218

［62］顾琼,马云保,张雪梅等.藤三七中一个新黄烷醇和抗 HIV 活性成分[J].高等学校化学学报,2007,28(8):1508-1511

［63］REUTRAKUL V,NINGNUEK N,POHMAKOTR M,et al.Anti HIV-1 Flavonoid Glycosides from Ochna integerrima［J］.Planta Medica,2007,73：683-688

［64］MA C,WANG R,TIAN R,et al.Calycosin 7-O-β-D-glucopyranoside,an anti-HIV agent from the roots of Astragalus membranaceus var.mongholicus［J］.Chem.Nat.Compd.,2009,45(2):282-285

［65］杨毅,张成路,王喆等.木脂素抗艾滋病病毒研究［J］.化学进展,2003,15(7):327-331

［66］PICCINELLI A L,MAHMOOD N,MORA G,et al.Anti-HIV activity of dibenzylbutyrolactone-type lignans from Phenax species endemic in costa rica［J］.Journal of Pharmacy and Pharmacology,2005,57：1109-1115

［67］ZHANG G L,LI N,WANG Y H,et al.Bioactive Lignans from Peperomia heyneana［J］.Journal of natural products,2007,70(4)：662-664

［68］姜燕,贾有志.日本五味子木脂素成分研究概况［J］.国外医药植物药分册,1991,6(3)：10

［69］LI X N,PU J X,DU X,et al.Lignans with anti-HIV activity from Schisandra propinqua var.sinensis［J］.Journal of Natural Products,2009,72(6)：1133-1141

［70］GAO X M,PU J X,HUANG S X,et al.Lignans from Kadsura angustifolia［J］.Journal of Natural Products,2008,71,558-563

［71］PRASAD S,TYAGI A K.Curcumin and its analogues：a potential natural compound against HIV infection and AIDS［J］.Food Function,2015,6：3412-3419

［72］HOOKER C W,LOTT W B,HARRICH D.Inhibitors of human immunodeficiency virus type-1 reversetranscriptase target distinct phases of early reversetranscription.［J］.J Viml,2001,75(7)：3095-3104

［73］ZHANG H S,ZHOU Y,WU M R,et al.Resveratrol inhibited tat-induced HIV-1 LTR transactivation via NAD(+)-dependent SIRT1 activity［J］.Life Sciencens,2009,85(13-14)：484-489

［74］WILLIAMSON M P,MCCORMICK T G,NANCE C L,et al.Epigallocatechin gallate,the main polyphenol in green tea,binds to the T-cell receptor,CD4：Potential for HIV-1 therapy［J］.Journal of Allergy and Clinical Immunology,2006,118(6)：1369-1374

［75］DAT N T,BAE K,WAMIRU A,et al.A Dimeric Lactone from Ardisia japonica with Inhibitory Activity for HIV-1 and HIV-2 Ribonuclease H［J］.Journal of natural products,2007,70(5)：839-841

［76］KIM H J,KIM E J,SEO S H,et al.Vanillic acid glycoside and guinic acid derivatives from gardenia fructus［J］.Journal of Natural Products,2006,69(4)：600-603

［77］REUTRAKUL V,CHANAKUL W,POHMAKOTR M,et al.Anti-HIV-1 Constituents from Leaves and Twigs of Cratoxylum arborescens［J］.Planta Medica,2006,72：1433-1435

［78］REUTRAKUL V,ANANTACHOKE N,POHMAKOTR M,et al.Cytotoxic and Anti-HIV-1 Caged Xanthones from the Resin and Fruits of Garcinia hanburyi［J］.Planta Medica,2007,73：33-40

［79］CHEN S X,et al.Active constituents against HIV-1 protease from Garcinia mangostana［J］.Planta Med,1996,62(4)：381

［80］MARTENS A,DE M A,WAELKENS E,et al.In vitro and In vivo Evaluation of Hypericin for Photodynamic Therapy of Equine Sarcoids.［J］.The Veterinary J,2000,159：77

［81］ESPOSITO F,CARLI I,DEL V C,et al.Sennoside A,derived from the traditional chinese medicine plant Rheum L.is a new dual HIV-1 inhibitor effective on HIV-1 replication［J］.Phytomedicine,2016,23(12)：1383

［82］ZHANG H J,NGUYEN V H,NGUYEN M C,et al.Sesquiterpenes and Butenolides,Natural Anti-HIV Constituents from［J］.Planta Medica,2005,71：452-457

［83］CALLIES O,BEDOYA L M,BELTRÁN M,et al.Solation,Structural Modification,and HIV Inhibition of Pentacyclic Lupane-Type Triterpenoids from Cassine xylocarpa and Maytenus cuzcoina［J］.Journal of natural products,2015,78(5)：1045-55

［84］NOTHIAS-SCAGLIA L F,PANNECOUQUE C,RENUCCI F,et al.Antiviral Activity of Diterpene Esters on Chikungunya Virus and HIV Replication［J］.Journal of natural products,2015,78(6)：1277-1283

［85］PENGSUPARP T,CAI L,FONG H H,et al.Pentaeyclic Triterpenes Derived from Maprounen africana Are Potent inhibitors of HIV-1 Reverse Transcriptase［J］.J.NAT.PROD,1994,57(3)：41

［86］FANG P L,CAO Y L,YAN H,et al Lindenane disesquiterpenoids with anti-HIV-1 activity from Chloranthus japonicas［J］.Journal of Natural Products,2011,74(6)：1408-1413

［87］杨颖,曹颖莉,刘海洋,等.银线草醇F：一种新结构类型 HIV-1 逆转录酶 RNase H 活性抑制剂［J］.药学学报,2012,47(8)：1011-1016

［88］WEI Y,MA C M,CHEN D Y,et al.Anti-HIV-1 protease triterpenoids from Stauntonia obovatifoliola hayata subsp intermedia［J］.Phytochemistry,2008,69(9)：1875-1879

［89］WEI Y,MA C M,HATTORI M.Anti-HIV protease triterpenoids from the acid hydrolysate of Panax ginseng［J］.Phytochemistry Letters,2009,2(2)：63-66

［90］毕毅,徐进宜,吴晓明.白桦酸类化合物的研究进展［J］.中国新药杂志,2005,14(1)：23-26

［91］李万华,李琴,王小刚,等.皂角刺中5个白桦脂酸型三萜抗 HIV 活性研究［J］.西北大学学报(自然科学版),2007,37(3)：401-403

［92］XIAO W L,TIAN R R,PU J X,et al.Triterpenoids from Schisandra lancifolia with anti-HIV-1 activity［J］.Journal of Natural Products,2006,69(2)：277-279

［93］XIAO W L,GONG Y Q,WANG R R,et al.Bioactive Nortriterpenoids from Schisandra grandiflora［J］.Journal of Natural

Products,2009,72(9):1678-1681

[94] TIAN R R,CHEN J C,ZHANG G H,et al.Anti-HIV-1 activities of Hemslecins A and B [J].Chinese Journal of Natural Medicines,2008,6(3):214-218

[95] CHEN J C,LIU W Q,LU L,et al.Kuguacins F-S,cucurbitane triterpenoids from Momordica charantia [J].Phytochemistry,2009,70(1):133-140

[96] OLIVON F,PALENZUELA H,GIRARD-VALENCIENNES E,et al.Antiviral activity of flexibilane and tigliane diterpenoids from stillingia lineate [J].Journal of Natural Products,78 :1119-1128

[97] 王彩芳.鞣质生理活性研究进展[J].国外医学中医中药分册,2001,23(5):278-282

[98] NAKASHIMA H,MURAKAMI T,YAMAMOTO N,et al.Inhibition of human immunodeficiency viral replication by tannins and related compounds [J].Antiviral Research,1992,18(2):91-103

[99] 邹建华.天然化合物对逆转录酶的抑制作用[J].国外医学中医中药分册,1194,16(5):6-10

[100] MCKEE T C,CARDELLINA J H,RICCIO R,et al.HIV-1 inhibitors natural products Ⅱ.comparative studies of sulfated sterols from marine ivertebrates [J].J.Med.Chem,1994,37(6):793

[101] WANG C K,COLGRAVE M L,GUSTAFSON K R,et al.Anti-HIV Cyclotides from the Chinese Medicinal Herb Viola yedoensis [J].Journal of Natural Products,2008,71 :47-52

[102] 孙利民,危剑安,黄霞珍.从中医理论谈艾滋病的发病机制[J].中华中医药杂志,2005,20(2):100-101

[103] 李崇忠,李静.中医药治疗艾滋病理论的建立与临证应用[J].实用中医内科杂志,2002,16(2):62-64

[104] 陈鸿珊.中药抗艾滋病病毒的研究途径与方法[J].中国中西医结合杂志,2002,22(10):725-726

[105] 高和德,覃湘红.抗艾滋病毒中草药及方剂的研究近况[J].广西中医学院学报,2001,4(4):135-138

[106] 王艳艳,张晓静,王桂英.中药单体及复方制剂抗艾滋病的研究进展[J].中医研究,2004,17(6):59-60

第13章

基于靶点的 HIV-1 抑制剂的细胞和生物化学筛选方法

目前临床上用于治疗 HIV-1 感染的药物已有 30 多种，这些药物分别针对 HIV-1 复制周期中的侵入、逆转录、整合以及出芽等过程。由于 HIV-1 基因组结构具有广泛、快速变异及高度遗传异质性等特征，易使病毒产生耐药性，并且对相同种类的其他药物还易产生交叉耐药性，从而导致抗艾滋病药物失去疗效。为解决这个问题，近 10 年来，人们竭尽全力地发现新的抗 HIV-1 药物或新的治疗方法，以解决因 HIV-1 变异而产生的广泛耐药性问题。随着人们对 HIV-1 生命周期认识的不断深入，药物作用靶点的结构逐渐明晰，基于结构生物学的药物设计、基于分子生物学的药物筛选方法已促使大量药物、先导物发现，这些化合物包括现有靶点的新抑制剂、新靶点及新作用机制的抑制剂[1]。目前这些抑制剂的长期安全性和有效性仍有待于验证，同时耐药性是抗病毒长期治疗过程中常见且棘手的问题。因此，不断探索和发现新型 HIV-1 抑制剂是解决耐药性问题的有效策略。

现在已经有多种细胞及生化筛选方法应用于新型抗艾滋病药物的筛选，并成功地用于确定 HIV-1 抑制剂的作用靶点与机制。新一代非核苷类逆转录酶抑制剂、蛋白酶抑制剂、整合酶抑制剂、gp41 膜蛋白融合抑制剂、细胞 CD4 受体抑制剂、CCR5 和 CXCR4 协同受体拮抗剂、Tat-TAR 相互作用抑制剂和辅助基因蛋白抑制剂等均是通过以结构为基础的药物设计学、受体药物学和生物化学等方法来筛选的。本章我们将概述各种 HIV-1 抑制剂的细胞和生物化学筛选策略，并着重介绍一些创新性的方法。

第1节 HIV-1 侵入抑制剂的筛选方法

HIV-1 的侵入可分为 3 步：① gp120 与 CD4 的结合；② gp120 与协同受体（CCR5 或 CXCR4）的结合；③ gp41 介导的膜融合。通过 HIV-1 复制过程中的这 3 个阶段对已经筛选成功的化合物进行抗病毒活性的验证。从 20 世纪 90 年代中期开始，生物化学及分子生物学技术的发展使人们在分子水平上对侵入过程有了更为细致的了解，进一步提高了筛选的可靠性。其中最为显著的进展是解析了 gp120 的三维立体结构[2]，CCR5 受体及其抑制剂的晶体结构也被解析出来，验证了趋化因子受体（CCR5/CXCR4）是作为 HIV-1 侵入的协同受体[3]，明确了 2 个 7 价重复序列如何在 gp41 内重复重排从而促进病毒与细胞膜的融合[4]。

1 趋化因子筛选

趋化因子受体 CCR5 和 CXCR4 是 HIV-1 的协同受体，为 7 次跨膜 G 蛋白偶联受体（7-TM GPCRs）超家族中的一员。7-TM GPCRs 是高效能的药物靶点[5]，且抑制自然配体与其相关 GPCR 结合的化合物高通量筛选技术已成功地应用于医药工业中多年。根据 Mitsuya 等报道，Tekeda 等在放射性配体结合实验中，用 ^{125}I 标记的 β 趋化因子 RANTES、MIP-1α 和 MIP-1β 来确定 CCR5 拮抗剂体系中的先导化合物[6-7]。这些体系中许多化合物具有活性，有些先导物已经处于Ⅲ期临床试验。这种筛选方法的缺点主要是所依赖的放射性标记配体价格昂贵，且在筛选较大的化合物时对环境有严格要求。因此，这种依赖放射性配体的实验方法难以得到大规模应用。

近年来，确定化合物是否具有抑制受体作用而非抑制配体结合的实验方法迅速发展起来。Princen 等在确认 CXCR4 拮抗剂的活性时对 FLIPR（fluorometric imaging plate reader）进行评价[8]。Princen 等首次利用荧光染料 Fluo-3 标记一系列初期无限增殖的细胞系，这些细胞在被 SDF-1α（CXCR4 内源性趋化因子）激发之前处于潜伏期。CXCR4 的拮抗物对具有引起钙离子动员和荧光作用的 SDF-1α 有抑制作用。该研究小组还证实共表达 CD4、CXCR4、CCR5 的细胞系在确定趋化因子受体拮抗剂的钙离子动员实验中的有效性[9]。

Chen 等用 CCR5 或 CXCR4 在短时间内转染载黑素细胞 Xenopus laevis[10]，发现某些 GPCRs 在载黑素细胞中的过表达可以激发不依赖激动剂的构成性受体的活性。此外，他们还发现 CCR5 或 CXCR4 过表达可导致细胞内黑色素分散，细胞透光率增加。该实验对自然趋化因子配体、SDF-1α、MIP-1α 敏感。尽管此方法检测简单，但在大规模的筛选实验中必须在短时间内转染细胞，实验的可靠性还有待于提高。

Smith 等建立了一种高效 CXCR4 受体抑制剂筛选方法[11]。首先将 119 040 个化合物随机分组，通过表型筛选方法进行初步筛选，得到 1 467 个活性较好的化合物进行膜融合活性测试。最终，该课题组利用 CXCR4 结合实验验证筛选出的 100 个苗头化合物的靶点活性。该方法速度快，可在短时间内筛选大量化合物，经统计学验证方法可靠。

尽管 HIV-1 包膜蛋白和 CCR5-β 趋化因子与同一受体结合，但通过趋化因子受体筛选出的先导物未必具有抗病毒活性。因此，在先导化合物的进一步优化过程中，选择合适的抗病毒筛选方法是十分必要的。

2　HIV 与细胞融合过程筛选

gp120 包膜蛋白以三聚体的形式结合在 gp41 表面，并将其包裹，与 gp41 形成非共价作用力，稳定其高能构象[12]。

在细胞 - 细胞融合实验中，获取细胞表面 gp120/41 的表达产物是较为困难的。许多研究小组提出 gp120/41 短暂表达的实验方法。Holland 等从一系列 CCR5 和亲 CXCR4 HIV-1 株中短暂转染 env 时，使用 α 互补融合的实验方法[13]。一批 293T 细胞短暂转染 HIV-1 env、rev 和 β-Gal 的 α 片段，同时另一些细胞转染表达 CD4、HIV-1 协同受体和 β-Gal 的 α 片段，通过融合形成具有酶活性的 β-Gal 复合物，并用发光产物进行检测。该法于 96 孔板进行，融合结果的 Z' 值为 0.58~0.71，表明该方法对化合物筛选具有较高的价值[14]。但这种短暂转染的方法不适于较大的筛选对象。

Litwin 等成功地转染海拉（HeLa）细胞，使从 HIV-1 LAI 和 HIV-1 JRFL 获取的 gp120/41 得到稳定的表达[15]。

这种被转染的 HeLa 细胞可以与 PM1 细胞系（HUT78T 细胞系的一种同源衍生物，可自然表达低水平的 CD4、CCR5、CXCR4）发生融合。HeLa 细胞和 PM1 细胞的细胞膜首次利用高浓度的亲脂性染料 F18 和 R18 进行分离。被标记的细胞分别在抑制剂存在和不存在的环境中共同培养 4 小时，通过测量集中于融合细胞膜的 F18 和 R18 间的 FRET 来检测细胞的融合情况。该方法不需基因表达，可在 96 孔板中操作，其中 PRO140 已用于 HIV-1 感染的临床研究[16]。

另一种方法是观察已被成功转染 gp120/41 的细胞系和可以表达 CD4 的指示细胞系以及一个协同受体之间的融合现象。实验证实用 β-Gal 或荧光素酶作为筛选指示物是非常有效的[17-18]。这些实验中加入多种试剂，在 96 孔板上操作，不符合在大型化学分子库中进行高通量筛选。尽管如此，在 100nmol/L 的浓度下，该方法仍用于从自然产物中进行抗病毒化合物的筛选。最近，Bradley 等报道了一种用 384 孔板进行 CHO-Tat10 和 HeLa P4 细胞系融合的抑制剂筛选方法[19]。CHO-Tat10 细胞系持续表达从 JR-FL 中获得的 gp120/41 和 Tat 蛋白，HeLa P4 细胞系可以协同表达 CD4 和 CCR5，且转染 β-Gal，而 β-Gal 需在 HIV-1 LTR 的控制下进行表达（图 13-1）。这 2 种细胞的融合可导致 HIV-1 Tat 引起的转录激活和 β-Gal 表达。通过在 384 孔板上自动操作，大约筛选了 650 000 个化合物，其中 3 004 种在 10mmol/L 的浓度下有较好的活性。

近期报道了一种利用转染 β- 内酰胺酶的假病毒感染细胞，通过测定 β- 内酰胺酶含量筛选 HIV-1 侵入抑制剂的方法[20]。Giroud 等利用这种方法在 384 孔板上进行病毒 - 细胞融合实验，筛选了 1 个含 10 万个小分子 HIV-1 侵入抑制剂的化合物库。通过检测 β- 内酰胺酶底物的含量，从而测定化合物的侵入活性。对活性较优的化合物进行包括细胞毒性、单周期感染实验等，最终得到可选择性地抑制 HIV-1 侵入的化合物 4-（2，5- 二甲基 - 吡咯 -1- 基）-2- 羟基芳酸衍生物[21]。

Herschhorn 等发明了一种高特异性 HIV-1 侵入抑制剂的筛选方法[22]。该课题组使用了一种可稳定表达四环素控制反式激活因子（tetracycline-controlled transactivator, tTA）的效应细胞，激活状态下可诱导表达 HIV-1 包膜蛋白及海肾荧光素酶受体蛋白。靶细胞则表达 HIV-1 受体 CD4 和 CCR5，并同时携带萤火虫荧光素酶受体基因。因此，包膜蛋白介导的 2 种细胞膜融合可使 tTA 进入靶细胞并激活萤火虫荧光素酶表达。萤火虫荧光素酶表达水平可用于评价化合物抑制细胞 - 细胞融合活性，而海肾荧光素酶水平则反映化合物膜融合特异性。此方法适用于化学库的大规模筛选，也可以用于表征已知侵入抑制剂的抑制活性和细胞毒性。

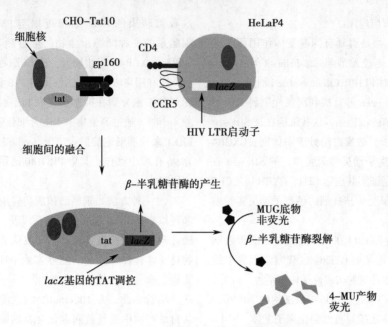

图 13-1 Bradley 等报道的细胞融合筛选法

（固定转染的 CHO-Tat10 细胞协同表达 gp120/41 和 Tat，HeLa P4 细胞协同表达 CD4 和 CCR5，并且含有其表达由 HIV-1 LTR 启动子调控的 lac Z 基因。CHO-Tat10 与 HeLa P4 细胞融合后，CHO-Tat10 中表达的 Tat 蛋白调控 lac Z 基因中 β-Gal 的表达。酶活性通过检测荧光产物 4- 甲基 -7- 羟基香豆素进行定量）

BacMan 技术也用于由 CCR5/CD4 介导 gp120/41 融合的高通量筛选[23]。BacMan 病毒结构能用 gp120/41、Tat 和 Rev 来短暂转导 HEK293 细胞，这些细胞与已经稳定转染 CCR5、CD4 并用 LTR 荧光素酶标记的 HOS 细胞在 96 孔板中共培养 20~24 小时。Jenkinson 等用有效的 CCR5 专用拮抗剂 schering-C 和 TAK-779 对该实验进行证实[24]，并进一步说明 CCR5 拮抗剂中细胞融合的抑制与 HIV-1 复制实验中抗病毒活性之间的联系。需要注意的是，gp160 介导的细胞融合的效率和整个病毒感染过程均受病毒和宿主细胞 2 个因素的影响。例如病毒和细胞膜的融合由 gp160 的结构以及细胞表面 CD4 和 CCR5/CXCR4 的密度决定[25-26]。多种 gp160/CD4 与协同受体的结合需要病毒有效的感染，但是只要表达低水平 CCR5 的细胞能协同表达高密度的 CD4，亲 CCR5 的病毒株就可以有效地感染该细胞。

3 可溶性 gp120 筛选

ELISA 是用于鉴定 gp120-CD4 间相互作用抑制剂的一种较为理想的筛选方法。可溶性重组体 gp120/160 和 CD4 在体内能形成复合物，而单克隆抗体或 gp120 小分子物质可阻止这一复合物的形成。然而大规模合成具有生物活性的 gp120 重组体费用很高，因此这种方法仅适用于整体筛选，而非初期筛选。近年来，随着人工合成模拟 gp120-CD4 结合口袋肽段技术的不断发展，此方法的使用更加普遍[27]。

文献报道了一种适用于鉴定结合 CCR5 的可溶性 gp120 小分子抑制剂的高通量筛选方法[28]。可溶性重组体 gp120 从多种亲 CCR5 HIV-1 株中获得，可在经由 env 转染的 CHO 细胞中大量繁殖，通过亲和层析一步纯化获得。在添加到表达 CCR5 的 HEK-293 细胞（不管是否存在抑制剂）中以前，初始制备的 gp120 与可溶性重组体 CD4 共培养。gp120-CD4 复合物与 CCR5 的结合可通过被铕标记的抗 -gp120 单克隆抗体定量测定。该法在 96 孔板中进行，1 次可以处理 3600 个数据点，因此适用于小分子化学库的靶向筛选。

Li 等首次将亲和毛细管电泳（ACE）和毛细管电泳 - 质谱（CE-MS）方法相结合，建立了简单、快速、有效的 HIV 小分子高通量筛选模型[29]。该小组发现，甘草浸液的活性成分可以与 gp120 的 V3 loop 区中的一段保守序列 R15K 结合，达到抑制 HIV 的作用。通过该筛选模型最终确定在 27 个分离的甘草浸液成分中，甘草甜素 -R15K 复合物有最高的亲和常数，这一结果也通过之后的细胞水平实验的确证。这一方法可用于今后 HIV 抑制剂的高通量筛选以及抗 HIV 天然产物的发现。

具有抗病毒活性的天然产物如 CN-V，特别是与低聚糖在 gp120/41 有相互作用的天然产物已经得到开发[30]。McMahon 等设计了一种在 96 孔板中进行的 TRF 实验方法[31]，以铕标记的 CV-N 和可溶性重组体 gp120 之间的相互作用为基础，用于那些可能被开发成抗病毒先导物的 CV-N 小分子模拟物结构的确定。该研究小组最近通过糖基化 gp41 的外功能区完成类似的高通量筛选[32]，从 107 000 多个天然产物中筛选得到 347 个经证实有活性的物质。

最近，Oliviero 等合成了一段模拟 gp120 V3 loop 区的荧光肽段，从而代替完整的可溶性 gp120 与小分子侵入抑制剂结合[33]。该方法通过监测化合物与合成肽段结合后的荧光猝灭现象，可定量反映出化合物与 gp120 V3 loop 区的亲和力强弱，而不需获得和纯化 gp120 重组体。上述方法已应用于抗 HIV 寡核酸配饰子的筛选中。

4　gp41 亲和力实验

在 CD4 附着且协同受体结合之后，通过 gp41 三聚体胞外结构域的重排复合物，病毒完成与细胞膜的融合。HIV-1 侵入抑制剂如 T-20 即是此过程的抑制剂。Gp41 可分为胞外区、跨膜区与胞质区，其中膜外区直接参与病毒与宿主细胞的膜融合过程。融合包括 HR-1 序列的同型三聚作用和形成六螺旋管束的 HR-2α 单环与 HR-1 三聚物沟的结合作用。上述细胞融合实验可以确定这一过程的抑制剂。另外，在六螺旋管束中，gp41 重排靶位的筛选已经有所报道。最初筛选 gp41 抑制剂的模式是三明治 ELISA，其中从 HR-1 和 HR-2 中获取的混合肽利用特异性地识别六螺旋管束的单克隆抗体监测六螺旋管束的形成。Jiang 等利

用类似方法从化学库中筛选约 33 000 个化合物，并确认 N 取代的吡咯衍生物在体外具有微弱的抗病毒活性[34]。这些化合物一般是与 HR-1 三聚体的疏水性小口袋结合，抑制与 HR-2 区域结合形成六螺旋管束，这表明这种筛选在确认小分子先导化合物时是有效的。这一研究小组还认为用荧光标记的筛选模型也适用于在 96 和 384 孔板上自动操作[35]。Zhou 等设计并使用一种将高通量筛选与基于结构设计相结合的方法，发现 μmol/L 级别的吲哚类 gp41 抑制剂[36]。此外，Nishikawa 等利用该方法改良了以特异性地识别 HIV gp41 六螺旋管束的单克隆和多克隆抗体为基础的三明治 ELISA 法[37]。这一方法不仅准确性高、特异性好，而且可以更稳定、简便、经济地检测化合物对 gp41 六螺旋管束的抑制作用。该模型已运用于从中草药库、噬菌体肽库和微生物发酵液等复杂组分样品中筛选作用于 gp41 的 HIV 融合抑制剂。然而，目前所介绍的所有 gp41 的筛选都包括很多步骤，从而限制了处理量，增加了成本。因此，在以细胞或病毒为基础的筛选中，这些实验模型很可能在作用机制已经确定的那些先导化合物中发挥作用。

（丁　笑　于　钊　封　达　刘新泳）

第 2 节　以 HIV-1 酶为靶点的化合物筛选

目前许多化合物筛选方法靶向 HIV-1 复制所需的 3 个酶：HIV-1 逆转录酶（RT）、HIV-1 整合酶（IN）和 HIV-1 蛋白酶（PR）。生化测定方法中提纯的重组酶（野生型或突变型）主要用于末端终止测定，在报道的细胞测定中主要使用生物工程得到的细胞系。这里介绍的筛选方法大多都使用标准的 96、384 或 1 536 孔板，以便于自动化控制；少数方法通过生物素捕获膜实验实现。目前在药物筛选中普遍使用含有耐药突变型的 RT 或 PR，这是发现新一代 HIV-1 耐突变抑制剂的有效途径。

近年来，靶向 RT、IN、PR 的碎片筛选方法逐渐被用于新型药物的发现途径。靶向这些靶点的碎片筛选方法主要包括 X 射线晶体学、核磁共振（NMR）、表面等离子体共振（SPR）、差示扫描荧光测定（DSF）以及计算机辅助的药物筛选方法。其中，X 射线晶体学方法在结构结合方面的信息最丰富。得到化合物与靶点的结合晶体结构后，不仅结合被验证，而且化合物在结合位点中的位置和方向也被阐明；NMR 法只能得到有限的结构结合信息；而 SPR 和 DSF 只能提供在特定的化合物浓度下对蛋白的结合有是否应答，而没有其他结合位点的任何信息[38]。

X 射线晶体学方法对基于碎片的药物筛选方法比较有吸引力，它可以提供蛋白与化合物的详细的相互作用信息，但缺点是它的筛选效率较低；NMR 筛选方法有较高的灵敏性，提供了化合物片段在蛋白上的一些结合信息，不需要大量的蛋白质，它较 X 射线晶体学方法更高效，但提供的

化合物与蛋白的结合信息较少[39-41]；SPR 检测化合物是否与薄膜上固定化的蛋白结合，由于只能与固定化的蛋白表面结合，故会导致一些"hit"化合物的遗漏[42]；DSF 法是将荧光染料与蛋白的疏水部分结合，然后缓慢加热混合物，随着蛋白的解折叠，荧光会发生改变。而当碎片结合在蛋白上之后，解链温度会发生改变，一般碎片可以稳定蛋白的热力学性质，使解链温度升高的碎片可以被作为"hit"，与前边几种筛选方法相比，DSF 法是最高效的筛选方法，但缺点是它不能提供蛋白与碎片的任何结合信息[42]。

1　HIV-1 逆转录酶

RT 抑制剂是已上市的第一类抗 HIV-1 药物，目前仍是 HIV 组合疗法中主要使用的一线药物。由于它们具有较好的临床疗效，因此新一代 RT 抑制剂也必将是药物组方中的关键成分。

HIV-1 RT 是由 66kD 和 51kD 2 个亚基组成的异源二聚体酶，66kD 亚基含有病毒复制所必需的 DNA 聚合酶活性结构域和 RNase H 活性结构域。在受染细胞中，HIV-1 RT 通过以下步骤将单链病毒 RNA 转变成双链 DNA（dsDNA）：①通过 RNA 依赖的 DNA 聚合反应产生负链 DNA〔（-）DNA〕；②通过 RNase H 活性将杂合链中的 RNA 链降解；③通过 DNA 依赖的 DNA 聚合反应产生双链 DNA 即 dsDNA。

在此过程中，新生成的（-）DNA 至少发生 2 次链转移。虽然目前上市的 RT 抑制剂都是通过抑制 RT 的

DNA 聚合酶活性来发挥作用的，但是干扰逆转录过程的任一步骤都能抑制病毒复制。因此在化合物的高通量筛选中，需要测定 HIV-1 RT 的 DNA 聚合酶活性、RNase H 活性及 DNA 链转移活性。

1.1　闪烁迫近分析技术

与高通量筛选配合使用的闪烁迫近分析（scintillation proximity assay，SPA）技术具有高品质、性质均一、可以以试剂盒的形式使用且成本较低等优点，作为测定 DNA 活性的典型方法，已被广泛地用于 DNA 聚合酶抑制剂的活性测试中。SPA 使用嵌有闪烁体的微珠，它们仅当与放射标记物质结合时才被激发。激发光可通过闪烁计数测定，产物的分离不需洗涤，因此该技术非常适合与高通量筛选联合使用。SPA 使用的底物由 poly rA 模板和生物素（酰）化的 oligo dT 引物退火形成。在 DNA 聚合中要使用氚标记的 TTP，融合的［³H］TTP 总量通过加入抗生蛋白链菌素包被的 SPA 珠测定。

另一个测定 DNA 聚合酶活性的同位素测定法沿用微点阵化合物筛选技术（microarray compound screening technology，μARCS）[43]。首先反应物固定在基质中，DNA 聚合反应所需要的 DNA 引物用生物素标记，RNA 模板底物含有 ³³P 标记的核苷酸；反应产物转移到抗生蛋白链菌素包被的膜上，然后洗涤、显影。运用该法筛选的化合物活性与在 96 孔微型版上筛选的化合物活性相一致。

目前测定 DNA 聚合酶活性的非同位素方法亦见诸报道，但并未广泛应用。如酶联免疫测定法（ELISA），由于需要多步反应物添加及洗涤步骤，因此具有性质不均一性。DNA 合成所需要的核苷酸需经修饰，如 dUTP 要经过荧光素或生物素的标记；DNA 引物/RNA 模板双链结合到涂渍的微量培养板的小孔中[44-45]。聚合反应完成之后，产物通过添加次级酶交联物（如碱性磷酸酯酶分别结合到抗荧光素抗体或抗生蛋白链菌素上）和比色底物或化学发光底物测定。Seville 等报道了一种性质均一的非同位素测定方法，该法使用荧光标记的 dsDNA 来测定 DNA 聚合反应，然而该法相对较低的动态范围使其在高通量筛选中的应用受到限制[46]。

NNRTIs 变构结合位点或 RT 活性位点的氨基酸残基突变不影响抑制剂与 RNase H 结构的结合，因此通过靶向 HIV-1 RT RNase H 活性来抑制逆转录过程具有广阔的研究前景。虽然 RNase H 介导的 RNA/DNA 杂合链的降解与 DNA 的聚合反应同时或单独进行，但是多数 RNaseH 的活性测定在无 DNA 聚合反应的情况下单独进行。文献报道了 2 种使用双链底物标记的测定方法，每股单链分别用生物素和地高辛配基标记，反应在涂有抗生蛋白链菌素的微孔板上进行。地高辛配基作为抗地高辛配基抗体或次级酶交联物的配体，用于 ELISA 定量化，且用比色试剂测定产物的量[47]。最近 Parniak 等报道了测定 RNase H 活性的 FRET 测定法，该法性质均一。双链底物中，RNA 链的 3′-

端用荧光素标记，可与 DABCYL 标记的 DNA 链的 5′- 端发生猝灭反应。若底物被 RNase H 降解，荧光素与 DABCYL 之间便无猝灭反应，致使荧光信号增强。与 ELISA 法不同，FRET 法适合动态及端点测量。Parniak 等在 384 微孔板的高通量筛选中使用 RNase H FRET 法从 100 000 余种化合物筛选出 146 种有一定活性（IC_{50}<10μmol/L）的化合物[48]。

逆转录过程中的链转移并不需要酶的催化，Gabbara 等发展了鉴定 DNA 链转移抑制剂的 SPA 测定法，使用该法从 175 000 个化合物中筛选出 68 个有一定活性的化合物，其中有 18 个化合物的 IC_{50}<3μmol/L[49]。生物素（酰）化的 DNA 链退火到 RNA 模板链作为 DNA 合成的最初底物，该法也需要 5′- 端突出 15 Cs 的 DNA 受体链及核苷酸的参与。反应的起始阶段加入 HIV-1 RT，在催化 DNA 合成的同时通过 RNase H 的降解活性产生（－）DNA。延伸的引物链和原位置的受体链形成双链，作为用［³H］dGTP 进一步合成 DNA 的另一模板。最终形成的 DNA 产物通过添加涂有抗生蛋白链菌素的 SPA 珠及闪烁计数检测。值得注意的是，抑制 DNA 聚合酶活性及 RNase H 活性的化合物也有可能是链转移抑制剂。

1.2　基于碎片结构的药物筛选

基于碎片结构的药物筛选中，主要用到 SPR 法和 X 射线晶体学 2 种方法[50-51]。其中运用 SPR 法主要针对靶向 NNRTIs 结合位点的筛序，此法首先对化合物库进行抗 HIV-1 RT 筛选，随后对筛选出的碎片进行竞争实验以及对野生株和突变株的抑制实验以选出仅结合于 NNRTIs 位点且有抑制活性的碎片分子。运用 SPR 法对碎片筛序需遵循严格标准：碎片必须要有明显的 K_D 值（<1mmol/L）；碎片分子结合的化学计量学要求是对照药物奈韦拉平的 0.75~5 倍。而在 X 射线晶体学筛选方法中，Bauman JD 等对购买 775 个不同的化合物碎片和蛋白进行晶体衍射，发现的 "hit" 化合物中有不同的变构结合位点。7 个新的结合位点包括有 RT 聚合酶区的新掺入核苷结合位点（incoming nucleotide binding）、knuckles、NNRTIs 毗邻位点（NNRTIs adjacent）、399 结合位点和位于 RNase H 区的 428、RNase H 引物捕获位点（primer grip adjacent）、507 位点，这些结合位点可以作为 RT 上的潜在作用靶点，其中 knuckles、NNRTIs 毗邻位点、新掺入核苷结合位点这 3 个结合位点为研发全新结合模式的 HIV 抑制剂提供结构基础[52]（ER-13-1）。

逆转录酶上的 knuckles、NNRTIs 毗邻位点、新掺入核苷结合位点

（knuckle 为红色，NNRTIs 毗邻位点为蓝色，新掺入核苷结合位点为黄色；p66 亚基为深绿色，p51 亚基为蓝绿色）

ER-13-1
扫一扫

2 HIV-1 整合酶

HIV-1 IN 的主要作用是将新合成的 HIV-1 cDNA 整合到宿主基因中，这是 HIV-1 基因表达及病毒复制所必需的步骤。简单地说这个步骤需要经过 2 个过程：从病毒供体 DNA 的 3′- 端去除 2 个核苷酸，接着形成磷酸二酯键将病毒及宿主 DNA 连接（链转移）。最后去整合作用，IN 有使整合 DNA 从靶 DNA 上解离下来的作用。

目前多数靶向 HIV-1 IN 化合物的筛选方法是基于对链转移以及 3′- 端加工过程的认识。HIV IN 和供体双链 DNA（donor dsDNA）一起被固定化到固体载体上，形成一个酶 -DNA 复合物。以某种方式标记的靶 dsDNA 加入后，反应被启动，经过一个潜伏期后，连接的产物可被定量化。

目前抑制以链转移反应活性的筛选方法主要有：

方法一：测量生物素标记的宿主 dsDNA 整合进固定在微孔板中的供体 dsDNA 的能力，连接的产物通过碱性磷酸酶 / 卵白素轭合物及比色底物，用 ELISA 法定量化。Hazuda 等用该法在感染细胞中鉴定出第一个靶向 HIV-1 IN 的抑制剂[53]。

方法二：利用 μARCS 技术，首先 HIV-1 IN 与生物素（酰）化的供体 dsDNA 及抗生蛋白链菌素包被的薄膜形成复合物，接着添加荧光素标记的靶 dsDNA，再通过 ELISA 定量测定[54]。David CA 等利用此方法从 250 000 种化合物中筛选出有不同结构类型的具有抗 IN 活性的化合物。

方法三：和高通量筛选一致的是都使用 SPA 等自动化技术。在 SPA 链转移测定中，HIV-1 IN 与结合到抗生蛋白链菌素包被的 SPA 珠的生物素（酰）化供体 DNA 形成复合物，然后通过闪烁计数测定依赖 HIV-1 IN 的 [3H] dTTP 对宿主 DNA 的融合作用。Hu 等在高通量筛选中，用 SPA 链转移测定法从 100 万种化合物中筛选出一个新系列

的 HIV-1 IN 抑制剂[55]。

方法四：链转移反应抑制剂荧光筛选方法。该法的原理是生物素基团标记 5′- 端的供体 DNA 和 FITC 基团标记 3′-端的靶 DNA。如果待测样品可以抑制链转移反应活性，加入整合酶和待测样品后，供体 DNA 与靶 DNA 则不能发生链转移，不能形成双标记的 DNA，从而不能用链霉亲和素磁珠捕获到带有 FITC 信号基团的 DNA；反之，则可以捕获到具有双标记的 DNA 信号[56]。

Downes 等报道了一种不同的 SPA 测定法，它的不同在于 HIV-1 IN 催化的去整合阶段，该法的底物由 2 个 DNA 寡聚物组成，它们可以形成局部双链及发夹结构[57]。寡聚物的其中一股用生物素标记，另一股含有放射标记的核苷酸。HIV-1 IN 将寡聚物双链裂解后重新连接成单链产物，加入抗生蛋白链菌素包被的 SPA 珠后可对该产物定量化。然而，如前文所述，在感染的细胞中，裂解作用可能与 HIV-1 IN 的功能无关。因此，抑制裂解的受试化合物在抗病毒测试中可能没有活性。

除了重组酶筛选法外，在预整合复合物（preintegration complex，PIC）中测定 HIV-1 IN 活性的生物化学方法已经见诸报道。HIV PIC 是含有病毒 cDNA、IN、病毒基质、Vpr、RT、HMGI（Y）、组蛋白等大量宿主蛋白的较大的核蛋白复合物，此外还包括非同源末端连接（non-homologous end joining，NHEJ）通路的组分。HIV-1 PIC 能从新感染的细胞中分离得到，并实现病毒 cDNA 向靶 DNA 链的整合。此外，重组的 HIV-1 IN 仅催化单股 LTR 末端的链转移，说明完整的 PIC 复合物对于病毒感染是十分重要的。文献报道了基于 PCR 技术的整合作用测定方法（图 13-2），PICs 和固定在 96 微孔板中的双链靶 DNA 相互作用，洗脱，提取。通过 TaqMan 定量化的 PCR 扩增技术测定每个板孔中整合作用的程度[58]。

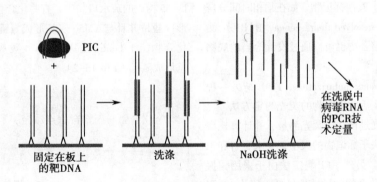

图 13-2 HIV PIC 整合作用图示

注：固定在板上的双链靶 DNA 与感染细胞中的 HIV 预整合复合物（PICs）相互作用，整合作用使病毒 DNA 固定化。由于缺乏宿主细胞的 DNA 修复机制，前病毒的 5′- 端仍未连接，通过洗涤去除未连接的病毒 DNA。整合的病毒 DNA 最终通过 NaOH 从小孔中洗脱下来，并用实时定量的 PCR 技术定量。

近年来，由于技术的不断进步以及对整合酶 3′- 端加工认识的不断深入，人们开始研究整合酶 3′- 端加工抑制剂，主要通过放射自显影、时间分辨荧光、荧光共振能量

转移等方法来筛选整合酶 3′- 端加工抑制剂。较普遍应用的是荧光共振能量转移方法，该法通过检测特定波长下的待测化合物荧光值的变化来筛选化合物的整合酶活性[59-60]。其

中，抑制率（％）＝（1 － 实验孔荧光增量／对照孔荧光增量）× 100％。

基于碎片的药物筛选在近几年也有所应用。靶向整合酶的碎片药物筛选中，其主要研究对象为 LEDGF/p75 结合位点和 HIV-1 整合酶上的 CCD "碎片结合口袋（fragment binding pocket，FBP）"，主要用到的方法是 SPR 和 NMR 法，并最终结合 X 射线晶体学对两种筛选方法进行验证。在这种筛选方法中得到不同的碎片结合位点，包括 LEDGF/p75 位点、"碎片结合口袋""Y3 位点"以及一些其他的表面位点[39, 61-64]。

3　HIV-1 蛋白酶

HIV-1 Gag 及 Pol 多肽前体经病毒编码的天冬氨酰蛋白酶的裂解作用形成成熟的结构性或具有酶活性的基因产物。HIV-1 PR 的活性形式是相对分子质量大小为 22kD 的同型二聚体。HIV-1 PR 是病毒生命周期中所必需的酶类，目前已有多种 HIV-1 PR 抑制剂成为上市药物。由于 HIV-1 的变异性使目前靶向 PR 的药物易产生耐药性，因此研究的重点是如何发现耐突变的新型抑制剂。

HIV-1 PR 的 FRET 测定法与 SPA 法相比更为普遍。合成肽底物主要包含一个裂解性序列，其周围是荧光标记的供体和受体。供体与受体相继猝灭，因此在完整的肽链中荧光信号非常微弱。一旦底物被 HIV-1 PR 裂解，FRET 相互作用失去，荧光信号增强。由于 FRET 性质均一，不使用同位素，也不需要额外的反应物，因此 FRET 可广泛应用于高通量筛选，且适合动态及端点测量法。Arg-Glu（EDANS）-Ser-Gln-Asn-Tyr-Pro-Ile-Val-Gln-Lys（Dabcyl）-Arg 是一种已经商品化的 HIV-1 PR 底物。然而，许多受试化合物会干扰 EDANS 在 490nm 发出的电磁波，因此应优先选择具有较长激发波长的荧光供体，如青紫染料及碱性蕊香红染料[65]。其他标记物，如在均相时间分辨荧光（homogeneous time-resolved fluorescence，HTRF）测定或 α 筛选中使用的铕螯合物也可以通过设计恰当的底物来测定 HIV-1 PR 的活性[66]。

荧光偏振（fluorescence polarization，FP）是另一种适合测定具有 HIV-1 PR 活性化合物的荧光测定方法[67]。该法需要使用平面偏振光进行 2 次荧光测量，并计算比率度量值，这种偏振值取决于标记物的大小，要求裂解和未裂解物有大的质量差异。另外，FP 测定法由于采用偏振值的比值，因此对受试化合物的敏感性较低。用作 FP 测

定的 PR 典型底物含有一个荧光基团及周围有切割位点的生物素[18, 61]。PR 反应开始后，抗生物素蛋白加入反应容器中与生物素部分结合，完整底物和其中的一个剪切片段由于带有荧光标记而被检测，然而由于抗生物素蛋白的结合导致的较大偏振值，未切除部分的肽段质量较大。

Stebbins 和 Debouck 报道了使用未标记肽底物的 HIV-1 PR 比色测定法[68-69]。该法通过加入氨甲酰化试剂与新生成的氨基末端反应使 PR 反应终止，接着氨基甲酰 - 二乙酰基缩合反应产生可通过分光计定量测定的绿色产物。

除酶测定方法外，大量的 HIV-1 PR 细胞测定方法亦见诸报道。哺乳动物细胞中可以表达绿荧光蛋白（GFP）-PR 嵌合体，在自身催化发生之前会产生最小限度的毒性。在该法中，GFP 对 PR 裂解有效的抑制作用可以增强荧光信号；若无此抑制作用，除了产生的信号微弱外还伴随着细胞毒性[70]。另一种报道的细胞筛选方法是以 HIV-1 PR 和编码荧光素酶（与 GFP 毗邻）的一个报道基因的结构共表达为基础，HIV-1 PR 和该结构通过蛋白酶裂解序列分离。在 HeLa 细胞中表达时，此结构的完整形式具有较低的活性，但是裂解后荧光素酶的活性增强，如此看来在该方法中有效的蛋白酶抑制剂可以抑制荧光素酶的活性[71]。此外文献还报道了由 HIV-1 PR 和 β-Gal 基因组成的由细菌表达的组件，β-Gal 基因通过修饰，含有 1 个 PR 裂解位点，因此活化的 PR 会抑制报道基因组件的活性。该测定方法在 Escherichia coli 中完成，有效的 PR 抑制剂可恢复 β-Gal 的活性。

Perryman 报道了基于碎片的蛋白酶抑制剂的筛选方法，运用 X 射线晶体衍射方法验证靶向蛋白酶新的结合位点的潜在小分子[72-75]。通过对碎片化合物库进行 X 射线晶体学方法的筛选，在得到 "hit" 化合物的同时，也得到蛋白酶表面的 2 个新的结合位点："flap 位点"和"exo 位点"。其中，"flap 位点"中，化合物位于 Trp42、Pro44、Met46、Lys55 构成的疏水口袋中，有些化合物还可以与 Arg57 残基形成盐桥并且与 Val56 残基形成氢键；而"exo 位点"中，化合物位于 Leu63 残基和 Lys14 残基之间并且与 Gly17 残基形成氢键（ER-13-2）。

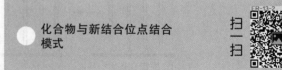

化合物与新结合位点结合模式

（杨佳沛　封　达　刘新泳）

第3节　其他抗 HIV 药物靶点的筛选

1　Tat/TAR 的作用

HIV-1 前病毒 DNA 转录过程需与 Tat 结合。RNA 上

的 Tat 结合位点为 Tat 应答元件（TAR），TAR RNA 自身互补形成发夹结构，在 HIV-1 LTR 启动子处，用细胞方法可

探测 Tat 依赖的转录过程的抑制剂。

Daelemans[76] 等报道的方法是在 HeLa 癌细胞中，HIV-1 Tat 与 HIV-1 LTR-GFP 共表达。因为 GFP 报道基因的表达依赖 Tat 蛋白，GFP 表达的抑制剂同样应用于 Tat 依赖的转录过程。该研究小组还对此法进行了改善，不同点仅在于所使用的酶末端是在共同表达 LTR-Lac Z 后，而非 LTR-GFP，因为前者结构对于高通量筛选更为适合。这种方法的潜在缺点是仅观察了 LTR 转录物，因此化合物在转录过程中更多的普遍作用无法显示出来。Del Rosario[77] 等报道的交替细胞筛选法（alternate cell-based assay）是将转录过程中有普遍作用的化合物滤出。这种正筛选方法使用了一种"碰撞"报道基因，其结构包括一个 CMV 启动子从动报道基因（碱性磷酸酶）和相反方向上的 HIV-1 LTR 启动子。与 Tat 共表达时，LTR 启动子的活性增强，对 CMV 从动报道基因的表达起到下游调控的作用。

Mei[78] 等报道的直接作用于 Tat-TAR 结合过程的过滤结合法（filter binding assay）用于检测重组 HIV-1 Tat 与放射性标记的 TAR RNA 的结合，其中 Tat 与膜结合，保留了结合的 RNA 和贴壁信号，所以通过检测细胞膜和滤液可以确定结合和游离的 RNA 片段。另外该小组报道的 SPA 法可能支持化合物更高通量的筛选。将 TAR 固定于光闪烁微珠与一个放射标记的合成肽培养，该肽表达一段 Tat 与 TAR 结合所需的 Tat 序列。合成的 Tat 肽段还可以用于 FRET 法，在肽两端分别连接荧光供体和受体。非结合态的 Tat 肽段的 2 个荧光基团相互接近，致使能量转移，报道基因荧光猝灭；而与 TAR 结合的肽的能量不能转移，信号加强。Tat 竞争性抑制剂通过封闭 Tat 肽段并形成折叠结构导致报道基因的信号减弱。

2　Rev/RRE 的作用

HIV-1 调控蛋白 Rev 与 RNA 上的 Rev 应答元件（RRE）作用，与宿主细胞 CRM1、未剪接的 mRNA 形成复合体出核后，才能对 HIV-1 的大部分基因进行翻译，Rev 在病毒复制过程中起到关键作用。

HIV-1 Rev 细胞筛选方法基于监测 Rev 介导的 RNA 转录物的出核过程。Tang 和 Su[79] 报道了在哺乳动物细胞中 HIV-1Rev 与 Rev 依赖的分泌型碱性磷酸酶（SEAP）报道基因共表达的方法，这些细胞中 Rev-RRE 抑制剂会导致碱性磷酸酶的信号减弱。Arrigo[80] 还报道了另外一种哺乳动物细胞检测方法，该法基于一种复制缺陷型 HIV-1 的基因表达，在该缺陷型中 Nef 开放可读框缺失，由 β-Gal 替代。nef 是早期表达的基因，由完全剪接的 mRNA 翻译而成，因此该系统中 Rev 蛋白抑制剂可引起报道基因的信号加强。Peled-Zehavi[81] 等还报道了一种细菌抗终止法（bacterial antitermination assay），该法中肽库融合了 N 端蛋白，与 RRE 上位于转录终止序列上游的报道质粒共表达，对结合 RRE 的肽进行特定筛选。刘振龙[82] 等建立了以绿色荧光蛋白（GFP）为报道基因，且依赖 Rev 蛋白的 RNA 核转运及蛋白表达系统，用于筛选以 HIV-1 病毒 RNA 核转运为靶点的新型抗 HIV 药物。Kempf[83] 等利用 2 种彼此分离的带有荧光的细胞蛋白分别去标记 HIV-1 表达和药物毒性，通过荧光信号的强弱变化观测药物对 HIV-1 表达活性的影响，此方法可快速有效地进行药物筛选。

化合物通过高通量 SPA 法进行 Rev 抑制剂的筛选，在加入由 SPA 珠包被并闪光计数的抗生蛋白链菌素之前，将 HIV-1 Rev 重组体经生物素标记并与放射标记的 RRE 同培养，Rev-RRE 抑制剂会引起该信号衰减。Qian-Cutrone[84] 等报道的过滤-结合法最初用于筛选天然化合物及上述 Tat 滤过结合法的化合物，其过程也是 HIV-1 Rev 重组体在体外转录过程中与放射标记的 RRE 一起培养，该法可以同时筛选 Tat 和 Rev 抑制剂。另外 Hamy[85] 等报道的模板-固定类肽法对相关 RNA 结构有较强的亲和力，可用于化合物筛选。RNA 经特殊荧光标签标记，Tat 或 Rev 的特异性由相同模板的不同读数决定。

3　Vpr

HIV-1 Vpr 调节蛋白为晚期病毒蛋白，是弱的转录激活物，在 HIV 复制周期中起一定的作用。但抑制其活性对病毒复制周期并无明显作用，因此 Vpr 并非抗病毒的有效靶点。也有报道筛选并鉴定出的化合物抑制细胞周期而阻碍 Vpr 的作用。在筛选化合物存在的条件下，在酵母菌中引入 vpr，表达重组体并用吸光度法测定细胞的生长[86]。

4　Vif

研究发现 Vif 在不同的 HIV-1 毒株中具有高度保守性，Vif 是决定 HIV 感染力的一个重要蛋白。在 HIV-1 感染细胞中能够检测到 Vif 蛋白的存在，但 Vif 却不存在于成熟的病毒颗粒中。Vif 辅助蛋白与细胞抗病毒因子多肽样蛋白 3G（APOBEC3G 或 A3G）结合，并通过 26S 蛋白水解酶降解。这个过程阻止宿主细胞因子在病毒颗粒中的合体作用，从而使这些毒粒失去感染性。

Son[87] 等设计了 Tat/Vif 反义小干扰 RNA（small interference RNA，siRNA）作为微小 RNA（microRNA，miRNA），用以检测其 RNA 抑制活性。结果表明，Tat/Vif 反义 miRNA 可以与 Tat 和 Vif 的 miRNA 结合，同时也抑制 Tat 和 Vif 的蛋白表达。张涛[88] 等利用 vif37 对 HIV-1 Vif 的高抑制率和高保守性的特点，以天然的 miR-155 前体为骨架设计的 miR-vif37H 具有抑制效果，其效率与短发卡 RNA（short hairpin RNA，shRNA）shRNA-vif37 接近。细胞水平的实验表明，miR-vif37H 可以有效抑制 HIV-1 在 MT4 细胞中的复制。Green[89] 等构建了一个 APOBEC3G 的融合蛋白 Nef7-A3G 以帮助它掺入病毒颗粒中，该融合蛋白具有很高的病毒掺入率，同时不改变细胞表面 CD4 和 MHC-I 分子的表达量。在 Vif 存在的情况下，Nef7-A3G 能够削弱

HIV 的感染力。含有 Nef7-A3G 的病毒样颗粒进入 Jurkat 细胞后能够阻断 HIV 在该细胞中的复制。Vif 诱导 APOBEC3G 被蛋白酶体降解，是导致 APOBEC3G 失去抗 HIV-1 活性的重要原因。如能保护 APOBEC3G 不被降解，就能使其行使正常功能。泛素相关结构域 2（ubiquitin-associated domain 2, UBA2）具有可传递的"稳定信号"，该"稳定信号"可以保护蛋白不被蛋白酶体降解[90]。Li[91] 等构建的 UBA2-APOBEC3G 融合蛋白能够抵抗蛋白酶体的降解。杨亮[92] 等应用 IRES（internal ribosome entry site）双蛋白表达系统构建同时表达 Vif 和融合蛋白 hA3G-YFP 的真核表达载体，建立了稳定表达双蛋白的细胞系。Cen[93] 等建立了一个基于 Vif-APOBEC3G 相互作用的抗 HIV 药物筛选平台，提出了分析方法来监测 Vif 依赖性的 APOBEC3G 的降解。Vif 和 APOBEC3G 的共同表达可导致 APOBEC3G 降解到几乎检测不到的水平。如果 Vif 和 APOBEC3G- 报道基因融合物在细胞系中共表达，那么抑制 Vif 依赖性的 APOBEC3G 的降解可恢复报道基因的信号。这些报道基因可能是荧光酶，或其他酶（如 β-Gal 或过氧化物酶）、绿色荧光蛋白或者一种免疫标记[94-95]。

5　Nef

HIV-1 Nef 在灵长类模型中对于病毒复制和疾病发生是必需的，Nef 可诱导宿主细胞活性，对细胞表面 CD4 受体进行下游调控，以及在细胞信号转导和蛋白转运过程中与宿主细胞蛋白因子相互作用。这些因子与蛋白间的精确作用还有待于研究。HIV-1 与 Hck 激酶的相互作用可能与 Nef 依赖的病毒致病性有关。SPA 法用于监测固定化的 HIV-1 Nef 与放射标记的重组 Hck 蛋白的结合。更多报道指出 CD4 受体的下游调控可能对病毒复制的抑制是有效的，这使得 Nef 作为治疗艾滋病的新靶点成为可能[96]。

6　Vpu

HIV-1 Vpu 是膜内在蛋白，具有 2 种不同的生物活性：一是 Vpu 细胞质诱导 CD4 降解；二是促进病毒从新生细胞膜表面释放，发挥此作用的是 Vpu N 末端的跨膜结构域。该区域能形成同源寡聚物，在体外可作为离子通道；跨膜结构域还可以形成突变体，阻断此作用会导致促进病毒脱壳能力的丧失。然而离子通道活性与病毒颗粒脱壳之间的直接联系尚未阐明。研究显示，Vpu 是通过钝化一个阻止病毒释放的宿主细胞离子通道——TASK-1 而起效的。虽然报道已有一类化合物能够阻断 Vpu 的离子通道活性，但 Vpu 缺失并不能完全影响病毒复制。高通量筛选在钾离子通道中的应用也可用于监测 TASK-1 或 Vpu 中钾离子通道的活性[97]。

7　5′-LTR

HIV-1 的 LTR 区位于基因组 2- 端，是高度保守的序列。研究表明 HIV-1 的转录受 5′-LTR 的调控，如药物能抑制 5′-LTR 的活性，则 HIV 的基因表达和复制就会受到影响。李建彬[98] 等通过 PCR 扩增 HIV-1 5′-LTR 片段和胸苷激酶基因（thymidine kinase gene, tk），以这 2 个片段为模板进行重叠 PCR 将两者连接起来，连接产物经酶切后与 pcDNA3.1 载体连接；将连接正确的质粒转染 HEK293 细胞，同时用 G418 加压筛选获得稳定的细胞系；加入药物更昔洛韦检测 TK 基因的表达，用于筛选针对 HIV-1 5′-LTR 的潜在抗 HIV 药物。

8　P-TEFb

正向转录延伸因子（positive transcription elongation factor, P-TEFb）生化酶是细胞周期依赖的激酶 9（cyclin-dependent kinases 9, CDK9），其与细胞周期蛋白 T1（cyclin T1）的复合物可高效磷酸化 RNAP Ⅱ 羧基末端重复序列，为调控真核转录延伸所必需的。HIV-1 复制需要 Tat 激活，而 Tat 激活转录需宿主细胞 P-TEFb 的参与。Tat 与 P-TEFb 调节亚基 cyclin T1 的特异性结合，既可增强 Tat-TAR 相互作用，也可招募 P-TEFb 至 HIV-1 启动子区，抑制 DISF 和 NELF 等负性转录因子的活性，促进病毒基因组转录延伸。因此，有效地抑制 cyclin T1 与 Tat 结合的药物具有抑制 P-TEFb 的作用，可阻止病毒复制，也可保证药物对 HIV 的攻击长期有效。李芬[99] 等构建 BD-Tat 和 AD-cyclin T1 融合的酵母双杂交质粒，分别转入 AH109 和 Y187，经接合实验获得二倍体菌株并对其进行毒性检测、自激活实验和报告基因表达检测，建立基于酵母双杂交的筛选模型。运用此模型筛选抗艾滋病的中药狗脊和黄连，值得进一步进行有效成分的分离研究。

9　核壳体蛋白

HIV-1 核壳体在病毒复制的不同时期起作用，在毒粒的形成与成熟过程中，核壳体蛋白（nucleocapsid, NC）促进病毒 RNA 包装进入病毒核心。研究表明核衣壳蛋白还有募集 APOBEC3G 进入病毒颗粒的作用[100]。约 2 000 种可能的 NC-RNA 结合抑制剂通过基于酶联免疫吸附测定（ELISA）的筛选方法进行了优化。在筛选中核壳体蛋白与生物素（酰）化的寡聚核苷酸底物固定在 96 微孔板中共培养，结合的寡聚核苷酸由抗生蛋白链菌素辣根过氧化酶的结合物检测[101]。

NCp7 在 HIV 生活周期中发挥多种重要功能。NCp7 可以分别结合 tRNA^{lys-3}、逆转录产生的 cDNA 以及病毒基因组 RNA 上的包装信号 ψ。NCp7 还促进前病毒 DNA 整合到宿主基因组中。在病毒包装成熟阶段，NCp7 识别病毒基因组 RNA 上的信号，促进 RNA 二聚体形成，并促使其包装到病毒颗粒中，NCp7 的锌指结构在这些过程中发挥重要作用。近年来筛选出一些具有锌离子逐出活性的化合物，可以有效地抑制 NCp7 的功能。这些化合物通过作用于

NCp7 半胱氨酸的巯基、逐出锌离子而破坏 NCp7 锌指结构，使蛋白失活，从而抑制病毒复制。2, 2′- 二噻二苯甲酰胺（SRR-SB3）[102] 等化合物具有较高的选择性，能够与 NCp7 特异性反应而不影响宿主细胞蛋白的锌指结构，后又发现 2, 2′- 联硫基二苯甲酰胺（DIBA）[103]、偶氮二酰胺（ADA）[104] 等水溶性及活性更好的化合物。王云华[105] 等研究重组表达 NCp7 蛋白，利用高特异性的锌离子荧光染料 TSQ 在待测化合物存在或不存在的条件下检测反应体系中的游离锌离子浓度的变化，建立了体外筛选 NCp7 抑制剂的方法。检测 H_2O_2 以及 AT-2 的锌离子逐出活性的结果表明该方法可以用于高通量 NCp7 抑制剂的体外筛选。

10　衣壳蛋白

衣壳蛋白（capsid）抑制剂的靶点具有蛋白 - 蛋白相互作用的特点，作用的界面面积较大，没有明显已知的口袋或结合位点[106]。一种 12 肽（CAI）被发现能破坏体外的非成熟和类似成熟衣壳的组装，CAI 阻碍衣壳蛋白 2 个结构域 NTD（N-terminal domain）和 CTD（C-terminal domain）界面的形成从而破坏衣壳组装[107]。该 CAI α 螺旋肽通过依附在 CTD 阻碍 NTD 与 CTD 结合，CAI 螺旋肽与 CTD 主要依靠残基占据疏水空腔，12 肽（CAI）因不能穿透膜而无法抑制细胞内的 HIV-1。根据 CAI 与衣壳蛋白的 CTD 复合物结构，通过"碳链装订"的方式改良 CAI 为可透膜的肽（NYAD-1），在体外细胞实验中证明 NYAD-1 可以破坏 HIV 病毒颗粒组装[108]。

11　亲环素 A

亲环素 A（cyclophilin A，CypA）是免疫抑制剂环孢素（cyclosporin A，CsA）的结合蛋白，位于细胞内，是一组具有肽基脯氨酰顺反异构酶活性的蛋白质家族中的主要成员，在免疫抑制信号通路中发挥关键作用。以 CypA 为结合靶点的抑制剂 CsA 及其类似物能够抑制多种病毒复制，具有抗病毒作用。CypA 与 HIV-1 Gag 蛋白特异性结合，掺入 HIV-1 病毒颗粒中，CsA 及其衍生物有效地抑制 Gag-CypA 之间的相互作用，阻断 CypA 的掺入从而抑制 HIV-1 复制。

为了筛选靶向 CypA 的药物，郑海洲[109] 等建立了一个基于荧光偏振方法的 CypA 抑制剂药物高通量筛选模型。应用 PCR 方法从人外周血淋巴细胞中扩增出 cypA 基因，通过大肠埃希氏菌系统重组表达 CypA 蛋白，并利用镍离子螯合亲和层析柱进行蛋白纯化，筛选出 17 个真菌的发酵产物中含有 CsA 类化合物，方法具有很高的灵敏度和稳定性，可简单、快捷地进行靶向 CypA 的药物的高通量筛选。

（曹　原　孙崧凯　刘新泳）

第 4 节　HIV-1 复制筛选

尽管生物化学的高通量筛选以及基于结构的药物设计与传统方法相比显示出更大的优越性，但在以往的研究中，HIV-1 复制筛选方法曾被用于鉴别抗病毒化合物。例如 NRTIs 的产生与发展就是借助于 HIV-1 复制筛选的方法；HIV-1 NNRTIs 起初也是通过此种方法发现的；在 CXCR4 被确认为 HIV-1 的受体之前，就已经通过抗病毒筛选得到 CXCR4 抑制剂。总之，在自然感染的条件下，基于 HIV-1 复制的筛选方法能更有效地发现多种靶点。

1　HIV-1 报道病毒筛选法

在报道病毒筛选法（reporter virus assays）中，报道基因引入病毒基因组后，通常代替复制过程中非必需的病毒基因，然后细胞被重组体报道病毒感染，通过测量病毒编码的报道基因使病毒复制定量化[110]。单周期感染性 HIV-1 报道病毒筛选法已很好地应用于制药公司的化合物库筛选操作中。单周期感染病毒编码一个报道基因且包含一个复制过程所需的病毒序列的突变体，因此这些病毒在靶细胞中可引起一次感染，但在培养过程中并不传播。高效价单周期感染病毒可通过体外发生细胞系产生。通过选择合适的报道基因（如萤火虫荧光素酶），用于高通量筛选

且可以显著降低筛选过程中的安全隐患[111]。

Adelson[112] 等使用一种稳定的 HIV-1 发生细胞系，该细胞系包含 1 个编码绿色荧光蛋白（GFP）报道基因的转导带菌体和编码 HIV-1 基因组中不同蛋白的 2 个分离的包装带菌体。包装带菌体引起的基因表达在蜕皮激素诱导性启动子的调控作用下，将细胞周期中可能由病毒基因表达所引起的细胞毒性效应降至最低。在诱导松甾酮 A 4 天后，该系统产生的病毒带菌体的效价约为 10^4 感染单位 /ml。若化合物在靶细胞感染时加入，该系统对早期复制环节的抑制剂（如 NRTIs 或 NNRTIs）敏感；若化合物在复制过程中加入，则对后期复制环节的抑制剂（如 PIs）敏感。早期和后期复制环节的抑制剂的筛选应分开进行，但使用一个带有三部带菌体系统的稳定细胞系既简化病毒复制过程又可以降低高通量筛选的潜在风险。

2　HIV-1 报道细胞筛选法

在报道细胞筛选法（reporter cell assays）中，靶细胞被设计成含有能被病毒感染激活的报道基因，通过监测受染靶细胞中报道基因的诱导作用来测定病毒复制。报道细胞筛选法曾用来监测和衡量 HIV-1 抑制剂的活性。靶细胞

上报道基因的表达受 HIV-1 LTR 启动子的调控，LTR 启动子在 HIV-1 感染或 Tat 蛋白表达后激活。目前，报道细胞筛选法用以分析亲 CCR5 和 CCR4 HIV-1 株。此外，报道细胞技术含有 2 个不同的在 HIV-1 LTR 启动子调控下的报道基因（β-Gal 和萤火虫荧光素酶），用来分析末端适应性[113]。HIV-1 株的多样性可以在病毒未修饰的情况下通过报道细胞筛选进行评价，这是报道病毒筛选方法所不具备的。

在 HIV-1 LTR 调控下，将腺病毒带菌体报道基因迅速引入靶细胞系中，通过监测腺病毒带菌体报道基因对 Tat 蛋白调节作用的诱导，对 HIV-1 的复制情况进行测定[114]。有报道指出，腺病毒基础上的报道基因系统能用于测定已知 HIV-1 抑制剂的活性，并激发高通量筛选中的抗病毒效用[115]。然而，在抗病毒高通量筛选中，病毒转导方法能否导致假阴 / 阳性率还需进一步确证。

Rep 实验是报道细胞筛选的另一种方法，其目的是扩大报道细胞筛选法的适应性和增加确认新抑制靶点的可能性。HIV-1 Rep 是一种能在细胞培养实验中掺入 HIV-1 复制所需的所有靶点（包括 HIV-1 *vif* 基因）中的全复制过程高通量筛选方法。在该实验中，不被 Vif 识别且支持病毒高水平复制的 T 细胞会被 HIV-1 感染，然后受染 T 细胞与 HeLa CD4 LTR/β-Gal 指示细胞共培养（图 13-3）。HIV Rep 的实验效能通过对上百万个化合物的高通量筛选得到证实[116]。

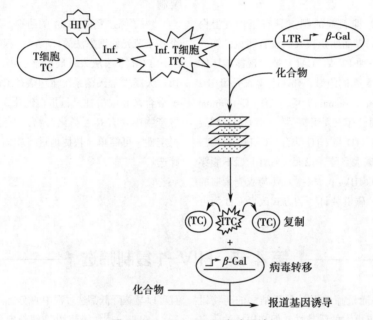

图 13-3 HIV-1 Rep 实验设计

（在不加入筛选化合物的条件下，被感染的 T 细胞与指示细胞系（如 HeLa CD4 LTR/β-Gal 细胞系）在微量滴定板上共培养。感染 4 天后，受染 T 细胞和指示细胞中的病毒复制通过测定指示细胞中 Tat 介导的报道基因诱导来进行定量）

3 HIV-1 细胞保护筛选法

在细胞保护筛选法（cell protection assays）中，通过染色还原法（dye reduction method）测量细胞活力，从而测定由病毒复制引起的细胞病变效应。HIV-1 细胞保护筛选是更为方便的抗病毒筛选方法，该法一般用来限制能导致高度细胞病变感染的毒株与靶细胞结合。病毒的复制情况能通过一种染色还原法监测细胞的生存能力而进行间接测定，XTT 或 MTT 就是运用此方法的典型例子。一些理论相似的实验的建立可以通过现有的方法来检测细胞的生存能力，包括 ALAMAR blue 法、WST-1 法或 CellTiter-Glo 法。尽管细胞保护筛选并不常用，但它仍是 HIV-1 药物发现过程的基石[110]。

修饰细胞保护筛选模式的一个目标就是减少实验的安全风险，为了达到这个目的，首先构建一个缺少 Tat 和 Rev 蛋白表达的 HIV-1 ⅢB 突变体，然后就会产生连续表达 HIV-1 Tat 和 Rev 且支持ⅢB 突变体复制的 T 细胞系。Kiser[117] 等证实，在细胞保护修饰筛选中的病毒复制与传统实验中的病毒复制水平是相当的，并且在长期（42 天）细胞培养中并不产生野生型毒株。尽管上述方法在安全性方面具有优势，但该模式究竟能否大规模运用于药物的开发和活性筛选目前尚不得知。

4 基于假病毒筛选法

假病毒是一种整合其他病毒囊膜糖蛋白所形成的具有外源性病毒囊膜，而自身基因组仍保持着源病毒基因组特性的一类病毒[118]。假病毒因丧失了病毒的自我复制能力，具有安全性高等优点，已被广泛用于包括 HIV 等病毒的研究。目前被广泛应用于研究的 HIV-1 假病毒主要有 VSVG/HIV

和 ENV/HIV 2 类，这些假病毒依靠 2 个质粒共转染完成病毒的组装构建。前者为包膜蛋白质粒，它包含编码包膜蛋白的 env 基因；后者为 HIV-1 骨架质粒，它是经过改造的前病毒质粒，用于表达除 Env 外其他的复制所必需的蛋白[119]。

已有不少研究者利用 HIV 假病毒在细胞水平进行抗 HIV 药物的筛选和对患者体内的 HIV 毒株进行耐药性分析。Chan[120] 等构建了 HIV gp140/MMLV 假病毒，对 8 种已知的 HIV 进入抑制剂进行抗病毒效果评价，所得到的各种药物的 IC$_{50}$ 与使用活病毒分析系统和细胞融合分析系统所得的结果高度一致。Garcia[121] 等设计了 VSVG/HIV 和 HIV ENV/HIV 2 种假病毒模型来构建抗病毒药物筛选系统，使用已知的抗 HIV 药物作为对照，筛选作用于进入后复制周期靶位的抗 HIV-1 药物的同时，通过采用对样品化合物进行正交组合的方法来优化实验方案，建立了一种高通量的药物筛选平台，从 4.8 万种化合物中成功筛选出 6 种在细胞水平具有抗 HIV 活性的药物，成功地验证了假病毒分析系统的可行性。

5 基于基因探针技术的筛选系统

基因探针是一段与被测序的核苷酸序列互补的带标记的单链核苷酸，与被检测的基因序列结合，从而阐明药物作用基因，应用 DNA-DNA 可直接在分子水平上筛选出可能作用于相应基因的药物[122]，此筛选系统有较高的特异性，可用于大规模的抗艾滋病药物初筛和药物研发。

6 基于生物文库的筛选系统

生物文库可分为两大类，一类为肽或蛋白质库，另一类为核酸库。肽库可应用蛋白质芯片进行高效、高通量的基因表达产物和受体 - 配体的筛选，这也为药物筛选提供新的途径。核酸文库包括 DNA 文库和 RNA 文库[123]，由于双链 DNA（dsDNA）分子的相对刚性结构，使它在药物筛选中受到限制。而 RNA 或 ssDNA 分子则具有很大的柔性，能够形成较复杂的空间结构，更有利与靶分子相结合。将随机库中的 RNA 或 ssDNA 固定在生物芯片上，然后与靶蛋白孵育，形成蛋白质 -RNA 或蛋白质 -DNA 复合物，可以筛选特异性的药物蛋白或核酸，因此芯片技术和 RNA 库的结合将在抗艾滋病药物的筛选中得到广泛的应用[124]。

（曹 原 李震宇 孙崧凯 刘新泳）

第 5 节 HIV-1 抑制剂体内药效学研究

1 实验动物模型的建立

高效抗逆转录病毒治疗（HAART）是目前治疗艾滋病及 HIV 感染的有效手段[125]。但近年来随着 HAART 的广泛应用，HAART 的副作用和耐药性变异的出现及耐药株的传播问题也日益突出，是导致临床治疗失败的主要原因。在耐药突变的逐渐累积以及药物选择压力的双重作用下，HIV 最终可以发展为对同一类别中的不同药物，甚至不同类别的药物的交叉耐药，因此筛选针对特异性位点的新的靶向药物已成为克服耐药病毒株的一项迫切工作[126-127]。为解决上述问题，新的抗病毒药物大量被研制出来，针对如此众多的新药，建立快速高效、高通量、低成本的药物筛选平台成为当前急需解决的关键问题。动物模型作为一种有效的病毒感染模型，能够模拟药物在体内的代谢转变及其抗病毒作用，是对药物的真实客观评价[128]。以下介绍几类常用的体内抗艾滋病药物筛选的动物模型。

1.1 恒河猴模型

众所周知，HIV 有高度的宿主专一性，目前除了人类外，只有长臂猿和黑猩猩对于 HIV 敏感，但由于这两种动物数量有限、品种珍贵而且感染 HIV 后无法发展为艾滋病，因此它们不能成为有效的动物实验模型。目前寻找安全有效的 HIV 动物模型是艾滋病研究进程中亟待解决的问题之一。

1.1.1 猴免疫缺陷病毒（SIV）模型

目前常用于艾滋病研究的灵长类动物多使用替代模型和经改造的 HIV 动物模型，第一类动物模型是猴免疫缺陷病毒（SIV）猴模型[129-131]。与 HIV 相比，SIV 感染模型的病毒不同，其发病机制、临床表现、病毒学及免疫学特征等也有差异，但两者均属于逆转录病毒科慢病毒亚科，有较高的核苷酸序列同源性，具有相同的生活周期。

这种动物模型的优点在于：①病毒可以很快感染宿主动物并使其发展到 AIDS 阶段；②能够较好地模拟 HIV-1 对人的感染；③在发病机制、抗 HIV 疫苗的研究、新药的开发、耐药性以及临床用药的研究中显示出优越性和实用性[132]。即便如此，SIV 恒河猴模型同时也存在一些局限性：虽然 SIV 和 HIV-1 逆转录酶有大约 60% 的相似性，但其对不同种类的抗 HIV 药物的敏感程度不同，例如对许多核苷类逆转录酶抑制剂（如齐多夫定）、PIS、整合酶抑制剂、CCR5 靶点进入抑制剂等比较敏感，而对非核苷类逆转录酶抑制剂（如奈韦拉平、依法韦仑）则不敏感，而且 2 种病毒中同样的氨基酸改变对耐药的影响是有差异的[128, 133]。

1.1.2 猴 - 人免疫缺陷嵌合病毒模型

第二类动物模型是猴 - 人免疫缺陷嵌合病毒（SHIV）猴模型。为了克服 SIV 模型的一些缺陷，利用分子生物学技术将 HIV-1 的一些重要基因与 SIV 进行重组构建了一系列含有 HIV-1 和 SIV 基因的 SHIV[134-135]，这种 SHIV 基本保持了 SIV 的生物学特性，同时又携带 HIV-1 的部分抗原，是艾滋病研究的较为理想的模型[136]。它的优点在于改善了 SIV 对不同种类的抗 HIV 药物的敏感程度不均的缺陷，使其同样可以运用在非核苷类逆转录酶抑制剂的体内药效学评价中。

1.2 鼠模型

鼠模型用于评价那些在所有逆转录病毒均相同的基因或基因产物的药物，例如逆转录酶、蛋白酶、RNase H 和整合酶等。HIV 为逆转录病毒，故其形态及核苷酸序列与非灵长类的许多致病性慢病毒相关。相比于恒河猴模型，鼠模型的优点在于实验动物价格低廉且方便易得、实验的周期短且操作简单。用鼠模型研究与 HIV 相关的动物病毒的发现以及与 AIDS 相似的动物疾病，有助于弄清 AIDS 的发病机制、研究疫苗和建立有效的防治方法[128]。

在目前的抗 HIV 药物研究中，鼠模型多采用转基因动物模型系统，目前常用的小鼠模型包括：①用严重联合免疫缺陷（severe combined immunodeficiency，SCID）小鼠建立的 HIV 感染的动物模型[137]；②由小鼠 C 型逆转录白血病病毒（C-type murine leukemia）诱发的小鼠 AIDS 模型[138]；③转基因技术产生的转基因小鼠 AIDS 模型[139]；④移植 HIV 感染的肿瘤细胞株形成的裸鼠 AIDS 模型[140]；⑤人源化小鼠模型[141]；⑥艾滋病大鼠模型[142]。

1.2.1 用 SCID 小鼠建立 HIV 感染的动物模型

与长臂猿和黑猩猩类似，HIV 在小鼠体内也同样不能产生直接的感染和致病作用，因此需要使用 SCID 小鼠来评价抗 HIV 药物。1983 年由美国学者 Bosma 首先发现于 C.B-17 近交系小鼠中，具有很弱的免疫力，且存活率低，这是由于位于 16 号染色体的 *scid* 的单个隐性突变基因所致。纯合 *scid* 基因导致编码免疫球蛋白重链（IgH）和 T 细胞抗原受体基因（TCR）的 V-D-J 基因重排异常，抑制 B 细胞和 T 细胞前体的正常分化，造成 T、B 淋巴细胞自身不能分化成特异性功能淋巴细胞。SCID 小鼠的外观与普通小鼠无异，胸腺、脾和淋巴结的重量不及正常小鼠的 30%，组织学上为淋巴细胞显著缺乏。胸腺为脂肪组织包裹，没有皮质结构，主要由类上皮细胞和成纤维细胞构成。并且脾白髓不明显，脾小体无淋巴细胞聚集，主要由网状细胞构成。淋巴结无明显的皮质区，呈淋巴细胞脱空状。小肠黏膜下和支气管淋巴结较少见，无淋巴细胞聚集。其外周血白细胞较少，淋巴细胞占白细胞总数的 10%~20%，而正常小鼠应占 70%。SCID 小鼠的所有 T 和 B 淋巴细胞功能测试均为阴性，对外源抗原无细胞免疫及抗体反应。NK 细胞功能正常，巨噬细胞、粒细胞和红细胞等呈正常状态。

在评价 HIV 药物时经常使用的模型是 SCID/hu-PBL 模型[143]，在这种模型中将人的外周血淋巴细胞移植给 SCID 小鼠，从而使小鼠感染 HIV。将 HIV 感染的人细胞

系包裹进中空的聚偏二氟乙烯（polyvinylidene difluoride，PVDF）纤维，然后植入 SCID 小鼠，以此进行药物评价。以 MTT 法测定细胞活力，同时测定 RT 活性和 p24 水平并检测其体内病毒载量的变化情况[128]。目前研究用较多且较成功的是 SCID-hu（Thy/Liv）小鼠。

1.2.2 由小鼠 C 型逆转录白血病病毒诱发的小鼠 AIDS 模型

小鼠白血病病毒属于逆转录病毒，将它感染小鼠后会导致鼠艾滋病（murine acquired immunodeficiency syndrome，MAIDS）[144]，临床表现为脾和淋巴结肿大、免疫抑制、肿瘤发生和机会感染等。L6565MuLV 是一种可诱发小鼠淋巴细胞和粒细胞白血病的小鼠白血病病毒[145-146]。用 L6565MuLV 感染昆明种乳鼠后，可见小鼠的脾脏、淋巴结开始肿大，其中大部分小鼠的颈背、腹部皮下开始出现不规则的肿块，个别动物肺、肝脏也出现肿块，病检结果均为肿瘤组织。随着时间推移，小鼠的脾脏、肝脏、淋巴结明显肿大，出现肿瘤发生和免疫功能降低等症状，这些均与艾滋病（AIDS）的临床症状相类似。此外，还可以观察到感染 L6565MuLV 小鼠的血浆病毒载量明显高于对照组，而 CD4+ 淋巴细胞则下降（这 2 项指标目前常被临床作为 AIDS 发病和衡量治疗效果的重要指标），更进一步模拟了艾滋病的临床症状[147]。

1.2.3 转基因技术产生的转基因小鼠 AIDS 模型

1988 年，Leonard 等将 HIV 的原病毒 DNA 转移到 FVB/N 小鼠的单细胞胚胎中，结果发现 F0 代小鼠的生长发育、体重和生殖能力均正常，但分离不出 HIV。其中部分含有 HIV 基因组的 F0 代小鼠将整组 HIV 基因传给 F1 代。在 F1 代中，带有 HIV 病毒基因的小鼠一部分仍保持正常，但另有一部分发生病理变化。发生病理变化的小鼠有以下表现：①血清中出现 HIV 抗体、HIV gp120 外膜蛋白和逆转录酶；②表皮增生；③肺部小血管周围有大量淋巴细胞、粒细胞和少量嗜酸性粒细胞浸润；④肝脏汇管区有大量淋巴细胞和中性粒细胞浸润；⑤胸腺体积缩小为正常的 40% 左右，胸腺皮质萎缩；⑥淋巴结和脾脏均肿大，呈典型的增生反应；⑦发病小鼠出现生长迟缓或自发死亡；⑧体内的 Lyt-2 细胞数量和比例升高[139, 148]。

所有发病的 F1 代小鼠的皮肤、淋巴结和脾脏组织中均可分离出 HIV，但 HIV 在转基因小鼠中的致病机制目前尚不清楚[138, 148]。

1.2.4 移植 HIV 感染的肿瘤细胞株形成的裸鼠 AIDS 模型

1990 年，Wetherall 用裸鼠建立了艾滋病模型。实验将裸鼠用放射性同位素全身照射，24 小时后将感染 HIV-1 的 CEM 细胞和未感染 HIV-1 的 CEM 细胞混合物接种到裸鼠皮下，然后观察局部肿块的大小以及血清中 HIV-1 核心抗原 p24 的变化。实验结果表明：①肿瘤组织中存在 HIV-1 原病毒 DNA 和病毒 RNA，但 HIV-1 对局部肿瘤的

生长无影响；②外周血中的 HIV-1 p24 抗原水平呈动态改变，其变化曲线与 HIV 的体外复制过程相一致[139, 148]。

由于 HIV-1 复制的重要标志是 HIV-1 p24 抗原，因此裸鼠体内形成 HIV-1 p24 抗原血症对研究人 AIDS 有一定意义。

1.2.5　人源化小鼠模型

人源化小鼠模型通过移植 CD34+ 干细胞和 / 或将人体组织植入免疫缺乏的小鼠中产生[149]。目前人源化小鼠模型能够在人内外组织的免疫细胞中复制 HIV-1 和 HIV-2。在不同类型的人源化小鼠中表达的人免疫细胞能够以不同的效率诱导先天免疫和适应性免疫反应。通过检验所有组织中的人免疫细胞，发现人源化小鼠感染艾滋病的方式与人类感染艾滋病的方式相同。具体而言，人源化小鼠可以经肠外、直肠、引导或口腔暴露感染 HIV，运用病毒载量方法可在外周血清中监测感染的程度。HIV 感染会逐步导致外周血和组织中的 CD4+ T 细胞的耗竭。与人类的早期感染类似，人源化小鼠的黏膜组织例如胃肠道中的 CD4+ T 细胞在 HIV 感染早期会急剧下降，但不会表现在外周血中。人源化小鼠的一个重要属性就是可以用和人类相同的抗逆转录病毒药物治疗 HIV 感染。与人类相同，CD4+ T 细胞的恢复标志着治疗药物对感染了 HIV 的人源化小鼠有一定疗效[141]。因此，人源化小鼠模型在研究艾滋病进程中起着重要作用。

1.2.6　艾滋病大鼠模型

大鼠作为另外一类测试抗病毒药物有效性的小动物模型，是临床前常用于造模的实验动物。有实验表明，将 HIV-1 注射到转 CD/CCR 基因大鼠的 T 细胞、巨噬细胞及小胶质细胞中（均为 HIV-1 的靶细胞），其表现为对病毒易感切可导致病毒基因产物的表达。此外，大鼠在体实验中也显示出对 HIV-1 的易感性，虽然其血中的病毒滴度很低。

同样，在对临床上应用的 2 种抗艾滋病药物非核苷逆转录酶抑制剂依法韦仑（efavirenz）以及融合抑制剂恩夫韦地（enfuvirtide）的研究中发现，在 CD4/CCR5 转基因大鼠的原始 T 细胞和巨噬细胞中的抗病毒活性与在人类 T 细胞和巨噬细胞中的活性相当，从而说明将 CD4/CCR5 转基因大鼠作为合适的抗病毒药物筛选动物模型的可能性。同时，体内有效性实验结果表明，口服依法韦仑（按体重计算的儿科剂量）组与对照组相比可使在脾细胞中的 HIV-cDNA 减少 99%。另外 CD4/CCR5 转基因大鼠模型对恩夫韦地疗效的预测表明，在 HIV-1 开始攻击前每天 2 次皮下注射恩夫韦地，与对照组相比可使脾脏中的 HIV-1 cDNA 减少至 10% 以下。但是每天给药 1 次，总剂量相同的情况下却产生不同的效果。这种疗效的剂量依赖性影响可能是由于恩夫韦地的体内药代动力学性质差引起的，这进一步表明 CD4/CCR5 转基因大鼠可模拟药物在人体内的作用。

目前，已广泛应用于毒性和药代动力学研究的

Sprague-Dawley 大鼠远交系为筛选安全有效的抗病毒药物提供了高效的方案，可以通过增强动物宿主与人的相似性来改进方案，并通过调整病毒以使其能在这种模型体内高水平复制。

1.3　猫模型

1987 年，猫免疫缺陷病毒（feline immunodeficiency virus，FIV）首先于加利福尼亚州的一群免疫低下的 Petaluma 家猫身上发现[150]。猫免疫缺陷病毒和 HIV 同属于慢病毒类，同其他逆转录病毒一样分为 env、gag 和 pol 基因。感染猫免疫缺陷病毒的猫的临床表现为流感样症状如间隙热、腹泻、脱水，以及淋巴结肿大、白细胞减少症、畏食、消瘦、动作迟缓等症状。和猴免疫缺陷病毒及 HIV 相比较不同的是，FIV 不仅对 CD4+、CD8+ 单核或巨噬细胞有趋向性，对 Ig+/B 细胞也有更广泛的趋向性[151-152]。在感染 FIV 的宿主 CD4+、CD8+ 及 B 细胞中可以检测到猫免疫缺陷病毒前病毒，其中急性期的 CD4+ 病毒载量是最高的，慢性感染期 B 细胞中的病毒载量最高[153]。当宿主体内的 CD4+ 耗尽后，宿主就会因其他病原体的感染而死亡。此外，猫免疫缺陷病毒对抗病毒药物的敏感谱和 HIV 基本一致，因而可以利用猫免疫缺陷病毒动物模型来评价抗 HIV 药物的治疗效果。

虽然动物模型为抗 HIV 的药物筛选研究提供了很多新的方法以及新的手段，但仍存在一些不可忽视的问题，例如不同的实验动物对相同的病毒株或相同的实验动物对不同的病毒株的免疫反应、病毒载量、临床症状以及发病情况都存在较大的差异，不同性别和年龄的动物模型也会有类似的问题[136]。所以如何建立一个感染特性稳定的动物模型体系，以便于降低药物治疗中因宿主因素引起的差异是目前亟待解决的问题。

2　动物模型在抗 HIV 药物研究中的应用

2.1　猴免疫缺陷病毒模型的应用

2.1.1　预防和治疗 HIV 感染的研究

SIV 感染猴模型可用来评价药物抗艾滋病的疗效以及观察病程的进展[154]。对于 SIV 感染猴的淋巴结研究，也有助于了解艾滋病的发展规律以及复杂的发病机制。

应用恒河猴模型在药物预防和治疗方面的成果包括：①发现替诺福韦酯对恒河猴模型有良好的抗 SIV 感染的作用，成功地促进了该药在临床上的应用[155-156]；②确立了 D4T 在暴露后紧急预防治疗（immediate post-exposure prophylaxis，PEP）中的作用[157]。

2.1.2　耐药性研究

随着鸡尾酒疗法的广泛应用，HAART 的耐药性变异严重影响了药物疗效[126]，耐药毒株对抗病毒药物的敏感性下降。灵长类动物模型为研究耐药病毒株的毒力、复制能力和细胞嗜性提供了可能性[138-161]。实验结果表明，与体外实验不同，灵长类动物模型能够更好地表明耐药毒株

的真实情况，从而为临床药物治疗提供依据。

2.1.3 药物治疗中机体抗病毒免疫反应的研究

艾滋病动物模型在研究药物治疗与机体免疫反应之间的相互关系及其机制中也起着十分重要的作用。在体内，药物发挥其抗病毒疗效需要在机体免疫反应的协助下完成，因此机体免疫系统的状态影响病毒在体内的复制能力[162]。例如 CD8+ T 淋巴细胞缺陷的 AIDS 猴动物模型在进行抗艾滋病药物疗效的研究中证实 CD8+ T 淋巴细胞在药物治疗中具有重要作用[163]。抗 HIV 药物治疗和新药开发的重要方向之一是药物对患者机体的免疫重建，但很多实验研究无法直接进行临床试验，因此艾滋病灵长类动物模型将在这方面发挥重要作用。

2.2 鼠免疫缺陷病毒模型的应用

小鼠 AIDS 模型已广泛应用于人类艾滋病的发病机制、药物治疗、疫苗等研究领域，为研究人类 AIDS 提供重要工具。

2.2.1 研究 HIV 的发病机制

CD4+ T 淋巴细胞的缺失是艾滋病的一个重要特点，同时引起 AIDS 的病原 HIV 也早已确定，但 HIV 导致人体免疫功能缺陷的机制还不清楚。在 HIV 感染 SCID-hu 小鼠后，病毒作用的靶细胞是 CD4+ T 淋巴细胞和单核细胞，小鼠细胞和 CD4+ 的人体细胞均无感染，证明 HIV 的靶细胞为 CD4+ 细胞[164]。1997 年，Jamieson 研究 HIV 诱导体内 CD4+ 细胞缺失的机制时发现 HIV-1 是通过直接杀死感染的细胞或者通过诱导未感染的旁观者细胞凋亡这 2 种途径来引起细胞缺失的。这些实验结论都是通过艾滋病鼠模型模拟得出的。

2.2.2 抗 HIV 药物研究中的应用

新药筛选离不开动物模型，SCID-hu 小鼠在研究药物的协同作用中也起着十分重要的作用。通过建立 HIV 感染的 SCID-hu 小鼠模型，可以观察不同药物剂量的药物对 HIV 感染的影响[165]，或研究用药时间与 HIV 感染率之间的关系，以及药物在小鼠体内的吸收、分布、代谢与消除过程。

2.2.3 抗 HIV 的体内效果评价

抗艾滋病药物在体内和体外活性不同的原因有多种，

包括代谢后不能形成有活性的物质、生物利用度差等。应用 SCID-hu（Thy/Liv）小鼠模型来进行临床前评价可以评价治疗药物的疗效，检测先导化合物的毒性或水溶性，确定有效的给药途径和给药方案。

虽然抗艾滋病药物的疗效显著，但是依旧不能根除病毒，因此用 SCID-hu 嵌合鼠模型评定体内的基因治疗效果是目前很有前景的研究领域。

2.3 猫免疫缺陷病毒模型的应用

2.3.1 在中枢神经系统疾病研究中的应用

当机体感染猫免疫缺陷病毒后，中枢神经系统有以下多种症状：①两侧瞳孔不等大、对光反射不敏感，间断性迟发型的右侧反应减退，视觉和听觉障碍等[166]；②在大脑皮质，中脑和小脑中均可分离出病毒，并且在脑脊液中可以找到 FIV 的特殊抗体[167]；③神经胶质瘤病、神经节调节失控[168]。因此，猫免疫缺陷病毒模型在中枢系统疾病的研究中起着十分重要的作用。

2.3.2 在抗病毒药物方面的应用

猫免疫缺陷病毒模型还可以用于研究抗病毒药物的各种特性，如药代动力学、毒性、与其他药物的相互作用等。例如齐多夫定[169]、齐多夫定与拉米夫定的联合应用[170]、扎西他滨和植物 *Hypericum caprifoliatum* 提取物[171-172]、蛋白酶抑制剂 TL-3[173] 等，以上药物实验结果均经过有效的动物模型的检验，所以用猫免疫缺陷病毒作为抗 HIV 药物疗效评价的模型是十分必要的[150]。

2.3.3 在疫苗研制方面的应用

为了避免艾滋病在世界范围内的传播，在寻找抗 HIV 药物的同时，疫苗也是控制 HIV 传播的有效方法。

目前，HIV 疫苗依然是世界性难题。2008 年，默克公司的新型艾滋病疫苗研制失败[174]。不同于 HIV，猫免疫缺陷病毒疫苗获得许多成功，如全灭活疫苗（WIV），其中的一种 Fel-O-Vax®[175] 已于 2002 在美国，于 2004 在澳大利亚上市销售。相比于其他的慢病毒疫苗，该疫苗有着良好的免疫效果。猫全灭活疫苗疫苗的成功表明该方法有可能用于 HIV 疫苗的研制中，帮助人们去寻找更好的更有效的 HIV 疫苗[149]。

（孟 青 展 鹏 刘新泳）

■ 参考文献 ■

［1］WESTBY M, NAKAYAMA G R, BUTLER S L, et al. Cell-based and biochemical screening approaches for the discovery of novel HIV-1 inhibitors［J］. Antiviral Res, 2005, 67（3）: 121-140

［2］KWONG P D, WYATT R, ROBINSON J, et al. Structure of an HIV gp120 envelope glycoproteinin complex with the CD4 receptor and a neutralizing human antibody［J］. Nature, 1998, 393（6686）: 648-659

［3］TAN Q, ZHU Y, LI J, et al. Structure of the CCR5 chemokine receptor-HIV entry inhibitor maraviroc complex［J］. Science, 2013, 341（6152）: 1387-1390

［4］WEISSENHORN W, DESSEN A, HARRISON S C, et al. Atomic structure of the ectodomain from HIV-1 gp41［J］. Nature, 1997, 387（6631）: 426-430

［5］GURRATH M. Peptide-binding G protein-coupled receptors: new opportunities for drug design［J］. Curr Med Chem, 2001, 8（13）:

1605-1648

［6］CASTONGUAY L A,WENG Y,ADOLFSEN W,et al.Binding of 2-aryl-4-(piperidin-1-yl)butanamines and 1,3,4-trisubstituted pyrrolidines to human CCR5:a molecular modeling-guided mutagenesis study of the binding pocket［J］.Biochemistry,2003,42(6):1544-1550

［7］MAEDA K,NAKATA H,KOH Y,et al.Spirodiketopiperazine-based CCR5 inhibitor which preserves CC-chemokine/CCR5 interactions and exerts potent activity against R5 human immunodeficiency virus type 1 in vitro［J］.J Virol,2004,78(16):8654-8662

［8］PRINCEN K,HATSE S,VERMEIRE K,et al.Evaluation of SDF-1/CXCR4-induced Ca^{2+} signaling by fluorometric imaging plate reader(FLIPR) and flow cytometry［J］.Cytometry A,2003,51(1):35-45

［9］PRINCEN K,HATSE S,VERMEIRE K,et al.Establishment of a novel CCR5 and CXCR4 expressing $CD4^+$ cell line which is highly sensitive to HIV and suitable for high-throughput evaluation of CCR5 and CXCR4 antagonists［J］.Retrovirology,2004,1(1):2

［10］CHEN G,WAY J,ARMOUR S,et al.Use of constitutive G proteincoupled receptor activity for drug discovery［J］.Mol Pharmacol,2000,57(1):125-134

［11］SMITH E B,OGERT R A,PECHTER D,et al.HIV cell fusion assay:phenotypic screening tool for the identification of HIV entry inhibitors via CXCR4［J］.J Biomol Screen,2014,19(1):108-118

［12］ZHU P,WINKLER H,CHERTOVA E,et al.Cryoelectron tomography of HIV-1 envelope spikes:further evidence for tripod-like legs［J］.PLoS Pathog,2008,4(11):e1000203

［13］HOLLAND A U,MUNK C,LUCERO G R,et al.Alpha-complementation assay for HIV envelope glycoprotein-mediated fusion［J］.Virology,2004,319(2):343-352

［14］ZHANG J H,CHUNG T D,OLDENBURG K R.A simple statistical parameter for use in evaluation and validation of high throughput screening assays［J］.J Biomol Screen,1999,4(2):67-73

［15］LITWIN V,NAGASHIMA K A,RYDER A M,et al.Human immunodeficiency virus type 1 membrane fusion mediated by a laboratory-adapted strain and a primary isolate analyzed by resonance energy transfer［J］.J Virol,1996,70(9):6437-6441

［16］TRKOLA A,KETAS T J,NAGASHIMA K A,et al.Potent,broad-spectrum inhibition of human immunodeficiency virus type 1 by the CCR5 monoclonal antibody PRO 140［J］.J Virol,2001,75(2):579-588

［17］CHIBA H,ASANUMA S,OKAMOTO M,et al.A simple screening system for anti-HIV drugs:syncytium formation assay using T-cell line tropic and macrophage tropic HIV env expressing cell lines—establishment and validation［J］.J Antibiot(Tokyo),2001,54(10):818-826

［18］SAKAMOTO T,USHIJIMA H,OKITSU S,et al.Establishment of an HIV cell-cell fusion assay by using two genetically modified HeLa cell lines and reporter gene［J］.J Virol Methods,2003,114(2):159-166

［19］BRADLEY J,GILL J,BERTELLI F,et al.Development and automation of a 384-well cell fusion assay to identify inhibitors of CCR5/CD4-mediated HIV virus entry［J］.J Biomol Screen,2004,9(6):516-524

［20］CAVROIS M,DE NORONHA C,GREENE W C.A sensitive and specific enzyme-based assay detecting HIV-1 virion fusion in primary T lymphocytes［J］.Nat Biotechnol,2002,20(11):1151-1154

［21］GIROUD C,DU Y,MARIN M,et al.Screening and Functional Profiling of Small-Molecule HIV-1 Entry and Fusion Inhibitors［J］.Assay Drug Dev Technol,2017,15(2):53-63

［22］HERSCHHORN A,FINZI A,JONES D M,et al.An inducible cell-cell fusion system with integrated ability to measure the efficiency and specificity of HIV-1 entry inhibitors［J］.PLoS One,2011,6(11):e26731

［23］JENKINSON S,MCCOY D C,KERNER S A,et al.Development of a novel high-throughput surrogate assay to measure HIV envelope/CCR5/CD4-mediated viral/cell fusion using BacMam baculovirus technology［J］.J Biomol Screen,2003,8(4):463-470

［24］STRIZKI J M,XU S,WAGNER N E,et al.SCH-C(SCH 351125),an orally bioavailable,small molecule antagonist of the chemokine receptor CCR5,is a potent inhibitor of HIV-1 infection in vitro and in vivo［J］.Proc Natl Acad Sci U S A,2001,98(22):12718-12723

［25］KUHMANN S E,PLATT E J,KOZAK S L,et al.Cooperation of multiple CCR5 coreceptors is required for infections by human immunodeficiency virus type 1［J］.J Virol,2000,74(15):7005-7015

［26］PLATT E J,DURNIN J P,KABAT D.Kinetic factors control effi-ciencies of cell entry,efficacies of entry inhibitors,and mechanisms of adaptation of human immunodeficiency virus［J］.J Virol,2005,79(7):4347-4356

［27］EHRLICH L S,LIU T,SCARLATA S,et al.HIV-1 capsid protein forms spherical(immature-like) and tubular(mature-like) particles in vitro:structure switching by pH-induced conformational changes［J］.Biophys J,2001,1(1):586-594

［28］RICKETT G,DOBBS S,GRIFFIN P,et al.Development of a high throughput time resolved fluorescent immunoassay to support discovery of potent HIV-1 cell entry inhibitors [C].43rd ICAAC(abstract F-1461)

[29] LI Z,ZHAO Y,LIN W,et al.Rapid screening and identification of active ingredients in licorice extract interacting with V3 loop region of HIV-1 gp120 using ACE and CE-MS [J].J Pharm Biomed Anal,2015,111:28-35

[30] BOLMSTEDT A J,O'KEEFE B R,SHENOY S R,et al.Cyanovirin-N defines a new class of antiviral agent targeting N-linked, high-mannose glycans in an oligosaccharide-specific manner [J].Mol Pharmacol,2001,59(5):949-954

[31] MCMAHON J B,BEUTLER J A,O'KEEFE B R,et al.Development of a cyanovirin-N-HIV-1 gp120 binding assay for high throughput screening of natural product extracts by time-resolved fluorescence [J].J Biomol Screen,2000,5(3):169-176

[32] BEUTLER J A,MCMAHON J B,JOHNSON T R,et al.High throughput screening for cyanovirin-N mimetics binding to HIV-1 gp41 [J].J Biomol Screen,2002,7(2):105-110

[33] OLIVIERO G,STORNAIUOLO M,D'ATRI V,et al.Screening Platform toward New Anti-HIV Aptamers Set on Molecular Docking and Fluorescence Quenching Techniques [J].Anal Chem,2016,88(4):2327-2334

[34] LIU S,JIANG S.High throughput screening and characterization of HIV-1 entry inhibitors targeting gp41:theories and techniques [J].Curr Pharm Des,2004.10(15):1827-1843

[35] LIU S,BOYER-CHATENET L,LU H,et al.Rapid and automated fluorescence-linked immunosorbent assay for high-throughput screening of HIV-1 fusion inhibitors targeting gp41 [J].J Biomol Screen,2003,8(6):685-693

[36] ZHOU G,WU D,HERMEL E,et al.Design,synthesis,and evaluation of indole compounds as novel inhibitors targeting Gp41[J]. Bioorg Med Chem Lett,2010,20(5):1500-1503

[37] NISHIKAWA H,KODAMA E,SAKAKIBARA A,et al.Novel screening systems for HIV-1 fusion mediated by two extra-virion heptad repeats of gp41 [J].Antiviral Res,2008,80(1):71-76

[38] TIEFENDBRUNN T,STOUT C D.Towards novel therapeutics for HIV through fragment-based screening and drug design [J]. Prog Biophys Mol Biol,2014,116(2-3):124-140

[39] DALVIT C.NMR methods in fragment screening:theory and a comparison with other biophysical techniques [J].Drug Discov Today,2009,14(21-22):1051-1057

[40] LEPRE C A.Practical aspects of NMR-based fragment screening [J].Methods Enzymol,2011,493:219-239

[41] DAVIDSON A,BEGLEY D W,LAU C,et al.A small-molecule probe induces a conformation in HIV TAR RNA capable of binding drug-like fragments [J].J Mol Biol,2011,410(5):984-996

[42] NAVRATILOVA I,BESNARD J,HOPKINS A L.Screening for GPCR Ligands Using Surface Plasmon Resonance [J].ACS Med Chem Lett,2011,2(7):549-554

[43] XUEI X,DAVID C A,MIDDLETON T R,et al.Use of SAM2 biotin capture membrane in microarrayed compound screening (muARCS)format for nucleic acid polymerization assays [J].J Biomol Screen,2003,8(3):273-282

[44] BRENNAN L E,SUNE C,KLIMKAIT T.A neutravidin-based assay for reverse transcriptase suitable for high throughput screening of retroviral activity [J].J Biochem Mol Biol,2002,35(3):262-266

[45] ODAWARA F,ABE H,KOHNO T,et al.A highly sensitive chemiluminescent reverse transcriptase assay for human immunodeficiency virus [J].J Virol Methods,2002,106(1):115-124

[46] SEVILLE M,WEST A B,CULL M G,et al.Fluorometric assay for DNA polymerases and reverse transcriptase [J]. Biotechniques,1996,21(4):664-672

[47] MCLELLAN N,WEI X,MARCHAND B,et al.Nonradioactive detection of retroviral-associated RNase H activity in a microplate-based,high-throughput format [J].Biotechniques,2002,33(2):424-429

[48] PARNIAK M A,MIN K L,BUDIHAS S R,et al.A fluorescence-based high-throughput screening assay for inhibitors of human immunodeficiency virus-1 reverse transcriptase-associated ribonuclease H activity [J].Anal Biochem,2003,322(1):33-39

[49] GABBARA S,DAVIS W R,HUPE L,et al.Inhibitors of DNA strand transfer reactions catalyzed by HIV-1 reverse transcriptase [J].Biochemistry,1999,38(40):13070-13076

[50] GEITMANN M,ELINDER M,SEEGER C,et al.Identification of a novel scaffold for allosteric inhibition of wild type and drug resistant HIV-1 reverse transcriptase by fragment library screening [J].J Med Chem,2011,54(3):699-708

[51] BAUMAN J D,DAS K,HO W C,et al.Crystal engineering of HIV-1 reverse transcriptase for structure-based drug design [J]. Nucleic Acids Res,2008,36(15):5083-5092

[52] BAUMAN J D,PATEL D,DHARIA C,et al.Detecting allosteric sites of HIV-1 reverse transcriptase by X-ray crystallographic fragment screening [J].J Med Chem,2013,56(7):2738-2746

[53] HAZUDA D J,FELOCK P,WITMER M,et al.Inhibitors of strand transfer that prevent integration and inhibit HIV-1 replication in cells [J].Science,2000,287(5453):646-650

[54] DAVID C A,MIDDLETON T,MONTGOMERY D,et al.Microarray compound screening(microARCS) to identify inhibitors of

HIV integrase [J].J Biomol Screen,2002,7(3):259-266

[55] LEVINE L M,MICHENER M L,TOTH M V,et al.Measurement of specific protease activity utilizing fluorescence polarization [J].Anal Biochem,1997,247(1):83-88

[56] HAZUDA D J,HASTINGS J C,WOLFE A L,et al.A novel assay for the DNA strand-transfer reaction of HIV-1 integrase [J].Nucleic Acids Res,1994,22(6):1121-1122

[57] DOWNES M J,ISMAIL R,HOLLER T P,et al.Use of a disintegration format for screening potential HIV integrase inhibitors by scintillation proximity assay(SPA)[J].International Forum on Advances in Screening Technology and Data Management (Abstract no 4),1994

[58] HANSEN M S,SMITH G J,KAFRI T,et al.Integration complexes derived from HIV vectors for rapid assays in vitro [J].Nat Biotechnol,1999,17(6):578-582

[59] RANK K B,FAN N,SHARMA S K.A rapid and quantitative assay for inhibition of 3'cleavage activity of HIV-1 integrase [J].Antiviral Res,1997,36(1):27-33

[60] 张旋,杨柳萌,郑永唐.HIV-1 整合酶抑制剂体外筛选方法研究进展[J].中国药理学通报,2013,29(1):14-17

[61] WIELENS J,HEADEY S J,RHODES D I,et al.Parallel screening of low molecular weight fragment libraries:do differences in methodology affect hit identification？[J].J Biomol Screen,2013,18(2):147-159

[62] PEAT T S,RHODES D I,VANDEGRAAFF N,et al.Small molecule inhibitors of the LEDGF site of human immunodeficiency virus integrase identified by fragment screening and structure based design [J].PLoS One,2012,7(7):e40147

[63] WIELENS J,HEADEY S J,DEADMAN J J,et al.Fragment-based design of ligands targeting a novel site on the integrase enzyme of human immunodeficiency virus 1 [J].ChemMedChem,2011,6(2):258-261

[64] RHODES D I,PEAT T S,VANDEGRAAFF N,et al.Structural basis for a new mechanism of inhibition of HIV-1 integrase identified by fragment screening and structure-based design [J].Antivir Chem Chemother,2011,21(4):155-168

[65] GEORGE J,TEEAR M L,NOREY C G,et al.Evaluation of an imaging platform during the development of a FRET protease assay [J].J Biomol Screen,2003,8(1):72-80

[66] KARVINEN J,HURSKAINEN P,GOPALAKRISHNAN S,et al.Homogeneous time-resolved fluorescence quenching assay (LANCE)for caspase-3 [J].J Biomol Screen,2002,7(3):223-231

[67] SCHADE S Z,JOLLEY M E,SARAUER B J,et al.BODIPY-alpha-casein,a pH-independent protein substrate for protease assays using fluorescence polarization [J].Anal Biochem,1996,243(1):1-7

[68] WILD C,DUBAY J W,GREENWELL T,et al.Propensity for a leucine zipper-like domain of human immunodeficiency virus type 1 gp41 to form oligomers correlates with a role in virus-induced fusion rather than assembly of the glycoprotein complex[J].Proc Natl Acad Sci U S A,1994,91(26):12676-12680

[69] STEBBINS J,DEBOUCK C.A microtiter colorimetric assay for the HIV-1 protease [J].Anal Biochem,1997,248(2):246-250

[70] LINDSTEN K,UHLIKOVA T,KONVALINKA J,et al.Cell-based fluorescence assay for human immunodeficiency virus type 1 protease activity [J].Antimicrob Agents Chemother,2001,45(9):2616-2622

[71] GILLIM L,GUSELLA G L,VARGAS J,et al.Development of a novel screen for protease inhibitors [J].Clin Diagn Lab Immunol,2001,8(2):437-440

[72] PERRYMAN A L,LIN J H,MCCAMMON J A.HIV-1 protease molecular dynamics of a wild-type and of the V82F/I84V mutant: possible contributions to drug resistance and a potential new target site for drugs [J].Protein Sci,2004,13(4):1108-1123

[73] PERRYMAN A L,ZHANG Q,SOUTTER H H,et al.Fragment-based screen against HIV protease [J].Chem Biol Drug Des,2010,75(3):257-268

[74] TIEFENBRUNN T,FORLI S,BAKSH M M,et al.Small molecule regulation of protein conformation by binding in the Flap of HIV protease [J].ACS Chem Biol,2013,8(6):1223-1231

[75] TIEFENBRUNN T,FORLI S,HAPPER M,et al.Crystallographic fragment-based drug discovery:use of a brominated fragment library targeting HIV protease [J].Chem Biol Drug Des,2014,83(2):141-148

[76] DAELEMANS D,DE C E,VANDAMME A M.A quantitative GFP-based bioassay for the detection of HIV-1 Tat transactivation inhibitors [J].J Virol Methods,2001,96(2):183-188

[77] DEL R M,STEPHANS J C,ZAKEL J,et al.Positive selection system to screen for inhibitors of human immunodeficiency virus-1 transcription [J].Nat Biotechnol,1996,14(11):1592-1596

[78] MEI H Y,MACK D P,GALAN A A,et al.Discovery of selective,small-molecule inhibitors of RNA complexes—I.The Tat protein/TAR RNA complexes required for HIV-1 transcription [J].Bioorg Med Chem,1997,5(6):1173-1184

[79] TANG R Y,SU Y.Construction of a cell-based high-flux assay for the rev protein of HIV-1 [J].J Virol Methods,1997,65(2):153-158

［80］ARRIGO S J.Screening procedure for inhibitors of HIV Rev function［P］.US20006057095

［81］PELED-ZEHAVI H,HORIYA S,DAS C,et al.Selection of RRE RNA binding peptides using a kanamycin antitermination assay［J］.RNA,2003,9（2）:252-261

［82］刘振龙,李晓宇,张全,等.以病毒 RNA 核转运为靶点的抗 HIV-1 药物筛选模型的建立及应用[J].药学学报,2010,45（2）:257-262

［83］KEMPF M C,JONES J,HEIL M L,et al.A high-throughput drug screening system for HIV-1 transcription inhibitors［J］.J Biomol Screen,2006,11（7）:807-815

［84］QIAN-CUTRONE J,HUANG S,TRIMBLE J,et al.Niruriside,a new HIV REV/RRE binding inhibitor from Phyllanthus niruri［J］.J Nat Prod,1996,59（2）:196-199

［85］HAMY F,FELDER E,LIPSON K,et al.Merged screening for human immunodeficiency virus Tat and Rev inhibitors［J］.J Biomol Screen,2001,6（3）:179-187

［86］SANKOVICH S E,KOLESKI D,BAELL J,et al.Design and Assay of Inhibitors of HIV-1 Vpr Cell Killing and Growth Arrest Activity Using Microbial Assay Systems［J］.J Biomol Screen,1998,3（3）:299-304

［87］SON J,UCHIL P D,KIM Y B,et al.Effective suppression of HIV-1 by artificial bispecific miRNA targeting conserved sequences with tolerance for wobble base-pairing［J］.Biochem Biophys Res Commun,2008,374（2）:214-218

［88］张涛,程通,魏丽华,等.靶向 HIV-1 vif 的高效人工 miRNA 的构建及慢病毒介导的体外抗病毒研究[J].病毒学报,2010,26（1）:8-15

［89］GREEN L A,LIU Y,HE J J.Inhibition of HIV-1 infection and replication by enhancing viral incorporation of innate antiHIV-1 protein A3G:a non-pathogenic Nef mutant-based anti HIV strategy［J］.J Biol Chem,2009,284（20）:13363-13372

［90］张兴杰,王睿睿,郑永唐.基于 Vif-APOBEC3G 相互作用的抗 HIV-1 药物研究[J].国际药学研究杂志,2010,37（4）:257-268

［91］LI Y,CHEN Z,LI X,et al.Inositol-1-phosphate synthetase mRNA as a new target for antisense inhibition of Mycobacterium tuberculosis［J］.J Biotechnol,2007,128（4）:726-734

［92］杨亮.以 Vif 降解 hA3G 为靶点的抗 HIV-1 药物筛选模型应用[D].北京:中国协和医科大学,2009

［93］CEN S,PENG Z G,LI X Y,et al.Small molecular compounds inhibit HIV 1 replication through specifically stabilizing APOBEC3G［J］.J Biol Chem,2010,28（22）:16546-16552

［94］KABAT D,MARIN M,KOZAK S L,et al.Methods for identifying inhibitors［P］.US20040234956 A1

［95］GREENE W C,STOPAK K S,DENORONHA C M,et al.Methods for treating lentivirus infections［P］.US20050053977 A1

［96］PHAM H M,ARGAÑARAZ E R,GROSCHEL B,et al.Lentiviral vectors interfering with virus-induced CD4 down-modulation potently block human immunodeficiency virus type 1 replication in primary lymphocytes［J］.J Virol,2004,78（23）:13072-13081

［97］HSU K,SEHARASEYON J,DONG P,et al.Mutual functional destruction of HIV-1 Vpu and host TASK-1 channel［J］.Mol Cell,2004,14（2）:259-267

［98］李建彬,陈斌,米志强,等.以 HIV-1 5′ LTR 为靶点的药物筛选细胞模型的构建[J].微生物学杂志,2011,31（6）:96-100

［99］李芬,李玉会,吴秀丽,等.以 p-TEFb 为靶点抗 HIV 药物高通量筛选模型建立及在中药初筛中的应用[J].中草药,2014,45（5）:679-685

［100］ZENNOU V,PEREZ-CABALLERO D,GÖTTLINGER H,et al.APOBEC3G incorporation into human immunodeficiency virus type 1 particles［J］.J Virol,2004,78（21）:12058-12061

［101］STEPHEN A G,WORTHY K M,TOWLER E,et al.Identification of HIV-1 nucleocapsid protein:nucleic acid antagonists with cellular anti-HIV activity［J］.Biochem Biophys Res Commun,2002,296（5）:1228-1237

［102］MAHMOOD N,JHAUMEER-LAULOO S,SAMPSON J,et al.Anti-HIV activity and mechanism of action of macrocyclic diamide SRR-SB3［J］.J Pharm Pharmacol,1998,50（12）:1339-1342

［103］HELDSINGER A,SHARMEEN L.Functional reconstitution of lost activity of chemically cross-linked or mutant moloney murine leukemia virus nucleocapsid proteins by trans-complementation［J］.Arch Virol,2001,146（12）:2385-2240

［104］HUANG M,MAYNARD A,TURPIN J A,et al.Anti-HIV agents that selectively target retroviral nucleocapsid protein zinc fingers without affecting cellular zinc finger proteins［J］.J Med Chem,1998,41（9）:1371-1381

［105］王云华,王睿睿,杨柳萌,等.HIV-1 核衣壳蛋白 NCp7 抑制剂体外筛选方法的建立[J].中国药理学通报,2008,24（1）:136-139

［106］李俊,王巍.HIV 衣壳蛋白结构及其药物小分子研究进展[J].药学学报,2015,50（9）:1088-1095

［107］STICHT J,HUMBERT M,FINDLOW S,et al.A peptide inhibitor of HIV-1 assembly in vitro［J］.Nat Struct Mol Biol,2005,

12(8):671-677

[108] ZHANG H,ZHAO Q,BHATTACHARYA S,et al.A cell-penetrating helical peptide as a potential HIV-1 inhibitor [J].J Mol Biol,2008,378(3):565-580

[109] 郑海洲,郑智慧,可爱兵,等.以亲环素 A 为靶点的高通量药物筛选模型的建立及应用[C].抗感染药物与耐药菌防控专题研讨会,2011

[110] WESTBY M,NAKAYAMA G R,BUTLER S L,et al.Cell-based and biochemical screening approaches for the discovery of novel HIV-1 inhibitors [J].Antiviral Res,2005,67(3):121-140

[111] BLAIR W S,ISAACSON J,LI X,et al.A novel HIV-1 antiviral high throughput screening approach for the discovery of HIV-1 inhibitors [J].Antiviral Res,2005,65(2):107-116

[112] ADELSON M E,PACCHIA A L,KAUL M,et al.Toward the development of a virus-cell-based assay for the discovery of novel compounds against human immunodeficiency virus type 1 [J].Antimicrob Agents Chemother,2003,47(2):501-508

[113] WEI X,DECKER J M,LIU H,et al.Emergence of resistant human immunodeficiency virus type 1 in patients receiving fusion inhibitor(T-20)monotherapy [J].Antimicrob Agents Chemother,2002,46(6):1896-1905

[114] RICHMAN L,MEYLAN P R,MUNOZ M,et al.An adenovirus-based fluorescent reporter vector to identify and isolate HIV-infected cells [J].J Virol Methods,2002,99(1-2):9-21

[115] BORKOW G,LARA H H,AYASH-RASHKOVSKY M,et al.Adenovirus expressing a bioluminescence reporter gene and cMAGI cell assay for the detection of HIV-1 [J].Virus Genes,2004,29(2):257-265

[116] CAO J,ISAACSON J,PATICK A K,et al.High-throughput human immunodeficiency virus type 1(HIV-1)full replication assay that includes HIV-1 Vif as an antiviral target [J].Antimicrob Agents Chemother,2005,49(9):3833-3841

[117] KISER R,MAKOVSKY S,TERPENING S J,et al.Assessment of a cytoprotection assay for the discovery and evaluation of anti-human immunodeficiency virus compounds utilizing a genetically-impaired virus [J].J Virol Methods,1996,58(1-2):99-109

[118] SANDERS D A.No false start for novel pseudotyped vectors [J].Curr Opin Biotechnol,2002,13(5):437-442

[119] 王萍,张高红,郑永唐.基于假病毒筛选抗病毒药物的研究进展[J].国际药学研究杂志,2015,42(3):316-322

[120] CHAN E,HEILEK-SNYDER G,CAMMACK N,et al.Development of a Moloney murine leukemia virusbased pseudotype anti-HIV assay suitable for accurate and rapid evaluation of HIV entry inhibitors [J].J Biomol Screen,2006,11(6):652-663

[121] GARCIA J M,GAO A,HE P L,et al.High throughput screening using pseudotyped lentiviral particles:a strategy for the identification of HIV 1 inhibitors in a cell based assay [J].Antiviral Res,2009,81(3):239-247

[122] SCHENA M,SHALON D,HELLER R,et al.Parallel human genome analysis:microarray-based expression monitoring of 1000 genes [J].Proc Natl Acad Sci U S A,1996,93(20):10614-10619

[123] 祝骥.DNA 芯片技术及其在药物研究中的应用[J].国外医学药学分册,2000,27(4):193-197

[124] 苗文泉,李敬云.抗 HIV 药物的筛选评价方法[J].国外医学药学分册,2007,34(3):170-173

[125] CHIE H,TOMOHIRO T,TETSUO N,et al.The successes and failures of HIV drug discovery [J].Expert Opin Drug Discov,2011,6(10):1067-1090

[126] YIN P D,DAS D,MITSUYA H.Overcoming HIV drug resistance through rational drug design based on molecular,biochemical,and structural profiles of HIV resistance [J].Cell Mol Life Sci,2006,63(15):1706-1724

[127] JOHNSON V A,BRUN-VEZINET F,CLOTET B,et al.Update of the drug resistance mutations in HIV-1:2005 [J].Top HIV Med,13:51-57

[128] 苗文泉,李敬云.抗艾滋病药物的筛选评价方法[J].Foreign Medical Sciences Section of Pharmacy,2007,34(3):170-173

[129] DANIEL M D,LETVIN N L,KING N W.Isolation of a T cell tropic HTLV-Ⅲ-like retrovirus from macaques [J].Science,1985,228(4704):1201-1204

[130] BAIER M,WERNER A,CICHUTEK K.Molecularly cloned simian immunodeficiency virus SIVagm3 is highly divergent from other SIVagm isolates and is biologically active in vitro and in vivo [J].J Virol,1989,63(12):5119-5123

[131] 卢耀增,吴小闲,李国桥,等.猴免疫缺陷病毒急性及慢性感染淋巴结的病理变化[J].广州中医药大学学报,2003,20(3):191-194

[132] THALÍA G T,NICOLAS H,MICKAËL J P,et al.Non-human primates in HIV research:Achievements,limits and alternatives [J].Infection,Genetics and Evolution,2016,S1567-1348(16):30302-1

[133] 吴小闲,张奉学,何伏秋,等.猴免疫缺陷病毒(SIV)慢性感染猴模型的建立[J].广州中医药大学学报,2000(4):355-357

[134] HAYAMI M,IGARASHI T,KUWNTA T.Gene-mutated HIV-1/SIV chimeric viruses as AIDS live attenuated vaccines for potential human use [J].Leukemia,1999,13(13):S42-S47

［135］SAKURAGI S,SHIBATA R,MUKAI R.Infection of macaque monkeys with a chimeric human and simian immunodeficiency virus［J］.J Gen Virol,1992,73(Pt 11):2983-2987

［136］李明华,张高红,孙涛,等.灵长类动物模型在抗艾滋病毒药物研究中的应用[J].中国新药杂志,2007,16(16):1237-1242

［137］TAGGART B R,HARRINGTON P,HOLLINGSHEAD M.HIV hollow fiber SCID model for antiviral therapy comparison with SCID/hu model［J］.Antiviral Res,2004,63(1):1-6

［138］MOSIDE D E,YETTER R A,MORSE H C.Retroviral induction of acute lymphoproliferative disease and profound immunosuppression in adult C57BL/6 mice［J］.Journal of Experimental Medicine,1985,161(4):766-784

［139］LEONARD J M,ABRAMCZUK J W,PEZEN D S,et al.Development of disease and virus recovery in transgenic mice containing HIV proviral DNA［J］.Science,1988,242(4886):1665-1670

［140］SCHELLEKENS H,HORZINEK M C.Animal Model in AIDS［J］.International TNO Meeting on the Biology of the Interferon System,1990

［141］GARCIA J V.Humanized mice for HIV and AIDS research［J］.Current Opinion in Virology,2016,19:56-64

［142］王瑞,秦炳杰,魏霞,等.抗人类免疫缺陷病毒先导物 DAAN-5508 的大鼠药代动力学研究[J].中国药学杂志,2014,49(8):674-678

［143］张高红,陈亚丽,唐宏,等.SCID-hu 小鼠:HIV 研究的小型动物模型[J].动物学研究,2004,25(4):356-362

［144］MOSIER D E,YETTER R A,MORSE H C.Retroviral induction of acute lymphoprolifrative disease and profond immunosupression in adult C57BL/6 mice［J］.J Exp Med,1985,6:766-784

［145］殷连华,庆欣,赵新永.小鼠L6565白血病克隆细胞株的建立及其生物学特性[J].上海医科大学学报,1999,26(增刊):1-3

［146］胡安群,姜延芳,吴春根.L6565 白血病克隆细胞培养上清液的病毒特性和致病性[J].复旦学报,2001,28(4):296-299

［147］贾敏,杨铁虹,姚秀娟,等.应用鼠白血病病毒 L6565 建立小鼠艾滋病模型[J].中国药理学通报,2005(10):1271-1273

［148］张呈生,苏树芸.小鼠艾滋病动物模型研究概况[J].中国实验动物学杂志,1992(Z1):56-59

［149］SHULTZ L D,BREHM M A,GARCIA-MARTINEZ J V,et al.Humanized mice for immune system investigation:progress,promise and challenges［J］.Nat Rev Immunol,2012,12:786-798

［150］PEDERSEN N C,HO E W,BROWN M L,et al.Isolation of a T-lymphotropic virus from domestic cats with an immunodeficiency-like syndrome［J］.Science,1987,235(4790):790-793

［151］夏祖昌,魏征,徐立然.非灵长类艾滋病动物模型的研究现状[J].中国组织工程研究与临床康复,2008,12(42):8362-8365

［152］NOVAK J M,CRAWFORD P C,KOLENDA-ROBERTS H M,et al.Viral gene expression and provirus load of Orf-A defective FIV in lymphoid tissues and lymphocyte subpopulations of neonatal cats during acute and chronic infections［J］.Virus Res,2007,130(1-2):110-120

［153］ROELKE M E,PECON-SLATTERY J,TAYLOR S,et al.T-lymphocyte profiles in FIV-infected wild lions and pumas reveal CD4 depletion［J］.J Wildl Dis,2006,42(2):234-248

［154］VAN-ROMPAY K K A,CHERRINGTON J M,MARTHAS M L.9-［2-(phosphonomethoxy)propyl］adenine therapy of established simian immunodeficiency virus infected in infant rhesus macaques［J］.Antimicrob Agents & Chemother,1999,43(4):802-812

［155］TSAI C C,FOLLIS K E,SABO A.Prevention of SIV infection in macaques by (R)-9-(2-phosphonylmethoxypropyl) adenine［J］.Science,1995,270(5239):1197-1199

［156］VAN-ROMPAY K K,MCCHESNEY M B,Aguirre N L.Two low doses of tenofovir protect newborn macaques against oral simian immunodeficiency virus infection［J］.J Infect Dis,2001,184(4):429-438

［157］WASTON A,MCCLURE J,RANCHALIS J.Early postinfection antiviral treatment reduces viral load and prevents $CD4^+$ cell decline in HIV type 2-infected macaques［J］.AIDS Res Hum Retroviruses,1997,13(16):1375-1381

［158］DNMOND F,COLLIN G,MATHERON S.In vitro phenotypic susceptibility to nucleoside reverse transcriptase inhibitors of HIV-2 isolates with the Q151M mutation in the reverse transcriptase gene［J］.Antivir Ther,2005,10(7):861-865

［159］VAN-ROMPAY K K,GREENIER J L,MARTHAS M L.A zidovudine-resistant simian immunodeficiency virus mutant with a Q151M mutation in reverse transcriptase causes AIDS in newborn macaques［J］.Antimicrob Agents Chemother,1997,41(2):278-283

［160］BRENNER B G,OLIVEIRA M,DOUALLA-BELL F.HIV-1subtype C viruses rapidly develop K65 R resistance to tenofovir in cell culture［J］.AIDS,2006,20(9):F9–13

［161］ MAGIEROWSKA M,BERNARDIN F,GARG S.Highly uneven distribution of tenofovir-selected simian immunodeficiency virus in different anatomical sites of rheeus macaques［J］.Virol,2004,78(5):2434–2444

［162］ BOYER J D,KUMAR S,ROBINSON T.Initiation of antiretroviral therapy during chronic SIV infection leads to rapid reduction in viral loads and the level of T-cell immune response［J］.J Med Primatol,2006,35(4/5):202–209

［163］ VAN-ROMPAY K K,SINGH R P,PAHAR B.CD8⁺ cell mediated suppression of virulent simian immunodeficiency virus during tenofovir treatment［J］.J Virol,2004,78(10):5324–5337

［164］ MA D.Annual Reniew of Immunology［J］.Postgraduate Medical Journal,1991,67(717):36–63

［165］ MCCUNE J M.HIV-1 :the infective process in vivo［J］.Cell,1991,64 :351–363

［166］ BRENNAN G,PODELL M D,WACK R,et al.Neurologic disease in captive lions(Panthera leo)with low-titer lion lentivirus infection［J］.J Clin Microbiol,2006,44(12):4345–4352

［167］ PHILLIPS K,ARAI M,TANABE T,et al.FIV-infected cats respond to short-term rHuG-CSF treatment which results in anti-G-CSF neutralizing antibody production that inactivates drug activity［J］.Vet Immunol Immunopathol,2005,108(3–4): 357–371

［168］ KENNEDY J M,HOKE A,ZHU Y,et al.Peripheral neuropathy in lentivirus infection:evidence of inflammation and axonal injury［J］.AIDS,2004,18(9):1241–1250

［169］ MEERS J,DELFIERRO G M,COPE R B,et al.Feline immunodeficiency virus infection:plasma,but not peripheral blood mononuclear cell virus titer is influenced by zidovudine and cyclosporine［J］.Arch Virol,1993,132(1–2):67–81

［170］ ARAI M,EARL D D,YAMAMOTO J K.Is AZT/3TC therapy effective against FIV infection or immunopathogenesis ?［J］. Vet Immunol Immunopathol,2002,85(3–4):189–204

［171］ BISSET L R,LUTZ H,BONI J,et al.Combined effect of zidovudine(ZDV),lamivudine(3TC)and abacavir(ABC)antiretroviral therapy in suppressing in vitro FIV replication［J］.Antiviral Res,2002,53(1):35–45

［172］ SCHMITT A C,RAVAZZOLO A P,VON POSER G L.Investigation of some Hypericum species native to Southern of Brazil for antiviral activity［J］.J Ethnopharmacol,2001,77(2–3):239–245

［173］ HEASLET H,LIN Y C,TAM K,et al.Crystal structure of an FIV/HIV chimeric protease complexed with the broad-based inhibitor,TL-3［J］.Retrovirology,2007,4(2):1–11

［174］ KAISER J.AIDS research.Review of vaccine failure prompts a return to basics［J］.Science,2008 ;320(5872):30–31

［175］ ZISLIN A.Feline immunodeficiency virus vaccine:a rational paradigm for clinical decision-making［J］.Biologicals,2005,33 (4):219–220

第14章

HIV 细胞储库的激活清除策略

尽管高效抗逆转录病毒治疗（HAART）在抑制 HIV 复制和改善临床治疗方面取得了一定成功，但静息记忆性 CD4⁺ T 细胞中潜伏前病毒储库的存在使得该疗法不能彻底治愈 HIV 感染。由于隐藏有转录沉默的前病毒的这些细胞具有较长的寿命，诱导病毒基因表达以使宿主免疫反应介导感染细胞的清除或细胞经历病毒诱导的细胞死亡的设计策略最近已经引起科研工作者相当大的兴趣。更加高效地激活 HIV 细胞储库并与免疫疗法结合的新颖策略将会更好地清除潜在的 HIV 潜伏库，进而达到治愈 HIV 感染的目的。

在高效抗逆转录病毒治疗过程中，静息记忆性 CD4⁺ T 细胞是构成体内 HIV 病毒储藏库的最主要的细胞[1-2]。研究发现，潜伏性感染的静息记忆性 CD4⁺ T 细胞能有效地逃避免疫系统的监视，进而导致体内的 HIV 潜伏库的病毒不能完全被清除，成为治愈 HIV 感染的一个主要障碍。事实上，对于长期接受 HAART 疗法的患者来说，一旦中断治疗，将会引起病毒载量的迅速反弹。最近的研究已致力于如何在 HAART 环境下重新激活潜伏病毒库，然后通过 HARRT 或自身免疫系统将激活的病毒及其宿主细胞杀死[3-4]，但目前还没有潜伏激活剂能够有效地诱导病毒表达至足以诱导感染细胞死亡的水平[5-6]。此外，初步的逆转潜伏实验也没有显示 HIV 潜伏病毒库的减少[7]。因此，寻找一种激活细胞中的潜伏病毒表达并能有效将其杀死的方法是清除 HIV 潜在病毒库的关键所在。

第 1 节 HIV 潜伏的建立和维持机制

1 HIV 潜伏的建立

HIV 潜伏本质上指一个暂不产生病毒但仍具有产生感染性病毒潜力的一种细胞感染状态[8]。病毒潜伏库主要指的是一种存在于静息记忆性 CD4⁺ T 细胞中的高度稳定及转录沉默的整合前病毒 DNA 库，当宿主细胞由抗原重新激活或高效抗逆转录病毒治疗中断时，潜伏病毒可以再次活化产生感染性病毒[9]。静息记忆性 CD4⁺ T 细胞中 HIV 潜伏库的存在早在 1995 年就已被证实[10-11]。HIV 潜伏作为 HIV 的细胞趋向性的结果（优先在活化的 CD4⁺ T 细胞中复制）很可能在 HIV 感染急性期早期就已建立[12]。另外，在初始 CD4⁺ T 细胞、树突细胞、巨噬细胞、单核细胞以及自然杀伤细胞中都发现有潜伏的 HIV[13]。本章我们主要介绍静息记忆性 CD4⁺ T 细胞病毒潜伏库的形成机制和清除策略。

HIV 在感染活化的 CD4⁺ T 细胞后，病毒 RNA 首先逆转录为 DNA 并整合到宿主细胞基因内，然后整合的病毒 DNA 再进行转录、翻译、组装、出芽等从而使病毒大量复制。此时，宿主的免疫系统能够识别感染的细胞并将其杀死[14-15]。然而，少量的 CD4⁺ T 细胞在感染后能够转化为静息记忆性 CD4⁺ T 细胞[16-17]。静息记忆性 CD4⁺ T 细胞区别于激活的细胞，它们具有体积小、RNA 含量低、半衰期长（约 44 周）和缺乏激活标记如 CD69、CD25、HLA-DR 等特点[18]，故其可以一直保持潜伏状态，构成机体的最主要的潜伏细胞库[1]。HIV-1 潜伏库在 CD4⁺ T 细胞的建立可能主要有 2 种途径：①感染静息状态的 CD4⁺ T 细胞（称"直接静息细胞感染"），终止转录翻译等生命过程，以整合前病毒的形式与细胞共同维持静息状态；②感染处于逆转形成记忆细胞过程中的活化效应细胞（称"钝化过程中感染"），即当大多数被感染的活化 CD4⁺ T 细胞由于病毒大量增殖复制，通过病毒的细胞病变效应或宿主细胞毒性机制被迅速灭杀时，极少数的受感染 CD4⁺ T 活化细胞逆转变为静息状态而幸存下来[19]。

2　HIV 潜伏的维持机制

记忆性 CD4⁺ T 细胞作为 HIV-1 潜伏的主要靶细胞可分为中央记忆细胞（central memory cells，TCM）、过渡记忆细胞（transitional memory cells，TTM）和效应记忆细胞（effector memory cells，TEM）3 类，并且每类亚型细胞具有不同的维持存储库的方式[20-21]。中央记忆性 T 细胞主要靠细胞长期存活和低水平抗原刺激的增殖来维持，而过渡记忆性 T 细胞则通过白细胞介素-7（interleukin-7，IL-7）介导的稳态增殖（homeostatic proliferation）来维持[20]。HIV-1 感染宿主细胞后，其基因组整合到宿主细胞，因此对病毒转录阶段的抑制是 HIV-1 维持潜伏感染的关键。

2.1　宿主细胞的影响

2.1.1　整合后的转录干扰

HIV-1 逆转录得到的 DNA 整合到宿主细胞染色质中是病毒建立潜伏的先决条件。在大多数情况下，HIV-1 前病毒 cDNA 整合到宿主基因组的转录活跃区域，如癌基因 MKL2（myocardin-like protein 2）和 BACH2（basic leucine zipper transcription factor 2）[22]。尽管潜伏前病毒出现在转录活跃区域看似很矛盾，但此现象恰好说明潜在的转录干扰作用可作为抑制整合前病毒表达的一种机制。特别地，BACH2 作为一个高频率整合位点，参与 T 细胞发育和细胞因子的表达[23-24]，表明整合到此基因位点可能会影响细胞增殖的调节。根据病毒 cDNA 整合到宿主细胞基因组的位点与方向的不同，可能存在 2 种不同的转录干扰机制[1]：①启动子封堵（promoter occlusion）：当病毒 cDNA 整合到宿主基因下游且整合方向与转录方向相同时，会替换结合于 HIV-1 启动子长末端重复序列（long terminal repeat，LTR）上的对病毒基因表达必不可少的基本表达转录因子（如 SP1），从而导致宿主 RNA 聚合酶 Ⅱ（RNA Pol Ⅱ）的阅读忽视（read-though）；②会聚转录（convergent transcription）：当 cDNA 整合方向与转录方向相反时，病毒与宿主细胞的启动子 RNA 聚合酶 Ⅱ 复合物会发生碰撞，还会引起 2 个启动子或较弱启动子的早期转录阻滞。

2.1.2　染色质的表观修饰

基因的表达包括整合后的 HIV-1 都依赖染色质的结构。染色质主要由核小体组成，核小体则由 4 对核心组蛋白形成的八聚体外围缠绕 DNA 构成。当这些结构在启动子周围形成时，将会决定相关基因的表达或抑制。常染色质（euchromatin）指的是处于松弛和瞬时开放状态的染色质，利于转录；而异染色质（heterochromatin）则处于紧密缠绕的状态，是 HIV-1 整合后转录抑制的一个关键因素。

在静息细胞中，HIV-1 的启动子长末端重复序列包裹在异染色质结构内，其转录因子的识别位点被核小体 nuc-0 和 nuc-1 所占据而抑制转录[25]。

表观遗传修饰对于染色质结构具有重要影响，从而调控病毒基因转录。其中，组蛋白去乙酰化、组蛋白甲基化以及 DNA 甲基化修饰发挥重要作用。①组蛋白去乙酰化：在病毒潜伏状态下，组蛋白去乙酰化酶（histone deacetylases，HDACs）结合到 HIV-1 LTR 启动子上，使组蛋白去乙酰化，即使染色质去乙酰化形成异染色质，导致病毒长末端重复序列的转录因子识别区被核小体覆盖，进而抑制转录[26]。而乙酰化程度高时，染色质结构松散，利于转录。②组蛋白甲基化：组蛋白类型不同，对 HIV-1 转录表现出不同的作用。组蛋白 H3 的 4 位赖氨酸残基（H3K4）与转录促进相关，而 H3K9、H3K27 和 H4K20 却与转录抑制有关[27-28]。因此不同组蛋白的甲基化修饰对转录过程具有不同的促进或抑制作用，其中组蛋白 H3K9 的甲基化在染色质介导的 HIV-1 转录抑制中的作用尤为重要。组蛋白甲基转移酶（histone methyltransferases，HMTs）可使 H3K9 甲基化，而甲基化修饰的 H3K9 通过结合异染色体蛋白 1γ（heterochromatin protein 1γ，HP1γ）使核小体 nuc-0 和 nuc-1 异染色质化，从而沉默病毒基因转录，维持潜伏状态[29]。③ DNA 甲基化：DNA 甲基化的转录调控由 DNA 甲基转移酶（DNA methyltransferases，DNMTs）催化，主要发生在 HIV-1 5'-LTR 的 CpG 双核苷酸区域。DNA 甲基化与基因沉默相关，主要发生在哺乳动物 DNA 的异染色质区域内。CpG 甲基化可能通过阻止转录因子如 NF-κB 和 SP1 的绑定发挥抑制作用，使下游基因沉默[30]。其中一个甲基化 CpG 还可招募甲基 CpG 绑定蛋白（methyl-CpG-binding proteins），进而通过招募 HDACs，使得缠绕于 HIV-1 5'-LTR 上的核小体（nuc-0 和 nuc-1）发生乙酰化，从而抑制转录调控因子以及转录延伸因子的结合[31]。然而，最近的研究表明，在接受抗逆转录病毒治疗的患者中只有 2.4% 的 5'-HIV LTR 含有甲基化 CpG 双核苷酸[32]。因此，DNA 甲基化在维持 HIV 潜伏中的作用比其他机制相对较弱。

2.1.3　转录起始抑制

HIV 5'-LTR 包含多种转录因子如核因子 κB（nuclear factor κB，NF-κB）、活化 T 细胞核因子（nuclear factor of activated T cells，NFAT）、刺激蛋白（stimulatory protein 1，SP1）和激活蛋白 1（activator protein 1，AP1）等的结合位点。这些转录因子可以被外部刺激所激活，从而促进 HIV-1 转录。在静息细胞中，NF-κB 和 NFAT 被隔离在细胞质内，均不能结合到 HIV-1 LTR 的 κB 位点来促进核内的 HIV-1 转录，而两者中 NF-κB 在病毒转录中的作用可能更为重要[33-34]。在静息细胞中，促进转录的 NF-κB 通过与 NF-κB 抑制剂 β（IκBβ）作用，以非活性的 p50/

RelA 异质二聚体形态存在于细胞质中，不能进入细胞核。而在 HIV-1 感染的静息细胞核中，缺乏转录激活结构域的 NF-κB p50/p50 同源二聚体结合于 5′-LTR，不能激发转录。除此之外，p50 二聚体还可招募组蛋白去乙酰化酶 1（HDAC1）到 LTR，通过组蛋白去乙酰化和染色质凝聚来抑制转录[35]。

2.1.4 转录延伸抑制

在转录延伸阶段，细胞转录因子发挥着重要作用。其中，负转录延伸因子（negative transcription elongation factor，N-TEF）由负延伸因子（negative elongation factor，NELF）和 DRB 敏感的诱导因子（DRB-sensitive inducing factor，DSIF）组成，两者通过协同作用限制细胞内的基因转录[36]。而 HIV 反式激活因子（transactivator，Tat）绑定在病毒 LTR 上的反式激活反应因子（transactivation-responsive element，TAR）上，然后招募正性转录延伸因子 P-TEFb（positive transcription elongation factor b）。P-TEFb 由 cyclin T1 和 CDK9 组成，其中 cyclin T1 被 Tat 招募至 LTR 的 TAR 区域，而 CDK9 则磷酸化 RNA 聚合酶 Ⅱ 的 C 末端结构域（carboxyl terminal domain，CTD）处促进转录延伸[37-38]。另外，P-TEFb 还可介导 NELF 和 DSIF 的磷酸化，使得 NELF 从 LTR 上移除而促使转录延伸的进行。然而，HIV-1 潜伏感染 CD4 细胞低表达 P-TEFb，有利于 HIV-1 潜伏的维持[29]。

2.1.5 转录后调节机制

对于 HAART 治疗的患者，多重剪接的 mRNA 只存在于静息记忆性 CD4[+] T 细胞的细胞核中，而细胞质中并没有发现。这是由于多聚嘧啶序列结合蛋白（polypyrimidine tract binding protein，PTB）的表达水平较低，而当其过度表达时能推动多重剪接 mRNA 向核外输出和病毒产生[39]。另一个阻断 mRNA 剪接的因素是潜伏感染细胞产生的 Gag 蛋白[40]。因此，细胞内低水平的剪接 mRNA 限制转录后的翻译。另外，细胞产生的特定 miRNAs 可对 HIV 蛋白表达产生特定的干扰，使其基因无法正常翻译，无法形成完整的病毒颗粒，从而维持细胞的潜伏状态[41]。

2.2 病毒自身因素

HIV Tat 和 Rev（regulator of expression of virion）蛋白在 HIV 逆转录激活方面发挥着非常关键的作用，它们的表达水平将直接对 HIV 的潜伏或激活状态产生重要影响。其中，HIV Tat 可通过招募 P-TEFb 使其与病毒 LTR 上的 TAR 结合而在转录延伸阶段发挥主要作用。在 Tat 缺失的情况下，87% 的起始转录会过早地在 +55~59 位置终止[1]。通过对 HAART 治疗患者外周血中的 CD4[+] T 细胞分析发现，Tat 在潜伏感染的 CD4[+] T 细胞中产生更多的功能性突变[42]，

表明其功能缺失可调控病毒的潜伏。另外，在整合后转录沉默的 HIV 基因组中，大量测序研究证实大部分包含许多转录因子结合位点的 5′-LTR 区发生突变，从而会影响转录因子的结合[43]。同时，HIV Gag 蛋白也存在大量的突变或缺陷，导致无法产生完整的病毒，从而使病毒维持潜伏状态[5]。

2.3 组织环境因素

细胞所处的组织环境也会对潜伏感染的建立和维持起到一定的调节作用。HIV-1 主要潜伏于静息记忆性 CD4[+] T 细胞中，而在组织解剖学上，HIV-1 潜伏的主要位点则包括淋巴结、肠黏膜组织、生殖道黏膜组织及中枢神经系统等[44]。

2.3.1 组织中相关细胞的影响

有研究发现，淋巴组织中的髓系树突状细胞（myeloid dendritic cells，mDCs）能通过直接接触静息记忆性 CD4[+] T 细胞，促进 HIV-1 对 CD4[+] T 细胞的感染以及潜伏库的建立[45]。另外，组织中其他细胞所释放的某些细胞因子也可通过不同的作用方式促进 HIV-1 潜伏的建立，如急性感染期细胞释放的免疫抑制性细胞因子 IL-7 能通过抑制 HIV-1 复制和 CD4[+] 细胞激活来促进潜伏感染的建立[46]。而 HIV-1 感染的巨噬细胞释放的 CD23 和细胞间黏附分子（intercellular adhesion molecule，ICAM）等也可增强 CD4[+] T 细胞感染与潜伏的建立[47]。另有研究表明，一些趋化因子如 CCR6、CCR7 及 CXCR3 配体可通过提高 HIV-1 的整合效率对潜伏的建立起促进作用[48-50]。

2.3.2 组织中的"避难所"

在接受 HAART 的感染患者中，许多研究都证实了"避难所"的存在，这些"避难所"可能包括与微血管上皮细胞紧密连接的血液 - 组织屏障、中枢神经系统、肠道相关淋巴组织、生殖系统等有隔离的部位[51-52]。因为早期对于 HIV 在 HAART 疗法期间的大多数研究均来自于血液，那些结果是否适用于身体内的其他隔间一直存在争议。而且有研究显示，无论在 HAART 治疗的 HIV-1 感染患者还是在猴免疫缺陷病毒（SIV）感染的恒河猴中，组织中潜伏感染细胞的数量都要明显高于外周血[44, 53]。其中特别值得研究的是淋巴组织，因为其感染细胞的含量更高[54]，而细胞内抗逆转录病毒药物的浓度却相对较低[55]。最近一项研究发现，对于血液中病毒水平处于检测限以下的患者，其淋巴组织中可能有病毒在进化[56]，这表明促进抗逆转录病毒药物渗透进入淋巴组织可能对于终止病毒复制和消除病毒储库是必需的。然而，即使抗逆转录病毒药物在淋巴结的浓度可以增加，目前仍尚不清楚其将如何增加清除感染细胞的能力。

第 2 节 潜伏 HIV 的清除策略

当前针对 HIV-1 潜伏感染的清除策略（图 14-1）主要有①早期 HAART 疗法：在 HIV-1 急性感染早期对患者进行强化治疗，减少 HIV-1 感染 CD4⁺ T 细胞的数量，从而限制潜伏库的大小[57]。②基因治疗：利用锌指核酸酶（zinc finger nuclease, ZNFs）、转录激活样效应因子核酸酶（transcription activator-like effectors nucleases, TALENs）和 CRISPR/CAS9 等基因编辑技术，通过剪切 LTR 启动子序列从而切除整合的 HIV-1 前病毒 cDNA，达到清除潜伏的目的[58-60]。但受限于操作的复杂性，该疗法目前仍处于科学研究层次。③免疫治疗：包括治疗性疫苗、广泛中和性单克隆抗体、免疫检查点阻滞剂以及免疫调节药物等[61]，主要通过诱导或增强机体抗 HIV-1 的特异性免疫反应，从而增强对病毒存储库的清除。④激活 - 杀灭（shock-kill）策略：即将潜伏感染的静息记忆性 CD4⁺ T 细胞通过化合物或其他策略激活，唤醒潜伏的病毒，促使 HIV-1 大量复制释放，然后借助细胞毒性 T 淋巴细胞（cytotoxic lymphocyte, CTL）反应或联合 HAART 杀灭新产生的病毒[3]。

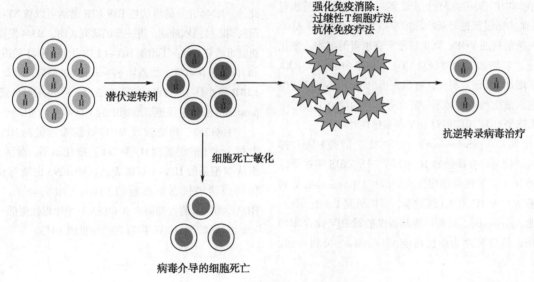

图 14-1 HIV 潜伏库的清除策略

目前对于清除 HIV 潜伏的最活跃的一个研究领域是一种称为潜伏感染激活剂或潜伏期逆转剂（LRAs）的小分子，它可选择性地激活 HIV 使其解除潜伏状态[62]。这种选择性激活是一个巨大的挑战，因为这些细胞内的转录装置不仅转录艾滋病前病毒，而且也转录细胞的其他所有蛋白质编码基因。其中，HDAC 抑制剂的研究处于领先地位，其他的包括组蛋白甲基转移酶抑制剂、DNA 甲基转移酶抑制剂、蛋白激酶 C 抑制剂、阳性转录延长因子激活剂和转录激活效应物等也取得重要进展[63, 64]。

1 HDAC 抑制剂

HDAC 抑制剂是最早被报道的一类 HIV-1 潜伏感染激活剂[26]，而且一些 HDAC 抑制剂已进行临床研究。HDAC 抑制剂能够抑制 HDAC 移去组蛋白核心赖氨酸残基上的乙酰基，从而维持染色质的乙酰化水平而使其处于松弛状态，暴露出 HIV-1 5'-LTR 上的转录因子识别位点以利于转录[28]。细胞中表达的多种 HDAC 中，第一类 HDAC 中的 HDAC1、HDAC2、HDAC3 在 HIV 潜伏中起到重要作用且重要性递增[65]。根据结构不同，HDAC 抑制剂可分为四大类：以丙戊酸（valproic acid）为代表的短链脂肪酸类；以伏立诺他（vorinostat）和帕比司他（panobinostat）为代表的羟肟酸类；以恩替诺特（entinostat）和西达本胺（chidamide）为代表的酰胺类；以及以罗米地辛（romidepsin）为代表的环状四肽和缩肽类[66]。

1.1 短链脂肪酸类

丙戊酸（valproic acid, VPA）：属于非选择性短链脂肪酸类 HDAC 抑制剂（图 14-2），是第一种在 HAART 患者中测试的 HDAC 抑制剂。丙戊酸最初作为抗癫痫药用于癫痫的治疗，后发现其还具有激活潜伏库的功能。早期的一项临床试验显示，在接受 HAART 的 4 名 HIV 感染者中有 3 名受试者的 HIV 储存库在使用丙戊酸联合融合抑制剂恩夫韦地后显著减小[67]。然而，后续的研究却未能获得相同的结果[68]，这可能是由于丙戊酸的活性较低所致。

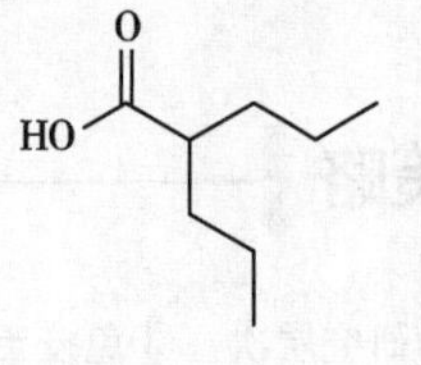

valproic acid (VPA)

图 14-2 短链脂肪酸类 HDAC 抑制剂

1.2 羟肟酸类

伏立诺他（vorinostat，VOR）：即辛二酰苯胺异羟戊酸（SAHA），是首个通过 FDA 审查的用于治疗皮肤 T 细胞淋巴瘤的选择性 HDAC 抑制剂[69]。后来发现 VOR 可以激活在接受 HAART 的患者体内分离得到的静息 CD4+ T 细胞中的 HIV 储库，以及 HIV 潜伏感染的原代 CD4 细胞模型[35]。而且 VOR 在体内的作用也得到初步证实，Archin 等[70]首次对 8 例病毒血症通过抗逆转录病毒治疗得到充分抑制的 AIDS 患者应用单剂量的 VOR，结果显示所有患者的细胞乙酰化的生物标志物增加，同时静息 CD4+ T 细胞中的 HIV RNA 表达水平增加 4.8 倍。另外，有研究指出 VOR 还可通过提高病毒侵入细胞后的逆转录、整合等过程的动力学及效率来增加未感染 CD4+ T 细胞对 HIV 的敏感性[25]。

帕比司他（panobinostat）：是一类广谱的 HDAC 抑制剂，其效价为伏立诺他的 10 倍以上[71]，2015 年被美国 FDA 批准用于多发性骨髓瘤患者的治疗。Rasmussen 等利用潜伏感染的 ACH2 和 U1 细胞系，对比研究了帕比司他、伏立诺他、givinostat、贝利司他和丙戊酸对 HIV 储存库的激活作用，活性顺序为帕比司他、givinostat、贝利司他、伏立诺他、丙戊酸，即使在 8~31nmol/L 的浓度下帕比司他也能促进病毒复制[72]。最近，有研究指出伏立诺他和帕比司他可以通过磷酸化 P-TEFb 的 CDK9 亚单位的 T-loop 来激活 CD4+ T 细胞的潜伏 HIV[73]。

givinostat（ITF2357）：是一种安全有效的口服 HDAC 抑制剂[74]，目前处于 II 期临床研究。有研究表明，它可使 ACH2 细胞系中的 HIV 表达增加 30 倍，细胞表面的 CCR5 却减少 50%，从而也减少 CD4+ T 细胞的感染风险[75]。

droxinostat：是 HDAC3、HDAC6 和 HDAC8 的选择性抑制剂，最有效地作用于 HDAC6 和 HDAC8，而且比作用于 HDAC3 的选择性高出 8 倍，对 HDAC1 和 HDAC2 没有抑制作用，因此其激活潜伏的作用来自于对 HDAC3 的针对性抑制[76]。

M344：利用 HIV-1 潜伏 Jurkat T 细胞模型，研究者发现 M344 能有效地激活潜伏感染的细胞中的 HIV-1 基因表达。此外，M344 介导的潜伏性 HIV LTR 激活可以被 NF-κB 抑制剂阿司匹林强烈抑制。进一步的研究表明，M344 发挥作用的机制可能有 2 种：①增加 HIV-1 LTR 上核小体 1 的组蛋白 H3 和 H4 乙酰化程度；②诱导 NF-κB p65 的核转位以及与 HIV-1 LTR 核小体 1 上 DNA 的直接结合。另外，M344 还可协同 prostratin 激活潜伏感染细胞中的 HIV-1 LTR 启动子[77]。

MC1293：研究发现 MC1293 能通过提高 HIV-1 LTR 上核小体 1 的组蛋白 H3 和 H4 乙酰化水平，激活 Jurkat T 潜伏细胞系的 HIV-1 基因表达。MC1293 也能与 prostratin 协同激活潜伏感染细胞的 HIV-1 LTR 启动子，而且与 HDAC 抑制剂曲古抑菌素 A（TSA）相比毒性更低[78]。

羟肟酸类 HDAC 抑制剂结构见图 14-3。

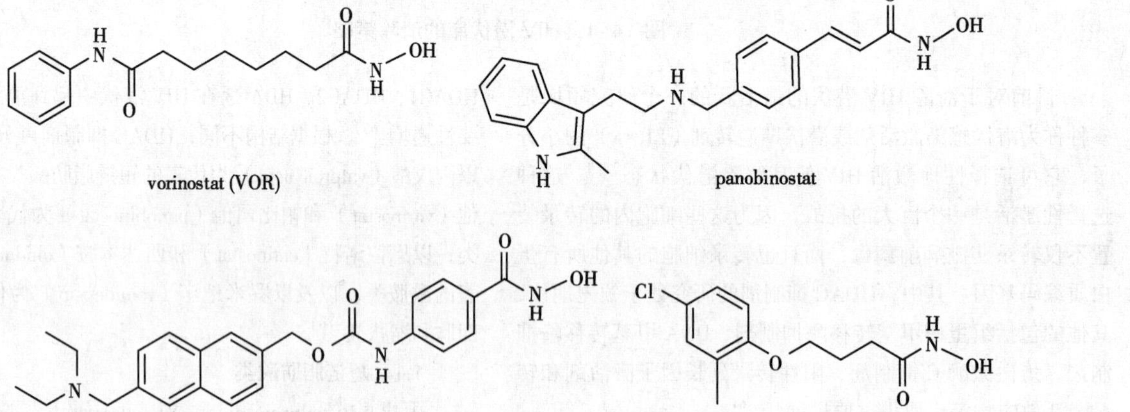

vorinostat (VOR)

panobinostat

givinostat

droxinostat

M344

MC1293

图 14-3 羟肟酸类 HDAC 抑制剂

1.3　酰胺类

恩替诺特（entinostat）：是 I 类 HDAC（HDAC1、2、3）选择性抑制剂，用于晚期乳腺癌（Ⅲ期）和非小细胞肺癌（Ⅱ期）的治疗，已于 2013 年获得 FDA 突破性疗法认定。其激活潜伏 HIV 的能力在潜伏感染的细胞系以及原代 CD4 细胞模型中均有体现，而且它的细胞毒性较低[79]。

西达本胺（chidamide）：是全球首个获准上市的国产亚型选择性 HDAC 口服抑制剂，首个适应证为复发及难治性外周 T 细胞淋巴瘤。虽然西达本胺在 HIV 治疗中尚未有研究报道，但由于西达本胺与恩替诺特均属于苯甲酰胺类

HDAC 抑制剂，所以预计西达本胺对于 HIV 储存库的激活可能也具有一定的效果[66]。

NCH-51：是日本研究者报道的一种新型 HDAC 抑制剂，能以最小的细胞毒性诱导潜伏 HIV-1 的表达。通过染色质免疫沉淀实验，研究者在 NCH-51 作用下的潜伏感染细胞中观察到 HDAC1 占有率的降低、组蛋白高度乙酰化以及阳性转录因子在 HIV-1 启动子的招募。对 HIV-1 LTR 的突变研究显示 NCH-51 是通过 SP1 位点介导基因表达的，而且当 SP1 被敲除或施以 SP1 抑制剂时，NCH-51 的作用消失[80]。

酰胺类 HDAC 抑制剂结构见图 14-4。

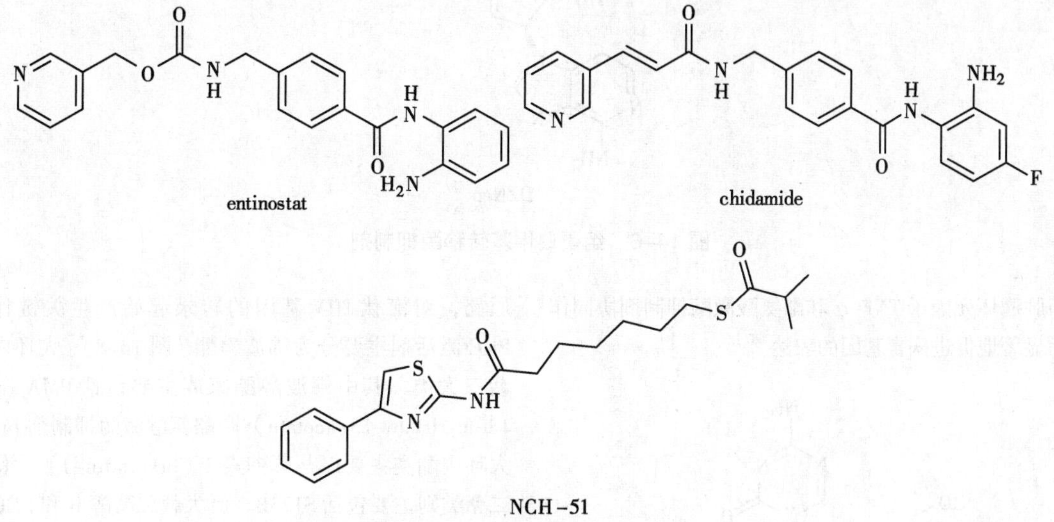

entinostat

chidamide

NCH-51

图 14-4　酰胺类 HDAC 抑制剂

1.4　环肽类

罗米地辛（romidepsin，RMD，FK228）：是 FDA 批准用于治疗复发的皮肤 T 细胞淋巴瘤的 I 类 HDAC 抑制剂，且对 HDAC 的抑制活性比 VOR 更高（图 14-5）[81]。研究人员在对罗米地辛进行激活 HIV 储存库的作用研究时发现罗米地辛能够在 3~9nmol/L 的低浓度下激活 J-LAT、ACH2 细胞系以及原代 CD4 细胞模型中的潜伏 HIV，其效果明显优于 VOR（0.8μmol/L）[82]。还有研究对罗米地辛、VOR、帕比司他等进行比较[83]，结果表明罗米地辛激活 HIV 储存库的能力最强（罗米地辛的 EC_{50}=4.5nmol/L，帕比司他的 EC_{50}=10nmol/L，VOR 的 EC_{50}=4μmol/L）。

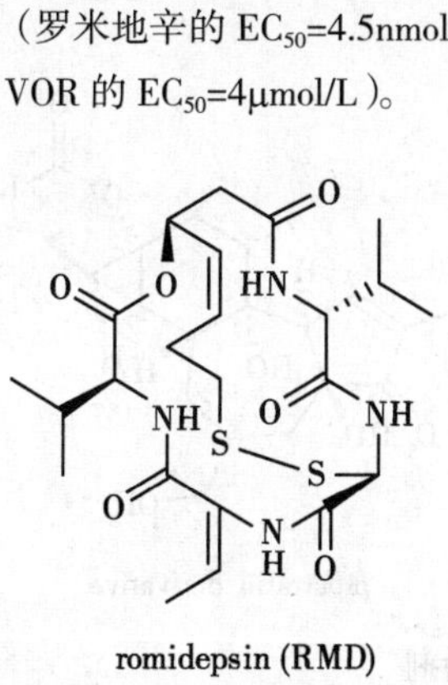

romidepsin (RMD)

图 14-5　环肽类 HDAC 抑制剂

2　组蛋白甲基转移酶抑制剂

组蛋白甲基转移酶如 G9a、SUV39H1 和 EZH2 能通过调节组蛋白 H3K9 的甲基化程度影响潜伏 HIV 的基因转录[28]。其中，BIX-01294 是第一个被报道能激活潜伏 HIV-1 的组蛋白甲基转移酶抑制剂（图 14-6），选择性地作用于 G9a[84]。毛壳素（chaetocin）是来自于真菌毛壳菌的毒素，通过抑制 SUV39H1 能使潜伏 HIV-1 的表达提高 25 倍，并能与 HDAC 抑制剂发挥协同作用[85]。更有研究证明，BIX-01294 能激活 HAART 治疗的 HIV-1 患者的 80% 的静息 CD4+ T 细胞，而毛壳素则促进 86% 的同种细胞表达[28]。另外，腺苷类似物 DZNep 也能通过抑制组蛋白甲基化转移酶而诱导潜伏 HIV 的激活[27]。

3　DNA 甲基转移酶抑制剂

尽管 DNA 甲基化在维持 HIV 潜伏中的作用比其他机制相对较弱，但 DNA 甲基转移酶抑制剂在激活潜伏 HIV-1 上的应用仍引人关注[86]。地西他滨（decitabine）是 FDA 批准的用于治疗骨髓增生异常综合征（MDS）的 DNA 甲基转移酶抑制剂（图 14-7）。研究发现，单用地西他滨激活潜伏 HIV-1 的活性较弱，但是在 J-lat 细胞系培养

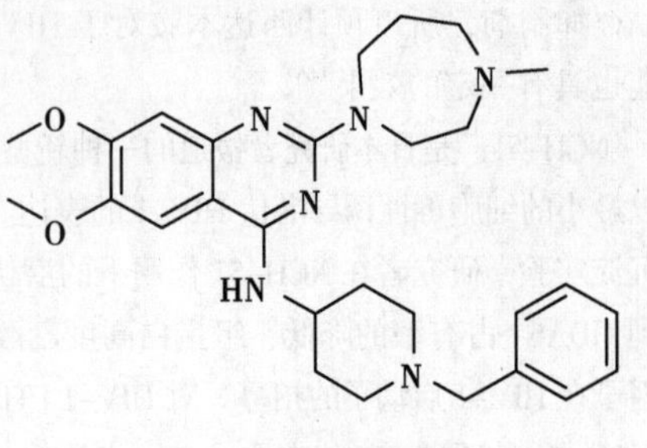

BIX-01294

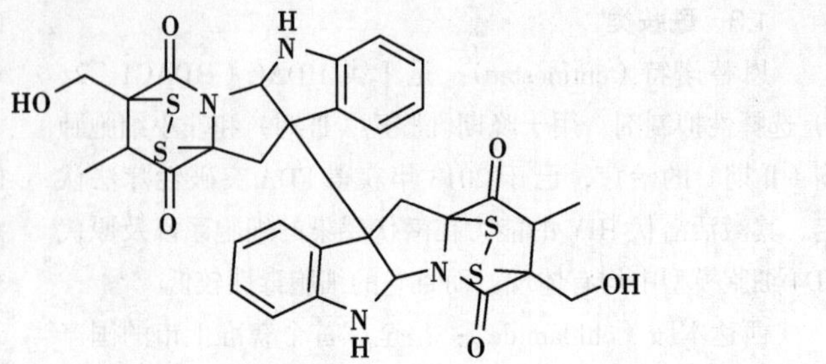

chaetocin

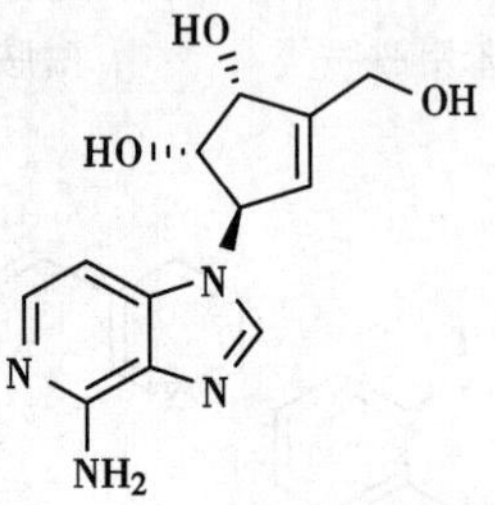

DZNep

图 14-6　组蛋白甲基转移酶抑制剂

中它能与肿瘤坏死因子 TNF-α 和酪氨酸激酶抑制剂协同作用，从而显著地促进病毒基因的表达[87]。

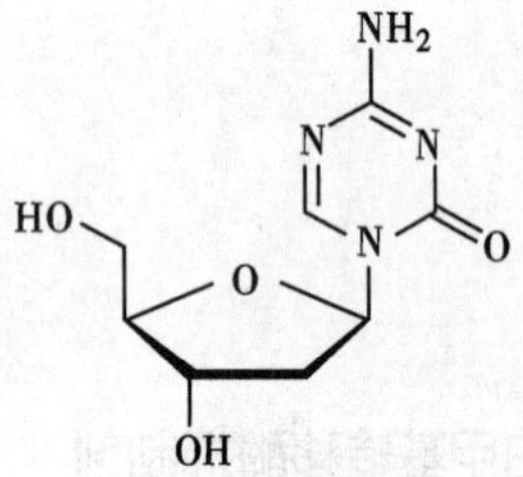

decitabine

图 14-7　DNA 甲基转移酶抑制剂

4　蛋白激酶 C 激动剂

蛋白激酶 C（protein kinase C，PKC）是 NF-κB 的关键调节因子，能使 HIV 的多种蛋白磷酸化，从而促进病毒的活化。PKC 激活剂能上调蛋白激酶的活性，激活 PKC 信号通路，从而激活下游 NF-κB、NF-AT 和 AP-1 通路，对潜伏 HIV 基因的转录起始产生关键作用[88]。PKC 激活剂主要分为佛波醇酯（图 14-8）、大环内酯和二萜三大类，其中佛波醇酯家族主要包括 PMA（phorbol-12-myristate-13-acetate）和酪氨酸激酶抑制剂 prostratin，大环内酯类主要以苔藓抑素 1（bryostatin-1）为代表，而二萜类则主要包括 SJ23B、巨大戟二萜醇 B 和 PEP005 等。因为经典型和非典型 PKC 均能被细胞第二信使二酰甘油 DAG 调节激活，所以佛波醇酯便是通过模仿 DAG 来激活 PKC，而巨大戟二萜醇衍生物则因为结构与佛波醇酯类似而能激活 PKC[89]。

4.1　佛波醇酯类

PMA（phorbol-12-myristate acetate）：即佛波醇 -12- 十四烷酸酯，是一种经典的 PKC 激动剂。研究发现，它能诱导 U1 潜伏模型中的 HIV 增殖。进一步研究发现，抗 PKCβ 抗体能抑制 PMA 的作用，而抗 PKCα 和 γ 抗体则无抑制作用，证实 PMA 通过激活 PKCβ 发挥激活潜伏的作用[90]。

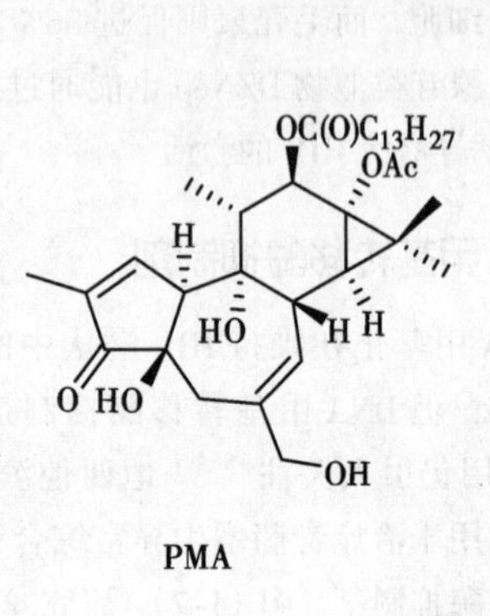

PMA

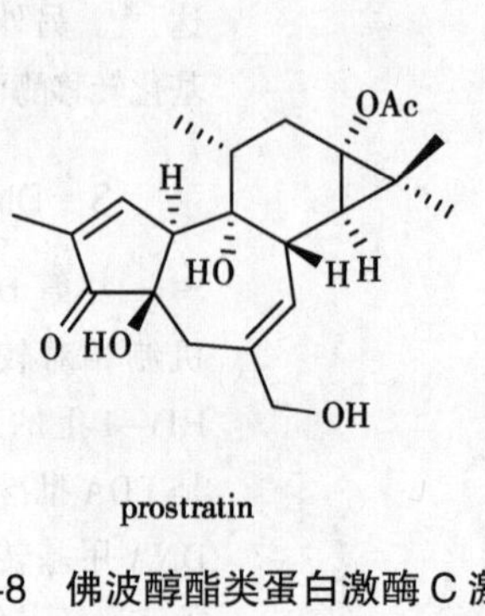

prostratin

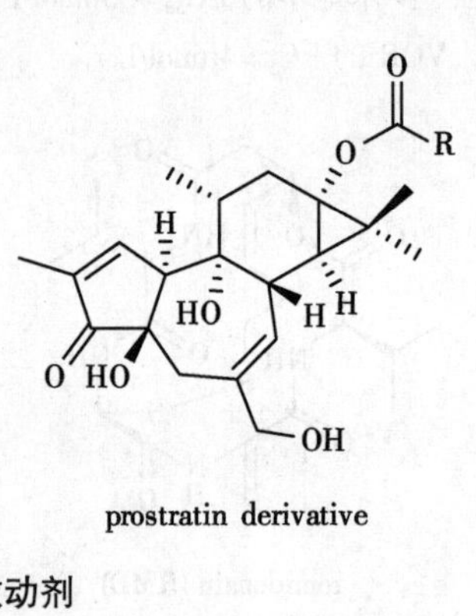

prostratin derivative

图 14-8　佛波醇酯类蛋白激酶 C 激动剂

prostratin：原提取自萨摩亚群岛上的 *Mamala* 树皮，现已能够人工合成[91]。其最初用于治疗肝炎，后来的研究发现它具有激活潜伏 HIV 的作用，可能的机制是通过激活 PKC 介导的 NF-κB 抑制剂 β（IκBβ）磷酸化，致使转录因子 NF-κB 释放进入胞核与 HIV LTR 上的相应位点结合，最终导致病毒基因的表达[92]。后来 prostratin 的衍生物也被开发出来，并在潜伏感染细胞系和从 HIV-1 感染者分离的静息 CD4 细胞中显示出高于 prostratin 100 倍的活性[93]。

4.2　大环内酯类

苔藓抑素 -1（bryostatin-1）：是一类大环内酯类化合物，来自于海洋底栖动物苔藓虫 *Bugula neritina*。早在 20 世纪 90 年代，bryostatin-1 在 U1 细胞中诱导潜伏 HIV-1 复制的作用就已被报道（图 14-9）[94]。它在低浓度下仍具有很强的调节蛋白激酶活性的能力，通过激活 PKC 和 NF-κB 等信号通路激活潜伏的 HIV[95]。

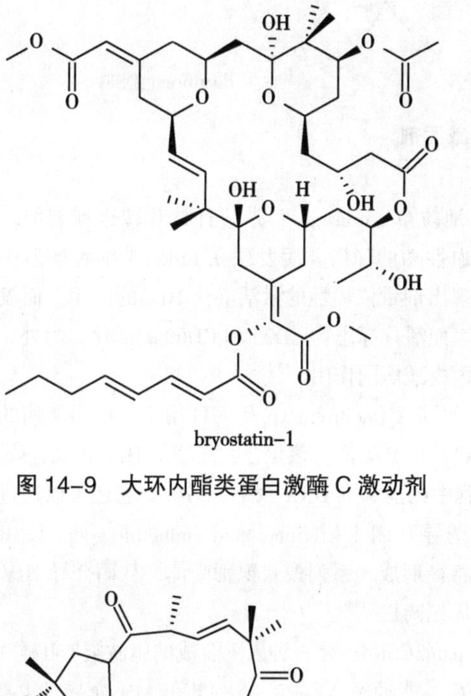

bryostatin-1

图 14-9　大环内酯类蛋白激酶 C 激动剂

4.3　二萜类

SJ23B：是一种分离自 *Euphorbia hyberna* 的麻风树烷型二萜类 PKC 激动剂[96]。利用潜伏模型 Jurkat-LAT-GFPGFP 细胞系，研究发现 SJ23B 激活 HIV-1 基因表达的能力比 prostratin 至少高 10 倍。该研究也证实 SJ23B 通过激活 PKC 发挥抗潜伏作用，因为在 PKC 拮抗剂存在下 SJ23B 诱导的 NF-κB 抑制剂 β（IκBβ）降解和 NF-κB 活化均被抑制。

巨大戟二萜醇 B（3-caproyl-ingenol，ING B）：是近期比较热门的一种抗潜伏药物。研究发现，其激活潜伏 HIV 的能力高于 VOR、3，20- 二安息香酸巨大戟萜醇、TNF-α、PMA 和 HMBA，能使 HIV 感染的静息细胞病毒转录增加 12 倍以上，与 VOR 联用则可增加 25 倍以上[97]。它通过激活 PKC 亚型使 NF-κB 发生核移位，利于转录起始。另外，它还可以上调 P-TEFb 亚基的 CDK9/cyclin T1 表达，促进转录延伸。而且，猴免疫缺陷病毒（SIV）感染的恒河猴体内实验证实该药在激活病毒转录的同时并无明显的毒副作用[98]。因此，ING B 可作为一个强有力的抗 HIV 潜伏临床候选药物。

PEP005（ingenol-3-angelate）：是 FDA 批准的抗癌药物 PICATO 的唯一活性成分，在体外和体内实验中均能高效地激活潜伏的 HIV，而且细胞毒性相对较低。生化分析显示，PEP005 通过诱导 pS643/S676-PKCδ/θ-IκBα/ε-NF-κB 信号通路活化潜伏的 HIV 病毒[99]。重要的是，单用 PEP005 就足以诱导抗逆转录病毒治疗的 HIV 感染者的原代 CD4[+] T 细胞中充分延伸和处理的 HIV RNAs 的表达。当 PEP005 与 P-TEFb 激动剂 JQ1 联用时，激活潜伏 HIV 的作用比单用时提高 7.5 倍。另外，PEP005 还能通过下调 HIV-1 协同受体在细胞表面的表达而抑制 HIV-1 感染原代 CD4[+] T 细胞。

二萜类蛋白激酶 C 激动剂结构见图 14-10。

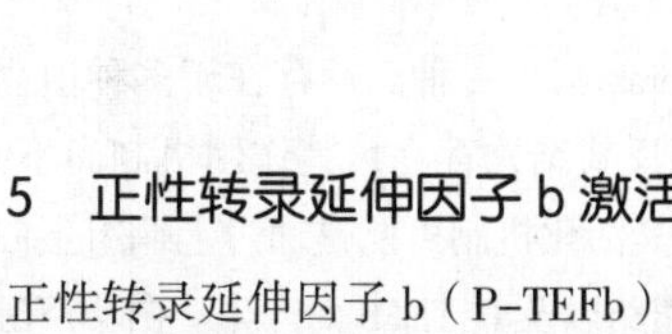

SJ23B 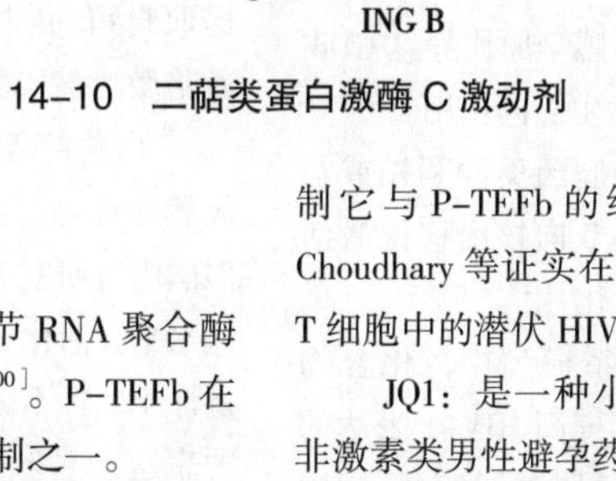　　ING B 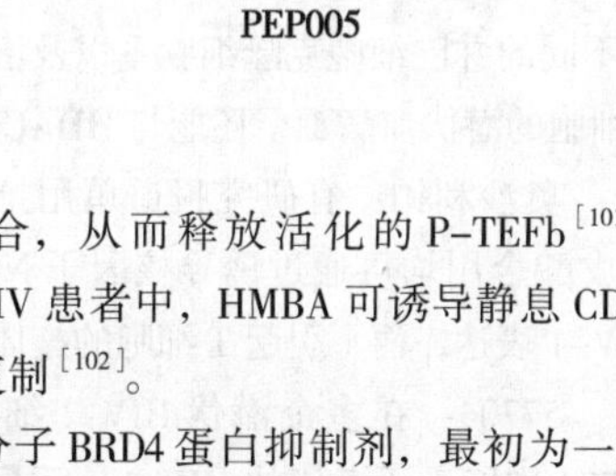　　PEP005

图 14-10　二萜类蛋白激酶 C 激动剂

5　正性转录延伸因子 b 激活剂

正性转录延伸因子 b（P-TEFb）在调节 RNA 聚合酶 II 催化的转录延伸过程中扮演着关键角色[100]。P-TEFb 在 HIV 潜伏感染细胞中的缺乏是维持潜伏的机制之一。

六亚甲基二乙酰胺（HMBA）：是 P-TEFb 的一个激活剂，通过激活 PI3K/Akt 信号通路使 HEXIM1 磷酸化，抑制它与 P-TEFb 的结合，从而释放活化的 P-TEFb[101]。Choudhary 等证实在 HIV 患者中，HMBA 可诱导静息 CD4[+] T 细胞中的潜伏 HIV 复制[102]。

JQ1：是一种小分子 BRD4 蛋白抑制剂，最初为一种非激素类男性避孕药，后作为抗癌药物研究[103]。近期，研究人员又发现其具有激活 HIV 潜伏库方面的作用。BRD4（bromodomain containing 4）蛋 白 属 于 BET（bromodomain extraterminal）转录调节蛋白家族，可与 Tat 竞争结合 P-TEEb，从而导致 HIV-1 的转录沉默[104]。JQ1 则通过拮抗 BRD4 而增强 P-TEEb 与 Tat 的结合，进而促进 HIV-1 的转录。另外，JQ1 还能与 HDACi 或 PKC 激动剂协同激活潜伏的 HIV。

双硫仑（disulfiram, DSF）：美国 FDA 批准双硫仑用于治疗酒精成瘾，后发现其能激活潜伏的 HIV-1[105]。进一步的研究发现，它通过抑制 Akt 信号通路的负调节蛋白 PTEN（phosphatase and tensi homolog）而激活 Akt 路径，导致 P-TEFb 释放，激活潜伏的 HIV-1[106]。另一项试点临床试验（NCT01286259）发现，6 名 HIV-1 感染受试者的血清病毒载量在给药后出现有一个短暂的增加，表明有潜

伏感染的激活，但并不能减小病毒储库[107]。

apabetalone：是唯一已知的高选择性抑制 BRD 蛋白 BD2 结构域的 BET 抑制剂，其激活效应依赖于 Tat 介导途径，通过游离 HIV-1 LTR 启动子区域的 BRD4 蛋白，促进 Tat 与 P-TEFb 复合物的结合，并抑制 HDAC 酶活性，从而促进 HIV-1 的转录起始及延伸。Apabetalone 可通过抑制 Rb 磷酸化，导致 Rb 蓄积而将活化后的 HIV-1 潜伏感染细胞周期阻滞于 G1/G2 期，此外，apabetalone 能通过抑制 MAPK 通路及 NF-kB 通路的活化从而抑制由 prostratin 诱导的 T 细胞活化以及炎症因子风暴[2]。

P-TEFb 激活剂的结构见图 14-11。

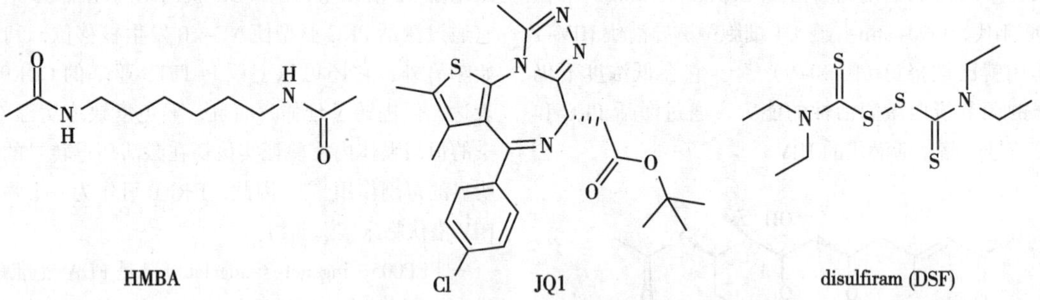

HMBA　　　　　　　　Cl　JQ1　　　　　　disulfiram (DSF)

图 14-11　P-TEFb 激活剂

6 转录激活效应物

TALE-VP64：是一种人工设计的转录激活效应物融合蛋白，它包含特异性地靶向 HIV-1 启动子的 DNA 结合域和基于单纯疱疹病毒的转录激活剂的 VP64 结构域，能高效地激活潜伏感染的 C11 和 A10.6 细胞系的 HIV-1 基因表达。进一步的研究证实，TALE-VP64 通过与 HIV-LTR 启动子的特异性结合发挥作用，而不影响细胞增殖和细胞周期分布[108]。

7 其他

细胞因子：原先认为可能有效的 IL-7、IL-2 等细胞因子对清除病毒潜伏库的意义不大[1]，而 IL-7 甚至有维持和扩大潜伏库的作用[109]。

antiviral 6（AV6）：是一种以 HIV-1 潜伏细胞模型为基础，通过高通量筛选得到的化合物。它能可再生性地激活不同的淋巴细胞克隆细胞系以及潜伏感染原代静息 CD4+ T 细胞的潜伏前病毒，还能与 HDACi 发生协同作用[110]。

奥沙利铂：有研究报道单用抗肿瘤药奥沙利铂或与丙戊酸合用均可通过诱导核因子 NF-kB 向核内移位激活 HIV-1 表达，而不引起 T 细胞的整体活化[111]。

57704：在多个潜伏 HIV-1 细胞系模型中，化合物 57704 均能激活潜伏的 HIV-1，而且其提高 HIV-1 表达的能力高于伏立诺他。后发现 57704 是磷脂酰肌醇 3-激酶（PI$_3$K）p110α 亚型的选择性激动剂，通过激活 PI$_3$K/Akt 信号通路发挥作用[112]。

地拉卓（dilazep）：是一种核苷转运抑制剂，用于治疗缺血性功能障碍。后发现在 Jurkat T 细胞模型中，地拉卓表现出剂量依赖性的激活潜伏 HIV 的作用，而没有诱导细胞表面活化标志物 CD25 和 CD69 的活化。另外，它还可以与丙戊酸协同作用[113]。

阿维 A（acitretin）：是一种用于治疗银屑病的视黄酸衍生物。Li P 等证实该化合物能增加 HIV 转录，降低 CD4+ T 细胞中的前病毒 DNA 水平。另外，它还可以通过增强视黄酸诱导基因 I（retinoic acid-inducible gene I，RIG- I）信号路径形成一系列模式识别受体，从而介导 HIV 感染细胞的优先凋亡[114]。

pam3CSK4：是一种人工合成的脂肽类 Toll 样受体-1/2 激动剂，能通过 NF-kB、NFAT 和 AP1 介导的 P-TEFb 依赖过程激活潜伏的病毒[115]。

原花青素三聚体 C1（procyanidin trimer C1）：是一种提取自可可树的化合物，主要依赖 NF-kB 和 MAPK 信号通路激活潜伏的 HIV[116]。

白藜芦醇（resveratrol）：一种广泛存在于多种植物中的天然化合物，主要以反式结构存在，其作用机制尚不明确，但国内有研究表明，其活化机制可能是通过上调组蛋白乙酰化水平、活化 HSF1 通路以及 P-TEFb 而产生。白藜芦醇细胞毒性小，且不影响人 PBMCs 中 T 细胞活化标志 CD25 和 CD69 的表达，不会引起广泛的 T 细胞活化，并且可与经典潜伏激活剂 prostratin、JQ1 和 SAHA 发挥协同激活的作用[3]。

其他类潜伏激活剂结构见图 14-12。

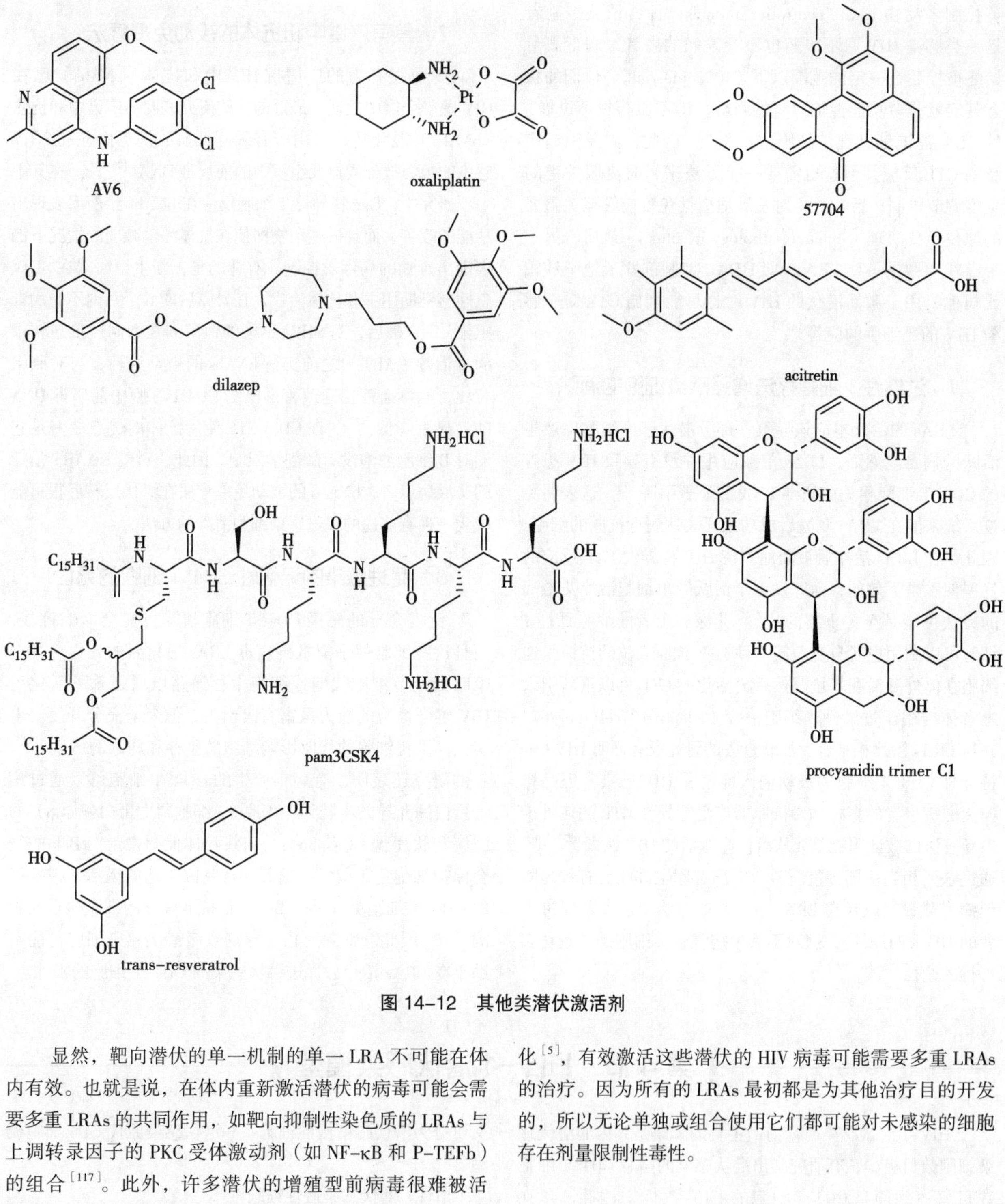

AV6

oxaliplatin

57704

dilazep

acitretin

pam3CSK4

procyanidin trimer C1

trans-resveratrol

图 14-12　其他类潜伏激活剂

显然，靶向潜伏的单一机制的单一 LRA 不可能在体内有效。也就是说，在体内重新激活潜伏的病毒可能会需要多重 LRAs 的共同作用，如靶向抑制性染色质的 LRAs 与上调转录因子的 PKC 受体激动剂（如 NF-κB 和 P-TEFb）的组合[117]。此外，许多潜伏的增殖型前病毒很难被活化[5]，有效激活这些潜伏的 HIV 病毒可能需要多重 LRAs 的治疗。因为所有的 LRAs 最初都是为其他治疗目的开发的，所以无论单独或组合使用它们都可能对未感染的细胞存在剂量限制性毒性。

第 3 节　清除潜伏库面临的挑战及应对策略

利用 LRAs 根除或者减小 HIV 潜伏库的失败表明潜伏 HIV 的再激活并不足以有效地激活细胞毒性 T 细胞来杀死感染细胞。当考虑到提高 CTL 抗 HIV 反应以消除 LRAs 诱导表达病毒的细胞时，很明显挑战依然存在。首先，当 HAART 用于治疗 HIV 感染后的晚期患者时，CTL 逃逸突变株（escape mutants）在潜伏病毒库中占据主导地位[118]。其次，HIV 可能利用免疫豁免部位如淋巴结 B 细胞淋巴滤泡来存留下来。对非人灵长类动物 SIV 的研究表明，病毒特异性 CD8+ T 细胞无法接近 B 细胞滤泡[119]，连续的病毒复制发生在具有 SIV 特异性 CD8+ T 细胞的精英控制者动物〔elite controller animals。注：精英控制者是一类感染 HIV 后不服药也不会发病的患者，病毒载量始终被控制在一定的范围以下（400copies/ml）。他们的状态其实就是"功能性治愈"的目标，即不服药也不进展〕的 CD4+ 滤泡辅助性 T 细胞中[119-120]。因此，需要引起广泛的 CTL 反应，但这也需要一个方法来暂时克服关键的免疫调节机制，旨在防止对发展适应性免疫应答至关重要的原位免疫病理（immunopathology in sites）。最后，另一个潜在问题是一些 LRAs（即 HDAC 抑制剂罗米地辛和帕比司他）用于激活潜伏的 HIV 时也可能削弱 CTL 对于感染 HIV 的靶细胞的应答[121]。

1　过继性 T 细胞疗法增强感染细胞的消除

LRAs 的治疗本应该导致一部分潜伏感染细胞库产生活跃的病毒。然而，LRAs 单独应用并没有导致 HIV 患者的 CD4+ T 细胞相关前病毒 DNA 的显著下降[7]，这表明免疫系统未能在 LRAs 刺激后成功杀死表达病毒抗原的细胞。因此，在 LRAs 治疗后被动地等待 HIV 特异性 CTL 反应的发展似乎是无效的，而开发一个活跃的 T 细胞治疗艾滋病的方法可能是至关重要的[122]。艾滋病患者的细胞毒性 T 细胞可以利用患者自身负载显性 HIV 抗原表位的抗原呈递细胞在体外激活和扩增。然后，活化的 CTL 可以重新引入患者体内用于过继性 T 细胞治疗（adoptive T cell therapy）并与 LRAs 治疗相结合。虽然过去的研究没有证明 HIV Gag 特异性 CD8+ T 细胞的被动输入能清除 HIV 感染，但是靶向艾滋病患者的多种病毒抗原的广泛特异性 CTL 的体外扩增新方法已被证明能杀死从潜伏库激活的 HIV 病毒[123-124]，通过杀死相当一部分重新激活的病毒库也许能更有效地降低病毒载量。或在 LRAs 治疗前通过治疗性疫苗促进患者的 HIV CTL 反应，这对于减少病毒感染细胞是一条切实可行的途径[125]。

2　具有广谱中和抗体的被动免疫疗法

少数强有力的广谱抗 HIV 中和抗体（bNAbs）已在 HIV 感染个体中发现。最近的一些研究表明，广谱中和抗体（bNAbs）混合物的应用可有效降低血浆病毒血症和 SHIV 感染的恒河猴外周血及组织中的前病毒 DNA[126-127]。在其中一项研究中，Gag 特异性 T 细胞反应在 bNAbs 给药后表现出功能的改善，而且一些动物即使在抗体灌输减弱的情况下仍表现出延长的病毒学控制。有趣的是，新生恒河猴在 SHIV 急性感染期用中和抗体治疗，在暴露后的 6 个月内不受病毒感染[128]。最后，对 SHIV 感染的恒河猴在抑制性抗逆转录病毒治疗（ART）之前实行 bNAbs 的被动给药，与对照组相比，病毒血症快速改善淋巴结 CD4+T 细胞中前病毒 DNA 的量显著降低[129]。在 CD8+ CTL 使用抗体的优点之一是它们对 B 细胞滤泡没有解剖学限制。因此，对于 HAART 治疗的艾滋病患者，bNAbs 的被动免疫疗法在潜伏反转后很可能成为一种有前途的促进感染细胞清除的方法。

3　促进感染的记忆性 CD4+ T 细胞的死亡

免疫介导的感染 CD4+ 细胞清除可能会面临挑战，而且这些细胞似乎能抵抗病毒 LRAs 活化后的死亡。其他策略如调节细胞代谢或细胞生存通路以增强杀灭活化后 HIV 感染细胞的能力虽富有吸引力，但尚未充分开发。事实上，干扰细胞的代谢影响细胞的生存和病毒的产生[130]。新的研究还表明，有病毒产生的 CD4+ 细胞可以通过病毒蛋白酶介导的半胱天冬酶原 8（细胞凋亡蛋白酶原 8）的裂解和肽片段（Casp8p41）与线粒体促凋亡蛋白 Bak 的结合保护细胞免于凋亡。随着病毒基因表达的激活，被感染的 CD4+ T 细胞更容易受 Bcl-2 拮抗剂诱导的细胞死亡的影响[131]。因此，细胞死亡诱导剂致敏潜伏感染细胞可能有助于在 LRAs 治疗后促进潜伏感染的 CD4+ T 细胞的根除。

第 4 节　HIV-1 潜伏感染模型

HIV-1 潜伏感染研究的最主要的障碍是体内的潜伏感染细胞数目极少，有研究指出潜伏感染的静息 CD4+ T 细胞数目仅占到静息 CD4+ T 细胞的 1/10^6 [55, 132]。因此，建立 HIV-1 潜伏感染模型对于深入研究 HIV-1 潜伏的形成、激活机制及探索清除潜伏病毒库的策略至关重要。HIV-1 潜伏感染模型需要 HIV-1 前病毒整合到细胞基因组中，而感染细胞却处于静息状态，仅在有外界刺激时产生 HIV-1 [133]。HIV-1 潜伏感染模型主要分为体外细胞模型和体内动物模型，前者研究最多也最为成功。

1　HIV-1 潜伏感染细胞模型

根据模型建立方法的不同，HIV-1 潜伏感染细胞模型又可分为潜伏感染慢性细胞系和潜伏感染原代 CD4 细胞模型[134]。

1.1　潜伏感染慢性细胞系

U1 模型：U1 模型是以单核细胞系 U937 为母细胞系，通过慢性感染 HIV 所建立的 HIV 潜伏细胞模型。其潜伏感染由 Tat 蛋白的活性降低引起，外源性 Tat 可诱导 U1 的 HIV-1 表达[135]。另外，粒细胞/巨噬细胞集落刺激因子和 PMA 也可诱导细胞中的 HIV-1 表达[136, 137]。

ACH2 模型：ACH2 模型建立在 A3.01 T 细胞系慢性感染的基础上，其潜伏感染是 HIV-1 长末端序列（LTR）上的 TAR 突变影响 Tat 的转录功能所致[138]。肿瘤坏死因子 α（TNF-α）、LPS 刺激的巨噬细胞的培养上清液以及 PMA

都可以激活 ACH2 模型中潜伏感染的 HIV-1[139]。

J-Lat 模型：J-Lat 模型是以 Jurkat T 细胞系为基础构建的潜伏模型，而且为方便分选，在 HIV-1 基因组中插入绿色荧光蛋白（GFP）基因[140]。有研究表明[141]，该模型的 HIV-1 潜伏建立机制可能是因为其整合位点位于或接近异染色质区而使基因表达受到限制。而另一个以 Jurkat T 细胞系为基础的 JΔK 模型则是由于 HIV-1 LTR 上的 NF-κB 位点缺失而建立的潜伏[142]。

CRME-5 模型：CRME-5 模型是以小胶质细胞为基础，通过使之感染带有 tat、rev、env 等 HIV 转录复制相关基因以及用于活性筛选的 gfp 基因的 HIV-1 而建立的[143]。

这些细胞模型因为在基因水平上的潜伏状态，在筛选激活剂方面发挥非常重要的作用[144]。但是，这些细胞模型因不具有完整的潜伏 HIV 基因，而且并非处于静息状态，所以并不能完全模拟生理条件下真实的 HIV 潜伏情形。

1.2 潜伏感染原代 CD4 细胞模型

直接用静息 CD4 细胞构建的潜伏感染模型：最早有研究者利用静息 CD4 细胞建立 HIV-1 潜伏模型，但其中潜伏感染的细胞仅占到 3%~4.5%[40, 145]。但该模型建立时使用的是野生型病毒，因此能更真实地反映病毒的潜伏感染。后来有研究通过用 CCR7 配体（CCL19 或 CCL21）刺激静息 CD4 细胞对此进行一定的改进，提高 HIV-1 的整合效率[48]。

活化 CD4 细胞构建的潜伏感染模型：因为直接用静息 CD4 细胞构建潜伏感染模型产生的潜伏感染细胞不仅数量少而且生命周期很短，所以有研究者开始使用活化的 CD4 细胞构建潜伏感染模型[146]。Sahu 等通过将抗 CD3 抗体激活的 CD4 细胞与贴壁的脑瘤滋养层细胞 H80 共培养，使潜伏感染细胞的数量得到极大提高（1000~10 000 倍），同时 T 细胞处于静息状态而且寿命延长（可达数月）[147]。后又有实验室通过将促生存基因 Bcl-2 导入抗 CD3/CD28 抗体活化的 CD4 细胞，而使其恢复至静息状态[148]，现该模型已应用于潜伏激活化合物的筛选，并通过高通量药物筛选获得一小分子药物 AV6 以及 HDAC 抑制剂[110, 149]。另有研究利用 IL-7 使通过带有抗原的树突状细胞（DCs）激活的 CD4 细胞恢复到静息状态，从而建立潜伏感染细胞模型[150]。

初始 CD4 细胞构建的潜伏感染模型：Bosque 等通过 MACS 微珠阴性分选分离得到初始 CD4+T 细胞，然后诱导分化为中心记忆细胞表型，最后利用缺乏 env 的重组 HIV-1 病毒感染，在 IL-2 条件下培养从而建立潜伏模型[151-152]。该模型可产生大量的潜伏感染细胞用于药物筛选。

总之，由于细胞类型、病毒株和建立潜伏的方法的差别，不同的实验室所构建的潜伏感染模型具有不同的特点，因此使用不同的模型进行综合研究可能会更加全面。

2　HIV-1 潜伏感染动物模型

2.1　非人灵长类动物模型

非人灵长类动物模型主要包括恒河猴和豚尾猴的猴免疫缺陷病毒（SIV）感染模型。Shen 等对 SIV 感染的豚尾猴给以 2 种逆转录酶抑制剂治疗，结果发现病毒载量降低而其淋巴结中可重新出现可复制的病毒[153]。而后，Dinoso 等则利用种类和数量更多的抗逆转录病毒药物建立相应的动物模型，其潜伏感染的细胞在外周血、淋巴结和脾脏中出现的概率相当且治疗后潜伏感染细胞大量减少[154]。因为非人灵长类动物模型在感染和潜伏上更接近人类，所以更有利于临床研究，但因其价格昂贵且耗时长而限制了其广泛应用。

2.2　人源化小鼠模型

2011 年，Garcia 等报道了一种人源化小鼠模型，相当于在小鼠体内建立一套人的免疫系统（骨髓、肝脏、胸腺）[155]。经实验证实，这种人源化小鼠能通过与人一样的途径（直肠、口腔、阴道和静脉等）感染 HIV，而且其病毒血症在 HAART 治疗后能得到控制而停药后又会复发。目前认为这种人源化小鼠模型非常有希望作为 HIV 潜伏和清除的模型得到广泛应用[156, 157]。

第 5 节　总　结

HIV-1 不能被彻底清除，是由于 HIV-1 的潜伏感染细胞（静息记忆性 CD4+T 细胞）所构成的潜伏储库（reservoir）的存在。处于潜伏状态的病毒多以原病毒 cDNA 的形式整合至宿主基因组中，难以受到病毒的致细胞病变效应，也不易受到高效抗逆转录病毒治疗药物的作用。如何激活潜伏感染的细胞储存库并联合高效抗逆转录病毒治疗药物进行杀灭是根治艾滋病的极具挑战性的关键问题。

因为潜伏感染的记忆性 CD4+T 细胞在活化后似乎对免疫介导和病毒介导的细胞灭杀有一定的抵抗力，所以开发和确定清除病毒库的新战略十分重要。目前的 LRAs 可能在激活整个 HIV 库方面不是很有效，发展新型的 LRAs 以及组合使用可能会在逆转潜伏和诱导病毒表达细胞死亡时更有效。除 LRAs 外，使用过继性 T 细胞疗法和具有广谱中和抗体的被动免疫疗法可弥补免疫系统的低效率以更好地清除 HIV 储库。

HIV 潜伏感染的机制复杂多样，HIV 潜伏病毒的根除是一项艰巨的任务。目前，虽然 HDAC 抑制剂在细胞水平上表现出良好的效果，但其在临床上并未取得预期的效果。仍有许多科学问题要继续探讨，例如确定不同的 HDAC 亚型在 HIV 潜伏病毒储库形成中的作用机制、在激活潜伏细胞的同时不增加未感染细胞被感染的敏感性、建立有效的 HIV 潜伏感染细胞与动物模型、用于各种药物或激活剂的筛选和检测等均是亟待解决的问题。随着对病毒持续感染的分子机制的深入研究,更加安全和有效的 HIV 潜伏激活剂不断被开发,用于临床前研究的模型系统特别是动物模型系统不断被构建,相信在不远的将来,这一医学难题将会取得重大突破。

(王学顺　康东伟　左晓芳　展　鹏　刘新泳)

参考文献

[1] RUELAS D,GREENE W.An Integrated Overview of HIV-1 Latency [J].Cell,2013,3(3):519-529

[2] 张萱萱 .BET 抑制剂 Apabetalone 激活并清除 HIV-1 病毒潜伏储存库的作用及机制研究[D].南方医科大学,2018

[3] 曾晓云,潘晓彦,林健,et al. 白藜芦醇对潜伏 HIV 的激活效应及其机制研究[C].全国抗炎免疫药理学术会议 .2016

[4] Deeks S G.HIV:Shock and kill [J].Nature,2012,7408(7408):439-440

[5] HO Y C,SHAN L,HOSMANE N,et al.Replication-Competent Noninduced Proviruses in the Latent Reservoir Increase Barrier to HIV-1 Cure [J].Cell,2013,3(3):540-551

[6] 王海鹏,陈承聪,王芳香,等 .HIV 潜伏感染激活剂的研究进展[J]. 病毒学报,2017(02):170-179

[7] RASMUSSEN T A,LEWIN S R.Shocking HIV out of hiding:where are we with clinical trials of latency reversing agents ？ [J]. Current Opinion in Hiv & Aids,2016,11(4):394-401

[8] SILICIANO R F,GREENE W C.HIV latency [J].Cold Spring Harbor Perspectives in Medicine,2011,1(1):a007096

[9] EISELE E,SILICIANO R.Redefining the Viral Reservoirs that Prevent HIV-1 Eradication [J].Immunity,2012,3(3):377-388

[10] CHUN T W,FINZI D,MARGOLICK J,et al.In vivo fate of HIV-1-infected T cells:quantitative analysis of the transition to stable latency [J].Nature Medicine,1995,12(12):1284-1290

[11] FINZI D,HERMANKOVA M,PIERSON T,et al.Identification of a reservoir for HIV-1 in patients on highly active antiretroviral therapy [J].Science,1997,5341(5341):1295-1300

[12] CHUN T W,ENGEL D,BERREY M M,et al.Early establishment of a pool of latently infected,resting CD4(+)T cells during primary HIV-1 infection [J].Proceedings of the National Academy of Sciences of the United States of America,1998,15(15):8869-8873

[13] SCHRÖDER A R W,SHINN P,CHEN H,et al.HIV-1 Integration in the Human Genome Favors Active Genes and Local Hotspots [J].Cell,2002,4(4):521-529

[14] LENARDO M,CHAN K M,HORNUNG F,et al.Mature T Lymphocyte Apoptosis—Immune Regulation in a Dynamic and Unpredictable Antigenic Environment [J].Annual Review of Immunology,1999,17(1):221-253

[15] NAGATA S.Fas Ligand-Induced Apoptosis [J].Annual Review of Genetics,1999,1(1):29-55

[16] LANZAVECCHIA A,SALLUSTO F.Progressive differentiation and selection of the fittest in the immune response [J].Nature Reviews Immunology,2002,2(2):982-987

[17] KALIA V,SARKAR S,GOURLEY T S,et al.Differentiation of memory B and T cells [J].Current Opinion in Immunology,2006,3(3):255-264

[18] VATAKIS D N,NIXON C C,Zack J A.Quiescent T cells and HIV:an unresolved relationship[J].Immunologic Research,2010(48):110-121

[19] DONAHUE D A,WAINBERG M A.Cellular and molecular mechanisms involved in the establishment of HIV-1 latency [J].Retrovirology,2013,1(1):1-11

[20] CHOMONT N,EL-FAR M,ANCUTA P,et al.HIV reservoir size and persistence are driven by T cell survival and homeostatic proliferation [J].Nature Medicine,2009,8(8):893-900

[21] VON S S,ODEVALL L,LEE E,et al.Longitudinal Genetic Characterization Reveals That Cell Proliferation Maintains a Persistent HIV Type 1 DNA Pool During Effective HIV Therapy [J].Journal of Infectious Diseases,2015,4(4):596-607

[22] MALDARELLI F,WU X,SU L,et al.HIV latency.Specific HIV integration sites are linked to clonal expansion and persistence of infected cells [J].Science,2014,6193(6193):179-183

[23] HU G,CHEN J.A Genome-wide Regulatory Network Identifies Key Transcription Factors for Memory CD8[+] T Cell Development [J].Nature Communications,2013,4(4):2830

[24] KUWAHARA M,SUZUKI J,TOFUKUJI S,et al.The Menin-Bach2 axis is critical for regulating CD4 T-cell senescence and cytokine homeostasis [J].Nature Communications,2014,5

[25] VERDIN E,JR P P,VAN L C.Chromatin disruption in the promoter of human immunodeficiency virus type 1 during transcriptional activation [J].Embo Journal,1993,8(8):3249-3259

[26] VAN L C,EMILIANI S,OTT M,et al.Transcriptional activation and chromatin remodeling of the HIV-1 promoter in response to histone acetylation [J].Embo Journal,1996,5(5):1112-1120

[27] DING D,QU X,LI L,et al.Involvement of histone methyltransferase GLP in HIV-1 latency through catalysis of H3K9 dimethylation [J].Virology,2013,2(2):182-189

［28］BOUCHAT S,GATOT J S,KABEYA K,et al.Histone methyltransferase inhibitors induce HIV-1 recovery in resting CD4(+)T cells from HIV-1-infected HAART-treated patients［J］.Aids,2012,12(12):1473-1482

［29］TYAGI M,PEARSON R J,KARN J.Establishment of HIV Latency in Primary CD4$^+$ Cells Is due to Epigenetic Transcriptional Silencing and P-TEFb Restriction［J］.Journal of Virology,2010,13(13):6425-6437

［30］DP B,C D,SU K,et al.DNA CpG methylation inhibits binding of NF-kappa B proteins to the HIV-1 long terminal repeat cognate DNA motifs［J］.New Biologist,1991,10(10):969-976

［31］VERMA M.Epigenetic regulation of HIV,AIDS,and AIDS-related malignancies［J］.Methods in Molecular Biology,2015,1238(1238):381-403

［32］BLAZKOVA J,MURRAY D,JUSTEMENT J S,et al.Paucity of HIV DNA Methylation in Latently Infected,Resting CD4$^+$ T Cells from Infected Individuals Receiving Antiretroviral Therapy［J］.Journal of Virology,2012,9(9):5390-5392

［33］PERKINS N D,EDWARDS N L,DUCKETT C S,et al.A cooperative interaction between NF-kappa B and Sp1 is required for HIV-1 enhancer activation［J］.Embo Journal,1993,9(9):3551-3558

［34］KINOSHITA S,CHEN B K,KANESHIMA H,et al.Host control of HIV-1 parasitism in T cells by the nuclear factor of activated T cells［J］.Cell,1998,5(5):595-604

［35］WILLIAMS S A,CHEN L F,KWON H,et al.NF-κB p50 promotes HIV latency through HDAC recruitment and repression of transcriptional initiation［J］.Embo Journal,2006,25(1):139-149

［36］YAMAGUCHI Y,SHIBATA H,HANDA H.Transcription elongation factors DSIF and NELF:Promoter-proximal pausing and beyond［J］.Biochimica Et Biophysica Acta,2012,1(1):98-104

［37］WEI P,GARBER M E,FANG S M,et al.A Novel CDK9-Associated C-Type Cyclin Interacts Directly with HIV-1 Tat and Mediates Its High-Affinity,Loop-Specific Binding to TAR RNA［J］.Cell,1998,4(4):451-462

［38］KIM Y K,BOURGEOIS C C,CHURCHER M J,et al.Phosphorylation of the RNA Polymerase II Carboxyl-Terminal Domain by CDK9 Is Directly Responsible for Human Immunodeficiency Virus Type 1 Tat-Activated Transcriptional Elongation［J］.Molecular & Cellular Biology,2002,13(13):4622-4637

［39］LASSEN K G,RAMYAR K X,BAILEY J R,et al.Nuclear Retention of Multiply Spliced HIV-1 RNA in Resting CD4$^+$ T Cells［J］.PLoS Pathogens,2006,7(7):e68

［40］SWIGGARD W J,BAYTOP C,YU J J,et al.Human Immunodeficiency Virus Type 1 Can Establish Latent Infection in Resting CD4$^+$ T Cells in the Absence of Activating Stimuli［J］.Journal of Virology,2005,22(22):14179-14188

［41］OUELLET D L,VIGNEAULT-EDWARDS J,LÉTOURNEAU K,et al.Regulation of host gene expression by HIV-1 TAR microRNAs［J］.Retrovirology,2013,1(1):1-15

［42］YUKL S,PILLAI S,LI P,et al.Latently-infected CD4$^+$ T cells are enriched for HIV-1 Tat variants with impaired transactivation activity［J］.Virology,2009,1(1):98-108

［43］GUHA D,AYYAVOO V.Innate immune evasion strategies by human immunodeficiency virus type 1［J］.ISRN Aids,2013,3(3):954806

［44］SVICHER V,CECCHERINI-SILBERSTEIN F,ANTINORI A,et al.Understanding HIV compartments and reservoirs［J］.Current Hiv/aids Reports,2014,2(2):186-194

［45］YUKL S A,GIANELLA S,SINCLAIR E,et al.Differences in HIV burden and immune activation within the gut of HIV-positive patients receiving suppressive antiretroviral therapy［J］.Journal of Infectious Diseases,2010,10(10):1553-1561

［46］SWINGLER S,BRICHACEK B,JACQUE J M,et al.HIV-1 Nef intersects the macrophage CD40L signalling pathway to promote resting-cell infection［J］.Nature,2003,6945(6945):213-219

［47］EVANS V A,SALEH S,HADDAD E K,et al.Myeloid dendritic cells induce HIV-1 latency in non-proliferating CD4$^+$ T cells［J］.Journal of the International Aids Society,2014,10(10):1

［48］MARINI A,HARPER J M,ROMERIO F.An in vitro system to model the establishment and reactivation of HIV-1 latency［J］.Journal of Immunology,2008,11(11):7713-7720

［49］SALEH S,SOLOMON A,WIGHTMAN F,et al.CCR7 ligands CCL19 and CCL21 increase permissiveness of resting memory CD4$^+$ T cells to HIV-1 infection:a novel model of HIV-1 latency［J］.Blood,2007,110(110):4161-4164

［50］SALEH S,WIGHTMAN F,RAMANAYAKE S,et al.Expression and reactivation of HIV in a chemokine induced model of HIV latency in primary resting CD4$^+$ T cells［J］.Retrovirology,2011,4(4):80

［51］蒋卫民,卢洪洲,潘孝彰.HIV 潜伏感染的细胞和分子机制［J］.中国艾滋病性病,2006,1(1):78-80

［52］彭秀明,吴南屏.人免疫缺陷病毒 1 型潜伏感染激活剂研究现状［J］.国际流行病学传染病学杂志,2015,42(3):198-201

［53］NORTH T W,HIGGINS J,DEERE J D,et al.Viral sanctuaries during highly active antiretroviral therapy in a nonhuman primate model for AIDS［J］.Journal of Virology,2010,6(6):2913-2922

［54］YUKL S A,SHERGILL A K,HO T,et al.The distribution of HIV DNA and RNA in cell subsets differs in gut and blood of

HIV-positive patients on ART: implications for viral persistence [J].Journal of Infectious Diseases, 2013, 8(8): 1212-1220

[55] FLETCHER C V, STASKUS K, WIETGREFE S W, et al.Persistent HIV-1 replication is associated with lower antiretroviral drug concentrations in lymphatic tissues [J].Proceedings of the National Academy of Sciences of the United States of America, 2014, 6(6): 2307-2312

[56] LORENZO-REDONDO R, FRYER H R, BEDFORD T, et al.Persistent HIV-1 replication maintains the tissue reservoir during therapy [J].Nature, 2016, 7588(7588): 51-56

[57] BUZON M J, MARTINGAYO E, PEREYRA F, et al.Long-term antiretroviral treatment initiated at primary HIV-1 infection affects the size, composition, and decay kinetics of the reservoir of HIV-1-infected CD4 T cells [J].Journal of Virology, 2014, 17(17): 10056-10065

[58] QU X, WANG P, DING D, et al.Zinc-finger-nucleases mediate specific and efficient excision of HIV-1 proviral DNA from infected and latently infected human T cells [J].Nucleic Acids Research, 2013, 16(16): 7771-7782

[59] EBINA H, KANEMURA Y, MISAWA N, et al.A High Excision Potential of TALENs for Integrated DNA of HIV-Based Lentiviral Vector [J].PLoS One, 2015, 10(3): e0120047

[60] EBINA H, MISAWA N, KANEMURA Y, et al.Harnessing the CRISPR/Cas9 system to disrupt latent HIV-1 provirus [J].Scientific Reports, 2013, 8(8): 2510

[61] DAN H B, DEEKS S G.Immunologic strategies for HIV-1 remission and eradication [J].Science, 2014, 6193(6193): 169-174

[62] KIMATA J T, RICE A P, JIN W.Challenges and strategies for the eradication of the HIV reservoir [J].Current Opinion in Immunology, 2016, 42: 65-70

[63] 吴润东, 刘光明, 庞伟.HIV 潜伏感染激活剂研究进展[J].中国药理学通报, 2014, 1(1): 1-6

[64] 刘叔文, 潘晓彦, 赵伟.HIV 治愈: 潜伏 HIV 的清除及其策略[J].遵义医学院学报, 2015, 2(2): 105-110

[65] BARTON K M, ARCHIN N M, KEEDY K S, et al.Selective HDAC Inhibition for the Disruption of Latent HIV-1 Infection [J].PLoS One, 2014, 8(8): 156-167

[66] 白帆, 康文, 汪春付, 等.组蛋白去乙酰化酶抑制剂激活 HIV 储存库的研究进展[J].中国艾滋病性病, 2015, 6(6): 539-542

[67] LEHRMAN G, HOGUE I B, PALMER S, et al.Depletion of latent HIV-1 infection in vivo: a proof-of-concept study [J].Lancet, 2005, 9485(9485): 549-555

[68] ROUTY J P, TREMBLAY C L, ANGEL J B, et al.Valproic acid in association with highly active antiretroviral therapy for reducing systemic HIV-1 reservoirs: results from a multicentre randomized clinical study [J].Hiv Medicine, 2012, 13(13): 291-296

[69] RICHON V M, EMILIANI S, VERDIN E, et al.A class of hybrid polar inducers of transformed cell differentiation inhibits histone deacetylases [J].Proceedings of the National Academy of Sciences, 1998, 6(6): 3003-3007

[70] ARCHIN N M, KEEDY K S, ESPESETH A, et al.Expression of latent human immunodeficiency type 1 is induced by novel and selective histone deacetylase inhibitors [J].Aids, 2009, 14(14): 1799-1806

[71] 李燕青, 周波, 邹尚荣.组蛋白去乙酰化酶抑制剂在艾滋病治愈中的研究进展[J].中国药房, 2016, 8(8): 1150-1152

[72] RASMUSSEN T A, SØGAARD O S, BRINKMANN C, et al.Comparison of HDAC inhibitors in clinical development [J].Human Vaccines & Immunotherapeutics, 2013, 5(5): 993-1001

[73] JAMALUDDIN M S, HU P W, DANELS Y J, et al.The Broad Spectrum Histone Deacetylase Inhibitors Vorinostat and Panobinostat Activate Latent HIV in CD4+ T cells in part through Phosphorylation of the T-Loop of the CDK9 Subunit of P-TEFb [J].Aids Research & Human Retroviruses, 2016, 32(2): 169

[74] FURLAN A, MONZANI V, REZNIKOV L L, et al.Pharmacokinetics, safety and inducible cytokine responses during a phase 1 trial of the oral histone deacetylase inhibitor ITF2357 (givinostat) [J].Molecular Medicine, 2011, 5-6(5-6): 353-362

[75] BULLEN C K, LAIRD G M, DURAND C M, et al.Novel ex vivo approaches distinguish effective and ineffective single agents for reversing HIV-1 latency in vivo [J].Nature Medicine, 2014, 4(4): 425-429

[76] BATTISTINI A, SGARBANTI M.HIV-1 latency: an update of molecular mechanisms and therapeutic strategies [J].Viruses, 2014, 4(4): 1715-1758

[77] YING H, ZHANG Y, ZHOU X, et al.Selective histonedeacetylase inhibitor M344 intervenes in HIV-1 latency through increasing histone acetylation and activation of NF-kappaB [J].PLoS One, 2012, 11(11): e48832

[78] QU X, YING H, WANG X, et al.Histone deacetylase inhibitor MC1293 induces latent HIV-1 reactivation by histone modification in vitro latency cell lines [J].Current Hiv Research, 2013, 1(1): 24-29

[79] WIGHTMAN F, LU H K, SOLOMON A E, et al.Entinostat is a histone deacetylase inhibitor selective for class 1 histone deacetylases and activates HIV production from latently infected primary T cells [J].Aids, 2013, 18(18): 2853-2862

[80] VICTORIANO A F B, IMAI K, TOGAMI H, et al.Novel histone deacetylase inhibitor NCH-51 activates latent HIV-1 gene expression [J].Febs Letters, 2011, 7(7): 1103-1111

[81] FURUMAI R, MATSUYAMA A, KOBASHI N, et al.FK228 (depsipeptide) as a natural prodrug that inhibits class I histone

deacetylases［J］.Cancer Research,2002,17(17):4916-4921

［82］ LAN J,YANG K,BYRD D,et al.Provirus activation plus CD59 blockage triggers antibody-dependent complement-mediated lysis of latently HIV-1-infected cells［J］.Journal of Immunology,2014,7(7):3577-3589

［83］ WEI D G,CHIANG V,FYNE E,et al.Histone deacetylase inhibitor romidepsin induces HIV expression in CD4 T cells from patients on suppressive antiretroviral therapy at concentrations achieved by clinical dosing［J］.PLoS Pathogens,2014,4(4): e1004071

［84］ LEHNERTZ B,NORTHROP J P,ANTIGNANO F,et al.Activating and inhibitory functions for the histone lysine methyltransferase G9a in T helper cell differentiation and function［J］.Journal of Experimental Medicine,2010,5(5):915-922

［85］ BERNHARD W,BARRETO K,SAUNDERS A,et al.The Suv39H1 methyltransferase inhibitor chaetocin causes induction of integrated HIV-1 without producing a T cell response［J］.Febs Letters,2011,22(22):3549-3554

［86］ FERNANDEZ G,ZEICHNER S L.Cell line-dependent variability in HIV activation employing DNMT inhibitors［J］.Virology Journal,2010,4(4):266

［87］ STEVEN E,KAUDER A B,ANNICA LINDQVIST,et al.Epigenetic Regulation of HIV-1 Latency by Cytosine Methylation［J］. PLoS Pathogens,2009,6(6):e1000495

［88］ HEZAREH M,MOUKIL M A,SZANTO I,et al.Mechanisms of HIV receptor and co-receptor down-regulation by prostratin: role of conventional and novel PKC isoforms［J］.Antiviral Chemistry & Chemotherapy,2004,4(4):207-222

［89］ JIANG G,MENDES E A,KAISER P,et al.Reactivation of HIV latency by a newly modified Ingenol derivative via protein kinase Cδ-NF-κB signaling［J］.Aids,2014,11(11):1555-1566

［90］ KIM C H,GOLLAPUDI S,KIM A,et al.Role of protein kinase C-beta isozyme in activation of latent human immunodeficiency virus type 1 in promonocytic U1 cells by phorbol-12-myristate acetate［J］.Aids Research & Human Retroviruses,1996,14(14): 1361-1366

［91］ WENDER P A,KEE J M,WARRINGTON J M.Practical Synthesis of Prostratin,DPP,and Their Analogs,Adjuvant Leads Against Latent HIV［J］.Science,2008,5876(5876):649-652

［92］ DAVIS R V,MCKERNAN L N,RHODES J,et al.In vivo effects of antiviral protein kinase C modulators on zebrafish development and survival［J］.ISRN Toxicology,2010:248280

［93］ BEANS E J,FOURNOGERAKIS D,GAUNTLETT C,et al.Highly potent,synthetically accessible prostratin analogs induce latent HIV expression in vitro and ex vivo［J］.Proceedings of the National Academy of Sciences of the United States of America,2013,29(29):11698-11703

［94］ KINTER A L,POLI G,MAURY W,et al.Direct and cytokine-mediated activation of protein kinase C induces human immunodeficiency virus expression in chronically infected promonocytic cells［J］.Journal of Virology,1990,9(9):4306-4312

［95］ SÁNCHEZDUFFHUES G,VO M Q,PÉREZ M,et al.Activation of latent HIV-1 expression by protein kinase C agonists.A novel therapeutic approach to eradicate HIV-1 reservoirs［J］.Current Drug Targets,2011,3(3):348-356

［96］ BEDOYA L M,MÁRQUEZ N,MARTÍNEZ N,et al.SJ23B,a jatrophane diterpene activates classical PKCs and displays strong activity against HIV in vitro［J］.Biochemical Pharmacology,2009,6(6):965-978

［97］ JOSÉ D P,BARTHOLOMEEUSEN K,CUNHA R D D,et al.Reactivation of latent HIV-1 by new semi-synthetic ingenol esters ［J］.Virology,2014,462-463C(462-463C):328-339

［98］ POVEDA E.Ingenol derivates promising for HIV eradication［J］.Aids Reviews,2014,16(16):246

［99］ JIANG G,MENDES E A,KAISER P,et al.Synergistic Reactivation of Latent HIV Expression by Ingenol-3-Angelate,PEP005; Targeted NF-κB Signaling in Combination with JQ1 Induced p-TEFb Activation［J］.PLoS Pathogens,2015,11(7):e1005066

［100］ OTT M,GEYER M,ZHOU Q.The Control of HIV Transcription:Keeping RNA Polymerase II on Track［J］.Cell Host & Microbe,2011,5(5):426-435

［101］ CONTRERAS X,BARBORIC M,LENASI T,et al.HMBA releases P-TEFb from HEXIM1 and 7SK snRNA via PI₃K/Akt and activates HIV transcription［J］.PLoS Pathogens,2007,10(10):1459-1469

［102］ CHOUDHARY S K,ARCHIN N M,MARGOLIS D M.Hexamethylbisacetamide and disruption of human immunodeficiency virus type 1 latency in CD4(+)T cells［J］.Journal of Infectious Diseases,2008,8(8):1162-1170

［103］ LI Z,GUO J,WU Y,et al.The BET bromodomain inhibitor JQ1 activates HIV latency through antagonizing Brd4 inhibition of Tat-transactivation［J］.Nucleic Acids Research,2013,1(1):277-287

［104］ JIAN Z,GAIHA G,JOHN S,et al.Reactivation of Latent HIV-1 by Inhibition of BRD4:Cell Reports［J］.Cell Reports, 2012,4(4):807-816

［105］ XING S,BULLEN C K,SHROFF N S,et al.Disulfiram reactivates latent HIV-1 in a Bcl-2-transduced primary CD4⁺ T cell model without inducing global T cell activation［J］.Journal of Virology,2011,12(12):6060-6064

［106］ DOYON G,ZERBATO J,MELLORS J W,et al.Disulfiram reactivates latent HIV-1 expression through depletion of the phosphatase and tensin homolog［J］.Aids,2012,2(2):F7–F11

［107］SPIVAK A M,ANDRADE A,EISELE E,et al.A pilot study assessing the safety and latency–reversing activity of disulfiram in HIV–1–infected adults on antiretroviral therapy［J］.Clinical Infectious Diseases An Official Publication of the Infectious Diseases Society of America,2014,6(6):883–890

［108］WANG X,WANG P,FU Z,et al.Designed transcription activator–like effector proteins efficiently induced the expression of latent HIV–1 in latently infected cells［J］.Aids Research & Human Retroviruses,2015,31(1):98–106

［109］YIN Y,ZHANG S,LUO H,et al.Interleukin 7 up–regulates CD95 protein on CD4$^+$ T cells by affecting mRNA alternative splicing: priming for a synergistic effect on HIV–1 reservoir maintenance［J］.Journal of Biological Chemistry,2015,1(1):35–45

［110］MICHEVAVITEVA S,KOBAYASHI Y,EDELSTEIN L C,et al.High–throughput screening uncovers a compound that activates latent HIV–1 and acts cooperatively with a histone deacetylase(HDAC)inhibitor［J］.Journal of Biological Chemistry,2011;24(24):21083–21091

［111］ZHU X,LIU S,WANG P,et al.Oxaliplatin antagonizes HIV–1 latency by activating NF–κB without causing global T cell activation［J］.Biochemical & Biophysical Research Communications,2014,1(1):202–207

［112］DOYON G,SOBOLEWSKI M D,HUBER K,et al.Discovery of a Small Molecule Agonist of Phosphatidylinositol 3–Kinase p110α That Reactivates Latent HIV–1［J］.PLoS One,2014,1(1):e84964

［113］ZENG H,LIU S,WANG P,et al.Dilazep synergistically reactivates latent HIV–1 in latently infected cells［J］.Molecular Biology Reports,2014,11(11):7697–7704

［114］LI P,KAISER P,LAMPIRIS H W,et al.Stimulating the RIG–I pathway to kill cells in the latent HIV reservoir following viral reactivation［J］.Nat Med,2016,7(7):807–811

［115］NOVIS C L,ARCHIN N M,BUZON M J,et al.Reactivation of latent HIV–1 in central memory CD4$^+$ T cells through TLR–1/2 stimulation［J］.Retrovirology,2013,1(1):729

［116］HORI T,BARNOR J,HUU T N,et al.Procyanidin trimer C1 derived from Theobroma cacao reactivates latent human immunodeficiency virus type 1 provirus［J］.Biochemical & Biophysical Research Communications,2015,2(2):288–293

［117］SILICIANO J D,SILICIANO R F.Recent developments in the search for a cure for HIV–1 infection:Targeting the latent reservoir for HIV–1［J］.Journal of Allergy & Clinical Immunology,2014,1(1):12–19

［118］DENG K,PERTEA M,RONGVAUX A,et al.Broad CTL response is required to clear latent HIV–1 due to dominance of escape mutations［J］.Nature,2015,7534(7534):381–385

［119］CONNICK E,FOLKVORD J M,LIND K T,et al.Compartmentalization of simian immunodeficiency virus replication within secondary lymphoid tissues of rhesus macaques is linked to disease stage and inversely related to localization of virus–specific CTL［J］.Journal of Immunology,2014,11(11):5613–5625

［120］FUKAZAWA Y,LUM R,OKOYE A A,et al.B cell follicle sanctuary permits persistent productive simian immunodeficiency virus infection in elite controllers［J］.Nature Medicine,2015,2(2):132–139

［121］JONES R B,O'CONNOR R,MUELLER S,et al.Histone Deacetylase Inhibitors Impair the Elimination of HIV–Infected Cells by Cytotoxic T–Lymphocytes［J］.PLoS Pathogens,2014,8(8):388–396

［122］LAM S,BOLLARD C.T–cell therapies for HIV［J］.Immunotherapy,2013,4(4):407–414

［123］LAM S,SUNG J,CRUZ C,et al.Broadly–specific Cytotoxic T Cells Targeting Multiple HIV Antigens Are Expanded From HIV$^+$ Patients:Implications for Immunotherapy［J］.Molecular Therapy the Journal of the American Society of Gene Therapy,2015,2(2):387–395

［124］SUNG J A,LAM S,GARRIDO C,et al.Expanded Cytotoxic T–cell Lymphocytes Target the Latent HIV Reservoir［J］.Journal of Infectious Diseases,2015,2(2):258–263

［125］MYLVAGANAM G H,SILVESTRI G,AMARA R R.HIV therapeutic vaccines:moving towards a functional cure［J］.Current Opinion in Immunology,2015,35:1–8

［126］DAN H B,WHITNEY J B,MOLDT B,et al.Therapeutic efficacy of potent neutralizing HIV–1–specific monoclonal antibodies in SHIV–infected rhesus monkeys［J］.Nature,2013,7475(7475):224–228

［127］SHINGAI M,NISHIMURA Y,KLEIN F,et al.Antibody Mediated Immunotherapy of Macaques Chronically Infected With SHIV Suppresses Viremia［J］.Nature,2013,7475(7475):277–280

［128］HESSELL A J,JAWORSKI J P,EPSON E,et al.Early short–term treatment with neutralizing human monoclonal antibodies halts SHIV infection in infant macaques［J］.Nature Medicine,2016,22(4):362–368

［129］BOLTON D L,PEGU A,WANG K,et al.HIV–1 monoclonal antibodies suppress acute SHIV viremia and limit seeding of cell–associated viral reservoirs［J］.Journal of Virology,2015,JVI.02454–15

［130］HEGEDUS A,WILLIAMSON M K,Huthoff H.HIV–1 pathogenicity and virion production are dependent on the metabolic phenotype of activated CD4$^+$ T cells［J］.Retrovirology,2014,1(1):1–18

［131］CUMMINS N W,SAINSKI A M,DAI H,et al.Prime,shock,and kill:Priming CD4 T cells from HIV patients with a BCL-2 antagonist before HIV reactivation reduces HIV reservoir size［J］.Journal of Virology,2016,90:4032-4048

［132］CHUN T W,CARRUTH L,FINZI D,et al.Quantification of latent tissue reservoirs and total body viral load in HIV-1 infection［J］.Nature,1997,6629(6629):183-188

［133］CAMERON P U,SALEH S,SALLMANN G,et al.Establishment of HIV-1 latency in resting CD4$^+$ T cells depends on chemokine-induced changes in the actin cytoskeleton［J］.Proceedings of the National Academy of Sciences of the United States of America,2010,39(39):16934-16939

［134］赖曼,焦艳梅,吴昊.HIV-1 潜伏感染与体外模型的建立[J].中国艾滋病性病,2015,8(8):743-745

［135］CANNON P,KIM S H,ULICH C,et al.Analysis of Tat function in human immunodeficiency virus type 1-infected low-level-expression cell lines U1 and ACH-2［J］.Journal of Virology,1994,3(3):1993-1997

［136］FOLKS T M,FAUCI A S.Cytokine-induced expression of HIV-1 in a chronically infected promonocyte cell line［J］.Science,1987,4828(4828):800-802

［137］FOLKS T M,JUSTEMENT J,KINTER A,et al.Characterization of a promonocyte clone chronically infected with HIV and inducible by 13-phorbol-12-mystrate acetate［J］.Journal of Immunology,1988,4(4):1117-1122

［138］EMILIANI S,VAN L C,FISCHLE W,et al.A point mutation in the HIV-1 Tat responsive element is associated with postintegration latency［J］.Proceedings of the National Academy of Sciences of the United States of America,1996,13(13):6377-6381

［139］PACE M J,AGOSTO L,GRAF E H,et al.HIV reservoirs and latency models［J］.Virology,2011,2(2):344-354

［140］李琳,仇超,李亮助,等.HIV-1 潜伏感染人 Jurkat T 细胞模型的建立[J].中国艾滋病性病,2011,4(4):387-390

［141］JORDAN A,BISGROVE D,VERDIN E.HIV reproducibly establishes a latent infection after acute infection of T cells in vitro［J］.Embo Journal,2003,8(8):1868-1877

［142］FOLKS T M,FAUCI A S.Tumor necrosis factor alpha induces expression of human immunodeficiency virus in a chronically infected T-cell clone［J］.Proceedings of the National Academy of Sciences of the United States of America,1989,7(7):2365-2368

［143］LINT C V,BOUCHAT S,MARCELLO A.HIV-1 transcription and latency:an update［J］.Retrovirology,2013,1(1):1-38

［144］HAKRE S,CHAVEZ L,SHIRAKAWA K,et al.HIV latency:experimental systems and molecular models［J］.Fems Microbiology Reviews,2012,3(3):706-716

［145］ANTONI B A,RABSON A B,KINTER A,et al.NF-κB-Dependent and-Independent Pathways of HIV Activation in a Chronically Infected T Cell Line［J］.Virology,1994,2(2):684-694

［146］杨福春,李川,王建华.HIV-1 潜伏感染及功能性治愈[J].中国艾滋病性病,2015,11(11):998-1002

［147］SAHU G K,LEE K,JI J,et al.A novel in vitro system to generate and study latently HIV-infected long-lived normal CD4$^+$ T-lymphocytes［J］.Virology,2006,2(2):127-137

［148］HC Y,S X,L S,et al.Small-molecule screening using a human primary cell model of HIV latency identifies compounds that reverse latency without cellular activation［J］.Journal of Clinical Investigation,2009,11(11):3473-3486

［149］SHAN L,XING S,YANG H C,et al.Unique characteristics of histone deacetylase inhibitors in reactivation of latent HIV-1 in Bcl-2-transduced primary resting CD4$^+$ T cells［J］.Journal of Antimicrobial Chemotherapy,2014,1(1):28-33

［150］VANDERGEETEN C,FROMENTIN R,CHOMONT N.The role of cytokines in the establishment,persistence and eradication of the HIV reservoir.Cytokine & Growth Factor Reviews［J］,2012,4-5(4-5):143-149

［151］ALBERTO BOSQUE V P.Induction of HIV-1 latency and reactivation in primary memory CD4$^+$ T cells[J].Blood,2008,1(1):58-65

［152］M M,I G,K N,et al.Memory and flexibility of cytokine gene expression as separable properties of human T(H)1 and T(H)2 lymphocytes［J］.Nature Immunology,2003,1(1):78-86

［153］SHEN A,ZINK M C,MANKOWSKI J L,et al.Resting CD4$^+$ T Lymphocytes but Not Thymocytes Provide a Latent Viral Reservoir in a Simian Immunodeficiency Virus-Macaca nemestrina Model of Human Immunodeficiency Virus Type 1-Infected Patients on Highly Active Antiretroviral Therapy［J］.Journal of Virology,2003,8(8):4938-4949

［154］DINOSO J B,RABI S A,BLANKSON J N,et al.A simian immunodeficiency virus-infected macaque model to study viral reservoirs that persist during highly active antiretroviral therapy［J］.Journal of Virology,2009,18(18):9247-9257

［155］DENTON P W,GARCÍA J V.Humanized mouse models of HIV infection［J］.Aids Reviews,2011,3(3):135-148

［156］HONEYCUTT J B,SHERIDAN P A,MATSUSHIMA G K,et al.Humanized mouse models for HIV-1 infection of the CNS[J].Journal of Neurovirology,2014,3(3):301-309

［157］CHOUDHARY S K,ARCHIN N M,CHEEMA M,et al.Latent HIV-1 infection of resting CD4$^+$ T cells in the humanized Rag2$^{-/-}$γc$^{-/-}$ mouse［J］.Journal of Virology,2012,1(1):114-120

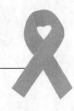

第15章

HIV/AIDS 疫苗的研究进展

第1节 概 述

疫苗是指通过灭活、人工减毒和基因工程等技术将病原微生物或其代谢产物制成的用于预防传染性疾病的免疫制剂。疫苗的发现在人类发展史上意义重大，自牛痘疫苗出现，严重威胁人类健康与生命的天花病毒被彻底消灭以来，人们更加坚信疫苗对防治传染性疾病的重要作用。因此，研制安全、经济、有效的艾滋病疫苗是控制 HIV 流行的长远之计。随着 HIV 的流行特征和病毒株的克隆、测序和装配等工作的完成，以及 HIV 病毒本身的生物学特性尤其是基因变异情况的阐明，为研发高效的 HIV 疫苗提供了可能，最终实现预防和治疗 AIDS 的愿望。

1 艾滋病疫苗的作用

艾滋病疫苗旨在充分调动人体免疫系统来对抗 HIV 病毒，它既可使健康人免受 HIV 感染，也可减缓病毒对 HIV 感染者机体的损害。当与抗 HIV 药物联合应用时，可在药物杀死感染者体内大量的病毒后，由疫苗清除其细胞内残留的病毒，如若成功，HIV 感染者将无须终身服药[1-2]。

2 艾滋病疫苗的必备条件

作为一个有效的艾滋病疫苗所应具备的条件是[3-4]：①能诱导机体 B 细胞产生中和抗体；②能诱导机体免疫系统的一定效应因子，包括细胞因子白细胞介素（如 IL-16、IL-2）、趋化因子（如 MIP-1α、MIP-1β、RANTES、SDF-1α、SDF-1β），从而抑制 HIV 复制；③具备人类白细胞抗原（HLA），即主要组织相容性复合体（MHC）Ⅰ型，以完成抗原处理、呈递到最后的细胞毒性 T 淋巴细胞（CTL）应答；④能产生持久的记忆性 T 和 B 细胞，以维持对 HIV 的长久免疫力；⑤安全、高效、稳定、毒副作用小，容易生产，费用低廉。

（程锡强 刘新泳）

第2节 HIV 感染的免疫应答

广义的免疫应答（immune response）包括机体天然存在的非特异性免疫应答和后天建立的特异性免疫应答。通常免疫应答是指淋巴细胞在受抗原刺激后进行活化、增殖及分化，产生特异性效应物质，表现出一系列生物学效应，最终清除抗原的过程，即特异性免疫应答。特异性免疫应答对于清除异己病原体、维持内环境的稳定具有重要意义。免疫应答依据其表现形式可分为阳性应答（正应答）和阴性应答（负应答）。依据发生机制，阳性应答可成为体液免疫应答和细胞免疫应答。体液免疫应答由 B 细胞介导，其通过产生对抗病毒的特异抗体以发挥作用；细胞免疫由 T 细胞介导，其通过特异性 CD8$^+$ 的细胞毒性 T 淋巴细胞（CTL）以清除已感染的细胞。HIV 感染人体的免疫应答对于艾滋病疫苗的研究有着重要意义，是人类重点研究的领域之一，但是经过多年的研究，宿主对 HIV 的体液免疫和细胞免疫应答的本质尚不完全清楚[4]。

1 HIV 感染的体液免疫应答

HIV 感染细胞后会刺激 B 淋巴细胞形成效应 B 细胞，

在此过程中部分 B 细胞会成为记忆性细胞，并产生中和抗体在体内长期存在。当 HIV 再次进入机体时，记忆性 B 淋巴细胞就会分化为产生抗体的浆细胞以提供对机体的长期保护作用[5]。除直接清除 HIV 外，中和抗体还可调动补体系统等炎症系统，当中和抗体无法直接中和 HIV 时，炎症系统可调动其他抗体以发挥作用。HIV 中和抗体能识别外膜蛋白 gp120 和 gp41[6]。实验表明，gp120 的 V3 环具有中和性及非中和性抗原决定簇，能诱导中和抗体的产生，是 gp120 的重要免疫优势中和结构域。针对 gp120 V3 环的抗体可抑制 gp120 的切割和形态变化，使 HIV 无法进入机体细胞，从而中和 HIV 的感染性。用 gp41 的氨基端抗原免疫动物，可产生抗同源和异源病毒株的抗体。然而，针对 HIV 外膜蛋白而激发的中和抗体的免疫应答功能非常有限，这可能是因为中和抗体只能中和实验室适应的株系，而且表现为毒株特异性，对于从哺乳动物中分离的原始株系则没有作用；此外，随着感染的进行，B 淋巴细胞的功能出现异常，B 细胞的增殖能力、体外对刺激剂的反应性降低，在体内对新抗原和回忆抗原的刺激反应能力低下，产生抗原特异性记忆性 B 细胞的能力降低[8]，因此 B 细胞在 HIV-1 感染中对各种抗原的体液免疫应答是有限的[2, 7]。研究发现，长期不发病的 HIV-1 感染者体内的中和抗体滴度很高，可广泛中和 HIV-1 实验株、原发株和自身感染病毒，长时间维持高水平；中和抗体还能降低血清中的病毒抗原量，但还不能清除体内的病毒。进展型感染者体内的中和抗体仅能中和一些长期体外传代的 HIV-1 实验株，不能中和 HIV-1 的原发株和自身感染病毒，这表明病毒发生变异后，中和抗体失去对自身感染病毒的中和作用。已有实验表明单克隆抗体单独或组合使用不仅能中和实验株，还能有效中和 HIV 原发株，表现出亚型间的交叉中和作用，为发展中和抗体机制的艾滋病疫苗提供合理的研究基础[9]。

2　HIV 感染的细胞免疫应答

机体主要通过 CD8[+] T 细胞的细胞毒性 T 淋巴细胞（CTL）所诱发的细胞免疫应答来抗 HIV 感染，它针对的 HIV 抗原包括 *gag*、*env*、*nef* 和 *pol* 基因编码的蛋白。CTL 通过 T 细胞受体（TCR）与受感染细胞膜上表达的、结合病毒抗原肽的主要组织相容性复合体（MHC）I 类分子相互作用，启动 TCR 结合的信号传递级联反应，使 CTL 中的蛋白酶、穿孔素和颗粒酶等释放，促使受 HIV 感染的靶细胞溶解。CTL 还可通过其表面的 Fas 配体（Fas ligand，FasL）与受感染细胞上的 Fas 结合，诱导靶细胞凋亡，同时灭活 HIV。此外，CD8[+] 的 CTL 还能分泌某些细胞因子，如 RANTES、MIP-1α、MIP-1β、IFN-γ 和 IL-16 来抑制 HIV 复制或释放趋化因子（比如 MIP-1α、MIP-1β 和 RANTES）来阻断病毒进入新的靶细胞[10-11]。在 HIV 感染的早期，HIV 特异性 CTL 就出现在周围循环血中，早于特异性中和抗体出现的时间，随着病毒复制，CTL 数量也迅速增加。细胞免疫应答越强，艾滋病的无症状期也越长。自 HIV 感染至发病的过程中，出现大量 HIV 突变株，CTL 反应只能抑制原发性感染 HIV 或早期的突变株，结果新突变的病毒逃避免疫。随着病情进展，CTL 最终耗竭[9-10, 12]。

CD4[+] T 淋巴细胞在免疫系统中作用关键，根据所产生的细胞因子类型分成 Th1 和 Th2 两大类。Th1 细胞通过介导与细胞毒及局部炎症相关的免疫应答，进而实现细胞免疫；Th2 细胞通过诱导 B 细胞增殖并生成抗体，进而实现体液免疫。Th1 免疫应答主要在健康的无症状感染者中，有利于维持细胞免疫功能，可保护机体免于发病；Th2 免疫应答则主要出现在艾滋病症状时期，对 Th1 免疫应答有抑制作用，能直接降低 CD8[+] T 细胞的抗病毒应答，可见 Th1 应答对宿主是有保护作用的。综上，CD8[+] T 细胞在细胞免疫应答中占主导地位，而 CD4[+] T 细胞辅助调节 CD8[+] T 细胞及 B 细胞以发挥作用。所以，有效的抗艾滋病疫苗应该能同时活化 HIV-1 特异性 CD4[+] 与 CD8[+] T 细胞[11]。非 T 细胞介导的抗 HIV 细胞免疫反应主要包括自然杀伤细胞（NK）对 HIV 感染细胞的直接杀伤作用。NK 细胞不依赖 MHC 以识别和杀死已感染的宿主细胞，细胞能否被其杀伤取决于 MHC I 类分子的表达水平。在 HIV 感染发展为艾滋病时，患者体内的 NK 细胞功能降低，杀伤感染 HIV 细胞的能力降低。NK 细胞可分泌 IFN-γ 以增强 CD8[+] 细胞活力，故 NK 细胞的功能对 CD8[+] 细胞的应答产生影响[10, 13-14]。

（程锡强　林永强　刘新泳）

第 3 节　艾滋病疫苗研究策略

世界卫生组织（WHO）主要研制 3 类艾滋病疫苗，包括预防性疫苗、治疗性疫苗和围生期疫苗。预防性疫苗主要用于 HIV 阴性者，目的是保护机体免受 HIV 感染，主要作用是在病毒侵入细胞前将 HIV 清除，是人类最需要的也是重点发展的疫苗；治疗性疫苗用于 HIV 感染者，目的是阻断或延缓 HIV 感染发展成艾滋病的速率，减少感染者体内的病毒载量和传染给他人的机会；围生期疫苗主要用于 HIV 阳性的妊娠期妇女，阻断母婴传播，并可延缓妊娠期妇女的艾滋病发病进程。

研究艾滋病疫苗的 2 个主要靶标是控制病毒侵入宿主细胞和抑制病毒在体内的复制。HIV 通过外膜糖蛋白 gp120 与靶细胞 CD4 受体的结合来感染细胞，由 B 细胞产生的中和抗体能够中和病毒，阻断病毒侵入细胞从而预防感染；T 细胞不能预防感染，但是能产生特异性的细胞毒性 T 淋巴细胞（CTL）反应来抑制病毒复制。根据这些潜在的目标，第一代候选疫苗是基于能诱导产生中和抗体的 HIV 外膜蛋白，尤其是利用 gp120 而设计的；第二代候选疫苗利用活载体（如金丝雀痘病毒、腺病毒等）或利用编码不同 HIV 基因的裸露 DNA 而生产的；第三代候选疫苗是基于 HIV 调控性的非结构蛋白（如 Tat、Nef 等）而设计的[14-15]。目前对于疫苗的研究策略分为预防性疫苗和治疗性疫苗。

1 预防性疫苗

1.1 灭活疫苗

灭活疫苗（inactivated vaccine）是指用化学或物理方法将具有感染性的完整的病原微生物杀死，使其失去传染性而保留抗原性，接种后可刺激宿主产生针对其抗原的免疫应答，进而预防该病原微生物的一类疫苗[3]。灭活疫苗是早期使用的主要疫苗，曾成功地用于流感、伤寒、脊髓灰质炎以及乙型脑炎等传染性疾病。

传统灭活 HIV 的方法是使用亚致死剂量的甲醛处理后，再用 62℃热灭活病毒，以达到既能灭活病毒又不散失或破坏病毒 Env 蛋白的抗原性的目的[16]；新的灭活方法是使用化学制剂 AT 与猴免疫缺陷病毒（SIV）或 SIV 和 HIV 的嵌合病毒（SHIV）产生氧化反应，进而去除 HIV Gag 及其内部的锌离子，或通过 N-乙烯亚胺的烷基化反应来达到灭活目的。这些方法破坏了 HIV 的感染性，而不影响其包膜糖蛋白刺突的结构与功能。近期，科学家发现可通过紫外线（UV）照射 HIV RNA 并通过补骨脂素作用而灭活 HIV，具有研究前景[1]。

然而，这类疫苗存在诸多缺陷：由于灭活的程度准确控制，灭活过度会导致蛋白变性，丧失其免疫原性；灭活不充分，则无法破坏其感染性，残存的 HIV 核酸可能会整合进入宿主细胞的染色体中。同时，研究发现当大量 SIV 入侵时，灭活的 SIV 疫苗无法使猕猴免于病毒感染，因此灭活病毒作为 HIV 疫苗的研究意义不大[17]。

1.2 减毒活疫苗

减毒活疫苗（live-attenuated vaccine）由减毒的活病毒组成，即通过人工的方法将病原体的毒性降低到足以产生模拟自然发生的隐性感染，引发机体产生免疫应答而又不表现出临床病症的一类疫苗。减毒的活病毒与普通病毒结构相近，因而其接种方式与感染方式相同，并可经多次繁殖而实现自身表达，以诱导强有力的、持续的抗体和细胞免疫反应，已成功地用于口服脊髓灰质炎、麻疹和甲型肝炎等疫苗。

马传染性贫血病毒（EIAV）减毒活疫苗是我国自主研制成功的世界上第一个也是唯一的慢病毒疫苗，成功控制了该病在我国的流行。阐明 EIAV 弱毒疫苗的免疫保护机制和基因变异特点，同时为 HIV 减毒活疫苗疫苗的研制提供思路[18]。

HIV 减毒活疫苗可激发机体产生体液免疫、细胞免疫和黏膜免疫。研究发现用去除了 nef 及 vpr 基因的减毒活疫苗去接种感染 SIV 的猕猴，在第 1 次 SIV 血症后，不能从外周血样中检测到 SIV，但随后长时间的观察发现 SIV 血症复发，一些猕猴已产生了艾滋病等其他疾病。使 HIV 病毒基因进一步缺失或突变能降低减毒活疫苗的毒性，但是会同时降低疫苗的保护效能[19-20]。同时由于 HIV 基因具有高的突变率，且可能整合入宿主细胞 DNA 中持续终身复制，这种减毒活疫苗具有潜在的恢复其致病性的能力。

1.3 亚单位疫苗

亚单位疫苗（subunit vaccine）不具有病原体的遗传物质，仅具备能诱导靶细胞产生抗体的病原体蛋白或抗原，它能消除减毒活疫苗的回复突变和灭活全疫苗的感染性复活，提高疫苗的纯度。HIV 亚单位疫苗一般由 1 种或 1 种以上的 HIV 蛋白的非感染性颗粒组成，HIV 外膜糖蛋白 gp120 为首选抗原。对 gp120 免疫可诱导抗体的分泌，以阻碍 HIV 与 CD4 受体结合，进而预防其感染。

研究表明，接种了由中国仓鼠卵巢（CHO）细胞所表达的 gp120 的猩猩可免受低剂量的 HIV 病毒株的感染。此疫苗的缺点是刺激产生的中和抗体谱较窄，仅能中和同株 HIV，抗 HIV-1 野生株的攻击力有限；在制备时需处理与分离大量已感染 HIV 的细胞，可能会暴露病毒；HIV 与宿主细胞 CD4 受体结合机制复杂，易于躲避分布在 HIV 特定范围内的抗体。并且亚单位疫苗仅实行在动物体内弱的体液免疫作用，对人体无效果。进入临床研究的亚单位疫苗 VAX003 与 VAX004 以 HIV gp120 为抗原，然而因其对人体无体液免疫作用而终止[21]。病毒样颗粒（virus like particle，VLP）在结构与抗原均优于亚单位疫苗，目前其已成功替代亚单位疫苗[17]。此外，HIV-1 Tat 蛋白比外膜蛋白更保守，是病毒生命周期中重要的调节蛋白，能够促进病毒 mRNA 的转录和翻译。张华群[22]依基于野生 HIV-1 Tat 分子的结构与功能，构建和表达出多种突变的 HIV-1 Tat 蛋白，诱导出高质量的中和抗体，并分析了其免疫原性，为研发新型高效的 HIV 亚单位疫苗奠定了坚实基础。

1.4 HIV 病毒样颗粒

HIV 病毒样颗粒（virus like particle，VLP）是用不完整的 HIV 基因感染细胞后产生的病毒蛋白自身组装成的颗粒样结构，是一种不含病毒核酸的假病毒颗粒。假病毒颗粒是一种与病毒颗粒十分相似的人造结构，它可将嵌在其上的 Env 蛋白呈示给免疫系统，而且不含可能传播 HIV 的基因。实验证实 HIV 病毒样颗粒在动物身上有很强的免疫原性及安全性，也无任何传染，因此受到研究者们的重视。中国疾病预防控制中心的实验人员在对中国 HIV 流行株进行大规模的分子流行病学调查的基础上，克隆和表达 HIV-1 B、C 和 E 三种亚型病毒株，获得基于 gag 基因的病毒样颗粒。在对病毒样颗粒进行初步的提纯后，利用小鼠为模型进行动物免疫实验，发现病毒样颗粒能激发免疫系统快速产生中和抗体，即能诱导很强的体液免疫反应，通过细胞因子等指标的检测还发现病毒样颗粒能诱导产生一定程度的细胞免疫反应，加速清除感染病毒的细胞[22-23]。也有实验发现表达外膜蛋白 gp120 分子的病毒样颗粒也能诱导中和抗体和细胞免疫的产生。

研究表明，在小鼠与豚鼠体内，HIV-1 Env 的 VLP 无法诱导细胞产生广谱的抗体，即使 VLP 中包含 gv41 序列，并且加入大肠埃希氏菌佐剂也无法诱生出抗体。然而，其免疫原性可经 DNA 疫苗初免而显著加强[25]。研究发现，VLP 通过天然膜加入经修饰的 HIV-1 Env 中，并以细菌鞭毛蛋白为佐剂，可为研发 HIV-1 VLP 疫苗提供全新的途径[1]。

1.5　活载体疫苗

活载体疫苗（live vector-based vaccine）指将编码病毒蛋白的核酸整合进入其他病毒或细胞的基因中，并使该基因在靶细胞中表达，进而诱导细胞对基因产物产生免疫应答[3]。活病毒载体主要有卡介苗病毒、痘病毒、杆状病毒及腺病毒等，目前痘病毒疫苗的热门。

HIV 活载体疫苗是指将 HIV 抗原核酸整合进入不致病的病毒载体中，并通过感染，在靶细胞中进行表达。目前较为理想的病毒载体有腺病毒、痘病毒、杆状病毒及金丝雀痘病毒等。其中痘病毒疫苗无致病性，可诱生细胞免疫和体液免疫，该疫苗易于制备与储存。金丝雀痘病毒由于在靶细胞中没有完整的生命周期，无法装配成病毒颗粒，具有较高的安全性，并能催化合成蛋白质，诱导免疫应答。腺病毒可产生黏膜免疫，能防止 HIV 感染，但诱导的抗体水平低[26]。我国研究者以天坛株痘苗病毒为活病毒载体，将 HIV-1 gag 和 hIL-2 基因在该重组病毒中成功表达[19-20]。结果表明，该重组痘病毒疫苗能使小鼠的 CD4+ 和 CD8+ T 细胞数量增多，并能诱导小鼠产生特异性的抗 HIV 抗体以及 CTL 反应。目前研究的腺病毒伴随病毒载体（adeno associatedvirus，AAV）因无致癌性且可高表达外源基因而备受关注。刘红梅[27] 将 HIV-1 B 亚型 gag 基因整合进入 AAV，研究 gag 基因的表达过程及其在动物体内的免疫应答，为 AAV 载体的应用提供了指导。

1.6　合成肽疫苗

合成肽疫苗（peptide based vaccine）是近年来研究的一种新型疫苗，是指将病原体抗原决定簇中的反应表位的氨基酸序列分析清楚后，通过人工合成多肽并连接在蛋白大分子上。近期研究发现，多肽疫苗与天然 HIV 结构相差很大，仅含有 1 个蛋白甚至 1 个肽链片段，其诱导体液免疫与细胞免疫的效果很差，分泌的抗体往往不能中和感染者体内的病毒，基本不能诱导细胞免疫[28]。

1.7　DNA 疫苗

DNA 疫苗可将 HIV 的部分基因整合入质粒 DNA 上，并通过适宜的方式诱导细胞产生病毒蛋白，进而诱导免疫系统去识别与攻击病毒。HIV env、gag-pol-env、nef、rev 及 tat 等通常被作为靶标来诱导机体产生 CTL 应答。但

HIV 病毒基因具有高度的变异性，容易逃避免疫，因此须采用 HIV 病毒基因组结构中保守性较高的序列，如 vif 基因；CTL 抗原结合表位若具有体内抗原组分，诱导的免疫应答就会与机体正常细胞产生交叉反应，引起 HIV 免疫逃脱[24]。因此必须选取 HIV 中高度保守、病毒存活或感染必需的，且在体内无相似抗原组分的病毒 DNA。

HIV DNA 疫苗具有很多优点：①具有安全性和有效性，可高效表达抗原蛋白，且提供有效的基因片段，诱导高质量免疫应答；②免疫原性好，可诱发体液免疫与较强的 CTL 应答[29]；③能够制备成多价疫苗，进而应用于各种 HIV 病毒株；④具备相同的理化特性，为联合免疫治疗的可行性提供了依据；⑤研发周期短，制备成本较低[28]。HIV 核酸疫苗由于具有以上优点，因此已经成为艾滋病疫苗研究的热点，也是核酸疫苗研究中发展最快的领域。然而 DNA 疫苗在人体内免疫效力较低，诱导产生的免疫细胞和体液应答弱，因此必须应用新的策略提高其在体内的免疫效力。这些策略包括采用新型疫苗递送方式或采用初免-加强免疫程序[1]。一些细胞因子（如 IFN-γ、IL-2、IL-12）、集落细胞刺激因子（CSF）、趋化因子等可以作为核酸疫苗的佐剂，它们能提高抗原特异性 CD4+ 和 CD8+ T 细胞的数量，增强保护性免疫力，延长 CD8+ 记忆性 T 细胞的寿命。用 IL-2、IL-12 等细胞因子的表达质粒与 HIV 核酸疫苗共同免疫动物，能增强特异性细胞免疫应答和抗原特异性抗体应答。研究发现，用 HIV-1 DNA 疫苗与 IL-2 的质粒复合物可通过鼻腔免疫小鼠，其通过催化 Th 细胞显著增强了 HIV-1 的细胞免疫反应[30]。2000 年，Boyer 等用 HIV-1 的 env/rev、gag/pol 核酸疫苗与表达人 IL-12 的质粒 DNA 共同免疫感染 HIV-1 的猩猩，结果表明 p24 与 p55 的抗原特性显著增强。重组粒细胞-巨噬细胞集落刺激因子（GM-CSF）与 HIV-1 外膜蛋白基因表达质粒共同使用可以改善外膜蛋白 DNA 的免疫原性，诱发较高滴度的具有广泛活性的抗体和细胞免疫。Kim 等曾发现表达的 GM-CSF 质粒可加强 SIV 的 gag/pol 基因疫苗所诱导的抗体应答，且促进 Th 增殖应答。IL-17 是近年来备受关注的一种细胞因子，刘强等研究发现 IL-17 作为分子佐剂不足以影响 Th 细胞分化，却可促进 CD8+ T 细胞表达 IFN-γ，特别是增强机体的 CTL 应答。这为加强 HIV-1 DNA 疫苗诱导的 CD8+ T 细胞效力提供了全新的思路[31]。与此同时，随着科技的发展，纳米技术应用于疫苗佐剂的研制中，纳米粒子能与各种抗原有效结合并能够通过表面修饰使免疫效果得到优化，我们坚信纳米佐剂在未来将作为 HIV 疫苗佐剂的首选[32]。

总之，DNA 疫苗目前在机体中免疫应答较弱，关于基因的选择、载体的选择、佐剂的选取和免疫策略的应用等还值得深入研究[17]。

1.8　联合疫苗

联合疫苗免疫指首先使用一种疫苗实行免疫治疗，随后用其他疫苗加强免疫，其具备多种疫苗的优点，前景广阔。

主要包括 DNA 疫苗初免 – 重组活疫苗加强免疫、重组活疫苗初免 – 重组活疫苗加强免疫、重组活疫苗初免 – 蛋白亚单位疫苗加强免疫、DNA 初免 – 蛋白亚单位疫苗加强免疫[33]。

2　治疗性疫苗

治疗性疫苗不同于预防性疫苗，其接种对象是持续性感染的人群，其接种频率一般不像预防性疫苗那样简单，主要依据个体情况调整治疗手段，提高机体对于病原体的免疫应答，最终达到治疗的目的[34]。治疗性疫苗主要激发机体自身的免疫系统，促使感染者的免疫系统恢复或接近至正常状态。机体最重要的免疫抗原呈递细胞（树突细胞）将抗原呈递给其他免疫细胞，进而引发机体产生免疫反应。目前树突细胞是已成为设计治疗性疫苗的首要选择。Cobb 等[35] 通过树突细胞诱导增生大量的 CD4+ T 与 CD8+ T 细胞，并产生 IL-13 和 IFN-γ 等细胞因子。Fayolle 等[36] 通过 CyaA 载体使 HIV Tat 作用于树突细胞，成功诱导机体产生大量的抗 Tat 抗体，并能持续产生近 10 周。

（程锡强　刘新泳）

第 4 节　艾滋病疫苗临床试验进展及所面临的挑战

疫苗在人体试验的阶段可分成 3 期，第 3 期的完成才意味着疫苗对机体具有真正意义上的保护作用，这个过程历经 8 年。第 1 期试验为安全性和耐受性试验，一般需 1 年半左右；第 2 期为免疫原性试验，其判断疫苗研发是否继续的关键节点，一般至少需要 2~3 年；第 3 期为疫苗的保护性评价，一般需要 4 年左右[2]。通常，新疫苗需达到 80% 的有效率才可批准上市，但艾滋病因巨大危害性，其疫苗有效率达到 30% 便可获准上市。当前有多达 40 多种 HIV 疫苗处于临床试验阶段[37]。

1　全球艾滋病疫苗研究现状

自从发现 HIV 开始，科学界已经为之奋斗了 30 多年，虽然艾滋病疫苗的研究取得重大进展，但目前仍未成为药物上市。第一代 HIV 疫苗，即 B 细胞疫苗借鉴了首批研制成功的基因 T 程乙肝疫苗，其主要诱生传统的中和抗体。美国 VaxGen 公司研发的第一代疫苗（gp120 疫苗）在美国与泰国分别进行了临床Ⅲ期试验，但均以失败而告终。第二代 HIV 疫苗则诱导具有细胞毒性的 T 淋巴细胞，其主要降低机体细胞的 HIV 病毒载量。然而 Merck 公司以腺病毒 Ad5 为载体所研发的第二代 T 淋巴细胞 HIV 疫苗在 2007 年同样以失败而告终，这给 HIV 疫苗的研发蒙上巨大的阴影[37]。由第一代疫苗（gp120 疫苗）和第二代 HIV 疫苗（重组禽痘疫苗）构成的组合型的 RV144 疫苗于 2003 年进入了临床Ⅲ期试验。该试验结果于 2009 年公布，其显示该疫苗预防 HIV 感染的保护率为 30%，尽管该疫苗的保护率低，无法获得 FDA 批准上市，用于预防也无价值，但这首次证明制备预防性 HIV 疫苗的目标并非遥不可及，而是可以实现的，人类看到了疫苗研究的新希望。这一结果促使 HIV 疫苗的研发重心重新转归至 B 细胞疫苗[38]。

另外，RV144 疫苗采用初免及增强免疫的策略，首先用 ALVAC HIV 疫苗（vCP1521，一种重组的金丝雀痘病毒载体）进行初免，再采用 AIDS VAXB/Egp120 疫苗进行加强免疫。结果显示，在免疫后的 42 个月，31.2% 的人群受到保护，提示联合免疫的有效性[39]。随后，美国国家过敏症和传染病研究所（NIAID）于 2009—2013 年期间进行 HVTN 505 艾滋病疫苗的人体试验，采用 DNA 疫苗联合重组腺病毒疫苗的策略，但该临床试验历经 4 年后被叫停，其主要原因是 HVTN 505 疫苗不能降低高危人群感染 HIV 的风险，虽然所诱导的中和抗体可准确识别病毒表面蛋白 gp41，却无法中和 HIV。因此，还需要进一步明确微生物影响 HIV 疫苗诱导机体产生抗体的作用机制[39]。

2010 年，美国国立卫生研究院（National Institutes of Health，NIH）疫苗研究中心（Vaccine Research Center，VRC）从 HIV 感染者体内成功提取出了活性强、中和抗体谱广的抗体 VRC01，并完成了其晶体结构的解析[40, 41]。

2011 年，加拿大西安大略大学的韩裔教授祁永康经过 10 年的研发，研制出一种名为 "SAV001" 的 HIV 全病毒灭活疫苗，其经基因工程技术改造而成，是第一种进入临床试验的预防型疫苗。该疫苗具有很好的免疫效应，Ⅰ期临床研究在美国取得良好进展，其下一步研究值得期待[42]。

2012 年，古巴专家宣布古巴研制的艾滋病疫苗已在老鼠身上实验成功，并将转入人体试验。该人体试验初期的受试者为抗体呈阳性的初期感染 HIV 患者，范围小，且经严密监控。

据文献报道[43]，截至 2017 年，全球正在研究的热点 HIV 疫苗有 34 个，其中Ⅰ期 23 个、Ⅰ/Ⅱ期 4 个、Ⅱ期 6 个、Ⅱb/Ⅲ期 1 个（表 15-1）。其中进入临床Ⅱ期试验的 RV305 疫苗是组合型的 RV144 疫苗的后续开展项目[44]。人源化单克隆抗体 CCR5 拮抗剂 PR0140 是新型高效的 HIV-1 侵入抑制剂，可紧密结合宿主细胞 CCR5 受体的特定区域，拮抗 HIV CCR5，进而抑制 HIV 侵入宿主细胞；且不会对宿主细胞的 CCR5 功能产生影响。因此，诱导单克隆抗体的形成给研发高效 HIV 疫苗带来了新思路。

目前新型疫苗的设计思路主要有研究与设计 HIV 包膜蛋白的三聚体结构、设计新型的包膜抗原（也就是在 HIV 的包膜蛋白上加上一个支架蛋白，从而可以保证 HIV 能够被免疫系统识别并产生抗体），这极大地促进了 HIV 疫苗的发展。

表 15-1 目前全球正在研究的热点 HIV 疫苗[43]

疫苗种类	临床阶段	开始时间	临床试验官网（Clinicaltrials.gov）标识
HVTN076	I	2009.8	NCT00955006
RV 305	II	2011.9	NCT01435135
HVTN 090	I	2011.9	NCT01438606
HVTN 087	I	2012.4	NCT01578889
HVTN 092	I	2013.2	NCT01783977
CRO2059	I	2013.8	NCT01922284
RV 306	II	2013.8	NCT01931358
RV 328	II	2013.9	NCT01933685
IAVI A003/CHOP HVDDT 001	I	2013.9	NCT01937455
14-I-0011	I	2013.9	NCT01989533
X001	I	2013.10	NCT01966900
VRI01	I / II	2014.1	NCT02038842
HIV-CORE 004/IAVI N004	I / II	2014.3	NCT02099994
HVTN 104	I	2014.6	NCT02165267
CR100965/HIV-V-A002/IPCAVD006	I	2014.8	NCT02218125
HVTN 106	I	2014.11	NCT02296541
CR104488/HIV-V-A003/IPCAVD008	I	2014.12	NCT02304185
CR106152/HIV-V-A004/IPCAVD009	I / II	2014.12	NCT02315703
rcAd001/IAVI R001	I	2015.2	NCT02366013
HVTN 100	I / II	2015.3	I / II
HVTN 098	I	2015.5	NCT02431767
MCA-0885	I	2015.7	NCT02511990
VRC 606	I	2015.9	NCT02599896
HVTN 703/HPTN 081	II	2015.10	NCT02568215
CUTHIVAC002	I	2015.10	NCT02589795
CR108068/VAC89220HPX1002	I	2016.2	NCT02685020
HVTN 704/HPTN 085	II	2016.3	NCT02716675
FLSC-001	I	2016.4	NCT02756208
HVTN 110	I	2016.5	NCT02771730
CR108152/VAC89220HPX2004	II	2016.6	NCT02788045
HVTN 116	I	2016.6	NCT02797171
YCO-0899	I	2016.7	NCT02824536
VRC 607	I	2016.7	NCT02840474
HVTN 702	II b/ III	2016.9	NCT02968849

同时，研究发现约有 1% 的 HIV 感染者的体内可分泌高效的广泛中和抗体（bnAbs），其既对抗自身携带的 HIV 病毒，也可对抗其他 HIV 病毒亚型。这为研发高效广谱 HIV 疫苗提供了新的途径。高效的 bnAbs 结合在不同 HIV 病毒株的相同表面结构上，该类表面结构由糖和蛋白组成，可被免疫系统成功识别，并受到抗体攻击。目前 bnAbs 已成为研发高效 HIV 疫苗的基石[45]。

2　我国艾滋病疫苗研究现状

我国于 20 世纪 90 年代初开展了 HIV 疫苗研究工作。中国疾病预防控制中心性病艾滋病预防控制中心病毒免疫室主任邵一鸣教授直接参与了中国最早的"新型艾滋病疫苗研究项目"，组建了中国第一支科研队伍。邵一鸣领导的科研团队将在中国发现的几种 HIV 病毒亚型克隆出来，完成了基因组完全测序，并开展了蛋白疫苗、核酸疫苗及病毒载体疫苗研究工作。

目前已有中国科学院及中国疾病预防控制中心性病艾滋病预防控制中心等多支科研团队参与 HIV 疫苗的研究工作。

我国艾滋病疫苗的研究基于我国流行的 HIV 病毒谱，并针对国民的免疫应答及遗传特征作出的适当的改进。

我国的 HIV 核酸疫苗通过纯化学合成，并增加了许多全新的设计理念；HIV 蛋白疫苗借鉴了同属慢病毒科的马传染病贫血病毒的疫苗研发经验；此外，我国研究者借鉴了消灭天花的牛痘疫苗研发了艾滋病病毒载体疫苗。我国 HIV 疫苗的研究尽管起步较晚，但在国家科研计划的支持和研究者的努力下已经取得可喜的成果，自行研制出艾滋病疫苗并已进入临床试验阶段，实现与国际同步[46]。

1993 年邵一鸣等研制的中国首支抗艾疫苗（DNA- 天坛痘苗复合型艾滋病疫苗）紧随美国之后诞生，并于 2007 年 12 月该疫苗进入 Ⅰ 期临床试验，其 Ⅰ 期临床试验很成功。2012 年该复合型艾滋病疫苗进入 Ⅱa 期临床试验阶段，2019 年中国疾控中心发消息称，DNA- 天坛痘苗复合型艾滋病疫苗（DNA-rTV）Ⅱ 期多中心临床试验即将全面启动，结果值得期待。

2004 年 11 月 25 日国家食品药品监督管理局正式批准由长春百克药业有限责任公司的研发的复合型 HIV 疫苗进入临床 Ⅰ 期试验。2005 年 3 月 12 日该疫苗正式进入 Ⅰ 期临床人体试验的第一阶段，这是我国首次开展的艾滋病疫苗临床研究，标志着我国艾滋病疫苗的研究与国际同步。该艾滋病疫苗由核酸疫苗及重组病毒载体疫苗组成，先接种核酸疫苗，然后再接种重组病毒载体疫苗，使机体产生对艾滋病的免疫力。该疫苗本身不会导致接种后感染。研究者给动物接种了该类疫苗，再用 HIV 进行攻击，并未发现其异常。2006 年 6 月 11 日，历时 15 个月的 Ⅰ 期临床研究顺利结束，并于 2007 年 10 月启动 Ⅱ 期临床试验，其结果值得期待[47]。2011 年该公司申报的"治疗型"HIV 疫苗研究项目收到了 CFDA 批准的药物临床试验批件，批准其进入临床 Ⅰ 期试验。2012 年中国科学院上海巴斯德研究所（IPS CAS）基于果蝇 S2 细胞研发出了一种新型 HIV-1 VLP 表达系统，具有诸多良好特性，为 AIDS 疫苗研制带来了新希望[48]。2013 年，清华大学张林琦教授报道了一种创新型艾滋病疫苗方法，即复制型痘苗病毒载体和黏膜途径初次免疫进行联合使用，为进行临床试验和艾滋病疫苗的优化发展方面奠定坚实的基础，并为研制新的抗反转录病毒药物获得了更好的护理和预防方案[49]。2018 年中国科学院广州生物医药与健康研究院等单位利用猕猴 /SIV 感染模型，探索了基于腺病毒载体的艾滋病疫苗与 PD-1 抗体联合应用的免疫策略，结果表明，在疫苗接种期间同时使用 PD-1 抗体可有效降低 T 细胞的功能性耗竭，并诱发出更有效、广谱和持久的杀伤性 CD8⁺T 细胞免疫应答，而且还可有效预防猴艾滋病毒 SIVmac239 的多次高剂量感染[50]。在国家的支持下，我国科学家形成 HIV 疫苗联盟，积极参与国际合作。我国自主研制的复制型病毒载体疫苗与国外研究的非复制型病毒载体疫苗在技术上有互补性，中国疾病预防中心与美国 NIH 疫苗研究中心积极展开合作，联合开 DNA/rTV 疫苗（中国）与 gp140 疫苗（美国）的 IIb/III 期临床试验，充分展现了中美应对人类重大健康问题的决心与责任[3]。

3　艾滋病疫苗研究面临的挑战

自美国巴斯德研究所（Institut Pasteur）于 1983 年首次分离得到 HIV 以来，便有人预言 HIV 疫苗将于 2 年之内成功问世，然而至 1987 年美国 NIAIDS 才开展了首次 HIV 疫苗的人体试验。目前已有多种抗 HIV 药物被批准上市，而 HIV 疫苗的研发工作却步履维艰。HIV 疫苗的研究进展依旧非常缓慢[51]，其原因主要有以下几个方面。

3.1　HIV 疫苗的免疫机制不明确

大多数疫苗通过诱生机体产生免疫应答，以进攻并清除病毒，进而达到抗感染的目的。然而，即使 HIV 感染者机体可产生特异性免疫应答，也无法彻底清除体内的病毒。HIV 的免疫应答取决于低病毒载量。低病毒载量不仅可以逃避免疫应答，还可整合进入宿主细胞的染色体中并长期潜伏在人体的神经系统中，使得其无法被完全清除。此外，目前尚无能够从艾滋病中恢复或清除 HIV 的健康人，这给 HIV 免疫参数的研究带来了困难[52-53]。

3.2　HIV 的高度变异性

HIV 具有高度遗传变异性、更新速度快，虽然目前难以确认其高度变异性是否与 HIV 的特异性免疫应答有关，但这已成为疫苗研发过程中不可忽略的一个因素[54]。并且由于抗 HIV 药物的长期应用，HIV 朝向更为复杂的耐药株方向发展，这可能使其更容易躲避已有的免疫系统的攻击[55-56]。此外，HIV 病毒表面的糖蛋白 gp120 易突变，使其诱生的中和抗体难以结合在合适的位点，同时 gp120 V3 环的构象也易发生变化，进而躲避抗体的攻击，故单一的 gp120 疫苗往往效果不佳。综上所述，HIV 的高度变异性给研发高效 HIV 疫苗带来了挑战。

3.3　缺乏良好的动物模型

良好的动物模型可预测疫苗对人体的影响，对于疫苗的研发至关重要。然而目前尚无好的 HIV 感染的动物模型用于其疫苗研究，这给 HIV 疫苗的研发造成了困难。目前 HIV 疫苗的安全性评价基本都是以猴免疫缺陷病毒（simian immunodeficiency virus，SIV）或（simian/human immunodeficiency virus，SHIV）感染的印度恒河猴为模型。该动物模型要求给印度恒河猴接种大剂量的 HIV 病毒，然而其相对于一般人体感染的 HIV 病毒量仍要低得多，故其难以给疫苗的人体临床试验提供好的参考。此外，由于政治、宗教等原因，目前印度恒河猴已被印度政府禁止出口，这也阻碍了 HIV 疫苗的研发。

3.4　无法激发免疫记忆

目前，大多数在研的 HIV 疫苗无法诱导人体产生持久性的免疫应答记忆。HIV 可在人体内潜伏，缓慢地复制与积累，一旦对抗 HIV 病毒的特异性 CTL 和抗体消失，其将在体内再次大暴发[15]。

3.5　HIV 感染机体的特点

首先，HIV 病毒通过黏膜侵入人体，故必须要求黏膜部位有充足的免疫应答。其次，HIV 可进入中枢神经系统，而受血脑屏障的阻隔，HIV 的特异性中和抗体则无法进入中枢神经，所以免疫应答的范围有限。此外，HIV 将基因整合进入宿主细胞染色体后，在宿主细胞表面不表达或只表达极少的病毒抗原成分，故往往能躲避 HIV 特异性抗体的攻击。最后，HIV 可在多核巨细胞的繁殖过程中完成细胞之间扩散，无须直接接触血液，故抗体虽能清除血液中游离的 HIV 病毒，但无法阻止 HIV 细胞 - 细胞间的扩散过程[57-58]。

3.6　抗原呈递细胞的功能改变

普通疫苗进入机体后，其抗原成分被抗原呈递细胞识别，进而诱生机体的免疫应答，然而 HIV 感染机体的免疫细胞，使机体免疫细胞功能丧失或直接死亡。研究发现，当 HIV 入侵人体后，体内抗原呈递细胞 DC 功能受到影响，无法有效地呈递抗原，进而不能启动人体的免疫反应，这可能是至今 HIV 疫苗未能研制成功的一个重要原因[17]。

3.7　其他原因

HIV 疫苗的人体临床试验需要大量且符合条件的受试者，并且受到人权、道德等因素的影响，HIV 疫苗的人体临床试验的开展变得更加困难。此外，疫苗的研发需要充足的资金，迫于 HIV 疫苗研发的艰巨性和不确定性，大多数公司不愿承担投资风险。

（程锡强　林永强　刘新泳）

■ 参考文献 ■

［1］王剑霓 . 人类免疫缺陷病毒疫苗研究进展（待续）［J］. 国际生物制品学杂志，2013（2）：70-73

［2］黄相刚，徐建青，邵一鸣 . 艾滋病疫苗临床试验研究进展［J］. 中国医刊，2006，41（6）：48-49

［3］邵一鸣 . 艾滋病疫苗的科学挑战和应对策略［J］.2017，（17）：1815-1822

［4］唐琪，卢洪洲 . 艾滋病流行现状及防治策略探讨［J］. 复旦学报（医学版），2017，（6）：744-751

［5］周小云，刘颖，饶力群 .HIV/AIDS 疫苗研究概况［J］. 中国生物工程杂志，2004，24（7）：28-33

［6］MWAU M，MCMICHAEl A J.A review of vaccines for HIV prevention［J］.J Gene Med，2003（5）：3-10

［7］（美）利维 . 艾滋病病毒与艾滋病的发病机制［M］. 北京：科学出版社，2000

［8］徐向升，张政，王福生 .B 细胞免疫应答在 HIV-1 感染过程中的作用研究进展［J］. 细胞与分子免疫学杂志，2009，25（4）：377-378

［9］刘水青，徐斌 .HIV 感染的免疫发病机制和免疫重建［J］. 国外医学流行病学传染病学分册，2003，30（6）：323-326

［10］SIERRA S，KUPFER B，KAISER R.Basics of the virology of HIV-1 and its replication［J］.J Clin Virol，2005，34 ：233-244

［11］万延民，仇超，张晓燕，等 .HIV-1 感染的 T 细胞免疫应答与病毒免疫逃逸［J］. 病毒学报，2008，24（4）：326-333

［12］王勇刚，许冰 .HIV-1 疫苗与 HIV/AIDS［J］. 国外医学皮肤性病学分册，2003，29（1）：51-54

［13］徐加全，严延生 . 人类免疫缺陷病毒 HIV 与机体免疫应答研究的新进展［J］. 海峡预防医学杂志，1999，5（3）：80-83

［14］张兴权，范江 . 艾滋病毒感染与艾滋病［M］. 北京：人民卫生出版社，1999

［15］林鹏，何群，万卓越 . 艾滋病预防与控制［M］. 广州：广东科技出版社，2004

［16］李学仁，阮力 .HIV-1 中和抗体疫苗研究进展［J］. 中国生物工程杂志，2008，28（8）：110-117

［17］付春云，戴盛明 .HIV 疫苗研究进展及面临的困难［J］. 中华临床感染病杂志，2013，6（2）

［18］梁华，沈弢，孟庆来，等 . 马传染性贫血病毒减毒活疫苗免疫保护机制研究［C］. 第八届全国病毒学学术研讨会，2009

［19］曾文 . 艾滋病疫苗研制 - 机遇与挑战并存［J］. 国外医学预防诊断治疗用生物制品分册，2005，28（3）：101-103

［20］SRINIVASAN K N，BRUSIC V，AUGUST T J，et al.New Technologies for Vaccine Development［J］.Drug Development Research，2004（62）：383-392

［21］KORBER B.Building on the past to define an efficient path to an HIV vaccine［J］.Expert Review of Vaccines，2011，10（7）：

929-931

［22］张华群.人类免疫缺陷病毒1型 Tat 不同突变体重组蛋白的构建及其免疫原性和抗原性分析［D］.上海:第二军医大学,2011

［23］程德春,郭俊杰,钱丽丽.HIV 疫苗的研究进展［J］.齐齐哈尔医学院学报,2005,26(3):299-300

［24］GALLO R C.The end or the beginning of the drive to an HIV-preventive vaccine:a view from over 20 years［J］.Lancet,2005,366(9500):1894-1898

［25］BUONAGURO L,DEVITO C,TORNESELLO M L,et al.DNA-VLP prime-boost intra-nasal immunization induces cellular and humoral anti-HIV-1 systemic and mucosal immunity with cross-clade neutralizing activity［J］.Vaccine,2007,25(32):5968-5977

［26］GIRARD M P,OSMANOV S K,KIENY M P.A review of vaccine research and development:The human immunodeficiency virus(HIV)［J］.Vaccine,2006(24):4062-4081

［27］刘红梅.携带 HIV-1gag 基因的重组 AAV 载体免疫特性研究［D］.北京:中国疾病预防控制中心,2007

［28］孙健,李杰,吴南屏.HIV 疫苗国内外研究进展［J］.国际流行病学传染病学杂志,2009,36(3):183-187

［29］DONNELLY J J,ULMER J B,SHIVER J W,et al.DNA Vaccines［J］.Annual Review of Immunology,1997,15:617-648

［30］LECLERC C.New approaches in vaccine development［J］.Comp Immun Microbiol Infect Dis,2003,6:329-341

［31］刘强,靳津,邹强,等.IL-17 作为分子佐剂增强 HIVDNA 疫苗细胞免疫应答的研究［J］.中华微生物学和免疫学杂志,2010,30(3):256-262

［32］何海勇,贾虎,梁兴杰.纳米技术在疫苗佐剂研制中的应用［J］.东南大学学报(医学版),2011,30(1):146-150

［33］王剑霓.人类免疫缺陷病毒疫苗研究进展(续)［J］.国际生物制品学杂志,2013,36(3):128-130

［34］鲍琳琳,邓巍,秦川,等.艾滋病预防及治疗性疫苗的介绍［J］.中国比较医学杂志,2007,17(7):410-412

［35］COBB A,ROBERTS L K,PALUCKA A K,et al.Development of a HIV-1 lipopeptide antigen pulsed therapeutic dendritic cell vaccine［J］.Journal of Immunological Methods,2011,365(1-2):27-37

［36］LIU C.Induction of anti-Tat neutralizing antibodies by the CyaA vector targeting dendritic cells:influence of the insertion site and of the delivery of multicopies of the dominant Tat B-cell epitope［J］.Vaccine,2010,28(42):6930-6941

［37］杨臻峥.重新燃起的希望:艾滋病疫苗的研究现状［J］.药学进展,2012,36(1):46-48

［38］邵一鸣.全球人类免疫缺陷病毒疫苗研究的进展、挑战和我国的历史性机遇［J］.微生物与感染,2010,05(4):193-198

［39］许继伟,宋旋,梁伟姿,等.艾滋病疫苗的研究进展［J］.中国生物制品学杂志,2016,29(2):213-216

［40］ZHOU T,GEORGIEV I,WU X,et al.Structural Basis for Broad and Potent Neutralization of HIV-1 by Antibody VRC01［J］.Science,2010,329(5993):811-817

［41］WU X,YANG Z Y,LI Y,et al.Rational Design of Envelope Identifies Broadly Neutralizing Human Monoclonal Antibodies to HIV-1［J］.Science,2010,329(5993):856-861

［42］世界新闻网.HIV vaccine 加国艾滋疫苗获准在美进行人体试验［EB/OL］.［2011-12-21］.http://www.sinonet.org/news/c

［43］HSU D C,O'CONNELL R J.Progress in HIV vaccine development［J］.Hum Vaccin Immunother,2017,13(5):1018-1030

［44］张雪,胜利.艾滋病疫苗的研究进展［J］.西北民族大学学报(自然科学版),2015,36(4):74-78

［45］Nat Med:广泛中和抗体为 HIV 疫苗开发铺平道路［J/OL］.doi:10.1038/nm.4187

［46］秦雪梅.艾滋病疫苗专利分析［D］.广东药学院,2016:1-49

［47］袁作为,郑建.HIV 疫苗研究进展［J］.国际病毒学杂志,2010,17(3):65-68

［48］宋济范.艾滋病疫苗研发简讯［J］.生殖医学杂志,2012,21(4):416

［49］SUN C,CHEN Z,TANG X,et al.Mucosal priming with a replicating-vaccinia virus-based vaccine elicitsprotective immunity to simian immunodeficiency virus challenge in rhesus monkeys［J］.J Virol,2013,87(10):5669-5677

［50］PAN E,FENG F,LI P,et al.Immune Protection of SIV Challenge by PD-1 Blockade During Vaccination in Rhesus Monkeys［J］.Front Immunol,2018,9:2415

［51］朱雁飞,李怀慧.艾滋病疫苗研究现状［J］.医学综述,2010,16(16):2457-2459

［52］WALENSKY R P,A.DAVID P,SUE J G.et al.A therapeytic HIV vaccine:how good is good enough［J］.Vaccine,2004,22:4044-4053

［53］严有望,李少安.HIV 疫苗的研制及面临的科学挑战［J］.国外医学·预防·诊断·治疗用生物制品分册,2002,25(6):248-251

［54］SHARMA V A,KAN E,SUN Y,et al.Structural characteristics correlate with immune responses induced by HIV envelope glycoprotein vaccines［J］.Virology,2006(352):131-144

［55］HEMELAAR J.The origin and diversity of the HIV-1 pandemic［J］.Trends in Molecular Medicine,2012,18(3):182-92

［56］EBERLE J,GÜRTLER L.HIV Types,Groups,Subtypes and Recombinant Forms:Errors in Replication,Selection Pressure and

Quasispecies [J].Intervirology,2012,55(2):79-83

[57] BAROUCH D H,LETVIN N L.Viral evolution and challenges in the development of HIV vaccines [J].Vaccine,2002,20:66-68

[58] Klein M.Prospects and challenges for prophylactic and therapeutic HIV vaccines [J].Vaccine,2003,21:616-619

第16章

抗HIV活性先导化合物发现及优化的药物化学策略

第1节 抗HIV活性先导化合物的发现途径

新药开发是一项周期长、耗资大的系统工程,其过程主要包括药物发现与成药性评价2个阶段。作为这一过程的源头,先导化合物的发现与优化是整个研究的基础与主导。特别是先导化合物发现效率的低下是制约整个新药研发过程的瓶颈。发现具有潜在成药性的先导化合物,可以从源头上发现新药,从而克服现有药物的不足,并能大大促进新药研究的进程。因此,先导化合物的发现是药物化学的主要研究内容。目前,基于化合物库的高通量筛选(HTS)仍然是发现抗HIV活性先导物的主要途径。同时,各种新理论、新方法层出不穷,如基于片段的筛选、多样性导向合成与原位筛选和虚拟筛选等,大大加速了抗HIV先导化合物的发现进程[1]。

1 小分子化合物库的高通量筛选

组合化学与HTS的联合使快速发现和优化新型抗HIV活性先导化合物成为可能[2]。例如通过细胞水平和/或酶水平的高通量筛选,发现一些结构新颖的抗HIV-1先导化合物(图16-1),如HIV-1 NNRTIs二苯甲酮类1[3]、巯乙酰胺类2a和2b[4-5]、羟吲哚类3[6]、N-芳基吡咯烷酮类4[7]和噻唑烷苯磺酰胺类5a和5b[8];HIV-1侵入抑制剂6a和6b[9];HIV-1 Vif-APOBEC3G蛋白-蛋白相互作用抑制剂7[10]。它们对于发现新一代抗HIV-1候选药物具有重要价值。

虽然HTS已成功发现许多结构新颖的先导化合物并进一步修饰得到抗HIV药物,但是这种方法存在诸多缺点,如费时费力的结构修饰、极低的先导物发现概率以及存在假阳性结果等。因此,迫切需要发展更快、更有效的方法来缩短药物发现进程[11]。

2 天然产物

天然产物是抗HIV活性先导物的重要来源。在过去的20多年中,人们从天然产物中发现多种结构类型的具有HIV抑制活性的化合物,如生物碱类、多糖类、香豆素类、木脂素类、黄酮类、醌类和萜类等,可针对HIV生命周期

IC_{50} (WT RT Pol) = 5nmol/L
IC_{50} (K103N) = 15nmol/L

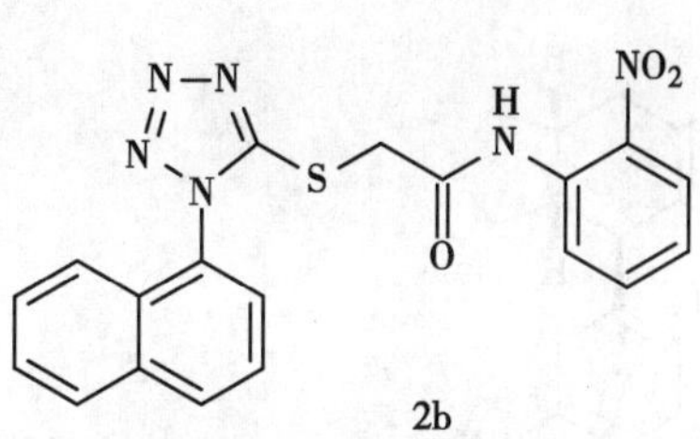

IC$_{50}$ (WT RT Pol) = 5nmol/L
IC$_{50}$ (K103N) = 20nmol/L
IC$_{50}$ (K103N/Y181C)= 849nmol/L

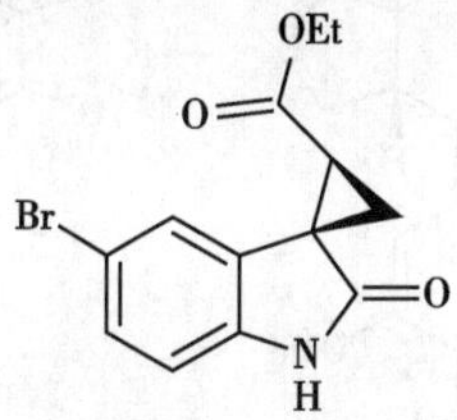

2b

3

EC$_{50}$ = 75 nmol/L

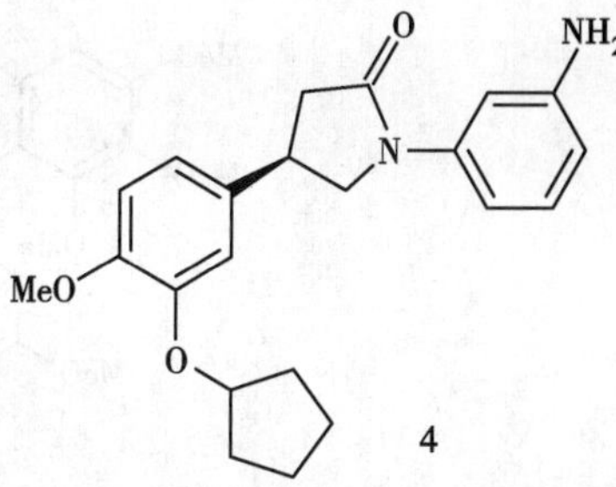

4

EC$_{50}$ = 125nmol/L

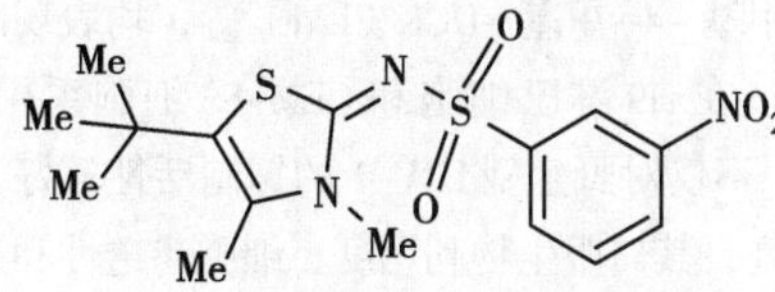

5a

EC$_{50}$ = 85nmol/L

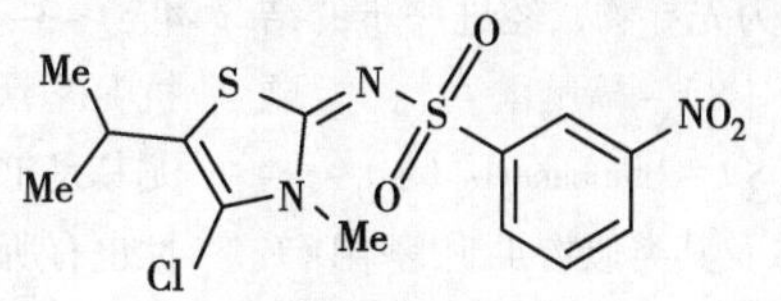

5b

EC$_{50}$ = 48nmol/L

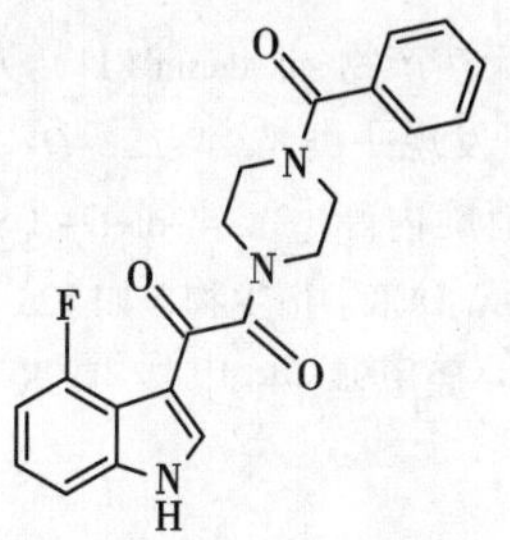

6a

EC$_{50}$ = 1.24nmol/L

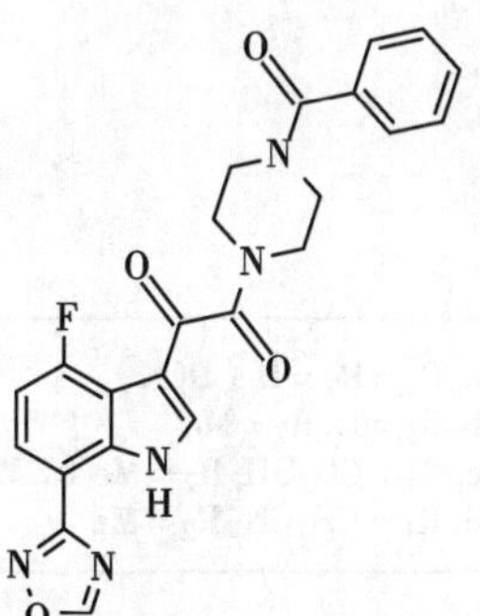

6b

EC$_{50}$ = 0.05nmol/L

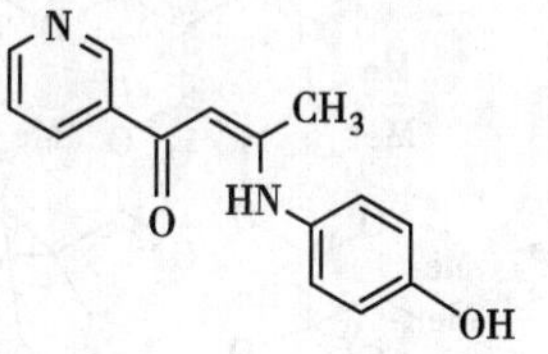

7

IC$_{50}$= 2.2 μmol/L (TR–FRET)

图 16-1　高通量筛选获得的代表性抗 HIV-1 先导物

的多个环节发挥作用。目前，天然产物的结构修饰（分子简化）是一条发现高效低毒的新型抗 HIV 先导化合物的便捷有效的途径。

20 世纪 90 年代，谢蓝等对单宁鞣花素荆芥素 8 进行结构简化修饰，发现一类六羟基联苯化合物 9a 和 9b，其具有较好的 HIV 抑制活性[12]。

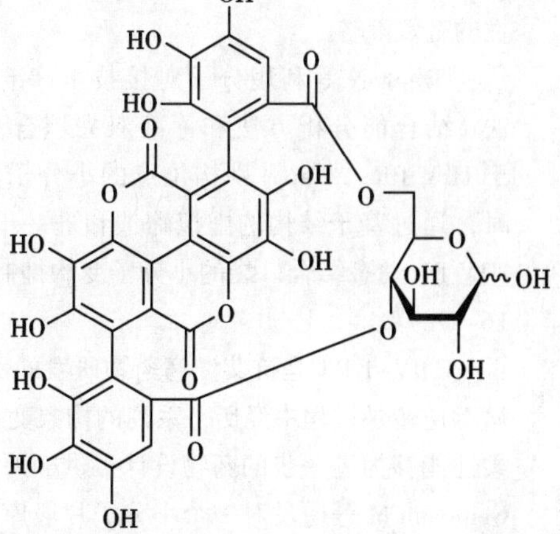

8, ellagitannin punicalin

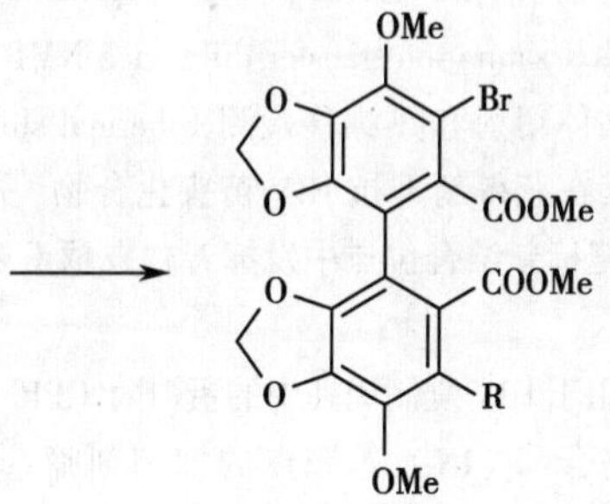

hexahydroxybiphenyl
9a: R = H, EC$_{50}$ = 0.52ug/ml, SI > 190
9b: R = Br, EC$_{50}$ = 0.23ug/ml, SI > 480

以木脂素来源的苯丙素二聚体化合物为起点，合成的四氢萘木脂素衍生物 10a 和 10b 表现出（亚）μmol/L 的抗 HIV 活性[13]。

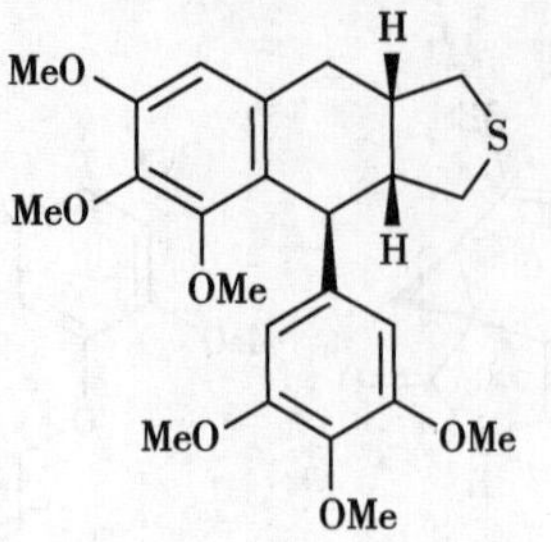

10a

EC₅₀ = 0.15μmol/L, SI = 161.6

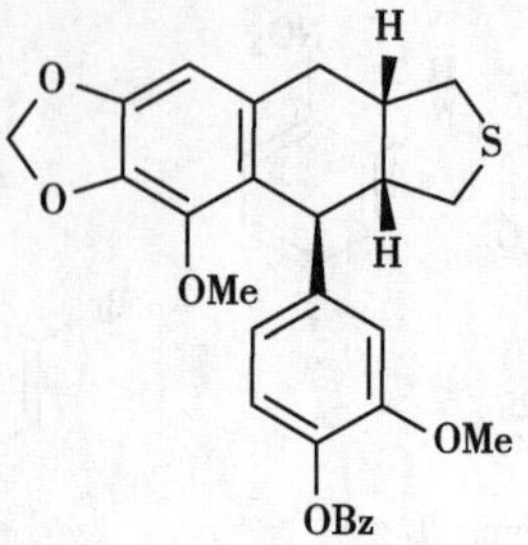

10b

EC₅₀ = 1.09μmol/L, SI > 769

以天然产物 suksdorfin（11）为先导物，经进一步的结构修饰，发现一类 3′, 4′- 二 -O-（S）- 樟脑酰 -（+）- 顺式凯尔消旋内酯 [3′, 4′-di-O-（S）-camphanoyl-（+）-cis-khellactone，DCK] 衍生物，如 12a 及其类似物 4- 甲基 -DCK（12b）、3- 羟甲基 -4- 甲基 -DCK（12c，HMDCK）和（3′R，

4′R）-3- 氰甲基 -4- 甲基 -DCK（12d）等，均表现出很好的抗 HIV 活性（在 H9 淋巴细胞和 CEM-SS 细胞系中）[14-17]。尤其是 12d，不仅对野生型 HIV-1 的抑制活性较好，抗耐药性也有所提高，其口服生物利用度、细胞渗透性和系统清除率等性质也较好，可进一步修饰改造。

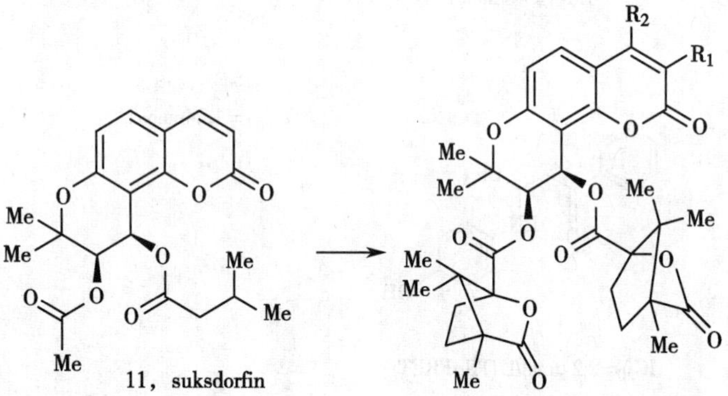

11，suksdorfin

12a, R₁ = R₂ = H（DCK）
12b, R₁ = H, R₂ = Me
12c, R₁ = CH₂OH, R₂ = Me（HMDCK）
12d, R₁ = CH₂CN, R₂ = Me

3 基于片段的筛选

不同于 HTS，基于片段的筛选（fragment-based screening，FBS）不仅可以筛选结构类型丰富的片段，而且所需筛选的分子较少。由于片段通常体积和分子量较小，它们与靶蛋白的结合力相对较弱，因此 FBS 需要依赖高灵敏度的生物物理学方法，以检测分子与靶蛋白的结合[18]。最新研究表明，FBS 通过结合高灵敏度的生物物理学方法如表面等离子体共振（surface plasmon resonance，SPR）、饱和转移差谱（saturation transfer difference NMR，STD-NMR）、X 射线晶体衍射和热漂移检测（thermal shift assays）等技术，使其在获得新型抗 HIV 苗头化合物 / 先导化合物和发现已有靶标新结合位点中发挥着越来越重要的作用[19-22]。

目前，FBS 已被用于 HIV 复制周期中的蛋白酶（PR）、逆转录酶（RT）和整合酶（IN）等靶点的抑制剂筛选，成功发现了一些结构新颖的分子片段。例如 6- 吲哚羧酸（13，1F1）被认为结合于 HIV PR "flap" 位点处，而 3-（3- 吲哚）- 丙酸（14，1F1-N）则是通过分子对接和成核结晶抑制实验发现的另一个可与 HIV PR 结合的小分子。通过 X 射线晶体衍射以及构象稳定化和直接结合位点的测量，揭示出这 2 个吲哚羧化物片段占据 PR 的同一个外部结

合位点[23]。2014 年，同一研究小组运用基于晶体培养的方法，从靶向 HIV PR 的溴化片段库中发现 2 个新的小分子苗头化合物 3- 溴 -2, 6- 二甲氧基苯甲酸（15，Br6）（占据 flap site）和 1- 溴 -2- 萘甲酸（16，Br27）（占据 exo site）。进一步研究表明，上述小分子片段结合于 "flap" 位点有利于 PR 形成封闭构象，即 "变构调节"[24]（图 16-2A）。PR 的变构调节是一种全新机制的克服 HIV 耐药性的有效策略。

Deng N 等利用分子对接技术，结合自由能计算方法（结合能分析方法和标准双去耦合法），筛选可结合于 HIV PR "flap" 别构位点的小分子片段[25]。与此同时，通过基于结构的虚拟筛选和进一步衍生化得到靶向 HIV PR 动态结合口袋的小分子变构抑制剂 17~19[26]（图 16-2A）。

HIV-1 RT 是抗艾滋病药物研发的优选靶点之一，在病毒逆转录过程中经历一系列的构象变化[27]。RT 构象的柔性能够为进一步的药物设计提供额外的变构结合位点。Geitmann M 等通过对一个小分子片段库（含有 1 040 个片段）进行筛选，发现化合物 20 对野生型和 3 个 RT 突变株（K103N、Y181C 和 L100I）均具有亚 μmol 水平的抑制活性[28]。

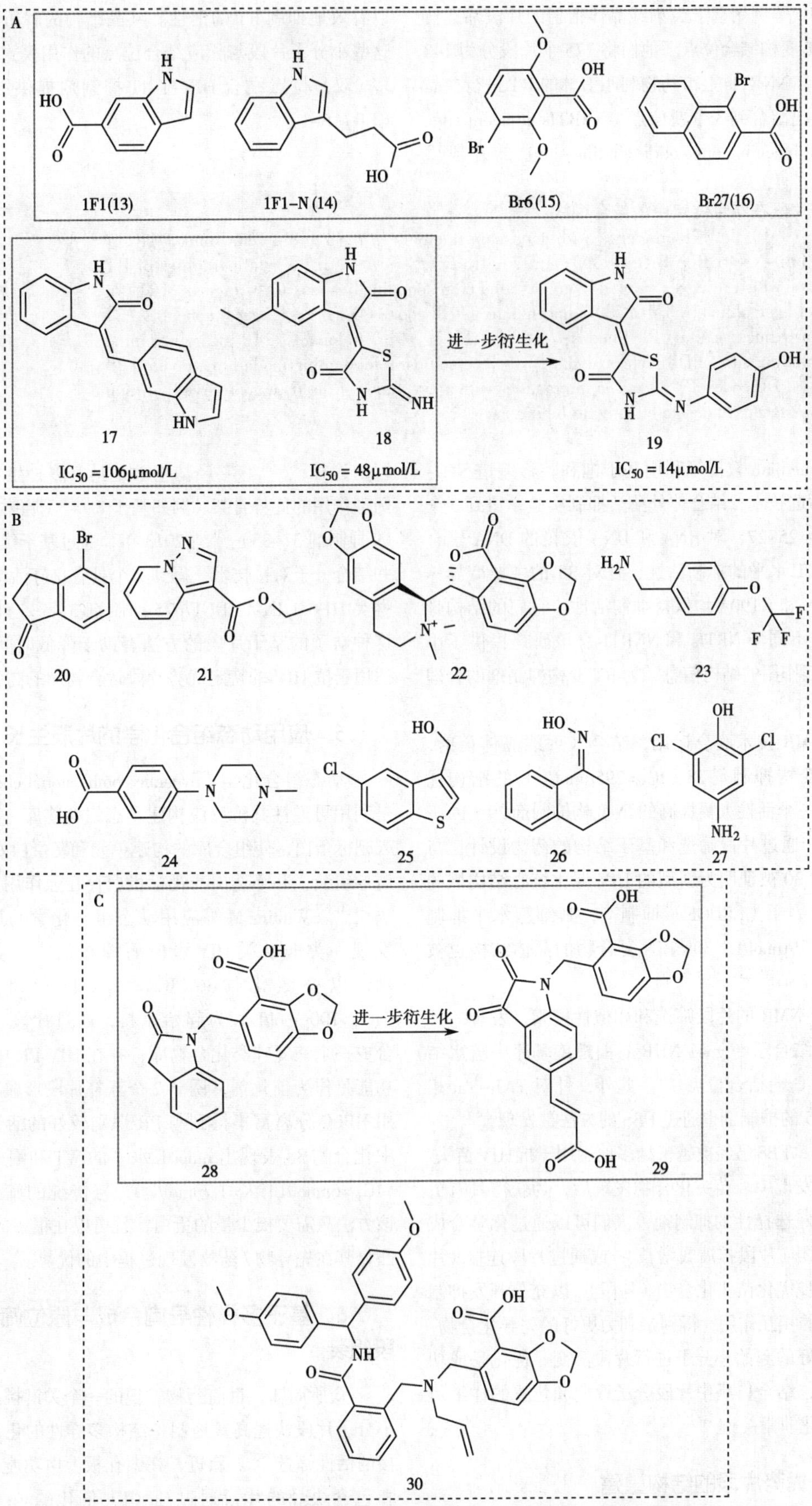

图 16-2　基于片段的筛选和抗 HIV-1 苗头 / 先导化合物的发现

A. 结合于 HIV PR 新结合位点的小分子 13~19；B. 通过 X 射线晶体衍射（20~24）或 STD-NMR 和酶活抑制实验（25~27）
发现 RT 抑制剂；C. LEDGF/p75 蛋白 – 蛋白相互作用抑制剂 29、30。

Bauman JD 等利用基于 X 射线晶体衍射的片段筛选技术发现新的 RT 变构结合位点。他们将 775 个片段分为 143 组，并与已结合 NNRTIs 上市药物利匹韦林的 RT 进行共晶培养。最后发现结合到 3 个新位点（NNRTIs adjacent site、knuckles site 和 incoming nucleotide binding site）的片段可以有效地抑制 RT 的活性。共晶结构的解析清晰地揭示了这些小分子片段与相应结合位点的作用模式，为设计新型多（双）位点结合 HIV-1 RT 抑制剂提供结构依据[29-30]（ER-16-1）。

> **小分子片段在结合位点中的结合模式**
> ［（a）~（d）HIV PR binders（with accession numbers in the Protein Data Bank，1F1：4EJ8；1F1-N：4EJK；Br6：4K4Q；Br27：4K4R）；（e）~（h）crystallographies of RT complexed with TMC278（colored in green）and corresponding ligands：（e）fragment（21）at NNRTI（exemplified by TMC278）adjacent site（PDB code：4KFB）；（f，g）fragments（22，23）near Knuckles site（PDB codes：4IG3，4IFY）；（h）fragment（24）at the incoming dNTP binding site（PDB code：4ICL）；（i）crystallographicbinding mode of compound 30 with IN（PDB code：3ZSO）.The interactions with main chains of the IN was observed，which are advantageous in design of antiviral inhibitors ］

Gilda Tachedjian 教授等利用基于饱和转移差谱 STD-NMR 的片段筛选技术，结合体外酶活抑制实验，得到 3 个小分子化合物 25~27，对 RNA 和 DNA 依赖的 DNA 聚合酶显示出 μmol/L 水平的抑制活性，且对 RT 的主要变异株 Y181C、K103N 和 G190A 均保持抑制活性。它们的结构骨架和作用机制不同于 NRTIs 和 NNRTIs。该研究提供了小分子与 RT 相互作用的结构信息，为 RT 变构抑制剂的合理设计指明了方向[31]。

SPR 和 NMR 技术联合运用，结合 X 射线晶体衍射，用于指导 IN 变构抑制剂 28（IC50=295μmol/L）的结构优化，最终得到一个活性大幅提高的 IN 变构抑制剂 29（IC50=5μmol/L）[32]。通过片段筛选和基于结构的药物设计，与 17 结构类似的 30 被证明为新型的 HIV 催化核心结构域的上皮衍生生长因子（LEDGF）抑制剂，其细胞水平抑制 HIV 的活性为 29μmol/L。30 与 IN 复合物的晶体结构也被解析（PDB：3ZSO）[33]。

通过基于 NMR 的片段筛选和相似性搜索，发现一类小分子片段可结合于与 gp41 NHR 卷曲螺旋基序中疏水结合口袋相邻的 C 端结合位点[34]。此外，针对 TAR-Tat 相互作用和 CCR5 的抑制剂也通过 FBS 的方法被发现[35]。

综上所述，FBS 已经被越来越多地运用于抗 HIV 苗头 / 先导化合物的发现中。苗头化合物发现后，为获得具有更高亲和力和更好选择性的抑制剂，人们可以通过化学合成手段引入官能团（片段扩展或增长），或通过片段连接（片段融合）进一步优化苗头化合物（片段），以充分开发抑制剂与结合口袋的相互作用，得到亲和力更好的先导化合物。显然，选择最好的起始小分子进行片段演变、优化是成功的关键。此外，结合口袋中片段分子取向和位置的详细信息对于结构优化非常关键[11]。

4　基于优势片段的结构重建

近年来，"优势结构"再定位（即通过优势片段进行解构 - 重构）被认为是一个用于寻找先导化合物的切实可行的途径[36-37]。8- 羟基喹啉是具有多种生物活性和潜在药理作用的优势骨架（例如基于 8- 羟基喹啉骨架的 HIV-1 IN 抑制剂 31~33）[38]。2013 年，通过基于优势片段的重构并结合分子对接技术，得到 2 个具有良好活性的 8- 羟基喹啉类 HIV-1 IN-LEDGF/p75 抑制剂 34、35（图 16-3）[39]。这种新颖的基于片段的方法有助于降低时间和人力成本，适用于抗 HIV 的特定优势片段化合物库的高效构建。

5　应用动态组合化学的片段生长（连接）

动态组合化学（dynamic combinatorial chemistry，DCC）是利用可逆性共价反应构建动态组合物库，同时在库中加入靶标蛋白，使组合库的构建单元和靶蛋白发生识别作用，诱导组装，并筛选出与靶标蛋白存在强作用力的产物的方法[40-41]。Whiting M 等应用动态组合化学的片段生长策略发现一类非肽类 HIV 蛋白酶抑制剂[42]。如图 16-4A 所示，以叠氮化物 36（IC50=4.2μmol/L）和炔烃 37a~37e（IC50>100μmol/L）为起始原料，通过片段连接，设计并合成一个三氮唑类化合物库，并在 HIV PR 中孵育。PR 的功能是作为催化剂，诱导 2 个互补片段形成三氮唑环。利用 HPLC 分离富集得到与 PR 识别较好的活性化合物，其中化合物 38 表现出 nmol/L 水平的 WT 和耐药株抑制活性（IC50=6nmol/L，K_i=1.7nmol/L）。与传统的筛选方法相比，该方法只需要极少量的蛋白，且可以在很短的时间内完成，凸显其在先导物 / 药物发现过程中的优势。

6　基于多样性导向合成与原位筛选技术的片段组装

众所周知，目前药物发现的一个关键挑战是如何利用小分子片段快速高效地制备结构多样性的化合物并进行直接的活性筛选[43]。新近，在微孔板上由功能化的叠氮化物和包含炔烃的片段通过 Cu（I）催化的 Cu（I）-catalyzed Huisgen 1，3- 偶极炔烃 - 叠氮环加成反应（CuAAC）成功构建起 HIV-1 PR 抑制剂库。该反应的原子利用率为 100%，

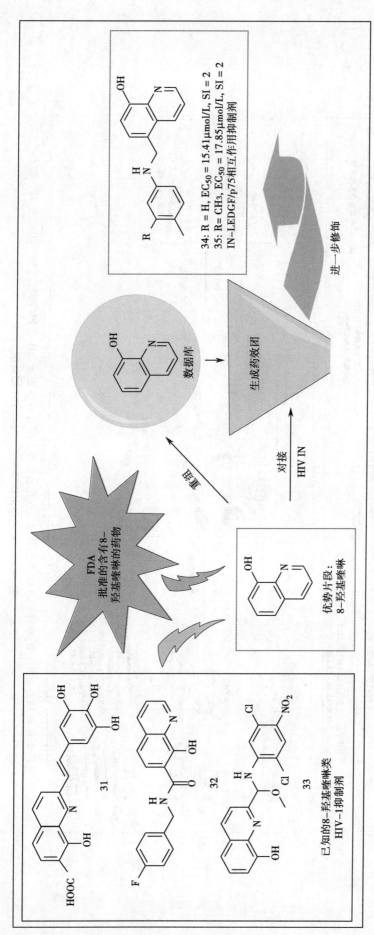

图 16-3　基于优势片段的结构重建策略发现 HIV-1 IN-LEDGF/p75 抑制剂 34、35

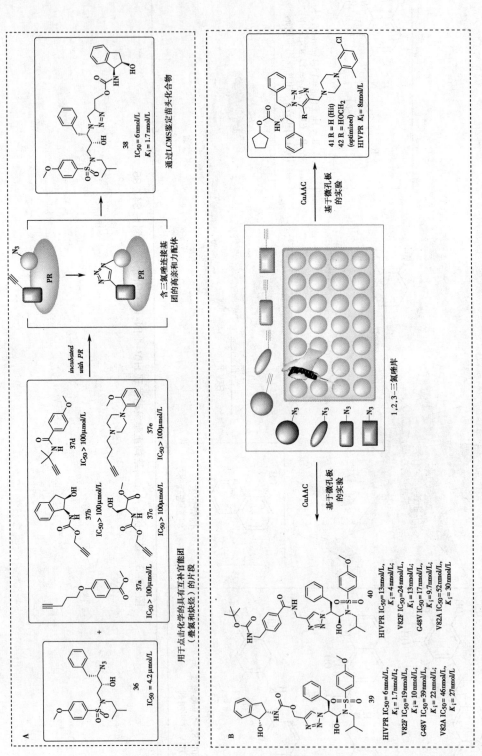

A. 片段生长和 DCC 联用；B. 通过 CuAAC 反应构建三唑化合物，结合 HTS 发现 HIV-1 PR 抑制剂 39、40 以及 41、42。

图 16-4　基于点击化学发现 HIV-1 PR 抑制剂

且无副产物生成，因此可不经分离纯化直接进行酶活性的原位筛选。然后对在原位筛选中表现出较好的酶抑制活性的化合物进行较大量的制备，并进行进一步的结构表征和活性测试。这种方法为高通量制备并筛选高活性的非肽类 HIV-1 PR 抑制剂提供了可能（图 16-4B：39、40、41 和 42 分别从 2 个独立的化合物库中得到，K_i 值分别为 1.7nmol/L、4nmol/L、23nmol/L 和 8nmol/L）[44-45]。CuAAC 反应的经济性和精确性为高效 HIV-1 PR 抑制剂的发现奠定坚实的基础。通常，通过 CuAAC 反应可引入各种取代基，并且该反应具有较好的官能团耐受性。此外，各种商业化的叠氮化物结构单元和炔烃单元合成改进使得该反应适用于快速制备大量的结构多样性的化合物。

基于多样性导向合成与原位筛选技术的片段组装通常依赖易获得的结构片段和可高通量制备化合物的有机反应。除了 CuAAC 反应外，结构多样性酰胺化合物的形成和环氧化物的开环反应也被用于快速发现 HIV PR 抑制剂[46-48]。

显然，这种片段组装方法缩短合成和表征化合物所需的时间，可能适用于 HIV 各靶标抑制剂的活性筛选，并快速得到有意义的构效关系数据。

7　虚拟筛选

虚拟筛选是先导化合物发现和优化的常用方法：利用配体和靶点结合信息，从大量有机化合物中遴选出可能有效的候选化合物，缩小候选化合物库范围，避免对化合物的盲目筛选，从而大大降低发现活性先导化合物的时间

和人力成本。虚拟筛选主要包括基于对接的虚拟筛选和基于 3D-QSAR 模型（药效团）的虚拟筛选。基于对接的虚拟筛选原理是将小分子"对接"到靶标的结合位点，并对靶点 - 配体结合亲和力进行打分[49]；基于 3D-QSAR 模型（药效团）的虚拟筛选原理则是通过分析 1 个或多个活性分子的药效特征，归纳提取对发挥药效作用重要的共性药效基团，构建药效团模型进行下一步的虚拟筛选。近年来，虚拟筛选以其经济性和高效性在现代创新药物研发中发挥愈来愈重要的作用。研究人员通过基于对接的虚拟筛选，发现一些抗 HIV 活性较好的先导化合物。

Bustanji Y 等通过多层次筛选，即从简单的结构和类先导物 PK 性质筛选（如分子量、可旋转键数和氢键受体 / 供体数）到高通量的刚性对接打分，在国家癌症研究所（NCI）化合物数据库中搜寻 HIV-1 RT 抑制剂。最后，结合酶活抑制实验，发现化合物 NCI14129（43）表现出最好的 HIV-1 RT 抑制活性[50]。

为发现对野生型（wild type，WT）和 Y181C 突变型 HIV-1 毒株均有效的 HIV-1 NNRTIs，Jorgensen WL 教授的研究小组使用 Glide 软件对 3 种类型的 RT（PDB：1RT4、2BE2、1JLA）和超过 2 000 000 种的商品化化合物进行虚拟对接筛选。其中，1RT4 和 2BE2 是具有不同 Y181 构象的 WT HIV-1 RT，而 1JLA 则含有 Y181C 突变。在购买的化合物中，44 对 WT 和 Y181C 突变 HIV-1 毒株显示出 μmol/L 水平的抑制活性，45 对 Y181C 毒株的抑制活性为 7.5μmol/L，46 的 EC_{50} 为 4.8μmol/L（WT）[51]。

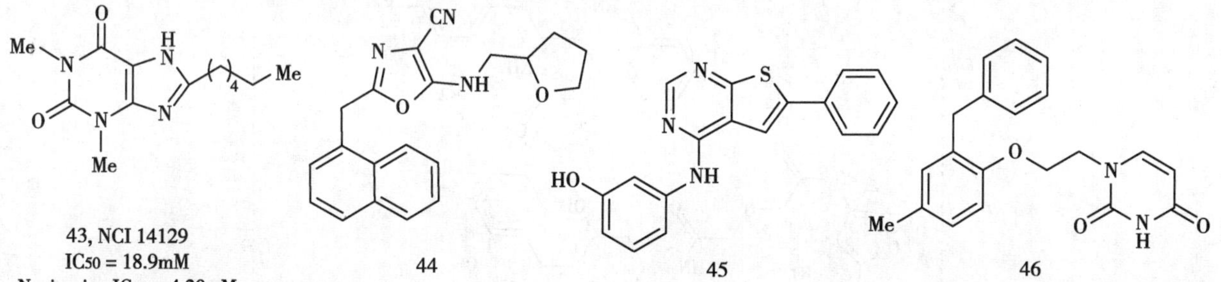

43, NCI 14129
IC_{50} = 18.9mM
Nevirapine IC_{50} = 4.20mM

44

45

46

在结合口袋中，保守氨基酸残基较易突变氨基酸残基而言，可提高与 HIV 抑制剂的亲和力，有望改善抑制剂的抗耐药性。基于上述假设，Wang W 等设计了一套虚拟筛选方案，包括构建洛匹那韦（LPV，47）的虚拟组合化合物库（即修饰其 2 个功能基团），分子对接打分，用 MM/GBSA 进行二次打分，按照结合能重新排序（图 16-5A）。最终从 751 689 个虚拟化合物中筛选出 18 个候选化合物，经过酶活抑制实验测定（IC_{50}）和抗耐药性预测，最终发现 2 个具有 HIV PR 抑制活性的化合物（48、49），化合物 48 和 49 对多种耐药毒株也具有较好的抑制活性（预测）[52]（图 16-5B）。

Lin JP 等改进了计算搜寻方法，随后综合运用支持向量机（support vector machine，SVM）、形状相似度比较、药

效团模拟和分子对接等技术对国家癌症研究所化合物数据库的 260 000 个分子进行虚拟筛选，最终发现对 HIV PR 有一定抑制活性的化合物 NSC111887（IC_{50} = 62μmol/L）[53]（图 16-5C）。

最近，Das 等利用虚拟筛选技术从一个含 604 000 个化合物的数据库中寻找潜在的 CXCR4 拮抗剂，过于灵活（可旋转键数 >20）和分子量不在理想范围内（即 MW<350 或 >750）的化合物首先被剔除。然后以已报道的 CXCR4 抑制剂 IT1t（50）为参照，采用多种算法，包括三维构象相似度计算（分子的 Tanimoto 系数不小于 0.7），异构体生成，并与 CXCR4 晶体结构进行对接，得到 16 个构型与 IT1t 高度相似，并在对接中至少与 2 个关键氨基酸残基产生氢键作用（即 Asp97、Glu288，HIV-1 包膜糖蛋白上与病

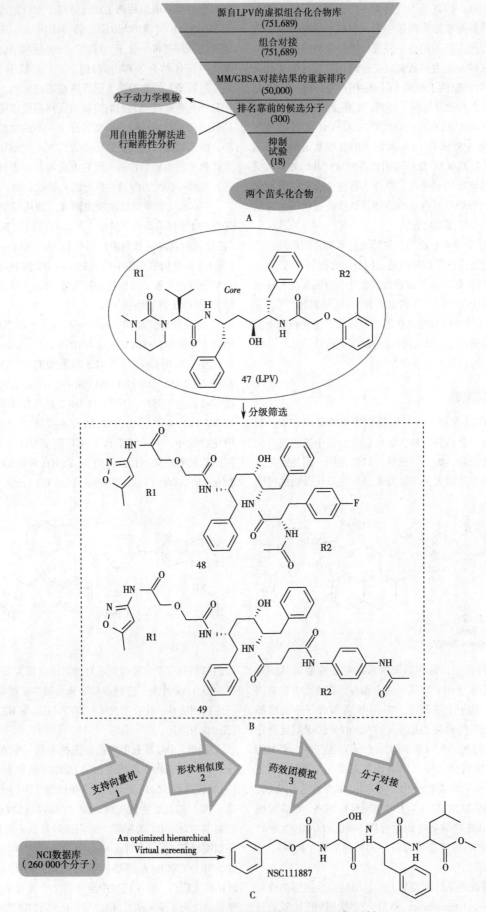

图 16-5　基于对接的虚拟筛选发现 HIV PR 抑制剂

毒融合引发有关的 2 个氨基酸残基），随后重新合成 3 个含哌啶乙胺骨架结构的化合物。其中，化合物 CX6（51）具有很好的病毒膜融合阻断活性（IC_{50}=1.9μmol/L，X4 HIV-1NL 4-3 糖蛋白介导）、钙离子流出抑制活性（IC_{50}= 92nmol/L）以及中等程度的抗 X4 HIV-1 活性（EC_{50}= 1.5μmol/L）[54]（图 16-6）。

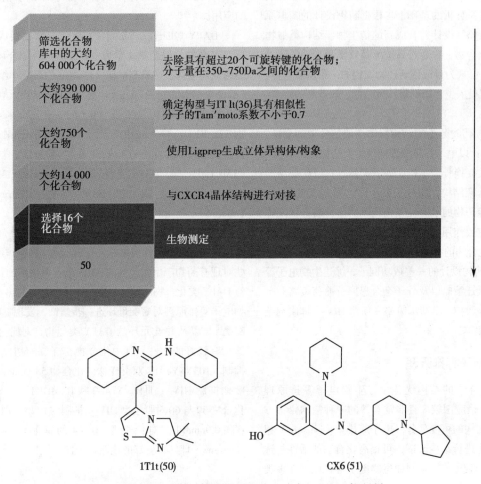

图 16-6　虚拟筛选得到哌啶乙胺类 CXCR4 抑制剂

虚拟筛选在发现小分子蛋白 - 蛋白相互作用抑制剂（protein-protein interaction inhibitors，PPIs）方面也有所应用[55]。Christ F 等最近报道了应用 LBSB 分层虚拟筛选获得 HIV-1 IN-LEDGF/p75 相互作用抑制剂的案例[56]，通过基于药效团的筛选、分子对接和二次构建药效团筛选、二次对接打分，得到 25 个最有希望的化合物，并进行细胞水平和酶水平的活性测试。对发现的苗头化合物进行进一步的优化，发现了具 μmol/L 水平的抗 HIV-1 活性的化合物。Betzi S 等通过类药性质限制、分子对接和药效团筛选，发现一些抑制活性在 μmol/L 级别、靶向 HIV Nef-SH3 相互作用的抑制剂[57-58]。

由于需同时考虑多种因素如生物活性和类药性等，虚拟筛选具有一定的主观因素，因此在设置筛选过滤条件时，应结合具体情况作出合理谨慎的分析。同时，由于虚拟筛选是一种以计算机为基础的实验辅助工具，不能非常真实地模拟出生物体系中蛋白分子的柔性和溶剂化效应，

因此对接程序的打分效率和精度还有待于提高，且常出现假阳性也是虚拟筛选需要着力解决的关键问题。此外，HIV-1 复制周期中相关靶蛋白的复杂性和易突变性使得虚拟筛选发现抗 HIV-1 活性先导物受到一定限制。例如 RT 自身的柔韧性较大，NNRTIs 结合口袋（NNIBP）由诱导产生且大小与抑制剂的大小和形状有关，易于突变，这些因素对基于对接的虚拟筛选影响较大；整合酶和 RNase H 等金属依赖性蛋白中的活性位点催化过程是动态的，而且抑制剂与蛋白间存在金属螯合作用等特殊的配位键，这些因素都很难被真实模拟。当然，随着测定的抑制剂 / 靶蛋白复合物的晶体结构越来越多，以及小分子化合物库中的化合物数目不断扩大，有理由相信虚拟筛选方法将会被继续应用到 HIV 生命周期各靶标的先导化合物发现上，从而为抗艾滋病创新药物的研究节省大量的时间和人力成本。

（黄伯世　程锡强　展　鹏　刘新泳）

第 2 节　HIV 抑制剂结构优化的药物化学策略

在对已经发现的针对某确定靶点的先导化合物结合模式及初步构效关系分析的基础上，根据药物设计的基本原理及结构修饰策略，设计并合成新的衍生物、结构类似物和结构相关的化合物，并通过系统的药效学和毒理学评价发现候选药物，已成为目前创新药物发现的一条重要途径。该研究策略具有投入少、周期短、风险低、效益高的特点，近年来备受关注。

一般认为，药物分子的结构修饰主要是骨架的变换，可分为 3 个层次：以电子等排原理变换骨架结构；以结构-活性演化的方式变换骨架结构，即骨架跃迁；以优势结构为导向的变换骨架结构，即分子杂合[59]。除骨架变换外，前药策略在改善药物的水溶性及药代动力学性质方面发挥着不可忽略的重要作用。结构演化而非简单模仿，需要体现出优于先导化合物的特性。

本节结合药物设计的一些成功例子，综述生物电子等排原理、骨架跃迁策略以及分子杂合思路、前药策略和多目标优化策略等药物化学基本策略在新型 HIV-1 抑制剂结构修饰中的应用。

1　生物电子等排原理

在先导化合物的结构优化中，生物电子等排原理（bioisosterism）是应用较多且非常有效的一种结构修饰方法，即在基本结构的可变部分以电子等排体（isostere）相互置换，对药物进行结构改造，可提高化合物的活性、选择性及 ADMET 性质[60-62]。例如生物电子等排原理在多类

NNRTIs 先导化合物及整合酶抑制剂等的结构优化中有广泛的应用。

DAPY（diarylpyrimidines）类化合物发展成为有效的抗 HIV 药物是以药物化学为中心，多学科综合运用研发新药的成功范例。在研究早期，Janssen 的研究小组以 α-APA（α-anilinophenylacetamides）类 NNRTIs 为先导物[64]，根据生物电子等排原理发现 ITU（imidoyl thioureas）类化合物 52［IC$_{50(LAI)}$=3nmol/L］[65]、DATA（diaryltriazines）类化合物 53［IC$_{50(LAI)}$=0.3nmol/L］[66]和 DAPY 类化合物 54（TMC120）[67]。DAPY 类化合物 dapivirine（TMC120）具有显著的杀微生物效力。DAPY 类化合物 etravirine（55，TMC125）[68]和 rilpivirine（56，TMC278）[69]（图 16-7）分别于 2008 年及 2011 年被美国 FDA 批准上市，它们对 HIV 野生型和多种耐药性病毒株均有相当强的抑制作用，这为那些对现有药物产生耐药性的 AIDS 患者带来新的希望，因此对 DAPY 类化合物的结构修饰仍是目前的研究热点。依据生物电子等排原理对嘧啶母环进一步修饰，发现哒嗪[70]和吡啶类[71]以及并五元环的 DAPY 类似物，对野生型和耐药株均有较好的活性。其中化合物 57 在 nmol/L 水平下有效抑制 K103N+Y181C 双突变株，化合物 58 在 nmol/L 浓度有效地抑制 HIV-1 ⅢB、NL4-3 和 RTMDR1，且 SI>10 000；化合物 59 与 60 对野生型 HIV-1 抑制的 EC$_{50}$分别为 0.8nmol/L 和 0.9nmol/L，对突变型 HIV-1 的抑制活性明显高于 efavirenz，且具有更好的代谢稳定性。

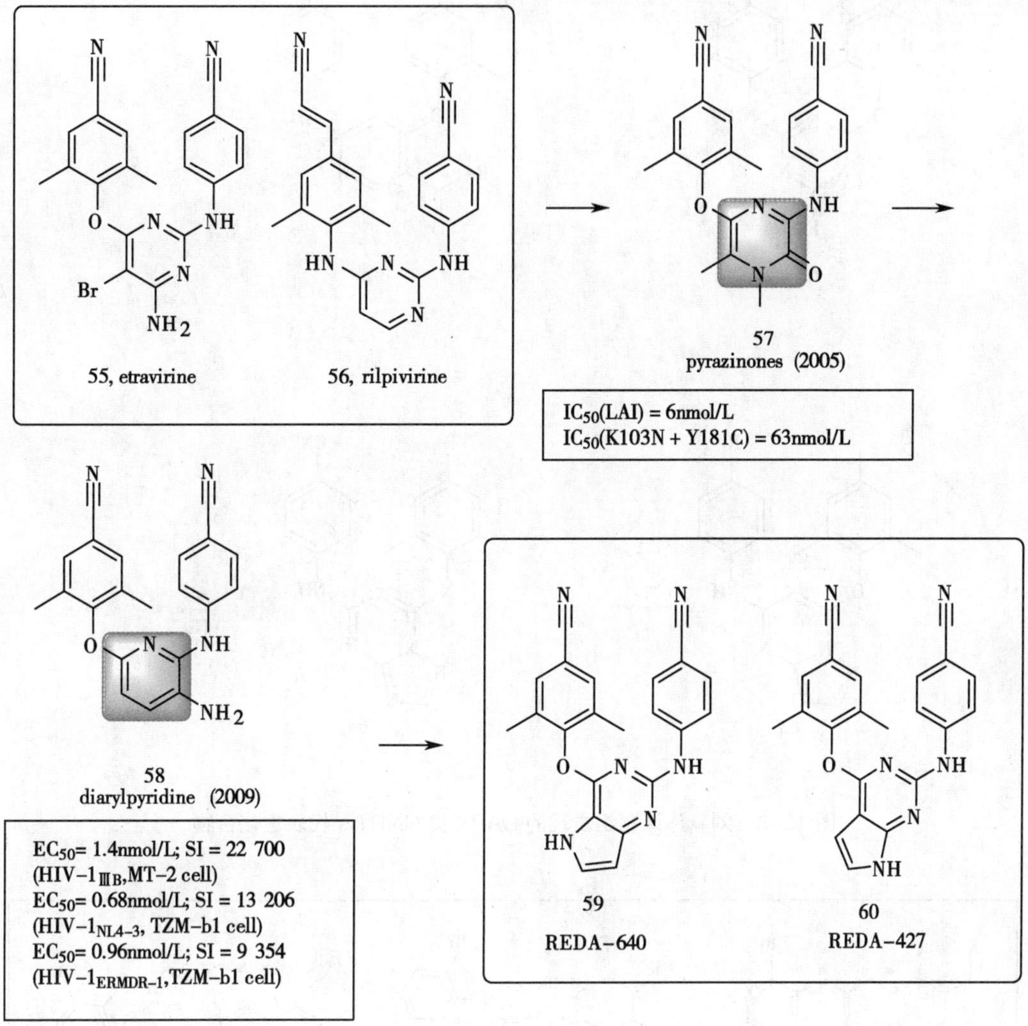

图 16-7　DAPY 类 NNRTIs 的发现以及结构修饰过程[63]

刘新泳课题组对 DAPY 类 NNRTIs（化合物 61~64）也做了较为深入的研究[72-75]（图 16-8）。其中一方面就是应用电子等排策略针对中心嘧啶环的替换和多样性修饰，特别是新近还通过在中心环引入适当的基团作用于第二可容纳区来提高化合物的抗病毒活性。目前，已得到多个活性较好的化合物，如在中心三嗪环的 6 位进行修饰，得到的活性最好的化合物抗野生型 HIV-1 的 EC_{50} 为 7.8nmol/L，抗双突变病毒株 K103N/Y181C 的 EC_{50} 为 0.65μmol/L。再如在中心吡啶环的 5 位引入结构多样性的适宜基团，代表性化合物抗野生型 HIV-1 的 EC_{50} 达到几十 nmol/L 水平，抗双突变病毒株 K103N/Y181C 达到亚 μmol/L 水平。此外，通过在中心芳杂环的 5,6 位骈入五元含氮杂环也发现活性较为突出的化合物。

三唑 / 四唑巯乙酰胺类化合物是近几年发现的一类 HIV-1 NNRTIs，在 nmol/L 浓度对 RT 有很好的抑制活性，在 μmol/L 范围对感染 HIV 细胞有较好的抑制作用[4]，代表化合物为 74~77。分子模拟研究表明，三唑 / 四唑中心杂环部分主要起定向关键药效团元素的作用，使整个分子呈现恰当的构象以利于与 NNIBP 结合，而且五元杂环上的杂原子与周围的氨基酸残基也可形成潜在的相互作用，这为开发新一代芳唑巯乙酰胺类 NNRTIs 提供了重要信息[4]。基于该认识，根据电子等排原理，本课题组[76-80]将三唑 / 四唑中心杂环部分用噻二唑、咪唑以及硒二唑等替换并尝试将侧链中的酰胺键等排为三氮唑和更换其疏水性取代基，代表化合物为 65~73。其他课题组[81-83]将三唑 / 四唑中心杂环部分用新的三唑、吡唑、噻唑以及噁唑等替换，设计并合成新型芳唑巯乙酰胺类化合物（图 16-9），代表化合物为 78~83，部分化合物在 nmol/L 级别有较好的抗病毒活性。

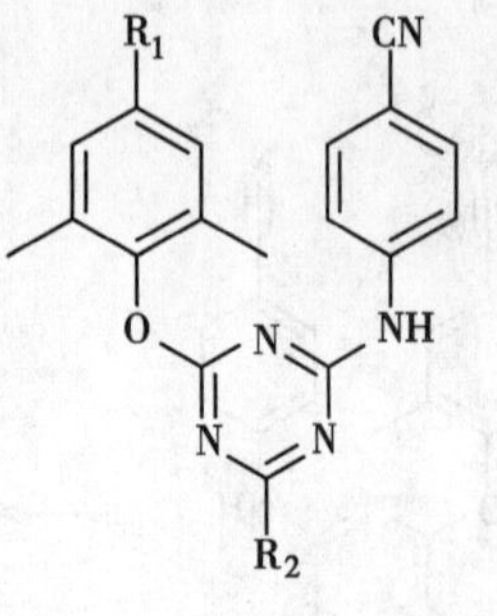

61

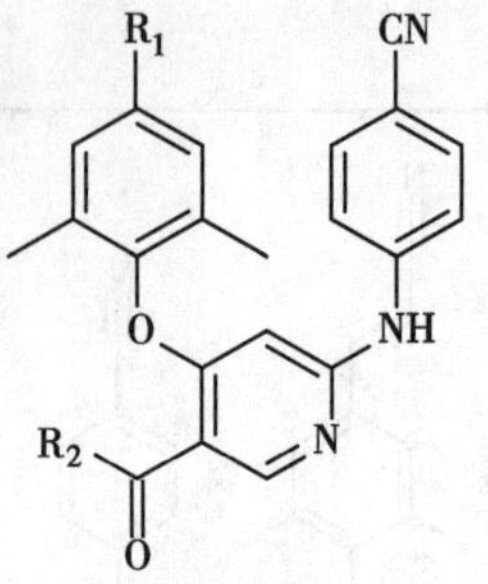

62

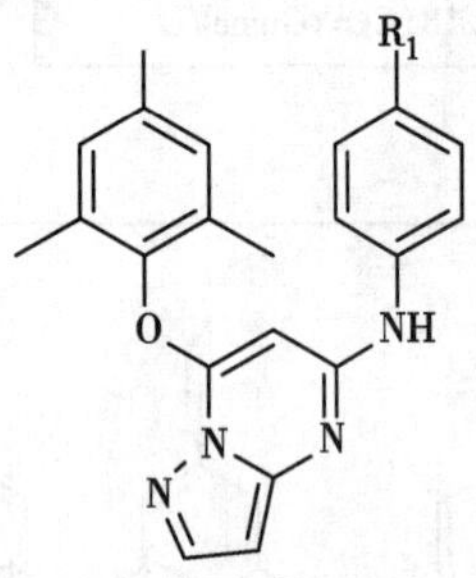

63

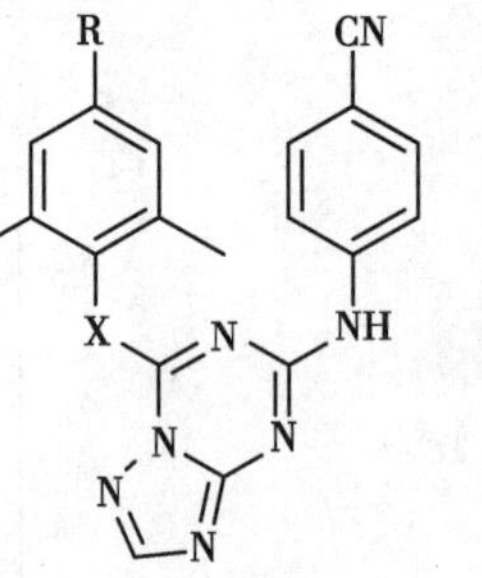

64

图 16-8　刘新泳课题组发现的 DAPY 类 NNRTIs 代表性化合物

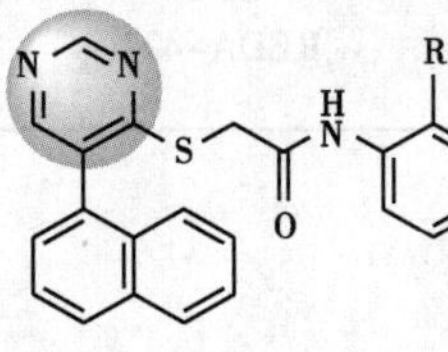

65

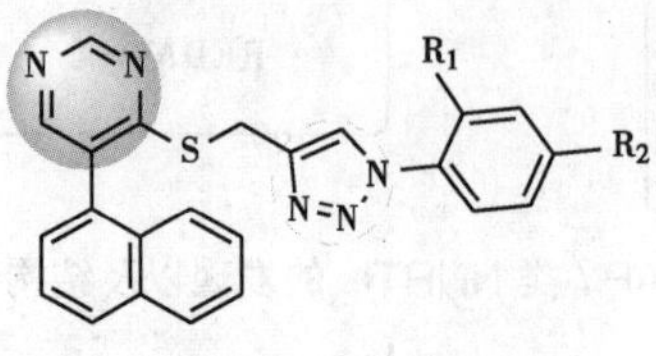

66

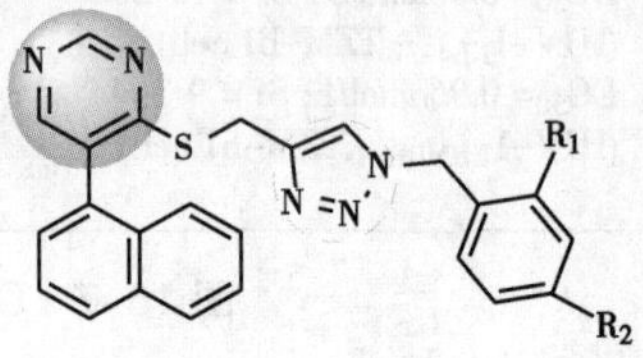

67

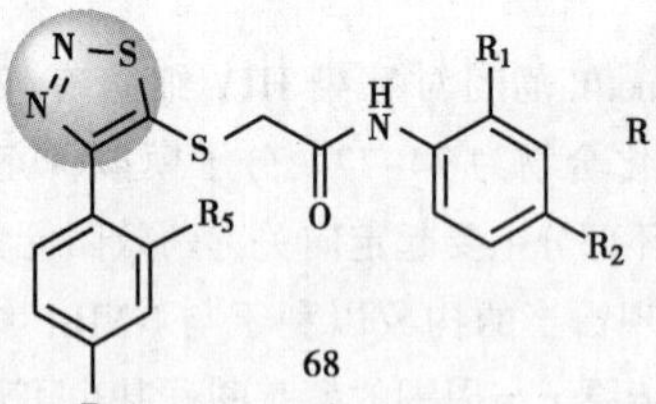

68

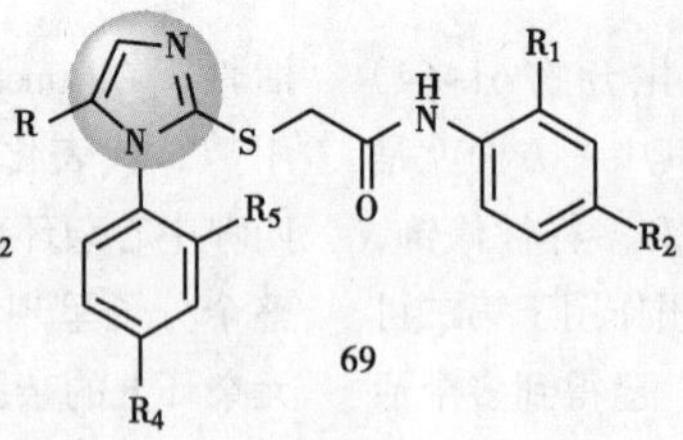

69

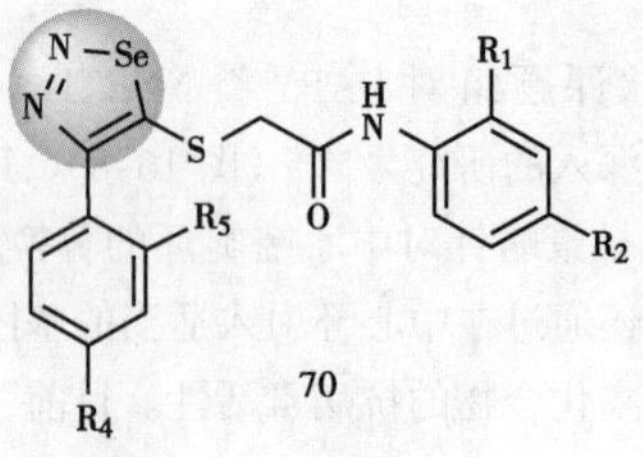

70

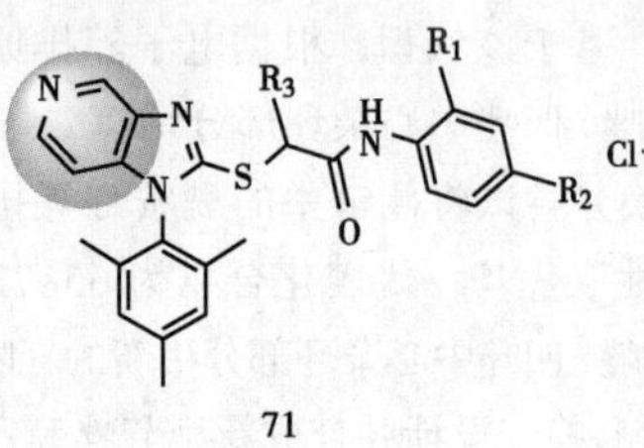

71

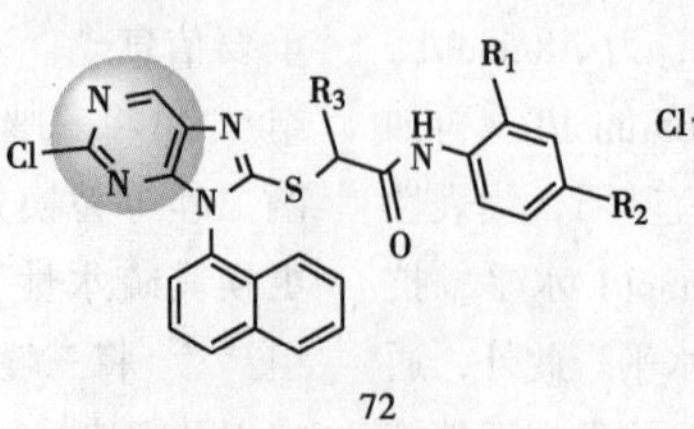

72

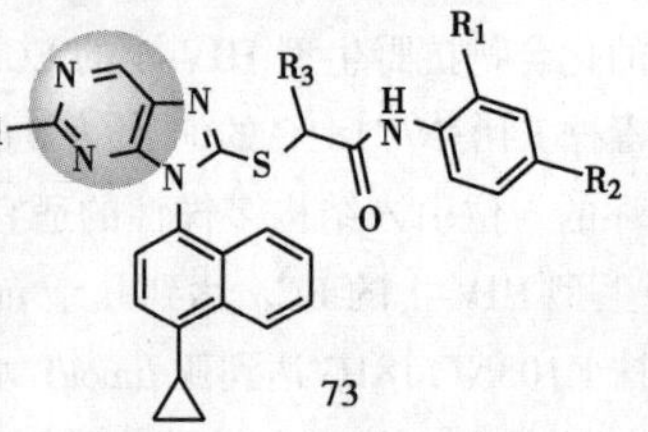

73

刘新泳课题组发现的新型骨架

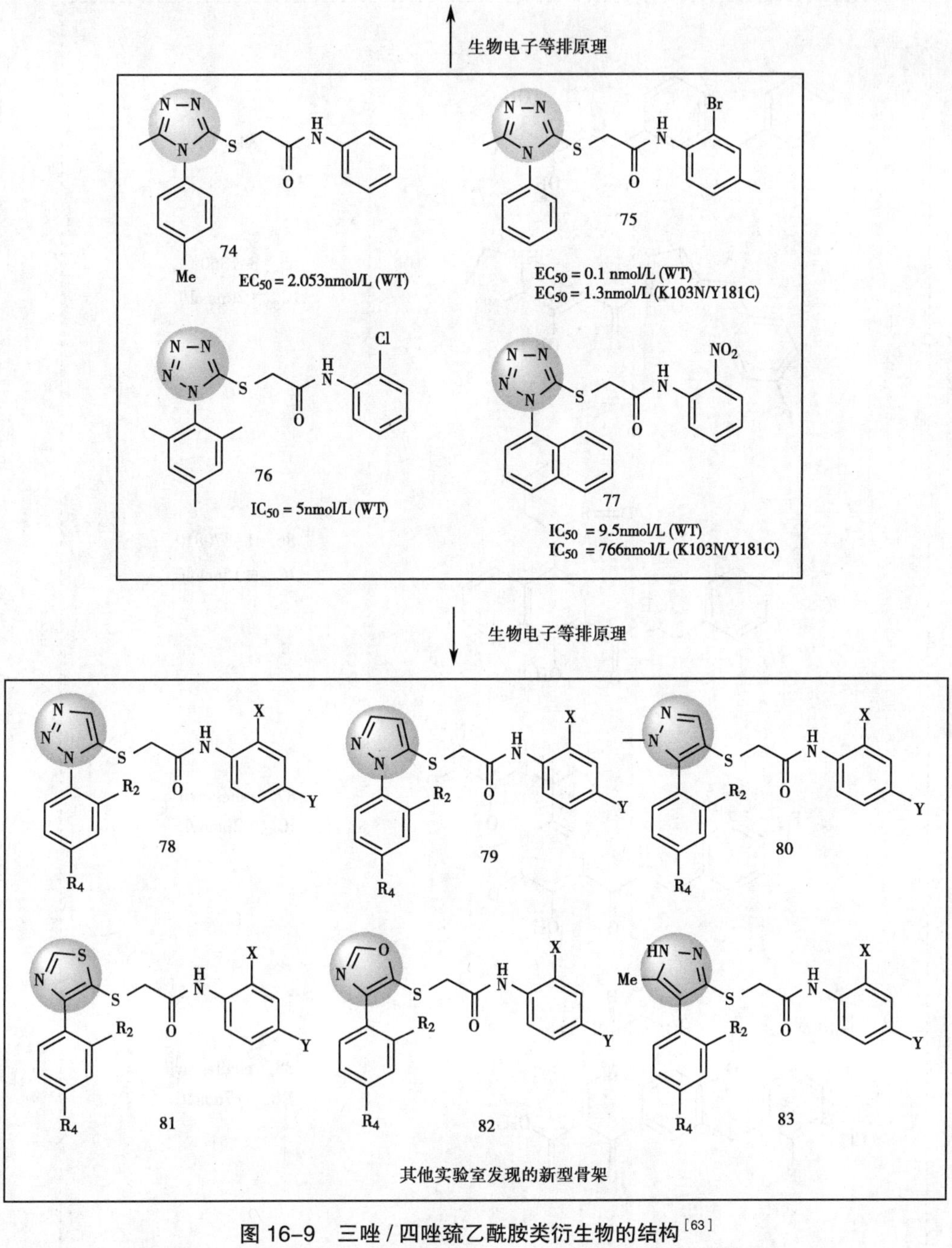

生物电子等排原理

$EC_{50} = 2.053\text{nmol/L (WT)}$
74

$EC_{50} = 0.1\text{ nmol/L (WT)}$
$EC_{50} = 1.3\text{nmol/L (K103N/Y181C)}$
75

$IC_{50} = 5\text{nmol/L (WT)}$
76

$IC_{50} = 9.5\text{nmol/L (WT)}$
$IC_{50} = 766\text{nmol/L (K103N/Y181C)}$
77

生物电子等排原理

78　79　80

81　82　83

其他实验室发现的新型骨架

图 16-9　三唑 / 四唑巯乙酰胺类衍生物的结构[63]

二酮酸类是目前研究最为广泛和成熟的一类整合酶抑制剂，代表化合物 84，其结构中的 1，3- 二羰基对活性至关重要，但羧基的存在一般使化合物在体内的生物利用度不高，羧基用电子等排体三氮唑、四氮唑或含氧、硫、氮的杂环，以及酯类、酰胺类结构取代，例如化合物 85~88 许多化合物具有较好的生物活性[84]（图 16-10）。

从上述的典型例子可以看出，生物电子等排原理在NNRTIs 的结构修饰中的应用十分广泛，但是生物电子等排原理作为传统的药物化学设计理论，也有它的局限性，只有将其与先导物的结合模式及构效关系结论综合运用，才能更好地发挥电子等排原理在先导化合物结构修饰中的作用。

2　骨架跃迁策略（结构骨架的转化）

骨架跃迁（scaffold hopping）亦可译为"骨架迁越"，是指从已知的活性分子结构出发，通过传统的类似物设计方法或计算化学方法对先导化合物进行骨架设计，以发现全新的拓扑结构骨架的活性分子，并改善分子的药化、药动学性质。骨架跃迁在当前的新药研究中占有突出的地位。

利用 NNRTIs 的结构相似性，可通过环的开闭、构象限制或剔除非活性基团简化化合物等结构骨架转变方法而得到活性高、毒副作用低的新化学实体分子。以下以NNRTIs 具体实例阐述骨架跃迁方法的应用与技巧。

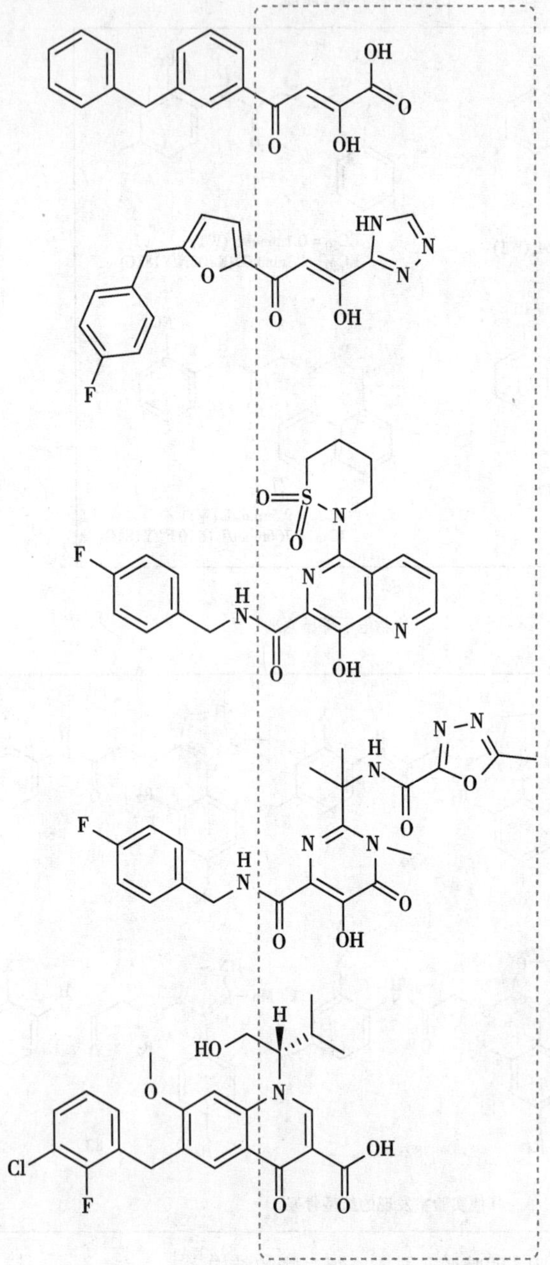

84, DKA

85, S-1360
IC_{50} = 20nmol/L

86, L-870810
IC_{50} = 15nmol/L

87, raltegravir
IC_{50} = 2nmol/L

88, elivitegravir
EC_{50} = 7nmol/L

图 16-10　二酮酸及其电子等排体的结构[84]

例如将噻唑烷并异吲哚酮类 NNRTIs（89）结构中的噻唑烷开环，并选用硝基咪唑环作为末端氢键供受体基团，即得到 DAMNI［2-（diphenylmethoxy）ethyl-2-methyl-5-nitroimidazole］衍生物 RS1478（90），该化合物在 MT4 细胞实验中抑制 HIV 的 EC_{50} 为 200nmol/L，且选择指数较高[85]（图 16-11A）。

再如将四氢-咪唑-苯二氮酮（TIBO）类化合物 91 的刚性稠合环开环得到苯乙基噻唑硫脲类（PETT）NNRTIs，代表性化合物为 LY300046-HCl（92）（图 16-11B），它对 L100、Y181 和 Y188 突变株的抑制活性比母体化合物 9-Cl-TIBO 更强。对比两者的结构可以发现，LY300046 除了保留一些 TIBO 类 NNRTIs 的必需药效团元素外，多重自由扭转键的存在使其结构的柔韧性提高，将有利于与 RT 变异位点紧密结合以保持较高的抗耐药株活性[86]。

又如在保留苯并咪唑并噻唑（TBZ）类 NNRTIs 的基本药效团元素不变的前提下，在不同的位点将其结构剖开分别得到新型的噻唑烷酮类[87]及苯并咪唑酮类[88] NNRTIs（图 16-11C），代表性化合物分别为 94、95，活性得到显著提高。此外，苯并咪唑酮类 NNRTIs 剔除了 TBZ 类 NNRTIs 中的硫原子，其代谢稳定性得到很大提高。

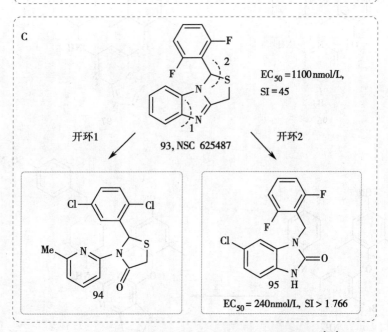

图 16-11 基于环系剖开策略的 NNRTIs 的结构优化[63]

从以上例子可以看出，对第一代刚性较强的稠合环类 NNRTIs 通过开环修饰策略可增强结构的柔韧性，使其在突变的靶点中灵活调整构象，与周围的氨基酸残基产生新的作用力，最大限度地发挥其高效耐药性。

在上文提到的对中心环进行电子等排修饰结构的基础上，刘新泳课题组又进行了一系列修饰[89-90]。对活性较好的骨架的右臂进行进一步的结构优化，通过骨架跃迁原理引入 N- 取代的哌啶氨结构以提高化合物与靶点的结合力并借此改善分子的水溶性。经过进一步的优化，大部分化合物的抗病毒活性有所提高，N- 取代的哌啶三嗪类化合物（96）和 N- 取代的哌啶三唑并嘧啶类化合物（97）抗野生型 HIV-1 的 EC_{50} 分别提升为 2.0nmol/L 和 8.1nmol/L，具有进一步研究的价值。

值得注意的是，在综合电子等排和骨架跃迁等药物化学设计策略的基础上，本课题组基于对 ETR/RT 晶体复合物的深刻认识以及不同位置的电性与结构适配性要求，将 ETR 的 5、6 位环合，以电性和原子半径与 Br 原子类似的 S 原子代替，将中心嘧啶环跃迁为噻吩并 [3, 2-d] 嘧啶稠合环，同时将右翼苯环替换为 N- 苄基取代的哌啶胺结构，由此设计并合成一系列的新型 DAPY 衍生物。大部分目标化合物表现出极强的抗 HIV-1 野生株和突变株的活性。其中，化合物 K-5a2（98）的活性尤为突出，其对 HIV-1 野

生株的 EC_{50} 为 1.4nmol/L，是 ETR 的 2.8 倍；对于单突变株 Y188L、E138K 以及双突变株 F227L/V106A，其 EC_{50} 分别达到 3nmol/L、3nmol/L 以及 4.2nmol/L，抑制活性远远高出 ETR（其对 3 种突变株的 EC_{50} 分别为 20nmol/L、14nmol/L 以及 29nmol/L）；对于双突变株 RES056（K103N/Y181C）其 EC_{50} 为 30nmol/L，抑制活性与依曲韦林相当（EC_{50} = 17nmol/L）。化合物 K-5a2 亦表现出极高的安全性，其对 HIV-1 野生株的选择指数高达 159 101，远远高于 ETR[91]（图 16-12）。目前，正在对其进行系统的成药性评价。

为进一步提高化合物对临床最常见的单突变株 K103N 以及双突变株 Y181C/K103N 的活性，刘新泳课题组以 K-5a2（98）为先导化合物，根据靶标三维空间的适配性要求，特别是蛋白溶剂界面柔性区域的结构特征，综合运用基于靶标结构的合理药物设计及抗耐药性药物设计策略（形成主链氢键、精准靶向保守型氨基酸等），依次对其右翼、中心杂环和左翼进行系统的结构修饰（图 16-12），以探讨未知的化学空间，并完善该类抑制剂的构效关系；采用多样性导向的结构修饰，可克服柔性靶标与配体精准结合模式的不可预知性；设计并合成多系列的噻吩并嘧啶类 HIV-1 NNRTIs，并进行细胞及靶点水平的生物活性测试以及早期成药性评价，最终发现多个对 HIV-1 野生株及临床常见的严重耐药株均有 nmol/L 水平的抑制活性的化合物。

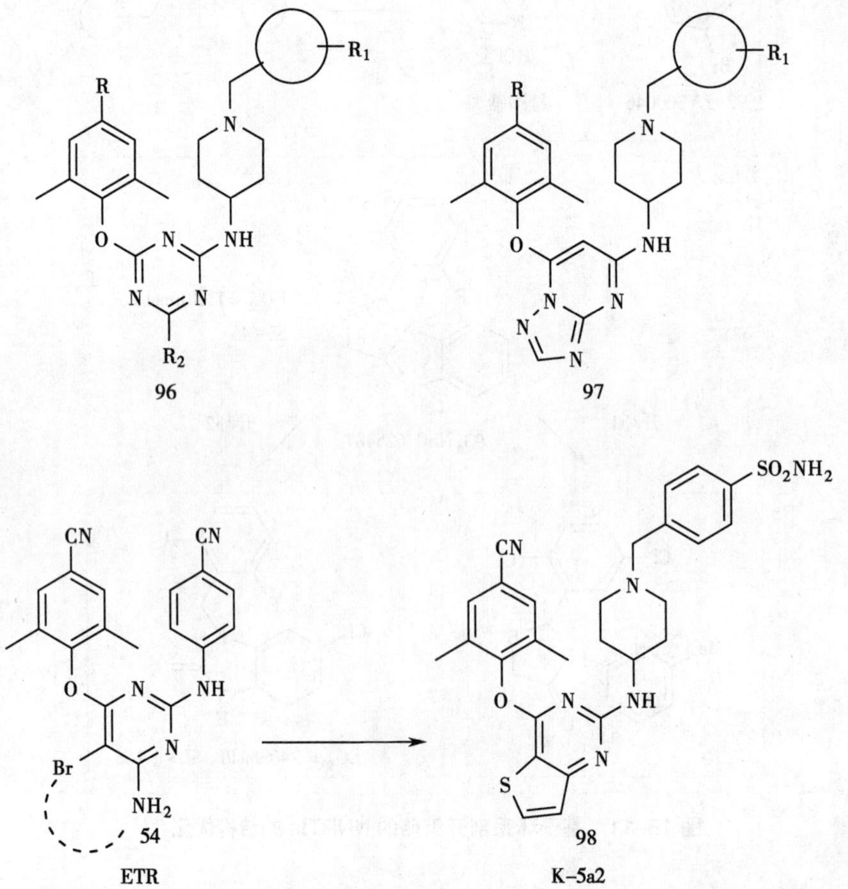

96

97

ETR
54

98
K-5a2

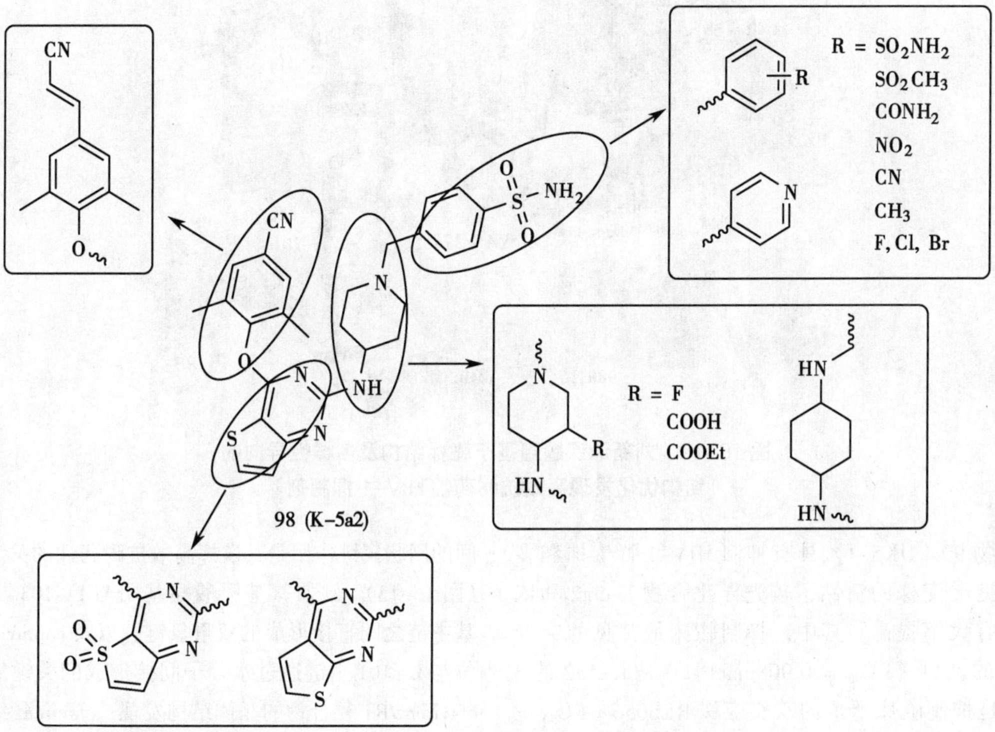

R = SO₂NH₂
SO₂CH₃
CONH₂
NO₂
CN
CH₃
F, Cl, Br

R = F
COOH
COOEt

98 (K-5a2)

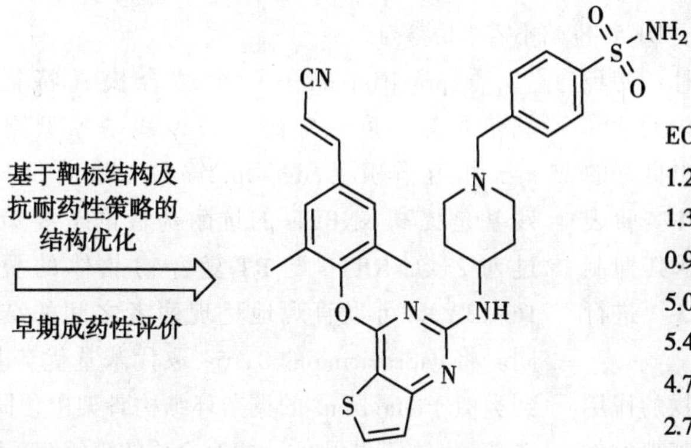

基于靶标结构及
抗耐药性策略的
结构优化

早期成药性评价

99 (DK5-1)

EC₅₀ (nmol/L) =
1.22 (WT)
1.34 (L100I)
0.908 (K103N)
5.00 (Y181C)
5.45 (Y188L)
4.74 (E138K)
2.70 (F227L+V106A)
5.50 (K103N+Y181C)
F(%) = 16.19

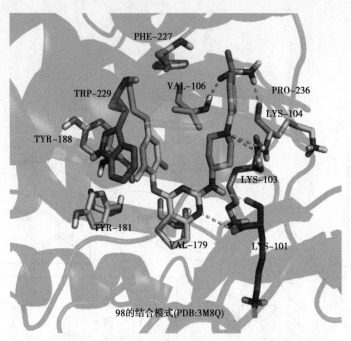

98的结合模式(PDB:3M8Q)

图 16-12　刘新泳课题组基于靶标结构及多样性导向的结构优化发现高效抗耐药性 HIV-1 抑制剂

化合物 99（DK5-1）具有抑制 HIV-1 野生株和多种临床常见突变株的活性，较先导化合物 K-5a2 和依曲韦林均有大幅提高。其中，抑制临床最常见的突变株 K103N 的活性（EC_{50} = 0.908nmol/L）是 K-5a2 的 3 倍；尤其是抑制临床严重的双突变株 RES056（EC_{50} = 5.50nmol/L）的活性是 K-5a2 的 6 倍、依曲韦林的 3 倍。对单突变株 L100I、Y181C、Y188L 和 E138K，DK5-1 的 EC_{50} 均 <5.5nmol/L，远优于上市药物依曲韦林。初步的药代动力学实验显示化合物 DK5-1 在大鼠体内的达峰时间为 1.7 小时，半衰期为 3.93 小时，并显示出良好的口服生物利用度（F = 16.19%）。小鼠急性毒性实验表明其 LD_{50}>2 000mg/kg，心脏毒性实验结果显示其抑制 hERG 钾离子通道的作用较低。目前正在对 DK5-1 进行后续的成药性和临床前评价[92]。

另外，我们还通过分子模拟分析该类化合物的作用模式及抗耐药性机制。发现 DAPY 类化合物除了经典的作用力外，DK5-1 的右翼磺酰胺基团可与蛋白溶剂界面的 Lys104 和 Val106 的主链之间形成关键氢键作用，左翼新引入的氰基乙烯基基团指向由高度保守氨基酸残基 Phe227 和 Trp229 组成的狭长通道，并与之形成紧密的疏水作用，这也是 DK5-1 能对多数耐药株保持高效抑制活性的主要原因。该研究的一些启示对其他易突变型或配体结合位点高度柔性靶标的药物设计具有普遍的参考价值（图 16-12）。

3　分子杂合策略

Jones 等[93] 通过对 capravirine（100）/RT 复合物晶体结构的分析发现，capravirine 与周围氨基酸残基主链之间的网状氢键作用是其发挥高效抗耐药性的关键因素之一（图 16-13），例如氨基甲酸酯基团与 Lys103 及 Pro236 残基主链之间直接形成的双重氢键，以及 capravirine 的 N-3 位与 Lys101 主链通过水分子间接形成的关键氢键。对比 efavirenz/RT 复合物的晶体结构发现，efavirenz 结构中环状氨基甲酸酯的 NH 及羰基均直接与 Lys101 形成氢键作用，不需水桥参与。

capravirine 的另一个结合模式特征是 3，5-二氯苯基与高度保守的 Trp229 残基吲哚侧链之间存在 π-π 相互作用（edge-to-face）。靶向保守型氨基酸残基是提高 NNRTIs 的抗耐药性的重要策略之一。通过对 2 类 NNRTIs 与 RT 复合物晶体的叠合分析（图 16-13A），可以直观地呈现两者之间的结合模式的异同。将 capravirine 的 3，5-取代苯基优势基团"移植"到类似于 efavirenz 的稠杂环结构骨架中，同时避免引入 efavirenz 的手性中心，提高合成的简便性，最终设计并合成咪唑类的新型 NNRTIs 结构骨架，其中化合物 102 和 103 的抑酶活性达到 nmol/L 水平，而且具有较好的代谢稳定性。通过对化合物 101 与 RT 的 X 射线晶体复合物（图 16-13B）的分析表明，3，5-二氯基苯能与高度保守的 Trp229 残基吲哚侧链形成 π-π 相互作用（edge-to-face），咪唑环上的 NH 能与 Lys101 残基主链形成氢键作用，验证了分子杂合的合理性。

刘新泳课题组近期运用基于复合物晶体结构叠合的片段杂合策略（图 16-13C~ 图 16-13E），发现新型结构的吡啶酰胺 106、107 及吡啶酮类 NNRTIs 109[94-95]。其中，化合物 106 对临床上严重的 K103N/Y181C 双突变株也具有显著的抑制作用，新一轮的结构修饰正在进行中。

综上所述，基于晶体结构叠合的片段杂合策略首先要有高分辨的晶体结构作为药物设计的基础，由于某些靶点与配体复合物的晶体结构尚未解析，限制了该策略的广泛应用。但是随着精确对接及分子动力学模拟等技术的发展，通过活性化合物与靶点的分子模拟，也能为分子杂合策略提供合理的指导[96]。

4　前药策略

候选药物的理化性质尤其是溶解度是决定药物研发最终成功还是失败的重要因素[97]，因此设计水溶性的前药已经成为药物研发中的重要策略[1]。该部分以近期文献报道的磷酸酯前药为例，介绍前药策略在改善药效和溶解度限制的生物利用度问题等方面的应用[98-101]。

如图 16-14 所示，磷酸酯前药 110 与其母体药物 112 相比，水溶性大幅提高（12mg/ml *vs* 0.0002mg/ml）。HIV-1 吸附抑制剂 114（BMS-663749）和 116（BMS-663068）的研发进一步证实了前药策略的可行性，两者在体内可分别降解为其生物活性的母体药物 113 和 115[99-101]。HIV 蛋白酶抑制剂 117（ritonavir）和 120（lopinavir）的甲氧基磷酸酯前药 118、121 和乙氧基磷酸酯前药 119、122 也极大地提高了药物的水溶性，并在动物（大鼠和狗）口服给药模型中提高了其原型药物的血浆水平[102]。在该方法中，母体药物的释放主要包括 2 个步骤：通过碱性磷酸酶水解脱磷酸作用（主要是位于小肠上皮刷状缘膜）获得不稳定的羟甲基中间体 111，在细胞膜表面自发地分解成甲醛和母体化合物 112，使药物可被更好地吸收[98-99]。这是通过提高化合物的溶解度来改善药物吸收率的一种有效策略[1]。

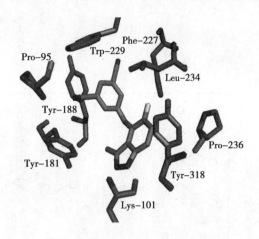

B. 化合物 102 与 NNRTIs 口袋结合模式
（PDB 编号：2JLE）

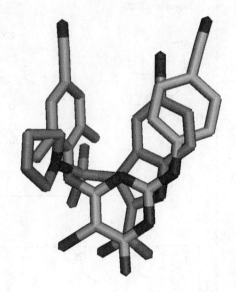

C. TMC125（104）（PDB 编号：3MEC）与 105
（PDB 编号：2RF2）活性构象叠合图

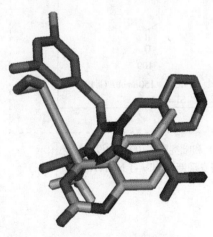

A. 化合物 capravirine（100）（PDB 编号：1FKO）与
efavirenz（101）（PDB 编号：1EP4）活性构象叠合图

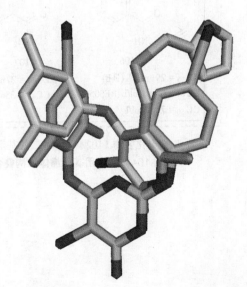

D. R221239（108）（PDB 编号：2BE2）与 104
（PDB 编号：3MEC）结合构象叠合图

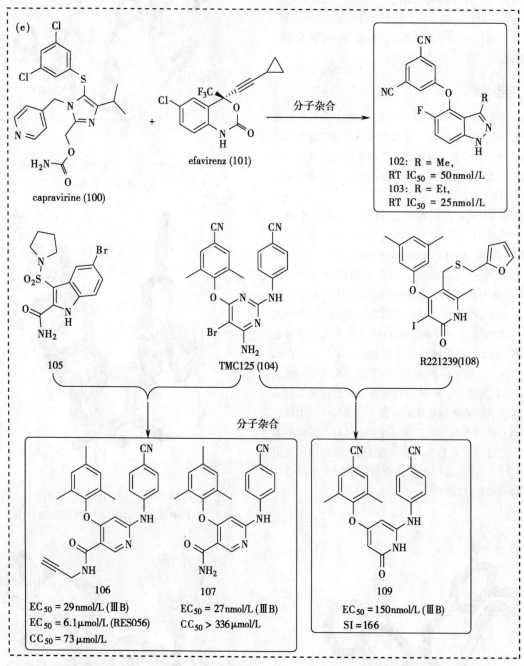

E. 吲唑类化合物（102、103）、二芳基烟酰胺（106、107）和吡啶酮（109）的设计思路图示

图 16-13　运用基于晶体结构叠合的片段杂合策略发现新型 HIV-1 NNRTIs[63]

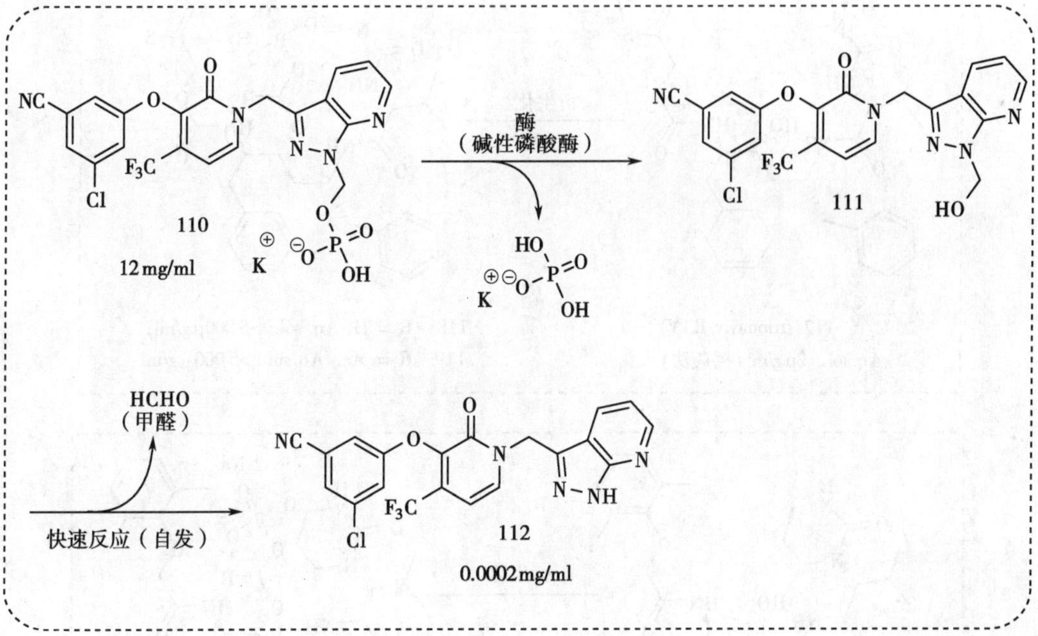

110
12 mg/ml

酶
（碱性磷酸酶）

111

快速反应（自发）

HCHO
（甲醛）

112
0.0002 mg/ml

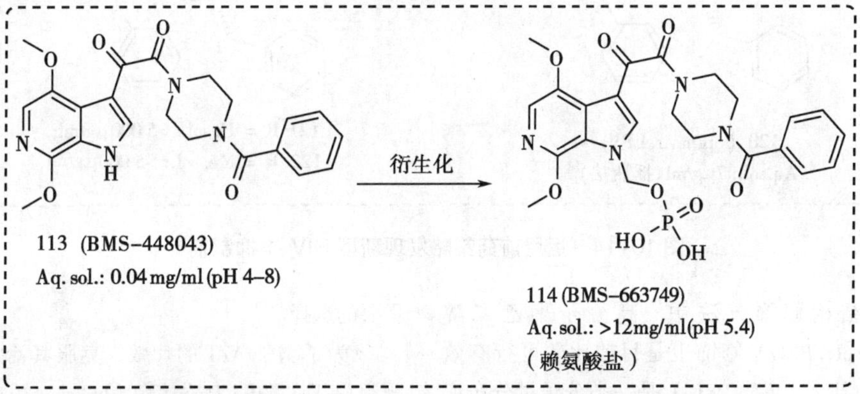

113 （BMS-448043）
Aq. sol.: 0.04 mg/ml (pH 4–8)

衍生化

114 (BMS-663749)
Aq. sol.: >12 mg/ml (pH 5.4)
（赖氨酸盐）

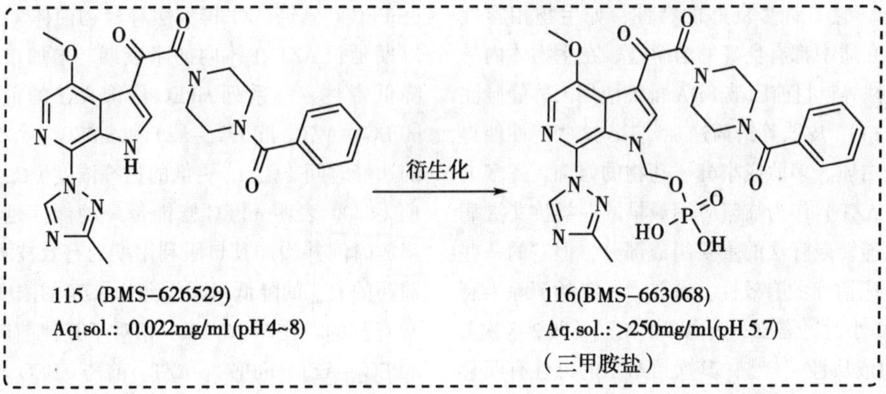

115 （BMS-626529）
Aq. sol.: 0.022 mg/ml (pH 4~8)

衍生化

116 (BMS-663068)
Aq. sol.: >250 mg/ml (pH 5.7)
（三甲胺盐）

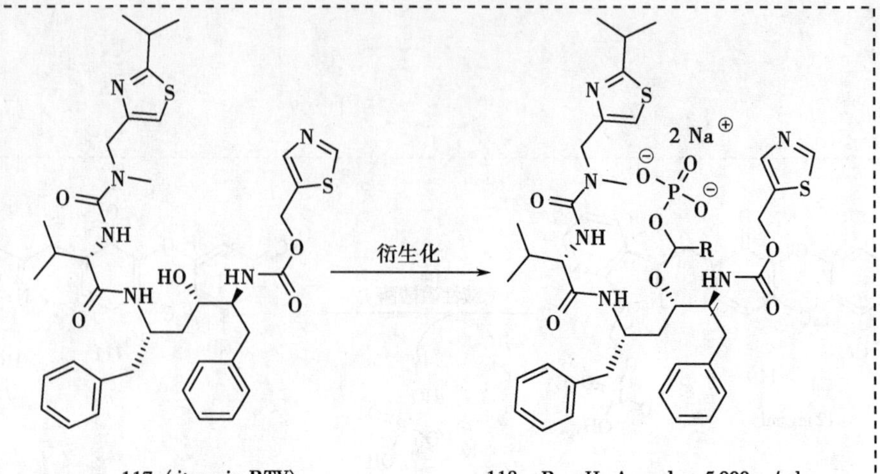

117 (ritonavir, RTV)
Aq.sol.: 3μg/ml (摇瓶法)

118: R = H, Aq. sol.: >5 000μg/ml;
119: R = Me, Aq.sol.: >5 000μg/ml

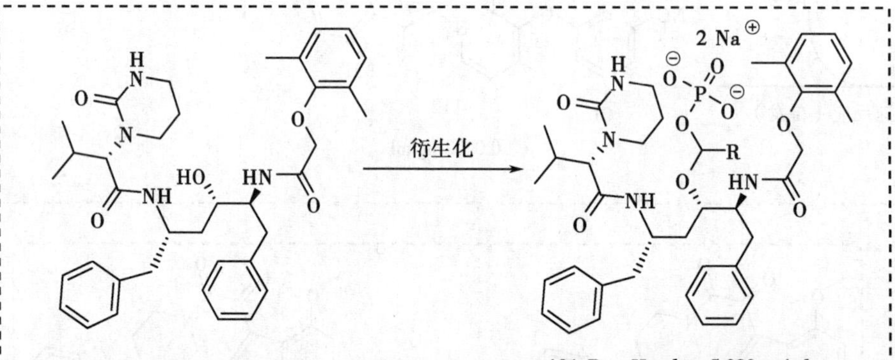

120 (iopinavir, LPV)
Aq.sol.: 7μg/ml (摇瓶法)

121: R = H, sol.: >5 000μg/ml;
122: R = Me, sol.: >5 000μg/ml

图 16-14　运用前药策略发现新型 HIV-1 抑制剂 [1]

在前药的结构修饰方法中，高分子聚乙二醇（polyethylene-glycol，PEG）修饰也是目前比较可行有效的方法之一[103]。聚乙二醇（PEG）是一类分子量分布广泛的合成聚合物，它有许多良好的特性，如生物相容性好、在水和有机介质中都有良好的溶解性、在生物体内易代谢、基本无毒性等，目前已被 FDA 批准应用人体静脉注射（iv）、口腔（ip）、皮肤等给药途径[104]，这些特性使得它被广泛用于蛋白质、多肽或小分子药物的修饰。齐多夫定（zidovudine，AZT）作为临床应用最早的一类抗艾滋病药物，是高效抗逆转录疗法的重要组成部分，但它的一些缺陷限制了其临床治疗的有效性。首先，AZT 的消除半衰期太短，只有 1.2 小时，需要一天内多次给药（即 2~3 次），从而降低患者的依从性[105-106]；其次，AZT 的毒性有明显的剂量依赖性，会导致中性粒细胞减少和骨髓抑制等严重的副作用[107-109]；此外，AZT 长期用药易诱导逆转录酶中不同的氨基酸残基发生突变，引起耐药毒株的出现而导致治疗失败。为了能改进 AZT 的现有缺陷、有效延长半衰期、降低药物的毒副作用以及突变概率，前药策略是一个重要的选择[110]。

为了增强 AZT 的疗效、克服其治疗的局限性，本课题组以丁二酸酯为桥接键（linker）用单甲氧基聚乙二醇（mPEG）修饰 AZT 得到缓释药物前体（图 16-15）[111-112]，以期延长 AZT 在体内的半衰期，增加口服生物利用度及降低毒性。一系列 mPEG 修饰 AZT 的前药 $mPEG_{750}$-AZT、$mPEG_{2k}$-AZT、$mPEG_{5k}$-AZT 和 $mPEG_{10k}$-AZT 均表现出更高的达峰时间（t_{max}）、更低的达峰浓度（C_{max}）和更长的半衰期（$t_{1/2}$），表明 mPEG 修饰是一种能使延长 AZT 在体内的释放时间并增加其口服利用度的有效技术。此外，所合成前药的 C_{max} 的降低对减少药物 AZT 的浓度依赖性毒性是非常有利的。在图 16-15 中相对于其他前药，$mPEG_{750}$-AZT、$mPEG_{2k}$-AZT、$mPEG_{5k}$-AZT、前药 $mPEG_{10k}$-AZT 在血浆中显示出最低的达峰浓度（C_{max}），这与在体外释放实验的结果相吻合，其在体外释放研究中也表现出最好的稳定性，显然相对分子质量为 100kD 的 mPEG 的空间位阻作用使得桥接酯键得到很好的保护。但是过于缓慢的释放速度也会减弱 AZT 的疗效，这也可能是导致 $mPEG_{10k}$-AZT 的 AUC 值相对于 AZT 没有明显增加的原因。在这项研究中发现 mPEG₇₅₀-AZT 是最有潜力的一种 AZT 前药，其可显著增加 AZT 的

AUC、$t_{1/2}$ 和 MRT 值，且相比于 AZT 其相对生物利用度增加近 230%，具有进行进一步临床前评价的巨大潜力。

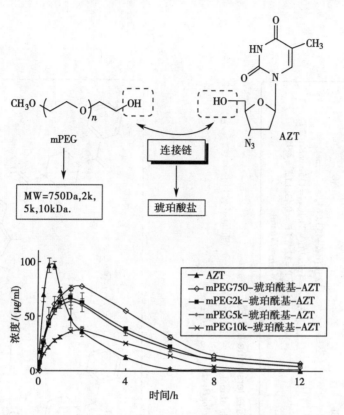

图 16-15　单甲氧基聚乙二醇（mPEG）修饰齐多夫定（AZT）的示意图及其平均血药浓度 – 时间曲线

5　多目标优化策略（配体效率、药物与受体靶标结合动力学、心脏毒性预测等）

在药物发现的过程中，需同时优化多个参数以期在活性和有效性之间达到最佳平衡，旨在于药物开发的早期阶段识别出最有可能取得之后成功的分子[113-115]。目前，配体效率（ligand efficiency，LE）和配体 – 脂溶性效率（ligand-lipophilicity efficiency，LLE）被认为是类药性的重要指标，可反映配体的效力和物理化学性质[113, 116]（图 16-16）。分子的优化一般基于其亲和力及药代动力学性质，但综合考虑 LLE 则有利于生物活性和代谢稳定性的提高。例如脂溶性相对较高的化合物一般在肝微粒体中代谢不稳定，因此为提高疗效和代谢稳定性，一般需要提高化合物的 LLE 值[117-118]。

传统上，HIV 抑制剂的结构优化在改善某一特性的同时会对另一关键特性产生负面影响。目前，HIV 抑制剂的结构优化不仅仅以亲和力为导向，LE/LLE 也被应用于指导骨架和取代基的加工细化。如在对已经放弃的 NNRTIs 候选药物 capravirine 的优化过程中发现吡唑类可作为优化 NNRTIs 的合适的杂环骨架[119-120]。注重 LLE 的结构优化已经发现很多十分具有前景的化合物，它们展现出优秀的抗病毒能力，明显地降低清除率和延长半衰期（$t_{1/2}$）（图 16-16）[120]。特别值得注意的是，由于其

对临床上一系列 RT 相关耐药株的良好活性及其良好的安全性和药代动力学性质，化合物 123b（UK-453061，lersivirine）已进入临床试验阶段，目前作为抗痛风药物上市[121-123]。正如预期，化合物 123b 较 capravirine 的亲脂性低，其代谢稳定性大幅提高（$t_{1/2}$ = 73 分钟）[121]。此外，LE 和 LLE 也被广泛应用在 NNRTIs 苗头化合物的计算机虚拟筛选[50, 124]和整合酶抑制剂及吸附抑制剂的结构优化等过程中（图 16-17）[9, 125]。其中值得注意的是，在萘啶酮类整合酶链转移抑制剂的修饰过程中，综合考虑取代基对配体效率的影响发现萘啶酮结构的临床候选化合物 124（GSK-364735）[125]。此外，在考虑 LE 和 / 或 LLE 的前提下，在先导化合物 125 的 C-7 位引入杂芳环取代基得到 1，2，4- 噁二唑衍生物 126，不仅显示出 pmol/L 的抑制活性，且清除率和半衰期等特性得到改进，在大鼠中具有更高的口服生物利用度[9]。

对人快速延迟性整流性钾通道基因（ether-a-go-go-related gene，hERG）编码的电压门控离子通道的抑制可能导致长 Q-T 间期综合征，该综合征是非心脑血管疗效药物的主要副作用之一。因此，在药物发现初期避免潜在的 hERG 通道阻滞风险将降低后期临床试验中心血管毒性相关的副作用风险[126]。

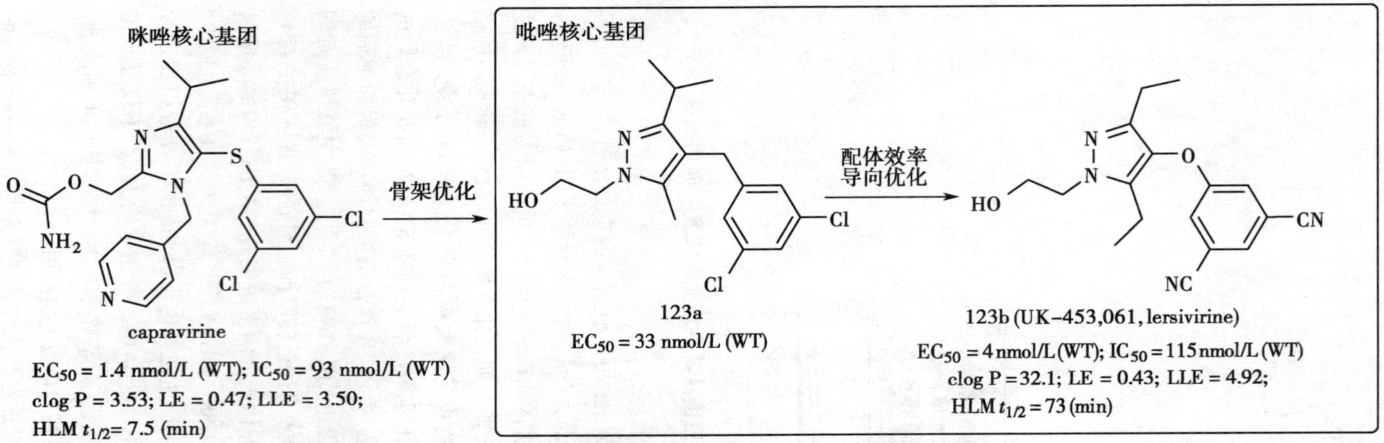

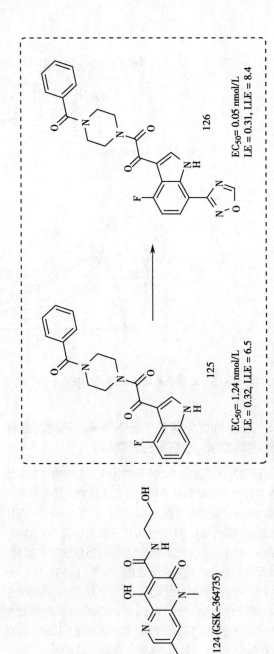

图 16-16　NNRTI 候选药物 lersivirine 的发现

HLM = 人肝微粒体；LE（每个重原子的结合能，kcal/mol）= − 1.4log（RT IC$_{50}$）/ 重原子数目；

LLE = − log（RT IC$_{50}$）− clog$P$；RT IC$_{50}$ = K_i [1]。

图 16-17　通过基于 LE/LLE 的分子优化得到的 HIV-1 IN 链转移抑制剂 124 和含吲哚环的吸附抑制剂 125 [1]

通过对苗头化合物 128 的多次优化得到化合物 127（马拉维若，maraviroc）的过程是成功进行多参数优化的案例之一（图 16-18）[127-132]。其中值得注意的是，初期对心血管安全性和药代动力学性质的关注对该药物的最终成功有重要意义。通常，hERG 抑制与药代动力学性质如脂溶性和 pK_a 之间似乎存在某种联系。因此，通过改变芳环取代基的位置和 / 或方向或通过降低中心 N 原子的碱性可在某种程度上避免 hERG 作用。在大规模化合物筛选中，计算机虚拟技术也提供了切实可行的预测 hERG 的方法[133]。

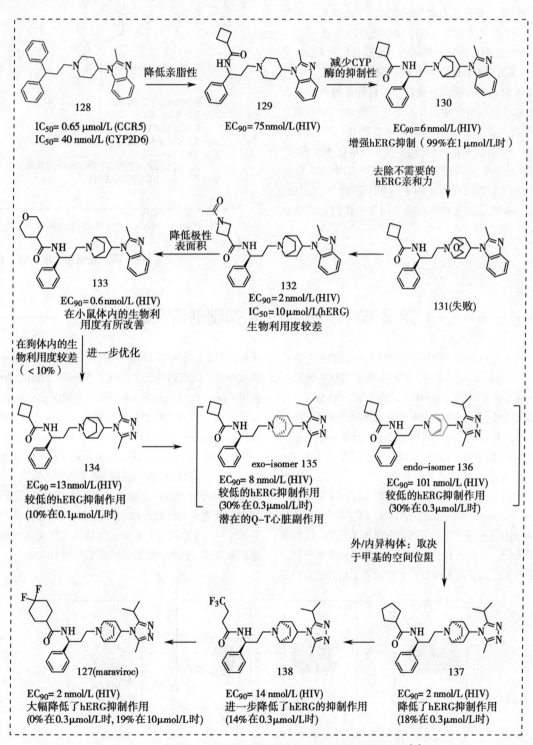

图 16-18　克服 hERG 作用得到 HIV-1 CCR5 抑制剂 126[1]

配体－受体停留时间（解离常数 k_{off} 的倒数）作为一个衡量配体－受体复合物存在时间的重要参数，可被用于预测药物的效果和安全性[134-135]。临床上用的 HIV-1 PR 抑制剂地瑞那韦（darunavir，139，图16-19）与其结构类似物的不同就在于其抑制剂－酶停留时间特别长，地瑞那韦与 HIV-1 PR 的结合动力学很好地解释了地瑞那韦的高效抗病毒活性和对耐药株表现出的较高基因屏障[136-141]。此外，马拉维若作用的分子机制研究证实其在人 CCR5 受体上的长停留时间对其取得临床成功至关重要[142]。

新技术的出现将极大地促进多目标优化的应用，例如 SPR 技术可进行特定相互作用的分子机制和动力学分析[143]。总而言之，自多目标优化策略于10多年前被应用到抗 HIV 药物的研发后已被逐步接受并取得重大成功。综合考虑优化参数可降低药物研发后期的损失率，希望多目标优化技术的发展能应用于抗 HIV 药物的发现中，尤其在基于新靶点的抗 HIV 药物的研发中作出实质性的贡献。

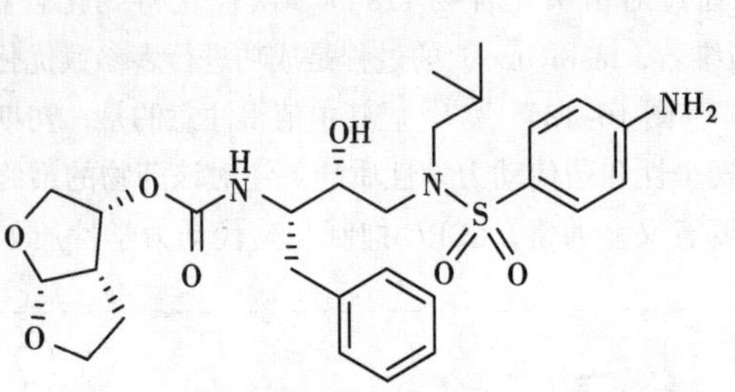

139 (darunavir, TMC114)

K_i= 0.008 nmol/L (WT);
K_i= 0.005 nmol/L
　　(L10I, G48V, I54V, L63P, V82A);
K_i= 0.041 nmol/L (D30N, L63P, N88D);
K_i= 0.025 nmol/L
　　(L10I, L63P, A71V, G73S, I84V, L90M);
K_i= 0.33 nmol/L (I50V, A71V)

图 16-19　HIV-1 PR 抑制剂地瑞那韦[1]

（高　萍　张继燕　展　鹏　刘新泳）

第3节　多靶点 HIV 抑制剂研究进展

在临床上，以多种药物联合应用为特征的多重药物疗法（multiple medication therapy，MMT）即高效抗逆转录病毒治疗（the highly active antiretroviral therapy，HAART）在一定程度上能增强持续抑制病毒复制的作用，缓解药物耐药性的产生，对药物引起的同种病毒的变异兼有相互制约的作用。但是这种疗法的用药量极大，毒副作用严重，药物相互作用复杂，患者的依从性差[144-145]。因此，国外的许多研发机构致力于研究简化剂量的多组分复合制剂（multiple-compound medication，MCM），即在1个给药单位（如1种片剂或注射液中）含有多种化学实体药物，以提高患者的依从性。目前已有多种核苷类逆转录酶抑制剂复合制剂开发上市，尽管此类剂型极大地改善了患者的治疗依从性，但临床上还需与其他类抗艾滋病药物合用才能获得最大疗效，故服药量仍未得到妥善解决。为此，2006年美国的 Gilead 和 Bristol-Myers Squibb 2 家制药公司合作开发了首个交叉类别的多组分复合制剂 Atripla（tenofovir+emtricitabine+efavirenz）。2012 年，Quad［elvitegravir+cobicistat（CYP3A4 抑制剂）+tenofovir+emtricitabine］也已上市。但是，多组分复合制剂依然存在诸多问题，最为突出的是：①交叉耐药性问题；②药代动力学和药物代谢学较复杂；③各种药物自身的毒副作用及相互作用所带来的毒副作用更强[146]。这迫使人们不断拓展新颖的抗艾滋病药物设计思路及疗法。药物治疗方式的演变见图16-20。

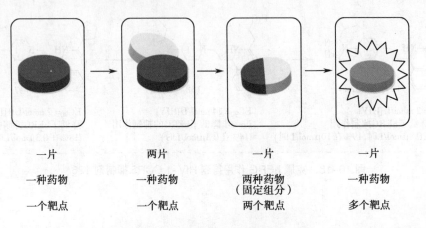

一片	两片	一片	一片
一种药物	一种药物	两种药物（固定组分）	一种药物
一个靶点	一个靶点	两个靶点	多个靶点

图 16-20　药物治疗方式的演变[147]

近年来，多靶点药物越来越受到研究者们的关注，并且成为合理设计抗艾滋病药物的新途径。该节通过一些代表性实例分别介绍多靶点策略在抗 HIV 合理药物设计中的应用。

1 多靶点药物的概念与分类

近几十年的药物研发几乎均集中于发现或设计作用于单一靶点的高选择性分子，但是针对单靶点的药物在治疗复杂疾病时常难以达到预期效果或毒性很大。系统生物学及网络药理学的出现和迅速发展为药物发现提供了一种全新的思路——多靶点药物。简言之，可以同时作用于疾病网络或病毒复制周期中的多个靶点，对各靶点的作用可以产生协同效应，使总效应大于各单效应之和，且不易产生耐药性。目前，通过针对多个病理环节或多个靶点以治疗许多疑难重症疾病已成为当前药物设

计的前沿领域[148-153]。

传统意义上的多靶点药物治疗包括上述的多药联合应用（MMT）及多组分复合制剂（MCM）。Morphy R 等[154-158]阐释了真正意义上的多靶点药物（multitarget-directed ligands，MTDLs）设计思想，即 1 种化学实体分子可以同时靶向 2 个或多个靶点。

MTDLs 与 MMT 和 MCM 相比（表 16-1）其主要优势在于可减少服药量，提高治疗效果，降低药物之间的相互作用（及其带来的毒副作用），具有均一的药代动力学特性，便于使用。此外，多靶点药物多通过目标明确的合理设计与合成，可形成一批结构新颖的专利药物，且其研发历程与单靶点药物非常相似，可节约研发成本。因此，多靶点药物已成为目前各大研究机构及制药公司的重要研发方向[147, 155-156, 159]。

表 16-1 多药联合应用、多组分复合制剂及多靶点药物的优劣比较

治疗方式	释义	优点	缺点
多药联合应用	多种药物混合应用，鸡尾酒疗法	1. 疗效确切，费用较低廉 2. 易于控制不同组分的比例，根据对不同靶点的效力或靶点的化学计量学差异可以灵活调整 3. 便于个体化给药 4. 便于序贯给药，发挥最大治疗效果	1. 药物相互作用较严重 2. 容易产生药代动力学及毒性方面的问题 3. 患者的依从性较差 4. 药物审批时需要析因实验设计以确定组合用药的优势
多组分复合制剂	多种药物形成单一的组方	用药方式得以简化，提高患者的依从性	由于不同组分的药物动力学及代谢方式的差异，会导致在不同的患者中产生不同的效果
多靶点药物	作用于不同靶点的单一化学实体分子	1. 由于是单一的化学实体，具有可预知的药效学及药动学性质，对后期临床研究的依赖程度降低 2. 降低了药物之间的相互作用及毒副作用 3. 患者的依从性提高 4. 不易产生耐药性 5. 前期研发历程和后期审批程序与单靶点药物相同 6. 全新的化学实体，避免知识产权的纠纷 7. 与多组分复合制剂相比，易于工业化制备	1. 需要同时对多个靶点均具有较高的活性及选择性 2. 作用于不同的靶点时，药物的药代动力学（如代谢速率、转运方式、生物利用度等）存在差异，并且多靶点作用药物的作用机制可能与选择性的单靶点药物不一致 3. 活性强度的匹配程度是多靶点作用药物设计的关键和难点 4. 不易对不同的靶点获得序贯作用

多靶点分子的发现途径主要有两大类（图 16-21）[148-149, 152]：通过 2 个或多个单靶点选择性配体（2SC）的药效团组合（pharmacophore combination）获得能同时作用于 2 个或多个靶点的单一实体分子；随机或定向筛选获得具有多靶点活性的苗头分子（1SC）继而进行类似物的修饰（analoging）。

根据药效团重叠程度的不同，药效团组合分为药效团连接（conjugate）、融合（fused）及并合（merged），结构类型如图 16-21 所示（以双靶点抑制剂为例）。药效团连接型的双靶点抑制剂由 2 种作用于不同靶点的抑制剂连接而

成，属于"双前药"的范畴，相对分子量较大，结构较复杂，导致分子的口服生物利用度较差。药效团融合型或并合型双靶点抑制剂具有部分相同的结构或药效团特征，可以控制分子的大小和相对分子质量，使分子的药效学空间与药动学空间有较大的重叠[149-150]，分子结构简单，理化性质和药代动力学性质较好，可提高分子的配体效率（ligand efficiency）[149-150]及成药概率，是多靶点药物分子设计的最佳策略。

通过随机或定向筛选所获得的具有多靶点活性的苗头分子（1SC），其结构一般属于药效团融合型或并合型分子。

进一步的活性优化（analoging approach）包括活性平衡、"并合设计"（designing in，将化合物的多个靶点活性合并到 1 个分子中）、"去除设计"（designing out，去除不希望得到的靶点活性）以及优化理化性质和药代动力学性质等[151]。

鉴于高效抗逆转录疗法和多组分复合制剂的诸多缺陷，目前，寻求单一化学实体的多靶点 HIV 抑制剂已成为抗艾滋病药物研发的新策略和新热点[153, 160-161]。HIV-1 复制是多环节、多因子共同参与的过程，这为 HIV 多靶点抑制剂的设计提供了可能。

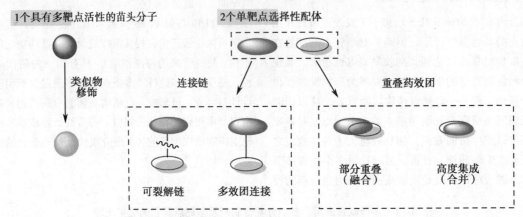

图 16-21　多靶点药物的发现途径[154]

2　基于前药原理的多靶点 HIV 抑制剂研究

早期的多靶点抗 HIV 药物研究主要集中于双前药类抑制剂（conjugate）[160]，例如将核苷类逆转录酶抑制剂通过（不）可裂解的连接链分别与蛋白酶抑制剂、非核苷类逆转录酶抑制剂或侵入抑制剂等偶联。原则上，不可裂解型双前药可通过连接链两端的分子分别与两者的靶点相互作用，且可利用单一位点相互作用的附加结合能量使化合物与靶点结合得更加紧密[162]。可裂解型双前药可在体内降解为 2 个独立的分子，分别与各自的靶点产生相互作用（以"NRTIs-NNRTIs"双前药为例）（图 16-22）。

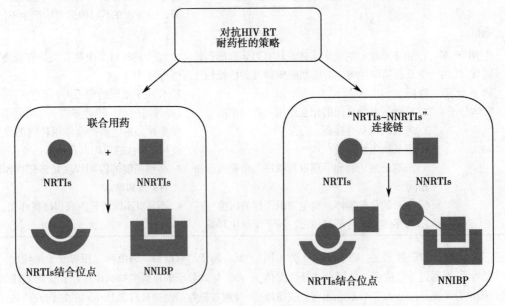

图 16-22　克服耐药性的 2 种方法：组合疗法与多靶点化合物[163]

逆转录酶一直是抗 HIV 研究的重要靶点，目前上市的逆转录酶抑制剂可以分为核苷类抑制剂（NRTIs）（NRTIs 缺乏 3′-OH，可作为 DNA 延长链的终止剂）和非核苷类抑制剂（NNRTIs）（DNA 聚合变构抑制剂）。NRTIs 和 NNRTIs 的联合应用在 HAART 中十分普遍，多项实验证实核苷三磷酸可与 NNRTIs 同时分别作用于 RT 内的各自的结合位点。NRTIs/NNRTIs 结合位点相距仅 10~15Å，为双靶点抑制剂设计提供了可能。目前很多研究小组设计并合成一系列将 NRTIs 和 NNRTIs 通过链接区组合的双功能抑制剂（图 16-23），旨在通过两端的分子同时分别占据其作用位点，发挥双靶点抑制剂的作用[164]。NRTIs 如 AZT、D4T、ddC 和 NNRTIs 如 TSAO-T、HEPT、trovirdine 类似物及 DAPY 类通过聚亚甲基、丁二酰 - 甘氨酸基团和聚乙二醇等作为（不）可裂解的连接链连接。通过该方法已发现很多可作为先导化合物进一步开发的异源二聚体（图 16-24），如 [AZT] - (CH$_2$) n- [TSAO-T] 二聚体 140 和 141[165]、[D4T] - (CH$_2$) n- [TSAO-T] 二聚体 142[166-167]、[D4T] - 连接区 - [咪唑 [1，5-b] 哒嗪] 143[168]、（N-3 位和 C-5 位）AZT HEPT 复合物 144 和 145（EC$_{50}$ = 2~5μmol/L）[169]、ddC-HEPT 复合物 146[169]、D4T-SATE（S- 酯酰基 -2- 巯乙基）-MKC-442 杂合体 147~149[170]、AZT-HEPT 杂合体 150[171]、[d4U] - 丁炔 - [HI-236] 杂合体 151[172-173]、[NRTIs] -C5′- 甘氨酰 - 丁二酰 -N- 哌嗪 - [trovirdine 类似物] 152[174-175] 及 TMC120-D4T 杂合体 153 和 154[176]。

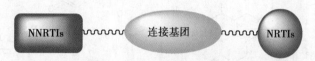

图 16-23　嵌合型 NRTI-NNRTI 双功能抑制剂的设计

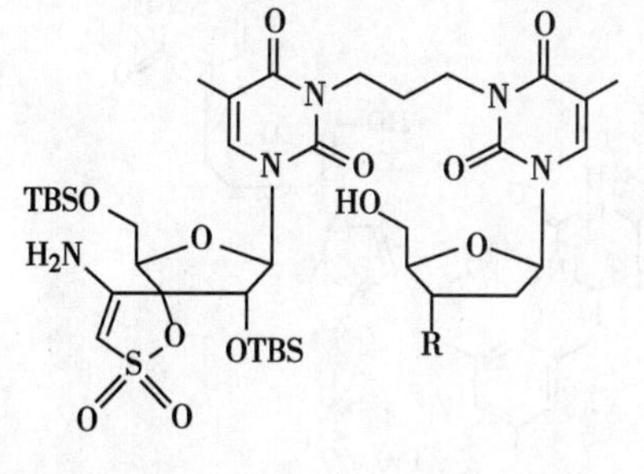

140: R = N$_3$, HIV-1 EC$_{50}$ = 0.10 μmol/L (CEM);
141: R =OH, HIV-1 EC$_{50}$ = 0.06 μmol/L (CEM);
[TSAO-T]-连接臂-[AZT]

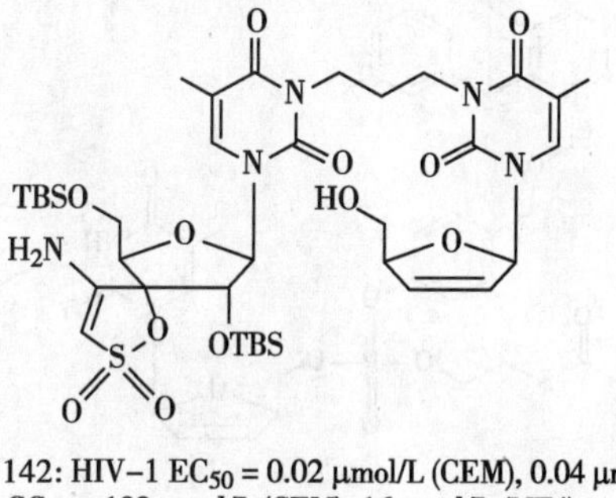

142: HIV-1 EC$_{50}$ = 0.02 μmol/L (CEM), 0.04 μmol/L (MT4);
CC$_{50}$ = 189 μmol/L (CEM), 16 μmol/L (MT4);
[TSAO-T]-连接臂-[D4T]

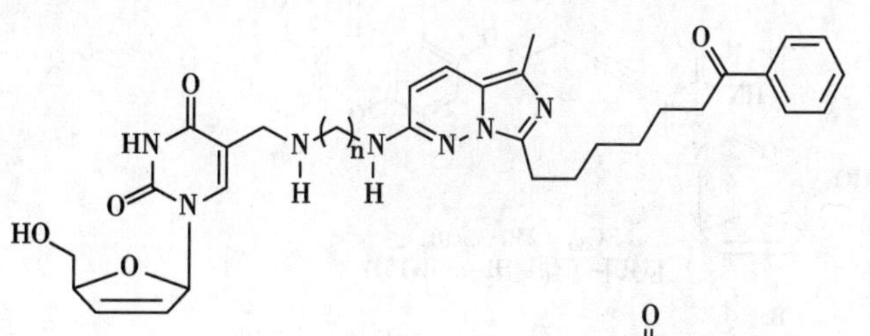

[D4T]-连接臂-[咪唑(1,5-b)哒嗪] (143)

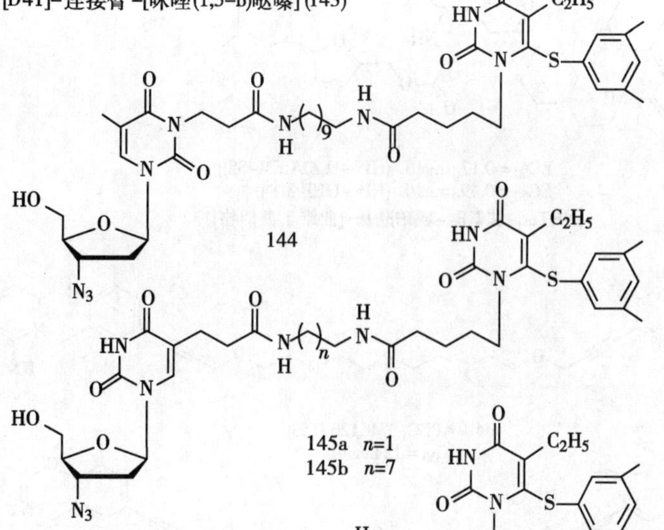

144

145a n=1
145b n=7

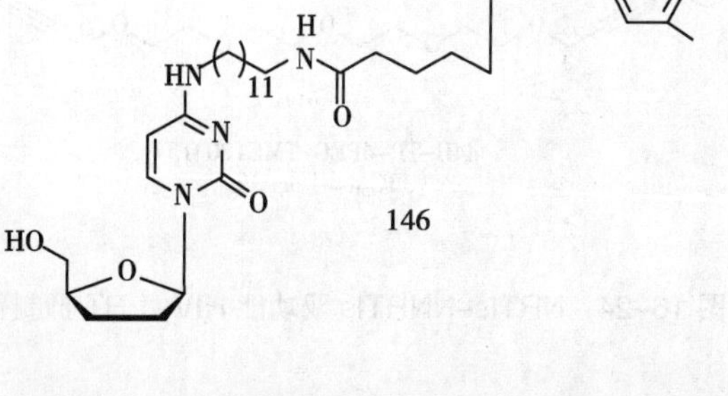

146

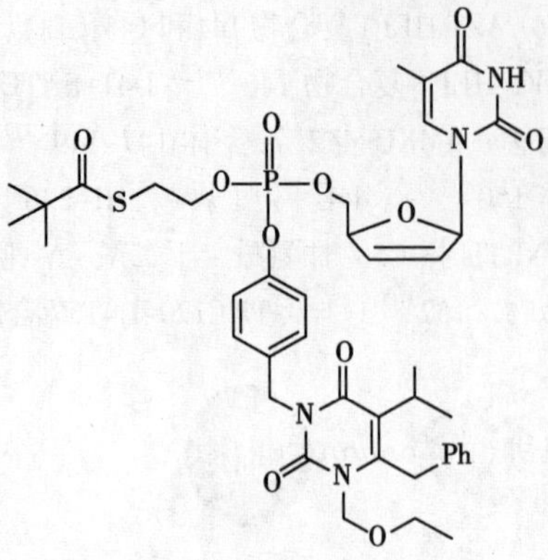

147

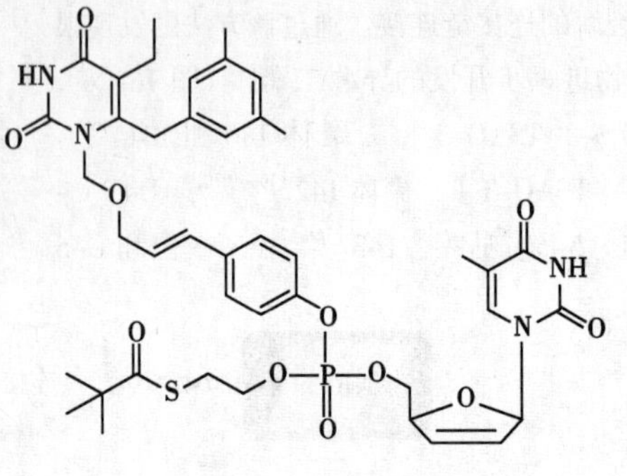

148

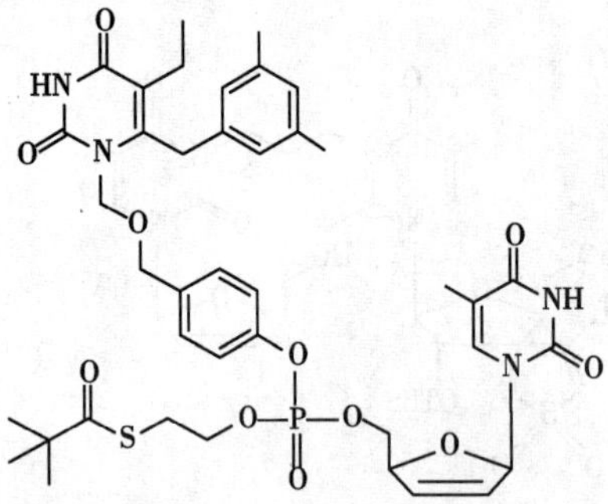

149

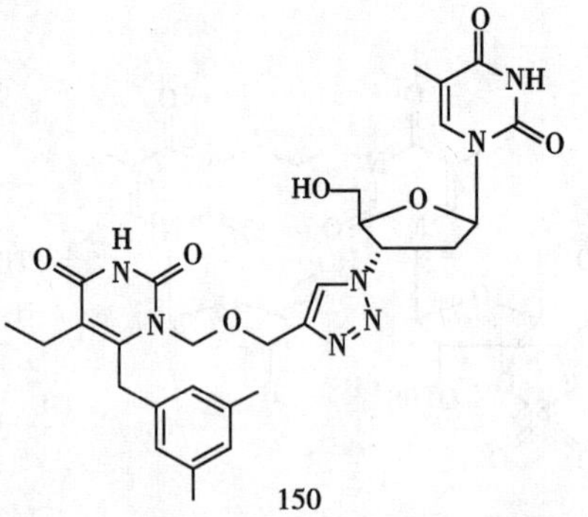

150

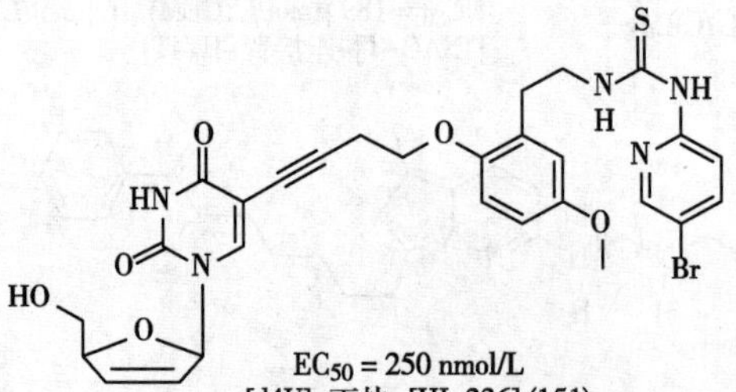

EC$_{50}$ = 250 nmol/L
[d4U]−丁炔−[HI−236] (151)

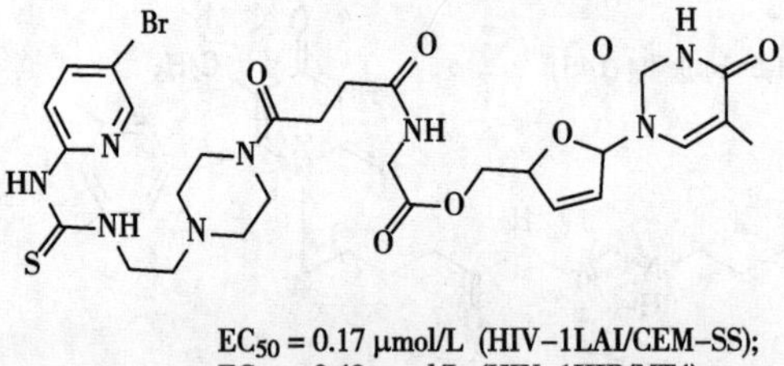

EC$_{50}$ = 0.17 μmol/L (HIV−1LAI/CEM−SS);
EC$_{50}$ = 0.49 μmol/L (HIV−1IIIB/MT4)
[NRTIs]−甘氨酰−琥珀酰基−[曲维丁类似物]152

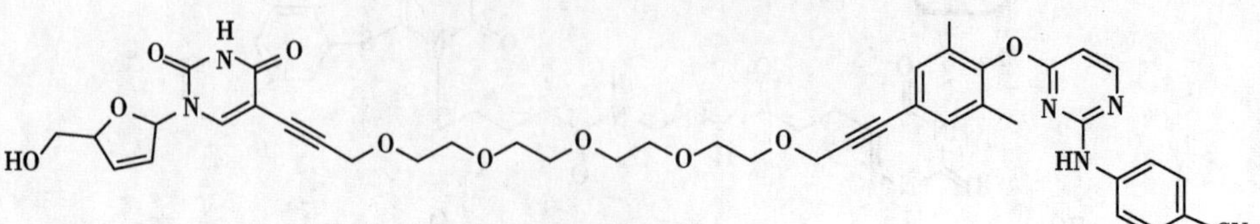

d4U−4PEG−TMC120 (153)
IC$_{50}$ = 12 nmol/L

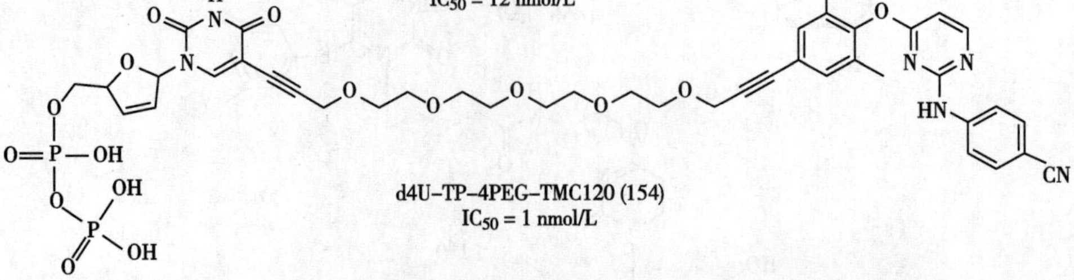

d4U−TP−4PEG−TMC120 (154)
IC$_{50}$ = 1 nmol/L

图 16−24　NRTIs−NNRTIs 双功能 HIV−1 RT 抑制剂的结构

值得注意的是，化合物 146 在细胞水平对 HIV-1（野生株和 Y181C 奈韦拉平耐药株）和 HIV-2 表现出相同的抑制活性（EC_{50} = 0.45μmol/L）[169]。作为不可裂解型双功能 HIV 抑制剂，化合物 151 在 MT2 细胞系中对 HIV（IIIB）表现出良好的抑制活性（EC_{50} = 250nmol/L），约为 D4T 活性的 8 倍（EC_{50} = 2.3μmol/L），介于 2 种组分药物之间[172]。然而，该化合物在 RT 酶活实验中的活性约为 HI-236 的一半（HI-236 和 150 的 IC_{50} 分别为 38nmol/L 和 61nmol/L）。TMC120-D4T 杂合体分子 153 和 154 的抗 HIV 活性均有所提高（IC_{50} 分别为 12nmol/L 和 1nmol/L）[176]。

该类双前药抑制剂的相关研究较多，虽然上述提到的复合物的抗 HIV 活性有所提高，但大部分复合物的活性低于其母体化合物，并未达到协同作用的效果。原因可能是双前药化合物的分子量较大导致生物利用度差，且不能在合适的位置释放（可裂解的连接链）或药效团偶联导致均不能与各自的靶点结合（可裂解的连接链）。

3　"药效团整合"型多靶点 HIV 抑制剂研究

药效团融合型（fused）或并合型（merged）HIV 双靶点活性化合物多数通过随机筛选发现，分子量较小，具有结构修饰及活性优化的化学及生物学空间，是 HIV 双靶点抑制剂的研究重点。随着结构生物学及计算机辅助药物设计技术的发展，为合理设计融合型或并合型 HIV 双靶点抑制剂提供了基础[153]。

合理设计药效团组合的多靶点抑制剂的关键是要充分利用先导化合物结构中的可修饰位点（tolerant region）[177-178]。明尼苏达州立大学的一个课题组根据 HIV 非核苷类逆转录酶抑制剂（non-nucleoside reverse transcriptase inhibitors，NNRTIs）的可修饰位点及其与整合酶（IN）抑制剂的药效团相似性，设计并合成一系列药效团融合型的 RT/IN 双靶点抑制剂[179-182]。

结构生物学研究表明，新一代的高效抗耐药性 NNRTIs 呈现灵活的"U"形构象，其药效团元素包括"疏水作用区""氢键作用区"及"开口区"。例如以 delavirdine 为代表的二芳杂环哌嗪类 [bis（heteroaryl）piperazines，BHAPs] 以及取代嘧啶类 [1-[（2-hydroxyethoxy）methyl]-6-（phenylthio）thymine，HEPT] NNRTIs，其结构中均存在特定的基团，位于 NNRTIs 结合口袋（NNRTIs binding pocket，NNIBP）Pro236 附近的开口区或称为溶剂暴露区（the solvent-exposed region），并不直接参与和 RT 的结合。例如 delavirdine 的 C-5 位甲磺酰胺基团及 HEPT 类化合物的 N-1 取代苯基均位于该区域。此外，整合酶抑制剂的结构中也一般含有 1 个疏水性的苄基及 2 价金属离子螯合基团。NNRTIs 结构中的开口区是引入结构多样性基团或构建双靶点分子的结构基础[155]。

基于上述分析，该课题组将芳基二酮酸类整合酶抑制剂中的二酮酸螯合基团引入 delavirdine 及 HEPT 类 NNRTIs 的开口区，得到一系列较高活性的 RT/IN 双靶点抑制剂，分别为化合物 162a~162c，159~161（图 16-25）。其中化合物 160 和 161 的抗 HIV 活性处于 nmol/L 水平，且具有较高的 RT 抑制活性及中等程度的 IN 抑制活性，并通过分子模拟充分证明二酮酸基团的引入并未影响与 RT 的结合，还与 Ser105 之间形成新的氢键作用[179-182]。

接着，该课题组又报道了药效团并合型的一类 RT/IN 双靶点抑制剂。保持 HEPTs 类化合物的疏水基团完全不变，在嘧啶酮的 N-3 位置引入羟基，构建 3-羟基嘧啶 -2，4- 二酮双靶点结构骨架（化合物 163 和 164，图 16-26）。该结构不仅保留了与 RT 的关键氨基酸（K101-K104 基序）形成氢键的能力，保持与 RT 结合的活性构象，而且新引入的羟胺基团使分子具有金属离子螯合能力。通过结构的微小改造使得 2 类抑制剂的药效空间有较大的重叠，提高了配体效率。生物活性测试发现化合物 163a、163b 和 164 呈现出较高的双靶点抑制活性，尤其是化合物 163a 的 EC_{50} 值达 0.8nmol/L。初步的构效关系研究表明 N-3 羟基的存在对于 IN 的结合是必需的，N-1 位苄基对于 IN 抑制程度的影响大于 C-6 位苄基[183-185]。

4　多靶点 HIV 抑制剂研究存在的问题及研究趋势

虽然具有不少成功的例证，但多靶点作用药物的设计仍然存在着许多问题，由于缺乏相应的理论依据，多数此类药物都是利用筛选法偶然发现的，也有部分是利用拼合法（也称药效团结合法）得到的，偶然性依然很大，因此寻找能够设计作用于多靶标作用药物的方法显得非常必要。

计算机辅助药物设计近年来发展迅速，已广泛用于药物设计中，有很多成功的例证。其中作为间接药物设计的药效团模型法（pharmacophore modeling）是对一系列活性化合物进行 3D-QSAR 分析研究，并结合构象分析总结出一些对活性至关重要的原子和基团以及空间关系，反推出与之结合的受体的立体形状、结构和性质，推测出靶点的信息，得到虚拟受体模型，再依此来设计新的配基分子。按照药效团模型的概念，化合物如果能够符合药效团模型，就有可能具有相应的药理活性。以此类推，如果该化合物能够同时符合 2 个以上的药效团模型，则可能同时作用于 2 个以上的靶点，因此药效团模型法可以被用来设计多靶点作用药物。同时该法还具有活性预测能力，有助于提高设计的成功率，减少盲目性。

虽然如此，设计多靶点抗 HIV 药物时仍然存在一些问题，主要包括：①靶点的选择。虽然多靶点作用药物可同时作用于不同的靶点，但仍然应该具有选择性，也就是说只对于相对的靶点具有选择性，因此有必要对相应的 HIV 靶点的结构和性质（相互作用形式、位阻敏感区域、局部亲水性和疏水性区域等）有较为充分的了解。此外，

HIV 的多个靶点如 RT、IN、RNase H 等均有适合设计药效团整合型双靶点抑制剂的溶剂暴露区，为基于结构合理设计双靶点抑制剂奠定了基础。②活性强度的匹配程度问题是多靶点作用药物设计的关键。有些靶点只需很少量的药物就足以满足要求，如果药物对不同靶点的 IC_{50} 相近，则问题相对较小；如果它们的 IC_{50} 相差较远（如两者的比值 >1 000），则应考虑设计的化合物是否是合适的多靶点作用药物。可以利用结构修饰的方法尽量使它们的 IC_{50} 预测值接近，甚至可以从药物动力学角度考虑改进进行修正。③作用于 HIV 生命周期的不同靶点时，由于药物的药代动力学（如代谢速率、转运方式、生物利用度等）存在差异，并且多靶点作用药物的作用机制可能与选择性的单靶点药物不一致，因此应该在对多靶点作用药物进行 SAR、QSAR、作用机制、代谢等方面的研究，利用研究结果，充分利用这些差异，进一步设计新型的多靶点作用药物。

与单靶点选择性药物的治疗作用相比，多靶点抑制剂作为全新的药物设计理念已显示出广阔的研究前景，应用于先导结构发现和优化的全新策略将会大大推动抗艾滋病新药的研发进程。近年来多靶点抑制剂已经取得的显著成果，相继涌现出的具有高活性、结构多样性的化合物，也从一个角度反映了多靶点药物研究策略的巨大优势。当然，这一方向的药物研究也面临着巨大的挑战，如随机筛选获得成功的概率较低、合理药物设计方法又较为单一、活性均衡度较差等，需要科研工作者综合运用各种手段去探索。固然存在着很多困难和问题，但多靶点作用药物的有效性已引起人们的特别关注，充分利用现有的生物信息学、计算机辅助药物设计等技术，有望解决设计中的瓶颈问题，基于多靶点药物的设计理念必将在抗 HIV 药物研究领域中大行其道。

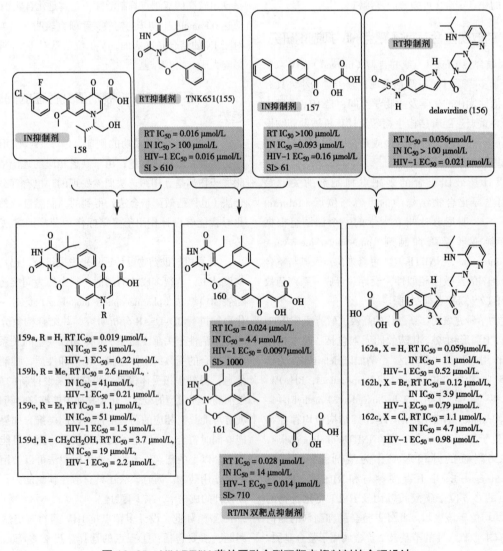

图 16-25 HIV RT/IN 药效团融合型双靶点抑制剂的合理设计

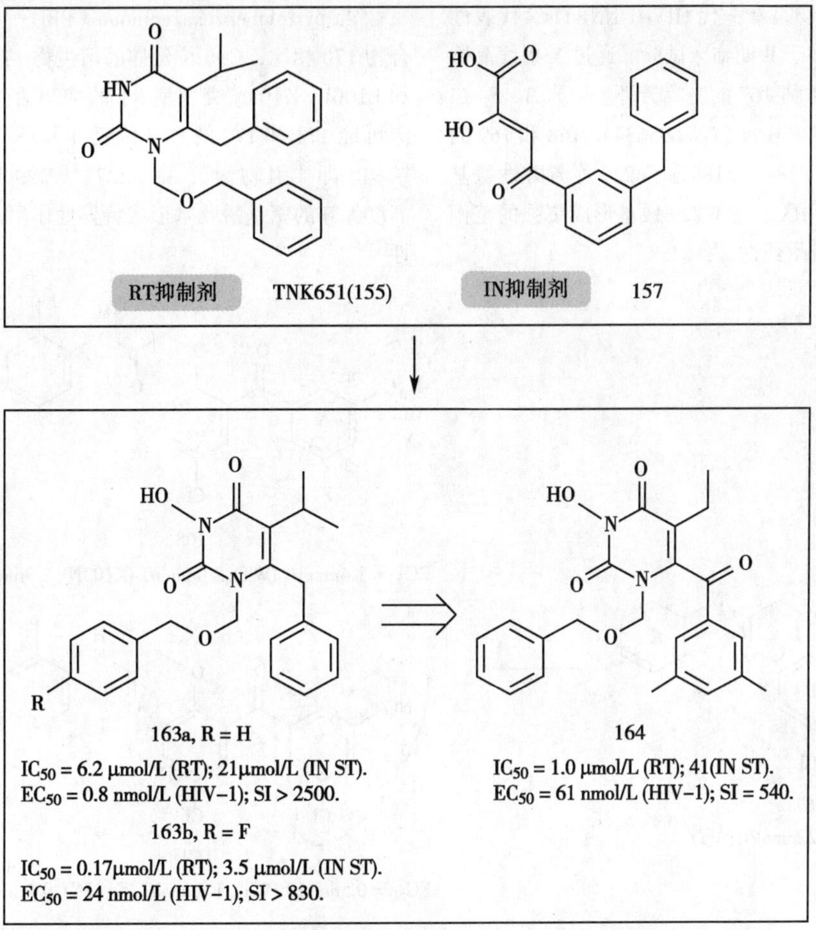

163a, R = H
IC$_{50}$ = 6.2 μmol/L (RT); 21μmol/L (IN ST).
EC$_{50}$ = 0.8 nmol/L (HIV-1); SI > 2500.

163b, R = F
IC$_{50}$ = 0.17μmol/L (RT); 3.5 μmol/L (IN ST).
EC$_{50}$ = 24 nmol/L (HIV-1); SI > 830.

164
IC$_{50}$ = 1.0 μmol/L (RT); 41(IN ST).
EC$_{50}$ = 61 nmol/L (HIV-1); SI = 540.

图 16-26　HIV RT/IN 药效团并合型双靶点抑制剂的合理设计[163]

（高　萍　展　鹏　刘新泳）

第 4 节　基于靶点的抗耐药性 HIV 抑制剂的设计策略

1　特异性地靶向高度保守型氨基酸残基／区域

　　为了提高 HIV 抑制剂的抗耐药性，目前一个被广泛运用的策略是使抑制剂与相应结合位点的高度保守型氨基酸残基／区域形成特异性相互作用[178]。这种相互作用不受其他氨基酸残基突变的影响。

　　W229 是组成 NNRTIs 疏水结合口袋（NNRTIs binding pocket，NNIBP）的一个高度保守型氨基酸残基，在设计抗耐药性 NNRTIs 时常被重点关注。例如相比于 MKC-442（乙米韦林，165），GCA-186（166）对 Y181C 和 K103N 突变株的抑制活性分别提高 74 倍和 32 倍。解析 RT/GCA-186 复合物的晶体结构可知，GCA-186 结构中的 3′，5′-二甲基与 W229 之间形成范德华力，增强其与 NNIBP 的相互作用[186]。

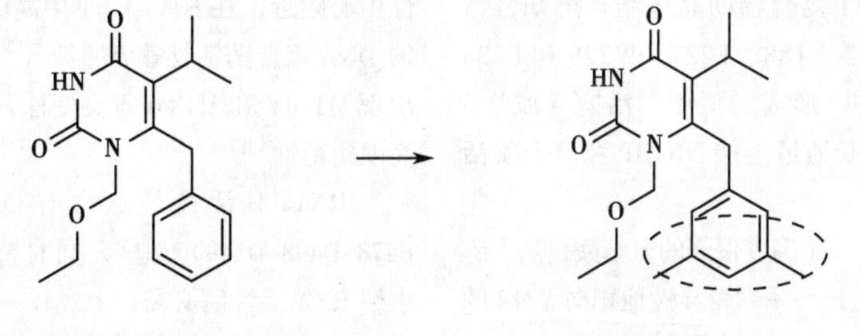

MKC-442 (165)
EC$_{50}$ = 13.4 μmol/L (Ⅲ$_{B-R(Y181C)}$)
EC$_{50}$ = 1.26μmol/L (NL4-3$_{K103N}$)

GCA-186 (166)
EC$_{50}$ = 0.18 μmol/L (Ⅲ$_{B-R(Y181C)}$)
EC$_{50}$ = 0.04 μmol/L (NL4-3$_{K103N}$)

二苯甲酮类化合物是新一代 HIV-1 NNRTIs，代表性化合物 GW695634 正处于 Ⅱ 期临床试验。通过 X 射线晶体衍射发现，在该类衍生物 167 的左翼芳环上引入 3，5- 二取代得到化合物 168 和 169（GW695634），168 和 169 的左翼芳环更加深入由 Y181、Y188 和 W229 等芳香性氨基酸残基组成的疏水作用区，与 W229 残基形成更强的范德华作用力，从而提高抗耐药性[187]。

与 pyrrolobenzoxazepinone（PBO）类 NNRTIs 原型化合物 170 相比，C-6 位延伸的衍生物 171 和 172 对野生型和 L100I、K103N 突变型 RT 的抑制活性均有所提高。推测可能 171 和 172 的 C-6 位延伸苯环与 β12-β13 发夹样结构（即"引物沟"，由 F227、W229 和 M230 组成）中高度保守的氨基酸残基形成特异性作用，从而提高抗耐药性[188]。

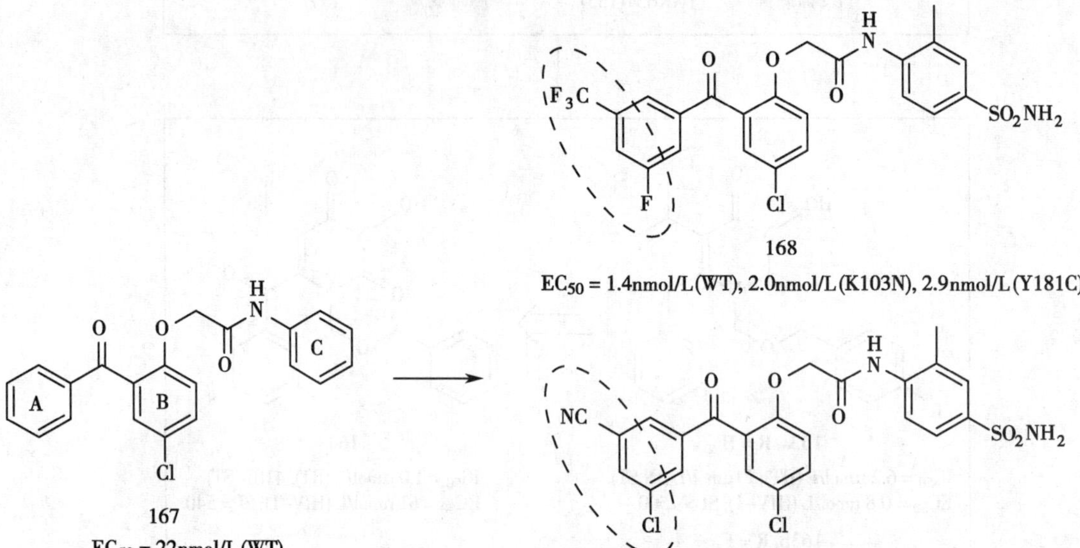

167
EC$_{50}$ = 22nmol/L（WT）

168
EC$_{50}$ = 1.4nmol/L（WT），2.0nmol/L（K103N），2.9nmol/L（Y181C）

169
EC$_{50}$ = 0.5nmol/L（WT），1.0nmol/L（K103N），0.7 nmol/L（Y181C）

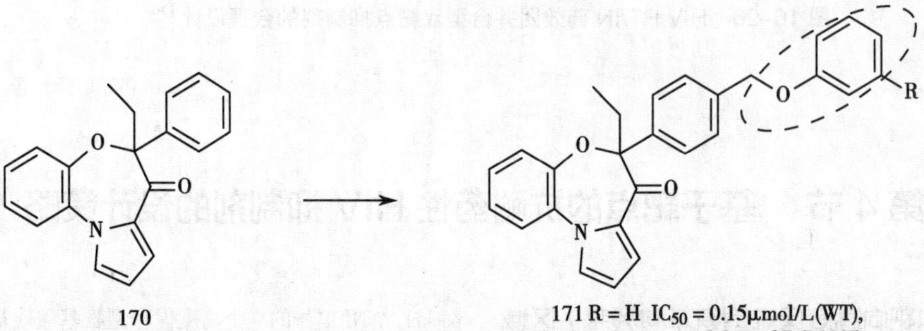

170
IC$_{50}$ = 0.19μmol/L（WT），
0.75μmol/L（L100I），
7.7μmol/L（K103N）

171 R = H　IC$_{50}$ = 0.15μmol/L（WT），
0.2μmol/L（L100I），
0.4μmol/L（K103N）

172 R = Cl　IC$_{50}$ = 0.1μmol/L（WT），
0.25μmol/L（L100I），
0.3μmol/L（K103N）

此外，利匹韦林（RPV）及它的类似物是氰基乙烯基与 W299 之间形成广泛作用力、提高化合物抗耐药性的经典范例。解析 RPV/RT 复合物的晶体结构可知，氰基乙烯基伸入由氨基酸残基 Y188、F227、W229 和 L234 组成的圆柱形狭长通道中，形成类似于"活塞 - 戒指"样的结构[189-190]。上述狭长通道连接 NNIBP 和聚合酶活性中心。

Y318 是 NNIBP 中的另一个高度保守的氨基酸残基。陈芬儿教授的课题组设计并合成一系列特异性地靶向 Y318 的嘧啶磺酰乙酰苯胺类 NNRTIs，代表性化合物 173 和 174 对野生株和常见耐药株的抑制活性在纳摩尔级别。分子中的磺酰基可与 Y318 形成氢键，有利于提高抗病毒活性[191]。

YMDD（Y183-M184-D185-D186）基序位于聚合酶活性中心附近，在 HIV-1 RT 中高度保守，对保持 RNA 依赖的 DNA 聚合酶活性非常重要[192]。不过，有研究表明，已出现 M184V 和 M184I 等突变株，对 3TC（拉米夫定）产生高度耐药性[193]。

RNase H 活性位点含有高度保守的 DEDD（D443-E478-D498-D549）基序，同时螯合 2 个 Mg^{2+}，为 RNase H 水解 RNA 活性所必需，上述任一氨基酸残基被取代都将导致 RNase H 活性丧失[194]。Wang ZQ 的研究小组发现了多个系列的 RNase H 抑制剂，如 175、176 和 177 等[195-197]，其分子结构中多含羧基、羰基和羟基等类似于二酮酸的结构，不仅与活性位点的 2 个 Mg^{2+} 产生螯合作用，还可与 DEDD

基序形成广泛的氢键作用力和范德华力，因此对 RNase H 保持亚 μmol/L 水平的抑制活性。

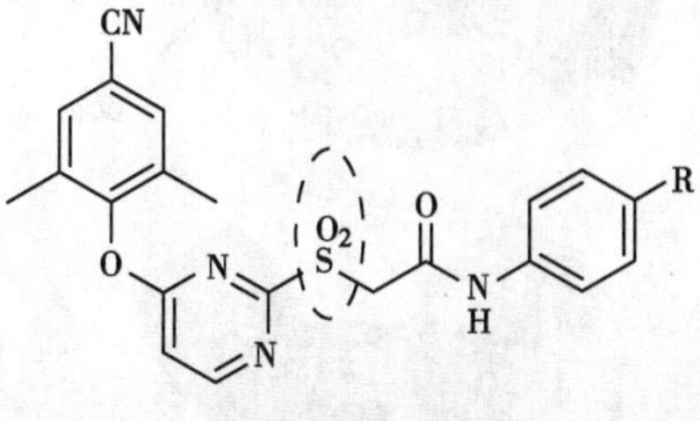

173 R = CN　EC_{50} (nmol/L) = 1.7 (WT), 3.4 (K103N), 16.5 (E138K), 31.3 (Y181C).
174 R = NO$_2$　EC_{50} (nmol/L) = 1.3 (WT), 7.3 (K103N), 25.7 (E138K), 40.6 (Y181C)

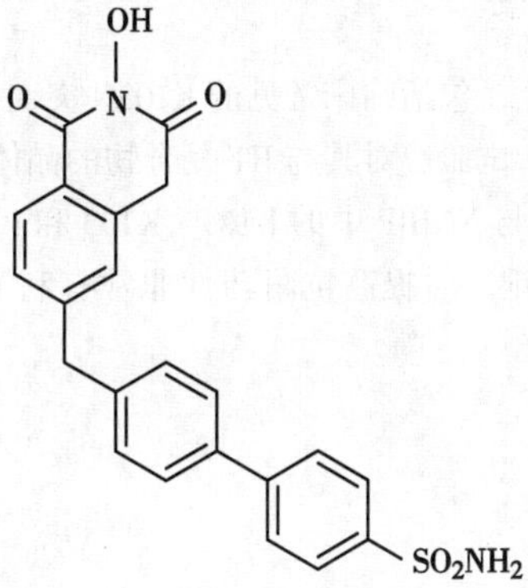

175
IC_{50} = 0.40μmol/L(RNase H)

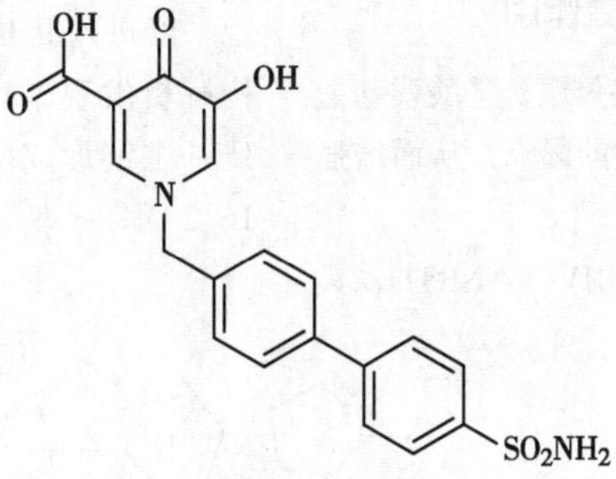

176
IC_{50} = 0.65μmol/L(RNase H)

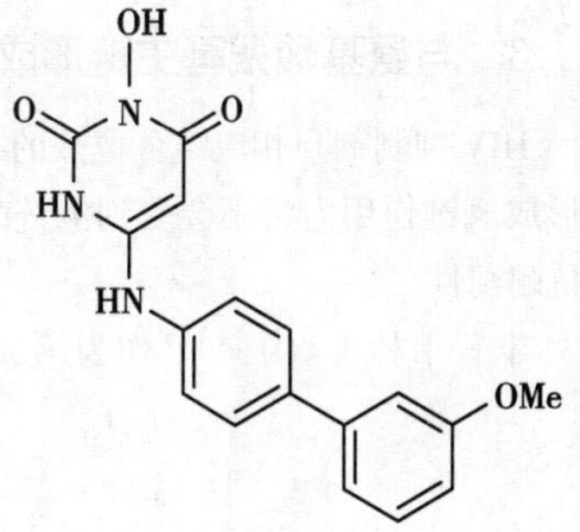

177
IC_{50} = 0.15μmol/L(RNase H)

2　增强分子的构象柔性和在结合位点中的适配性

　　理论上，在 HIV 抑制剂的构象柔性不影响其与结合位点相互作用的前提下，增强其构象柔性和在结合位点中的适配性可以弥补耐药突变的负面影响，避免结合时与结合口袋高度碰撞而带来效能损失。如第二代 HIV-1 NNRTIs HBY097 对 HIV-1 野生株和 K103N/Y181C 双突变株保持很好的抑制活性，通过 HBY097/RT 复合物的晶体结构解析发现，在野生型 RT 结合口袋中，HBY097 的异丙氧羰基邻近 Y181 残基，与之形成疏水作用力；在双突变 RT 结合口袋

中，虽然异丙氧羰基与 C181 的疏水作用力消失，但其调整构象发生翻转，使得羰基与 C181 的巯基之间形成 S-H···O 极性作用力（S-O 的距离为 3.4 Å，S···C=C 角为 159°）。异丙氧羰基的构象适配性使得抑制剂对该双突变毒株保持较好的耐受性[198]。又如以 ETR 和 RPV 为代表的二芳基嘧啶类 NNRTIs 对多种 HIV-1 突变株保持很好的抑制活性，原因在于与刚性 NNRTIs 分子相比，该类抑制剂可以通过化学键的自由旋转（柔性扭动）和分子整体平移（复位）来适应不同的突变 NNIBP，保持与各种突变 NNIBP 的紧密结合[199]（图 16-27）。

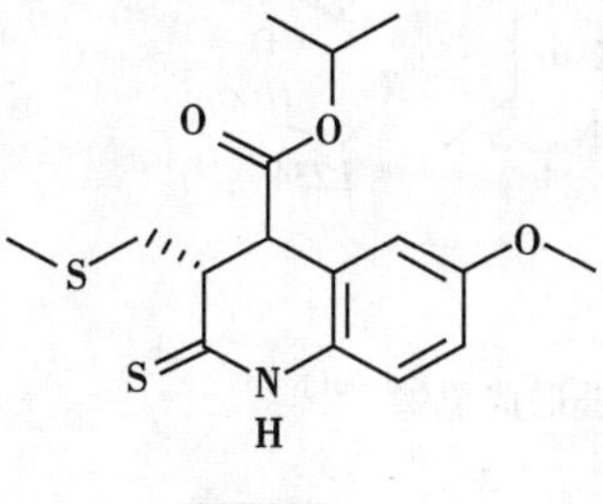

HBY097

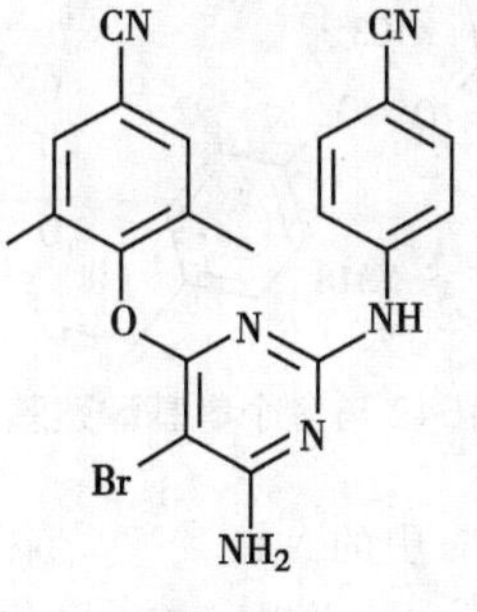

ETR

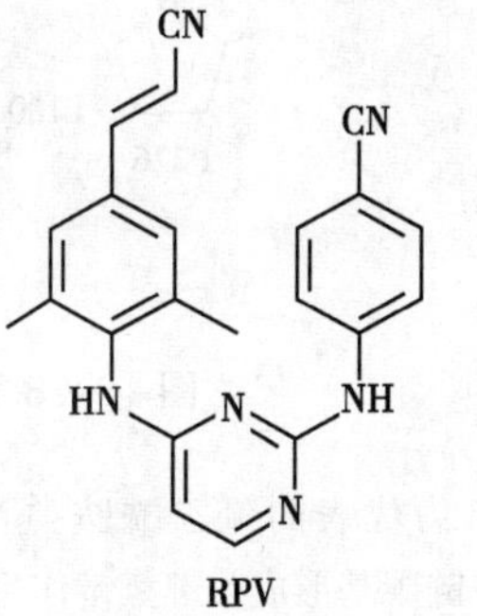

RPV

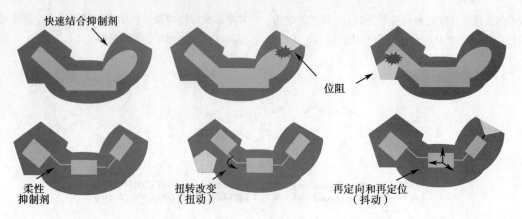

图 16-27 具有柔性构象的 HIV-1 NNRTIs 适应突变 NNIBP[200]

3 与氨基酸残基主链形成氢键作用力

HIV 抑制剂与相应结合位点的某些关键氨基酸残基主链形成氢键作用力将不会受到侧链改变的影响,从而增强其抗耐药性。

卡普韦林(AG1549)作为第二代 HIV-1 NNRTIs,具

有很好的抗耐药株活性,包括临床常见的 K103N 突变株,曾一度进入Ⅱb 期临床试验。对其与 RT 复合物的晶体结构解析发现,AG1549 与 NNIBP 中的 K101、K103 和 P236 残基主链形成网状氢键,对提高抗耐药性非常有利(图 16-28)。

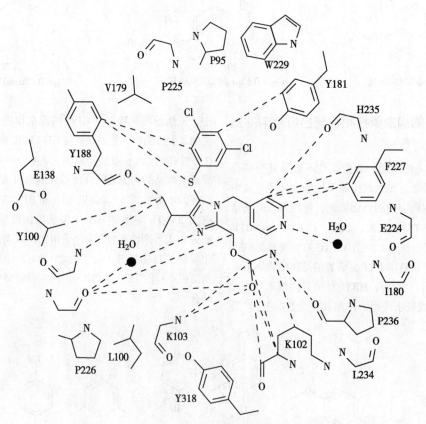

图 16-28 AG1549 与多个氨基酸残基主链形成氢键[201]

以 RDEA806 为代表的巯乙酰胺类 NNRTIs 中的 NH 可与 K103 残基主链羰基形成关键氢键作用力[202],以及以 ETR 和 RPV 为代表的二芳基嘧啶类 NNRTIs 与 K101 残基主链形成双重氢键作用[203](图 16-29),均对常见突变株有很好的抑制活性。

新一代 HIV-1 蛋白酶抑制剂地瑞那韦(darunavir)对 HIV-1 野生株和多种多药耐药突变株保持很高的抑制活性,其与蛋白酶的结合力非常强(K_i = 16pmol/L)。通过解析 darunavir/蛋白酶复合物的晶体结构发现,其与蛋白酶活性位点的多个氨基酸残基主链形成关键作用力。一方面,

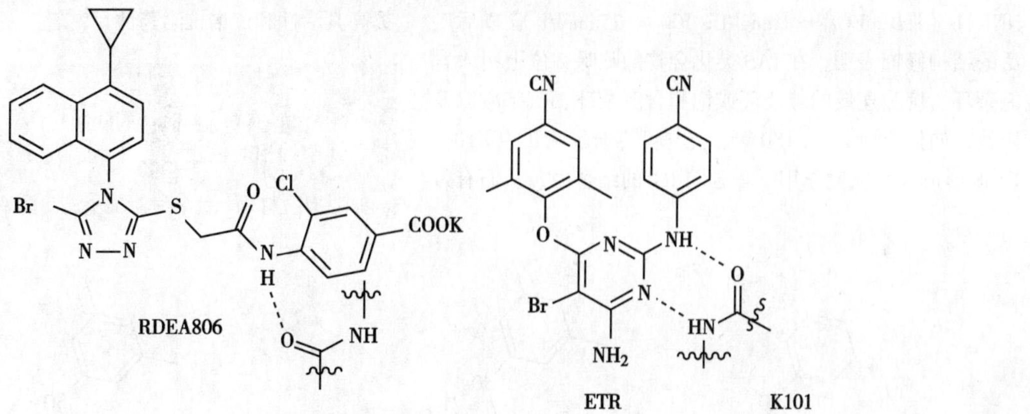

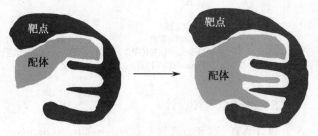

图 16-29　RDEA806 和 ETR 分别与 K103、K101 主链形成氢键作用

darunavir 分子中的双四氢呋喃片段与 D129 和 D130 主链的 NH 之间形成强氢键作用，从而将 darunavir 固定在蛋白酶的 S2 亚单位中；另一方面，darunavir 的末端苯胺氨基与 D30 的酰胺以及羧基侧链形成双重氢键，将 darunavir 稳定于活性位点处；（羟乙基）磺酰胺的羟基作为过渡状态形式模拟与催化性残基 D125 和 D25 形成氢键作用。此外，尿烷片段中的 NH 基团与 G127 主链羰基之间形成氢键，以及尿烷片段中的羰基和磺酰胺的氧原子通过水桥与氨基酸残基 I50 和 I150 之间形成四重氢键作用力。并且分子结构中的异丁基和苄基与活性位点之间形成疏水作用力，进一步增强 darunavir 与蛋白酶之间的结合力。上述多重作用力使得 darunavir 如同"分子蟹"一般，牢牢地与蛋白酶骨架结合而发挥抑制活性[204]（图 16-30）。

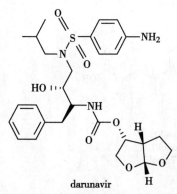

图 16-30　darunavir 的结构以及其与蛋白酶活性位点关键氨基酸残基主链之间形成的多重氢键作用力

4　多位点结合

一个理想的高效抗耐药性 HIV 抑制剂应可顺利地进入相应的结合口袋，并占据结合口袋的多个位点，从而更有效地与口袋中的多个主要氨基酸残基发生作用。因而某些单个氨基酸残基突变将不会对抑制剂与结合口袋之间的结合力产生较大的影响，抑制剂的抗耐药性得以保持（图 16-31）。

图 16-31　单位点抑制剂与多位点抑制剂的作用模式比较[205]

研究发现，在大多数情况下，NNIBP 中的 P236 发夹环为 apo 构象，形成一个开放型口袋，是一个可引入额外的较大基团以形成附加作用力的耐受区域。例如 8- 取代的二吡啶并二氮杂酮 NNRTIs（178）的分子体积较大，右翼伸出的苯环可与 P236 发夹环区域充分作用，增强与 RT 的亲和力，提高活性和抗耐药性[206]。

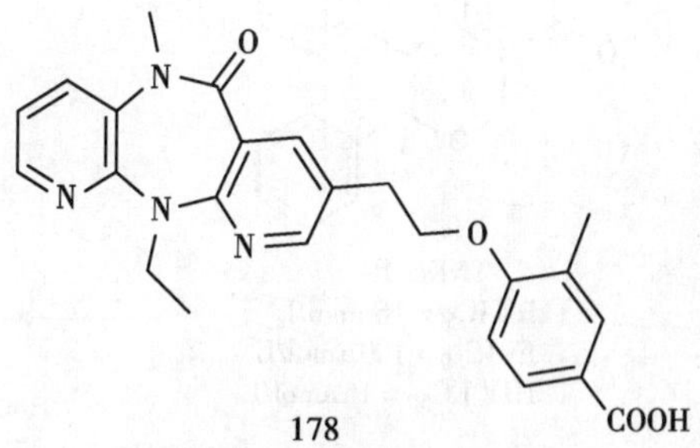

178
EC$_{50}$= 1.6nmol/L(WT)
EC$_{50}$= 15nmol/L(K103N/Y181C)

最新 NNRTIs/RT 的三维晶体结构和药效团模型研究显示，NNIBP 中尚有一个未有效开发的作用区域——"可容纳区域 II"。该区域位于 NNIBP 底部的短狭进入通道（entrance channel），跨过 L100、K101、E138 和 V179 等氨基酸残基与溶剂界面相通[94, 207]（ER-16-2）。通过引入作用于该区域的基团或片段，使 NNRTIs 具有"多位点结合"的特征，可有效地提高其活性和抗耐药性。吲哚芳基砜（indolylarylsulfone，IAS）类 NNRTIs 首个化合物 L-737,126 由默克公司在 1993 年报道，是一类全新骨架的 HIV-1

NNRTIs（ⅢB：EC$_{50}$ = 1nmol/L，IC$_{50}$ = 25nmol/L）。随后广泛的结构修饰表明，在 IAS 类化合物的吲哚 2 位上引入含氮杂环、烷基连接的芳杂环或饱和含氮杂环、氨基酸以及短肽，如化合物 179、180 等，能与可容纳区域Ⅱ的 K101、E138 形成双重氢键作用，增强与 RT 的结合力，从而有效

提高其活性和广谱抗耐药性[208-209]。

可容纳区域Ⅱ在 NNIBP 中的相对位置

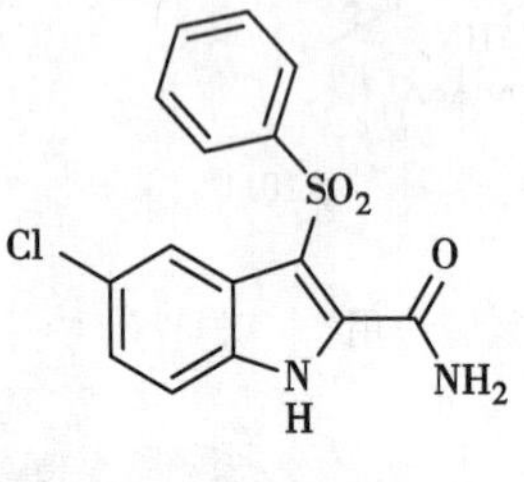

L-737,126
IC$_{50}$ = 3nmol/L(WT)
IC$_{50}$ = 116nmol/L(K103N)
IC$_{50}$ = 71nmol/L(Y181C)

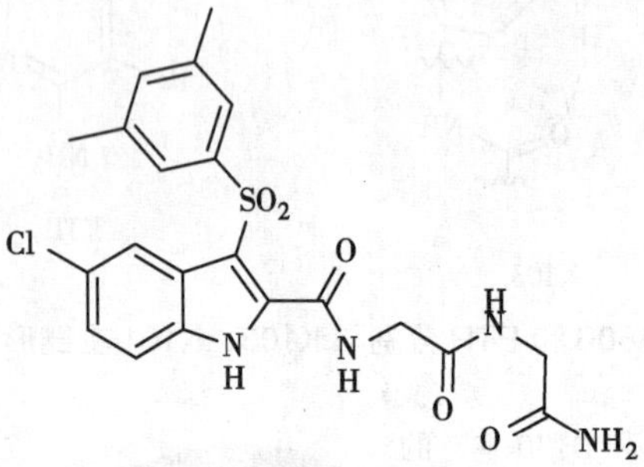

179
EC$_{50}$ = 0.7nmol/L(ⅢB)
EC$_{50}$ = 5nmol/L(Y181C)

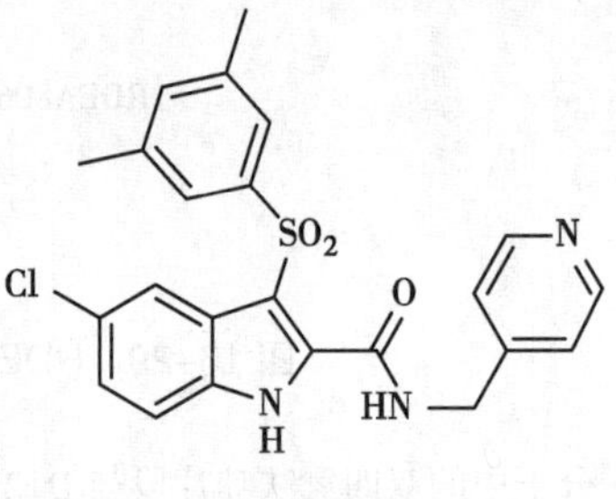

180
EC$_{50}$ = 2nmol/L(WT)
EC$_{50}$ = 2.2nmol/L(Y181C)
EC$_{50}$ = 8.8nmol/L(K103N)

5 多靶点药物设计

设计具有"多靶点药物（multitarget-directed ligands，MTDLs）"特征的 HIV-1 抑制剂已经成为高效抗耐药性 HIV-1 抑制剂研究领域的热点之一[210]。例如将 NNRTIs 和其他 HIV-1 靶点抑制剂分子巧妙连接，融合到单一的 NNRTI 实体分子中，可达到提高抗耐药性的目的。Wang

ZQ 等通过将 HEPT 类 NNRTI TNK651 与整合酶抑制剂二酮酸（diketo acid，DKA）类化合物（181）的药效团元素整合在同一分子中，设计了一类 RT/IN 双靶点抑制剂。该类抑制剂（182a、182b）对 RT 和 IN 的抑制活性分别在 nmol/L 和亚 μmol/L 水平，对 HIV-1 野生株的抑制活性也在 nmol/L 水平[179, 181]。

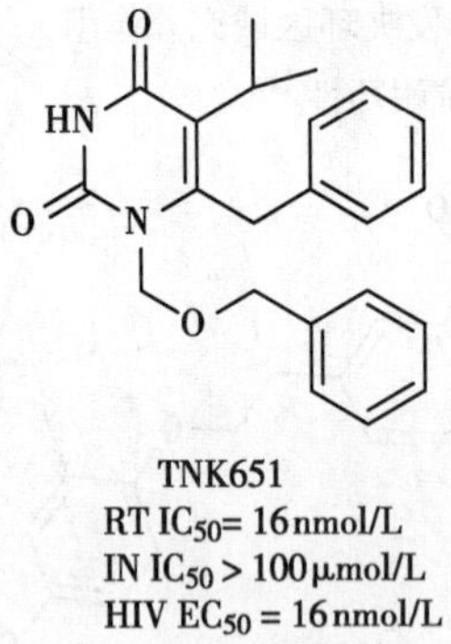

TNK651
RT IC$_{50}$ = 16nmol/L
IN IC$_{50}$ > 100μmol/L
HIV EC$_{50}$ = 16nmol/L

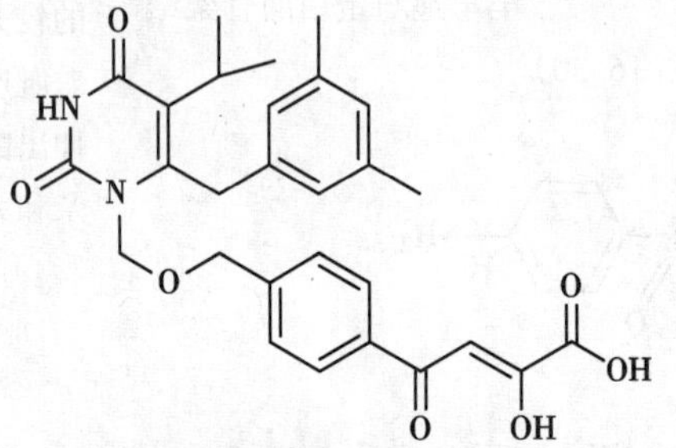

182a
RT IC$_{50}$ = 24nmol/L
IN IC$_{50}$ = 4.4μmol/L
HIV EC$_{50}$ = 9.7nmol/L

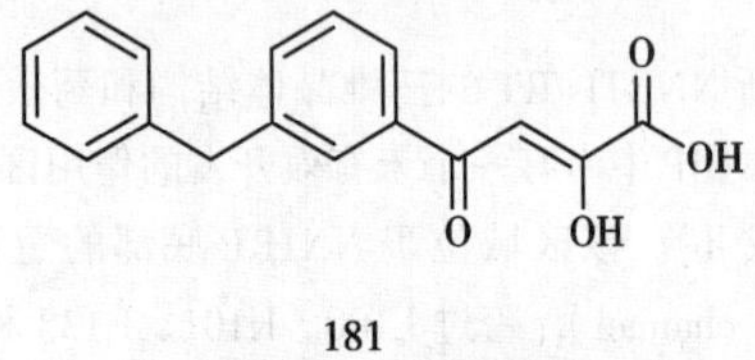

181
RT IC$_{50}$ > 100μmol/L
IN IC$_{50}$ = 93nmol/L
HIV EC$_{50}$ = 0.16μmol/L

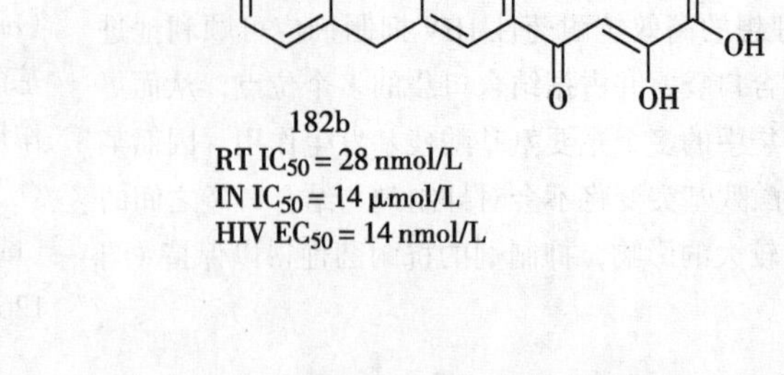

182b
RT IC$_{50}$ = 28nmol/L
IN IC$_{50}$ = 14μmol/L
HIV EC$_{50}$ = 14nmol/L

最近，马晓东的课题组同样将整合酶抑制剂 DKA 类（181）的药效团元素整合入 DAPY 类 NNRTIs 分子中，设计了一系列 RT/IN 双靶点抑制剂。其中，化合物 183a、

183b 对 HIV-1 野生株的抑制活性在亚 µmol/L 水平，对 K103N 突变株也有一定的抑制作用[211]。

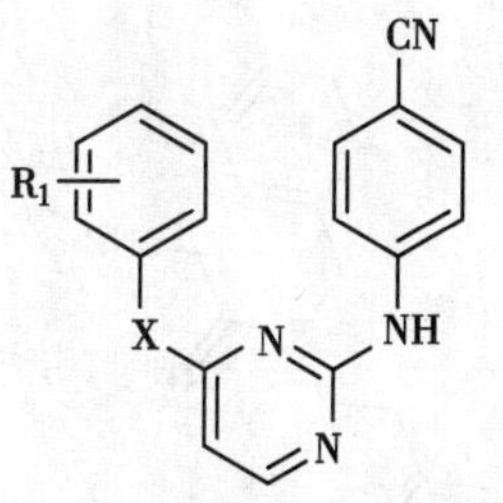

DAPYs

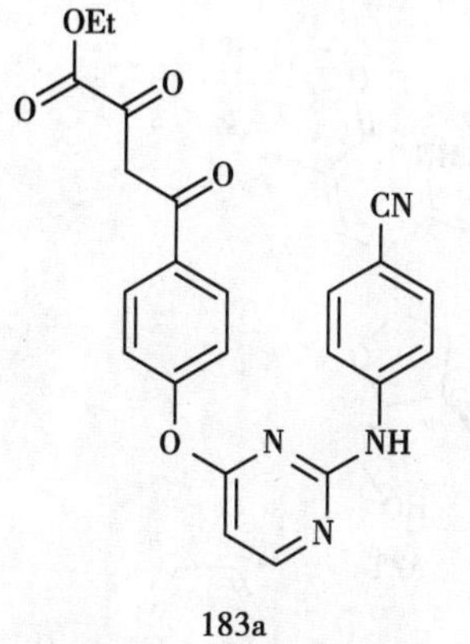

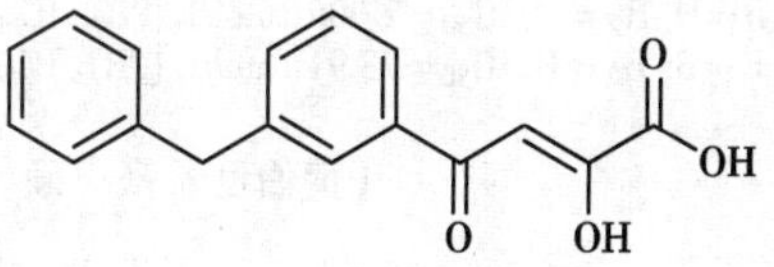

181
RT IC$_{50}$ > 100µmol/L
IN IC$_{50}$ = 93nmol/L
HIV EC$_{50}$ = 0.16µmol/L

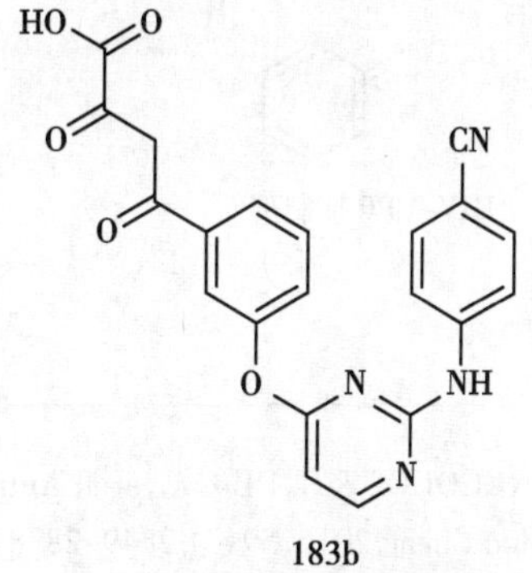

183a
RT IC$_{50}$ = 5.864µmol/L
HIV EC$_{50}$ = 0.19µmol/L(WT)
HIV EC$_{50}$ = 10µmol/L(K103N)

183b
RT IC$_{50}$ = 5.930µmol/L
HIV EC$_{50}$ = 0.14µmol/L(WT)
HIV EC$_{50}$ = 38µmol/L(K103N)

HIV-1 IN 与 RNase H 均为镁离子螯合型酶蛋白，对配体的结构适配性要求相似。Wang 课题组依此设计并合成一系列的新型 3-羟基嘧啶酮（HPD）骨架的 HIV-1 IN/RNase H 双靶点抑制剂，绝大多数化合物对整合酶链转移活性（intergrase strain transfer，INST）具几十 nmol/L 水平的抑制作用，所有化合物对 RNase H 的抑制活性在 10~61nmol/L。其中，化合物 184 对 IN 链转移和 RNase H 的抑制活性分别为 0.021µmol/L 和 0.029µmol/L，对 HIV-1 的抑制活性为 0.015µmol/L，可作为先导化合物进一步修饰开发[212]。

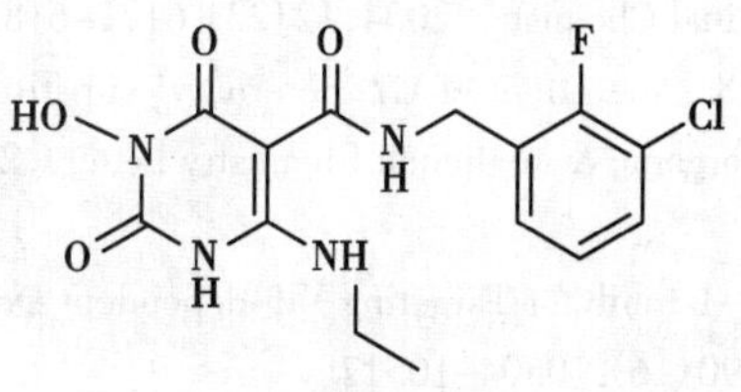

耶鲁大学的 Anderson KS 教授设计了一类含有不可裂解型连接链的 NNRTIs-NRTIs 双功能分子 185（NNRTIs 为 DAPY 类衍生物，NRTIs 为司他夫定，两者通过聚乙二醇连接），旨在同时占据 RT 中的 NNIBP 和聚合酶活性位点，增强与 RT 的结合力，提高抗病毒活性和抗耐药性[213]。这种药物设计也相当于经典的"孪药"设计。

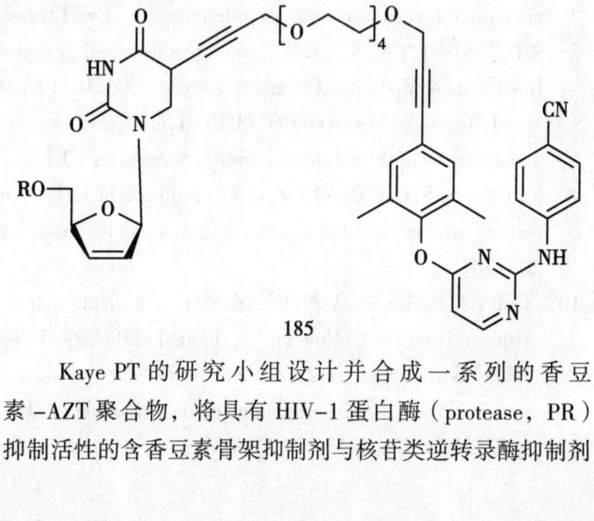

184
INST IC$_{50}$ = 0.021µmol/L
RNase H IC$_{50}$ = 0.029µmol/L
HIV-1 EC$_{50}$ = 0.015µmol/L

185

Kaye PT 的研究小组设计并合成一系列的香豆素 -AZT 聚合物，将具有 HIV-1 蛋白酶（protease，PR）抑制活性的含香豆素骨架抑制剂与核苷类逆转录酶抑制剂

AZT 通过三氮唑环连接，旨在同时发挥蛋白酶和逆转录酶抑制活性。化合物 186a、186b 对 HIV-1 PR 和 RT 具有 μmol/L 水平的抑制活性，是一类全新骨架的 PR/RT 双靶点抑制剂[214-215]。

AZT

HIV-1 PR 抑制剂

186a　R_1=H　R_2=H，IC_{50} = 27.06 μmol/L（PR）　IC_{50} = 5.59 μmol/L（RT）
186b　R_1=Br　R_2=H，IC_{50} = 28.91 μmol/L（PR）　IC_{50} = 6.10 μmol/L（RT）

（黄伯世　张　硕　展　鹏　刘新泳）

参考文献

[1] ZHAN P, PANNECOUQUE C, DE C E, et al. Anti-HIV Drug Discovery and Development：Current Innovations and Future Trends [J]. J Med Chem, 2016, 59(7): 2849-2878

[2] PETTERSSON S, CLOTET-CODINA I, ESTE J A, et al. Recent Advances in Combinatorial Chemistry Applied to Development of Anti-HIV Drugs [J]. Mini-Reviews in Medicinal Chemistry, 2006, 6(1): 91-108

[3] WYATT P G, BETHELL R C, CAMMACK N, et al. Benzophenone Derivatives：A Novel Series of Potent and Selective Inhibitors of Human Immunodeficiency Virus Type 1 Reverse Transcriptase [J]. Journal of Medicinal Chemistry, 1995, 38(10): 1657-1665

[4] PENG Z, ZHENYU L, XINYONG L, et al. Sulfanyltriazole/tetrazoles：A Promising Class of HIV-1 NNRTIs [J]. Mini-Reviews in Medicinal Chemistry, 2009, 9(8): 1014-1023

[5] MURAGLIA E, KINZEL O D, LAUFER R, et al. Tetrazole thioacetanilides：Potent non-nucleoside inhibitors of WT HIV reverse transcriptase and its K103N mutant [J]. Bioorganic & Medicinal Chemistry Letters, 2006, 16(10): 2748-2752

[6] JIANG T, KUHEN K L, WOLFF K, et al. Design, synthesis and biological evaluations of novel oxindoles as HIV-1 non-nucleoside reverse transcriptase inhibitors [J]. Part I. Bioorganic & Medicinal Chemistry Letters, 2006, 16(8): 2105-2108

[7] WU B, KUHEN K, NGOC N T, et al. Synthesis and evaluation of N-aryl pyrrolidinones as novel anti-HIV-1 agents. Part 1 [J]. Bioorganic & Medicinal Chemistry Letters, 2006, 16(13): 3430-3433

[8] MASUDA N, YAMAMOTO O, FUJII M, et al. Studies of nonnucleoside HIV-1 reverse transcriptase inhibitors. Part 1：Design and synthesis of thiazolidenebenzenesulfonamides [J]. Bioorganic & Medicinal Chemistry, 2004, 12(23): 6171-6182

[9] YEUNG K S, QIU Z, YIN Z, et al. Inhibitors of HIV-1 attachment. Part 8：The effect of C7-heteroaryl substitution on the potency, and in vitro and in vivo profiles of indole-based inhibitors [J]. Bioorganic & Medicinal Chemistry Letters, 2013, 23(1): 203-208

[10] PERY E, SHEEHY A, NEBANE N M, et al. Identification of a Novel HIV-1 Inhibitor Targeting Vif-dependent Degradation of Human APOBEC3G Protein [J]. Journal of Biological Chemistry, 2015, 290(16): 10504-10517

[11] HUANG B, KANG D, ZHAN P, et al. Fragment-based approaches to anti-HIV drug discovery：state of the art and future opportunities [J]. Expert opinion on drug discovery, 2015, 10(12): 1271-1281

[12] XIE L, XIE J X, KASHIWADA Y, et al. Anti-AIDS (Acquired Immune Deficiency Syndrome) Agents. 17. New Brominated

Hexahydroxybiphenyl Derivatives as Potent Anti-HIV Agents〔J〕.Journal of Medicinal Chemistry,1995,38(16):3003-3008

〔13〕 HARA H,FUJIHASHI T,SAKATA T,et al.Tetrahydronaphthalene Lignan Compounds as Potent Anti-HIV Type 1 Agents〔J〕.AIDS research and human retroviruses,1997,13(8):695-705

〔14〕 XIE L,TAKEUCHI Y,COSENTINO L M,et al.Anti-AIDS Agents.37.Synthesis and Structure-Activity Relationships of(3′R,4′R)-(+)-cis-Khellactone Derivatives as Novel Potent Anti-HIV Agents〔J〕.Journal of Medicinal Chemistry,1999,42(14):2662-2672

〔15〕 XIE L,TAKEUCHI Y,COSENTINO L M,et al.Anti-AIDS Agents.42.Synthesis and Anti-HIV Activity of Disubstituted(3′R,4′R)-3′,4′-Di-O-(S)-camphanoyl-(+)-cis-khellactone Analogues〔J〕.Journal of Medicinal Chemistry,2001,44(5):664-671

〔16〕 XIE L,YU D,WILD C,et al.Anti-AIDS Agents.52.Synthesis and Anti-HIV Activity of Hydroxymethyl(3′R,4′R)-3′,4′-Di-O-(S)-camphanoyl-(+)-cis-khellactone Derivatives〔J〕.Journal of Medicinal Chemistry,2004,47(3):756-760

〔17〕 XIE L,GUO H F,LU H,et al.Development and Preclinical Studies of Broad-Spectrum Anti-HIV Agent(3′R,4′R)-3-Cyanomethyl-4-methyl-3′,4′-di-O-(S)-camphanoyl-(+)-cis-khellactone(3-Cyanomethyl-4-methyl-DCK)〔J〕.Journal of Medicinal Chemistry,2008,51(24):7689-7696

〔18〕 ÖSTER L,TAPANI S,XUE Y,et al.Successful generation of structural information for fragment-based drug discovery〔J〕.Drug Discovery Today,2015,20(9):1104-1111

〔19〕 CHESSARI G,WOODHEAD A J.From fragment to clinical candidate—a historical perspective〔J〕.Drug Discovery Today,2009,14(13-14):668-675

〔20〕 MURRAY C W,REES D C.The rise of fragment-based drug discovery〔J〕.Nat Chem,2009,1(3):187-192

〔21〕 RAFAEL G,RODRIGO J C,ANTONIO P L.Contributions of Computational Chemistry and Biophysical Techniques to Fragment-Based Drug Discovery〔J〕.Current Medicinal Chemistry,2010,17(17):1769-1794

〔22〕 HENNIG M,RUF A,HUBER W.Combining Biophysical Screening and X-Ray Crystallography for Fragment-Based Drug Discovery〔J〕.Springer Berlin Heidelberg,2012,317:115-143

〔23〕 TIEFENBRUNN T,FORLI S,BAKSH M M,et al.Small Molecule Regulation of Protein Conformation by Binding in the Flap of HIV Protease〔J〕.ACS Chemical Biology,2013,8(6):1223-1231

〔24〕 TIEFENBRUNN T,FORLI S,HAPPER M,et al.Crystallographic Fragment-Based Drug Discovery:Use of a Brominated Fragment Library Targeting HIV Protease〔J〕.Chemical Biology & Drug Design,2014,83(2):141-148

〔25〕 DENG N,FORLI S,HE P,et al.Distinguishing Binders from False Positives by Free Energy Calculations:Fragment Screening Against the Flap Site of HIV Protease〔J〕.The Journal of Physical Chemistry B,2015,119(3):976-988

〔26〕 KUNZE J,TODOROFF N,SCHNEIDER P,et al.Targeting Dynamic Pockets of HIV-1 Protease by Structure-Based Computational Screening for Allosteric Inhibitors〔J〕.Journal of Chemical Information and Modeling,2014,54(3):987-991

〔27〕 MADRID M,LUKIN J A,MADURA J D,et al.Molecular dynamics of HIV-1 reverse transcriptase indicates increased flexibility upon DNA binding〔J〕.Proteins,2001,45(3):176-182

〔28〕 GEITMANN M,ELINDER M,SEEGER C,et al.Identification of a Novel Scaffold for Allosteric Inhibition of Wild Type and Drug Resistant HIV-1 Reverse Transcriptase by Fragment Library Screening〔J〕.Journal of Medicinal Chemistry,2011,54(3):699-708

〔29〕 BAUMAN J D,PATEL D,ARNOLD E.Fragment Screening and HIV Therapeutics〔J〕.Springer Berlin Heidelberg,2012,317:181-200

〔30〕 BAUMAN J D,PATEL D,DHARIA C,et al.Detecting Allosteric Sites of HIV-1 Reverse Transcriptase by X-ray Crystallographic Fragment Screening〔J〕.Journal of Medicinal Chemistry,2013,56(7):2738-2746

〔31〕 LA J,LATHAM C F,TINETTI R N,et al.Identification of mechanistically distinct inhibitors of HIV-1 reverse transcriptase through fragment screening〔J〕.Proceedings of the National Academy of Sciences,2015,112(22):6979-6984

〔32〕 RHODES D I,PEAT T S,VANDEGRAAFF N,et al.Structural basis for a new mechanism of inhibition of HIV-1 integrase identified by fragment screening and structure-based design〔J〕.Antiviral Chemistry and Chemotherapy,2011,21(4):155-68

〔33〕 PEAT T S,RHODES D I,VANDEGRAAFF N,et al.Small molecule inhibitors of the LEDGF site of human immunodeficiency virus integrase identified by fragment screening and structure based design〔J〕.PLoS One,2012,7(7):e40147

〔34〕 CHU S,GOCHIN M.Identification of fragments targeting an alternative pocket on HIV-1 gp41 by NMR screening and similarity searching〔J〕.Bioorganic & Medicinal Chemistry Letters,2013,23(18):5114-5118

〔35〕 TIEFENBRUNN T,STOUT C D.Towards novel therapeutics for HIV through fragment-based screening and drug design〔J〕.Progress in Biophysics and Molecular Biology,2014,116(2-3):124-140

〔36〕 YU,NING S,WENMIN C,et al."Old Friends in New Guise":Exploiting Privileged Structures for Scaffold Re-Evolution/

Refining [J].Combinatorial Chemistry & High Throughput Screening,2014,17(6):536-553

[37] CHEN H,ZHOU X,WANG A,et al.Evolutions in fragment-based drug design:the deconstruction-reconstruction approach[J]. Drug Discovery Today,2015,20(1):105-113

[38] SONG Y N,XU H,CHEN W,et al.8-Hydroxyquinoline:a privileged structure with a broad-ranging pharmacological potential [J].MedChemComm,2015,6(1):61-74

[39] SERRAO E,DEBNATH B,OTAKE H,et al.Fragment-Based Discovery of 8-Hydroxyquinoline Inhibitors of the HIV-1 Integrase-Lens Epithelium-Derived Growth Factor/p75(IN-LEDGF/p75)Interaction [J].Journal of Medicinal Chemistry, 2013,56(6):2311-2322

[40] MANETSCH R,KRASIŃSKI A,RADIĆ Z,et al.In Situ Click Chemistry:Enzyme Inhibitors Made to Their Own Specifications [J].Journal of the American Chemical Society,2004,126(40):12809-12818

[41] THIRUMURUGAN P,MATOSIUK D,JOZWIAK K.Click Chemistry for Drug Development and Diverse Chemical-Biology Applications [J].Chemical Reviews,2013,113(7):4905-4979

[42] WHITING M,MULDOON J,LIN Y C,et al.Inhibitors of HIV-1 Protease by Using In Situ Click Chemistry [J].Angewandte Chemie International Edition,2006,45(9):1435-1439

[43] BRIK A,WU C Y,WONG C H.Microtiter plate based chemistry and in situ screening:a useful approach for rapid inhibitor discovery [J].Organic & Biomolecular Chemistry,2006,4(8):1446-1457

[44] BRIK A,MULDOON J,LIN Y C,et al.Rapid Diversity-Oriented Synthesis in Microtiter Plates for In Situ Screening of HIV Protease Inhibitors [J].ChemBioChem,2003,4(11):1246-1248

[45] WHITING M,TRIPP J C,LIN Y C,et al.Rapid Discovery and Structure-Activity Profiling of Novel Inhibitors of Human Immunodeficiency Virus Type 1 Protease Enabled by the Copper(I)-Catalyzed Synthesis of 1,2,3-Triazoles and Their Further Functionalization [J].Journal of Medicinal Chemistry,2006,49(26):7697-7710

[46] BRIK A,LIN Y C,ELDER J,et al.A Quick Diversity-Oriented Amide-Forming Reaction to Optimize P-Subsite Residues of HIV Protease Inhibitors [J].Chemistry & Biology,2002,9(8):891-896

[47] LEE S G,CHMIELEWSKI J.Rapid Synthesis and In Situ Screening of Potent HIV-1 Protease Dimerization Inhibitors [J]. Chemistry & Biology,2006,13(4):421-426

[48] LIANG F S,BRIK A,LIN Y C,et al.Epoxide opening in water and screening in situ for rapid discovery of enzyme inhibitors in microtiter plates [J].Bioorganic & Medicinal Chemistry,2006,14(4):1058-1062

[49] KITCHEN D B,DECORNEZ H,FURR J R,et al.Docking and scoring in virtual screening for drug discovery:methods and applications.Nature reviews [J].Drug Discovery,2004,3(11):935-949

[50] BUSTANJI Y,AL-MASRI I M,QASEM A,et al.In Silico Screening for Non-nucleoside HIV-1 Reverse Transcriptase Inhibitors Using Physicochemical Filters and High-Throughput Docking Followed by In Vitro Evaluation [J].Chemical Biology & Drug Design,2009,74(3):258-265

[51] NICHOLS S E,DOMAOAL R A,THAKUR V V,et al.Discovery of Wild-Type and Y181C Mutant Non-nucleoside HIV-1 Reverse Transcriptase Inhibitors Using Virtual Screening with Multiple Protein Structures [J].Journal of Chemical Information and Modeling,2009,49(5):1272-1279

[52] LI N,AINSWORTH R I,DING B,et al.Using Hierarchical Virtual Screening To Combat Drug Resistance of the HIV-1 Protease [J].Journal of Chemical Information and Modeling,2015,55(7):1400-1412

[53] WEI Y,LI J,CHEN Z,et al.Multistage virtual screening and identification of novel HIV-1 protease inhibitors by integrating SVM,shape,pharmacophore and docking methods [J].European Journal of Medicinal Chemistry,2015,101:409-418

[54] DAS D,MAEDA K,HAYASHI Y,et al.Insights into the Mechanism of Inhibition of CXCR4:Identification of Piperidinylethanamine Analogs as Anti-HIV-1 Inhibitors [J].Antimicrobial Agents and Chemotherapy,2015,59(4):1895-1904

[55] PENG Z,WENJUN L,HONGFEI C,et al.Targeting Protein-Protein Interactions:A Promising Avenue of Anti-HIV Drug Discovery [J].Current Medicinal Chemistry,2010,17(29):3393-3409

[56] CHRIST F,VOET A,MARCHAND A,et al.Rational design of small-molecule inhibitors of the LEDGF/p75-integrase interaction and HIV replication [J].Nat Chem Biol,2010,6(6):442-448

[57] BETZI S,RESTOUIN A,OPI S,et al.Protein-protein interaction inhibition(2P2I)combining high throughput and virtual screening:Application to the HIV-1 Nef protein [J].Proceedings of the National Academy of Sciences,2007,104(49): 19256-19261

[58] GUO Z R.Innovation of follow-on drugs in drug discovery [J].Chinese Journal of New Drugs,2009,18(9):784-787

[59] 郭宗儒.药物分子设计的策略:论药效团和骨架迁越[J].中国药物化学杂志,2008,18(2):147-157

[60] PATANI G A,LAVOIE E J.Bioisosterism:a rational approach in drug design [J].Chemical Reviews,1996,96(8):3147-3176

［61］ OLESEN P H.The use of bioisosteric groups in lead optimization［J］.Current Opinion in Drug Discovery & Development，2001，4(4)：471-478

［62］ LIMA L M，BARREIRO E J.Bioisosterism：a useful strategy for molecular modification and drug design［J］.Current Medicinal Chemistry，2005，12(1)：23-49

［63］ 王柳，展鹏，刘新泳.结构优化策略在 HIV 非核苷类逆转录酶抑制剂设计中的应用［J］.药学学报，2012，(11)：1409-1422

［64］ PAUWELS R，ANDRIES K，DEBYSER Z，et al.Potent and highly selective human immunodeficiency virus type 1(HIV-1) inhibition by a series of alpha-anilinophenylacetamide derivatives targeted at HIV-1 reverse transcriptase［J］.Proceedings of the National Academy of Sciences，1993，90(5)：1711-1715

［65］ LUDOVICI D W，KUKLA M J，GROUS P G，et al.Evolution of anti-HIV drug candidates.Part 1：From［alpha］-Anilinophenylacetamide(［alpha］-APA)to imidoyl thiourea(ITU)［J］.Bioorganic & Medicinal Chemistry Letters，2001，11(17)：2225-2228

［66］ LUDOVICI D W，KAVASH R W，KUKLA M J，et al.Evolution of anti-HIV drug candidates.Part 2：Diaryltriazine(DATA) analogues［J］.Bioorganic & Medicinal Chemistry Letters，2001，11(17)：2229-2234

［67］ LUDOVICI D W，DE CORTE B L，KUKLA M J，et al.Evolution of anti-HIV drug candidates.Part 3：Diarylpyrimidine(DAPY) analogues［J］.Bioorganic & Medicinal Chemistry Letters，2001，11(17)：2235-2239

［68］ ANDRIES K，AZIJN H，THIELEMANS T，et al.TMC125，a novel next-generation nonnucleoside reverse transcriptase inhibitor active against nonnucleoside reverse transcriptase inhibitor-resistant human immunodeficiency virus type 1［J］.Antimicrobial Agents and Chemotherapy，2004，48(12)：4680

［69］ MORDANT C，SCHMITT B，PASQUIER E，et al.Synthesis of novel diarylpyrimidine analogues of TMC278 and their antiviral activity against HIV-1 wild-type and mutant strains［J］.European Journal of Medicinal Chemistry，2007，42(5)：567-579

［70］ HEERES J，DE JONGE M R，KOYMANS L M H，et al.Design，synthesis，and SAR of a novel pyrazinone series with non-nucleoside HIV-1 reverse transcriptase inhibitory activity［J］.Journal of Medicinal Chemistry，2005，48(6)：1910-1918

［71］ TIAN X，QIN B，LU H，et al.Discovery of diarylpyridine derivatives as novel non-nucleoside HIV-1 reverse transcriptase inhibitors［J］.Bioorganic & Medicinal Chemistry Letters，2009，19(18)：5482-5485

［72］ LI D，ZHAN P，LIU H，et al.Synthesis and biological evaluation of pyridazine derivatives as novel HIV-1 NNRTIs［J］.Bioorganic & Medicinal Chemistry Letters，2013，21(7)：2128-2134

［73］ CHEN X，LI Y，DING S，et al.Discovery of piperidine-linked pyridine analogues as potent non-nucleoside HIV-1 reverse transcriptase inhibitors［J］.ChemMedChem，2013，8(7)：1117-1126

［74］ CHEN X，LIU X，MENG Q，et al.Novel piperidinylamino-diarylpyrimidine derivatives with dual structural conformations as potent HIV-1 non-nucleoside reverse transcriptase inhibitors［J］.Bioorganic & Medicinal Chemistry Letters，2013，23(24)：6593-6597

［75］ CHEN X W，ZHAN P，PANNECOUQUE C，et al.Synthesis and biological evaluation of piperidine-substituted triazine derivatives as HIV-1 non-nucleoside reverse transcriptase inhibitors［J］.European Journal of Medicinal Chemistry，2012，51：60-66

［76］ ZHAN P，LIU X，CAO Y，et al.1，2，3-Thiadiazole thioacetanilides as a novel class of potent HIV-1 non-nucleoside reverse transcriptase inhibitors［J］.Bioorganic & Medicinal Chemistry Letters，2008，18(20)：5368-5371

［77］ ZHAN P，LIU X，LI Z，et al.Novel 1，2，3-thiadiazole derivatives as HIV-1 NNRTIs with improved potency：synthesis and preliminary SAR studies［J］.Bioorganic & Medicinal Chemistry，2009，17(16)：5920-5927

［78］ ZHAN P，LIU H，LIU X，et al.Synthesis and anti-HIV activity evaluation of novel N'-arylidene-2-［1-(naphthalen-1-yl)-1H-tetrazol-5-ylthio］acetohydrazides［J］.Medicinal Chemistry Research，2010，19(7)：652-663

［79］ ZHAN P，LIU X，ZHU J，et al.Synthesis and biological evaluation of imidazole thioacetanilides as novel non-nucleoside HIV-1 reverse transcriptase inhibitors［J］.Bioorganic & Medicinal Chemistry，2009，17(16)：5775-5781

［80］ LU X，LI X，YANG J，et al.Arylazolyl(azinyl)thioacetanilides.Part 20：Discovery of novel purinylthioacetanilides derivatives as potent HIV-1 NNRTIs via a structure-based bioisosterism approach［J］.Bioorganic & Medicinal Chemistry，2016，24(18)：4424-4433

［81］ GIRARDET J L，ZHANG Z，HAMATAKE R.Non-nucleoside reverse transcriptase inhibitors［P］.WO Patent WO/2004/030，611，2004

［82］ SIMONEAU B，THAVONEKHAM B，LANDRY S，et al.Non-nucleoside reverse transcriptase inhibitors［P］.WO Patent WO/2004/050，643，2004

［83］ SHAW-REID C A，MILLER M D，HAZUDA D J，et al.HIV reverse transcriptase inhibitors［P］.WO Patent WO/2005/115，

147,2005

［84］郭涤亮,刘冠男,周宇,等.HIV 整合酶抑制剂的研究进展[J].有机化学,2010,30(4):477-485

［85］SILVESTRI R,ARTICO M,MASSA S,et al.1-［2-(Diphenylmethoxy)ethyl］-2-methyl-5-nitroimidazole:a potent lead for the design of novel NNRTIs［J］.Bioorganic & Medicinal Chemistry Letters,2000,10(3):253-256

［86］AHGREN C,BACKRO K,BELL F W,et al.The PETT series,a new class of potent nonnucleoside inhibitors of human immunodeficiency virus type 1 reverse transcriptase［J］.Antimicrob Agents Chemother,1995,39(6):1329-1335

［87］BARRECA M L,CHIMIRRI A,DE L L,et al.Discovery of 2,3-diaryl-1,3-thiazolidin-4-ones as potent anti-HIV-1 agents［J］.Bioorganic & Medicinal Chemistry Letters,2001,11(13):1793-1796

［88］BARRECA M L,RAO A,DE L L,et al.Computational strategies in discovering novel non-nucleoside inhibitors of HIV-1 RT［J］.J Med Chem,2005,48(9):3433-3437

［89］CHEN X,ZHAN P,LIU X,et al.Design,synthesis,anti-HIV evaluation and molecular modeling of piperidine-linked amino-triazine derivatives as potent non-nucleoside reverse transcriptase inhibitors［J］.Bioorganic & Medicinal Chemistry,2012,20(12):3856-3864

［90］ZHANG L,ZHAN P,CHEN X,et al.Design,synthesis and preliminary SAR studies of novel N-arylmethyl substituted piperidine-linked aniline derivatives as potent HIV-1 NNRTIs［J］.Bioorganic & Medicinal Chemistry,2014,22(1):633-642

［91］KANG D,FANG Z,LI Z,et al.Design,Synthesis,and Evaluation of Thiophene［3,2-d］pyrimidine Derivatives as HIV-1 Non-nucleoside Reverse Transcriptase Inhibitors with Significantly Improved Drug Resistance Profiles［J］.J Med Chem,2016,59(17):7991-8007

［92］KANG D,FANG Z,HUANG B,et al.Structure-Based Optimization of Thiophene［3,2-d］pyrimidine Derivatives as Potent HIV-1 Non-nucleoside Reverse Transcriptase Inhibitors with Improved Potency against Resistance-Associated Variants［J］.Journal of Medicinal Chemistry,2017,60(10):4424-4443

［93］JONES L H,ALLAN G,BARBA O,et al.Novel indazole non-nucleoside reverse transcriptase inhibitors using molecular hybridization based on crystallographic overlays［J］.Journal of Medicinal Chemistry,2009,52(4):1219-1223

［94］LIU Z Q,CHEN W M,ZHAN P,et al.Design,synthesis and anti-HIV evaluation of novel diarylnicotinamide derivatives (DANAs)targeting the entrance channel of the NNRTI binding pocket through structure-guided molecular hybridization［J］.European Journal of Medicinal Chemistry,2014,87:52-62

［95］CHEN W,ZHAN P,RAI D,et al.Discovery of 2-pyridone derivatives as potent HIV-1 NNRTIs using molecular hybridization based on crystallographic overlays［J］.Bioorganic & Medicinal Chemistry,2014,22(6):1863-1872

［96］GOSWAMI R,WOHLFAHRT G,MUKHERJEE S,et al.Discovery of O-(3-carbamimidoylphenyl)-L-serine amides as matriptase inhibitors using a fragment-linking approach［J］.Bioorganic & Medicinal Chemistry Letters,2015,25(3):616-620

［97］WALKER M A.Novel tactics for designing water-soluble molecules in drug discovery［J］.Expert Opinion on Drug Discovery,2014,9(12):1-13

［98］JOLLY S M,ANTHONY N,GOMEZ R,et al.,Prodrugs of an HIV reverse transcriptase inhibitor［P］.WO Patent WO/2011/126,969,2011

［99］TIMMINS P,BROWN J,MEANWELL N A,et al.Enabled clinical use of an HIV-1 attachment inhibitor through drug delivery［J］.Drug Discovery Today,2014,19(9):1288-1293

［100］LEAHY D K,PACK S K.Preparation of Phosphonooxymethyl Prodrugs of HIV-1 Attachment Inhibitors［J］.Organic Process Research & Development,2013,17(11):1440-1444

［101］KADOW J F,UEDA Y,MEANWELL N A,et al.Inhibitors of Human Immunodeficiency Virus Type 1(HIV-1)Attachment 6.Preclinical and Human Pharmacokinetic Profiling of BMS-663749,a Phosphonooxymethyl Prodrug of the HIV-1 Attachment Inhibitor 2-(4-Benzoyl-1-piperazinyl)-1-(4,7-dimethoxy-1H-pyrrolo［J］.Journal of Medicinal Chemistry,2012,55(5):2048-2056

［102］DEGOEY D,GRAMPOVNIK D,FLOSI W,et al.Water-Soluble Prodrugs of the Human Immunodeficiency Virus Protease Inhibitors Lopinavir and Ritonavir［J］.Journal of Medicinal Chemistry,2009,52(9):2964-2970

［103］MEZO A R,LOW S C,HOEHN T,et al.PEGylation enhances the therapeutic potential of peptide antagonists of the neonatal Fc receptor,FcRn［J］.Bioorg Med Chem Lett,2011,21(21):6332-6335

［104］MILLA P,DOSIO F,CATTEL L.PEGylation of proteins and liposomes:a powerful and flexible strategy to improve the drug delivery［J］.Curr Drug Metab,2012,13(1):105-119

［105］MEYER P,SCHNEIDER B,SARFATI S,et al.Structural basis for activation of alpha-boranophosphate nucleotide analogues targeting drug-resistant reverse transcriptase［J］.The EMBO Journal,2000,19(14):3520-3529

［106］ZEUZEM S.Do differences in pegylation of interferon alfa matter?［J］.Gastroenterology,2010,138(1):34-36

［107］SHAH I.Adverse effects of antiretroviral therapy in HIV-1 infected children ［J］.J Trop Pediatr,2006,52(4):244-248

［108］PUOTI M,BABUDIERI S,REZZA G,et al.Use of pegylated interferons is associated with an increased incidence of infections during combination treatment of chronic hepatitis C:a side effect of pegylation ？ ［J］.Antivir Ther,2004,9(4):627-630

［109］WADE N A,UNADKAT J D,HUANG S,et al.Pharmacokinetics and safety of stavudine in HIV-infected pregnant women and their infants:Pediatric AIDS Clinical Trials Group protocol 332 ［J］.J Infect Dis,2004,190(12):2167-2174

［110］VINOGRADOV S V.Polymeric nanogel formulations of nucleoside analogs ［J］.Expert Opin Drug Deliv,2007,4(1):5-17

［111］LI W,CHANG Y,ZHAN P,et al.Synthesis,in vitro and in vivo release kinetics,and anti-HIV activity of a sustained-release prodrug(mPEG-AZT)of 3'-azido-3'-deoxythymidine(AZT,Zidovudine) ［J］.ChemMedChem,2010,5(11):1893-1898

［112］LI W,ZHAN P,WU J,et al.Synthesis,Influence of Polymer Molecular Weight on Drug Release and Anti-HIV Activity of PEGylated AZT Conjugates ［J］.Antiviral Research,2011,90(2):A37

［113］SEGALL M D.Multi-parameter optimization:identifying high quality compounds with a balance of properties ［J］.Current Pharmaceutical Design,2012,18(9):1292-1310

［114］NICOLAOU C A,BROWN N.Multi-objective optimization methods in drug design ［J］.Drug Discovery Today Technologies, 2013,10(3):427-435

［115］HOPKINS A L,GROOM C R,ALEX A.Ligand efficiency:a useful metric for lead selection ［J］.Drug Discovery Today,2004, 9(10):430-431

［116］ABAD-ZAPATERO C,PERIŠIĆ O,WASS J,et al.Ligand efficiency indices for an effective mapping of chemico-biological space:the concept of an atlas-like representation ［J］.Drug Discovery Today,2010,15(19-20):804-811

［117］LEESON P D,SPRINGTHORPE B.The influence of drug-like concepts on decision-making in medicinal chemistry ［J］. Nature Reviews Drug Discovery,2007,6(11):881-890

［118］RYCKMANS T,EDWARDS M P,HORNE V A,et al.Rapid assessment of a novel series of selective CB 2 agonists using parallel synthesis protocols:A Lipophilic Efficiency(LipE)analysis ［J］.Bioorganic & Medicinal Chemistry Letters,2009,19 (15):4406-4409

［119］MOWBRAY C E,BURT C,CORBAU R,et al.Pyrazole NNRTIs 1 :design and initial optimisation of a novel template ［J］. Bioorganic & Medicinal Chemistry Letters,2009,19(19):5599-5602

［120］MOWBRAY C E,CORBAU R,HAWES M,et al.Pyrazole NNRTIs 3 :optimisation of physicochemical properties ［J］. Bioorganic & Medicinal Chemistry Letters,2009,19(19):5603-5606

［121］MOWBRAY C E,BURT C,CORBAU R,et al.Pyrazole NNRTIs 4 :Selection of UK-453,061(lersivirine)as a Development Candidate ［J］.ChemInform,2009,19(20):5857-5860

［122］FÄTKENHEUER G,STASZEWSKI S,PLETTENBURG A,et al.Activity,pharmacokinetics and safety of lersivirine(UK-453, 061),a next-generation nonnucleoside reverse transcriptase inhibitor,during 7-day monotherapy in HIV-1-infected patients ［J］.AIDS,2009,23(16):2115-2122

［123］CORBAU R,MORI J,PHILLIPS C,et al.Lersivirine,a nonnucleoside reverse transcriptase inhibitor with activity against drug-resistant human immunodeficiency virus type 1 ［J］.Antimicrobial Agents & Chemotherapy,2010,54(10):4451-4463

［124］GARCÍA-SOSA A T,SILD S,TAKKIS K,et al.Combined approach using ligand efficiency,cross-docking,and antitarget hits for wild-type and drug-resistant Y181C HIV-1 reverse transcriptase ［J］.Journal of Chemical Information & Modeling, 2011,51(10):2595-2611

［125］JOHNS B A,KAWASUJI T,WEATHERHEAD J G,et al.Naphthyridinone(NTD)integrase inhibitors:N1 Protio and methyl combination substituent effects with C3 amide groups ［J］.Bioorganic & Medicinal Chemistry Letters,2013,23(2):422-425

［126］NARAYANA MOORTHY N S,RAMOS M J,FERNANDES P A.Human ether-a-go-go-related gene channel blockers and its structural analysis for drug design ［J］.Current Drug Targets,2013,14(1):102-113

［127］PRICE D A,ARMOUR D,DE G M,et al.Overcoming hERG affinity in the discovery of maraviroc:a CCR5 antagonist for the treatment of HIV ［J］.Current Topics in Medicinal Chemistry,2008,8(13):1140-1151

［128］PRICE D A,ARMOUR D,DE G M,et al.Overcoming HERG affinity in the discovery of the CCR5 antagonist maraviroc ［J］. Bioorganic & Medicinal Chemistry Letters,2006,16(17):4633-4637

［129］DORR P,WESTBY M,DOBBS S,et al.Maraviroc(UK-427,857),a Potent,Orally Bioavailable,and Selective Small-Molecule Inhibitor of Chemokine Receptor CCR5 with Broad-Spectrum Anti-Human Immunodeficiency Virus Type 1 Activity ［J］.Antimicrobial Agents and Chemotherapy,2005,49(11):4721-4732

［130］CHEN W,ZHAN P,DE C E,et al.Recent progress in small molecule CCR5 antagonists as potential HIV-1 entry inhibitors［J］. Current Pharmaceutical Design,2012,18(1):100-112

［131］VELJKOVIC N,VUCICEVIC J,TASSINI S,et al.Preclinical discovery and development of maraviroc for the treatment of HIV

［J］.Expert Opinion on Drug Discovery,2015,10(6):671-684

［132］ LIEBERMAN-BLUM S S,FUNG H B,BANDRES J C.Maraviroc-A CCR5 Antagonist for the Treatment of HIV-1 Infection［J］.Clinical Therapeutics 2008,30(7):1228-1250

［133］ WANG S,LI Y,XU L,et al.Recent developments in computational prediction of HERG blockage［J］.Current Topics in Medicinal Chemistry,2013,13(11):1317-1326

［134］ KLEBE G.Applying thermodynamic profiling in lead finding and optimization［J］.Nature Reviews Drug Discovery,2015,14(2):95-110

［135］ CUSACK K P,WANG Y,HOEMANN M Z,et al.Design strategies to address kinetics of drug binding and residence time［J］.Bioorganic & Medicinal Chemistry Letters,2015,25(10):2019-2027

［136］ MARKGREN P O,SCHAAL W,HÄMÄLÄINEN M,et al.Relationships between structure and interaction kinetics for HIV-1 protease inhibitors［J］.Journal of Medicinal Chemistry,2003,45(25):5430-5439

［137］ SHUMAN C F,VRANG L,DANIELSON U H.Improved Structure-Activity Relationship Analysis of HIV-1 Protease Inhibitors Using Interaction Kinetic Data［J］.Journal of Medicinal Chemistry,2004,47(24):5953-5961

［138］ DIERYNCK I.Binding kinetics of darunavir to human immunodeficiency virus type 1 protease explain the potent antiviral activity and high genetic barrier［J］.Journal of Virology,2007,81(24):13845-13851

［139］ KING N M,PRABUJEYABALAN M,NALIVAIKA E A,et al.Structural and Thermodynamic Basis for the Binding of TMC114,a Next-Generation Human Immunodeficiency Virus Type 1 Protease Inhibitor［J］.Journal of Virology,2004,78(21):12012-12021

［140］ LI D,LIU M S,JI B,et al.Identifying the Molecular Mechanics and Binding Dynamics Characteristics of Potent Inhibitors to HIV-1 Protease［J］.Chemical Biology & Drug Design,2012,80(3):440-454

［141］ MATTHIS G,TORSTEN U A,U H D.Biosensor-Based Kinetic Characterization of the Interaction between HIV-1 Reverse Transcriptase and Non-nucleoside Inhibitors［J］.Journal of Medicinal Chemistry,2006,49(8):2367-2374

［142］ SWINNEY D C,BEAVIS P,CHUANG K T,et al.A study of the molecular mechanism of binding kinetics and long residence times of human CCR5 receptor small molecule allosteric ligands［J］.British Journal of Pharmacology,2014,171(14):3364-3375

［143］ CIMITAN S,LINDGREN M T,BERTUCCI C,et al.Early absorption and distribution analysis of antitumor and anti-AIDS drugs:lipid membrane and plasma protein interactions［J］.Journal of Medicinal Chemistry,2006,48(10):3536-3546

［144］ MOCROFT A,LUNDGREN J D.Starting highly active antiretroviral therapy:why,when and response to HAART［J］.The Journal of Antimicrobial Chemotherapy,2004,54(1):10-13

［145］ SHEHU-XHILAGA M,TACHEDJIAN G,CROWE S M,et al.Antiretroviral compounds:mechanisms underlying failure of HAART to eradicate HIV-1［J］.Curr Med Chem,2005,12(15):1705-1719

［146］ JIA J,ZHU F,MA X,et al.Mechanisms of drug combinations:interaction and network perspectives.Nature reviews［J］.Drug Discovery,2009,8(2):111-128

［147］ BOLOGNESI M L.Multi-target-directed ligands as innovative tools to combat trypanosomatid diseases［J］.Curr Top Med Chem,2011,11(22):2824-2833

［148］ 陈翠丽,尤启冬,李志裕.多靶点配体与药物设计[J].药学进展,2005,29(8):337-343

［149］ 郭彦伸,郭宗儒.多靶点药物分子设计[J].药学学报,2009,(3):276-281

［150］ 郭宗儒.药物化学总论[M].北京:科学出版社,2010

［151］ 李学军.多靶点药物研究及应用[M].北京:人民卫生出版社,2011

［152］ 姜凤超.多靶点作用药物及其设计[J].药学学报,2009,(3):282-287

［153］ 刘鸿,展鹏,刘新泳.HIV-1逆转录酶和整合酶双靶点抑制剂研究进展[J].药学学报,2013,(4):466-476

［154］ MORPHY R,KAY C,RANKOVIC Z.From magic bullets to designed multiple ligands［J］.Drug Discovery Today,2004,9(15):641-651

［155］ MORPHY R,RANKOVIC Z.Designed multiple ligands.An emerging drug discovery paradigm［J］.Journal of Medicinal Chemistry,2005,48(21):6523-6543

［156］ AND R M,RANKOVIC Z.The Physicochemical Challenges of Designing Multiple Ligands［J］.Journal of Medicinal Chemistry,2006,49(16):4961-4970

［157］ MORPHY R,RANKOVIC Z.Fragments,network biology and designing multiple ligands［J］.Drug Discovery Today,2007,12(3-4):156-160

［158］ MORPHY R,RANKOVIC Z.Designing multiple ligands-medicinal chemistry strategies and challenges［J］.Current Pharmaceutical Design,2009,15(6):587-600

［159］ ESPINOZA-FONSECA L M.The benefits of the multi-target approach in drug design and discovery［J］.Bioorganic &

Medicinal Chemistry,2006,14(4):896-897

[160] ZHAN P,LIU X.Designed multiple ligands:an emerging anti-HIV drug discovery paradigm[J].Current Pharmaceutical Design,2009,15(16):1893-1917

[161] 彭司勋.药物化学进展[M].北京:化学工业出版社,2011

[162] SHUKER S B,HAJDUK P J,Meadows R P,et al.Discovering High-Affinity Ligands for Proteins:SAR by NMR[J].Science, 1996,274(5292):1531-1534

[163] 展鹏,李潇,康东伟,等.抗艾滋病药物设计新策略:多靶点及多价态结合配体[J].中国药物化学杂志,2013,(5): 406-416

[164] NANNI R G,DING J,JACOBO-MOLINA A,et al.Review of HIV-1 reverse transcriptase three-dimensional structure: Implications for drug design[J].Perspectives in Drug Discovery & Design,1993,1(1):129-150

[165] VELAZQUEZ S,ALVAREZ R,SANFELIX A,et al.Synthesis and Anti-HIV Activity of[AZT]-[TSAO-T]and[AZT]- [HEPT]Dimers as Potential Multifunctional Inhibitors of HIV-1 Reverse Transcriptase[J].Journal of Medicinal Chemistry, 1995,38(10):1641-1649

[166] VELÁZQUEZ S,TUÑÓN V,JIMENO M L,et al.Potential Multifunctional Inhibitors of HIV-1 Reverse Transcriptase.Novel [AZT]-[TSAO-T]and[d4T]-[TSAO-T]Heterodimers Modified in the Linker and in the Dideoxynucleoside Region[J]. Journal of Medicinal Chemistry,1999,42(25):5188-5196

[167] VELÁZQUEZ S,TUÑÓN V,JIMENO M L,et al.Novel series of[ddN]-[TSAO-T]heterodimers as potential bi-functional inhibitors of HIV-1 RT.Studies in the linker and ddN region[J].Nucleosides & Nucleotides,1999,18(4-5):1029-1030

[168] RENOUD-GRAPPIN M,FOSSEY C,FONTAINE G,et al.Imidazo(1,5-b)pyridazine-d4T conjugates:synthesis and anti- human immunodeficiency virus evaluation[J].Antiviral Chemistry & Chemotherapy,1998,9(3):205-223

[169] PONTIKIS R,DOLLÉ V,GUILLAUMEL J,et al.Synthesis and evaluation of "AZT-HEPT", "AZT-pyridinone",and "ddC- HEPT" conjugates as inhibitors of HIV reverse transcriptase[J].Journal of Medicinal Chemistry,2000,43(10):1927-1939

[170] PETERSEN L,JØRGENSEN P T,NIELSEN C,et al.Synthesis and Evaluation of Double-Prodrugs against HIV.Conjugation of D4T with 6-Benzyl-1-(ethoxymethyl)-5-isopropyluracil(MKC-442,Emivirine)-Type Reverse Transcriptase Inhibitors via the SATE Prodrug Approach[J].Journal of Medicinal Chemistry,2005,48(4):1211-1220

[171] DANEL K,LARSEN L M,PEDERSEN E B,et al.Synthesis and antiviral activity of new dimeric inhibitors against HIV-1[J]. Bioorganic & Medicinal Chemistry,2008,16(1):511-517

[172] HUNTER R,MUHANJI C I,HALE I,et al.[d4U]-butyne-[HI-236]as a non-cleavable,bifunctional NRTI/NNRTI HIV-1 reverse-transcriptase inhibitor[J].Bioorganic & Medicinal Chemistry Letters,2007,17(9):2614-2617

[173] YOUNIS Y,HUNTER R,MUHANJI C I,et al.[d4U]-Spacer-[HI-236]double-drug inhibitors of HIV-1 reverse- transcriptase[J].Bioorganic & Medicinal Chemistry,2010,18(13):4661-4673

[174] SUGEAC E,FOSSEY C,LADURÉE D,et al.Synthesis and Anti-HIV Activity of Some Heterodimers[NRTI]-Glycyl- Succinyl-[Trovirdine Analogue]of Known HIV-1 Reverse Transcriptase Inhibitors[J].Journal of Enzyme Inhibition & Medicinal Chemistry,2003,18(2):175-186

[175] GAVRILIU D,FOSSEY C,CIUREA A,et al.Synthesis and anti-HIV activity of[d4U]-[trovirdine analogue]and[d4T]- [trovirdine analogue]heterodimers as inhibitors of HIV-1 reverse transcriptase[J].Nucleosides Nucleotides & Nucleic Acids,2002,21(8-9):505-533

[176] ANDERSON K S,HUNTER R.Potent chimeric NRTI-NNRTI bifunctional inhibitors of HIV-1 reverse transcriptase[P].US Patent US/2011/031,2880,2011

[177] ZHAN P,CHEN X,LI D,et al.HIV-1 NNRTIs:structural diversity,pharmacophore similarity,and impliations for drug design [J].Medicinal Research Reviews,2013,33(Suppl 1):E1-E72

[178] ZHAN P,LIU X,LI Z,et al.Design strategies of novel NNRTIs to overcome drug resistance[J].Current Medicinal Chemistry, 2009,16(29):3903-3917

[179] WANG Z,BENNETT E M,WILSON D J,et al.Rationally designed dual inhibitors of HIV reverse transcriptase and integrase [J].Journal of Medicinal Chemistry,2007,50(15):3416-3419

[180] WANG Z,TANG J,SALOMON C E,et al.Pharmacophore and structure-activity relationships of integrase inhibition within a dual inhibitor scaffold of HIV reverse transcriptase and integrase[J].Bioorganic & Medicinal Chemistry,2010,18(12): 4202-4211

[181] WANG Z,VINCE R.Synthesis of pyrimidine and quinolone conjugates as a scaffold for dual inhibitors of HIV reverse transcriptase and integrase[J].Bioorganic & Medicinal Chemistry Letters,2008,18(4):1293-1296

[182] WANG Z,VINCE R.Design and synthesis of dual inhibitors of HIV reverse transcriptase and integrase:Introducing a

diketoacid functionality into delavirdine〔J〕.Bioorganic & Medicinal Chemistry,2008,16(7):3587-3595

〔183〕TANG J,MADDALI K,DREIS C D,et al.N-3 Hydroxylation of Pyrimidine-2,4-diones Yields Dual Inhibitors of HIV Reverse Transcriptase and Integrase〔J〕.ACS Medicinal Chemistry Letters,2011,2(1):63-67

〔184〕TANG J,MADDALI K,METIFIOT M,et al.3-Hydroxypyrimidine-2,4-diones as an inhibitor scaffold of HIV integrase〔J〕.Journal of Medicinal Chemistry,2011,54(7):2282-2292

〔185〕TANG J,MADDALI K,DREIS C D,et al.6-Benzoyl-3-hydroxypyrimidine-2,4-diones as dual inhibitors of HIV reverse transcriptase and integrase〔J〕.Bioorganic & Medicinal Chemistry Letters,2011,21(8):2400-2402

〔186〕HOPKINS A L,REN J,TANAKA H,et al.Design of MKC-442(emivirine)analogues with improved activity against drug-resistant HIV mutants〔J〕.Journal of Medicinal Chemistry,1999,42(22):4500-4505

〔187〕ROMINES K R,FREEMAN G A,SCHALLER L T,et al.Structure-activity relationship studies of novel benzophenones leading to the discovery of a potent,next generation HIV nonnucleoside reverse transcriptase inhibitor〔J〕.Journal of Medicinal Chemistry,2006,49(2):727-739

〔188〕FATTORUSSO C,GEMMA S,BUTINI S,et al.Specific targeting highly conserved residues in the HIV-1 reverse transcriptase primer grip region.Design,synthesis,and biological evaluation of novel,potent,and broad spectrum NNRTIs with antiviral activity〔J〕.Journal of Medicinal Chemistry,2005,48(23):7153-7165

〔189〕KALYAN D,JOSEPH D B,ARTHUR D C J,et al.High-resolution structures of HIV-1 reverse transcriptase/TMC278 complexes:strategic flexibility explains potency against resistance mutations〔J〕.Proceedings of the National Academy of Sciences of the United States of America,2008,105(5):1466-1471

〔190〕LANSDON E B,BRENDZA K M,HUNG M,et al.Crystal structures of HIV-1 reverse transcriptase with etravirine(TMC125)and rilpivirine(TMC278):implications for drug design〔J〕.Journal of Medicinal Chemistry,2010,53(10):4295-4299

〔191〕WAN Z Y,YAO J,MAO T Q,et al.Pannecouque,Pyrimidine sulfonylacetanilides with improved potency against key mutant viruses of HIV-1 by specific targeting of a highly conserved residue〔J〕.European Journal of Medicinal Chemistry,2015,102:215-222

〔192〕HARRER E,HARRER T,BARBOSA P,et al.Recognition of the highly conserved YMDD region in the human immunodeficiency virus type 1 reverse transcriptase by HLA-A2-restricted cytotoxic T lymphocytes from an asymptomatic long-term nonprogressor〔J〕.Journal of Infectious Diseases,1996,173(2):476-479

〔193〕HALVAS E K,SVAROVSKAIA E S,FREED E O,et al.Wild-Type and YMDD Mutant Murine Leukemia Virus Reverse Transcriptases Are Resistant to 2′,3′-Dideoxy-3′-Thiacytidine〔J〕.Journal of Virology,2000,74(14):6669-6674

〔194〕WANG X,GAO P,MENENDEZ-ARIAS L,et al.Update on Recent Developments in Small Molecular HIV-1 RNase H Inhibitors(2013-2016):Opportunities and Challenges〔J〕.Current Medicinal Chemistry,2018,25(14):1682-1702

〔195〕VERNEKAR S K,LIU Z,NAGY E,et al.Design,Synthesis,Biochemical,and Antiviral Evaluations of C6 Benzyl and C6 Biarylmethyl Substituted 2-Hydroxylisoquinoline-1,3-diones:Dual Inhibition against HIV Reverse Transcriptase-Associated RNase H and Polymerase with Antiviral Activities〔J〕.Journal of Medicinal Chemistry,2015,58(2):651-664

〔196〕KANKANALA J,KIRBY K A,LIU F,et al.Design,Synthesis,and Biological Evaluations of Hydroxypyridonecarboxylic Acids as Inhibitors of HIV Reverse Transcriptase Associated RNase H〔J〕.Journal of Medicinal Chemistry,2016,59(10):5051-5062

〔197〕TANG J,LIU F,NAGY E,et al.2-Hydroxypyrimidine-2,4-diones as Selective Active Site Inhibitors of HIV Reverse Transcriptase-Associated RNase H:Design,Synthesis,and Biochemical Evaluations〔J〕.Journal of Medicinal Chemistry,2016,59(6):2648-2659

〔198〕DAS K,SARAFIANOS S G,CLARK A D J,et al.Crystal structures of clinically relevant Lys103Asn/Tyr181Cys double mutant HIV-1 reverse transcriptase in complexes with ATP and non-nucleoside inhibitor HBY 097〔J〕.Journal of Molecular Biology,2007,365(1):77-89

〔199〕CHEN X,ZHAN P,LI D,et al.Recent Advances in DAPYs and Related Analogues as HIV-1 NNRTIs〔J〕.Current Medicinal Chemistry,2011,18(3):359-376

〔200〕JANSSEN P A,LEWI P J,ARNOLD E,et al.In Search of a Novel Anti-HIV Drug:Multidisciplinary Coordination in the Discovery of 4-〔〔4-〔〔4-〔(1E)-2-Cyanoethenyl〕-2,6-dimethylphenyl〕amino〕-2-pyrimidinyl〕amino〕benzonitrile (R278474,Rilpivirine)〔J〕.Journal of Medicinal Chemistry,2005,48(6):1901-1909

〔201〕LI X,ZHAN P,DE C E,et al.The HIV-1 Non-Nucleoside Reverse Transcriptase Inhibitors(Part V☆):Capravirine and Its Analogues〔J〕.Current Medicinal Chemistry,2012,19(36):6138-6149

〔202〕ZHAN P,LI X,LI Z,et al.Structure-based bioisosterism design,synthesis and biological evaluation of novel 1,2,4-triazin-6-ylthioacetamides as potent HIV-1 NNRTIs〔J〕.Bioorganic & Medicinal Chemistry Letters,2012,22(23):7155-7162

［203］HUANG B,LIANG X,LI C,et al.Fused heterocycles bearing bridgehead nitrogen as potent HIV-1 NNRTIs.Part 4 :design, synthesis and biological evaluation of novel imidazo［1,2-a］pyrazines［J］.European Journal of Medicinal Chemistry,2015, 93 :330-337

［204］GHOSH A K,ANDERSON D D,WEBER I T,et al.Enhancing Protein Backbone Binding—A Fruitful Concept for Combating Drug-Resistant HIV［J］.Angewandte Chemie International Edition,2012,51(8):1778-1802

［205］SONG Y,ZHAN P,LI X,et al.Multivalent Agents:A Novel Concept and Preliminary Practice in Anti-HIV Drug Discovery［J］. Current Medicinal Chemistry,2013,20(6):815-832

［206］O'MEARA J A,YOAKIM C,BONNEAU P R,et al.Novel 8-Substituted Dipyridodiazepinone Inhibitors with a Broad-Spectrum of Activity against HIV-1 Strains Resistant to Non-nucleoside Reverse Transcriptase Inhibitors［J］.Journal of Medicinal Chemistry,2005,48(17):5580-5588

［207］BOLLINI M,FREY K M,CISNEROS J A,et al.Extension into the entrance channel of HIV-1 reverse transcriptase— crystallography and enhanced solubility［J］.Bioorganic & Medicinal Chemistry Letters,2013,23(18):5209-5212

［208］PISCITELLI F,COLUCCIA A,BRANCALE A,et al.Indolylarylsulfones Bearing Natural and Unnatural Amino Acids. Discovery of Potent Inhibitors of HIV-1 Non-Nucleoside Wild Type and Resistant Mutant Strains Reverse Transcriptase and Coxsackie B4 Virus［J］.Journal of Medicinal Chemistry,2009,52(7):1922-1934

［209］FAMIGLINI V,LA REGINA G,COLUCCIA A,et al.Indolylarylsulfones carrying a heterocyclic tail as very potent and broad spectrum HIV-1 non-nucleoside reverse transcriptase inhibitors［J］.Journal of Medicinal Chemistry,2014,57 (23):9945-9957

［210］ZHAN P,LIU X.Rationally Designed Multitarget Anti-HIV Agents［J］.Current Medicinal Chemistry,2013,20(13): 1743-58

［211］XUE P,LU H N H,ZHU Y N Y,et al.Design and synthesis of hybrids of diarylpyrimidines and diketo acids as HIV-1 inhibitors［J］.Bioorganic & Medicinal Chemistry Letters,2017,27(8):1640-1643

［212］WU B,TANG J,WILSON D J,et al.3-Hydroxypyrimidine-2,4-dione-5-N-benzylcarboxamides Potently Inhibit HIV-1 Integrase and RNase H［J］.Journal of Medicinal Chemistry,2016,59(13):6136-6148

［213］BAILEY C M,SULLIVAN T J,IYIDOGAN P,et al.Bifunctional inhibition of human immunodeficiency virus type 1 reverse transcriptase:mechanism and proof-of-concept as a novel therapeutic design strategy［J］.Journal of Medicinal Chemistry, 2013,56(10):3959-3968

［214］OLOMOLA T O,KLEIN R,MAUTSA N,et al.Synthesis and evaluation of coumarin derivatives as potential dual-action HIV-1 protease and reverse transcriptase inhibitors［J］.Bioorganic & Medicinal Chemistry Letters,2013,21(7):1964-1971

［215］SONG A,YU H,WANG C,et al.Novel Dual Small-Molecule HIV inhibitors:Scaffolds and Discovery Strategies［J］.Current Pharmaceutical Design,2015,21(7):950-962

第17章

计算机辅助药物设计在抗 HIV-1 药物研究中的应用

一种新药成功研发平均需要 10~15 年的时间，并且需要投入巨额资金。因此学术界和制药界通过利用各种策略试图加快这一进程并减少财政花费，这其中就包括计算机辅助药物设计（computer-aided drug design, CADD）[1]。计算机辅助药物设计运用计算方法学以及多种计算工具发现、设计和优化化合物，并同时与合成化学、生物学、药理学等相关药学学科结合，从而大大加速了药物研发进程[2]。

近年来，随着计算机辅助药物设计成为科学家们研究的热点，CADD 方法也得到发展并广泛运用于抗 HIV-1 药物的设计与研发中。根据研究靶点的不同，CADD 技术可分为：①基于结构的研究方法，包括同源模建（homology modeling）、分子对接（molecular docking）及分子动力学（molecular dynamics）、虚拟筛选（virtual screening）/全新药物设计（de novo drug design）和自由能微扰法（free energy perturbation, FEP）；②基于配体的研究方法，包括定量构效关系（quantitative structure activity relationship）、药效团模型（pharmacophore modeling）及类药性预测等（drug-likeness predictions）。本章将详细介绍以上方法及其在抗 HIV-1 药物开发中的作用。

1 同源模建

合理的基于结构的药物设计需建立在生物系统的详细知识之上，而其中的关键就是可否获得高分辨率的结构信息。近年来，随着结构 X 射线衍射晶体学和多维核磁共振光谱学等表征方法的不断进步，越来越多的生物靶标可获得这些结构信息。然而，由于真核生物蛋白的结构复杂性以及不稳定性，其晶体结构相对于原核生物往往更难获得。由于同源氨基酸序列的蛋白质具有相似的结构，因此运用同源模建技术分析同源蛋白，可预测目标蛋白的三维结构[3]。同源模建模型的可靠性取决于目标蛋白与模板蛋白氨基酸序列的相同度

和叠合的质量。在一般情况下，同源蛋白氨基酸序列的相似度达到 30%（最好为 50%）以上才可满足同源模建的需求。在抗 HIV-1 药物的研发过程中，许多靶点如整合酶、蛋白酶、CXCR4 等尚无晶体结构，有些靶点如逆转录酶虽有野生株晶体结构，但其耐药株的迅速出现往往缺乏相关结构信息，为基于结构的合理药物设计带来诸多困难。因此，同源模建方法通过利用 1 种或多种模板蛋白，获取关键位点的结构信息，在抗 HIV-1 药物设计中已得到广泛应用。

Pescatori 等合成了一系列拥有 N- 取代喹啉二酮酸结构的 HIV-1 整合酶链转移抑制剂，并测定其整合酶以及 RNase H 活性[4]。作者通过构建整合酶同源模型，将活性最好的化合物分别与整合酶和 RNase H 对接，发现该化合物位于整合酶 /DNA 界面，其多羰基（羟基）结构可以与 Mg^{2+} 离子螯合，并与金属中心形成五元或六元螯合环。然而，该类化合物却无法与 RNase H 的高度保守的氨基酸残基 Y501 产生相互作用力。该作者通过对比对接模式图，验证了该类化合物对整合酶的高活性以及高选择性。

2009 年报道了一种通过同源模建方法生成 CCR5 三维结构的方法[5]。由于当时 CCR5 的晶体结构尚未解析，故很难判断抑制剂与其的结合模式，难以指导化合物的进一步修饰。该研究通过利用与 CCR5 氨基酸序列相近且同属于 G 蛋白偶联受体的牛视网膜子质为模板蛋白，构建 CCR5 的同源三维结构。通过将抑制剂与构建的同源模型对接，发现 CCR5 抑制剂结合于蛋白的跨膜区域，并与 Glu283 残基邻近，提出 CCR5 抑制剂的 4 价 N 原子与该氨基酸残基产生离子作用力，为今后新型药物的设计和相关研究提供有力的支撑。

Tang 等运用 Schrödinger modeling suite 软件构建整合酶催化中心结构域 -DNA 同源模型，并用于与该课题组合成的 3- 羟基嘧啶 -2, 4- 二酮类衍生物对接[6]。为了验证其同源模型的可靠性，将同源模型分别与抗 HIV 上市药物

雷特格韦和埃替拉韦对接。该模型具有良好的预测能力，其预测活性同实际值的相关系数达到 0.82，可为将来该类化合物的设计提供支持。

近年来，随着高效抗逆转录病毒治疗得到普遍应用，耐药性问题也随之显现出来。然而，新出现的耐药株往往无晶体结构，限制了针对性的药物设计。Hosseini 的课题组发现，约 450 个 HIV-1 蛋白酶复合物晶体可用于构建同源模型[7]。通过运用 BLAST 软件搜索与突变株序列相似度最大的晶体结构，构建多种不同突变株的三维结构。通过分析不同的突变株对上市药物治疗效果的影响，可定量识别 HIV-1 蛋白酶突变株类型。该方法速度快、预测能力强，有广泛的研究前景。

Chen 等利用同源模建技术，构建 HIV 整合酶及其 4 种相应突变株与病毒 DNA 及上市药物雷特格韦的复合物结构[8]。结果表明，整合酶的 140 loop 区易受突变影响。接着，该课题组又模拟了雷特格韦耐药性最强的 G140S/Q148H 双突变株，发现雷特格韦与野生株 145 和 148 氨基酸残基产生的关键氢键作用在突变株中消失。故研究认为，抑制剂的活性与其与 140 loop 的亲和力直接相关，提供了一种今后克服耐药性的思路。

2　虚拟筛选

虚拟筛选是一种十分有用的 CADD 技术，它可以从含数以万计的化合物的虚拟库中发现并识别潜在的活性苗头化合物，大大加快药物研发进程。虚拟筛选可分为基于配体的虚拟筛选（ligand-based virtual screening，LBVS）和基于结构的虚拟筛选（structure-based virtual screening，SBVS）[9-10]。LBVS 技术基于相似拓扑学结构的化合物拥有相似的活性这一假设，所以该技术往往需要以一系列已知活性的化合物为研究起点，并需要进行 2D 或 3D 结构相似性搜索。尽管这种技术忽略了靶标蛋白的相关信息，但它拥有运算量小、速度快等优势，在与其他方法联用时有广泛应用。SBVS 通常运用分子对接或基于结构的药效团等方法，用于发现可与靶点良好结合的化合物。此类方法充分考虑到结合口袋的形状和大小等信息，因此筛选出的化合物可靠性更好。且通过将预测得到的化合物与靶标蛋白的亲和力排序，可筛选出与靶标活性位点结合能力强的苗头化合物。在虚拟筛选过程中，将分子对接计算与药效团模型相结合可以有效地提高化合物的筛选效率、增大与靶标结合灵活性佳的化合物的比例、降低不适当评分函数出现的概率[11]。

Christ 等从含 20 万个化合物的虚拟库中搜寻阻断 HIV-1 晶状体上皮生长因子 p75（LEDGF/p75）与 HIV-1 整合酶（IN）相互作用的抑制剂[12]。该课题组一次使用化合物类药性质、基于结构的药效团模型、多种对接软件综合打分逐层筛选排序，最终得到 25 个拥有潜在抗 HIV-1 活性的化合物并进行生物活性评价。接着，对活性最好的化合物使用相似性搜寻，进一步评价其生物活性，活性最好的化合物的 IC_{50} 值达 27.72μmol/L。以该化合物作为先导化合物，Christ 等通过多轮改造修饰，发现 EC_{50} 达 2.35μmol/L。对其复制周期和作用靶点进行研究，发现该化合物通过导致整合酶变构效应从而干扰 LEDGF/p75 与 IN 相互作用。该工作证明了今后蛋白-蛋白相互作用抑制剂合理设计的可行性。

2009 年，Nichols 等运用与多个蛋白结合的 SBVS 策略，从含 2 万个化合物的虚拟库中筛选得到 3 个化合物，对突变株与野生株均具有 μmol 水平的活性[13]。相对于以往的研究，该课题组将化合物同包括野生株和突变株 Y181C 在内的 3 个蛋白结合，排除对耐药株活性不佳的化合物，实用性更强。此外，该课题组同时运用平行筛选以及连续筛选 2 种模式（图 17-1），发现连续筛选在多蛋白结合的 SBVS 方法中效果更佳，其筛选得到的活性较高的化合物远远超出平行筛选方法，为今后的相关研究提供宝贵的经验。

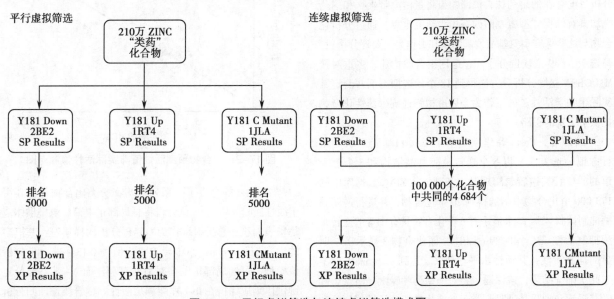

图 17-1　平行虚拟筛选与连续虚拟筛选模式图

Zhang 等建立了以结合自由能为评价标准的虚拟筛选方法[14]。该方法通过筛选 77 个 α- 羟基环庚三烯酚酮衍生物，并分析每个化合物的多种质子化状态、旋转异构体形态和与靶标的结合模式，得到 4 个化合物对 RNase H 有良好的抑制活性。该研究首次将结合自由能用于抗 HIV-1 药物的虚拟筛选中，具有极佳的创新性。与此同时，该课题组还对亲和能结果进行分析，合理地提出了一系列结构优化策略。其中，亲和力测试的熵值增大意味着相关药效团不利于配体与靶标结合，通过分析部分结构对熵值的影响，也为今后的药物设计提供思路。

2012 年，Hu 等首次将诱导 - 契合得到的目标蛋白结构作为虚拟筛选靶点，对虚拟化合物库中的 1 430 个化合物进行筛选[15]，得到 2 个 HIV-1 整合酶抑制剂，其酶抑制浓度低于 1μmol/L 细胞活性，细胞活性最好的化合物的 EC_{50} 达到 1.76μmol/L。由于该方法将 HIV-1 整合酶和人 LEDGF/p75 2 个靶标诱导契合，因此该类化合物均能通过干扰整合酶与 LEDGF/p75 结合而达到抑制整合酶的目的。通过分析该类化合物的结合模式，明确了该类化合物的作用机制，对今后的相关药物设计大有裨益。

García-Sosa 建立了一套以三角形数为评分方法的虚拟筛选手段[16]。在化合物与多个靶标结合筛选时，往往以绝对评分或平均得分作为评价标准。然而该课题组通过将对接软件排名和配体效率综合考量，将一致性排名取代单一排名，筛选虚拟库，所得到的化合物将保留更多有价值的结构信息。此方法最理想的应用为排除抗靶标如毒性大或有明显的副作用的化合物，加快筛选效率，且所得的苗头化合物拥有成药性好、副作用相对较少等优点。

由于 HIV-1 具有高度变异性，在所有蛋白酶抑制剂中均发现了耐药株[17]。因此，近期 Li 等将 HIV-1 蛋白酶抑制剂出现严重的耐药性问题引入虚拟筛选目的中。通过分析目前存在的耐药株，该课题组将蛋白酶野生株和耐药株均具有的保守型氨基酸残基作为研究重点，通过分析化合物与这些保守型氨基酸残基的亲和力作为主要评分手段，筛选 751 689 个候选分子库，运用组合库构建、多重对接 MM/GBSA 立场分析等方法得到 18 个候选抑制剂并测定其实际生物学活性。该工作为今后虚拟筛选抗耐药性化合物提供了宝贵的思路。

2019 年，Costa 等建立了基于对接和基于形状的平行虚拟筛选方法，以 5 个逆转录酶共晶结构和 5 个已上市的非核苷类逆转录酶抑制为基础，从 ZINC 数据库中的 173 000 个化合物中筛选得到 20 个化合物，并进行逆转录酶抑制试验[18]。结果显示有 6 个化合物具有中等的逆转录酶抑制活性（IC_{50} 40~89μmol/L），而化合物 3 显示出了明显的抑制活性，其活性水平达到 IC_{50} 达到 9.75μmol/L。鉴于此次筛选结果，该课题组将对一系列吲哚啉吡咯烷、吲哚基哌嗪和吲哚基吲哚酮类天然产物进行分子模拟评价和逆转录酶抑制活性试验，为发现新型高活性的抗 HIV-1 天然产物奠定基础。

3　定量构效关系

定量构效关系（QSAR）是一种借助分子的理化性质参数或结构参数，以数学和统计学手段定量研究有机小分子的结构性质与目标效应之间的关系的方法[19]。这种方法广泛应用于药物、农药、化学毒剂等生物活性分子的合理设计中[20]。在早期的药物设计中，定量构效关系方法占据主导地位，20 世纪 90 年代以来随着计算机计算能力的提高和众多生物大分子三维结构的准确测定，基于结构的药物设计逐渐取代定量构效关系在药物设计领域的主导地位，但是由于 HIV-1 的许多靶点尚无晶体结构，且化合物带来的显著耐药性，因此 QSAR 在 HIV-1 抑制剂研究中仍然发挥着非常重要的作用。

通常 QSAR 工作需要以一系列活性已知的化合物作为训练集，并创建相应的描述符用以描述其结构及物理化学性质。之后，生成识别描述符与生物效应关系的模型，并可最大限度地保持预测能力。最终，选择其他化合物作为测试集，并用模型预测测试集化合物的活性。

Brito 等对 74 个 DABO 类 HIV-1 非核苷类逆转录酶抑制剂进行 3D-QSAR 实验[21]。通过比较 3 种叠合方法以及 4 种电荷计算方案，得到最优模型的 $r^2 = 0.930$、SEE = 0.226、F 值 = 115.544，统计学数据表明该模型的稳健性佳，且拥有良好的预测能力（图 17-2）。根据其比较分子场方法（CoMFA）模型提供的结构信息，对含氧嘧啶环进行结构改造，大大提高化合物的活性。该工作为后续进行 3D-QSAR 分析提供指导意义。

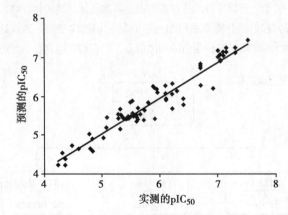

图 17-2　化合物预测活性值与实际活性值散点图

Elgaher 等合成了一系列脲基噻吩类化合物并将其用于线性回归分析[22]。该分析将总局部正电荷、氢键供体范德华表面积、总折射率作为 QSAR 分析的描述符，其模型的稳定性强，r^2 值为 0.94，RMSE 值为 0.13。进一步分析该模型，可知局部正电荷对活性有利，而 N- 苯基部分氢键供体则应保持在 0~1 才能满足活性。尽管线性回归分析现在已经较少应用，但该方法仍为具有相应结构的化合物设计提供思路。

近期，Xu 等合成了一系列结构为 2，4，5- 三取代噻唑衍生物的非核苷类逆转录酶抑制剂[23]。为了进一步阐明化合物的构效关系，该课题组对其进行 3D-QSAR 分析，采用基于受体的叠合方法，将化合物的对接构象直接用于 CoMFA 和 CoMSIA 分析，其最优模型的 q^2 值分别达到 0.613 和 0.602，非交叉验证的 r^2 值分别达到 0.993 和 0.987，表明模型精确且可靠性强。对 3D-QSAR 等势图（contour map）分析，其结果与其构效关系基本一致。

Sharma 等为研究整合酶抑制剂结构的关键因素，对其课题组合成的 3- 酮水杨酸衍生物及上市的整合酶抑制剂建立 3D-QSAR 模型[24]。该研究采用 2 种基于配体的叠合方法以及 1 种基于结构的叠合方法，构建 CoMFA 及 CoMSIA 模型。统计数据结果表明，基于结构的叠合方法可靠性最佳。接着，以此叠合方法分析 296 个化合物，证明该模型的预测性能极佳。这为今后整合酶抑制剂的设计和优化提供指示。

2014 年，Khedkar 等提出了一种名为 CoRILISA 的新型 QSAR 方法[25]。与过去所采用的方法不同，该方法将受体的结构性质引入相似性分析，通过比较配体 - 受体复合物的相似性发现并解释活性与结构之间的关系。用此方法对磷酸化酶 b、整合酶以及周期蛋白依赖性激酶 2（CDK2）抑制剂进行研究，其测试集预测能力符合预期。此方法可通过分析残基的动力学性质发现靶点可能的活性位点，对化合物优化及作用模式预测具有可观的前景。

Zhang 等通过虚拟筛选方法，得到了一个活性较好的干扰 gp120-CD4 相互作用的小分子侵入抑制剂[26]。为了研究该化合物可能的作用机理以及化合物优化方向，该课题组使用 CoMFA 和 CoMSIA 两种 3D-QSAR 手段，以化合物 3 及与其结构类似的共计 27 个已知活性的化合物作为训练集和测试集，进行分子叠合并构建 3D-QSAR 模型。统计学数据显示，CoMFA 和 CoMSIA 模型 q^2 值分别为 0.624 和 0.732，非交叉验证的 r^2 值分别为 0.961 和 0.973，其他数据也显示出该模型具有较强的稳定性。通过研究 CoMFA 等势图发现，氧杂蒽母环的 6 位与 7 位若有大体积取代基，则不利于活性提升，该结果与对接结果一致，表明在此区域可能与 CD4 的某些氨基酸残基发生相互作用。CoMSIA 等势图表明，氧杂蒽母环 3，4，6，7 位周围疏水场对活性有利。该论文中生物测定数据与 3D-QSAR 模型基本一致，并根据模板 3 对设计的化合物进行活性预测，从而为新一轮化合物修饰提供信息。

4　药效团模型

1909 年，Paul Ehrlich 将药效团首次定义为"可反映药物生物学活性的必需结构特征"[27]。药效团模型是一种快速及高效的方法，可用于从虚拟化合物库中筛选上亿个化合物或发现活性分子的共同结构特征，以发现新型结构骨架。因此，该方法是发现新型苗头化合物的重要工具[28]。

药效团模型的构建通常采用以下 2 种方法：①基于活性分子结构（基于配体）的方法；②基于靶标结构（基于结构）的方法。基于配体的药效团模型包括将一组活性化合物叠合并识别其利于活性的共同结构特征，此方法往往用于活性配体信息充足且靶标的 3D 结构无法获取等情况。基于结构的药效团模型定义了靶标 - 配体复合物可能的相互作用位点，对其分析可用于阐明化合物潜在的结合模式并对其结构进行优化[29]。

2004 年，Daeyaert 等基于 18 种 HIV-1 NNRTIs 的配体 - 蛋白复合物共晶结构，利用对接模拟生成 NNRTI "三点药效团模型"，即疏水中心、氢键供体和氢键受体[30]。疏水中心由氨基酸残基 Y181A、Y188A、F227A 和 W229A 所组成，氢键供体与受体则通过与 K101（K103）残基或周围的水分子形成氢键作用。通过将 18 个配体分子与蛋白交叉对接，并选取能量最低的结果，此药效团模型得到优化。该药效团模型阐释了 NNRTI 的药效团信息，为今后相关抑制剂的合理设计提供重要思路。

2005 年，Barreca 及其同事分析 NNRTIs 的"蝴蝶状"结构后，运用基于配体的药效团模型，得到 3 个疏水区域、1 个氢键供体药效团以及 1 个氢键受体药效团[31]。根据此药效团模型，该课题组设计并合成一系列的噻唑苯并咪唑衍生物，其活性优于阳性对照药，可作为先导化合物继续开发。该工作证明应用药效团模型设计优化 HIV-1 抑制剂方法的可行性。接着，该课题组运用 LigandScout，根据 NNRTI 晶体复合物的结构，生成基于结构的药效团模型[32]。将此药效团模型作为虚拟筛选打分标准，得到 6 个化合物并进行生物学评价，其中的 1 个喹啉酮类化合物拥有全新的抗 HIV 活性骨架，有良好的开发前景。

2008 年，Dayam 等针对整合酶出现的耐药性问题，以一系列喹诺酮 -3- 羧酸衍生物为训练集，建立基于配体的药效团模型[33]。该课题组运用 HIPHOP 软件生成四点药效团模型，其模型特征与化合物叠合的一致性好，表面模型的可靠性强。接着，以生成的药效团模型作为提问环节，对含 362 260 个化合物的虚拟库进行虚拟筛选，最终得到 56 个化合物并评价其生物活性，发现具有不同骨架的整合酶抑制剂。尽管该模型的相关系数不尽如人意，但研究思路为今后 HIV-1 抑制剂的发现提供借鉴意义。

De Luca L 等对原有化合物进行药效团模型分析，设计并合成一系列的新型 HIV-1 整合酶链转移抑制剂[34]。该药效团包括 4 个氢键受体特征、2 个疏水脂肪族区域以及 1 个芳香环特征。随后，在中心吲哚环的苯环的不同位置上引入 2 个甲氧基，以满足药效团模型的所有特征，并据此合成一系列的双甲氧基取代吲哚衍生物。研究发现，对药效团适应性最好的化合物具有最强的抑制活性，在

6nmol/L 的浓度下便可抑制整合酶链转移过程。

2009 年，Lei 等基于含溴原子的双肽抑制剂，用 CATALYST 软件建立药效团模型，并用于设计合成该类化合物[35]。其药效团包括 7 个特征，分别为 2 个氢键受体特征、2 个氢键供体特征、1 个正电荷电离特征和 2 个疏水性特征。接着，将 26 个化合物作为测试集验证该模型的稳定性，并依此发现 1 个先导化合物。

Karaboga 等建立了一种高效、高灵敏度的药效团模型，并应用于 CXCR4 拮抗剂的发现[36]。该课题组分别将药效团模型、对接模型以及形状匹配模型作为提问环节进行虚拟筛选，用以比较 3 种模型的筛选效率及准确率。结果显示，在 3 种模型中，药效团模型拥有最佳表现，筛选得到的化合物占总活性化合物的 83.2%。此方法可用于今后 CXCR4 拮抗剂的发现与设计。

Sato 等设计了一种新型药效团应用模型，将传统药效团与支持向量机等机器学习方法相结合[37]。所得的模型对包括 HIV-1 蛋白酶在内的多个药物靶点进行虚拟筛选，并与 GLIDE 软件基于对接的虚拟筛选比较筛选效率。结果表明，药效团与支持向量机方法相结合拥有更高的富集系数。该研究为今后药效团模型与其他 CADD 方法相结合提供支持。

5　分子对接及分子动力学

分子对接是一种预测能量最优情况下小分子配体与蛋白结合口袋相互作用的计算机模拟方法。蛋白 - 配体对接模拟小分子配体在大分子活性口袋内的旋转、扭动，从而达到能量最优时的构象，并用打分函数对其蛋白 - 配体亲和力（结合能）进行评估[38]。分子对接可分为刚性对接（配体与蛋白结构均视为刚性结构）、半柔性对接（只有配体结构可弯曲伸缩）和柔性对接（配体和大分子均可弯曲伸缩）[39]。目前最常见的方法为半柔性对接，相关软件包括 GOLD、AutoDock、DOCK、FlexX 及 Surflex 等。

分子动力学是一套分子模拟方法，该方法主要是依靠牛顿力学来模拟分子体系的运动，以在由分子体系的不同状态构成的系统中抽取样本，计算体系的热力学量和其他宏观性质。目前常见的方法运用牛顿运动方程解出原子和分子的运动轨迹，并用原子势能及分子立场评估总体能量。在药物设计中，常常使用分子对接与动力学模拟相结合，通过模拟得到配体与靶蛋白能量最优时的构象，用以分析药物作用模式并改造修饰化合物。

2010 年，Sippel 等发现干扰整合酶二聚体的形成可以有效地抑制 HIV-1 复制，然而药物与界面结合相关信息的匮乏限制了进一步研究[40]。于是，该课题组运用分子动力学模拟，分析化合物与整合酶二聚体催化中心结构域界面的相互作用模式。结果发现，在整合酶界面上有 1 个凹槽及 1 个空腔可用于结合药物，从而抑制整合酶二聚体的形

成；且这 2 个区域较大，满足肽类药物所需的空间。进一步对结果进行对接分析，发现 Lys173 残基对凹槽形成起重大作用。该研究为新型整合酶二聚体形成抑制剂的发现奠定了夯实的基础。

Métifiot 等设计并合成一系列二氢 -1H- 异吲哚结构的 HIV-1 整合酶抑制剂并对其进行分子动力学模拟[41]。研究发现，该类化合物结合于整合酶 - 镁离子 -DNA 界面，且二甲基磺酰胺结构在结合时发挥重要作用。进一步的对接结果表明，二甲基磺酰胺结构可以与 DNA A-1 的核糖与碱基相互作用，从而抑制 HIV-1。该研究强调病毒 DNA 在药物设计中的重要作用，并对整合酶链转移抑制剂的修饰有深远影响。

Wartha 等运用动力学模拟阐明了不同的耐药机制[42]。该课题组发现，HIV-1 蛋白酶活性位点突变（D30N）及非活性位点突变（N88S）会导致奈非那韦耐药而不会对安普那韦产生影响。分析动力学结果显示，D30N 突变会显著降低药物对蛋白酶的亲和力，而 N88S 突变则通过显著影响药物氢键结合从而导致耐药。该发现大大丰富了药物的耐药机制，并强调了非活性位点在今后化合物设计中的地位。

2014 年，Ragland 等通过动力学模拟方法分析新的药物耐药机制[43]。该研究发现，HIV-1 蛋白酶药物地瑞那韦（DRV）仅在蛋白酶活性位点区域内与区域外同时突变才会导致耐药。对其进行动力学模拟，发现 V32I/L33F 双突变会导致 D25-D25′ 距离增加，从而对其催化区域产生重大影响。该研究为今后耐药机制的发现以及抗耐药抑制剂的设计提供思路。

Costa 等通过将动力学模拟与正交模式分析方法相结合，将多重短时分析动力学模拟运用正交方法进行激动，随后用标准动力学模拟方法弛豫，分析 HIV-1 蛋白酶与药物结合时的自由能变化情况[44]。该方法以正交的 0.4 ns 的动力学模拟替代了传统的 200 ns 的动力学模拟，大大减少了运算量，提高了模拟精确度。其结果与晶体结构和核磁共振的结果相一致，表明该模型拥有极佳的准确率，在用于分析其他 HIV-1 靶点时有客观的前景。

2017 年，Famiglini 等设计并合成了一系列手性吲哚芳砜类 HIV-1 非核苷逆转录酶抑制剂[45]。活性结果表明，其中 6 个化合物对 HIV-1 野生株和突变株均有较强的抑制活性。经过化合物手性拆分，该课题组发现这些化合物不同的手性构型虽对野生株活性没有影响，但对于常见的 HIV-1 突变株如 K103N、Y181C 以及 Y188L，活性差异明显。尤其是 Y101C 突变株，化合物 8 的 R 构型细胞活性达到 0.7nmol/L，而 S 构型细胞活性只有 680nmol/L。为了分析化合物不同构型对活性的影响，该课题组将不同构型化合物与突变的逆转录酶进行对接。对接结果表明，在 Y181C 突变株中，R 构型化合物含氟的芳香环可以与 C181 产生相互作用，并且不对称甲基深入由 C181 等氨基酸构

成的结合口袋疏水缝隙中。而在 S 构型中，这些作用消失。这对今后抗耐药的手性 HIV-1 非核苷类逆转录酶抑制剂的设计具有重大意义。

Li 等通过研究发现，尽管有配体状态的 HIV-1 Env/gp120 结构已经得到解析，然而配体状态下的 gp120 动力学信息仍尚不明确。为了研究 CD4 结合对 gp120 构想动力学和热力学方面的影响，该课题组对未与 CD4 结合的 gp120 和 CD4-gp120 复合物两个结构进行微秒级多副本动力学模拟[46]。模拟结果表明，CD4 结合 gp120 可以有效降低 gp120 熵值及构想多样性，增强 gp120 稳定性。同时，CD4 结合后可以减弱 gp120 V1/V2 再定位能力，因此阻止 gp120 由配体结合状态转换为非结合状态。这一研究为今后抑制 HIV-1 的小分子 gp120 抑制剂提供了借鉴意义。

6　全新药物设计

全新药物设计是根据靶标蛋白结合位点的几何特征以及化学性质，通过计算机模拟方法[47]，设计与其匹配的拥有全新结构的化合物[48]。其过程一般包括以下 4 步：①活性部位结构特征的确定；②配体分子的形成；③化合物活性预测；④候选化合物的合成及活性评价。全新药物设计的方法很多，其主要思路为通过分析蛋白质口袋特征匹配配体分子或分子片段，包括活性位点分析法与分子连接法。

全新药物设计建立化合物时的常用策略：①将片段连续加到新生的起始单元上，直到满足与受体蛋白所需的对接模式；②将几个活性片段置于受体蛋白的对接位点，然后选择合适的桥片段进行连接，尽量减少配体与受体结合的空间阻碍，增加化合物的类药性和合成可行性；③在原有已知的有效化合物骨架上，通过基团替换，以侧链来修饰骨架，改善化合物的性质；④对已知的母体化合物，若其骨架的化学性质或与受体的对接模式不是很好，可以使用其他骨架进行替换或进行骨架跃迁，以改变骨架位置；⑤根据遗传算法改造化合物，将化合物的片段转变、增加或删除，突变原子或键级；⑥模版方法，首先生成碳氢化合物，然后以适当化合价的杂原子进行取代。需要强调的是，在一个全新的药物程序中，往往采用以上 2 种或多种策略结合使用[49]。

1995 年，Gehlhaar 等成功运用全新药物设计方法，获得与受体结合力增强的配体[50]。该课题组使用一种基于蒙特卡洛算法的模拟软件 MCDNLG，通过改变原子类型、位置、化学键类型、旋转化学片段等逐步生成、优化配体小分子。Gehlhaar 等将此软件应用于 HIV-1 蛋白酶抑制剂的设计中，在蛋白酶活性位点周围引入不同的原子，并将原配体的叔丁基部分移除，通过片段生长法生成一系列全新化合物。结果表明，正丙基取代的新配体将抑制活性提高 9 倍。该工作首次证明了全新药物设计方法的可行性。

2003 年，Vinkers 等设计了一种名为 SYNOPSIS 的全新药物设计软件[51]。该软件以一个可获得的小分子数据库为起点，模拟分子片段的有机合成过程。接着，运用 2 种适应性函数评价化合物的活性并用于化合物的设计与改造。偶极矩函数可使化合物拥有理想的偶极矩，蛋白亲和力函数评价使化合物可以结合于目标蛋白，增加模型的准确性。最终该课题组合成 18 个目标化合物，其中 10 个化合物展现出良好的 HIV 抑制活性。接着，该课题组又将该软件用于 HIV-1 逆转录酶抑制剂的设计及活性预测[52]。该模型预测化合物活性的能力强，q^2 值达到 0.681 且平均绝对误差仅为 0.66，因此该模型可用于快速、准确的高通量筛选。

Herschhorn 使用了一种基于片段的全新药物设计方法，发现一系列 HIV-1 逆转录酶抑制剂[53]。首先，该课题组筛选了一个小分子片段库，得到与 4 种逆转录酶结构（包括 1 种野生株与 3 种突变株）亲和力强的片段。接着，基于筛选结构进行片段全新设计，得到 2 个评分最高的片段（苯环与三甲基吡咯环）。随后，连接链搜寻用于将 2 个片段连接，得到一系列 HIV 抑制剂。该工作共合成 27 个化合物，其中 4 个化合物的 IC_{50} 低于 10μmol/L。

Makhija 等针对 HIV-1 整合酶出现的严重的耐药性问题以及副作用，利用全新药物设计软件 LeapFrog 设计并合成 25 个新型整合酶抑制剂，其中 4 个化合物有对整合酶的 3′- 加工及 3′- 链转移过程有中等程度的抑制活性[54]。尽管化合物的活性并不突出，然而其拥有全新的化学结构特征，可作为先导化合物进一步改造修饰。

全新药物设计不仅可用于小分子化合物的设计，亦广泛应用于多肽类药物的设计。杀病毒肽 C5A 用于全新多肽类抗 HIV-1 抑制剂的设计[55]。该研究分析 C5A 螺旋线与疏水性对 HIV-1 抑制活性的影响，运用全新药物设计方法，改造 C5A 为 I6L/I10L/V13L，将其抗 HIV-1 活性提高 69 倍。2010 年，Bellows 提出一种全新多肽类药物设计方法[56]。该方法包括序列选择和模型验证 2 个阶段，序列选择阶段对氨基酸序列进行排名，模型验证则通过预测肽段亲和力以及选择性等方法证明模型的可靠性。研究最终得到一个 12 个氨基酸残基长度的肽段，可靶向 gp41 的疏水中心，从而抑制 HIV-1 复制。值得一提的是，所得的肽段对耐药株也展现出同样的活性，因此可用于抗耐药性 HIV 侵入抑制剂的进一步研究。

全新药物设计还成功运用于 RNA 的设计。Kappel 等利用全新药物设计模拟方法，打算解决冷冻电镜扫描核糖核蛋白结果中部分区域分辨率过低，导致无法进行坐标追踪的问题[57]。该课题组建立了一种名为 "DRRAFTER" 的方法，可以通过基于片段的折叠和对接，自动将丢失的 RNA 坐标重新建立至冷冻电镜谱图中。该课题组将此方法运用于修复 HIV-1 逆转录酶起始复合物的冷冻电镜缺失坐标，结果表明，修复后模型与人工修复模型误差处于同一水平，然而却明显减少了工作量，拥有广泛的应用前景。

7　自由能微扰法

计算机辅助药物设计技术在近年来得到飞速发展，然而，如何准确快速地计算优良活性化合物对靶点的亲和力仍是一项困难且耗时巨大的难题。例如基于结构的虚拟筛选需要将化合物与靶点进行对接，往往为了计算效率忽略许多重要的统计学及化学信息，造成结果不甚理想[58]。随着计算机计算能力的不断提高，相关能量计算已愈发成为重要手段，因此对接法的提高显得尤为重要。自由能微扰法（FEP）是一种基于统计力学的计算方法，通过与分子动力学（MD）或蒙特卡洛方法（MC）相结合，计算生物化学体系自由能的变化情况。此方法最初在 1954 年由 Zwanzig RW 提出[59]。通过 FEP 计算得到体系自由能的变化情况，可反映出不同配体与受体的亲和力高低，为药物发现与改造提供重要信息。

自由能微扰法已广泛应用于 HIV-1 蛋白酶及逆转录酶抑制剂的发现。早在 20 世纪 90 年代，Reddy 等通过 FEP 方法计算不同结构的相似的多肽类蛋白酶抑制剂的活性[60]。该课题组通过将一个七肽蛋白酶抑制剂 JG-365 ［Ac-Ser-Leu-Asn-（Phe-Hea-Pro）-Ile-Val-OMe］中的疏水性氨基酸残基 Val 去除，生成六肽抑制剂 Ac-Ser-Leu-Asn-（Phe-Hea-Pro）-Ile-OMe，并用 FEP 方法计算两者的结合自由能差异。此模拟结果与实际值一致，说明 FEP 方法可用于发现不同配体的抑制能力，这对今后先导化合物的设计改造及筛选提供有力的证据。

1991 年，Ferguson 及其同事使用 FEP 方法推测蛋白酶抑制剂 JG-365 的不同非对映异构体的结合亲和力[61]。该课题组利用 FEP/MD 模拟，计算（S）-OH 到（R）-OH 与活性位点参与催化的不同离子化态的重要氨基酸残基 Asp25 和 Asp125 的氢键相互作用。结果表明，仅质子化 Asp125 氨基酸残基时的计算亲和力与理论值接近，阐明了在配体与蛋白酶相互作用时可能的氨基酸离子化状态，为今后基于结构的药物设计奠定基础。

Singh 通过使用 FEO/MD 模拟[62]，计算 2 类多肽类 HIV-1 蛋白酶抑制剂羟亚乙基等排体（HEI）、Ala-Ala-Phe［CH（OH）CH_2］Gly-Val-Val-OMe 和肽抑制剂 MVT-101、Ac-Thr-Ile-Nle-ψ［CH_2-NH］-Nle-Gln-Arg-NH_2。在 HEI 中，Gly 突变为 Nle（正亮氨酸），抑制剂与蛋白酶的亲和力增强 1.7kcal/mol；然而在 MVT-101 中，将 1 个 Nle 突变为 Met，亲和力减少 0.7kcal/mol。此结果说明，Nle 在化合物抑制 HIV-1 中发挥重要作用。

Reddy 等利用 FEP/MD 方法[63]，首次通过迭代的基于结构设计的软件精确预测化合物的相对亲和力，指导 HIV-1 蛋白酶抑制剂的设计与合成。通过计算由化合物 I 变为化合物 II 和化合物 II 变回化合物 I 2 个过程的相对亲和自由能变化 ΔG_{bind}，推测化合物中的苯环替代为吲哚环等杂环对化合物活性的影响，并根据结果不断设计改造化

合物。此研究的成功运用为今后蛋白酶抑制剂的设计提供重要思路。

FEP 方法在 HIV-1 逆转录酶抑制剂的发现与优化方面的应用十分广泛。自 2006 年起，Jorgensen 等运用 FEP/MC 模拟指导对新型 NNRTIs 先导化合物进行结构改造及优化[64]。其起始结构为 2 种模体，即 U-Het-NH-Ph 和 Het-NH-Ph-U[65]。其中，U 代表不饱和疏水基团，Het 为芳香杂环。通过 FEP 计算不同杂环替代时的亲和力，将数百个化合物于合成前便逐步筛选，所得的化合物活性与预测值基本符合。该课题组通过此方法，将中心噻唑环逐步优化，最终替换为嘧啶环，活性由 10 000nmol/L 提高至 2nmol/L。尽管该类化合物对野生株的活性很好，但对 HIV-1 突变株 Y181C 却无活性。2011 年，该课题组在此类结构的基础上，运用 FEP 方法预测拟合成化合物对 Y181C 变异株的亲和力强弱，并据此指导进一步的化合物设计[66]。通过将苯环上不同位置的氯原子和甲基替换为氢原子进行 Cl 扫描和 CH_3 扫描，并进一步在嘧啶环上讨论不同取代基对突变株的亲和力情况，最终得到的化合物对野生株及突变株均有 nmol 水平的抑制活性。

Clark 等建立了一种系统的自由能微扰法协议，用于计算 HIV-1 gp120 包膜糖蛋白和三种光谱中和抗体的亲和力[67]。该课题组构建了 3 个抗体 -gp120 复合物同源模型，将预测的亲和力结果同表面等离子体共振法测得结果进行比较，其精确程度与实验方法相当，领先于其他相对简单的经验方法。统计学参数表明，该方法相关系数 R^2 达到 0.49，足够 HIV-1 抗体的优化及预测。这为今后 HIV-1 抗体的设计奠定基础，并且可以将自由能微扰法广泛运用于预测蛋白 - 蛋白相互作用力。

8　类药性预测

随着组合化学技术以及高通量筛选技术的快速发展，实现在短时间内合成大量化合物。然而令人失望的是，大量化合物的合成并未使每年批准上市的新药数量增加[68]。候选药物无法变为药物的罪魁祸首便是由于它们大多没有良好的 ADMET 性质，即吸收（absorption）、分布（distribution）、代谢（metabolism）、排泄（elimination）及毒性（toxicology）。为了筛掉化合物库中性质不佳的化合物，降低后续阶段药物开发的风险，药物化学家以及计算化学家提出类药性（drug-likeness）这一概念[69]。最常用且简单评价类药性的方法是基于理化性质的筛选原则。Lipinski 于 1997 年首次提出"类药五原则"，开启了该类研究的先河[70]。此外，化合物的类药性还可通过化合物代表性的亚结构以及化合物骨架确定[71]。然而，上述方法过于简单且有时过于狭隘，为更好地预测化合物的类药性，运用人工神经网络（artificial neural networks, ANN）、支持向量机（support vector machine, SVM）、递归分区（recursive partitioning, RP）等机器学习方法预测化合物的

类药性，大大提高预测的精确程度[72]。

Pala 等通过点击化学方法合成一系列的苯磺酰胺类 HIV-1 RNase H 抑制剂，其中 3 个化合物达到微摩尔水平的酶抑制活性[73]。为了预测化合物的溶解性，该课题组运用 Lipinski 类药五原则，即相对分子质量 <500D、氢键受体数目 <10、氢键供体数目 <5、logP<5。此外，为了满足化合物的透膜性，logS 需介于 -6.5~0.5，拓扑极性分子的表面积 <140 Å²。其活性较好的 3 个化合物均满足上述标准，预计拥有良好的吸收性质及透膜性，可能拥有良好的药代动力学性质和口服生物利用度。

Frecer 等设计了一系列蛋白酶抑制剂。通过建立已知活性化合物抑制活性与酶 - 抑制剂相对络合自由能的 QSAR 模型，预测所设计的蛋白酶抑制剂的活性[74]。为了克服该类抑制剂药代动力学性质不佳的缺点，该课题组运用 QikProp 软件预测化合物的脂水分配系数、水溶性、脑/血分配系数和透膜性等，并生成评价标准。对不符合该标准的化合物引入惩罚函数，其相应的预测活性也会降低。最终，3 个化合物的预测活性达到预期，可作为候选虚拟分子进行开发。

Khedkar 等对一系列 HIV-1 蛋白酶抑制剂建立 3D-QSAR 模型[75]，并利用 ADME/TOX web box 在线软件预测包括水溶性、logP、口服生物利用度、血浆蛋白结合率、极性毒性等类药性质，所得的结果显示其设计的化合物满足类药性需求，可供进一步修饰开发。

9　展望

HIV-1 的高度变异性导致的严重耐药性仍是当今抗艾滋病药物所面临的重大问题，因此亟须明确其耐药机制，并有目的性地设计合成抗耐药性 HIV 抑制剂。随着计算机技术的发展以及计算方法的不断丰富，计算机辅助药物设计已经成为药物设计的重要手段之一。多种 CADD 方法已用于阐明药物的耐药机制，并对先导化合物进行基于配体和受体的合理设计，发现了多种结构新颖、活性高、抗耐药及成药性佳的化合物。未来，CADD 方法将进一步普及，合理运用 CADD 软件将大大加速抗 HIV 药物的研发进程。

特别是近来人工智能的快速发展对新药研发有很大的帮助，例如，可以用机器来学习药物和药物靶点的结合特点，从而让机器来进行药物设计。人工智能通过计算机模拟，可以对药物活性、安全性与副作用进行预测。这将大大提高成功设计的概率，在抗艾滋病药物发现领域发挥重要的作用[76]。

（丁　笑　展　鹏　刘新泳）

参考文献

[1] LIAO C，SITZMANN M，PUGLIESE A，et al.Software and resources for computational medicinal chemistry [J].Future Medicinal Chemistry，2011，3（8）：1057-1085

[2] ANN G M，NEREA G，MARTIN S，et al.Elucidation of the α-Keto-Aldehyde Binding Mechanism：A Lead Structure Motif for Proteasome Inhibition & dagger [J].Angewandte Chemie，2011，50（2）：542-544

[3] VYAS V K，UKAWALA R D，GHATE M，et al.Homology Modeling a Fast Tool for Drug Discovery：Current Perspectives [J]. Indian Journal of Pharmaceutical Sciences，2012，74（1）：1-17

[4] PESCATORI L，MÉTIFIOT M，CHUNG S，et al.N-Substituted Quinolinonyl Diketo Acid Derivatives as HIV Integrase Strand Transfer Inhibitors and Their Activity against RNase H Function of Reverse Transcriptase [J].Journal of Medicinal Chemistry，2015，58（11）：4610-4623

[5] LI G，HANEY K M，KELLOGG G E，et al.A Comparative Docking Study of Anibamine as the First Natural Product CCR5 Antagonist in CCR5 Homology Models [J].Journal of Chemical Information & Modeling，2009，49（1）：120-132

[6] TANG J，MADDALI K，METIFIOT M，et al.3-Hydroxypyrimidine-2,4-diones as an inhibitor scaffold of HIV integrase [J]. Journal of Medicinal Chemistry，2011，54（7）：2282-2292

[7] HOSSEINI A，ALIBÉS A，NOGUERA-JULIAN M，et al.Computational Prediction of HIV-1 Resistance to Protease Inhibitors[J]. Journal of Chemical Information & Modeling，2016，56（5）：915-923

[8] CHEN Q，BUOLAMWINI J K，SMITH J C，et al.Impact of resistance mutations on inhibitor binding to HIV-1 integrase [J]. Journal of Chemical Information & Modeling，2013，53（12）：3297-3307

[9] MARSHALL G R.Computer-aided drug design [J].Annual Review of Pharmacology & Toxicology，1987，27（1）：193

[10] KRUGER D M，EVERS A.Comparison of structure-and ligand-based virtual screening protocols considering hit list complementarity and enrichment factors [J].ChemMedChem，2010，5（1）：148-158

[11] HEIN M，ZILIAN D，SOTRIFFER C A.Docking compared to 3D-pharmacophores：the scoring function challenge [J].Drug Discovery Today Technologies，2010，7（4）：e229-e236

[12] CHRIST F，VOET A，MARCHAND A，et al.Rational design of small-molecule inhibitors of the LEDGF/p75-integrase interaction and HIV replication [J].Nature Chemical Biology，2010，6（6）：442-448

[13] NICHOLS S E，DOMAOAL R A，THAKUR V V，et al.Discovery of wild-type and Y181C mutant non-nucleoside HIV-1 reverse transcriptase inhibitors using virtual screening with multiple protein structures [J].Journal of Chemical Information &

Modeling,2009,49(5):1272-1279

［14］ZHANG B,D'ERASMO M P,MURELLI R P,et al.Free Energy-Based Virtual Screening and Optimization of RNase H Inhibitors of HIV-1 Reverse Transcriptase［J］.ACS Omega,2016,1(3):435-447

［15］HU G,LI X,ZHANG X,et al.Discovery of Inhibitors To Block Interactions of HIV-1 Integrase with Human LEDGF/p75 via Structure-Based Virtual Screening and Bioassays［J］.Journal of Medicinal Chemistry,2012,55(22):10108-10117

［16］GARCÍA-SOSA A T,MARAN U.Improving the use of ranking in virtual screening against HIV-1 integrase with triangular numbers and including ligand profiling with antitargets［J］.Journal of Chemical Information & Modeling,2014,54(11):3172-3185

［17］LI N,AINSWORTH R I,DING B,et al.Using Hierarchical Virtual Screening to Combat Drug Resistance of the HIV-1 Protease［J］.Journal of Chemical Information & Modeling,2015,55(7):1400-1412

［18］COSTA G,ROCCA R,CORONA A,et al.Novel natural non-nucleoside inhibitors of HIV-1 reverse transcriptase identified by shape-and structure-based virtual screening techniques.European Journal of Medicinal Chemistry,2019,161 :1-10

［19］MONTANARI M L,BEEZER A E,MONTANARI C A,et al.QSAR Based on Biological Microcalorimetry［J］.Journal of Medicinal Chemistry,2000,43(18):3448-3452

［20］LEWIS R A.A General Method for Exploiting QSAR Models in Lead Optimization［J］.Journal of Medicinal Chemistry,2005,48(5):1638-1648

［21］BRITO M A D,RODRIGUES C R,Cirino J J V,et al.3D-QSAR CoMFA of a Series of DABO Derivatives as HIV-1 Reverse Transcriptase Non-Nucleoside Inhibitors［J］.Journal of Chemical Information & Modeling,2008,48(8):1706-1715

［22］ELGAHER W A M,SHARMA K K,HAUPENTHAL J,et al.Discovery and Structure-Based Optimization of 2-Ureidothiophene-3-carboxylic Acids as Dual Bacterial RNA Polymerase and Viral Reverse Transcriptase Inhibitors［J］.Journal of Medicinal Chemistry,2016,59(15):7212-7222

［23］ZHONGLIANG X,MINGYU B,HUA Z,et al.2,4,5-Trisubstituted thiazole derivatives:a novel and potent class of non-nucleoside inhibitors of wild type and mutant HIV-1 reverse transcriptase［J］.European Journal of Medicinal Chemistry,2014,85(15):27-42

［24］SHARMA H,CHENG X,BUOLAMWINI J K.Homology model-guided 3D-QSAR studies of HIV-1 integrase inhibitors［J］.Journal of Chemical Information & Modeling,2012,52(2):515-544

［25］KHEDKAR V M,COUTINHO E C.CoRILISA:A Local Similarity Based Receptor Dependent QSAR Method［J］.Journal of Chemical Information & Modeling,2015,55(1):194-205

［26］ZHANG C,ZHANG H,HUANG L S,et al.Virtual Screening,Biological Evaluation,and 3D-QSAR Studies of New HIV-1 Entry Inhibitors That Function via the CD4 Primary Receptor.Molecules,2018,23(11).pii:E3036

［27］EHRLICH P.Über den jetzigen Stand der Chemotherapie［J］.Collected Papers of Paul Ehrlich,1960,42(1):150-170

［28］GALLASTEGUI N,BECK P,ARCINIEGA M,et al.Hydroxyureas as Noncovalent Proteasome Inhibitors［J］.Angewandte Chemie,2012,51(1):247-249

［29］PAUTASSO C,TROIA R,GENUARDI M,et al.Pharmacophore modeling technique applied for the discovery of proteasome inhibitors［J］.Expert Opinion on Drug Discovery,2014,9(8):931-943

［30］DAEYAERT F,DE J M,HEERES J,et al.A pharmacophore docking algorithm and its application to the cross-docking of 18 HIV-NNRTI's in their binding pockets［J］.Proteins-Structure Function & Bioinformatics,2004,54(3):526-533

［31］BARRECA M L,RAO A,DE L L,et al.Computational strategies in discovering novel non-nucleoside inhibitors of HIV-1 RT［J］.Journal of Medicinal Chemistry,2005,48(9):3433-3437

［32］BARRECA M L,DE L L,IRACI N,et al.Structure-based pharmacophore identification of new chemical scaffolds as non-nucleoside reverse transcriptase inhibitors［J］.Journal of Chemical Information and Modeling,2007,47(2):557-562

［33］DAYAM R,ALMAWSAWI L Q,ZAWAHIR Z,et al.Quinolone 3-Carboxylic Acid Pharmacophore:Design of Second Generation HIV-1 Integrase Inhibitors［J］.Journal of Medicinal Chemistry,2008,51(5):1136-1144

［34］DE L L,DE GRAZIA S,FERRO S,et al.HIV-1 integrase strand-transfer inhibitors:design,synthesis and molecular modeling investigation［J］.European Journal of Medicinal Chemistry,2011,46(2):756-764

［35］LEI M,ZHAO X,WANG Z,et al.Pharmacophore modeling,docking studies,and synthesis of novel dipeptide proteasome inhibitors containing boron atoms［J］.Journal of Chemical Information & Modeling,2009,49(9):2092-2100

［36］KARABOGA A S,PLANESAS J M,PETRONIN F,et al.Highly specific and sensitive pharmacophore model for identifying CXCR4 antagonists.Comparison with docking and shape-matching virtual screening performance［J］.Journal of Chemical Information & Modeling,2013,53(5):1043-1056

［37］SATO T,HONMA T,YOKOYAMA S.Combining machine learning and pharmacophore-based interaction fingerprint for in silico screening［J］.Journal of Chemical Information & Modeling,2010,50(1):170-185

［38］TAYLOR J,TRIGG D.Comprehensive medicinal chemistry Ⅱ.v.8,computer-assisted drug design［J］.2007

［39］KITCHEN D B,DECORNEZ H,FURR J R,et al.Docking and scoring in virtual screening for drug discovery:methods and applications.［J］.Nature Reviews Drug Discovery,2004,3(11):935-949

［40］SIPPEL M,SOTRIFFER C A.Molecular dynamics simulations of the HIV-1 integrase dimerization interface:guidelines for the design of a novel class of integrase inhibitors［J］.Journal of Chemical Information & Modeling,2010,50(4):604-614

［41］MÉTIFIOT M,MADDALI K,JOHNSON B C,et al.Activities,crystal structures and molecular dynamics of dihydro-1H-isoindole derivatives,inhibitors of HIV-1 integrase［J］.ACS Chemical Biology,2013,8(1):209-217

［42］WARTHA F,HORN A H,MEISELBACH H,et al.Molecular Dynamics Simulations of HIV-1 Protease Suggest Different Mechanisms Contributing to Drug Resistance［J］.Journal of Chemical Theory & Computation,2005,1(2):315-324

［43］RAGLAND D A,NALIVAIKA E A,NALAM M N L,et al.Drug Resistance Conferred by Mutations Outside the Active Site through Alterations in the Dynamic and Structural Ensemble of HIV-1 Protease［J］.Journal of the American Chemical Society,2014,136(34):11956-11963

［44］COSTA M G,BATISTA P R,BISCH P M,et al.Exploring Free Energy Landscapes of Large Conformational Changes:Molecular Dynamics with Excited Normal Modes［J］.Journal of Chemical Theory & Computation,2015,11(6):2755-2767

［45］FAMIGLINI V,LA REGINA G,COLUCCIA A,et al.Chiral Indolylarylsulfone Non-Nucleoside Reverse Transcriptase Inhibitors as New Potent and Broad Spectrum Anti-HIV-1 Agents.Journal of Medicinal Chemistry,2017,60(15):6528-6547

［46］LI Y,DENG L,YANG L Q,et al.Effects of CD4 Binding on Conformational Dynamics,Molecular Motions,and Thermodynamics of HIV-1 gp120.International Journal of Molecular Sciences,2019,20(2).pii:E260

［47］KALYAANAMOORTHY S,CHEN Y P.Structure-based drug design to augment hit discovery［J］.Drug Discovery Today,2011,16(17-18):831-839

［48］KUTCHUKIAN P S,SHAKHNOVICH E I.De novo design:balancing novelty and confined chemical space［J］.Expert Opinion on Drug Discovery,2010,5(8):789-812

［49］殷丽,陈临溪.全新药物设计方法与常用软件及其在抗癌药物设计中的应用[J].药学实践杂志,2014,32(1):9-15

［50］GEHLHAAR D K,MOERDER K E,ZICHI D,et al.De novo design of enzyme inhibitors by Monte Carlo ligand generation［J］.Journal of Medicinal Chemistry,1995,38(3):466-472

［51］VINKERS H M,DE-JONGE M R,DAEYAERT F F D,et al.SYNOPSIS:SYNthesize and OPtimize System in Silico［J］.Journal of Medicinal Chemistry,2003,46(13):2765-2773

［52］DE-JONGE M R,KOYMANS L M,VINKERS H M,et al.Structure based activity prediction of HIV-1 reverse transcriptase inhibitors［J］.Journal of Medicinal Chemistry,2005,48(6):2176-2183

［53］HERSCHHORN A,LERMAN L,WEITMAN M,et al.De Novo Parallel Design,Synthesis and Evaluation of Inhibitors against the Reverse Transcriptase of Human Immunodeficiency Virus Type-1 and Drug-Resistant Variants［J］.Journal of Medicinal Chemistry,2007,50(10):2370-2384

［54］MAKHIJA M T,KASLIWAL R T,KULKARNI V M,et al.De novo design and synthesis of HIV-1 integrase inhibitors［J］.Bioorganic & Medicinal Chemistry,2004,12(9):2317-2333

［55］LI G R,HE L Y,LIU X Y,et al.Rational Design of Peptides with Anti HCV/HIV Activities and Enhanced Specificity［J］.Chemical Biology & Drug Design,2011,78(5):835-843

［56］BELLOWS M L,TAYLOR M S,COLE P A,et al.Discovery of Entry Inhibitors for HIV-1 via a New De Novo Protein Design Framework［J］.Biophysical Journal,2010,99(10):3445-3453

［57］KAPPEL K,LIU S,LARSEN K P,et al.De novo computational RNA modeling into cryo-EM maps of large ribonucleoprotein complexes.Nature Methods,2018,15(11):947-954

［58］KLEBE G.Virtual ligand screening:strategies,perspectives and limitations［J］.Drug Discovery Today,2006,11(13):580-594

［59］ZWANZIG R W.High-temperature equation of state by a perturbation method.I.nonpolar gases［J］.The Journal of Chemical Physics,1954,22(8):1420-1426

［60］REDDY M R,VISWANADHAN V N,WEINSTEIN J N.Relative differences in the binding free energies of human immunodeficiency virus 1 protease inhibitors:a thermodynamic cycle-perturbation approach［J］.Proceedings of the National Academy of Sciences of the United States of America,1991,88(22):10287-10291

［61］FERGUSON D M,RADMER R J,KOLLMAN P A.Determination of the relative binding free energies of peptide inhibitors to the HIV-1 protease［J］.Journal of Medicinal Chemistry,1991,34(8):2654-2659

［62］RAO B G,TILTON R F,SINGH U C.Free energy perturbation studies on inhibitor binding to HIV-1 proteinase［J］.JAmChemSoc,1992,114(12):4447-4452

［63］REDDY M R,VARNEY M D,KALISH V,et al.Calculation of relative differences in the binding free energies of HIV1 protease inhibitors：a thermodynamic cycle perturbation approach［J］.Journal of Medicinal Chemistry,1994,37(8):1145-1152

［64］ JORGENSEN W L,RUIZ-CARO J,TIRADO-RIVES J,et al.Computer-aided design of non-nucleoside inhibitors of HIV-1 reverse transcriptase［J］.Bioorganic & Medicinal Chemistry Letters,2006,16(3):663-667

［65］ RUIZ-CARO J,BASAVAPATHRUNI A,KIM J T,et al.Optimization of Diarylamines as Non-Nucleoside Inhibitors of HIV-1 Reverse Transcriptase［J］.Bioorganic & Medicinal Chemistry Letters,2006,16(3):668-671

［66］ JORGENSEN W L,BOLLINI M,THAKUR V V,et al.Efficient Discovery of Potent Anti-HIV Agents Targeting the Tyr181Cys Variant of HIV Reverse Transcriptase［J］.Journal of the American Chemical Society,2011,133(39):15686-15696

［67］ CLARK A J,GINDIN T,ZHANG B,et al.Free Energy Perturbation Calculation of Relative Binding Free Energy between Broadly Neutralizing Antibodies and the gp120 Glycoprotein of HIV-1.Journal of Molecular Biology,2017,429(7):930-947

［68］ HOU T,XU X.Recent development and application of virtual screening in drug discovery：an overview［J］.Current Pharmaceutical Design,2004,10(9):1011-1033

［69］ BRÜSTLE M,BECK B,SCHINDLER T,et al.Descriptors,Physical Properties,and Drug-Likeness［J］.Journal of Medicinal Chemistry,2002,45(16):3345-3355

［70］ LIPINSKI C A,LOMBARDO F,DOMINY B W,et al.Experimental and computational approaches to estimate solubility and permeability in drug discovery and development settings［J］.Advanced Drug Delivery Reviews,2012,64(1-3):4-17

［71］ BEMIS G W,MURCKO M A.The properties of known drugs.1.Molecular frameworks［J］.Journal of Medicinal Chemistry,1996,39(15):2887-2893

［72］ AJAY A,WALTERS W P,MURCKO M A.Can we learn to distinguish between "drug-like" and "nondrug-like" molecules？［J］.Journal of Medicinal Chemistry,1998,41(18):3314-3324

［73］ PALA N,ESPOSITO F,ROGOLINO D,et al.Inhibitory Effect of 2,3,5,6-Tetrafluoro-4-［4-(aryl)-1H-1,2,3-triazol-1-yl］benzenesulfonamide Derivatives on HIV Reverse Transcriptase Associated RNase H Activities［J］.International Journal of Molecular Sciences,2016,17(8):1371-1384

［74］ FRECER V,BERTI F,BENEDETTI F,et al.Design of peptidomimetic inhibitors of aspartic protease of HIV-1 containing-PheΨPro-core and displaying favourable ADME-related properties［J］.Journal of Molecular Graphics & Modelling,2008,27(3):376-387

［75］ KHEDKAR V M,AMBRE P K,VERMA J,et al.Molecular docking and 3D-QSAR studies of HIV-1 protease inhibitors［J］.Journal of Molecular Modeling,2010,16(7):1251-1268

［76］ 刘琦.人工智能与药物研发[J].第二军医大学学报,2018,39(8):869-872

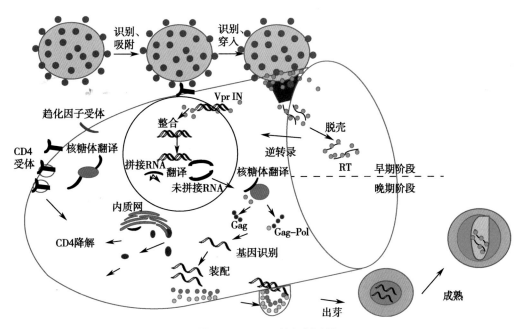

图 2-4　HIV-1 的复制过程

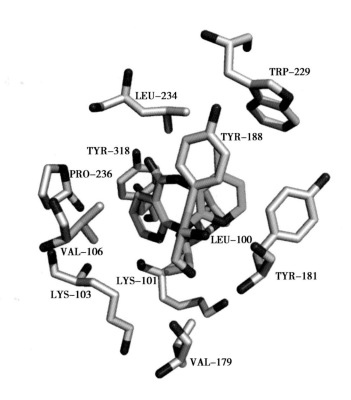

图 3-5　NNIBP 中的易突变氨基酸残基（图中抑制剂为 nevirapine）

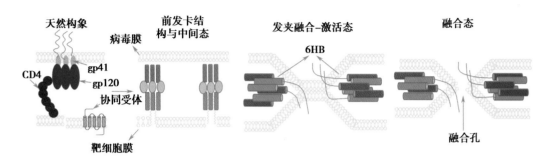

图 4-1 HIV-1 侵入细胞的过程[7]

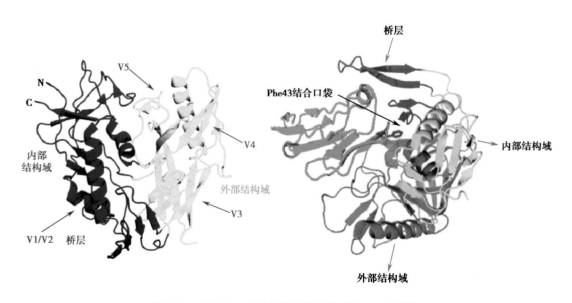

图 4-2 HIV-1 gp120 的核心结构及"Phe43 口袋"

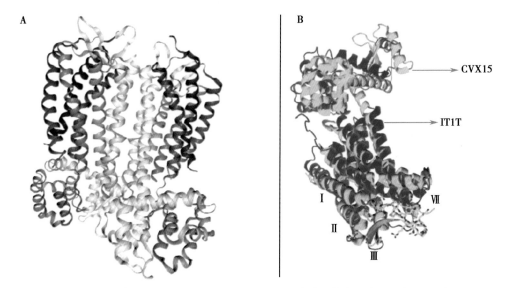

A. 同源二聚体结构的 CXCR4；B. CXCR4 上的小分子结合口袋以及与 IT1t 及
CVX15 的结合模式：IT1t（蓝色）、CVX15（黄色）。

图 4-14   CXCR4 的晶体结构及其与相应抑制剂的结合模式

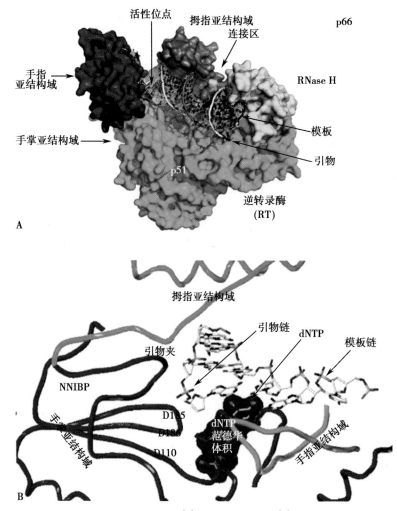

A. RT 整体图[7]；B. 局部放大图[8]。

图 5-1　RT 的结构域模式

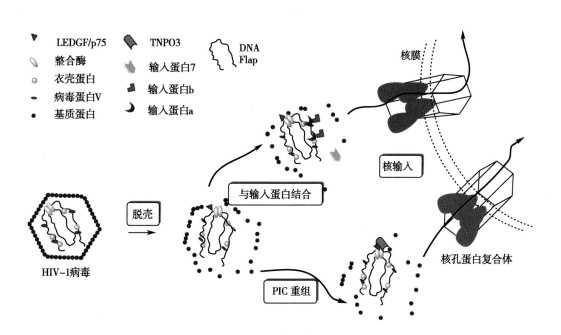

图 6-3 HIV-1 PIC 核输入过程的关键环节[86]

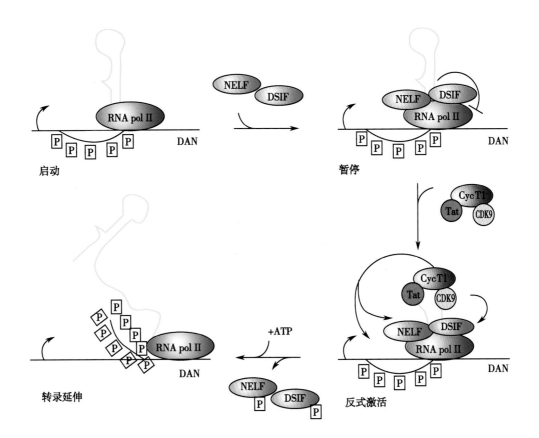

图 8-2　转录反式激活的过程

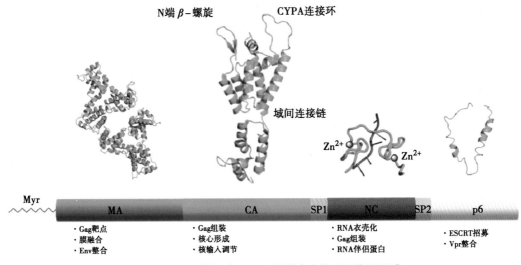

图 10-2　Gag 蛋白在 HIV 组装脱壳中的重要作用区域

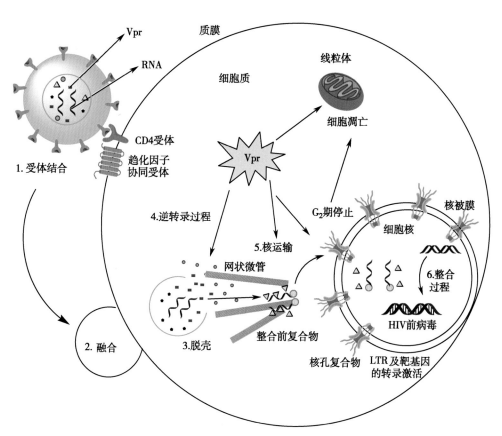

图 11-1　Vpr 在 HIV-1 感染早期的作用